Cummings
Otolaryngology
Head and Neck Surgery (6th Edition)

Cummings
耳鼻咽喉头颈外科学（原书第6版）

第五分册（上）
耳科学与颅底外科学

Volume V: Otology, Neurotology, and Skull Base Surgery

原　著　[美] Paul W. Flint　　　　　[美] Bruce H. Haughey
　　　　[英] Valerie J. Lund　　　　 [美] John K. Niparko
　　　　[美] K. Thomas Robbins　　　[美] J. Regan Thomas
　　　　[美] Marci M. Lesperance

主　译　王海波　樊兆民

中国科学技术出版社
· 北 京 ·

图书在版编目（CIP）数据

Cummings 耳鼻咽喉头颈外科学：原书第 6 版 . 第五分册 , 耳科学与颅底外科学 . 上卷 /（美）保罗·W. 弗林特 (Paul W. Flint) 等原著；王海波 , 樊兆民主译 . —北京：中国科学技术出版社 , 2022.6

书名原文：Cummings Otolaryngology–Head and Neck Surgery, 6e

ISBN 978-7-5046-8801-9

Ⅰ . ① C… Ⅱ . ①保… ②王… ③樊… Ⅲ . ①耳科学②颅底—脑外科手术 Ⅳ . ① R762 ② R65

中国版本图书馆 CIP 数据核字 (2020) 第 182895 号

著作权合同登记号：01-2018-7560

策划编辑	王久红　焦健姿
责任编辑	孙　超
装帧设计	佳木水轩
责任印制	李晓霖

出　　版	中国科学技术出版社
发　　行	中国科学技术出版社有限公司发行部
地　　址	北京市海淀区中关村南大街 16 号
邮　　编	100081
发行电话	010-62173865
传　　真	010-62179148
网　　址	http://www.cspbooks.com.cn

开　　本	889mm×1194mm　1/16
字　　数	1746 千字
印　　张	64.25
版　　次	2022 年 6 月第 1 版
印　　次	2022 年 6 月第 1 次印刷
印　　刷	天津翔远印刷有限公司
书　　号	ISBN 978-7-5046-8801-9 / R·2619
定　　价	548.00 元（全两册）

（凡购买本社图书，如有缺页、倒页、脱页者，本社发行部负责调换）

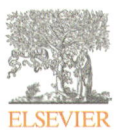

Elsevier (Singapore) Pte Ltd.
3 Killiney Road, #08-01 Winsland House I, Singapore 239519
Tel: (65) 6349-0200; Fax: (65) 6733-1817

Cummings Otolaryngology–Head and Neck Surgery, 6e
Copyright © 2015 by Saunders, an imprint of Elsevier Inc.
Copyright © 2010, 2005, 1998, 1993, 1986 by Mosby, Inc.
ISBN-13: 978-1-4557-4696-5

This Translation of Cummings Otolaryngology–Head and Neck Surgery, 6e by Paul W. Flint, Bruce H. Haughey, Valerie J. Lund, John K. Niparko, K. Thomas Robbins, J. Regan Thomas and Marci M. Lesperance was undertaken by China Science and Technology Press and is published by arrangement with Elsevier (Singapore) Pte Ltd.

Cummings Otolaryngology–Head and Neck Surgery, 6e by Paul W. Flint, Bruce H. Haughey, Valerie J. Lund, John K. Niparko, K. Thomas Robbins, J. Regan Thomas and Marci M. Lesperance 由中国科学技术出版社进行翻译，并根据中国科学技术出版社与爱思唯尔（新加坡）私人有限公司的协议约定出版。

Cummings 耳鼻咽喉头颈外科学（原书第 6 版）：第五分册　耳科学与颅底外科学（王海波　樊兆民，译）
ISBN: 978-7-5046-8801-9
Copyright © 2022 by Elsevier (Singapore) Pte Ltd. and China Science and Technology Press

All rights reserved. No part of this publication may be reproduced or transmitted in any form or by any means, electronic or mechanical, including photocopying, recording, or any information storage and retrieval system, without permission in writing from Elsevier (Singapore) Pte Ltd. and China Science and Technology Press.

> **注　意**
>
> 本译本由中国科学技术出版社完成。相关从业及研究人员必须凭借其自身经验和知识对文中描述的信息数据、方法策略、搭配组合、实验操作进行评估和使用。由于医学科学发展迅速，临床诊断和给药剂量尤其需要经过独立验证。在法律允许的最大范围内，爱思唯尔、译文的原文作者、原文编辑及原文内容提供者均不对译文或因产品责任、疏忽或其他操作造成的人身及（或）财产伤害及（或）损失承担责任，亦不对由于使用文中提到的方法、产品、说明或思想而导致的人身及（或）财产伤害及（或）损失承担责任。

Printed in China by China Science and Technology Press under special arrangement with Elsevier (Singapore) Pte Ltd. This edition is authorized for sale in the People's Republic of China only, excluding Hong Kong SAR, Macau SAR and Taiwan. Unauthorized export of this edition is a violation of the contract.

内容提要

耳鼻咽喉头颈外科学涉及人体重要的感觉器官，包括听觉、平衡觉、嗅觉、味觉，以及呼吸和吞咽功能等，所涵盖的疾病已远超传统的"四炎一聋"范畴，临床诊治的疾病不仅包括该区域器官的原发疾病，全身性疾病在耳鼻咽喉的特殊表现也越来越受到重视。随着循证医学的发展，如何获得高水平的临床研究证据，越来越受到人们的重视。

本书引进自世界知名的 Elsevier 出版集团，是 *Cummings Otolaryngology-Head and Neck Surgery, 6e* 中文翻译版系列分册之一。本书详尽介绍了耳部的应用解剖学、系统解剖学及相关疾病的生理病理学，并从分子机制、遗传学等方面对外耳、中耳、内耳及前庭平衡器官等方面做了全面讲解。同时，对耳显微科学、耳神经-侧颅底外科学、内耳疾病、听力修复及康复、听觉植入学、前庭疾病、面神经疾病等方面，就疾病的病因学、听力学及影像学评估、临床表现、诊断及治疗等方面进行了具体、深入的介绍和阐述。

本书内容翔实、图文并茂，密切结合临床加以阐述，实用性与可读性强，可供耳科学及相关学科临床医师和研究人员参考阅读。

补充说明

本书收录图片众多，其中部分图片存在第三方版权限制的情况，为保留原文内容完整性计，存在第三方版权限制的图片均以原文形式直接排录，不另做中文翻译，特此说明。

书中参考文献条目众多，为方便读者查阅，已将本书参考文献更新至网络，读者可扫描右侧二维码，关注出版社"焦点医学"官方微信，后台回复"卡明斯第五分册"，即可获取。

译者名单

主　译　王海波　樊兆民
副主译　韩月臣　张道宫　李　莉
译　者　（以姓氏笔画为序）
　　　　王　敏　王英俊　王明明　王海波　王睿婕
　　　　毛彦妍　艾　毓　田菲菲　吕亚峰　刘学铭
　　　　刘闻闻　闫文青　孙鹏程　李　莉　李亚伟
　　　　李霄飞　张丽萍　张道宫　罗建芬　侯志强
　　　　姜　振　晁秀华　徐　磊　鹿艳青　韩月臣
　　　　谢殿钊　熊文萍　樊兆民　戴清蕾

原书参编者

Waleed M. Abuzeid, MD
Clinical Instructor
Department of Otolaryngology-Head and Neck Surgery
Stanford Sinus Center
Palo Alto, California

Meredith E. Adams, MD
Assistant Professor
Department of Otolaryngology-Head & Neck Surgery and Neurosurgery
University of Minnesota
Minneapolis, Minnesota

Peter A. Adamson, MD
Professor and Head
Division of Facial Plastic and Reconstructive Surgery
Department of Otolaryngology-Head and Neck Surgery
University of Toronto Faculty of Medicine
Toronto, Ontario, Canada

Antoine Adenis, MD, PhD
Past Chair
Unicancer Gastrointestinal Cooperative Study Group;
Professor of Medical Oncology
Catholic University;
Head, Gastrointestinal Oncology Department
Northern France Cancer Center
Lille, France

Seth A. Akst, MD, MBA
Assistant Professor
Department of Anesthesiology & Critical Care Medicine
George Washington University Medical Center
Washington, DC

Sheri L. Albers, DO
Fellow
Pain Management and Spinal Interventional Neuroradiology
University of California-San Diego School of Medicine
UC San Diego Medical Center
San Diego, California

Clint T. Allen, MD
Assistant Professor
Department of Otolaryngology-Head and Neck Surgery
Johns Hopkins School of Medicine
Baltimore, Maryland

Carryn Anderson, MD
Department of Radiation Oncology
University of Iowa Hospitals & Clinics
Iowa City, Iowa

William B. Armstrong, MD
Professor and Chair
Department of Otolaryngology-Head and Neck Surgery
University of California-Irvine
Irvine, California

Michelle G. Arnold, MD
Department of Otolaryngology
Naval Medical Center San Diego
San Diego, California

Moisés A. Arriaga, MD, MBA
Clinical Professor and Director of Otology and Neurotology
Department of Otolaryngology and Neurosurgery
Louisiana State University Health Sciences Center;
Medical Director
Hearing and Balance Center
Culicchia Neurological Clinic
New Orleans, Louisiana;
Medical Director
Louisiana State University Our Lady of the Lake Hearing and Balance Center
Our Lady of the Lake Regional Medical Center
Baton Rouge, Louisiana

H. Alexander Arts, MD
Professor
Departments of Otolaryngology and Neurosurgery
University of Michigan Medical School
Ann Arbor, Michigan

Yasmine A. Ashram, MD
Assistant Professor
Department of Physiology
Consultant Intraoperative Neurophysiologist
Faculty of Medicine
Alexandria University
Alexandria, Egypt

Nafi Aygun, MD
Associate Professor of Radiology
Russel H. Morgan Department of Radiology
Johns Hopkins University
Baltimore, Maryland

Douglas D. Backous, MD
Director
Listen For Life Center
Virginia Mason Medical Center
Seattle, Washington;
Department of Otolaryngology-Head and Neck Surgery
Madigna Army Medical Center
Fort Lewis, Washington

Shan R. Baker, MD
Professor
Facial Plastic and Reconstructive Surgery
Department of Otolaryngology-Head and Neck Surgery
University of Michigan
Ann Arbor, Michigan

Thomas J. Balkany, MD
Hotchkiss Endowment Professor and Chairman Emeritus
Department of Otolaryngology
Professor of Neurological Surgery and Pediatrics
University of Miami Miller School of Medicine
Miami, Florida

Leonardo Balsalobre, MD
Rhinology Fellow
Sao Paulo ENT Center
Edmundo Vasconcelos Hospital
Sao Paulo, Brazil

Fuad M. Baroody, MD
Professor of Surgery
Section of Otolaryngology-Head and Neck Surgery
Professor of Pediatrics
University of Chicago Medicine
Chicago, Illinois

Nancy L. Bartlett, MD
Professor of Medicine
Komen Chair in Medical Oncology
Washington University School of Medicine;
Medical Oncologist
Siteman Cancer Center
St. Louis, Missouri

Robert W. Bastian, MD
Founder and Director
Bastian Voice Institute
Downers Grove, Illinois

Gregory J. Basura, MD, PhD
Assistant Professor
Department of Otolaryngology-Head and Neck Surgery
University of Michigan
Ann Arbor, Michigan

Carol A. Bauer, MD
Professor of Otolaryngology-Head and Neck Surgery
Southern Illinois University School of Medicine
Springfield, Illinois

Shethal Bearelly, MD
Resident Physician
Department of Otolaryngology-Head and Neck Surgery
University of California-San Francisco
San Francisco, California

Mark J. Been, MD
Department of Otolaryngology-Head and Neck Surgery
University of Cincinnati School of Medicine
Cincinnati, Ohio

Diana M. Bell, MD
Assistant Professor
Head and Neck Pathology
University of Texas M.D. Anderson Cancer Center
Houston, Texas

Michael S. Benninger, MD
Chairman
Head and Neck Institute
The Cleveland Clinic;
Professor
Cleveland Clinic Lerner College of Medicine of Case Western Reserve University
Cleveland, Ohio

Arnaud F. Bewley, MD
Assistant Professor
Department of Otolaryngology-Head and Neck Surgery
University of California-Davis
Sacramento, California

Prabhat K. Bhama, MD, MPH
Department of Otolaryngology-Head and Neck Surgery
Alaska Native Medical Center
Anchorage, Alaska

Nasir Islam Bhatti, MD
Director
Airway and Tracheostomy Service
Associate Professor
Department of Otolaryngology-Head and Neck Surgery
Department of Anesthesiology and Critical Care Medicine
Johns Hopkins University School of Medicine
Baltimore, Maryland

Amit D. Bhrany, MD
Assistant Professor
Department of Otolaryngology-Head and Neck Surgery
University of Washington
Seattle, Washington

Benjamin S. Bleier, MD
Assistant Professor
Department of Otology and Laryngology
Harvard Medical School, Massachusetts Eye and Ear Infirmary
Boston, Massachusetts

Andrew Blitzer, MD, DDS
Professor of Clinical Otolaryngology
Columbia University College of Physicians and Surgeons
Director
New York Center for Voice and Swallowing Disorders
New York, New York

Michael M. Bottros, MD
Assistant Professor
Department of Anesthesiology
Washington University School of Medicine
St. Louis, Missouri

Derald E. Brackmann, MD
Clinical Professor of Otolaryngology
Department of Head & Neck and Neurological Surgery
University of Southern California School of Medicine;
Associate and Board Member
House Ear Clinic
Los Angeles, California

Carol R. Bradford, MD
Charles J. Krause MD Collegiate Professor and Chair
Department of Otolaryngology-Head and Neck Surgery
University of Michigan
Ann Arbor, Michigan

Gregory H. Branham, MD
Professor and Chief
Facial Plastic and Reconstructive Surgery
Washington University in St. Louis
St. Louis, Missouri

Barton F. Branstetter IV, MD
Chief of Neuroradiology
Department of Radiology
University of Pittsburgh Medical Center;
Professor
Departments of Radiology, Otolaryngology, and Biomedical Informatics
University of Pittsburgh
Pittsburgh, Pennsylvania

Jason A. Brant, MD
Resident Physician
Department of Otorhinolaryngology-Head and Neck Surgery
Hospitals of the University of Pennsylvania
Philadelphia, Pennsylvania

Michael J. Brenner, MD
Associate Professor
Kresge Hearing Research Institute
Division of Facial Plastic and Reconstructive Surgery
Department of Otolaryngology-Head and Neck Surgery
University of Michigan School of Medicine
Ann Arbor, Michigan

Scott Brietzke, MD, MPH
Director of Pediatric Otolaryngology and Sleep Surgery
Department of Otolaryngology
Walter Reed National Military Medical Center;
Associate Professor of Surgery
Department of Surgery
Uniformed Services University of the Health Sciences
Bethesda, Maryland

Robert J.S. Briggs, MBBS
Clinical Associate Professor
Department of Otolaryngology
The University of Melbourne
Melbourne, Australia

Jennifer Veraldi Brinkmeier, MD
Clinical Lecturer
Department of Otolaryngology-Head and Neck Surgery
Division of Pediatric Otolaryngology
University of Michigan
Ann Arbor, Michigan

Hilary A. Brodie, MD, PhD
Professor and Chair
Department of Otolaryngology
University of California-Davis School of Medicine
Sacramento, California

Carolyn J. Brown, PhD
Professor
Department of Communication Sciences and Disorders
Department of Otolaryngology-Head and Neck Surgery
University of Iowa
Iowa City, Iowa

David J. Brown, MD
Associate Professor Department of Otolaryngology-Head and Neck Surgery
Division of Pediatric Otolaryngology
University of Michigan
Ann Arbor, Michigan

Kevin D. Brown, MD, PhD
Assistant Professor
Department of Otolaryngology-Head and Neck Surgery
Weill Cornell Medical College
New York, New York

Lisa M. Brown, MD, MAS
Cardiothoracic Surgery Fellow
Washington University in St. Louis
St. Louis, Missouri

Cameron L. Budenz, MD
Neurotology Fellow
Department of Otolaryngology-Head and Neck Surgery
University of Michigan
Ann Arbor, Michigan

John P. Carey, MD
Professor and Division Head for Otology, Neurotology, and Skull Base Surgery
Department of Otolaryngology-Head and Neck Surgery
Johns Hopkins University School of Medicine
Baltimore, Maryland

Margaretha L. Casselbrandt, MD, PhD
Director
Division of Pediatric Otolaryngology
Children's Hospital of Pittsburgh
University of Pittsburgh School of Medicine
Pittsburgh, Pennsylvania

Paolo Castelnuovo, MD
Professor
University of Insubria
Chairman
Ospedale di Circolo e Fondazione Macchi
Varese, Italy

Kenny H. Chan, MD
Professor of Otolaryngology
University of Colorado School of Medicine
Chief
Pediatric Otolaryngology
Children's Hospital Colorado
Aurora, Colorado

Burke E. Chegar, MD
Clinical Assistant Professor
Department of Dermatology
Indiana University School of Medicine
Indianapolis, Indiana;
President
Chegar Facial Plastic Surgery
Carmel, Indiana

Eunice Y. Chen, MD, PhD
Assistant Professor
Departments of Surgery and Pediatrics
Dartmouth Hitchcock Medical Center
Lebanon, New Hampshire

Alan G. Cheng, MD
Assistant Professor of Otolaryngology-Head and Neck Surgery
Assistant Professor of Pediatrics
Akiko Yamazaki and Jerry Yang Faculty Scholar
Children's Health
Stanford University School of Medicine
Stanford, California

Douglas B. Chepeha, MD, MSPH
Professor
Department of Otolaryngology-Head and Neck Surgery
University of Michigan
Ann Arbor, Michigan

Tendy Chiang, MD
Assistant Professor
Department of Pediatric Otolaryngology
Children's Hospital Colorado
Aurora, Colorado

Wade W. Chien, MD
Assistant Professor
Department of Otolaryngology-Head and Neck Surgery
Johns Hopkins School of Medicine
Baltimore, Maryland;
Staff Clinician
National Institute on Deafness and Other Communication Disorders
National Institutes of Health
Bethesda, Maryland

Sukgi S. Choi, MD
Director and Eberly Chair
Department of Pediatric Otolaryngology
Children's Hospital of Pittsburgh of UPMC
Professor
Department of Otolaryngology
University of Pittsburgh School of Medicine
Pittsburgh, Pennsylvania

Richard A. Chole, MD, PhD
Lindburg Professor and Chairman
Department of Otolaryngology
Washington University School of Medicine
St. Louis, Missouri

James M. Christian, DDS, MBA
Associate Professor
Department of Oral and Maxillofacial Surgery
University of Tennessee College of Dentistry
Memphis, Tennessee

Eugene A. Chu, MD
Facial Plastic and Reconstructive Surgery, Rhinology, and Skull Base Surgery
Kaiser Permanente Head & Neck Surgery;
Clinical Assistant Professor
Facial Plastic and Reconstructive Surgery
UCI Department of Otolaryngology-Head and Neck Surgery
Downey, California

Robert Chun, MD
Associate Professor
Associate Residence Program Director
Children's Hospital of Wisconsin
Department of Otolaryngology
Medical College of Wisconsin
Milwaukee, Wisconsin

Martin J. Citardi, MD
Professor and Chair
Department of Otorhinolaryngology-Head and Neck Surgery
University of Texas Medical School at Houston;
Chief of Otorhinolaryngology
Memorial Hermann-Texas Medical Center,
Houston, Texas

Andrew Michael Compton, MD
Clinical Fellow of Facial Plastic and Reconstructive Surgery
Department of Otolaryngology-Head and Neck Surgery
Washington University School of Medicine
St. Louis, Missouri

Robin T. Cotton, MD
Professor
Department of Otolaryngology-Head and Neck Surgery

University of Cincinnati College of Medicine
Department of Pediatric Otolaryngology-Head and Neck Surgery
Cincinnati Children's Hospital
Cincinnati, Ohio

Marion Everett Couch, MD, PhD, MBA
Chair and Professor
Department of Otolaryngology-Head and Neck Surgery
Indiana University School of Medicine
Indianapolis, Indianapolis

Martha Laurin Council, MD
Assistant Professor
Departments of Internal Medicine and Dermatology
Washington University
St. Louis, Missouri

Mark S. Courey, MD
Professor
Department of Otolaryngology-Head and Neck Surgery
Director
Division of Laryngology
University of California-San Francisco
San Francisco, California

Benjamin T. Crane, MD, PhD
Associate Professor
Departments of Otolaryngology, Bioengineering, and Neurobiology and Anatomy
University of Rochester
Rochester, New York

Oswaldo Laércio M. Cruz, MD
Affiliate Professor
Otology & Neurotology Division
Federal University of Sao Paulo
Sao Paulo, Brazil

Frank Culicchia, MD
David Kline Professor and Chair
Department of Neurosurgery
Louisiana State University Health Sciences Center at New Orleans
New Orleans, Louisiana

Charles W. Cummings, MD
Distinguished Service Professor
Department of Otolaryngology-Head and Neck Surgery
Johns Hopkins Medical Institutions
Baltimore, Maryland

Calhoun D. Cunningham III, MD
Assistant Professor
Division of Otolaryngology-Head and Neck Surgery
Duke University Medical Center
Durham, North Carolina

Brian C. Dahlin, MD
Assistant Clinical Professor
Diagnostic and Interventional Neuroradiology
University of California-Davis
Sacramento, California

Sam J. Daniel, MDCM
Director
Department of Pediatric Otolaryngology
Montreal Children's Hospital;
Associate Chair
Department of Pediatric Surgery
McGill University
Montreal, Quebec, Canada

E. Ashlie Darr, MD
Clinical Instructor
Department of Otology and Laryngology
Harvard Medical School
Boston, Massachusetts

Terry A. Day, MD
Professor and Clinical Vice Chair
Department of Otolaryngology-Head and Neck Surgery
Medical University of South Carolina
Charleston, South Carolina

Charles C. Della Santina, MD, PhD
Professor of Otolaryngology-Head and Neck Surgery and Biomedical Engineering
Johns Hopkins School of Medicine
Baltimore, Maryland

Joshua C. Demke, MD
Assistant Professor
Facial Plastic and Reconstructive Surgery
Director
West Texas Craniofacial Center of Excellence
Texas Tech Health Sciences Center
Lubbock, Texas

Françoise Denoyelle, MD, PhD
Professor
Department of Pediatric Otolaryngology and Head and Neck Surgery
Necker Children's Hospital
APHP
Paris V University
Paris, France

Craig S. Derkay, MD
Professor and Vice-Chairman
Department of Otolaryngology-Head and Neck Surgery
Eastern Virginia Medical School;
Director
Department of Pediatric Otolaryngology
Children's Hospital of the King's Daughters
Norfolk, Virginia

Rodney C. Diaz, MD
Associate Professor of Otology, Neurology, and Skull Base Surgery
Department of Otolaryngology-Head and Neck Surgery
University of California-Davis School of Medicine
Sacramento, California

Robert A. Dobie, MD
Clinical Professor
Departments of Otolaryngology-Head and Neck Surgery
University of Texas Health Science Center at San Antonio
San Antonio, Texas;
University of California-Davis School of Medicine
Sacramento, California

Alison B. Durham, MD
Assistant Professor
Department of Dermatology
University of Michigan
Ann Arbor, Michigan

Scott D.Z. Eggers, MD
Assistant Professor
Department of Neurology
Mayo Clinic College of Medicine
Rochester, Minnesota

Avraham Eisbruch, MD
Professor
Department of Radiation Oncology
University of Michigan Medical School
Associate Chair of Clinical Research
University of Michigan Health System
Ann Arbor, Michigan

David W. Eisele, MD
Andelot Professor and Director
Department of Otolaryngology-Head and Neck Surgery
Johns Hopkins University School of Medicine
Baltimore, Maryland

Lindsay S. Eisler, MD
Associate Professor
Geisinger Medical Center
Danville, Pennsylvania

Mark El-Deiry, MD
Department of Otolaryngology
Emory University School of Medicine
Atlanta, Georgia

Hussam K. El-Kashlan, MD
Professor

Department of Otolaryngology-Head and Neck Surgery
University of Michigan
Ann Arbor, Michigan

Ravindhra G. Elluru, MD, PhD
Associate Professor
Division of Pediatric Otolaryngology
Cincinnati Children's Hospital;
Associate Professor
Department of Otolaryngology
University of Cincinnati College of Medicine
Cincinnati, Ohio

Susan D. Emmett, MD
Department of Otolaryngology-Head and Neck Surgery
Johns Hopkins University School of Medicine
Department of International Health
Johns Hopkins Bloomberg School of Public Health
Baltimore, Maryland

Samer Fakhri, MD
Professor and Vice Chair
Residency Program Director
Department of Otorhinolaryngology-Head and Neck Surgery
University of Texas Medical School at Houston
Houston, Texas

Carole Fakhry, MD
Assistant Professor
Department of Otolaryngology-Head and Neck Surgery
Johns Hopkins School of Medicine
Baltimore, Maryland

Marcela Fandiño Cardenas, MD, MSc
Pediatric Otolaryngologist
Fundación Cardiovascular de Colombia
Bucaramanga, Colombia

Edward H. Farrior, MD
Associate Clinical Professor
Department of Otolaryngology-Head and Neck Surgery
University of South Florida
Tampa, Florida

Richard T. Farrior, MD
Professor Emeritus
Department of Otolaryngology
University of South Florida
Tampa, Florida

Russell A. Faust, MD, PhD
Associate Professor of Pediatrics
Wayne State University School of Medicine
Assistant Professor of Oral Biology
Ohio State University College of Dentistry
Columbus, Ohio

Berrylin J. Ferguson, MD
Director
Division of Sino-nasal Disorders and Allergy
Professor of Otolaryngology
University of Pittsburgh School of Medicine
Pittsburgh, Pennsylvania

Daniel S. Fink, MD
Assistant Professor
Department of Otolaryngology-Head and Neck Surgery
Louisiana State University
Baton Rouge, Louisiana

Paul W. Flint, MD
Professor and Chair
Department of Otolaryngology-Head and Neck Surgery
Oregon Health and Science University
Portland, Oregon

Wytske J. Fokkens, MD
Professor of Otorhinolaryngology
Academic Medical Centre
Amsterdam, The Netherlands

Howard W. Francis, MD, MBA
Professor and Vice-Director
Department of Otolaryngology-Head and Neck Surgery
Johns Hopkins School of Medicine

Baltimore, Maryland

David R. Friedland, MD, PhD
Professor and Vice-Chair
Department of Otolaryngology and Communication Sciences
Chief, Division of Otology and Neuro-otologic Skull Base Surgery
Chief, Division of Research
Medical Director, Koss Cochlear Implant Program
Medical College of Wisconsin
Milwaukee, Wisconsin

Oren Friedman, MD
Director
Facial Plastic Surgery
Associate Professor
Department of Otorhinolaryngology
University of Pennsylvania
Philadelphia, Pennsylvania

Rick A. Friedman, MD
Keck School of Medicine
University of Southern California
Los Angeles, California

John L. Frodel Jr, MD
Atlanta Medispa and Surgicenter, LLC
Atlanta, Georgia;
Geisinger Center for Aesthetics and Cosmetic Surgery
Danville, Pennsylvania

Michael P. Gailey, DO
Department of Pathology
University of Iowa
Iowa City, Iowa

Suzanne K. Doud Galli, MD, PhD
Cosmetic Facial Surgery
Washington, DC

Ian Ganly, MD, PhD
Associate Attending Surgeon
Head and Neck Service
Memorial Sloan Kettering Cancer Center;
Associate Professor
Department of Otolaryngology
Weill Cornell Medical College
Cornell Presbyterian Hospital
New York, New York

Bruce J. Gantz, MD
Professor
Department of Otolaryngology-Head and Neck Surgery
University of Iowa Carver College of Medicine
Head
Department of Otolaryngology-Head and Neck Surgery
University of Iowa Hospitals and Clinics
Iowa City, Iowa

C. Gaelyn Garrett, MD
Professor and Vice Chair
Department of Otolaryngology
Vanderbilt University;
Medical Director
Vanderbilt Voice Center
Nashville, Tennessee

M. Boyd Gillespie, MD
Professor of Otolaryngology-Head and Neck Surgery
Medical University of South Carolina
Charleston, South Carolina

Douglas A. Girod, MD
Executive Vice Chancellor
University of Kansas Medical Center
Interim Dean
University of Kansas School of Medicine
Kansas City, Kansas

Adam C. Goddard, MD
Chief Resident
Department of Oral and Maxillofacial Surgery
University of Tennessee College of Dentistry
Memphis, Tennessee

John C. Goddard, MD
Associate
House Ear Clinic
Los Angeles, California

George S. Goding Jr, MD
Professor
Department of Otolaryngology
University of Minnesota Medical School;
Faculty
Department of Otolaryngology
Hennepin County Medical Center
Minneapolis, Minnesota

Andrew N. Goldberg, MD, MSCE
Professor and Director
Division of Rhinology and Sinus Surgery
Department of Otolaryngology-Head and Neck Surgery
University of California-San Francisco
San Francisco, California

David Goldenberg, MD
Chief of Otolaryngology-Head and Neck Surgery
Professor of Surgery and Oncology
Division of Otolaryngology-Head and Neck Surgery
Pennsylvania State University
Penn State Hershey Medical Center
Hershey, Pennsylvania

Nira A. Goldstein, MD, MPH
Professor of Clinical Otolaryngology
Division of Pediatric Otolaryngology
State University of New York
Downstate Medical Center
New York, New York

Debra Gonzalez, MD
Assistant Professor
Division of Otolaryngology-Head and Neck Surgery
Southern Illinois University School of Medicine
Springfield, Illinois

Christine G. Gourin, MD, MPH
Associate Professor
Department of Otolaryngology-Head and Neck Surgery
Head and Neck Surgical Oncology
Johns Hopkins University
Baltimore, Maryland

Glenn Green, MD
Associate Professor
Department of Otolaryngology-Head and Neck Surgery
University of Michigan
Ann Arbor, Michigan

Vincent Grégoire, MD, PhD
Professor
Department of Radiation Oncology
Université Catholique de Louvain
St-Luc Université Hôpital
Brussels, Belgium

Heike Gries, MD, PhD
Assistant Professor
Department of Pediatric Anesthesiology
Oregon Health & Science University
Portland, Oregon

Garrett Griffin, MD
Midwest Facial Plastic Surgery
Woodbury, Minnesota

Elizabeth Guardiani, MD
Assistant Professor
Department of Otorhinolaryngology-Head and Neck Surgery
University of Maryland School of Medicine
Baltimore, Maryland

Samuel P. Gubbels, MD
Assistant Professor
Department of Surgery
Division of Otolaryngology
Director
University of Wisconsin Cochlear Implant Program
University of Wisconsin

Madison, Wisconsin

Patrick K. Ha, MD
Associate Professor
Department of Otolaryngology-Head and Neck Surgery
Johns Hopkins University
Baltimore, Maryland

Bronwyn E. Hamilton, MD
Associate Professor of Radiology
Department of Radiology
Division of Neuroradiology
Oregon Health & Science University
Portland, Oregon

Grant S. Hamilton III, MD
Assistant Professor
Department of Otolaryngology-Head and Neck Surgery
Mayo Clinic
Rochester, Minnesota

Marc Hamoir, MD
Professor
Department of Head and Neck Surgery
Université Catholique de Louvain
St-Luc Université Hôpital Cancer Center
Brussels, Belgium

Jaynee A. Handelsman, PhD
Director
Pediatric Audiology
Clinical Assistant Professor
Department of Otolaryngology
Mott Children's Hospital
University of Michigan Health System
Ann Arbor, Michigan

Ehab Y. Hanna, MD
Professor and Vice Chairman
Department of Head and Neck Surgery
Director of Skull Base Surgery
Medical Director
Head and Neck Center
University of Texas M.D. Anderson Cancer Center
Houston, Texas

Brian M. Harmych, MD
Department of Otolaryngology-Head and Neck Surgery
University of Cincinnati School of Medicine
Cincinnati, Ohio

Uli Harréus, MD
Professor and Chair
Department of Otolaryngology-Head and Neck Surgery
EVK Duesseldorf Academic Hospital of Heinrich-Heine University
Duesseldorf, Germany

Robert V. Harrison, PhD, DSc
Professor and Director of Research
Department of Otolaryngology-Head and Neck Surgery
University of Toronto;
Senior Scientist
Program in Neuroscience and Mental Health
The Hospital for Sick Children
Toronto, Ontario, Canada

Bruce H. Haughey, MBChB
Professor and Director
Head and Neck Surgical Oncology
Department of Otolaryngology-Head and Neck Surgery
Washington University School of Medicine
St. Louis, Missouri

Amer Heider, MD
Assistant Professor
Department of Pathology
University of Michigan Health System
Ann Arbor, Michigan

John Hellstein, DDS
Clinical Professor
Oral and Maxillofacial Pathology
University of Iowa Carver College of Medicine
Iowa City, Iowa

Kurt R. Herzer, MSc
Fellow/MD-PhD Candidate
Medical Scientist Training Program
Johns Hopkins University School of Medicine
Baltimore, Maryland

Frans J.M. Hilgers, MD, PhD
Chairman Emeritus
Department of Head and Neck Oncology and Surgery
The Netherlands Cancer Institute-Antoni van Leeuwenhoek;
Professor Emeritus
Amsterdam Center for Language and Communication
University of Amsterdam
Amsterdam, The Netherlands

Justin D. Hill, MD
ENT Specialists
Salt Lake City, Utah

Alexander T. Hillel, MD
Assistant Professor
Department of Otolaryngology-Head and Neck Surgery
The Johns Hopkins University School of Medicine
Baltimore, Maryland

Michael L. Hinni, MD
Professor
Mayo Clinic College of Medicine
Chair
Department of Otolaryngology-Head and Neck Surgery
Mayo Clinic
Phoenix, Arizona

Allen S. Ho, MD
Assistant Professor
Department of Surgery
Cedars-Sinai Medical Center;
Director
Head and Neck Cancer Center
Samuel Oschin Comprehensive Cancer Institute
Los Angeles, California

Maria K. Ho, MD
Keck School of Medicine
University of Southern California
Los Angeles, California

Henry T. Hoffman, MD
Professor of Otolaryngology
University of Iowa
Iowa City, Iowa

Eric H. Holbrook, MD
Assistant Professor
Department of Otology and Laryngology
Harvard Medical School
Massachusetts Eye and Ear Infirmary
Boston, Massachusetts

David B. Hom, MD
Professor and Director
Division of Facial Plastic & Reconstructive Surgery
Departments of Otolaryngology-Head and Neck Surgery and Dermatology
University of Cincinnati College of Medicine,
Cincinnati, Ohio

Jeffrey J. Houlton, MD
Assistant Professor
Head & Neck Surgical Oncology
University of Washington
Seattle, Washington

John W. House, MD
Clinic Professor
Department of Otorhinolaryngology-Head and NeckSurgery
University of Southern California Keck School of Medicine;
Associate Physician
House Clinic
Los Angeles, California

Timothy E. Hullar, MD
Associate Professor
Department of Otolaryngology-Head and Neck Surgery
Washington University in St. Louis
St. Louis, Missouri

Steven Ing, MD
Assistant Professor
Department of Endocrinology, Diabetes, & Metabolism
Ohio State University College of Medicine
Columbus, Ohio

Stacey L. Ishman, MD, MPH
Surgical Director
Upper Airway Center
Associate Professor
Cincinnati Children's Hospital Medical Center
University of Cincinnati
Cincinnati, Ohio

Robert K. Jackler, MD
Sewall Professor and Chair
Department of Otolaryngology-Head and Neck Surgery
Professor
Departments of Neurosurgery and Surgery
Stanford University School of Medicine
Stanford, California

Neal M. Jackson, MD
Resident Physician
Lousiana State University Health Sciences Center
New Orleans, Louisiana

Ryan S. Jackson, MD
Department of Otolaryngology-Head and Neck Surgery
University of South Florida School of Medicine
Tampa, Florida

Brian Jameson, MD
Department of Endocrinology
Geisinger Health System
Geisinger Wyoming Valley Medical Center
Wilkes-Barre, Pennsylvania

Herman A. Jenkins, MD
Professor and Chair
Department of Otolaryngology
University of Colorado School of Medicine
University of Colorado Hospital
Aurora, Colorado

Hong-Ryul Jin, MD, PhD
Professor of Otorhinolaryngology-Head and Neck Surgery
Seoul National University
Seoul, Korea

John K. Joe, MD[†]
Assistant Professor
Department of Surgery
Division of Otolaryngology-Head and Neck Surgery
Yale University School of Medicine
New Haven, Connecticut

Stephanie A. Joe, MD
Associate Professor and Director
The Sinus & Nasal Allergy Center
Co-Director, Skull Base Surgery
Department of Otolaryngology-Head and Neck Surgery
University of Illinois at Chicago
Chicago, Illinois

Christopher M. Johnson, MD
Clinical Instructor
Department of Otolaryngology
Center for Voice, Airway, and Swallowing Disorders
Georgia Regents University
Augusta, Georgia

Tiffany A. Johnson, PhD
Associate Professor
Department of Hearing and Speech
University of Kansas Medical Center
Kansas City, Kansas

Timothy M. Johnson, MD
Lewis and Lillian Becker Professor of Dermatology
University of Michigan
Ann Arbor, Michigan

Nicholas S. Jones, MD
Professor
Department of Otorhinolaryngology-Head and Neck Surgery
Nottingham University Hospitals NHS Trust
Nottingham, United Kingdom

Mark Jorissen, MD, PhD
Professor-Doctor
Department of Otolaryngology
University of Leuven
Leuven, Belgium

Morbize Julieron, MD
Northern France Cancer Center
Lille, France

Alyssa A. Kanaan, MD
Fellow
Pediatric Otolaryngology
Department of Pediatric Otolaryngology
Montreal Children's Hospital
McGill University
Montreal, Quebec, Canada

Robert T. Kavitt, MD, MPH
Assistant Professor of Medicine
Medical Director
Center for Esophageal Diseases
Section of Gastroenterology
University of Chicago
Chicago, Illinois

Robert M. Kellman, MD
Professor & Chair
Department of Otolaryngology & Communication Sciences
SUNY Upstate Medical University
Syracuse, New York

David W. Kennedy, MD
Professor of Rhinology
Perelman School of Medicine
University of Pennsylvania
Philadelphia, Pennsylvania

Jessica Kepchar, DO
Department of Otolaryngology
Bayne-Jones Army Community Hospital
Fort Polk, Louisiana

Robert C. Kern, MD
Professor and Chairman
Department of Otolaryngology-Head and Neck Surgery
Northwestern University Feinberg School of Medicine
Chicago, Illinois

Merrill S. Kies, MD
Professor of Medicine
Thoracic/Head and Neck Medical Oncology
The University of Texas M.D. Anderson Cancer Center
Houston, Texas

Paul R. Kileny, PhD
Professor
Department of Otolaryngology-Head and Neck Surgery
Academic Program Director
Department of Audiology and Electrophysiology
University of Michigan Health System
Ann Arbor, Michigan

Alyn J. Kim, MD
Southern California Ear, Nose, and Throat
Long Beach, California

---

† 已故。

Jason H. Kim, MD
Assistant Professor
Department of Otolaryngology-Head and Neck Surgery
St. Jude Medical Center
Fullerton, California

Theresa Kim, MD
San Francisco Otolaryngology Medical Group
San Francisco, California

William J. Kimberling, PhD
Professor of Ophthalmology and Visual Sciences and Otolaryngology
University of Iowa Carver College of Medicine
Iowa City, Iowa;
Senior Scientist
Boys Town National Research Hospital
Omaha, Nebraska

Ericka F. King, MD
Assistant Professor
Department of Otolaryngology-Head and Neck Surgery
Oregon Health and Science University
Portland, Oregon

Jeffrey Koh, MD, MBA
Professor
Department of Anesthesiology and Perioperative Medicine
Chief, Division of Pediatric Anesthesiology and Pain Management
Oregon Health and Science University
Portland, Oregon

Raymond J. Konior, MD
Clinical Professor
Department of Otolaryngology-Head and Neck Surgery
Loyola University Medical Center
Maywood, Illinois;
Chicago Hair Institute
Oakbrook Terrace, Illinois

Frederick K. Kozak, MD
Head, Division of Pediatric Otolaryngology
Medical/Surgical Director
Cochlear Implant Program
B.C. Children's Hospital;
Clinical Professor and Residency Program Director
Division of Otolaryngology
Department of Surgery
University of British Columbia
Vancouver, British Columbia, Canada

Shannon M. Kraft, MD
Assistant Professor
Department of Otolaryngology-Head and Neck Surgery
University of Kansas
Kansas City, Missouri

Russell Kridel, MD
Clinical Professor and Chief
Department of Otorhinolaryngology-Head and Neck Surgery
Division of Facial Plastic Surgery
University of Texas Health Science Center
Houston, Texas

Parvesh Kumar, MD
Joe and Jean Brandmeyer Chair and Professor of Radiation Oncology
Department of Radiation Oncology
University of Kansas Medical Center
Associate Director of Clinical Research
University of Kansas Cancer Center
Kansas City, Kansas

Melda Kunduk, PhD
Associate Professor
Department of Communication Sciences and Disorders
Louisiana State University
Baton Rouge, Louisiana;
Department of Otolaryngology-Head and Neck Surgery
Louisiana State University Health Sciences Center
New Orleans, Louisiana

Ollivier Laccourreye, MD
Professor
Department of Otorhinolaryngology-Head and Neck Surgery
Hôpital Européen Georges Pompidou
Université Paris Descartes
Paris, France

Stephen Y. Lai, MD, PhD
Associate Professor
Head and Neck Surgery
University of Texas M.D. Anderson Cancer Center
Houston, Texas

Devyani Lal, MBBS, DipNBE, MD
Consultant
Department of Otolaryngology
Assistant Professor
Mayo Clinic College of Medicine
Mayo Clinic
Scottsdale, Arizona

Anil K. Lalwani, MD
Professor and Vice Chair for Research
Director, Division of Otology, Neurotology, & Skull Base Surgery
Director, Columbia Cochlear Implant Center
Columbia University College of Physicians and Surgeons
New York, New York

Derek J. Lam, MD, MPH
Assistant Professor
Department of Otolaryngology-Head and Neck Surgery
Oregon Health and Science University
Portland, Oregon

Paul R. Lambert, MD
Chairman
Department of Otolaryngology-Head and Neck Surgery
Medical University of South Carolina
Charleston, South Carolina

Christopher G. Larsen, MD
Assistant Professor
Department of Otolaryngology
University of Kansas Medical Center
Kansas City, Kansas

Amy Anne Lassig, MD
Assistant Professor
Department of Otolaryngology-Head and Neck Surgery
University of Minnesota
Minneapolis, Minnesota

Richard E. Latchaw, MD
Professor
Department of Radiology
Division of Diagnostic and Therapeutic Neuroradiology
University of California at Davis
Sacramento California

Kevin P. Leahy, MD, PhD
Assistant Professor of Clinical Otorhinolaryngology
Department of Otorhinolaryngology-Head and Neck Surgery
University of Pennsylvania Perlman School of Medicine
Philadelphia, Pennsylvania

Daniel J. Lee, MD
Associate Professor
Department of Otology and Laryngology
Harvard Medical School;
Department of Otolaryngology
Massachusetts Eye and Ear Infirmary
Boston, Massachusetts

Nancy Lee, MD
Attending Member
Department of Radiation Oncology
Memorial Sloan Kettering Cancer Center
New York, New York

Stella Lee, MD
Assistant Professor
Department of Otolaryngology
University of Pittsburgh School of Medicine
Pittsburgh, Pennsylvania

Maureen A. Lefton-Greif, PhD, CCC-SLP
Associate Professor
Departments of Pediatrics, Otolaryngology-Head and Neck Surgery, and Physical Medicine & Rehabilitation
Johns Hopkins University School of Medicine
Baltimore, Maryland

Donald A. Leopold, MD
Professor of Otorhinolaryngology
University of Vermont
Burlington, Vermont

Marci M. Lesperance, MD
Professor, Department of Otolaryngology-Head and Neck Surgery
Chief, Division of Pediatric Otolaryngology
University of Michigan Health System
Ann Arbor, Michigan

Jessica Levi, MD
Assistant Professor of Otolaryngology-Head and Neck Surgery
Boston University and Boston Medical Center
Boston, Massachusetts

James S. Lewis Jr, MD
Associate Professor
Department of Pathology and Immunology
Associate Professor
Department of Otolaryngology-Head and Neck Surgery
Washington University in St. Louis
St. Louis, Missouri

Daqing Li, MD
Professor
Department of Otorhinolaryngology-Head and Neck Surgery
University of Pennsylvania School of Medicine;
Director, Gene and Molecular Therapy Laboratory
Director, Temporal Bone Laboratory
Hospital of the University of Pennsylvania
Philadelphia, Pennsylvania

Timothy S. Lian, MD
Professor
Department of Otolaryngology-Head and Neck Surgery
Louisiana State University Health Sciences Center
Shreveport, Louisiana

Whitney Liddy, MD
Resident
Department of Otolaryngology-Head and Neck Surgery
Northwestern University Feinberg School of Medicine
Chicago, Illinois

Charles J. Limb, MD
Associate Professor
Department of Otolaryngology-Head and Neck Surgery
Johns Hopkins University School of Medicine
Baltimore, Maryland

Judy Z. Liu, MD
Resident Physician
Department of Otolaryngology-Head and Neck Surgery
University of Illinois at Chicago
Chicago, Illinois

Jeri A. Logemann, PhD
Ralph and Jean Sundin Professor
Department of Communication Sciences and Disorders
Northwestern University
Evanston, Illinois;
Professor
Departments of Neurology and Otolaryngology-Head and Neck Surgery
Northwestern University Feinberg School of Medicine;
Director
Voice, Speech, and Language Service and Swallowing Center
Northwestern Memorial Hospital
Chicago, Illinois

Thomas Loh, MBBS, FRCS
Senior Consultant and Head

Department of Otolaryngology-Head and Neck Surgery
National University Hospital;
Associate Professor and Head
Department of Otolaryngology
National University of Singapore
Singapore

Christopher Lominska, MD
Assistant Professor and Associate Residency Program Director
University of Kansas Medical Center
Kansas City, Kansas

Brenda L. Lonsbury-Martin, PhD
Senior Research Scientist
VA Loma Linda Healthcare System
Professor
Department of Otolaryngology-Head and Neck Surgery
Loma Linda University Health
Loma Linda, California

David G. Lott, MD
Assistant Professor
Mayo Clinic College of Medicine
Consultant
Department of Otolaryngology-Head and Neck Surgery
Mayo Clinic
Phoenix, Arizona

Lawrence R. Lustig, MD
Francis A. Sooy MD Professor in Otolaryngology
Department of Otolaryngology-Head and Neck Surgery
Chief
Division of Otology & Neurology
University of California-San Francisco
San Francisco, California

Anna Lysakowski, PhD
Professor
Anatomy and Cell Biology
University of Illinois at Chicago
Chicago, Illinois

Robert H. Maisel, MD
Chief
Department of Otolaryngology-Head and Neck Surgery
Hennepin County Medical Center;
Professor
Department of Otolaryngology-Head and Neck Surgery
University of Minnesota
Minneapolis, Minnesota

Ellen M. Mandel, MD
Associate Professor
Department of Otolaryngology
University of Pittsburgh
Pittsburgh, Pennsylvania

Susan J. Mandel, MD, MPH
Professor and Associate Chief
Division of Endocrinology, Diabetes, and Metabolism
Perelman School of Medicine
University of Pennsylvania
Philadelphia, Pennsylvania

Devinder S. Mangat, MD
Professor of Facial Plastic Surgery
Department of Otolaryngology-Head and Neck Surgery
University of Cincinnati
Cincinnati, Ohio

Lynette J. Mark, MD
Associate Professor
Department of Anesthesiology & Critical Care Medicine
Department of Otolaryngology-Head and Neck Surgery
Johns Hopkins University
Baltimore, Maryland

Jeffrey C. Markt, DDS
Associate Professor and Director
Department of Otolaryngology-Head and Neck Surgery
Division of Oral Facial Prosthetics/Dental Oncology
University of Nebraska School of Medicine
Omaha, Nebraska

Michael Marsh, MD
Arkansas Center for Ear, Nose, Throat, and Allergy
Fort Smith, Arkansas

Glen K. Martin, PhD
Senior Research Career Scientist
VA Loma Linda Healthcare System
Professor
Department of Otolaryngology-Head and Neck Surgery
Loma Linda University Health
Loma Linda, California

Douglas E. Mattox, MD
William Chester Warren Jr MD Professor and Chair
Department of Otolaryngology-Head and Neck Surgery
Emory University School of Medicine
Atlanta, Georgia

Thomas V. McCaffrey, MD, PhD
Professor and Chair
Department of Otolaryngology-Head and Neck Surgery
University of South Florida School of Medicine
Tampa, Florida

JoAnn McGee, PhD
Scientist
Developmental Auditory Physiology Laboratory
Boys Town National Research Hospital
Omaha, Nebraska

Johnathan D. McGinn, MD
Division of Otolaryngology-Head and Neck Surgery
Pennsylvania State University
Penn State Hershey Medical Center
Hershey, Pennsylvania

John F. McGuire, MD
Attending Physician
Department of Otolaryngology
Fallbrook Hospital
Fallbrook, California

Jonathan McJunkin, MD
Assistant Professor
Department of Otolaryngology
Washington University in St. Louis
St. Louis, Missouri

J. Scott McMurray, MD
Associate Professor
Departments of Surgery and Pediatrics
University of Wisconsin School of Medicine and Public Health
American Family Children's Hospital
Madison, Wisconsin

Jeremy D. Meier, MD
Assistant Professor
Division of Otolaryngology-Head and Neck Surgery
University of Utah School of Medicine
Department of Pediatric Oncology
Primary Children's Hospital
Salt Lake City, Utah

Albert L. Merati, MD
Professor and Chief, Laryngology
Department of Otolaryngology-Head and Neck Surgery
University of Washington School of Medicine,
Seattle, Washington

Saumil N. Merchant, MD[†]
Professor
Department of Otology and Laryngology
Harvard Medical School
Department of Otolaryngology
Massachusetts Eye and Ear Infirmary
Boston, Massachusetts

Anna H. Messner, MD
Professor and Vice Chair
Department of Otolaryngology-Head and Neck Surgery
Stanford University
Stanford, California

Anna Meyer, MD
Assistant Professor
Department of Otolaryngology-Head and Neck Surgery
University of California-San Francisco
San Francisco, California

James D. Michelson, MD
Professor
Department of Orthopaedics and Rehabilitation
University of Vermont College of Medicine
Burlington, Vermont

Henry A. Milczuk, MD
Associate Professor and Chief
Division of Pediatric Otolaryngology
Oregon Health and Science University
Portland, Oregon

Jennifer L. Millar, MSPT
Physical Therapist
Department of Physical Medicine and Rehabilitation
Johns Hopkins Hospital
Baltimore, Maryland

Michelle Miller-Thomas, MD
Assistant Professor
Mallinckrodt Institute of Radiology
Washington University School of Medicine
St. Louis, Missouri

Lloyd B. Minor, MD
Carl and Elizabeth Naumann Dean of the School of Medicine
Professor of Otolaryngology-Head and Neck Surgery
Professor of Bioengineering and Neurobiology (by courtesy)
Stanford University
Stanford, California

Jenna L. Mitchell
Texas A&M Health Science Center
Round Rock, Texas

Steven Ross Mobley, MD
Facial Plastic & Reconstructive Surgery
Murray, Utah

Eric J. Moore, MD
Professor
Department of Otolaryngology
Mayo Clinic
Rochester, Minnesota

Harlan Muntz, MD
Professor of Otolaryngology
Department of Surgery
University of Utah School of Medicine
Primary Children's Medical Center
Salt Lake City, Utah

Craig S. Murakami, MD
Clinical Professor
Facial Plastic and Reconstructive Surgery
University of Washington
Department of Otolaryngology
Virginia Mason Medical Center
Seattle, Washington

Jeffrey N. Myers, MD, PhD
Hubert L. and Olive Stringer Distinguished Professor in Cancer Research
Professor and Director of Research
Deputy Chair for Academic Programs
Department of Head & Neck Surgery
University of Texas M.D. Anderson Cancer Center
Houston, Texas

---

† 已故。

Robert M. Naclerio, MD
Professor and Chief of Otolaryngology-Head and Neck
 Surgery
University of Chicago
Chicago, Illinois

Joseph B. Nadol Jr, MD
Professor
Department of Otology and Laryngology
Harvard Medical School
Department of Otolaryngology
Massachusetts Eye and Ear Infirmary
Boston, Massachusetts

Paul Nassif, MD
Assistant Clinical Professor
Department of Otolaryngology
University of Southern California Keck School of
 Medicine
Los Angeles, California;
Partner
Spalding Drive Cosmetic Surgery and Dermatology
Beverly Hills, California

Marc Nelson, MD
Associate Professor
Department of Otolaryngology
Pediatric ENT Center
Akron Children's Hospital
Akron, Ohio

Rick F. Nelson, MD
Assistant Professor
Department of Otolaryngology-Head and Neck Surgery
Indiana University
Indianapolis, Indianapolis

Piero Nicolai, MD
Professor
University of Brescia School of Medicine
Chairman
Spedali Civili
Brescia, Italy

David R. Nielsen, MD
Executive Vice President and Chief Executive Officer
American Academy of Otolaryngology-Head and Neck
 Surgery
Alexandria, Virginia;
President, Council of Medical Specialty Societies
Chairman of the Board, PCPI Foundation
Chicago, Illinois

John K. Niparko, MD
Tiber Alpert Professor and Chair
Department of Otolaryngology-Head and Neck Surgery
The Keck School of Medicine of the University of
 Southern California
Los Angeles, California

Richard J. Noel, MD, PhD
Division Chief
Pediatric Gastroenterology, Hepatology, and Nutrition
Duke University Medical Center
Durham, North Carolina

S.A. Reza Nouraei, Bchir, PhD, MRCS
Researcher
Laryngology Research Group
University College London
Academic Specialist Registrar
Charing Cross Hospital
London, United Kingdom

Ajani Nugent, MD
Department of Otolaryngology
Emory University School of Medicine
Atlanta, Georgia

Daniel W. Nuss, MD
G.D. Lyons Professor and Chair
Department of Otolaryngology-Head and Neck Surgery
Louisiana State University Health Sciences Center School
 of Medicine at New Orleans, New Orleans, Louisiana

Brian Nussenbaum, MD
Christy J. and Richard S. Hawes III Professor
Vice Chair for Clinical Affairs
Division Chief, Head and Neck Surgery
Patient Safety Officer
Department of Otolaryngology-Head and Neck Surgery
Washington University School of Medicine
St. Louis, Missouri

Gretchen M. Oakley, MD
Resident Physician
Division of Otolaryngology-Head and Neck Surgery
University of Utah
Salt Lake City, Utah

Rick M. Odland, MD, PhD
Professor
Department of Otolaryngology
University of Minnesota;
Medical Director
Department of Otolaryngology
Hennepin County Medical Center
Minneapolis, Minnesota

Richard G. Ohye, MD
Head
Section of Pediatric Cardiovascular Surgery
Department of Cardiac Surgery
University of Michigan
Ann Arbor, Michigan

Bert W. O'Malley Jr, MD
Gabriel Tucker Professor and Chairman
Department of Otorhinolaryngology-Head and Neck
 Surgery
Professor of Neurosurgery
Abramson Cancer Center
University of Pennsylvania School of Medicine;
Co-director, Center for Cranial Base Surgery
Co-director, Head and Neck Cancer Center
University of Pennsylvania Health System
Philadelphia, Pennsylvania

Robert C. O'Reilly, MD
Professor of Pediatrics and Otolaryngology-Head and
 Neck Surgery
Thomas Jefferson University
Philadelphia, Pennsylvania;
Division Chief
Pediatric Otolaryngology
A.I. DuPont Hospital for Children
Wilmington, Delaware

Juan Camilo Ospina, MD
Pediatric Otolaryngologist
Head
Division of Otorhinolaryngology and Maxillofacial
 Surgery
Hospital Universitario San Ignacio;
Associate Professor
Pontificia Universidad Javeriana
Bogota, Colombia

Robert H. Ossoff, DMD, MD, CHC
Special Assistant to the Vice-Chancellor for Health
 Affairs
Maness Professor of Laryngology and Voice
Vanderbilt University Medical Center
Nashville, Tennessee

Mark D. Packer, MD
Executive Director
Department of Defense Hearing Center of Excellence
Chief of Otology, Neurology, and Skull Base Surgery
San Antonio Military Health System
Joint Base San Antonio-Lackland, Texas

Nitin A. Pagedar, MD, MPH
Assistant Professor
Department of Otolaryngology-Head and Neck Surgery
University of Iowa
Iowa City, Iowa

John Pallanch, MD
Chair

Division of Rhinology
Department of Otorhinolaryngology
Mayo Clinic
Rochester, Minnesota

Stephen S. Park, MD
Professor and Vice-Chair
Department of Otolaryngology
Director
Division of Facial Plastic Surgery
University of Virginia
Charlottesville, Virginia

Matthew S. Parsons, MD
Assistant Professor of Radiology
Mallinckrodt Institute of Radiology
Washington University School of Medicine
St. Louis, Missouri

Hetal H. Patel, MD
Division of Otolaryngology-Head and Neck Surgery
Pennsylvania State University
Penn State Hershey Medical Center
Hershey, Pennsylvania

G. Alexander Patterson, MD
Evarts A. Graham Professor of Surgery
Chief, Division of Cardiothoracic Surgery
Washington University in St. Louis
St. Louis, Missouri

Phillip K. Pellitteri, DO
Chair
Department of Otolaryngology-Head and Neck Surgery
Guthrie Health System
Sayre, Pennsylvania;
Clinical Professor
Department of Otolaryngology-Head and Neck Surgery
Temple University School of Medicine
Philadelphia, Pennsylvania

Jonathan A. Perkins, DO
Professor
Department of Otolaryngology-Head and Neck Surgery
University of Washington School of Medicine
Director
Vascular Anomalies Program
Seattle Children's Hospital
Seattle, Washington

Stephen W. Perkins, MD
Clinical Associate Professor
Department of Otolaryngology-Head and Neck Surgery
Indiana University School of Medicine;
President
Meridian Plastic Surgeons
Indianapolis, Indianapolis

Shirley S.N. Pignatari, MD, PhD
Professor and Head
Division of Pediatric Otolaryngology
Federal University of Sao Paulo
Sao Paulo, Brazil

Steven D. Pletcher, MD
Associate Professor
Department of Otolaryngology-Head and Neck Surgery
University of California-San Francisco
San Francisco, California

Aron Popovtzer, MD
Head of Head and Neck Unit
Davidoff Comprehensive Cancer Center;
Consultant
Department of Otolaryngology
Rabin Medical Center;
Chair
Israeli Head and Neck Society
Petah-Tikva, Israel

Gregory N. Postma, MD
Professor
Department of Otolaryngology
Director
Center for Voice, Airway, and Swallowing Disorders

Georgia Regents University
Augusta, Georgia

Shannon M. Poti, MD
Chief Resident Surgeon
Department of Otolaryngology-Head and Neck Surgery
University of California-Davis Medical Center
Sacramento, California

William P. Potsic, MD, MMM
Emeritus Professor of Otorhinolaryngology-Head and Neck Surgery
Perelman School of Medicine at the University of Pennsylvania
Philadelphia, Pennsylvania

Seth E. Pross, MD
Department of Otolaryngology-Head and Neck Surgery
University of California-San Francisco
San Francisco, California

Liana Puscas, MD, MHS
Associate Professor
Division of Otolaryngology-Head and Neck Surgery
Duke University School of Medicine
Durham, North Carolina

Zhen Jason Qian, MD (Cand.)
College of Physicians and Surgeons
Columbia University
New York, New York

Virginia Ramachandran, AuD, PhD
Senior Staff Audiologist & Research Coordinator
Division of Audiology
Department of Otolaryngology-Head and Neck Surgery
Henry Ford Hospital;
Adjunct Assistant Professor & Audiology Clinical Educational Coordinator
Wayne State University
Detroit, Michigan

Gregory W. Randolph, MD
Director, General and Thyroid Surgical Divisions
Massachusetts Eye & Ear Infirmary
Member, Endocrine Surgical Service
Massachusetts General Hospital
Harvard Medical School
Boston, Massachusetts

Lesley Rao, MD
Assistant Professor
Department of Anesthesiology
Washington University School of Medicine
St. Louis, Missouri

Christopher H. Rassekh, MD
Associate Professor
Department of Otorhinolaryngology-Head and Neck Surgery
University of Pennsylvania
Philadelphia, Pennsylvania

Lou Reinisch, PhD
Dean of Arts and Sciences
Professor of Physics
Farmingdale State College (SUNY)
Farmingdale, New York

Albert L. Rhoton Jr, MD
Professor and Chairman Emeritus
Department of Neurosurgery
University of Florida
Gainesville, Florida

Nadeem Riaz, MD, MSc
Instructor in Radiation Oncology
Department of Radiation Oncology
Memorial Sloan Kettering Cancer Center
New York, New York

Jeremy D. Richmon, MD
Assistant Professor and Director
Head and Neck Robotic Surgery
Department of Otolaryngology-Head and Neck Surgery
Johns Hopkins University
Baltimore, Maryland

James M. Ridgway, MD
Facial Plastic Surgeon
Newvue Plastic Surgery and Skin Care
Bellevue, Washington

Matthew H. Rigby, MD, MPH
Assistant Professor
Department of Otolaryngology-Head and Neck Surgery
Dalhousie University
Halifax, Nova Scotia, Canada

Mark D. Rizzi, MD
Assistant Professor
Department of Clinical Otolaryngology-Head and Neck Surgery
Perelman School of Medicine at the University of Pennsylvania
Division of Pediatric Otolaryngology
Children's Hospital of Philadelphia
Philadelphia, Pennsylvania

K. Thomas Robbins, MD
Professor and Chair
Department of Surgery
Division of Otolaryngology
Southern Illinois University School of Medicine
Springfield, Illinois

Daniel Roberts, MD, PhD
Resident
Department of Otolaryngology
Massachusetts Eye and Ear Infirmary
Boston, Massachusetts

Frederick C. Roediger, MD
Director
Division of Otolaryngology
Maine Medical Center
Portland, Maine

Ohad Ronen, MD
Director
Head and Neck Surgery Service
Department of Otolaryngology-Head and Neck Surgery
Galilee Medical Center;
Senior Lecturer
Faculty of Medicine in the Galilee
Bar-Ilan University
Nahariya, Israel

Kristina W. Rosbe, MD
Professor and Director of Pediatric Otolaryngology
Department of Otolaryngology-Head and Neck Surgery
University of California-San Francisco
San Francisco, California

Richard M. Rosenfeld, MD, MPH
Professor and Chairman of Otolaryngology
SUNY Downstate Medical Center
New York, New York

Bruce E. Rotter, MD
Professor and Dean
Southern Illinois University School of Dental Medicine
Alton, Illinois

Jay T. Rubinstein, MD, PhD
Professor
Departments of Otolaryngology and Bioengineering
University of Washington;
Director
Virginia Merrill Bloedel Hearing Research Center
Seattle, Washington

Michael J. Ruckenstein, MD
Professor of Otorhinolaryngology-Head and Neck Surgery
Hospitals of the University of Pennsylvania,
Philadelphia, Pennsylvania

Christina L. Runge, PhD
Associate Professor
Department of Otolaryngology and Communication Sciences
Chief, Division of Communication Sciences
Director, Koss Cochlear Implant Program
Medical College of Wisconsin
Milwaukee, Wisconsin

Leonard P. Rybak, MD, PhD
Professor
Division of Otolaryngology
Southern Illinois University School of Medicine
Springfield, Illinois

Rami E. Saade, MD
Head and Neck Surgical Oncology Fellow
Department of Head and Neck Surgery
University of Texas M.D. Anderson Cancer Center
Houston, Texas

Babak Sadoughi, MD
Attending Physician
Beth Israel Medical Center
Mount Sinai Health System
New York, New York

Thomas J. Salinas, DDS
Associate Professor
Department of Dental Specialties
Mayo Clinic
Rochester, Minnesota

Sandeep Samant, MD
Chief
Division of Head and Neck and Skull Base Surgery
Professor and Vice-Chairman
Department of Otolaryngology-Head and Neck Surgery
University of Tennessee Health Science Center
Memphis, Tennessee

Robin A. Samlan, MBA, PhD
Assistant Professor
Department of Speech, Language, & Hearing Sciences
University of Arizona
Tucson, Arizona

Ravi N. Samy, MD
Associate Professor
Department of Otolaryngology
University of Cincinnati
Program Director, Neurotology Fellowship
Cincinnati Children's Hospital
Cincinnati, Ohio

Guri S. Sandhu, MD
Consultant Otolaryngologist/Airway Surgeon
Charing Cross Hospital
Imperial College
London, United Kingdom

Cara Sauder, MA, CCC-SLP
Speech-Language Pathologist
University of New Mexico Hospital
Albuquerque, New Mexico

Richard L. Scher, MD
Professor of Otolaryngology-Head and Neck Surgery
Vice Chairman of Surgery for Clinical Operations
Associate Chief of Otolaryngology-Head and Neck Surgery
Duke University Health System
Durham, North Carolina

Joshua S. Schindler, MD
Associate Professor
Department of Otolaryngology
Oregon Health and Science University
Portland, Oregon

Cecelia E. Schmalbach, MD
Associate Professor
Department of Surgery
Division of Otolaryngology-Head and Neck Surgery
University of Alabama at Birmingham
Birmingham, Alabama

Scott R. Schoem, MD
Director
Department of Otolaryngology
Connecticut Children's Medical Center

Hartford, Connecticut;
Clinical Professor
Department of Otolaryngology
University of Connecticut School of Health Sciences
Farmington, Connecticut

Michael C. Schubert, PT, PhD
Associate Professor
Department of Otolaryngology-Head and Neck Surgery
Johns Hopkins University
Baltimore, Maryland

Todd J. Schwedt, MD
Associate Professor of Neurology
Mayo Clinic
Phoenix, Arizona

James J. Sciubba, DMD, PhD
Professor (Retired)
Department of Otolaryngology-Head and Neck Surgery
The Johns Hopkins School of Medicine;
Consultant
The Milton J. Dance Head & Neck Center
The Greater Baltimore Medical Center
Baltimore, Maryland

Anthony P. Sclafani, MD
Director, Facial Plastic Surgery
Surgeon Director, Department of Otolaryngology
The New York Eye & Ear Infirmary
New York, New York;
Professor
Department of Otolaryngology
New York Medical College
Valhalla, New York

Meena Seshamani, MD, PhD
Department of Head and Neck Surgery
The Permanente Medical Group
San Francisco, California

A. Eliot Shearer, MD, PhD
Resident Physician
Department of Otolaryngology-Head and Neck Surgery
University of Iowa
Iowa City, Iowa

Clough Shelton, MD
Professor and Chief
Division of Otolaryngology
Hetzel Presidential Endowed Chair in Otolaryngology
University of Utah School of Medicine
Salt Lake City, Utah

Neil T. Shepard, PhD
Chair, Division of Audiology
Director, Dizziness & Balance Disorders Program
Department of Otolaryngology
Mayo Clinic
Rochester, Minnesota

Seiji B. Shibata, MD, PhD
Resident Physician
Department of Otolaryngology-Head and Neck Surgery
University of Iowa
Iowa City, Iowa

Yelizaveta Shnayder, MD
Associate Professor
Department of Otolaryngology-Head and Neck Surgery
University of Kansas School of Medicine
Kansas City, Kansas

Kathleen C.Y. Sie, MD
Professor
Department of Otolaryngology-Head and Neck Surgery
University of Washington School of Medicine
Director
Childhood Communication Center
Seattle Children's Hospital
Seattle, Washington

Daniel B. Simmen, MD
Center for Rhinology, Skull Base Surgery, and Facial Plastic Surgery
Hirslanden Clinic
Zurich, Switzerland

Michael C. Singer, MD
Director
Division of Thyroid & Parathyroid Surgery
Department of Otolaryngology-Head and Neck Surgery
Henry Ford Health System
Detroit, Michigan

Parul Sinha, MBBS, MS
Resident
Department of Otolaryngology-Head and Neck Surgery
Washington University School of Medicine
St. Louis, Missouri

William H. Slattery III, MD
Partner
House Ear Clinic;
Clinical Professor
University of Southern California-Los Angeles
Los Angeles, California

Henrik Smeds, MD
Staff Surgeon
Department of Otolaryngology
Karolinska University Hospital
Stockholm, Sweden

Marshall E. Smith, MD
Professor
Division of Otolaryngology-Head and Neck Surgery
University of Utah School of Medicine;
Attending Physician and Medical Director
Voice Disorders Clinic
Primary Children's Medical Center
University Hospital
Salt Lake City, Utah

Richard J.H. Smith, MD
Professor
Department of Otolaryngology
University of Iowa Carver College of Medicine
Iowa City, Iowa

Timothy L. Smith, MD, MPH
Professor and Director
Oregon Sinus Center
Department of Otolaryngology-Head and Neck Surgery
Oregon Health and Science University
Portland, Oregon

Ryan H. Sobel, MD
Clinical Instructor
Department of Otolaryngology-Head and Neck Surgery
Johns Hopkins Hospital
Baltimore, Maryland

Robert A. Sofferman, MD
Emeritus Professor of Surgery
Department of Surgery
Division of Otolaryngology-Head and Neck Surgery
University of Vermont School of Medicine
Burlington, Vermont

Zachary M. Soler, MD, MSc
Assistant Professor
Department of Otolaryngology-Head and Neck Surgery
Medical University of South Carolina
Charleston, South Carolina

Samuel A. Spear, MD
Otology/Neurotology & Skull Base Surgery Fellow
Department of Otolaryngology-Head and Neck Surgery
Louisiana State University
Baton Rouge, Louisiana

Steven M. Sperry, MD
Assistant Professor
Department of Otolaryngology-Head and Neck Surgery
University of Iowa Hospitals and Clinics
Iowa City, Iowa

Niranjan Sritharan, MBBS
Clinical Otolaryngology Fellow
Massachusetts Eye & Ear Infirmary
Boston, Massachusetts

Brad A. Stach, PhD
Director
Division of Audiology
Department of Otolaryngology-Head and Neck Surgery
Henry Ford Hospital
Detroit, Michigan

Robert P. Stachecki, MD
Instructor of Radiology
Mallinckrodt Institute of Radiology
Washington University School of Medicine
St. Louis, Missouri

Hinrich Staecker, MD, PhD
David and Mary Zamierowsky Professor
Department of Otolaryngology-Head and Neck Surgery
University of Kansas School of Medicine
Kansas City, Kansas

Aldo Cassol Stamm, MD, PhD
Chief
Department of Otolaryngology
Sao Paulo ENT Center
Sao Paulo, Brazil

James A. Stankiewicz, MD
Professor and Chairman
Department of Otolaryngology-Head and Neck Surgery
Loyola University Medical Center
Maywood, Illinois

Shawn M. Stevens, MD
Resident Physician
Department of Otolaryngology-Head and Neck Surgery
Medical University of South Carolina
Charleston, South Carolina

David L. Steward, MD
Professor
Department of Otolaryngology-Head and Neck Surgery
University of Cincinnati Academic Health Center
Cincinnati, Ohio

David G. Stoddard Jr, MD
Department of Otolaryngology-Head and Neck Surgery
Mayo Clinic
Rochester, Minnesota

Janalee K. Stokken, MD
Head and Neck Institute
The Cleveland Clinic
Cleveland, Ohio

Angela Sturm-O'Brien, MD
Facial Plastic Surgery Associates
Houston, Texas

John B. Sunwoo, MD
Director of Head and Neck Cancer Research
Department of Otolaryngology-Head and Neck Surgery
Stanford Cancer Institute
Stanford University School of Medicine
Stanford, California

Veronica C. Swanson, MD, MBA
Associate Director
Department of Anesthesiology
Chief
Pediatric Cardiac Anesthesiology
St. Christopher's Hospital for Children;
Associate Professor
Departments of Anesthesiology and Pediatrics
Drexel University College of Medicine and Dentistry
Philadelphia, Pennsylvania

Robert A. Swarm, MD
Professor of Anesthesiology
Washington University School of Medicine
St. Louis, Missouri

Jonathan M. Sykes, MD
Professor and Director
Facial Plastic Surgery
University of California Davis Medical Center
Sacramento, California

Luke Tan, MBBS, MD
Senior Consultant
Luke Tan ENT Head & Neck Cancer and Thyroid Surgery Center
MT Elizabeth Hospital;
Clinical Associate Professor
Department of Otolaryngology
National University of Singapore
Singapore

Marietta Tan, MD
Resident
Department of Otolaryngology-Head and Neck Surgery
Johns Hopkins University
Baltimore, Maryland

Pravin A. Taneja, MD, MBA
Program Director
Pediatric Anesthesia Fellowship
Department of Anesthesiology
St. Christopher's Hospital for Children;
Assistant Professor
Department of Anesthesiology
Drexel University College of Medicine and Dentistry
Philadelphia, Pennsylvania

M. Eugene Tardy Jr, MD
Emeritus Professor of Otolaryngology-Head and Neck Surgery
Department of Otolaryngology
University of Illinois Medical Center
Chicago, Illinois

Sherard A. Tatum III, MD
Professor
Departments of Otolaryngology and Pediatrics
SUNY Upstate Medical University;
Medical Director
Cleft and Craniofacial Center
Golisano Children's Hospital
Syracuse, New York

S. Mark Taylor, MD
Professor
Department of Otolaryngology-Head and Neck Surgery
Dalhousie University
Halifax, Nova Scotia, Canada

Rod A. Teasley, MD, JD
Department of Otolaryngology
Vanderbilt University Medical Center
Nashville, Tennessee

Helder Tedeschi, MD, PhD
Head, Division of Neurosurgery
Department of Pathology
University of Campinas
Sao Paolo, Brazil

Steven A. Telian, MD
John L. Kemink Professor of Neurotology
Department of Otolaryngology-Head and Neck Surgery
University of Michigan
Ann Arbor, Michigan

David J. Terris, MD
Surgical Director of the GRU Thyroid Center
Professor
Department of Otolaryngology-Head and Neck Surgery
Georgia Regents University
Augusta, Georgia

J. Regan Thomas, MD
Mansueto Professor and Chairman
Department of Otolaryngology-Head and Neck Surgery
University of Illinois
Chicago, Illinois

Chafeek Tomeh, MD
Clinical Instructor
Department of Otolaryngology-Head and Neck Surgery
Stanford University School of Medicine
Stanford, California

Dean M. Toriumi, MD
Professor
Department of Otolaryngology-Head and Neck Surgery
Division of Facial Plastic and Reconstructive Surgery
University of Illinois at Chicago
Chicago, Illinois

Aline Tran, AuD
Audiologist
Department of Otolaryngology-Head and Neck Surgery
Keck Medical Center
University of Southern California
Los Angeles, California

Joseph B. Travers, PhD
Professor
Division of Oral Biology
The Ohio State University College of Dentistry
Ohio State University
Columbus, Ohio

Susan P. Travers, PhD
Professor
Division of Oral Biology
The Ohio State University College of Dentistry
Columbus, Ohio

Mai Thy Truong, MD
Clinical Assistant Professor
Department of Otolaryngology-Head and Neck Surgery
Stanford University
Stanford, California

Terance T. Tsue, MD
Physician in Chief
University of Kansas Cancer Center
Douglas A. Girod MD Endowed Professor of Head & Neck Surgical Oncology
Vice-Chairman and Professor
Department of Otolaryngology-Head and Neck Surgery
University of Kansas School of Medicine
Kansas City, Kansas

Michael D. Turner, DDS, MD
Division Director
Oral and Maxillofacial Surgery
Jacobi Medical Center;
Director, The New York Salivary Gland Center
Associate Residency Director, Oral and Maxillofacial Surgery
Beth Israel Medical Center
New York, New York

Ravindra Uppaluri, MD, PhD
Associate Professor
Department of Otolaryngology-Head and Neck Surgery
Washington University School of Medicine
St. Louis, Missouri

Michael F. Vaezi, MD, PhD
Professor of Medicine
Clinical Director, Division of Gastroenterology, Hepatology, and Nutrition
Director, Center for Swallowing and Esophageal Motility Disorders
Director, Clinical Research
Vanderbilt University Medical Center
Nashville, Tennessee

Kathryn M. Van Abel, MD
Resident
Department of Otolaryngology
Mayo Clinic
Rochester, Minnesota

Michiel W.M. van den Brekel, MD, PhD
Head, Department of Head and Neck Oncology and Surgery
The Netherlands Cancer Institute-Antoni van Leewenhoek;
Professor, Amsterdam Center of Language and Communication;
Consultant, Department of Oral and Maxillofacial Surgery
Academic Medical Center
University of Amsterdam
Amsterdam, The Netherlands

Lori A. Van Riper, PhD
Department of Pediatric Audiology and Otolaryngology
Mott Children's Hospital
University of Michigan Health System
Ann Arbor, Michigan

Sunil P. Verma, MD
Assistant Professor
Department of Otolaryngology-Head and Neck Surgery
University of California-Irvine
Irvine, California;
Director
University Voice and Swallowing Center
University of California-Irvine Medical Center
Orange, California

Peter M. Vila, MD, MSPH
Resident
Department of Otolaryngology-Head and Neck Surgery
Washington University School of Medicine
St. Louis, Missouri

David E. Vokes, MBChB
Consultant Otolaryngologist-Head & Neck Surgeon
Auckland City Hospital
Auckland, New Zealand

P. Ashley Wackym, MD
Vice President of Research
Legacy Research Institute
Legacy Health;
President
Ear and Skull Base Center
Portland, Oregon

Tamekia L. Wakefield, MD
Adjunct Assistant Clinical Professor
Department of Otolaryngology-Head and Neck Surgery
Mt. Sinai School of Medicine
New York, New York;
Attending Pediatric Otolaryngologist
Department of Otolaryngology and Communicative Disorders
Long Island Jewish Medical Center
New Hyde Park, New York

Michael J. Walden, DO, MD
Staff Radiologist
Department of Radiology
Womack Army Medical Center
Fort Bragg, North Carolina

Thomas J. Walker, MD
Facial Plastic and Reconstructive Surgery
Department of Otolaryngology-Head and Neck Surgery
University of Illinois at Chicago
Chicago, Illinois

Edward J. Walsh, PhD
Director
Developmental Auditory Physiology Laboratory
Boys Town National Research Hospital
Omaha, Nebraska

Rohan R. Walvekar, MD
Associate Professor
Louisiana State University Health Sciences Center at New Orleans
New Orleans, Louisiana

Tom D. Wang, MD
Professor & Chief
Division of Facial Plastic and Reconstructive Surgery
Oregon Health and Science University
Portland, Oregon

Tzu-Fei Wang, MD
Assistant Professor of Internal Medicine
Division of Hematology
The Ohio State University Comprehensive Cancer Center
Arthur G. James Cancer Hospital and Richard J. Solove Research Institute
Columbus, Ohio

Frank M. Warren III, MD
Assistant Professor and Chief
Division of Otology/Neurotology
Department of Otolaryngology Head and Neck Surgery
Oregon Health and Science University;
Attending Physician
Department of Otolaryngology-Head and Neck Surgery
Kaiser Permanente
Portland, Oregon

Heather H. Waters, MD
Department of Otolaryngology-Head and Neck Surgery
Indiana University Medical Center;
Meridian Plastic Surgeons
Indianapolis, Indianapolis

Randal S. Weber, MD
Professor and Chair
Head and Neck Surgery
The University of Texas M.D. Anderson Cancer Center
Houston, Texas

Richard O. Wein, MD
Associate Professor
Department of Otolaryngology-Head and Neck Surgery
Tufts Medical Center
Boston, Massachusetts

Gregory S. Weinstein, MD
Professor and Vice Chair
Director
Division of Head and Neck Surgery
Co-director
The Center for Head and Neck Cancer
Department of Otorhinolaryngology-Head and Neck Surgery
University of Pennsylvania School of Medicine
Philadelphia, Pennsylvania

Erik K. Weitzel, MD
Chief of Rhinology
Program Director
Department of Otolaryngology
Joint Base San Antonio
San Antonio, Texas

D. Bradley Welling, MD, PhD
Walter Augustus LeCompt Professor and Chair
Harvard Department of Otology and Laryngology
Chief of Otolaryngology
Massachusetts Eye and Ear Infirmary and Massachusetts General Hospital
Boston, Massachusetts

Richard D. Wemer, MD
Consultant
Department of Otolaryngology-Head and Neck Surgery
Park Nicollet Clinics
St. Louis Park, Minnesota

Ralph F. Wetmore, MD
E. Mortimer Newlin Professor of Pediatric Otolaryngology
Perelman School of Medicine at the University of Pennsylvania Chief
Division of Pediatric Otolaryngology
The Children's Hospital of Philadelphia
Philadelphia, Pennsylvania

Richard H. Wiggins III, MD
Professor and Director of Head and Neck Imaging
Departments of Radiology, Otolaryngology, Head and Neck Surgery, and Biomedical Informatics
University of Utah Health Sciences Center
Salt Lake City, Utah

Brent J. Wilkerson, MD
Resident Physician
Department of Otolaryngology-Head and Neck Surgery
University of California-Davis
Sacramento, California

Franz J. Wippold II, MD
Professor of Radiology
Chief of Neuroradiology
Mallinckrodt Institute of Radiology
Washington University School of Medicine
St. Louis, Missouri;
Adjunct Professor of Radiology/Radiological Sciences
F. Edward Hébert School of Medicine
Uniformed Services University of the Health Sciences
Bethesda, Maryland

Gayle Ellen Woodson, MD
Professor and Chair
Division of Otolaryngology
Southern Illinois University School of Medicine
Springfield, Illinois

Peter J. Wormald, MD
Professor
Department of Surgery
Division of Otolaryngology-Head and Neck Surgery
University of Adelaide
Adelaide, Australia

Harry V. Wright, MD
Fellow
Facial Plastic and Reconstructive Surgery
Farrior Facial Plastic Surgery;
Associate Professor
Department of Otolaryngology-Head and Neck Surgery
University of South Florida
Tampa, Florida

Robert F. Yellon, MD
Professor
Department of Otolaryngology
University of Pittsburgh School of Medicine
Director of ENT Clinical Services
Department of Pediatric Otolaryngology
Children's Hospital of Pittsburgh of UPMC
Pittsburgh, Pennsylvania

Charles D. Yingling, PhD, DABNM
Clinical Professor
Department of Otolaryngology-Head and Neck Surgery
Stanford University of School of Medicine
Stanford, California;
Chief Executive Officer
Golden Gate Neuromonitoring
San Francisco, California

Bevan Yueh, MD, MPH
Professor & Chair
Department of Otolaryngology-Head and Neck Surgery
University of Minnesota
Minneapolis, Minnesota

Rex C. Yung, MD
Director of Pulmonary Oncology
Departments of Medicine and Oncology
Johns Hopkins University
Baltimore, Maryland

Renzo A. Zaldívar, MD
Clinical Professor
Department of Ophthalmology
University of North Carolina
Chapel Hill, North Carolina

George H. Zalzal, MD
Chief
Division of Otolaryngology
Children's National Medical Center
Professor of Otolaryngology and Pediatrics
George Washington University School of Medicine and Health Sciences
Washington, DC

Adam M. Zanation, MD
Associate Professor
Co-Director, Head and Neck Oncology Fellowship
Co-Director, Rhinology and Skull Base Surgery Fellowship
University of North Carolina at Chapel Hill
Chapel Hill, North Carolina

David S. Zee, MD
Professor of Neurology and Otolaryngology-Head and Neck Surgery
Department of Neurology
Johns Hopkins Hospital
Baltimore, Maryland

Marc S. Zimbler, MD
Director of Facial Plastic & Reconstructive Surgery
Beth Israel Deaconess Medical Center;
Assistant Professor of Otolaryngology-Head and Neck Surgery
Icahn School of Medicine
Mount Sinai Medical Center
New York, New York

S. James Zinreich, MD
Professor of Radiology
Russel H. Morgan Department of Radiology
Department of Otorhinolaryngology-Head and Neck Surgery
Johns Hopkins Medical Institutions
Baltimore, Maryland

Teresa A. Zwolan, PhD
Professor and Director
Department of Otolaryngology
University of Michigan Cochlear Implant Program
Ann Arbor, Michigan

译者前言

初版 Cummings Otolaryngology-Head and Neck Surgery 于 1985 年出版，由国际权威的耳鼻咽喉学专家 Cummings 教授领衔，来自全球各地的 100 余位专家共同编撰完成，一经出版即奠定了其在耳鼻咽喉头颈外科学术出版领域里程碑般的地位。随着岁月变迁、科技发展，这部著作不断再版、更新、完善，无论在深部和广度方面，一直被大家公认为耳鼻咽喉头颈外科领域最可靠的专业教材，完全能够满足各年资、各阶段耳鼻咽喉－头颈外科医师的不同需求，帮助他们在专业领域不断前行。

本书出版至今，载誉无数。曾荣膺英国医师协会医学图书奖（2015 年）等奖项，在国际上拥有强大的专业影响力。本书为全新第 6 版，书中包含 3200 余张彩色图片，深度覆盖耳鼻咽喉头颈外科全部领域的理论与临床知识，不仅全面更新了各篇章内容，还增补了颅底微创手术、前庭植入、颅后窝和颅底肿瘤的放射治疗，以及术中脑神经和中枢神经功能监测等最新临床及研究进展内容，并在儿童睡眠疾病、儿童感染疾病和新生儿气道评估方面，提供了最新的儿童患者治疗方案。

为进一步满足临床分诊需求，此次中文翻译版对原书的篇章顺序进行了重新编排，将原书的三大卷按照专业方向重新调整为 6 个分册，包括耳鼻咽喉头颈外科学基础，鼻科学与过敏／免疫学，喉与气管、食管学，头颈外科学与肿瘤学，耳科学与颅底外科学，儿童耳鼻咽喉学。各分册内容既相对独立，又相互联系，便于广大读者灵活选择。

把这部经典的耳鼻咽喉学专著引进国内，是我一直以来的愿望。1998 年，作为美国 SACKLER 中国年度医师获奖人，我应邀访问了约翰·霍普金斯医院，受到 Cummings 教授的热情接待，他还亲切地陪同我们参观、讲解，给我留下了深刻印象。

非常荣幸主持本书中文版的翻译工作，山东省耳鼻喉医院有近百位专家、学者和青年医师参与此次翻译工作，这也是第一次将这部圣经级的权威专业参考书介绍给国内耳鼻咽喉头颈外科的广大同道。在翻译过程中，我们力求全面、准确地把握本书的内容，使译文准确、明了，但限于中英文在疾病分类、思维方法、表达方式等方面存在一定差异，一些英文词汇和语句较难完美转换成中文，所以书稿中可能存在一定的翻译欠妥或表述失当的情况，恳请广大读者和同道指正。

山东省耳鼻喉医院

原书前言

作为一部权威著作，*Cummings Otolaryngology-Head and Neck Surgery, 6e* 的内容涵盖了该专业的所有组成部分，以及近期在微创手术、影像导航、手术机器人、人工耳蜗植入等方面的最新进展，并加入了与疾病遗传有关的新的内容。此外，新的基于证据的绩效评估的章节，对于理解医疗改革的发展、管理机构的作用、报告评价、基于价值的医疗采购及对医生实践的影响等，同样均有很好的参考价值。

在继续保持文字简洁的前提下，还反映了该领域最主要的和最重要的发展。本书的内容反映了其各个组成部分之间的广泛相互关系。每章的开始都包含有要点，并列出了最相关的推荐阅读清单。

我们的目标是进一步加强对现在从事耳鼻咽喉头颈外科专业人员的教育，并为后来者提供基础知识。与此前各版一样，本书的编者具有世界范围内的代表性，以便读者可以从中了解全世界在该领域的进展。毋庸置疑，经过所有编者的共同努力，*Cummings Otolaryngology-Head and Neck Surgery, 6e* 仍然是该专业最权威的参考书。

缅 怀

Charles Krause, MD
Otolaryngology–Head and Neck Surgery 创始人

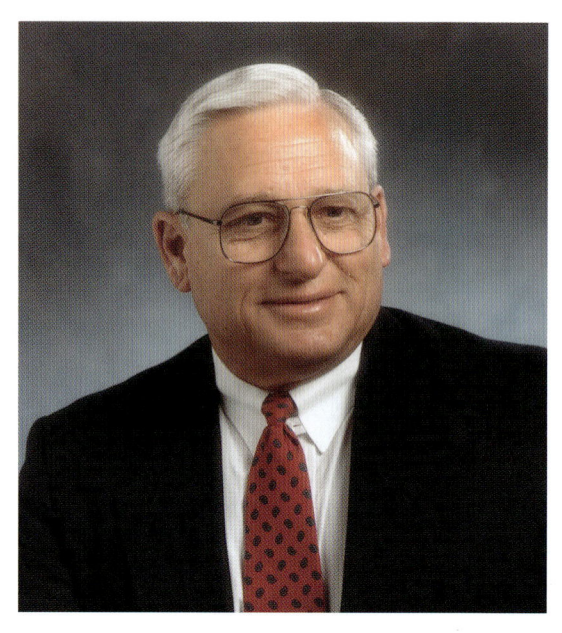

2013年2月7日，耳鼻咽喉学界和密歇根大学失去了最伟大的学科领袖之一——Charles J. Krause博士。Krause博士是前三版 *Otolaryngology–Head and Neck Surgery* 的资深著者。为感谢他的付出和对这个专业的诸多贡献，我们谨将第6版献给Charles J. Krause博士，并向他致敬。

Krause博士于1962年在爱荷华州立大学（现称爱荷华大学）获得医学学位。在那里完成耳鼻咽喉科住院医生培训后，加入爱荷华大学。Krause博士于1977年加入密歇根大学，1977—1992年担任耳鼻咽喉头颈外科主任。2000年以前，他一直是一线的教员，并在医院、健康中心和医学院担任领导职务。

在密歇根大学期间，Krause博士通过引入专业部门、招募新教员、改善临床设施、加强基础研究和住院医生培训等方面，对该系教员的医师专业化实践进行了改造。

除了担任系主任外，他还担任过密歇根大学临床事务主任、医学院高级副院长和医院高级副院长。他领导了M-CARE的发展，这是1986年密歇根大学发起的一项健康计划，并担任了第一任M-CARE主席。他指导了密歇根大学第一个卫星医疗保健设施的战略规划。

在全国层面上，Krause博士曾担任美国耳鼻咽喉头颈外科学会、美国头颈外科学会、美国耳鼻咽喉学会、美国面部整形与重建外科学会等学术组织的主席。

在大家眼中，Krause博士是一个冷静、深思熟虑且有远见卓识的人，他领导大家建立了共识和互相团结，并指导更多学员走向了成功的职业生涯。

正如Charles W. Cummings博士所描述的那样，"Krause是一个沉稳的人，可以不受制于任何政治煽动。他的举止从不会耸人听闻，而是令人信服的。他性格开朗，他的投入对头颈肿瘤和面部整形外科专业的发展起到了重要作用"。

2012年11月，Cummings博士和他的妻子Barbara出席了Charles J. Krause博士冠名的耳鼻咽喉科学院教授的首次任命，授予Carol Bradford博士耳鼻咽喉头颈外科主任的荣誉。这一职位将进一步体现Krause博士的理想，并促进在临床、教育和研究方面创造卓越和正直的环境。

第6版的著者们永远感谢Charles J. Krause博士对患者和耳鼻咽喉头颈外科的奉献和承诺。

献 词

我感谢我的父亲 Roy Kenneth Flint，BG ret，一名战士和老师，为我提供了终生学习的榜样；感谢我的妻子 Laurie 和女儿 Carlyn 一直提醒我，没有人是完美的，是他们让我保持理智。

—— Paul W. Flint

能够成为 *Cummings Otolaryngology-Head and Neck Surgery*，6e 出版团队的一员，我感到非常荣幸和高兴。作者们不知疲倦，并且一直致力于编写他们所熟悉的，具有远见和深度的章节。我真诚地感谢他们每个人和他们的家人，他们不可避免地牺牲了大量的休息时间。感谢陪伴我 23 年的忠实助手 Debbie Turner，让我们按时完成任务，并以高效的方式与作者和出版商保持联系。在这本教科书的创作过程中，我的办公室护士则承担了大量的病人照护工作，以弥补我离开临床的影响。同样，圣路易斯华盛顿大学的住院医和研究员也坚守在临床一线。

我个人能够开始学习知识，并接受继续教育，要感谢我的父母，以及 Thomas 和 Marjorie Haughey，我的老师，医学教授，新西兰奥克兰和爱荷华大学的耳鼻咽喉科住院医师导师，以及我所有的同事们。

我的家人坚定不移地支持这项工作，所以衷心地感谢我的妻子 Helen，以及家人 Rachel、Jack、Chris、Cindy、Will、Rachel 和 Gretchen。

最后，当我们满怀喜悦地阅读本书及其在线部分的内容时，我会尽量记住所有知识和真理的来源：用箴言中的话来说，"……主赐给智慧，从他的口中传出知识并且理解。"我真诚地希望各地的读者都能从这本教科书中受益，更好地完成我们专业为病人提供最高质量诊疗服务的共同目标。

—— Bruce H. Haughey

我感谢 Paul Flint 和他的同事们继续参与这个著名的项目，感谢出版商极其高效的管理效率，以及我丈夫 David Howard 的不断支持和鼓励。

—— Valerie J. Lund

我很感谢 Charlie Cummings 和 Paul Flint，让我有幸加入了这个非常出色的编辑团队，并感谢那些尽最大努力撰写这一重要著作的作者。

我将我的努力献给那些曾为我提供指导的人。我的父母，我的妻子和儿子，以及我的患者，他们向我展示了奉献给他人的重要性，并且在努力和行动中表现出真正的同情心。

我早期学习的 12 年，是在 Chuck Krause 的指导下，在他和 Barb 的非凡家庭的陪伴下度过的。从 Chuck 那里，我了解到，重要的经验教训是要通过准备和耐心来学习的。

—— John K. Niparko

当我回顾我的学术生涯时，有很多人在我追求成功的过程中给予了积极的影响。除了以前版本中致谢的我的导师之外，我还要感谢另一些富有才华和积极进取的人，在过去的 35 年里，我有幸认识他们。他们是来自多个学科的研究员，住院医和医学院的学生，和他们之间的互动和友谊持续了很多年。这种合作关系涉及很多来自不同阶层的知识渊博的人，这对于一个人的成熟有很大的贡献。对我个人来说，真正荣幸能够参与这种持续的体验。出于这个原因，我非常高兴来认识我与之互动并使我从中受益的充满智慧的人。

—— K. Thomas Robbins

能够成为这本优秀教科书的编辑是一种荣幸。虽然我们的专业基础知识，甚至所有医学的知识都在不断发展和进步，但这本书为世界各地的耳鼻咽喉科医生及其患者提供了最佳治疗所需的最新专业知识。作为一名学术部门主管，我非常重视我的住院医生在培训中可获得的信息资源。作为一个致力于从事耳鼻咽喉科专业的人，我特别自豪能够帮助提供在面部整形和重建手术领域的有关知识。

在个人方面，我要特别感谢我的行政助理 Denise McManaman 在编写本教科书时给予的大力帮助。她不知疲倦的工作精神，总是令人钦佩和欣赏。最后，感谢我的妻子 Rhonda 和我的孩子 Ryan、Aaron 和 Evan，感谢他们在我的职业生涯中给予的热情和永不动摇的支持。

—— J. Regan Thomas

我很荣幸能够担任耳鼻咽喉科头颈外科重要教科书的小儿耳鼻咽喉科章节的编辑。跟随这本教科书的主编 Charles J. Krause 博士的脚步特别有意义，在他担任密歇根大学耳鼻咽喉科主任期间，帮助并激励我和其他许多人立志从事耳鼻咽喉科头颈外科事业。事实上，作为住院医生，我们关注每一章内容，为我们的夜间教学做准备，这被称为"Krause 俱乐部"。看到这本教科书跟随我们的领域共同成长和发展，这是令人欣慰的。

感谢 Flint 博士和 Cummings 博士，给我机会为这项工作做出贡献。感谢所有作者分享他们的知识和耐心解决我的所有疑问。感谢密歇根大学的同事们愿意提供他们的专业知识，以及我的行政助理 Mary Anne Nugent 的帮助。最后，感谢我的丈夫 Edward Karls 和我的孩子 Matthew、Michelle、Maria 和 Melanie，他们提供了生活中的智慧和对儿科学的见解，这些都是教科书中无法轻易获取的。

—— Marci M. Lesperance

目 录

第一篇 基础科学

第1章 颞骨、外耳和中耳解剖 ... 002
- 一、颞骨 ... 002
- 二、外耳 ... 005
- 三、鼓膜 ... 006
- 四、中耳 ... 007
- 五、面神经 ... 009
- 六、颞骨乳突及其他气化区 ... 011

第2章 听觉系统解剖 ... 013
- 一、耳蜗解剖 ... 013
- 二、中枢听觉通路 ... 017
- 三、上橄榄复合体 ... 018
- 四、外侧丘系 ... 019
- 五、下丘 ... 019
- 六、内侧膝状体 ... 019
- 七、听觉皮质 ... 020

第3章 听觉系统生理学 ... 022
- 一、声音及其测量 ... 023
- 二、阻抗 ... 023
- 三、外耳 ... 024
- 四、中耳力学 ... 024
- 五、内耳生理学 ... 025
- 六、听神经 ... 029
- 七、听性脑干与中脑 ... 031
- 八、丘脑和听觉皮质 ... 032
- 九、传出听觉系统 ... 033
- 十、总结 ... 035

第 4 章 前庭系统解剖 ... 036
- 一、前庭器官胚胎学 ... 037
- 二、迷路整体结构：与颅骨及耳蜗的关系 ... 037
- 三、前庭终器的传出神经支配 ... 040
- 四、前庭终器的自主神经支配 ... 040
- 五、前庭终器的血液供应 ... 041
- 六、前庭终器的解剖 ... 041
- 七、前庭感觉上皮细胞形态学 ... 045
- 八、前庭传入神经的突触形态学 ... 046
- 九、前庭传入神经的形态学和功能 ... 046
- 十、前庭系统的中枢传导通路 ... 047

第 5 章 咽鼓管解剖和生理 ... 058
- 一、胚胎学及出生后发育 ... 058
- 二、解剖学 ... 059
- 三、生理学 ... 063
- 四、咽鼓管功能障碍 ... 066
- 五、总结 ... 069

第 6 章 听觉神经可塑性 ... 071
- 一、可塑性的定义 ... 072
- 二、可塑性变化的时间进程 ... 072
- 三、与年龄相关的可塑性 ... 072
- 四、耳科学中可塑性变化的实验 ... 072
- 五、可塑性的基本机制 ... 079
- 六、细胞层面的可塑性机制 ... 080
- 七、耳科神经可塑性的临床表现 ... 081
- 八、儿童听觉发育的诱发电位测试 ... 081
- 九、总结 ... 085

第二篇 诊断与评估

第 7 章 诊断听力学 ... 088
- 一、听力学测试方法 ... 088
- 二、评估中耳功能的听力学检查 ... 092
- 三、鉴别诊断应用的客观听力学检查 ... 093
- 四、ABR 神经诊断 ... 102
- 五、听神经病的神经诊断 ... 104
- 六、听力测试过程中的错误 ... 107

第 8 章 听觉电生理评估 ... 110
一、耳声发射 ... 110
二、耳蜗电图 ... 114
三、听性脑干反应 ... 116
四、听觉稳态反应 ... 121
五、电刺激诱发听觉动作电位 ... 121
六、电诱发的听性脑干反应 ... 122
七、电诱发复合动作电位 ... 122
八、电刺激诱发中潜伏和长潜伏期反应 ... 123
九、总结 ... 123

第 9 章 颞骨和颅底的神经放射学 ... 125
一、颞骨 ... 126
二、外耳道 ... 126
三、中耳和乳突 ... 129
四、内耳 ... 131
五、岩尖病变 ... 134
六、面神经 ... 136
七、桥小脑角和内听道 ... 138
八、耳蜗神经 ... 139
九、颅底 ... 140

第 10 章 颅底、头部和颈部的介入神经放射学 ... 143
一、材料与技术 ... 143
二、肿瘤的血管内治疗 ... 147
三、血管性病变 ... 151

第三篇 外 耳

第 11 章 外耳感染 ... 162
一、外耳的解剖 ... 162
二、耳部疾病 ... 163

第 12 章 外耳道疾病局部治疗 ... 171
一、局部治疗 ... 171
二、外耳道疾病 ... 172
三、耳朵卫生和慢性耳漏 ... 185
四、总结 ... 187

第四篇 中耳、乳突与颞骨

第 13 章 慢性中耳炎、乳突炎和岩尖炎 192
- 一、对气化型乳突的影响 193
- 二、中耳不张和粘连性中耳炎 193
- 三、慢性中耳炎伴胆脂瘤 194
- 四、不伴胆脂瘤的慢性中耳炎 200
- 五、慢性中耳炎和胆脂瘤的骨侵蚀 202
- 六、感音神经性听力损失 205
- 七、鼓室硬化 206
- 八、岩尖炎 207
- 九、总结 209

第 14 章 颞骨感染的并发症 212
- 一、流行病学 212
- 二、病理生理学 215
- 三、诊断 215
- 四、治疗 217
- 五、颅外（颞骨内）并发症 217
- 六、颅内并发症 230

第 15 章 鼓室成形术和听骨链重建术 237
- 一、鼓室成形术 237
- 二、听骨链重建 245

第 16 章 乳突切开术：手术技巧 251
- 一、历史 251
- 二、解剖 252
- 三、术语 253
- 四、手术步骤 253
- 五、完壁式乳突切除术对比开放式乳突切除壁 257
- 六、完壁式乳突切除术与开放式乳突切除术的应用适应证 258
- 七、开放式乳突切除术后的术腔填塞 258
- 八、二次乳突根治术 259
- 九、耳内镜手术和联合手术 260
- 十、修复性乳突切除术 261
- 十一、并发症 261

第 17 章 传导性聋的临床评估和手术治疗 264
- 一、听力传导路径的机械学特性 264

- 二、诊断评估 ... 266
- 三、治疗 ... 268
- 四、可植入设备的扩展应用 ... 273
- 五、儿童传导性聋的管理 ... 275
- 六、总结 ... 276

第 18 章 耳硬化 ... 277
- 一、组织病理学 ... 278
- 二、评估 ... 278
- 三、手术 ... 280
- 四、外科技术的发展 ... 283
- 五、外科问题 ... 284
- 六、术后并发症 ... 285
- 七、替代治疗 ... 286
- 八、特别注意事项 ... 286
- 九、总结 ... 287

第 19 章 颞骨创伤的处理 ... 288
- 一、流行病学 ... 288
- 二、病理生理 ... 289
- 三、分类 ... 289
- 四、评估 ... 290
- 五、并发症的处理 ... 292

第五篇 内 耳

第 20 章 耳蜗传导和听觉病理的分子基础 ... 306
- 一、被动耳蜗机制 ... 322
- 二、主动耳蜗力学 ... 326
- 三、毛细胞的转导 ... 334
- 四、外淋巴-内淋巴屏障 ... 351
- 五、内淋巴稳态 ... 351
- 六、总结 ... 355

第 21 章 耳部疾病的遗传学 ... 356
- 一、基因组 ... 356
- 二、DNA 结构及遗传密码 ... 357
- 三、基因结构和表达 ... 357
- 四、遗传模式的分子基础 ... 358

五、染色体异常 359
　　六、单基因疾病 359
　　七、寡基因病 363
　　八、线粒体疾病 364
　　九、人类 DNA 检测 364
　　十、伦理问题 367
　　十一、分子遗传学在耳鼻喉科的应用 367

第 22 章　遗传性感音神经性聋 369
　　一、背景 370
　　二、遗传性听力损失 374
　　三、综合征性听力损失 379
　　四、患者管理 386

第 23 章　成人感音神经性听力损失 391
　　一、听力损失患者的临床评价 391
　　二、感音神经性听力损失的病因学 393
　　三、突发性感音神经性听力损失 407

第 24 章　耳鸣与听觉过敏 413
　　一、耳鸣 413
　　二、听觉过敏 422

第 25 章　噪声性聋 424
　　一、噪声测量 425
　　二、听力损失的性质 425
　　三、噪声性聋的研究 428
　　四、噪声性聋细胞和分子机制的新认识 429
　　五、早期检测噪声性聋 433
　　六、交互效应 435
　　七、噪声引起的其他不良影响 436
　　八、法律问题 438
　　九、耳鼻咽喉医生的作用 439
　　十、总结 440

第 26 章　迷路感染 442
　　一、解剖背景和生理学 443
　　二、围产期迷路感染 444

第 27 章　前庭和听觉毒性 454
　　一、氨基糖苷类抗生素 454
　　二、抗肿瘤药物 458

- 三、二氟甲基鸟氨酸 ... 464
- 四、襻利尿药 ... 466
- 五、镇痛药 ... 466
- 六、奎宁及相关药物 ... 468
- 七、红霉素及相关大环内酯类抗生素 ... 469
- 八、去铁胺 ... 469
- 九、万古霉素 ... 470
- 十、听力损失的耳毒性监测 ... 470

第 28 章 耳蜗迷路的药物和分子治疗 ... 472
- 一、圆窗膜 ... 473
- 二、类固醇 ... 477
- 三、庆大霉素 ... 481
- 四、耳保护剂 ... 486
- 五、基因治疗 ... 488

第 29 章 耳科症状和综合征 ... 494
- 一、耳漏 ... 494
- 二、耳痛 ... 498
- 三、耳胀满感 ... 499
- 四、听力损失 ... 500
- 五、眩晕 ... 503

第六篇 听力修复刺激、设备与听力康复学

第 30 章 植入式助听装置 ... 508
- 一、传统助听器听觉重建的局限性 ... 509
- 二、植入式助听装置的前景 ... 513
- 三、中耳植入设备 ... 514
- 四、电磁中耳植入式听力装置 ... 515
- 五、压电中耳植入式听力装置 ... 517
- 六、骨融合的骨传导助听装置 ... 520
- 七、骨融合骨传导助听器治疗单侧感音神经性听力损失 ... 526
- 八、结论 ... 527

第 31 章 人工耳蜗植入的患者评估和设备选择 ... 529
- 一、一般背景 ... 530
- 二、患者评估 ... 530
- 三、成人人工耳蜗植入者评估标准 ... 534

四、小儿人工耳蜗植入者的评估 ··· 536
　　五、设备选择 ··· 539

第 32 章　人工耳蜗植入术的医疗和外科考虑 ·· 548
　　一、医学和外科评估 ··· 549
　　二、术耳的选择 ··· 550
　　三、脑膜炎疫苗接种 ··· 550
　　四、手术方式 ·· 552
　　五、特殊注意事项 ·· 556

第 33 章　人工耳蜗植入的结果、预后、康复和教育 ·· 560
　　一、人工耳蜗植入结果 ·· 561
　　二、人工耳蜗植入术后的效果 ·· 570
　　三、人工耳蜗植入术后的听觉康复 ·· 574

第 34 章　中枢神经听觉假体 ·· 580
　　一、生物相容性 ··· 581
　　二、临床治疗史 ··· 581
　　三、适应证 ·· 583
　　四、解剖与手术方法 ··· 583
　　五、术中监测 ·· 584
　　六、结果 ··· 584
　　七、穿透性听觉脑干植入 ··· 587
　　八、穿透性听觉中脑植入 ··· 588
　　九、2 型神经纤维瘤病患者的替代策略 ·· 589
　　十、磁共振成像 ··· 589
　　十一、总结 ··· 589

第 35 章　助听器 ·· 591
　　一、助听器的适应证 ··· 591
　　二、助听器技术 ··· 593
　　三、选择和验配 ··· 599
　　四、基于患者年龄的特殊考虑 ·· 604
　　五、助听器相关的经验法则 ··· 605

第七篇　前庭疾病

第 36 章　应用前庭生理学原则 ·· 608
　　一、原则 ··· 608
　　二、附录 ··· 641

第 37 章　眩晕患者的评估 644
- 一、背景 644
- 二、前庭功能基础 644
- 三、眩晕患者的问诊及检查 648
- 四、前庭系统适应能力 669

第 38 章　外周前庭疾病 670
- 一、外周前庭生理学基础 670
- 二、临床相关性 671
- 三、历史背景 671
- 四、良性阵发性位置性眩晕 672
- 五、前庭神经炎 676
- 六、梅尼埃病（特发性内淋巴积水） 677
- 七、前半规管裂综合征 685
- 八、Cogan 综合征 687
- 九、耳梅毒 688
- 十、外淋巴瘘 688
- 十一、外伤 689
- 十二、家族性前庭病 691
- 十三、双侧前庭功能低下 691
- 十四、前庭导水管扩大 691

第 39 章　中枢前庭疾病 693
- 一、中耳炎颅内并发症 694
- 二、肿瘤 703
- 三、颈性眩晕 705
- 四、颅椎交界病变 705
- 五、生理性头晕 708

第 40 章　前庭疾病的手术治疗 710
- 一、手术原理 711
- 二、良性阵发性位置性眩晕的手术治疗 711
- 三、前半规管裂的手术治疗 712
- 四、外淋巴瘘修补术 713
- 五、梅尼埃病的特异性手术 714
- 六、毁损性前庭手术的患者选择 717
- 七、控制眩晕的毁损性手术 719
- 八、术后前庭代偿 724

第 41 章　前庭和平衡康复的方案概要 726
- 一、前庭平衡康复的生理基础 728

二、前庭代偿功能的评估 ... 731
　　三、前庭康复的患者入选标准 ... 732
　　四、客观平衡功能检查的作用 ... 734
　　五、主观平衡功能检查的作用 ... 734
　　六、前庭康复的常用技术 ... 734
　　七、前庭康复的预期效果 ... 736

第八篇　面神经疾病

第 42 章　面神经功能检查 ... 740
　　一、体格检查 ... 741
　　二、定位试验 ... 743
　　三、影像学 ... 745
　　四、病理生理学 ... 746
　　五、电生理检查 ... 747
　　六、面神经监测 ... 750
　　七、面神经功能的非传统检测 ... 753

第 43 章　面神经临床疾病 ... 757
　　一、Bell 麻痹：自发性特发性面瘫 ... 757
　　二、面瘫的特殊案例 ... 764
　　三、面瘫与其他相关疾病 ... 768
　　四、中枢性面瘫 ... 771

第 44 章　颞骨内面神经手术 ... 772
　　一、手术解剖 ... 773
　　二、手术的一般原则 ... 774
　　三、手术路径 ... 775
　　四、神经修复 ... 784

第 45 章　面瘫的修复 ... 788
　　一、患者评估 ... 789
　　二、面神经损伤的早期治疗 ... 793
　　三、面神经移植 ... 795
　　四、神经替代（转移） ... 800
　　五、肌肉转移 ... 802
　　六、静态手术 ... 806
　　七、辅助方法 ... 806
　　八、总结 ... 809

第九篇 颅 底

第 46 章 侧颅底手术解剖 ... 812
- 一、侧颅底骨部解剖 ... 812
- 二、颅中窝解剖 ... 818
- 三、颅后窝解剖 ... 818
- 四、颞下窝解剖 ... 820

第 47 章 前颅底和中颅底手术 ... 821
- 一、外科手术解剖学 ... 821
- 二、术前评估 ... 824
- 三、操作技术 ... 828
- 四、重建 ... 851
- 五、术后关注点 ... 852
- 六、结果 ... 854

第 48 章 经鼻内镜辅助前颅底手术 ... 856
- 一、手术解剖 ... 856
- 二、术前评估 ... 860
- 三、操作技术 ... 861
- 四、仪器设备 ... 862
- 五、经鼻颅底手术入路 ... 862
- 六、重建 ... 872
- 七、术后护理 ... 872
- 八、并发症 ... 873
- 九、总结 ... 874

第 49 章 颞骨肿瘤与侧颅底手术 ... 875
- 一、颅底解剖 ... 877
- 二、颅底病变的评估 ... 877
- 三、手术入路 ... 881
- 四、特殊的问题 ... 892
- 五、并发症 ... 904

第 50 章 颅后窝肿瘤 ... 907
- 一、颅后窝肿瘤诊断探讨 ... 907
- 二、常见小脑脑桥角肿瘤 ... 908
- 三、岩尖病变 ... 919
- 四、小脑脑桥角病变 ... 921
- 五、轴突内肿瘤 ... 924

六、颅后窝手术 ………………………………………………………………………………… 925
　　七、手术入路的选择 ……………………………………………………………………………… 937
　　八、患者管理和手术并发症 ……………………………………………………………………… 938
　　九、肿瘤治疗策略的选择 ………………………………………………………………………… 939

第 51 章　神经外科手术中脑神经的术中监测 … 941
　　一、手术室的神经电生理学 ……………………………………………………………………… 942
　　二、面神经（第Ⅶ对脑神经）监测 ……………………………………………………………… 945
　　三、其他运动神经监测 …………………………………………………………………………… 952
　　四、耳蜗（第Ⅷ对脑神经）监测 ………………………………………………………………… 955
　　五、手术室中听觉脑干反应记录 ………………………………………………………………… 955
　　六、结论 …………………………………………………………………………………………… 957

第 52 章　立体定向放射治疗颅底良性肿瘤 … 960
　　一、立体定向放射治疗原则 ……………………………………………………………………… 960
　　二、成像 …………………………………………………………………………………………… 962
　　三、剂量选择 ……………………………………………………………………………………… 962
　　四、颅底良性肿瘤的治疗：前庭神经鞘瘤 ……………………………………………………… 962
　　五、立体定向放射治疗的听力结果 ……………………………………………………………… 969
　　六、前庭神经鞘瘤与 2 型神经纤维瘤病有关 …………………………………………………… 972
　　七、囊性神经鞘瘤 ………………………………………………………………………………… 972
　　八、并发症和失败 ………………………………………………………………………………… 973
　　九、颈静脉孔区神经鞘瘤 ………………………………………………………………………… 975
　　十、副神经节瘤 …………………………………………………………………………………… 975
　　十一、结论 ………………………………………………………………………………………… 976

Cummings
Otolaryngology
Head and Neck Surgery (6th Edition)
Otology, Neurotology, and Skull Base Surgery

Cummings
耳鼻咽喉头颈外科学（原书第 6 版）
第五分册　耳科学与颅底外科学

第一篇
基础科学

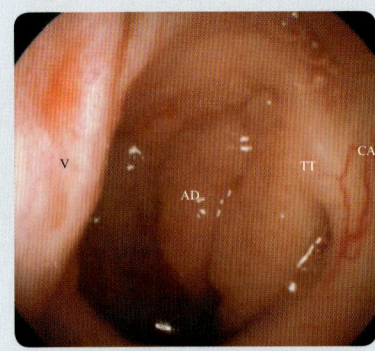

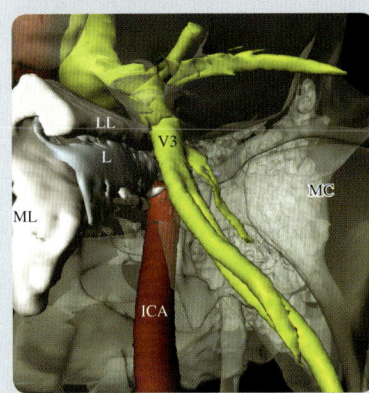

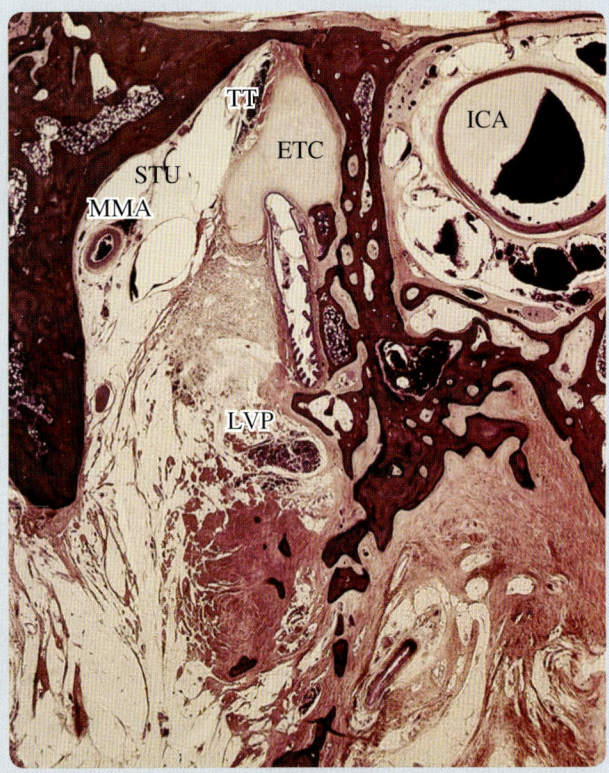

第1章 颞骨、外耳和中耳解剖

Anatomy of the Temporal Bone, External Ear, and Middle Ear

Howard W. Francis 著

李 莉 译

要点

1. 颞骨由四种不同的胚胎学成分组成，即鳞部、乳突部、岩部和鼓部。
2. 颞线位于颅中窝底最下方约 5mm 处。
3. 鼓窦位于 Henle 棘后凹陷的筛区深处，该区域被称为 Macewan 三角形。
4. 茎乳孔位于二腹肌沟的前缘。
5. 弓状隆起是颅中窝底前半规管的突起。
6. 肿瘤从外耳道扩散的潜在途径包括骨与软骨交界处，Huschke 孔和 Santorini 裂。
7. 外耳和中耳来源于第一和第二鳃沟和囊。中耳结构由相应的弓形结构产生。
8. 上鼓室和中鼓室由听骨链和相关的黏膜皱襞分隔，只留下狭窄的缝隙供空气进入上鼓室和鼓窦。
9. 面神经的中耳标志包括匙突、前庭窗和锥隆起。
10. 听骨链最脆弱的部分是砧骨的长脚，它具有单一的营养血管，缺乏侧支循环。
11. 上鼓室前隐窝位于上鼓室前方、咽鼓管开口上方，是胆脂瘤或隐匿病变手术切除可损伤面神经的部位。膝状神经节位于内侧壁较深处，有可能骨管不完整有裂隙。
12. 面神经的迷路段特别容易受到损伤，因为其供血血管来源于椎基底动脉/颈外循环，骨管狭窄，并靠近膝状神经节。当疱疹病毒感染和周围薄层骨质骨折可致迷路段神经卡压、神经肿胀。

多个颅内和颅外区域与颞骨交界，其解剖结构反映了其在头颈胚胎学以及血管、神经和病原体通过这些部位转运中的独特作用。了解这一解剖结构是明确耳部疾病致病因素、提供安全有效治疗方法的前提。本章节介绍耳的解剖特征，有利于临床医生对疾病和外科治疗的理解。有关结构的更详细描述，请参见引用的参考文献。

一、颞骨

颞骨与蝶骨、顶骨、枕骨和颧骨结合，构成颅骨、颅底和面部结构。颞骨呈三面锥体形，其上面组成颅中窝底，后面组成颅后窝的前壁，前下面为颈和颞下窝的肌肉附着点，侧面为头部的肌肉覆盖侧（其形成锥形基底）。颞骨由四种胚胎学上不同的成分组成，即鳞部、乳突部、岩部和鼓部[1,2]。

鳞部形成颅中窝的侧壁（图 1-1）。它由一块前伸的骨板组成，称为颧突，形成了关节窝的顶骨。颞肌附着于外侧皮质，咬肌插入颧突。被称为颞线的水平棘线由颞肌沿最下方插入形成；

第1章 颞骨、外耳和中耳解剖

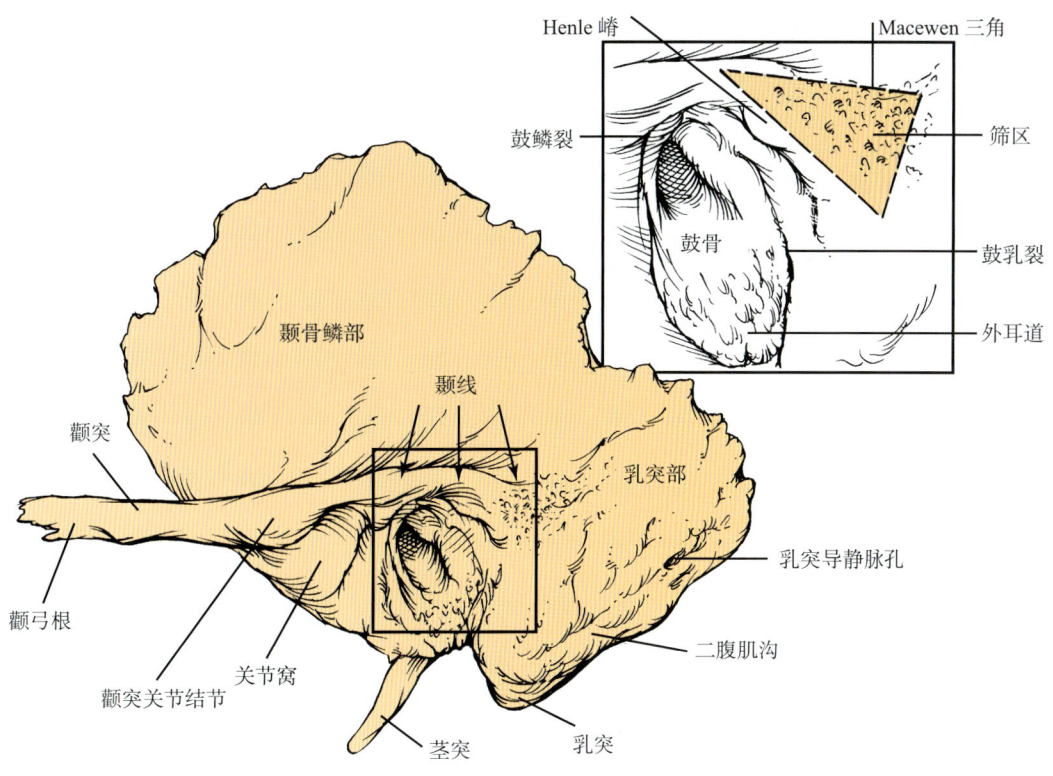

▲ 图 1-1　左颞骨侧面图显示鳞部、鼓部和乳突部
引自 Francis HW, Niparko JK. *Temporal bone dissection guide*. New York: Thieme; 2011.

它与颧突对齐，常作为颅中窝底位置的表面标志[3]，平均偏移约 4.7mm。

颞骨的乳突部分是由内部空气空间扩张形成的球茎状骨结构（图 1-1）。胸锁乳突肌（SCM）和二腹肌后腹持续牵拉使乳突向下方拉长，形成乳突尖或乳突。乳突骨皮质层有多个小血管穿过，从乳突气房或窦流出，并在乳突与鼓骨前部交界处形成凹陷的筛区。乳突导静脉孔明显位于乳突外皮质的后缘，并且沟通乙状窦，这在颞骨的后内面很明显[4]。胸锁乳突肌插入点是乳突尖处的粗糙和不规则表面。在乳突尖内侧，有一前后方向的沟，二腹肌后腹附着于此沟内。内侧伴行二腹肌沟的称为枕动脉沟。

颞骨的岩部呈锥形，其基部与乳突外侧融合；尖端位于枕骨和蝶骨之间。前面组成颅中窝后部（图 1-2）。表面特征包括前半规管（SCC）内侧弓状隆起由前半规管（SCC）和岩上窦沟的突起形成。在前部，在蝶骨大翼的交界处，有较浅的鼓膜张肌半管和较深的咽鼓管半管。近

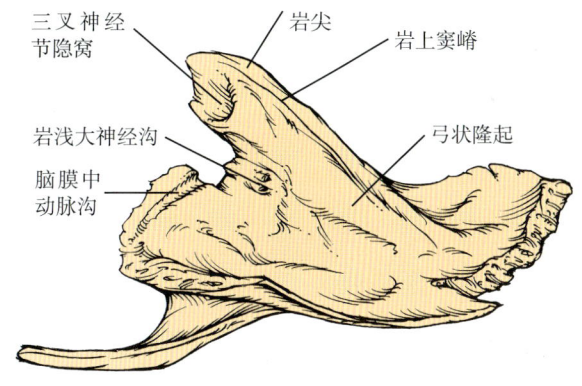

▲ 图 1-2　上面观显示左侧颞骨岩部和鳞部形成颅中窝底和颅后窝前界
引自 Francis HW, Niparko JK. *Temporal bone dissection guide*. New York: Thieme; 2011.

岩尖处有三叉神经压迹，容纳三叉神经节，压迹的后方为岩浅大神经沟和岩浅小神经沟。中耳和乳突的顶部位于弓状隆起的外侧（图 1-3）。岩部后面中央有内听道，在其底部可以看到镰状（水平）嵴、垂直嵴（Bill Bar）和脑神经孔（Ⅶ和Ⅷ）。弓下动脉位于内听道上方和外侧的

第一篇 基础科学

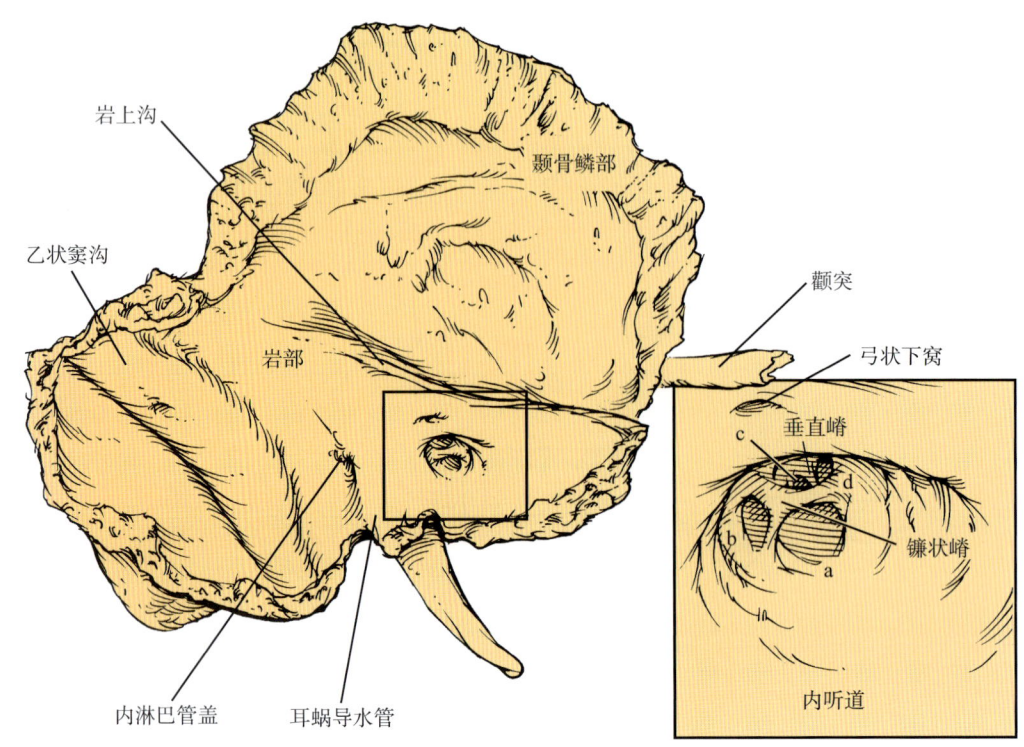

▲ 图 1-3 左侧颞骨（后面）特征包括内听道底。脑神经孔：耳蜗 (a)、前庭上神经 (b)、前庭下神经 (c) 和脑神经 (d)
引自 Francis HW, Niparko JK. *Temporal bone dissection guide*. New York: Thieme; 2011.

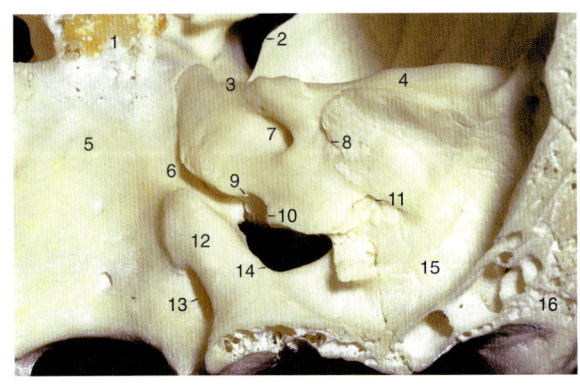

▲ 图 1-4 岩骨内侧视图（右侧）
1. 鞍区；2. 眶上裂；3. 三叉神经压迹；4. 岩上窦压迹；5. 斜坡；6. 岩枕沟；7. 内听道；8. 弓下窝；9. 耳蜗导水管；10. 颈静脉突；11. 前庭导水管；12. 颈静脉结节；13. 舌下神经管；14. 颈静脉孔；15. 乙状窦沟；16. 乳突

凹陷处，而内淋巴囊和内淋巴管则位于下外侧的凹陷和开口处，被称为囊孔盖（operculum）。颈静脉孔形成于岩骨和枕骨之间的交界处（图1-4），并被颈静脉分隔成神经部（后）和静脉部（前）[5]。颞骨下面因为多个肌肉附着而不规则

（图 1-5）。耳蜗导水管外口位于神经束内颈内静脉棘内侧和前部，它标志着颈静脉孔的最上限。舌咽神经进入蜗水管开口附近的颈静脉孔。在经迷路进入内听道（IAC）手术中，蜗水管是用于保护后组脑神经的重要解剖下界。蜗水管最终在耳蜗底部进入鼓阶[6-8]。颈静脉球位于颈静脉孔外侧的穹顶状窝中，位于中耳下方。颈动脉管下孔位于颈静脉球凹陷的正前方，由一个楔形骨（龙骨）将其分开。舌咽神经下神经节的感觉神经和节前副交感神经，即 Jacobson 神经，通过鼓室小管穿楔形骨后进入中耳[1,8]。茎突位于茎乳孔前方，两者都位于二腹肌沟的前缘。由于茎突延伸或弯曲成角压迫脑神经或颈内动脉，可导致喉部的吞咽痛、吞咽困难和异物感，称为 Eagle 综合征[9]。

鼓部构成骨性外耳道（EAC）的前壁、底壁和部分后壁及顶壁，以及中耳的前壁和底壁（图1-1）。鼓部骨板开口前方形成鼓鳞裂，内侧以岩鼓裂与中耳连接。鼓索神经经鼓部通行。后方以鼓乳裂与乳突毗邻，与茎乳孔相隔很近，可以作

第1章 颞骨、外耳和中耳解剖

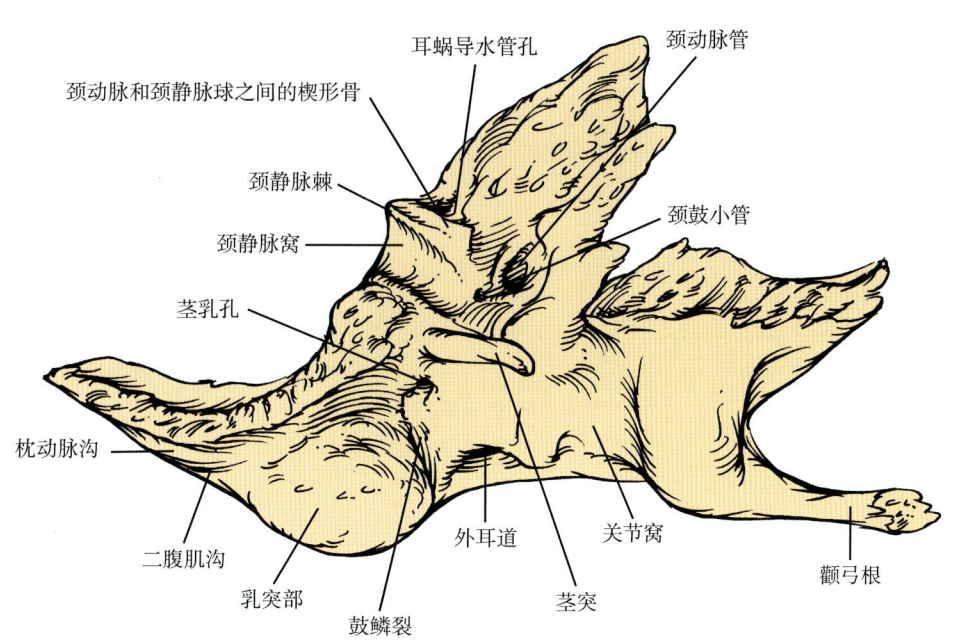

▲ 图 1-5 颞骨下面观。注意茎乳孔、二腹肌沟和茎突之间的线性关系
引自 Francis HW, Niparko JK. *Temporal bone dissection guide*. New York: Thieme; 2011.

为面神经主干出颞骨的标志（图 1-5）。

二、外耳

耳廓是一个漏斗形的软骨结构，经耳道口和外耳道相连（图 1-6）。图 1-5 显示了由耳廓软骨和皮肤覆盖形成的复杂的隆起和凹陷。外耳的血液供应来源于颈外动脉的分支耳后动脉和颞浅动脉。外耳道（图 1-7）长约 2.5cm，包括外侧软骨部分和内侧骨性部分[1, 10]。软骨部分占外耳道外侧 1/3，而骨性部分构成内侧 2/3。软骨部的皮肤更厚且更易移动，并且具有皮脂腺、耵聍腺和毛囊。皮脂腺和耵聍腺包绕着每个毛囊[8, 10]。骨性耳道外覆薄而紧密的皮肤，皮肤的毛囊管缺乏毛发和腺体，并与鼓膜上皮连续。骨软骨交界处是外耳道最狭的部位，称为外耳道峡；该部位为纤维面，是恶性肿瘤扩散到耳外的潜在途径。因此，整体切除颞骨外侧是根除外耳道原发性恶性肿瘤的必要措施。骨髓炎在外耳道中表现为骨-软骨交界处肉芽组织形成，是恶性外耳道炎的一种特征性表现[11]。骨性外耳道前部的不完全骨化形成向颞下部的开口，称为 Huschke 孔，

是恶性肿瘤从外耳道延伸到腮腺深叶的途径。外耳道软骨部常有裂隙，称为 Santorini 裂隙，也是外耳道与腮腺之间感染相互传播的途径。

外耳由外胚层和中胚层第一和第二鳃弓，以及中间的第一鳃沟发育而成[12, 13]。组织的不同缩合（称为 His 丘）形成耳屏和大部分耳轮，从第

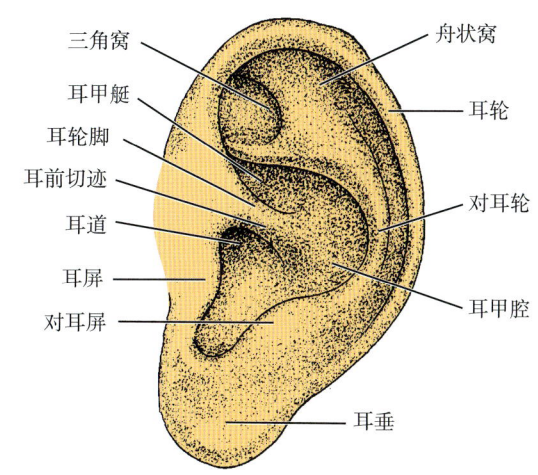

▲ 图 1-6 耳廓表面解剖图
引自 Francis HW, Niparko JK. *Temporal bone dissection guide*. New York: Thieme; 2011.

第一篇 基础科学

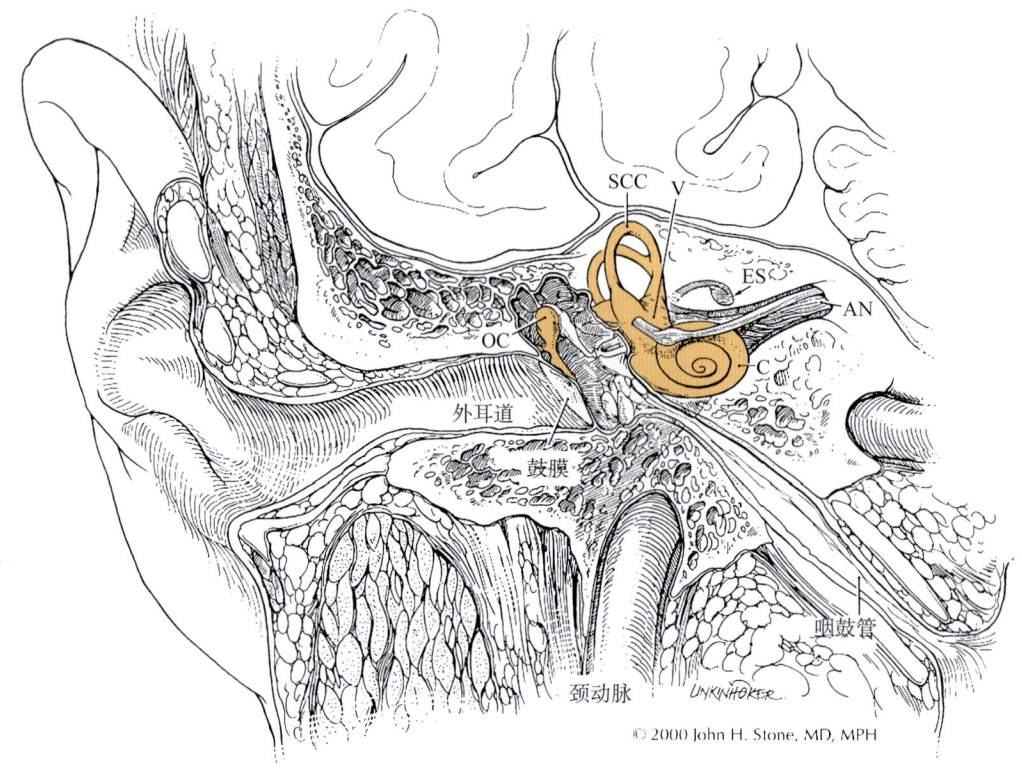

▲ 图 1-7 外耳、中耳、内耳的解剖图

AN. 听觉神经；C. 耳蜗；ES. 内淋巴囊；OC. 听骨链；SCC. 半规管；V. 前庭 [引自 Stone J, Francis H.Immune-mediated inner ear disease. *Curr Opin Rheumatol* 2000;12(1):32-40.]

一鳃弓形成对耳屏、对耳轮，从第二鳃弓形成耳垂和耳轮的下部。感觉神经支配由相应的第一鳃神经、三叉神经的耳颞支和面神经的皮支提供。外耳道由第一鳃裂的背侧开始发育，逐渐扩展，最终与内胚层发育成的咽鼓管隐窝相延续。增生的上皮细胞造成短暂堵塞，最终形成一个通畅的管腔。

胚胎发育畸形可能导致听力受损或使耳易受损。例如，外耳道栓对合失败或不完全包卷，引起耳道闭锁或严重狭窄伴有传导性聋和患胆脂瘤的风险。耳廓异常也可能是由于 His 丘发育不完全所致，其后果包括从无耳畸形到第一鳃沟和鳃弓重复发育后耳前囊肿和瘘管的形成[14]。

三、鼓膜

鼓膜（TM）形成外耳道的内壁和中耳腔外侧壁的大部分。它是一个 4 层凹膜，与锤骨柄和鼓室沟的周边相连[1,7,8]。锤骨的尖端附着在鼓膜中央凹陷处称为鼓膜脐部，其上为锤骨柄。柄部形成锤纹，延伸到外侧突起形成的锤突（图 1-8）。2 层致密的纤维层为耳道侧壁皮肤和中耳黏膜提供结构支持。外侧放射状纤维层嵌入锤骨柄上内侧较深的环形纤维，周向排列在鼓膜周围。2 层纤维层形成一个环状韧带，将 TM 固定在鼓环内的鼓沟上，鼓沟在前、后棘上终止，纤维层的最上缘附着其上，形成锤前皱襞和锤后皱襞，插入锤骨外侧突。锤前皱襞和锤后皱襞间的小面积鼓膜缺乏纤维层，且附着在 Rivinus 切迹的骨性边缘上方。TM 较薄的上段被称为松弛部，或者 Shrapnell 膜，而较厚的下侧区域被称为紧张部。耳镜检查包括仔细检查外耳道皮肤和 TM 的表面解剖结构，以及通过半透明膜或穿孔，直接或间接检查中耳解剖结构。圆窗、砧骨长脚、砧镫关节和鼓索神经在不同程度上可以通过完整的 TM 识别出来（图 1-6），但这取决于鼓膜的半透明度、回缩程度，以及中耳黏膜健康程度。

第1章 颞骨、外耳和中耳解剖

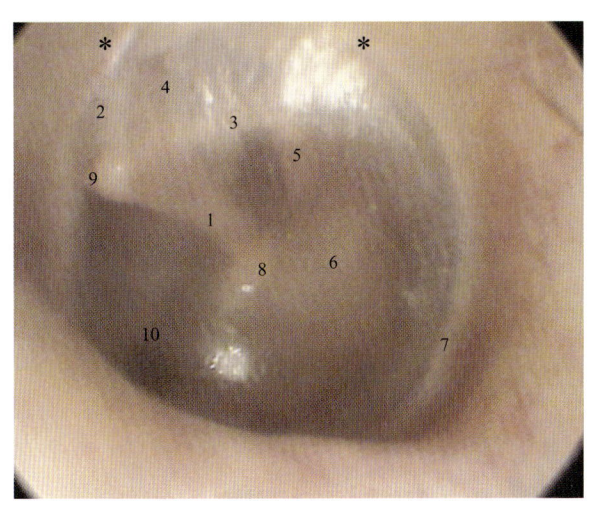

▲ 图 1-8 左侧鼓膜表面特征包括锤骨柄
1. 锤纹；2. 锤前皱襞；3. 锤后皱襞；4. 松弛部；5. 砧骨长脚；6. 紧张部，通过它可以看到鼓岬和圆窗；7. 鼓环；8. 脐部；9. 锤骨短突；10. 咽鼓管开口；前、后鼓膜棘（＊）

四、中耳

中耳是由前肠伸入颞骨原基形成的充满空气的空间。扩张的咽囊形成多个囊，共同结合成一个含气空间，由听骨链、相关韧带和黏膜皱褶隔开。间充质组织的再吸收进一步将中耳和乳突扩展成凹洞、间隔和含气的骨性结构[1,13,15]。这些附加的区域在个体间和两耳间差异很大，其受遗传、通过功能障碍咽鼓管的气流，以及生命早期的疾病的影响。

咽鼓管是中耳间隙和上气道之间交换空气的导管。它从中耳至鼻咽环开口的角度约 45°[16-18]。管的近端 1/3 为岩骨，其余 2/3 形成于软骨，静止时塌陷，管开放时的横截面呈倒置的"J"形，纤维膜从侧面封闭该管。腭帆张肌插于此膜，在吞咽和打呵欠时肌肉收缩以开放咽鼓管腔。骨－软骨交界处是咽鼓管的最狭窄部位，颈内动脉在咽鼓管鼓室口与管的内侧壁紧密相邻，其上覆骨可能相当薄甚至开裂。

中耳腔在空间上可分为上鼓室、中鼓室和下鼓室，其界限由鼓室环相对位置决定（图 1-8）。中鼓室是 TM 正中部位的空间，从前方咽鼓管（ET）开口延伸到面部神经。颈动脉位于 ET 开口的内侧，后部的鼓膜张肌位于鼓膜张肌半管上，平行于 ET。耳蜗岬角形成中鼓室内壁，后上方为前庭窗，下方为镫骨和圆窗。中鼓室包含了深浅不一的隐窝，位于前庭窗和圆窗的后部，垂直段面神经的内侧形成鼓室窦侧壁。尽管仔细彻底地去除了面神经周围的骨质，鼓室窦内还可能隐藏隐匿性胆脂瘤。锥隆起将镫骨肌腱传递到镫骨上部结构，当其从面神经鼓室（水平）段过渡到乳突（垂直）段时，位于面神经第二膝的前面。TM 的下环是中鼓室的下界和下鼓室的上界。下鼓室在后下方为颈静脉球，可能会向内延伸至耳蜗。

除了镫骨上部结构前后的小开口外，听骨链、相关韧带和黏膜皱襞几乎完全将上鼓室与中鼓室隔开（图 1-10）[17]。砧骨体与锤骨头形成一个听骨块，占据上鼓室的大部分。这些小骨由锤骨上韧带、锤骨前韧带和砧骨后韧带悬挂在空间内，不接触骨壁。听小骨的进一步支持是由锤骨外侧突和长突伸向 TM，通过砧镫关节进行。砧骨的长脚上为单一的营养血管，没有侧支循环，使这部分骨易发生无菌性坏死，如中耳感染（图 1-11）。

锤骨外侧突和鼓切迹嵴是上鼓室下缘的耳镜标志。骨性外耳道的上内侧壁形成了上鼓室的外侧壁，由于此处松弛部的内陷，使上鼓室的外侧壁容易受到胆脂瘤的侵蚀。上鼓室进一步分为：① Prussak 间隙，刚好位于鼓膜松弛部内侧，锤骨头和锤骨颈的外侧；② 锤骨前面间隔；③ 与鼓窦相通的后室腔。将这个空间隔开的皱襞和听骨为胆脂瘤在上鼓室内外传播提供了途径[6,17]。例如，胆脂瘤囊袋从 Prussak 间隙内陷通过后部开口向后进入后上鼓室。由此处通过鼓窦和（或）向下进入中后鼓室。在晚期病例中，病灶可能会延伸到听小骨内侧和前隐窝。因此，在胆脂瘤手术中，需要切除砧骨和锤骨头以发现和清除向上鼓室前部沿伸的病变。

由于面神经的鼓室段与上鼓室病理学之间的密切关系，需要对这个区域的神经解剖学有一个详细的了解（图 1-9）[2]。面神经膝状神经节和第一膝位于上鼓室前方骨性结构的内侧，位于咽鼓管口的上方，称为上鼓室前隐窝（STR）。这个隐窝后部开口的标志是下方的匙突和上方的"齿突"，在冠状面上有一个不完整的骨隔，位于鼓

第一篇 基础科学

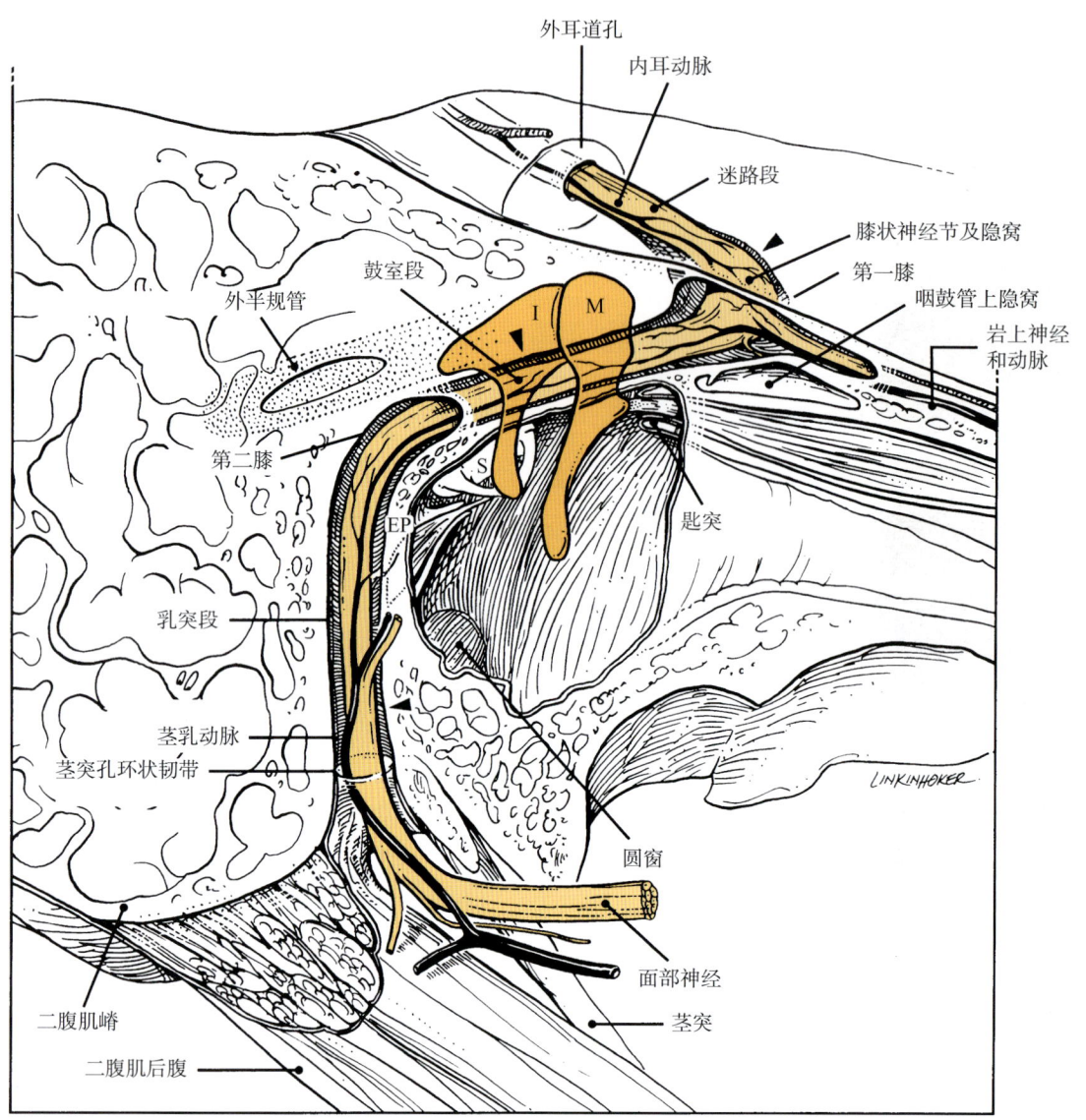

▲ 图 1-9 面神经颞下部分及相关中耳解剖结构图。箭头示易受伤害的部位

膝周区：由于该部位骨折易骨折，造成通道孔狭窄和迷路段神经压迫和缺血，从而增加神经损伤的风险。面神经第一膝被岩浅大神经拴系，增加了剪切损伤的易感性；颈外动脉分支和后循环之间的血管分水岭区域，在前上淋巴管上隐窝的手术切除中，膝状神经节易受损伤。鼓室段：神经最常在卵圆窗以上及鼓室远端断裂；胆脂瘤手术中第二膝易受损伤，原因是病理性断裂或解剖结构扭曲，无法识别重要的手术标志
乳突段：在其垂直方向的较低部位和距乳突孔的远端，神经位于鼓室环的外侧，因此在外耳道手术中易受损伤。EP. 锥体隆起；I. 砧骨；M. 锤骨；S. 镫骨（引自 Francis HW. Facial nerve emergencies. In Eisele D, McQuone S, eds: *Emergencies of the head and neck*. St Louis: Mosby; 2000.)

室盖上[19]。在第一膝，面神经既容易受到疾病的损伤，也容易在 STR 内受到手术剥离的损伤，面神经与 STR 之间可能只被少量骨片或无骨相分隔[20]。为了安全清除病灶，应将齿突去除，以使整个 STR 可见[19]。面神经鼓室部向后方轻微下斜突出，它略高于匙突，为面神经鼓室段的永久标志。面神经管是前庭窗的骨性上界，在 55% 的病例中，面神经由于骨裂开而部分暴露。在某些情况下，神经从面神经骨管疝入前庭窗，并在镫骨手术中易于损伤。锥隆起是面神经第二膝的可靠标志，远端的神经垂直走向茎乳孔。面神经在第二膝及其垂直段中最易受到医源性损

第1章 颞骨、外耳和中耳解剖

耳漏[6, 24, 25]。

外、上半规管在其开口进入窦口处形成后部的上鼓室内侧壁，称为窦口。外半规管在鼓窦入口下部形成突起。胆脂瘤上皮会侵蚀形成突起的部分，随着时间的推移，形成淋巴外瘘。面神经的第二膝紧贴半规管的前下方（图 1-7）。

五、面神经

面神经向第二鳃弓结构提供传入神经和传出神经。大多数纤维是特殊内脏运动纤维，支配面部表情的横纹肌、镫骨肌[8, 22, 26]、茎突肌和二腹肌后腹的运动[8, 22, 26]。一般内脏运动纤维，形成中间神经，其支配泪腺腺体和鼻腔的黏液腺，通过岩浅大神经（GSPN）、翼腭神经节、下颌下腺、舌下腺、鼓索和下颌下神经节。特殊的内脏感觉纤维，即味觉纤维，通过鼓索和扁桃体窝，以及 GSPN 支配舌前 2/3。膝状神经节包含这些感觉神经元的细胞体。一般躯体感觉纤维，传导 EAC 和耳廓皮肤的躯体感觉及面部表情肌的本体感觉，而内脏运动纤维支配鼻、咽和腭的黏膜。运动模式、节前模式和感觉模式分别起源于运动核、上泌涎核和孤束核。

颞骨岩部内有面神经穿过的骨管，称为面神经管，起始于 IAC 的底部，止于茎乳孔（图 1-9）[1, 6-8]。在 IAC 中，神经缺乏纤维鞘或神经内膜，被蛛网膜薄层包围。迷路段是面神经管的第一段，也是最短、最窄的段[27, 28]。它在耳蜗上方，并通向 STR 正下方的膝状窝。膝状神经节仅以极薄的骨层与颅中窝分开，约有 25% 的骨质缺损。面神经在膝状神经节及其远端形成纤维鞘，这也是面神经分叉的位置。在此，面神经沿颅中窝向前突出，并且在膝部，主干向后下形成急弯进入面神经管的鼓室或水平段。面神经的水平段位于前壁的内侧壁，掠过匙突的上方，并在后方形成前庭窗的上壁。

在锥隆起处，镫骨肌腱出现，面神经再次进入乳突或垂直段。这一拐弯处正好位于外半规管的前下方，在砧骨短脚的前面通过，垂直段将外半规管突起平分。而水平段的解剖位置相当一致，特别是相对于匙突、前庭窗和锥隆起而言，更大

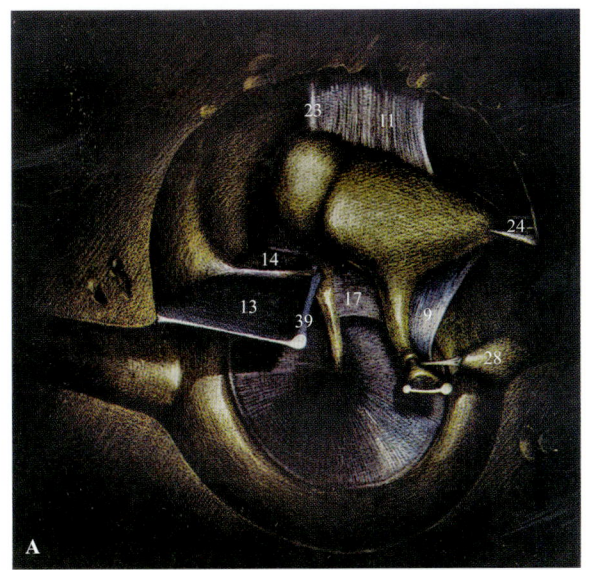

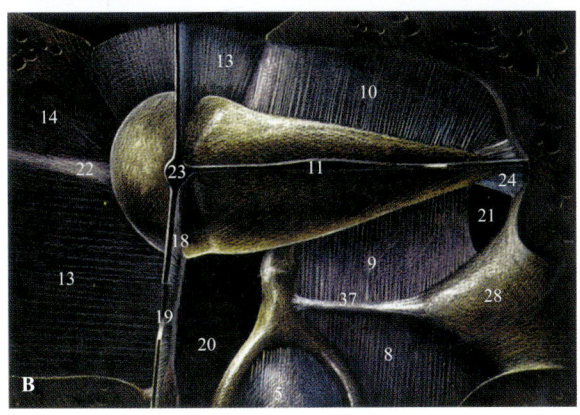

▲ 图 1-10 中耳由听骨链和黏膜皱褶分隔

中耳面（A）和下面（B）显示中鼓室和上鼓室被黏膜张肌分隔（13）、骨间（17）和砧骨内侧（9）；这使得鼓前峡（20）和鼓峡（21）成为唯一的开口。还有镫骨闭孔膜（5）、皱襞（8）、砧骨上皱襞（11）、砧骨襞（14）、锤骨上皱襞（18）、鼓膜张肌切迹（19）、锤骨前韧带（22）、锤骨上韧带（23）、砧骨后韧带（24）、锥隆起（28）、鼓膜张肌腱（39）[引自 Proctor B. The development of the middle ear spaces and their surgical significance. *J Laryngol Otol* 1964;78(7):631-648.]

伤[21]。在耳外科手术中，需要对面部解剖学的理解和应用良好的外科技术来识别和保存神经及其功能[22]。

鼓室盖是上鼓室的上界，也对应于颅中窝的皮质，它可能很薄，在某些情况下甚至开裂。异位于颅中窝上的蛛网膜粒，由于脑脊液的搏动，随着时间的推移，可能会侵蚀到乳突[23]。当伴随着硬脑膜变薄时，脑膜脑膨出可能会自发地渗漏脑脊液，从而产生中耳积液、鼻漏或

第一篇 基础科学

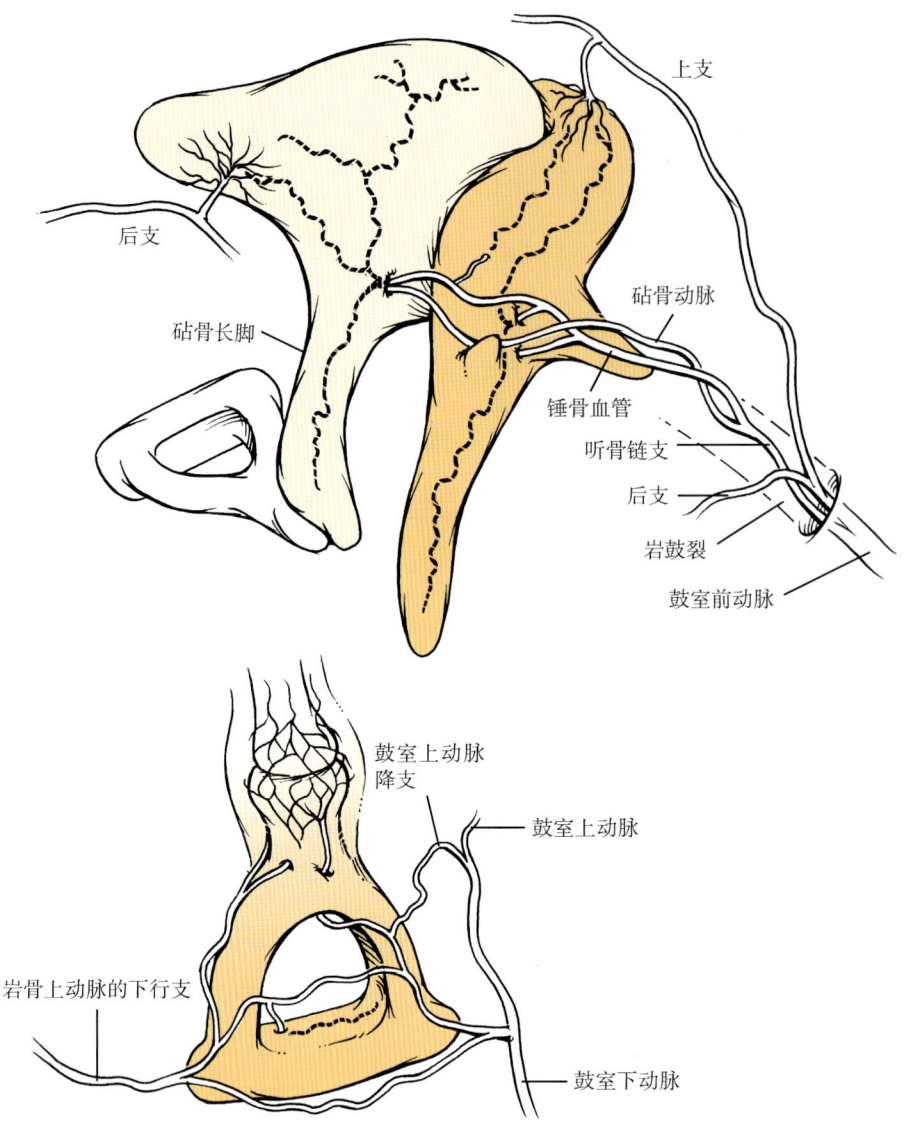

▲ 图 1-11 中耳听小骨的血液供应图。砧骨长脚有唯一的营养血管，而听骨链的其他听小骨有两个或多个血管供应
引自 Nager G. *Pathology of the ear and temporal bone*. Baltimore: Williams & Wilkins; 1993.

的变异性出现在垂直段出乳突孔前的路径。鼓索和镫骨肌支都从垂直段的不同部位发出。面神经乳突段和鼓索神经之间的间隙提供了一个空间，通过这个空间可以通过手术探查后鼓室或面隐窝而进入中耳。面神经管垂直段和茎乳孔的远端由二腹肌后腹的腱膜围绕。当面神经离开面神经管时，接收该腱膜的血液供应。因此，在颅底手术中，重新定位神经时保留这种关系可能会改善面神经功能[29,30]。二腹肌头侧缘前方的腱膜对于茎突孔和神经垂直段来说都是一个有价值的标志。对面神经解剖的深入讨论也有助于理解损伤机制。

面神经的每一部分都有其独特的解剖学特征，使其易受损伤[31]。面神经管为颞骨的面神经提供了一条保护通路，在病理生理学的损伤中也起着重要的作用。狭窄的内耳道底面神经迷路段入口[28]和迷路段[27]是由炎症或外伤引起的面神经水肿的易发部位，面神经水肿多因进行性压迫、血管损伤和轴突损伤所致。由于其是通过椎基底动脉末端小动脉与颈外动脉系统之间的分水岭，使得这段狭窄的血管变得更加脆弱。椎基底动脉经小脑前下动脉迷路供血，颈外动脉经脑膜中动脉岩支和从耳后动脉分支的茎乳动脉供血[32]。迷路段由于缺乏神经外膜和相关的血管丛而变得更加脆弱，血管丛作为损伤的屏障，提供了丰富的侧支血液供应。

面神经在膝状神经节区域容易受到损伤，原因主要有三个：首先，围绕膝状神经节的骨质薄并且有时开裂使其成为颞骨骨折的常见部位；其次，如前所述，神经节易受 STR 内病灶或外科解剖损伤的影响；第三，在颞骨外伤时，岩浅大神经向前突出，将面神经嵌顿在裂孔处，并可施加内部牵引力和剪切力。这些机制中的任何一种都可能通过直接轴突损伤损害面神经的完整性，并可能在邻近的迷路段产生水肿和继发性压迫性损伤。

鼓室段是最常见的先天性骨管裂开部位，尤其是前庭窗上方[28]。胆脂瘤所致的骨质破坏在第二膝状体附近也是常见的，邻近的鼓窦入口是疾病在通往鼓窦的过程中必须通过的阻碍部位，沿途侵蚀上鼓室后方的一些结构。面神经管水平段骨管开裂使面神经易被粗心大意的外科医生损伤，特别是当疾病或先前的手术改变解剖结构时。垂直段的变异最大，尤其是与先天性畸形有关，如耳道闭锁。神经在接近乳突孔时也向鼓环外侧走行，因此在经外耳道手术中可能受到损伤[21]。新生儿乳突尖发育不全，茎突和邻近面神经在颈部较浅，因此，在常规的耳后入路中，容易受到手术损伤，在产钳分娩时也容易受到压迫性损伤。

六、颞骨乳突及其他气化区

与乳突一样，颞骨的所有气化区域都由一系列黏膜内衬的含气骨性腔室组成，这些骨腔通过窦口部或其他通向中耳间隙的通道进行通气。这种骨性气房主要来源于颞骨鳞状部和岩部。乳突是最大的气化区域，位于迷路外侧，通过内侧间隔及腔室经鼓窦与上鼓室相连。乳突也向后延伸到枕骨，并与内侧气房相通。内耳的前庭部构成窦内壁，颞骨岩部和鳞状部之间的交界处为 Koerner 隔。

颞骨气化程度和乳突内及周围气房的结构有相当大的差异。根据乳突青春期达到成人大小的生长发育速度来区分气化程度的三个阶段[33]。气化的程度取决于早期耳科病史，其中包括影响中耳通气的因素[34]，中耳炎的病史[35]，以及遗传因素。破骨细胞活性与间充质细胞吸收之间的相互作用决定了气化速度，并且受到遗传和局部中耳因素的影响[15]。

气化程度和解剖分布与耳科疾病的手术治疗有关。大量气化区域的存在有利于手术操作，这些区域允许在不影响颅内容物、迷路、面神经和乙状窦的情况下进入到更深的结构。维持或去移乳突和 EAC 之间的骨性分离也受到气化程度的影响。不良的气化可能与慢性耳部疾病有关[34]，因为它是中耳和乳突通气功能下降的标志。因此，对于通气不良的乳突开放手术可以避免低通气的慢性后果，包括中耳乳突炎和胆脂瘤。

中耳气腔由气化区域和通道组成。主要的气化区域如下。

- 乳突，包括鼓窦、中央乳突、气房通道、颅中窝脑膜板处气房、鼓室窦、窦脑膜、面神经周围及末梢气房。
- 迷路周围区域（迷路上和迷路下）。
- 岩尖，或者管周区和岩尖区。
- 副区（颧骨、鳞状、枕骨和茎突）[8, 36]。

这些气房是成熟过程中骨架和间充质再次吸收的路径，随后空气通过这些通道流向更深的空间。这些气房的骨小梁环绕着迷路和位于颅中窝、颅后窝硬脑膜、乙状窦、颈动脉和面神经的迷路和皮质骨板。因此，它们与颞骨和颅内区域的手术通路以及耳部疾病的发病和传播有关。这些通路也是引流到耳道或鼻咽脊骨髓液的途径，可能与手术、外伤或自发脑膜脑膨出有关。这些通道可以分类如下。

- 后上（窦脑膜角）。
- 后中（面后和迷路后）。
- 弓形区。
- 迷路周围（上迷路和下迷路）。
- 面神经管周围（与咽鼓管相关）。

当水肿、炎性瘢痕或有组织的血块阻塞时，不通气的更深的空间可能会积聚无菌的液体，包括渗出液或炎症副产物和血红蛋白，形成所谓的

第一篇 基础科学

胆固醇肉芽肿[37]，是一种不断扩大的厚厚的，与机油相比较暗的液体。这些阻塞区域的双重感染会引起一种慢性脓毒症，这种感染有时单用抗生素并不能清除。由于深部位置和狭窄的气房，岩尖容易受到这些阻塞的影响，使得它成为公认的胆固醇肉芽肿和岩尖炎的好发位置。Gradenigo综合征的症状包括岩尖炎对邻近硬膜内结构（包括脑神经Ⅵ和Ⅶ）的炎性影响，同时伴有耳漏。

推荐阅读

Allam A: Pneumatization of the temporal bone. *Ann Otol Rhinol Laryngol* 78: 49–64, 1969.

Anson B, Donaldson J: *Surgical anatomy of the temporal bone*, ed 3, Philadelphia, 1981, WB Saunders.

Chole R, Donald P: Petrous apicitis: clinical considerations. *Ann Otol Rhinol Laryngol* 92 (6): 544–551, 1983.

Francis H: Facial nerve emergencies. In Eisele D, McQuone S, editors: *Emergencies of the head and neck*, St Louis, 2000, Mosby, pp 337–366.

Francis H, Niparko J: *Temporal bone dissection guide*, New York, 2011, Thieme Medical Publishers.

Green JD, Jr, Shelton C, Brackmann DE: Surgical management of iatrogenic facial nerve injuries. *Otolaryngol Head Neck Surg* 111 (5): 606–610, 1994.

Horn KL, Brackmann DE, Luxford WM, et al: The supratubal recess in cholesteatoma surgery. *Ann Otol Rhinol Laryngol* 95 (1): 12–15, 1986.

May M: Anatomy for the clinician. In May M, Schaitkin B, editors: *The facial nerve*, New York, 2000, Thieme, pp 19–56.

Nager GT: *Pathology of the ear and temporal bone*, Baltimore, 1993, Williams & Wilkins.

Proctor B: The development of the middle ear spaces and their surgical significance. *J Laryngol Otol* 78 (7): 631–648, 1964.

Schuknecht HF, Gulya AJ: *Anatomy of the temporal bone with surgical implications*, Philadelphia, 1986, Lea & Febiger.

Work W: Newer concepts of first branchial cleft defects. *Laryngoscope* 982: 1581–1593, 1972.

听觉系统解剖
Anatomy of the Auditory System

Christina L. Runge David R. Friedland 著

李 莉 译

第 2 章

要点

1. 中枢和外周听觉系统的神经解剖学是用来从复杂的语音和音乐波形中提取特定信息的。
2. 耳蜗具有音调拓扑特征，低频区在蜗顶，高频区在窝底。耳蜗的音调拓扑分布特性由中央听觉系统调配。
3. Corti 器是耳蜗的主要感觉器官，包括内毛细胞和外毛细胞。
4. 传入听觉神经元是双极的，其细胞体位于螺旋神经节中，毛细胞与中枢听觉系统相连。
5. 耳蜗产生听觉神经冲动，并被传送到耳蜗核，在那里，平行的上升通路独立地从环境刺激中提取时间、光谱和强度线索。
6. 耳蜗核是所有周围听觉信息进入中枢神经系统的单一入口点。
7. 上橄榄复合体和下丘在声音定位中起重要作用。
8. 几乎所有端脑和低位脑干之间的上升和下降路径均通过下丘。
9. 内侧膝状体和听觉皮质将听觉信息与其他多种感觉信息形式整合在一起。
10. 听觉传出神经元起源于上橄榄复合体并支配同侧和对侧耳蜗的外毛细胞。

本章提供了从耳蜗到皮层的听觉系统解剖学的基本概述。听觉处理包括将声能编码成电信号。这个过程从耳蜗周围开始，经过耳蜗神经、脑干和中脑，最后在皮质内整合。这些区域的神经解剖学知识对于理解大多数先天性和遗传性耳聋、听觉加工障碍、听觉假体的适应证和功能非常重要。这些神经解剖区域也可能在与年龄相关的单词识别困难、噪声条件下的听力及耳鸣的产生和感知中发挥关键作用。

一、耳蜗解剖

（一）骨

内耳位于颞骨岩尖，被称为骨迷路（osseous labyrinth or bony labyrinth）的骨质结构包裹。构成耳蜗和前庭迷路的骨是人体最坚硬的骨，其密度类似于象牙。迷路包括 3 个连续的部分：①前庭；②耳蜗；③半规管。中耳和内耳沟通的起点是前庭的前庭窗，在这里镫骨底板紧靠前庭窗膜。耳蜗的基底端是圆窗膜，与中耳相通。耳蜗是一个蜗牛形的结构，基底部的直径较宽，不过在 2 1/4 圈时直径变窄，直至顶点。图 2-1 显示了耳蜗横截面及转弯处切面图。

耳蜗中心是蜗轴，是一种高度多孔骨质，允许听觉神经纤维从内听道进入毛细胞突触。从蜗轴延伸到骨迷路的骨性支架是骨螺旋板，围绕耳蜗中心，并将耳蜗腔分割成上方的前庭阶和下方

第一篇 基础科学

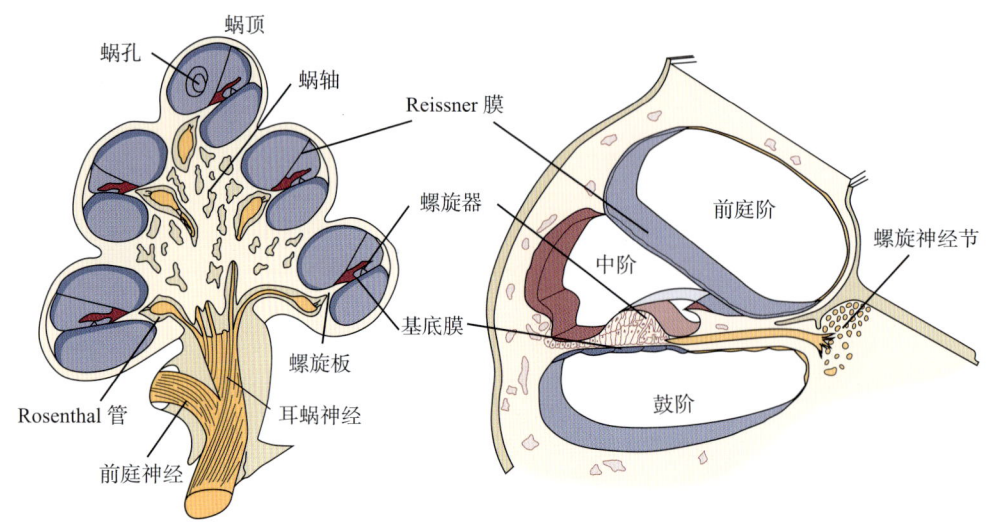

▲ 图 2-1 耳蜗横断面显示耳蜗神经通过蜗轴到达 Corti 器（左），高倍放大的视图显示耳蜗骨蜗管和膜蜗管结构（右）

的鼓阶。前庭阶和鼓阶通过蜗顶的蜗孔相通。螺旋板是基底膜的附着点，基底膜包裹中阶，位于膜迷路的底部。

沿着耳蜗的长轴方向，螺旋板和基底膜的宽度是成反比的，底部的螺旋板较宽，向蜗顶越来越窄，底部的基底膜较窄，顶端较宽。这是造成基底膜运动频率特异性的因素之一。耳蜗基底部转弯处是耳蜗导水管，这是一个骨性通道，可以使颅后窝蛛网膜下腔的脑脊液和淋巴液相通。

（二）膜迷路和内耳液体

耳蜗膜迷路循骨性耳蜗的形状形成第三个耳蜗腔，即中阶。听觉感受器位于膜迷路。图 2-2 显示膜迷路的横断面及其结构。迷路的上方是 Reissner 膜，下方是基底膜，侧面是耳蜗外侧壁的一部分，螺旋韧带固定于基底膜。在膜迷路内，沿着侧壁的是血管纹，这是一种高度血管化的组织，负责中阶的新陈代谢。Corti 器的复杂结构位于基底膜。

Corti 器沿基底膜的长度纵向延伸，由许多类型的上皮细胞和结构组成。在医学上，螺旋缘位于骨性螺旋板的顶部，是骨膜的增厚带，可作为 Reissner 膜的内侧附着点，并形成位于内、外毛细胞上方的盖膜。盖膜是一种主要由 Ⅱ 型纤维胶原蛋白组成的顺应性凝胶状结构，它的质量负荷类似于橡皮筋[1-3]。在螺旋缘的外侧是内侧螺旋沟，内衬 Held 边界细胞。存在一排内毛细胞，并且细胞体被称作指状细胞的支持细胞围绕。

内毛细胞和外毛细胞之间是 Corti 器纤毛，这些纤毛起源于螺旋板和基底膜，并在顶部汇聚形成 Corti 通道。在其外侧的是三排外毛细胞，它们被 Deiters 支持细胞牢牢地固定在下方。每个 Deiters 细胞都有一个指状突起，外毛细胞和指状突起之间的空间称为 Nuel 空间。指状细胞、Deiters 细胞的指状突起和毛细胞的上表面形成了网状层，是紧密交织的基质，支撑着毛细胞的顶端。内淋巴是中阶的液体，由于其离子成分对毛细胞有毒，网状薄层形成了对内淋巴的屏障。在外毛细胞的外侧是 Hensen 细胞和 Claudius 细胞。

耳蜗内的两个流体系统为基底膜行波的机械位移，细胞去极化和随后的突触活动创造了至关重要的环境。在骨迷路和膜迷路之间是外淋巴液或外淋巴，其具有高浓度的钠和低浓度的钾，类似于脑脊液和血清中的液体。在人类和豚鼠中，Corti 器的细胞间隙中存在外淋巴液[4, 5]。

膜迷路内是内淋巴液，即内淋巴，内含高浓度的钾和低浓度的钠，类似典型的细胞内环境。内淋巴的离子浓度由血管纹内的细胞维持。内淋巴囊通过内淋巴管和前庭导水管与膜迷路相通。

第 2 章 听觉系统解剖

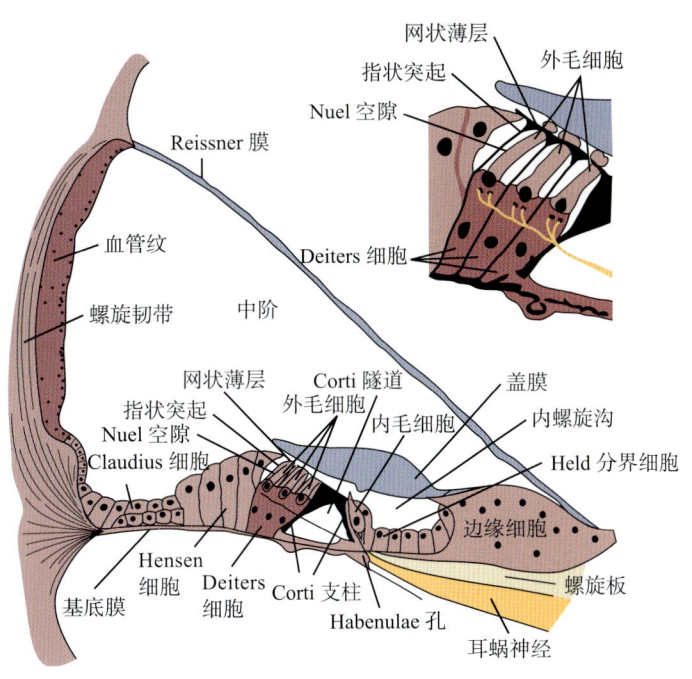

▲ 图 2-2 螺旋器横断面的主要细胞结构

由于先天畸形或内淋巴系统紊乱或其他损害造成的疾病，可导致潜在的严重听觉和前庭症状。前庭导水管扩大综合征，定义为前庭导水管中点直径＞1.5mm 或外口直径＞2mm，可能导致儿童突发和进行性感音神经性听力损失，尤其是在轻微的头部外伤后[6]。

（三）毛细胞

内毛细胞和外毛细胞作为受体细胞发挥作用，将机械运动转换成电化学信号以刺激听觉神经。图 2-3 展示了内毛细胞和外毛细胞的示意图。所有毛细胞的顶端均有一个被称为角质层的增厚区域，该区域与支柱细胞一起形成网状层。肌动蛋白微丝扎在每个毛细胞的角质层板中，并穿过网状板，这些肌动蛋白微丝被称为静纤毛，这种坚硬的毛状结构会因机械干扰而偏转。与此相邻的是包含一部分退化的动纤毛的非表皮区域。

在 Corti 器通道的蜗轴侧，大约 3500 个内毛细胞排成一排，则有 12 000 个外毛细胞排成三排位于螺旋器侧。图 2-4 是 Corti 器的网状薄层的电子扫描显微镜照片，它显示了三排外毛细胞和单排内毛细胞。外毛细胞上的静纤毛形成 V 形或 W 形，底部背向蜗轴。内毛细胞静纤毛形成一个浅 U 型，向 U 孔敞开。在每个毛细胞上是成排的纤毛，在内毛细胞上排成两排或更多，在外毛细胞上排成三排或更多。对于这两种类型的毛细胞，其纤毛长度是有刻度的。它们在螺旋器侧最长，在蜗轴侧最短。外毛细胞上最长的静纤毛接触盖膜，导致基底膜运动引起静纤毛偏斜。静纤毛通过侧向的丝状链节，交叉链节相互连接，并通过链节从较短的纤毛的尖端到较高的纤毛的顶端。这确保了当较长的静纤毛偏斜时，与之连接的静纤毛会作为一个整体移动。

内毛细胞和外毛细胞胞体的结构显著不同，并反映了它们的功能差异。内毛细胞呈烧瓶状，底部较宽，顶部较窄，并且含有与代谢活动有关的高浓度细胞器，特别是高尔基体和线粒体。尽管新陈代谢很高，但是内毛细胞被认为是听觉系统中的被动换能器。外毛细胞是圆柱形的，沿着细胞的长度方向含有微丝和微管，从而引起运动活性[7]。即使来自基底膜的刺激是孤立的，这些运动特性仍能凭经验显示出高度协调性，频率特异的收缩活性[8]。所有毛细胞在传入突触处均具有突触吧，充当突触前囊泡停泊和释放的位置，以随后刺激听觉神经纤维。

第一篇 基础科学

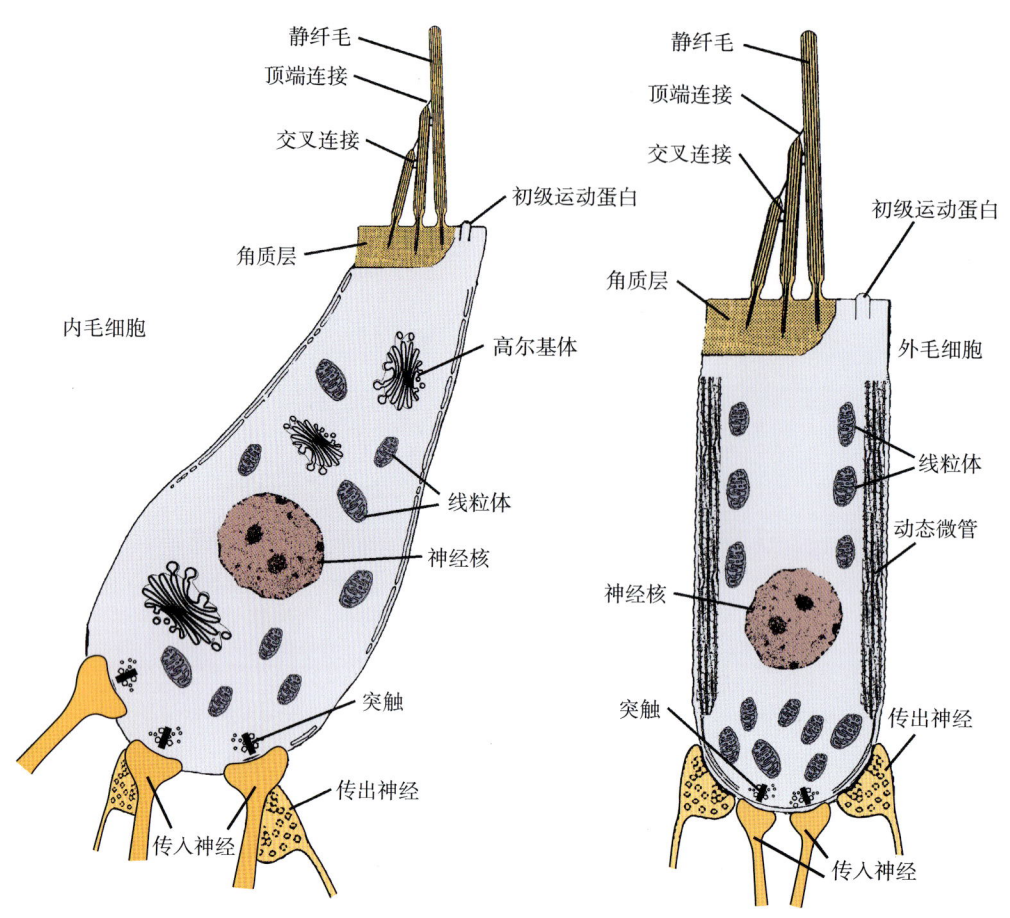

▲ 图 2-3 内毛细胞（左）和外毛细胞（右）示意图，内毛细胞呈烧瓶状，接受广泛的传入神经和接受间接传出神经支配；外毛细胞呈圆柱状，直接受传入和传出神经支配

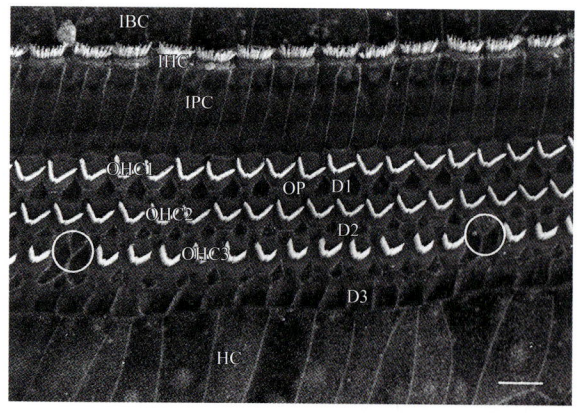

▲ 图 2-4 扫描电子显微镜照片显示螺旋器的网状薄层
请注意内部边界细胞（IBC）和内毛细胞（IHC）的位置以及内部柱状顶板（IPC）的位置，三行外毛细胞（OHC1～OHC3），三行 Deiters 细胞突触（D1～D3），外支柱细胞突触（OP）和 Hensen 细胞（HC）。第 3 行中有两个突触疤痕（带圆圈），表示丢失了两个外毛细胞。1bar=10μm

（四）神经支配

在人类中，耳蜗毛细胞的传入神经由大约 30 000 个听觉神经纤维组成，这些神经纤维负责提供从耳蜗到中枢听觉系统的上传信息。传入纤维的细胞体组成螺旋神经节，该螺旋神经节位于蜗轴的 Rosenthal 管中。神经纤维通过蜗轴而进入毛细胞，进入骨螺旋状板，然后穿过称为"Habenulae 孔"（Habenulae perforatae）的薄板。神经纤维分为Ⅰ型和Ⅱ型。Ⅰ型纤维是双极性的，直径大，有髓，占纤维的 95%。每个Ⅰ型纤维在单个内毛细胞的胞体上都有直接且独立的突触，并且每个内毛细胞都由大约 20 个此类纤维神经支配[9, 10]。Ⅱ型纤维占剩余的 5%，它们较小，可能是有髓的或无髓的；Ⅱ型纤维突触直接在外毛细

第2章 听觉系统解剖

胞上，而单根纤维发散形成多个其他外毛细胞突触的分支。

听觉传出通路起源于橄榄耳蜗束，并通过递减信息提供对毛细胞活性的集中抑制性调节。橄榄耳蜗束大约有 1600 根纤维，这些纤维构成了未交叉的橄榄耳蜗束和交叉的橄榄耳蜗束[11-15]这些途径起源于两侧的上橄榄内侧核（MSO）和上橄榄外侧核（LSO）区域。对于未交叉的橄榄耳蜗束，LSO 向同侧内毛细胞传入纤维突触上投射许多小直径、无髓鞘的传出纤维。MSO 直接在同侧外毛细胞突触上投射较少的有髓纤维。对于交叉的橄榄耳蜗束，MSO 将大直径的髓鞘纤维投射到对侧外毛细胞上，而 LSO 则将一些无髓鞘的纤维投射到对侧内毛细胞上。交叉的橄榄耳蜗束纤维在第四脑室水平处越过中线。为了说明路径，图 2-5 图中显示了左侧 Corti 器的未交叉的橄榄耳蜗束和交叉的橄榄耳蜗束神经支配的示意图。

二、中枢听觉通路

中枢听觉通路包括将听觉神经、脑干、中脑、丘脑和大脑皮质相互连接的所有上升和下降神经元投射（图 2-6）。大多数对这些区域的解剖、生理和功能的理解是从动物研究中得出的。本节概述了中枢听觉解剖结构，可能无法完全反映独特的人类状况。这些区域的许多功能是从动物行为或电生理研究推断出来的，而人类声音处理活动的精确定位还没有完全绘制出来。读者应从本节中获得对中枢听觉解剖结构和复杂的声音处理路径的一般理解。

（一）耳蜗神经

耳蜗神经又称前庭蜗神经，即第Ⅷ对脑神经的主干，包括传入纤维，可将听觉信息从内、外毛细胞传递到脑干。这些传入神经元的胞体位于耳蜗的螺旋神经节内。螺旋神经节神经元是双极的，一极向内毛细胞和外毛细胞延伸，另一极向脑干伸出。90%～95% 的穿越轴突是大的、有髓

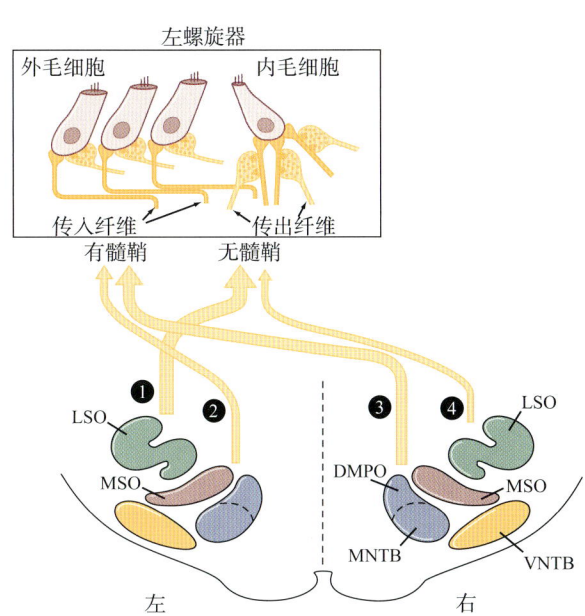

▲ 图 2-5 图示传出的未交叉和交叉耳蜗橄榄束到达左螺旋器的毛细胞

黄色实体代表传出纤维和突触。箭宽度表示神经支配的相对量。未交叉的途径：1. 小直径纤维从左上橄榄外侧核（LSO，绿）突触到左内毛细胞传入细胞；2. 有髓鞘纤维从左上橄榄内侧核（MSO，粉红）到左外毛细胞。交叉途径：3. 大直径有髓纤维从右 MSO 到左外毛细胞；4. 无髓纤维从右 LSO 到左内毛细胞传入纤维。DMPO. 背内侧橄榄旁核；MNTB. 斜方体的内侧核；VNTB. 斜方体的腹核

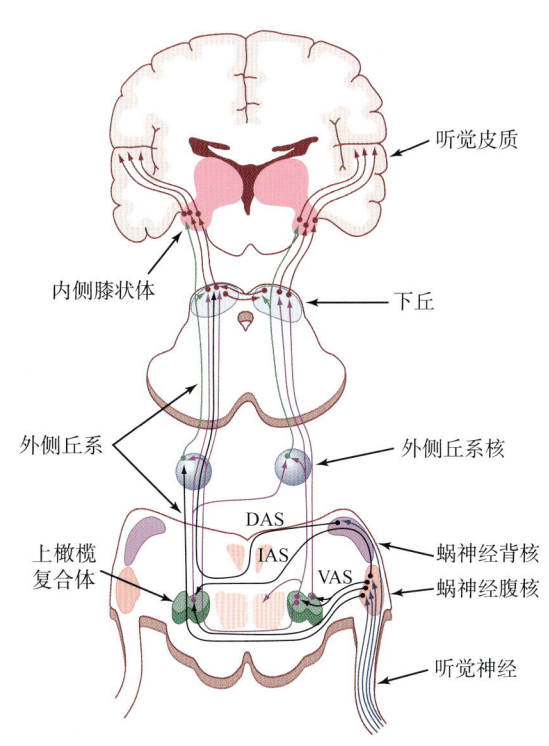

▲ 图 2-6 通过右侧耳蜗声音传入的主要中央上行听觉通路
连通路径和来自更高级中枢的下行反馈投射没有被描述出来。DAS. 背侧听纹；IAS. 中间听纹；VAS. 腹侧听纹

神经纤维，其余的 5%～10% 是更细的、无髓鞘的轴突[16, 17]。较大的神经元是 Ⅰ 型神经节细胞，从内毛细胞发出。较小的神经元是 Ⅱ 型神经节细胞，其连接外毛细胞。这两种细胞类型投射到蜗神经核，其纤维在内听道和小脑脑桥角内形成耳蜗神经。

耳蜗神经位于内听道外侧的前部和下部，并通过横嵴与前上的面神经侧向分离。这个区域进入耳蜗的听觉神经纤维很纤细，在听神经瘤手术中必须小心以保存听力，避免对神经从外侧向内侧牵引[18]。在内听道后外侧的基底部，耳蜗神经位于前庭神经的前面。随着神经干穿过内听道，该复合体旋转 90º，使耳蜗神经位于小脑脑桥角内的前庭神经干下方。虽然它们组成耳蜗前庭神经，但在解剖平面这两个神经干仍然有明显区分。耳蜗神经也可能显示出比前庭神经更暗的白色。这些特征有助于正确判断神经干，对治疗难治性梅尼埃病进行前庭神经切断时有重要意义。

耳蜗神经和前庭神经的髓鞘在小脑脑桥角内由外周 Schwann 髓鞘转变为中央髓鞘。这个过渡区传统上被认为是大多数听神经瘤（即前庭神经鞘瘤）的起源部位，但最近这种起源说受到质疑[19, 20]。耳蜗前庭神经继续向内侧，在脑桥、延髓交界处进入中枢神经系统。在手术时，绒球拉回并识别脉络丛后，可以在 Luschka 孔内确定神经根入口区域。这是沿着蜗神经核的外侧放置听觉脑干假体的位置[21]。前庭神经比耳蜗神经向更内侧进入脑桥延髓交界处。

为耳蜗提供传出神经支配的橄榄耳蜗束不会通过耳蜗神经将纤维传送到外周。相反，耳蜗的传出神经支配与前庭神经的次级分支走行相同；这些神经纤维穿过囊状神经节，并通过前庭耳蜗吻合口进入螺旋神经节[22]。传出纤维直接支配外毛细胞，间接调节内毛细胞。

（二）蜗神经核

所有外周听觉信息通过蜗神经核进入中枢听觉系统。在蜗神经核内进行初始听觉加工，然后纤维分布到更高级的脑干中心。在大多数哺乳动物中，蜗神经核在脑干外侧表面形成明显突起。在人类中，蜗神经核不那么显眼，常通过其沿第四脑室外侧凹陷底部的位置来识别。

通常将蜗神经核分为腹侧和背侧。这些分部是由小颗粒细胞区域划分的，小颗粒细胞可能在将非听觉感觉信息与听觉过程整合中起作用[23]。这种整合可以解释许多患者通过颌位或头部转动来调节耳鸣[24]。蜗神经背核在组织中通常是层状的，并且更类似于小脑的结构而不是其他脑干核。蜗神经背核在人体中的稳定性低于其他哺乳动物，哺乳动物通常具有活动的耳廓，蜗神经背核可能在声源定向中发挥作用[25]。在许多研究中，蜗神经背核也被认为是耳鸣发生的潜在部位[26, 27]。蜗神经背核呈拓扑样排引，低频代表腹侧，高频代表背侧[28]。

蜗神经腹核分为前腹侧和后腹侧亚核，每个亚核具有单独的频率响应分布[16]。这些作为听觉神经信息的初始处理器，具有独特和共享的神经元亚类突出的球形丛生细胞，是前腹侧核的特征，将粗直径轴突传入橄榄复合体并在声音定位中起作用[29]。与蜗神经后腹核相关的多极或星状神经元，把多个细轴突送到其他几个脑干中心，其中包括对侧蜗神经核，同侧蜗神经背核和对侧下丘[30]。这些细胞可能在编码频率，频谱形状和声音强度方面发挥作用[31]。在蜗神经后腹核尾部区域中所谓的章鱼细胞可能具有相似的功能[32, 33]。

蜗神经核神经元的轴突通过腹侧，中间和背侧听纹投射到其他脑干区域（图 2-6）。腹侧听纹，或称斜方体，包含球形和球状丛生细胞的轴突，横穿延脑和脑桥，支配 LSO、MSO、斜方体的内核和下丘[34, 35]。中间听纹包含章鱼细胞轴突，投射到斜方体腹侧核、LSO 和橄榄周围区。背侧听纹将轴突从耳蜗背侧梭形核和巨大神经元传递到对侧下丘中央核[36, 37]。

三、上橄榄复合体

在脑桥尾部发现的上橄榄复合体（SOC）通常分为三个主要的亚核，与人脑干相比，低等哺乳动物的脑干中的 SOC 非常明显。这些亚核包括上橄榄体内侧核（MSO）、上橄榄体外侧核（LSO）

和斜方体内侧核。构成橄榄体周围核的一小束神经元形成背内侧、背侧和背外侧橄榄核。人类的橄榄体周围核并不像其他哺乳动物那样明显，这些神经元排列看似杂乱而松散[28]。

SOC 是第一个接受双耳支配的听觉中枢，它维持耳蜗和蜗神经核中的听觉组织。双耳神经支配表明了这个核在空间声音定位中起主要作用。声音定位是 MSO 对双耳时间延迟和 LSO 对耳间强度差异的综合比较[39, 40]。SOC 的其他作用包括声音检测和复杂的声音处理。SOC 也有一个传出支，向耳蜗核和耳蜗提供反馈。

SOC 的投射包括上行和下行通路（图 2-6）。上行纤维通过外侧丘系向外侧丘系核和下丘核投射，并且该上行通路在声音定位中起作用；下行通路代表橄榄耳蜗束，并为耳蜗毛细胞提供了传出神经支配（图 2-5），并且它通过调节外毛细胞活动影响耳蜗灵敏度或调节性[14, 41]。传入活动和传出活动的整合，使 SOC 在噪声环境中影响信噪比和听力各个方面具有潜在的重要性。

四、外侧丘系

外侧丘系是延髓和脑桥听神经纤维到达下丘的主要途径。腹侧和背侧两个亚核与这些纤维束相关。这些区域可以接受来自同侧耳蜗核、对侧耳蜗核以及 SOC 亚分支的神经支配[42]。在一些非人类哺乳动物中，第三个亚核，即外侧丘系的中间核已被识别。来自这些核的大部分纤维支配下丘的中央核，但小部分纤维束上升到上丘再下行回到 SOC 和斜方体。丘系被核也通过连合纤维与对侧丘系联系彼此。外侧丘系与 SOC 密切相关，并在许多相同的声音定位和处理功能中发挥作用。外侧丘系也是听觉反射通路的重要组成部分，其中包括耳蜗腹侧核[43]。这些通过外侧丘系的通路与听觉脑干反应的第Ⅲ至Ⅴ波间期有关[44]。

五、下丘

下丘是一种中脑结构，接受来自高级和低级的大脑区域广泛的神经支配。几乎脑干和前脑突触之间所有上行和下行听觉通路都位于下丘内[45]。下丘的主要功能包括声音定位、频率确定，以及听觉和非听觉系统听觉的整合。

下丘一般分为三个主要的神经元群：①下丘中央核；②下丘皮质；③下丘中央旁核[46]。每个亚分区又可根据神经元形态和细胞结构进一步细分。中央核是主要区域，其结构在物种间保存良好。中央核的层状结构，可能与音频定位排列有关，将中央核分为外侧部、中央部和内侧部。从对侧蜗神经核到下丘中央核的投射可以是直接的和单耳的；通过 SOC 从蜗神经核到下丘中央核的投射，是间接的和双耳的；通过蜗神经核、SOC 和外侧丘系或是多突触。

下丘皮质是一种典型层状结构，组织学上分四层。该区域在下丘的背部和尾部形成一个帽状结构。下丘皮质的神经支配主要来自前脑，包括初级和次级听觉皮质，这些投射表现了音质区域的排列。很少有纤维从下部脑干进入下丘皮质，而且通常仅从耳蜗核进入。周围非听觉中脑结构为下丘的皮质提供额外的神经支配。下丘中央旁核也接受非听觉神经支配，主要来自体感系统。

下丘同样与邻近的上丘相互作用，这与眼球扫视运动有关[47]。来自下丘亚核中的上行纤维都在内侧膝状体内形成突触，纤维分布于多个听觉和非听觉皮质结构。这些区域很可能是整合听觉、体感和特殊感官系统的最初途径。这些神经支配模式支持了下丘的多元一体作用功能。

六、内侧膝状体

丘脑内侧膝状体是所有上行听觉神经支配到端脑的入口。与其他听觉中枢类似，内侧膝状体可以分为腹核、内侧核和背核等几个亚核[48]。每一个亚核都接受来自下丘和听觉皮质的下行纤维。

内侧膝状体的腹核又可分为三个不同的区域：①外侧部；②卵圆部；③边缘区域。外侧部是主要区域，由于大的绒毛细胞和内在中间神经元排列具有方向性而具有层状外观，这些层次反映了一个潜在的音质分布组织。这些浓密的细胞投射到听觉皮质的第三层和第四层，重建了频率响应分布图。类似的神经细胞群也存在于卵圆部和边缘区，但层状外观不太明显。

内侧膝状体的背核是由 10 个亚核组成的一个异质性区域。最基本的描述包含背侧核、背侧深核以及膝状体上核和后界核。背侧区的输入包括下丘和其他丘脑核，这些听觉和非听觉连接可能参与了声学刺激。

内侧膝状体的内侧部包含膝状体中最大的神经元，来自这些神经元的轴突投射到所有听觉皮质区和许多非听觉中心。内侧区的神经支配有一定听觉起源，但来自前庭核团和脊髓的神经支配是非听觉的，这些不同的相互连接可能在唤醒听觉刺激中起作用。

七、听觉皮质

人类主要的听觉皮质位于颞叶上回的外侧裂深处。听觉皮质主要由多个定义明确的、有音调组织的区域组成[49]。这些包括 AI（初级），AII（次级），前听觉区域（AAF 或 A），腹侧听觉区域（V），后腹侧听觉区域（VP）和后听觉区域（P）。主要听觉皮质 AI 通常称为 Brodmann 区域 41，次级皮质 AII 通常称为 Brodmann 区域 42。这些区域位于 Heschl 横回，与颞上回后侧连续（图 2-7）。这些区域的结构组织与大部分皮质相似，分为 I～VI 层，每个区域都包含神经元优势种群以及独特的神经分布和投射模式。

许多皮质关联区域包围初级听觉皮质。颞上回后部和更深的颞平面称为 Wernicke 区域（左侧）或 22 区。通常，该区域被认为是接受性语言的神经基质，并且在大多数人中左侧占优势地位。的左侧颞叶扩大被认为是一种独特的人类疾病，但最近的证据表明，这种人类特征的结构基础也存在于类人猿中[50, 51]。

在 22 区的后面，顶下叶，是角回和缘上回（39 区和 40 区）。这些皮质区域整合了听觉、体感和视觉信息。更高层次的语言整合，如阅读和写作，也可能发生在这些区域。此外，功能成像研究表明角回可能在耳鸣感知中起作用[52]。

弓状束将这些关联区域与位于前侧的三角部连接起来，三角部是额叶岛盖的一部分。额下回的区域也被称为 Broca 区域，或者 44 区和 45 区。类似于 Wernicke 区域，该区域显然是左半球支配占主导，对于表达语言和感知音乐很重要[53]。

利用磁共振成像、正电子发射断层扫描和脑磁图功能进行功能性成像的进展已经扩展了对复杂听觉信息的皮质处理的理解，如音乐。其他的区域，如前额叶皮质、小脑和边缘系统，可能在音乐理解和制作中很重要，这包括了不同音乐特质的加工，比如不一致性[54, 55]。有趣的是，最近的研究表明，小脑也与耳鸣的产生有关[56]。对于音乐元素的感知如旋律和音色，似乎

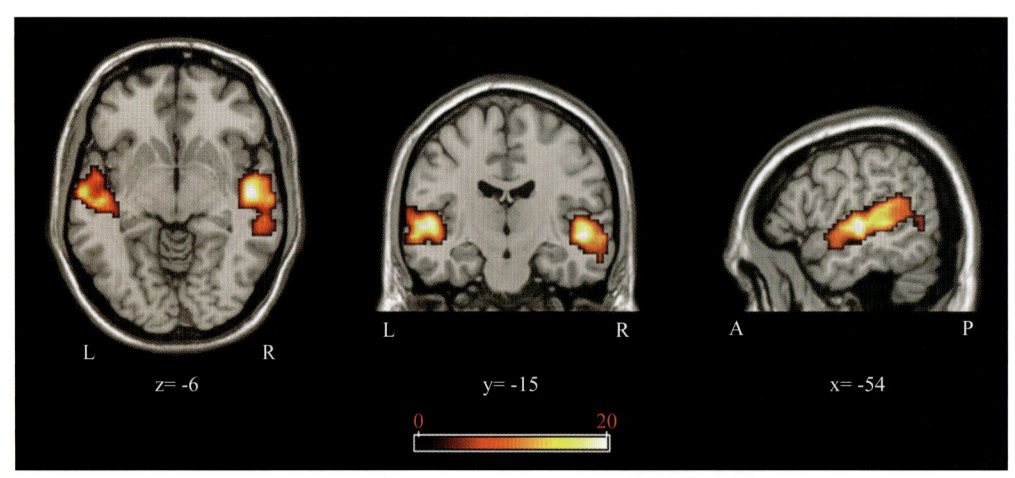

▲ 图 2-7　音乐家正在听音乐时的大脑功能性磁共振成像
两侧大脑半球初级及次级听觉皮质都表现为强烈的被激活。颜色越亮表明皮质激活越强烈（由 C.Limb.MD 提供）
A. 前部；L. 左侧；P. 后部；R. 右侧

也存在着分离的大脑皮质通路，这些音乐元素类似于语音，对语音内容的解释与对说话者声音的识别[57]。

在听觉皮质和下行听觉神经核之间存在相互投射。虽然在人类中没有被明确识别，但已经报道的三种主要下行通路分别是丘脑、中脑和脑干。初级听觉皮质投射到其他皮质区域和内侧膝状体[58]。从皮质到 SOC 和下丘的投射似乎接触到反馈较高中枢的神经元[59]。在哺乳动物模型中也有皮质直接投射到蜗神经核的报道[60]，并且皮质可以调节上行听觉通路。

致谢

我们感谢 Charles Limb 博士提供的数据，以及对听觉皮质部分的回顾。

推荐阅读

Cant NB, Benson CG: Parallel auditory pathways: projection patterns of the different neuronal populations in the dorsal and ventral cochlear nuclei. *Brain Res Bull* 60: 457, 2003.

Harel N, Mori N, Sawada S, et al: Three distinct auditory areas of cortex (AI, AII, and AAF) defined by optical imaging of intrinsic signals. *Neuroimage* 11: 302, 2000.

Kulesza RJ, Jr: Cytoarchitecture of the human superior olivary complex: medial and lateral superior olive. *Hear Res* 225: 80, 2007.

Lim DJ: Effects of noise and ototoxic drugs at the cellular level in cochlea: a review. *Am J Otol* 7: 73, 1986.

Moore JK: The human auditory brain stem: a comparative view. *Hear Res* 29: 1, 1987.

Schuknecht HF: *Pathology of the ear*, ed 2, Malvern, PA, 1993, Lea & Febiger.

Warr WB: Efferent components of the auditory system. *Ann Otol Rhinol Laryngol Suppl* 89: 114, 1980.

Winer JA: The human medial geniculate body. *Hear Res* 15: 225, 1984.

第3章 听觉系统生理学
Physiology of the Auditory System

Wade W. Chien　Daniel J. Lee　著
艾　毓　刘闻闻　译

要点

1. 外耳将声音信号传入耳内，并在声源定位中起重要作用。
2. 中耳的阻抗匹配作用。
3. 内耳有两个可移动窗口，即前庭窗和圆窗。与内耳异常有关的第三窗（如前半规管裂或大前庭导水管综合征）可能导致前庭症状以及传导性聋，为内耳阻抗变化导致。
4. 声能进入耳蜗后，通过行波在基底膜进行传播。
5. 基底膜作为一种频率滤波器，可反映特定频率声信号的信息。
6. 改变中耳或内耳阻抗可改变到达耳蜗声能的大小。
7. 基底膜移位导致毛细胞上的纤毛偏转，从而导致毛细胞的去极化或超极化。
8. 毛细胞将机械能（声能量）转换为电化学信号并以动作电位的形式沿听神经传播。
9. Ⅰ型听觉传入神经支配内毛细胞，并将声音信息传导到蜗神经核。
10. 外毛细胞去极化收缩、超极化伸长，因此改变基底膜的力学性能。
11. 螺旋神经节细胞是听觉系统的一级神经元，其为一种双极神经元，向中枢和外周都能发出信号。
12. 听觉神经传导的信息，包括哪些神经纤维对声信号做出反应、每根纤维的传导速率及时阈模式。
13. 蜗神经核是耳内所有向上传导听觉信息的第一中继站，它通过听神经接收来自螺旋神经节细胞的信号输入。
14. 在听觉通路的中枢部位仍保留声音频率特异性。
15. 听觉脑干通过双耳间时间差和振幅差以声源定位。
16. 双耳听力通过三种机制提高背景噪声中声源的信噪比：投影效应，双耳静噪和求和。
17. 初级听皮质位于赫氏（Heschl）脑回上，且具有频率特异性。该区域处理复杂的听觉信号以实现语言理解。
18. 听觉联系皮质位于初级听觉皮质的外侧，属于语言接受区的一部分，被称为Wernicke区。
19. 下行传导通路（听觉传出）调节中耳和内耳对某些声音的反应（如声反射和内侧橄榄耳蜗反射）。

第3章 听觉系统生理学

通过对正常听觉生理学的理解，耳鼻喉科医师可以将听觉系统的病理紊乱同结构改变联系到一起。在听觉系统中，良好的听敏度需要主动机制和被动机制的协同工作。本章总结了外周听觉通路和听觉中枢对声音和语言感知及加工的精细机制。

一、声音及其测量

声音是由传播介质中分子的振动产生。该振动若通过弹性介质传导（如空气或流体），即为声音传播。例如，当音叉——一个声源受到撞击时，它可导致周围空气中分子的振动。这些分子的振动可导致附近其他空气分子的振动，从而使声音传播。在干燥的室温中，声音的传播速度约为340m/s；而在水中，声音的传播速度大约在1500m/s。

声学研究中最重要的概念之一是简谐运动（图3-1），其为周期运动，同正弦函数类似，以相等的幅度在零点周围波动。简谐运动的频率（f）是每秒的周期数，单位为赫兹（Hz）。周期是其频率的倒数（1/f），代表一个周期的持续时间。振幅即指零点在一个方向上的最大位移量。由简谐运动产生的声音称为纯音。然而，在日常环境中，大多数声源产生的声音并不遵循简谐运动的方式，该振动较为复杂。若复杂振动具有重复的周期性模式，就产生音调。若其没有重复的周期性模式，就产生噪声。

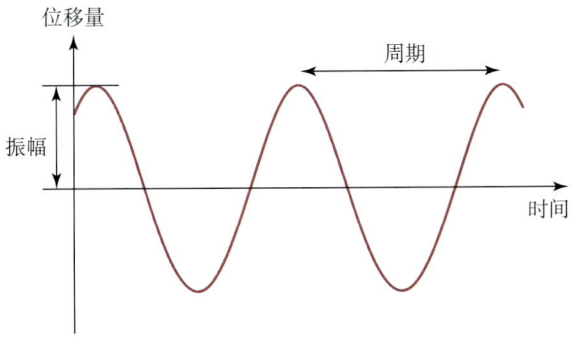

▲ 图3-1 简谐运动是一种周期运动，它以相等的幅度在零点周围波动

振幅是在一个方向上从零点开始的最大位移量；简谐运动的频率（f）是每秒钟的周期数，单位为Hz；周期是其频率（1/f）的倒数代表单个周期的持续时间

声音的量化方法之一是强度，对其直接测量较为麻烦。然而，声压同强度的平方根有关，相对容易测量，是最常用的量化声音的方法。声压以帕斯卡为单位（$Pa=N/m^2$），代表声音通过媒质时，振动颗粒在单位面积上施加的力。

由于人耳所接受的声音强度动态范围极其宽广（约10^{12}倍），表示声强的便捷方法是两个声强的对数比。分子为需要测量的声音强度，分母为参考声音强度，取10的对数以后乘10。该测量方法以分贝（dB）为单位，其公式为：

$$dB=10\log_{10}J/Jr$$

其中：J为要测量的声音强度，Jr为参考声音的强度。由于压力同强度的平方根成正比，因此，测量声压的公式如下：

$$dB=10\log_{10}P^2/Pr^2=10\log_{10}(P/Pr)^2=20\log_{10}P/Pr$$

其中：P为要测量的声压，Pr为参考声压。例如，若被测量声音的声压是参考声压的10倍，则该声音比参考声音高20dB；若被测量声音的声压为参考声压的100倍，则该声音比参考声音高40dB。最常用的参考声压为20μPa，称为声压级（SPL）。另一个参考声压则为听力级，为正常人特定频率的阈值声压，不同频率的阈值声压不同。

二、阻抗

广义上阻抗即为运动时受到的阻力。在声学研究中，阻抗则定义为声压与其所产生的体积速度的比值。想象一下：若一个声刺激传导到鼓膜，声刺激的声压越大，鼓膜的运动越大，速度越快。声压与鼓膜体积速度之间的精确关系受声阻抗的影响。声阻抗有三个组成部分：劲度、摩擦（阻尼）和质量。若鼓膜劲度大于正常值，则由其产生的体积速度将降低；同样，若膜的质量增加，则声刺激产生的体积速度将减小。此外，由于系统的阻尼效应，会有少量声能损失。在一个简单的声学谐振器中，劲度与频率成反比，并且在低频时占主导，而质量的阻抗同频率成正比，并在高频时占主导地位。当劲度声阻抗和质量声阻抗相互抵消时，总声阻抗为零，系统共振。

三、外耳

外耳由耳廓和外耳道组成。外耳的作用是从外部环境收集声音。耳廓和外耳道的特殊形状决定其特定的共振频率：耳甲腔的共振频率约为5300Hz，外耳道的共振频率约为3000Hz。外耳在声音定位中起着重要的作用，主要通过两个机制来实现：耳间时间差和耳间振幅差。因左耳和右耳位于头部的两侧，故声刺激到达每个耳朵的时间是由从声源到特定耳朵的距离来决定的：距离越远，声刺激到达的时间越长。故可以通过声刺激到达两耳的时间差，或者是两耳间的振幅差来进行声源定位[1,2]。而振幅差可通过头影效应进一步增加，来自一侧的声音随着传播到对侧耳被头部衰减。双耳听觉中的头影效应有助于改善不良听力环境中的信噪比。另外，有研究表明，双耳时间差在对低频声音进行定位时更为重要，而双耳振幅差在高频声音定位更为重要[3]。

四、中耳力学

中耳由鼓膜（TM）、锤骨、砧骨、镫骨、镫骨肌和鼓膜张肌组成。鼓膜是圆锥形状，其内侧表面与锤骨柄相连。当声刺激传入外耳道时，首先引起鼓膜振动。通过锤骨的运动而导致整个听骨链振动，并使得声音通过镫骨底板传输到内耳。该传递途径称为听骨耦合[4]。听骨链有两个活动的滑膜关节，即锤砧关节和砧镫关节[5]。听骨链沿着轴的方向通过锤骨头和砧骨体沿前后方向振动（图3-2）。镫骨为人体内最小的骨，通过前庭窗将中耳的振动传递到内耳。

内耳中充满液体，如果声刺激直接由气体传导入内耳淋巴液，因为液体的阻抗远大于空气的阻抗，那么大部分的声能将被反射。在听骨系统缺失的情况下，声音传递途径称为声耦合[4]。已有研究证实听骨耦合和声耦合的差异约为60dB，即为听骨链中断患者的最大听力损失[6]。中耳的阻抗匹配在外耳与内耳声音有效传递过程中起着重要作用。中耳阻抗匹配作用的最重要机制源于鼓膜与镫骨底板之间的面积比（图3-2）。人类的鼓膜面积约为镫骨底板的20倍（分

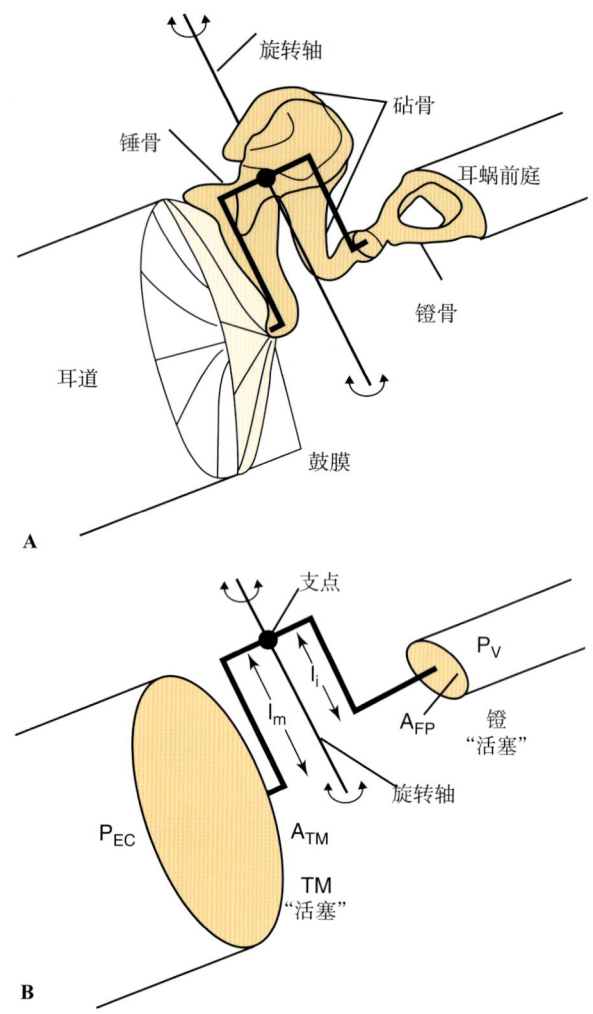

▲ 图3-2 中耳系统的示意图

A. 听骨链沿其旋转轴的运动；B. 鼓膜面积（A_{TM}）除以镫骨底板（A_{FP}）表示面积比（A_{TM}/A_{FP}）。锤骨柄的长度（l_m）除以砧骨长脚（l_i）的长度即杠杆比（l_m/l_i）；P_{EC}. 外耳道声压；P_V. 前庭的声压（引自 Merchant SN, Rosowski JJ. *Auditory physiology*. In Glasscock ME, Gulya AJ, eds: *Glasscock-Shambaugh surgery of the ear*, ed 5. Ontario, Canada: Decker; 2003:64.）

别为69mm² 和3.4mm²）[7]。若施加到鼓膜上的压力均被传导到镫骨底板上，则镫骨底板上每个单位面积上的压力比在鼓膜上大20倍（26dB）。中耳阻抗匹配的第二种机制为听骨链的杠杆作用，即锤骨柄和砧骨长度差异。因为锤骨柄比砧骨长脚稍长，施加到杠杆长臂（锤骨柄）的轻微力会在杠杆的短臂（砧骨长过程）上产生更大的力。人体中，杠杆比约为1.31∶1（2.3dB）[8]。理论上，面积比和杠杆比的组合效应可使中耳输出增益达

第3章 听觉系统生理学

28dB；实际上，中耳增益仅为 20dB 左右[9]。这主要是由于鼓膜的移动与刚性隔膜移动不同。事实上，在较高的频率下，鼓膜的振动方式更为复杂，其多个区域振动不同[10]。因此，鼓膜的有效面积小于其总面积。然而，20dB 中耳声压增益有助于声音从中耳空气高效地传入内耳淋巴液中。

五、内耳生理学

内耳被封闭在耳蜗的骨腔中，有两个活动窗口，其一为前庭窗，另一为圆窗。内耳起着听觉和平衡的重要作用。其中，处理听觉的部分是耳蜗，维持平衡的部分统称为前庭器官，包括：半规管、椭圆囊和球囊。耳蜗的形状像蜗牛，是螺旋结构，有两圈半（图 3-3A）。螺旋的中心部分称为蜗轴。耳蜗的最靠近前庭窗的部分称为蜗底，而其最远离前庭窗的部分则为蜗顶。耳蜗内充满淋巴液，分为鼓阶、蜗管和前庭阶 3 部分（图 3-3B）。鼓阶和蜗管由基底膜分隔，而蜗管和前庭阶由 Ressner 膜分隔。鼓阶和前庭阶的外淋巴在蜗顶相沟通形成蜗孔。

Corti 器位于基底膜上，Corti 器和基底膜一起组成耳蜗分隔。其上有拱形结构，称为 Corti 隧道，由内侧柱细胞和外侧柱细胞组成。内毛细胞呈烧瓶状，位于内侧柱细胞侧面；而外毛细胞呈圆柱状，位于外侧柱细胞侧面。在人类耳蜗中，大约 3000 个内毛细胞从基底部到顶端呈一排排列，12 000 个外毛细胞呈三排或四排排列。毛细胞的名称源于其顶端表面的束状突起——静纤毛，其在信号转导中起重要作用。

前庭阶和鼓阶充满外淋巴液，其组成类似于细胞外液（高钠低钾；图 3-4A）。蜗管内充满了内淋巴液，它与细胞内液（低钠高钾）的组成类似[11]。蜗管内淋巴液的电解质组成构建了一个较大的电化学梯度，称为内耳蜗电位，相对于外淋巴液为 60~100mV（图 3-5）[12]。该电化学梯度通过蜗管外侧壁的血管纹维持。血管纹含有多种离子通道，用以维持内淋巴的电解质组成成分和正电位[13]。

当声能经由外耳道传入中耳，引起镫骨底板的振动。镫骨底板的振动导致内耳淋巴液中的纵波，在前庭阶传导至蜗孔，再经过鼓阶传至圆窗，因此镫骨的向内运动导致圆窗膜的向外运动。然而，当这种纵波穿过前庭阶时，前庭阶的压力高于鼓阶上的压力。这就建立了一个压力梯度，使耳蜗分隔振动。Georg von Békésy[12] 首先描述了尸体耳蜗中耳蜗分隔的振动，证明了当耳蜗分

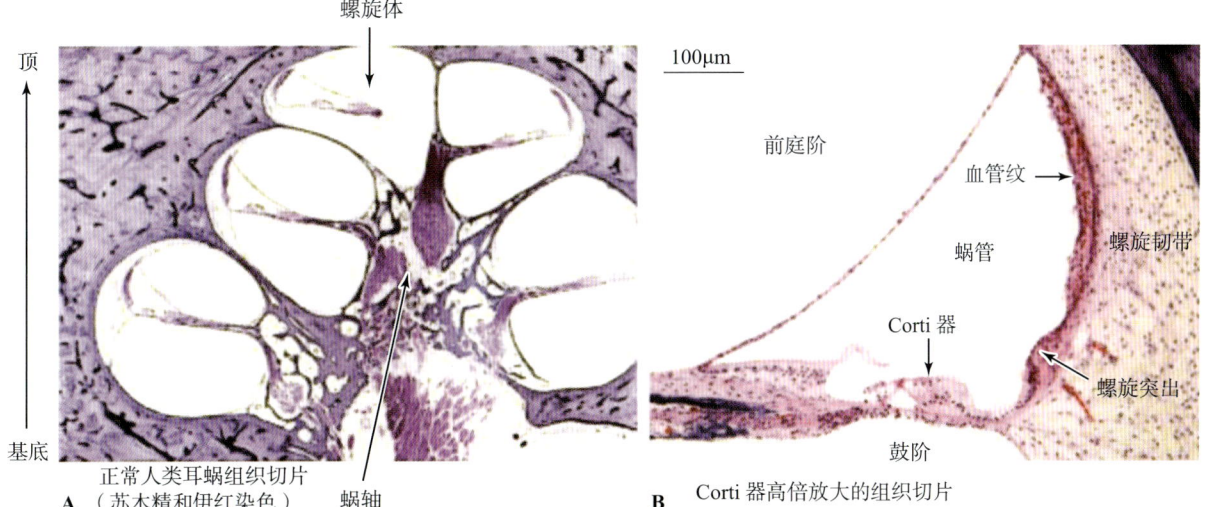

▲ 图 3-3 A. 耳蜗的形状像一只蜗牛，并具有两圈半的螺旋形状。螺旋的中心部分称为蜗轴。耳蜗的最靠近前庭窗的部分称为基底，离前庭窗最远的部分是蜗顶。B. 耳蜗内充满淋巴液，分为鼓阶、蜗管和前庭阶 3 部分。鼓阶和蜗管由基底膜分隔，而蜗管和前庭阶由 Ressner 膜分隔。鼓阶和前庭阶的外淋巴在蜗孔相沟通。蜗管内有 Corti 器，位于基底膜。Corti 器和基底膜被称为耳蜗隔膜。血管纹在维持耳蜗的电化学环境中起着重要的作用
引自 www.temporalboneconsortium.org.

第一篇 基础科学

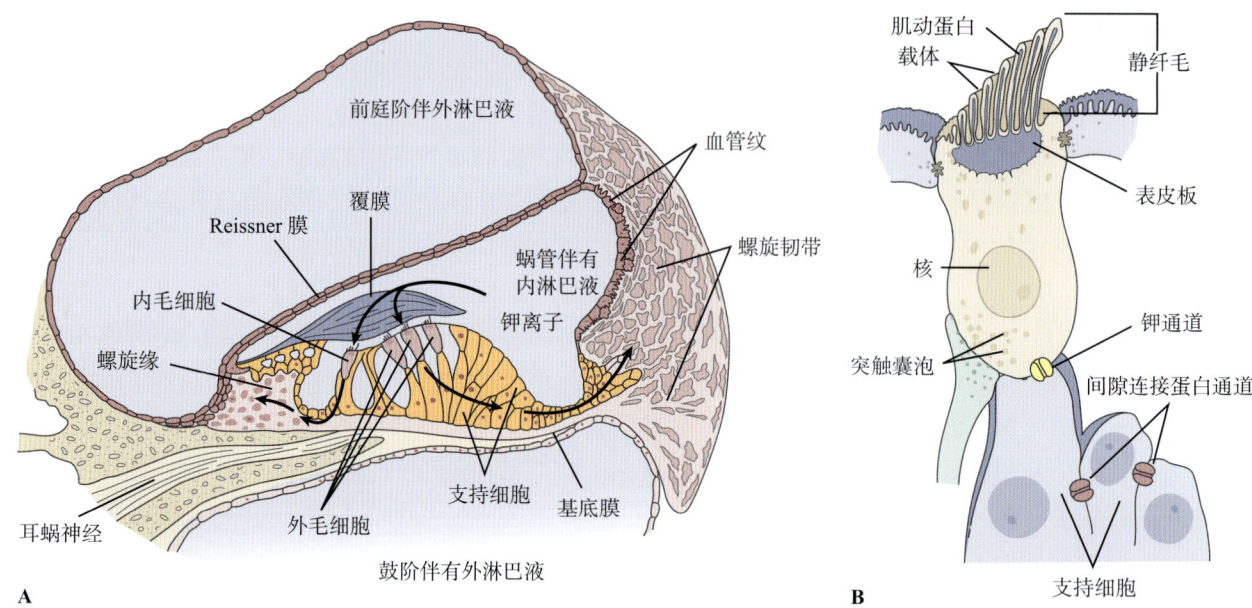

▲ 图 3-4 听觉信号的机电转换取决于 Corti 器中钾离子的再循环

A. 人耳蜗的横截面解剖示意图。耳蜗管内充满了内淋巴液，前庭阶和鼓阶内充满了外淋巴液。位于基底膜和盖膜之间的 Corti 器，其内含有内毛细胞和外毛细胞，浸泡于蜗管的内淋巴液中。同毛细胞相比，耳蜗管的内淋巴液中钾浓度相对较高，由此产生阳离子梯度，该梯度通过上皮支持细胞、螺旋韧带和血管纹维持。B. 毛细胞顶端表面含有静纤毛，通过尖端连接。基底膜机械振动使静纤毛偏转，导致尖端连接的位移，从而开放钾离子门控通道，最终导致毛细胞去极化。在上述过程中，钾离子梯度是必要条件。同时，去极化导致钙离子内流，从而使神经递质释放，进入突触末端，产生动作电位并沿听觉神经传播。毛细胞（钾通道，黄）和上皮支持细胞（间隙连接蛋白通道，红）之间的缝隙允许钾离子回流到血管纹，被泵回内淋巴。[引自 Willems PJ. Genetic causes of hearing loss. *N Engl J Med* 2000;342(15):1101-1109.]

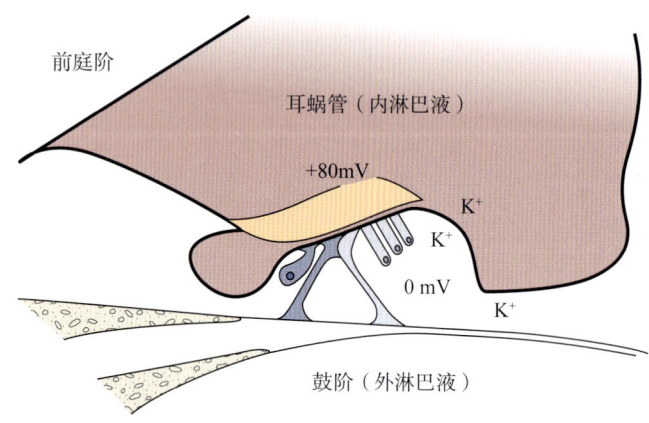

◀ 图 3-5 耳蜗的电化学环境

前庭阶和鼓阶内充盈外淋巴液，其间钾浓度较低。耳蜗管内充满了高钾的内淋巴液。内、外淋巴液不同成分的电解质组成较大的电化学梯度，称为内耳蜗电位，其相对于外淋巴液的梯度差约为 80mV。这种大的电化学梯度的维持是通过血管纹来实现的（引自 Geisler CD. *From sound to synapse: physiology of the mamm-alian ear*. New York: Oxford University Press; 1998:85.）

隔由于镫骨底板振动所致的压缩波发生偏转时，在基底膜上产生行波，后者从蜗底向蜗顶传播（图 3-6）。此外，von Békésy 发现不同部位基底膜的劲度不同，蜗底附近劲度较高，蜗顶附近的劲度较低[12]。基底膜的该特性使其对不同频率做出不同的反应，使得特定频率声波产生的行波的振幅在基底膜的特定位置达到峰值（共振），较高频率的共振点在蜗底附近，反之，较低频率的共振点在蜗顶附近。这使得基底膜可以作为一系列的过滤器，在特定的位置沿其长度响应特定的声音频率。换而言之，基底膜沿其长度被调节到不同的频率。von Békésy 在人工耳蜗力学方面的开创性工作使其赢得了 1961 年度诺贝尔生理学或医学奖。

尽管通常认为耳蜗具有两个移动窗（前庭窗和圆窗），但有研究已经提出了存在第三窗的可能

第3章 听觉系统生理学

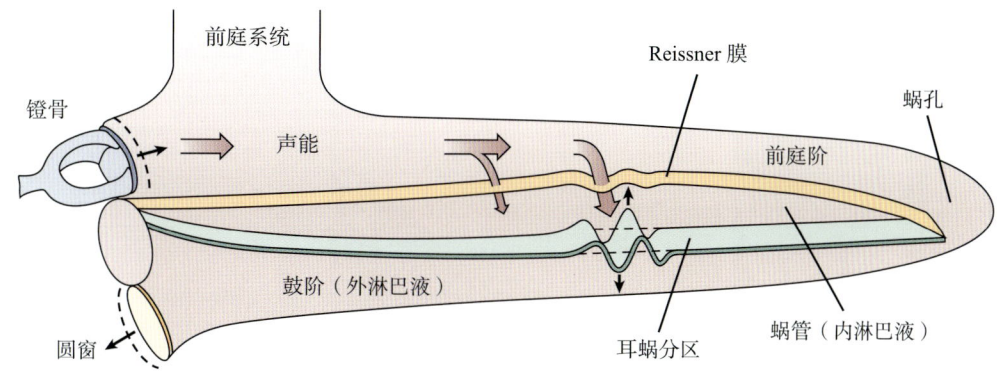

▲ 图 3-6 耳蜗中声音传播的示意图

当声能通过外耳和中耳后，引起镫骨底板的振动。该振动导致内耳淋巴液的振动。由于前庭阶的压力高于鼓阶的压力，这就建立了一个压力梯度，使耳蜗分隔振动。因为基底膜不同部位的劲度和质量不同，能够充当一系列滤波器，响应其不同部位的不同的固有声音频率（引自 Geisler CD. *From sound to synapse: physiology of the mammalian ear*. New York: Oxford University Press; 1998:51.）

性[14]。通常，听力测试中显示的气骨导差与某些中耳病变相关。最近，有研究选择了一组听力测试中有气骨导差的患者，然而手术探查显示无中耳病变[15-17]。已证实这组患者中的气骨导差可以通过病理性"第三窗"来解释[18]。关于该现象的研究，最典型的例子为前半规管裂综合征（SCD，图 3-7）。SCD 患者常抱怨自听过强、听觉过敏、声音和（或）压力引起的眩晕和听力损失[19-22]。这可能由于前半规管裂作为内耳的第三个移动窗，声能量通过第三窗从耳蜗分流出去，使得空气传导中声音的敏感性降低，形成听力测试中所见的气骨导差[20, 23-25]。理论上，第三窗减少了从前庭窗输入耳蜗的阻抗，因此增加了耳蜗分隔的压力梯度，并引起患者对骨传导声音的超敏反应[23]。在某些情况下，SCD 的修复可导致术前气骨导差消失（图 3-7）。第三窗假说也被用来解释其他疾病（如前庭水管扩大和其他内耳畸形）的气骨导差[26-28]。

当耳蜗分隔响应由镫骨引发的压缩波而偏转时，会在毛细胞的静纤毛和盖膜之间产生剪切力。毛细胞的静纤毛按高度排列整齐（图 3-4B），每排静纤毛间通过名为尖端连接的弹性细丝相连接，剪切力导致静纤毛的偏转[29]。目前认为当静纤毛偏向最高侧时，会引起尖端连接的伸展。然后，尖端连接的伸展导致静纤毛上的对张力敏感阳离子通道的开放（图 3-8）。因为在毛细胞顶端表面有较大的电化学梯度，一侧具有较大的耳蜗内电位，另一侧具有较大的负的胞内电位，静纤毛上对张力敏感的阳离子通道的开放导致大量的阳离子内流，从而导致毛细胞去极化。当静纤毛偏离最高侧时，尖端连接松弛，从而降低离子通道开放的概率，导致毛细胞的超极化[30-32]。重要的是，纤毛偏移程度与毛细胞去极化/超极化之间的关系，既不是对称的，也不是线性的。事实上，和超极化方向的偏移相比，去极化方向上的纤毛偏移将产生更大的响应（图 3-9）[30]。毛细胞静纤毛的偏移和由此产生的毛细胞去极化或超极化是毛细胞将机械信号（内耳流体波）转换成电化学信号过程中的重要步骤。最近研究表明，跨膜通道蛋白 1 和 2（TMC1 和 TMC2）在该机电转导过程中起着不可分割的作用[33]。

由于钾是内淋巴液中的主要阳离子，钾电流在触发毛细胞的信号转导过程中起着重要的作用。一旦内毛细胞去极化，电压门控钙通道就打开[34]。这些电压门控钙通道聚集在内毛细胞的基底部表面的"重要区域"中，该区域位于与初级传入听觉神经纤维的突触接触处[35]。由这些电压门控介导的钙通道电流对于触发跨突触的神经递质释放非常重要，从而激活了听觉神经纤维。参与这一过程的神经递质尚未明确，但被认为是与谷氨酸密切相关的分子[36]。

与内毛细胞不同，外毛细胞可以产生电致运动，去极化收缩，超极化时伸长[37]。外毛细胞电致运动依赖于一种电压依赖性膜蛋白，称为

027

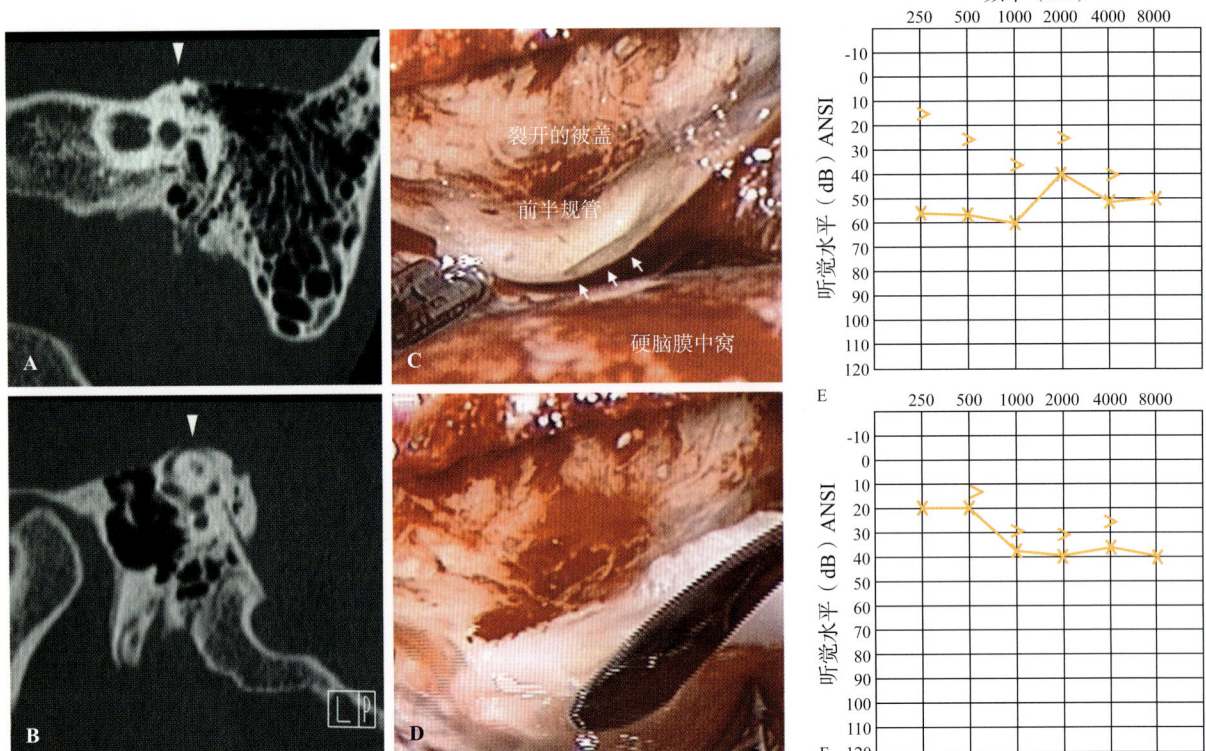

▲ 图 3-7 前半规管裂引起的内耳阻抗变化与纯音听阈中的气骨导差有关

图为 28 岁女性的临床资料，其有听力损失，以及强声刺激和压力改变可引起的眼震和头晕。影像学诊断为左侧前半规管裂（SCD）综合征（A 和 B）。颞骨 CT 见前半规管有 4mm 骨质缺损（A，B 箭头）。图 C 和 D 示术中所见，前半规管骨质缺损及暴露的膜迷路，同颞骨 CT 结果一致。图 D 骨蜡修补左上半规管骨质缺损。颞肌筋膜和骨片也可用于骨质缺损的修补。术前听力图（E）和术后听力图（F）示与 SCD 相关的气骨导差在术后消失。ANSI. 美国国家标准研究所 [引自 Watters KF, Rosowski JJ, Sauter T, Lee DJ. Superiorsemicircular canal dehiscence presenting as postpartum vertigo. *Otol Neurotol* 2006;27(6):756-768.]

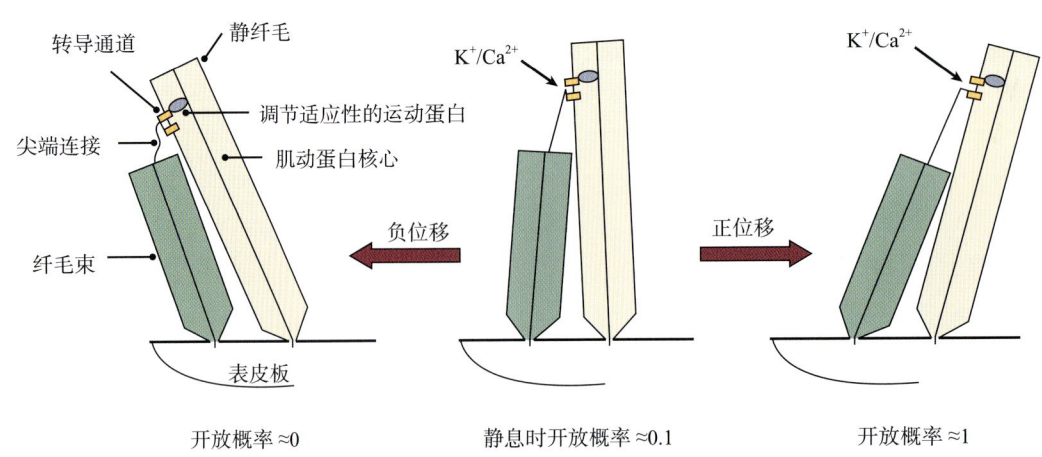

▲ 图 3-8 尖端连接在毛细胞信号转导中的作用

目前认为静纤毛偏向最高侧，从而引起尖端连接伸展。然后，尖端连接的伸展使位于静纤毛上的对张力敏感的阳离子通道开放，从而导致阳离子大量内流，引起毛细胞去极化。当静纤毛偏离最高侧时，引起尖端连接的松弛，使阳离子通道打开的可能性降低，导致毛细胞的超极化 [引自 Gillespie PG. Molecular machinery of auditory and vestibular transduction. *Curr Opin Neurobiol* 1995;5(4):449-455.]

第3章 听觉系统生理学

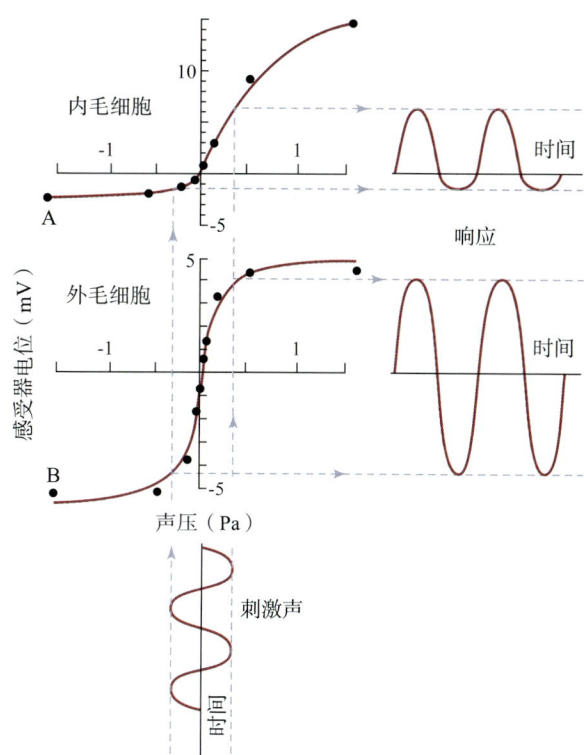

▲ 图 3-9　84dB 声压级（SPL）的声音刺激，在内毛细胞（IHC，A）和外毛细胞（OHC，B）中产生感受器电位

根据每个毛细胞的输入-输出曲线（A，B，左），产生不同的感受器电位。需要注意的是，这两种毛细胞的输入-输出曲线均为非线性（引自 Russell IJ, Cody AR, Richardson GP. The responses of inner and outer hair cells in the basal turn of the guinea-pig cochlea and in the mouse cochlea grown in vitro. *Hear Res* 1986;22:199-216.）

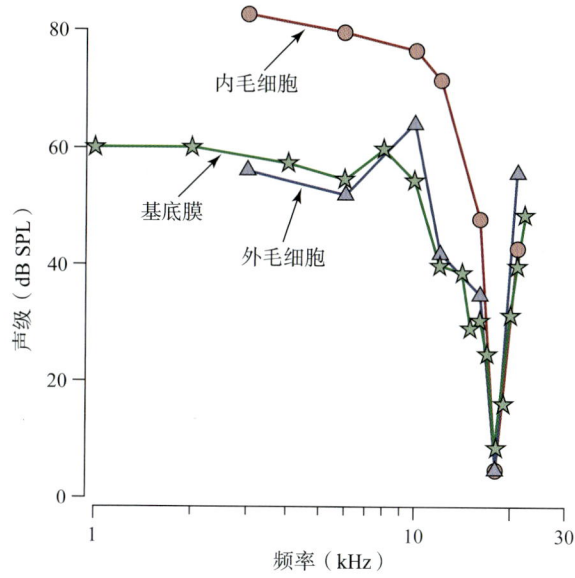

▲ 图 3-10　豚鼠耳蜗底部某处的基底膜（BM）、内毛细胞（IHC）和外毛细胞（OHC）的调谐曲线

调谐曲线绘制了在耳蜗分隔的特定位置产生固定响应水平所需的声压级（SPL）。当声刺激为该处的固有频率时，所需声压级最低。在相同位置上的基底膜和内毛细胞和外毛细胞的调谐曲线非常相似（类似固有频率）（引自 Russell IJ, Kossl M, Murugasu E. A comparison between tone-evoked voltage responses of hair cells and basilar membrane displacements recorded in the basal turn of the guinea pig cochlea. In Manley GA, et al, eds: *Advances in hearing research*. Singapore: World Scientific; 1995:136-144.）

prestin 蛋白[38]。外毛细胞的电致运动可通过机械反馈方式增加基底膜运动的能量。换句话说，外毛细胞充当耳蜗"放大器"作用，通过镫骨底部振动传入内耳的信号[39]。prestin 蛋白在听力中的重要性还得到了进一步的证实，即在 prestin 被敲除或改变的动物中，听敏度和频率选择性均受损[40, 41]。

因为基底膜的不同区域的特征频率不同，而且因毛细胞位于基底膜上，所以来自不同区域的毛细胞被调制到不同的特征频率，这一假设是合乎逻辑的。事实上，有关豚鼠的外毛细胞和内毛细胞的频率调谐曲线已被记录，而且基底膜不同区域的毛细胞被调制到特定频率，该频率对应于基底膜的固有频率（图 3-10）[42]。毛细胞最敏感的频率则为特征频率。在处理听觉信息的过程中，基底膜及毛细胞的频率特异性是必不可少的，而且，整个听觉通路均具有频率特异性。

六、听神经

一旦耳蜗分隔的机械振动被毛细胞转换为电化学信号，这些信号携带的信息由听觉神经传入纤维传入大脑进行处理。这些传入听觉神经元是双极神经元，其周围突与毛细胞形成突触连接，中枢突传入听觉脑干。其细胞体亦称为螺旋神经节细胞，位于 Rosenthal 小管内。人类有大约 30 000 个螺旋神经节细胞[43]，分为两型：Ⅰ型螺旋神经节细胞有髓鞘，约占螺旋神经节细胞的 90%。每个Ⅰ型细胞均发出周围突同单个内毛细胞形成的单突触连接[44, 45]。相比之下，Ⅱ型螺旋神经节细胞无髓鞘，约占所有螺旋神经节细胞的 10%。每个Ⅱ型细胞发出周围突同多个外毛细胞形成突触连接。因此，每个内毛细胞与多个Ⅰ型螺旋神经节细胞形成突触连接，而每个Ⅱ型螺旋神经节细胞与多个外毛细胞形成突触连接。

通过对豚鼠和猫进行的电生理记录，已证实Ⅰ型螺旋神经节细胞可以自发放电[46, 47]。这些Ⅰ型螺旋神经节细胞的自发放电是由内毛细胞释放神经递质所介导，并且，若外淋巴液中钙离子水平降低（这对于神经递质释放至关重要），则自发放电停止[48]。当检查不同Ⅰ型螺旋神经节细胞的自发放电率时，发现不同Ⅰ型细胞的自发放电率差异较明显（图3-11）。实际上，通过自发放电率可将Ⅰ型螺旋神经节细胞分为三类：高自发放电神经元（＞18峰/s），中等自发放电神经元（0.5～18峰/s）和低自发放电神经元（＜0.5峰/s）[49]。Ⅰ型螺旋神经节细胞的自发放电速率的差异可能与轴突末端的直径相关：高自发放电神经元直径较大，低自发放电神经元直径较小[50]。当声压达到一定水平时，传入神经元开始以高于自发放电速率的速率放电；这个声压级水平被称为阈值。通常，传入神经元的放电速率与声压之间的关系较为恒定，随着声压增加，神经元放电速率随之增加[51]。然而，这种关系是非线性关系，因为当声压增加超过一定程度，传入神经元的放电速率开始饱和。阈值声压和饱和时的声压间距则称为传入神经元的动态范围。已有研究表明，不同自发放电率的传入神经元的阈值，饱和声压水平和动态范围不同，并且高自发放电神经元的阈值和饱和声压水平均低于自发神经元（图3-12）。低自发放电神经元也具有更大的动态范围[52, 53]。总之，由于高自发放电神经元的阈值较低，所以其对于强度较低声音的感知起重要作用；同时，由于低自发放电神经元的动态范围较宽，故其在高声强声音感知过程中信号幅度非常重要。

同基底膜和毛细胞相类似，传入听觉神经元也具有频率特异性。事实上，基底膜、毛细胞和传入神经元的调谐曲线具有许多相似的属性。在耳蜗分隔的固定位置，基底膜、毛细胞和传入神经元都具有相同的特征频率。因此，当声音刺激进入耳蜗时，其频率特征通过基底膜作为一系列

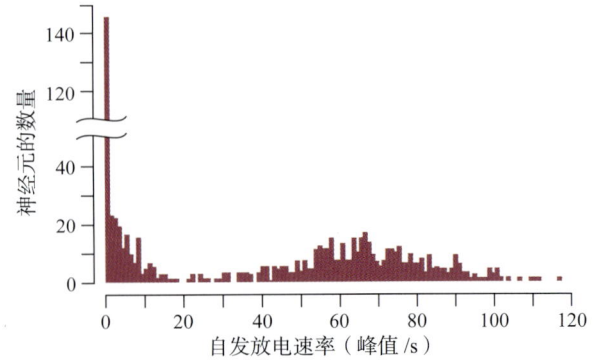

▲ 图 3-11 猫的Ⅰ型传入神经元的自发放电频率分布直方图记录

自发放电率可将Ⅰ型螺旋神经节细胞分为三类：高自发放电神经元（＞18峰值/s），中等自发放电神经元（0.5～18峰值/s）和低自发放电神经元（＜0.5峰值/s）[引自 Liberman MC. Auditory-nerve response from cats raised in a low-noise chamber. *J Acoust Soc Am* 1978;63(2):442-455.]

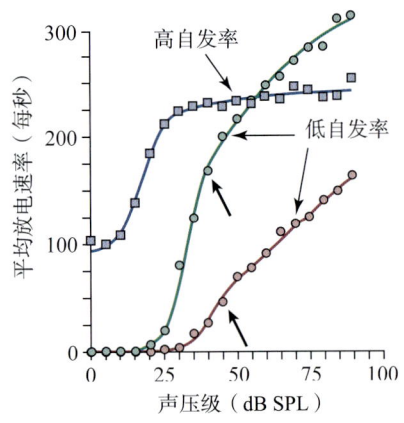

▲ 图 3-12 豚鼠三种初级听觉神经元对不同声压级（SPL）特征频率反应的调谐曲线

可见高自发率神经元具有较低阈值和较小的动态范围。相反，另外两种低自发率神经元表现出较高的阈值和较大的动态范围 [引自 Müller M, Robertson D. Shapes of rate-versus-level functions of primary auditory nerve fibres: test of the basilar membrane mechanical hypothesis. *Hear Res* 1991;57(1):71-78.]

滤波器来分析。该频率信息通过毛细胞和听觉传入神经元而被保留并被传递到中枢神经系统。

值得注意的是，听觉神经元的阈值可以低至 -10dB SPL，相当于 7μPa[54]。这个声压非常低，其产生听骨链振动的振幅相当于氢原子直径为 1/1000（10^{-13}m）。可察觉如此低的声音则说明了哺乳动物听觉系统难以置信的高效。

第3章 听觉系统生理学

七、听性脑干与中脑

（一）蜗神经核

听神经沿着内听道走行，终止于蜗神经核的二级听觉神经元。蜗神经核位于人类脑干背外侧的脑桥和延髓交界处，是听觉上行传导通路信息的关键第一中继站（图 3-13）。蜗神经核包含多种细胞类型，并且每种都具有独特的细胞体和树突特征[55, 56]。这些细胞类型对于听觉刺激的响应特性各不相同[57-61]，并且其传入部位也不同[62-64]。不同细胞类型的分布将蜗神经核细分为三个亚核，蜗神经背核、蜗神经前腹侧核和蜗神经后腹侧核。蜗神经核的二级神经元亦具有频率特异性。因此，耳蜗的固有频率的特征在蜗神经核中得以保留[65]。具有相同特征频率的神经元聚集成层片状，在蜗神经核的每个亚核中均从背侧至腹侧分布，该分布模式也见于更高级的听觉核团[66]。

来自听觉神经的信号传入蜗神经核不同亚核的不同种类的细胞，并且，每个细胞类型的传入信息集中起来，再各自投射到上橄榄复合体（SOC）、外侧丘系和下丘的不同靶点。由于正常人均为双耳听力，故可通过每耳传入强度和时阈信息的听觉脑干神经处理来实现声源定位。蜗神经核处理了源自耳朵的声音的时阈和频谱特性，其为平行通路的起源。这些通路投射到听觉脑干、中脑和皮质，整合来自耳朵的信息，以明确声音的性质、强度，并进行声源定位。

蜗神经前腹侧核包含多种不同的细胞类型：蜗神经核前外侧主要为球状丛细胞；中央部可见球状丛细胞和多极细胞；而所谓的章鱼细胞则位于后部（尾部）。丛细胞具有多个突触，接收大的听觉终端。这种广泛的突触连接使丛细胞（二级神经元）对听神经的动作电位具有类似初级反应，从而维持发送到高级听觉脑干核、丘脑和最终听觉皮质的刺激的时阈和频谱信息。突触的球形末端易受感觉剥夺影响，并且先天性耳聋与这些大的突触末端的变化有关。具体而言，与正常听力对照组相比，聋哑动物的突触后密度更大且更为畸形[67, 68]，使用人工耳蜗后，这些变化可能是可逆的[69]。

在蜗神经核中，三条纤维束将听觉信息投射到对侧下丘：①背纹，也称为 Monage 纹；②中间纹，也称为 Held 纹；③腹纹，也称斜方体。这些纤维束共同构成外侧丘系。一些来自蜗神经核的纤

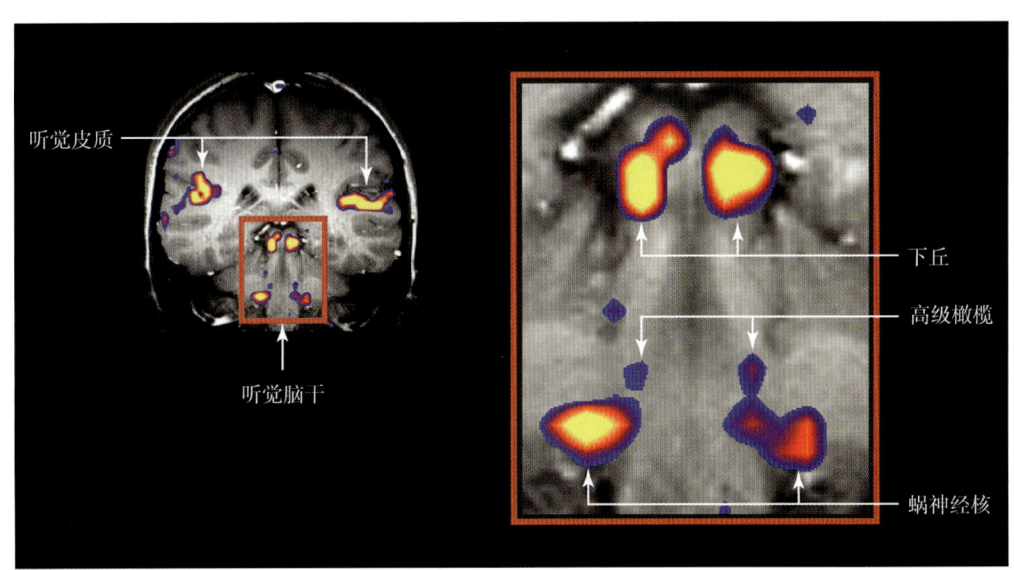

▲ 图 3-13　从听觉脑干到听觉皮质的听觉上行传导通路的功能磁共振图像

该图显示了在正常听力成年人的双侧声刺激过程中蜗神经核激活（在两侧脑干背外侧的脑桥和延髓交界处的激活区域），上橄榄复合体，下丘和听皮质 [引自 Hawley ML, Melcher JR, Fullerton BC. Effects of sound bandwidth on fMRI activation in human auditory brainstem nuclei. *Hear Res* 2005;204(1-2):101-110.]

维不穿过中线，而是投射到同侧下丘。在双侧蜗神经核之间也存在连接，尽管这些连接的功能尚不清楚，但这代表双侧听觉通路之间的最外周的连接[70]。

（二）上橄榄复合体

上橄榄复合体（SOC）位于脑桥尾部的蜗神经核内侧。主要包括三个亚核：上橄榄体内侧核（MSO）、上橄榄体外侧核（LSO）和斜方体内侧核。SOC 作为来自两耳的听觉信息的中继站，并且在形成外侧丘系之前，蜗神经核发出纤维束至上橄榄核。由于双侧蜗神经核的听觉信息在 SOC 被整合，因此，通过分析耳间时间差和幅度差，上橄榄核在声源定位中起着重要作用。具体而言，MSO 接收来自蜗神经核的丛细胞的输入，对耳间时间差非常敏感。然而，LSO 通过整合同侧蜗神经核丛细胞的兴奋性输入及对侧蜗神经核的抑制性输入，对耳间振幅差较为敏感[71]。

脑干对双耳听觉信息的处理不仅可用于声源定位，还可以通过双耳静噪和总和效应来增强听觉感知。双耳静噪是指脑干通过信息处理提高传入声刺激的信噪比的能力[72]。总和效应是指双耳接收到的声音信号的振幅比单耳接收的相同信号振幅大（3dB）[73]。这种响度的增加可提高在嘈杂的环境中语音清晰度。双耳静噪和总和效应，连同头部阴影效应（见上文外耳部分），是双耳听觉的三种机制，来增强听觉感知能力[74]。

SOC 在听觉系统的传出通路中也起着重要作用，这在下一节传出听觉系统中也有讨论。

（三）外侧丘系

外侧丘系由蜗神经核发出的三条纤维束形成，是听觉通路中最重要的纤维束之一。外侧丘系在其对侧下丘的方向上发出多个分支，一些终止于SOC，另一些到达外侧丘系的背侧和腹侧核。

（四）下丘

下丘位于中脑尾端到上丘之前，下丘同蜗神经核类似，神经元的排列有明显的频率分布特征[75]。下丘中央核（ICC）直接接收从蜗神经核发出的纤维束，并接收来自 MSO 和 LSO 的耳间时间和幅度差异的信息。下丘还可整合听觉和非听觉来源的信息。解剖学和生理学研究表明，下丘接收来自外侧丘系、蜗神经核和 SOC 的听觉输入信息[75, 76]。此外，它接收来自本体感觉[77]、视觉和前庭系统的信息[78]。下丘处理所接收的信息后，将信号传入丘脑内侧膝状体。从下丘到内侧膝状体的纤维数量约为 250 000，几乎是听觉神经数量的 10 倍[79]。下丘水平上的神经纤维数量的增加表明在中枢听觉系统中可能发生大量信号处理。

八、丘脑和听觉皮质

（一）内侧膝状体

内侧膝状体是从下丘接收听觉信息的丘脑听觉中继站。它有三个部分，即腹侧、背侧和内侧[80]。内侧膝状体的腹侧部的信号投射到初级听觉皮质，而背侧区投射到听觉关联皮质。然而，内侧膝状体所进行的听觉处理受听觉皮质大量输入信号的影响，源于听觉皮质的信号量超过其从中脑和低级听觉脑干接收的信号[71]。目前认为内侧膝状体在声源定位和复杂的声音交流（如人类语言）中起着重要的作用。

（二）听觉皮质

大脑皮质的主要听觉部分位于颞叶，靠近侧裂。该区域的两个主要听觉中枢是初级听觉皮质和听觉关联皮质。初级听觉皮质位于颞叶表面的上部（Helschl 脑回），亦被称为区域 A_1，它对应于 Brodmann 41 区。听觉关联皮质称为区域 A_2，对应于 Brodmann 22 区和 42 区。已有研究表明，初级听觉皮质被音调调谐：高频和低频更多地被调谐为中频[81]。初级听觉皮质参与整合和处理复杂的听觉信号，包括言语理解。听觉关联皮质位于初级听觉皮质的外侧，为语言接收区——Wernicke 区的一部分。功能性磁共振的研究表明听觉皮质在言语察觉中起着重要的作用[82, 83]。此外，使用直流电干扰听觉关联皮质时，正常人也能察觉辅音存在的问题[84]，这进一步支持了听觉关联皮质在言语察觉中发挥的整体作用。

除了初级听觉皮质和听觉联系皮质之外，来自皮质下结构的听觉信息也投射到大脑的其他部分，例如杏仁核（属于边缘系统）[85]。这有助于解释为何音乐可引起强烈的情感反应。

九、传出听觉系统

听觉脑干不仅可投射到更高的听觉处理中枢，还可通过两个主要的下行传导系统（中耳肌肉反射通路及橄榄耳蜗反射通路）传出信号至双耳。

（一）中耳肌反射通路

中耳肌反射是外周听觉系统的一个主要反馈系统。镫骨肌反射路径（同侧）如图 3-14 所示。

镫骨肌和鼓膜张肌是中耳肌反射的靶器官，由起源于面神经核和三叉神经核的传出运动神经纤维支配，下行传导通路的激活导致中耳肌在特定的声音刺激下收缩。镫骨肌和鼓膜张肌的收缩分别通过垂直方向的力作用于镫骨和锤骨，以增加听骨链的阻抗[86]。镫骨肌反射弧的详细路径如图 3-14 所示。同对光反射相类似，任意一耳受到声刺激可导致双耳镫骨肌收缩。尽管镫骨肌反射弧的传导机制还不是很明确，一般说来，声刺激先传入内耳，产生电信号，信号沿听神经传递至蜗神经核的中间神经元（尚未明确，可能位于耳蜗

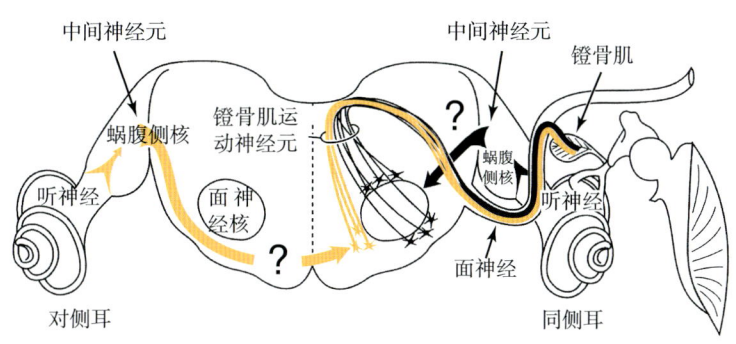

A 镫骨肌反射通路

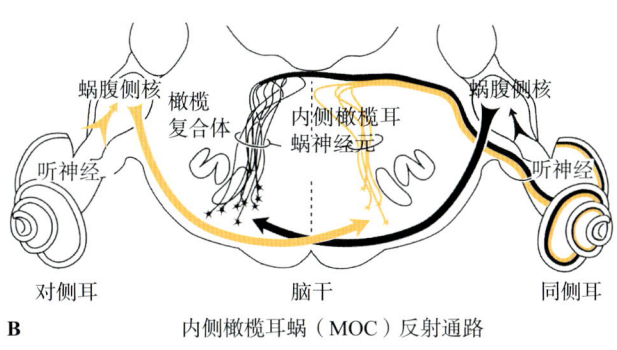

B 内侧橄榄耳蜗（MOC）反射通路

▲ 图 3-14 听觉下行传导系统

A. 以一侧耳为例，黑粗箭示同侧声反射传导通路，橙色示对侧声反射传导通路。对同侧耳、对侧耳或双耳的强声、低频声音或宽频噪声可引起镫骨肌反射致同侧镫骨肌收缩。声刺激先传入内耳，通过毛细胞机电转换，产生动作电位，动作电位沿听神经传递至蜗腹侧核的中间神经元（尚未明确），然后直接或间接地从蜗神经核传至镫骨肌运动神经元（黑箭，橙箭）。起源于镫骨肌支运动神经元的运动神经纤维终止于镫骨肌。B. 内侧橄榄耳蜗反射通路起始于声刺激终止于耳蜗外毛细胞。以一侧耳 MOC 通路为例，声刺激激活 Corti 器上外毛细胞和内毛细胞，产生电信号沿蜗腹侧核传导。刺激了耳蜗腹侧核的多极神经。其中一些神经与同侧 MOC 通路的中间神经元形成突触连接，另一些神经的树突越过中线，终止于对侧的 MOC 神经元（黑粗箭），这些神经元继续发出轴突返回左侧耳的外毛细胞（黑细线）。MOC 通路也可以被右侧声音激活（橙），越过中线激活左侧神经元，最终投射到左侧耳的外毛细胞（A 引自 Lee DJ, de Venecia RK, Guinan JJ Jr, Brown MC. Central auditory pathways mediating the rat middle ear muscle reflexes. *Anat Rec A Discov Mol Cell Evol Biol* 2006;288:358-369；B 引自 Brown MC, de Venecia RK, Guinan JJ Jr. Responses of medial olivocochlear neurons:specifying the central pathways of the medial olivocochlear reflex. *Exp Brain Res* 2003;153:491-498.）

腹侧核)[87]，然后直接或间接地从蜗神经核传至镫骨肌运动神经元（图3-14）。镫骨肌运动神经元通过面神经运动纤维至中耳，支配镫骨肌（镫骨肌支），镫骨肌附着于镫骨小头的颈部后面；收缩使中耳阻抗增加。

声阻抗测量证明镫骨肌是主要的声音诱发的中耳肌肉[88-90]。对某些动物而言，声刺激可诱发镫骨肌和鼓膜张肌的收缩，而在人类，镫骨肌反射是主要的中耳肌反射[90, 91]。镫骨肌反射的两个主要功能：调节中耳阻抗，衰减达到耳蜗的声能[92-94]；对于低频的声音（背景噪声）起到高通滤波作用，避免其对言语频率的掩蔽。中耳肌反射的功能是保护内耳；中耳肌的收缩导致强声下频率特异性的声音衰减，其对较低频率的衰减效果更为明显[95, 96]。中耳肌反射的频率特异性衰减支持这样一种假设，即这种反射通路可以保护语音频率信息不被强烈的背景噪声所掩盖，而背景噪声的频率通常较低[97-101]。内源性及外源性的强声刺激均可刺激镫骨肌收缩[99]，从而保护内耳。

相比之下，鼓膜张肌的肌电图记录示其对声刺激的电反应较弱[102-104]。面瘫或镫骨手术导致镫骨肌麻痹，但鼓膜功能正常的患者，其中耳肌反射缺失[105]。这也说明了鼓膜张肌在中耳肌反射中对强声起到次要作用。鼓膜张肌可能参与了惊跳反射[95, 101, 106, 107]。而且，皮质信号也可能参与调节中耳肌反射通路中两个中耳肌肉的反应。

鼓膜张肌为细长的羽状肌肉，长约25mm，位于咽鼓管上方的骨管内[89]。它由短的横纹肌细胞排列成平行纤维，这种排列可以以最小的位移提供较大的张力[89]。鼓膜张肌起于咽鼓管的软骨部分，并在垂直方向上止于锤骨柄颈部。鼓膜张肌收缩向内牵拉锤骨，使得鼓膜和听小骨劲度增加，从而增加声阻抗[89]。

鼓膜张肌通过薄骨板与咽鼓管相隔。尽管von Békésy[12]认为骨板可防止肌肉振动干扰声音感知，从而起到隔声的作用，但骨板存在的具体原因尚未明了。超过1/3的鼓膜张肌肌腱含有弹性组织，可在强声刺激时减弱听小骨对声音传导作用，并可更好地控制肌肉的牵引力[89]。在人体中，鼓膜张肌中也可见丰富的脂肪，但其生理意义尚不明确[89]。

第V对脑神经的下颌支配肌肉中有丰富的运动神经纤维和本体感觉神经纤维，该神经通过耳神经节支配鼓膜张肌[108, 109]。运动神经纤维在肌肉上形成广泛而丰富的网络，和其他骨骼肌神经相比，更薄，轴突更短，因此传导速度更快[108]。来自鼓膜张肌和其周围结缔组织的其他感觉输入信号极小，因此传入神经纤维的信号纯粹来自声音。这与具有丰富的传入神经纤维支配的眼外肌和咀嚼肌正好相反[110]。而且，与镫骨肌的神经纤维相比，鼓膜张肌的突触后区域较小，并且鼓膜张肌收缩时，其线粒体活性较低[110]。

除了强声刺激[105]，鼓膜张肌也可以对非声音刺激做出反应[111]。从解剖学角度讲，中耳肌为拮抗肌，其协同作用可增加听骨链的劲度。当镫骨肌在耳蜗的前庭窗处使镫骨劲度增加，鼓膜张肌作用于锤骨柄，导致鼓膜向内偏转和拉紧。鼓膜张肌针对高声强刺激可起到保护内耳的作用，其可防止内源性声音或吞咽的过度刺激[105, 111]。尽管我们了解鼓膜张肌反射需要激活鼓膜张肌运动神经元，但对于介导这些声刺激和非声音刺激的反射弧尚未完全明了[112-114]。然而，鼓膜张肌运动神经元相连的脑干中间神经元仍未被明确，而且鼓膜张肌运动神经元的非声音刺激来源尚不清楚。

虽然已有许多理论将声刺激和非声音刺激的诱发反应归因于鼓膜张肌，但目前对其功能还不甚理解。对鼓膜张肌生理学的持续研究有助于我们更好地了解其功能。

（二）橄榄耳蜗反射路径

橄榄耳蜗反射（OC）有两条传出通路，分别为内侧和外侧通路。内侧橄榄耳蜗通路（MOC）纤维起源于上橄榄核的内侧部分，并沿前庭神经至耳蜗支配外毛细胞。外侧橄榄耳蜗通路（LOC）纤维起源于上橄榄核的外侧部分，并沿着前庭神经至耳蜗支配内毛细胞[115]。内侧橄榄耳蜗通路纤维较粗且有髓鞘，而外侧橄榄耳蜗通路纤维较细无髓鞘[116]。因为在有髓神经的纤维上更容易进行电生理记录，所以内侧橄榄耳蜗通路比外侧橄榄耳蜗通路更易被了解。

内侧橄榄耳蜗通路和外侧橄榄耳蜗通路神经元都接收来自蜗神经核的听觉信号。内侧橄榄耳蜗通路神经元对低频声音信息更敏感，而外侧橄榄耳蜗通路神经元对高频信号更敏感。同侧内侧橄榄耳蜗通路如图 3-14 所示：①声音激活传入听神经纤维，其支配同侧的耳蜗后腹核的中间神经元；②蜗神经核的中间神经元支配对侧的 MOC 神经元；③对侧 MOC 神经元向同侧的耳蜗发出纤维从而完成通路[117]。电生理学记录表明内侧橄榄耳蜗神经元同基底膜和听神经相类似，亦有很好的频选特性和频率-部位对应关系[118, 119]。事实上，信号经过内侧橄榄耳蜗通路的神经元调制后反馈至耳蜗，并且，相应的内侧橄榄耳蜗通路神经元支配相似特征频率的耳蜗区域[118-120]。

内侧橄榄耳蜗通路的主要功能是通过降低耳蜗放大器的增益来降低耳蜗对声刺激的响应。其神经元通过乙酰胆碱介导的途径引起外毛细胞的超极化来实现上述效果[121, 122]。在内侧橄榄耳蜗通路激活时，耳蜗放大器增益的降低主要通过提高激活听神经所需的声压级（水平位移）及在特征频率下钝化其调谐曲线来实现[123, 124]。有趣的是，在有背景噪声的情况下，内侧橄榄耳蜗通路可增加瞬态声刺激的听觉反应[125-127]。目前认为，内侧橄榄耳蜗通路降低了听觉系统对背景噪声的反应，因此更多的神经递质被用于瞬态声刺激的听觉反应，即为非屏蔽效应。

橄榄耳蜗反射路径的功能，特别是 MOC 的作用是保护耳朵免受强声刺激损伤并可区分瞬态声刺激和背景噪声，许多研究都支持上述观点。Maison 和 Liberman[128] 利用耳声发射对不同动物的 MOC 进行了研究，将它们分类为弱、中、强三个等级，然后对动物进行听力损伤试验，发现 MOC 最弱的动物听力损失最严重，而具有最强的 MOC 的动物所受的听力损失最小。动物研究也支持 MOC 在背景噪声中识别瞬态声音起重要作用。已有研究表明，猫被切断橄榄耳蜗反射通路后，噪声下分辨共振峰和高频声的强度的能力下降[129, 130]。迄今为止，外侧橄榄耳蜗通路的作用仍不明确。

十、总结

听觉系统为人类的声音察觉和言语理解提供了极其敏锐的双耳听觉。其能解译极为广泛动态和频率范围的复杂声信号，并以我们可以理解的方式进行处理。随着声信号进入耳朵，首先被中耳转换成机械信号，其中，中耳的阻抗匹配起着至关重要的作用。这个机械信号随后传入内耳，其频率成分由基底膜进行分析。嵌入基底膜行波中的信号再次被毛细胞转化为电化学信号。然后该信号以动作电位的方式由传入听觉神经元传至听觉脑干、中脑、丘脑和听觉皮质以进一步处理。除了传入通路外，听觉系统还有两个主要传出通路，可以防止声音过度刺激，并且还可以增强背景噪声中的言语识别能力。尽管人类听觉系统的机制已经揭开了神秘的面纱，但仍有许多机制未被阐明。使用动物模型和临床研究来继续研究外周听觉系统和中枢听觉系统的解剖和生理学，将有助于阐明人类听觉系统的精妙机制。

致谢

感谢哈佛医学院耳鼻咽喉科教授 John J. Rosowski 博士对本章前几版的评论。

推荐阅读

Brown MC, Santos-Sacchi J: Audition. In Squire LF, editor: *Fundamental neuroscience*, Waltham, MA, 2008, Academic Press.
Dallos P, Popper AN, Fay RR, editors: *The cochlea*, 1996, Springer-Verlag.
Geisler CD: *From sound to synapse*, Oxford, UK, 1998, Oxford University Press.
Guinan JJ, Jr: Olivocochlear efferents: anatomy, physiology, function, and the measurement of efferent effects in humans. *Ear Hear* 27(6):589–607, 2006.
Kinsler LE, Frey AR: *Fundamentals of acoustics*, ed 2, Hoboken, NJ, 1962, John Wiley & Sons.
Merchant SN, Rosowski JJ: Conductive hearing loss caused by third-window lesions of the inner ear. *Otol Neurotol* 29(3):282–289, 2008.
Minor LB: Clinical manifestations of superior semicircular dehiscence. *Laryngoscope* 115(10):1717–1727, 2005.
Robles L, Ruggero MA: Mechanics of the mammalian cochlea. *Physiol Rev* 81(3):1305–1352, 2001.
von Békésy G: *Experiments in hearing*, 1960, McGraw-Hill.
Wever EG, Lawrence M: *Physiologic acoustics*, Princeton, NJ, 1954, Princeton University Press.

第 4 章 前庭系统解剖
Anatomy of the Vestibular System

Anna Lysakowski 著

李亚伟　吕亚峰　译

要点

1. 迷路是由听板发育而来，听板内陷形成听凹，之后中断成听囊或听泡。
2. 后半规管与矢状面成45º，水平半规管向前上倾斜并与水平面成30º。
3. Scarpa神经节有上神经节和下神经节两部分。前者支配前半规管，水平半规管壶腹嵴及椭圆囊；后者支配后壶腹嵴和球囊。
4. 前庭迷路的血液供应主要源于迷路动脉，它有两个分支：前庭前动脉和耳蜗总动脉。前庭前动脉供应椭圆囊、水平半规管与前半规管的壶腹和小部分球囊。耳蜗总动脉进一步分成耳蜗固有动脉和前庭耳蜗动脉。后者分成耳蜗支和前庭支，前庭支即前庭后动脉供应后半规管壶腹和球囊的下部。
5. 前庭毛细胞嵌入支持细胞的基质中，并且和支持细胞紧密连接，将迷路分成内淋巴和外淋巴。
6. 前庭毛细胞呈梯形分布，其由肌动蛋白组成的静纤毛构成，它们固定在顶面的表皮板中。单一的动纤毛决定了毛细胞形态学的极性。
7. 毛细胞通过带状突触和传入神经进行突触联系。前庭传入的3种类型分别是：萼状传入，围绕1个或多个Ⅰ型毛细胞；扣状传入，与Ⅱ型毛细胞接触；二形传入，从两种类型的毛细胞接收突触联系。传出神经和传入神经与Ⅱ型毛细胞建立联系。
8. 萼状传入存在于嵴（斑）的中央（纹）区，扣状传入存在于嵴（斑）的外周（纹外）区，二态传入贯穿于整个感觉上皮细胞中。
9. 前庭核分成4个主要部分——前庭上核、前庭内侧核、前庭外侧核及前庭下核，它们被进一步细分为一些小的细胞团。
10. 前庭传入在前庭核产生2个分支：头部分支投射到前庭神经上核、内侧核的头部及小脑，尾部分支投射到前庭神经下核、内侧核及前庭神经外侧核的腹外侧部分。球囊传入神经投射到y群。
11. 前庭神经上核和内侧核投射到复合体并参与前庭－眼反射。前庭神经内侧核和下核产生前庭脊髓内侧束，走行于内侧纵束。后者支配动眼神经、颈部肌肉，前庭颈反射或前庭－眼－颈反射。
12. 前庭外侧核包括Deiters巨细胞。该核的轴突形成前庭脊髓外侧束，其中，中型细胞投射到颈脊髓的前角细胞，大型神经元投射到腰脊髓。

第4章 前庭系统解剖

前庭系统是一个平衡系统，主要由 5 个感觉器官组成，即 3 个感知角加速度的半规管和 2 个感知直线加速度的耳石器。这一章描述了这些结构的解剖基础。

3 个半规管互相垂直排列，即每个半规管与另两个约呈直角（图 4-1），每个半规管感知该半规管所在平面的旋转。这种排列的结果使每个半规管均可判断头部活动时的方向和幅度。最后，半规管被组成功能对，即每个半规管同平面在对侧都有一个协同作用的半规管，在该平面的任意旋转都能刺激其中一侧半规管而抑制另一侧半规管。在水平平面上 2 个水平半规管组成一个功能对，但在垂直平面上情况会更复杂。一侧的前半规管和对侧的后半规管平行且处于同一平面，例如右侧前半规管和左侧后半规管组成一个功能对。

由于前庭传入神经具有基础静息电位活动速率（哺乳动物 60～80 次 / 秒），且每个半规管均能够通过提升或降低速率感知兴奋性或抑制性的旋转活动，这种现象解释了为什么一侧迷路受损后还能进行正常功能活动。

前庭系统参与了一些基本的反射。例如控制头部稳定的前庭颈反射，维持直立姿势的前庭脊髓反射，以及稳定视网膜成像的前庭眼反射。对前庭眼反射的研究较为深入，且有助于对其他反射的理解。这个反射是多数临床检查的基础。临床应用参照第五分册下的第 36 章和第 37 章。

这一章详细描述了前庭眼反射的解剖结构，但未涉及所有方面。很多描述的细节是从动物实验（主要是猫、猴子）中得到的。不过自脊椎动物进化以来前庭系统几乎没有改变，因此这些规律同样适用于人类。

一、前庭器官胚胎学

内耳发育源于胚胎发育的第 4 周，约在妊娠第 25 周发育完全。此时前庭器官已达到成人的形状和大小。人类胚胎前庭发育过程的详细描述及细节可参考本文参考文献[1-4]。Wu 和 Kelley[5] 及 Fukui 和 Raphael[6] 在文献中详细描述了该过程的分子学，并且讨论了这些分子和毛细胞再生潜在可能的关系。

当胚胎分化至第七体节时期（约 22 天），头端第一体节层面的外胚层表面增厚形成听板，听板内陷入间充质形成听凹。约 30 天时，听凹断裂形成听泡或听囊（图 4-1A）。大约第 4 周时，神经嵴的一部分迁至听泡附近并成为面听神经节。随后膝状神经节脱离神经束，遗留前庭蜗神经节且靠近听泡。

在听泡形成后的 1～2 天内，内侧的内淋巴囊与椭圆囊球囊区分开。听泡的椭圆囊腔分化成椭圆囊和半规管。球囊腔分化成球囊和耳蜗。椭圆囊腔通过快速膨胀形成 3 个憩室。约 35 天时，这些憩室的中间部分融合在一起，在周围留下空间形成 3 个半规管。在大约 6 周时首先形成前半规管，之后形成后半规管和水平半规管。每个半规管末端膨胀成壶腹，且壶腹末端和半规管对侧末端仍和椭圆囊相连。

蜗管通过扩张和卷曲与球囊腔分开。其背侧末端变窄与球囊分离，从而形成连合管（图 4-1E 和 F）。在听泡的形态发展过程中也会形成感觉上皮细胞组织。上皮细胞的形成早于毛细胞的分化[7,8]。在第 3 周，出现听斑或特殊感觉神经上皮，它的上部成为椭圆囊斑和前半规管、水平半规管的壶腹嵴；它的下部成为球囊斑和后半规管的壶腹嵴。在第 9 周，前庭终器毛细胞分化且呈现出典型神经末端突触。听斑在 14～16 周达到成人形状，在第 23 周形成嵴，在第 25 周形成 Corti 器。膜迷路周围的中胚层成为骨性耳囊或骨迷路。膜迷路通过疏松结缔组织悬浮于骨迷路内的液体（外淋巴）中。

二、迷路整体结构：与颅骨及耳蜗的关系

前庭器官位于颞骨岩部的骨迷路中，前庭终器包括 3 个半规管、2 个囊斑，每个半规管均位于不同平面。2 个垂直半规管即前（或上）半规管和后半规管，1 个水平半规管即所谓的外半规管。垂直半规管和矢状面呈 45°，水平半规管与水平面呈 30° 向上倾斜（图 4-2）。2 个囊斑中的椭圆囊大致位于水平面，球囊大致位于垂直面。这 5 个前庭终器与耳蜗位于充满内淋巴液的膜迷路

第一篇 基础科学

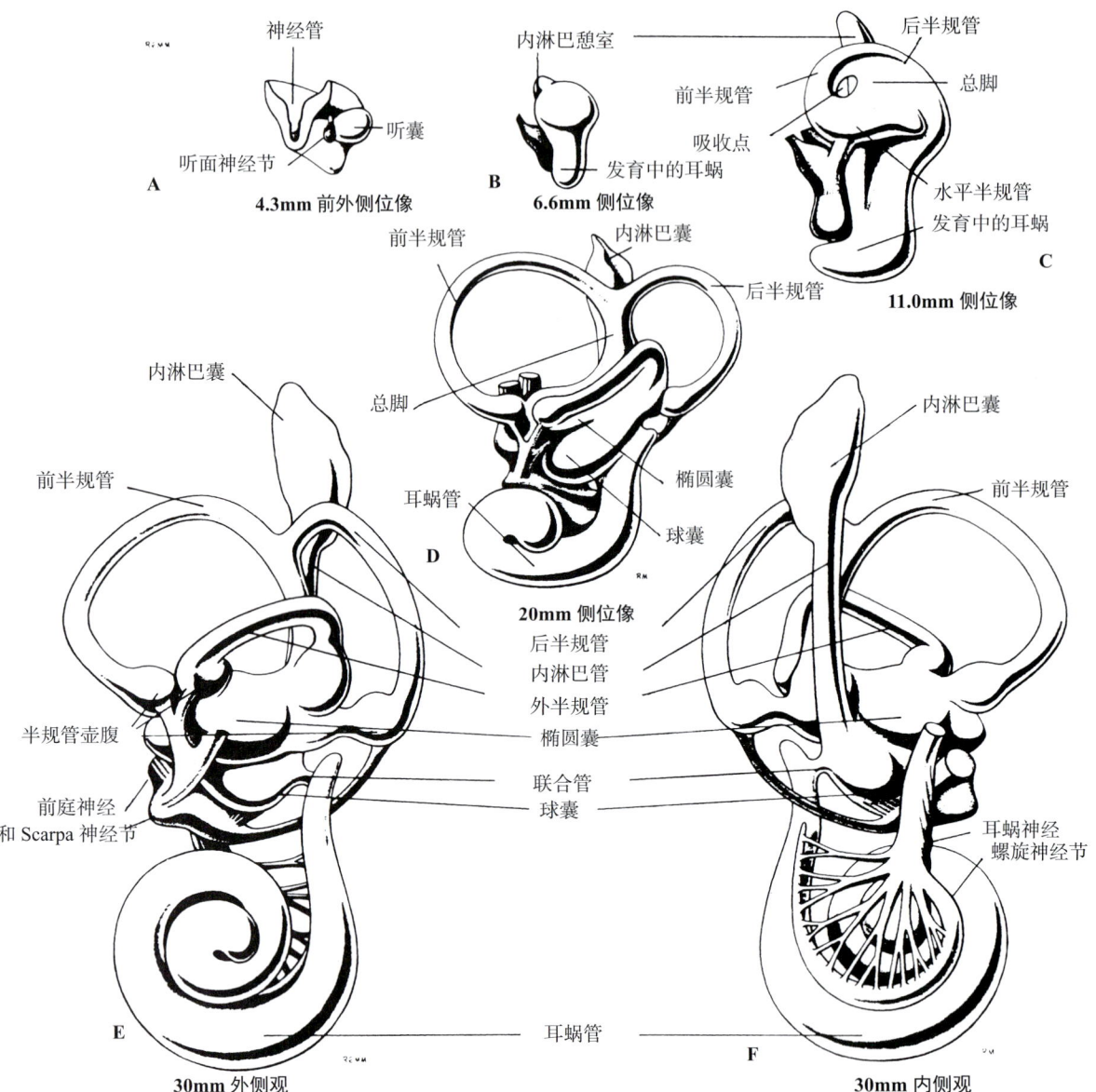

▲ 图 4-1 人的前庭器官发育过程

A. 胚胎 4.3mm（23d）；B. 胚胎 6.6mm（30d）；C. 胚胎 11mm（41d）；D. 胚胎 20mm（50d）；E 和 F. 胚胎 30mm（56d）（改编自 Williams PL, Warwick R. *Gray's anatomy*, ed 36. Philadelphia: Saunders; 1980.）

中，膜迷路位于充满外淋巴的骨迷路中（图 4-3）。

前庭位于内听道和中耳腔之间（图 4-4）。鼓窦入口在水平半规管的侧面。耳蜗位于前庭上部且通过连合管与前庭相连（图 4-5 和图 4-3）。前庭的后侧及外侧是乳突气房。正内侧是颅后窝，其中有延伸至硬脑膜下方的内淋巴管和囊。

第Ⅶ对（面神经和中间神经）和第Ⅷ对（前庭蜗神经）脑神经起源于桥小脑角处脑干的侧面。它们经内听道至耳蜗及前庭，而内听道位于耳蜗和前庭中点的正后（图 4-4）。面神经位于前庭蜗神经的前上方。前庭神经及蜗神经在内听道分开，但面神经和中间神经继续在前庭侧面走行。当经过前庭时，面神经 90° 转弯向下经茎乳孔离开颞骨。前庭蜗神经分成前庭部和耳蜗部，其中前庭部向后支配前庭，耳蜗部向前支配耳蜗。

前庭神经节（scarpa 神经节）位于内听道的底部。它有两个部分，即前庭上神经节和前庭下神经节（图 4-5）。上神经和下神经节的大神经节细胞支配壶腹嵴和耳石器的中间区域，而小神经节细胞支配这些终末器官的外周区域（后文

第4章 前庭系统解剖

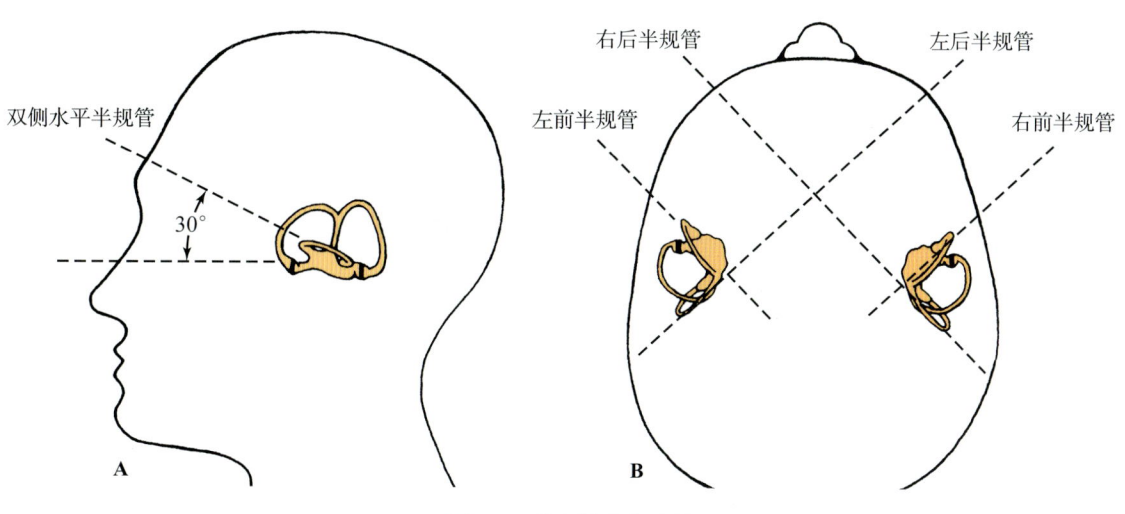

▲ 图 4-2 半规管定向平面

A. 水平半规管前段水平向上倾斜 30°；B. 后半规管与矢状面成 45°（改编自 Barber HO, Stockwell CW. *Manual of electronystagmography*. St Louis: Mosby–Year Book; 1976.）

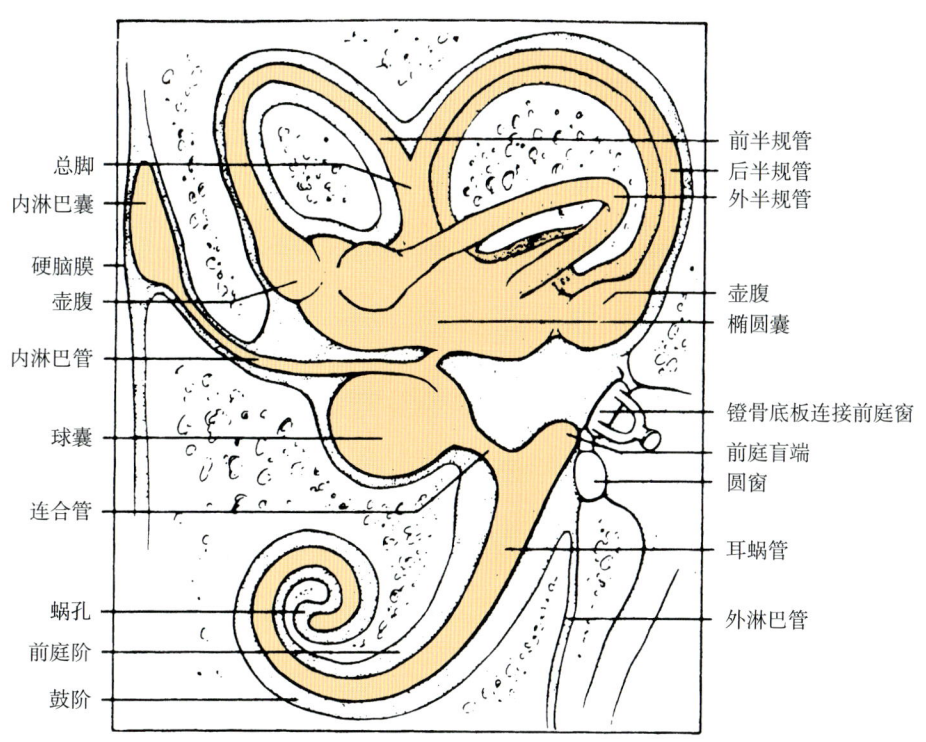

▲ 图 4-3 骨迷路中的膜迷路

总脚由前、后半规管汇合而成，内淋巴管起自椭圆囊管与球囊管的融合。连合管连接前庭器官与耳蜗（改编自 Kandel ER, Schwartz JW. *Principles of neural science*, ed 2. New York: Elsevier; 1985.）

第一篇 基础科学

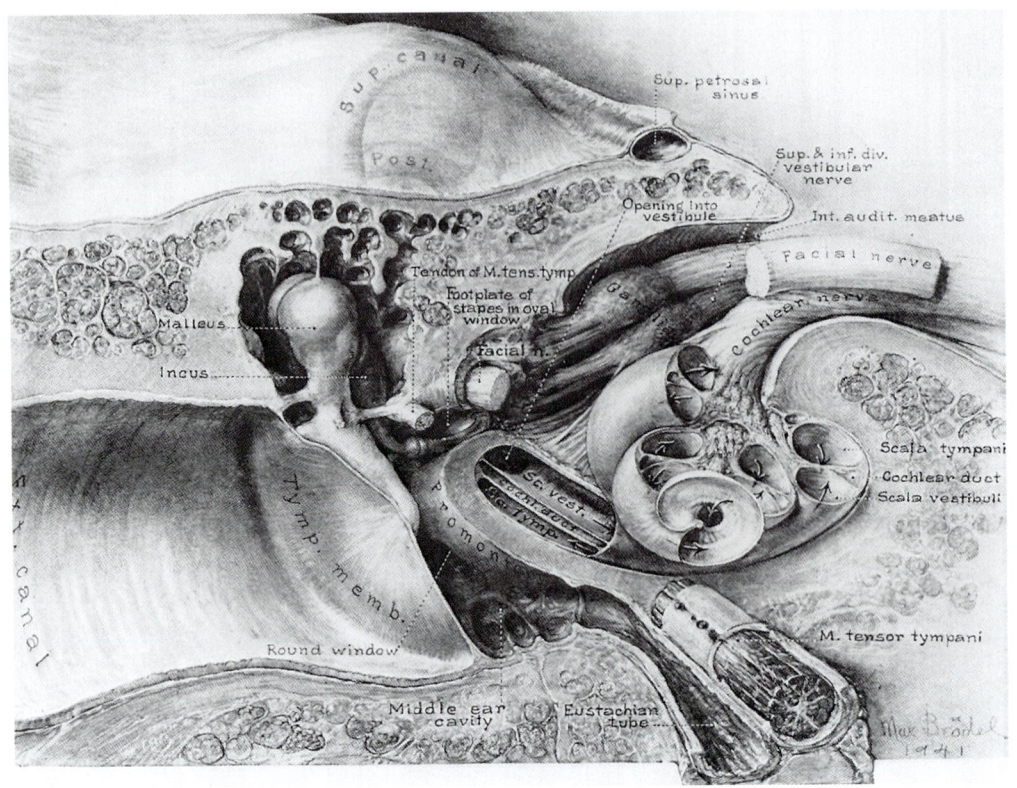

▲ 图 4-4 前庭蜗神经在内听道中的走行
引自 Brodel M. *Three unpublished drawings of the anatomy of the human ear*. Philadelphia: Saunders; 1946.

将进行更详细讨论）。神经分支和每个神经节相关，前庭上神经支配上半规管壶腹嵴、水平半规管壶腹嵴及椭圆囊斑；前庭下神经支配后半规管壶腹嵴和球囊斑。另外，前庭神经与蜗神经之间有些小的吻合支。其中从前庭上神经走行至球囊的前上部分的小分支是 Voit 吻合支；另一个是前庭耳蜗吻合支（Oort 吻合支），从前庭下神经走行至耳蜗神经且带有耳蜗传出神经。此外，一部分中间神经纤维交叉至前庭上神经节附近的前庭神经，其他交叉折返至 Scarpa 神经节末梢的中间神经。这种面 – 前庭吻合支传递副交感神经至前庭迷路，Lindemann[9] 对这类纤维连接进行了详细描述。

三、前庭终器的传出神经支配

前庭终器的传出神经起源于外展神经核及面神经膝旁约 200 个神经元，即 E 组神经元[10]。这些神经元投射至同侧和对侧（图 4-6）。对侧通路在面神经膝中部水平交叉汇入同侧通路，由腹侧进入前庭核。它们均起源于上橄榄复合体（蜗橄榄束）的耳蜗传出神经。所有传出神经进入前庭神经且贯穿神经中部。在前庭终器，这些少量纤维大量分支从而支配整个感觉上皮。目前很多证据表明，同侧的传出神经支配嵴的中间区域，而对侧的传出神经支配外周区域[11]。传出纤维末端呈泡状膨大且与毛细胞和传入纤维呈突触联系[12,13]。Holt 及其同事的相关研究对前庭传出神经系统有更详尽的描述[14]。

四、前庭终器的自主神经支配

颈上神经节的节后交感神经纤维也分布于前庭终器，它们有两种类型：非血管性及血管周性。非血管性交感神经纤维走行于有髓鞘的传入神经纤维。这些纤维末端位于 Scarpa 神经节远端及感觉上皮细胞下方。它们并未不穿透基底膜进入到感觉上皮细胞并且与毛细胞或传入纤维无直接关系[15]。这些交感神经纤维及前庭感觉上皮细胞的副交感神经纤维的功能仍是未知的。

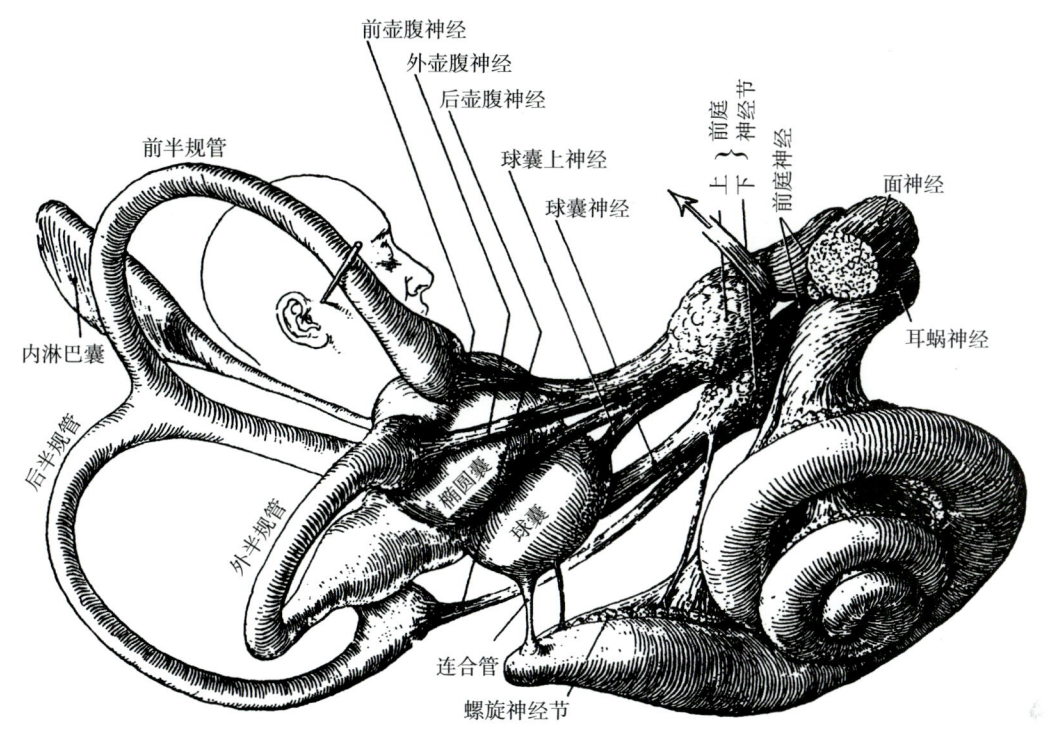

▲ 图 4-5 前庭神经到末梢器官的分布
引自 Brodel M. *Three unpublished drawings of the anatomy of the human ear*. Philadelphia: Saunders; 1946.

五、前庭终器的血液供应

前庭终器的主要由迷路动脉（内听动脉）供血。根据 Wende 等[16] 的影像学研究表明，多数迷路动脉起源于小脑前动脉、小脑上动脉或基底动脉。进入内耳后，迷路动脉分成 2 支，前庭前动脉及耳蜗总动脉（图 4-7）。前庭前动脉供应椭圆囊的大部分和上、水平半规管的壶腹，以及球囊的少部分。耳蜗总动脉进一步分成 2 部分：耳蜗固有动脉和前庭耳蜗动脉，后者分成耳蜗支和前庭支，前庭支即所谓的前庭后动脉，是后半规管的壶腹、球囊大部，以及部分椭圆囊和水平、前半规管壶腹的主要供血动脉。

六、前庭终器的解剖

每个半规管的膨胀末端都是壶腹，其包括神经上皮（壶腹嵴）、壶腹帽、支持细胞、结缔组织、血管及神经纤维。壶腹嵴呈马鞍形，穿过壶腹底，形成与之垂直的凸起。基于支配不同区域前庭传入纤维的形态学和生理学（参照前庭传入纤维的形态学和功能），壶腹嵴分成中间（靠近顶点）和外周（靠近斜面）两个区域[17, 18]。壶腹嵴的形状利于毛细胞的最大分布。

毛细胞和支持细胞是顶端有微绒毛的柱状上皮细胞。在毛细胞中，多数微绒毛拉伸变成静纤毛，其排列成管风琴状（图 4-8）。此外，每个毛细胞有一个单独的长的动纤毛，纤毛呈 9+2 微管排列。动纤毛长于静纤毛，且偏心排列，对毛细胞极性具有重要的意义（见第 36 章）。在壶腹嵴，每个毛细胞的动纤毛位于细胞一侧（图 4-9）。在水平半规管，动纤毛位于毛细胞靠近椭圆囊一侧。在垂直半规管，动纤毛位于毛细胞远离椭圆囊的一侧。整个毛细胞束向上延伸至壶腹帽（图 4-10）。

壶腹帽是角蛋白网及黏多糖形成的块状凝胶样物质[19]，从嵴的表面延伸至膜迷路的顶壁和侧壁，形成流体密封区域。壶腹帽覆盖于嵴的中央部的顶端（图 4-10）。目前普遍认为中央区壶腹帽下的间隙为毛细胞上的静纤毛敏锐感知内淋巴流动提供了空间；然而，这个空间可能是由于组织固定方法而人为形成的间隙。壶腹帽的比重大约为 1，和内淋巴类似[20]。壶腹帽与内淋巴比重类似，避免了壶腹帽在特定头部位置向上漂浮，

第一篇 基础科学

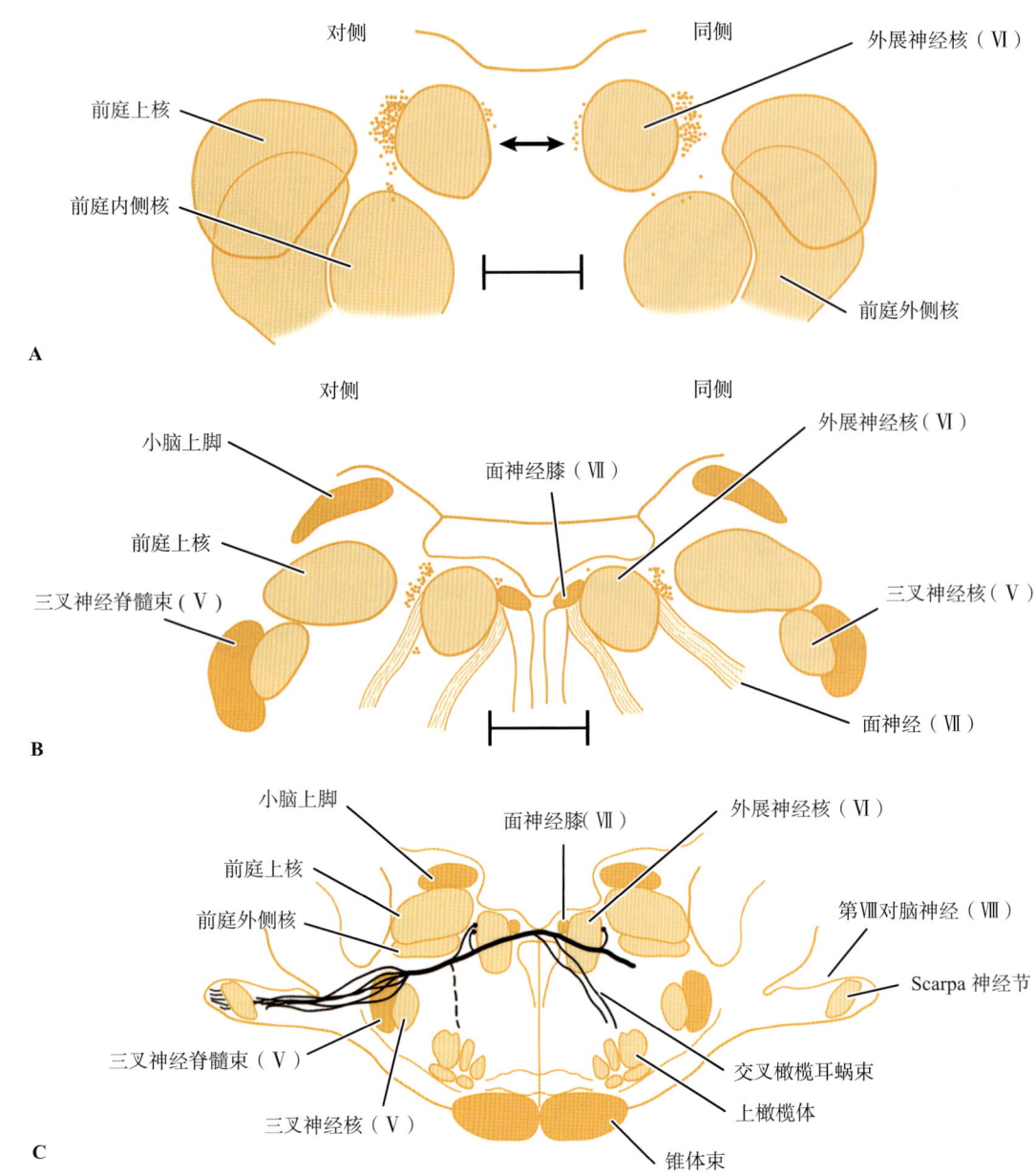

▲ 图 4-6 猫的前庭系统的起始与传出

A. 将辣根过氧化物酶注射入新生动物单侧迷路后逆行标记传出神经元的分布。这组细胞称为 e 组神经元。图为沿纵轴的横断面。图的上方为喙侧。每个点代表约 5 个神经元。标尺为 1mm。B. 同一标本前面的横断面，每个点标记 1 个神经元。C. 基于乙酰胆碱酯酶组织化学染色的髓内传出神经通路（引自 Goldberg JM, Fernández C. The vestibular system. In Darian-Smith I, ed: *Handbook of physiology: the nervous system*. Bethesda, MD: American Physiological Society; 1984:977-1031.）

产生持续性眼震。比重上的变化很可能是酒精性眼震的原因。

可通过扭摆模型对壶腹帽和内淋巴移动的机制进行描述[21]。Goldberg 和 Fernández[22] 对半规管传入反应进行了精确描述，更多细节见第 36 章。

类似于壶腹嵴，椭圆囊和球囊斑包含神经上皮细胞、支持细胞、血管和神经纤维。椭圆囊斑处于水平面，球囊斑处于垂直面（图 4-11）。椭圆囊斑和球囊斑毛细胞的纤毛向上延伸至各自的耳石膜（图 4-12），这种胶状膜类似于壶腹帽。耳石被镶嵌在耳石膜的上表面。耳石是无机盐结晶沉积，由大小为 0.5～30μm 的碳酸钙或方解石组成[23]，大多是 5～7μm[9]。耳石膜比重大于内

第4章 前庭系统解剖

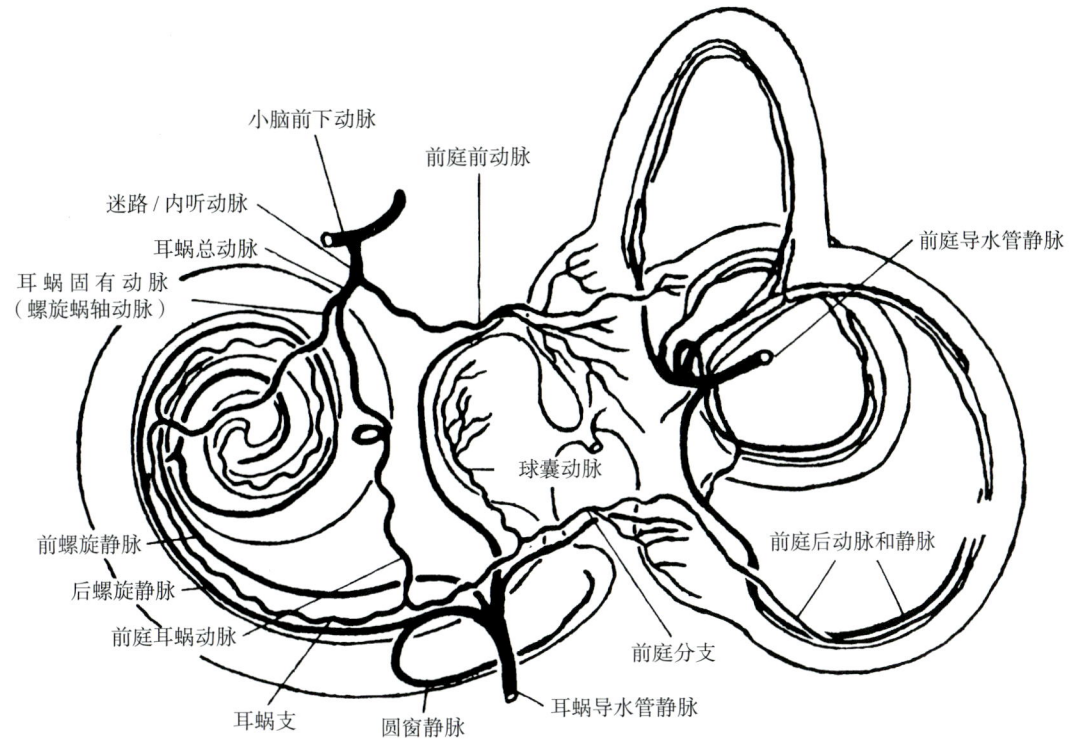

▲ 图 4-7 内耳迷路的供血分布

改编自 Nabeya D. A study of the comparative anatomy of the blood-vascular system of the internal ear in Mammalia and in Homo [in Japanese]. *Acta Schol Med Imp Kioto* 1923;6:1.

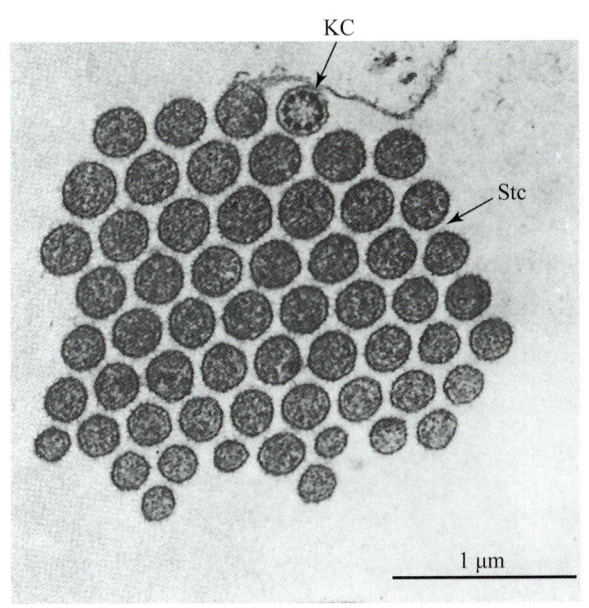

▲ 图 4-8 显示靠近细胞表面的纤毛横切面可见静纤毛（Stc）规律排列，动纤毛（KC）由 9 对外周小管和 2 个中心小管组成

引自 Wersäll J，Bagger-Sjöback D. Morphology of the vestibular sense organ. In Kornhuber HH，ed: *Handbook of sensory physiology*. New York: Springer-Verlag；1974:124-170.

淋巴液，为 2.71～2.94 [20]。耳石膜内部有微纹，其为一个特定的中央区域，呈雪堆样 [24]。微纹呈细带状，贯穿耳石膜的中央。位于微纹的耳石非常小（约 1μm），且耳石膜的厚度或是变薄，如在椭圆囊斑；或是增厚，如在球囊斑。这些耳石膜的区域性差异与下方毛细胞连接的传入神经纤维的形态和生理学差异相关 [25-27]。

椭圆囊斑和球囊斑毛细胞的动纤毛也呈动态极性，但极性模式比壶腹嵴的更复杂（图 4-9 和图 4-11）。在椭圆囊斑，动纤毛的方向指向逆转线，而在球囊斑动纤毛远离逆转线。因为椭圆囊斑和球囊斑是弯曲的，且微纹也是曲线，所以这种排列是复杂的且任意方向的头部倾斜会造成一个或 2 个耳石器的一些毛细胞兴奋及另一些毛细胞抑制（图 4-11）。传统上认为，逆转线位于微纹中央，但最近的研究表明，在大鼠的椭圆囊斑整个微纹区域 [28]（根据钙结合蛋白免疫染色确定）位于逆转线的内侧 [29, 30]。这与纯萼状传入神经感

043

第一篇 基础科学

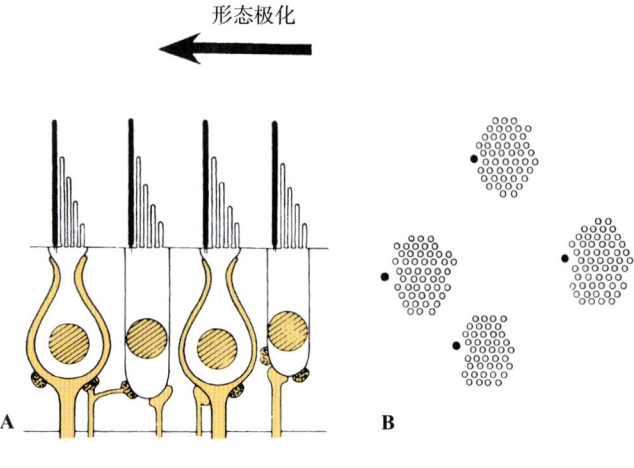
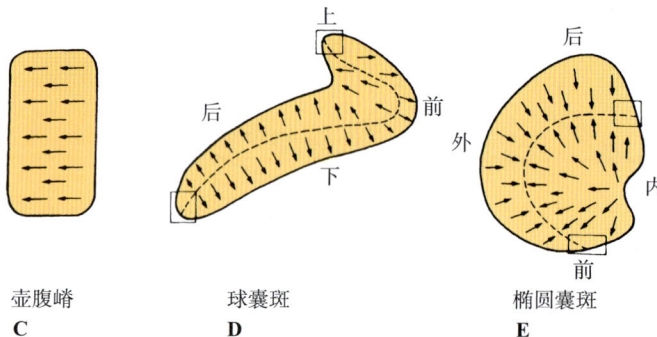

◀ 图 4-9 感觉细胞形态极化与前庭感觉上皮极化模式

动纤毛相对于静纤毛的位置，决定感觉细胞的形态极化（箭所指方向）。A. 垂直于上皮的剖面。B. 平行于上皮表面的剖面部分。C. 壶腹嵴的感觉细胞向同一方向极化。D 和 E. 球囊斑（D）和椭圆囊斑（E）被不规则的曲线分成两个区域，即内部和外部，具有相反的极性。在球囊斑上，感觉细胞的极化远离分界线，在椭圆囊斑上，感觉细胞的极化朝向分界线，微纹周边区域表现出持续的不规则模式（D 和 E 中的框）（引自 Lindemann HH. Studies on the morphology of the sensory regions of the vestibular apparatus. *Ergeb Anat Entwicklungsgesch* 1969; 42; 1-113.）

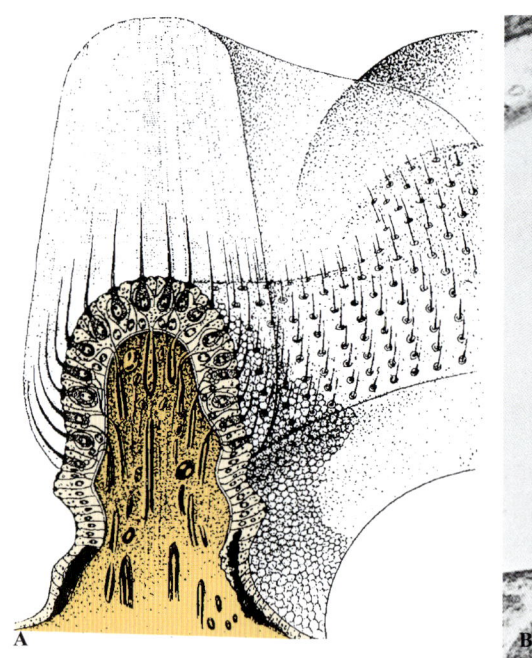
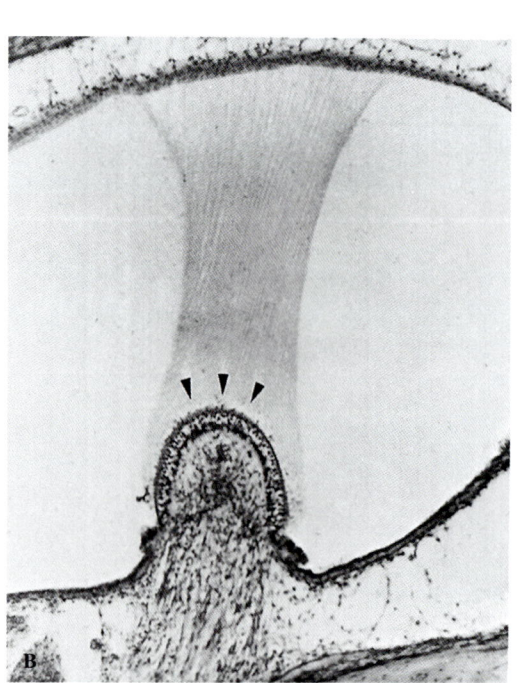

▲ 图 4-10 **A.** 显示豚鼠壶腹嵴从横中面到半月平面的三维示意图；**B.** 保存完好的猴壶腹嵴组织学横切面，可见从半规管内侧缘向壶腹腔突出呈横位的镰状隆起，箭头所指为壶腹嵴神经感觉上皮

A. 引自 Wersall J, Lundquist PG. Morphological polarization of the mechanoreceptors of the vestibular and acoustic systems. In Graybiel A, ed: *Second Symposium on the Role of Vestibular Organs in Space Exploration*, NASA SP-115. Washington, DC: US Government Printing Office; 1966:57-72. B. 引自 Igarashi M. Dimensional study of the vestibular end organ apparatus. In Graybiel A, ed: *Second Symposium on the Role of Vestibular Organs in Space Exploration*, NASA SP-115. Washington, DC: US Government Printing Office; 1966:33-46.

第4章 前庭系统解剖

觉信息的处理有关（见前庭传入神经的形态学和功能）。

耳石器不仅对重力敏感，也对其他线性加速度敏感，如前进运动和行走时的头部摆动。静态头部倾斜由矢量代表，传入神经反应由基于倾斜角的三角函数功能进行预测。基于这种简单关系的线性模式是可以预料的，但该反应是非对称性的，其兴奋性反应大于抑制性反应。因此，描述这种力-反应关系的方程式应该是非线性的（Fernández 和 Goldberg [31, 32] 描述了更多的数学细节）。

七、前庭感觉上皮细胞形态学

感觉上皮细胞由不同成分组成：毛细胞、支持细胞、传入神经纤维及其突触末端、传出神经纤维及突触。感觉上皮有两种基本细胞类型：支

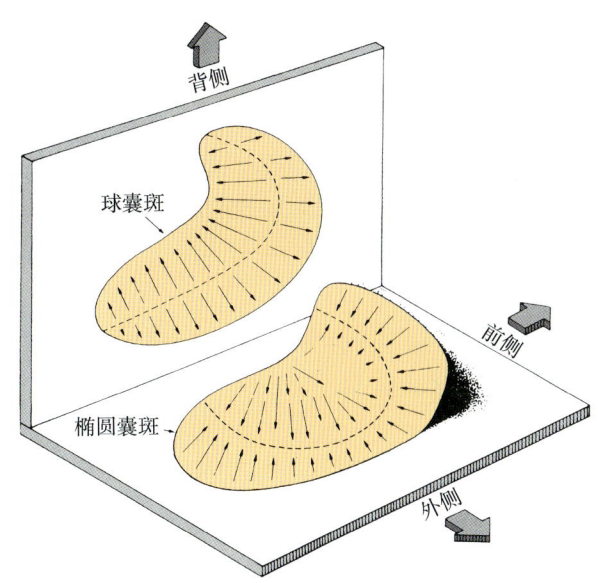

▲ 图 4-11 两个囊斑的位置，椭圆囊斑位于水平位，球囊斑位于垂直位

引自 Barber HO, Stockwell CW. Manual of electronystagmography. St Louis: Mosby-Year Book; 1976.

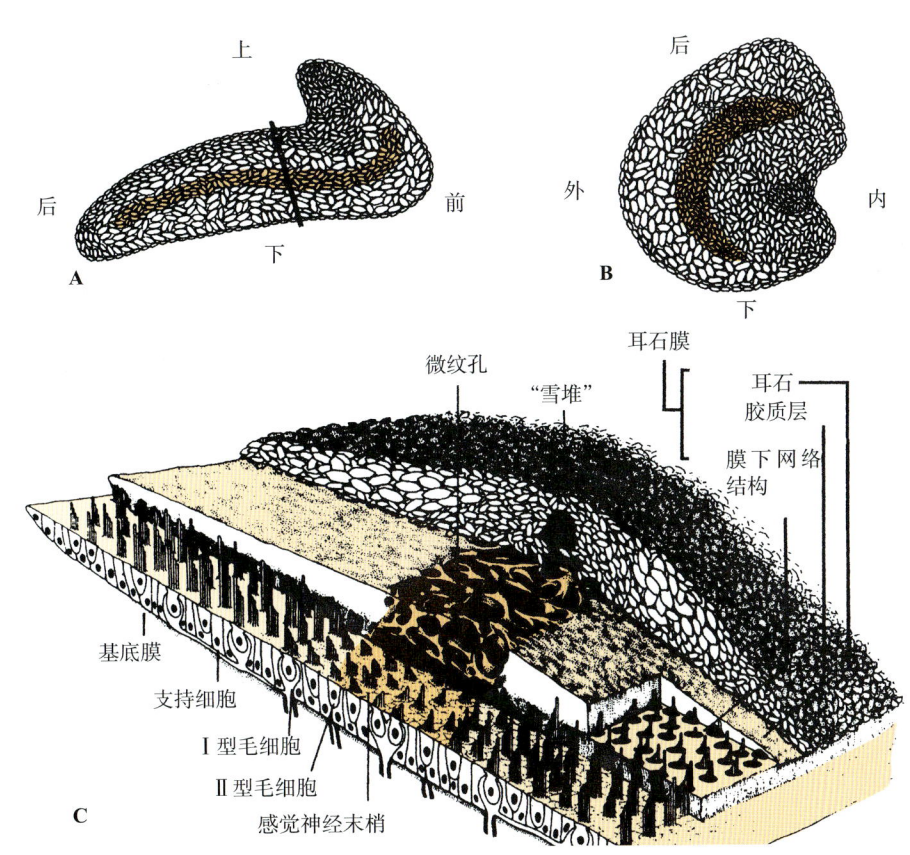

▲ 图 4-12 耳石在两个囊斑上的排列

A. 球囊；B. 椭圆囊；C. 显示 A 图中球囊耳石膜的组成（引自 Paparella MM, Shumrick DA. Textbook of otolaryngology. Vol 1. Philadelphia: Saunders; 1980.）

第一篇 基础科学

持细胞和毛细胞（图 4-13）。支持细胞从基底膜延伸至顶点，且细胞核通常邻近基底膜。在部分与顶面相切的截面上，可看到一些支持细胞形成一个围绕毛细胞的环状结构。支持细胞含有发达的高尔基复合体、线粒体及偶尔有脂滴。支持细胞上部包含大量圆形或卵圆形颗粒，且这些分泌型颗粒参与了壶腹帽和耳石膜的形成[33, 34]。

毛细胞通常包含一束黏附在顶端的静纤毛且呈梯状分布。这些静纤毛紧密排列并通过纵形排列的肌动蛋白微丝固定于毛细胞的顶面下方的一个增厚区域。这一区域称为表皮板，是由随机排列的肌动蛋白微丝形成的一个致密纤维网络结构。基粒和一些大的囊泡通常位于动纤毛区域。毛细胞周围为支持细胞，并与支持细胞形成紧密连接和桥粒。这些细胞将内淋巴空间与外淋巴空间隔离开来，静纤毛就漂浮于内淋巴液中。毛细胞的另一个基本特征是它们与传入神经纤维进行突触前联系。毛细胞通过特异性突触结构即突触带进行突触连接，周围有突触小泡和电子致密结构。

八、前庭传入神经的突触形态学

毛细胞分为 I 型或 II 型，取决于是否存在萼状或杯状结构，该结构为一种特殊类型的传入神经末端完全包围了除细胞近顶端和顶端表面的其余部分（图 4-13）。I 型毛细胞呈瓶状，周围有萼状末端环绕。通常一个萼状末端环绕一个 I 型毛细胞，这种的萼状末端被称为简单萼端。有时一个萼状末端环绕 2～4 个 I 型毛细胞（图 4-14），这种称为复杂萼端。复杂萼端在中间区域（微纹）比外周更常见。组织结构上复杂末端的存在是用于确定中央区的标志。

I 型与 II 型毛细胞的比率大约为 1∶1，根据啮齿动物的研究[28, 35]，这个比率从中央到外周区变化很小。然而在松鼠猴中，虽然总的毛细胞数量类似于啮齿动物，但和啮齿动物比中央区 I 型与 II 型毛细胞的比率从 1∶1 上升到 5∶1[36]。这个比率可能反映了 I 型毛细胞对灵长目动物的相对重要性。但同样情况对猴子耳石器却并非如此，其 II 型毛细胞多于 I 型，比率为 2∶1[37]。

II 型毛细胞呈圆柱状，与大量传入和传出神经突触扣结在基底面接触。传入神经末端包含线粒体和少量囊泡并且与自毛细胞形成突触连接，它们将神经冲动传递到前庭核。传出神经节扣包含大量囊泡和比传入神经末端中更小的线粒体和囊泡。它们与毛细胞和传入神经形成突触且传递从脑干神经元传出的神经冲动。长期以来，人们认为来自不同区域的毛细胞大体与相同数量的，传入神经末梢形成突触连接。目前越来越多的超微结构研究[13, 37]表明，II 型毛细胞突触神经分布有明显区域差异（图 4-14）。外周 II 型毛细胞与多个传入神经末梢形成突触连接。中央 II 型毛细胞与相对较少的传入神经末梢形成突触连接，但相互之间联系密切。另外，中央 II 型毛细胞与围绕 I 型毛细胞萼端形成突触连接，这种突触类型在外周区域很少见。

九、前庭传入神经的形态学和功能

目前，关于前庭传入神经的形态学和生理学已得到研究证实[17, 18, 25-27, 36, 38]，无论从结构还是功能上说，感觉神经上皮的特定分区——前庭感觉上皮中央和外周区，类似于视网膜中央凹和外周。这些研究包括前庭传入神经轴突微电极刺入实验、

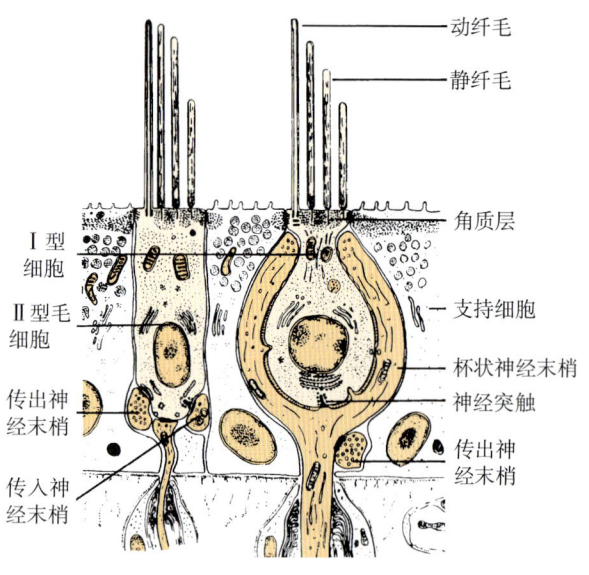

▲ 图 4-13 哺乳动物迷路中 I 型和 II 型毛细胞的结构和神经分布

引自 Wersäll J, Bagger-Sjöback D. Morphology of the vestibular sense organ. In Kornhuber HH, ed: *Handbook of sensory physiology*. New York: Springer-Verlag; 1974: 124-170.

第4章 前庭系统解剖

对电流反应的特征性电生理研究、旋转和线性加速度刺激及注入辣根过氧化物酶作为细胞内染色。对染色后的传入神经纤维进行组织学还原，重建其在感觉上皮内的位置，并显示其神经末梢和轴突用这种方法，研究者能确定3种传入神经末端形态——单纯萼状末端、扣状末端及二形末端（包括萼状和扣状末端）（图 4-15 和图 4-16）并确定这 3 种类型在感觉上皮内的分布。

这 3 种形态的传入分为 2 种生理类型，分布在不同的感觉上皮。单纯萼状末端呈不规律放电模式并且对正弦头部旋转相对不敏感。萼状末端仅存在于中央/微纹区。扣状和二形末端呈规律的连续性放电且动态反应呈线性相关，也就是说，扣状末端规律放电并对头部旋转的正弦曲线敏感性低；然而二形末端可以规律也可以不规律放电且动态反应可以低也可以高。扣状末端在外周/微纹外区常见。二形末端贯穿于感觉上皮，但不规则的二形末端存在于中央/微纹区，规则的二形末端存在于外周/微纹外区。

前庭传入分为规则性和不规则性放电，这与许多其他生理和形态学特征相关[14, 39]，已被证明有助于理解外周和中枢投射。最近，一项在小鼠身上的研究表明，微纹外区的内侧和外侧向不同的靶标投射，具体地说，外侧投射至小脑，内侧投射到前庭核[40]。然而，这意味着，如果单纯花萼传入纤维都在反转线的一侧（见终末器官的解剖章节），这类传入纤维只投射到前庭核，而小脑则没有得到任何输入。这一结果在老鼠身上与在猫身上的结果不一致，在猫身上，前庭核神经元通过刺激椭圆囊斑微纹两侧的毛细胞以推拉方式被激活[41]。灵长类动物和人类是否有类似的特点仍有待确定。

十、前庭系统的中枢传导通路

（一）前庭神经在脑干的投射

庭神经与蜗神经、面神经伴行进入内听道，从脑桥延髓的腹外侧进入脑干。其进入脑干后，行至背侧和中间侧，穿过小脑下脚和三叉神经下降支进入前庭核。进入脑干前庭神经核时，多数前庭纤维分成头支和尾支两支（图 4-17）[42]。头支投射

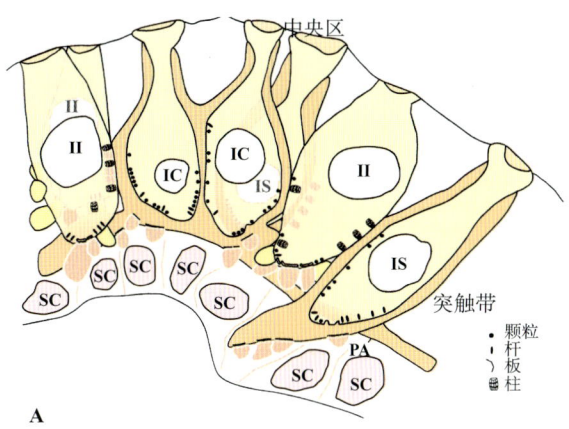

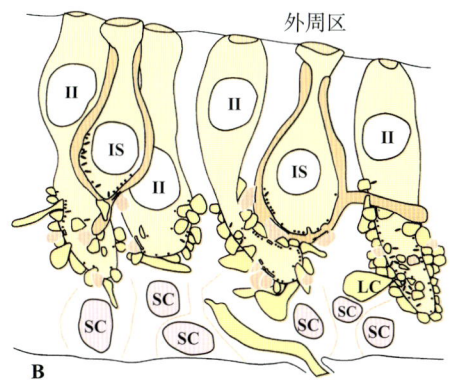

▲ 图 4-14 Ⅰ型、Ⅱ型前庭毛细胞神经突触支配的区域性差异，基于鼠的上半规管壶腹嵴电镜照片绘制

A. 图中央区域的这一部分包含 3 个 Ⅱ 型毛细胞和 4 个 Ⅰ 型毛细胞，有 2 个在一个复杂萼状末端中，另 2 个在单独的普通末端中，基底部可见支持细胞（SC）核。传出神经的突触结为粉色 – 橙色，传入的突触结合大络脉（LC）为暗黄色，萼状末端呈橙色阴影，从右向左延伸并形成复杂萼状末端的轴突也是橙色，轴突（PA）也是如此。与周围区相比，中央区毛细胞更宽，萼状末端更厚。中央区每个 Ⅱ 型毛细胞的传入纤维束较少，但每一个中央纤维束形成多个带状突触。中央区的 Ⅱ 型毛细胞也与邻近萼状末端的侧面形成突触。突触带以不同形状出现（如图）。Ⅱ 型毛细胞、萼状末端和其他传入结构均与传出神经形成突触。B. 周围区域显示 4 个 Ⅱ 型毛细胞（Ⅱ）和 2 个 Ⅰ 型毛细胞（IS）。毛细胞和萼状末端更细小，每个 Ⅱ 型毛细胞有更多的传入束。大多数传入神经束连接一个带状突触。复杂萼状末端和外表面带状突触在外周是罕见的。2 个区域的传出神经分布相似（引自 Lysakowski A，Goldbrg JM. A regional ultrastructural analysis of the cellular and synaptic architecture in the chinchilla cristae ampu-llares. *J Comp Neurol* 1997; 389: 419-443.）

第一篇 基础科学

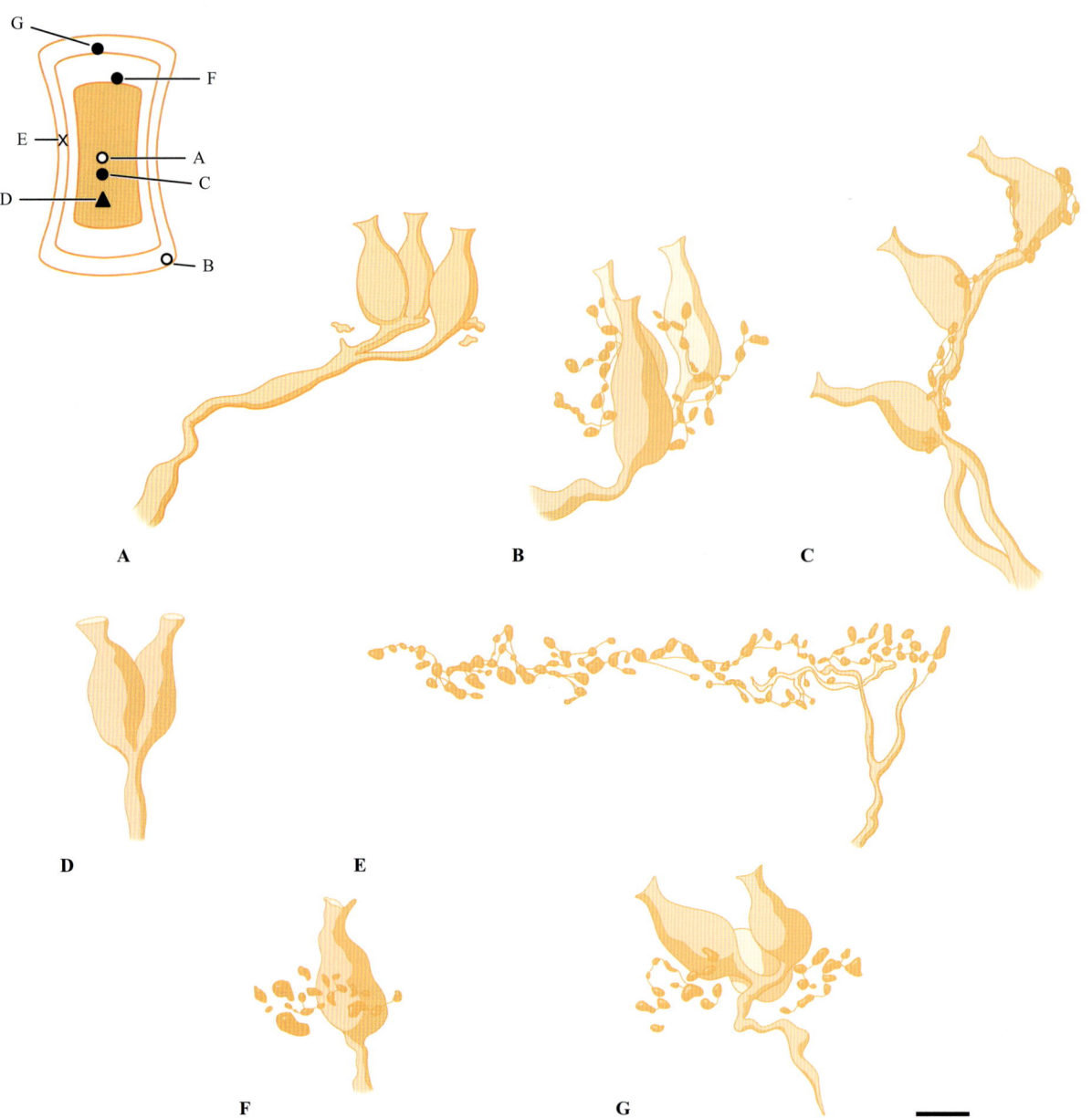

▲ 图 4-15 A through G, Reconstruction of seven afferents labeled by intraaxonal injections of horseradish peroxidase. Dimorphic units innervate horizontal (A through C) or superior (F and G) cristae, including regular (A and B), intermediate (C), and irregular (F and G) afferents. Regular bouton (E) and irregular calyx (D) units are also shown; bouton and calyx units supply superior (bouton) and horizontal (calyx) cristae. Location of labeled fibers is indicated in the map at upper left for calyx and bouton units. Regular, intermediate, and irregular units are indicated for dimorphic units. Thin lines in each drawing indicate top of epithelium (top) and basement membrane (bottom). Bar = 10μm.
Modified from Baird RA, Desmadryl G, Fernández C, et al. The vestibular nerve of the chinchilla. II. Relation between afferent response properties and peripheral innervation patterns in the semicircular canals. *J Neurophysiol* 1988;60:182-203.

到前庭神经上核和前庭神经内侧核，并向小脑发出侧支，尾支投射到前庭神经下核和前庭神经内侧核及前庭神经外侧核的腹外侧部分。如前所述，规则放电的前庭传入终止于小至中等大小的前庭核神经元，而不规则放电的传入终止于中等大小的前庭核神经元（图 4-17）[43]。大脑中的 2 个主

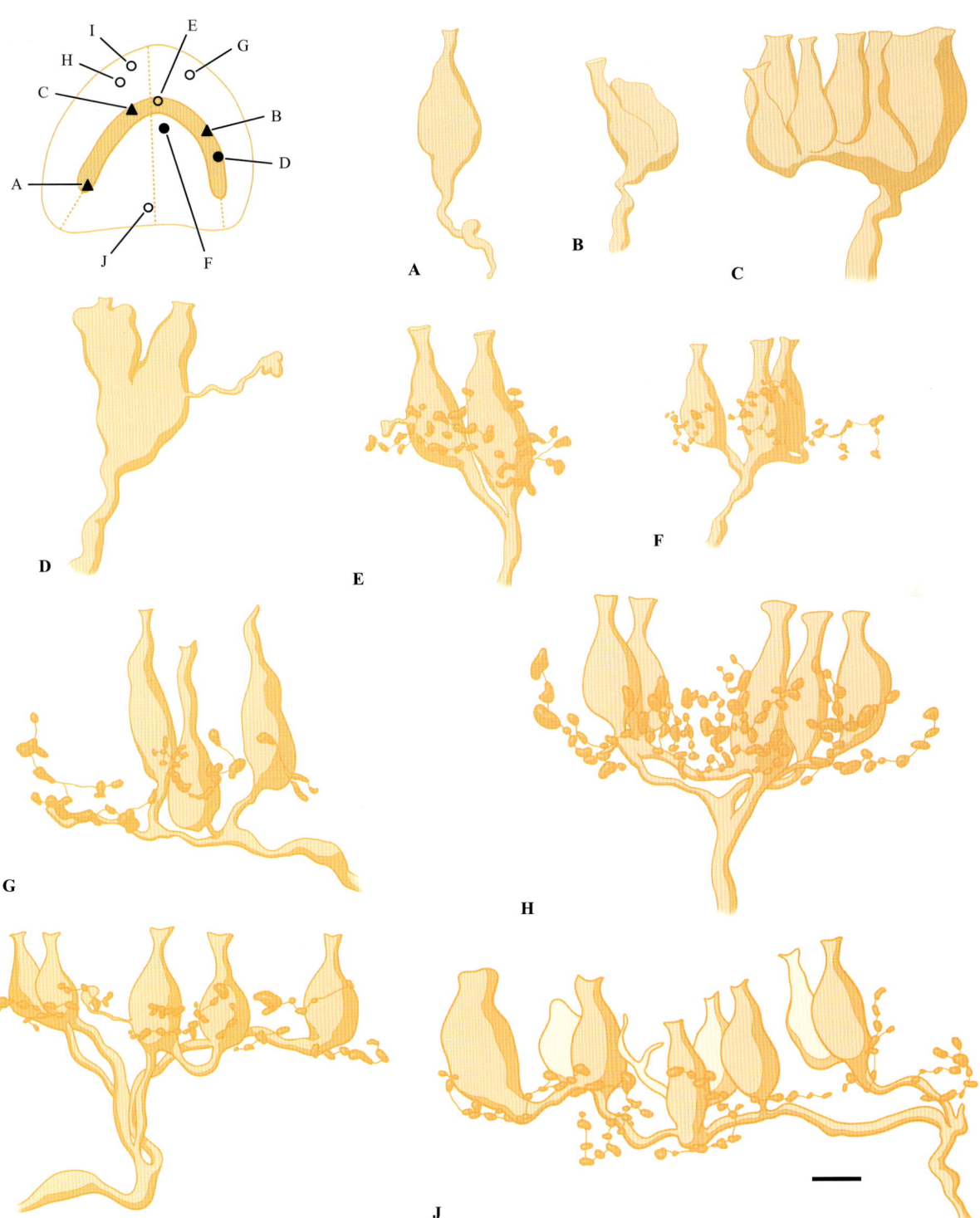

▲ 图4-16 A through J, Reconstruction of 10 utricular afferents labeled by intraaxonal injections of horseradish peroxidase and their locations on a standard map of the macula (lower left). Bar = 10μm. See Figure 130-15 for further explanation.
Modified from Goldberg JM, Desmadryl G, Baird RA, et al. The vestibular nerve of the chinchilla. V. Relation between afferent response properties and peripheral innervation patterns in the utricular macula. *J Neurophysiol* 1990;63:791-804.

第一篇 基础科学

要的投射部位是前庭核和小脑[44]。没有主要的前庭传入神经越过中线。

（二）前庭神经向小脑的投射

据估计，约 70% 的前庭传入神经[45]通过苔藓纤维终止于小脑蚓部尾叶的颗粒层，尤其是蚓垂和小结。小脑的这个区域被认为参与协调头部和眼的运动。小脑蚓部后部的浦肯野细胞投射至小脑顶核或前庭核。小脑顶核是小脑深部核团，除接收小脑蚓部的传入神经输入的信号外，还接收主要的传入神经纤维的侧支投射[46,47]。小脑绒球是小脑皮层中另一个直接投射到前庭神经核的区域，它可接收次级传入[48]，但并没有从前庭神经接收到直接传入。

（三）前庭核的解剖分支

前庭核分为 4 个主要区域分支[49-51]，即前庭神经上核、前庭神经内侧核、前庭神经外侧核和前庭神经下核及一些小细胞群（图 4-18）。前庭上核位于前庭复合体背侧和头侧。它可分成包含一些中等大小神经元的中央区和包含小细胞的外周区。前庭上核与前庭 - 眼反射通路相关。该核神经元的激活与眼、头运动相关（见第 36 章），且该核重要的传出神经投射是通过内侧纵束的动眼神经核。内侧纵束在前庭 - 眼反射的控制中非常重要。

前庭外侧核（Deiters 核）可从组织学和功能学分成两部分：前庭背外侧核和前庭腹外侧核。前庭背外侧核包含很多产生前庭脊髓侧束的巨细胞。前庭腹外侧核包含产生前庭 - 眼反射通路、前庭脊髓内侧束及前庭 - 丘脑通路的中型神经元。前庭外侧核的两个亚区在传入传出方面也有所不同（后面两节将对此讨论）。前庭外侧核代表躯体特定区[52]，如神经核的前部和上部投射至颈髓，而后部和下部投射至腰髓。前庭脊髓侧束直接或间接通过中间神经元终止于腹角细胞，该束对前庭脊髓及前庭丘反射尤其重要。

前庭内侧核从外展神经核至舌下神经核纵向延伸至脑干。最近的研究表明，前庭神经内侧核可细分为头部大细胞区、小细胞区和尾部小至中等大小的神经元区[44,53]。头部前庭神经内侧核，类似于上核，包含许多投射到眼运动核的神经元，其放电行为与眼球运动有关[54-56]。关于前庭内侧

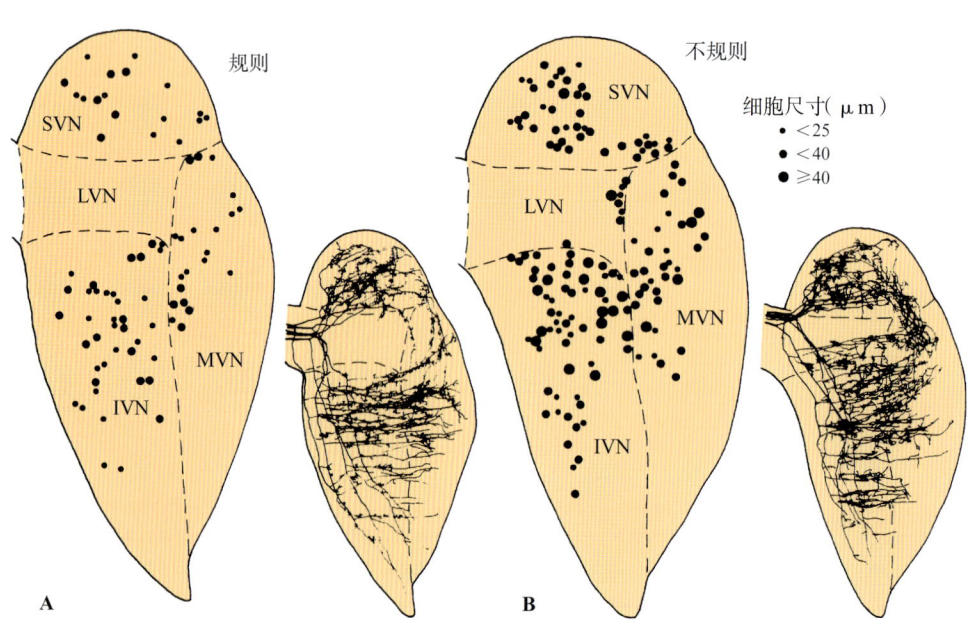

▲ 图 4-17 规则 (A) 和不规则 (B) 的半规管纤维在前庭核的定位，不规则放电纤维更粗，起源于更大的神经节细胞，并终止于更大的次级前庭神经元

IVN. 前庭下核；LVN. 前庭外侧核；MVN. 前庭内侧核；SVN. 前庭上核（引自 Sato F，Sasaki H. Morphological correlations between spontaneously discharging primary vestibular afferents and vestibular nucleus neurons in the cat. *J Comp Neurol* 1993;333:554-566.）

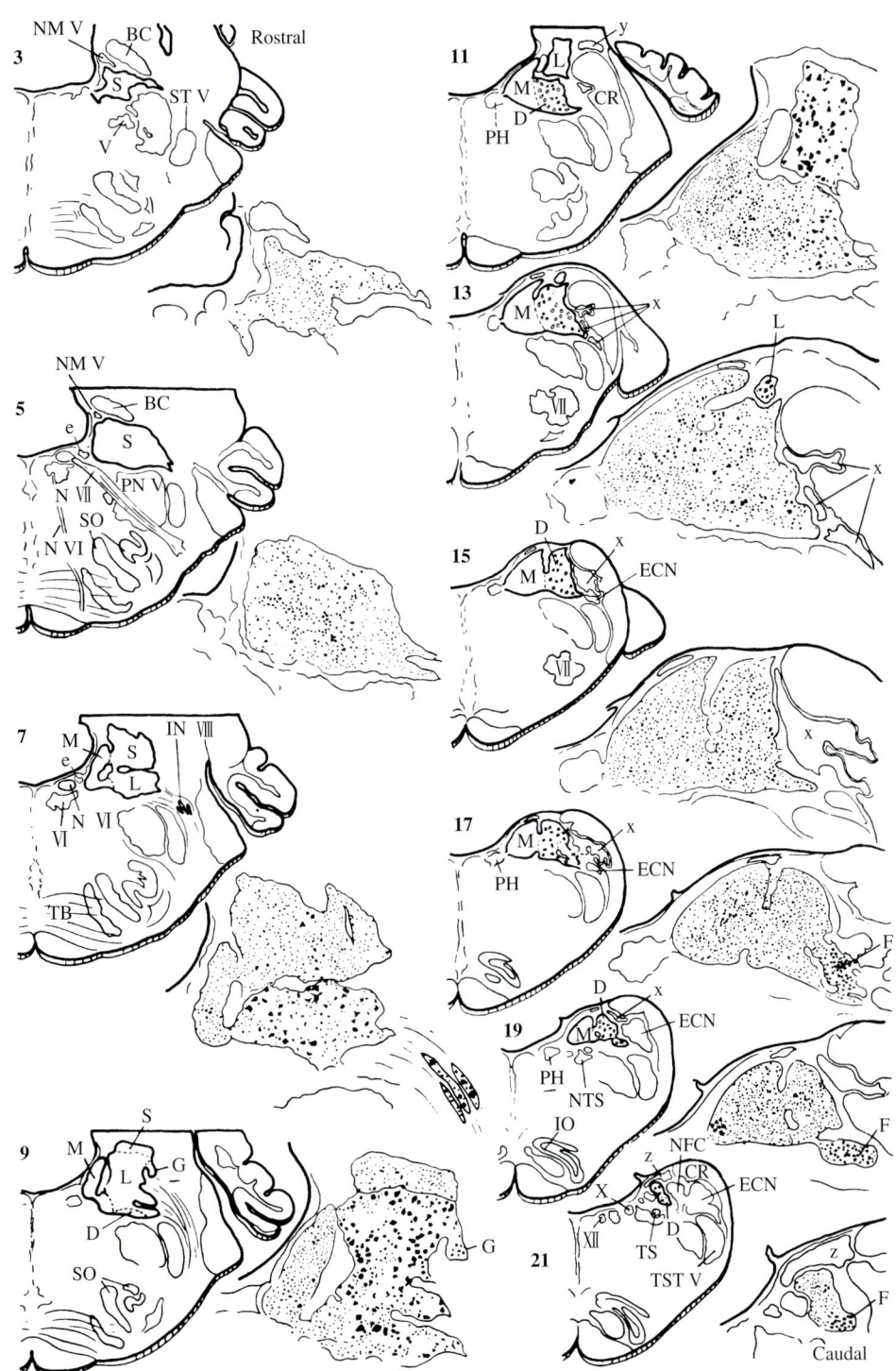

▲ 图 4-18 脑前庭核不同部分与脑干其他结构的关系

根据 Goldberg 和 Fernandez[10] 的研究，本图中加入了 e 组细胞。BC. 结合臂；CR. 绳状体；D. 前庭下核；e. 含有前庭传出神经元的小细胞群；F. 前庭下核的尾端腹外侧部；G. 前庭下核中包含中等大小细胞的部分；L. 前庭外侧核；M. 前庭内侧核；ECN. 外部楔束核；NFC. 楔束核；IN Ⅷ. 前庭神经间质核；NMV. 三叉神经中脑核；PNV. 三叉神经主核；NTS. 孤束核；N Ⅵ 和 N Ⅶ. 外展神经和面神经；SO. 上橄榄核；IO. 下橄榄核；PH. 舌下前置核；S. 前庭上核；TB. 斜方体；TS. 孤束；STV. 三叉神经脊束；TSTV. 三叉神经脊束核；V. 三叉神经运动核；Ⅵ. 展神经核；Ⅹ. 迷走神经背核；Ⅻ. 舌下神经核；x、y 和 z 表示 x、y 和 z 细胞群（引自 Brodal A, Pompeiano O, Walberg H. *The vestibular nuclei and their connections, anatomy and functional correlations*. Edinburgh, Scotland: Oliver & Boyd; 1962.）

核尾区功能所知甚少，尽管该区很多细胞投射至小脑[57]。前庭内侧核也产生前庭脊髓内侧束，纵向方向下降终止于颈脊髓中间神经元，上升终止于动眼神经核。该束对前庭-眼-颈反射尤其重要。

前庭下核和前庭外侧核合并交叉，尾部延伸至前庭复合体。前庭核的这一区域是来自耳石器的传入神经的主要投射部位[58]。该核的一些细胞参与前庭脊髓束通路，但该区域主要投射至小脑和网状结构。

前庭核相关的小细胞群照字母顺序从小到大进行命名为f、l、x、y、z和e细胞群。f细胞群是下行前庭核的尾部分支且包含中等大小细胞。l细胞群是前庭外侧核尾部和外侧的中等大小细胞组成的小群，邻近小脑下脚，它不同于前庭外侧核处的多数巨细胞。另外，它的多数投射区是T1以下脊髓[52]。z细胞群不包含于前庭核中，而是位于前庭复合体的尾部，主要接收脊髓背侧柱纤维的神经传入，它的细胞负责将上行躯体感觉传导至丘脑。

x和y细胞群是前庭核重要的功能分区。x细胞群同样位于前庭复合体尾部，该区主要接收脊髓的神经传入，且投射至小脑。y群位于前庭上核的尾部和侧部，相邻于前庭外侧核的背侧及小脑下脚腹侧。y细胞群的背侧和腹侧部分功能上有所不同。y群腹侧部分包含小梭形神经元，接收分布于球囊的前庭传入神经的输入[58]。y群背侧部分包含更大的神经元，被称为绒球小脑脚束的神经束穿过，这一神经束从小脑的绒球到达前庭核。y群背侧的很多细胞看上去和小脑绒球及眼球运动相关，特别是垂直面的眼球运动[59]。

e细胞群（图4-6）和前庭核相关，其包含投射到迷路的神经元，而不是接收初级传入纤维。它位于头侧前庭前内侧核的腹内侧，其中的细胞发出传出神经纤维到达前庭终器[10]。

（四）前庭神经向前庭核的传入

前庭神经终止于前庭核的所有部分[58]。传入神经末梢支配相应前庭终器的具体细节尚未阐明，但主要与耳石功能相关的活跃细胞主要存在于前庭背外侧核和前庭下核。与半规管功能相关的活跃细胞存在于前庭上核、前庭内侧核及前庭腹外侧核。虽然生理学研究结果表明，支配不同前庭终器的传入神经在前庭核内投射到不同的神经元[60]，但前庭核内单个细胞活性并不总是与固定的前庭终器有明显的关系[61]。这个发现表明，在某些前庭核细胞存在来自不同前庭终器的传入信息汇聚。

前庭核的一些神经元不直接接收来自前庭神经的直接输入。例如对对侧前庭神经刺激优先反应的Ⅱ型神经元群（见下文）[62, 63]。对头部运动敏感的多数前庭核细胞依赖于双侧前庭终器的激活。移除一个前庭神经会使前庭核神经元对头部运动的敏感性下降约一半[64]，这种情况表明前庭核之间的连接通路对前庭核神经元的生理敏感性至关重要。

前庭核中存在4种生理类型的神经元[62, 63]。Ⅰ型神经元是由同侧头部旋转所激活，而Ⅱ型神经元是由此活动所抑制；前者接收同侧神经传入而后者接收对侧或连合处的神经传入。Ⅲ型神经元由双侧旋转运动所激活而Ⅳ型神经元是由任一一种类型的旋转加速度所抑制。总之，Ⅰ型神经元是最常见的，但也存在许多Ⅱ型神经元；Ⅲ型和Ⅳ型神经元很少见。图4-19显示存在于前庭内侧核的前庭Ⅰ型神经元，已明确其形态和生理特征，投射至外展神经核和其他靶区[65]。

前庭连合通路起源于除前庭背外侧核之外的所有前庭核部分[53, 66]。虽然前庭核的某一区域主要向对侧相应区域投射，但也有相当多的分支投射于对侧核的其他区域（图4-20）。功能上说，前庭核间的连合通路在补偿单侧前庭功能受损上起重要作用[67]。即使是头部静止时[54]，大多数的前庭神经元仍有自发放电，且因为多数前庭功能是双侧的，双侧前庭核自发放电的不对称会引起头部运动的中枢感知及反射通路的功能紊乱（如单侧眼球震颤通常发生在前庭神经核），前庭连接通路看上去在维持两侧神经输出平衡上起重要作用。

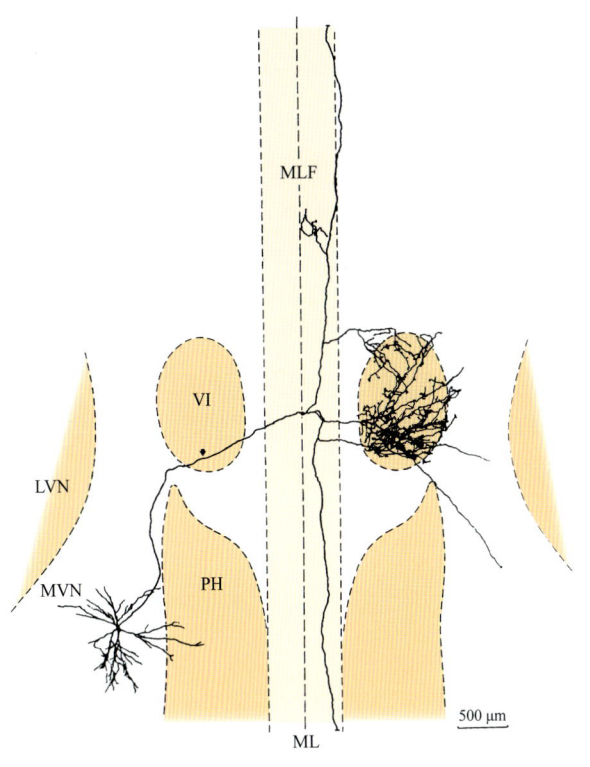

▲ 图 4-19 单个 I 型前庭核神经元的树突和轴突的分支广泛地投射到对侧外展核和其他靶区

LVN. 前庭外侧核；ML. 中线；MLF. 内侧纵束；MVN. 前庭内侧核；PH. 舌下神经周复合体；VI. 外展神经核（引自 Ohgaki T, Curthoys IS, Markham CH, et al. HRP morphology of functionally identified vestibular type I neurons in the cat. *Adv Otorhinolaryngol* 1988; 41: 14-19.）

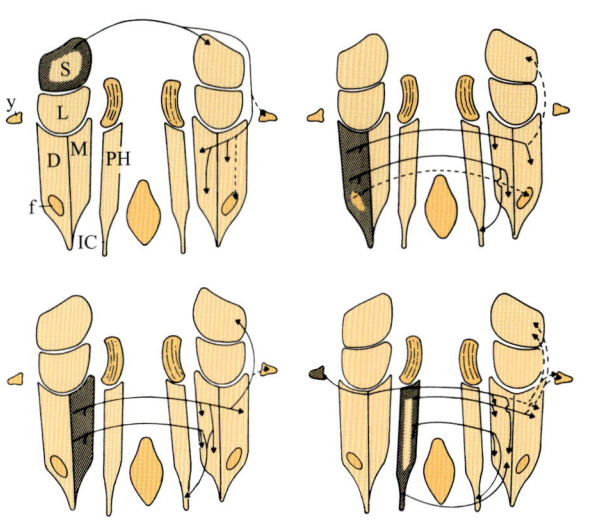

▲ 图 4-20 前庭连合系统的主要投射，虽然前庭核主要投射至对侧的相应部分，但也可投射到其他部分

D, L, M, S. 前庭下、外、内、上核；f. f 细胞群；IC. 闰核；PH. 舌下神经周复合体；y. y 细胞群（引自 Pompeiano O, Mergner T, Corvaja N. Commissural, perihypoglossal and reticular afferent projections to the vestibular nuclei in the cat: an experimental anatomical study with the method of retrograde transport of horseradish peroxidase. *Arch Ital Biol* 1978;116:130-172.）

（五）前庭核的其他神经输入

前庭神经不是前庭核唯一的传入信号来源。脑干和小脑的很多区域也传至前庭核。多数非前庭神经输入起源于小脑绒球小结叶[68]、小脑顶核[69]及前庭核附近的脑干区域，前庭核也接受来自脊髓、中脑和间脑尾部的神经核输入。

虽然传至前庭核的非前庭传入神经的功能尚未完全了解，但前庭核神经元的生理反应受与前庭神经冲动无关的行为和刺激的影响。或许传至前庭核的常见非前庭输入来自视觉系统。多数对头部运动敏感的前庭核神经元也对视觉活动敏感，换言之它们是对视动刺激敏感[70]。半规管对低频（< 0.05Hz）头部运动不敏感，但视觉系统能检测到极低频的视觉场景活动，大脑运用视觉信息来补充从迷路获得的信息。视动信号到达前庭核的解剖通路尚未阐明，但是一些中脑顶盖核，特别是视束神经元及副视核，可能发挥重要作用。这些中脑核不直接投射至前庭核，而是投射至其他脑干核，并且这些其他核投射至前庭核（如前置核[71]）或经小脑区域（如通过下橄榄体[72]和脑桥核[73]到达小脑的视觉信号）。

小脑到前庭核通路不仅与前庭核神经元的视觉反应有关，且对前庭 - 眼反射通路的头部运动敏感性的适应性调节及单侧前庭损伤的补偿是必需的。小脑绒球对前庭 - 眼反射通路的适应性调节是尤其重要的[54, 74]。该区域小脑皮质的浦肯野细胞对视动视觉刺激及视网膜中央凹处的小视觉目标运动敏感[75, 76]。当前庭 - 眼反射通路产生的眼球运动无法使影像固定到视网膜时，绒球浦肯野细胞改变投射速率及调整投射至眼外动眼神经核的前庭核神经元的放电速率。

如前所述，前庭上核、前庭内侧核及前庭腹外侧核的很多神经元在眼球运动时可改变投射速率，即使在头部不动前庭神经活性不变的情况下。Chen-Huang 和 McCrea[77] 的研究表明，通过 Deiters 上升支传递至动眼神经核的椭圆囊信号大小取决于固视距离。这项发现意味着前庭核中一个重要复合神经系统的存在，而不是椭圆囊和动眼神经核之间的简单突触传递。当稳定固视、扫视及眼平滑跟踪时前庭神经核发出信号至眼外肌运动神经核[78,79]，前庭核明显参与了动眼神经活动的产生。大脑提供这些眼动相关输入信号的区域包括前置核[80]、Cajal 间质核[81] 及脑桥和脊髓网状结构[82] 的区域。

脊髓尤其是颈髓，是另一个重要的传至前庭核的非前庭神经来源。投射至脊髓的前庭背外侧核同样接收来自脊髓节段的神经输入[83]。投射至眼外肌运动眼神经核的前庭内侧和腹外侧核接收来自颈脊髓的神经输入[84]。这些输入对调节颈－眼反射是重要的。颈－眼反射帮助前庭－眼反射在头部运动时保持注视的稳定性，尤其是当迷路受损时。这些通路为颈部损伤时出现眼震提供了一个合理解释。

其他非前庭输入在功能上很重要，但它们的解剖特征却很模糊。一些前庭核神经元很可能接收到与中枢自主神经功能和行为状态（如警觉性）相关的神经输入。一些学者发现，尽管前庭神经活动明显不受影响，但在慢波睡眠或警觉性降低时，许多前庭核神经元自发放电率及对眼和头部活动的敏感性明显下降。调节这些反应的中枢解剖学通路是未知的，但是前庭核相关的主要传入关系如图 4-21 所示。

（六）前庭核的传出神经通路

前庭核投射至脑干、小脑及脊髓的很多区域。此外，前庭核内部是相互联系的。前庭核的固有联系不局限于之前描述的连接通路，也包括大脑同侧不同前庭核间的连接[53,66]。

图 4-22 概述了前庭传出神经的主要投射。除了前庭背外侧核，所有前庭核都包括投射至小脑的神经元。小脑蚓部、绒球小结叶及小脑顶核是前庭小脑通路投射至小脑的区域[85]。这些小脑区域被认为参与躯干肌、头及眼睛的协调运动。小脑皮质的传出神经位于旁矢状面传出带[86]，且小脑蚓部的传出神经纤维投射至前庭背外侧核神经元，产生前庭脊髓外侧束。小脑蚓部的另一部分投射至小脑顶核，绒球小叶的神经纤维投射至前庭上核、前庭内侧核及前庭外侧核，从而产生前庭-眼反射通路[74]。此外，前庭核与小脑接收前庭输入的区域之间也存在互相联系。

前庭内侧核、前庭上核及前庭腹外侧核向控制眼球运动的脑干区域产生双侧传出神经投射[87-89]。前庭核产生一组涉及前庭眼反射的重要反射通路。组成这些通路的轴突通常也加入外展神经核附近的内侧纵束。

前庭眼反射的功能是在头部运动时稳定视觉。这种稳定是通过与头部运动速度相同但方向相反的方式运动眼球来实现的。前庭-眼反射通路间相互联系，这样支配每个眼外肌的运动神经元都接收来自前庭核的兴奋性和抑制性输入。关于前庭-眼反射的更多内容见第 36 章。

第二个重要的有助于稳定视觉的前庭传出通路是前庭脊髓内侧束。这个通路起源于前庭内侧

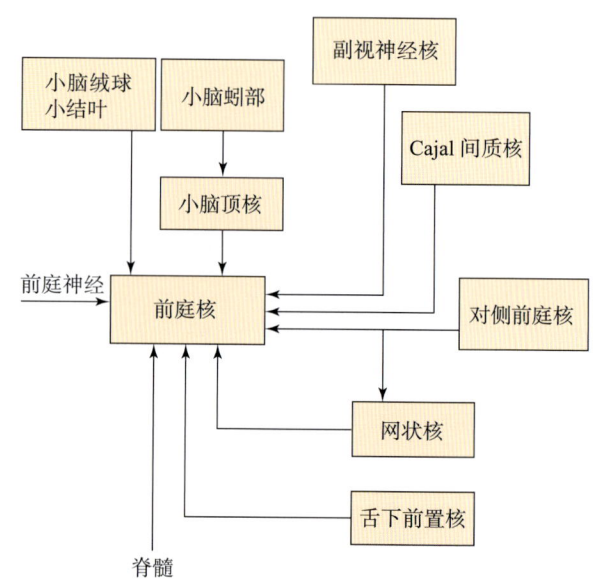

▲ 图 4-21 前庭核的传入通路
由 Robert McCrea. 提供

第 4 章 前庭系统解剖

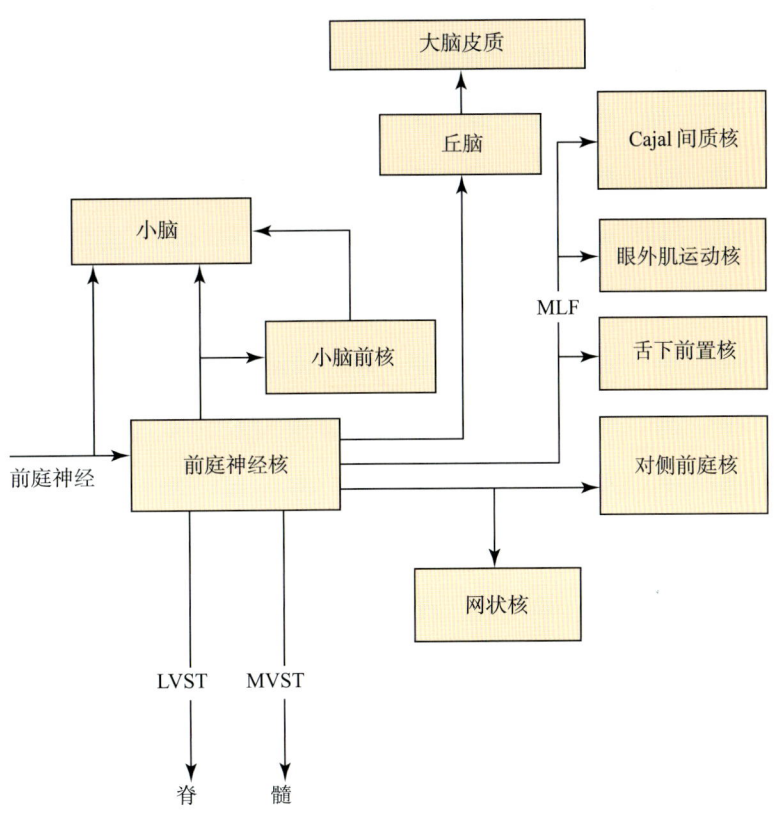

▲ 图 4-22 前庭核的传出连接
LVST. 前庭脊髓外侧束；MLF. 内侧纵束；MVST. 前庭脊髓内侧束（由 Robert McCrea 提供）

核、前庭腹外侧核细胞，进入双侧内侧纵束并向下延伸至脊髓的腹角。大约一半的这些细胞也通过轴索侧支参与前庭眼反射通路[90]。前庭脊髓内侧束的功能是通过颈部肌肉收缩抵抗被动的头部运动来稳定头部[91]。

前庭脊髓外侧束在维持姿势平衡上起重要作用。这个通路起源于前庭背外侧核神经元，且单侧下行至腰部膨大的脊髓腹角。前庭背外侧神经元的细胞主要对头部倾斜敏感。外侧前庭脊髓束具有张力性活动，为姿势伸肌运动神经元提供强大的强直兴奋性突触输入。单侧迷路损伤时，传至同侧姿势伸肌的紧张性兴奋性输入下降，在缺少视觉参照时易向患侧倾倒。

前庭丘脑通路起源于前庭腹外侧核细胞，投射至丘脑区域，这一区域包括丘脑的腹后外侧、腹后内侧及腹外侧核[92-94]。前庭核也投射至其他丘脑核——腹外侧膝状体核[95]，该核邻近背外侧膝状体核，解剖证明它参与视觉处理。一些皮质区域对前庭刺激有反应（图 4-23）[96]。前庭丘脑皮质通路[97, 98]，包括自丘脑枕核向多个纹外视觉区域的投射，在视觉运动处理及对眩晕或自身运动的感知方面起重要作用，而这一过程与视觉刺激存在与否无关。

推荐阅读

Brodal A, Pompeiano O, Walberg H: *The vestibular nuclei and their connections, anatomy and functional correlations*, Edinburgh, Scotland, 1962, Oliver & Boyd.

Büttner-Ennever JA, Gerrits NM, Mai JK: Vestibular system. In Paxinos G, editor: *The human nervous system*, New York, 2004, Oxford University Press, pp 1212–1240.

Desai SS, Zeh C, Lysakowski A: Comparative morphology of rodent vestibular periphery. I. Saccular and utricular maculae. II. Cristae ampullares. *J Neurophysiol* 93: 251–280, 2005.

Eatock RA, Lysakowski A: Hair cells in mammalian vestibular organs. In Eatock RA, Fay RR, Popper AN, editors: *Vertebrate hair cells*, New York, 2006, Springer-Verlag, pp 348–442.

Fukui H, Raphael Y: Gene therapy for the inner ear. *Hear Res* 297: 99–105, 2013.

Goldberg JM, Fernández C: Efferent vestibular system in the squirrel monkey: anatomical location and influence on afferent

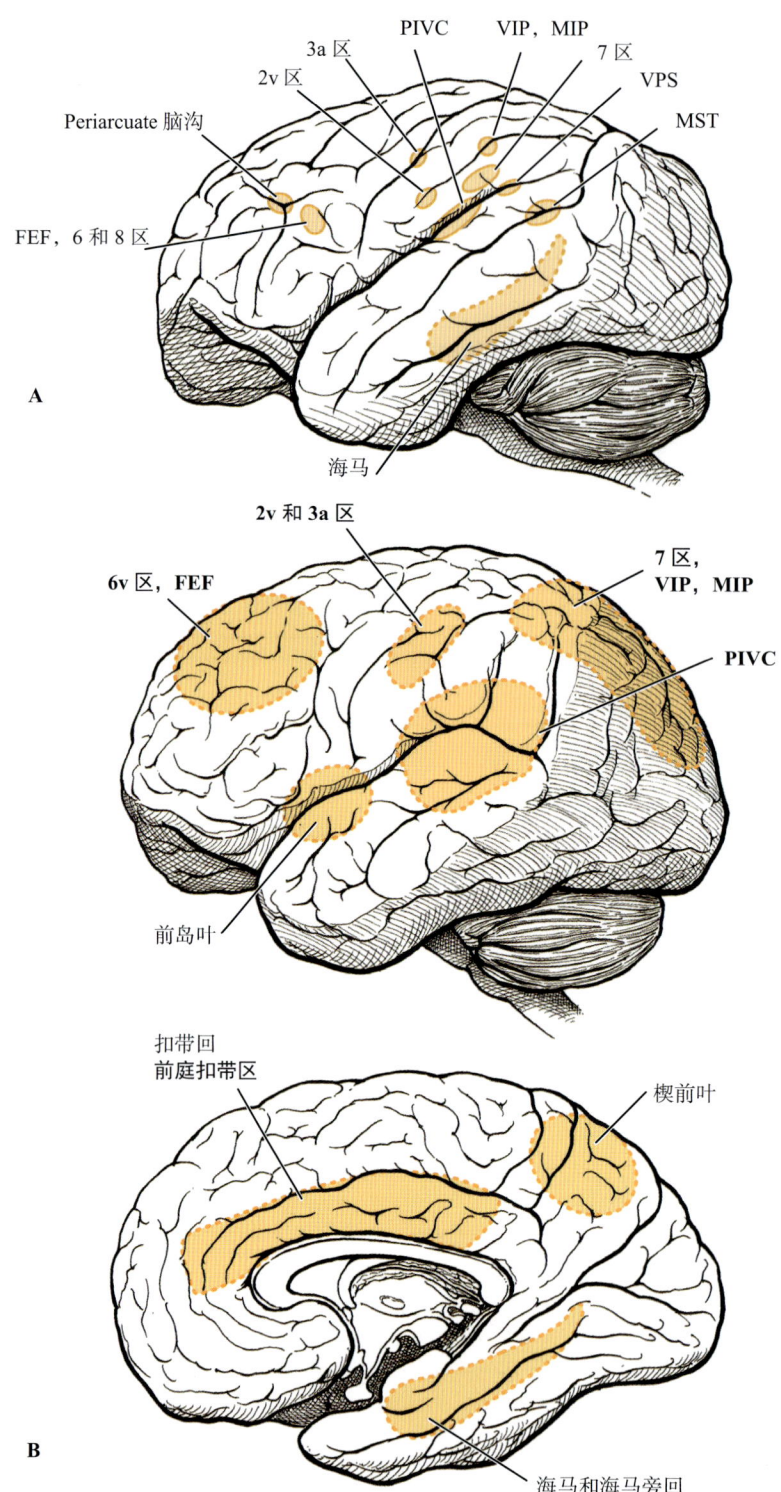

▲ 图 4-23 前庭信号传入的皮质区域

A. 通过神经生理学和神经解剖学方法确定了猴子的皮质前庭区，包括 2v 区、3a 区、额叶视区（FEF，弓状周围沟周围 6 区和 8 区）、顶内区腹侧和中部（VIP 和 MIP）、侧裂后视区（VPS）、内侧颞上区（MST）和原岛前庭皮质（PIVC）。在猴子的海马体中发现了与头部位置相关的细胞——位置细胞、头部方向细胞、空间视野细胞和网格细胞。B. 在神经影像学研究中，利用热量和前庭电刺激确定了人类的皮质区域，与猴子相似的区域用粗体表示（引自 Lopez C, Blanke O. The thalamocortical vestibular system in animals and humans. *Brain Res Rev* 2011;67:119-146.）

activity. *J Neurophysiol* 43: 986–1025, 1980.

Goldberg JM, Wilson VJ, Cullen KE, et al: *The vestibular system: a sixth sense*, New York, 2012, Oxford University Press.

Highstein SM, Holstein GR: The anatomy of the vestibular nuclei. *Prog Brain Res* 151: 157–203, 2006.

Holt JC, Lysakowski A, Goldberg JM: The efferent vestibular system. In Ryugo D, Fay RR, Popper AN, editors: *Auditory and vestibular efferents*, New York, 2011, Springer-Verlag, pp 135–187.

Horowitz SS, Blanchard JH, Morin LP: Intergeniculate leaflet and ventral lateral geniculate nucleus afferent connections: an anatomical substrate for functional input from the vestibulo-visuomotor system. *J Comp Neurol* 474: 227–245, 2004.

Hughes I, Thalmann I, Thalmann R, et al: Mixing model systems: using zebrafish and mouse inner ear mutants and other organ systems to unravel the mystery of otoconial development. *Brain Res* 1091: 58–74, 2006.

Kelley MW: Regulation of cell fate in the sensory epithelium of the inner ear. *Nat Rev Neurosci* 7: 837–849, 2006.

Kotchabhakdi N, Rinvik E, Walberg F, et al: The vestibulothalamic projections in the cat studied by retrograde axonal-transport of horseradish-peroxidase. *Exp Brain Res* 40: 405–418, 1980.

Lindemann HH: Studies on the morphology of the sensory regions of the vestibular apparatus. *Ergeb Anat Entwicklungsgesch* 42: 1–113, 1969.

Lundberg YW, Zhao X, Yamoah EN: Assembly of the otoconia complex to the macular sensory epithelium of the vestibule. *Brain Res* 1091: 47–57, 2006.

Lysakowski A, Goldberg JM: A regional ultrastructural analysis of the cellular and synaptic architecture in the chinchilla cristae ampullares. *J Comp Neurol* 389: 419–443, 1997.

Lysakowski A, Goldberg JM: Morphophysiology of the vestibular sensory periphery. In Highstein SM, Fay RR, Popper AN, editors: *The vestibular system*, New York, 2004, Springer-Verlag, pp 57–152.

McCrea RA, Baker R: Anatomical connections of the nucleus prepositus of the cat. *J Comp Neurol* 237: 377–407, 1985.

Newlands SD, Perachio AA: Central projections of the vestibular nerve: a review and single fiber study in the Mongolian gerbil. *Brain Res Bull* 60: 475–495, 2003.

Pompeiano O, Mergner T, Corvaja N: Commissural, perihypoglossal and reticular afferent projections to the vestibular nuclei in the cat: an experimental anatomical study with the method of retrograde transport of horseradish peroxidase. *Arch Ital Biol* 116: 130–172, 1978.

Sato F, Sasaki H: Morphological correlations between spontaneously discharging primary vestibular afferents and vestibular nucleus neurons in cat. *J Comp Neurol* 333: 554–566, 1993.

Shimazu H, Precht W: Inhibition of central vestibular neurons from the contralateral labyrinth and its mediating pathway. *J Neurophysiol* 29: 467–492, 1966.

Voogd J, Glickstein M: The anatomy of the cerebellum. *Trends Neurosci* 21: 370–375, 1998.

Wersäll J, Bagger-Sjöback D: Morphology of the vestibular sense organ. In Kornhuber HH, editor: *Handbook of sensory physiology, vestibular system, pt. 1: Basic mechanisms*, New York, 1974, Springer-Verlag, pp 124–170.

Wu DK, Kelley MW: Molecular mechanisms of inner ear development. *Cold Spring Harb Perspect Biol* 4: a008409, 2012.

第 5 章 咽鼓管解剖和生理

Anatomy and Physiology of the Eustachian Tube

Robert C. O'Reilly　Jessica Levi　著

李 莉 译

> **要点**
> 1. 咽鼓管参与调节压力平衡、黏液纤毛清除和中耳保护。
> 2. 咽鼓管的主要扩张肌是腭帆张肌。
> 3. 随着咽鼓管的生长，管的解剖变化包括：直径和长度的增加、管壁角的增加、管软骨细胞组成的变化，以及管开放效率的提高。
> 4. 咽鼓管功能可能受到病毒和细菌感染、腺样体疾病、颅面异常、肿瘤、遗传倾向、鼻窦疾病和胃食管反流等不利影响。
> 5. 目前咽鼓管功能检查仍在研究中。
> 6. 激光和球囊成形术治疗咽鼓管功能不良的疗效各不相同。

自从 1563 年，Eustachius 首次描述了与其同名的咽鼓管解剖结构以来，对咽鼓管在正常和患病耳中功能的认识得以继续发展[1]。中耳间隙和鼻咽之间的解剖联系已被认识，但是咽鼓管所起的作用尚不清楚。虽然最初认为这种连接是一种呼吸器官，但后来的观察者意识到，咽鼓管对整个鼓膜和中耳的健康至关重要。包括 Toynbee、Politzer 和 Bezold 在内的耳鼻喉科先驱医师提出了一个范例，认为咽鼓管调节中耳和乳突的气动状态，以维持适当的环境，通过鼓膜和听骨链实现最佳的声音传输。

有关咽鼓管功能生理学最初的认知比较简单。然而，由于咽鼓管具有复杂的解剖结构、功能以及与周围结构的相互依赖关系，一些新的概念认为咽鼓管是一个"器官"模型[2]。通过对早期耳科学文献与当代文献的比较，揭示了咽鼓管功能研究的一个演进过程，从直接应用于咽鼓管的有限疗法，到试图理解和修正对咽鼓管功能的内在和外在病理学影响。

一、胚胎学及出生后发育

咽鼓管来源于第一咽囊[3]。位于鼓室沟内侧的内胚层在第一和第二中胚层之间内陷形成咽鼓管鼓室隐窝。隐窝扩大形成鼓室腔和乳突窦。咽鼓管的骨质部分由颞骨岩部、鳞部及蝶骨大翼形成。其软骨管至少有两个独立的软骨中心[4]。在腭裂患者中，外侧板发育缺陷通常很明显[5]。

与咽鼓管相关的肌肉是腭帆张肌、腭帆张肌内侧束[6]、鼓膜张肌、腭帆提肌、咽鼓管咽肌。这些肌肉在发育早期出现，并与咀嚼肌一起由第一（下颌）弓的间质发育而来[7]。腭帆张肌、腭帆张肌内侧束和鼓膜张肌由三叉神经的下颌支支配，而腭帆提肌由迷走神经支配[8]。在子宫内发育过程中，腭帆张肌和腭帆张肌内侧束改变位置，与咽鼓管形成的夹角更小，特别是在外侧板上部[7, 9, 10]。

咽鼓管在胚胎发育期间是未闭合的，允许羊

水自由流入中耳间隙[11]。早期通畅引流也解释了在婴儿中耳裂中可偶然发现角蛋白和胎毛的原因，这可能限制在新生儿听力筛查过程中检测耳声发射的能力。可以想象，这种途径可能引起鳞状上皮进入，从而可能产生先天性胆脂瘤，但更可能的机制是从第一咽裂的外胚层形成表皮样物质[12]。

颞骨岩部和鳞部在出生后2年内发育最快，咽鼓管发育与此相似[13]。咽鼓管长度从婴儿期的17.5mm发育到成人期的37.5mm。尽管管腔直径与长度的比例相近，但与儿童相比，成年人咽鼓管管腔的长度和面积增加了两倍以上[7, 14, 15]。

在发育过程中，咽鼓管骨部长度增加了2倍，而软骨部长度增加1.6倍[16]。成人咽鼓管的软骨(鼻咽)部分是儿童的3倍，随着年龄的增长，管腔横截面积，以及管壁肌肉的运动能力都会增加[17, 18]。

更重要的是，随着软骨大小的增加、年龄的增长，细胞组成和形状发生了重要的变化，与儿童相比，这种变化导致成人的咽鼓管"松软"程度更低。软骨中部的软骨细胞密度下降，细胞间弹性蛋白出现内侧板和外侧板的铰链区，而且成人含量远高于儿童。管的内侧板比外侧板发育得更多，当从横断面观察时，咽鼓管的外侧板和外侧壁多呈S形，这些变化使咽鼓管收缩更有效[14, 19-22]。

其他解剖改变提高咽鼓管功能效率。在生长过程中，相对于骨部，软骨部的方向发生了改变。从上方看，管的长轴随着软骨部下移和侧移的增加而呈较大的曲线，这加强了中耳的保护作用[16]。此外，扩张肌(腭帆张肌内侧束)插入的角度更加垂直于咽鼓管软骨部，咽鼓管与中耳裂更接近[23]。

腭帆张肌的表面积在儿童中较小[24]，它与打开咽鼓管的力有关，而腭帆张肌与咽鼓管膜部之间的矢量角也较小。这对于腭帆张肌有效地位移咽鼓管侧壁以打开咽鼓管腔是很重要的[24]。所有这些因素都可能是导致中耳炎发病率随年龄增长而降低的原因之一[15]。

二、解剖学

咽鼓管在压力平衡、中耳保护和廓清等方面的作用，只有在认识到其解剖上的微妙之处时，才能被理解。该管位于颅底，连接中耳裂前部和鼻咽，它的解剖结构使它接近许多重要结构。咽鼓管的一般形状可以描述为两个在其顶端相连的圆锥体，它包括骨部(颞骨部分)和软骨部(鼻咽部分)；当从上方观察时，呈现一个向外曲线，从中耳延伸到鼻咽(图5-1)[7]。

中央(连接)区域被认为是骨管的一部分，即使咽鼓管骨部仍不到成人咽鼓管长度的1/3，软骨部超过其长度的2/3[15, 16]。

咽鼓管中耳开口起源于中鼓室前部(原鼓室)，管口高于中耳底部水平。除非头部向前倾斜，否则管口不是独立的解剖位置；它呈三角形或椭圆形(不是圆形)，直径3~5mm[25]。咽鼓管骨部沿颞骨岩部纵轴向前内侧走行至峡部[26]。峡部是咽鼓管软骨部的纤维软骨部，略微伸入骨性管腔内。除了被蝶骨包围的侧壁外，岩骨包围了咽鼓管的大部分骨部(图5-2)[7]。由于这个解剖部位的壁很硬，除非被黏膜增厚或分泌物所阻塞，否则管腔总是通畅的。

咽鼓管的骨部靠近几个结构(图5-3)，颞下颌关节的关节窝位于咽鼓管骨部的外侧和下方，颅中窝脑膜位于上方，颈内动脉位于内侧。从管腔到颅中窝硬脑膜的平均距离为3.6mm[25]。咽

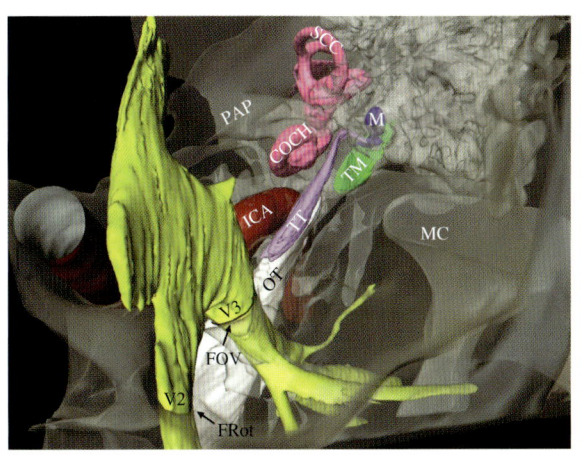

▲ 图 5-1 左侧咽鼓管俯视图显示其通过颅底的过程
标注了左侧咽鼓管与鼓膜平面的关系。COCH. 耳蜗；FOV. 卵圆孔；FRot. 圆孔；ICA. 颈内动脉；M. 锤骨头；MC. 下颌骨髁；OT. 骨性咽鼓管；PAP. 岩尖；SCC. 前半规管；TM. 鼓膜；TT. 鼓膜张肌；V2. 三叉神经上颌支；V3. 三叉神经下颌支（由 Micheal Teixido, MD, Mads Sorensen, and Haobing Wang 提供）

第一篇 基础科学

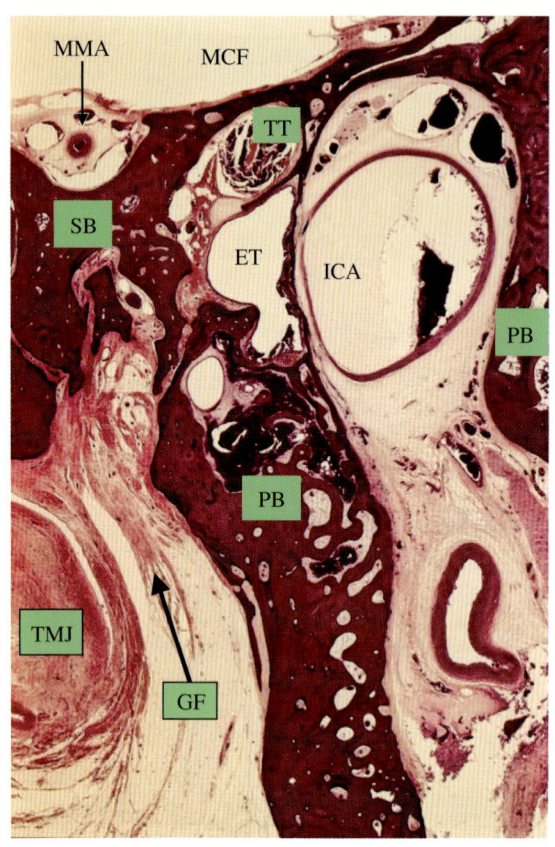

▲ 图 5-2 咽鼓管骨部横截面的显微照片

咽鼓管腔（ET）由岩骨（PB）和蝶骨（SB）组成。鼓膜张肌（TT）位于颅中窝（MCF）下方的管腔上方。很薄的骨将管腔与颈内动脉（ICA）分开。咽鼓管腔与颞下颌关节（TMJ）的关节窝（GF）相邻。MMA. 脑膜中动脉（引自 Sando I, Ikui A, Sudo M: Microscopic sectional anatomy with 3-D reconstruction of the temporal bone. In Janecks IP, Tiedemann K, eds: *Skull base surgery, anatomy, biology, and technology*, Philadelphia, 1997, Lippincott-Raven, pp 151-159.）

鼓管内壁由两个部分组成：后方迷路部和前方颈内动脉部[27]。颈总动脉的水平段被薄薄的骨质覆盖（图 5-2），在 2% 的正常成人标本中发现此骨开裂在 22.2% 的标本中发现骨质异常薄[28, 29]。基于 200 例计算机断层扫描（CT）的研究，Bergin 和同事[30]认为颈内动脉和咽鼓管之间的最小距离是 10.4mm。总的来说，咽鼓管前上缘与颈内动脉最近缘之间的平均距离为 23.5mm，而变异颈内动脉患者的距离甚至更短。

骨壁与鼓室前部的距离平均为 4.9mm。鼓膜张肌位于耳蜗中 1/3 侧面，其半管位于鼻咽侧骨管上方。但当它接近中耳时，会向内延伸。管腔到颅中窝硬脑膜的平均距离为 3.6mm[25]。所有这

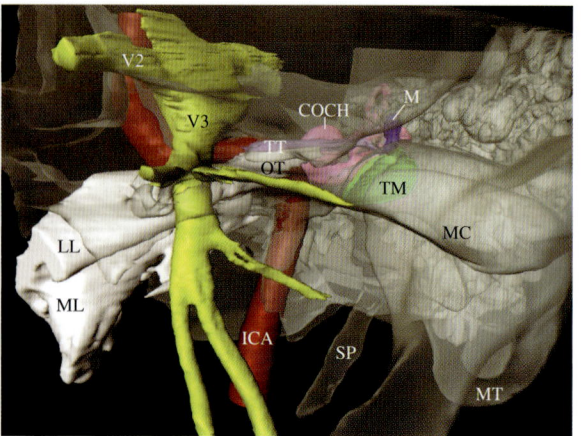

▲ 图 5-3 左侧咽鼓管侧视图显示其与相邻结构的关系

COCH. 耳蜗；ICA. 颈内动脉；LL. 外侧软骨板；M. 锤骨头；MC. 下颌骨髁状突；ML. 内侧软骨板；MT. 乳突尖；OT. 骨性咽鼓管；SP. 茎突；TM. 鼓膜；TT. 鼓膜张肌；V2. 三叉神经上颌支；V3. 三叉神经下颌支（由 Micheal Teixido, MD, Mads Sorensen, and Haobing Wang 提供）

些结构导致手术操作的危险性增加，从腔内清除病变时，必须谨慎。

约 33% 的患者有岩尖气化，骨管可被管周的所包围，CT 显示，92% 患者的气房胞可直接进入鼓室口前方的骨管。尽管鼓室口被填塞，但这个开口可能在小脑桥角手术后持续的脑脊液鼻漏中起作用[31]。

尽管小内镜（0.8mm）能够通过这个区域[32]，但咽鼓管骨部在接近软骨部时逐渐变窄。在最前部，软骨部的纤维软骨略微延伸至骨性管腔内，这个区域称为峡部，但它却并不是管道最狭窄的部分。组织病理学研究测量了内层的周长和管的横截面积，发现在封闭和完全开放的状态下最狭窄的部分是在软骨管近端。Sando 及其同事[15]建议将咽鼓管重新分为骨部，其管腔被骨包围；软骨部，其管腔为软骨包围；接合部，其管腔为骨和软骨包围（图 5-4）。

咽鼓管软骨部有一个复杂的形状，反映其功能的细微差别（图 5-5）。从侧面看，它由两个不同的菱形板组成，一个较大的内侧板和一个小很多的外侧板，在顶端铰链区域连接。在三维结构中，软骨呈钟状，最大横径为 9mm。从鼻咽看，纤维软骨呈明显的"弯曲"状，长臂位于内侧，其在鼻咽内的投影被一层呼吸黏膜覆盖，在鼻咽

镜下可清楚地看到它是咽鼓管圆枕。虽然薄板主要由纤维软骨组成，但铰链区富含弹性软骨，以保证咽鼓管有效开放（图 5-6）。Sheer 和同事[33]发现，增加咽鼓管管周黏膜或软骨组织的硬度，会减小肌肉收缩时的管腔开口，与软骨弹性变化相比，黏膜弹性变化的影响更大。

咽鼓管鼻咽口受鼻气流的部分保护，位于下鼻甲后部后鼻孔侧方，这使盲插管更具有挑战性。

在颅底，软骨部固定在蝶骨大翼（咽鼓管沟）的浅凹处，侧面由翼内板固定。这个支持的基础防止开放过程中柔韧软骨的垂直和旋转运动。软骨管与法兰克福平面（眶耳平面）形成的角度，即通过眶下缘和外耳道上方的假想线，以前用大体解剖测量法估计婴儿和儿童的角度约为 10°。当颅骨和面中部垂直扩张，硬腭和软腭下降时，成人的角度增加到 45°[3]。影像学研究显示，日本人中婴儿和儿童的角度约为 20°，成人约为 27°，约在 7 岁时达到成人角度[34]。在 2009 年，

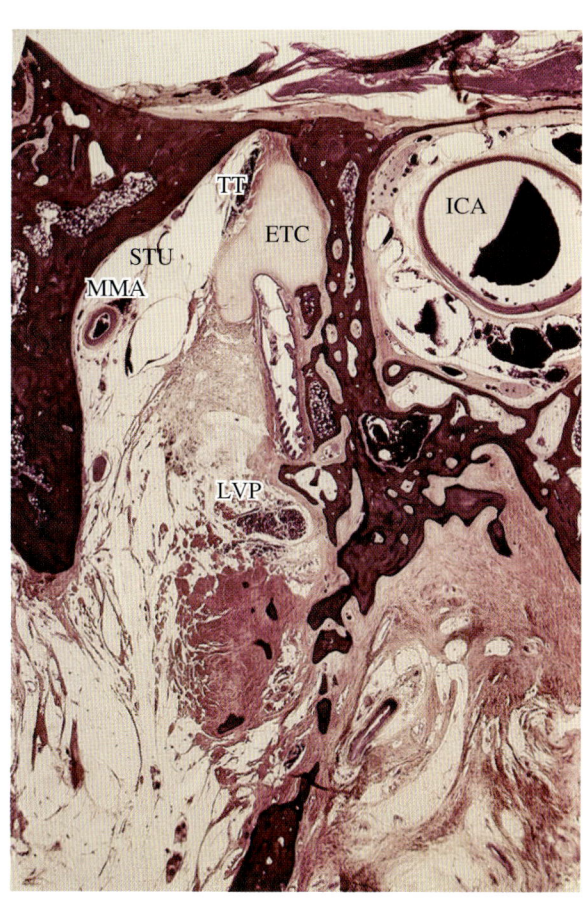

▲ 图 5-4 咽鼓管连接部分横截面的显微照片
咽鼓管软骨部（ETC）由咽鼓管沟（STU）中的咽鼓管上韧带悬吊。在咽鼓管的该部分中，软骨仅覆盖管腔的上部。腭帆提肌（LVP）起源于岩尖的下表面。ICA. 颈内动脉；MMA. 脑膜中动脉；TT. 鼓膜张肌（引自 Sando I, Ikui A, Sudo M: Microscopic sectional anatomy with 3-D reconstruction of the temporal bone. In Janecks IP, Tiedemann K, eds: *Skull base surgery, anatomy, biology, and technology*, Philadelphia, 1997, Lippincott-Raven, pp 151-159.）

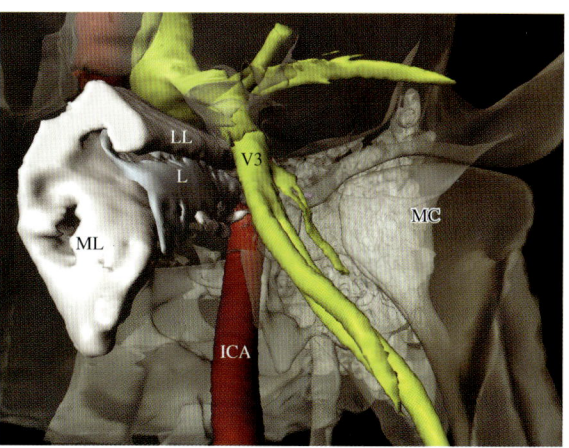

▲ 图 5-5 左侧咽鼓管前视图显示软骨薄层的形状
ICA. 颈内动脉；L. 咽鼓管内的空气；LL. 外侧软骨板；MC. 下颌骨髁状突；ML. 内侧软骨膜；V3. 三叉神经下颌支（由 Micheal Teixido, MD, Mads Sorensen, and Haobing Wang 提供）

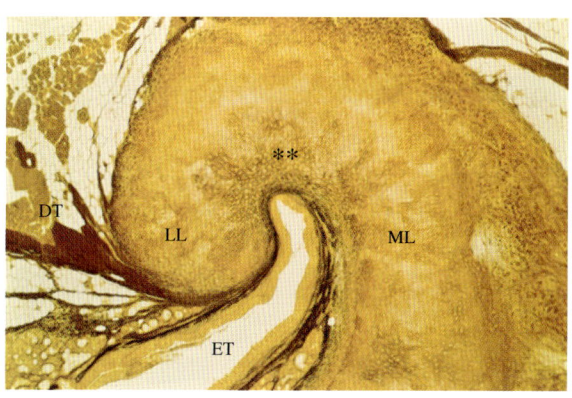

▲ 图 5-6 咽鼓管软骨中部横截面的 Weigert 弹性蛋白染色
铰链区富含弹性蛋白，呈网状分布；腭帆张肌内侧束（DT），附着在外侧板（LL）的自由边缘。ET. 咽鼓管腔；ML. 内侧板；*. 铰链区（引自 Matsune S, Sando I, Takahashi H: Elastin at the hinge portion of the eustachian tube cartilage in specimens from normal subjects and those with cleft palate. *Ann Otol Rhinol Otolaryngol* 1992;101:163-167.）

第一篇 基础科学

Kikuchi 和同事[34a]行三维 CT 扫描，发现老年患者倾斜角度比年轻人大。他们还指出，对于 40 岁以下的患者来说，弯曲角度明显更大。

腺样体垫位于咽鼓管鼻咽开口之间的区域，每个环面内侧有一个凹陷的间隙形成 Rosenmüller 窝（咽隐窝），这是鼻咽癌的好发区域（图 5-7）。咽隐窝向后侧方延伸，并向上至咽鼓管中段后方的区域。咽隐窝最深处与岩尖的距离仅为 4mm[35]。咽隐窝以上是破裂孔，是蝶骨与岩骨之间的裂孔，鼻咽肿瘤可通过破裂孔向颅内扩散。

软骨部开放的肌肉以一种复杂的方式排列。软骨部主要的可能是唯一的扩张肌为腭帆张肌，主要由快肌纤维组成，但也含有慢肌纤维维持张力[18]。腭帆张肌有几个不同的部分：主体起源于颅底的蝶骨角棘以及位于翼内板根部的舟状窝；它向外侧和前下方翼钩[15]。在软腭和硬腭后缘的腱膜中插入腭帆张肌。在腭裂修复手术中，上颌管和腭舌弓可能对维持腭裂术后肌肉功能有重要作用[36]。在腭裂患者的三维模型中，翼钩位置对咽鼓管开放程度影响不大。然而，在体内，翼钩位置的改变可能会改变腭帆张肌的长度，并能减少这种肌肉所产生的力量[33]。

研究发现，腭帆张肌有三个固定点，其为等距收缩：①翼钩，② Ostmann 脂肪垫，③翼内肌（图 5-8）[37]。纤维大致平行于软骨管外侧板的平面。腭帆张肌的另一段来自翼钩区，垂直投射于这个平面，附着在软骨管的短侧板上，与管壁外侧结缔组织和部分 Ostmann 脂肪垫的一部分相接[38, 39]。这段被称为腭帆张肌内侧束，它可能是一个单独的肌肉。

腭帆张肌向中上方延伸形成鼓膜张肌的肌腹，腭帆张肌通过鼓膜张肌半管向后内侧方向延伸，通过匙突进入中耳裂，在中耳手术中，这是鼓室段面神经第一支的标志。鼓膜张肌的肌腱附着在锤骨柄的内侧。有时，在听骨链成形术中这个肌腱必须剪断，与锤突分离。鼓膜张肌痉挛可造成鼓膜的抖动和"爆裂性"耳鸣；这在开放式鼓室测量中会产生特征性振荡。虽然鼓膜张肌肌腱的剪断可以缓解这种情况，但耳科医生必须意识到

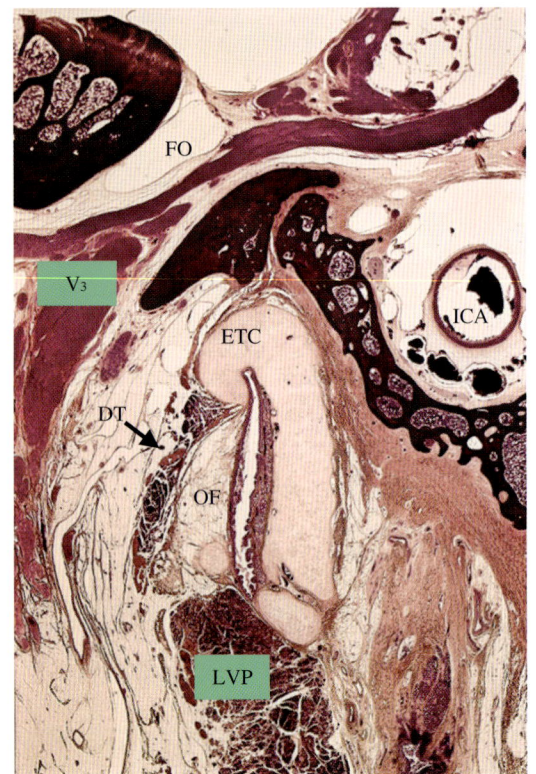

▲ 图 5-8 咽鼓管软骨部的显微照片显示张肌之间的关系
Ostmann 脂肪组织（OF）主要位于腭帆张肌内侧束（DT）部分和咽鼓管腔之间。可以看到三叉神经（V_3）的下颌支通过卵圆孔（FO）。ETC. 咽鼓管软骨；ICA. 颈内动脉；LVP. 腭帆提肌（引自 Sando I, Ikui A, Sudo M: Microscopic sectional anatomy with 3-D reconstruction of the temporal bone. In Janecks IP, Tiedemann K, eds: *Skull base surgery, anatomy, biology, and technology*, Philadelphia, 1997, Lippincott-Raven, pp 51-159.）

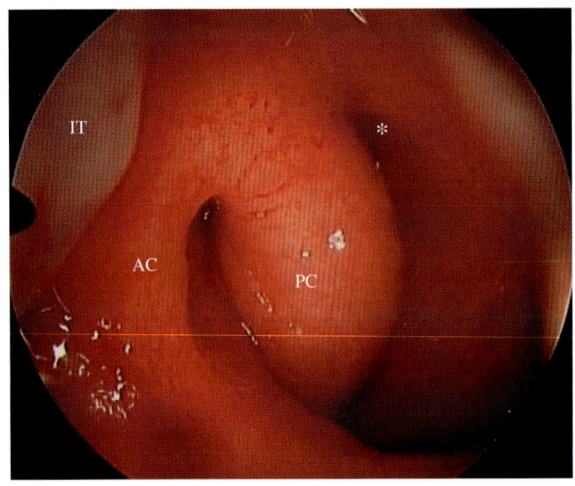

▲ 图 5-7 右侧环状软骨的内镜图
前垫（AC）位于下鼻甲（IT）的后方。*. 咽隐窝；PC. 后垫（由 James S. Reilly，MD 和 Douglas Leventhal，MD 提供）

镫骨肌也可能是造成这种情况的原因。

软骨部不太重要的扩张肌包括腭帆提肌和咽鼓管咽肌。腭帆提肌起源于岩尖。在此处位于管内侧，但前段低于管底，由结缔组织和脂肪组织分离[15, 16]。腭帆提肌以辐射的方式插入软腭的鼻腔面，可观察到收缩过程中通过抬高管底并向中线移动内侧板来促进咽鼓管的开放。咽鼓管咽肌内侧附着在软骨管的边缘，并朝向下方，它在咽鼓管功能中的作用仍然是不确定的。吞咽、打哈欠和咬牙可能会激活所有这些肌肉[40]。

咽鼓管腔的组织学对其作用至关重要。骨管内是中耳低立方纤毛黏膜的延伸。在交界区域，黏膜转变为与上呼吸道上皮相同的假复层纤毛柱状上皮[41]。纤毛和杯状细胞的密度在远端和下方逐渐增加[42, 43]。在软骨部内，三角形管腔的底部不同于管壁，底部含有大量产生黏液的杯状细胞，并且有大量的皱褶；在管的上半部分，管壁的杯状细胞更少，通常是光滑的。有人提出，管的下半部分主要涉及黏膜纤维毯的清除，而上半部分对压力均衡和气体交换很重要[15]。

咽鼓管的前后壁的黏膜褶皱被认为是"微鼻甲"，以表面积增加和增加空气湍流。儿童的黏膜皱褶比成人更多[44]。

在整个咽鼓管黏膜下层中，发现黏膜相关淋巴组织（MALT），并且在软骨管的下半部分周围尤其突出[45]。当发炎时，这种组织可能是管腔阻塞的因素之一。外侧黏膜壁被一组称为Ostmann脂肪垫的脂肪组织所包围[46, 47]，该组织代表管周脂肪组织的一部分，并且呈锥形，基部朝向前方。在代谢应激的条件下，该脂肪的损失会导致咽鼓管异常扩张，这种组织也随着年龄的增长而萎缩[48]。

骨性管的动脉供应由脑膜副动脉的分支（称为咽鼓管动脉）和来自颈内动脉的颈鼓动脉组成。来自脑膜中动脉的鼓膜上动脉供应鼓膜张肌。来自上颌的耳深动脉和咽深动脉、腭升动脉和咽升动脉供应软骨部。静脉回流通常与动脉供应平行，翼状静脉丛尤其重要[49, 50]。由于颅内静脉吻合、颈内动脉邻近，以及颅底潜在的骨裂，手术操作或咽鼓管吹张可导致颅内并发症[51-55]。

三、生理学

咽鼓管的正常和有效功能对耳的健康至关重要。据报道，咽鼓管具有与中耳相关的若干功能，包括压力均衡、黏膜纤毛清除、"引流"，以及保护免受鼻咽环境和大声响的影响。对咽鼓管功能的理解及准确测量咽鼓管功能的方法仍在不断发展。

（一）压力均衡

在静止状态下，软骨部在其鼻咽口处闭合。由于中耳裂隙外部压力随着大气压的波动而变化，并且在非生理压力变化（如飞机飞行、水中潜水）期间，咽鼓管软骨部必须打开以使中耳压力与环境压力相等。该开口允许有利于一种通过鼓膜和听骨链的有效声音传导的状态。压力平衡也可以通过双向气体交换和液体渗出来实现[56]。

在吞咽期间，开放咽鼓管的肌肉被激活，这发生在呼气时呼吸暂停期间[56]。随着软腭升高并封闭鼻咽，腭帆张肌等长收缩，为咽鼓管扩张提供支撑基础，腭帆张肌内侧束拉动侧板和管外侧的结缔组织。管的上半部分通常在静止时呈C形，由于弹性蛋白纤维丰富的软骨薄板之间的铰链作用，随着侧板的横向运动，其横截面变得更圆[3, 14, 57]。内侧薄片保持相对坚硬，肌肉收缩的顺序使咽鼓管开放和气体流动一致。因为软骨部略微延伸到鼓膜张肌半管和管腔之间的骨管中，所以在扩张期间壁管不会发生卷曲。其他引起咽鼓管开放的机制包括打哈欠、打喷嚏，在某些患者中，通过用闭合声门（Toynbee动作）或吹气（Politzer法）吞咽来强制加压。

慢动作视频内镜检查显示，咽鼓管开放有4个步骤：①腭部抬高伴咽外侧壁内侧运动和内侧板内旋运动（远端软骨管开放可能是由腭帆提肌所致）；②侧壁的横向移动伴随着咽鼓管口的横向和纵向扩张；③通过腭帆张肌/腭帆张肌内侧束，咽鼓官腔从远端到近端的扩张；④邻近交界区开放近心端软骨部，形成圆形至新月形管腔[58]。在此期间，管保持开放0.3~0.5s，但在打哈欠时打开的时间要更长[56]。在正常个体中，咽鼓管每小时完全打开一次或两次[59]。

为了完全开放，扩张肌必须克服由黏膜表面产生的腔内表面张力。表面活性蛋白 B 类似于在支气管肺泡灌洗中获得的蛋白，已经在咽鼓管内表面细胞的分泌颗粒中被发现。表面活性物质降低咽鼓管开放区已通过实验证明[60-63]。正常咽鼓管中的表面张力通常为 58mN/m，但在浆液性和黏液性中耳炎时升高[61,64]。咽鼓管表面张力也受咽鼓管分泌物的数量和组成影响。这是在自主神经系统的控制下，并且已证实副交感神经张力增加会减弱咽鼓管开放[65]。

咽鼓管闭合取决于管腔内黏膜层的黏附、支持组织的弹力和静脉血的静水压[56]。Ostmann 脂肪垫位于管后外侧半部，有助于咽鼓管复位到关闭位置[66]。

根据 Politzer[67] 在 19 世纪提出的咽鼓管功能障碍经典理论，当咽鼓管密封时，中耳/乳突系统中含有的气体被中耳/乳突黏膜的毛细血管吸收到血液，这被称为真空积水模型。虽然在正常情况下，中耳保持一个轻微的负压状态，中耳负压低于鼻咽几毫米水柱，除非管周期性开放，气体的吸收将会导致很大的负压差[68]。中耳压力感受器可能在咽鼓管功能方面比机械性感受器具有更大的作用[69]。

咽鼓管的机械性阻塞或咽鼓管的开口受损易导致中耳病变。在中耳炎患者的组织学标本中，发现咽鼓管腔的横截面积往往小于非中耳炎患者，特别是在骨质部分[70]。这是由于黏膜下炎性浸润和杯状细胞密度增加和增生所致[71]。

中耳裂隙与乳突气房系统中的气体体积的连续性在压力均衡中可能起重要作用。Bluestone 及其同事[72] 描述了一种烧瓶模型，其中由乳突气房系统提供的容积起到缓冲作用，以防止压力突然变化和鼻咽分泌物回流到中耳。一个发育良好的乳突气房系统有助于维持中耳正常的压力，尽管乳突黏膜由于缺乏黏膜下血管而不太可能在气体交换中起重要作用。更可能的是，根据 Boyle 定律，乳突黏膜充当一个简单的压力储存器[73]。在患有慢性耳病的患者中经常发现乳突气房系统发育不全，尽管尚未明确这是慢性耳病的结果还是原因[74,75]。将来，组织工程化的乳突气房可能改善咽鼓管功能[76]。中耳的双向气体交换也有利于维持环境压力，中耳的气体成分与静脉血相似。这种类似成分反映了中耳稳态双向交换，否则，气体成分将更接近空气。在黏膜炎症的状态下，该过程受到干扰。黏膜血管扩张导致灌注增加，进入血液氮气清除可能超过咽鼓管通气平衡的速率。真空形成，在负压 < 100mmH$_2$O 时，可能会发生中耳浆液渗出[73]。

经典的咽鼓管功能理论的支持者主要关注咽鼓管的开放能力；然而，其他的研究表明，在正常生理条件下咽鼓管关闭失败是中耳病理改变的原因[56]。实验观察显示，睡眠后或仰卧位后中耳鼓室正压，在动物模型中，咽鼓管插管导致中耳有气体排出。具体来说，二氧化碳优先从血液扩散到中耳，且由于其是缓慢扩散到血液中，所以空气中的氮气被隔离在中耳中。睡眠期间，随着血清二氧化碳水平升高而导致通气不足可引起中耳压力升高，当患者直立并正常呼吸时，会发生轻微的负梯度。根据这一观察结果，在大多数中耳炎病例中，未发现咽鼓管结构性阻塞，耳鸣症状可能反映异常顺应性咽鼓管。吸鼻后，咽鼓管口很容易开放，中耳气体的排空会产生负压[56,77]。

（二）黏液纤毛清除和引流

中耳裂隙的清除依赖于黏液毯从咽鼓管的程序性运动。咽鼓管的中耳黏膜和呼吸上皮被覆纤毛，纤毛将黏液毯从鼓室口运送至鼻咽部；软骨管的形态反映了这种功能。参与清除的咽鼓管相关底板，富含杯状细胞，呈波纹状；参与通气/压力均衡的咽鼓管上部，光滑且缺乏可产生黏液的细胞。

咽鼓管黏液由厚的、更浅表的凝胶相和薄的溶胶相组成。纤毛在溶胶相中移动，其尖端在上覆的凝胶相中接触，凝胶相推动黏液层。表面活性物质增强凝胶在溶胶相上的运动[61,78,79]。黏蛋白是高分子量糖蛋白，构成黏液分泌物的主要成分[80]，目前已鉴定出 9 种人黏蛋白基因，其特异性表达于上皮细胞。黏蛋白润滑上皮并捕获细菌和病毒。黏蛋白基因，尤其是 MUC5AC，发现在中耳炎患者中表达增加[81]。纤毛周围黏液是由浆液性上皮细胞和一组称为水通道蛋白的整合膜蛋白产生，这种水通道蛋白可以促进水通过细胞膜[82]。

咽鼓管的鼓室开口位于下鼓室前壁的上方。管腔运输是一个不依赖于重力的主动过程。通过鼓膜穿孔注入人体的物质和试验性地放置在动物的中耳裂隙中的物质，被主动清除到鼻咽中[83-85]。这种机制的干扰会导致中耳炎的发生。这种倾向在诸如原发性纤毛运动障碍的情况下特别明显，在中耳炎中几乎是普遍存在的[86-88]。黏液的黏度（由其组分的比例确定）对于纤毛摆动频率是重要的。高黏滞状态，例如在鼻窦炎、中耳积液和囊性纤维化，导致搏动频率和黏膜纤毛清除效率降低[61, 89, 90]。

上呼吸道病毒对纤毛作用的损害是中耳炎发展的内在原因。病毒损害发生后，纤毛细胞可能需要1个月才能再生[91]。细菌感染还会通过释放内毒素和刺激有害的炎症途径，导致黏膜纤毛清除受损[92-95]。通过实验已经证实这一过程会破坏中耳保护。

（三）中耳保护

在静止状态下，中耳通过咽鼓管软骨部的封闭及其内在固有保护机制的保护，而免受鼻咽部的细菌环境的影响，固有保护机制——这是一种特别重要的保护措施，因为咽鼓管的骨性部分永久保持开放。然而，鼻咽部放射学示踪剂可以进入中耳炎儿童患者的中耳裂，而如果儿童耳部正常，则示踪剂不能进入[83, 96]。在生理学上，当鼓膜穿孔时，因为缺乏中耳和乳突气房垫，这种"回流"至咽鼓管的情况很容易发生[2]。

中耳腔通常是无菌的，并且免疫活性细胞也非常少[97]。它仅在炎症发生后才产生免疫应答。当细菌到达中耳腔时，炎症的级联反应导致免疫活性细胞（淋巴细胞）和抗原呈递细胞（巨噬细胞）的迁移。局部免疫机制和鼻咽中正常菌群有助于保护免受细菌病原体的侵害。来自鼻咽免疫系统的分泌性免疫球蛋白A和可能存在于母乳中的抗原特异性免疫球蛋白A可以减少病原体在鼻咽部定植，这些病原体普遍存在但数量较少（肺炎链球菌、非典型流感嗜血杆菌和卡他莫拉菌）[98]。在健康受试者中，共生生物（Viridans链球菌）与潜在病原体的比例大于5:1，是一个健康状态，有助于抑制病原体的蔓延[99]。

呼吸道病毒会扰乱咽鼓管细菌学。已经证明病毒通过3种机制引起中耳炎：①鼻咽部细胞因子和炎症介质的释放，导致咽鼓管功能障碍；②细菌病原体在鼻咽部定植增加；③通过免疫抑制细胞介导的免疫反应改变宿主免疫反应[100]。

中耳腔无菌性也受到咽鼓管黏膜分泌的固有免疫分子的保护[80]。通过各种机制起作用的抗微生物分子都被主动分泌到咽鼓管腔内[80]。包括溶菌酶——一种造成细胞壁破坏的胞壁酰胺酶；乳铁蛋白——一种与免疫球蛋白协同作用的铁结合糖蛋白；β防御素——增加细胞壁渗透性的抗菌肽；Collectins是一种寡聚多肽链，可以结合微生物碳水化合物协助完成吞噬作用。此外，与咽鼓管（MALT）相关的淋巴组织中的细胞增殖在局部免疫反应中起重要作用。已经证明，淋巴细胞在炎症期间可进入中耳[97, 101]。

在咽鼓管内层中发现的表面活性蛋白可能在宿主防御中起着比咽鼓管的开放更重要的作用，并且有明显促吞噬和抗炎作用[61]。组织特异性表面活性蛋白（SPs）有4种，表面活性蛋白A至D[102]。表面活性蛋白主要由磷脂质和其中的一种混合而成。咽鼓管中最丰富的表面活性蛋白是SP-A，它是在咽鼓管底产生的。SP-A的主要作用似乎是通过促进吞噬作用进行黏膜防御，表面活性蛋白在抗菌防御中的主要作用可能是作为释放剂和抗黏附剂[61, 104]。

防声也是咽鼓管的一个重要功能。声门产生的声压可以在咽部和口腔中达到高水平，并且除非咽鼓管保持封闭，否则该压力将直接通过咽鼓管传递到中耳。咽鼓管还参与外耳道中撞击鼓膜的噪声的作用。实验证明，这些声音导致镫骨肌、鼓膜张肌、腭帆张肌和腭帆张肌内侧束的协调收缩。这种肌肉收缩导致中耳裂、乳突和鼻咽形成一个连续的腔，以帮助消散声压。这种肌肉收缩似乎也是对有害刺激产生的普遍反映[40, 105]。

咽鼓管参与中耳与鼻咽气流封闭。咽鼓管的鼻咽部开口于鼻腔，但只有当咽鼓管异常开放时，才会出现自听增强或听到呼吸声。在这种情况下，耳镜检查显示鼓膜与呼吸和吞咽同步运动。对咽鼓管异常开放没有明确的治疗方法。治疗方案包括将腐蚀药应用于咽鼓管圆枕以促进咽鼓管闭合，鼓膜张肌切断，咽鼓管骨部闭和鼓膜切开置管术。

四、咽鼓管功能障碍

咽鼓管功能障碍可以表现在许多方面，遗传性明显。在美洲土著和 Inuit 人群中，中耳炎患病率的种族差异已经有记录[50]。在单卵和异卵的同性双胞胎和三胞胎的前瞻性研究中，单卵双胞胎和三胞胎的兄弟姐妹间中耳积液时间比例的相关性始终高于双卵双胞胎和三胞胎[106]。目前尚不清楚遗传是纯粹的解剖学因素还是免疫保护机制也包括在内[107-109]。

非生理压力变化，如飞机升降、高压氧治疗期间或潜水，咽鼓管功能都会受到影响。当压力相对于中耳环境降低时，如在飞机上升或从潜水中上升时，过高压的中耳气体被动地打开咽鼓管，这有助于吞咽期间的主动扩张。在下降过程中，如果咽鼓管没有频繁打开，例如吞咽时，它可能会因中耳积聚的负压而"锁定"，这可能导致气压伤，出现中耳积液，并可能出血（鼓室积血）、鼓膜破裂和外淋巴瘘。延迟性气压伤可能发生在使用纯氧下降的潜水员中，因为这主要集中在中耳。在上升时，氧气扩散到循环中的速度比氮气更快，而吸入的氮气会导致中耳气体缺乏和负压[73]。

咽鼓管开放受到仰卧位的不利影响，因为它会导致翼状静脉丛充盈并使咽鼓管侧壁向腔内突出[110]。这可能是咽鼓管异常开张患者的诊断线索，因为平躺时可以缓解或改善症状。有人还发现，颈部压迫导致翼静脉丛的静脉汇集，引起翼外肌的肿胀。翼外肌的增大，随着压迫咽鼓管前壁而通畅度降低[110]。

接受血液透析的患者，可以明显看到咽鼓管周静脉系统的重要性。虽然它们可以通过内侧板和 Ostmann 脂肪垫的骨化产生咽鼓管功能障碍，但是在血液透析后可能会出现咽鼓管异常开放，这可能是由于腔外静水压降低所致[111, 112]。

在患有咽鼓管功能障碍的成年人中，已经发现存在侧壁运动的异常。最常见的病理表现是侧壁的黏膜水肿，导致横向偏移不足。其他观察到的病理表现包括：肌肉运动不足或异常，以及典型的舒张波的紊乱或缺失[113]。人们试图将动态功能障碍的程度与测压研究与中耳疾病的严重程度联系起来[114]。

尽管对确切的机制有争议，但中耳炎的病理生理学与咽鼓管功能障碍和中耳压力调节失败有关。中耳积液是鼻咽部病毒感染和咽鼓管肌麻痹引起的[115, 116]。通常，咽鼓管功能障碍可以是机械性的，也可以是功能性的。机械性功能障碍可能是由于腔内阻塞（中耳病理、黏膜发炎，息肉）或腔外阻塞（腺样体肥大，鼻咽肿瘤）造成的。无法主动开放咽鼓管是一种功能障碍[117]。两种机制可能共存，并可能导致相对中耳负压。根据其严重程度，该负压可导致鼓膜不张和血管扩张。

尽管在这些条件下，通过实验测量到中耳压力略微降低，但足以产生积液。在浆液性中耳炎中，这种积液具有炎性渗出物的特征[68, 118]。随着时间的推移，鼻咽部细菌污染可导致急性中耳炎反复发作。据推测，在这种炎症状态下产生的黏液阻塞了咽鼓管的内腔，并被中耳负压固定在某一位置。鼓膜切开术可以缓解负压并将阻塞物被推入鼻咽部[73]。虽然炎症从咽鼓管向中耳裂发展，但炎症消退的过程与此相反，中耳黏膜炎症的程度并不总是与咽鼓管腔内的炎症程度相平行[117, 119-121]；研究表明，在中耳炎中[122]，管内很少完全阻塞。Shambaugh 和 Glasscock 描述了中耳炎各阶段的临床表现：负压充血阶段之后是渗出和化脓阶段。如果咽鼓管功能改善，则出现恢复阶段，剩余的浆液性积液将缓慢消退。持续的咽鼓管功能障碍可导致持续的浆液性渗出（浆液性中耳炎）或渗出液中的蛋白质浓度（黏液性中耳炎），可能出现不可逆的鼓膜不张、收缩和粘连。

与压力均衡和中耳保护相关的解剖学变化随着年龄的增长而发生，并且可能解释了对中耳炎易感性的差异。儿童平衡中耳负压的能力比成人效率低，并且咽鼓管的保护功能似乎在儿童中受到损害[123, 124]。咽鼓管的长度较短，更加偏向水平方向，以及软骨部相对较高使得在鼻咽压力下被迫打开。咽鼓管的排列较平坦抵消了重力，理论上使黏膜纤毛清除效率降低。以仰卧姿势喂养的婴儿易受鼻咽积液和逆向流动的影响。然而，这些解剖学特点似乎并不能完全解释中耳炎的易感性。尽管在 CT 研究中发现，儿童咽鼓管的角度和长度比成人中更水平、更短和更直，但在患有和未患中耳炎的儿童中，这些参数没有差异[34]。

已经确定了对咽鼓管功能和中耳炎易感性的其他重要影响，包括腺样体肥大、过敏、鼻窦疾病、肿瘤、食管反流，遗传易感性和颅面畸形，如腭裂、唐氏综合征[125]。肥大的腺样体可能在外周压迫咽鼓管的鼻咽口，并可能在慢性感染的情况下充当细菌储存库（图 5-9）。在这种现象中，邻近咽鼓管圆枕的腺样体垫外侧增生特别重要[126]。患有腺样体肥大和鼻咽浅的患者易患中耳积液和中耳负压[127]。腺样体切除术已被证明可以改善咽鼓管功能的测压指标，并且可以避免某些儿童鼓膜切开的需要[128, 129]。慢性感染源的消除可能比直接影响咽鼓管的功能更为重要[130]。随着年龄的增长，腺样体的体积趋于退化，从而改变其对咽鼓管通畅性的影响。

鼻过敏可能通过黏膜炎症影响咽鼓管功能。已经提出了 4 种作用机制并有不同程度的证据：①中耳黏膜在过敏反应中的靶向性，②黏膜水肿引起的咽鼓管阻塞，③鼻和鼻咽的炎性阻塞，④过敏性鼻咽分泌物向中耳吹入或反流[131]。

在腭裂的患者中，咽鼓管功能障碍的持续性和对中耳炎的易感性似乎与腭帆张肌的走行和插入以及软骨部的形状和发育异常有关。异常包括侧板发育不良，未形成管外侧壁的典型 S 形，腭帆提肌与该板的异常附着（图 5-10）[5, 20, 132]。在一些腭裂患者中，腭帆提肌位置异常导致肌肉收缩时管腔阻塞而不是管腔开放[133]。然而，一些人认为腭帆提肌对开放咽鼓管几乎没有作用[33]。对于腭裂患者，96% 的患者有中耳疾病，近 50%

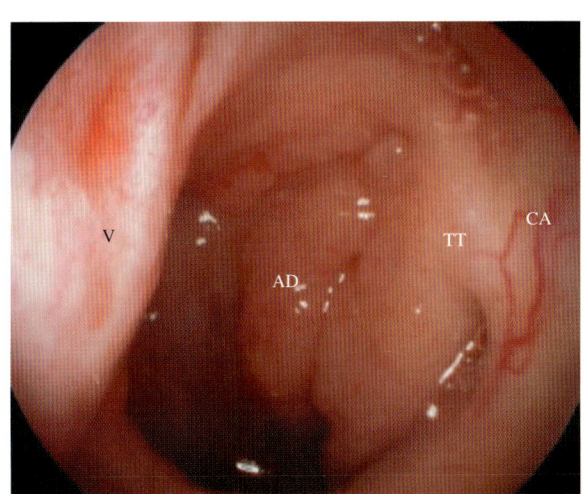

▲ 图 5-9 左侧咽鼓管圆枕（**TT**）的内镜图显示腺样体垫的外侧部分（**AD**）

后鼻腔（CA）是一个恒定的血管标志。V. 鼻中隔犁骨（由 Richard Schmidt, MD, and Douglas Leventhal，MD 提供）

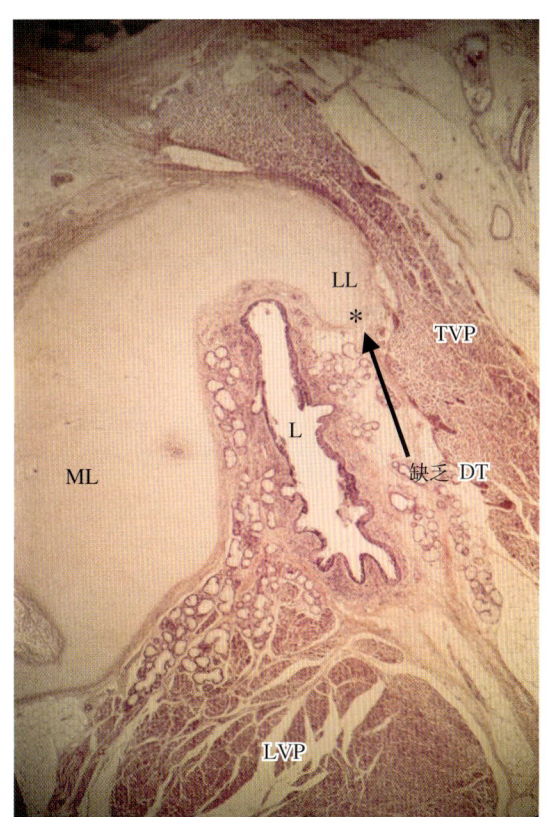

▲ 图 5-10 7 周龄腭裂婴儿咽鼓管中段软骨横截面显微照片

外侧板（LL）的横截面积较小，咽鼓管腔（L）呈狭缝状，而不是正常标本中的 C 形，注意缺乏腭帆张肌内侧束（DT）肌（*）的附着。LVP. 腭帆提肌；ML. 内侧板；TVP. 腭帆张肌（引自 Matsune S, Sando I, Takahashi H: Abnormalities of lateral cartilaginous lamina and lumen of eustachian tube in cases of cleft palate. *Ann Otol Rhinol Laryngol* 1991;100:909-913.）

的患者需要行一次上述鼓膜切开置管术[134]。尽管随着年龄增长有改善趋势，咽鼓管功能障碍并没有随着腭裂的修复而得到改善。在腭裂修复术前后，被动开放、主动开放、关闭压力、开放压力和牵拉效率似乎没有差异[135]。

腭裂修复后咽鼓管功能改善似乎取决于翼钩和腭帆张肌完整性[37]。已经表明，在接受腭裂修复的患者中，如果腭帆张肌没有被切断，7岁时很少需要行鼓膜切开术和鼓膜置管术[136]。

食管反流可能通过损害咽鼓管功能，在中耳炎的病理生理学中发挥作用。模拟食管反流的动物实验，出现了临床上明显的咽鼓管功能障碍。此外，胃蛋白酶是一种胃蛋白水解酶，已在中耳炎患者的中耳中被发现[137-139]。

在鼻咽肿瘤患者中，咽鼓管功能可能受到鼻咽管口闭塞的干扰，更常见的是，恶性细胞直接侵入管周肌肉，导致功能性阻塞（图5-11）[140-142]。无论何种情况，单侧浆液性中耳炎都应怀疑到鼻咽部肿块。咽部手术切除和鼻咽部放射治疗后，咽鼓管功能障碍和浆液性中耳炎通常持续存在[143, 144]。

（一）评估咽鼓管功能

咽鼓管功能检测还在发展中。在鼓膜穿孔的外科治疗中，没有能统一确定咽鼓管功能的方法，或评估鼓膜切开和鼓膜置管术待手术者的中耳炎风险[145]。糖精试验和亚甲蓝染色试验评价功能、通气/放气试验、CT通气和跨膜气体交换的显微镜分析等指标的使用，对预测鼓室成形术的成功率有一定帮助[146, 147]。

这些检查的缺点是它们是在非生理条件下的检查[56]。单个咽鼓管功能测试的结果由于明显的个体差异而使其预后价值较低[148]。常出现的是，所谓的正常受试者不能平衡中耳压力，但他们没有耳科疾病的症状或体征[149, 150]。

通常，咽鼓管功能测试有两种类型，一种是测量空气通过咽鼓管的流量，另一种是测量咽鼓管开口的活动肌肉[51]。鼓室导抗测量法是一种辅助措施，用于确定通过中耳系统的（导抗测试）声流。并通过确定相对中耳压力来间接测量咽鼓

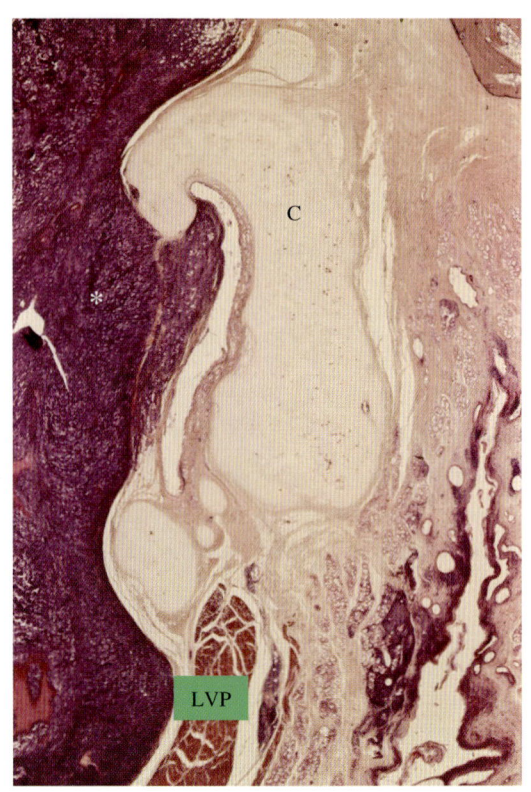

▲ 图 5-11 咽鼓管横切面显微照片显示，侵犯颞骨的淋巴瘤患者，其腭帆张肌和腭帆张肌内侧束遭到肿瘤细胞（*）的侵犯及破坏

C. 咽鼓管软骨；LVP. 腭帆提肌（引自 Takahara T, Bluestone CD, Sando I, Myers E: Lymphoma invading the anterior eustachian tube: temporal bone histopathology of functional tubal obstruction. *Ann Otol Rhinol Laryngol* 1986; 95:101-105.）

管功能。在咽鼓管功能测试期间可以使用鼓室导抗测定法来客观地确定中耳压力的变化。

测量通过咽鼓管气流的测试包括充气和放气试验。Politzer测试包括封闭对侧鼻孔的同时将带有鼻尖的橡胶储气囊放入鼻孔内，当患者吞咽或发声时，空气被迫进入鼻腔并抬高腭部。在Valsalva测试中，患者捏住鼻子并尝试闭口吹气，迫使空气进入咽鼓管。

Toynbee试验方法也类似，但当鼻子闭塞时涉及吞咽，如果在测试前后（在完整的鼓膜中）或测试期间（在穿孔的鼓膜中）通过鼓室压测量法检测中耳压力的改变，则该测试被认为是有效的。在完整鼓膜耳中进行的Toynbee测试的进展是由Bluestone研发的九步充气-放气鼓室测压法演变而来[151]。该测试涉及测量患者吞咽时平

衡的正压和负压的能力。尽管对阴性结果的解释是有问题的，因为即使是正常儿童也可能无法进行测试，但阳性时有关咽鼓管功能的信息是有用的[151]。

强制打开试验可以在鼓膜穿孔的患者中进行，包括在外耳道中产生正压。连续增加并记录压力，直到咽鼓管打开时压力突然减少（开放压）。在健康耳中，仍有轻微的正压（关闭压）。在患者吞咽时进行该测试的变化，称为强制响应测试。在这种情况下，在静止状态时（被动开放）和吞咽时（主动开放）测量通过咽鼓管的气流阻力[56]。

咽鼓管的主动开放也可以通过咽鼓管声测法测量。对鼻孔施加一恒定声音，而外耳道的麦克风测量传输的声压。在患者吞咽时测量声级。外耳道中声压增加超过 5dB 被认为是咽鼓管开放的指标[152]。该措施的优点包括：①在没有外部施加压力的情况下评估生理条件下的咽鼓管功能；②能够在鼓膜完整的条件下进行。连续的中耳压力测量也可以长时间进行，但这些测量需要穿孔的鼓膜和带有稳定测量系统的可穿戴的测量装置[153]。

然而，有人认为，使用 8kHz 纯音信号的咽鼓管声测法测量可能不足以检测到咽鼓管功能，但使用周期性产生的随机噪声信号可以检测到[155]。CT 扫描也可用于功能诊断；与具有咽鼓管异常开放的患者相比，在对照组中咽鼓管开放距离较短[156]，并且与具有粘连性中耳炎和咽鼓管功能障碍的患者相比，对照组咽鼓管横截面积更大[157]。在内镜检查中，伴咽鼓管扩张的渗出性中耳炎患者前外侧壁的侧移减少[158]，并且内镜检查结果与测压试验相关[114]。

（二）咽鼓管功能障碍的治疗

自从 Rimmer、Gidding[159] 及 Armstrong[160] 重新引入了 Politzer 的鼓膜切开术概念并插入压力平衡管后，这种手术在咽鼓管功能障碍的治疗中变得常见。

在一项系统评价中，口服和局部鼻内类固醇或与抗生素联合使用，可以在短期内加速中耳炎积液的消退，但没有发现长期有益的证据[161]。

目前尚不清楚鼻腔类固醇或鼻腔生理盐水是否对咽鼓管功能障碍有影响[162, 163]。也许不是药物决定疗效，而是头部位置，例如仰卧时头部悬挂在床上或躺在上面，同时一侧鼻子朝对面肩膀倾斜[164]。

最近，针对损害软骨部功能的黏膜水肿的手术已经取得成功。激光和显微清创器清除覆盖在侧板上的"后垫"组织可以改善咽鼓管功能[165-167]。这些干预措施的目的是通过浅表和较深的激光消融来减少黏膜体积，而不是汽化软骨组织。需要注意的是，必须特别注意紧贴侧板表面，以防止对下面的颈动脉造成伤害。

人们已经描述了各种球囊扩张术的方法，包括插入引导导管直到遇见阻力，然后插入球囊[168]，不管阻力大小，将球囊插入咽鼓管咽口深入 2cm 处[169]。除软骨部分外，有些人还使用球囊扩张咽鼓管骨部[170, 171]。应避免经鼓室开口插管，因为这可能损害翼管神经或颈动脉管[171]。

在咽鼓管异常开放患者中，检查显示咽鼓管软骨部开口的上外侧表面有舟状骨缺损。通过自体黏膜下移植来恢复凸面减轻自声过响[172]，尽管有些人更喜欢将软骨浆黏膜下注入咽鼓管口黏膜下[173]。最近，激光交叉影线法已被用于修改咽鼓管口的曲度和弹性[174]。还描述了烧灼、腔内脂肪放置和缝线结扎[175, 176]。此外，人们越来越对使用肉毒杆菌毒素 A 固定咽鼓管旁肌感兴趣[177]。

五、总结

咽鼓管包括骨和软骨部分，其功能取决于许多肌肉之间的相互作用，主要的扩张肌是腭帆张肌。咽鼓管对平衡压力，清除黏液纤毛和保护中耳很重要。随着儿童的成长，咽鼓管更长更宽，角度增加和开放效率增加，所有这些因素都有助于降低成人中耳炎的发病率。评估咽鼓管功能的机制仍在继续发展中。咽鼓管功能障碍难以治疗，但一些学者提倡使用球囊、激光或微创咽鼓管成形术治疗咽鼓管功能不良。

第一篇 基础科学

推荐阅读

Alper CM, Losee JE, Mandel EM, et al: Pre- and post-palatoplasty eustachian tube function in infants with cleft palate. *Int J Pediatr Otorhinolaryngol* 76 (3): 388-391, 2012.

Amoodi H, Bance M, Thamboo A: Magnetic resonance imaging illustrating change in the Ostmann fat pad with age. *J Otolaryngol Head Neck Surg* 39 (4): 440-441, 2010.

Bergin M, Bird P, Cowan I, et al: Exploring the critical distance and position relationships between the eustachian tube and the internal carotid artery. *Otol Neurotol* 31 (9): 1511-1515, 2010.

Di Martino EF, Nath V, Telle A, et al: Evaluation of eustachian tube function with perfect sequences: technical realization and first clinical results. Eur Arch *Otorhinolaryngol* 267 (3): 367-374, 2010.

Flores RL, Jones BL, Bernstein J, et al: Tensor veli palatini preservation, transection, and transection with tensor tenopexy during cleft palate repair and its effects on eustachian tube function. *Plast Reconstr Surg* 125 (1): 282-289, 2010.

Gluth MB, McDonald DR, Weaver AL, et al: Management of eustachian tube dysfunction with nasal steroid spray: a prospective, randomized, placebo-controlled trial. *Arch Otolaryngol Head Neck Surg* 137 (5): 449-455, 2011.

Jurkiewicz D, Bień D, Szczygielski K, et al: Clinical evaluation of balloon dilation eustachian tuboplasty in the eustachian tube dysfunction. *Eur Arch Otorhinolaryngol* 270 (3): 1157-1160, 2013.

Kanemaru SI, Umeda H, Yamashita M, et al: Improvement of eustachian tube function by tissue-engineered regeneration of mastoid air cells. *Laryngoscope* 123 (2): 472-476, 2013.

Karagama YG, Rashid M, Lancaster JL, et al: Intranasal delivery of drugs to eustachian tube orifice. *J Laryngol Otol* 125 (9): 934-949, 2011.

Kepchar J, Acevedo J, Schroeder J, et al: Transtympanic balloon dilatation of eustachian tube: a human cadaver pilot study. *J Laryngol Otol* 126 (11): 1102-1107, 2012.

Kong SK, Lee IW, Goh EK, et al: Autologous cartilage injection for the patulous eustachian tube. *Am J Otolaryngol* 32 (4): 346-348, 2011.

Ockermann T, Reineke U, Upile T, et al: Balloon dilation eustachian tuboplasty: a feasibility study. *Otol Neurotol* 31 (7): 1100-1103, 2010.

Oshima T, Kikuchi T, Kawase T, et al: Nasal instillation of physiological saline for patulous eustachian tube. *Acta Otolaryngol* 130 (5): 550-553, 2010.

Ozturk K, Snyderman CH, Sando I: Do mucosal folds in the eustachian tube function as microturbinates? *Laryngoscope* 121 (4): 801-804, 2011.

Poe DS, Pyykkö I: Measurements of eustachian tube dilation by video endoscopy. *Otol Neurotol* 32 (5): 794-798, 2011.

Poe DS, Silvola J, Pyykkö I: Balloon dilation of the cartilaginous eustachian tube. *Otolaryngol Head Neck Surg* 144 (4): 563-569, 2011.

Prasad KC, Hegde MC, Prasad SC, et al: Assessment of eustachian tube function in tympanoplasty. *Otolaryngol Head Neck Surg* 140 (6): 889-893, 2009.

Rotenberg BW, Busato GM, Agrawal SK: Endoscopic ligation of the patulous eustachian tube as treatment for autophony. *Laryngoscope* 123 (1): 239-243, 2013.

Sheer FJ, Swarts JD, Ghadiali SN: Finite element analysis of eustachian tube function in cleft palate infants based on histological reconstructions. *Cleft Palate Craniofac J* 47 (6): 600-610, 2010.

Shim HJ, Choi AY, Yoon SW, et al: The value of measuring eustachian tube aeration on temporal bone CT in patients with chronic otitis media. *Clin Exp Otorhinolaryngol* 3 (2): 59-64, 2010.

Songu M, Aslan A, Unlu HH, et al: Neural control of eustachian tube function. *Laryngoscope* 119 (6): 1198-1202, 2009.

Yañez C: Cross-hatching: a novel technique for eustachian tuboplasty. Preliminary report. *Otolaryngol Head Neck Surg* 142 (5): 688-693, 2010.

听觉神经可塑性
Neural Plasticity in Otology

Robert V. Harrison 著

艾毓 译

第 6 章

> **要点**
> 1. 神经可塑性是许多耳鼻喉科临床工作的基础。前庭损伤后的适应、听力损失后的康复，以及人工耳蜗植入后听觉康复训练，都是依靠"神经功能重建"来实现的。
> 2. 据研究发现，听觉周围神经系统输入模式的改变会对中枢神经系统产生影响。耳蜗听力损失并不仅仅意味着耳蜗功能障碍，同时，还暗示包括大脑皮质在内的整个上行听觉传导通路的变化。长期听力下降会让听觉中枢在结构和功能上发生许多变化。但在某种意义上，其又可通过助听器或人工耳蜗给予的声音刺激而得到改善。
> 3. 神经可塑性与年龄相关。年龄越小，获得的改善或补偿可能性越大。对于先天性听力损失的聋儿，他们佩戴助听器或植入人工耳蜗的年龄越小，干预效果越好。所以，这就需要临床工作者通过新生儿听力筛查等手段尽早发现和诊断听力损失。

几个世纪以来，人们对"神经可塑性"有了许多了解，但在临床工作中，却很少用"神经可塑性"这一名词。如耳科医生将内耳损伤后前庭和听觉功能的恢复称作"适应"或"康复"；将听力损失儿童在佩戴辅听装置后其语言理解及发展方面均有了显著进步，这一过程被简单地称作"学习聆听"。

目前早已达成共识："无论是病变还是疾病，儿童的功能恢复均优于成人"。耳科医生现在使用诸如"年龄相关的可塑性"和"关键期"等术语同上述观点一致，即与成熟大脑相比，在早期发育过程中神经可塑性更重要，后者更有潜力。人类的学习和记忆机制，亦体现了成人大脑保留高度的神经可塑性，而发育中的大脑与成熟的大脑最大的不同是，前者在严重的损伤或感觉缺失后可恢复功能。

目前，一些关于大脑将各种感官输入信息进行重建的基础研究，增强了人们对神经可塑性的认识。同时，亦有更基础的关于神经元和突触调节的可塑性研究。基因研究解释了基因如何调控神经递质的合成、突触前递质的分泌，以及突触后跨膜离子通道的形成与分布等问题。本章主要介绍细胞和系统层面的生理学机制，并不讨论分子层面的机制。

本章主要回顾了一些与听觉系统神经可塑性有关的例子。这些基础研究和临床实验均说明了神经可塑性的确有效。听觉系统能够为我们提供一些关于可塑性的神经生理学的直接知识。在耳科学，先天性耳聋的患儿在植入人工耳蜗后听力及语言的明显改善，则可阐明神经可塑性的作用。本文的病例均来自多伦多儿童医院人工耳蜗植入项目。

本章并未涉及前庭系统的可塑性。临床工作者已熟知该系统的可塑性，如周围神经病变后平衡功能的恢复，并且人类和动物实验研究也论证了前庭视觉反射的可塑性。

下文将详述耳科学中"可塑性变化"的含义。摘要里介绍了可塑性分类及儿童与成人的可塑性的重要区别。通过实验研究详述了听觉系统可塑性的关键方面，然后从生理学层面和更基本的细胞或亚细胞层面上回顾了可塑性的重要机制。并可通过其他关键性研究或参考文献加以补充[1-8]。最后一节我们讨论了感觉系统可塑性的新知识对耳科医师或其他临床工作者的意义。为此，本文（重点）讨论了神经可塑性对儿童耳蜗植入的影响，特别是针对植入年龄、同时植入还是延迟双侧植入等有关问题。

一、可塑性的定义

耳科中"可塑性"的广泛定义是听觉或前庭神经系统重塑能力。"可塑性"一词被用来涵盖各种现象，它对不同的人意味着不同的含义。目前有各式各样的方法来揭示听觉系统的可塑性。许多解剖学上的研究已经证实，可塑性与大脑的物理变化有关。在最早的研究中，其中包括 Levi-Montalcini[9] 的开创性工作，当时对内耳进行实验性损伤后观察在解剖学上听觉通路发生的改变。在这些研究中，人们观察到细胞计数、轴突路径以及神经结构均随着听觉传入神经阻滞发生了部分或全部的改变。下文中将进一步详述听觉系统可塑性相关研究。

许多生理学研究提到对听觉输入进行实验性操作后，可以观察到中枢听觉系统短期或长期的变化。听觉功能可塑性的评估方法包括动物模型和人类[10,11]中的各种电生理研究以及功能性神经成像方法。后者包括正电子发射断层成像、功能性磁共振和脑磁图研究[12,13]。

最后，大量行为学方面的研究也发现听觉输入变化后的听力表现变化。这些研究包括系统的、控制良好的心理物理学研究、临床结果研究以及对患者进行简单处理后的观察。对于后者，任何临床医生都可发现随着时间的推移因为神经可塑性的作用有听力（或前庭）损失或在某些干预后性能变化患者的感觉功能均得到了改善。

二、可塑性变化的时间进程

目前"可塑性"一词被用于描述听觉神经科学在时间进程中有很大变化的现象。"可塑性"被用来描述听觉系统的变化，它可以发生的速度非常快，在一段时间内以分钟为单位，也可以是长期的变化，在数周、数月，甚至数年。作为"急性可塑性"的例子，听觉神经元的感受范围（兴奋性和抑制频率协调曲线）在耳蜗损伤 10min 内就可以观察到变化[14,15]。我们有理由认为，短期的可塑性变化反映了小规模的神经改变，对现有神经网络进行了微小的突触修饰。短期的观察已发现可塑性变化的初始阶段，但是目前尚未明确这些变化是否会在较长时期内得到巩固（详见可塑性的基本机制章节）。

其实大多数听觉系统重塑是个长期过程。广泛研究表明，由于耳蜗损伤或局部的传入神经阻滞，听觉中枢频率特异性分布发生了改变，显然可塑性的变化是在几周内完成的[16-21]。在这种情况下，潜在的突触强化得到了巩固。有时我们还能观察到非常广泛的重组，这表明发生了长期可塑性的变化（如新轴突的生成）。使用计算机来做类比，短期的可塑性相当于软件的修改，而长期的相当于硬件的变化。

三、与年龄相关的可塑性

当我们回顾与可塑性相关的研究时，可发现年龄或者发展状态是最重要的影响因素。正如随后的范例所示，对成年和幼龄动物的耳蜗进行损害后，其重组有明显的不同。在听觉系统中还有许多其他与年龄有关的可塑性研究，也许对耳科医生来说最熟悉的莫过于先天性耳聋的患儿早期或晚期植入人工耳蜗效果的差异[22]。本章的最后一节也探讨了听觉系统可塑性相关研究和其他临床相关方面研究的新知识对临床工作者的意义。

四、耳科学中可塑性变化的实验

在过去的几十年里，已有大量实验证明大脑的听觉中枢是由耳蜗产生的神经兴奋来发展和维持的。中枢听觉神经系统和内耳感觉器官绝对不是相互独立的。耳蜗不仅向听觉中枢传送声音信号，而且这些信号也促进了中枢系统的发育并维持其功能。外周和中枢的功能是紧密联系在一起的，在早期的发展阶段尤为明显，感觉输入的异常会导致中枢神经连接方式的改变。

（一）历史背景

两项开创性的研究让人们注意到早期感觉输入在大脑中枢发育中起着至关重要的作用，其为许多现代的大脑感觉可塑性研究奠定了基础。第一项重大研究是 Levi-Montalcini [9] 在发育中的鸡听觉系统中进行的，发现当鸡胚的听泡被移除或破坏后，其中枢听觉传导通路在解剖学上发生了改变。另一项是由 Wiesel 与 Hubel [23, 24] 进行的研究，发现若动物在出生后的早期仅从单侧眼中获得视觉信息，那么它的视觉中枢皮质连接就会被破坏（如新生儿单眼剥夺）。

这些开拓性的实验在视觉、躯体感觉、前庭神经和听觉系统等方面均得到了广泛的应用。大量耳科学研究表明，早期耳蜗切除将会导致听觉中枢巨大的解剖学上的变化。这些变化包括脑干和中脑 [25-27] 神经元的丧失或病理变化，更重要的是从正常一侧的蜗神经核到中央核会形成新的神经支配模式 [28, 29]。

从临床角度来看，单侧损伤的研究强调了在大脑中枢早期发展过程中双侧输入的重要性，即双耳输入平衡的重要性，同时双耳输入也是听觉发育的一个重要正常条件。可以推测，同双耳极度不对称听力损失相比，双耳对称的、轻度到中度感音神经性聋的听觉中枢发育要更加正常。单耳听力损失的研究与单侧和双侧人工耳蜗植入的问题直接相关，与双侧同时植入还是分别植入的问题也相关。本文将在人工耳蜗植入儿童的诱发电位研究中讨论上述问题。

其他相关研究是在其他感官系统中进行的，例如 Wiesel 与 Hubel [23, 24] 的视觉实验。此外，在躯体感觉系统中也出现了类似听觉系统中的现象。当对年幼的啮齿动物切除胡须 [30]、对发育中或者是成年的动物切除足趾或手指，这些感觉输入的局部神经阻滞或损伤均会引起躯体感觉皮质中枢的重组 [31-33]。这些实验的意义重大，因为他们注意到了躯体感觉皮质中枢的重组。正如 Merzenich 及其同事 [32] 所说，这可以被认为是感觉系统的"主要功能"。上述研究还表明，皮质中传入神经阻滞的区域（即不再从外周接受输入的区域）与外周病灶的边缘相连接。正如下文所讨论的躯体感觉系统实验结果同听觉系统在类似实验中所得的结果。

（二）耳蜗损伤后中枢特征频率的重新分布

本节讨论的实验研究主要阐明了耳科学中可塑性的变化，即当耳蜗损伤后听觉中枢特征频率的重新分布。这些实验将阐明外周听觉系统是如何影响中枢特征频率的建立与维持。类似于之前提及的中枢躯体部位映射，特征频率被认为是听觉系统的主要组织特征。在听觉系统中，从耳蜗的感觉上皮直至大脑皮质，包括神经元传入纤维的排列均具有频率特异性 [34, 35]。严格地说，这个映射系统应该被称作耳蜗区域定位，就像视觉系统的视网膜区域定位和躯体感觉系统的躯体部位定位。由于沿着耳蜗的基底膜进行声音频率的位置编码，耳蜗区域定位和频率特异性分布是可以互换的。但是对于功能异常的耳蜗，我们就要注意这些术语的可互换性。在这种情况下，声音频率的正常位置编码可能存在很大的失真。

为后续实验奠定基础，首先要了解听觉中枢与大脑皮质上正常的耳蜗音频分布图。图 6-1 显示的是猫初级听皮质的频率分布，这是在几个皮质神经元记录点得到的 [18]。每个数据点表示微电极记录位点，而神经元反应最佳的声音频率以千赫兹（kHz）表示。图 6-1 下面的 3 幅图显示了如何分析单个神经元的反应。每个图显示了对频率和强度组合的刺激的响应。通过大脑皮质图绘制的等频率线是在一个八度间隔内的。类似的微电极记录技术被用来确定中脑下丘体的特征频率分布。图 6-2A 是正常栗鼠的频率分布图 [16]。

（三）发育模型中特征频率分布的重组

图 6-3 显示了两只出生后不久就被使用氨基糖苷类耳毒性药物——阿米卡星 [18] 导致耳蜗基底部毛细胞损伤的猫的皮质特征频率进行了重新分

第一篇 基础科学

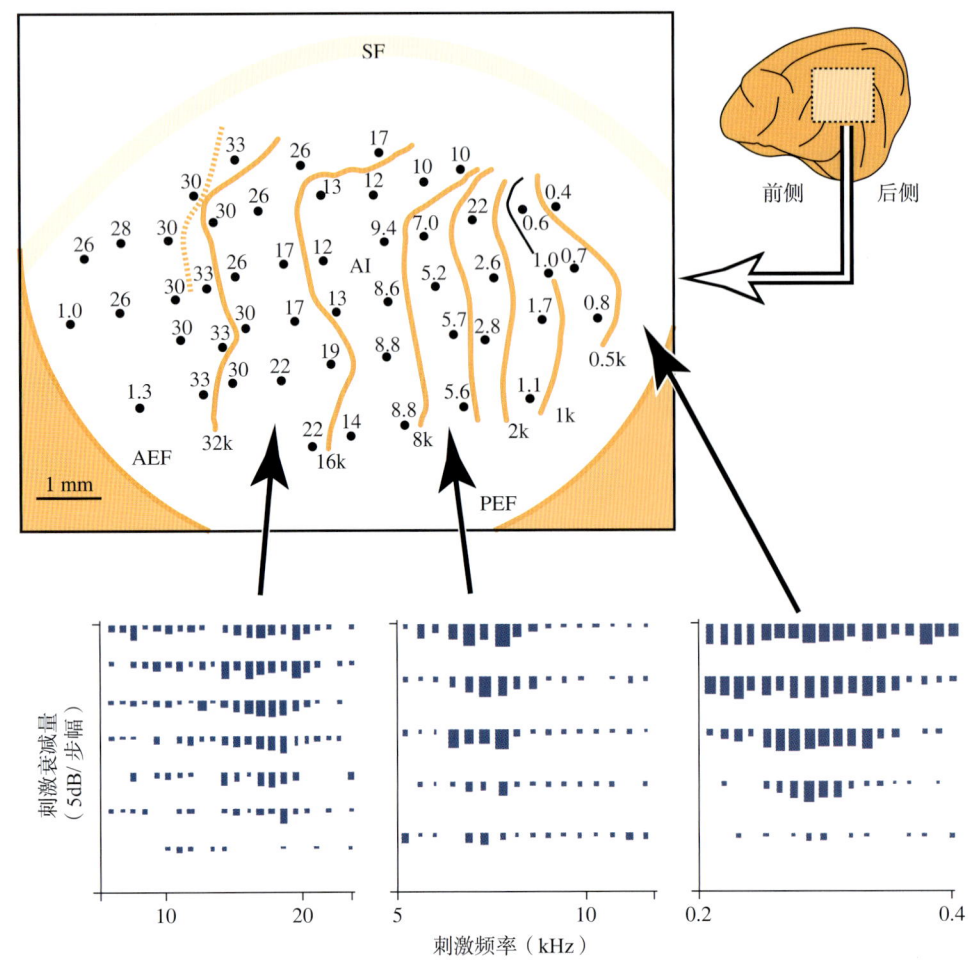

▲ 图 6-1 多个微电极记录法测定正常猫听觉皮质的频率分布图

在每一个电极位置，神经元的频率调谐是由感受野的光栅图确定的（下面 3 幅图的神经元）。频率分布图上以 kHz 显示了最佳频率或特征频率。所示的等频率线是在一个八度的间隔内。AI. 听觉皮质；AEF. 前外侧沟；PEF. 后外侧沟；SF. 外侧沟（引自 Harrison RV, Nagasawa A, Smith DW, et al. Reorganization of auditory cortex after neonatal high-frequency cochlear hearing loss. *Hear Res* 1991;54:11-19.）

布及双侧对称性耳蜗损伤。实验对象 A 的组织学评估示，耳蜗基底部完全受损（内毛和外毛细胞损失），但在耳蜗顶端区域（低于 6~8kHz）有正常感觉上皮的存在。这与听性脑干反应（ABR）所得的听力图一致，即由短音诱发的 ABR 中低频时为正常的诱发阈值，高频突然听力下降。其皮质特征频率分布的特点是低频表达正常，而 6~8kHz 以上区域神经元的皮质区域因部分耳蜗损伤无正常信号输入。

实验对象 B（图 6-3B）结果更有启发性。在这只幼猫中，耳蜗损伤范围更广，除了基底部重度损伤外，损伤一直零散的扩散到顶部毛细胞。反映在 ABR 听力图上，听力随频率逐渐下降。这只幼猫的皮质特征频率图上有一片非常大的、所有神经元的频率调谐都是 6.6kHz 的等频率区域（如该图阴影区域所示）。此外，与正常情况相比，低频区域被严重扭曲（与图 6-1 相比）。从耳蜗顶到主要损伤部位，减少或异常的刺激活动模式似乎对特征频率分布产生了影响。

（四）成人受试者皮质特征频率分布的重组

Robertson 和 Irvine[21] 首先报道了因外周病变引起中枢特征频率分布的改变，图 6-3 所示的实验结果来自于其在新生儿中耳蜗损伤的研究[18]。定性地说，即使是成年动物，外周损伤后其皮质也会产生类似的结果。随后其他研究在成年动物身

第6章 听觉神经可塑性

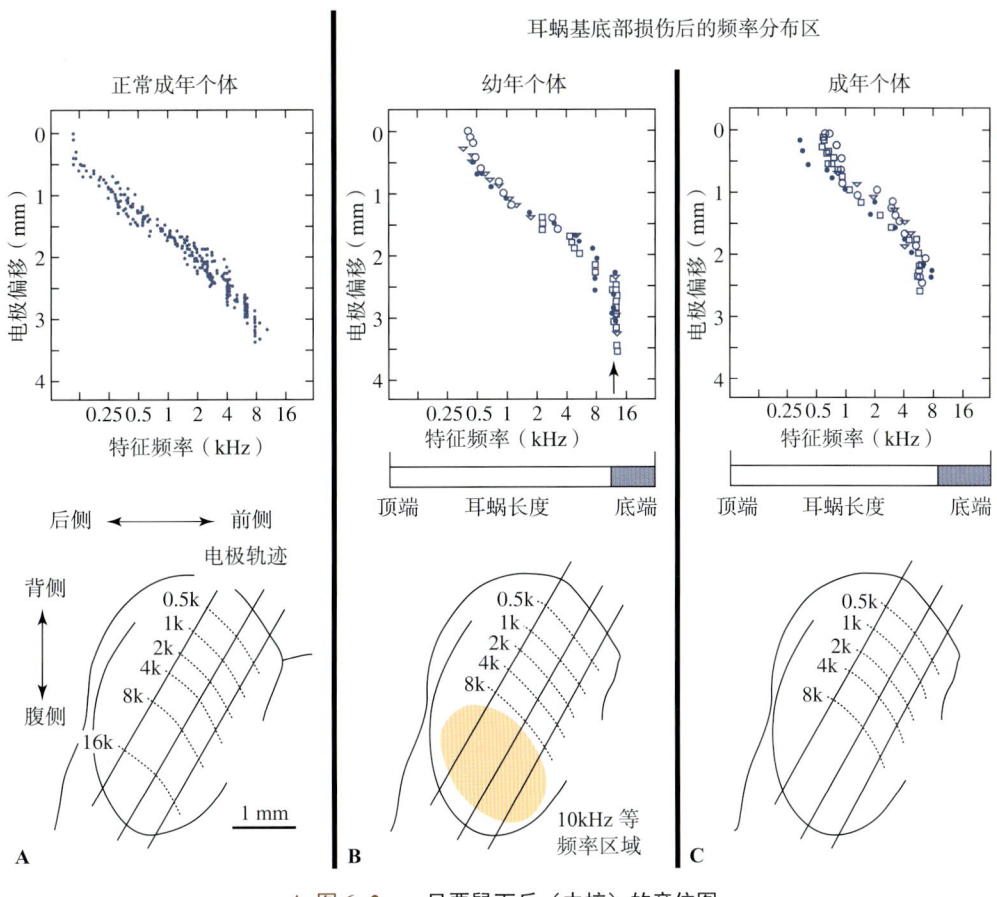

▲ 图 6-2 一只栗鼠下丘（中核）的音位图

如图所示，所有的图都是微电极沿下丘的背腹侧轴刺激单一神经元记录得到的。神经元的特征频率源于感受野，与图 6-1 猫实验相似。上部分的图描绘了由电极偏移距离体现神经元的特征频率。下部分的图是频率分布图；等频率线以八度间隔表示。A. 正常成年个体。B. 实验对象在出生几天内就发生了耳蜗基底部损伤，4 个月后描绘其下丘特征频率分布。图上阴影部分显示下丘腹侧区域，在这个区域所有的神经元都有一个共同的特征频率。C. 成年动物耳蜗损伤 3 周后的特征频率分布图（引自 Harrison RV, Ibrahim D, Mount RJ. Plasticity of tonotopic maps in auditory midbrain following partial cochlear damage in the developing chinchilla. *Exp Brain Res* 1998;123:449-460.）

上证实了上述假设[19, 20, 36]。

图 6-4 所示的研究结果来自南美栗鼠。将正常动物与有耳蜗病变的成年动物的特征频率分布图进行了比较[19]。耳蜗解剖图示其病变的解剖范围，相应的 ABR 听力图同病变范围相符合。该研究一个典型的发现是神经元的过度表现，其特征频率是 2.5~3.5kHz。成年动物在躯体感觉和视觉系统中也发现了类似成人皮质特征频率分布的重组[2, 37, 38]。

上述皮质特征频率重新分布似乎是神经传导重新映射的结果。调谐到共同频率的神经元的兴奋性感受野在性质上是相似的。它们有相似的最小阈值与带宽，与其在皮质的位置分布无关。该研究结果意义重大，因其反驳了一种可能性，即共同的特征频率是由简单地截取某一频率之上的所有神经元的调谐曲线（与耳蜗感觉上皮的病变边界相对应）而构成的。在还没有中枢重组理论时，Kaltenbach 和他的同事们已讨论过这种可能的"假塑性"[39]。

（五）成人与感觉系统的发展的可塑性

许多科学家强调了早期感觉刺激在推动大脑发育方面的重要性，最早从 Wiesel 和 Hubel[23, 24] 开始，并通过在不同感觉系统中的其他实验得到加强[3, 31, 40, 41]。在听皮质，发育中的新生儿耳蜗损伤后，其特征频率分布的重组模式与成年动物类似。直观来讲，当损伤发生在新生儿发展期和成

第一篇 基础科学

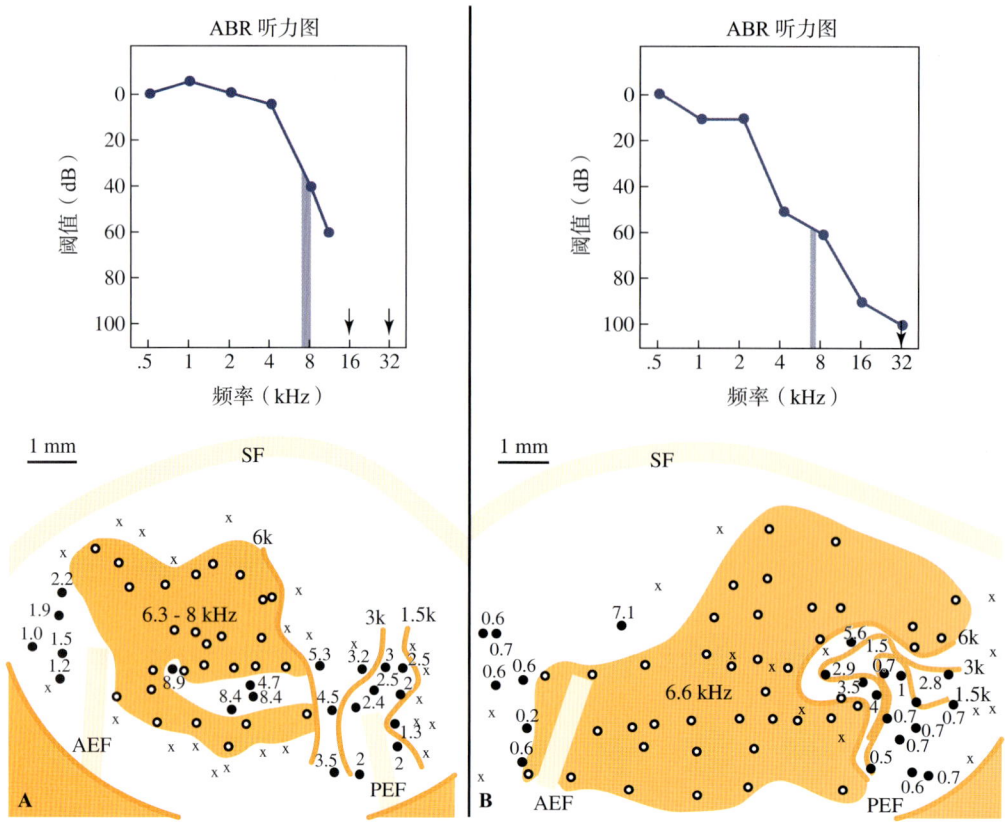

▲ 图 6-3 两只有耳蜗基底部损伤的新生猫皮质音位图

幼猫被使用氨基糖苷类耳毒性药物——阿米卡星导致耳蜗基底部损伤。听性脑干反应（ABR）所得的听力图（上图）反映其影响。A. 受试对象的耳蜗损伤仅限于耳蜗基底部。B. 虽然受试对象耳蜗基底部毛细胞损伤最大，但损伤的毛细胞也分散地延伸到顶端区域。并如图 6-1 一样绘制了固有频率分布图。等频率线以八度间隔表示。阴影部分表示所有神经元具有相似的调谐性能。AEF. 前外侧沟；PEF. 后外侧沟；SF. 外侧沟（引自 Harrison RV, Nagasawa A, Smith DW, et al. Reorganization of auditory cortex after neonatal high-frequency cochlear hearing loss. *Hear Res* 1991;54:11-19.）

年期，其皮质特征频率分布的重组程度可能会有相当大的差异。从质量上看，情况似乎也是这样[19]，但没有在物种间进行详细的研究来明确回答这个问题。然而，如果我们对皮质下听觉核团的特征频率重新分布进行探讨，会发现损伤后的发育中模型与成熟模型，其特征频率分布差异显著。而且，在皮质下也可找到与年龄有关的可塑性的证据。

（六）皮质下水平的特征频率分布的重组

在与图 6-3 相同皮质特征频率分布的猫中，Stanton 和 Harrison[42] 将神经追踪器（辣根过氧化物酶和荧光金）注入特征频率已重新分布，频率被过分代表的皮质区域，并通过连接回丘脑内侧膝状体。他们发现这些映射是有序的（也就是说他们有相同的点对点轨迹）就像正常动物一样。

皮质特征频率分布的重组同样存在于丘脑水平。在发育的可塑性模型中，皮质特征频率分布的重组在很大程度上反映了皮质下的重组。

这一结论的直接证据来自于在下丘水平上的研究。图 6-2A 显示了南美栗鼠下丘（中核）的正常频率分布图。其上图中显示了当记录电极被移动到下丘时，神经元特征频率的有序的变化。图 6-2B 显示了当在新生儿期发生耳蜗损伤，后期下丘特征频率分布重组的结果[16, 17]。其下图概述了结果。它显示了 10kHz 区域以内的正常的、八度间隔频率线。此外，更多的腹侧区域显示为一个包含相同调谐神经元的大区域。图中记录电极沿下丘的背腹轴移动，大量神经元的特征频率清晰地调谐到 10kHz（图 6-2B，箭）。上述结果与早期 Willott[43, 44] 在老年性聋老鼠下丘记录到的

第6章 听觉神经可塑性

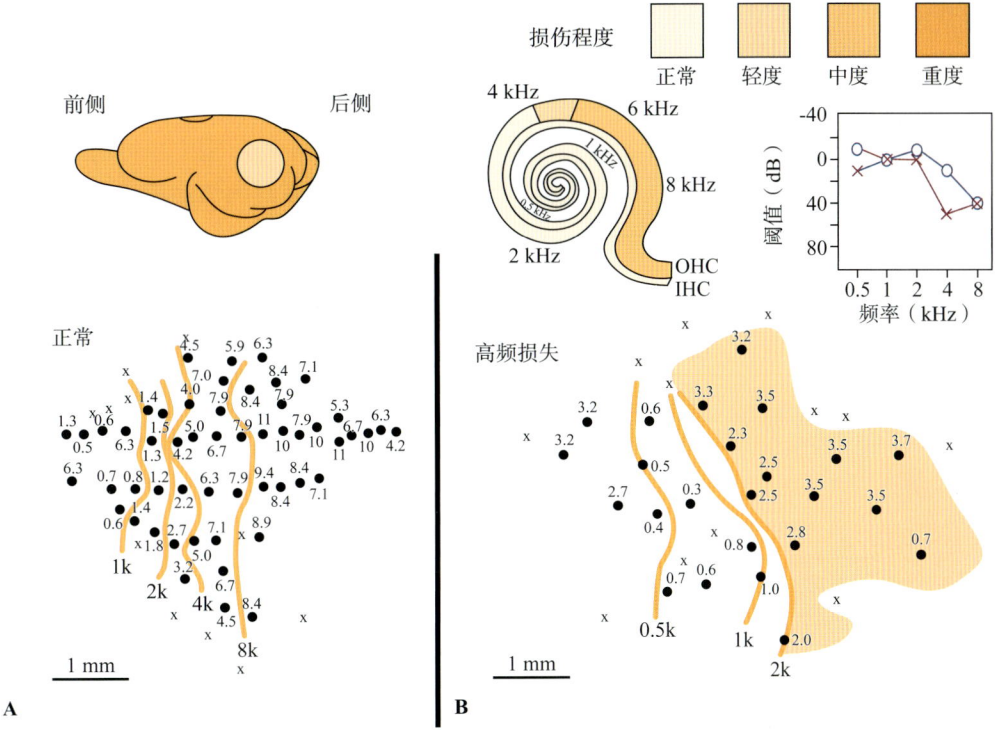

▲ 图 6-4 正常成年美洲栗鼠的皮质音位图（A）和使用阿米卡星导致耳蜗损伤 4 周后的皮质音位图（B）
采用了和图 6-1、图 6-3 类似的方法显示了皮质音位图。等频率线以八度间隔表示。栗鼠（B）耳蜗的损伤也反映在耳蜗图和 ABR 听力图上。异常皮质图中的阴影区域表示大多数神经元具有相似的调谐性能。IHC. 内毛细胞；OHC. 外毛细胞（引自 Kakigi A, Hirakawa H, Mount RJ, et al. Tonotopic mapping in auditory cortex of the adult chinchilla with amikacin-induced cochlear lesions. *Audiology* 2000;39:153-160.）

结果一致。

这些研究表明，当在出生后的早期发生耳蜗基底部的损伤时，其听觉传导通路的皮质下水平会发生特征频率分布的重组。然而，成人的耳蜗基底部的损伤时，这种皮质下的重组显然不会发生。在成人中，部分耳蜗传入神经阻滞并没有引起蜗神经核[39,45]和中脑[46]真正意义上的重组。图 6-2C 示成年美洲栗鼠其耳蜗基底部的损伤对下丘特征频率分布的影响。在成人中，几乎没有证据表明同频区的存在，这是发育模型中典型的分布重组。

（七）对新生儿进行长期声音刺激后皮质特征频率分布的变化

目前已有的相关研究中，一致结论是，外周神经兴奋模式的变化可以改变中枢特征频率映射的发展或维持。若不减少兴奋，而在局部增强耳蜗传入的神经兴奋，会发生什么呢？据报道，将幼猫持续暴露在 8kHz 声信号的环境中数周[47]，更准确地说 8kHz（±1kHz）的声音强度处于 55～60dB，实际上刺激了 7～12kHz 范围内的耳蜗神经元。对 8kHz（±1kHz）的声音进行频率调制以避免听觉适应性和耳蜗毛细胞的损伤。在喂养 6 个月后，评估了其皮质特征频率分布图。

图 6-5 总结了主要的结果。与年龄匹配的正常对照组相比（图 6-5A），实验组幼猫（图 6-5B）显示在皮质特征频率分布图上 8～12kHz 的频率区域增大（图 6-5B 阴影部分）。环境声音信号对幼猫没有明显的行为意义，但其也许可以简单地导致耳蜗中部神经元比周围基底和顶端的耳蜗区域有更大的放电速度。下图是假设的"连接"模式，以辅助表达实验结果。

（八）成人皮质可塑性的条件

已有大量的研究探索了成年动物长期暴露于持续的特定刺激下感觉皮质的可塑性。许多研究

077

第一篇 基础科学

指出只有当感官刺激对动物有一定的行为意义时，其可塑性变化才会显示出来。听神经感受野的长期变化是在与各种行为条件任务相关的音调刺激中产生的[48-50]。基于乙酰胆碱可增强了可塑性的变化，Weinberger 和 Bakin[51] 提出了一个有用的模型，提示基底核（感觉皮质胆碱能映射的来源）对皮质网络的可塑性起着重要的作用。许多通过对基底核的电刺激或乙酰胆碱的局部应用来促进感觉神经元感受野的改变的实验研究均支持该模型[52-54]。

显然，刺激诱发的可塑性变化（如听觉神经感受野）通常只能在与行为相关的成人受试者实验中完成。未成熟受试者可能有很大的不同。正如上述的持续暴露在 8kHz 环境中的幼猫实验所示，一个"被动"的过度刺激能够导致一个修正的特征频率分布图。很有可能的是，发育早期（具有较大可塑性）的听觉中枢可通过被动的改变来改变外周听觉系统的活动模式。然而，在成熟的系统中，只有得到明显的生物学优势才有可能实现重组。

（九）耳聋动物模型和耳蜗植入电刺激效果

在动物模型中，通常观察到与实验和自然发生的耳聋相关的听觉系统的一系列结构和功能上的变化[55-62]，这些改变是由刺激减少或缺乏导致的。即为"消极的可塑性"，其描述了一个没有随着生理活动产生可塑性变化的系统。同时，也很

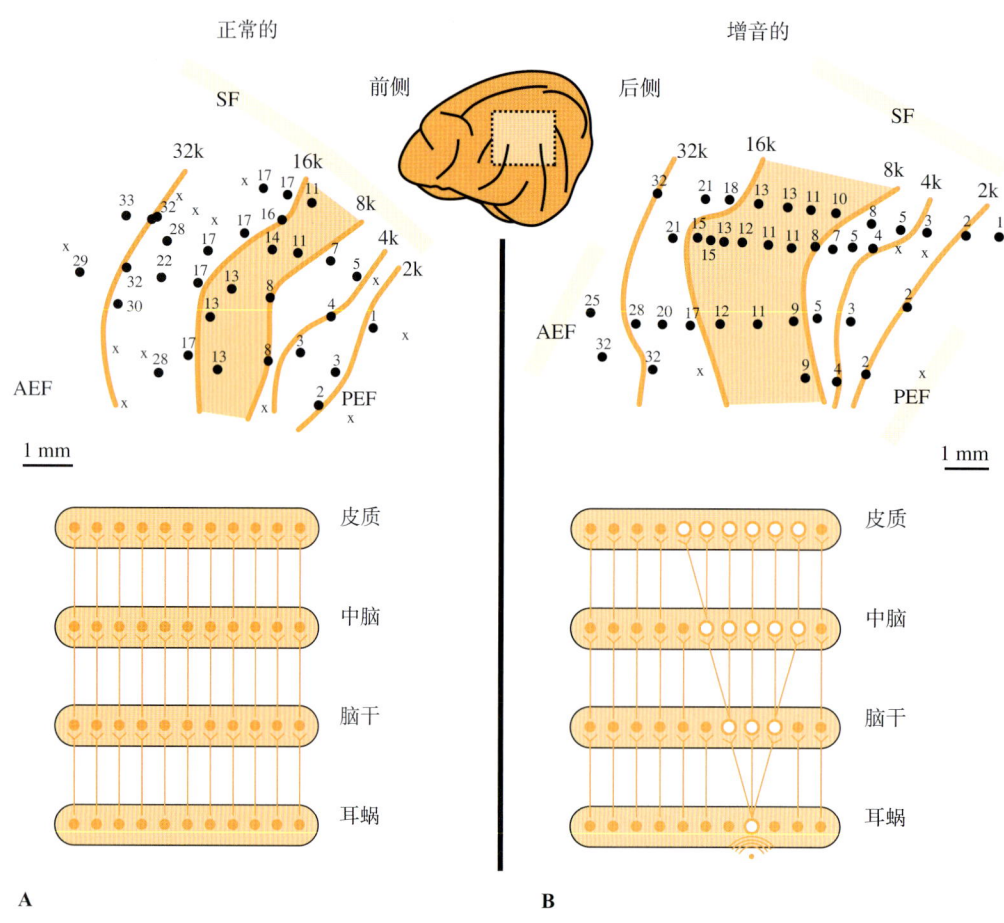

▲ 图 6-5 猫听觉皮质上的特征频率分布图

映射的方法与图 6-1 所述的方法相同。等频率线以八度间隔表示。A. 对照组的频率图。B. 幼猫持续暴露 8kHz 声信号的环境中 1 个月后的特征频率分布图。在这两个例子中，8～16kHz 的八度音程使用阴影表示以强调实验对象之间的主要区别。采用假设的"连线"模式来表示结果，如下图所示。AEF. 前外侧沟；PEF. 后外侧沟；SF. 外侧沟（改编自 Stanton SG, Harrison RV. Neonatal auditory augmentation modifies cochleotopic mapping in primary auditory cortex of the cat. *Aud Neurosci* 1996;2:97-107.）

难将消极的可塑性效应与一些听力损失相关的潜在的病理学改变区分开来。无论如何，临床上的重要问题均涉及人工耳蜗刺激是否有助于恢复听觉功能的关键特征，比如突触的完整性。

通过对耳聋动物模型中耳蜗电刺激的研究可解决上述问题。失聪的白猫的听觉神经末梢表现出的形态学异常（部分的）可通过人工耳蜗植入来逆转[63, 64]。研究者还观察到电刺激对听觉脑干[58, 65]、中脑[66-68]、听皮质[57, 69, 70]的积极作用。在电刺激诱发的功能恢复后，听觉神经元的表现可能有相当大的残余限制[71]。在皮质水平，功能的恢复似乎促进了幼猫（不是成年猫）初级听觉皮质中正常的、特定层的活动[57]。这些发现暗示了发育期是未成熟的听觉皮质的关键时期，或可塑性与年龄有关。

五、可塑性的基本机制

由于篇幅有限，虽不可能对可塑性变化的基本机制进行全面的回顾，但是耳科医生和其他临床工作者可能会受益于有关神经可塑性和突触强化机制的概述。神经元的重组是许多机制的结果，其中有的机制众所周知，有的模棱两可，还有许多尚未认知。神经元的相互连接首先依赖于突触连接的建立，也许是对未充分利用的突触的"修剪"，然后是对连接的强度或功能的调整。最后，可能会有一些整合过程进行维护。此外，如前一节所述，额外的外部神经和激素因素可促进由可塑性产生的变化。正如之前所讨论，这是乙酰胆碱系统的调节作用，其促进或巩固了可塑性的变化。

在早期发育阶段出现的一些机制可能不会在成熟的大脑中扮演如此重要的角色。从最初耳蜗到丘脑的听觉连接的形成，然后丘脑神经元轴突生长至初级听觉皮质，其中包括轴突到目标细胞的化学引导和髓鞘形成过程，上述机制可能不存在于成熟的大脑中。此外，在早期发育过程中发生神经元间连接的急剧减少，不可能出现在更为成熟的大脑中。总之，成人的可塑性机制有别于发育中个体的可塑性机制。下文首先将在系统生理学层面上讨论可塑性变化的机制，将重点介绍前文提及的特征频率分布重组的例子。此后，我们再回顾一些基础的细胞和亚细胞机制。

（一）发育中大脑特征频率分布的重组

图 6-2B 的中脑和图 6-3 的皮质层中说明了由新生儿耳蜗损伤引起的特征频率分布的重组。这些数据表明在耳蜗损伤边缘的神经元有或会产生出不同的神经映射沟通整个系统，如在中脑和脑皮质，耳蜗损伤区域的频率均被过度表达。这个过程中可能涉及许多机制。一种假说解释了不同神经支配模式，其假设在发育早期，已经存在相对发散的神经映射，在传入神经阻滞的区域中，已没有活跃的神经元争夺目标细胞，但神经映射并没有被消除；或者当生长的神经元试图与目标细胞建立联系时，那些缺乏主动输入的目标细胞可能被附近更活跃的神经元的连接所侵入。通过各种长期增强机制（LTP），突触强化可以巩固最直接的联系，并得以保留。在成人，同非刺激诱发的自发活动相比，声音诱发的神经活动很可能更容易形成点对点连接。若突触强化机制遵循 Hebbian 规则[72]，这种情况肯定会发生。下一节将给出关于 Hebbian 进程的更多细节。简而言之，在突触前和突触后活动（去极化）的模式高度相关的条件下，神经元之间的联系得到了有力的加强。当声音刺激在邻近的细胞群中诱发相同的活动模式时，情况尤其如此。当神经元群没有一个共同的（刺激诱发的）活动或者简单独立随机的自发放电模式时，Hebbian 突触强化的条件不太可能发生。

我们考虑的另一项发育可塑性实验涉及饲养幼猫，比如耳蜗的 8kHz 区域长期处于兴奋状态[47]。皮质音位图重组的结果如图 6-5 所示，并附有一张假想的音位连线图。这里很容易假设，在神经阵列的诱发区域内，长期增强机制（LTP），特别是使用 Hebbian 规则的情况下，与不怎么兴奋的相邻区域的连接相比将显著增强和巩固活动链接。增强的连通性的物理传播（在大脑皮质产生过多）可以解释为神经阵列的激活区域两侧的边缘效应，并在每个听觉核团增加，直至听觉皮质。

（二）成人受试者皮质图的可塑性

在成熟动物耳蜗损伤后，我们可以看到有限

的音位图变化 [19, 21, 36]，但皮质下水平的频率图重组（至少在一个特定的声音频率的过度表达上，或者更准确地说，是一个特定耳蜗位置上活动的过度表现）是很少有证据表明的。重新连接以产生过度的表达似乎主要局限于丘脑 - 皮质。还需要考虑其他可能的机制，例如通过增加或减少它们的相对优势来改变先前存在的神经连接，和（或）新的生长过程，如神经形成、轴突和突触形成。对于其他可能的机制，在听觉皮质和丘脑，以及在所有的听觉核中，是有一定程度的发散输入、横向连接的局部神经元和更长的神经元间连接的。有人认为，这些先前存在的横向连接的大部分活动通常是被抑制的，但是局部的传入神经阻滞作用会释放这种抑制。换而言之，就是对现有的横向连接进行"揭露"。有证据表明，在耳蜗损伤受试者的皮质神经元[73]和脑干、中脑听觉区域其外侧抑制能力减低[14, 15, 74, 75]。这些发现似乎与耳聋动物中枢听觉区域 γ- 氨基丁酸水平的减少有关[76, 77]。也许是因为它们从抑制中被释放出来，或者暴露出来，局部的横向连接变得更加活跃和加强。

六、细胞层面的可塑性机制

现在考虑一些已知有助于突触强化的细胞和亚细胞机制是很有用的。下面简要地回顾 LTP、Hebbian 的突触增强和 N- 甲基 -D- 天冬氨酸（NMDA）受体。

任何关于突触可塑性机制的讨论都应该从强制性增强开始。这是第一个被描述的与突触强化有关的神经生理学机制。在一个突触前神经元刺激第二个神经元的实验环境中，重复的突触前刺激可以提高突触的效率并持续维持一段时间（数分钟到数小时）。这种相对短期的可塑性背后的经典理论是，突触前钙离子积累暂时增强了神经递质的释放。

（一）长期势差

数十年来，可塑性机制研究取得了重大进展。有研究报道，可通过实验对哺乳动物的突触进行长期修饰，并可持续数周或数月[1, 78]。最初在海马体的实验中观察到，LTP 可以由突触的重复激活产生，但是现已知 LTP 在大脑中几乎无处不在。在研究 LTP 的机制时，首先注意的是突触后受体和 NMDA 受体。后者是一种由谷氨酸激活的快速离子通道，为大脑中主要的兴奋传导器。带有 NMDA 受体的突触可存在 LTP，但将受体阻断后将不在有 LTP。NMDA 受体的关键方面是其离子通道有一个电压门控的 Mg^{2+} 模块，可部分通过控制 Ca^{2+} 渗透率来改变细胞的兴奋性。尽管 NMDA 受体是首个被发现的 LTP 突触强化有关受体，但其只是众多受体的其中之一。代谢型谷氨酸受体也可能参与 LTP 过程。其他受体类型可能与神经突触有关，表现出 LTP 长期抑制的必然结果。

（二）Hebb 假设

涉及 NMDA 受体的突触系统通常，但并不总是遵循 Hebbian 规则。1949 年，Hebb[72] 提出了许多关于可能导致突触强化的条件，其主要的假说当细胞 A 的轴突足够接近并足以激活细胞 B，而且存在重复或持续激活，则细胞 A 和（或）细胞 B 的一些生长过程或代谢变化，会强化细胞 A 对细胞 B 的激活作用。这一概念通常被表述为"一起激活，则产生突触连接"。在现代对 LTP 的研究中，许多系统已被证明遵循了 Hebbian 规则。如前所述，当由声刺激产生听觉系统的电位活动时，将优先产生遵循 Hebbian 规则的听觉通路中突触连接的强化所需的相应条件。声音刺激诱发排列规则的成群的听觉神经元产生高度相关活动。这对于在听觉系统中建立和维持特征频率是很重要的。此外，与双侧听觉输入诱发的电位活动所产生的遵循 Hebbian 规则的突触强化无疑在建立良好的定位机制方面起着重要的作用。

亦有其他探索突触强化机制的研究涉及突触前和突触后区域的变化。图 6-6[79] 强调了各种机制的潜在复杂性，这些机制可能有助于改变单个突触的作用。由于任何多达 6 个突触前或突触后机制的组合都可以改变突触的表现，而一个典型的听觉神经元可以有数百个突触，所以其变化有无限可能性。

最后，我们发现通过对突触进行不同方式的

第6章 听觉神经可塑性

修饰，其可塑性变化得以巩固。什么机制可以使LTP永恒不变？简而言之，突触的结构组成部分，包括突触前释放位点的数量、类型以及突触后受体，必须在基质细胞中维持。而蛋白质合成机制和基因表达起着重要的作用。

七、耳科神经可塑性的临床表现

所有这些神经可塑性的相关知识对耳科医生和其他临床工作者意味着什么？可塑性变化机制的理解会带来什么实际的好处？下文将讨论在耳科学中的一些关于神经可塑性的认识而解决的常见实际问题，其中有些讨论是推测性的。在许多领域，这些知识对临床实践没有直接的影响，除了提供一些进一步的原因解释（如了解某些类型耳鸣的起源）。在其他领域，对可塑性变化机制的进一步了解可能会改变耳科疾病的处理，这与早期发现和干预感觉神经性听力丧失有关。发育中个体的神经可塑性实验提出的概念和关注提高了我们对与年龄相关的可塑性的认识。

八、儿童听觉发育的诱发电位测试

通过研究听觉诱发电位和年龄相关的函数，人们对人类听觉系统发育可塑性有了很大的了解。一些经典著作来自 Eggermont 及其同事[80-81]，如图 6-7 所示，这显示了脑干和大脑皮质诱发反应的发展是如何随着时间的推移而发展的。从这些研究中可以清楚地看出，与年龄较大的个体相比，新生个体 ABR 反应的潜伏期更长，而在成熟过程中，波形峰值的潜伏期会缩短。这种潜伏期的逐步缩短可以被解释为反映了一种神经传导的改善，可能是由于髓鞘的改变和（或）突触效能的改善。随着时间的逐步推移，听觉皮质诱发电位在不断增加的可探测性、振幅的变化和潜伏期的长短等方面不断发生变化，最后在青春期发育成熟（在波形形态学上与成人表现一致）。

（一）人工耳蜗植入儿童的诱发电位研究

听觉诱发电位为研究人工耳蜗植入儿童的

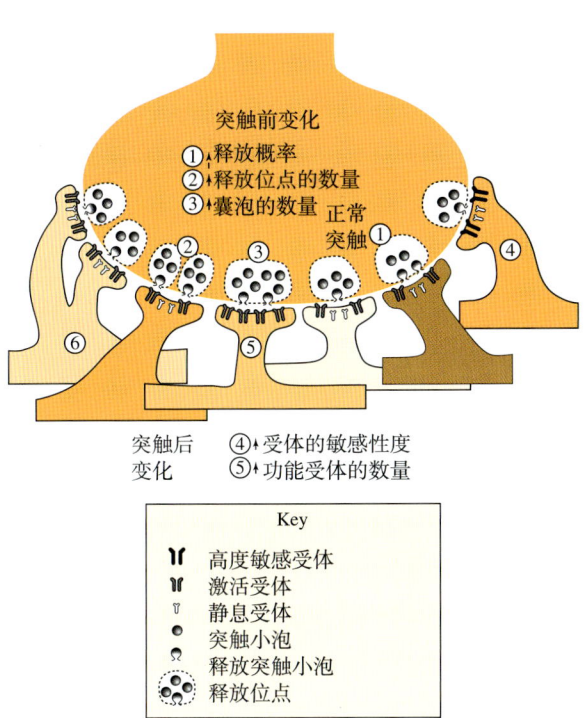

▲ 图 6-6 6 种可能的突触前或突触后增强突触功能机制的概述

1. 与正常的突触相比，更多的突触前小泡在释放部位发生胞外分泌；2. 释放位点的数量增加；3. 可释放的小泡数量增加，释放部位的电势差升高；4. 增强现有突触后受体的敏感性；5. 增加受体的数量；6. 突触接触的新增长（改编自 Wang JH, Ko GY, Kelly PT. Cellular and molecular bases of memory: synaptic and neuronal plasticity. *J Clin Neurol Physiol* 1997;14:264-293.）

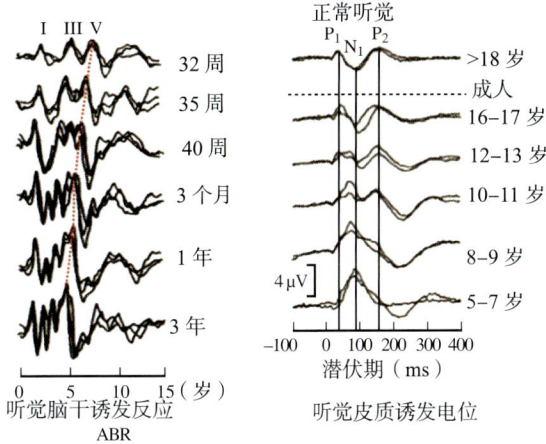

▲ 图 6-7 在人类听觉系统正常发育的情况下，使用听觉脑干诱发反应（ABR；左）和听觉皮质诱发电位（右）

波形潜伏期、振幅和形态的变化揭示了短期和长期的可塑性变化（改编自 Eggermont JJ, Salamy A. A maturational timecourse for the ABR in preterm and full-term infants. *Hear Res* 1988; 33: 37-47; and Eggermont JJ, Ponton CW. The neurophysiology of auditory perception: from single units to evoked potentials. *Audiol Neurootol* 2002;7:71-99.）

第一篇 基础科学

发育可塑性提供了一种工具[10, 11, 82-86]。下面两项研究旨在说明与耳蜗植入有关发育可塑性的某些方面。

在图 6-8 中，A 图示人工耳蜗植入后的 1 年时间内一系列的电诱发反应 ABR。值得注意的是耳蜗电极刺激产生的伪迹掩盖了 ABR 最早的波形分化，但是 eⅢ和 eV 是清晰的。因为这个孩子的听觉系统受到了刺激从而得到发展，随着时间的推移可以清楚地看到峰潜伏期的缩短（eV 被高亮标出）。在图 6-8B 图中，ABR 潜伏期（eⅢ和 eV 的差值）的变化被绘制成时间的函数。红色的点线代表人工耳蜗植入患儿的数据，时间 0 是人工耳蜗刚植入后进行初次刺激的时间。蓝色的点线代表正常儿童的数据，0 代表出生时的时间。如图所示，对于所有的受试者，时间表示暴露在声音中的时限，特别重要的是，从图中看两组受试者的变化趋势是相似的，唯一的区别是电诱发反应的潜伏期差值整体较短。这些数据表明，耳蜗电刺激推动了一种类似于正常新生儿听力开始时的发育过程。这里我们应该强化一个理念，即在先天失聪的婴儿中植入人工耳蜗有两个作用：一个是提供听力，另一个是促进发育。

第二个例子是利用诱发电位来研究耳蜗植入患儿的神经可塑性，这与双侧耳蜗植入有关。实验研究表明，在早期发育过程中当一个耳蜗或听泡被切除后，会在听觉脑干和中脑中形成异常的"连接"（神经支配模式）[25-29]。这些研究强调了在听觉系统中进行平衡的、双边的刺激对于听觉系统正常发育的重要性。这些研究中的实验条件与先天失聪并单耳蜗植入人工耳蜗的婴儿的实验条件并无不同。在这种情况下听觉通路的发展有多反常？更重要的是，如果孩子后来在另一侧接受了第二只人工耳蜗，它能有效地恢复对于双耳听觉来说必不可少的平衡的听觉系统吗？

图 6-9 显示了两个孩子的一系列的电诱发 ABR。患儿 A 同时进行了双侧人工耳蜗植入。患儿 B 左耳和右耳人工耳蜗植入之间有 2 年的延迟[87, 88]。对每个受试者的左耳和右耳在开机时（第 1 天）和开机后数月（第 3～30 个月）进行 eABR 测试。对于每只耳朵，eV 潜伏期被绘制成以双侧植入使用时间为横轴的函数。对于双侧同时植入人工耳蜗的患儿，eABR 的波形和潜伏期是一致的。图 6-9（上）中强调了 ABR eV 峰值的重叠。对于不同时进行双侧植入的患儿，ABR 波形不会在最初或经过多年的双侧植入使用后而重叠。这里的基本概念是，除非两个植入耳发出的听觉信号同时到达脑干和中脑区域，否则对左耳和右耳的输入信号无法进行有效的比较。因此，包括声

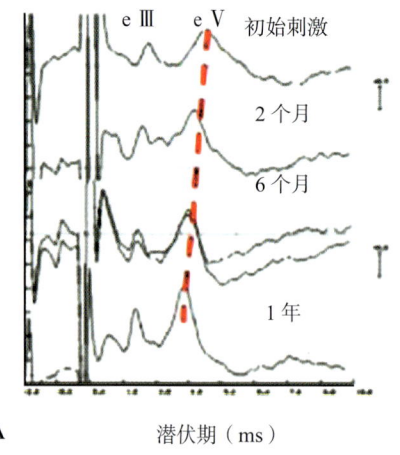 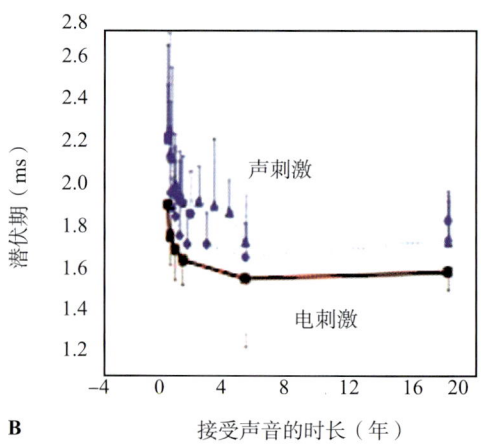

▲ 图 6-8　A. 一名患儿人工耳蜗植入，1 年内测量的一系列电诱发的听觉脑干诱发反应（ABRs）；B. ABR 潜伏期是随时间变化而变化的

A. 虽然一个刺激伪迹掩盖了 ABR 波形的最早波形分化，但是 eⅢ和 eV 是清晰的。随着听觉系统的发展，eV 峰值潜伏期的缩短是显而易见的。B. 对于有耳蜗植入设备（红）的患儿来说，时间 0 是人工耳蜗刚植入后进行初始刺激的时间。对于正常的儿童（蓝），0 表示出生的时间（改编自 Gordon KA，Papsin BC，Harrison RV. An evoked potential study of the developmental time course of the auditory nerve and brainstem in children using cochlear implants. *Audiol Neurootol* 2006;11:7-23.）

第6章 听觉神经可塑性

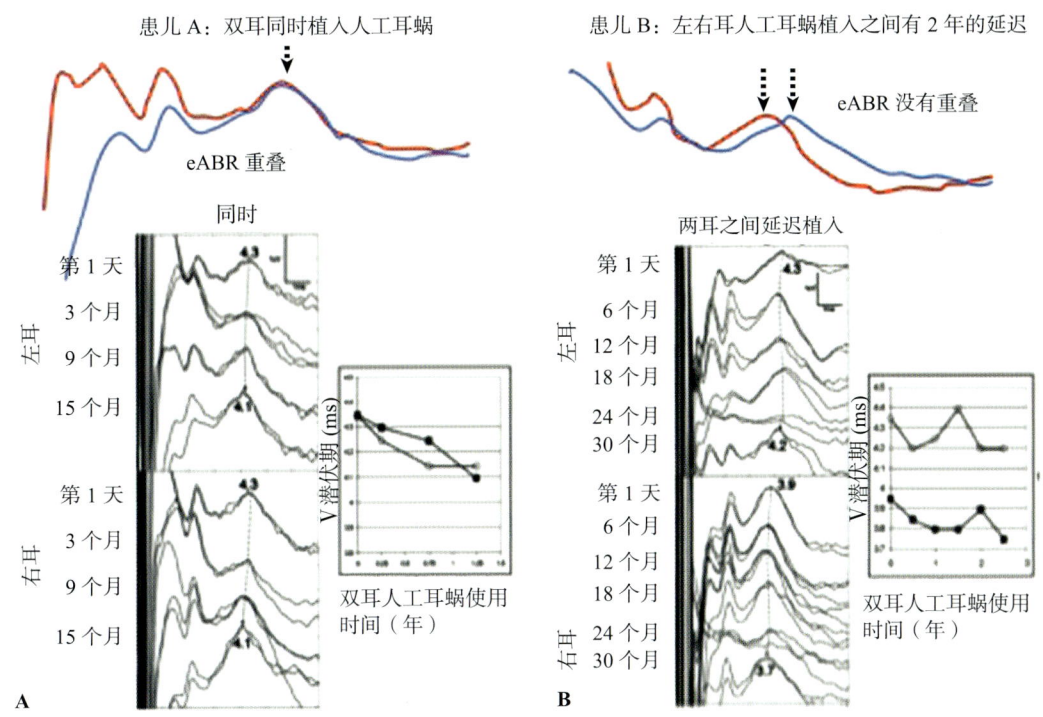

▲ 图 6-9 两个孩子在人工耳蜗开机时（第 1 天）和开机后几个月的电诱发的听觉脑干反应（eABR）

患儿 A 双耳同时植入人工耳蜗。患儿 B 在左和右耳植入之间有 2 年的延迟。两个孩子 e V 潜伏期被绘制成以双侧植入使用时间为横轴的函数。患儿 A 来自两耳的 eABR 的波形重叠。患儿 B 的 eABR 波形不会在最初或经过多年的双边植入使用后而重叠（改编自 Gordon KA，Valero J，Papsin BC. Auditory brainstem activity in children with 9-30 months of bilateral cochlear implant use. *Hear Res* 2007;233:97-107.）

音定位和噪声中的语言信号的识别等双耳听觉都将无法实现。

图 6-10 显示了 3 组患儿，组 1 为双耳同时植入人工耳蜗（n=13），组 2 为双耳植入人工耳蜗之间相隔时间较短（9~12 个月，n=15），组 3 为相隔时间超过 12 个月（n=16）[87, 88]。对于每一组，条形图表示在不同的测试时间左和右耳之间 ABR e V 峰值潜伏期的差值（0 表示完全同时）。对于双侧同时植入人工耳蜗的患儿中，双耳的听觉信号总是一致的。而对于那些双耳人工耳蜗植入间隔时间较短的患儿，随着时间的推移，来自左和右耳的听觉信号也会慢慢变得一致。并在这些受试者中可能会有一定程度的双耳听力。但是对于那些间隔时间超过 12 个月的患儿，听觉信号总是不一致的，即使随着时间的推移，尽管 ABR e V 峰值潜伏期的差值会逐渐减小，但仍就不可能完全一致。因此，对左耳和右耳的输入信号无法进行有效的比较，也不太可能实现双耳听觉。

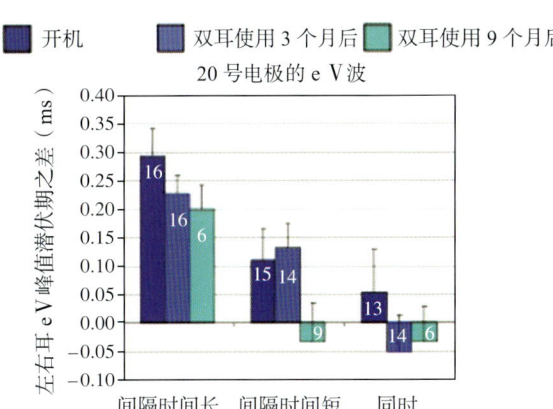

▲ 图 6-10 双侧耳蜗植入患儿，左侧和右侧听觉脑干诱发反应（eV）的相对时间

同时组（双耳同时植入，n=13）；间隔较短时间组（9~12 个月，n=15）；以及较长间隔时间组（起过 12 个月，n=16）（改编自 Papsin BC，Gordon KA. Bilateral cochlear implants should be standard for children with bilateral sensorineural deafness. *Curr Opin Otolaryngol Head Neck Surg* 2008;16:69-74.）

（二）婴幼儿听力损失

从大量的临床观察和实验研究（部分已在本章节中提及）中可以发现，中枢听觉系统的发展很大程度上依赖于外周神经活动。听力损失可能会对中枢发展产生负面影响，特别是在其发育早期阶段。人们觉得也许存在一个需要耳蜗功能特别完整的关键时期。

许多关于可塑性的动物实验研究清楚地表明，中枢的结构和功能的改变均和外周听觉系统的明显变化相关，如完全切除耳蜗或部分传入神经阻滞。然而，我们也从这些激进的例子中推断出，即使是更隐蔽的听力损失类型也会改变正常的外周刺激模式，如轻度感音神经性听力损失、慢性传导性聋，特别是反复发作的中耳炎，以及可能不被认为会严重损害听觉功能的双侧不对称听力损失，都会改变正常的中枢传导通路的发育。

进行测试的困难之一是听觉系统发育异常的表现可能会延迟展现。因为新生儿听力障碍导致的语言发育问题在 4 年或 5 年后（语言发育可以较好地被评估）才能明显地表现出来[89]。也许最好的干预措施是假设最坏的情况，并尽一切可能在出生后的早期阶段使听力正常化。这一措施包括通过新生儿或婴儿听力筛查程序及早发现听力问题，以及随后对助听器、耳蜗植入设备和听力训练的早期干预。

我们进行听力损失的早期诊断和早期干预是从大量的动物和人类研究所得的实验证据得到的警示。关于后者，一些最好的实验数据是对人工耳蜗植入的失聪儿童进行的研究。图 6-11 显示了儿童人工耳蜗植入项目[22, 89]，图中显示的是植入前和植入后的听觉筛选测试程序（GASP）的分数。所有的儿童都是语前聋（先天为主），且在残余听力、学校配置、听觉语言治疗等方面的程度相对来说都是同质的。这些数据被分为早期（≤ 5 岁）植入组儿童和较晚期（> 5 岁）植入组儿童，通常来说，早期植入组的儿童最终会比晚期植入组的儿童表现得更好。在视觉、感觉运动训练和教育等一系列其他干预结果研究中也得出了类似的结论。对任何神经损伤的补偿最好通过早期干预来实现。

中枢听觉系统的发育受到了耳蜗活动模式的显著影响。由此可见，为婴儿提供人工耳蜗或其他助听设备将具有双重目的。该设备不仅有助于听力，还增强了系统对中枢发育的影响。由这一概念又产生了许多问题。例如，它是一种旨在提供良好的听觉输入的刺激方式，但是否是刺激中枢发育的最理想方式？如果植入设备一直处于活跃状态，即使它们没有被用于听觉，也会对机体有益，因为它们能向大脑听觉中枢不断提供刺激。人工耳蜗的刺激模式是否会导致一个不寻常的中枢听觉系统发展？对于这一点我想说，几乎可以肯定的。如果是这样的话，这对于改变设备，甚至是语音编码，在以后的生活中意味着什么呢？在未来，当我们对更年幼的婴儿进行干预时，需要更多地关注人工耳蜗植入和婴幼儿助听器的发展方面。

（三）其他听力障碍

在先天性失聪或失明的受试者大脑中有大量的可塑性变化的证据，其不再仅对一种刺激类

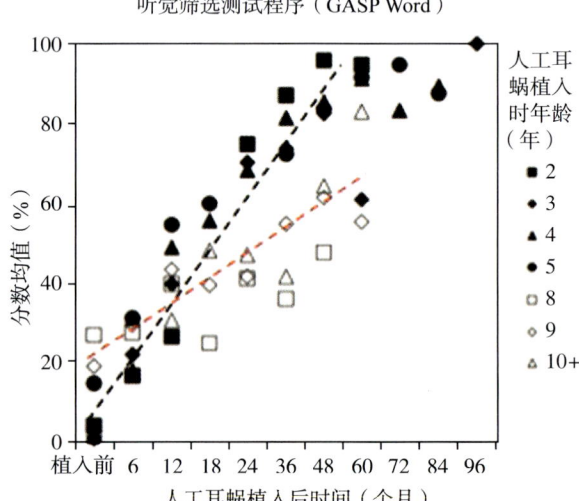

▲ 图 6-11 对使用人工耳蜗的先天性或语前聋儿童进行听觉筛选测试程序（GASP），分析植入时年龄对语言理解分数的影响

数据被分为 5 岁前植入组（实心符号）和之后组（空心符号）。[改编自 Harrison RV，Panesar J，El-Hakim H，et al.The effects of age of cochlear implantation on speech perception outcomes in prelingually deaf children. *Scand Audiol* 2001;53(30Suppl):73-78.]

型服务的皮质区域似乎对剩余的、占主导地位的其他感觉刺激起了某种作用[90-92]。例如，在使用手语的失聪受试者中，一些视觉信息的处理是在听觉皮质中进行的[93]。这些都是关于大脑是在感觉输入的异常变化中发生的例子。从实用的角度来看，这个知识在评估使用手语的先天性聋的成人是否能受益于人工耳蜗植入是非常有益的。

从这篇文章中概述的动物可塑性研究中推断出，任何类型的感音神经性听力损失，无论是从药物性聋、噪声性聋还是老年性聋，都可能导致皮质水平的一些组织变化。这种改变有什么功能性的意义吗？它能改善听觉处理过程，还是会进一步导致听力障碍？目前我们对这些问题没有很好的答案。没有证据表明，某些声音频率在皮质的过度表现与改善心理物理性能有任何关联。然而，从消极方面来看，可以很容易推测出等频率区域将导致响度补充，也许还会导致某些类型的耳鸣。如在图6-3和图6-4中，实验动物的一个很大的听觉皮质区域与耳蜗的一个狭窄区域相对应，是因为某些频率的声学刺激会"激活"听觉皮质的广大区域。很难想象这种程度的皮质激活不会在感知的音量增加中得到反映。

关于耳鸣的一些推测性结论。首先，某些类型的耳鸣可能是由听觉神经元产生的，这些神经元在某种程度上产生了自我持续的放电。大脑中大量反馈回路可以导致神经元的持续放电，比如局部的和相互的内部连接或丘脑的反馈回路。根据我们的理解，通过LTP和Hebbian机制可以显著提高突触的效率，使局部电路很容易被强化而再次激活神经元（即正反馈模式）。出于这个和其他原因，大脑中对广泛和持续的抑制控制的必要性是显而易见的。当听觉皮质中广泛的等频率区域存在大量的同步活动的可能性时，这种抑制机制将可能无法充分抑制正反馈过程。

另一个更简单的耳鸣产生机制似乎更为合理。假设这些广泛的等频率的神经元群是由于同步放电导致它们被连接在一起。这一概念通常被表述为"一起激活，则产生突触连接"。假设

有意识的感知在皮质神经元活动中有一定的基础，即使是低水平的"静息"活动也会在一个巨大的、相互关联的细胞网络中引起一种长期声音感觉。

根据可塑性的实验数据，关于耳鸣的进一步研究是有意义的。围绕耳鸣的不同类型和起源有很多讨论，其中一项是关于所谓的中枢性耳鸣与外周性耳鸣的区别。对中枢听觉可塑性的研究使我们注意到耳蜗损伤可导致中枢重组。在耳蜗水平上的一些创伤性事件，将导致更少的传入输入（在毛细胞丢失）或更多传入输入（死亡神经元的损失放电），可能会建立导致皮质过度表达的连接模式。虽然中枢神经可能是耳鸣的直接原因，但它与外周病变的密切联系模糊了任何关于耳鸣真实起源的概念。对于任何对耳鸣的神经基础有浓厚兴趣的读者来说，在推荐读物中由Eggermont所著的一本名为《耳鸣神经科学》[94]的书将会是不错的选择。

九、总结

在本章中我们已经讨论了耳科学中可塑性变化的许多方面，并回顾了一些与所有感觉系统相关的重要基本机制。我们也讨论了一些关于临床方面新知识。事实上，在过去10年或20年里，由于对与年龄相关的可塑性在听觉系统中的影响有了更清晰的认识，我们已经对耳科和听力学相关疾病的认识有了重大改变。至少我们看到了新生儿听力筛查、早期诊断和早期干预的重要性。在人工耳蜗植入领域，我们已经看到了植入年龄的稳步下降，并且通过左右耳植入后潜伏期的差异，开始意识到双侧植入相对于单侧植入的价值，以及可以预期的结果差异。

我们倾向于把大脑想象成一个复杂的、有线连接的系统，它能够在特定的环境下被重新连接。正如本文提到的一些研究中所指出的，这些重组通常是由感觉输入的改变而引起。当我们更多地了解突触连接的可塑性以及各种可能改变神经元连接和交流的机制时，至少对我而言，大脑是一个不断重组的系统——可塑性是非常普遍的，而不是偶然的。有时，我们似乎不应该寻找可塑性

第一篇 基础科学

变化的证据和机制，而应该寻找稳定大脑和防止可塑性的机制。在最后一篇关于听觉系统中与年龄有关的可塑性的文章中，也许成熟的意义在于：它并不是可塑性的下降，而是这个系统趋于稳定的表现。

推荐阅读

Berlin CI, Weyland T, editors: *The brain and sensory plasticity: language acquisition and hearing*, New York, 2003, Thomson Delmar Learning.

Eggermont JJ: *The neuroscience of tinnitus*, Oxford, England, 2012, Oxford University Press.

Lomber S, Eggermont JJ, editors: *Reprogramming the cerebral cortex: plasticity following central and peripheral lesions*, Oxford, England, 2006, Oxford University Press.

Moller A, editor: *Neural plasticity and disorders* of the nervous system, Cambridge, England, 2006, Cambridge University Press.

Parks TN, Rubel EW, Fay RR, et al, editors: *Plasticity of the auditory system*, New York, 2004, Springer.

Ruben RJ, Van de Water TR, Rubel EW, editors: *The biology of change in otolaryngology*, Amsterdam, 1986, Elsevier Science.

Syka J, Merzenich MM, editors: *Plasticity and signal representation in the auditory system*, New York, 2005, Springer.

Cummings
Otolaryngology
Head and Neck Surgery (6th Edition)
Otology, Neurotology, and Skull Base Surgery

Cummings
耳鼻咽喉头颈外科学（原书第 6 版）
第五分册　耳科学与颅底外科学

第二篇
诊断与评估

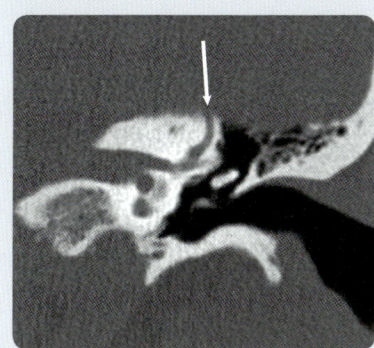
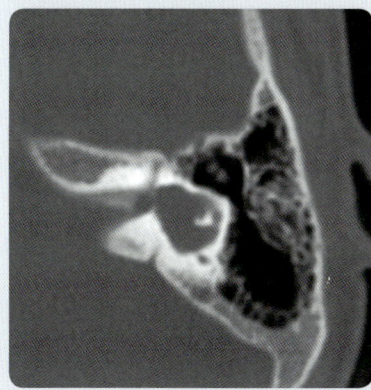
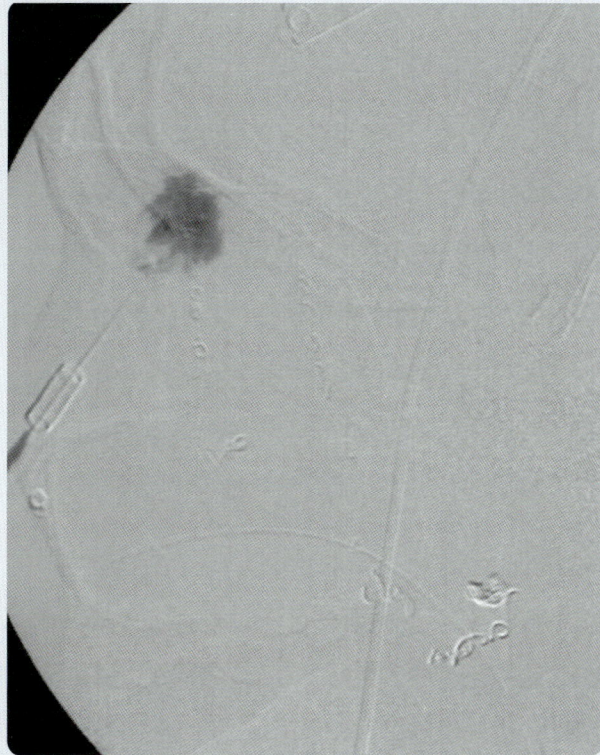

第 7 章 诊断听力学
Diagnostic Audiology

Paul R. Kileny　Teresa A. Zwolan　著
艾　毓　译

要点

1. 听觉功能评估及诊断是耳科学临床诊断中不可缺少的组成部分。
2. 通常基于一系列完善的听力学检查，才可做出听力损失的诊断，并可明确听力损失的类型和程度。
3. 声阻抗检测的目的包括：区分外周性听力障碍和中枢性听力障碍，客观评估听敏度。
4. 耳鼻喉科医师必须能分析听力学数据，明确可能存在的不一致的结果。
5. 近几年来，尽管影像学研究在耳科学及神经科学的诊断方面的敏感性和特异性有了显著的提高，但合适及良好的神经诊断研究在耳科学及神经科学的诊断，乃至在治疗方案的拟定中均起到重要作用。
6. 言语声刺激被用于若干听力学测试，是听力学测试组中的重要组成部分。这些检查可以评估中枢听觉功能及听力损失对交流的影响，同时有助于患者手术方案的选择。
7. 随着鼓膜表面电极的使用，耳蜗电图（ECOG）临床使用价值日益提升。除了诊断内淋巴积水，新研究表明耳蜗电图（ECOG）对于内耳第三窗疾病亦有诊断意义，如前半规管裂。
8. 越来越多的证据表明，在耳科及神经外科手术中，神经电生理术中监测能明显提高其手术效果。制定合适的术中监测方案，进行相关术前神经诊断非常重要。
9. 听神经病的诊断及治疗仍然存在挑战。越来越多的研究表明，基于测试结果的听神经病的诊断特征并不是统一的病理学特征，而是各种不同的特定的病因和病变。
10. 听神经病可以明显降低言语识别率，这往往导致言语发育障碍。正因为如此，听神经病患者通常被认为是人工耳蜗植入的候选对象。尽管其人工耳蜗植入效果个体差异较大，通常认为没有认知及发育障碍的听神经病患者术后效果同蜗性聋的儿童相似。

一、听力学测试方法

Wilde 在《耳科疾病的临床表现及治疗》[1] 中写道："耳聋的程度可以测量；拿块普通的手表靠近耳朵，可以测量能隐约听到滴答声的距离，以及能清楚听到钟表的嘀嗒声的距离；在两种不同距离时，患者意识到声音的不同，测试者应记录下两者间的距离差。若想准确地测出该距离差，手表应该逐渐接近耳朵，直到刚能听见滴答声的地方，然后再次直接将手表放在耳旁，并逐渐移到一定距离。"他接着说："如果我们想见证整个过程，在患者就诊时不仅需要非常仔细地观察，还需把第一次和随后的每一次听到的距离记录下来。"Wilde 还建议把手表轻轻地放在患者的牙齿之间，依照上述方法测出患者的听力——这是骨导测试的早期探索。

上文写于近 150 年前，随着仪器设备制作技术的发展，可以精细地测量听敏度仪器的产生，临床听力科学上取得了长足进展。例如 Dench[2] 在《耳科疾病》中写道：毫无疑问，为了使听力检查量化，设计了很多复杂的仪器。而且由于其结构复杂，很难普及。接着，他描述并举例说明了 1890 年由 Urbantschitsch 使用电话的发明中所提供的技术，发明了电子听力计。他进一步讨论了交叉听力和耳间衰减现象，提醒当患者为极重度单侧耳聋，对侧耳听力正常时，可能由于交叉听力而得到错误的结果。

正如今天所做的，过去耳科医生以两种方式使用力学测试结果：一是量化听力损失，二是基于听力学的耳科疾病的鉴别诊断。当前，我们的医疗设备具有高度复杂和特殊的临床试验模式，可提供患者听敏度的准确定量信息。其他的检查通过充分利用听力学现象，提供病变部位的信息。根据检查的操作过程，临床听力学检查可分为两类：一为行为或心理物理测试，需要对听觉刺激做出特定的行为反应；二为客观测试，在给予听觉刺激的同时，进行物理或生理学上的测量。比如：声导抗属于物理测量，通常用于评估中耳功能；听觉脑干反应（ABR）属于生理学的检查，更不用说其他电生理学现象。

通常情况下，医生从患者的病史、体格检查中得到的信息，结合听力学测试的测试结果，做出诊断。原则上，基于患者的症状和主诉，分级进行听力学检查，且不同听力学检查的结果可以相互验证，如异常的鼓室图、耳镜检查所示典型的鼓膜内陷、耳镜检查示鼓膜动度差，三者均可证实纯音测听的气骨导差，这些可用来确定是否存在由中耳炎引起的传导性聋。

（一）听敏度的检查

纯音测听是评估听敏度的最常见的检查方法。纯音信号通过气导或骨导传递。美国国家标准学会（ANSI），S3.20-1973 定义听阈值为"在特定的试验中，产生听觉的声信号的最小有效声压级感觉。"通常，阈值被定义为受试者能识别出 50% 声音信号的最小声强[3]。

临床应用上，听阈通常用听力图来描述（图 7-1）。左右耳的气导和骨导数据分别用不同的符号标记。当前的听力图的符号是由美国言语听力协会在 1974 年修订并由美国国家标准学会采纳的 S3.21-1978。听力图单位为听力级（HL），参考 ANSI S3.6-1969，1970 进行校准，代表正常青年在安静环境下的听敏度。因此，患者的听力图代表了同正常听力的青年人的听敏度相比，患者听到声音的能力。

1. 气导纯音测听

气导纯音听阈测试了整个听觉系统的功能，包括：外耳、中耳和内耳。在经典的听力测试中，用头戴式耳机或插入式耳机给声，测试音频率包括 250~8000Hz 每倍频程的纯音。阈值通常使用 Hughson-Westlake "上升法"测定[4]，在上升法中，首先从阈上给声，给被测试者一个较大的声音，然后以 10~15dB 为步距逐渐降低声音强度至听不见。然后以加 5dB，减 10dB 的方法，重复进行，直至在某一声强达到 3 次正确的反应，即为阈值[5]。

由于气导听阈评估了整个听觉系统的功能，

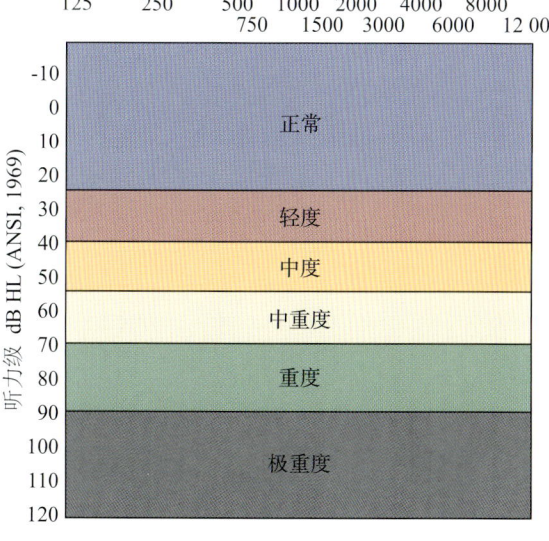

▲ 图 7-1 听力损失的范围

第二篇 诊断与评估

若仅评估气导听阈，对听力损失的病因及特殊的听觉系统病变的确定则不能提供足够的信息。但是，结合骨导听阈，可以明确听力损失的类型和程度。

听力图中，纯音阈值提供有关听力损失程度的信息。0~25dB属于正常范围的阈值，而阈值高于25dB则表示不同程度的听力损失（图7-1）。

2. 骨导听阈测试

因为骨导给声绕过了外耳和中耳，耳蜗或多或少直接受刺激时，所以骨导听阈提供了耳蜗的听觉阈值信息。因此，通常用气骨导差来判断听力损失的类型[正常听力、传导性聋、感音神经性聋（SNHL）及混合性耳聋]以及传导性聋的等级。

在听力图中骨导听阈的位置可以帮助判断听力损失的程度（图7-2）。在骨导听阈的检查过程中，骨振子一般放在乳突表面。尽管放置在乳突并不能保证被测试者该耳听到声音并做出反应，同其他部位相比（如额骨），放置在乳突时提供了更大的动态范围[6]。目前使用的多数听力计为乳突放置骨振子为准。

通常用气导听阈和骨导听阈的关系来判断听力损失的类型。当气导听阈相对升高而骨导听阈正常——即存在气骨导差，此时听力损失则为传导性听力损失（图7-2）。当气导听阈和骨导听阈同步升高，此时听力损失则为感音神经性听力损失（图7-3）。最后，当气导听阈比骨导听阈相对升高，骨导听阈也不正常，则为混合性听力损失（图7-4）。

（二）言语测听

听力学测试中另一项重要的测试即为评估受试者觉察并识别言语的能力。言语测试一般分3种：言语识别阈（SDT）、言语接受阈（SRT）以及言语分辨率或识别率。言语识别阈（SDT）表示受测试者能觉察出50%言语信号的声强[7]。在该项检查中，受测试者并不需要识别测试内容，仅仅需要察觉言语信号的存在。相反，言语接受阈（SRT）表示受测试者能分辨50%言语信号内容的声强[7]。和SDT不同，SRT需要受测试者重复听到的单词。SRT通常比SDT高8~9dB[8]，然而SDT通常和纯音阈值均值（PTA）一致（PTA500Hz、1000Hz和2000Hz的平均听阈），SDT和SRT均可通过气导或骨导获得。

言语分辨率比SDT和SRT都复杂。言语分辨率是听力学测试的重要组成部分，因为其提供了在可控条件下，受测试者识别言语能力的相关信息。言语分辨率检查与其他检查结果相结合，有以下目的：①有助于听力损失的鉴别诊断；

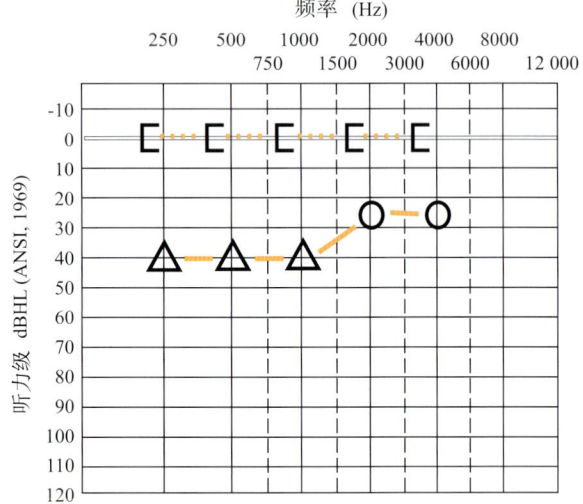

▲ 图7-2 正常骨导听阈及气导听阈升高的听力图——存在气骨导差

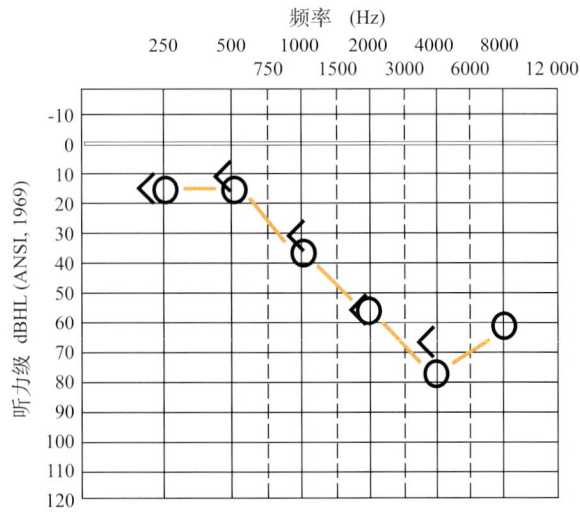

▲ 图7-3 感音神经性聋听力图
气导及骨导听阈均上升，存在气骨导差

第 7 章 诊断听力学

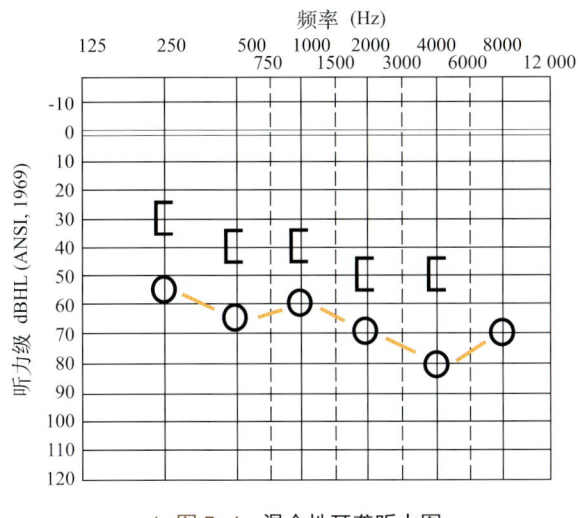

▲ 图 7-4 混合性耳聋听力图
气导听阈和骨导听阈同步上升

②反映了受测试者有效沟通能力；③有助于明确受试者是否适合各种外科手术；④提供关于康复需求的有用信息，包括助听器或人工耳蜗的有效性；⑤提供关于中枢听觉功能的信息[7]。

迄今为止，用于言语分辨率评估的材料和模式较多。成人言语分辨率测试中常用开放式检查，单音节词表。例如中央研究所的"Deaf W-2"词表[9]和西北大学（NU）的 6 号听觉测试（更普遍地被称为"NU-6"）[10]。虽然录音材料是言语分辨率测试时最理想的评估材料，但是由于测试者口述快捷简便，经常会通过口述来进行言语分辨率的测试。言语分辨率检查过程中，给声通常在受测试者的 SRT-a 水平高 50dB，这一声强应该在其听觉范围之内。

测试中，当刺激的音量足够大时，传导性聋的患者经常表现出极好的言语辨别能力，得到较高的分数。然而，那些耳蜗性感音神经性听力损失的患者，即使刺激声的声强在他们的听觉范围内，他们在言语分辨率测试中的分数也会降低。有第Ⅷ对脑神经病变（CN）或其以上病变的患者的言语分辨率低于有耳蜗病变部位的患者，甚至可能在正常纯音听阈的情况下出现言语分辨率的下降。这种现象尤其可能出现在大脑皮质病变的患者，他们不能听懂言语或任何类型的复杂听觉信号[11]。

言语分辨率测试是评估耳聋患者是否适合进行人工耳蜗植入的一项重要的听力学检查。各种各样的测试材料均可用于该检查，测试材料的选择通常取决于患者的年龄。儿童言语识别率测试可以分为封闭式测试、开放式词和句子的测试。封闭式测试包括音调、言语功能或词的察觉，开放式词和句子测试评估了孩子在"现实生活"中的沟通能力；主观报告量表 [如有意义的听觉整合量表（MAIS）][12]，使用通过对父母问卷调查来评估孩子在日常环境中的听觉技能。对于成年人，大多数临床听力中心都遵循《最低语音测试组手册》（MSTB；http://www.auditorypotential.com/MSTBfiles），其中包括 consonant-nucleus-consonant 单音节词、AZ Bio 及 Bamford-Kowal-Bench 等类型的句子。

（三）掩蔽

若给测试耳一个声强足够大的信号，它可以穿过头骨，被非测试耳感知，这种现象被称为交叉听觉。因此，可能有必要给予非测试耳一个掩蔽信号。当交叉听觉发生时，来自差耳的气导纯音的反应实际上会掩盖好耳的阈值。这种"头影"效应反映了在每个测试频率的耳间衰减的分贝数使好耳的阈值水平增加。

耳间衰减指当声音从一只耳朵传导到另一只耳朵时的衰减。骨传导测试各频率耳间衰减的下限为 0dB [13, 14]。正因为如此，当双耳阈值不对称时，骨导测试应常规掩蔽。此外，由于信号主要通过骨导传递到非测试耳，因此当测试耳的气导听阈比非测试耳的骨导阈值更高时，就说明需要掩蔽。掩蔽在这些情况下是有用的，因为它改变了非测试耳的耳蜗的灵敏度，以防止非测试耳偷听到测试耳的信号。

是否需要气导掩蔽，取决于信号的给声方式。头戴式耳机耳间衰减范围为 35～50dB，插入式耳机的耳间衰减范围为 60～65dB [15]，测试信号频率升高，耳间衰减值越大 [13]。与头戴式耳机相比，插入式耳机与颞骨侧面的接触较少，因此较少的声音能量被传递给对侧，所以使用插入式耳机耳间衰减更大，交叉听觉更少发生。

当测试耳的气导听阈与非测试耳气导听阈

第二篇 诊断与评估

或骨导听阈相差耳间衰减值时，在气导测试中应掩蔽。在进行 SRT 测试时，当测试耳的 SRT 和非测试耳的 SRT、气导 PTA 或骨导 PTA 相差值 ≥ 45dB 时，都应使用掩蔽。言语分辨率测试过程中，当测试耳的表现水平高于非测试耳的 SRT 或空气或骨传导 PTA ≥ 45dB 时，就应该使用掩蔽[13]。

关键带宽概念规定，掩蔽信号产生的阈移范围受其频率和强度的影响[13]。因此，有效掩蔽一词指的是传入被测试耳的掩蔽噪声不能掩盖测试信号的强度。当选择掩蔽信号时，目的是选择一个以最小的噪声提供最大的阈移的信号。由于有效的掩蔽强度取决于测试信号的结构，所以临床上所用的掩蔽噪声类别多种多样。以特定频率或纯音测试信号为中心频率的窄带噪声最常用于纯音测试，而在言语测试中，最常用的掩蔽声为复杂的言语噪声。

有时，会出现需要掩蔽但不可能掩蔽的测试情况，例如双侧传导性或混合性聋的情况。当双耳的骨传导听阈正常，但气传导听阈值等于或超过耳间衰减，这种现象被称为掩蔽难题。在这种情况下，若不加掩蔽，测试耳的气传导听阈可能源于非测试耳的反应；若掩蔽，由于过度掩蔽，测试耳的气传导听阈和言语识别阈可能明显大于实际听阈。当非测试耳的掩蔽噪声通过耳间衰减，被测试耳听到，从而影响测试耳的反应，则为过掩蔽。

二、评估中耳功能的听力学检查

声导抗，也称声阻抗，是指声能传入某一系统遇到抵抗的综合，和声导纳互为倒数，后者为能量传入某一系统的容易程度。在临床上，声导纳常用来筛查并诊断中枢和外周性（中耳）听力障碍，同时也是一种客观评估听觉灵敏度的工具[16]。声导纳测量是最常用的临床检测方法，包括鼓室图声导纳和镫骨声反射。

鼓室图声导纳测量指随耳道内气压变化而导致中耳声纳变化的函数曲线。测试时首先在耳道中放置一个探头以形成一个耦合密闭腔。然后，相对于环境压力耳道内的气压存在正、负两个方向的变化，同时给予探测音。鼓室图声导纳通过测量鼓膜反射的声能量，得出中耳传声系统的传入特性。反射声能的大小随中耳和鼓膜功能变化而变化：系统顺应性越差，反射声的强度越大。在正常耳中，邻近大气压声导纳最大，而随着耳道内压力的降低或增加，声导纳却降低。

具体来说，鼓室声导纳可以评估鼓室内压力、咽鼓管功能、鼓膜的完整性和顺应性，以及听骨链是否完整等。声导纳在鼓膜内、外气压相等时最大，因此鼓室图声导纳的峰值反映了静息时中耳内压力。咽鼓管的功能是为保持中耳压力平衡，所以鼓室图的峰压也反映了咽鼓管功能的信息：鼓室图峰压为负时表明咽鼓管开放不良，而咽鼓管阻塞的病因包括：炎症、感染、肿块或神经肌肉损伤引起的功能失调。

鼓室图声导纳图形的分类，首先由 Liden[17] 提出，后来由 Jerger[18]，Jerger 和 Maudlin[19]，Jewett 和 Williston[20] 修订。这种鼓室图声导纳图形的分类如图 7-5 所示，A 型图表明中耳压力正常，即鼓室图的峰压位于 0daPa 附近。A 型图包括两个亚型：A_d 型和 A_s 型，A_d 型指鼓室图的峰值异常高，可能提示鼓膜或听骨链动度过大，这可由鼓膜瘢痕萎缩或听骨链中断导致；A_s 型指鼓室图峰值幅值减小，A_s 型图可能源于镫骨底板硬化所致的听骨链固定。B 型图则指平坦的曲线，提示在任何压力下中耳顺应性均很差。通常中耳炎伴积液、鼓室占位性病变和鼓膜穿孔等疾病可为 B 型图。鼓室图声导纳峰值为负，则为 C 型鼓室图，可能提示咽鼓管功能障碍。另外，分泌性中耳炎的早期阶段，没有渗出液时也可能为 C 型鼓室图。切记，D 型鼓室图，表现为压力峰值缺口，常见于瘢痕鼓膜或鼓膜松弛。

声导抗检查还可提供耳道内空气体积的相关信息。耳道容积结合鼓室图分型，可以对中耳疾病提供诊断依据。通常，儿童的耳道容积为 0.5~1.0ml，成人的耳道容积为 0.6~2.0ml[21]；当儿童的耳道容积 > 2.0ml、成人耳道容积 > 2.5ml 通常提示鼓膜穿孔或鼓膜置管[22, 23]，因鼓膜穿孔时耳道容积测量包括耳道和鼓室，故此时耳道容积明显增加。

镫骨肌反射也是一种评估中耳功能的检查方

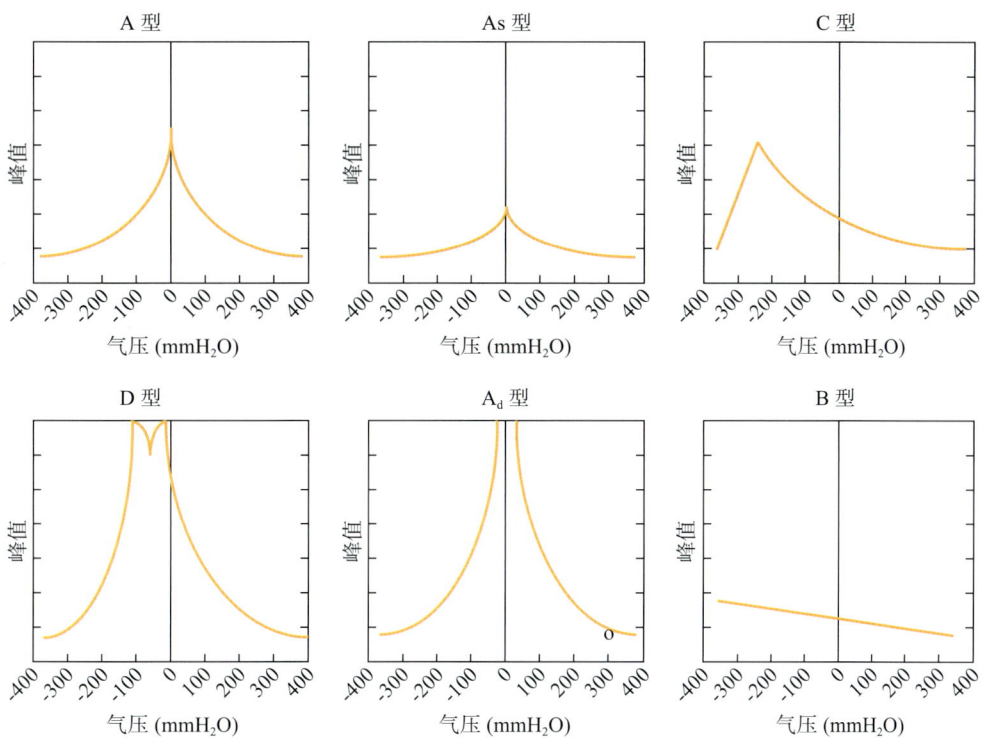

▲ 图 7-5　鼓室图分型：A 型、A_S 型、C 型、D 型、A_d 型及 B 型

法，可以给中耳疾病提供诊断依据。最常用的两种镫骨肌反射检查，即声反射阈值和声反射衰减，这两种检查均测量了由镫骨肌收缩导致的鼓膜顺应性变化，尤其有助于区分蜗性和蜗后病变。声反射阈值检查测量的是引起镫骨肌收缩的最小声强。当给正常听力耳 70～100dBHL 的纯音或噪声，通常在双侧均可出现声反射（不论是同侧还是对侧声刺激）[24]。声反射的反射弧位于下脑干。对侧声反射弧包括听觉神经、耳蜗腹核、内侧上橄榄核、面神经对侧运动核和对侧镫骨肌[24]。

任何类型的中耳疾病均可影响鼓膜顺应性的改变。因此，当患者传导性聋时同侧和对侧声反射均消失。在耳蜗性听力下降时，测试耳听阈声反射阈通常≤ 60dB，提示响度重振。然而，当听力损失＞ 60dBHL 时，声反射几乎不能引出[24]。对大多数蜗后病变的患者，当患耳受到刺激时，声反射不能引出。若能引出声反射，蜗后病变患耳的声反射衰减试验半衰期明显缩短。最后，脑干疾病患者由于在脑干交叉通路区域存在病变，通常同侧声反射引出，对侧声反射未引出[24]。镫骨反射还用于评估面瘫患者面神经损伤水平。如果病变离镫骨肌支较近，则镫骨肌反射不能引出。如果病变离镫骨肌支的较远，可能出现完整的反射。镫骨反射测量应纳入面瘫患者的常规评估。

声反射衰减测量的是镫骨肌维持持续收缩的能力。在这个测试中，刺激声强度高于声反射阈 10dB，持续 10s。如果幅值在 5s 内降至原来幅值的 1/2 或更少，则认为声反射衰减异常。由于高频时，许多正常耳的声反射衰减是常见的，所以常用 500Hz 和 1000Hz 进行声学反射衰减测试。异常的声反射衰减可能是蜗后病变的标志。对于蜗性或传导性聋的患者，当给予声反射阈声刺激将会出现负的声反射衰减。

三、鉴别诊断应用的客观听力学检查

（一）耳声发射

从 Davis 在 1939 年发现的皮质听觉诱发电位开始[25]，直到最近，当提及听觉系统时，客观测试这个术语还仅仅是指与听觉刺激有关的神经电活动的测量。Jewett 和 Williston[20] 发现的 ABR 标志着听觉电生理临床诊断应用的里程碑。的确，

第二篇 诊断与评估

ABR 改变了新生儿和婴儿听力学检查方法，也为耳科医生和听力师提供了可靠的、信息丰富的神经诊断工具，并且提供可靠的术中听觉功能监测技术。随着诱发性耳声发射（OAE）的发现[26]，我们可能分析和研究从毛细胞到听皮质的听觉功能。然而，OAE 不是电活动，而是音频信号，该信号是可以用灵敏的麦克风通过复杂信号处理来记录的，其反映了耳蜗外毛细胞的运动。

目前认为，外毛细胞的电致运动是耳蜗分隔位移的一个放大器，这使得各种形式的耳声发射副产物可以在低强度下被检测到[27]。这些外毛细胞运动的声学副产物通常被称为耳蜗回声。声发射可分为自发性耳声发射和诱发性耳声发射[28]，后者是对耳朵给予声刺激后得到的反应，诱发性耳声发射又可进一步细分瞬态耳声发射（TEOAE）和畸变产物耳声发射（DPOAE），前者由瞬发、短暂的刺激声诱发，如 click 声或短纯音；后者由不同频率的纯音诱发产生。除了某些例外，所有正常人均可引出诱发性耳声发射，听力损失大于 35~40dB 诱发性耳声发射减少或消失。

与诱发电位相比，诱发性耳声发射的优点之一是简单方便。该测试需要一个包含微型扬声器和麦克风探测器的探头，测试时以其密封在耳道。诱发性耳声发射的刺激声由扬声器发送，麦克风在刺激后约 20ms 采集耳声发射产物。麦克风采集产物经过滤波、放大和平均处理，以提高信噪比。TEOAE 由延迟的刺激回声[26]组成，其频率范围为 0.4~6kHz。人的潜伏期一般为 5~20ms，而且随着频率的增加，其振幅趋于减小[28-30]。

DPOAE 在检查过程中，每次给予两个 55~85dBSPL 且不同频率的刺激声。当刺激声满足公式 $2f_1-f_2$ 时，DPOAE 产物最大（其中 f_1 代表低频刺激声，而 f_2 代表高频刺激声）。畸变产物强度通常比刺激声声强低 60dB。两个刺激声声强相差 10~15dB 利于畸变产物的产生[28]。已有研究表明 OAE 结果的个体差异很小而且数年内其结果比较稳定[26,28,31,32]。此外，OAE 还提供了耳蜗特定频率区域的功能信息，从而可以监测以外毛细胞功能紊乱为特征内耳病理变化，如噪声性聋或药物性耳聋。图 7-6 为同一个正常人的 TEOAEs 和 DPOAE。

OAE 可用于听神经瘤鉴别诊断，而且有助于其治疗方案的选择。当 OAE 引出时提示耳蜗外毛细胞功能良好，此时可能需选择保留听力的手术路径。此外，OAE 可用于诊断听神经病，后文会详细介绍，此处不再赘述。

下面用一个具体病例来阐明 TEOAE 和 ABR 的鉴别诊断作用。一位 53 岁，既往身体健康的患者，突然发现左耳高频耳鸣声。纯音测听示 2000Hz 以下频率双侧听力正常，双耳 4000Hz 听力略下降，右耳 20dB HL，左耳 25dB HL。双侧言语识别率均较好（右耳为 100%，左耳为 92%）。然而，由于单侧耳鸣，给患者进行了 ABR 测试，结果如图 7-7 所示。双耳 ABR 均可见波形分化。然而，虽然右耳 I～III 间期为 2.28ms（在正常范围内），但左耳 I～III 间期不正常（2.58ms）。磁共振造影（MRI）发现在左内听道可见一 7mm 的强化肿块。同时进行了 OAE 测试以确定是否累及耳蜗（图 7-7B）。包括在 1000Hz 和 2000Hz 可见可重复的耳声发射产物（重复率分别为 72% 和 92%），而在 2000Hz 以上频率 OAE 则没有通过。尽管高频听力损失很小，但这个结果提示了早期的、亚临床的耳蜗受累。虽然这仅是推测，但我们观察到，听神经瘤患者术前 OAE 未通过提示术后听力保留预后不良。

（二）耳蜗电图

耳蜗电图（ECOG 或 ECochG）是检测耳蜗和听神经在受声音刺激时产生的神经电反应事件。根据刺激声极性的不同，ECOG 包括耳蜗微音（CM）和电位（SP）和由听神经产生复合动作电位（AP）。ECOG 的一项主要临床应用为鉴别梅尼埃病或其他疾病是否存在内淋巴积水。一般认为，内淋巴积水会影响基底膜的弹性，并导致 SP 相对于 AP 的振幅增大。当 SP/AP 比率相对较大时，则支持内淋巴积水的诊断[33]此时用 SP/AP 幅值比而不是用 SP 的绝对振幅，是为了避免个体差异的影响。因此，认为内淋巴积水患者 ECOG 会有相对较大的 SP/AP 比率。有研究表明[34]，正常

第 7 章 诊断听力学

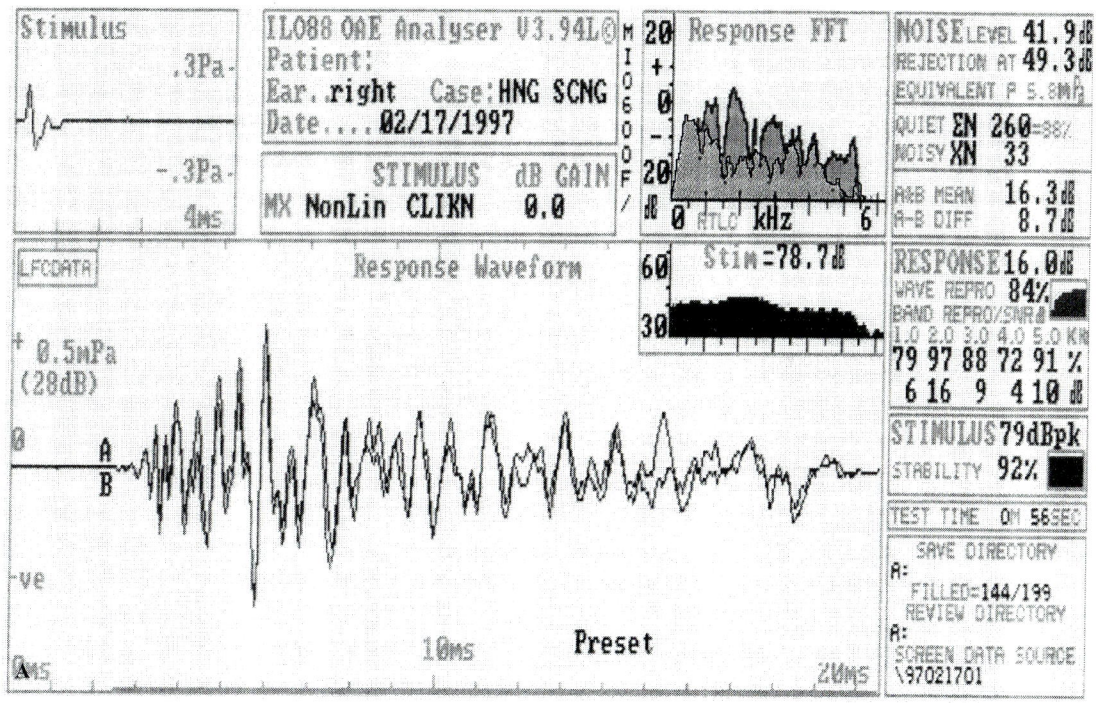

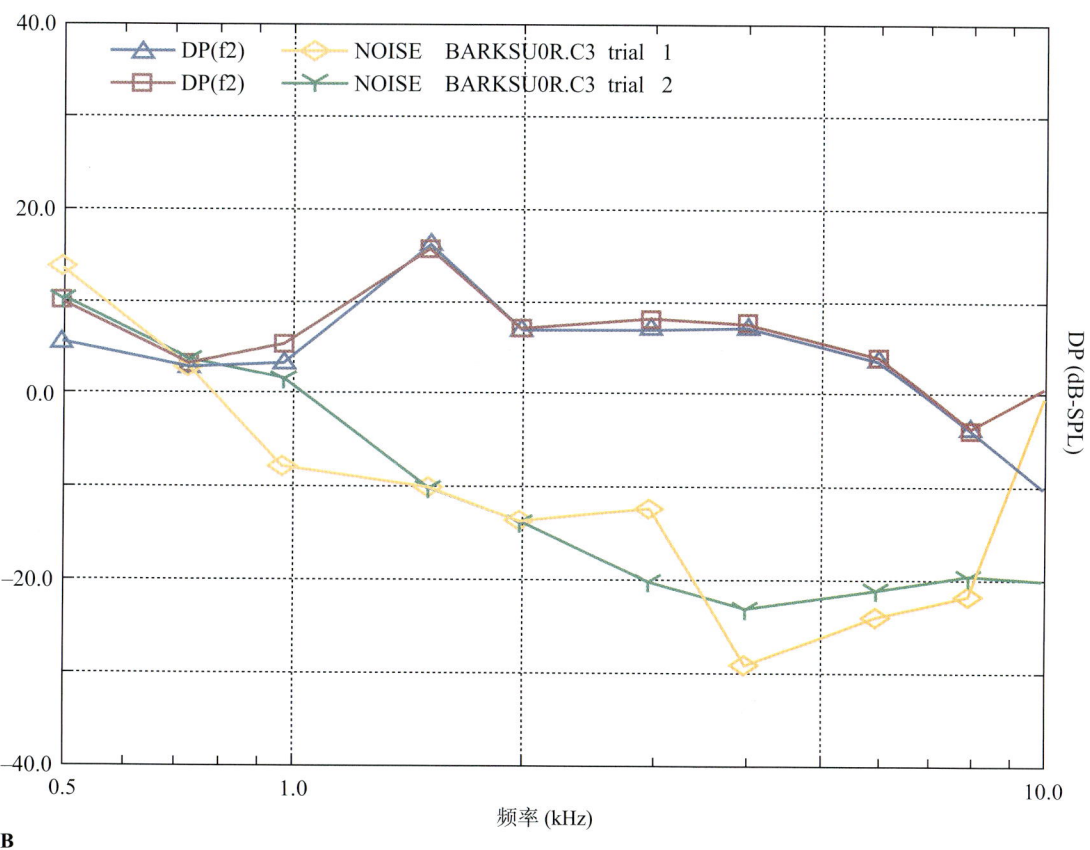

▲ 图 7-6 同一正常听力耳的瞬态耳声发射（A）和畸变产物（DP）耳声发射（B）
dB-SPL. 分贝声压级

第二篇 诊断与评估

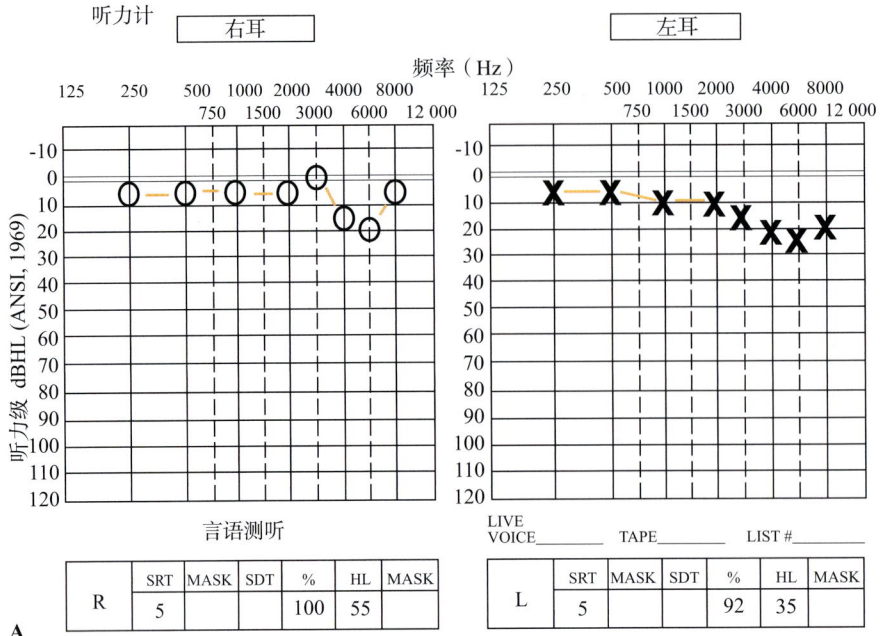

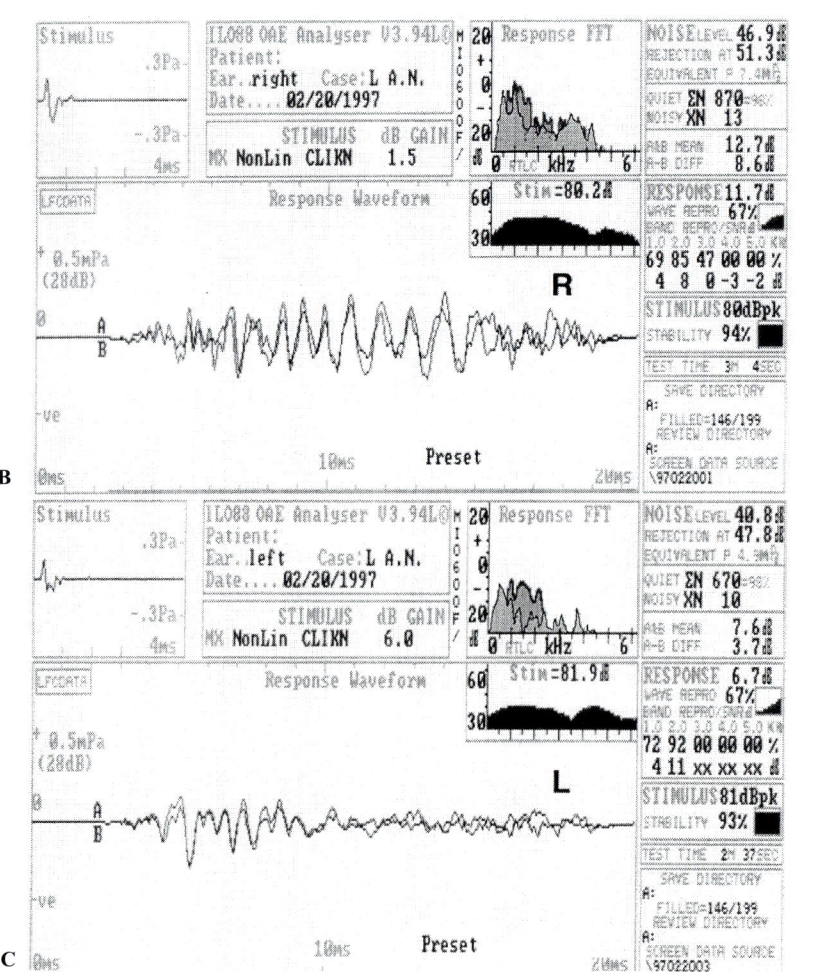

▲ 图 7-7 左侧 7mm 听神经瘤患者的听力图（A）、瞬态诱发耳声发射（B）和听觉脑干反应（C）
ANSI. 美国国家标准协会；SDT. 言语识别阈；SRT. 言语接受阈

人 SP/AP 比值范围为 0.04~0.59。Gibson 等[35] 报道的经鼓膜 SP/AP 比率范围为 10%~63%。Coats 等[36] 发现梅尼埃病患者中 44% 的患耳 SP/AP 比值低于正常耳的 95% 的上限值。

ECOG 检测过程需尽量近场采集数据。当记录电极放置在圆窗时，ECOG 波形分化最好，幅值最大。但因为需要手术暴露中耳，所以并没被广泛接受用于常规门诊患者。另一种方法用经鼓膜电极，将针状电极穿过鼓膜置于鼓岬为参考电极，记录电极置于额头或耳屏。

还有一些其他的损伤更小的记录方法，包括使用电极（如 Coats leaf 电极、金箔包裹的泡沫塞或鼓膜表面电极）放置在鼓膜外、外耳道内。（例如，Coats 的外耳道金箔电极或鼓膜表面电极，前者在海绵耳塞外面包裹了一层金箔）。因为操作方便而且波形分化较好幅值较高，鼓膜表面电极应用越来越广泛。一种鼓膜表面电极（银球电极）由银丝和软聚乙烯管组成，将软聚乙烯管套在银丝外面，末端为水凝胶。使用显微镜或 Lempert 窥器，在可视条件下轻轻地将电极放置在鼓膜外侧表面，不使用耳镜，以免电极脱出。尽管与经鼓膜电极相比，使用鼓膜表面电极进行 ECOG 得到的波形幅值有一定下降，但由于鼓膜表面电极操作方便而且无创，就基本弥补幅值下降这一缺陷。图 7-8 示由银球电极记录的 ECOG。使用刺激声为 85dBnHL 的 click 声，极性为交替波，图中可见 SP 及 AP 波形分化较好。

Gibson[37] 评估了 ECOG 梅尼埃病诊断中 ECOG 的应用，认为使用 1kHz 短纯音刺激声时 SP 的振幅最大。他认为当 SP 的振幅超过 3mV 则为异常。Margolis 等[38] 使用鼓膜表面电极进行 ECOG 研究，分析了 click 刺激声 ECOG 的 SP/AP 的详细信息，疏波和密波刺激 AP 潜伏期的差别以及 1kHz 和 2kHz 短纯音刺激声的 SP 的幅值的区别。上述研究共有 53 个研究对象，发现 SP/AP 和刺激声强度相关，当刺激声强度为 78dBnHL 时比值为 0.22，为 68dBnHL 时比值为 0.29 刺激水平，比值的 95 百分位数范围为 0.40~0.49。作者还确定了短纯音诱发 ECOG 的 SP 幅值的正常范围。Pou 等研究发现[39]，使用 SP/AP ≤ 0.35 为正常而且 ≥ 0.5 为异常的诊断标准，57% 的临床诊断的内淋巴积水患者可被正确鉴别。图 7-9 示梅尼埃病患者 SP/AP 比值明显升高。

下面的病例阐明了 ECOG 在梅尼埃病患者中的应用。一位 51 岁被随访了 7 年的患者，她最初的主诉为阵发性眩晕、右耳波动性听力下降、耳胀、耳鸣，其右耳为低频 20~60dB 波动性听力损失，而且其左耳有稳定的高频听力损失，听力图示左耳低频听力略下降，中频听力正常，高频听力轻度下降（图 7-10），通过低盐饮食和利尿药保守治疗，但仍反复发作，具体表现为：听敏度反复波动、阵发性眩晕，以及眩晕前的系列症状。7 年后，我们决定对其进行右侧迷路切除术，因为其听力为中度听力损失，言语识别率相当差（52%）。然而，在进行手术之前，必须确认 ECOG 右耳内淋巴积水，更重要的是，排除左耳

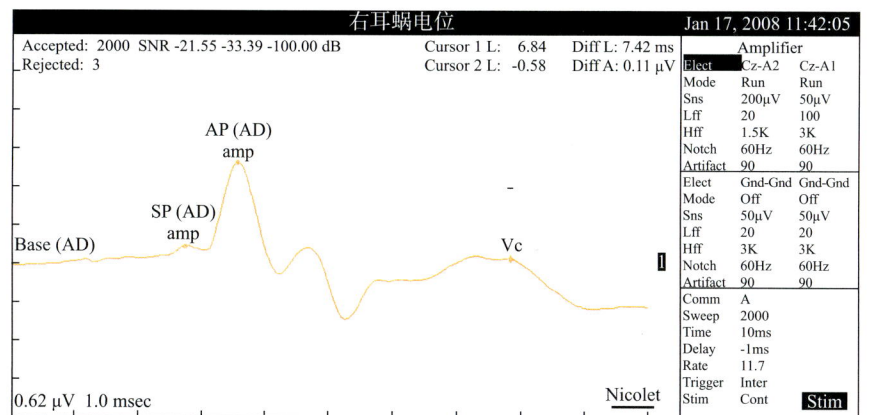

▲ 图 7-8　正常人鼓膜表面电极采集到的耳蜗电图（ECOG）:SP/AP=0.18（正常值范围）

第二篇 诊断与评估

内淋巴积水，以避免潜在的双侧梅尼埃病。

我们通过显微镜，给该患者放置了鼓膜表面电极，进行 ECOG 检查。此电极将一根银丝穿过硅胶管，其尖端包裹了能导电的水凝胶（TM-耳蜗电极、Bio-logic 系统、Greeley、CO）。在镜下将电极放入外耳道前将水凝胶进入导电膏。确保电极的水凝胶末端和鼓膜紧密连接非常重要。通过插入式耳机的泡沫耳塞将电极固定，给声进行检查。

图 7-11 示 ECOG 结果评估。为双通道记录序列：上面的曲线为使用鼓膜表面电极记录的 ECOG，下面的曲线为对侧记录的 ABR。如此，ECOG 可同时记录并评估 ABR。图中可见在有症状的右耳，SP 分化更好，幅值更高，SP/AP 比值（以基线做参考）增加（为 0.5）；无症状的左耳 SP/AP 比值正常（为 0.22）。这些结果证实患者右耳存在内淋巴积水，左耳排除内淋巴积水。该患者随后进行了右侧迷路切除术。术后门诊随访数月，该患者之前的前庭症状已完全消失。

前半规管裂的相关检查

在耳科学和听力学范畴，前半规管裂（SSCD）是一种相对较新的临床疾病。该疾病由 Johns Hopkins 医学院的 Minor 及其同事首先报道[40]。SSCD 的定义包括几种听觉和前庭症状。在听力

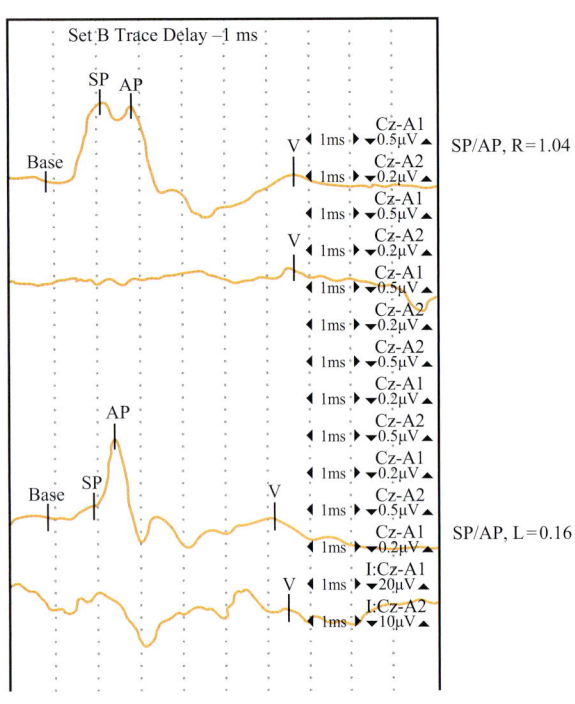

▲ 图 7-9 右侧梅尼埃病患者的耳蜗电图：右耳 SP/AP 比值明显升高（1.04），左耳正常（0.16）

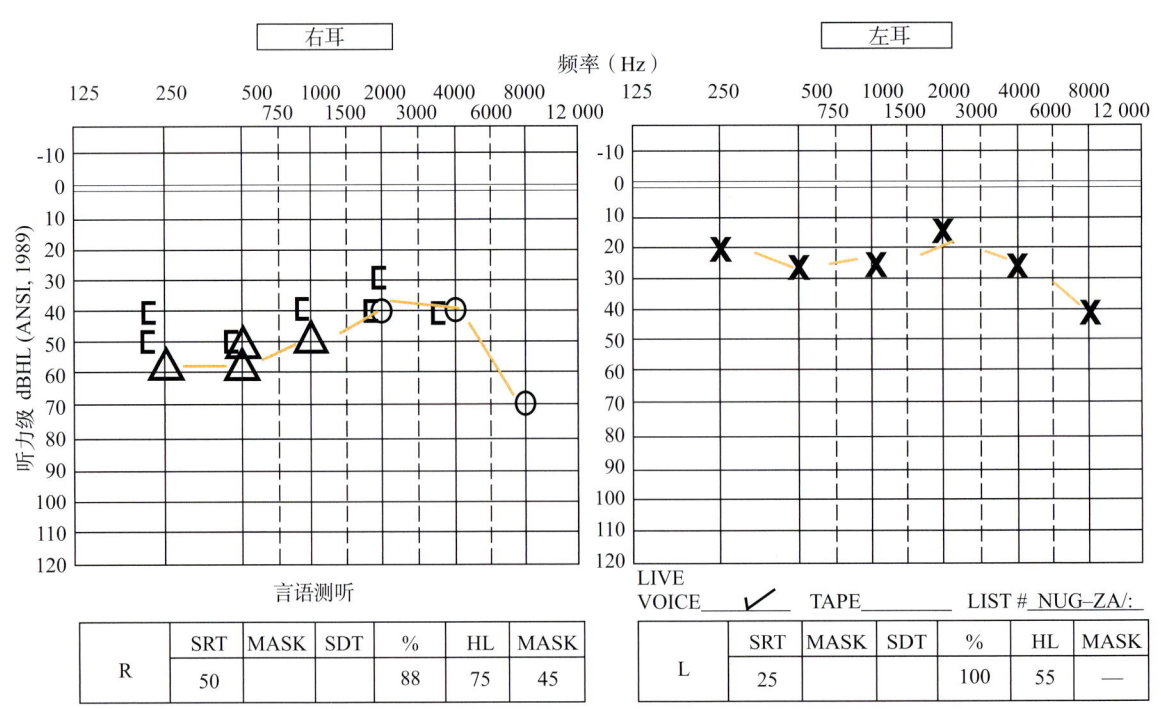

▲ 图 7-10 梅尼埃病患者听力图
ANSI. 美国国家标准协会；SDT. 语音识别阈值；SRT. 语音接受阈值

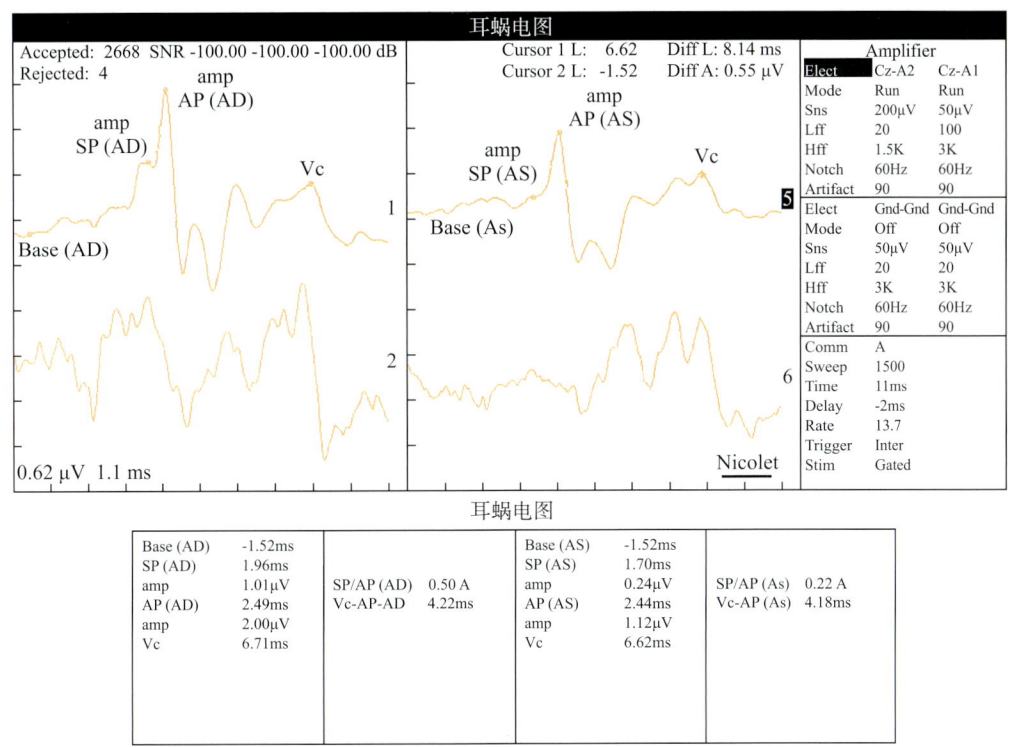

▲ 图 7-11 梅尼埃病患者的 ECOG

学表现的范围内，自听过强、脉冲性耳鸣、耳闷感、Tullio 现象和骨传导过强（可导致骨导阈值很低的气-骨导差），而声导抗和声反射则在正常范围内。还有前庭症状伴随上述症状，患者可能会步态不稳，述及不稳感，并有高声强诱发的前庭症状（在某些病例伴有半规管瘘管有关体征和异常平衡测试检查结果）。患者也述及自己的脚步声非常响亮，偶尔有患者述及所有听力学症状与其眼球运动有关。上述症状是由于出现了第三窗病变——前半规管裂。在病理生理学方面，Rosowski 及其团队[41]的研究发现，由于前半规管裂，某些频率在耳蜗的前庭阶侧的阻抗可以大于鼓阶侧。这可导致基底膜偏斜向鼓阶。换句话说，第三窗病变可以改变耳蜗的流体力学，从而导致基底膜偏斜，这和内淋巴积水不同。事实上，有研究证明，确诊为 SSCD 的患者同梅尼埃病患者相似，均有 SP/AP 比值异常升高[42, 43]，但这很可能是耳蜗基底膜向鼓阶的偏斜引起 SP 幅值升高所致的。我们发现在 SSCD 的诊断中 ECOG 是一个非常有用的敏感性很高的检查，并且 ECOG 可用于半规管裂修复术的术中监测。

以下病例阐明了 SSCD 患者 SP/AP 比值增加的现象（图 7-12）。患者，女，55 岁，主诉右耳耳鸣，以及不能忍受咀嚼的声音。就诊时，上述症状至少有 1 年。她的听力图显示，右耳中低频气导听力正常（10～15dB），高频轻微听力损失（30dB）。然而，由于骨传导阈值为 0dB，该患者在低频和中等频率存在 10～15dB 的气骨导差。左耳气导中低频纯音阈值为 5～10dB，高频听力略下降（20dB）。由于左耳骨传导阈值也在 0dB，所以左耳的气-骨导差明显低于右耳。她的声导抗测试和声反射测试结果正常，并且未见任何类型中耳异常。右耳（患耳）的 SP/AP 比率为 0.62，左耳（正常耳）为 0.29。异常标准为 0.4；因此认为右耳 SP/AP 比值异常，左耳 SP/AP 比值正常。颞骨 CT 示右上半规管有明显的裂隙，左侧的前半规管有骨质覆盖。值得注意的是，我们也进行了胸锁乳突肌前庭肌诱发电位（C-VEMP）测试，右侧阈值明显降低（65dB），左侧阈值尽管偏低，但仍属于正常范围（75dB）。另一个病例（图 7-13）是一个 35 岁的女性，主诉左耳耳闷感、自听增强、走路不稳感、能听见自身眼球运动。左耳骨传导听觉过敏，右耳正常。ECOG 结果显示左耳（患耳）SP/AP 比值为 0.78，右耳（正常耳）SP/AP 比值为 0.36。影像学检查证实左耳前半规管裂，右耳正常。患者做了左侧前半规管裂修复术，术后其 SP/AP 比值恢复正常（0.34）。研究证实，前半规管裂患者患耳和正常耳相比，SP/AP 比值明显升高，患耳 SP/AP 比值均值为 0.62 ± 0.21（45 耳）。正常耳 SP/AP 比值均值 0.29 ± 0.179。

我们还成功地使用 ECOG 在前半规管裂修复术中监测手术修复的效果。两年来，我们团队共做了 29 台手术（24 台经颅中窝入路；5 台经乳突入路），其中 23 台术中监测示修复后 SP/AP 比值正常，并且一直维持到术腔关闭。随后门诊随访中也证实了这一点，那些患者在手术后几个月内 ECOG 结果正常。29 例中有 3 例由于中耳冲洗液积聚而影响术中 ECOG 结果的准确性。在另外 3 例中，在修复术开始时 SP/AP 比值下降，然后逐渐增加。在上述所有病例，术后检查结果显示 SP/AP 比值完全正常。尽管已明确半规管裂修复时需覆盖数层组织，包括筋膜、骨粉、骨蜡和外科胶；在这些病例中，仍有些未知因素影响了

ECOG 的结果。值得注意的是，通过术后门诊随访证实，所有病例术后 ECOG 均已恢复正常。而且，绝大多数病例（29 例中有 23 例）不但 SP/AP 比值在术后恢复正常，在整个闭合过程中保持正常。

（三）声刺激肌电反应

目前越来越多利用声刺激肌电反应诊断前庭疾病。特别是，这些测试可以有效评估前庭上神经和前庭下神经的功能及其完整性。除了支配后半规管的壶腹外，前庭下神经还提供球囊囊斑的神经支配，前庭上神经支配前半规管壶腹部和椭圆囊囊斑。众所周知，椭圆囊和球囊均可对声音有反应，目前已知球囊囊斑接受声刺激产生生物电反应，传入前庭下神经，再经前庭脊髓束传入副神经脊髓支和颈丛，支配胸锁乳突肌（SCM）。这些都是舒张电位，需要一侧或双侧 SCMs 的紧张性收缩即可获得。患者 SCM 持续收缩则可记录到一个短潜伏期正向电位。该电位，通常称为 $P_{13}-N_{23}$，来源于同侧球囊功能，由前庭下神经传导。该电位的存在可以作为球囊和前庭下神经功

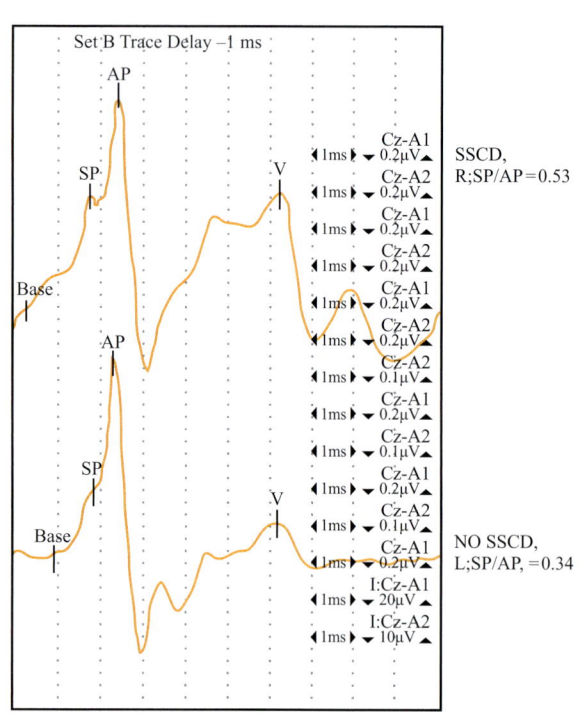

▲ 图 7-12　右侧前半规管裂的 ECOG
SP/AP. 电位 / 动作电位比值求和

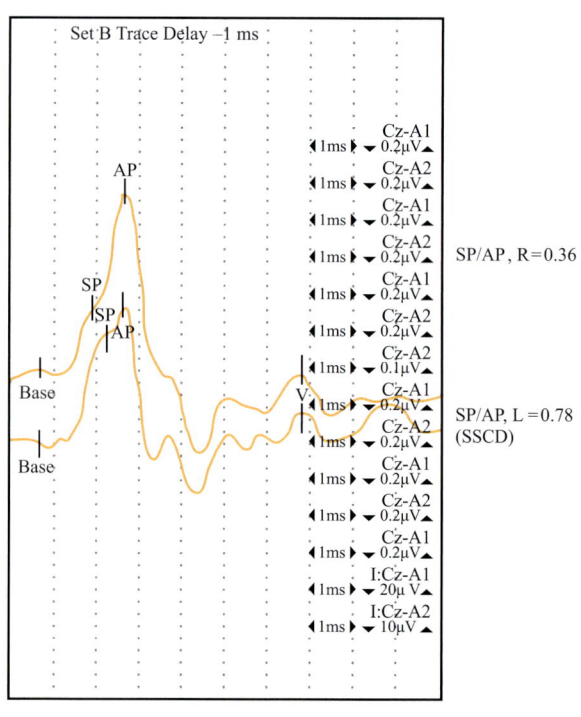

▲ 图 7-13　左侧前半规管裂患者的 ECOG
SP/AP. 电位 / 动作电位比值求和

能正常的一个指标。在正常情况下，需要相对较高的声强才能记录到波形分化（如85～95dB的click声或短纯音）。SSCD患者的C-VEMP的阈值异常低（≤65dB）；因此，C-VEMP阈值降低是SSCD的一个很好的诊断指标。我们的研究示SSCD患者患耳C-VEMP阈值均值为（67±10）dB，明显低于正常耳（82±5）dB。值得注意的是，VEMP的结果一般都取决于患者SCM持续收缩的能力。检查过程中可以通过提供某种类型反馈（无论是视觉反馈还是听觉反馈）对患者有所帮助。然而，老年人或相对虚弱的患者以及有颈椎疾病的患者很难配合进行这项检查。因此，一般来说，至少根据我们的经验，ECOG更为有效，因为它不依赖于患者的配合程度，结果更为客观。

声刺激肌电反应，如VEMP，在鉴别前庭上、下神经受累也非常有用。例如，听神经瘤切除术后，患者可能出现平衡障碍的主诉，源于前庭上神经的神经鞘瘤切除术后，临床医生可以通过VEMP来明确前庭下神经功能保留情况，这样有助于诊断这类患者的平衡障碍。

（四）听性脑干反应

听性脑干反应（ABR）是通过体表记录，代表听觉通路远端部分平均反应，是客观地评估听敏度的检查方法，可用于听觉通路神经病理学诊断，并且是听觉系统术中监测的有效工具。一个正常的ABR包含5～7个峰值（潜伏期少于10ms），用于神经诊断时，通常评估前5个正向波（波Ⅰ～波Ⅴ）。在ABR测试之前必须评估者听敏度，以确定用于诱发ABR的刺激是在患者的听觉动态范围内。ABR测试可以使用短声及短纯音作为刺激声。click声是矩形脉冲，持续时间通常是100ms，以恒定或交替极性传递。纯短音声为简单正弦波（1～2个周期），上升期和下降期相对较短。两种类型的刺激都能使听神经纤维同步放电而产生一个诱发电位。为了使ABR波形分化良好，通常叠加1000～3000次求均值，而且触发时间和刺激发生时间保持一致。同时，通过重复性来明确ABR的波形分化。

ABR电极，不可反转电极（记录电极）置于前额上发际线下或紧贴发际线，同侧及对侧可反转电极置于同侧或对侧耳垂的表面，接地电极置于前额的中心。这些电极可用于典型的双通道ABR检查，同侧参考电极强调Ⅰ波（同ECOG的N1相似），对侧参考电极强调波Ⅳ和波Ⅴ的分离。

除了信号平均外，还通过带通滤波器来使ABR波形分化更好。通常，高通滤波器设置为100Hz，低通滤波器设置为1000～3000Hz，为了避免波Ⅴ幅值下降，不建议高通滤波器设置超过100Hz，一个波形分化良好的波Ⅴ对听觉敏感度评估和神经诊断都是必要的。

Moller和Jannetta[44]的研究表明，波Ⅰ～波Ⅴ神经来源于蜗神经到外侧丘系神经核。ABR的波Ⅰ和波Ⅱ分别反映了耳蜗神经远段和近段的功能。这两种动作电位由蜗神经产生，可能源于外周神经施万细胞内膜到神经近端覆盖的神经胶质细胞的变化。这种变化发生在内耳门附近，导致了神经传导的改变。波Ⅲ和波Ⅳ反映了蜗神经核复合体和上橄榄复合体的功能。

Moller和Jannetta[44]的研究发现，波Ⅴ是主要源于外侧丘系而不是早期所认为的下丘。Ponton等[45]进一步阐明了ABR的来源。关于波Ⅰ和波Ⅱ的来源，他们的研究结果同Moller和Jannetta的研究结果一致。Ponton等的研究表明波Ⅲ起源于耳蜗腹侧听纹轴突。同时，进一步指出波Ⅳ和波Ⅴ也同蜗神经核发出的上行轴突（平行神经纤维）的激活相关，后者同脑干的更高层次相延续。并且，波Ⅴ～Ⅵ间期反映了从蜗神经核到对侧外侧丘系及下丘的通路的轴突传导功能。

图7-14示75dBHL的click声在正常人引出的典型的双通道波形。同侧参考电极波Ⅰ较好，但对侧参考电极波Ⅳ和波Ⅴ的分化较好。

总之，ABR反映了传入听觉通路的前2、3个突触激活功能。ABR阈值与行为测听阈值相关性良好，其形态及潜伏期的改变可能提示小脑脑桥角或脑干病变。由于脑干对镇静药、麻醉药和中枢神经系统抑制药相对不敏感，因此它能客观地确定听觉敏感度，对听觉通路进行神经诊断，

第二篇 诊断与评估

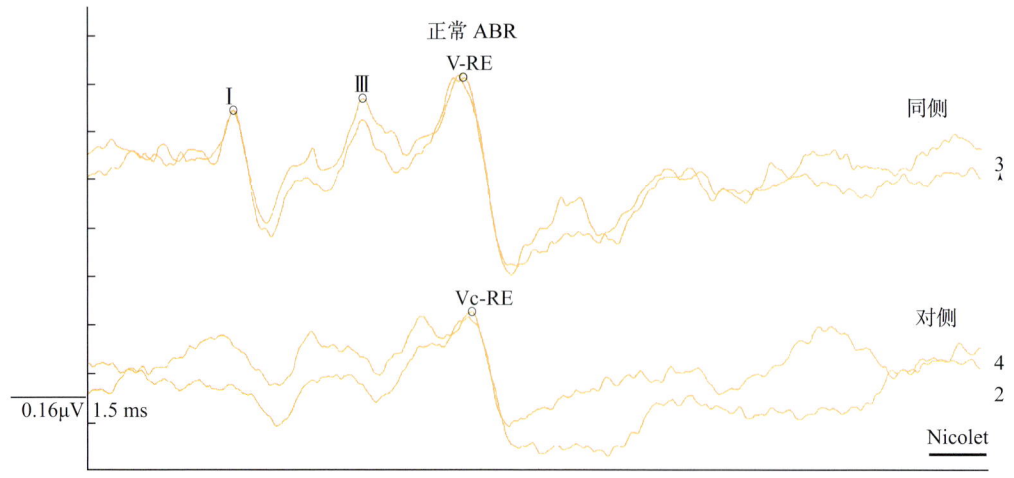

▲ 图 7-14 正常双通道听性脑干反应（ABR），通常用于神经诊断

并为耳科 - 神经侧颅底外科手术过程中提供了可靠的监测工具。

四、ABR 神经诊断

听觉通路附近肿块，或者更具体地说，在桥小脑角区，由于压迫导致的位移或听觉通路神经成分的衰减，会导致 ABR 结构的异常。上述病变导致的 ABR 异常包括听阈不能解释的 ABR 没有任何波形分化或部分波的缺失以及潜伏期的延长。对于需要鉴别蜗后病变的听力下降患者，解读其 ABR 结果时需要格外的谨慎。若忽略其他听力学信息，ABR 波形缺失可能被解释为蜗后病变，而实际上，它可能是由于患者存在听力损失，听觉刺激强度不足所导致。为了兼顾听敏度和神经病理学，我们提出对 ABR 进行分层次的解读[46, 47]，包括以下三个步骤。

1. 当使用适当的刺激时，确定 ABR 的波形存在与否。在中度至重度耳聋患者中，使用 85dBnHLclick 刺激声诱发 ABR 时，波形完全消失并不一定提示蜗后病变。必须根据患者的听阈，使用预期的刺激强度诱发 ABR。

2. 通过检查的重复性来确定所有主要波形是否存在。考虑到波 V 是 ABR 所有波形分化最好，并且和听损失程度相关；波 I 和波 III 分化不如波 V。听力损失超过 40~45dB 时波 I 较难引出，波 III 分化较波 I 稍好。因此，波 I 未引出并不一定意味着听觉通路上的病变；然而，当波 I 或波 III 分化而无波 V 分化是蜗后病变的明确诊断指标。

3. 如果 ABR 各波分化良好且重复性较好，神经诊断则基于波 I~III、波 III~V 间期或波 V 的潜伏期及其耳间差。后者在波 I 未分化时尤为有用。目前认为波 I~III 及波 I~V 间期是蜗后受累最敏感的指标。然而，需要考虑患者的听力水平，因为其可能影响到波 I~V 间期[48]。在无桥小脑角肿块的情况下，波 I~V 间期的听力损失可能与波 I~V 间期增加有关。这很可能反映了高频发生器相对于产生波 V 的负责者，在产生波 I 方面所发挥的作用更大。蜗性听力下降对波 I~III 间期的影响较小。蜗后病变最敏感的波间期变化可能为波 I~III 间期增加[49, 50]。因此，波 I 和 III 的测量是神经诊断应用的金标准。自 1985 年以来，作者使用点击声刺激 ABR 各波间期和各波潜伏期耳间差诊断标准分别为：波 I~III ≥ 2.3ms；波 III~V ≥ 2.1ms；波 I~V ≥ 4.4ms 以及波 V 耳间潜伏期差 ≥ 0.4ms。

作者同时用 1000Hz 的短音作为刺激声进行 ABR 检查，以避免 2000~4000Hz 频率范围内的听觉阈值升高对 click 声刺激 ABR 的各波潜伏期和波间隔的影响[51]。通过使用 Blackman 函数门控通道[11]（上升或下降时间为 2ms，没有平台期），我们已经证实从听力正常的患者中获得 ABR 是可能的，包括频率范围内的 ABRs 和高频听力损伤的患者。我们比较了两组耳蜗 SNHL 患者 1000Hz

的波Ⅴ潜伏期，其中一组由听力正常的受试者组成，另一组在2000～4000Hz或更高频率有听力下降。两组在1000Hz阈值正常且相同，结果显示1000Hz短音声刺激ABR波Ⅴ潜伏期两组无明显差异。相反，click声刺激诱导的ABR两组波Ⅴ潜伏期有显著差异，而且，1000Hz以上频率有听力损失的患者，即使没有蜗后病变，波Ⅴ潜伏期仍明显延长。然后，该研究对两组不同疾病患者的1000Hz短音声刺激ABR的波Ⅴ潜伏期值进行了比较。第一组为蜗性聋组，而另一组为听神经瘤组，但后者的纯音听力图与前者的听力图相匹配。结果表明，听神经瘤组与蜗性聋组相比，波Ⅴ潜伏期明显延长。其中，蜗性聋组的平均波Ⅴ潜伏期为6.7ms，而相同刺激强度下，听神经瘤组平均波Ⅴ潜伏期为7.6ms，差别具有统计意义[51]。我们还发现，1000Hz短音刺激声ABR的波Ⅴ潜伏期差别相对较小，尤其当刺激声强度为85dBnHL或95dBnHL。同时，4例听神经瘤患者的波Ⅴ潜伏期显著超过听力损失相同的患者[52]。因为当使用高声强刺激时（≥85dBnHL），随听阈增加，潜伏期差异越小，我们现在建议在进行1000Hz短音声刺激ABR检查时，使用85～95dBnHL（图7-7），不考虑纯音听敏度。

下面的病例说明了ABR和OAE在听神经瘤的诊断过程中的应用。此外，该病例还使用ABR进行术中监测。

患者，男，56岁，主诉右耳轻微的听力损失。有噪声暴露史，既往无耳科疾病及其他病史。纯音听力图（图7-15）示左耳中低频和中频听力正常，在4000Hz处有35dB切迹型听力下降，高频阈值略有提高；右耳中低频（尽管比左耳增加了10～15dBnHL）的听力是正常的，4000Hz切迹型听力损失，阈值50dB（左耳为35dB）。言语识别率在左耳100%，右耳96%。鼓室图为正常（A型），双耳同侧和对侧声反射阈值为85～90dB，声反射衰减均为阴性。

给患者进行了双耳的DPOAE测试。左耳6个频率（700～4000Hz）的畸变产物较强（超过本底噪声6dB），右耳在相同的频率下获得较强的畸变产物。因此，OAE测试说明双耳中低频外毛细胞未被累及。双耳高频均未通过，同噪声性聋一致。

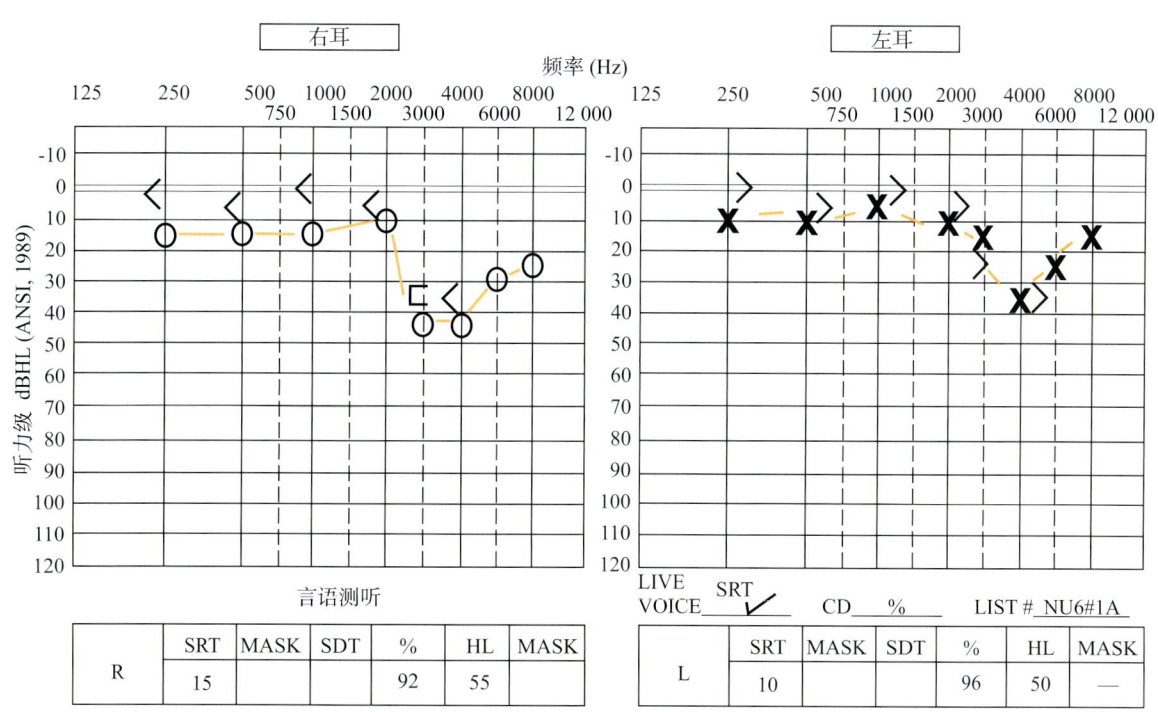

▲ 图7-15 双耳渐进性听力损失（右耳明显）患者听力图，最终确诊为右侧听神经瘤
ANSI. 美国国家标准协会；SDT. 语音识别阈值；SRT. 语音接受阈值；dBHL. 分贝听力水平

第二篇 诊断与评估

基于患者的主诉及其轻微的双耳不对称性耳聋,我们对患者进行了 ABR 检查(图 7-16)。双耳各波波形分化良好,重复性较好。因此,步骤 1 和 2 在诊断方案中为阴性,其次我们评估了各波潜伏期和波间期。左耳的 click 声刺激 ABR 的波Ⅰ～Ⅲ间期(2.16ms)和波Ⅰ～Ⅴ间期(4.02ms)均正常。1000Hz 短音声刺激 ABR 的波Ⅴ潜伏期也在正常范围内(7.08ms);而右耳的波Ⅰ～Ⅲ间期(2.70ms)和波Ⅰ～Ⅴ间期(4.50ms)均超出了正常范围。1000Hz 短音声刺激 ABR 的波Ⅴ潜伏期也异常,延长到 7.80ms,相对于左耳的潜伏期 7.08ms,这些结果提示患者很可能存在蜗后病变,随后的 MRI 检查发现右侧存在听神经瘤,直径 8mm。由于患者听力较好,OAE 引出,言语识别率较好(96%),肿瘤较小,我们给患者进行了颅中窝入路保留听力的听神经瘤切除术。术中进行面神经监测和 ABR 监测。图 7-17 所示为术中 ABR 结果。如图所示,ABR 各波分化较好,但均略有延长。最下面两根是暴露硬脑膜后、肿瘤切除前术前的 ABR 结果,作为基线。第二根波形是在成功切除肿瘤后的 ABR 结果,这两个波形分化几乎完全一样,证明了术后听力保护良好。术后 1 年的复查听力示右耳听力仅有微小变化,在最近的一次评估中,右耳的言语识别率为 100%。

五、听神经病的神经诊断

听神经病 / 不同步(AN/D)是指"神经性"听力损失,主要在婴儿及儿童时期诊断。尽管听神经病的临床表现个体差异较大,如听敏度变异度较高,每次的听力学检查结果不一致。多数非传导性聋为耳蜗性聋——外毛细胞的减少或消失

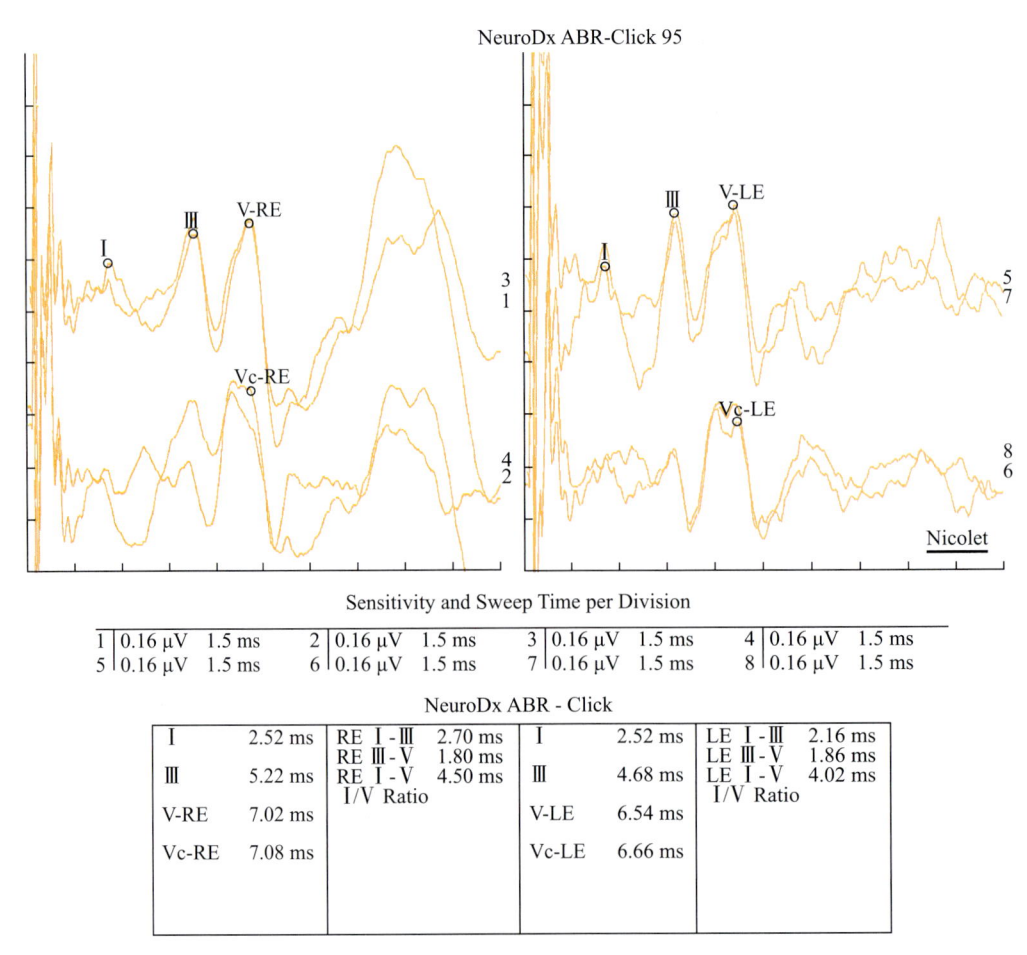

▲ 图 7-16 右侧听神经瘤患者的双耳 ABR 检查结果

第7章 诊断听力学

及毛细胞的消失，但是听神经病同耳蜗功能无关。值得注意的是，研究表明听神经病可以通过破坏内毛细胞功能来模拟。另外，高胆红素血症和呼吸窘迫综合征患者中也可得到类似的诊断结果。有趣的是，某些病例听神经病可能在1岁时自愈。听力学家和耳鼻喉科医生对该病的治疗方案存在分歧。一些人强烈反对使用助听器进行干预，而另一些人则认为，进行助听器的干预是合理的。目前的共识是，由于听神经病患者的言语识别能力下降，可以进行人工耳蜗植入。已有研究表明，许多听神经病患者人工耳蜗植入效果较好，尤其是当患者没有认知或发育障碍时[53]。

听神经病患者的听力学诊断项目包括 OAEs 和 ABR，其中 ABR 需要有疏波和密波两种极性，以便在 ABR 无波形分化是来确定是否有耳蜗微音电位。AN 儿童或婴儿的"典型"听力学结果包括 ABR 无波形分化——也就是在极高声强刺激下波V未分化——存在一个适当相位的耳蜗微音电位（极性反映刺激的极性），以及相对完整的 OAEs。耳蜗微音电位的存在，再加上 OAEs 的引出，均表明耳蜗外毛细胞功能相对完整。高刺激强度的波V未分化可能与行为测听显示的听力损失相一致，也可能不一致。另一方面，听神经病患者在人工耳蜗植入前使用鼓岬电刺激进行 ABR 检查，波V分化更明显[54]。有学者通过这些信息得出结论，电刺激在神经同步方面更有效，并且如果通过电刺激可见波V分化，则暗示患者的神经同步性差，可导致声刺激 ABR 未见波形分化和前面述及的行为测听的异常。

重要的是不要误认为只有听神经病患者才能有耳蜗微音（CM）电位。图 7-18 显示，利用点击声疏波和密波对正常人进行 ABR 检查得到的耳蜗微音电位。该图中可以清楚地看到在早期，波V之前可见极性相反的耳蜗微音电位。图中底部图形显示通过用 click 声疏波和密波对听神经病的患者进行 ABR 的尝试。同样，可见相反极性的微音电位，特别是在以 90dB 刺激强度下，然而并没有看到波V分化，其证明的没有同步电生理活动。在正常人中，耳蜗微音电位后通常接着 ABR 的波 I、波 II、波 III 和波 V，然而在听神经病的

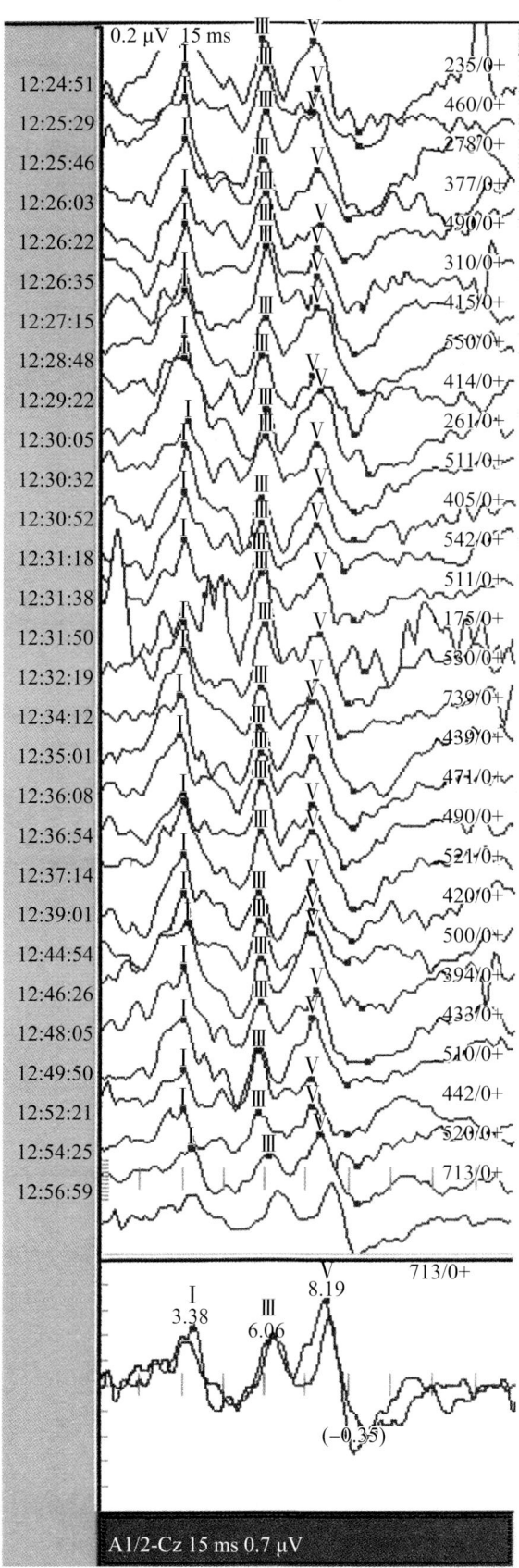

▲ 图 7-17 右侧听神经瘤患者颅中窝入路听神经瘤切除术的术中 ABR 监测

第二篇 诊断与评估

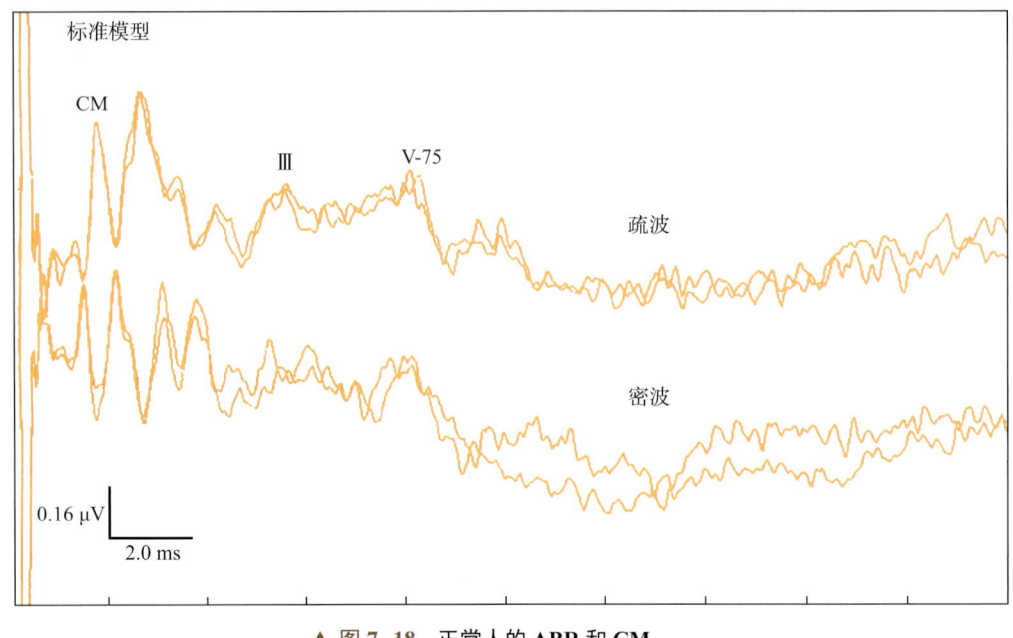

▲ 图 7-18 正常人的 ABR 和 CM

患者中，上述波形可能均未分化。因此，如果在任何强度下可记录到波 V，则通常不再进行耳蜗微音电位测试。因此，很少讨论正常人是否存在耳蜗微音电位。

以下病例阐明了 OAEs 和 ABRs/CM 在诊断听神经病中的应用。该患者在 10 月龄时被诊断为重度至极重度的感音神经性听力损失。神经诊断评估为最大声强下（95dB）ABR 未见任何波形分化。但是，如图 7-19 所示，click 声疏波和密波 ABR 可见耳蜗微音电位，OAE 测试中大多数频率引出，结合波动性听力损失、言语发育迟缓、ABR 高声强刺激未见明显波 V 分化、存在耳蜗微音电位和 OAE 引出，说明该患儿患听神经病。考虑行人工耳蜗植入术。因此，通过测试鼓岬电刺激 ABR 以确定是否可以通过电刺激使得神经同步放电。结果显示电刺激可见波 V 分化，表明该患者人工耳蜗植入很可能有效。我们将在第 31 章进一步讨论人工耳蜗植入和与听神经病有关的问题，此处不再赘述。

听力损失功能评估

功能性听力损失或伪聋在成人中比儿童更常见。而儿童伪聋的原因通常为寻求关注或者逃避一些不想参加的活动，直接或间接的经济利益往往是成人的伪聋原因。对于疑似伪聋，诊断涉及两个部分，伪聋诊断和确定患者的真实听敏度。尤其是要注意许多最终确诊患者也可能有潜在的真正的听力损失。在询问患者的病史时，值得注意的是，患者的主诉是否存在夸大听力下降程度与患者的表现不一致。患者的声音及言语的质量可提供重要信息，有正常音量和言语清晰度的患者若述及双侧明显听力下降，应该怀疑其可能伪聋。

一种鉴别伪聋简单而直接的听力学指标是 500Hz、1000Hz 和 2000Hz 的 3 个频率的 PTA 和 SRT 不一致。通常，这两个结果的差别应小于 5dB。PTA 升高而 SRT 降低则怀疑伪聋。所有单侧听力下降的患者应进行纯音 Stenger 试验[55]。该试验的原理是在双耳同时给予频率和强度都相同的声音刺激，患者只能对较大的声刺激声做出反应。用于鉴定伪聋时，同时给予双耳同一频率的声刺激，给予好耳阈上 10dB，给予差耳阈下 10dB。如果患者差耳的阈值是真实的，患者则会对好耳阈上 10dB 的声音做出反应。然而，如患者夸大了差耳的听力损失，则会感觉到差耳的较大声音，不会意识好耳的声音已超出阈值，因此不会对这些声音做出反应。从本质上讲，患者在这种情况下无反应则说明此时差耳能听到声

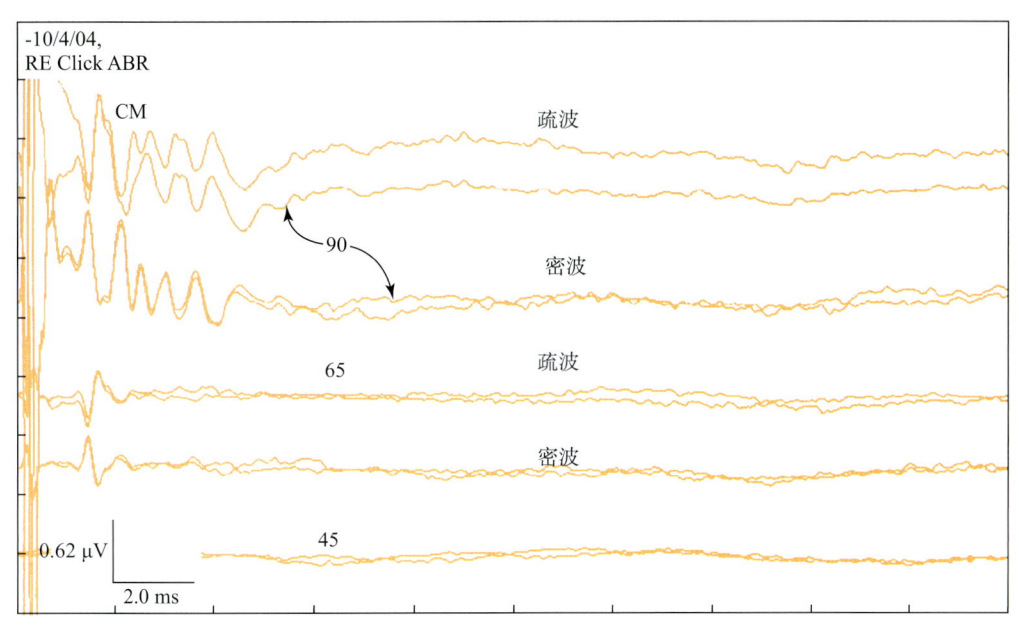

▲ 图 7-19 听神经病频谱障碍患者的耳蜗微音（CM）
ABR. 听性脑干反应；RE. 右耳

音（Stenger 试验阳性）。临床医生可以把好耳刺激声强固定，给差耳的刺激声强以 5dB 的步级增加，通过这种方法测试差耳的听阈。该患者差耳实际阈值将与其停止反应的声强相符，即使其好耳持续给予了阈上声刺激。该技术即为对侧最小干预强度的获得。Stenger 试验也可以使用扬扬格词为刺激声，与纯音 Stenger 的情况一样，如果患者承认的耳间 SRT 差异至少为 20dB，则该测试是合适的。重要的是，在明确功能性听力损失之前，应排除倾斜或上升的听力曲线。可能有些患者真实 SRT 为 10dB HL 其在低频听力正常，高频陡降 SNHL。

六、听力测试过程中的错误

听力测试过程中的错误可能源于两方面，临床判断错误和技术误差。

（一）临床判断错误

诊断性听力测试不恰当或未能进行进一步的听力学检查或其他诊断相关检查是与临床判断有关的最常见错误。如未能进一步检查 PTA（500Hz、1000Hz 和 2000Hz）与 SRT 之间的差异可能导致功能性听力损失的漏诊。在明显的单侧听力损失的情况下，若不使用 Stenger 测试进行听力测试，尤其是当患者有相关病史时，可能导致功能性听力损失的误诊。强烈建议每位患有单侧或不对称听力损失的患者进行 Stenger 测试。另一个与临床判断相关的错误是未能对既往双侧 SNHL 患者建议并进行适当的随访，该患者进展为不对称的单侧听力损失，这可能导致蜗后病变误诊或延迟诊断，以下病例阐明了这种错误。

一名 61 岁的男性患者，既往有 7 年的双侧高频 SNHL 病史。该患者主诉 6 个月来左耳听力进一步下降。之前在他院就诊时，认为他的听力学变化是预期以内。图 7-20 示该患者两个最近的听力图检查结果（外院检查），其间隔约 1 年。在这 1 年期间，右耳 4000Hz 和 8000Hz 的听力损失分别为 20dBHL 和 25dBHL。左耳听阈在所有频率均有提高，高频听力损失更明显，8000Hz 的阈移高达 55dBHL。言语分辨率仍然非常好，右耳和左耳分别为 96% 和 92%。在其来我诊所第一次就诊时进行了 ABR 检查。如图 7-21 所示，右耳波形分化良好，潜伏期正常，左耳各波分化很差，振幅下降及波间期显著延长。MRI 显示左侧小脑脑桥角肿瘤，大部分肿瘤在耳门内。随后将其诊断为前庭神经鞘瘤并经迷路入路切除。在这个病例中，如果不注意患者左耳更明显的听力下降，加上左耳语音识别率正常，可能导致听力学诊断

第二篇 诊断与评估

的错误而未考虑进一步的临床听力学检查。然而很明显，患者左耳的听力损失比右耳的听力损失更大，因此需要进一步的临床听力学检查。

（二）技术性错误

缺乏对耳间衰减的关注以及掩蔽不充分或过度掩蔽是技术错误的最常见来源。这在检查患有混合性双侧听力损失的患者时中最为明显，即所谓的掩蔽难题。这些患者的主要问题是当试图掩蔽非测试耳时，掩蔽声强度超过耳间衰减。使掩蔽声传导致测试耳，导致其阈值的人为升高。相反，单侧中度至重度 SNHL 的掩蔽不足可能会产生假的气骨导差，而得到错误的检查结果——传导性聋。这是因为掩蔽不充分的情况下，尽管测试耳的骨导听阈本应为严重 SNHL，但测试所得的骨导听阈反映对侧耳的阴影曲线而得到一个错

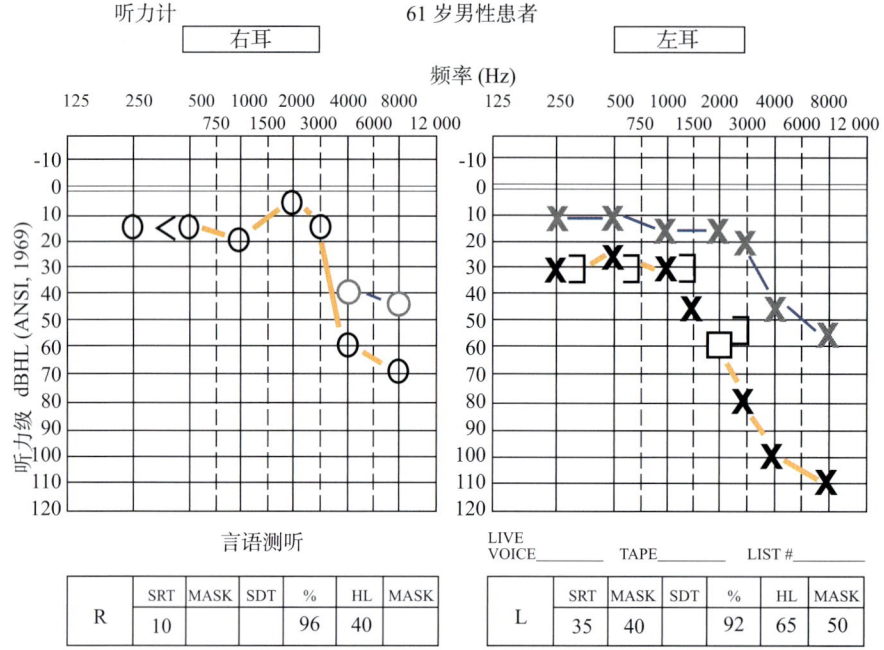

▲ 图 7-20 进行性听力损失患者听力随访
ANSI. 美国国家标准协会；SDT. 语音识别阈值；SRT. 语音接受阈值

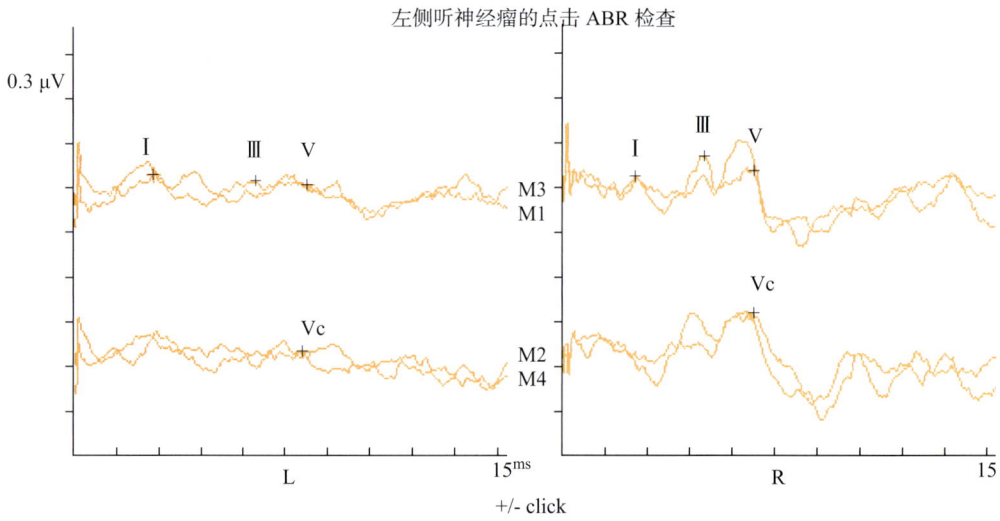

▲ 图 7-21 进行性听力损失的患者左耳异常 ABR

误的假的骨导听阈，从而得到一个错误的气骨导差。通过使用插入式耳机，增加耳间衰减，获得准确的气导听阈相对容易。非测试耳朵充分掩蔽可以解决该问题。

推荐阅读

Adams M, Edwards BM, Kileny PR: Different manifestations of auditory neuropathy. *Cochlear Implants International* 11(Suppl 1):148–152, 2010.

Arts HA, Adams ME, Telian SA, et al: Reversible electrocochleo-graphic abnormalities in superior canal dehiscence. *OtolNeurotol* 30(1):79–86, 2008.

Arts HA, Kileny PR, Telian SA: Diagnostic testing for endolymphatic hydrops. *Otolaryngol Clin North Am* 30:(6):987–1005, 1997.

Burkard RF, Don M, Eggermont JJ, editors: *Auditory evoked potentials: basic principles and clinical applications*, Philadelphia, 2007, Lippincott, Williams & Wilkins.

Edwards BM, Kileny PR: Intraoperative neurophysiologic monitoring: indications and techniques for common procedures in otolaryn-gologyhead and neck surgery. *Otolaryngol Clin North Am* 38: 631–642, 2005.

El-Kashlan HK, Eisenmann D, Kileny PR: Auditory brainstem response in small acoustic neuromas. *Ear Hear* 21:257–262, 2000.

Gifford R: *Cochlear implant patient assessment: evaluation of candidacy, performance, and outcomes*, San Diego, 2013, Plural Publishing.

Katz J, editor: *Handbook of clinical audiology*, Philadelphia, 2002, Lippincott, Williams & Wilkins.

Kileny PR, Edwards BM: Intraoperative cranial nerve monitoring. *Sem Anesth* 16(1):36–45, 1997.

Kileny PR, Edwards BM: Objective measures of auditory function. In Jackler RK, Brackmann DE, editors: *Textbook of neurotology*, ed 2, St Louis, 2004, Mosby–Year Book, pp 287–305.

Kileny PR, Edwards BM, Disher MJ, et al: Hearing improvement after resection of cerebellopontine angle meningioma: case study of the preoperative role of transient evoked otoacoustic emissions. *J Am AcadAudiol* 9:251–256, 1998.

Kileny PR: Evoked potential in the management of patients with cochlear implants: research and clinical applications. *Ear Hear* 28(2 Suppl):124S–127S, 2007.

Kileny PR, Zwolan TA: Rehabilitation of the hearing impaired. In DeLisa JA, Gans BM, editors: *Rehabilitation medicine: principles and practice*, ed 3, Philadelphia, 1998, Lippincott-Raven, pp 1749–1758.

Kim AH, Edwards BM, Telian SA, et al: Transient evoked otoacoustic emissions pattern as a prognostic indicator for hearing preservation in acoustic neuroma surgery. *Otol Neurotology* 27:372–379, 2006.

Kim HO, Kileny PR, Arts HA, et al: Role of electrically evoked auditory brainstem response (EABR) in cochlear implantation for children with inner ear malformations. *Otol Neurotol* 29: 626–634, 2008.

Ruben RJ, Elberling C, Salomon G, editors: *Electrocochleography*, Baltimore, 1976, University Park Press.

Telian SA, Kileny PR: Usefulness of 1000 Hz tone-burst-evoked responses in the diagnosis of acoustic neuroma. *Otolaryngol Head Neck Surg* 101:466–471, 1989.

Zwolan T: Cochlear implants. In Katz J, editor: *Handbook of clinical audiology*, ed 6, Baltimore, 2009, Lippincott, Williams & Wilkins.

第8章 听觉电生理评估
Electrophysiologic Assessment of Hearing

Carolyn J.Brown　Tiffany A.Johnson　著
艾毓　译

要点

1. 耳声发射（OAEs）检查是通过外耳道记录耳蜗中产生的声音，并可评估耳蜗的状态。
2. 在一般情况下，若是受试者OAE的通过，不管是TEOAE还是DPOAE，均表明了受试者听敏度应该优于轻度的感音神经性听力损失。
3. 耳声发射通过但其ABR没有波形分化或者异常，则建议诊断听神经病。
4. 耳蜗电图（ECOG）是一种测量听神经对声刺激同步反应的方法，其可用来辅助诊断梅尼埃病。
5. ABR是听觉脑干突触中继站内神经元同步反应的远端记录，其广泛被应用于婴幼儿或行为测听不能配合人群的听力评估。
6. 前庭神经鞘瘤的患者通常记录到异常ABR，ABR在颅底手术的术中监测中扮演着重要角色。
7. 听觉稳态诱发电位（ASSR）是另一种可以评估儿童听力的诱发电位技术，其已经成为短纯音ABR的可行替代方法，可用于估计听敏度的。
8. 皮质听觉诱发电位（CAEP）能用来评估高水平的听觉通路的功能。与ABR相比，CAEP对神经的同步性放电需求更少。因此，其刺激信号可以持续时间更长、更复杂（如言语声）。
9. 对于人工耳蜗植入患者，相应产品提供的软件可以检测电诱发复合动作电位。其可以用于协助拟合人工耳蜗语音处理器的处理过程，并对植入人工耳蜗后效果较差或者无效的患者进行鉴别诊断，用以区分人工耳蜗手术失败和患者本身听神经功能不良，并且可以监测患者的电刺激神经反应，观察其是否随时间发生改变。

　　本章介绍了一系列听觉电生理检查，可用于评估听觉灵敏度并且有助于对听力损伤患者的听觉系统的定位诊断。这些检查包括耳声发射（OAE）、耳蜗电图（ECOG）、听觉脑干反应（ABR）、听觉稳态诱发电位（ASSR）以及皮质听觉诱发电位（CAEP）。同样，本章也对植入人工耳蜗患者如何记录上述听觉诱发反应及这些检查在临床中的操作方法进行了讨论。本章的学习目标是给读者们提供一个关于如何记录这些诱发电位，其各自的优缺点以及潜在的临床应用的概述。

一、耳声发射

　　David Kemp[1]在1978年已证明正常内耳会发出非常低强度的声音，这种声音可在密封的外耳道放置灵敏的麦克风进行收集，这些声音可为自发性的，也可为声刺激诱发的，他还推论收集到的低声强声音信号源于耳蜗的外毛细胞，并且为正常耳蜗的非线性处理的副产品。在随后的数年中，这一理论得到了多方面论证。早在20世纪80年代初期，Brownell[2]就可演示耳蜗外毛细胞受到刺激时发生的形状改变（收缩和拉长），十余年后，Mammo和Ashmore[3]证明了仅仅电刺激耳蜗外毛细胞就能够移动基底膜或改变基底膜的运动。目前认为，正常耳蜗的功能就像一个高度调谐的、精致灵敏的放大器，其副产品就是耳声发射。我们在临床所见耳蜗外毛细胞损坏一侧的耳，普遍表现为听敏度降低、调谐曲线范围扩大及OAE未通过或部分引出，与这一理论相一致[4-7]。基于OAE可以反映外毛细胞功能，使OAE成为对研究人员和临床医生都非常有帮助的工具。

耳声发射分为两类，其一是自发性耳声发射（SOAE）；另一种是诱发性耳声发射（EOAE）。自发性耳声发射是不用任何外界刺激，直接可以在外耳道记录到的低声强的声信号。自发性耳声发射可以在50%~70%的耳朵中记录到，其中60%~80%的个体属于正常听力[8,9]，女性比男性更易记录到SOAE[8,10,11]，右耳比左耳更易观察到[8,10]。在某些案例中，无须任何外界的有放大效果的复杂记录设备辅助，就可检测到SOAE[12,13]。SOAE与耳鸣无关，并且随着时间的推移，SOAE的幅度和频率会显著变化[14-16]。上述因素限制了SOAE的临床应用。记录到SOAE提示至少部分耳蜗外毛细胞功能正常，对于那些受损外毛细胞并没有任何临床意义。

诱发性OAE临床上被广泛应用的有两种，一种为畸变产物耳声发射（DPOAE），另一种为瞬态诱发性耳声发射（TEOAE）。畸变产物耳声发射（DPOAE）是在外耳道给予两个连续纯音，两者具有不同的频率（f_1和f_2），刺激声亦称为"原始音"。因为正常耳蜗有主动机制的高度非线性的特点，会产生各种形式的突变，故其释放返回到外耳道的OAE中就含有刺激频率以外的其他畸变频率。那么，在密封外耳道内放置一个灵敏的麦克风，其收集到的记录，不仅仅包含了两个初始频率的能量（f_1和f_2），也包含了与初始频率相关的一些其他频率的能量，这些被称为畸变产物。在评估听觉功能时，畸变产物频率符合公式$2f_1-f_2$。即在$2f_1-f_2$频率处，收集到大量能量则意味着耳蜗外毛细胞接近正常，这是正常听觉功能的典型表现。感音神经性聋（SNHL）通常伴有部分或完全的耳蜗外毛细胞损伤。当耳蜗外毛细胞功能受损时，基底膜的运动转为线性运动并伴随畸变产物频率的能量减少。

研究表明，当f_2与f_1的频率比大约为1.2:1[17-19]时，我们可以记录到最大的畸变产物耳声发射。在临床应用时，L_1和L_2分别固定为65dB和55dB的声压级（SPL），已有研究表明这一声强可最准确的鉴别正常听力和听力受损[20,21]。通过系统的改变两种初始频率，我们可以在1000~8000Hz的范围内记录到DPOAE，并对$2f_1-f_2$频率的能量与噪声基底的能量进行对比。通常认为信噪比＞6dB为正常值。而且，在进行结果解读时需要考虑到一般正常值范围[4]。图8-1示3个受试者的DPOAE（左）与行为阈值（右）之间的关系。最上面为示听力正常受试者的结果。全部频率DPOAE均引出，畸变产物为-3~16dBSPL。反应点位于阴影区域的顶部边界线之上表示DPOAE值正常，意味着正常听力。反应点位于阴影区域底部边界线之下表示异常DPOAE值，即为听力损失。中间阴影区域内的幅值可以由正常或听力受损的耳朵产生。上图的结果显示受试者的DPOAE与正常听阈相符合。中间图显示受试者DPOAE低于4000Hz通过，4000~8000Hz反应点位于边界下方，同高频的感音神经性聋相一致。同样，下图的记录来自一位750~8000Hz中度感音神经性聋的受试者。DPOAE各频率的反应点均位于边界下方，提示受试者的全频听力损失。

亦可使用较宽频的刺激声来记录OAE。TEOAE的记录通常使用在简短的高声强的（80dBSPL）click声刺激，其频率较宽，会引起大部分耳蜗外毛细胞的振动。这些局部振动通过中耳传回至外耳道并形成低声强，通常在耳道中听不到声压波。TEOAE通常在给予刺激声后20ms内开始记录。反应中的高频成分源自近耳蜗底转的位置，传播时间较短，因此被记录的时间较早，

第二篇 诊断与评估

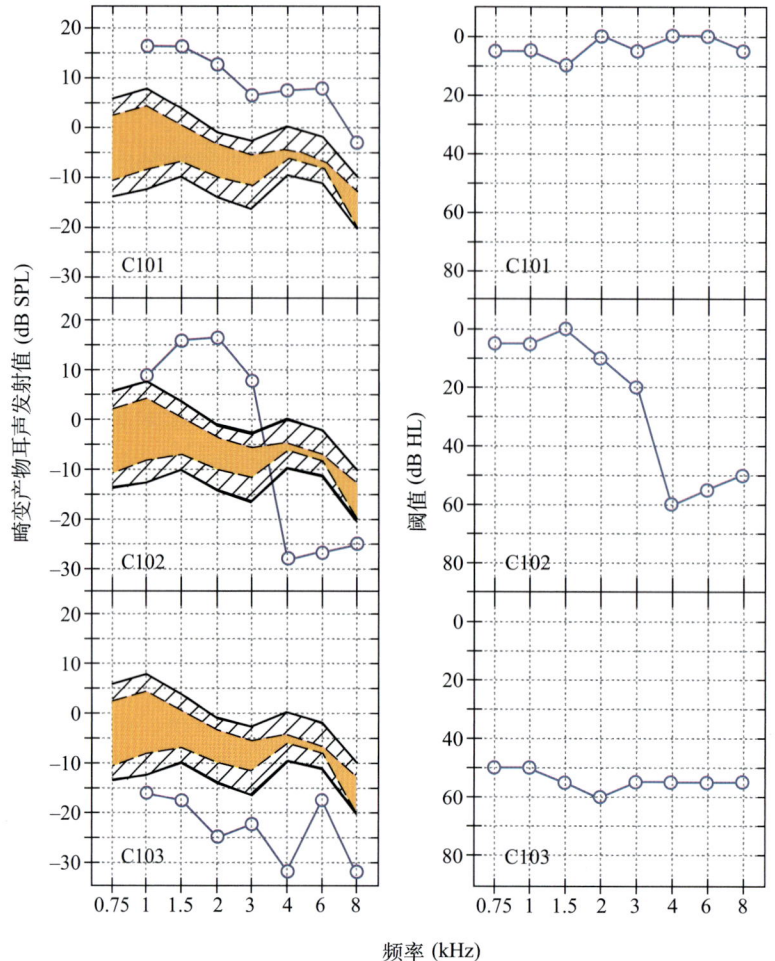

▲ 图 8-1 畸变产物耳声发射（DPOAE）结果与纯音听阈结果
最上图为一个听力正常人的数据，中间和下面图分别来自两个不同感音神经性听力损失的受试者。DPOAE 图上的阴影区域代表常模数据[4]

低频成分源自近耳蜗顶转的耳蜗外毛细胞的反应。

通常，在频域中分析 TEOAE。尽管 TEOAE 的刺激声是宽频的，其频率范围主要局限在 1000~4000Hz。中耳功能正常耳的 TEOAE 通过提示耳蜗外毛细胞功能正常，因此我们认为该耳有正常的听力灵敏度。相反，若 TEOAE 在某个频带未引出，那么该频带的听阈大于 25~30dBHL[6]。尽管当信噪比超过 6dB 并且可重复性超过 50% 时认为 TEOAE 引出[22]，但是目前已为 TEOAE[23] 开发了类似于 DPOAE 的解释模板，用于确定记录到的反应是源于正常听力还是由于听力受损而导致。图 8-2 示 3 名受试者的听力图和 TEOAE 结果。左栏是 3 名受试者 TEOAE 的结果，右栏分别对应他们的纯音听阈测定结果。

上图的结果来自正常听力的受试者。中间和下图的结果源于感音神经性聋的受试者。同图 8-1 所示的 DPOAE 的结果一致，反应点位于顶部边界线以上意味着听力正常；位于底部边界线以下提示听力损失；位于阴影部分则为两者均有可能。在图 8-2 中上图示正常的 TEOAE 结果和正常的阈值，中间图为 2000Hz 以上频率听力下降受试者的结果，与其听阈（1000~2000Hz 范围内听力正常但 2000~4000Hz 范围内听力异常）相一致。最下面的结果为 1000~4000Hz 均有听力损失的受试者示 TEOAE 结果异常。

临床应用

目前畸变产物耳声发射（DPOAE）和瞬态诱

第8章 听觉电生理评估

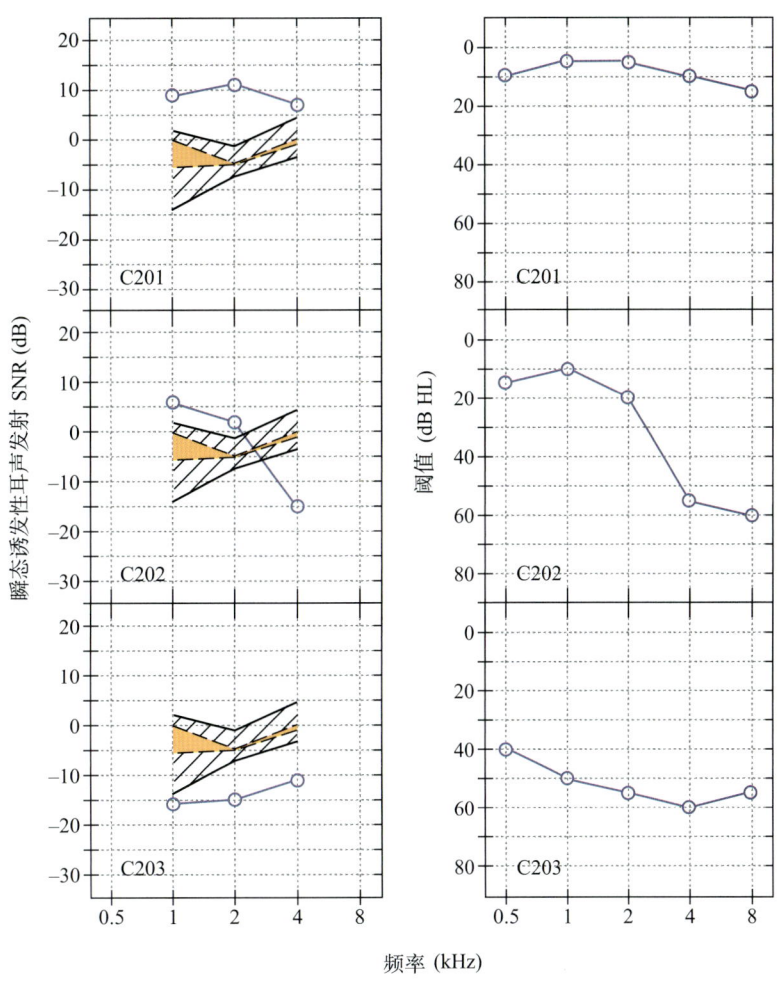

▲ 图 8-2 瞬态性诱发性耳声发射（TEOAE）结果与纯音听阈测定结果

最上图为一个听力正常人的数据，中间和下图分别来自两个不同感音神经性听力损失的受试者；TEOAE 图上的阴影区域代表常模数据

发性耳声发射（TEOAE）已成为听力评估的常规项目。虽然 OAE 通常基于诱发刺激来分类，但良好的证据表明，耳声发射分型源于不同的耳蜗机制，后者取决于耳蜗工作进程的细微不同[24, 25]。第一种机制为反射机制，因为耳蜗分隔不同位置反射行波能量并不规则，这些能量反射被耳蜗放大器放大，并作为耳声发射返回到耳道。目前认为 TEOAE 主要通过该机制产生。第二种机制为上述 DPOAE 畸变过程产生的，其强烈依赖于耳蜗非线性。DPOAE 不但包括该畸变机制，似乎也包括反射机制。有学者认为，由于 OAE 不仅仅依赖于刺激声，还依赖于其反应基础（即耳蜗机制），从而可提高 OAE 的诊断能力。虽然文献中的一些证据表明 TEOAE 和 DPOAE 在某些病理状态下表现不同[26, 27]，但是在大量病例研究中，我们暂未发现受益于不同耳蜗机制的明确证据[28]。

无论是否考虑产生 OAE 的最终耳蜗机制，以得到临床上有用的信息，无论何种类型的耳声发射，只要患者都具有正常诱发性耳声发射（EOAE）的结果，则表示受试者听力正常或接近正常。也就是说，正常的 OAE 与正常听敏度相关。传导性聋和轻度以上的感音神经性听力损失的受试者 DPOAE 和 TEOAE 均未能引出。一般来说，DPOAE 和 TEOAE 对 SNHL 检出的敏感性大致相同，但仍有一些研究表明同 DPOAE 相比，TEOAE 对非常轻微的听力损失可能更为敏感，尤其在 1000Hz 时。而 DPOAE 可能对 4000～6000Hz 的轻度听力损失略微更敏感[4, 6, 29]。很显然，由于

EOAE 可以从新生儿记录到，而且其不受睡眠或镇静的影响，加上其无须使用记录电极，也不需要儿童的积极配合，所以 EOAE 可作为听力筛查的临床工具。然而，我们需谨记，EOAE 未通过并不代表受试儿童一定耳聋，EOAE 引出也不能明确听神经或中枢听觉系统就一定正常。事实上，EOAE 已用于严重听力损失的鉴别，诊断其听力损失是否为神经性听力损失。

EOAE 是否存在，无论是 TEOAE 还是 DPOAE 的引出与否，其常在听力丧失原因的鉴别诊断中起作用（尤其是儿童）。如 EOAE 可用于评估突发性特发性听力丧失患者的耳蜗功能。听阈高于 40dBHL 时 EOAE 引出表明听力损失可能主要源于神经，可能是耳蜗以外毛细胞外的结构损伤（如内毛细胞）；或其可作为一个标志，引起临床医生的注意，质疑行为阈值的有效性。

已知 EOAE 的振幅的稳定性和可重复性很高，复测变异的估计范围为 ±3~5dB [30]。临床上一般把超过 4~5dB 的 EOAE 幅度变化当作对于先前建立的基线的听敏度的变化。因此，许多临床医生使用 EOAE 来帮助监测耳毒性药物暴露期间或之后的听力。对于在测试时病情较为严重的受试者，已证实 EOAE 测试比行为阈值更可靠，而 EOAE 的变化可能也先于耳蜗敏感度的变化。

最后，听神经病（AN）定义是指 EOAE 或 CM 正常，但 ABR 严重异常或 ABR 未见波形分化。这意味着对 AN 患者而言来说，听力损失不是源于耳蜗，而是某种非特异性损伤或听神经功能障碍的结果。AN 患者或 ABR 与纯音测听结果不一致的患者也可能存在其他周围神经疾病。其听阈值可以从正常到极重度耳聋不等，许多患有 AN 的儿童的言语分辨率相对较差并且用助听器效果欠佳 [31-33]。虽然已证实许多 AN 患儿可受益于人工耳蜗植入，但仍有部分 AN 人工耳蜗植入无效或效果欠佳 [34, 35]。影像学研究表明，一些听神经缺如的患儿可表现为 CM 正常和 OAE 引出 [36]。对 EOAE 引出的人工耳蜗植入候选者需尤为谨慎对待。必须排除技术问题导致 ABR 异常可能性，并且应该尽一切努力在术前获得行为测听阈值。鉴于文献中有许多 ABR 波形未引出和 EOAE 引出的患者在不进行 CI 能够达到较好的言语识别率的个案报道，这种谨慎是相当必要的。

二、耳蜗电图

当在听力正常受试者的耳道给予短暂的声刺激时，大部分耳蜗分隔将产生位移。基底膜的运动导致听觉毛细胞顶点表面的纤毛弯曲，产生剪切力，可以导致与该毛细胞突触连接的初级传入神经元产生动作电位。因此可以使用电生理技术来测量该电位。

这种记录技术为耳蜗电图（ECOG），包括 3 种不同电位：耳蜗微音电位（CM）、总和电位（SP），以及听神经动作电位（AP）。3 种电位均在刺激后 3~4ms 的时间窗内被记录。图 8-3 为 ECOG 记录的例子。

CM 是一种细胞内诱发电位，遵循刺激声规律并反映基底膜的瞬时位移 [37]。SP 即为刺激声持续期间发生的基线变化，认为其反映了 Corti 器内的毛细胞去极化 [38, 39]。CM 和 SP 均没有潜伏期，这使其易于产生刺激伪迹混淆。CM 和（或）SP 的存在则意味着耳蜗毛细胞功能良好。

动作电位记录了大量听觉神经纤维的同步反应。尽管长持续时间的刺激声最容易记录到 CM 和 SP，但 AP 是通常使用持续时间短暂的刺激声（例如短声或短纯音）记录。在人类，典型的 ECOG 是在 1~2ms 潜伏期记录到负波（N_1）。ECOG 的 N_1 峰值反映了初级传入听觉神经纤维产生的突触后神经活动。

ECOG 可以从许多不同的位置进行记录。当记录电极位于鼓岬上或其附近时，获得的振幅最大。如果不能使用经鼓膜电极来记录 ECOG，也可以使用外耳道电极或鼓膜电极进行记录 [9]。但是，随着记录电极至耳蜗的距离越远，记录到的振幅越低 [40, 41]。TM 电极的商业化生产增加了记录 ECOG 的可行性。

对于大多数听觉电生理检查，通过使用交替极性刺激声将 CM 最小化。由于记录电极的位置对 ECOG 的 3 个组成部分有较大影响，因此研究人员和临床医生通常会通过计算 SP/AP 振幅比值来进行量化 ECOG。

第8章 听觉电生理评估

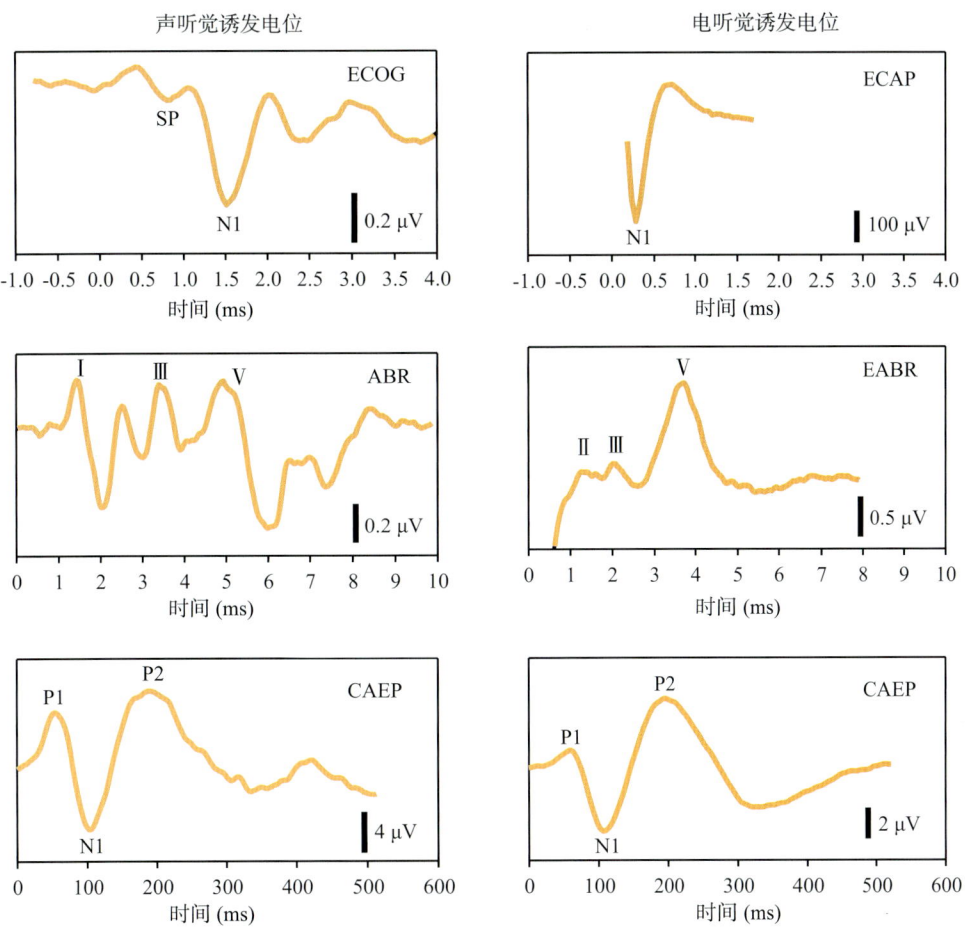

▲ 图 8-3 正常人记录到的声刺激 AEP 及人工耳蜗植入者记录到的电刺激反应
ABR. 听性脑干反应；CAEP. 耳蜗听觉诱发电位；EABR. 听性脑干电反应；ECAP. 电诱发复合动作电位；ECOG. 耳蜗电图

临床应用

我们可以使用 ECOG 评估听觉灵敏度。如果使用经鼓膜电极或 TM 进行记录，ECOG 阈值可以在接近或稍高于行为听阈，并且一些研究发现 ECOG 与行为听阈之间的相关性较好[43-45]。然而，许多患者，特别是儿童（该应用中最重要的人群），不能忍受 TM 或者鼓膜记录电极的放置，而且也没有研究表明使用 ECOG 进行阈值估计优于 ABR（可轻松获得），所以近年来，对 ECOG 的这个项目的兴趣已经减少。如今，其主要用于临床上评估怀疑患有梅尼埃病的患者。

梅尼埃病（MD）是一种进行性疾病，其特征在于反复发生眩晕、波动性感音神经性聋、耳闷感和耳鸣。目前认为该疾病的病理机制是中阶内的内淋巴压增加。不幸的是，目前尚未发现明确活体内存在内淋巴积水的方法，尽管一个多世纪以前的文献中已报道该疾病[46]，但其诊断仍然是个挑战。

对若干研究的回顾表明[44]，与正常听力或感音神经性聋的患者的 ECOG 的 SP 值相比，典型 MD 的患者的 ECOG 的 SP 幅值升高。基于这一结果，我们 MD 的诊断过程中使用 SP/AP 幅值比。在对 2000 年以前发表的文献进行 Meta 分析后，Ferraro[47] 发现正常的 SP/AP 平均比率为 0.16～0.31。目前认为 SP/AP 比值大于 0.4 或 0.5 为异常升高，并且与 MD 的可能诊断一致。不幸的是，ECOG 的敏感性相对较低，以致许多临床医师质疑其在诊断过程中的作用[48]。虽然升高的 SP/AP 比值可支持 MD 的诊断，但是正常 SP/AP 比值的诊断价值有限。

虽然通常使用 SP/AP 幅值比来诊断 MD，但最近的研究表明，同时考虑 SP/AP 复合波的幅值和持续时间可能增加 ECOG 在诊断 MD 的敏感性。一些研究人员已经注意到，在使用 click 声的密波和疏波记录时，MD 患者的 ECOG 的 AP-N_1 的潜伏期不同[49, 50]。当使用交替极性短音时，潜伏期差异变得模糊，并且和正常耳相比，SP-AP 复合波潜伏期存在延长[44]。尽管 MD 患耳中不同刺激极性导致其潜伏期差异的机制尚未清楚，但这种现象基本可用于 MD 的诊断。Ferraro 和 Tibbils[51] 描述了 SP 波形的面积与 AP 波形的面积比值（面积计算使用两个波形的幅值和持续时间）。一些研究表明，在诊断 MD 时，使用 SP/AP 面积比比幅值比的灵敏度增加[51-53]，使用面积比增加作为诊断依据更加可靠。若干脑干诱发电位仪已有计算 SP/AP 面积比所需的软件。

三、听性脑干反应

听性脑干反应（ABR）是远端记录到的脑干内上行听觉通路中大量神经元同步反应。在 1967 年由 Sohmer 和 Feinmesser[54] 首次提到，其在使用耳道电极记录到的一系列的长潜伏期波形分化的听觉神经反应，并认为这些波形分化可以反映来自脑干核心的同步神经活动。尽管他们所描述的电位实际上可能是 ABR，但是通常我们把"发现"ABR 第一人的美誉冠在了 David Jewett 及其同事的头上[55, 56]。其在 20 世纪 70 年代初发表了一系列研究，其中包含对该诱发电位的更详细的描述，并延续至今：用罗马数字来确定各种波形。当前，ABR 常用于新生儿听力筛查，估计难以配合行为测听人群的听力阈值，帮助诊断影响听神经和低位脑干的一系列疾病，以及颅底手术中监测的听力变化。

在成人中，ABR 由 5～7 个波组成。波Ⅰ的潜伏期约为 1.5ms，每个波间期约为 1ms。波Ⅰ和波Ⅱ分别起源于听神经的外周端和出颅端[57, 58]。波Ⅲ到波Ⅴ反映了听觉脑干内核团的神经活动。然而，听觉神经通路中各部位和每个波形分化间并没有 1∶1 的对应关系。波Ⅲ主要源自蜗神经核。波Ⅳ和波Ⅴ反映来自多个细胞核的神经活动，但主要来自上橄榄复合体（波Ⅳ）和外侧丘系及下丘水平（波Ⅴ）[58]。

记录 ABR 通常使用的刺激声包括 click 声（持续时间 100μs 的矩形脉冲波），以及短纯音（相对较短的正弦刺激声）。其重复出现的频率为 10～40Hz，并且每个刺激之后的脑电图（EEG）的带通滤波为 100～3000Hz，并且在平均之前放大 EEG。结合基于电压的伪迹抑制策略和波形平均加权，可以使神经反应从脑电图中的其他噪声源中提取出来。

图 8-4 示听力正常受试者的 ABR。在图 A 中，刺激声是高声强的 click 声和 2000Hz 短纯音。在图 B 中，刺激声为 500Hz 短纯音。图 C 示 3 个不同受试者的 ABR，分别为听力正常（NH）、中度听力损失及中重度听力损失。通过比较图 A 和 B 发现刺激声频率可以影响 ABR 的波形。低频刺激声更多刺激蜗顶区域，较难使得大量听觉神经纤维同步反应，因而导致波峰潜伏期延迟及波Ⅰ和波Ⅲ分化不明显。图 C 示听力损失类型对短声诱发的 ABR 的影响 SNHL 的患者的 ABR 波Ⅴ潜伏期仅略延长，波Ⅰ分化不明显。CHL 降低了耳蜗刺激的强度，而导致的各波潜伏期延长。

图 8-5 反映了刺激强度对 ABR 的影响。其分别展示了正常听力（NH）、中度高频陡降听力损失及重度 SNHL 的受试者记录到的短声诱发 ABR。在这两幅图中，均以正常听力水平（nHL）为参数测量的刺激水平。在高刺激强度下，各波分化较好。而在听阈附近的刺激强度下，ABR 仅见的波Ⅴ分化。图 8-5 右图示这两位受试者的波Ⅴ潜伏期和刺激强度之间的关系。两线间的区域代表了正常听力成年人的潜伏期范围。当刺激强度降低后波潜伏期的增加很大程度上源于耳蜗机制，并且反映了每次记录的同步放电的听觉神经纤维的数目和位置的差异。谨记，SNHL 患者属于正常潜伏期范围，但其诱发阈值升高。

目前，关于发育对 ABR 的影响已有较多研究[59-61]。简言之，新生儿的 ABR 由 3 个波组成，对应于成人 ABR 的波Ⅰ、Ⅲ和Ⅴ。在小婴儿中，波Ⅰ的幅值可能等于或有时略大于波Ⅴ的幅值，波Ⅰ、波Ⅲ和波Ⅴ，以及波Ⅰ～Ⅲ和波Ⅰ～Ⅴ间期

第 8 章 听觉电生理评估

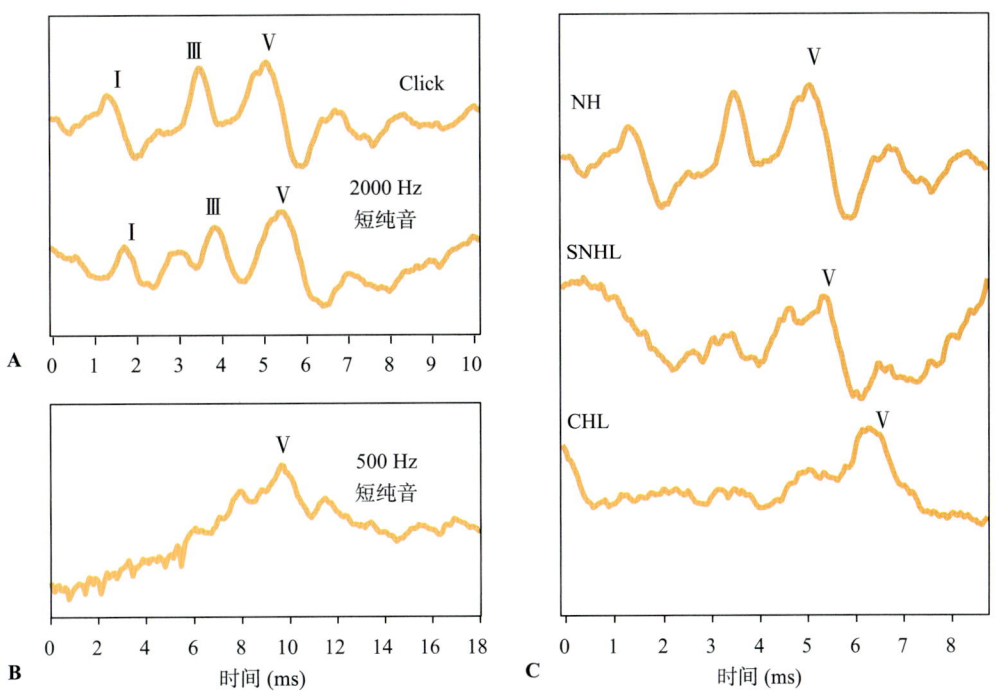

▲ 图 8-4 A.click 声听性脑干反应（ABR）和高水平 2000Hz 短纯音 ABR。B. 正常听力受试者 500Hz 短纯音 ABR。注意横坐标示不同时间窗。C. 正常听力（NH）、中度感音神经性听力损失（SNHL）和传导性聋（CHL）的受试者的 click 声 ABR。注意 CHL 对波 V 潜伏期的影响

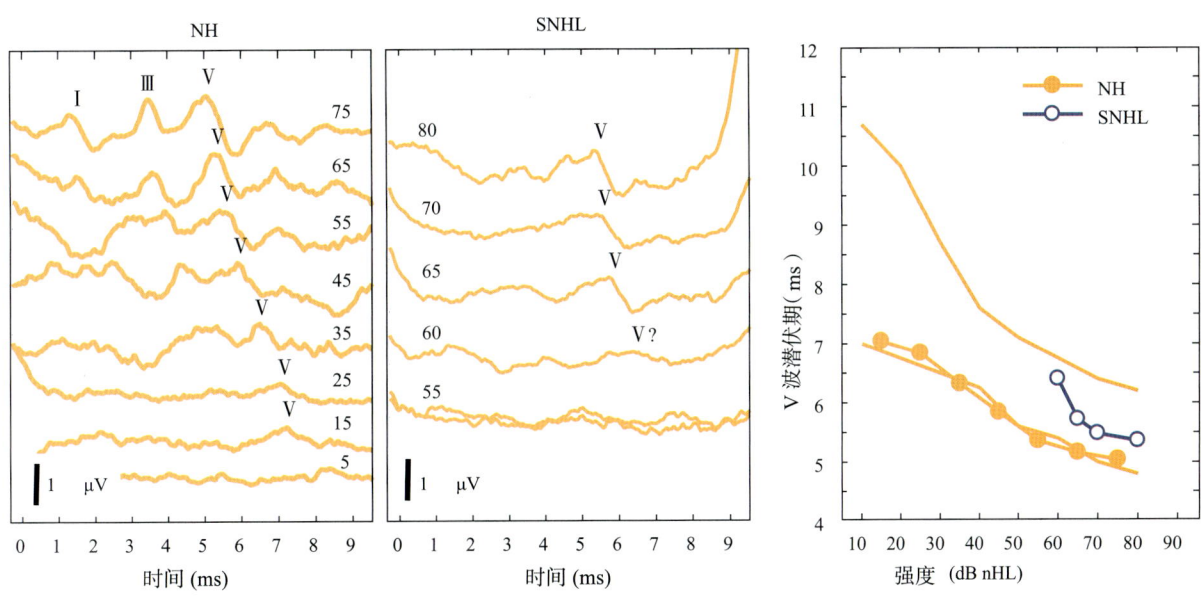

▲ 图 8-5 左图示正常听力（NH）受试者的 click 声 ABR。中间图示了中度感音神经性听力损失（SNHL）受试者的 ABR。这两个图中声刺激单位均为 dB nHL。右图以成人标准数据绘制的上述受试者的波 V 潜伏期强度函数

的相对于成人延长[62-64]。在 2 岁以前，各波潜伏期和波间期均变短，波 Ⅱ 和波 Ⅳ 变得更明显，而且波 V 的相对振幅增加，直到 ABR 达到成人形态[62,65,66]。由于年龄对 ABR 的影响较明显，故 2 岁以下儿童需使用年龄匹配的规范性数据。对于妊娠 27～30 周龄的早产儿记录 ABR，发现其阈值升高[64,67]，其很可能与听觉系统相对不成熟及大多数新生儿重症监护病房测试环境不理想有关。

第二篇 诊断与评估

临床应用

ABR 的主要临床应用为评估听力阈值，也可用于评估蜗后听觉传导通路的完整性，还用于监测颅底手术中的听觉功能。下文详述了这些经典的临床应用。最后一节介绍其新兴应用及近期可能影响临床实践的技术进步。

1. 评估听觉灵敏度

很多人都在研究ABR诱发值和听力阈值之间的关系。这种关系在一定程度上取决于诱发ABR的刺激声。click声是目前临床中最常用的刺激之一。因为click声ABR波形分化较好且诱发阈与受试者的听力阈值相接近，所以click声ABR较为实用。但其也有不足之处，click声并不是频率特异性的，这使得ABR诱发阈与纯音听阈的相关性比较复杂。一些研究表明，click声刺激ABR诱发阈与2000Hz和4000Hz听阈的均值最接近[68-70]。其他研究人员报道发现ABR阈值与1000～4000Hz听阈均值之间有最佳相关性[71-73]。已明确，click声ABR阈值与低于1000Hz频率听阈之间不存在相关性[74, 75]。

临床工作者面临的另一个问题是：当使用ABR来估计患者的听力损失程度时，大多数仪器的最大输出声强方面受到限制。因此，不能用click声ABR诱发阈来区分重度SNHL可能受益于助听器的患儿和极重度听力损失或几乎全聋必须人工耳蜗植入的患儿。最后，助听器的设计并不能较好地传输持续时间较短的刺激声，如click声，这就意味着ABR不太适合评估助听器的应用。

既然click声存在上述局限性，为何click声在许多耳鼻喉科和听力诊所仍然被广泛使用，原因如下：click声刺激ABR所需的平均叠加次数少于使用频率特异性（如短纯音）ABR的平均叠加次数，在记录时间有限时前者更有效，使在新生儿听力筛查时特别容易选择click声刺激ABR；对听障儿童，click声刺激ABR还可以帮助鉴别诊断听神经病。此外，通过与年龄匹配正常人群的各波潜伏期进行比较，可以鉴别诊断传导性聋[76, 77]。对儿童而言，中耳炎发病率较高，电耳镜检查较为困难，区分CHL和混合性聋（MHL）非常重要。

在许多设备中，某些情况下还会使用短纯音代替click声来诱发ABR。同click声相比，短纯音更有频率特异性，目前所有在售的脑干诱发电位仪均可提供一系列不同种类的短纯音刺激声。有时，也可通过陷波或高通掩蔽噪声来尽量减少所测频率范围之外的神经元对ABR产生的影响。同click声刺激ABR相比，两种技术的使用均可以改进听阈预测[73, 78-81]，并且研究表明两种技术之间的没有显著差异[82]。

2000年，Stappells[83]发表了一篇关于ABR文献Meta分析的文章，其中报道了ABR诱发阈和实际听阈的相关性。该分析表明，当使用适当的滤波器设置（30～3000Hz）时，ABR诱发阈比行为听阈高10～15dB。不同频率的校正值不同，500Hz的短纯音的校正值最高，2000Hz和4000Hz的校正值最小。通过ABR诱发阈估计听阈的准确度根据短纯音频率和受试者的年龄而有所不同，对于2000～4000Hz的短纯音而言，约有5dB误差，对于500Hz的短纯音，其误差则为10dB。上述校正值被广泛用于临床，来依据ABR诱发阈预估行为听阈。

图8-6示短纯音（空心方块）和click音（实心方块）诱发ABR阈值与行为听阈的关系。数据来自我们诊所的10名受试者，其听力图各不相同。尽管使用ABR预估的听值与行为听阈值之间并没有完全相符（但与文献一致），但足以给听障儿童进行准确诊断，并给其提供合适干预及听力康复。

2. 耳神经科学的应用

历史上，ABR在检测和诊断影响听神经和听觉通路脑干部分的病变中也发挥了重要作用[84]。在20世纪80年代中后期，影像学技术并不像现在这样准确，ABR是临床上进行诊断的重要工具。如今，由于计算机断层扫描（CT）和磁共振成像技术的发展，使用ABR作为诊断工具的依赖性已大大下降。影像学技术的改进也使诊断出肿瘤的体积明显减小。因此，系统回顾文献显示，近年来ABR作为蜗后病变诊断工具的敏感性明显下降。然而，有时由于某些特殊原因，患者不能做

第8章 听觉电生理评估

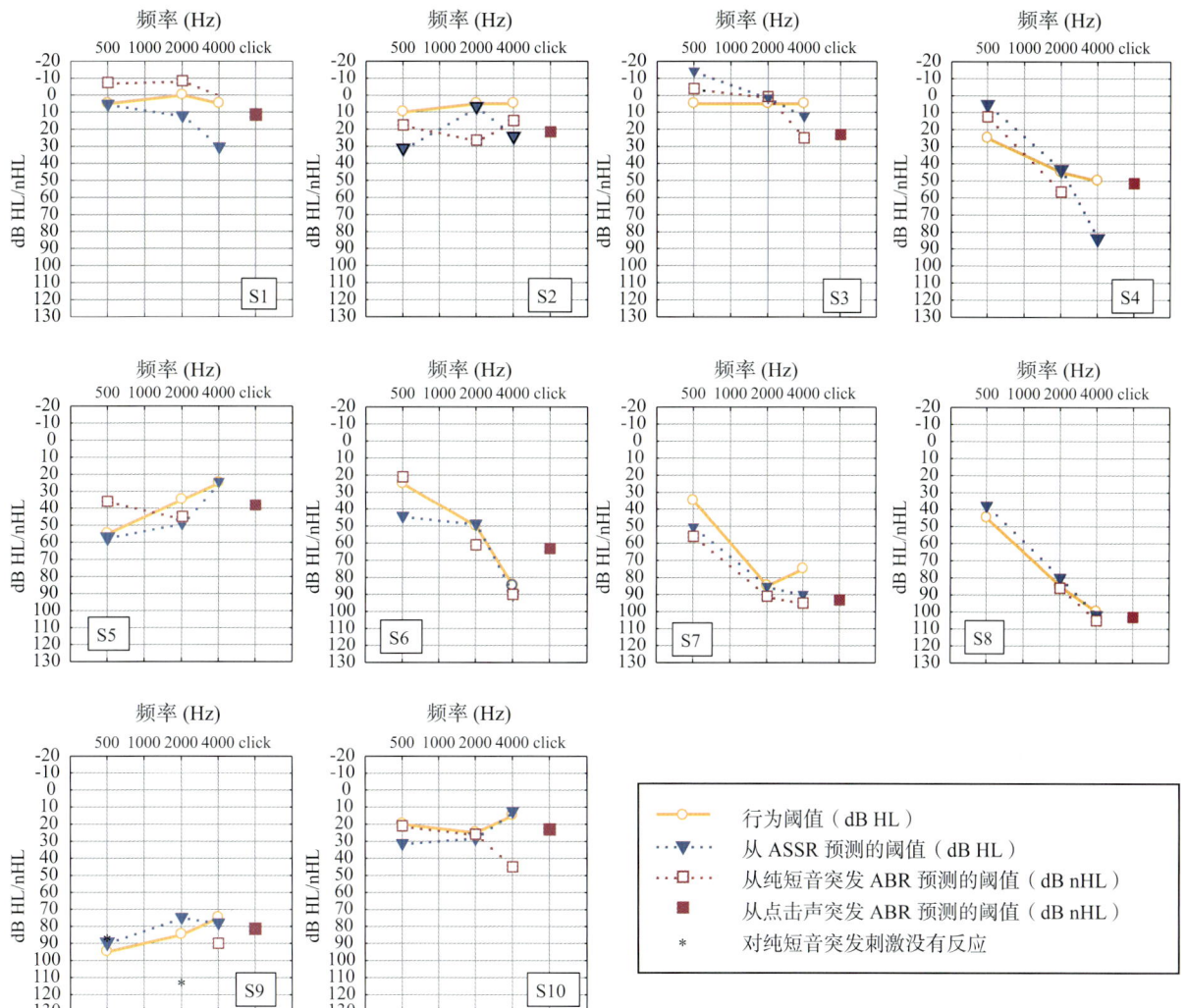

▲ 图 8-6 稳态听觉反应（ASSR）估计听阈、听性脑干反应（ABR）诱发阈和纯音测听阈三者的比较
dB HL. 分贝听力级；nHL. 正常听力级

影像学检查，此时 ABR 可以提供有用的诊断信息。此外，许多外科医生在颅底手术期间，使用 ABR 来术中监测听力功能。

听觉神经通路的病理变化可能导致 ABR 的改变，其形式多种多样。在某些情况下，即使患者具有相对较好的听敏度，ABR 可能未见波形分化或可能只见波Ⅰ或波Ⅱ。这种形态变化可能反映了部分传导阻滞或交叉纤维同步性的缺失。听神经的占位性病变也会降低神经传导速度，而导致波间期和波Ⅴ潜伏期的异常。对于听力正常的人，即使那些听力损失严重的蜗性聋患者，高声强 click 声刺激 ABR 的波Ⅴ潜伏期为 5.5～6ms，波Ⅰ～Ⅴ间期约为 4ms。当波Ⅴ的绝对潜伏期长于 6.4ms 时，或当波Ⅰ和波Ⅴ间期长于 4.4ms 时，不能排除蜗后病变。对于 ABR 诊断蜗后病变的特定标准，有兴趣的读者可以参考 Hall 的研究[78]，一些研究人员报道了其敏感性和特异性[85-89]，这些研究的结果在一定程度上有所不同，具体取决于所使用的特定标准。但在一些研究表明当肿瘤体积较小时其敏感度 85%～100% 较为常见。而且，有报道显示假阳性率可达 30%。

1997年，Don 和同事[90] 报道了一种记录 ABR 的技术，他们称之为"堆栈 ABR"。这种技术以 click 声为刺激记录 ABR，同时给同侧耳的一系列不同的掩蔽声，其为唯一一种宽带噪声，另外五种掩蔽声均使用高通滤波，其截止频率在 500～

第二篇 诊断与评估

8000Hz。用来估计基底膜上的五个不同频率区域对ABR的贡献。所得ABR波形在时间上对齐（或"堆栈"），然后相加，其结果更准确地表示基底膜不同部位的神经元的放电对ABR波形的影响。2005年，Don等[91]对比54例微小听神经瘤患者和78例正常听力的成人的堆栈ABR和标准ABR的敏感性和特异性率，结果表明堆栈ABR对于微小听神经瘤的诊断优于传统的ABR（波Ⅰ～Ⅴ间期和IT5）。并不是所有的脑干诱发电位仪中都提供了能测试堆栈ABR的专业软件，而且其测试时间比传统的ABR测试方法更长。然而，似乎该神经系统评估方法可能代表传统电生理评估方法的改进，并且在不能进行影像学检查的人群中可能具有优势。

在堆栈ABR推出几年后，Don及同事[92, 93]发表了一系列描述CHAMP（耳蜗积水分析掩蔽程序）程序的研究，其为堆栈ABR程序的变体，可用于诊断MD。Don及同事[93]描述了23位明确MD和发作期的患者，并将他们的结果与38位正常听力对照组的数据进行比较，在正常听力组中，掩蔽声强足以掩蔽ABR的波Ⅴ，但不能掩蔽MD患者ABR中的波Ⅴ。此外，在这些患者中，仅用click声获得ABR与使用同侧高通掩蔽获得的ABR的波Ⅴ潜伏期的差异非常小，其原因可能是，内淋巴积水导致耳蜗机制的显著和可测量的变化。该研究报道了近100%的敏感性和特异性率，虽然需要更多的研究，但这些发现提示了ABR在单侧SNHL鉴别诊断中的另一个应用。

神经外科学家也将ABR用于监测颅底手术期间的听神经功能状态。术中监测的目标是向外科医生提供有关听神经状态的反馈信息，可通过术中连续监测波Ⅴ潜伏期及波Ⅰ～Ⅴ间期来完成。任一参数的延长都可能由手术创伤引起，而且在某些情况下，这些变化是可逆的。然而，使用ABR做术中监测的主要缺点是需要通过叠加平均的方法得到潜伏期和波间期从而来定义是否造成损伤。即使在理想的情况下（ABR波形分化好且噪声水平可控），也不可能为外科医生提供相对于听觉神经功能的即时反馈。如果使用直接放置在暴露的听觉神经上的电极的记录电极，则可以记录到更清晰的波形分化，并且可以让我们在术中获得接近即时的反馈，那么为了使电极不干扰手术区域，如何放置记录电极可能是一个挑战。

尽管一些研究表明，在颅底手术结束时存在ABR波形分化与术后听力测试结果有较好的相关性[94, 95]，但外科医生并不完全认同术中监测的重要性或有效性，并且没有足够的研究能证明术中监测有效。即使进行有效的监测，保存听力的手术方案并不一定可行。根据我们的经验，术中监测的最大贡献是提醒外科医生必要时放缓手术操作，甚至改变切除肿瘤的方式方法。

3. 新兴应用

数十年前的科学文献对ABR就有所描述，并且很多研究均同其临床应用相关。即使在今天我们依然努力寻求使ABR记录效率更高的方法，并更好地对其结果进行解读及应用；比如，最近亦有脑干诱发电位仪厂家开发了"chirp"声而不是简单的click音或短音来诱发ABR。"chirp"声为短暂的正玄波脉冲音，其频率随时间增加而改变。频率从低到高的这种变化抵消了行波引起的一些延迟。使用"chirp"声诱发的ABR往往比使用标准click音刺激诱发的ABR波形分化更好[96]。

另一种可用于改善ABR信噪比的方法是"Kalman"算法，该信号处理技术中，记录的EEG活动是基于扫描中的总噪声水平的估计来进行加权：与高噪声的扫描相比，正在进行的平均值中的低噪声扫描的权重更大。Vivsonic公司（Vivimed，加拿大西多伦多的Vivimed实验室）最近开始销售诱发电位记录系统，该系统使用"Kalman"算法结合源记录电极来降低ABR中的噪声水平并提高整体信噪比。他们的目标是可以让儿童在不使用镇静药的情况下进行ABR的测量。这两项创新都有可能影响临床实践。

最后，研究表明，有可能使用频谱复杂的信号，如音乐声音、元音、单词或短语来记录ABR[97, 98]。即文献中提到的复杂ABR或言语ABR。这些反应包括瞬态和稳态部分，并且这些反应提供了关于听觉系统如何准确地对持续信号在脑干水平处的时间变化进行编码的信息。已有研究报道听力损失的受试者中言语 ABR 的异常[97, 99]，但其可通过康复训练来改善[100, 101]，而且衰老对言语 ABR 的影响很敏感[102]。虽然上述研究为实验性的，但仍令人兴奋，因为它提出了诱发电位技术的较为新兴临床应用。

四、听觉稳态反应

听觉稳态反应（ASSR）为诱发脑电图（EEG）活动的远场记录反应，其声刺激为连续的正弦声学刺激（如载波频率），其以相对慢的速率进行幅度和（或）频率的调制。如果受试者听到声音信号，则其 EEG 活动在信号中的缓慢调制之后将趋向于周期性地增加或减少。所记录的 EEG 活动在频域进行分析并且使用统计程序自动确定 ASSR 有反应或无反应。

ASSR 主要用于阈值评估，与 ABR 相比具有两个潜在优势。具体而言，同 ABR 的刺激声相比，ASSR 的刺激声更具有频率特异性，并且软件自动确定某一声强是否存在反应，无须手动"挑选峰值"。ASSR 的主要缺点是响应幅度非常小，比 ABR 小得多。因此，记录 ASSR 时需要特别安静的环境，相当长的记录时间，以及对生理和非生理噪声源的良好控制。

最初，ASSR 使用大约 40Hz 的调制频率记录。已有研究报道了 ASSR 阈值和听力阈值之间的相关性[103-105]。然而，另有研究发现注意力下降、睡眠和镇静能影响 ASSR 的结果，使得 ASSR 对儿童和其他难以测试人群客观听阈评估不甚乐观[106, 107]。随后的研究表明，当使用 75~100Hz 之间的调制频率时，即使睡觉的孩子也可以成功记录 ASSR[107, 108]。观察近 10~15 年已经发表的一些研究发现，比较 ASSR 阈值和听力阈值的相关性，记录和分析反应所需的技术从实验室转移到临床。大多数研究报道了 ASSR 阈值与听力阈值之间具有较高相关性，并且一些研究人员已经发布了可用于从 ASSR 阈值预测听力阈值的校正因子[109, 110]。图 8-6 显示了一组受试者（10 人）ASSR 阈值、短纯音 ABR 诱发阈和 click 音 ABR 诱发阈与听阈之间的关系，其听力图各不相同。这些数据是在我们实验室收集的。很显然，当记录时间足够长并且电声学噪声较低时，ASSR 阈值同短纯音或短音 ABR 一样，可成为客观地评估听阈的方法。最后，对于 ABR 没有波形分化的重度 - 极重度 SNHL 患者，ASSR 成功地进行了听阈评估[75, 111]。这意味着可通过 ASSR 来区分重度听力损失和极重度听力损失。因此，ASSR 常用于评估人工耳蜗植入的儿童的客观听阈。

目前，许多临床工作者常使用 ASSR 作为评估儿童听力阈值的一种方法，在一定程度上取代了短纯音诱发的 ABR 测试。但仍然有人担心放弃 ABR 测试，仅依赖 ASSR 诊断评估婴幼儿残余听力的可靠性。其担忧反映了一个事实，即仅仅通过 ASSR 并不能诊断听神经病，甚至都不能诊断传导性聋，而且对于上述疾病是否存在某些机会影响到 ASSR 对听阈评估结果的准确性。其还提出 ASSR 阈值有时变化很大，或可能受到刺激伪迹的影响，尤其当刺激强度较高或使用骨导传感器时。尽管还需要进一步的研究，但已经很明确，这种诱发电位在未来几年仍将是电生理诊断测试的一部分。

五、电刺激诱发听觉动作电位

在过去的 20 年中，对重度 - 极重度 SNHL 患者而言，人工耳蜗植入（CI）为首选治疗方案。目前仍然如此，虽然多年来 CI 技术有所改善，技术进步导致了其疗效的改善以及手术指征的扩大。今天，新生儿听力筛查可做耳聋早期诊断，且出生即诊为重度双耳 SNHL 的患儿很可能在其 1 岁左右就植入人工耳蜗。另外，双侧人工耳蜗植入已成为常规手术，并且认为许多有其他发育异常的患者也适合 CI。最后，许多重度 SNHL 患者选择进行人工耳蜗植入，并且术后的非植入耳中经常继续使用助听器。事实上，CI 制造商已经设计了不易对耳蜗造成损伤的电极，以保留植入耳的残余听力。

研究人员和临床工作者一直在寻找客观的方法来评估听觉系统对电刺激的反应。在 20 世纪 80 年代末和 90 年代初，当 CI 技术还在萌芽阶段，目标是找到通过电刺激听觉诱发电位来评估听神经功能的方法，希望通过这些信息来预测 CI 术后效果。今天，诱发电位不仅用于评估患者是否适合 CI，而且还用于 CI 言语处理器的编程，追踪其性能随时间的发生的变化并评估设备功能。尽管通过 CI 可记录几种不同的听觉诱发电位，但最受关注的两种听觉诱发电位仍是电诱发听性脑干反应（EABR）和电诱发复合动作电位（ECAP）。最近，对 ECAP 的兴趣越来越大，这些反映高位听觉中枢的测试方法如何可能应用于临床实践。以下将回顾这些方法在 CI 中的应用。

六、电诱发的听性脑干反应

EABR 在 20 世纪 80 年代中期被首次提出[112-114]。EABR 与声刺激 ABR 有许多相似之处，但峰值潜伏期显著缩短。EABR 的波 I 经常被刺激伪迹干扰，故其很难被记录到（图 8-3）。此外，EABR 的波 V 的潜伏期随着刺激强度变化的幅度很小，这可能由于当使用电刺激时，耳蜗行波并不会导致时间延迟。因此，临床工作者必须依靠幅度变化而不是潜伏期变化函数来表达对电刺激的反应[115, 116]。

通过表面电极记录和合适的记录参数，甚至可在先天性耳聋儿童记录到 EABR[116-118]。人工耳蜗制造公司提供的软件可用以控制植入体的刺激，并且市场上也有可用的诱发电位记录系统来记录 EABR。尽管可以从 CI 儿童中记录 EABR，但在检查过程中，儿童通常需要使用镇静药，因此很少有 CI 中心定期记录 EABR。

今天，ECAP 已经在很大程度上取代了 EABR，成为神经反应的评估工具。最初 EABR 主要用于 CI 术后对电刺激没有明显的行为反应，而且其 ECAP 也无法测量的患者。常见于使用较旧设备的植入者，人工耳蜗的反向遥测系统无法工作、耳蜗形态异常或骨骼生长导致刺激伪迹过多而导致不能从蜗内电极进行记录。在上述情况下，由于 EABR 潜伏期较长及刺激电极和记录电极之间存在更多的空间，反而可以被成功记录。已有研究报道了 ECAP 和 EABR 阈值之间良好的相关性[119, 120]，并且也有研究描述了 EABR 阈值与人工耳蜗植入编程水平之间的关系[119, 121]。然而，很少通过 EABR 来进行人工耳蜗编程。

七、电诱发复合动作电位

ECAP 是记录的电刺激诱发的大量听觉神经纤维的同步放电反应（图 8-3）。于 1990 年首次被提出[122]。1995 年，Cochlear 公司（Englewood, CO）首先引入了一种配备有双向遥测系统和可用于临床环境中的软件的 CI 来记录该反应。很快，Advanced Bionics（美国 AB 公司）和 MED-EL 公司（奥地利）紧随其后，推出了类似装备。

ECAP 本质上是一种 ECOG 反应，但后者为声刺激，前者为电刺激。ECAP 的主要组成部分是单个负向波，通常标记为 N_1，幅度较大，潜伏期比 ECOG 的 N_1 短。已报道 ECAP 范围的平均 N_1 潜伏期为 0.3～0.5ms，而振幅高达 2～3mV。声刺激和电刺激诱发波形潜伏期间差异机制如下，电刺激直接刺激听觉神经纤维，既不受行波延迟的影响，也不受毛细胞和初级传入神经元之间的突触传递所需时间的影响。而与 ECOG 相比，其波幅的增加则源于记录电极更接近可兴奋神经群，而且电刺激诱发的神经纤维放电同步性更好。

与其他电诱发听觉电位相比，ECAPs 具有以下明显的优势。如：与 EABR 相比，记录电极靠近听觉神经导致其波幅更大和信噪比增加。另外，其记录位置似乎也可消除肌肉伪迹的干扰。上述两个因素使 ECAP 非常适合儿童。ECAP 记录过程中的难题是必须减小由电刺激伪迹引起的干扰。Hughes[123] 详细描述了如何测量 ECAP 以及如何在临床设备中应用 ECAP。在许多耳鼻喉科诊所中，已常规检查 ECAPs，且已开发了自动化算法，使其操作更简单有效[124, 125]。

在过去的 20 年中，已发表了很多相关研究，ECAP 可帮助我们理解电刺激在听觉神经水平编码方式，或有助于人工耳蜗的言语处理器的编程过程。一些研究人员已报道了 ECAP 阈值和人工耳蜗的言语处理器的编程之间的相关性[117, 126-129]。根据用于言语处理器编程的刺激速率，ECAP 诱发阈指在该刺激强度，大多数 CI 患者可以听到而且不会导致不适感。对于许多 CI 患者，各刺激电极 ECAP 阈值大致与 MAP 中的刺激强度平行。

然而，每个研究都有较大的个体差异，已提出了一系列的方法来提高基于 ECAP 的 MAP 的准确性[121, 127, 130]。基于 ECAP 的 MAP 并不完美，但有研究表明，CI 患者有可能通过该方法获得可接受的言语感知水平，并且一旦孩子通过该方法，能够更容易地接受拟合过程时，其可作为首次 MAP 的参考值[130, 131]。

在临床工作中，电诱发听觉电位还有一个重要作用，即帮助判断设备是否有潜在的故障。在某些情况下，了解神经是否对电刺激有反应是很有帮助。这些检查方法可以提供很多有关听觉系统如何随时间响应的有用的信息，还可用于判断调机过程中刺激特征 [如脉宽、强度和（或）速率] 的改变是否合适。对少数 CI 患儿（或成人）不能对电刺激做出反应，没有预期的进展，或随时间推移表现有所下降的现象提供了证据。尤其当患者无法准确诉及可能伴随设备功能变化的感知变化，ECAP 等客观检查方法就格外有用。

该诱发电位的局限性主要表现为，其产生于外周听觉系统。因此不能反映中枢听觉系统的功能，仅能提示 CI 患者能察觉声音，而且还没有任何研究表明可用其来预估 CI 患者的言语识别率。

八、电刺激诱发中潜伏和长潜伏期反应

中潜伏期和长潜伏期听觉诱发电位也可以使用电刺激来记录。电诱发中潜伏期反应（EMLR）的特征是在刺激后 10～50ms 窗内出现一系列缓慢的正向波（图 8-3）。像声诱发的中潜伏期反应（MLR）一样，电诱发中潜伏期反应产生于听觉系统的中脑的神经元，为电刺激成功记录的第一种听觉诱发电位之一。因其波峰潜伏期相对较长，故波形分化与刺激伪迹较易分离。不管是声刺激还是电刺激诱发的中潜伏期反应在临床实践中都应用较少，主要是因为该反应难以量化，而且由于受到睡眠和镇静的影响，婴儿记录到的 MLR 和 EMLR 均不可靠。

电生理学技术也可以来记录由人工耳蜗提供的电刺激而产生的来自听觉皮质的诱发电位。CAEP 泛指这类诱发反应。尽管该术语包括几种不同的诱发电位，但最常用的诱发电位是长潜伏期 P_1-N_1-P_2 复合体。通常，其由一系列标记为 P_1，N_1 和 P_2 的 3 个波峰组成，潜伏期在 70～300ms（图 8-3）。

在成人记录上述诱发电位并不困难，但由于使用密集的多导电极，而且记录时要求受试者保持清醒状态，以及记录期间要求受试者的持续配合，所以对幼儿来说，该测试可能是一种挑战。像 EMLR 一样，不能从睡眠或被镇静的受试者记录到 CAEP。尽管存在相当大的局限性，但最近研究者对 CI 患者的 CAEP 的兴趣也在增加，其主要源于 Curtis Ponton[132, 133] 和 Anu Sharma 及其同事[130, 134] 发表的论文，他们的研究表明 CAEP 的潜伏期可能受多种因素的影响，如植入前耳聋的时间。具体而言，和 2 岁左右 CI 的患儿相比，7 岁后 CI 的先天性耳聋患儿的 CAEP 的 P_1 潜伏期显著延长。另有研究表明，电刺激 CAEP 的 P_1 反应的潜伏期可能在人工耳蜗开机后的头几周或几个月内发生变化，这可能反映了婴幼儿听觉系统的可塑性[134]。由于 CAEP 可以使用持续时间长的复杂频谱信号（如语音和音乐）进行诱发，并且可以用来测量佩戴人工耳蜗或助听器后的诱发电位，故这类诱发电位也很有吸引力。

目前，CAEP 主要用于实验研究，但脑电图仪制造商正在努力开发可能更适合于儿童的记录系统。很显然，其可能有助于评估人工耳蜗言语编码策略或助听器是否合适；并且因为它可以使用复杂频谱信号的刺激来诱发并能反映更高层次的听觉系统处理功能，所以它也可能有预测听觉系统性能的潜力[135, 136]。但这些电诱发听觉电位提供的听觉处理信息是否超过临床记录过程遇到的挑战仍然未知，需进一步的研究来确定。

九、总结

在本章中，我们回顾了当下临床工作中许多客观评估方法，以评估那些年龄太小或者无法配合行为测听手段进行检测人群的听觉功能。这些评估方法均不能替代行为测听。然而，这些技术的谨慎应用可以对耳科学的临床实践产生积极的影响，并且其可以提供很多有关正常听觉系统乃至于受损听觉系统的信息。

第二篇 诊断与评估

推 荐 阅 读

Al-momani MO, Ferraro JA, Gajewski BJ, et al: Improved sensitivity of electrocochleography in the diagnosis of Meniere's disease. *Int J Audiol* 48:811–819, 2009.

Brown CJ, Hughes ML, Luk B, et al: The relationship between EAP and EABR thresholds and levels used to program the Nucleus CI24M speech processor: data from adults. *Ear Hear* 21:151–163, 2000.

Buchman CA, Roush PA, Teagle HF, et al: Auditory neuropathy char-acteristics in children with cochlear nerve deficiency. *Ear Hear* 27(4): 399–408, 2006.

Don M, Kwong B, Tanaka C, et al: The stacked ABR: a sensitive and specific screening tool for detecting small acoustic tumors. *Audiol Neurotol* 10:274–290, 2005.

Don M, Kwong B, Tanaka C: An alternative diagnostic test for active Ménière's disease and cochlear hydrops using high–pass noise masked responses: the complex amplitude ratio. *Audiol Neurotol* 12(6):359–370, 2007.

Ferraro JA, Durrant D: Electrocochleography in the evaluation of patients with Ménière's disease/endolymphatic hydrops. *J Am Acad Audiol* 17(1):45–68, 2006.

Gorga MP, Johnson TA, Kaminski JR, et al: Using a combination of click– and tone burst–evoked auditory brain stem response measure–ments to estimate pure-tone thresholds. *Ear Hear* 27(1):60–74, 2006.

Hughes ML, Brown CJ, Abbas PJ, et al: Comparison of EAP thresholds with MAP levels in the Nucleus 24 cochlear implant: data from chil–dren. *Ear Hear* 21:164–174, 2000.

Johnson T, Brown C: Threshold prediction using the auditory steadystate response and the tone burst auditory brain stem response: a within–subject comparison. *Ear Hear* 26(6):559–576, 2005.

Johnson TA, Neely ST, Kopun JG, et al: Clinical test performance of distortion–product otoacoustic emissions using new stimulus condi–tions. *Ear Hear* 31:74–83, 2010.

Sharma A, Dorman MF, Spahr AJ: A sensitive period for the development of the central auditory system in children with cochlear implants: implications of age of implantation. *Ear Hear* 23:532–539, 2002.

Shera CA: Mechanisms of mammalian otoacoustic emission and their implications for the clinical utility of otoacoustic emissions. *Ear Hear* 25(2):86–97, 2004. Erratum in: *Ear Hear* 25(3):308, 2004.

Skoe E, Kraus N: Auditory brainstem response to complex sounds: a tutorial. *Ear Hear* 31:302–324, 2010.

Stapells DR: Threshold estimation by the tone–evoked auditory brainstem response: a literature meta–analysis. *J Speech Lang Path Audiol* 24:74–83, 2000.

Tlumak AI, Rubinstein E, Durrant JD: Meta-analysis of variables that affect accuracy of threshold estimation via measurement of the auditory steadystate response (ASSR). *Int J Audiol* 46:692–710, 2007.

van Dijk B, Botros AM, Battmer RD, et al: Clinical results of AutoNRT, a completely automatic ECAP recording system for cochlear implants. *Ear Hear* 28:558–570, 2007.

Vander Werff KR, Burns KS: Brain stem responses to speech in younger and older adults. *Ear Hear* 32:168–180, 2011.

Vander Werff K, Johnson T, Brown C: Behavioural threshold estimation for auditory steadystate response. In Rance G, editor: *Auditory steady-state response: generation, recording, and clinical applications*, San Diego, 2008, Plural Publishing, pp 125–147.

颞骨和颅底的神经放射学

Neuroradiology of the Temporal Bone and Skull Base

第9章

Frank M. Warren III Clough Shelton Bronwyn E. Hamilton Richard H. Wiggins III 著

毛彦妍 译

要点

1. 电子计算机断层扫描（CT），无论有或没有对比强化，都可以显示颞骨的骨质破坏、邻近软组织炎症和（或）者恶性外耳道炎引起的脓肿。
2. 胆脂瘤在磁共振（MRI）中有明显的影像学特征，病变在 T_1 加权像表现为等信号或者高信号，T_2 加权像为中等信号，不随造影剂加入而增加。更重要的是，病变在弥散加权像上显示弥散受限，MRI 技术对于残余胆脂瘤的发现手术范围的评估是先进和可靠的。
3. MRI 和 CT 常用于血管球瘤的评估，CT 最适于评价颈静脉球骨质破坏的程度，适用于区别鼓室球瘤和颈静脉球瘤，MRI 最适于明确颈部和颅内软组织病变扩散范围，同时明确颈动脉的侵犯情况。
4. 高分辨率 T_2 加权 MRI，用来筛选听神经瘤。
5. HRCT 薄层切片用于前半规管裂的诊断，裂管部分必须大于 2mm，扫描可重建前半规管层面，裂管区域可在重建后直接予以测量。
6. HRCT 作为评估小儿神经性聋的最佳方法，HRCT 可发现耳蜗、前庭的结构异常，以及可能的前庭导水管扩大。
7. 岩尖病变的诊断基于 CT、MRI 特征。
8. 桥小脑角病变的 MRI 特征，是鉴别诊断的最佳方法。
9. 高分辨率 T_2 加权 MRI 可用于人工耳蜗植入的术前评估，可明确耳蜗形态，评估第Ⅶ、Ⅷ对脑神经复合体。

    影像诊断对于耳科患者病情评估具有不可或缺的作用。磁共振（MRI）、计算机断层扫描（CT）、血管造影和核医学研究有助于耳鼻喉科医师诊断各种不同的病情，在手术方案的制定中起到重要的作用。本章回顾了利用 MRI 和 CT 观察颞骨和颅底的结构和发现病变，重点介绍了该区域不同的解剖亚区，颞骨、脑桥小脑角（CPA）、内听道（IAC）以及颅底。

    2008 年之前的十年间，对于颅底、颞骨、CPA 和相关血管、神经结构的影像诊断得到了明显改进。当 MRI 强度达到 3T 时，使得 MRI 的局限性减小，提高了信噪比，导致微小结构的分辨率提高。研究仍在继续增大扫描强度，高达 7T，这在临床上从未被应用过。此外，利用射频线圈可以通过提高有效电磁强度的方法来提高分辨率。这些技术的改进使得 CPA/IAC 和内耳的成像更加

第二篇 诊断与评估

精细，如利用高分辨率 T_2 加权像（T_2WI）评估耳蜗神经发育不全。MRI 最适于观察软组织结构，利用 MR 动脉、MR 静脉造影，可用来观察颅底血管。

CT 也在不断改进：分辨率提高了，同时随着多探测器扫描仪的出现，患者受到的辐射量也减少了。目前临床 CT 技术的最大分辨率是 0.3mm，为颞骨解剖提供前所未有的细节。CT 最适用于骨质解剖，尤其是耳蜗、半规管、前庭和前庭导水管，此外 CT 对于中耳和乳突病变的诊断也很有用。

一、颞骨

颞骨成像需要识别和区分骨和软组织结构，CT 和 MRI 常需要同时使用。将该区域划分为解剖亚区，外耳道（EAC）、中耳、内耳、岩尖、面神经颞骨内段，便于讨论该区域的结构。

二、外耳道

先天性疾病很少累及外耳道。最常见的病变是外耳道闭锁、第一鳃裂瘘管和囊肿。颞骨高分辨 CT（HRCT）是评估外耳道闭锁和狭窄的最好方式，易于区分外耳道的软组织和骨性成分（图 9-1），可发现狭窄或闭锁处后面是否有外耳道胆脂瘤，中耳可能存在的发育不全，如典型的锤砧骨融合同时与镫骨相连，锤骨存在的发育畸形，并可能伴有前庭窗闭锁（图 9-2）[1-3]。面神经管位置明显异常，神经在鼓室段产生分支，覆盖前庭窗，乳突段位置更向前向外，进入关节窝或者向外侧异位至茎突，所有这些异常对于外科医生对耳道狭窄修复能力评估都是重要的[4]。

累及外耳道的严重感染影像常用于评估恶性或者坏死性外耳道炎，其典型的发病过程累及外耳道的软组织和骨性结构，并延伸至相邻的软组织。CT 典型表现为外耳道和耳廓的软组织肿胀，伴相邻的骨质破坏，外耳道下方骨髓炎样改变（图 9-3）。感染可在任何方向上传播，它可以向下延伸到腮腺、咀嚼肌和咽旁间隙，向后进入乳突气房，向内入中耳和岩尖，向前进入颞下颌关节。在这些区域还可以看到积液呈边缘增强，这是因病灶继发脓肿形成。

这些病变的 MRI 显示类似的软组织增厚。增强的 T_1WI 显示外耳道和耳廓的弥散性增强，在脓肿导致的蜂窝织炎和边缘增强的积液时，显示邻近组织增强。T_2WI 显示蜂窝织炎区域呈弥散性高信号[5,6]。

外耳道的炎症性病变包括胆脂瘤、角化病和耳道内纤维化。无论位置如何，胆脂瘤的标志性

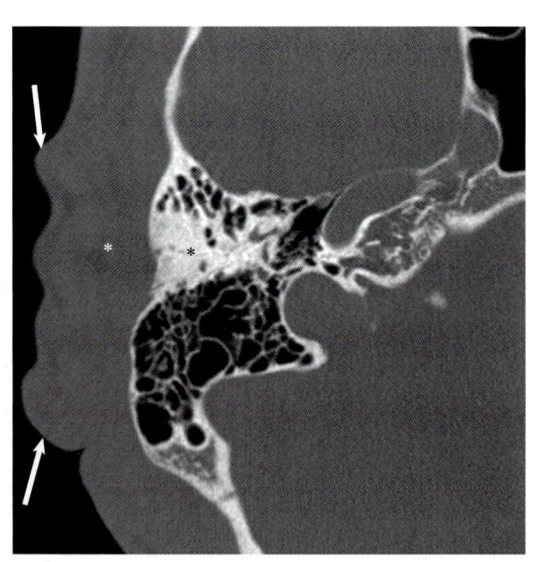

▲ 图 9-1 右侧颞骨轴位骨平窗平扫 CT，显示外耳道发育异常，软组织（白*）和骨性（黑*）外耳道发育异常，并耳廓畸形（箭）

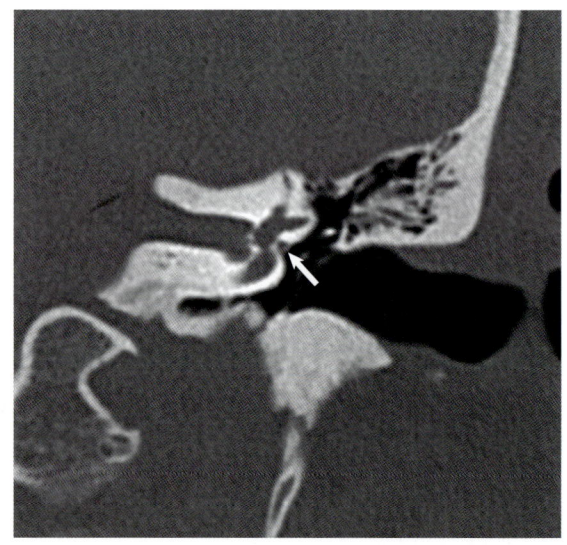

▲ 图 9-2 冠状位骨窗 CT 扫描左侧颞骨示圆窗发育异常，其面神经鼓室段覆盖闭锁的前庭窗，箭所指为面神经

第 9 章 颞骨和颅底的神经放射学

成像都为骨质破坏。典型的外耳道胆脂瘤成像显示外耳道均匀的侵蚀性的软组织团块。这些团块主要存在于外耳道下壁和后壁，在 CT 上显示为软组织密度，50% 的病例发现外耳道骨质膨胀性破坏，病变内见斑片状骨（图 9-4）[7]。对比增强在这些情况下通常无显影，但相关炎症情况下可能显示边缘增强。CT 是这些病变的首选诊断方法。

角化病是外耳道内角质碎片的异常积聚，不伴有侵蚀性的骨质破坏[8]。这种病可能与胆脂瘤混淆，临床医生需进行耳影像学检查。HRCT 显示外耳道充满软组织，大部分鼓膜完整，外耳道骨质结构扩大，但是无骨性外耳道的膨胀性侵蚀（图 9-5）[9]。HRCT 增强对这些病例并无帮助。

耳道内侧的炎症后纤维化在临床上很难评估，因为耳道变得短且有瘢痕，该病是外耳道慢性炎症的后遗症，通常由外耳道慢性炎症引起，但也可以起源于自身免疫性疾病[10, 11]。轴位和冠状位的非强化 HRCT 是最有用的，典型可见在耳道的内 1/3 或者 1/2 处软组织影，与鼓膜分界不清，没有骨性外耳道的膨胀性破坏，常呈现为新月形（图 9-6）。在最早的阶段，仅有明显的鼓膜的增厚（尤其是前方），中耳和乳突不累及。

外耳道的良性肿瘤包括外耳道外生骨疣和骨瘤。外生骨疣，也称为"冲浪耳"，可以在没有影像检查的情况下诊断。在一些常见冷水游泳的地区，颞骨影像常发现外生骨疣。在 HRCT 上，病变常表现为骨质呈球形过度增生，被覆的软组织正常，开始通过外耳道峡部如图 9-7 所示。这些病变几乎都是双侧的，而且通常发生在骨缝上。外耳道骨瘤可以通过几个不同的特征与这些病变区别开来。与外生骨疣类似，骨瘤具有正常的被覆软组织，但它们通常呈卵圆形，并＜ 1cm（图 9-8）。通常偶然被发现，这些病变常常是孤立的、无症状的、单侧发病。

外耳道恶性病变并不常见，通常局限于原位

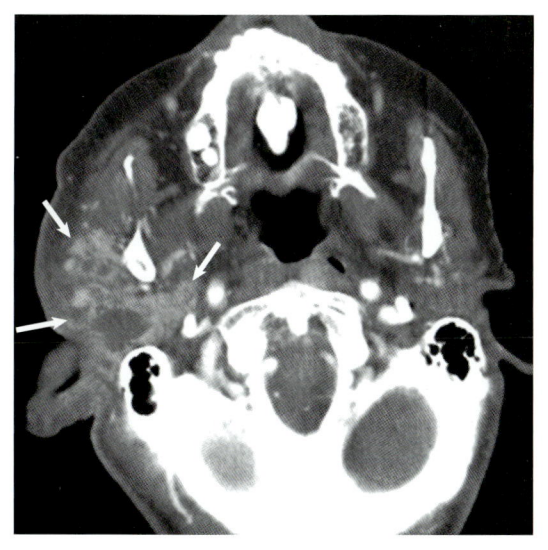

▲ 图 9-3 颈部轴位强化 CT 扫描，示右侧外耳道下方腮腺间隙（箭）异常斑片状增强，邻近感染的下方

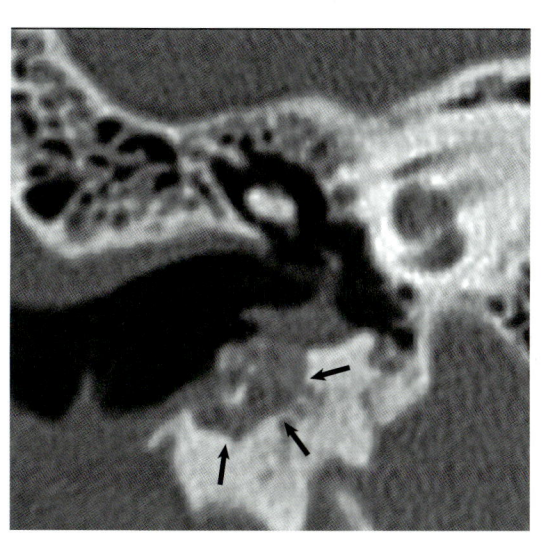

▲ 图 9-4 冠状位骨窗 CT 扫描右侧颞骨，示外耳道胆脂瘤，可见耳道下壁的骨质破坏伴骨质疏松（箭）

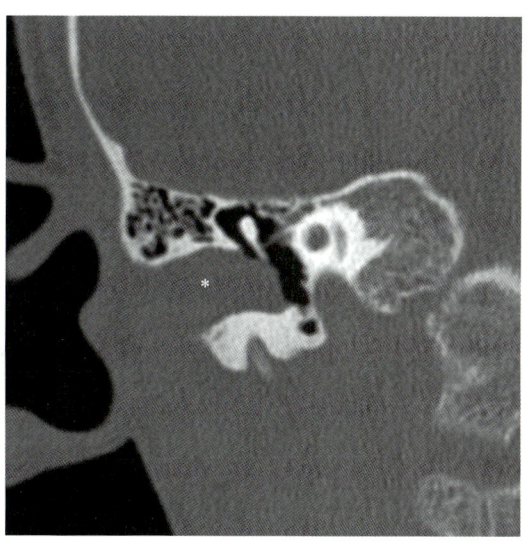

▲ 图 9-5 冠状位 CT 扫描右侧颞骨，示经典的角化病，良性软组织影填充外耳道（*），并没有骨质破坏

的鳞状细胞癌，转移性癌肿偶尔转移至该区域。鳞状细胞癌的成像特征通常为外耳道内的软组织影，伴有侵袭性的骨质破坏。建议用无对比增强的 HRCT 来观察肿瘤对骨质的侵犯范围，MRI（无论有无对比增强）来观察软组织的侵犯程度。放射学评估可推荐被用于这些病变，因为肿瘤对骨性和软组织的侵犯程度可影响手术方案[12, 13]。HRCT 显示肿瘤和相邻的骨质侵蚀，通常孤立于外耳道（图 9-9）。增强的 HRCT 可能显示肿块不均匀增强，可能已经扩散至邻近区域。这些病变往往会沿着外耳道和耳廓局部扩散，通常不累及中耳。腮腺和颈部的局部转移可显示为增强的亮点，通常＞ 1cm（图 9-10）。这些病变的 MR 一般表现在 T_1WI 为低信号，造影剂增强后显示为肿块外周增强。T_2WI 通常表现出不均匀的高信号，侵袭性病变[13]。

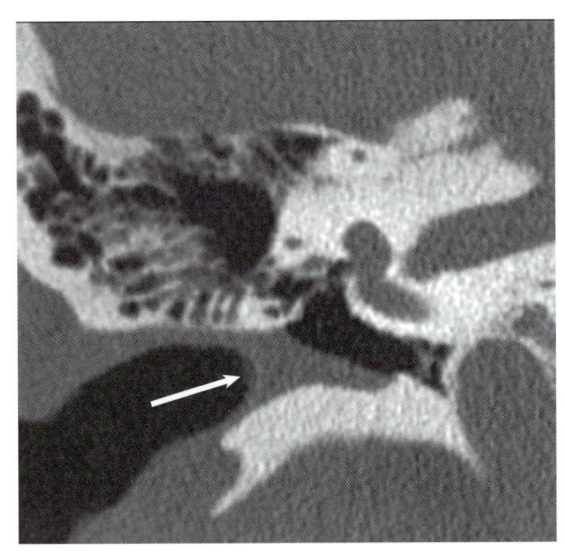

▲ 图 9-6 冠状位 CT 扫描右侧颞骨显示耳道内侧纤维化，可见经典的新月形软组织影（箭）与完整的鼓膜相融合

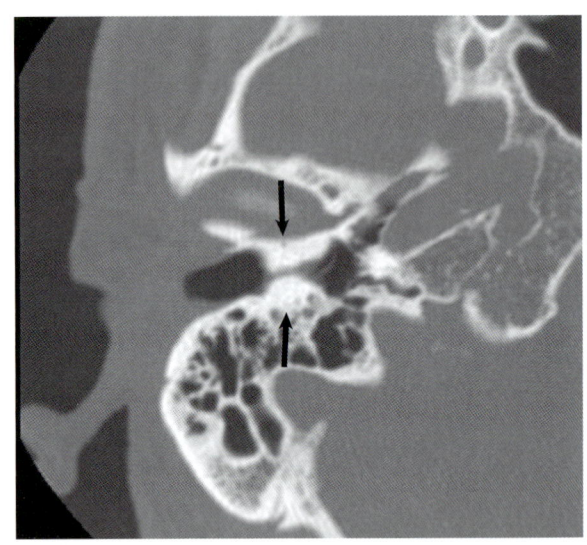

▲ 图 9-7 轴位骨窗 CT 扫描右侧颞骨，示经典的骨质过度生长呈球形，符合外生骨疣或"冲浪耳"（箭）

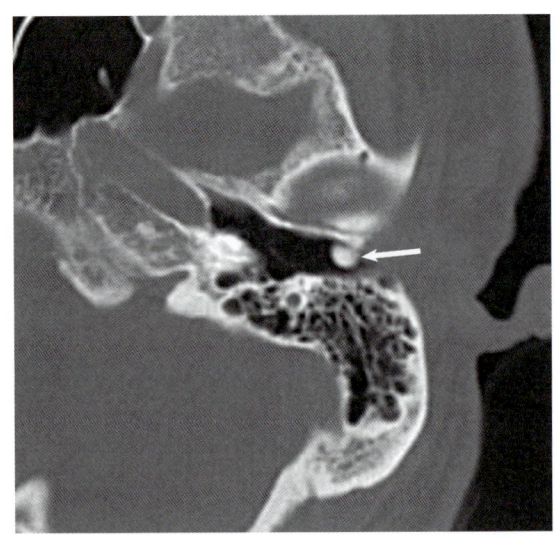

▲ 图 9-8 轴位 CT 扫描左侧颞骨，显示外耳道骨部和软骨部交接处小的骨性病变，符合骨瘤

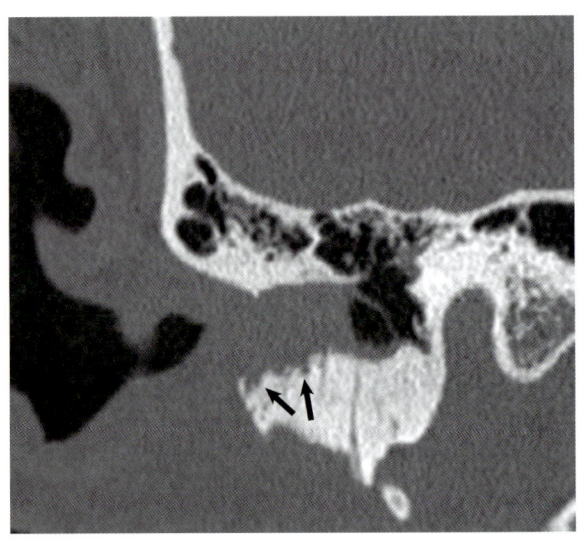

▲ 图 9-9 冠状位 CT 扫描右侧外耳道，显示外耳道下壁的破坏性病变（箭），为鳞状细胞癌

三、中耳和乳突

影响中耳和乳突的常见病变包括：胆脂瘤、鼓室球瘤和异常的颈内动脉。胆脂瘤虽然不是一个严格意义上的影像学诊断，但确实有独特的影像学特征。先天性胆脂瘤可被发现存在于完整的鼓膜后面，可能很小，局限于前鼓室；或者更少见的情况是，可以充满整个鼓室，甚至延伸入乳突[14]。非增强的 CT 示均匀的软组织病变，通常在前鼓室邻近咽鼓管处，伴或不伴邻近的骨质破坏（图 9-11）。当病变扩大时，它们可能填满整个中耳腔，侵蚀听小骨（图 9-12）、面神经管、鼓室盖或者耳囊。当病变向后延伸时，它可能会扩大鼓窦，阻塞乳突气房，滞留的分泌物使乳突变得浑浊（图 9-13）[15]。

后天性胆脂瘤具有不同的 CT 表征，由于其源自上皮细胞，破坏盾板和听小骨（图 9-14），并且可以向后侵及乳突。MRI 对于任何胆脂瘤都具有诊断意义，因为胆脂瘤在颞骨内具有特征性的表现。T_1WI 示病变呈等信号或者低信号

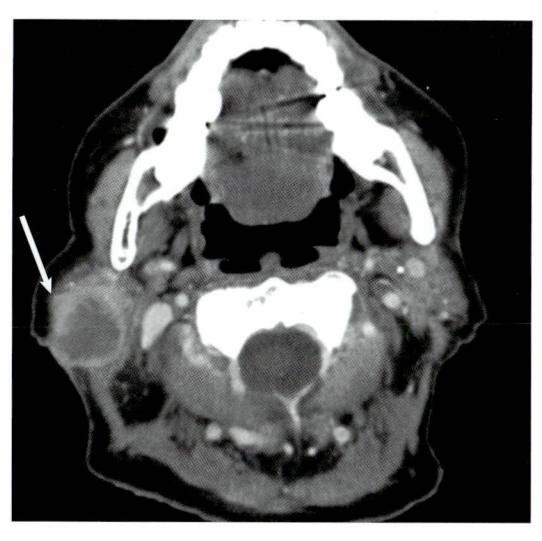

▲ 图 9-10　轴位强化 CT 扫描舌骨上颈部，显示外耳道鳞癌导致的右侧腮腺大的坏死性结节（箭）

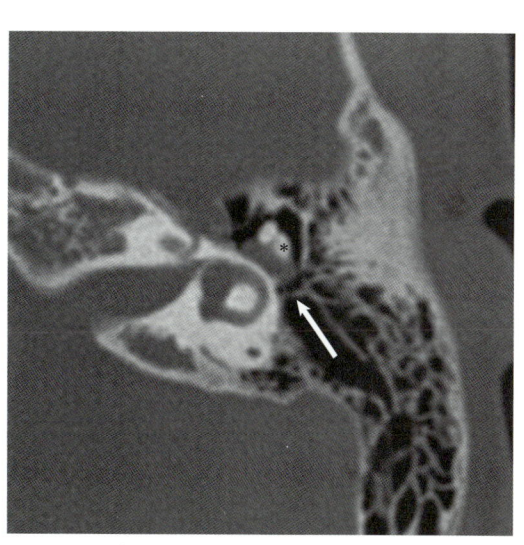

▲ 图 9-11　轴位 CT 扫描左侧中耳腔，显示与听小骨相邻的软组织肿块（箭）、砧骨短脚破坏（*），符合胆脂瘤

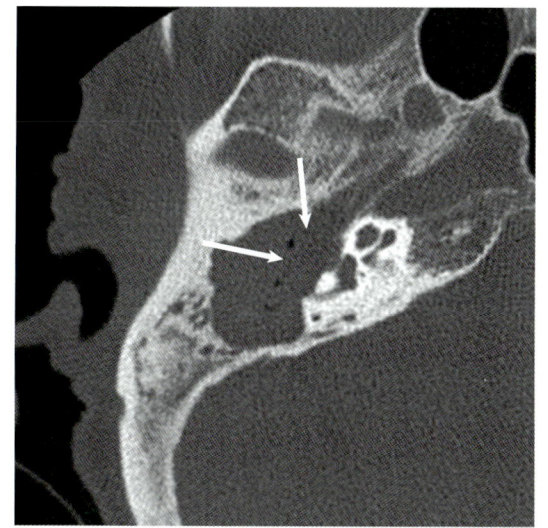

▲ 图 9-12　轴位 CT 扫描示，右中耳大的胆脂瘤，听骨完全被破坏（箭）

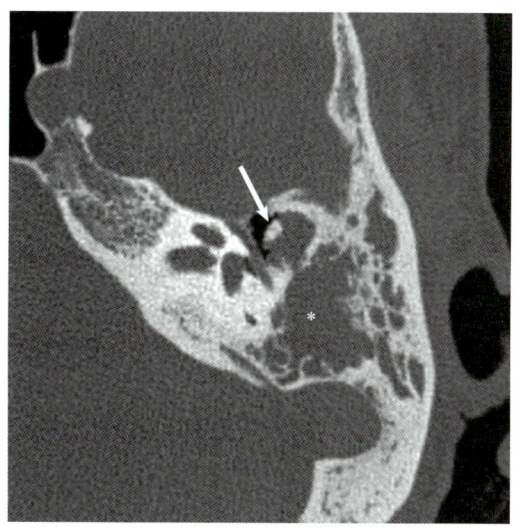

▲ 图 9-13　轴位 CT 扫描左侧中耳，示锤骨头后方（箭）位置的砧骨短脚破坏，乳突气房继发性密度增高影（*）

（图 9-15），没有强化，但是可能显示一个边缘的强化（图 9-16）。T_2WI 显示等信号或者增强的信号，有时乳突腔分泌物显示高信号（图 9-17）。液体衰减翻转恢复序列（FLAIR）成像显示不完全衰减，然而弥散加权成像显示弥散受限（图 9-18）[15]。这些成像特征是颞骨内胆脂瘤的典型特征，无论其病变位置如何。最近一个系统评价研究显示，MRI 检测残存胆脂瘤代替分期手术的敏感性和特异性分别为 91% 和 96%[16]。

颈内动脉畸形比较少见，如果不仔细注意影像学检查表现，很容易与鼓室球瘤混淆。非增强的 HRCT 可具有诊断意义，它显示了鼓室下颈动脉管扩大，颈动脉经过颈静脉球的前外侧进入中耳（图 9-19）。从这里开始，颈动脉穿过中耳，越过鼓岬，通过颈动脉管分支汇入岩内段。颈动脉孔和颈动脉管的垂直段缺失，异常的颈动脉在颞骨更外侧的位置[17]。这种病变可以通过中耳内软组织影的形态与鼓室球瘤区别开来（管状 vs. 卵圆形）。鼓室球瘤可局限于中耳腔内（图 9-20）。在这些情况下仔细检查影像表现是必要

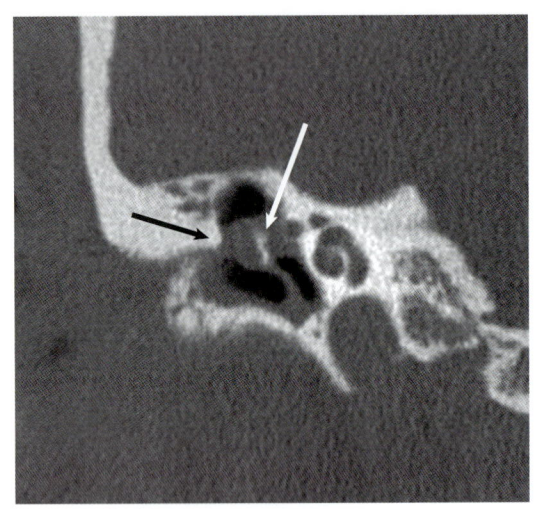

▲ 图 9-14 冠状位 CT 扫描右侧颞骨，如图所示胆脂瘤破坏盾板（黑箭）和听小骨（白箭）

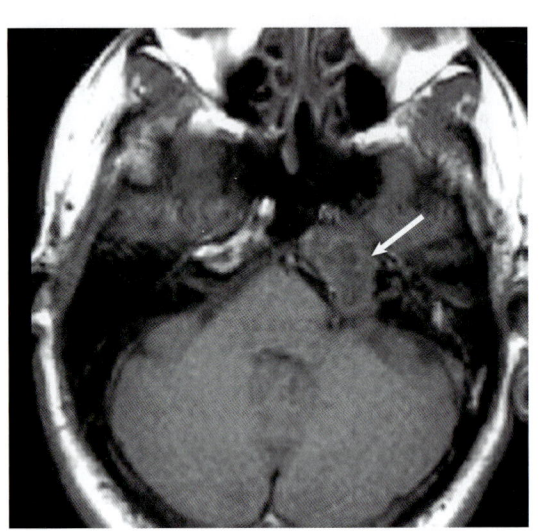

▲ 图 9-15 颞骨轴位的 T_1 加权平扫 MRI 显示，左侧的岩尖部等信号密度影（箭）

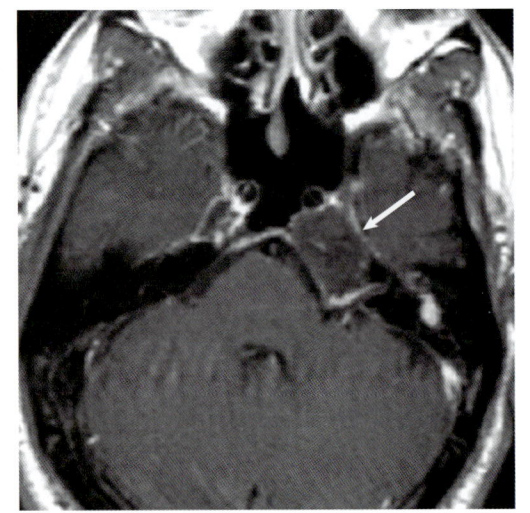

▲ 图 9-16 与图 9-15 同一患者的轴位增强 MRI 显示，左侧岩尖位置病变不增强，部分边缘增强（箭）

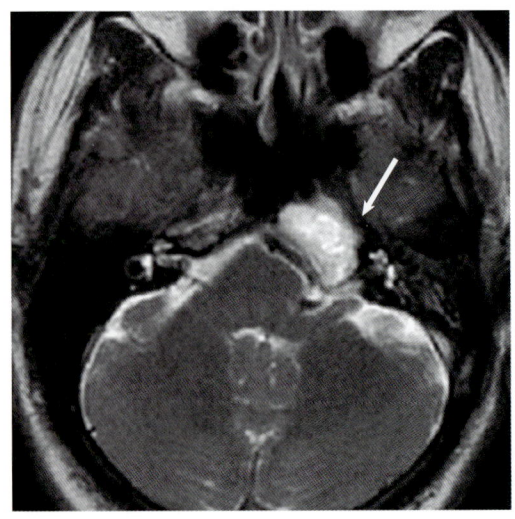

▲ 图 9-17 图 9-15、图 9-16 同一患者的轴位 T_2 加权 MRI 显示病变的 T_2 信号增强（箭）

的，因为如果仅仅在一个扫描层面上观察，异常的动脉也可能呈现中耳腔内独立的卵圆形软组织密度影。MR 血管造影也可以帮助诊断动脉畸形，显示为更多的变窄的颈内动脉和更多的横向分支（图 9-21）。

四、内耳

颞骨成像可以很好地显示内耳的结构。耳蜗、前庭、半规管在 HRCT（图 9-22）和高分辨率 T_2 加权 MRI（图 9-23 和图 9-24）上均可以较好地

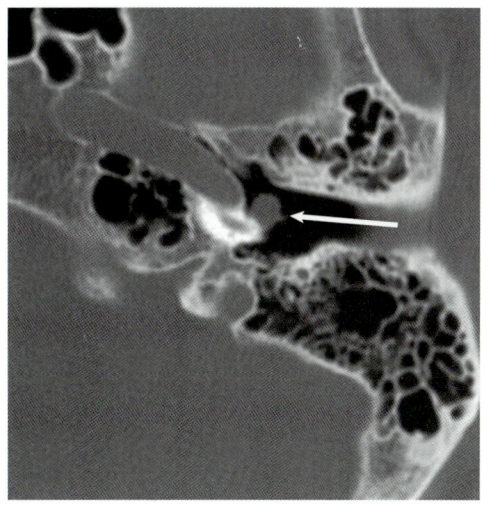

▲ 图 9-20 轴位 CT 扫描左侧颞骨显示，耳蜗岬上的小块阴影（箭）与颈动脉分离，发现是小血管球瘤

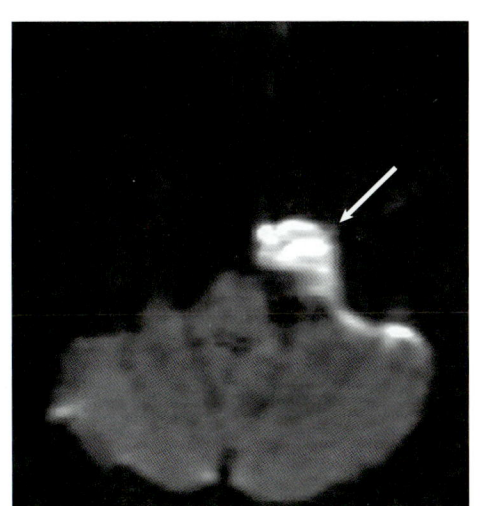

▲ 图 9-18 图 9-15 至图 9-17 相同病变的轴位弥散增强 MRI 示弥散受限（亮信号），符合胆脂瘤（箭）

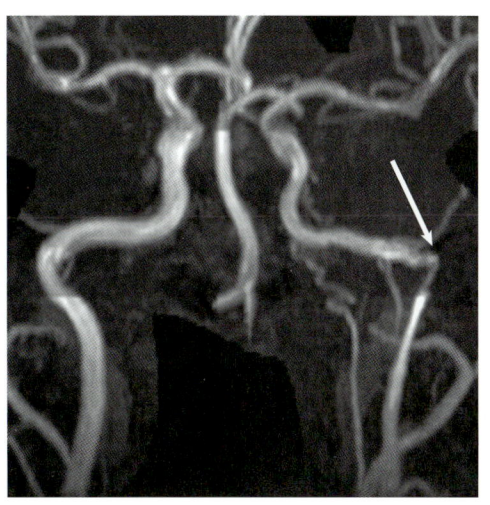

▲ 图 9-21 前面观叠加的 MRA 图像示，左侧颈动脉水平段向外侧移位（箭），符合颈动脉畸形

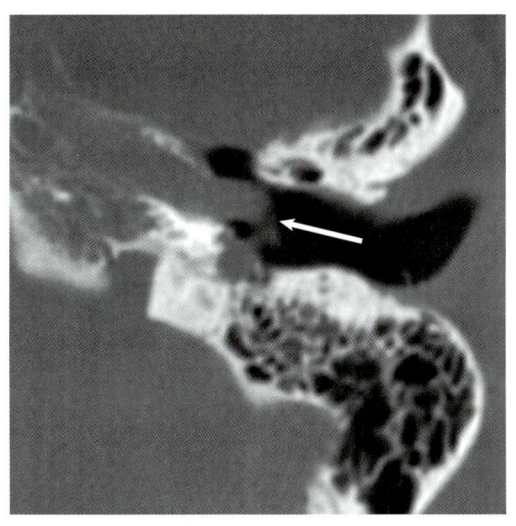

▲ 图 9-19 轴位 CT 扫描左侧颞骨显示，颈动脉水平段延伸至中耳（箭），符合颈动脉畸形

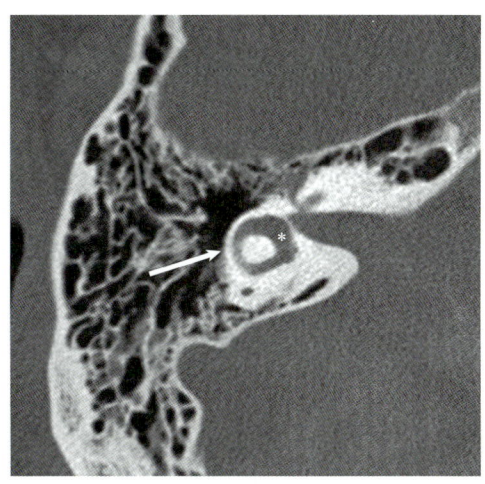

▲ 图 9-22 轴位 CT 扫描右侧颞骨内听道示，正常的前庭（*）和外半规管（箭）

第二篇 诊断与评估

呈现。前半规管裂的影像诊断已经有显著改善，因为现在有更高分辨率的扫描，可以在前半规管骨质缺损的层面进行 < 1mm 的扫描和重建（图 9-25）。诊断可以通过观察半规管上的骨质缺损进行（图 9-26）[18, 19]，以此代替重建。使用 HRCT 也可以很好地明确内耳先天性畸形。耳蜗畸形，如共腔和耳蜗发育不全，是显而易见的（图 9-27）。

MRI 和 CT 可以诊断前庭导水管扩大，在轴位 CT 上可以清晰地识别向后半规管的导管特征性扩大（图 9-28）。普遍认为，正常骨性前庭导水管长轴中点的直径 < 1.5mm。明确诊断需要高分辨率 T_2 加权像 MRI（图 9-29）[21, 22]。半规管

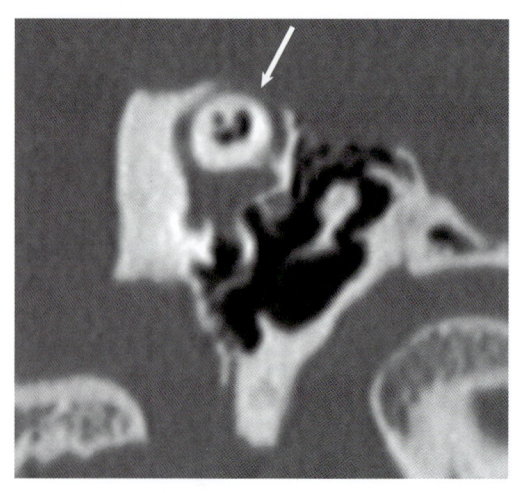

▲ 图 9-25 倾斜短轴重建 CT 扫描左侧颞骨显示，前半规管前顶壁局部开裂（箭）

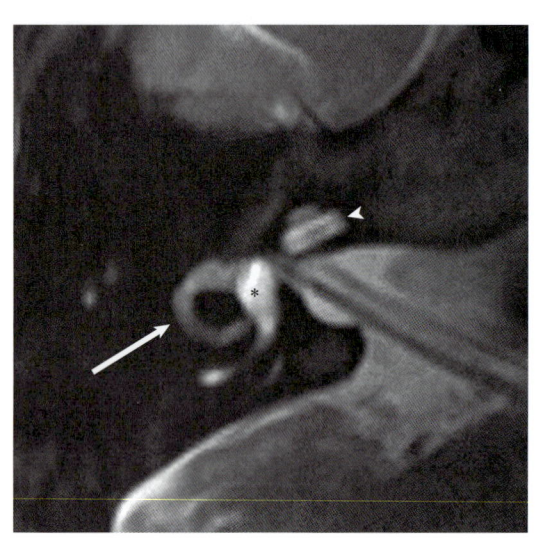

▲ 图 9-23 轴位 T_2 加权薄层 MRI 扫描内听道显示，亮信号为正常的耳蜗内（箭头），前庭（*）和外半规管（箭）

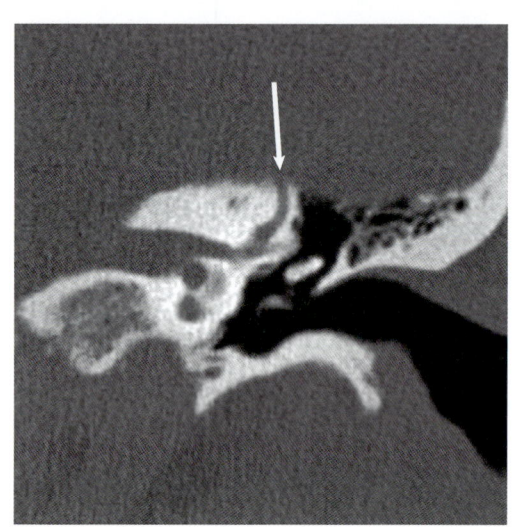

▲ 图 9-26 冠状位 CT 扫描左侧颞骨显示，前半规管上壁的局部开裂（箭）

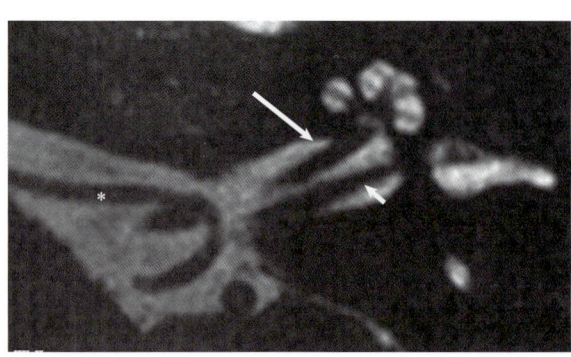

▲ 图 9-24 轴位 3-T T_2 加权薄层 MRI 扫描左侧耳蜗显示，耳蜗和前庭下神经以及在岩尖处的大血管循环（*），耳蜗轴和基底膜也可以识别

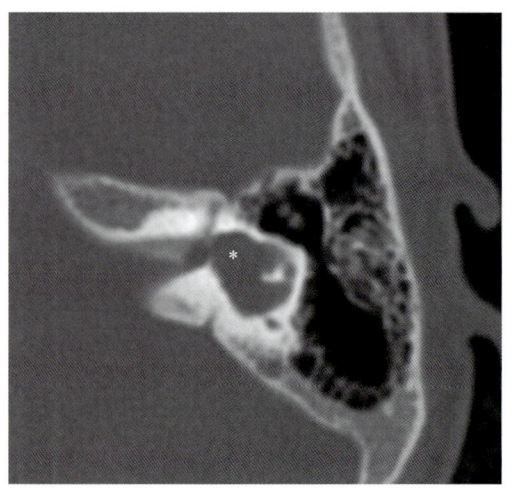

▲ 图 9-27 轴位 CT 扫描左侧颞骨显示，左侧前庭异常的囊性变（*）

第9章 颞骨和颅底的神经放射学

发育不良特征是胚胎发育的第6~8周出现的前庭系统异常发育。可以是半规管直径的增大，也可能是无特征的空腔，可以通过 HRCT 和薄层 T_2 加权的 MRI（图9-30）诊断。

评估感音神经性聋的患者时，内耳可能受到炎症或者肿瘤的影响。这些病变在成像上难以区分，需要仔细检查。迷路炎引起的内耳炎症可导致 T_1WI 钆造影剂增强图像上前庭和（或）耳蜗的增强。迷路内或耳蜗内神经鞘瘤具有相似的外观，但是可以在薄层 T_2WI 图像上进行区分，增强的区域为正常流体信号丢失，表明占位性病变（图9-31和图9-32）[23, 24]。例外的情况是，内耳炎症晚期后遗症、迷路骨化，可能导致内耳前庭内的骨形成，可能导致类似的表现。在迷路骨化的后期可以在 CT 上区分，其内耳密度增高（图9-33）[25]。

前庭窗和耳蜗的耳硬化（耳硬化）表现为耳囊

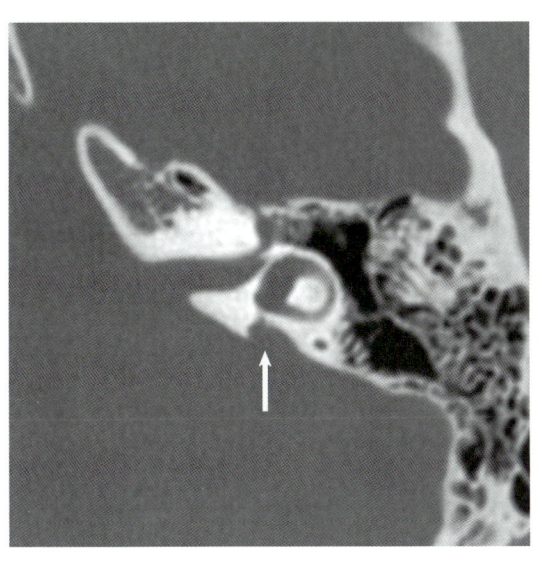

▲ 图9-28 轴位 CT 扫描左侧颞骨显示，前庭后方左内淋巴管异常增大（箭）

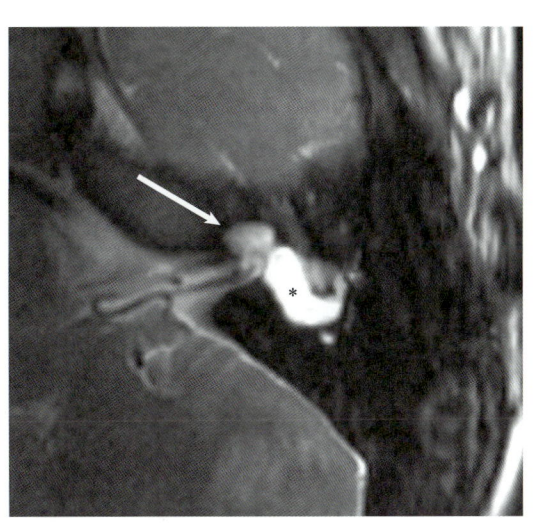

▲ 图9-30 轴位薄层 T_2 加权 MRI 扫描左侧颞骨显示，异常增加的信号强度，前庭扩大（*），耳蜗结构异常（箭）

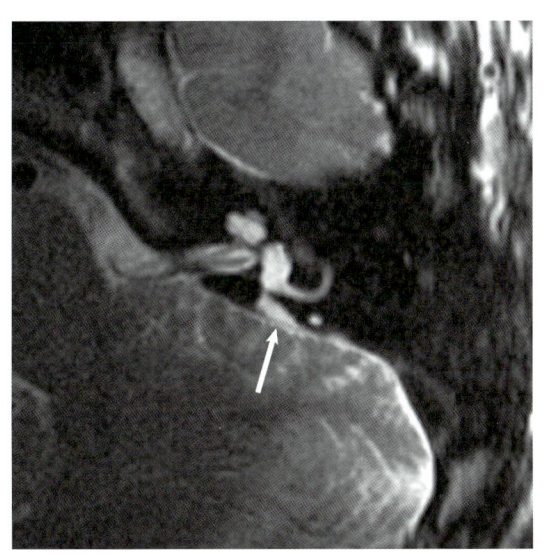

▲ 图9-29 与图9-28同一患者，轴位薄层 T_2 加权 MRI 扫描左侧颞骨显示，前庭后方的左内淋巴管明亮信号，并异常增大（箭）

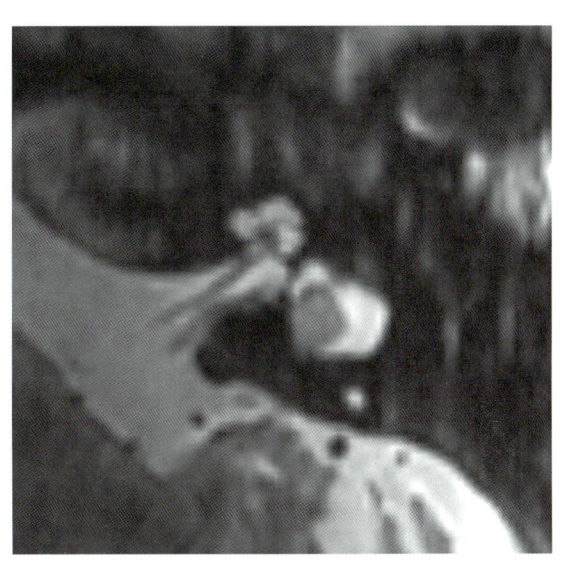

▲ 图9-31 轴位薄层 T_2WI MRI 扫描左侧前庭示，后半规管内小的局部充盈缺损，由内耳中正常液体的亮信号包裹

第二篇 诊断与评估

的骨质矿物质脱失。HRCT 显示耳囊溶骨性病灶围绕耳蜗或窗前裂，或者两者均有（图 9-34）[26, 27]。随着 CT 的成像分辨率因多探测器扫描仪而增高，对于前庭窗耳硬化的诊断已有显著改善。MRI 可以诊断耳蜗耳硬化，但是其敏感度低于 HRCT。在 T_1WI 上，耳硬化的斑块可见于耳蜗和迷路周围的区域中等强度的信号环。非常大的耳硬化病灶在 T_2WI 上显示围绕耳蜗明显的局部高信号。对比增强的 T_1WI 显示围绕耳蜗周围强化病灶[28]。

HRCT 可见耳硬化时听囊骨密度的降低，是诊断最敏感的检查。

五、岩尖病变

临床上，面对岩尖病变，医生更依赖于 CT 和 MRI。影响该区域的大部分病变具有特征性的影像学表现，利于诊断（表 9-1）。大部分是行颅脑 MRI 和头部 CT 扫描时偶然发现的，从而向耳鼻喉科咨询。通常，"异常"只是岩尖的不对称气化，一侧为正常气化，另一侧为未气化的骨髓腔。骨髓在 T_1WI 显示高信号（图 9-35），压脂可消失。如果脂质尚未渗透骨髓，这些病变可显示为中等信号。T_2WI 显示骨髓高脂时信号增加，仅次于皮下脂肪的信号。注入造影剂没有增强效果。

这些患者的 CT 显示了健侧正常含气的岩尖部横过正常的骨髓间隙（图 9-36）。另一种常见的偶然发现是岩尖部气房的积液。这些积液表现为 T_2WI 的高信号，T_1WI 的低信号，但保留了骨小梁和骨皮质的完整性（图 9-37）。这个区域的囊肿为膨胀性的病变，CT 上显示为骨小梁的破坏，T_1WI 低信号，T_2WI 高信号。在应用强化剂后显示为边缘增强[29]。

胆固醇肉芽肿是常常被偶然发现的另一种病变。这些肉芽肿是形成于岩尖气房内且孤立的膨

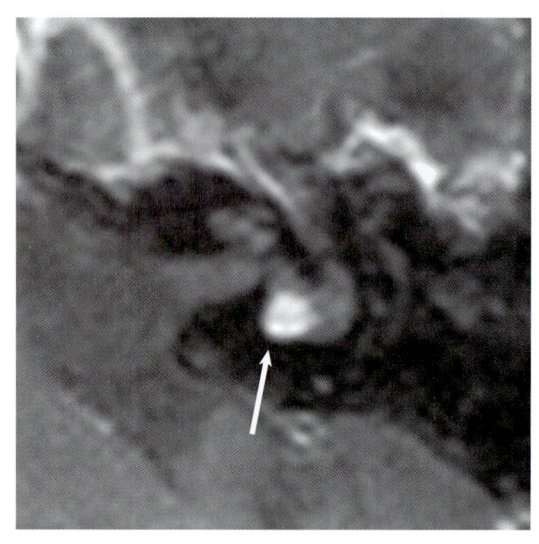

▲ 图 9-32 与图 9-31 同一患者，轴位对比增强薄层 MRI 扫描左侧前庭显示，前庭神经鞘瘤的增强（箭）

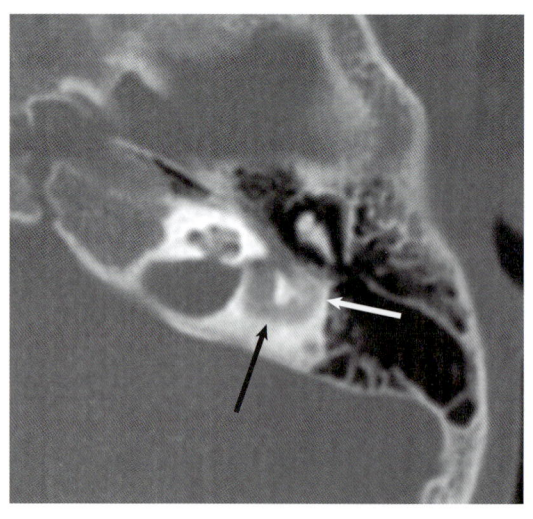

▲ 图 9-33 轴位 CT 扫描左侧颞骨显示，左侧外半规管（白箭）和前庭内（黑箭）异常增强的密度影，符合骨化性迷路炎

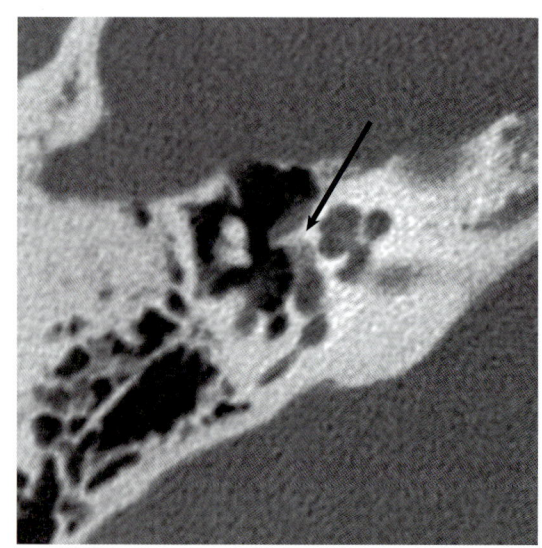

▲ 图 9-34 轴位放大的 CT 扫描右侧颞骨显示，窗前裂位于耳蜗侧底转的前方（箭）正常亮度骨密度的轻微损失

第 9 章 颞骨和颅底的神经放射学

表 9-1 岩尖病变的影像学特点

病 损	CT	T₁	T₂	T₁+ 强化	注 意
不对称气腔形成	骨髓填充，没有气房	中到高等密度	高密度	不强化	压脂后 T₁ 信号消失
分泌物潴留	气房内骨小梁保留，无膨胀性破坏	高密度	高密度	不强化	
胆固醇肉芽肿	气房内骨小梁破坏，膨胀性骨质破坏	高密度	高密度	不强化	T₂ 高信号，不随脂肪饱和度改变
黏液囊肿	气房内骨小梁破坏，膨胀性骨质破坏	高密度	高密度	边缘强化	
胆脂瘤	气房内骨小梁破坏，膨胀性骨质破坏	高密度	高密度	如果存在肉芽组织可能有边缘强化	DWI 受限（亮信号）

CT. 计算机断层扫描；DWI. 弥散加权成像

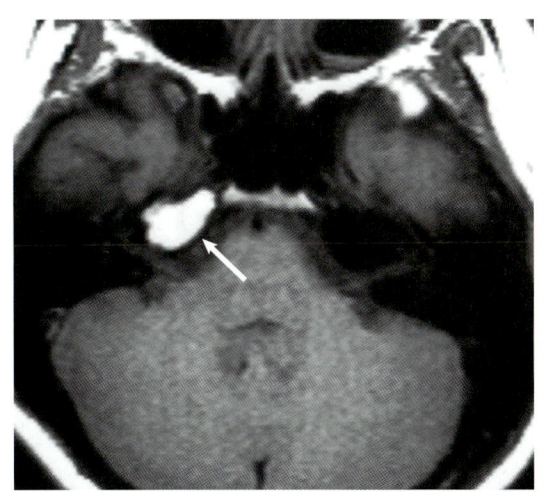

▲ 图 9-35 轴位 T₁WI 非强化 MRI 扫描岩尖示，右侧岩尖部增强的信号强度，符合异常骨髓不对称改变（箭）

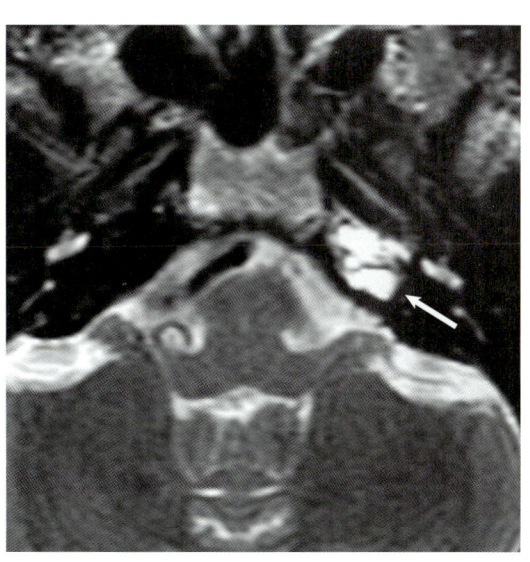

▲ 图 9-37 轴位 T₂WI MRI 扫描显示，左侧岩尖部信号增强，符合岩尖部良性积液（箭）

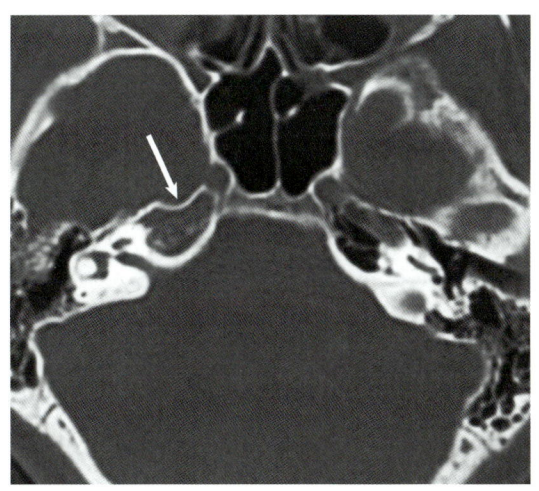

▲ 图 9-36 轴位骨窗 CT 扫描与图 9-35 相同的层面显示，右侧岩尖部正常的骨髓，轴位未见侵袭特性（箭）

胀性肿块。当它们扩大时可能会出现综合征，因为它与周围结构相接触，如内听道、Dorello 管、脑桥小脑角。在 MRI 成像中，这些病变通常具有光滑的、界限清楚的边缘，在 T₁WI（图 9-38）和 T₂WI（图 9-39）为高信号。CT 成像发现，通常为膨胀性病变，边界清晰且边缘光滑（图 9-40）。如果病灶大，病变造成的骨小梁破坏和骨皮质变薄是显而易见的。病变可延伸到内听道和斜坡，并且可能暴露颈动脉岩尖段[30]。

相反，岩尖的胆脂瘤具有与前述中耳和乳突的胆脂瘤中所见相同的信号特征。MRI 显示平滑、膨胀性的肿块，T_1WI 低信号，T_2WI 高信号。这些病变的弥散加权像显示弥散受限（图 9-15 至图 9-18）[31]。

岩尖的恶性病变是罕见的。该区域的最常见的原发性病变是颅底软骨肉瘤。这种病变最常发生于岩枕裂和蝶骨底。该病变生长在岩尖的内侧，侵及周围的结构如第Ⅲ、Ⅳ、Ⅴ、Ⅵ、Ⅶ和Ⅷ对脑神经和颈动脉岩尖段。该病变的特征性影像学发现是骨窗 CT 上的肿瘤内软骨样钙化（图 9-41）。这些病变中 > 50% 可见明显的骨质破坏，应用造影剂后增强各有不同。这些病变的 MRI T_1WI 像表现为低于或等同于白质的信号强度，T_2WI 示高信号，对比增强的 T_1WI 显示肿块内部不均匀的涡纹状增强（图 9-42）[32, 33]。

六、面神经

当临床情况提示肿瘤累及面神经时，有必要对面瘫患者行面神经成像检查。虽然疱疹性面瘫（Bell）是急性面瘫的最常见病因，普遍认为并不是所有的疱疹性面瘫患者都需要影像检查。然而，将病毒和肿瘤不同病因区分开来很重要，因为在疱疹和带状疱疹患者可见面神经的增强和增厚[34]。在单纯疱疹病毒引起的面瘫，T_1WI 增强可见面神经各部分，从内听道段远端到迷路段、膝状神经节段和鼓室段前部（图 9-43）。增

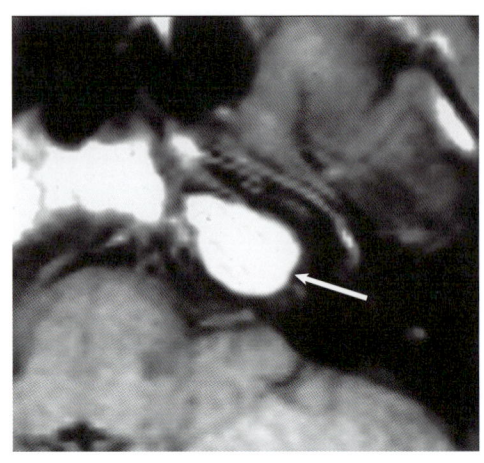

▲ 图 9-38　轴位放大的 T_1WI MRI 扫描左侧颞骨显示，左侧岩尖部轻度扩大，信号增强（箭）

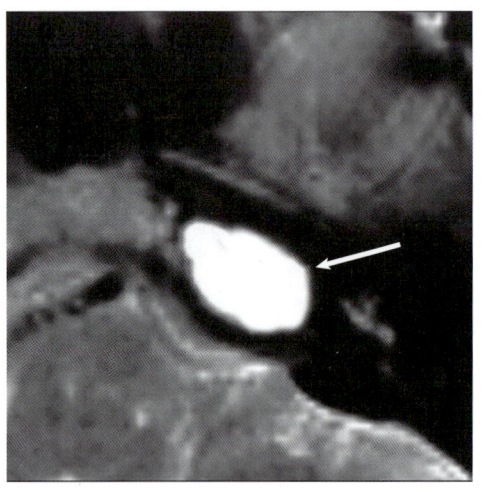

▲ 图 9-39　与图 9-38 同层面轴位放大的 T_2WI 显示，高信号，符合胆固醇肉芽肿（箭）

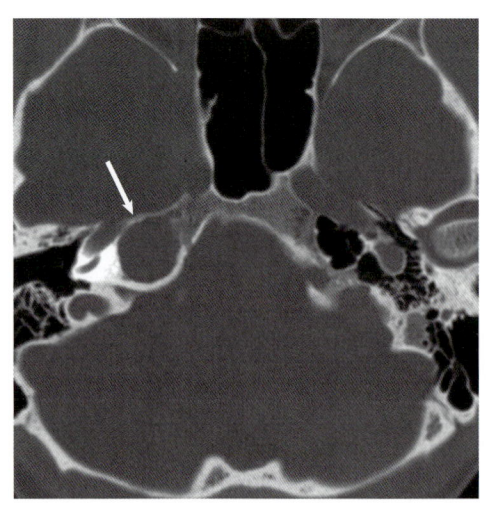

▲ 图 9-40　轴位骨窗 CT 扫描颅底显示，左侧岩尖部良性膨胀性病变，符合胆固醇肉芽肿（箭）

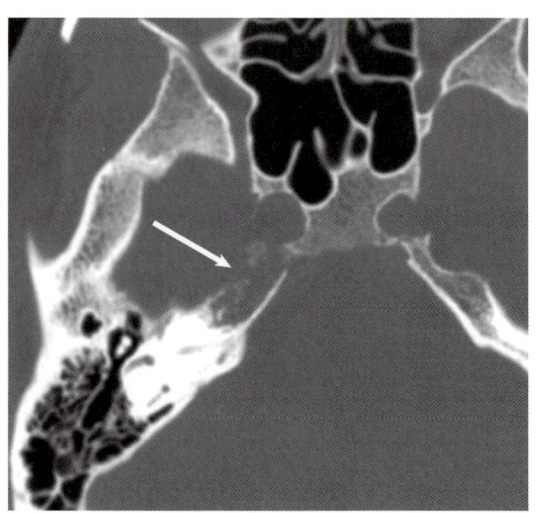

▲ 图 9-41　轴位骨窗 CT 扫描颅底示，在右侧岩枕裂处见微小的软骨样钙化基质（箭），符合软骨肉瘤

强模式不同，面神经内听道段远端和迷路段常受累[35]，这些病例的CT都是正常的。影像学研究应该在非典型表现的患者中进行，包括那些因同侧复发性面瘫或面肌痉挛引起的面神经功能障碍，并超过6个月面神经功能未见恢复而就医的患者。

应用MRI和CT对面神经肿瘤进行放射学评估可以获得关于面神经管和面神经本身是否增强的完整细节。对于面神经肿瘤行MRI检查可获得从脑干出颅到腮腺的面神经各段成像。恶性腮腺肿瘤可能沿着面神经浸润，并表现为颞内受累。内部的面神经肿瘤包括面神经鞘瘤和血管瘤，面神经鞘瘤常表现为听力丧失和逐渐加重的面瘫。这些患者的影像表现为边缘平滑的膨胀性肿块，注入造影剂可增强。T₁加权MRI表现为等信号病变，T₂WI显示高信号病变，T₁WI增强扫描显示沿第Ⅶ对脑神经的均匀增强肿块（图9-44）。

肿瘤可发生在IAC，迷路，膝状神经节，鼓室或乳突段，或者岩浅大神经节。HRCT骨窗显示累及区域的面神经管扩大，与之相连的软组织肿块（图9-45）[36]。面神经血管瘤表现的面瘫程度通常与病变大小不成比例。这些病变通常发生在膝状神经节，起源于面神经周围的毛细血管。典型的HRCT成像为膝状窝内的病变边缘不清，肿瘤实质内见"蜂窝"骨（图9-46）。血管瘤的MRI表现为T₁WI上混合信号的病变，瘤内骨化区域低信号。T₂WI强化显示明亮的增强信号（图9-47）。如果病变局限于IAC底，可能类似听神经瘤[37, 38]。

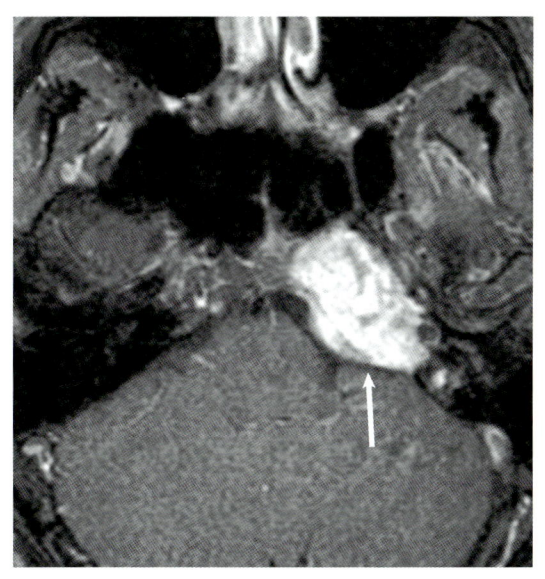

▲ 图9-42 轴位T₁WI扫描左侧岩枕裂造影剂增强显示，肿块增强，符合软骨肉瘤（箭）

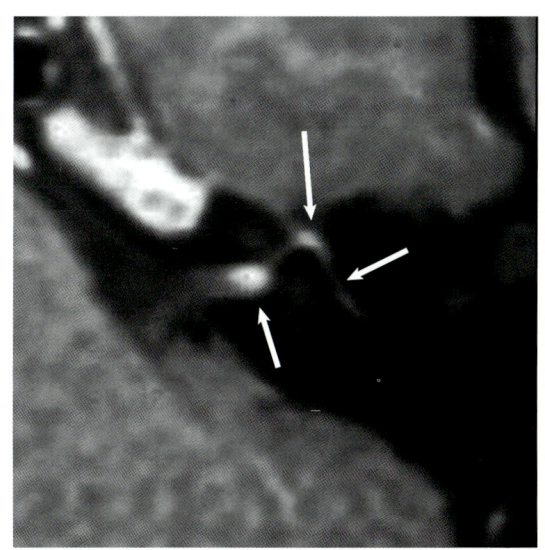

▲ 图9-43 左颞骨轴位T₁加权后对比磁共振图像，沿面神经颞骨内段，包括迷路段、膝状神经节和鼓室段，以及内听道的增强"簇"，符合疱疹感染或Bell面瘫（箭）

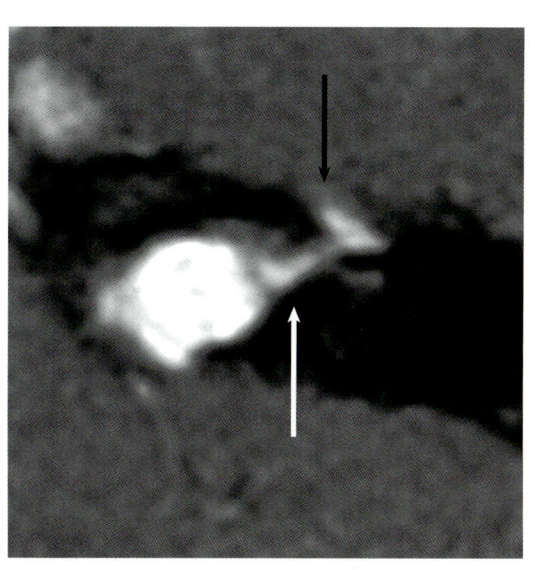

▲ 图9-44 轴位放大T₁加权MRI扫描左侧颞骨显示，左侧内听道内和面神经迷路段（白箭）明显增强，并延伸至膝状神经节（黑箭），病变为面神经鞘瘤

第二篇 诊断与评估

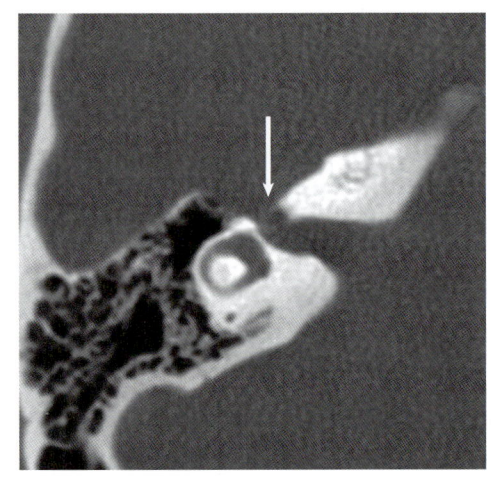

▲ 图 9-45 轴位 CT 扫描右侧颞骨显示，面神经迷路段良性扩大，此为面神经鞘瘤（箭）

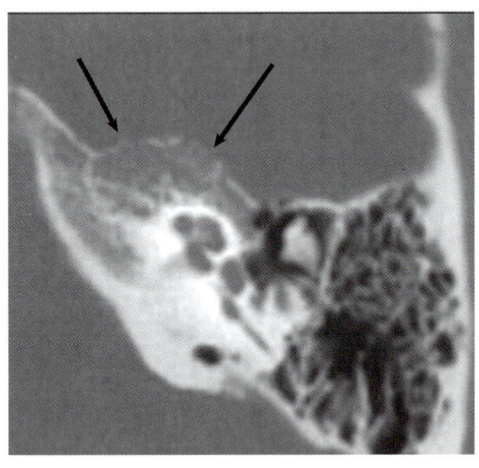

▲ 图 9-46 轴位放大的 CT 扫描左侧颞骨显示，膝状神经节"蜂窝状"异常骨质改变，为典型的面神经血管瘤表现（箭）

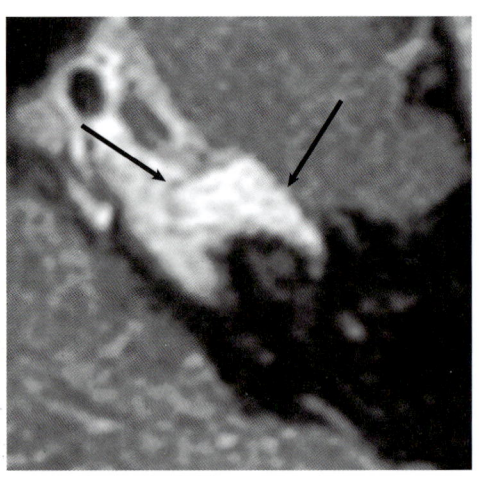

▲ 图 9-47 与图 9-46 相同层面，轴位放大的 T_1 加权 MRI 强化图像显示，病灶明显强化，为典型的面神经血管瘤表现（箭）

七、桥小脑角和内听道

在耳科，行影像学检查的常见指征是排除蜗后病变。这些患者通常因单侧耳部疾病就诊，如进行性的感音神经性聋、突发性感音神经性听力损失、耳鸣和偶发的眩晕。评估这些患者首先考虑使用增强 MRI。听性脑干反应是一种有用的临床辅助检查，但是有文献表明它可能会忽略小的颅内病变[39]。CT 扫描对前庭神经鞘瘤不敏感，即便使用造影剂也是如此。

增强 MRI 是检测这些病变的首选。MRI 最新进展可使用筛选 MRI 研究，用高速自旋回波（FSE）序列获得 IAC 和 CPA 的亚毫米分辨率的图像，而不需应用造影剂。FSE 可能发现沿第Ⅶ、Ⅷ对脑神经复合体的非常小的病变，但是它易漏诊颅脑、颞骨内病变。做这个扫描的成本同听性脑干反应（ABR）相近[40, 41]。

前庭神经鞘瘤是颅后窝最常见的病变之一。这些病变在 T_1WI 加入造影剂后明显增强，在没有对比增强的情况下是等信号；在 T_2WI 是轻度高信号。前庭神经鞘瘤可能与内听道分离，高分辨率 T_2WI 可以显示小病灶肿瘤来源于前庭下还是前庭上神经（图 9-48）。大的延伸到 CPA 的前庭神经鞘瘤以 IAC 为中心，并通常侵犯部分 IAC。肿块通常以锐角与颅后窝相交，这有助于将它们与脑膜瘤区分，这种肿瘤近 15% 有囊性成分[38]。

目前的尖端技术可以应用扩散张量成像对围绕肿瘤的颅后窝内面神经进行定位（图 9-49），最近的研究发现，这在小部分患者中，是准确的[42]。

脑膜瘤在 MRI 上与前庭神经鞘瘤类似，它们在 T_1WI 上都呈等信号，在 T_2WI 表现有所不同。脑膜瘤在加入造影剂后可增强，与前庭神经鞘瘤相比，它与颅后窝脑膜形成"钝角"（图 9-50）。发病位置可帮助区分脑膜瘤和前庭神经鞘瘤，因为脑膜瘤倾向于远离 IAC 的中心，并且很少有 IAC 的成分。这些肿瘤可能在病变内部有钙化，这也有助于将它们与前庭神经鞘瘤区分开[43]。极少数情况下，脑膜瘤可能来自 IAC 的硬脑膜，可

第9章 颞骨和颅底的神经放射学

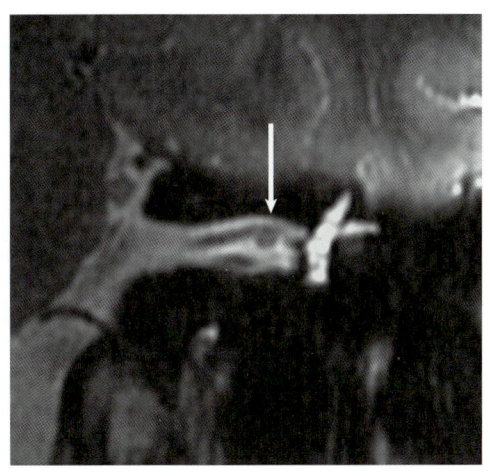

▲ 图 9-48 T₂加权磁共振的冠状位薄层切片扫描左侧内听道显示，在邻近前庭上神经的位置，正常的明亮脑脊液中见小的充盈缺损，符合小前庭神经鞘瘤（箭）

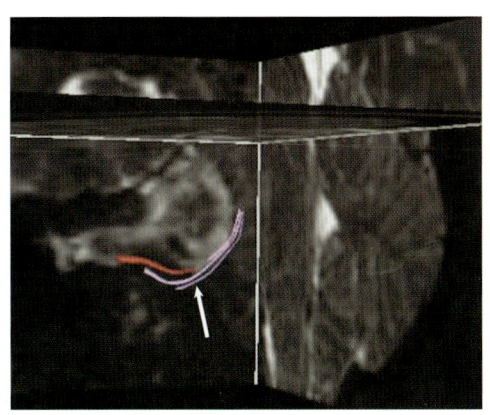

▲ 图 9-49 弥散张量纤维示踪图像并三维重建显示，左侧前庭神经鞘膜瘤。有色纤维束（箭）表示第Ⅶ、Ⅷ对脑神经的位置，异位至前庭神经鞘瘤的下方

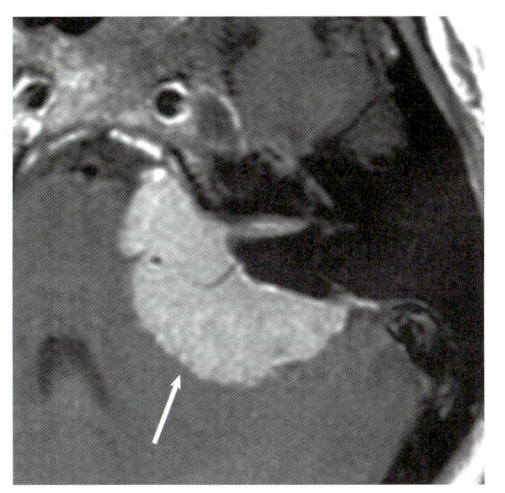

▲ 图 9-50 轴位增强 T₁WI 扫描左侧脑桥小脑角显示，具有硬脑膜尾征的明显增强，符合脑膜瘤（箭）

能表现为颅内肿块[44]。

面神经瘤可能出现在颅后窝，并且与前庭神经鞘瘤有相似的表现[45]。有时可观察到肿瘤沿面神经迷路段延伸，借此与前庭神经鞘瘤鉴别，这是面神经鞘瘤最敏感的标志。面神经瘤的另一个影像学特征是，相比 IAC，占位更偏向 CPA[46]。但是否涉及面神经，可能手术前都不能明确。

CPA 的其他病变并不常见，MRI 特征有助于诊断（表 9-2）。表皮样肿瘤在病理学上与胆脂瘤类似，表现为不规则肿瘤，MRI 上表现为 T₁WI 低信号，T₂WI 高信号，加入造影剂不增强。蛛网膜囊肿也有相似的表现，T₁WI 低信号，T₂WI 高信号，符合脑脊液的信号强度，加入造影剂不强化。蛛网膜囊肿和表皮样肿瘤利用扩散加权成像易于区分，表皮样肿瘤在扩散加权成像显示为扩散受限，蛛网膜囊肿可以无限制扩散（图 9-51）[47]。

颅后窝的脂肪瘤可能与神经鞘瘤相似，必须仔细观察加入造影剂前的 T₁WI 成像，呈高信号成像。脂肪瘤在 T₂WI 呈现等信号。应用造影剂后 T₁WI 高信号不改变，如果不考虑对比增强前的图像，则脂肪瘤似乎是"增强"。压脂后的 T₁WI 使得这些高信号被抑制[48]。

八、耳蜗神经

在评估儿童和成人的感音神经性听力损失时，高分辨率 MRI 是一种非常有价值的工具。应用脑脊液明亮序列的薄层扫描，这种成像模式可以在扫描 CPA 和 IAC 时获得第Ⅶ和Ⅷ对脑神经的亚毫米分辨率的图像。另外，这些图像提供了耳蜗和前庭内含有液体部分的极好细节。如前所述，这项研究是筛查前庭神经鞘瘤的极好方法[40]。

HRCT 致力于儿童感音神经性聋的评估[49]。它可以为家长提供有价值的诊断和预后信息，尽管偶尔可能导致治疗建议的变化。然而，发现前庭导水管扩大可提供怀孕咨询和避免头部创伤的活动改变。T₂WI 加权的 FSE 图像也可能发现膜迷路的异常[50]。当年龄较大儿童怀疑 2 型神经纤维瘤病时，最好用钆增强 MRI 成像。

T₂ 加权 FSE MRI 可也用于人工耳蜗植入患者的术前评估；内听道的斜矢状位图像提供了内听道

第二篇 诊断与评估

极好的细节，并可使耳蜗、面神经、前庭上和下神经可视化（图 9-52），观察到可能的耳蜗发育不良。所以人们认为高分辨率 T_2WI 优于 HRCT [51, 52]。通过观察内耳的细节可以评估植入耳蜗导管的通畅性（图 9-53）[53]。但是，在内耳畸形的情况下 MRI 并不能提供关于面神经位置的足够信息；这时候加入 HRCT 是必要的，CT 对于耳蜗神经发育不良的评估也是有价值的，但是如果 MRI 显示进入蜗轴的骨管内有两条神经，CT 不能专门区分哪个是耳蜗神经。

九、颅底

对低位脑神经缺陷来诊患者的评估，使得累及颈静脉孔区的侧颅底病变怀疑升高，如球体瘤、

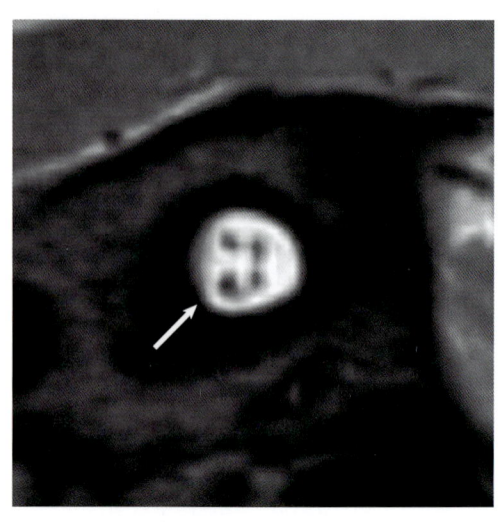

▲ 图 9-52 斜矢状位薄层 T_2WI MRI 扫描右侧 IAC 显示，IAC 神经的正常构型，面神经位于左上（前），前庭上神经位于右上（后），耳蜗神经左下（前），前庭下神经位于右下（后）箭所示为耳蜗神经

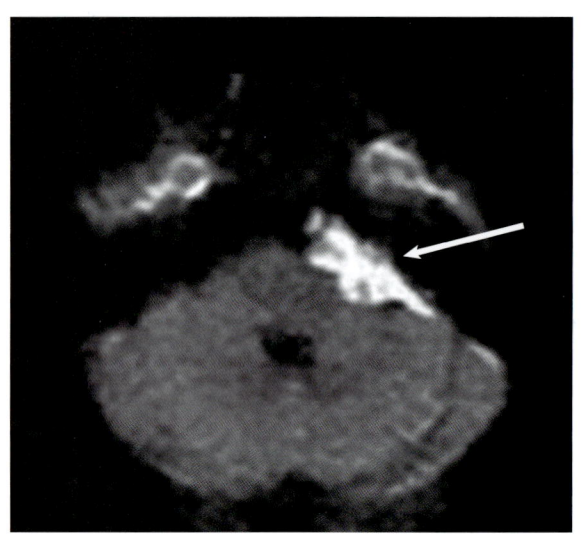

▲ 图 9-51 轴位扩散加权的 MRI 扫描左侧桥小脑角显示，扩散受限（亮信号，箭），符合表皮样肿瘤

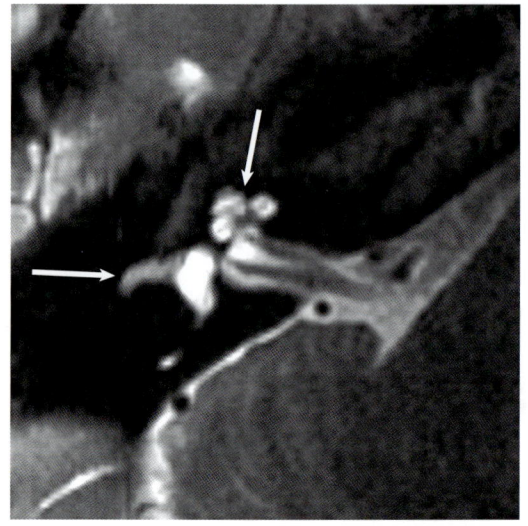

▲ 图 9-53 T_2WI MRI 薄层切片扫描右侧内耳显示，正常的膜迷路解剖结构（箭）

表 9-2 桥小脑角病变影像学特征

病 损	T_1	T_2	T_1+ 强化	备 注
前庭神经	同脑组织等密度	稍高密度	强化	
脑膜瘤	同脑组织等密度	低 / 高密度	强化	T_2 信号决定于钙化成分
表皮样囊肿	高密度	高密度	不强化	信号特征与 CSF 相同
表皮样物	高密度	高密度	不强化	T_2 信号比 CSF 轻度增高，DWI 扩散受限（亮信号）
脂肪瘤	高密度	高密度	不强化	T_1 信号在压脂后消失

CSF. 脑脊液；DWI. 弥散加权成像

脑膜瘤、神经鞘瘤。使用 CT 和 MRI 评估均具诊断价值。副神经节瘤在 T_1WI 上具有特征性的"椒盐征"，造影剂下明显增强。T_2WI 显示为中间流空的高信号（"胡椒"，图 9-54）。这些肿瘤可延伸至颈静脉和乙状窦，并可能侵犯中耳和乳突。血管造影显示为主要由颈外动脉系统供养的血管瘤。HRCT 显示颈静脉孔区骨质侵蚀和破坏，常常侵蚀颈棘并累及颈动脉的垂直段（图 9-55）[54]。

颈静脉孔区脑膜瘤具有独特的成像特征，使得它们可以与球体瘤相区别。CT 表现特别，显示出更高密度的肿块，可能存在肿瘤内钙化和周围硬化反应（图 9-56）。T_1WI MRI 显示低信号到中等信号肿块，没有流空。加入造影剂肿瘤可见特征性的硬脑膜尾征增强。T_2 像相对低信号提示脑膜瘤，液体衰减反转恢复成像（FLAIR）可以显示邻近脑组织的高信号，说明软脑膜的血管聚集[43]。颈静脉孔区的鞘瘤 CT 上显示为孔区平滑扩大，具有薄的硬化边界（图 9-57）。与脑膜瘤相比，神经鞘瘤在 T_1WI 上等信号，在 T_2WI 上为高信号，加入造影剂明显增强。在这些病变中没有流空，有助于它们与血管球瘤的区别[55]。

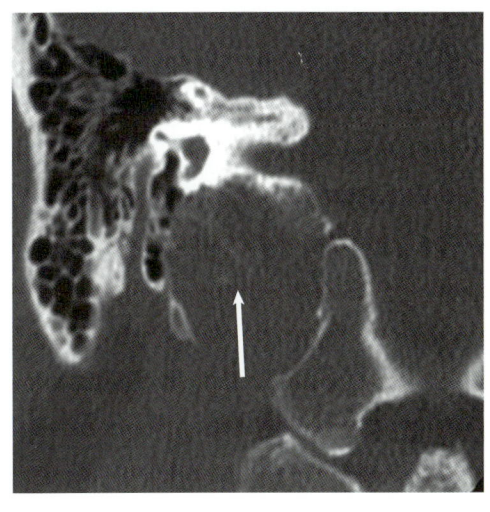

▲ 图 9-55 冠状位骨窗 CT 扫描图 9-54 相同的层面显示，右侧颈静脉孔区骨质渗透性破坏，符合副节瘤（箭）

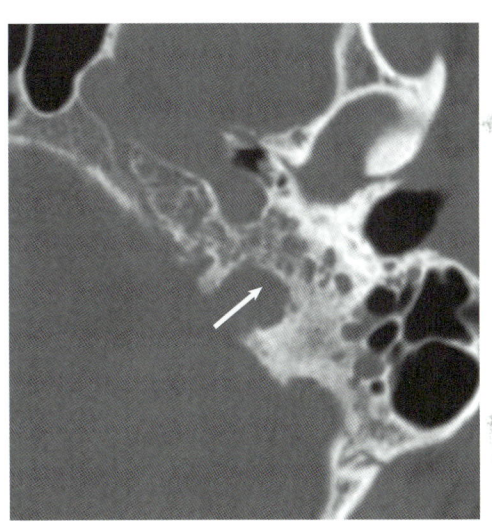

▲ 图 9-56 轴位骨窗 CT 扫描左侧颈静脉孔区显示，微小的骨质硬化性改变，为左侧颈静脉孔区脑膜瘤（箭）

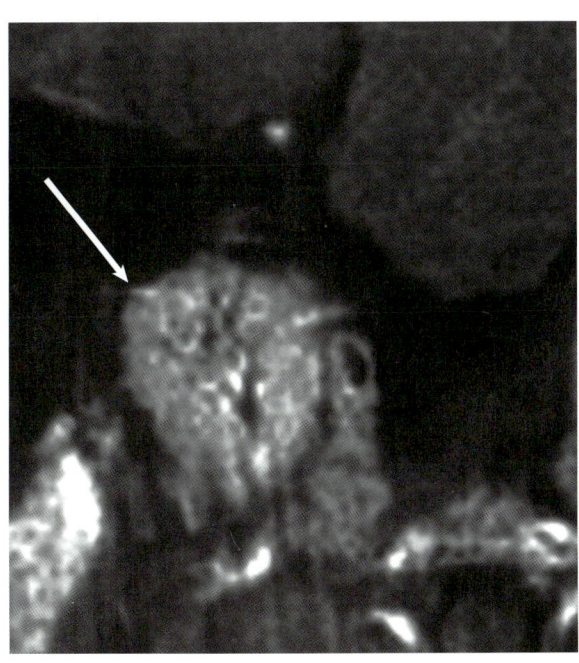

▲ 图 9-54 T_1WI MRI 冠状位对比增强扫描右侧颈静脉孔区显示，病变明显强化，内部流空的（"胡椒征"），符合颈静脉孔区副节瘤（箭）

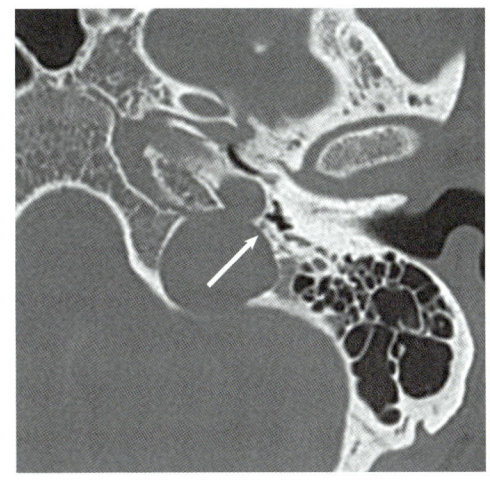

▲ 图 9-57 轴位骨窗 CT 扫描左侧颞骨显示，左侧颈静脉孔区内神经鞘瘤和良性膨胀性破坏，边界清楚（箭）

第二篇 诊断与评估

推荐阅读

Adunka OF, Jewells V, Buchman CA: Value of computed tomography in the evaluation of children with cochlear nerve deficiency. *Otol Neurotol* 28:597–604, 2007.

Dutt SN, Mirza S, Chavda SV, et al: Radiologic differentiation of intracranial epidermoids from arachnoid cysts. *Otol Neurotol* 23:84–92, 2002.

Grandis JR, Curtin HD, Yu VL: Necrotizing (malignant) external otitis: prospective comparison of CT and MR imaging in diagnosis and follow-up. *Radiology* 196:499–504, 1995.

Greenberg JJ, Oot RF, Wismer GL, et al: Cholesterol granuloma of the petrous apex: MR and CT evaluation. *AJNR Am J Neuroradiol* 9:1205–1214, 1988.

Hamilton BE, Salzman KL, Patel N, et al: Imaging and clinical characteristics of temporal bone meningioma. *AJNR Am J Neuroradiol* 27: 2204–2209, 2006.

Harnsberger HR: *Diagnostic imaging of the head and neck*, Salt Lake City, 2006, Amirsys.

Harnsberger HR, Dahlen RT, Shelton C, et al: Advanced techniques in magnetic resonance imaging in the evaluation of the large endolymphatic duct and sac syndrome. *Laryngoscope* 105:1037–1042, 1995.

Hegarty JL, Patel S, Fischbein N, et al: The value of enhanced magnetic resonance imaging in the evaluation of endocochlear disease. *Laryngoscope* 112:8–17, 2002.

Heilbrun ME, Salman KL, Glastonbury CM, et al: External auditory canal cholesteatoma: clinical and imaging spectrum. *AJNR Am J Neuroradiol* 24:751–756, 2003.

Jahrsdoerfer RA, Yeakley JW, Aguilar EA, et al: Grading system for the selection of patients with congenital aural atresia. *Am J Otol* 13:6–12, 1992.

Kertesz TR, Shelton C, Wiggins RH, et al: Intratemporal facial nerve neuroma: anatomical location and radiological features. *Laryngoscope* 111:1250–1256, 2001.

Kinney SE: Squamous cell carcinoma of the external auditory canal. *Am J Otol* 10:111–116, 1989.

Korzec K, Sobol SM, Kubal W, et al: Gadolinium-enhanced magnetic resonance imaging of the facial nerve in herpes zoster oticus and Bell's palsy: clinical implications. *Am J Otol* 12:163–168, 1991.

Krombach GA, Schmitz-Rode T, Haage P, et al: Semicircular canal dehiscence: comparison of T2-weighted turbo spin-echo MRI and CT. *Neuroradiology* 46:326–331, 2004.

Mafong DD, Shin EJ, Lalwani AK: Use of laboratory evaluation and radiologic imaging in the diagnostic evaluation of children with sensorineural hearing loss. *Laryngoscope* 112:1–7, 2002.

Mayer TE, Brueckman H, Siegert R, et al: High-resolution CT of the temporal bone in dysplasia of the auricle and external auditory canal. *AJNR Am J Neuroradiol* 18:53–65, 1997.

Pisaneschi MJ, Langer B: Congenital cholesteatoma and cholesterol granuloma of the temporal bone: role of magnetic resonance imaging. *Top Magn Reson Imaging* 11:87–97, 2000.

Sennaroglu L, Saatci I: A new classification for cochleovestibular malformations. *Laryngoscope* 112:2230–2241, 2002.

Shin YJ, Fraysse B, Deguine O, et al: Sensorineural hearing loss and otosclerosis: a clinical and radiologic survey of 437 cases. *Acta Otolaryngol* 121:200–2004, 2001.

Slattery WH, 3rd, Saadat P: Postinflammatory medial canal fibrosis. *Am J Otol* 18:294–297, 1997.

Stimmer H, Arnold W, Schwaiger M, et al: Magnetic resonance imaging and high-resolution computed tomography in the otospongiotic phase of otosclerosis. *ORL J Otorhinolaryngol Relat Spec* 64:451–453, 2002.

Warren FM, Bennett ML, Wiggins RH, 3rd, et al: Congenital cholesteatoma of the mastoid temporal bone. *Laryngoscope* 117:1389–1394, 2007.

Weber AL, McKenna MJ: Radiologic evaluation of the jugular foramen: anatomy, vascular variants, anomalies, and tumors. *Neuroimaging Clin N Am* 4:579–598, 1994.

Wiggins RH, 3rd, Harnsberger HR, Salzman KL, et al: The many faces of facial nerve schwannoma. *AJNR Am J Neuroradiol* 27:694–699, 2006.

Zealley IA, Cooper RC, Clifford KM, et al: MRI screening for acoustic neuroma: a comparison of fast spin echo and contrast enhanced imaging in 1233 patients. *Br J Radiol* 73:242–247, 2000.

第 10 章 颅底、头部和颈部的介入神经放射学

Interventional Neuroradiology of the Skull Base, Head, and Neck

Richard E. Latchaw   Sheri L. Albers   Brian C. Dahlin 著

毛彦妍 译

> **要点**
> 1. 卓越的设备对于可视化和图像引导下的神经介入至关重要。
> 2. 球囊闭塞试验应同时成像，用于颈动脉闭塞时脑血流量变化的评估。
> 3. 任何介入手术的目标必须从开始就确定，无论其用于术前治疗还是最终治疗。
> 4. 头颈部血管瘤术前栓塞对于减少术中失血量非常有帮助。
> 5. 经皮血管内图像引导技术可以确诊鼻出血、动静脉畸形、动静脉瘘、假性动脉瘤和静脉畸形。

介入神经放射学技术对于治疗涉及颅底、面部和颈部的某些疾病至关重要。这些图像引导技术有多种应用，例如评估在手术期间闭合主要动脉对颈部和颅底损伤的潜在影响，在术前阻塞肿瘤重要动脉的供血，转移性瘤内注入化疗药物，还可治疗多种血管疾病。

本章不对单个疾病的治疗进行详细讨论，而是介绍临床医生对颅底、面部和颈部病变的血管内和影像引导经皮治疗的工具和基本原则。这种知识不仅使人们了解介入技术的复杂程度，包括它们的功能、局限性、效果和可能的并发症，它还支持在处理疑难血管和肿瘤时实施干预措施。

一、材料与技术

在进行血管造影或经皮治疗之前，彻底分析断层扫描，如计算机断层扫描（CT）或磁共振成像（MRI），以了解病变的精确分布和延伸以及与邻近结构的关系，包括血管的移位和改变。重要的是，整个治疗团队应明确介入治疗的目的，以使介入手术适应患者的整体治疗。

（一）血管造影设备

在血管内介入手术过程中，确定病灶的血液供应是至关重要的，并尽可能提高分辨率。动脉及其侧支充当栓塞病变的导管。使得许多供应颅内循环或脑神经有潜在栓塞危险的侧支血管可视化同样重要。极佳的可视化和对血管解剖学的深入了解具有重要意义，因为可以了解栓塞不必要血管区域和正常组织的血液供应时可能出现的临床症状[1]。

颈部、颅底和面部解剖的复杂性，必须使用

第二篇 诊断与评估

复杂的 C 臂定位器对感兴趣区域进行变量预测。双平面可视化有助于对导致病变的小而弯曲的通道进行超选择性导管插入术。高分辨率技术，如电子"道路测绘"至关重要。例如，实时高分辨率减影透视（道路测绘）可以在悬浮或稀释于对比材料的栓塞剂注射过程中，将病变供给血管进行性闭塞的可视化。使用高分辨率透视监测程序有助于避免栓塞材料回流或流入侧支的并发症，从而保持正常组织的血液供应。

（二）血管造影导管

最常用于诊断的血管造影导管是 4 和 5Fr 聚乙烯导管。对供给肿瘤、瘘管和其他病变微小动脉的超选择性导管，有助于最有效栓塞，通常超过吻合部位到危险的侧支以外，并且通过使用微导管来实现。尺寸为 2~3Fr 的导线微导管远端部分极易弯曲并且长度可变。它们与直径为 0.008~0.018 英寸的微导线一起使用。流动导向导管也用于血供丰富病变内的弯曲血管。

如果不能将导管导入特定肿瘤，可以在图像引导下进行多血供肿瘤的经皮穿刺，找到肿瘤内血管供应。在数字减影血管造影（DSA）期间进行造影剂注射以确保不会发生对正常组织动脉供应的填充。在使用 X 线透视联合道路测绘或 DSA 时，栓塞剂在低压力下注射。

（三）栓塞剂

多种栓塞剂可用于颅底、面部和颈部的各种病变。对于特定患者栓塞材料的选择取决于进行该操作的目的，附属导管的选择，病变的血管构筑和血流动力学，还有导管尖端到重要结构的血管供应或者到这些器官的潜在侧支血管的接近程度，如大脑、脑神经、眼睛和皮肤。这些栓塞剂包括颗粒材料、金属线圈、液体制剂和可拆卸的球囊，并且它们在介入医师的医疗设备中都有自己的位置。

两种常用的颗粒材料有明胶海绵（Upjohn Pharmaceuticals, Kalamazoo, MI）和聚乙烯醇（PVA）泡沫产品[2, 3]。明胶海绵会在栓塞后 72h 分解，这种材料缺乏持久性，如果不在栓塞后几天内进行手术，其功效会降低。明胶海绵被用作术前栓塞材料，用于 48h 内进行的肿瘤手术，也适用于鼻出血患者，其目标是充分减缓出血，使自身的正常凝血机制能够阻止出血。明胶海绵粉始终应谨慎使用，因为其溶于液体的颗粒（约 50μm），容易通过微小的动脉，可能导致皮肤坏死或脑神经受损，或进入与颅内交通的侧支循环。

PVA 比明胶海绵更持久，但血管闭塞的大部分功效是 PVA 与血管内血栓联合作用的结果。星形的颗粒减缓了血管内血流，形成血栓[2-4]。然而这种血栓可能在纤维化发生之前被代谢，从而导致在数周至数月后，血管部分或完全再通。PVA 易于使用，可提供均匀的小颗粒（150~1250μm）。在大多数肿瘤患者中，可使用最小颗粒（150μm），因为可以通过微小导管轻易地注射颗粒于选择的微小供血动脉中，以渗透到整个肿瘤的血供中。

由于 PVA 颗粒的星状形状，它们不会形成紧密堆积的栓塞团块，当散布的血栓发生裂解时血管可能再通。已经生产了各种类型的珠状和球体，用于克服这种局限，例如三丙烯微球（Biosphere Medical, Rockland, MA）。它们更加均匀的尺寸和球形的形状使血管闭塞更完全和持久。共有六种尺寸，范围为 40~1200μm。它们非常易于使用，并且在注射器中的具有预装的尺寸范围，其中添加了对比材料。三丙烯微球的一个主要优点是用于栓塞的微导管出现闭塞的情况明显少于 PVA。因此，我们现在几乎总是使用三丙烯微球而非 PVA 来进行颗粒材料的栓塞操作。

类似的球体内也可以填充化学治疗剂或其他药剂，以便非手术肿瘤的延时治疗。微纤维胶原蛋白（Avitene, Avicon, Fort Worth, TX）是一种与造影剂混合的止血材料用于栓塞[5]，或与其他栓塞剂混合，如 PVA 和乙醇[6]。

金属线圈有两大类：一是从带有金属线圈推动器或导线的导管推出的金属线圈；二是通过断开线圈和推线之间的黏合而释放的金属线圈，后者用于治疗颅内动脉瘤。在头颈部病变中，金属线圈用于栓塞直径为数毫米至 1 厘米或更大的血管，其大小决定它们不能向远端移动到需要栓塞的病变部位。对于肿瘤，最好是在颗粒材料栓塞后闭塞供血动脉，颗粒深深地栓塞到病变部位，

第10章 颅底、头部和颈部的介入神经放射学

同时线圈可导致供血动脉最终闭塞。线圈用于在紧急情况下闭塞出血血管，例如鼻出血或创伤后。不建议将它们用于动静脉畸形（AVM）或动静脉瘘（AVF）的主要治疗，因为任何供血动脉的原发性闭塞只会导致侧支血管的形成，使得血管内栓塞技术难以达到治疗目的。然而，如果在栓塞后不久将进行血管病变的切除手术，则可以作为降低手术失血的低风险方法，进行供血动脉的线圈栓塞。

美国又提供一种可拆卸球囊，它具有保持气球膨胀的阀门，主要用于单个动-静脉连接瘘。大多数的经验都是用于颅内创伤后颈动脉-海绵窦瘘，但这种技术也被用于椎动脉-椎静脉瘘（通常是创伤后）或面部及颈部的任何其他类型的瘘管[7-9]。具有瓣膜机制的可拆卸球囊也已被用于栓塞导致不可夹闭动脉瘤的载瘤动脉，导致入颅血管栓塞的颈动脉或椎动脉，以及在肿瘤手术中需要切除的颈动脉。可拆卸球囊没被应用的十年间，人们适用可电解拆卸的线圈。尽管需要许多线圈来完成通常1个气囊就可完成的任务，这增加了手术的复杂性和费用，但是随着线圈的应用经验增加，许多从业者已经放弃使用可拆卸球囊。

许多液体栓塞剂可使用，最常用的是无水酒精（100%乙醇）和各种组织黏合剂，包括氰基丙烯酸酯和Onyx（ev3 Endovascular，Plymouth，MN和ev3 Neurovascular，Irvine，CA）。无水乙醇对内皮细胞有极大的毒性[10]，并且极易产生血管硬化性病变，如静脉和淋巴管畸形[11-13]。尽管它也被用于治疗AVM和硬脑膜AVF，但基于这些病变内血液快速流动的问题，需要增加乙醇的"停留时间"以便与血管内膜相互作用，这通常需要对近端的血管进行暂时球囊闭塞。它还可以通过血管内和经皮路径用于肿瘤，特别是手术操作难以靠近的复发性肿瘤。

注射乙醇非常痛，需要深度镇静，更常见的是全身麻醉。有必要观察栓塞剂的流向，因此必须进行造影。然而，用液体造影剂使乙醇显影会使乙醇稀释，从而降低其有效性，不稀释可使其有效性最大化。甲泛葡胺粉末之前用于显影，因为粉末不会稀释乙醇，但提供可接受的显影。不幸的是，甲泛葡胺粉末在美国已不再使用。

3%十二烷基硫酸钠（Sotradecol）也是一种优良的硬化剂，注射时比乙醇疼痛小并且可能显影，但是它用于静脉畸形似乎不如乙醇，不被认为是可接受的替代方案。多西环素是一种四环素类抗生素，可有效地使静脉、淋巴和其他缓慢流动的畸形血管硬化，在这些部位药物有足够的停留时间。如果栓塞给药器可对近端进行临时性的闭塞，它还可以用于快速流动的AVM和AVF。四环素与幼儿牙釉质变黑有关，因此这种药物通常用于恒牙已经形成的11岁以上患者。聚维酮碘也可以注射到畸形的淋巴管中，疼痛小于酒精，并获得了好结果。

氰基丙烯酸酯，如异丁基-2-氰基丙烯酸酯（IBCA）或N-丁基-2-氰基丙烯酸酯（NBCA），可在几秒钟内使快速流动的血液聚合。它们不仅会立即形成血栓并具有组织黏附特性，而且还会引起血管壁的巨细胞炎症反应[14]。这些栓塞液对于血液快速流动的病变非常有效，例如AVM或AVF。肿瘤血液流动缓慢，因此不需要使用这种制剂，这些药剂与动脉内注射的颗粒材料或经皮注射的其他药剂相比，风险更大。

最新的"液体"剂型是Onyx，一种乙烯-乙烯醇共聚物，含有二甲基亚砜作为促进内皮屏障吸收的药剂[15]。这种药剂不是真正的组织黏合剂，而是覆盖内膜并逐渐填充血管内腔。它是神经介入医师的一种重要补充材料，因为它可以在可视化荧光镜和操作过程中缓慢进入这些给药器并缓慢渗透到血管病变的微小血管中，不需要氰基丙烯酸酯这种的快速作用时间[15,16]。Onyx已成为最常用于AVM和AVF栓塞的药物，但它很难使用。药剂的向前推进需要在栓塞导管周围进行"密封"；不正确的密封使得药物不能推进，并且尝试密封过程可能导致药剂回流并将导管困在动脉中。使用液体制剂的任何栓塞操作都应该小心翼翼，因为面部、舌头和脑神经末端动脉的栓塞到可能导致相应部位的坏死，如果液体通过微小的侧支循环进入血管，可能使颅内正常结构栓塞。液体栓塞应仅用于超选择性导管可以直接进入病变的供给血管时，或者通过病变的经皮穿刺在直接可视下观察药物流动[17]，以防止药物不慎进入

第二篇 诊断与评估

重要结构的血管内。

（四）为确保栓塞安全而进行的激发性测试

有两种重要技术有助于确保颅底血管闭塞的安全性。第一种方法是将 1% 不含防腐剂的利多卡因注射到供血管中进行动脉栓塞，该供血管可作为栓塞的备选项，这样做是为了预测栓塞手术中永久性脑神经麻痹的可能性[18]。这种激发性试验会麻醉脑神经，如果动脉导管导入其支配的血管。该试验的反驳者认为试验可能出现假阳性结果，因为用于栓塞的颗粒不会堵塞小动脉，液体麻醉药可注入毛细血管床，因此少见血供重建。阴性测试结果可能是真正的阴性，让人放心。

第二项激发性试验是颈内动脉或椎动脉的临时球囊阻塞试验（BOT），附加了血流量测量，可以精确量化手术或血管内操作期间临时或永久性闭塞对脑血流的潜在影响。在手术切除颅底肿瘤时可能需要颈动脉或椎动脉闭塞，在主要颅内动脉暂时闭塞期间，例如在动脉瘤的手术夹闭血管期间，通过主要动脉闭塞造成不可夹闭动脉瘤内的血栓形成，或者有时必须进行颈动脉闭塞以闭合颈动脉 - 海绵窦瘘或任何其他类型的创伤性血管病变。

首先，对所有脑血管进行完整的血管造影评估，以评估它们对特定病变的贡献以及通过前后交通动脉使侧支血管有充分血流。如果存在交通动脉，则进行传统的 BOT，其包括颈内动脉闭塞（ICA）和不可拆卸的球囊导管放置将要永久性闭塞的血管层面。在系统的肝素化后，将球囊充气，并评估患者 30 分钟。在整个闭塞期间进行仔细的神经系统检查，特别强调所测试血管保留的神经功能。如果患者出现神经功能障碍，则气囊立即放气。如果颈动脉闭塞的患者没有出现神经功能障碍，则我们认为永久性闭塞后重要结构血流量够充足。然而，这种定性评估不能准确量化高危脑半球的血流量供给。组织的血流值每分钟大于 20~25ml/100g 可保持正常的神经元功能，如果小于上述值则可能出现神经元功能障碍。可认为血管造影上显示血流值每分钟略大于 20~25ml/100g 不会使患者产生症状，但术中或术后再发低血压，心输出量减少或氧合减少可能会导致脑梗死。

在暂时性闭塞期间使用不同的方法来评估 BOT 对脑血流的生理影响，以预测最终闭塞后脑梗死的风险。这些方法包括电学研究，如诱发电位或脑电图[19]，临时闭塞部位远端的动脉残端压力测量[20]，诱导性低血压风险，以及经颅多普勒研究。此外，几种脑血流成像方法，包括氙增强 CT（图 10-1）[21]、单光子发射计算机断层扫描、正电子发射断层扫描、MRI 和 CT 灌注研究，已用于评估 BOT 期间的脑血流量以确定永久性闭塞

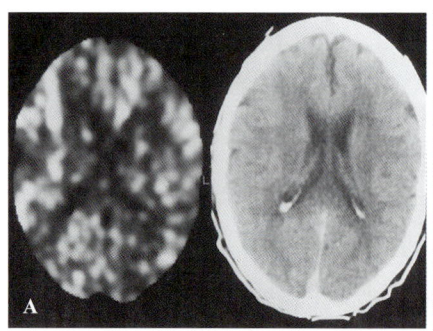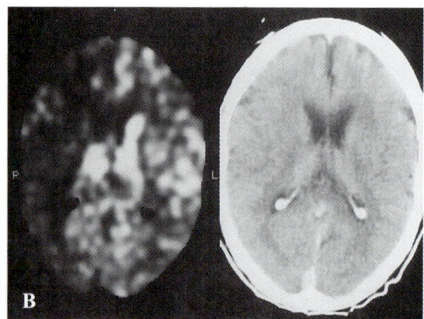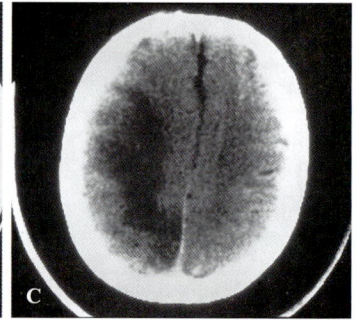

▲ 图 10-1 球囊测试闭塞期间的氙增强计算机断层扫描（CT）

一名 60 岁鳞状细胞癌侵犯颅底患者，将行颅底切除术和可能需要永久性颈动脉闭塞。将 Swan-Ganz 导管置于右颈内动脉中，暂时阻塞颈内动脉血流 15 分钟不会产生神经功能障碍。A. 氙增强 CT 扫描显示，球囊扩张期间在中脑水平（右）产生的血流图像（左），揭示了双侧大脑中动脉的血流对称。B. 随着球囊膨胀，相对于左中脑血供，右侧中脑分布（左）的血流明显减少。流向右中脑血液流量约 22ml/（100g·min）。这个病例为作者的早期经验，在颅底肿瘤切除术中永久性颈动脉闭塞之前并没有进行旁路手术。C. 术后患者轻度低血压，导致颈动脉血流暂时闭塞试验预测的血供情况显示梗死

后潜在的脑缺血风险[22, 23]。我们更倾向于使用单光子发射计算机断层扫描，因为它几乎不会使基础 BOT 增加，并且很容易提供需要的信息。在球囊充气一小段时间后，静脉注射放射性核素，并在血管造影研究完成后数小时扫描患者（放射性药物在其初始循环阶段"黏附"到脑组织，与该组织的供血量成比例）。

不幸的是，这些技术已被证明不能完美地预测永久性颈动脉闭塞造成的缺血风险。已有报道显示永久性闭塞后造成的临床症状，即使在 BOT 阴性并且生理指标和脑血流数据正常时也是如此。这些闭塞后缺陷中的许多（尽管不是大多数）可能是由于低血压或心输出量减少导致的边缘脑灌注减少，末支血管的血凝块增加或血管闭塞时的形成新的栓塞的结果。

二、肿瘤的血管内治疗

（一）副神经节瘤

副神经节瘤，也称为化学感受器瘤或血管球瘤，是源于化学感受器相关组织的肿瘤。它们通常是良性的，但是可局部侵入周围组织，且血供丰富。大多数血管球瘤起源于颞骨（48%），其包括沿中耳鼓岬的病变（鼓室球瘤）和与颈静脉球的化学感受器组织相关的病变（颈静脉球瘤）。高位颈段与迷走神经体（11%）相关的肿瘤称为迷走神经球瘤，颈部颈总动脉分叉处与颈动脉体（35%）相关的肿瘤称为颈动脉球瘤。大约 10% 患者发现多个肿瘤（图 10-2），存在家族聚集性[24]。

1. 鼓室球瘤

鼓室球瘤是一种小肿瘤，通常有搏动性耳鸣表现，它在内镜上可见鼓膜后面的美蓝色肿物。CT 扫描可以将这种小肿瘤与延伸到中耳腔较大的颈静脉球瘤相区分。排除异常的 ICA 也是必要的。在前者情况下，颈静脉孔和中耳之间的骨板被破坏，而后者颈动脉管的后部骨质边缘残缺[25]。这种肿瘤通常小到可以在没有栓塞的情况下进行手术。

2. 颈静脉球瘤

患有颈静脉球瘤的患者通常在第Ⅸ、Ⅹ或Ⅺ对脑神经功能障碍时就医，如果肿瘤较大，第Ⅻ对脑神经也可能受到影响。搏动性耳鸣也很常见。对比增强 CT 或 MRI 通常是初次诊断所行的检查，可以确诊并显示肿瘤的延伸范围。肿瘤首先发生在颈静脉孔区，并可以向下延伸进入上颈部，通过破坏骨质向上外侧进入中耳，向后内侧和后外侧侵入颅后窝，向前包绕岩尖内听道。当化学感受器瘤穿过颅底扩散时，骨破坏可以很广泛，类似恶性肿瘤。肿瘤压迫脑干可能会导致枕骨大孔周围组织的破坏[26]。

肿瘤由多个颈外动脉（ECA）分支供给，这些动脉的每个分支供给了肿瘤的特定部分。咽升动脉（有时双侧）和脑膜中动脉（后支）是两种最常受累的动脉，枕部的茎乳分支和耳后动脉较少受累（图 10-3）。如果肿瘤在枕骨大孔周围延伸，则其供血可能来自椎动脉的前后脑膜分支。颅后窝的硬膜内肿瘤可以由小脑前下动脉和后下动脉供血，围绕上颈部或 ICA 岩尖部的肿瘤可能有上述血管的微小分支附着（图 10-3）[27-29]。

在颈静脉球瘤血管丰富，这使得手术很难在这个狭窄的骨性区域展开，栓塞可能有很大帮助[30]。由于诊断通常基于 CT 或 MRI，都是在血管造影前做的，因此可为患者同时准备血管造影和栓塞的同意书。在多个平面中用高分辨率 DSA 为动脉血管进行投影，如前所述（图 10-2）。进行多个血管的选择性导管插入，然后用颗粒材料栓塞，最常见的是微球状（100~300 或 300~500μm）或较小尺寸的 PVA（如，150~300μm）。在注射可能提供第Ⅶ对脑神经血供的颈外动脉分支，特别是动脉窦之前，注射 1% 利多卡因作为一种激发性试验，以确保在栓塞过程中脑神经不会断裂[18]。

3. 迷走神经球瘤

迷走神经球瘤来源于迷走神经在高位颈部的 C_1~C_2 层面起源。肿瘤可能在比较高的位置延伸，将其与颈静脉球瘤区分比较困难，而且可能没有实际意义。典型的表现是高位颈部 ICA 的前移位。血液供应来自 ECA 的多个分支，特别是上行咽动脉。尽管通常血供来源较少，但是动脉供应可以像颈静脉球瘤一样进行投影（图 10-2）。还应评估来自甲状颈和肋颈干的上行和深颈分支

第二篇 诊断与评估

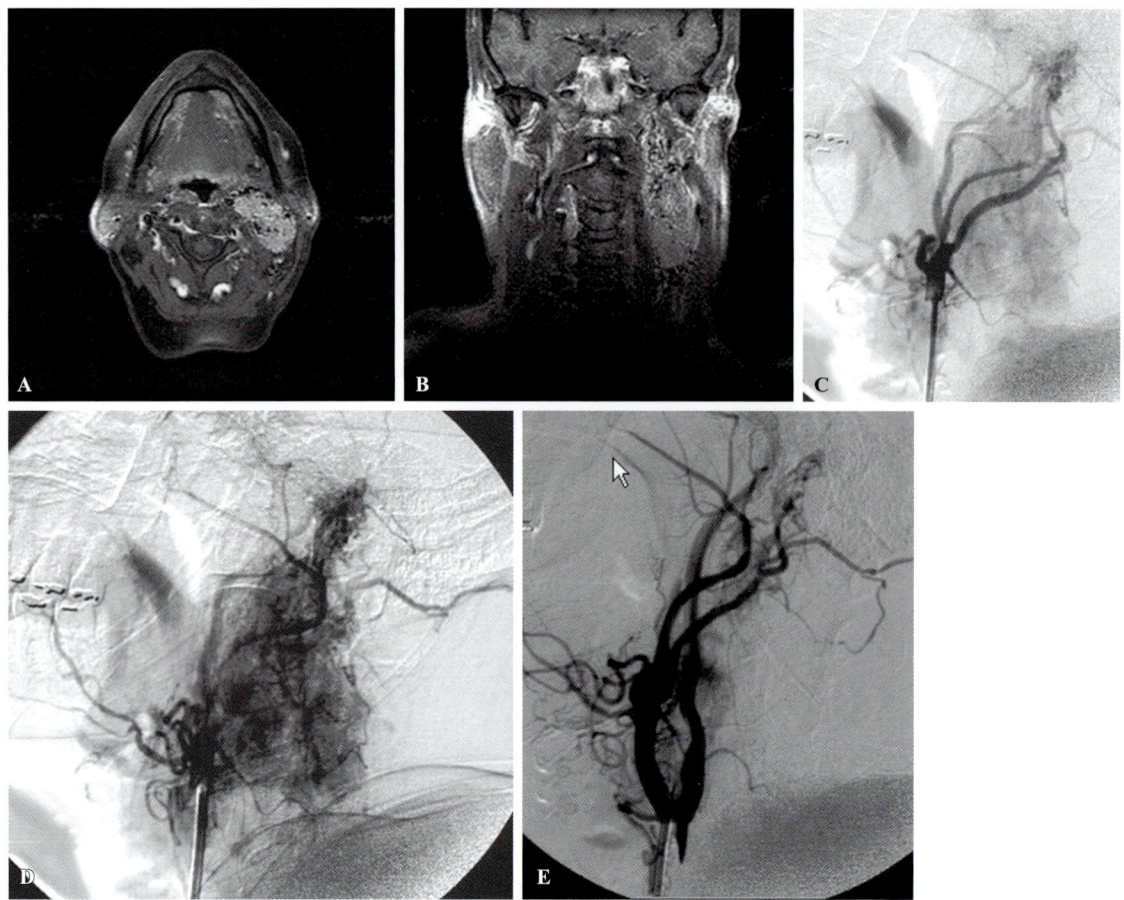

▲ 图 10-2 颈静脉迷走神经/颈动脉球体瘤

A. 增强轴位磁共振图像（MRI）显示肿瘤血管丰富，黑色流空代表扩大的血管，即血管球瘤的所谓"椒盐"征。B. 冠状位 MRI 显示肿瘤从左颈静脉孔延伸到左颈总动脉分叉处。C. 选择性左颈外动脉血管造影显示大面积肿瘤及其供血管增加。D. 注意动脉晚期的强烈肿瘤充盈。E. 用 400μm 微球材料栓塞使肿瘤充盈明显减少。随后对颈静脉和颈动脉体部分的小分支进行选择性导管插入，以进一步进行微球术前栓塞

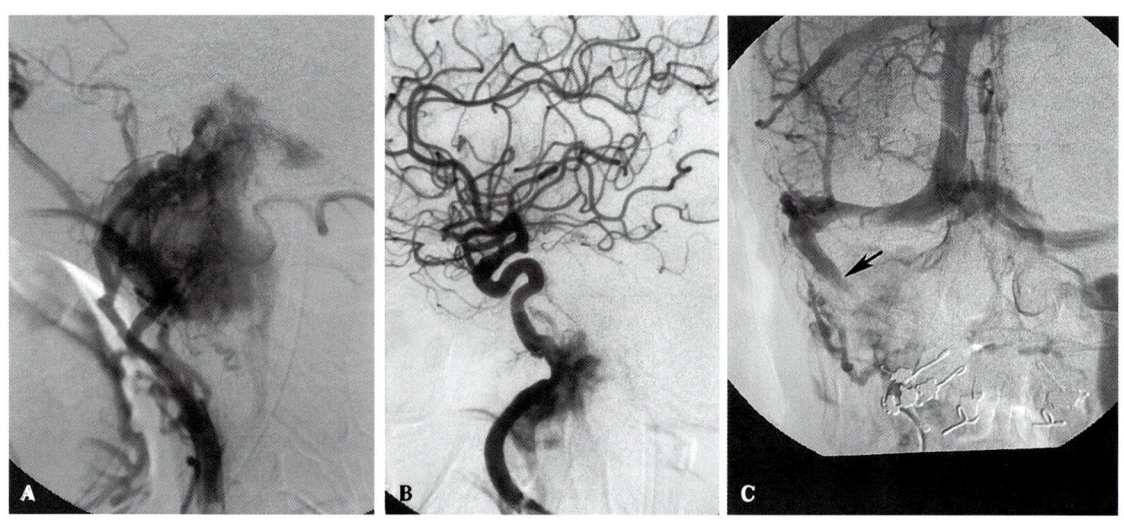

▲ 图 10-3 颈静脉/迷走神经球体瘤

A. 脑血管造影显示多个扩大的颈外动脉分支，为肿瘤提供大部分血液供应。B. 明显可见高位颈内动脉滋养血管附着在肿瘤周围。C. 明显可见乙状窦远端完全闭塞（箭）和颈静脉球和静脉不显影。术前血管内治疗包括用 150μm 聚乙烯醇颗粒栓塞多个颈外动脉分支血管，并在球囊闭塞试验后显示右侧颈内动脉闭塞，表明右侧大脑半球具有良好的侧支循环

第 10 章 颅底、头部和颈部的介入神经放射学

以及来自同侧椎动脉的神经肌肉分支的潜在供血。向血管插入导管，对荧光透视观察下应阻断的血管位置进行栓塞，特别结合微球或细小颗粒的 PVA（图 10-2）。如果在手术期间可能存在任何脑神经损伤的问题，则使用利多卡因激发试验。

4. 颈动脉体瘤

颈动脉体瘤是一种血管丰富的肿块，发生在颈内动脉和颈外动脉发出时的分叉处，使它们分离开。通常，远端颈总动脉和近端颈内动脉发出许多微血管，这些动脉血管太小而不能进行选择性地导管插入，达到防止颗粒回流到 ICA 的程度，虽然 ECA 的主要分支通常存在，特别是咽升、甲状腺上、舌、面部和颈动脉体动脉（图 10-4）。这些动脉可以选择性地插入导管，并且许多肿瘤可以用微球或颗粒栓塞，使手术出血少易操作（图 10-4）。一些外科医生不想要术前栓塞，他们认为栓塞可能引起继发性炎症使得肿瘤边界难以分辨，从而影响手术完整切除[31]。

（二）少年鼻咽部血管纤维瘤

血管纤维瘤是青春期男孩的常见病，表现为复发性鼻出血和鼻塞。肿瘤的典型位置在鼻腔附近，鼻咽部和翼腭窝内。肿瘤可以向前延伸通过鼻腔或向上进入鼻窦，偶尔可延伸到颞下间隙，蝶窦侧壁或颞窝前壁的骨质破坏可使肿瘤进入颅内。

通常，血液供应来自上颌动脉及其分支，特别是上行和下行腭动脉（图 10-5），以及上行咽动脉，其可能是双侧的，可能需要颈总动脉而非 ECA，注射显影该血管起源可能在颈总动脉分叉处附近。肿瘤可能仍然在颅外，它可以从 ICA 岩部和海绵窦段分支接收供血（如翼管动脉，图 10-6）[32-34]，延伸至颅内的部分肿瘤可从颅内动脉分出的脑膜中动脉及其附属分支，和 ICA 的岩部和海绵窦段血管供血。因为脑膜中动脉、附属脑膜和圆孔动脉在海绵窦内供应颅内神经[33]。优选的是将脑膜动脉起源处之外的颌内动脉插入导管，用于单纯颅外肿瘤的颗粒材料栓塞。通常在利多卡因试验后，小心脑膜中动脉及其附属脑膜动脉供血的栓塞。其他动脉导管插入和栓塞根据需要进行，这种栓塞能显著减少手术时的失血量（图 10-5 和图 10-6）。

（三）脑膜瘤

脑膜瘤是最常见的颅内神经非胶质细胞肿瘤，约占所有原发性颅内肿瘤的 20%。它们起源于蛛网膜，多数患者常在 30—69 岁出现，女性占大多数。其最常见的位置是大脑凸面和矢状窦大脑镰

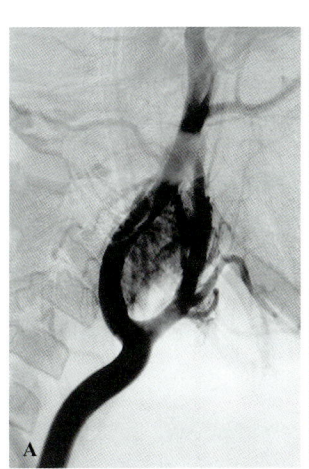 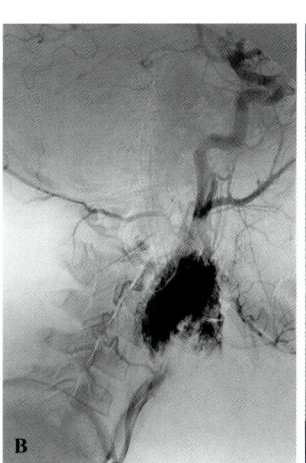 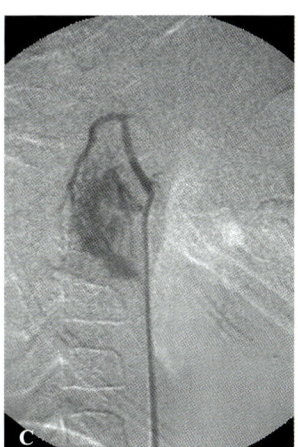 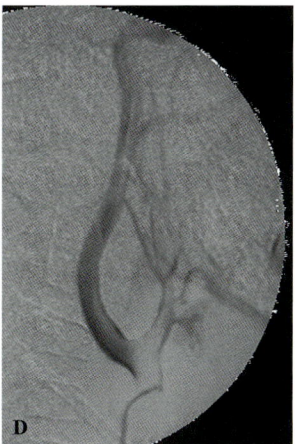

▲ 图 10-4 颈动脉体瘤栓塞治疗

磁共振成像显示 8 岁的孩子有颈动脉体瘤，没有其他家庭成员患有这种化学感受器瘤。A. 颈总动脉注射显示典型的颈内动脉和颈外动脉的分叉处分离，因为它们之间存在血管丰富的肿块。来自颈内和颈外动脉的多个"末支"为肿瘤提供血供。B. 未显示颅底或其上方的其他化学感受器瘤。C. 在线数字荧光透视下选择性地将动脉导管插入颈动脉体显示该血管向肿瘤大量供血，随后用（150～300μm）聚乙烯醇颗粒栓塞。另外两个较小的颈外动脉分支也被栓塞。D. 栓塞后，数字减影荧光透视下的颈总动脉注射未能显示血管肿块

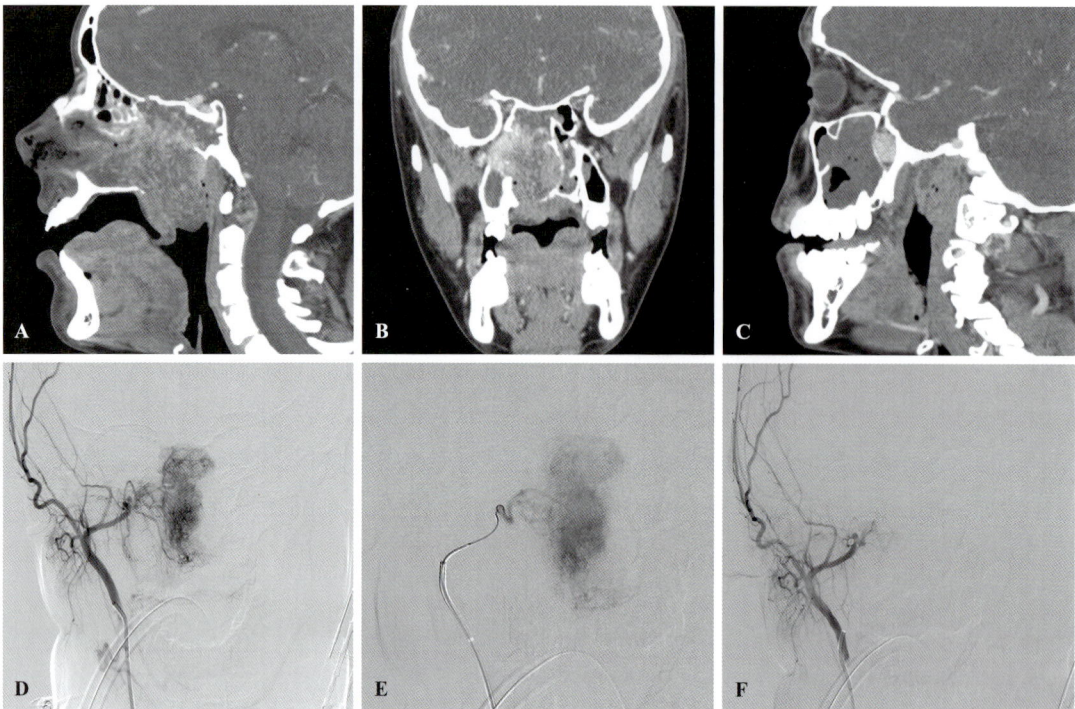

▲ 图 10-5　鼻咽血管纤维瘤的栓塞

一名男孩因严重的鼻出血就诊，计算机断层扫描显示一个大的血管肿瘤，其中心位于后鼻孔（A），使右鼻腔变形（B）并向后延伸到鼻咽部，向上延伸到蝶窦（A），并横向进入翼腭窝（B、C）。右上颌动脉（D）的选择性血管造影显示血管瘤的供血管，用微导管（E）进行选择性地导管插入进行微球栓塞，明显降低后期手术的血管分布（F）

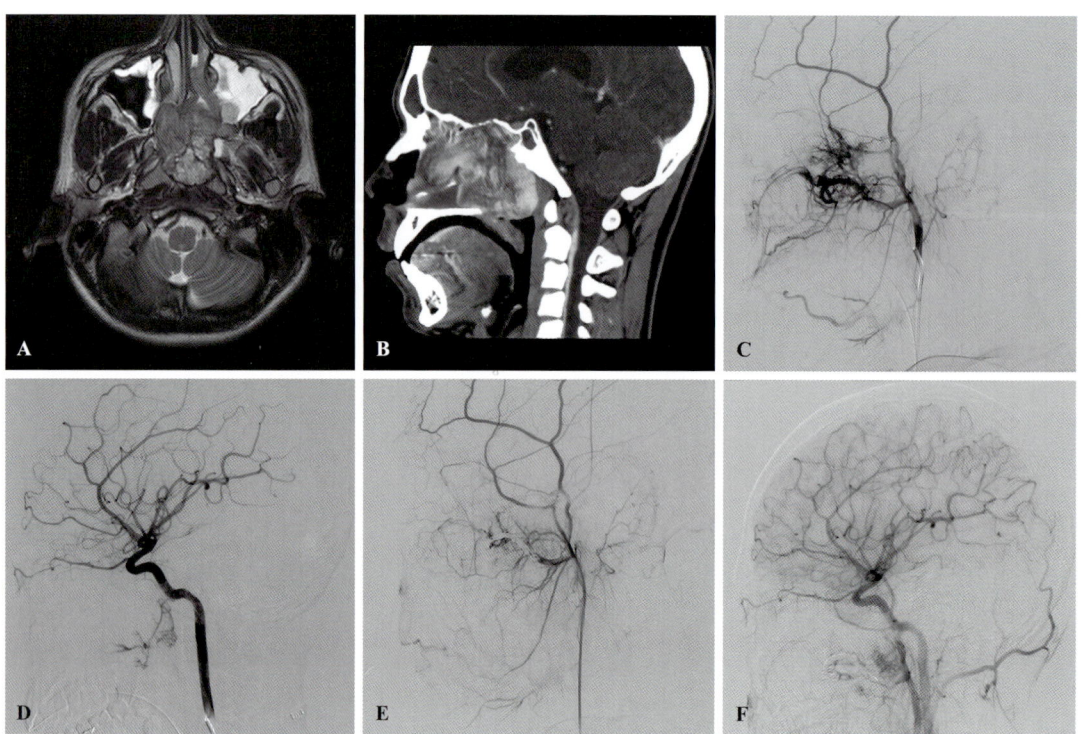

▲ 图 10-6　延伸到蝶窦和左侧颈内动脉（ICA）侧支循环的鼻咽血管纤维瘤的栓塞

磁共振成像（A）和增强的计算机断层扫描（B）显示巨大的肿块侵及两个鼻腔，堵塞上颌窦，并延伸到蝶窦。左颈外动脉血管造影（C）显示扩大的供血动脉，主要是颌内动脉的分支（IMAX）。左 ICA 血管造影显示来自岩骨的侧支血管。使用微球栓塞左侧 IMAX，然后对该血管进行线圈闭塞。尚无将 ICA 的危险侧支栓塞的经验

第10章 颅底、头部和颈部的介入神经放射学

旁（50%），但是起源于颅底和小脑幕的各个部位的脑膜瘤至少也占到所有病例的40%。

脑膜瘤从供应脑膜的血管获得主要血液供应。颈外动脉分支，如脑膜中动脉和咽升动脉，在血供中起重要作用，但颈内动脉颅内段、眼动脉和椎动脉的硬脑膜分支也很重要。随着脑膜瘤的生长，它们可以侵害大脑血供的软脑膜分支。

是否在特定位置栓塞脑膜瘤取决于干预的风险/效益比，以及是否有能力将导管选择性插入合适的血管[36, 37]。额底脑膜瘤涉及眶顶、嗅沟和蝶窦平面。它们的血液供应主要来自眼动脉的筛动脉分支。由于潜在的视力受损风险，通常不进行眼动脉选择性导管插入和栓塞。蝶骨翼和颅中窝肿瘤可能从脑膜中动脉获得大量的血液供应。如果是这样，选择性栓塞脑膜中动脉可能是一种有价值的术前干预，特别是肿瘤的位置可能控制血液供应因此导致手术操作困难，注意将微导管放置在供应脑神经的分支起点之上。

海绵窦脑膜瘤具有多种潜在的血供来源，这些分支为该区域的硬脑膜供血。来自ICA C_4段的下侧主干代表该区域脑膜瘤的主要血供，如果血管扩大，可以用微导管选择性地对该主干进行导管插入术。如果不能进行导管插入术，可以在ICA上方放置一个不可拆卸的球囊，其位于硬脑膜分支的起始位置之上，并且可以使用微小颗粒进行栓塞[38, 39]。其他血供来源包括脑膜中动脉及其分支，两者都为脑神经提供血液供应，因此如果这些血管栓塞，则存在脑神经损伤的可能性。使用1%利多卡因的激发性试验可以将导管插入脑神经血供的起始位置之上进行。

如果使用内径为0.014in的微导管，则可以使用150～400μm的小颗粒或球体渗透至脑膜瘤，但是这种颗粒太大而不能进入供应脑神经的血管。40～60μm颗粒大小的明胶海绵粉类似液体，更加可能通过危险的血管交织处，产生脑神经麻痹。真正的液体，如氰基丙烯酸酯和乙醇，脑神经损伤或进入吻合通道的风险过高，无法用术前药物。偶尔对于复发性非手术肿瘤需要收缩肿块以减少其产生症状的患者，可以使用无水乙醇（了解脑神经损伤的高风险）（图10-7）。该区域的脑膜瘤可能会浸润ICA或大脑中动脉。如果需行肿瘤整块切除包括切除ICA，可以在手术操作前用线圈或者可拆卸球囊对ICA进行栓塞[39]。

颅后窝脑膜瘤包括斜坡、岩斜区和斜坡周围区域的病变，以及侵及岩骨、桥小脑角、颈静脉孔和枕骨大孔的病变。硬脑膜血液供应取决于部位，这些肿瘤可以用对小脑幕上肿瘤的相同方式进行栓塞。

（四）其他肿瘤

除了之前讨论的肿瘤之外，涉及面部、颈部的其他血管性实体肿块并不常见。偶尔可见甲状腺血管瘤，从上、下甲状腺动脉接受血液供应的甲状腺血管瘤是可以栓塞的。甲状腺下动脉是甲状腺颈干的一个分支，甲状腺上动脉通常是颈外动脉的第一分支，两者一般较容易进行导管插入。选择性舌部或面部血管造影注射到甲状腺颈干和肋颈干应用于评估肿瘤延伸或其他血供来源，通常使用颗粒材料进行栓塞。面部和颈部血管瘤的治疗应以血管病变的成因来讨论。

（五）实验性化学疗法

血管内技术允许将高浓度的化学治疗制剂直接选择性灌注到肿瘤中，同时尽量减少全身不良反应。该技术已被用于晚期原发性头颈部肿瘤和转移至颈部淋巴结的肿瘤[40]。有一种新的注入技术是将含有化学治疗剂的乙基纤维素微球注射至动脉内。这些可生物降解的微球可以在组织内保留数周，同时它们缓慢地释放抗癌药物[41]。

三、血管性病变

（一）鼻出血

鼻出血可能由创伤、肿瘤、凝血性疾病或先天性血管畸形引起，如遗传性出血性毛细血管扩张症（Osler-Weber-Rendu病）。最常见的诱因是自发性出血、有或没有高血压，出血来自鼻中隔的小血管和鼻腔的上缘。鼻腔前方的自发性出血通常是自限性的，不需要血管内治疗，但后鼻孔出血（20%）更难以接近，临床上更难治疗，烧灼、上颌动脉结扎和鼻腔填塞可能无效。鼻塞可能与老年患者肺部或心脏问题有关，而栓塞可能

第二篇 诊断与评估

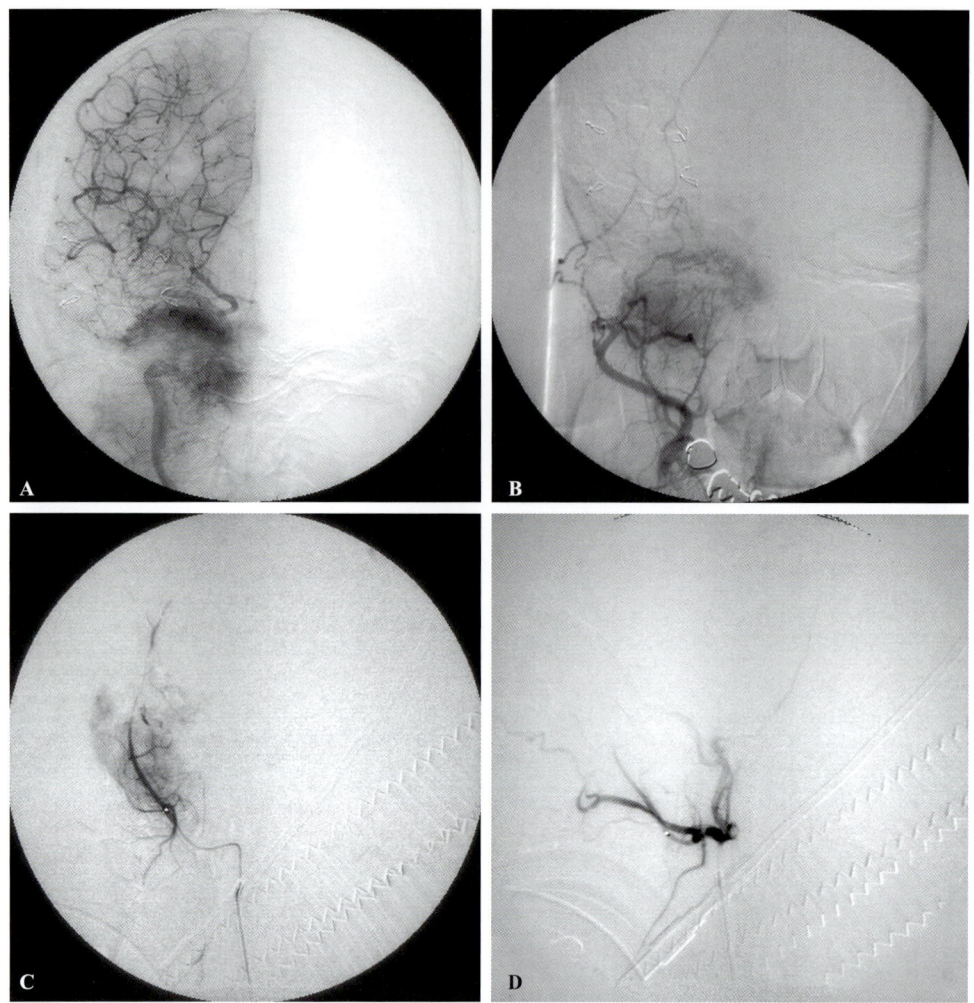

▲ 图 10-7 用酒精栓塞复发性颅内脑膜瘤

一名 65 岁女性右侧大脑中动脉周围复发脑膜瘤。A. 右颈内动脉血管造影显示脑膜瘤的"染色"包裹在大脑中动脉周围，并从该血管的微小分支获得血液供应。B. 右颈外动脉研究显示右脑中动脉显著供血。C. 进行右中脑膜动脉选择性导管插入术，血管造影显示其选择性供血。D. 为了避免肿瘤阻塞大脑中动脉，选择肿瘤栓塞。少量无水酒精慢慢地注入肿瘤，在 15 分钟内产生微小分支的闭塞。可以用 γ- 刀照射阻止肿瘤生长作为替代疗法

是一种有效且快速的治疗方法。

在所有患者中，应进行双侧选择性颈内、颈外动脉血管造影，以显示出血部位的血供（图 10-8）[42, 43]。在血管造影下用微导管进行面部和咽升动脉、上颌动脉的超选择性导管插入。如果发现出血部位，则通过将微导管远端移动到脑神经可能的供血管（例如脑膜中动脉及其附属分支），将所有供血管和潜在的侧支血管进行栓塞。如果没有发现出血部位，则进行双侧上颌和面动脉远端栓塞，以确保止血（图 10-8）[32, 44—47]。150～400μm 大小的小球体或颗粒可提供极佳的止血效果，对正常面部组织的血供重建不形成风险。远端而非近端的血管闭塞减少了侧支循环反复出血的机会。随着共轴微导管系统的发展，提高了对面部血管功能性解剖的认识，成功率已达91%～97%，并发症发生率为 0%～3%[46]。

（二）面部和颈部动 – 静脉瘘

面部动 – 静脉瘘（AVF）可能发生于直接面部创伤或医源性创伤，如面部手术或图像引导活检术后[48]。颞下颌关节或上颌窦手术也可能导致 AVF（图 10-9），椎动脉和脊椎静脉之间的 AVF，可能会出现在创伤后。AVF 也可能是先天性起源。无论病因是什么，选择性血管造影术可确定

第 10 章 颅底、头部和颈部的介入神经放射学

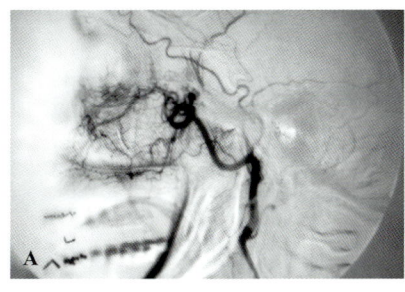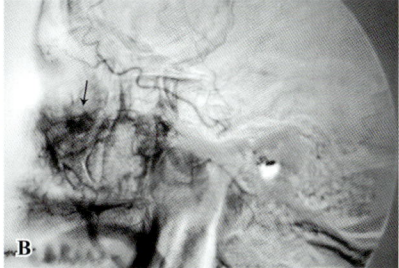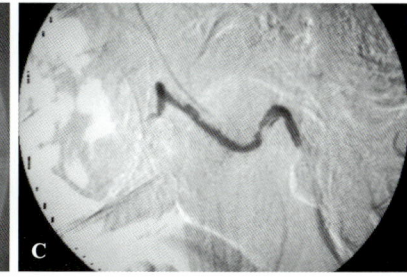

▲ 图 10-8 鼻出血栓塞

一名 69 岁的女性患有复发性鼻出血，需要鼻腔填塞。A 和 B. 选择性左颈外动脉注射（A）显示左鼻上方的血管区域（B，箭）。在数字减影血管造影道路测绘的监控下进行 150μm 聚乙烯醇颗粒的栓塞。C. 栓塞后研究显示远端颌内动脉闭塞，无出血部位。临床上没有鼻出血复发

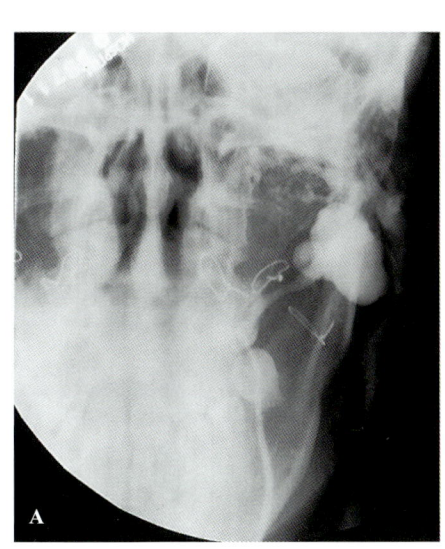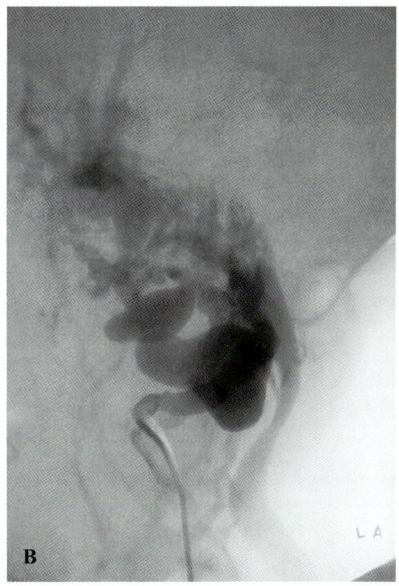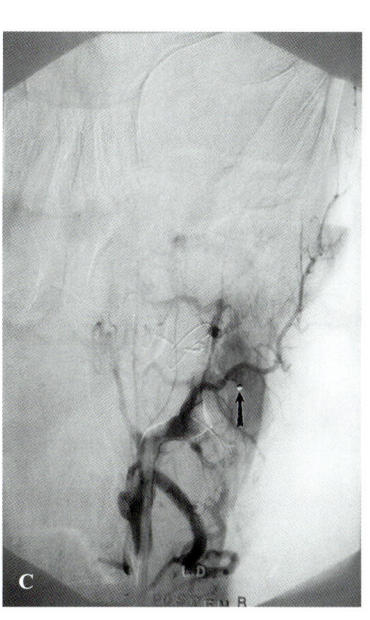

▲ 图 10-9 医源性面部动静脉瘘栓塞

为治疗慢性鼻窦炎已经进行左侧上颌窦手术。术后 1 个月，在左颞下颌关节下方看到大的搏动性肿块。A 和 B. 左上颌动脉选择性注射显示动静脉瘘，大静脉曲张。C. 为了使瘘管完全闭塞，将可拆卸的气囊放置在瘘管部位（箭表示气囊上的金属标记物）

瘘管的部位，可以使用恰当大小的可拆卸球囊（图 10-9）[7] 或可拆卸线圈来封闭瘘管部位。可推动金属线圈也可以通过超选择性动脉植入的方法修补静脉和动脉面的瘘管。为此，从一侧股动脉导入备有不可拆卸球囊的导管，并将其放置在瘘管的近端，球囊被充气以控制流量，因此线圈不会冲向下游的静脉循环。第二定向导管通过另一侧股动脉引入并放置在瘘管的近端，它的内腔置入一个微导管，操控微导管通过瘘管进入静脉侧。在近端球囊充气期间，从静脉侧开始进行线圈闭塞。当线圈沉积时，微导管逐步拉回，最终阻塞动脉侧。

（三）硬脑膜动 – 静脉瘘

硬膜 AVF 表示硬膜内的小动脉通道和下面的硬脑膜窦或流向该窦的静脉之间的直接交通。本节将讨论两种硬脑膜动 – 静脉瘘，涉及横窦和乙状窦的瘘管及海绵窦的相关瘘管。

横窦和乙状窦硬脑膜 AVF 可能是在窦内血栓形成和静脉压增加后产生的获得性病变，它们在硬脑膜中打开微小的动静脉分流，伴或不伴随后的窦再通[49]。横窦和乙状窦中增加的流动产生自觉的颈部杂音。长时间的高血流量可导致窦壁的内膜增生、狭窄、复发性闭塞。横窦和乙状窦的

第二篇 诊断与评估

持续或复发性闭塞导致对侧血窦的流出量增加。这种静脉引流的破坏使血液逆行流入皮质静脉通道，并引起静脉高压和组织充血，导致神经功能障碍[50]。进一步的静脉高压可能引起实质内或蛛网膜下腔出血，导致薄壁静脉破裂[51]。横窦和乙状窦硬脑膜 AVF 的动脉供给来自多个 ECA 双侧分支，特别是枕动脉和颈内动脉的小脑分支，也可能涉及椎动脉的脑膜分支[52]。

如果患者仅抱怨轻度颈部杂音但无其他症状，则风险/受益比并不支持积极治疗。但当颈部杂音变得非常严重以致患者出现行为能力丧失时，可以进行治疗。是否有皮质静脉流出，有或没有神经功能缺损，可提示其是否为高风险病变，是否应该使用血管内技术治疗。产生神经功能缺损或痴呆的病变，以及之前有出血病史的患者，需要进行治疗。

单独动脉栓塞仅仅是姑息治疗，因为其他多个硬脑膜血供，将在主供血管闭塞后增加血流量。颗粒栓塞效果不佳，如果只有动脉侧栓塞，组织黏合剂（如 Onyx）可能会非常有效（图 10-10）[53]。另一种解决方案是动脉和静脉方法的组合。在用颗粒或液体栓塞降低动脉血流量后，线圈通过静

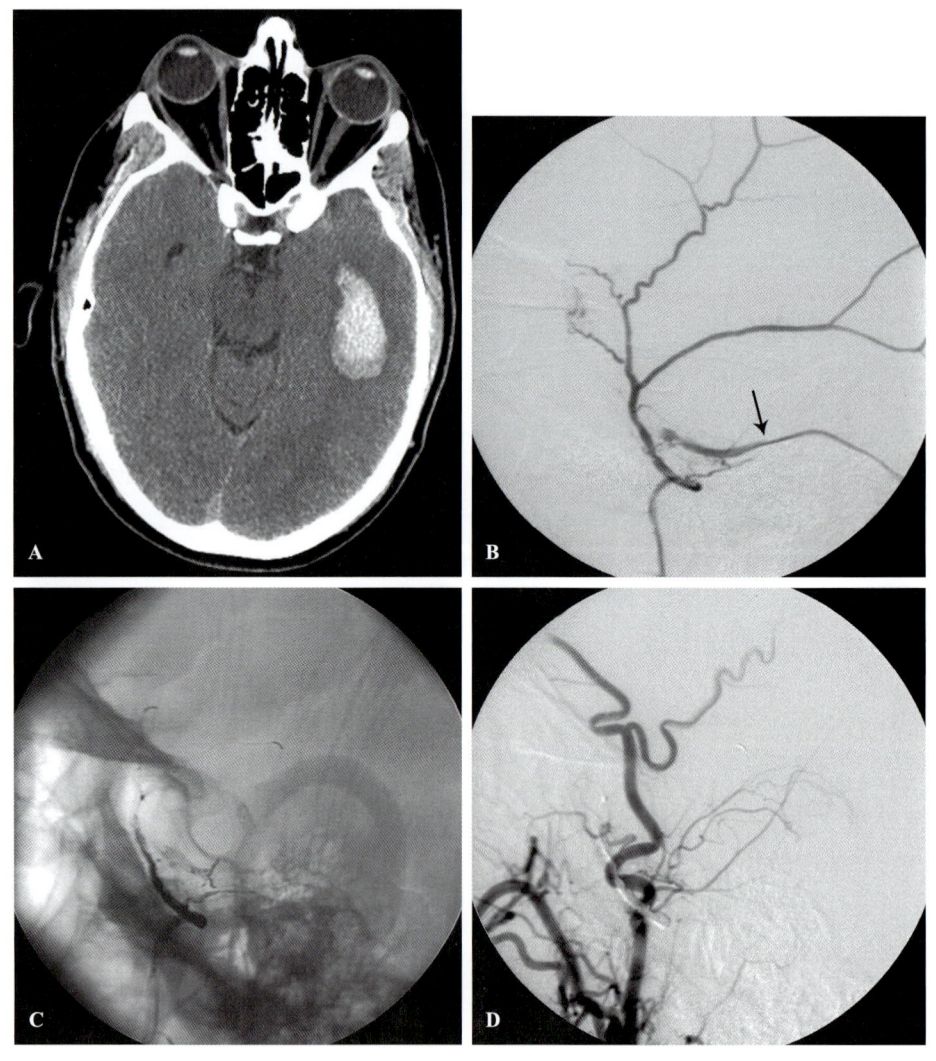

▲ 图 10-10 动脉内注射 Onyx 治疗颞前窝硬脑膜动静脉瘘（AVF）

A. 一名 52 岁的男性，左侧颞叶出现自发性出血。鉴别诊断是"隐性"动静脉畸形或硬脑膜 AVF，如来自岩上窦。B. 选择性脑膜中动脉注射显示海绵窦（箭）来自多个脑膜中动脉供血管的早期静脉充盈。作为足球守门员，这名患者可能有颅底骨折和创伤性 AVF。C. Onyx 注入脑膜中动脉，留下含钽复合物的"铸件"。D. 随后的颈外动脉造影未显示瘘管，在 1 年后的血管造影随访中也未显示

脉入路被沉积在横窦和乙状窦，这通常是用大的导向管通过对颈静脉球施行静脉导管插入，通过该导管将较小的导管操控到横窦中，以便线圈沿横向和乙状窦沉积[54]。如果不能经股动脉静脉接入，术中用线圈修补窦壁可能是必要的。横窦和乙状窦硬脑膜动-静脉瘘可能是复杂的，频繁复发，治疗可能需要介入医师和外科医生，结合多学科专业知识进行沟通治疗。

海绵窦硬脑膜 AVF 的病因尚不清楚，最常见于老年女性，并且表现为突眼、球结膜水肿、结膜充血、视力下降和偶尔的脑神经麻痹症状。血液供应来自颈外动脉和颈动脉分支到海绵窦硬脑膜。这些病变的表现与横窦和乙状窦硬脑膜 AVF 不同，因为它们可能会在血管造影术后或航空旅行之后，由于其气压变化发生自发闭合，同侧颈动脉的间歇性压迫也可能导致瘘管闭合。逐渐丧失视力或皮质静脉引流需要进行干预治疗。与横窦和乙状窦硬脑膜 AVF 相比，单独使用球体或颗粒的 ECA 栓塞可能导致闭合。通过经股静脉入路进行的岩下静脉导管插入术可以将线圈或很少组织黏合剂沉积到海绵窦中，这是一种低并发症的高效治疗策略。

（四）面部血管畸形

面部的静脉畸形表现为蓝色病变，病变可能与 Valsalva 动作而扩张。虽然它们是先天性的，但由于某些因素（如局部外伤）在它们增大之前通常是处于静止状态[55, 56]。MRI 研究显示在 T_2 加权序列病变呈现高信号，并且它提示病变的大小和损伤程度。治疗可用于美容目的，经皮穿刺可行硬化剂沉积。无水乙醇比十四烷基硫酸钠更有效，但可造成更明显的肿胀，注射时更加痛苦，因此需要配合深度镇静或麻醉[10-13]。

面部的动静脉畸形（AVM）很少见。如果因为面容原因不能施行面部 AVM 的手术或放射治疗，可以采用栓塞作为姑息治疗。在这种情况下，可以动脉内注射硬化剂（如乙醇或多西环素），特别是通过控制流量使药剂尽可能长时间地保持在内皮附近（图 10-11）。用于滴注药剂的直接动脉穿刺可以在超声监控下进行（图 10-12，图 10-11），主要的并发症是硬化剂流入微小动脉，由于这些动脉为皮肤和脑神经提供供血，可导致相应组织坏死，即使控制流量，该畸形动脉的供血管血流快速流动常将乙醇冲到静脉系统并得以稀释，应防止这类并发症发生。闭合近端的动脉供血阻塞，例如放置线圈刺激了侧支血管的形成，使得导管可能无法安全进入，并且在后续治疗中难以将导管插入主要供血管（图 10-12）。Onyx 开始用于颅外 AVMs 和 AVFs 与过去相比，面部变色的可能减少，它将被证明是一种有效的制剂[57]。

（五）面部和颈部的血管瘤

血管瘤有一个增殖期，然后退化，这样出现在的 90% 血管瘤，在儿童早期就会退化[56]。使用 Propanalol 可以加速复原，目前认为是婴儿期大面积血管瘤的首选治疗方法[58, 59]。婴儿或儿童早期血管瘤的栓塞和手术只有存在呼吸道阻塞时才有必要，如舌头或声门下组织的血管瘤。即使血管瘤位于眶周区域并干扰眼睛的正常功能，也应该在 Propanalol 治疗期间和之后留出足够时间让其复原，然后根据需要进行眼肌和整容手术。在青少年或成人中，问题可能是简单的美观问题，虽然血管瘤可以渗入周围组织（如牙槽嵴），这可能导致进食时出血或者使气道或食管变窄。如果需要栓塞，并且如果有明显缓慢动脉的成分，可以用球或颗粒动脉进行栓塞（图 10-13），如果主要是毛细血管或静脉的成分，直接穿刺病变，缓慢灌输硬化剂（如无水乙醇或十四烷基硫酸钠），可能是有效的。在大多数患者，栓塞后要手术切除病灶。

（六）假性动脉瘤

颅脑创伤导致的颈动脉海绵窦段撕裂通常会产生颈动脉-海绵窦瘘，尽管可能会形成假性动脉瘤，随着时间的推移可增大，并侵蚀入蝶窦，以及破裂出现鼻腔大量出血，严重时甚至危及生命。ICA 的紧急气囊闭塞可能是必要的，因为假性动脉瘤缺乏真正的动脉内层，在放置动脉瘤线圈或球囊后易于再通。

头部向对侧旋转并颈部的快速过度伸展迫使高颈段 ICA 抵住 C_2 的颈椎侧块，或者在 C_2 椎间

第二篇　诊断与评估

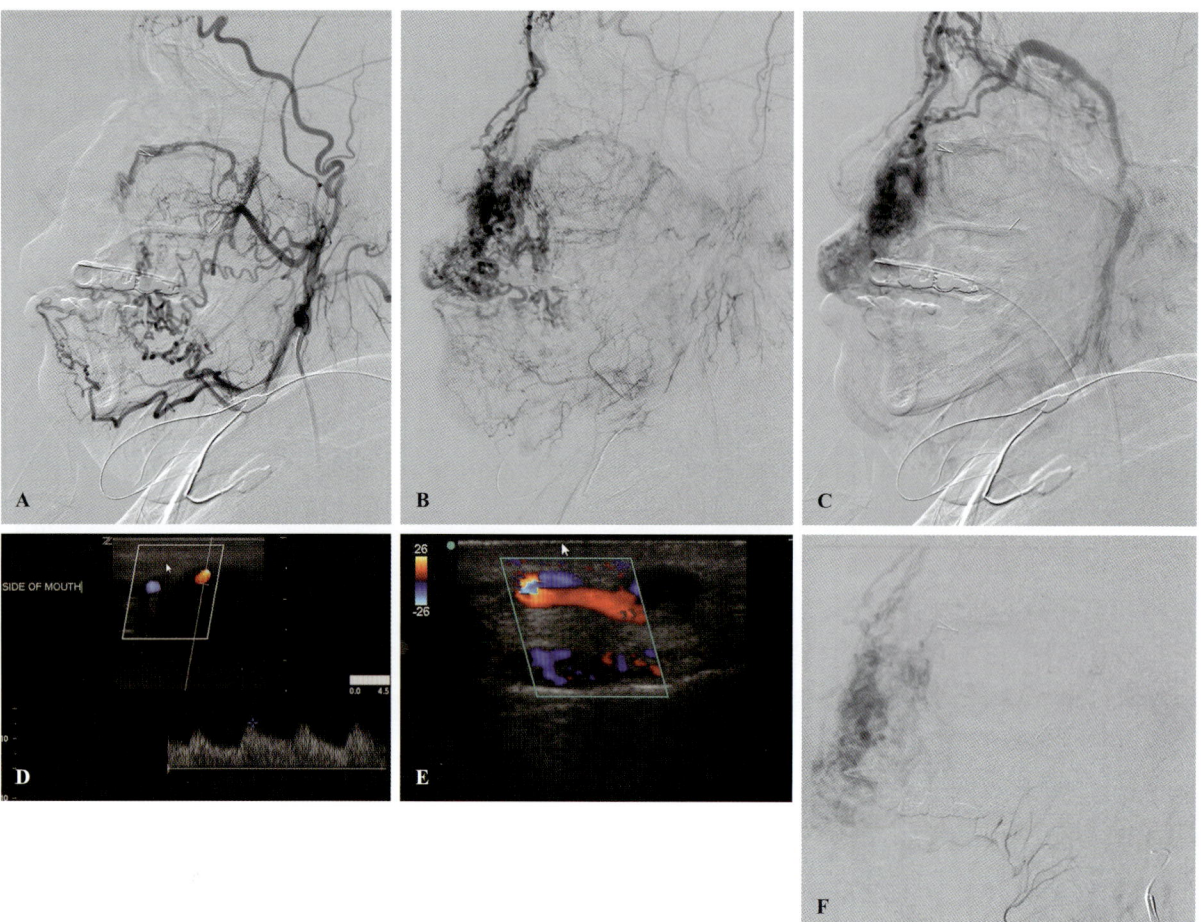

▲ 图 10-11　用微球和酒精栓塞面部的动静脉畸形（AVM）

这种大的面部 AVM 见于早期动脉（A），晚期动脉（B）和静脉（C）阶段。多普勒超声被用于进入鼻侧面的病灶。多普勒显示了病灶内的低阻力（D），彩色血流图像（E）显示了将穿刺的供给病灶的大动脉（颜色表示方向，而不是动脉或静脉）。将 400μm 的微球注入右上颌动脉的多个分支以减缓流速后，将 3ml 无水乙醇注入病灶，这减少了随后右颈外动脉注射（F）中畸形血管内的血流

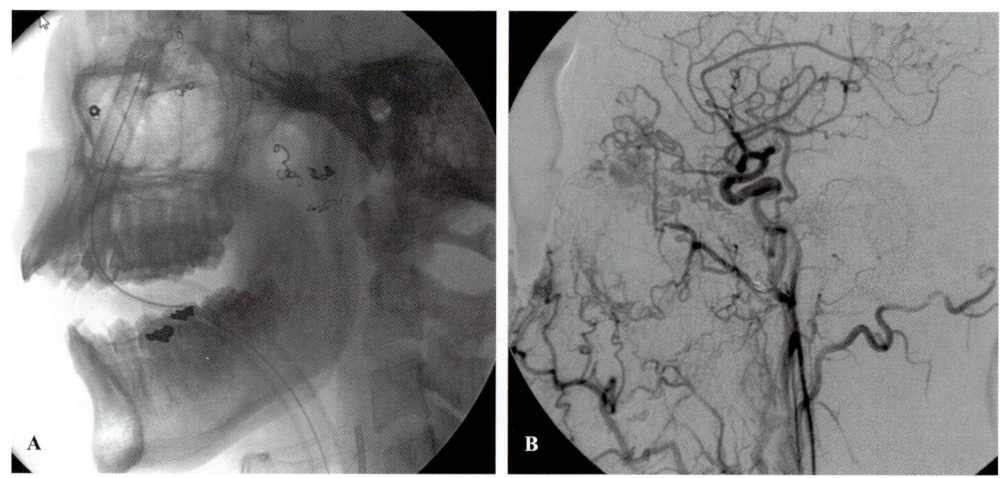

▲ 图 10-12　由于线圈闭塞供给动脉，使得面部动静脉畸形（AVM）姑息性栓塞变得困难

A. 多个线圈已被放置在供给面部 AVM 血流的颈外动脉分支的外部。B. 这产生了来自眼部和其他深部动脉通向 AVM 的侧支循环，这些动脉比较危险很难接近

第 10 章 颅底、头部和颈部的介入神经放射学

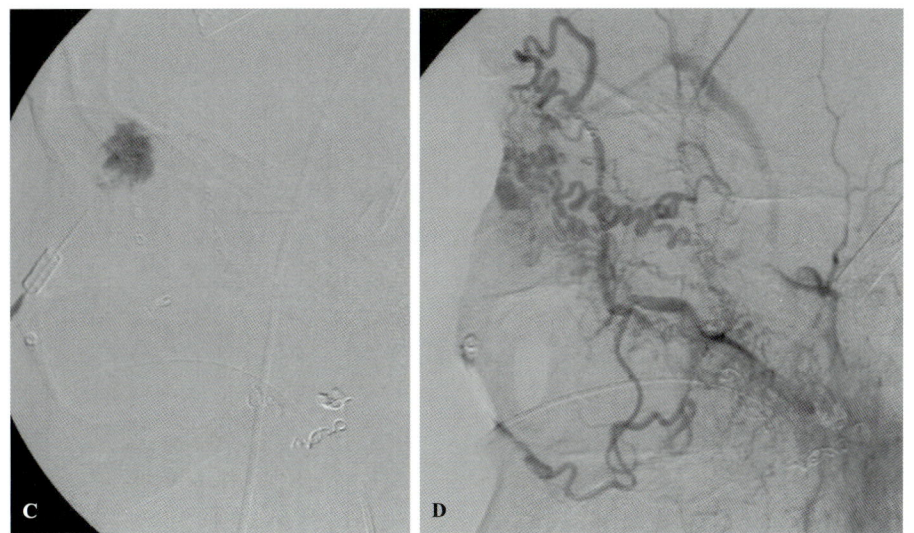

▲ 图 10-12（续） 由于线圈闭塞供给动脉，使得面部动静脉畸形（AVM）姑息性栓塞变得困难
C. 可以直接穿刺病灶，用造影剂使其显影后，注射 50% 的多西环素和 Omnipaque300 的混合物。D. 这导致血流速度明显降低

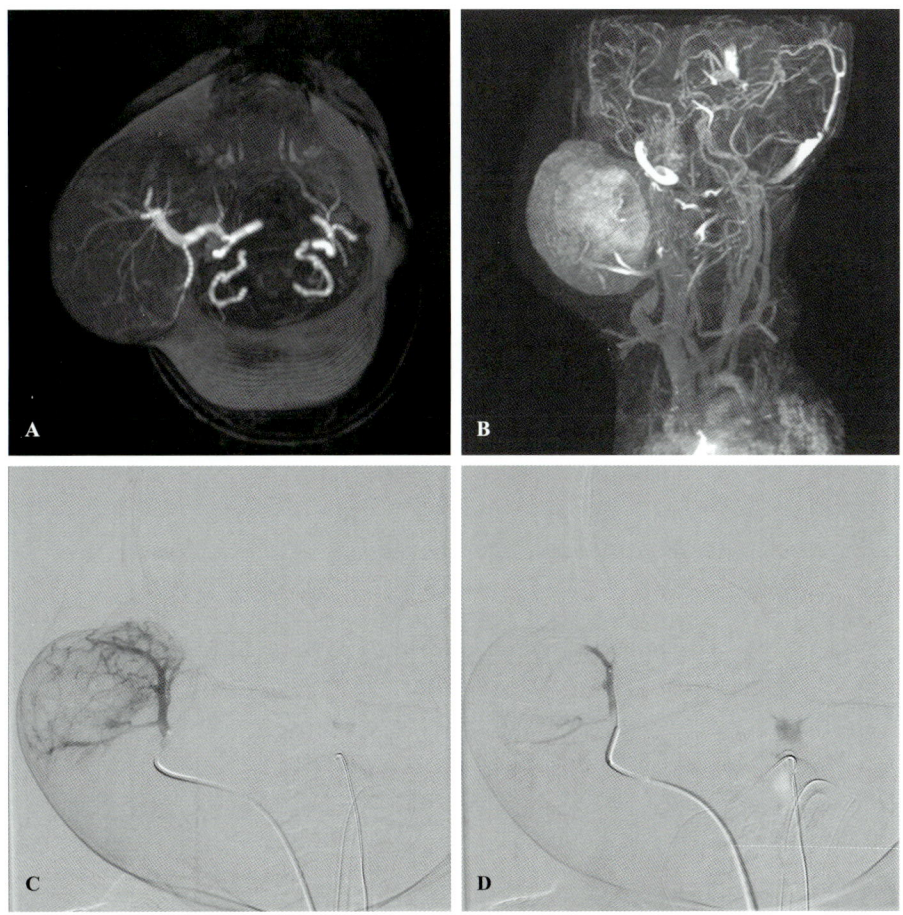

▲ 图 10-13 一名婴儿，因巨大血管瘤造成呼吸窘迫，大面积肿块使他的气道和食管移位因而就诊
A. 轴向磁共振血管造影（MRA）显示大量血供。B. 使用对比动力学的时间分辨成像所有颈部血管可视化，使肿块在冠状 MRA 上充分显影。C. 右侧颈外动脉供给椎弓根血管的选择性导管插入术后进行微球栓塞。D. 产生相对的血行阻断以便于之后的手术切除

第二篇 诊断与评估

孔横切腔和枕骨大孔硬脑膜之间的 $C_1 \sim C_2$ 处椎动脉延伸[60]，导致动脉横断和随后的假性动脉瘤形成。手术修复可能很困难，需要使用血管内皮细胞技术。由于假性动脉瘤缺乏真正的动脉壁，通常颈部较宽，并且可能含有不同时间的半软凝块，因此通常不可能成功地用气囊或线圈闭塞。在慢性状态下，在假性动脉瘤的颈部血管内放置支架是优选的治疗方法，支架植入和动脉内线圈放置的组合使用可能会更成功。如果是急性动脉裂伤，传统的支架会使裂伤撕开，需要一个覆膜支架[61]。如果需要，用气囊[62]或将线圈放置在动脉瘤上方和下方，从而阻塞主要供血动脉是决定性的，但这应先进行 BOT 栓塞，并通过侧支通道评估颈动脉闭塞后的脑血流量。

据报道，中耳腔内异常颈动脉无意中的活检导致严重的耳鸣和鼻腔大量出血。因为支架移植物太硬，不能对颈动脉的颈段和岩尖段进行引导，这种紧急情况通常最好使用气球或线圈在动脉瘤近端和远端栓塞处理（图 10-14）[63]。

（七）颈动脉纤维肌性发育不良致耳鸣

ICA 的纤维肌性发育不良通常发生在 C_2 水平，是搏动性耳鸣的众多病因之一，标志血管网，这一实体可以通过血管成形术拉伸[64]，并且可能需放置支架，以防止复发。

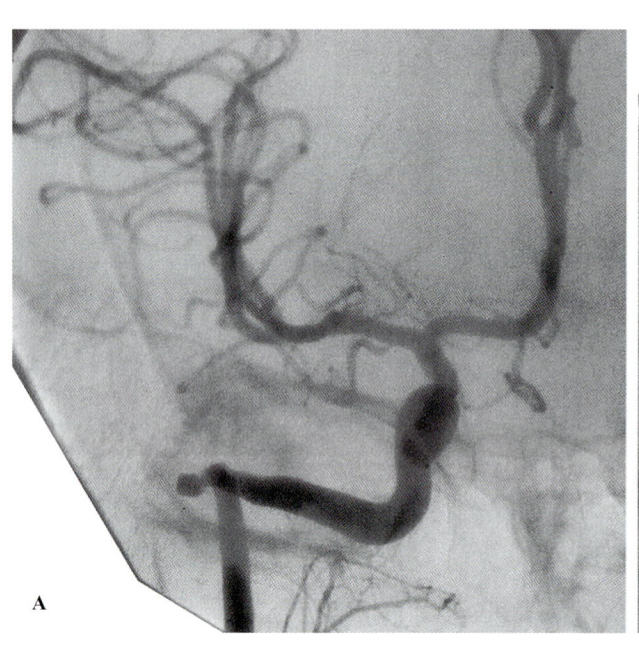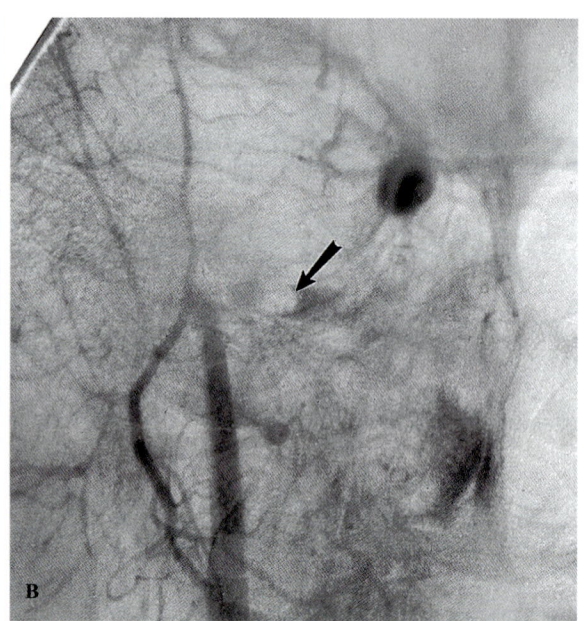

▲ 图 10-14 活检后异常右颈内动脉为假性动脉瘤，施行球囊闭塞

一名 6 岁的孩子在鼓膜后面有微红色的肿块。肿块活检是由耳鼻喉科医生进行的，鼓膜切开后可快速失血。耳朵被包扎，患者被送去评估。A. 右颈总动脉血管造影显示右颈内动脉（ICA）的岩骨部分的弓形外观，其特征为延伸到中耳腔的异常 ICA，有横向延伸的假性动脉瘤，代表活检部位。B. 可释放的球囊放置在岩骨段的水平部动脉瘤的远端（非填充）（黑箭标记球囊的远端边缘）。随后将第二个球囊置于动脉瘤近端的高颈段 ICA 中以阻塞动脉瘤。通过前交通动脉从左到右（未示出）的良好交织血流避免了颈动脉闭塞后的神经系统后遗症

推荐阅读

Bederson JB: Pathophysiology and animal models of dural arteriovenous malformations. In Awad A, Barrow D, editors: *Dural arteriovenous malformations*, Park Ridge, IL, 1993, American Association of Neurologic Surgeons, pp 23–33.

Casasco A, Herbreteau D, Houdart E, et al: Devascularization of craniofacial tumors by percutaneous tumor puncture. *AJNR Am J Neuroradiol* 15:1233–1239, 1994.

Davies MA, TerBrugge K, Willinsky R, et al: The validity of classification for the clinical presentation of intracranial dural arteriovenous fistulas. *J Neurosurg* 85:830–837, 1996.

Erba SM, Horton JA, Latchaw RE, et al: Balloon test occlusion of the internal carotid artery with stable xenon/CT cerebral blood flow imaging. *AJNR Am J Neuroradiol* 9:533–538, 1988.

Gandhi D, Gemmete JJ, Ansari SA, et al: Interventional neuroradiology of the head and neck. *AJNR Am J Neuroradiol* 29:1806–1815, 2008.

Garcia-Monaco R, Lasjaunias P, Alvarez H, et al: Embolization of vascular lesions of the head and neck. In Valavanis A, editor: *Interventional neuroradiology*, Berlin, 1993, Springer, pp 221–253.

Gobin YP, Murayama Y, Englund E, et al: Head and neck hypervascular lesions: embolization with ethylene vinyl alcohol copolymer—laboratory evaluation in swine and clinical evaluation in humans. *Radiology* 221:309–317, 2001.

Halbach VV, Higashida RT, Hieshima GB, et al: Transvenous embolization of dural fistulas involving the transverse and sigmoid sinuses. *AJNR Am J Neuroradiol* 20:385–392, 1989.

Latchaw RE: Preoperative intracranial meningioma embolization: technical considerations affecting the risk-benefit ratio. *AJNR Am J Neuroradiol* 14:583, 1993.

Latchaw RE: Imaging and endovascular therapy of intracranial arteriovenous fistulae. In Latchaw RE, Kucharczyk J, Moseley ME, editors: *Imaging of the nervous system—diagnostic and therapeutic applications*, Philadelphia, 2005, Mosby, pp 629–668.

Latchaw RE, Rai AT, Branstetter BF, et al: Extra-axial tumors of the head: diagnostic imaging, physiologic testing, and embolization. In Latchaw RE, Kucharczyk J, Moseley ME, editors: *Imaging of the nervous system—diagnostic and therapeutic applications*, Philadelphia, 2005, Mosby, pp 771–851.

Leaute-Lebreze C, De la Roque ED, Hubiche T, et al: Propanalol for severe hemangiomas of infancy. *N Engl J Med* 358:2649–2651, 2008.

Mulliken JB, Young AE: *Vascular birthmarks: hemangiomas and malformations*, Philadelphia, 1988, Saunders.

Shi ZS, Loh Y, Gonzalez N, et al: Flow control techniques for Onyx embolization of intracranial dural arteriovenous fistulae. *J Neurointervent Surg* 5:311–316, 2013.

Thiex R, Wu I, Mulliken JB, et al: Safety and clinical efficacy of Onyx for embolization of extracranial head and neck vascular malformations. *AJNR Am J Neurorad* 32:1082–1086, 2011.

Valavanis A: Preoperative embolization of the head and neck: indications, patient selection, goals, and precautions. *AJNR Am J Neuroradiol* 7:943, 1986.

Valavanis A: Embolization of intracranial and skull base tumors. In Valavanis A, editor: *Interventional neuroradiology*, Berlin, 1993, Springer, pp 165–220.

Wakhloo AK, Juengling FD, Van Velthoven V, et al: Extended preoperative polyvinyl alcohol microembolization of intracranial meningiomas: assessment of two embolization techniques. *AJNR Am J Neuroradiol* 14:571–582, 1993.

Yakes WF, Haas DK, Parker SH, et al: Symptomatic vascular malformations: ethanol embolotherapy. *Radiology* 170:1059–1066, 1989.

Yakes WF, Luethke JM, Merland JJ, et al: Ethanol embolization of arteriovenous fistulas: a primary mode of therapy. *J Vasc Interv Radiol* 1:89–96, 1990.

Zanella FE, Valavanis A: Interventional neuroradiology of the lesions of the skull base. *Neuroimaging Clin North Am* 4:619, 1994.

Cummings
Otolaryngology
Head and Neck Surgery (6th Edition)
Otology, Neurotology, and Skull Base Surgery
Cummings
耳鼻咽喉头颈外科学（原书第 6 版）
第五分册　耳科学与颅底外科学

第三篇 外　耳

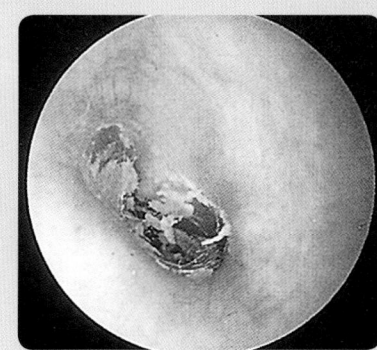
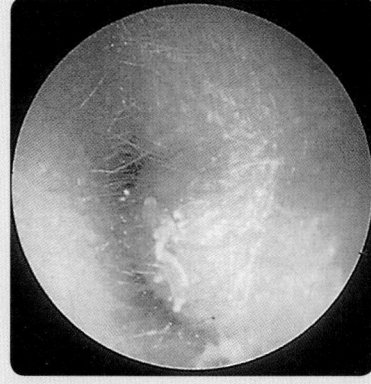
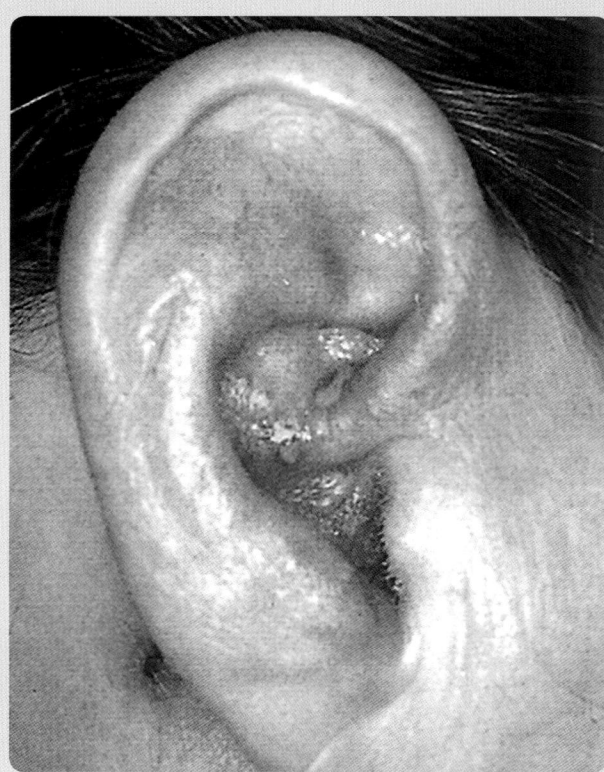

第11章 外耳感染
Infections of the External Ear

Jason A. Brant　Michael J. Ruckenstein 著
鹿艳青 译

> **要点**
> 1. 外耳和耳道受到不同的细菌、真菌、病毒感染及非感染性炎症影响。
> 2. 对耳道进行细致的清创是控制所有感染关键的第一步。
> 3. 大多数外耳道炎的病例应该使用局部药物治疗。
> 4. 已经扩散到外耳道皮肤范围之外的感染，需要根据培养结果全身使用抗生素。
> 5. 恶性或坏死性外耳道炎是一种危及生命的感染，需要高度怀疑和正确选择影像学检查，以便及时诊断。
> 6. 耳廓软骨感染可导致明显的外观畸形，并且需要积极地应用全身性抗假单胞菌抗生素治疗，并在许多情况下还需手术清创。
> 7. 耳道病毒感染，包括耳带状疱疹和大疱性鼓膜炎，最有可能是后者，但两者都可能与感音神经性听力损失有关。
> 8. 阻塞性角化病和外耳道胆脂瘤是两个知之甚少的疾病，以鳞状碎屑的堆积和耳道的骨重塑为标志，两者都可通过清创术治疗，但是偶尔需要积极的手术治疗。

　　外耳道炎（OE）是指外耳道（EAC）的感染或炎症状态，其严重程度可以从轻度炎症到颅底骨髓炎不等，它可以代表一个急性发作或持续数年的过程。外耳道炎每年消耗数亿美元的医疗保健支出，对那些受影响者的生活质量有显著的影响[1, 2]。

　　外耳道炎的病理生理学的发生被描述为 3 个临床阶段，即炎症前、急性炎症和慢性炎症。炎症前阶段包括外耳道皮肤水肿以及随后由局部创伤或潮湿引起的腺体阻塞，这易引起进一步创伤。急性炎症阶段可以分为轻度、中度、重度。轻度急性炎症以外耳道红疹和水肿及清澈无味的分泌物为特征。中度者水肿加重，并疼痛以及有黏液脓性分泌物。严重炎症者，外耳道会被角化物和分泌物阻塞，产生剧烈疼痛，且常伴有耳廓水肿和淋巴结炎。如果炎症蔓延到周围组织，还可引起坏死性外耳道炎。慢性炎症被定义为单次症状持续发作超过 4 周，或者一侧耳发作超过 4 次[3]。

一、外耳的解剖

　　外耳包括耳廓和外耳道。耳廓的内侧面由角化鳞状上皮覆盖弹性软骨与软骨膜紧密结合组成，外侧面结合较为疏松。皮脂腺和毛囊局限于不含软骨的耳垂中。

　　外耳道从鼓膜外侧面至外耳道口大约 2.5cm，内 2/3 为骨部，外 1/3 为软骨部。软骨部鳞状上皮下富含毛囊、皮脂腺和耵聍腺。耵聍产生于软骨部，它是一种不易浸水的弱酸性物质（pH

6.0～6.5），由腺体分泌物和外耳道脱落的上皮细胞形成。

外耳道软骨部有一缺口（Santorini 裂）可致炎症或肿瘤从外耳道扩散到周围的软组织。颞骨鼓部是形成外耳道骨部的主要部分。骨部被一层薄薄的鳞状上皮覆盖，紧密贴附在骨部，与鼓膜上皮层相连续。骨部没有皮下组织、腺体或毛囊存在。骨部与软骨部交界处被称为外耳道峡，是耳道最狭窄处。Huschke 孔是耳道前方骨质不完全骨化所致，可使疾病传播到腮腺深叶。

耳道具有独特的自我清洁机制。鼓膜脱落的角质层以离心的方式迁移向鼓环，然后到软骨部，在软骨部与腺体分泌物结合并成为耳垢排出。

从外耳道和耵聍中分离出的正常菌群绝大多数是革兰阳性菌。最常见的细菌包括金黄色葡萄球菌和表皮葡萄球菌，较为常见的是棒状杆菌（类白喉）、链球菌和肠球菌。铜绿假单胞菌和真菌类在正常受试者的外耳道中很少见[4]。

二、耳部疾病

（一）外耳道急慢性炎症

急性外耳道炎（AOE）也被称为游泳者耳病或热带耳病，耳道炎症的症状和体征发作迅速（< 48h）[5]，它通常是单耳发病，与耳道暴露于水中或局部创伤有关。在美国，每年约有 240 万人因该病需要医疗保健，在夏季更为常见。以 5—10 岁年龄组最为多发，然而，超过 50% 的病例发生在 20 岁以上成年人身上，不过 50 岁以上的人群发病率会明显下降[2,6]。

导致急性外耳道炎的因素包括先天性耳道狭窄或外生骨疣致耳道狭窄。皮肤状况包括湿疹、脂溢性皮炎或银屑病，或因耳道堵塞、佩戴助听器、清理耵聍导致的创伤[5]。

并发症对外耳道炎的形成过程也有重大影响。如免疫缺陷状态，包括糖尿病和人类免疫缺陷病毒（HIV）感染，可致外耳道炎恶化，应该进行仔细地评估。此外，放疗史和鼓膜状况也应该考虑[5]。

慢性外耳道炎（COE）是指外耳道炎症迁延不愈，这种炎症的原因尚不完全清楚，而且可能是多变的。目前已知的几种机制包括变应原暴露、全身性疾病、慢性感染和局部因素。过敏性外耳道炎可能是对外用药物过敏引起，最常见的是新霉素。接触性皮炎是由于接触各种物质，包括发胶、洗发水和助听器模具。已有报道外耳道过敏反应与身体其他部位的真菌感染有关[7]。系统性疾病包括淀粉样变性、结节病、Wegner 肉芽肿病、干燥综合征和银屑病。此外，全身性皮炎（如脂溢性角化病）也可能累及外耳道。慢性外耳道炎的典型表现为耳道皮肤过度角化和苔藓样变。在慢性感染中，颗粒性外耳道炎被认为是由病毒或细菌或共同感染引起的耳道慢性炎症。耳道皮肤和鼓膜表现为肉芽和表皮剥落。最后，导致慢性外耳道炎的局部因素包括湿度或 pH 升高[8,9]。

慢性外耳道炎影响 3%～5% 的人群[10]，其中超过 50% 为双侧发病。它通常是一个迁延和多变的过程，与较差的生活质量有关[1]。尽管大部分患者是无痛的，但一些患者出现鼓膜和耳道内皮肤的纤维化。这将导致耳道闭锁，这一过程称为炎症后耳道纤维化[11]。

1. 症状和体征

急性外耳道炎的首发症状通常是中重度耳痛，随着耳廓受累及，疼痛加重。症状出现时间从几天到 1 周不等。急性外耳道炎早期可能出现瘙痒和红斑，并伴有少量渗出。随着病变进展，疼痛和肿胀加重，并且出现血性分泌物。耳道皮肤肿胀、耳溢液及碎屑导致闷堵感和传导性聋。

急性外耳道炎的体征包括耳道的红斑、水肿、耳漏、耳前或颈部淋巴结肿大。Weber 测试偏向感染侧，如果耳道被阻塞，Rinne 测试将会显示骨导大于气导。一套完整的神经系统检查应确保包含面神经、前庭器官或其他脑神经。

虽然急性外耳道炎的体格检查往往是明显的，其他几种病可能类似急性外耳道炎。外耳道疖肿可能会出现耳道疼痛、红斑，以及化脓性耳漏。疖肿的炎症通常局限于耳道一个侧面的一部分，而急性外耳道炎的炎症是呈圆周的。鼓膜有或没有穿孔的中耳炎也可能类似急性外耳道炎，因为外耳道可能会发炎，并从中耳排出脓性分泌物。为了评估这种可能性，多查看鼓膜是非常重要的。

第三篇 外 耳

乳突炎也可出现与急性外耳道炎类似的临床表现，乳突尖端压痛与耳廓牵拉痛是两者的区别。另外，耳后沟的消失更符合乳突炎[3]。耳道接触性皮炎可能表现为红斑和耳道内部或周围发痒。反复或长期使用局部药物治疗的患者，敏感性可能会致继发性接触性外耳道炎。治疗包括去除禁忌药和局部使用类固醇[5]。

急性病毒性外耳道炎很少见。致病微生物包括水痘、麻疹或疱疹病毒。Ramsay Hant 综合征（耳带状疱疹）包括面瘫、耳廓或口的皮肤上有小疱（见下文）。听力丧失或眩晕表明累及 Corti 器或 Scarpa 神经节[12]。

慢性外耳道炎通常以瘙痒、轻微不适、耳胀为特征，临床被定义为分泌型、湿型、干型或鳞状上皮型[13]。然而，这个过程可能会发生变化，并且需要周期性积极治疗。耳道通常出现轻度至中度红斑，少量稀薄分泌物。

对于真菌性外耳道炎，瘙痒通常更严重，稀薄分泌物很常见。棉絮状的碎屑可能会填满外耳道，并可能导致耳道完全阻塞，菌丝通常在碎屑的表面[10]。念珠菌感染通常以这种形式出现，而曲霉属感染通常表现为潮湿白色塞子上有黑色杂物（"湿报"），并可能诱发更具侵袭性的感染，累及上皮和皮下组织（图 11-1）。

2. 调查研究

全面的病史应包括发病时间、持续时间和严重程度，还应描述症状改善或加重的时期，以及所有曾经的治疗。全身性疾病如变态反应、自身免疫性疾病、免疫抑制、HIV、糖尿病或皮肤或毛发状况可能会说明潜在原因。此外，耳内和耳周的局部治疗也应一起评估。

除了完整的体检以评估全身性疾病的体征外，体检应包括双眼显微镜下耳廓和外耳道的全面检查。清除耳道中的碎屑以利于检查鼓膜，并且它也可以起到治疗作用，通过清除耳道的阻塞物并除去易导致炎症的物质。

应该对耳道内的细菌和真菌进行培养，尤其是持续感染者。在怀疑外耳道炎耐药的情况下，应采取活检以排除恶性肿瘤。一般来说，当病变扩散到外耳道以外时，应该进行放射学检查。

3. 微生物学

细菌感染占急性外耳道炎的 90% 以上，其余为真菌感染[14]。铜绿假单胞菌、表皮葡萄球菌和金黄色葡萄球菌分别是急性外耳道炎第一、第二和第三常见的细菌分离株[6]。曲霉菌和念珠菌是最易恢复的真菌分离株，但它们占急性外耳道炎的比例不到 2%[6]。虽然真菌性外耳道炎作为急性外耳道炎的主要原因，但很罕见，真菌性外耳道炎更常见于细菌性外耳道炎抗生素治疗后[15]。

4. 治疗

急性外耳道炎的一线治疗是预防，如游泳或预计会接触水时，应使用封闭式耳塞。正确安装助听器有助于最大限度地减少插入和移除相关的创伤。应鼓励外耳道保持干燥，但不应使用棉签或类似设备，因为它们可能会引起局部创伤并加剧任何已经存在的炎症。含有酒精和醋酸的非处方药可能是有用的，但没有报道其功效的确凿证据[16]。

局部治疗是急性外耳道炎的首选治疗方法，因为口服抗生素已被证明无效[16]。虽然已经进行了几项研究分析来自急性外耳道炎患者的细菌分离物的耐药模式。即局部给药获得的抗生素水平远远超过了测试耐药浓度。局部抗生素的使用量的数量级大于全身使用的数量级[6]。理想的制剂应该是广谱的、呈酸性、没有潜在的耳毒性、无过敏反应，在耳道不沉淀、低成本，以及为减少

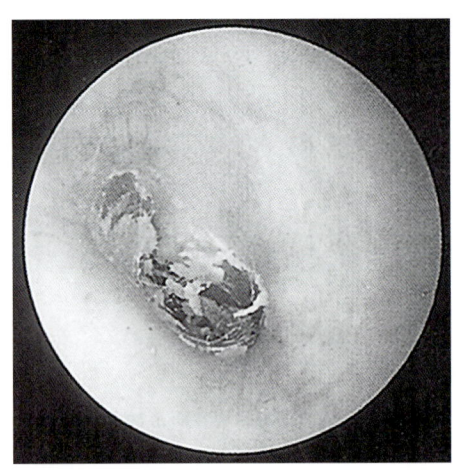

▲ 图 11-1 耳真菌病

这种黄曲霉菌感染已经感染了耳道深部，真菌丛由白色分生孢子簇拥而成

炎症应用类固醇药物。目前，没有药物表现出所有这些属性。常用外用抗生素包括氟喹诺酮类或氨基糖苷类联合另一种抗生素用于覆盖假单胞菌。没有单独的一种抗生素方案被证明优于其他方案[16]。关于耳毒性药物，如氨基糖苷类，在鼓膜损伤患者的耳道内使用已被质疑。此外，新霉素的接触性超敏反应已被证明是常见的[17]。在外用抗生素中加入皮质类固醇可改善症状，就如醋酸一样，但是醋酸在没有抗生素的使用情况下对急性外耳道炎是无效的[16]。

洗耳器是医学治疗的重要辅助手段。这可清除耳道中的碎片和脓性分泌物，因此，可以更好地吸收滴耳液。如果鼓膜无法窥及，可能需要放置纱条，纱条可以是一股棉花或预制的抗生素浸润纱条[18]。器械撑开耳道皮肤使药剂进入到耳道的更深部位。它也可能因受器械刺激加重肿胀。

慢性外耳道炎的治疗关键是减少耳道炎症、除去所有诱发因素，并评估任何可能导致炎症的全身性疾病。应强调干耳预防措施，棉签施药的使用方法应该废弃。在治疗室，在双目显微镜下认真清理外耳道以除去任何碎屑或分泌物是必要的，以便于全面的检查并去除堵塞耳道的物质。在真菌感染的情况下，建议清除脱落的上皮组织，然后局部涂抹一层抗真菌制剂[10]。酸化外耳道对真菌性外耳道炎有效，局部治疗就能治愈大部分患者；但复发率很高。1%的克霉唑可通过药店购买，并具有广谱抗真菌活性，甲酸甲酯和酮康唑软膏也是有效的[19]。另一种治疗方法是用具有抗真菌作用的制剂涂抹耳道和鼓膜，如甲紫。托萘酯在鼓膜穿孔的情况下可以安全使用[20, 21]。最后，对于伴有严重耳道肿胀的持续性曲霉菌感染或对局部治疗无效的感染可能需要口服伊曲康唑。一资深学者（M.J.R.）发现，几乎所有的真菌性外耳道炎病例可以通过清除耳道碎屑和涂抹克霉唑和倍他米松复合乳膏得到解决。将乳膏装入3ml注射器中并通过静脉留置针注入耳道。

当排除感染后，局部应用类固醇激素作为主要治疗方法。严重疾病或急性突发性患者，口服类固醇激素是必要的。也有报道应用其他局部药物的，如他克莫司[13]，但没有普遍使用。

已证明外耳道的酸度与慢性外耳道炎及其疾病的严重程度相关[9]。这一发现支持酸性制剂在这种疾病中的普遍使用，如1:1的白醋和酒精混合物，可通过商业生产提供，还尝试使用其他的制剂去改变外耳道的环境，包括外用酒精，它可保持耳道干燥。

接触性或过敏性皮炎应通过去除不合理制剂使用、清除污物及合理外用皮质类固醇溶液得到治疗[22]。慢性增生性外耳道炎较难治疗，最常见依赖助听器者，减少或间歇使用助听器对成功治疗起到至关重要的作用。培养耳道细菌和真菌可以提供致病微生物的证据。反复清创、烧灼肉芽、局部涂抹抗生素或抗真菌药膏是有效的，局部涂抹甲紫也可以有效干燥耳道和消除慢性感染，但对于耐药性和反复治疗的病例，可能需要手术治疗。

传统的耳鼻喉科治疗对长期患有耳道炎症的患者无效，我们已经发现用等量杆菌肽和多黏菌素混合物的软膏涂抹耳道，1%克霉唑乳膏和0.05%倍他米松非常有效。抗生素、抗真菌药和类固醇的混合制剂价格便宜，并且使用注射器和18号血管留置针很容易注入耳道内。可1周后清除软膏，并可以根据需要多次使用。

对于许多慢性或复发性感染病例，有证据表明了生物膜在外耳道炎中的作用，已经提出了新型治疗方法解决或去除这些生物膜[23]。然而，这些治疗方案仍处于试验阶段。

5. 并发症

外耳道炎可能导致蜂窝织炎、软骨膜炎和软骨炎。在成人中，出现这些并发症，应该全身应用喹诺酮类抗生素。对于儿童，在出现蜂窝织炎的情况下，应该开始口服抗葡萄球菌药物，但当耳朵培养物上检测到假单胞菌时，则需要肠胃外使用抗假单胞菌抗生素。本章后面将讨论软骨膜炎、软骨炎的具体治疗方法。

耳道纤维化指耳道内侧末端的厚纤维瘢痕，接近鼓膜的外侧面，这代表慢性外耳道炎的末期[11, 24]。体格检查可见向外增生的鼓膜，并且没有典型的标志（图11-2）。手术治疗这种疾病可

第三篇 外 耳

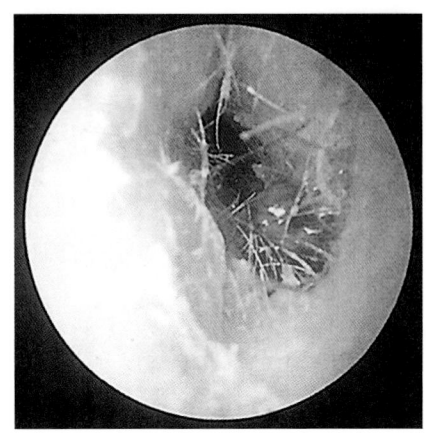

▲ 图 11-2 慢性外耳道炎
特点是耳道皮肤萎缩和慢性刺激引起的耳道狭窄。该患者使用棉签掏耳，并且棉絮将耳道中的碎屑推向内侧靠近鼓膜

能具有挑战性，切除耳道内病变部分，进行耳道骨性结构成形术，并且移植中厚皮片。这种情况较为有利，纤维瘢痕和鼓膜之间留有一定的空间，这避免了行鼓室成形术。然而，当累及鼓膜时，需要行鼓室成形术。尽管手术治疗后复发很常见，但仍需细致的技术来避免鼓膜前方角度钝化。

鼓膜穿孔常见于由曲霉菌属引起的真菌性外耳道炎。消除侵入的真菌可以使穿孔的鼓膜较快地自发愈合[25]。

（二）恶性外耳道炎

进行性坏死性外耳道炎通常被称为恶性外耳道炎（MOE），指耳道、乳突和颅底的侵袭性感染，其可能危及生命。感染始于耳道的软组织，并通过 Santorini 裂缝扩散到颅底，并通过鼓乳裂扩散到茎乳孔和颈静脉孔。与颞骨的其他感染不同，它不会通过气化的区域传播，并且到该病晚期，中耳很少受累及。通过静脉通道和面部血管传播到硬脑膜窦[26]。

恶性外耳道炎是一种罕见的疾病，大多数患者是老年人并且患有糖尿病[26, 27]，具有葡萄糖耐受不良的恶性外耳道炎患者的发生率可高达 90%[28]。目前，已提出与之相关的几个原因，其包括耳道中的微血管病和糖尿病患者的耳垢 pH 值升高[29-32]。在其他免疫功能低下的病例中对恶性外耳道炎已做了相关描述，例如髓样恶性肿瘤、药物免疫抑制病和 HIV/获得性免疫缺陷综合征[33-35]。

甚至更罕见的是，恶性外耳道炎在免疫功能正常的患者中也有报道[36, 38]。

铜绿假单胞菌是恶性外耳道炎中最常见的致病菌，占所有病例的 90% 以上，其他致病微生物包括金黄色葡萄球菌、表皮葡萄球菌、奇异变形杆菌、产酸克雷伯菌和各种真菌物种[39-42]。抗氟喹诺酮假单胞菌是一个日益严重的问题，尤其令人担忧，因为氟喹诺酮类药物是唯一一种具有抗假单胞菌活性的肠内给药抗生素[43, 44]。据报道，真菌性恶性外耳道炎最常见于 HIV 阳性患者，最常见的致病微生物是烟曲霉菌。

1. 症状和体征

恶性外耳道炎的症状和体征常包括耳漏、严重的长期耳痛、夜间加重，第Ⅶ至Ⅻ对脑神经的神经缺陷。面神经是最常受影响的神经，因为茎乳孔受累，儿童比成人更容易患面神经麻痹。耳道峡部出现肉芽组织是恶性外耳道炎的特征（图 11-3）[30]。然而，许多患者不会因特征性表现而得到医学治疗，延迟诊断可导致严重的发病率和死亡率[45]。因此，必须保持高度警惕，特别是对于与临床查体不符的耳痛患者。随着感染累及颅内，脑膜刺激征变得明显，包括头痛、颈部僵硬、发热和意识改变，也可能发生乙状窦的脓毒性血栓性静脉炎，其可导致弛张热。

2. 调查

如果怀疑恶性外耳道炎，应收集细菌和真菌培养物。红细胞沉降率（ESR）通常是唯一的实

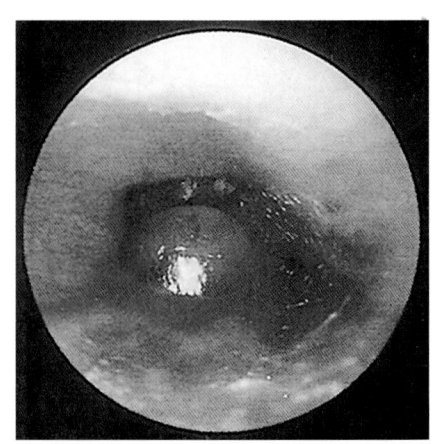

▲ 图 11-3 恶性外耳道炎
肉芽组织在骨和软骨部的交界处，位于耳道底部

验室异常指标，并且可能显著升高[29]，虽然是非特异性的，但 ESR 表明体内处于炎症状态，可用于判断治疗效果和复发情况。颞骨鳞状细胞癌初期可有类似的耳痛和耳漏表现，仅靠影像学检查无法鉴别恶性外耳道炎和恶性肿瘤[46]。任何可能为恶性肿瘤的病例都应通过活检进行鉴别。

影像学研究：解剖和生理影像是恶性外耳道炎诊断和监测的基础。可以使用各种成像方法，每种方法都适用于不同的情况。

计算机成像：高分辨率计算机断层扫描（CT）易于获得并且相对便宜。恶性外耳道炎的CT结果包括皮质骨受侵和颞骨和颅底下方的软组织异常。CT扫描显示即使是鼓骨的小块皮质破坏也是有用的第一线检查[46-48]。CT的缺点包括无法评估软组织和颅内病变的程度和区分感染和恶性肿瘤[46]。因为尽管感染解决了，骨性变化的正常化可能永远不会发生，CT 在反应治疗效果方面有限。

磁共振成像：虽然磁共振成像（MRI）忽视微小的骨性破坏，它的优势在于检测软组织变化并可显示硬脑膜增强[46, 49]这些更有可能通过治疗来解决，使 MRI 追踪疾病过程更有用。外耳道软组织变化在 CT 上很明显，如果这个组织是正常的，就没有必要做核磁共振[46]。

锝骨扫描：^{99m}TC 骨扫描显示成骨细胞活动的区域，并对骨感染高度敏感。传统的平面成像或单面成像可以使用光子发射计算机断层扫描（SPECT）。SPECT 提供良好的解剖定位并可在CT 扫描显示结构性变化之前高度显示骨性受累区域，这使它在临床上高度怀疑恶性外耳道炎时特别有用，而 CT 扫描结果为阴性[47]。因为骨修复在感染解决后仍持续存在很久，因此锝骨扫描应用于追踪治疗效果。

放射性同位素扫描：枸橼酸 ^{67}Ga 和 ^{111}In 标记白细胞扫描显示炎性细胞活动区域。这些测试很敏感，感染解决后摄取值迅速恢复正常，这使它们在追踪治疗后的反应中很有用[47]。然而，这些测试昂贵且耗时，并且假阳性结果可能继发于骨周围发炎的软组织。更高程度的诊断准确性（和费用）可以通过同时行 ^{99m}Tc-SPECT 骨扫描和 ^{111}In 标记的白细胞扫描来获得[50]。

3. 治疗

恶性外耳道炎的治疗取决于早期诊断和覆盖假单胞菌的积极医学治疗。治疗团队应该包括耳鼻喉科医生、内分泌学家和传染病专家，并与放射科医师和微生物学家密切合作。治疗应以药敏培养为主，密切关注敏感性。早期感染可口服氟喹诺酮类药（如环丙沙星）治疗，但耐药性致病菌除外[44, 51]。更多晚期病例最初可能需要肠外抗生素，然后过渡到口服氟喹诺酮类药物，典型的治疗持续时间为 6 周，在临床检查和 ESR 恢复正常之前不得停止治疗。有些人还主张继续治疗，直到镓扫描结果为阴性；但是扫描研究结果往往迟于疾病治愈，这样可能会导致过度治疗。头孢他啶（或青霉素、氨曲南过敏患者）静脉注射联合口服环丙沙星和局部使用氨基糖苷类／类固醇滴剂已被提议用于培养阴性的患者[52]。然而，没有证据支持局部使用抗生素的有效性。血糖水平应积极维持在正常范围内，任何影响免疫力的情况都应予以处理。控制患者的糖尿病也是解决感染的一个迹象[53]。

高压氧疗法已被用作医学辅助治疗。多个案例报道了对耐药情况下感染的解决方案[54-56]。但是，通过随机对照研究高压氧疗法的有效性尚未被证实[57]。即使在缺乏证据的情况下，有些人仍提倡使用这个方法，特别是在面神经麻痹的患者中[53]。

两性霉素 B 是治疗真菌性外耳道炎最常用的药物，但这种药物具有明显的不良反应。伏立康唑和伊曲康唑被用于限制性的情况。伏立康唑是被推荐用于治疗侵袭性曲霉菌病的一线药物，一般来说，通过口服可以达到不可预测的治疗效果[58]。目前还没有对照数据可用于评估两性霉素与伏立康唑的有效性。

手术治疗对这种疾病的作用尚没有经过严格评估，它仍然是有限的。外科已经提到了无法治愈骨骼的清创术，尽管行手术切除仍不能彻底清除。骨质破坏蔓延至颅底，所以理论上传统的乳突切除术对清除感染应该是无效的。同样，因为茎乳孔区域的面神经受累及，近端节段的神经减压似乎是不合适。这种疾病的药物治疗至关重要，

第三篇 外 耳

但是对于骨质受累较难治疗的患者应行手术切除术；此外，对蔓延性或进行性感染应同时行手术切除术。在这些病例中，外科手术干预将包括广泛切除颅底骨质，包括茎乳孔和颈静脉球，和可行的血管组织（例如，颞肌瓣或微血管游离组织转移）植入床。

（三）耳带状疱疹

耳带状疱疹（HZO）是指水痘带状疱疹病毒（VZV）感染耳廓和外耳道，临床表现包括以耳痛为前驱症状，有时特别严重，以及耳道和外耳小疱疹（图 11-4）。最终，这些囊泡破裂并形成结痂。一小组耳带状疱疹患者出现面神经麻痹症状，被定义为 Ramsay Hunt 综合征。原发感染（水痘）后，水痘带状疱疹病毒潜伏在感觉神经节上，它随着感染沿皮肤蔓延而重新被激活。水痘带状疱疹病毒出现得越来越多，这与年龄增长和免疫抑制有关[59]。耳带状疱疹，一般认为是由潜伏在膝状神经节中的水痘带状疱疹病毒再激活引起的[12]。一些作者对此学说提出了质疑并指出了一个更广范围的神经系统受累，包括经常受累及的第 V、IX 和 X 对脑神经[60, 61]。一项研究查找人类神经组织中 VZV DNA 的存在，发现在成人中有 79% 的三叉神经和 69% 膝状神经节中含 VZV DNA，而婴儿中不存在[62]。典型的特征不总是存在，典型的皮疹可能出现在面瘫之前、期间或之后，这使诊断复杂化。虽然罕见，但耳带状疱疹是非创伤性周围性面神经麻痹的第二大常见原因。与 HZO 相关的其他症状包括耳鸣、听力丧失、听觉过敏 / 发音困难、眩晕、味觉障碍和眼泪减少，这些都意味着相关神经节受累[61]。

经验性治疗包括局部耳部护理、局部抗生素和类固醇滴剂，以及在综合征发作时给予抗病毒药（如伐昔洛韦，1000g，每日 3 次，持续 7d）[63]。高剂量类固醇（如泼尼松，每天 1mg/kg）应该在出现面瘫、感音神经性听力损失或两者兼有的情况下使用[64]，但缺乏一定的证据可以证明两种干预措施的疗效[65, 66]。HZO 面神经功能恢复比特发性面神经麻痹预后差[67, 68]，还应注意眼部护理，当出现疱疹性角膜炎时应请眼科会诊，特别是当三叉神经明显受累时[69]。带状疱疹后遗留神经痛可能是一个重大问题，在 60 岁以上的患者中更常见[70]，加巴喷丁被证明是治疗这种疼痛的首选药物[71]。婴儿普遍接种 VZV 疫苗和美国食品药品管理局批准的老年人带状疱疹疫苗可能会使未来带状疱疹感染的发生率下降。然而，这些疫苗不适用于治疗活动性感染或带状疱疹后遗留神经痛[37]。

（四）大疱性鼓膜炎

大疱性鼓膜炎是一种炎症性疾病，累及鼓膜的上皮层和耳道的中间部分。它通常与上呼吸道感染有关，在冬季更常见。虽然有些人认为潜在的病毒或支原体感染是其原因[72]，但其他项研究表明，与一般的中耳炎一样，有相似的致病因素分布[73]。临床表现包括急性、严重的耳痛，血性耳漏和听力损失。标志性的临床发现是鼓膜和耳道内有大量浆液性或血性大疱（图 11-5）。[74] 大疱的自发性破裂导致观察到分泌物排出。临床过程和查体所见使这种疾病很容易被误认为是急性中耳炎。30%～40% 的浆液性中耳炎常有相似的表现。更重要的是，这种疾病与感音神经性听力损失的关系，65% 的患者表现出感音神经性听力损失或混合性聋，约 60% 的感音神经性聋可完全恢复[72, 75-77]。

治疗包括镇痛药、局部抗生素 / 类固醇滴剂，

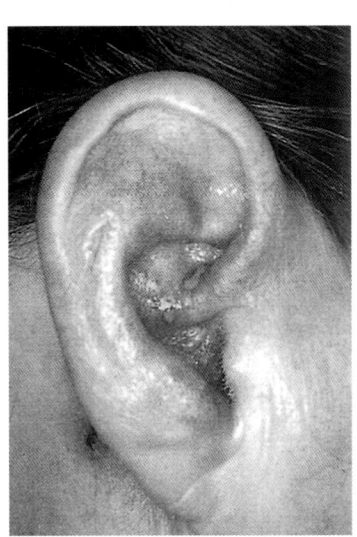

▲ 图 11-4 耳带状疱疹
注意红斑边缘的感染性疱疹，其累及外耳，并且在乳突上有陈旧性的结痂

第 11 章 外耳感染

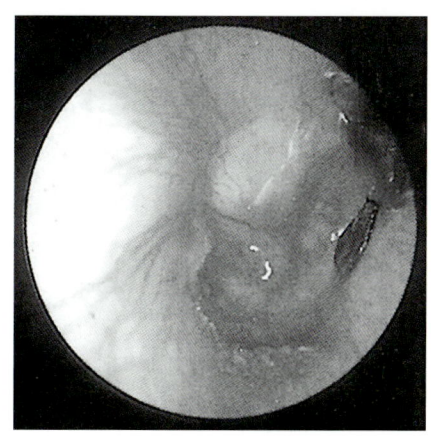

▲ 图 11-5 大疱性鼓膜炎
耳道深部和鼓膜急性炎症，在鼓膜后部可见大疱

以防止细菌重复感染，并清除大疱，这可能会缓解疼痛。全身使用类固醇的作用尚未确定。最后，大疱性鼓膜炎可能是急性中耳炎的变异，也应该这样治疗[72]。

（五）耳廓软骨炎、软骨膜炎和蜂窝织炎

软骨膜炎和软骨炎是指耳廓软骨膜或软骨的感染。它们可能是由于对耳朵的钝性或穿透性创伤或通过外耳道炎的直接延伸引起的。在钝性创伤的情况下，耳廓外面的血肿感染通常是起始事件。穿透性创伤可能由各种损伤引起，包括耳朵刺穿、殴打、咬伤和医源性损伤。与打耳洞相比，越来越受欢迎的耳软骨打孔，这可能更易于感染，并且已经报道了暴发性案例[78]。假单胞菌是最常见的致病微生物。

体格检查表现为柔软、红斑、硬化的耳廓。波动感表明存在脓肿和可能有软骨炎。软骨膜炎的治疗包括清除所有异物和口服喹诺酮抗生素。脓肿必须切开引流，必须切除所有坏死的软骨，伤口可以用浸有抗生素的带状纱布包扎，或者当切除软骨后，可以放置穿透性 Penrose 引流管。可能导致软骨永久变形（"菜花状耳"）。

复发性多软骨炎出现复发或双侧耳廓肿胀应进行风湿病相关检查，这代表了具有特定诊断标准的独特病症[79, 80]，但它通常包括发作性炎症和软骨及蛋白质结构的破坏。耳廓通常受到影响，可累及许多解剖部位，包括鼻子、喉、气管、支气管、眼睛、关节、皮肤、心脏瓣膜和主动脉[81]。由于可能全身受累，如果怀疑这种情况，建议咨询风湿病专家。

耳廓的蜂窝织炎通常由外耳道炎扩散或穿透伤引起。它与软骨膜炎的区别在于缺少硬结，它表现为耳廓红斑。治疗为全身使用抗葡萄球菌抗生素治疗。

（六）丹毒

丹毒是由 β- 溶血性链球菌引起的皮肤感染，可能累及头部和面部皮肤，包括耳朵。所累及的组织出现红斑、硬化和质脆。感染的标志是它沿着一个清晰的边界蔓延（图 11-6），治疗方法是口服全身性抗生素，如青霉素。

（七）疖病

疖病是一种多个毛囊肿块的集合，被视为一种疼痛，质硬或波动的肿块（图 11-7）。当与耳朵相关时，它起源于耳道外面的毛囊。致病微生物通常是金黄色葡萄球菌。临床表现包括局部疼痛和外耳道外侧的红斑，通常非常柔软。早期表现包括结节性肿胀和红斑，进展至波动性肿块和可能外耳道流液。治疗包括温敷和局部涂抹抗生素软膏。口服抗葡萄球菌抗生素，对于波动性病

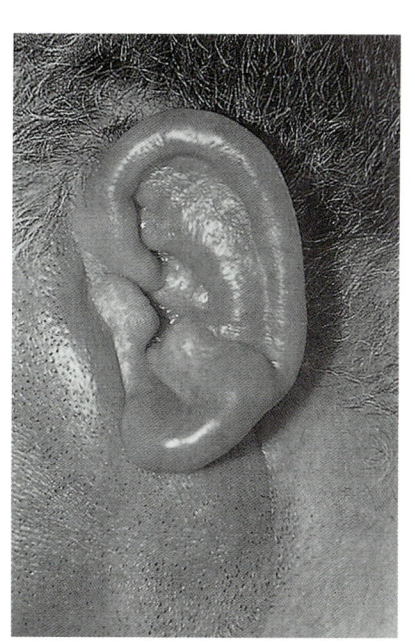

▲ 图 11-6 丹毒
耳廓弥漫性红斑、肿胀和累及面部前缘的蜂窝织炎，受累和未受累区域之间有明确的界限

第三篇 外 耳

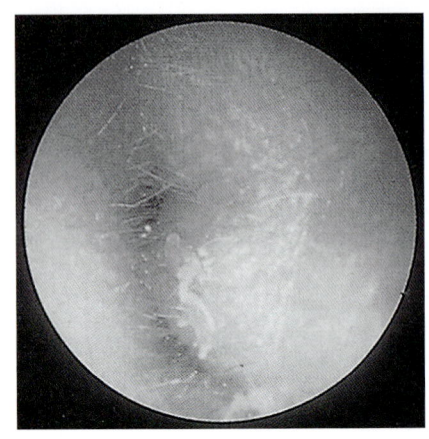

▲ 图 11-7 耳道疖病
耳道入口小脓肿形成，局部肿胀，疖肿已经开始破裂

变应在局部麻醉下切开引流。

（八）角化病和外耳道胆脂瘤

角化病和外耳道胆脂瘤两者都代表外耳道角蛋白的异常积累。虽然在过去这两个术语可以互换使用，然而在现在他们通常被认为代表单独的疾病[82]。

角化病是一种外耳道内侧皮肤全周的弥漫性疾病。受影响的患者会积聚密集的角蛋白栓完全堵塞耳道并导致传导性聋。这些患者经常会因侵袭性继发性外耳道炎出现剧烈疼痛。双耳经常受累，虽然受累程度并不总是相同。如果条件忽略了，角蛋白栓施加的压力可导致骨性耳道扩大或形成"自动切除术"腔，虽然未出现骨坏死。可能发生鼓膜的增厚和黏膜化，由于炎性瘢痕导致耳道可能发生环形狭窄。罕见的骨裂开、面瘫、水平半规管瘘病例也有报道[83]。

这种情况主要影响成年人，通常是 30—60 岁。Corbridge 及其同事[84]记录了外耳道皮肤受累患者的鼓膜上皮层的错误上皮迁移模式，而其他人则提出产生大量上皮细胞是该病的基础[85]。导致疾病这些改变的因素是未知的。

该病的治疗方法是无创伤性去除上皮碎片。有时，用滴耳剂进行初步软化或甚至进行麻醉是必要的。清洁后，进行随访，在炎症和感染发生之前，逐步清理耳道并预防性地清除碎片。之后，延长清理周期，但终身清理是必要的。

外耳道胆脂瘤少见，是一种单独的临床疾病。近鼓环处骨性耳道后下部分皮肤溃疡和其下面骨质坏死。目前还不清楚是否是通过鳞状上皮细胞侵入骨骼，随后开始坏死的过程，或是否溃疡边缘的上皮细胞累及骨质（继发于创伤或感染）是诱因[85]。区别于它来自角化病的主要本质是，其累及耳道全周。患者通常最初看到是外耳道炎的症状和体征，包括耳漏。在检查时，可以在骨性耳道边缘看到肉芽组织，其内侧充满感染的角蛋白碎片。

去除碎片和随后服用药物可以治疗肉芽组织和外耳道炎。有计划的后续访问，通过定期清理和使用局部药剂以防止突发事件发生。在难治性病例中，手术是必要的，需要清除胆脂瘤基质和坏死骨，然后腔内放置一个移植筋膜促进再上皮化[85]。

推荐阅读

Adour KK: Otological complications of herpes zoster. *Ann Neurol* (35 Suppl):S62–S64, 1994.

Grandis JR, Curtin HD, Yu VL: Necrotizing (malignant) external otitis: prospective comparison of CT and MR imaging in diagnosis and follow-up. *Radiology* 196:499–504, 1995.

Hajioff D, Mackeith S: Otitis externa. Available at clinicalevidence.bmj.com/x/systematic-review/0510/overview.html.

Kesser BW: Assessment and management of chronic otitis externa. *Curr Opin Otolaryngol Head Neck Surg* 19:341–347, 2011.

Marais J, Dale BA: Bullous myringitis: a review. *Clin Otolaryngol Allied Sci* 22:497–499, 1997.

Persaud RAP, Hajioff D, Thevasagayam MS, et al: Keratosis obturans and external ear canal cholesteatoma: how and why we should distinguish between these conditions. *Clin Otolaryngol Allied Sci* 29:577–581, 2004.

Roland PS, Stroman DW: Microbiology of acute otitis externa. *Laryngoscope* 112:1166–1177, 2004.

Rosenfeld RM, Brown L, Cannon CR, et al: Clinical practice guideline: acute otitis externa. *Otolaryngol Head Neck Surg* 134:S4–S23, 2006.

Tarazi AE, Al-Tawfiq JA, Abdi RF: Fungal malignant otitis externa: pitfalls, diagnosis, and treatment. *Otol Neurotol* 33:769–773, 2012.

外耳道疾病局部治疗
Topical Therapies for External Ear Disorders

Daniel J. Lee　Daniel Roberts　著

鹿艳青　译

第 12 章

要点

1. 了解处方和非处方外用药的疗效和不良反应，对于成功治疗患者外耳道的非肿瘤性疾病非常重要。
2. 耳鼻喉科医生在双目显微镜下行清创术是外耳道常见病症诊断和治疗的常见方法。
3. 只要鼓膜完好无损，大多数处理外耳道简单感染的局部疗法是安全的。
4. 鼓膜穿孔时应避免使用氨基糖苷类药物和酸化剂，因为其可能存在耳毒性。
5. 严格强调耳朵的卫生和避免自行处理是预防复发或慢性感染至关重要的因素。
6. 对于严重或慢性感染以及免疫功能低下患者，应考虑采用全身治疗。
7. 持续性感染者应行分泌物培养，并对可疑或患病组织进行活检，排除恶性肿瘤的可能性。
8. 在难治性或双侧湿疹性外耳道炎患者中，应考虑皮肤病学和风湿病学检查。

对于就诊于耳鼻喉门诊的小儿和成儿患者，外用药物是治疗外耳道疾病最常用的药物。外耳道局部用抗生素和抗炎药物与全身治疗相比，有几个优势，包括①患者使用方便；②增加受累区域的药物浓度水平；③减少全身不良反应；④降低成本。耳局部抗生素的使用，可避免全身使用抗生素引起胃肠道和呼吸道产生耐药菌。缺点包括水肿或闭塞性外耳道使用局部药物治疗较困难，超敏反应或过敏反应，以及鼓膜穿孔时内耳理论上会受损伤。本章提供了对不同类别外耳道疾病的局部治疗方法基于证据的讨论。这些类别包括细菌性外耳道炎、真菌性外耳道炎、鼓膜炎、急性湿疹性外耳道炎、病毒性外耳道感染、耳垢栓塞和慢性耳漏。

一、局部治疗

（一）历史背景

数千年来，局部治疗一直用于治疗外耳道疾病。根据 Myer 的说法[1, 2]，红色铅、树脂、橄榄油、乳香、鹅油、牛奶奶油、苏打粉、朱红、孜然、驴耳被用来治疗慢性耳朵流水长达 3500 年。一种称为耳烛的治法可追溯到 1000 多年前，最初是被用作从耳道中清除耳垢的方法。在这个过程中，一端用空心蜡烛点燃，在另一端产生真空，当插入耳朵时，蜡烛从耳道中抽出碎片。当代研究表明，耳烛很大程度上是无效的。在某些情况下，这种技术将热蜡沉积到耳道中并导致烫伤[3]。19 世纪，"响尾蛇油"——芥子油、樟脑、薄荷醇和黄樟，作为治疗耳漏的方法。到 20 世纪初，引入了收敛剂和醇类。如果在感染过程中早

第三篇 外 耳

期给予酸度和高酒精浓度的制剂有一定效果；但它们没有靶向抗菌活性。直到 20 世纪中叶，外用抗生素和抗真菌药被开发用于治疗最常见病原体相关的外耳道炎（OE）和中耳炎（OM）[1, 2]。特别是，耳道局部用氨基糖苷类药物的历史已超过 20 年，且仍然经常被使用。然而，从那以后，新的氟喹诺酮类药物越来越受欢迎。研究显示这与其相关的耳毒性较小有关 [3, 4]。

（二）作用机制

外耳道（EAC）被覆的上皮细胞为外界环境提供了天然屏障。外用药物的成功输送需要渗透过这个屏障，角质层是表皮质最浅的一层，对药物的渗透产生最大的抵抗力 [5]。被动扩散允许大部分物质穿过角质层，吸收程度与使用药剂的性质有关。目前已提出两种穿过角质层的被动扩散途径，经附件和表皮 [6]。因为只有 0.1% 的皮肤区域由毛发、毛囊、皮脂腺等附属物组成，被认为是更重要的药物渗透途径 [5, 6]。局部药物可以通过表皮细胞或细胞间隙扩散 [6]。亲水性药物利用跨细胞转运，而亲脂性化合物则利用细胞间扩散 [5, 6]。显然，耳局部药物成分或载体影响其穿过表皮进行吸收和扩散。

（三）局部抗生素

耳局部抗生素在外耳道中可以实现极高的局部浓度（0.3% 滴耳液为 3000μg/ml）。抗生素对抗外耳道感染常见致病菌的最低抑菌浓度（MIC）通常小于 100，但对于抗假单胞菌，它们可能在中期就达 200 [8]。与耳局部感染相关的局部 MIC 显著高于从外耳道感染中分离出的所有病原体，其中包括耐药性有机体 [8]。相比之下，口服阿莫西林、红霉素、阿奇霉素或头孢克肟（以标准成人剂量给予）后的中耳局部抗生素浓度范围为 1～15μg/ml，静脉注射（IV）头孢曲松可以高达 35μg/ml，可能不超过病原微生物的 MICs [9-11]。这些水平是在口服给药后 4h 观察到的，并使用鼓室穿刺术在受试者中耳液样品中测量获得。没有关于全身用药后检测外耳道药物浓度的研究，可能与中耳检测获得的浓度数据有很大的不同。

（四）局部抗炎

对于治疗外耳道疾病最常用的处方抗炎药物，包括抗生素或抗真菌药，虽然偶尔会有耳鼻喉科医生只使用局部类固醇治疗慢性瘙痒症或湿疹。目前大多数人都了解这些制剂局部应用，类固醇成分如何进行局部吸收的，可以在皮肤病学文献中找到相关研究。特定类固醇制剂的功效与该化合物的固有效力及其渗透表皮能力有关 [12]。亲脂性（非极性）制剂比亲水（极性）分子可更有效地穿过角质层 [12]。角质层也可以作为外用类固醇的储库，在停止治疗后，可延长局部治疗效果 [5, 12]。乙醇或丙二醇作为溶剂的载体增加了药物溶解度，增强渗透性 [12]。通过使用阻塞性制剂也可以增强角质层的水合作用，如软膏，也可以提高药物渗透率 [12]。

二、外耳道疾病

（一）急性细菌性外耳道炎

急性外耳道炎（AOE）或游泳者耳，是发生在所有年龄组群的一种常见疾病，并且是导致严重疼痛和发病的原因。在美国，急性外耳道炎的医疗支出负担很重，每年约有 240 万患者（每 1000 人口有 8.1 人）和每年 5 亿美元的支出 [13]。急性外耳道炎是一种敏感的外耳道皮肤感染，通常是由游泳或沐浴后持续长时间潮湿导致的。当皮肤浸水变软，很容易致细菌入侵，引起水肿和炎症。如果肿胀严重，大量化脓性碎屑则堵在耳道中（图 12-1）。此外，对耳道皮肤的创伤，如使用棉签进行机械操作导致的创伤也增加了急性外耳道炎的风险 [14]。大约 90% 的急性外耳道炎病例是细菌感染引起的，而只有 10% 是真菌感染 [15]。最常见的细菌病原体是铜绿假单胞菌，其次是金黄色葡萄球菌、革兰阴性菌和厌氧菌 [15-17]。

1. 症状和体征

患有急性外耳道炎的患者经常会抱怨耳痛、恶臭耳漏和受累耳朵的听力损失。体格检查时会有耳屏或耳廓触痛，耳道皮肤水肿、红斑和脓性碎屑（图 12-1）。在急性外耳道炎患者中，鼓膜（TM）通常很难看到，因此在清创或改善水肿之

第 12 章 外耳道疾病局部治疗

前继发性穿孔不能除外。即使在非常轻微的感染中，音叉试验通常会偏向受影响的耳朵，如果在急性感染期间进行听力检查，将出现轻度传导性聋。在严重感染中，受累一侧除了颈部淋巴结肿大，患者面部和颈部可能患有蜂窝织炎。在慢性外耳道炎中，患者会有轻微的耳痛并经常抱怨持续性耳漏、瘙痒和听力下降。体格检查可见耳道皮肤增厚、潮湿、碎屑，有时有肉芽组织。

2. 局部治疗方案

急性外耳道炎的治疗通常使用含有或不含有类固醇的局部抗生素制剂。在轻度急性或慢性外耳道炎中，或作为预防措施，可以使用酸化剂。全身使用抗生素适用于严重或难治性病例或免疫低下患者（如下所述）。无论选择何种方法治疗急性外耳道炎，在使用任何耳局部疗法之前，均需去除来自耳道的碎片和评估鼓膜的状态，这是至关重要的[15, 18-20]，中度或重度感染患者，经常需要口服镇痛药。在双目显微镜下反复清洗耳道，是改善局部疗法仍难治愈感染的关键。在耳道极度肿胀的情况下，可能无法窥及鼓膜，此时应注意避免使用具有潜在耳毒性的耳部制剂[18]。严重肿胀和水肿需要放置引流条以确保正确输送局部抗生素至耳道深部（图 12-1）。应在 3~5d 内更换或取下插入的引流条。如果耳道是通畅的，耳屏按摩对将药物输送到耳道深部有所帮助，并保持头位在一个位置数分钟，以便药剂充分填充感染腔。

耳局部抗生素：含或不含有类固醇的耳局部抗生素制剂，是耳鼻喉科医生治疗急性外耳道炎最常用的药物。这使局部组织药物浓度约为全身使用抗生素的 1000 倍，与全身抗生素相比，它们不良反应较少，并且它们还表现出较低的细菌耐药率[7, 15]。美国耳鼻喉科学院 - 头颈外科基金会（AAO-HNSF）于 2006 年制定了用于治疗外耳道炎的临床实践指南。这份以证据为基础的报道是由耳鼻喉头颈外科、儿科、家庭医学、传染病、内科、急救医学和医学信息学科的代表共同研发的。该小组提出了使用"局部用药"对治疗弥漫性、单纯性急性外耳道炎初始方案；除非有耳道外受累或存在特定主要因素表明需要全身性治疗，否则不应行（全身）抗菌治疗，如糖尿病患者、既往放疗或免疫功能低下者[18]。尽管有这些建议，但在排除复杂因素后，为了响应 2006 年临床实践指南处方模式并没有改变，截至 2010 年，就诊者仍然有约 1/3 使用全身性抗菌药物，这表明需要采纳以证据为基础的指导方针[21, 22]。

许多耳局部抗生素可用于治疗急性外耳道炎。在这些常用的局部用药中，只有少数临床研究认真考虑了其相对疗效、安全性和成本效益。但是 Cochrane 最近的一项研究表明，外用含有类固醇

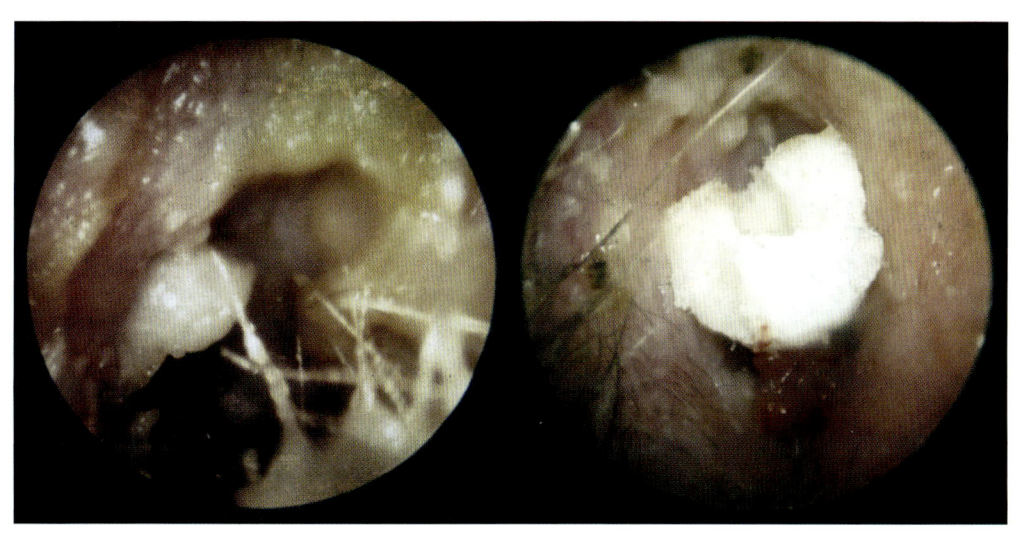

▲ 图 12-1 急性外耳道炎
可见红斑、水肿和大量脓性碎屑（左），在某些情况下，可见有肉芽增生的肿胀的耳道（右），需要放置耳芯以促进急性状态下局部药物的吸收（由 John House，MD 提供）

第三篇 外 耳

抗菌药物比安慰剂更有效，不同局部制剂的疗效没有很大差异[23]。在这里将讨论一些治疗急性外耳道炎常用的局部制剂。

新霉素 - 多黏菌素 - 氢化可的松滴耳液：新霉素 - 多黏菌素 - 氢化可的松滴耳液是具有抗菌作用和抗炎特性的耳用悬浮液和溶液（新霉素、多黏菌素和 1% 氢化可的松）。悬浮液是一个乳白色剂，由于它的有效性，患者可承受和价格低，多年来一直是治疗单纯细菌性急性外耳道炎的普遍用药。每毫升悬浮液和溶液含有 3.5mg 新霉素碱，10 000U 多黏菌素 B 和 10mg 的 1% 氢化可的松。悬浮液载体成分包括十六烷醇、丙二醇、聚山梨醇酯和水，而溶液使用硫酸铜、甘油、盐酸、丙二醇和水[24, 25]。悬浮液的酸性 pH 较低（为 3.0，相比之下溶液为 2.0），因此具有更好的耐受性。新霉素使用已经超过 40 年，是最古老的氨基糖苷类药物之一。然而，假单胞菌对新霉素产生了耐药性[8, 26]，仅不到 20% 的假单胞菌病原体对其敏感[8]。多黏菌素是抗革兰阳性菌抗生素，可破坏细菌细胞膜。它们对革兰阴性杆菌效果良好，特别是假单胞菌。虽然新霉素和多黏菌素在动物研究中具有潜在的耳毒性，但在人体中的数据则模棱两可[15, 27-30]。我们使用这个方案在中耳浸泡明胶海绵已经很多年了，没有任何后果。制造商不建议鼓膜穿孔患者使用新霉素 - 多黏菌素 - 氢化可的松滴耳液[24, 25]。

氧氟沙星：氧氟沙星 [含 0.3% 氧氟沙星，0.0025% 苯扎氯铵，0.9% 氯化钠，水（pH 6.5）] 是急性外耳道炎的一种局部常用氟喹诺酮类药物。鼓膜穿孔和带鼓室通风管的患者也可以使用，因为它没有已知的耳毒性风险[4, 31, 32]，使氧氟沙星成为耳部手术预防用药的合理选择。的确，耳用氧氟沙星已经被美国食品和药品管理局（FDA）批准用于治疗化脓性中耳炎和鼓膜穿孔的患者[33]。与所有氟喹诺酮类药物相似，氧氟沙星通过与 DNA 促旋酶和拓扑异构酶结合来抑制 DNA 合成和细菌生长。如果鼓膜穿孔者使用，常见的不良反应包括瘙痒和苦味。临床用氧氟沙星治疗急性外耳道炎的治愈率，成人 > 80%，儿童 > 95%[31]。

环丙沙星和氢化可的松：环丙沙星与氢化可的松（0.2% 环丙沙星，1% 氢化可的松，苯扎氧铵作为防腐剂）是含有类固醇的局部氟喹诺酮类制剂，它的抗菌谱广，包括假单胞菌，尽管它对厌氧菌无效。外用环丙沙星的耳毒性尚未出现，因此鼓膜穿孔患者使用也是安全的[34, 35]。虽然许多医生在鼓膜穿孔患者中使用环丙沙星，但生产商家不建议这样做，因为瓶子不是无菌的[36]。

环丙沙星、地塞米松：环丙沙星地塞米松制剂（环丙沙星地塞米松滴耳剂，0.3% 环丙沙星，0.1% 地塞米松）是将环丙沙星与类固醇结合使用，具有抗炎特性的药物。美国食品和药品管理局批准鼓膜穿孔和鼓膜造口术患者使用，其是安全的[37]。随机临床试验表明地塞米松治疗急性外耳道炎比新霉素 - 多黏菌素 - 氢化可的松更有效[38]，一项大型随机盲法研究中显示，其比氧氟沙星通过鼓膜造口术治疗伴耳漏的急性中耳炎更有效[39]。没有研究直接比较地塞米松和耳用环丙沙星氢化可的松在人体中的作用，尽管 Sobol 及其同事[40]在动物模型中证明了治疗外耳和中耳肉芽组织，地塞米松比环丙沙星氢化可的松有效。

妥布霉素地塞米松：妥布霉素加地塞米松（典必舒：0.3% 妥布霉素，0.1% 地塞米松，0.01% 苯扎氯铵作为防腐剂）是一种眼用的具有抗菌和抗炎活性的制剂。妥布霉素是一种与 30S 和 50S 核糖体亚基结合的氨基糖苷类药物，从而抑制细菌蛋白质合成并导致细菌细胞膜缺陷。鼓膜穿孔或鼓膜置管患者应避免使用妥布霉素，因为它存在耳毒性[41-43]。

局部庆大霉素：外用庆大霉素 [庆大霉素眼药膏：0.3% 庆大霉素（pH 7）] 是另一种可用于治疗急性外耳道炎的眼科制剂，特别是当需要覆盖革兰阴性杆菌时。同样，由于担心其耳毒性，鼓膜穿孔患者应该避免使用[41-43]。

治疗急性外耳道炎耳局部抗生素的循证资料：Roland 及其同事[38, 44]进行了两项随机多中心研究，比较耳局部抗生素的作用。在鼓膜完整的 468 名患有急性外耳道炎的成人和儿童中，比较使用 1 周环丙沙星加地塞米松（环丙沙星地塞米松）或新霉素和多黏菌素 B 加氢化可的松（新霉素 - 多黏菌素 - 氢化可的松滴耳液）的临床疗效。

与新霉素－多黏菌素 B-氢化可的松相比，环丙沙星地塞米松显示出更高的细菌根除率和更快的症状改善。随后进行了一项研究，该研究调查了环丙沙星氢化可的松（Cipro Hc）与新霉素－多黏菌素 B-氢化可的松和全身使用阿莫西林相比的疗效。环丙沙星氢化可的松在成人和儿童外耳道炎治疗方面更具有临床应用价值[44]。Van Balen 及其同事[45]进行了一项随机临床试验，该试验采用耳局部疗法比较单独使用醋酸、醋酸加皮质类固醇和抗生素加皮质类固醇治疗急性外耳道炎的疗效。在 213 名患有急性外耳道炎的成年人中，接受含有类固醇（乙酸或抗生素）制剂的患者治愈率明显高于仅接受醋酸治疗的患者[45]。单独使用醋酸组的外耳道炎复发率也更高[45]。Schwartz[46]进行了一项随机多中心盲法研究，比较急性外耳道炎患者接受每日 1 次的氧氟沙星滴耳剂或每日 4 次给予新霉素－多黏菌素－氢化可的松的疗效。在 278 名患有假单纯性外耳道炎的儿科患者中，发现这两种药物在根除疾病方面同样有效，并且具有相似的安全性。鉴于氧氟沙星较低的潜在耳毒性以及易于使用，作者得出结论，氧氟沙星可能是更好的选择。Simpson 和 Markham[31]在关于氧氟沙星用于治疗急性外耳道炎的文 Meta 分析中得出了相同的结论。Myer[1]发现，与氨基糖苷类药物相比，氟喹诺酮类滴耳剂药物具有更好的安全性、更广泛的抗菌谱和更低的成本，并且大多数患者对方便的给药方式和耐药性接受度高。Rosenfeld 及其同事[47]发现了 18 项涉及急性外耳道炎局部治疗的研究，并比较了以下各组：抗菌药与安慰剂、杀菌剂与抗菌剂、氟喹诺酮类抗生素与抗生素、类固醇加抗生素与抗生素或抗生素加类固醇与类固醇。在使用所有上述抗生素滴耳剂治疗的 10d 内，临床治愈率在 65%～80%，在任何治疗组没有观察到临床治愈率的统计学差异。与非喹诺酮类滴耳剂相比，氟喹诺酮类药物的细菌治愈率要高出 8%，但临床治愈率和不良反应的发生率与其他制剂相同[47]。在氟喹诺酮类药物中加入类固醇可使症状期减少约 0.8d[1, 3]，然而，如下所述，类固醇确实具有较低的引起过敏反应风险。

虽然耳鼻喉科医生不太推荐，但一些研究主张仅使用不含抗生素的类固醇制剂。Tsikoudas 及其同事[48]对 39 例急性外耳道炎患者进行了一项随机双盲研究，该患者接受了类固醇和氨基糖苷类治疗或单独使用相同的类固醇治疗。他们发现添加氨基糖苷类药物没有额外的好处。同样，Emgård 及其同事[49]在一项开放随机平行组试验中对 51 名急性外耳道炎患者进行了研究，该试验比较单独使用类固醇滴剂（0.05% 倍他米松二丙酸酯溶液）与含有抗生素类固醇的滴耳剂（氢化可的松与盐酸土霉素和多黏菌素 B）的疗效。他们发现，单独使用类固醇的临床治愈率高于抗生素加类固醇。这些数据与最近的研究相反，该研究表明，与 0.1% 倍他米松磷酸钠相比，抗生素-类固醇组合 0.1% 倍他米松磷酸钠与 0.5% 硫酸新霉素具有优势[50]。

与局部抗生素治疗有关的耐药性：美国预防服务工作组将 B 级证据定义为表明益处大于潜在风险的证据，这正是 Weber 及其同事[51]总体上发现，使用抗生素滴耳剂治疗没有显著的抗生素耐药性，这确实提供了一些效益。Cantrell 及其同事[26]研究了急性外耳道炎微生物分离株对新霉素/多黏菌素和氧氟沙星的敏感性。从 1995—1996 年以及从 1999—2000 年，研究了每种抗菌药物对主要病原体、假单胞菌和金黄色葡萄球菌的最低抑菌浓度，以及细菌根除率和临床疗效。从 1999—2000 年的数据表明，最低抑菌浓度均有所增加。相比之下，所有氧氟沙星分离株的最低抑菌浓度在两个时间段内保持相似，表明使用新霉素/多黏菌素的耐药性增加，而氧氟沙星没有增加[26]。Wai 和 Tong[32]注意到自 20 世纪 80 年代初期使用以来，氧氟沙星具有最小的耐药性，因为只有两种假单胞菌菌株对氧氟沙星具有轻微的抗性。由于局部治疗所达到的极高局部浓度，甚至远远超过耐药性假单胞菌最低抑菌浓度的高限，因此耐药性成为选择耳局部用抗生素的重要因素。

3. 急性细菌性外耳道炎的酸化剂

酸化剂可用于有轻度耳痛的急性或慢性病例，但其主要用途是对易于反复发生急性或慢性外耳道炎（游泳者、助听器使用者等）的患者进行预

第三篇 外 耳

防性治疗。碱性 pH 已被证明是急性和慢性外耳道炎发展的危险因素[52, 53]，酸度损失与外耳道炎程度成正比[54]，因此恢复外耳道的天然酸度可抑制病原菌的生长。不幸的是，由于疼痛和局部刺激，这些制剂的酸性 pH 可能会限制患者的依从性[20]。如果对鼓膜穿孔或鼓膜置管患者有耳毒性，这些药物是禁忌的[3, 55]。

以下是常用的酸化溶液，用于轻度外耳道炎、慢性外耳道炎或外耳道的预防性护理。

(1) 酒精醋溶液，即 50% 酒精、25% 白醋和 25% 蒸馏水，这个药很便宜，易于在家储备，并且与该类别中的处方药相比一样有效。通常，可以用注射器递送几滴（4～5 滴）在患耳中，每天使用 2～4 次，直到症状消失。对于鼓膜穿孔或鼓膜置管者，或者如果患者对任何滴剂过敏则禁用。如果在耳道中存在大量碎屑并且不存在鼓膜穿孔，则该制剂可以安全地用作冲洗溶液。

(2) 醋酸铝滴剂硝酸铝中的乙酸可能用于轻度的外耳道炎病例，以帮助酸化和干燥耳道。滴入 5 滴药液于患耳，每天 2～4 次。如果鼓膜穿孔或鼓膜置管，则不应使用此方[55, 56]。

(3) 丙二醇加醋酸溶液（VoSol）和 1% 的氢化可的松加丙二醇及醋酸耳滴剂（VoSol HC）对浅表性感染也很有效。醋酸具有抗菌性，氢化可的松有助于减轻炎症和瘙痒。这两种制剂都非常黏稠，pH 约为 3。每次 2～4 滴，每天应用 2～4 次。这个治疗方案不应该用于鼓膜穿孔或鼓膜置管的患者，因为其具有耳毒性[57, 58]。

由于检验和比较许多不同的滴耳剂配方疗效的试验较少，决定选择哪一个治疗急性外耳道炎通常取决于治疗医生个人临床经验和意见。除了疗效，对于鼓膜穿孔和鼓膜置管者应关注药物耳毒性、患者耐受性与剂量方案和超敏感问题可能，有助于指导选择局部抗生素治疗急性外耳道炎。

当初始治疗急性外耳道炎失败时，医生不仅要考虑到治疗方案不当的可能性或滴耳剂无效，还应考虑其他可能的诊断，如接触性皮炎、恶性外耳道炎或其他恶性肿瘤（框 12-1）[15]。

4. 全身使用抗生素治疗急性细菌性外耳道炎

美国耳鼻咽喉科学院 – 头颈外科基金会建

框 12-1　急性外耳道炎初始治疗无效的鉴别诊断

- 自体机械损伤
- 恶性外耳道炎
- 接触性皮炎
- 不坚持避免耳朵进水等预防措施
- 外用耳剂应用不当
- 免疫抑制（糖尿病，放疗后）
- 由于耳道碎片或管壁增厚导致耳部皮肤渗透不足
- 误诊（银屑病、癌症、肺结核）
- 受累机体对局部用药选择性耐药

议对既往有放射治疗史、糖尿病或免疫功能低下患者，全身使用抗生素，可能对治疗外耳道炎有益[18]。此外，伴有累及耳廓、面部或颈部的腮腺炎或蜂窝织炎患者，以及并发无鼓膜穿孔的中耳炎或鼓膜置管者患者，应该口服抗生素。最后，患者对滴耳剂反应无效，可能口服抗生素有效[7, 17, 18, 20]。在免疫低下的难治性外耳道炎患者开始使用抗生素之前，应行分泌物培养。

5. 治疗慢性细菌性外耳道炎的特殊考虑

持续性耳漏、耳胀、听力模糊和瘙痒症状持续时间超过 3 个月，即为慢性外耳道炎。这可能是治疗感染性外耳道炎不当的结果，但也应考虑非感染性原因，并在关于湿疹性外耳道炎部分中讨论[15, 59]。在慢性外耳道炎中，局部抗生素治疗在解决长期炎症方面可能没那么有效。最近证据表明，生物膜在其发病机制中起作用，超过 90% 的慢性细菌性外耳道炎病例存在生物膜，可能会导致这些患者治疗起来较困难[60]。在许多情况下，耳朵卫生或棉签机械操作不当可能导致慢性细菌感染，应由耳鼻喉科医生治疗。暴露于水后，每日用酸化剂或脱水剂进行冲洗，并使用吹风机保持干爽的条件，有助于优化日常耳卫生。下面讨论干粉制剂作为局部滴剂的合理替代品，因为长期使用滴耳剂使耳道皮肤潮湿易于引起慢性感染。应该取耳道分泌物进行药敏培养，以选择对微生物敏感的抗生素滴耳剂。

类固醇乳膏和局部类固醇注射剂加用局部抗生素被用来改善治疗慢性外耳道炎的疗效。Stuck 和同事[61]对 13 名用局部类固醇和抗生素治疗较难治愈的外耳道炎患者进行了检查，他们用曲安奈德注入耳道皮肤，这些中的大多数患者症状完全恢复。在这种情况下，慢性外耳道炎可能不是持续细菌感染的结果，考虑其他病因也是很重要的，如接触性皮炎、湿疹、潜在的胆脂瘤、角化病或恶性肿瘤。此外，因为症状和体征往往类似，可能难以区分初始治疗失败是由滴耳剂过敏反应引起。因此，对可能的药物反应，特别是使用具有较高致敏率制剂时，提高警惕是很重要的。

其他不常用方法包括硝酸银凝胶，对难治性外耳道炎或耳真菌病患者有一定的疗效[62]。在极少数情况下，通过双目显微镜放置小片硝酸银棉片于耳道可治疗持续存在的肉芽组织。应避免在曾经手术的耳朵中，特别是在经历了开放式乳突切除术的患者中采用这种方法，因在肉芽组织区域可能会有未识别的暴露的面神经。

难治性或反复发作性的慢性外耳道炎可导致耳道皮肤增厚、瘢痕形成、管腔狭窄、外耳道/鼓膜的粗糙以及相关的传导性聋。一些医生将此过程称为狭窄性外耳道炎，尽管进行了广泛的药物治疗，但耳道仍然潮湿。耳道从内侧到外侧逐渐变窄，在最后阶段它是干燥的，几乎没有引流液或刺激。其他疗法不成功时，非甾体类免疫抑制药——他克莫司，可能被认为是治疗顽固性病例的方法[63]。在这些病例中，一旦疾病炎症消退，耳道成形术和鼓室成形术可以帮助去除瘢痕或病变组织。

6. 活检的适应证

对于对所有的药物治疗无反应的外耳道炎患者，局部和全身使用抗生素无效，应考虑重复药敏培养和患病耳道活检，并检查自身免疫功能。如果肉眼可见外耳道中持续存在肉芽组织病灶或溃疡性病变，特别是如果存在疼痛以及免疫功能低下的患者，则应进行活检。高分辨率颞骨计算机断层扫描（CT）有助于确定骨性结构受累情况。侵袭性真菌感染、恶性肿瘤和结核病可因发炎症状和耳流脓而被误诊为复发性急性或慢性外耳道炎。

（二）恶性外耳道炎

恶性外耳道炎（MOE）是一种骨髓炎，起源于耳道并延伸至周围骨骼，这种侵袭性细菌感染通常由假单胞菌引起，通过Santorini裂和骨-软骨交界处扩散到颞骨、颅底和周围的脑神经。

1. 症状和体征

恶性外耳道炎患者的主诉可能为进行性夜间疼痛、耳胀、发热和耳漏[66]。查体可见耳廓的突起、耳道皮肤坏死、骨-软骨交界处的肉芽组织、脑神经受累、眩晕或脑膜刺激征[66]。面神经是恶性外耳道炎中最常受累的脑神经，但如果疾病沿着颅底进展，第Ⅺ、Ⅹ、Ⅸ和Ⅻ对脑神经都会受到影响[67]。如果疾病延伸到岩尖，第Ⅴ和Ⅵ对脑神经可能受到影响。锝扫描可以确定恶性外耳道炎骨质受累的情况，并且也越来越多地使用高分辨率颞骨CT扫描来评估骨质侵蚀情况[68,69]。因为恶性外耳道炎常被误诊，特别是存在糖尿病等危险因素时，所以必须保持高度警惕[70]。

2. 治疗选择

随着全身抗生素的使用，恶性外耳道炎的历史高死亡率已经下降[71]。在早期 ^{99m}Tc 扫描中发现蔓延至颅底、脑神经受累和颅内侵犯与死亡率相关[72,73]。目前研究表明，在没有颅内并发症或脑神经病变的门诊患者中，长期口服环丙沙星可有效治疗恶性外耳道炎[74-76]。有报道称，假单胞菌对口服氟喹诺酮类药物产生耐药性，其中一项研究报道门诊接受治疗的患者失败率高达33%[68,77]。对于那些未通过口服抗生素进行门诊治疗的患者，需要入院放置外周插入的中心导管和静脉注射抗生素，通常是氟喹诺酮类药物。病情稳定的患者可以出院，经常去耳鼻喉科进行外耳道清理。对环丙沙星耐药的假单胞菌患者可能需要使用第三代或第四代头孢菌素，用或不用氨基糖苷类药[65]。镓扫描可用于确定恶性外耳道炎对全身抗生素治疗的反应[69]。

局部抗生素相关的耳毒性：使用局部抗生素，特别是氨基糖苷类抗生素（如庆大霉素、新霉素、链霉素）可能引起耳毒性的风险仍然是一个值得关注的问题。内耳中的氨基糖苷类物质可以损伤前庭和耳蜗毛细胞的自由基。据报道线粒体12S核糖体RNA基因中的两个载体，易受氨基糖苷类物质诱导的影响，发生耳毒性突变[41]。在全身使用氨基糖苷类物质后，最初发现了前庭毒性和

第三篇　外　耳

耳蜗毒性，随后的研究已经检测了它们在局部使用时的耳毒性。自20世纪50年代以来进行的动物研究证实了局部使用氨基糖苷类药物的潜在耳毒性。Wright和Meyerhoff[27]指出，只用1次新霉素、多黏菌素或氯霉素，几乎完全破坏了灰鼠内耳中所有的毛细胞。不幸的是，没有大型随机对照试验研究人体局部抗生素治疗引起的耳毒性问题。人类研究中存在的数据是模棱两可的，而且局部氨基糖苷类药物相关耳毒性的发生率可能是1/10 000[4, 78]。人类和动物之间耳毒性差异的解释可能是，人类有较厚的圆窗膜及一个更深的圆窗龛，提供更好的保护，通常是覆盖在圆窗上的假膜（黏膜），可以减少局部吸收[7]。多黏菌素是新霉素-多黏菌素-氢化可的松滴液的成分，在动物研究中具有耳毒性，甚至比新霉素毒性更强，在人类中具有潜在的耳毒性[27, 79]，但这些数据是相互矛盾的。与氨基糖苷类药物和多黏菌素药物相比，氟喹诺酮类药物的耳毒性尚未见于动物或人体数据中[32]。

2007年，英国耳鼻喉科头颈外科医师协会（ENT-UK）的临床审计和实践咨询小组审查了这些文献，目的是建立在人类急性外耳道炎中使用氨基糖苷类药物的临床指南。他们没有发现有关氨基糖苷类药物耳毒性的令人信服的数据，但建议局部氨基糖苷类药物只能在明显感染的情况下使用，且不超过2周。如果可能，在使用局部氨基糖苷类药物治疗前，建议进行听力测定[80]。

Linder及其同事[81]对134名患者进行了可能的抗生素相关耳毒性的耳鼻喉科检查，发现仅有2名患者存在明显的感音神经性听力损失，这可归因于在鼓膜穿孔存在的情况下，过量给予含有新霉素和多黏菌素的滴耳液。Matz及其同事[82]对文献进行了回顾并发现14篇文章直接涉及使用耳抗生素滴剂后评估听力损失或前庭功能变化。虽然大多数文章属于Ⅲ～Ⅲb级证据类别，基于临床经验的建议，描述性研究或专家委员会报道，其中两个属Ⅰb类别，至少从一个设计合理的随机对照试验中获得证据，共记录了54例庆大霉素诱发的前庭毒性，其中24例患者出现了耳蜗毒性。在这篇综述中，还观察到11例耳蜗和2例与新霉素滴耳液相关的前庭毒性[82]。Berenholz及其同事[83]对500例鼓膜置管后接受新霉素-多黏菌素-氢化可的松滴耳液的患者进行了回顾性分析，他们没有发现新发感音神经性听力损失的病例，并指出新霉素-多黏菌素-氢化可的松滴耳液价格不到局部氟喹诺酮类药物的50%。

AAO-HNSF的共识小组于2004年提出了关于在中耳或鼓膜穿孔患者中使用局部氨基糖苷类药物的建议[4]。小组确定，只要有可能，"如果中耳或乳突开放，没有潜在耳毒性的局部抗生素制剂较有可能造成耳损伤的滴耳剂优先使用"。他们指出，氨基糖苷类外用制剂未经FDA批准用于中耳，制造商的警告标签说明如果鼓膜穿孔，则不应使用它们。小组确实同意氨基糖苷类药物的潜在耳毒性非常罕见，人体试验的数据是模棱两可的，但他们确定，因为没有任何已知的具有潜在耳毒性的抗生素可用且有效（氟喹诺酮类药物），它们应该用作一线治疗。该委员会建议应警告患者它有潜在的耳毒性，并且氨基糖苷类仅应用于耳道的急性感染。预防性使用尚未证明是有益的，因此在非急性患者中使用的风险肯定会超过任何潜在的益处[4]。专家组还得出结论，如果有益处超过潜在的耳毒性，可以使用氨基糖苷类药物，例如氟喹诺酮类药物治疗失败、既往有不良反应、患者对氟喹诺酮类药物过敏或培养结果表明氟喹诺酮类药物无效。这些建议也得到了澳大利亚耳鼻喉科头颈外科学会的支持，该学会已经发布了使用潜在耳毒性局部抗生素的类似指南[84]。

尽管大多数报道都关注潜在的耳蜗毒性这一不良反应，但Marais和Rutka表明，氨基糖苷类药物的前庭毒性比耳蜗毒性更常见[42, 43]。实际上，经常利用庆大霉素的前庭毒性，治疗梅尼埃病和顽固性眩晕[41]。

最后，有证据表明，与使用妥布霉素地塞米松滴剂一样，将氨基糖苷类滴耳剂局部用药与类固醇相结合，导致的耳毒性显著低于单独使用氨基糖苷类[85]，这表明如果需要，氨基糖苷类联合滴剂可能是更好的选择。

耳局部抗生素相关的过敏反应：除了潜在的

耳毒性外，药物过敏反应可能有助于指导治疗外耳道炎的抗生素制剂选择。因过敏反应就医患者的主诉为瘙痒和稀薄的耳溢液。查体可见外耳道和耳廓增厚、水肿、红色斑丘疹，这一情况，在局部制剂使用时集中出现。具体而言，新霉素似乎是最常见的致敏剂，其次是庆大霉素[86]。Smith 及其同事[87] 指出慢性外耳道炎患者中新霉素过敏反应的发生率为32%。其他研究报道发病率较低，为5%～18%[15, 88]。Millard 和 Orton[29] 发现45例有药物诱导的过敏反应的患者中，76%来自新霉素，其次是硫酸新霉素和庆大霉素。Holmes 及其同事[89] 对40名慢性外耳道炎患者进行了斑贴试验，结果发现35%患有药物致变应性接触性皮炎。发现新霉素、硫酸新霉素、氯碘羟喹和庆大霉素是主要的致敏物质。最后，氨基糖苷类药物能够交叉致敏，因此一旦患者对该类别的一种药发生反应，就应该谨慎选择替代疗法。

对类固醇制剂的过敏反应也有记录，但明显不常见（氢化可的松＜0.1%）。Lauerma[90] 使用三种不同的皮质类固醇对727名患者进行了斑贴试验，结果发现3.9%的患者对新戊酸酯替可的松有反应，1.4%对氢化可的松-17-丁酸酯有反应，0.4%对氢化可的松有反应。抗菌剂（如苯扎氯铵、硫柳汞、丙二醇）也可引起局部过敏，如果局部治疗无法解决耳漏，应将其视为可能的主要原因，此外，丙二醇增加了药物在表皮中的溶解度[15, 20, 88]。

（三）真菌性外耳道炎

大约10%的感染性外耳道炎是真菌而非细菌感染的结果[15-17]。尽管真菌可能是导致急性外耳道炎的初始微生物，但在细菌性外耳道炎使用局部抗菌药物治疗不充分的情况下也可能发生真菌重叠感染[91-94]。Araiza 和 Bonifaz[92] 发现，真菌性外耳道炎的主要诱发因素是耳道创伤（刮擦或瘙痒）和使用耳局部抗生素制剂。曲霉菌是最常见的耳真菌病（80%～90%），特别是烟曲霉、黑曲霉和黄曲霉[92, 95, 96]，其次是念珠菌和很少的毛霉菌种[97, 98]，耳道持续潮湿也与真菌性外耳道炎的发展有关。

1. 症状和体征

患者主诉为耳痛（但并不总是像细菌性急性外耳道炎那样严重）、瘙痒、听力下降和恶臭性耳漏[99]。在体格检查中，通常会看到白色和（或）黑色真菌菌丝、水肿和化脓性碎屑。

2. 真菌性外耳道炎的治疗选择

局部治疗：治疗方法包括彻底清理，然后局部应用抗真菌药物[98-100]。与细菌外耳道炎一样，用耳鼻喉制剂酸化外耳道可有效治愈轻微的耳真菌性外耳道炎，酸化有助于抑制细菌和真菌的生长。使用醋酸或温和的酒精溶液（在鼓膜完整情况下）重新建立干燥的外耳道，采用常规卫生，防水措施和保持冲洗，是预防复发性真菌性外耳道炎的重要步骤。难治性真菌外耳道炎可能需要更具体的抗真菌制剂。与急性细菌性外耳道炎的治疗选择一样，很少有研究比较各种抗真菌剂的功效和安全性。因此，耳鼻喉科医师尚未就这些制剂的相对治疗效果达成明确的共识。

酸化剂：醋酸铝滴耳液（Burow 溶液）、乙酸/丙二醇/1%氢化可的松（VoSol HC）、乙酸（Domeboro Otic）和硼酸溶液都是常用于治疗无并发症耳真菌病的酸化剂。Ho 和他的同事[99] 发现，在轻度真菌外耳道炎病例中，醋酸铝滴耳液的有效率超过80%。此外，del Palacio 及其同事[101] 证实，硼酸溶液与治疗耳真菌病的抗真菌药11%环吡酮胺乳膏（或1%溶液）一样有效，但硼酸组的不适感明显增加。Stern 及其同事[100] 发现，VoSol 滴耳液、Burow 溶液和95%乙醇对耳真菌病患者的真菌体外培养没有任何抑制作用。Kiakojuri 等[102] 在一项前瞻性研究中表明，与单独使用咪康唑相比，局部抗真菌药（咪康唑）联合使用酸化剂可以提高疗效。酸化剂已被证明能够成功治疗大多数轻度真菌性外耳道炎，尤其是与外耳彻底清理相结合时。然而，尚未有详细研究比较其安全性和功效特征的数据，并且该选择权再次很大程度上留给了临床医生。

局部抗菌剂：Ho 和同事[99] 确定25%的甲磺酸滴耳液在治疗真菌外耳道炎方面有效率超过80%。甲紫已经证明在耐药病例中是有用的，但是当鼓膜穿孔时应该避免使用甲紫。此外，

Chander 及其同事[95]发现红汞色素比克霉唑或咪康唑更有效，van Hasselt 及其同事[62]在一项前瞻性随机试验中发现，单独使用1%硝酸银凝胶1周可治愈92%的顽固性耳真菌病。

3. 外用治疗真菌性外耳道炎的抗真菌药

克霉唑乳膏：Ologe 和 Nwabuisi[98]证实在清理耳道后单次应用克霉唑乳膏后，症状缓解率为96%，并发症很少见，且复发率低于3%，而且大多数患者对一次性用药耐受性好，并且具有低成本效益。Stern 和他的同事[100]指出了当测量各种抗真菌药物的抗菌谱时，1%克霉唑乳膏对体外所有常见的真菌病原体有效。同样，Maher 等[103]也证明了克霉唑对临床耳霉菌标本中分离的多种真菌有效。59种真菌中超过94%的最低抑菌浓度 < 0.1μg/ml，其余6%则为0.4~1μg/ml [103]。

咪康唑（2%）：Kiakojuri 及其同事[102]在一项前瞻性试验中表明，咪康唑可有效治疗耳真菌病，加入酸化剂（3%乙酸加97%酒精）并未显著改善预后。

酮康唑：Ho 和同事[99]表明，与甲酚盐和醋酸铝相比，酮康唑治疗耳真菌病效果更好，且复发率更低。

托萘酯：Maher 及其同事[103]证实了托萘酯和克霉唑在体外研究中的功效。对于测试从耳真菌病患者中提取的59种真菌，每种药物的最低抑菌浓度均 < 1μg/ml。

制霉菌素：制霉菌素是一种多烯类抗真菌药，通过改变渗透性来破坏真菌膜。它可以用作局部悬浮液、乳霜或粉末。Stern 及其同事[100]在测量各种抗真菌药的抗菌谱时发现，制霉菌素对多种病原体具有广泛的活性。

0.77%环吡酮胺抗真菌乳膏或溶液：del Palacio 及其同事[101]在随机前瞻性试验中指出环吡酮胺与硼酸相比具有相同的疗效，但患者对环吡酮胺耐受性更好。

与局部抗真菌治疗相关的耳毒性：局部抗真菌治疗的耳毒性尚未得到很好的研究。Tom[30]指出，当克霉唑、咪康唑和托萘酯用于豚鼠的中耳时，与使用局部新霉素（已知引起耳毒性的药物）正常对照组相比，克霉唑、咪康唑和托萘酯没有耳毒性作用。制霉菌素也没有耳毒性，但它确实在圆窗龛处留下了持久性残留物，并且甲紫被发现具有极强的耳毒性。Marsh 和 Tom[104]观察到，当用于豚鼠的中耳时，含有乙酸或丙二醇的制剂引起脑干反应的阈值升高，而克霉唑和托萘酯没有耳毒性作用。

（四）鼓膜炎

鼓膜炎是鼓膜的炎性病症，可分为急性或慢性两类。急性大疱性或出血性鼓膜炎可以是细菌（如肺炎链球菌或葡萄球菌属）感染所致，或病毒（如流感或带状疱疹）感染引起。病原体可能单独感染鼓膜（原发性鼓膜炎），或者引起急性中耳炎或外耳道炎伴有鼓膜的继发性受累（继发性鼓膜炎）。大约8%的儿童，6月龄至12岁的急性中耳炎者继发急性大疱性鼓膜炎[105, 106]。导致急性中耳炎和外耳道炎的病毒和细菌病原体与引起急性病毒性和细菌性鼓膜炎的病原体相同，只是大疱性鼓膜炎患者中肺炎链球菌病原体的比例略高[106]。Palmu 和同事[107]进行了一项纵向队列研究，以探讨急性鼓膜炎与儿童中耳疾病之间的关系。在82例急性大疱性鼓膜炎患者中，97%伴有中耳积液，82%的急性出血性鼓膜炎患者同时患有中耳疾病。他们还指出，导致急性细菌性鼓膜炎的病原体与儿童急性中耳炎的病原体相同，但肺炎链球菌是最常见的病原体。真菌性鼓膜炎可能是主要的鼓膜疾病，但它也可能是真菌性外耳道炎蔓延的结果。类似地，湿疹性鼓膜炎可以单独发生在鼓膜，但也可以在慢性湿疹性外耳道炎的患者中发生。当鼓膜被肉芽组织覆盖时，发生肉芽性鼓膜炎或颗粒性鼓膜炎。

鼓膜炎的局部治疗方案

治疗鼓膜炎的方案取决于病因。对于急性原发性细菌性鼓膜炎或急性中耳炎相关的鼓膜炎，口服抗生素是主要的治疗方法。全身抗生素应针对与中耳炎相关的最常见病原体：肺炎链球菌和流感嗜血杆菌。对于患有急性中耳炎的个体，标准疗法包括局部抗生素和类固醇滴耳液。本章前面提到的局部制剂可有效治疗伴有相关性炎症的外耳道疾病。Kaga 和 Ichimura[108]进行了一项小型试验研究，以检验氧氟沙星对婴儿期鼓膜炎和慢性中耳炎的疗效。在他们的队列中，每日 2 次氧氟沙星治疗，根除了 21 名患者中大多数的病原体。对于累及鼓膜的真菌感染，前面提到的局部抗真菌药是主要的治疗方法。在更严重的外耳道受累病例中，镇痛药和口服广谱抗生素可能有用。慢性鼓膜炎治疗可能包括抗生素滴耳液或醋酸耳道冲洗，然后使用类固醇乳膏。

颗粒性鼓膜炎是鼓膜上皮层的慢性炎性病症，并且可以通过手术切除、化学烧灼或醋冲洗来治疗。2007 年，Neilson 和 Hussain [109] 对颗粒性鼓膜炎治疗方案进行了文献综述，发现没有大型随机对照研究解决这个问题。Jung 及其同事 [110] 发现，在 15 名患者的队列中，每日稀释醋酸冲洗耳道使颗粒性鼓膜炎复发减少 96%。所有接受醋酸溶液治疗的患者，均在 3 周内消除了原有的耳漏，而接受了局部抗生素治疗的患者只有 2/3 治愈。ElSeifi 和 Fouad [111] 对 94 例颗粒性鼓膜炎患者进行了回顾性研究，并指出，与抗生素治疗相比，手术切除肉芽组织使疾病复发率降低 80%。Hoshino 和同事 [112] 发表了 5 例肉芽性鼓膜炎的病例报道。所有患者均采用杯钳去除肉芽肿组织，然后用 20% 三氯乙酸烧灼治疗。经过 2~3 次的治疗后，所有患者完全缓解，无复发 [112]。在对颗粒性鼓膜炎的治疗进行系统评价时，结论是手术切除肉芽组织或应用稀醋酸溶液治疗，比传统的局部抗生素和类固醇滴剂更有效 [109]。

（五）湿疹性外耳道炎

湿疹性外耳道炎是慢性外耳道炎的重要非感染性原因，并且是外耳道皮肤的慢性炎症状态 [15, 59]。对乳液、洗发水、化妆品、助听器和珠宝发生变应性接触性皮炎可引起对外耳的慢性刺激 [86, 88, 113]。Smith 及其同事 [87] 发现 58% 的慢性外耳道炎患者在斑贴试验中有接触性过敏反应。对用于治疗急性外耳道炎的耳用抗生素，尤其是新霉素溶液的过敏反应也可能导致慢性外耳道炎 [87, 89-91]。最后，非感染性慢性外耳道炎可能是食物敏感的结果，无法用其他病因解释的湿疹性外耳道炎患者，应考虑食物过敏反应斑贴试验 [114]。

1. 症状和体征

患有湿疹性外耳道炎的患者可以因慢性瘙痒、刺激和受累耳朵流液而就医。除非由于碎屑堵塞导致皮肤肿胀合并细菌感染，否则通常不存在耳痛。外耳道皮肤可以是干燥的、鳞屑状的、红斑的、潮湿的，并且可以通过机械操作和抓挠而损伤。常见的皮肤疾病（如湿疹、银屑病）也可能影响外耳道，耳道中碎片的堵塞以及炎症可能导致瘙痒。

2. 湿疹性外耳道炎的治疗方案

一旦确诊，应避免刺激性因素，如乳液、珠宝、食品、耳外用药，但由于外耳道炎感染性和非感染性原因之间的相似性，很容易延误诊断。在显微镜下仔细清理受累的耳道是至关重要的，因为当存在叠加的细菌感染时，一旦消除了先前使用滴耳液可能的敏感性，应使用适当的耳用抗生素。

如果消除可能的致敏剂和保持耳朵卫生不能成功控制湿疹性外耳道炎，则需要进行抗炎药物治疗。局部糖皮质激素是治疗湿疹性外耳道炎的金标准。许多类固醇制剂是可用的，并经常使用以帮助减少炎症、皮肤剥落和瘙痒。难治性病例可能需要全身性类固醇，并转诊给皮肤科或风湿病医生。

类固醇治疗湿疹性外耳道炎：Jacobsson 和同事 [115] 对 60 名患有湿疹外耳道炎的患者进行了双盲研究，这些患者被随机分配到安慰剂组或治疗组，他们接受布地奈德（一种糖皮质激素）治疗。与安慰剂组相比，治疗组的红斑、水肿和流液均有显著改善。Stuck 及其同事 [61] 将曲安奈德注射到 13 名慢性外耳道炎患者的耳道中，发现所有患者症状均有显著改善。然而，在清醒的患者中进行耳道注射可能是非常痛苦的。Hoare 及其同事 [116] 对 272 例特应性湿疹随机对照试验进行了 Meta 分析，涵盖至少 47 种不同的干预措施，并得出结论："有合理的 RCT（随机对照试验）证据支持使用口服环孢素、外用皮质类固醇、心理学方法和紫外线疗法。"

没有临床试验研究不同类固醇制剂治疗湿疹样外耳道炎的疗效，但可以从皮肤病学文献中推断出这些发现。Juhlin[117] 对 120 名患者进行了一项随机、双盲、平行组研究，以检测 0.05% 丙酸氟替卡松乳膏和 0.1% 氢化可的松 -17- 丁酸乳膏治疗湿疹的疗效。两种制剂的不良反应均较少，并且报道了在降低湿疹严重性方面没有显著统计学上的疗效差异。James[118] 对 125 名患者进行了一项随机、双盲试验，以比较相同的两种制剂（0.05% 丙酸氟替卡松乳膏和 0.1% 氢化可的松 -17- 丁酸乳膏）治疗银屑病的疗效。在这项研究中，丙酸氟替卡松乳膏优于氢化可的松 -17- 丁酸乳膏。丙酸氟替卡松的根除率、优异率或良好的治疗终点反应率为 79%，氢化可的松 -17- 丁酸盐为 68%。Callen[119] 比较了 0.05% 氟替卡松乳膏和 0.1% 倍他米松戊酸酯乳膏治疗中度至重度银屑病的安全性和有效性。这个随机、双盲、平行组研究发现 0.05% 丙酸氟替卡松乳膏具有与 0.1% 的戊酸倍他米松相似的疗效和不良反应。Ashton 及其同事[120] 在 96 名患者的随机对照试验中比较了 0.25% 和 0.05% 去氧米松，0.1% 倍他米松戊酸酯和 1% 氢化可的松乳膏治疗湿疹的疗效。0.25% 去氧米松是最有效的治疗方法，氢化可的松效果最差，0.05% 去氧米松和 0.1% 倍他米松具有中等效果。研究期间未报道明显的不良反应。0.01% 氟轻松醋酸酯（氟轻松滴耳油，氟尿嘧啶乳膏，Sanford，FL）是目前 FDA 批准的唯一一种治疗外耳慢性瘙痒症的药物。制造商声称花生油载体会滋润耳道并松软耳垢，而皮质类固醇可减少刺激和炎症。它被批准用于 2 岁以上的患者，建议每天 2 次，使用 2 周。用于治疗慢性湿疹性外耳道炎的安慰剂对照研究声称，在清除湿疹性外耳道炎的症状和体征方面，氟轻松滴耳油优于安慰剂[121]。

一般来说，当面对湿疹性外耳道炎的患者时，首先使用易获得的、非处方的、温和的局部糖皮质激素（如 1% 氢化可的松）是合理的。如果初始的治疗方案失败，改用更有效的糖皮质激素是一个合理的选择。有花生过敏史的患者应避免这种疗法。

外用类固醇类：类固醇的强度由标准化测试确定，该测试测量其导致真皮上层血管收缩的程度。每个类别中一些比较常用的类固醇列于框 12-2 中，按效力递减的顺序排列。

与耳外用类固醇相关的耳毒性：局部使用糖皮质激素尚未证实有耳毒性。事实上，多项研究表明它们可能对内耳功能有保护作用。Kiefer 和同事[122] 与 Ye 及其同事[123] 表明，在沙鼠模型中通过圆窗龛应用曲安奈德没有耳毒性作用，并且通过耳蜗造口术的耳蜗内应用导致手术创伤后耳蜗功能的恢复增加。鼓室内注射高剂量类固醇（如地塞米松或甲泼尼龙）用于治疗特发性突发性感音神

框 12-2　局部甾族化合物的功效

第一组（最有效）
- 0.05% 丙酸氯倍他索（Temovate）
- 0.25% 二丙酸倍他米松（Diprolene）
- 0.05% 卤倍他索丙酸酯（Ultravate）
- 0.05% 醋酸二氟拉松（Psorcon）

第二组
- 0.05% 醋酸氟轻松（Lidex）
- 0.05% 哈西奈德（Halog）
- 0.05% 安西奈德（Cyclocort）
- 0.25% 去氧米松（Topicort）

第三组
- 0.5% 曲安奈德（Kenalog, Aristocort 霜）
- 0.1% 糠酸莫米松（Elocon 软膏）
- 0.05% 丙酸氟替卡松（Cutivate）
- 0.05% 二丙酸倍他米松（Diprosone）

第四组
- 0.01%～0.2% 氟轻松醋酸酯（Synalar, Synemol, Fluonid）
- 0.2% 氢化可的松戊酸盐（Westcort）
- 0.1% 丁酸氢化可的松（Locoid）
- 0.05% 丙酮缩氟羟龙（Cordran）
- 0.1% 曲安奈德（Kenalog, Aristocort A 软膏）
- 0.1% 糠酸莫米松（Elocon 霜，乳液）

第五组
- 0.1% 曲安奈德（Kenalog, Aristocort 霜，乳液）
- 0.05% 丙酸氟替卡松（Cutivate cream）
- 0.05% 地奈德（Tridesilon, DesOwen 软膏）
- 0.025% 氟轻松醋酸酯（Synalar, Synemol 霜）
- 0.2% 氢化可的松戊酸盐（Westcort 霜）

第六组
- 0.05% 波尼卡酯（Aclovate Dermatop，霜剂和软膏）
- 0.025% 曲安奈德（Aristocort A 霜，Kenalog 乳液）
- 0.01% 氟轻松醋酸酯（Capex 洗发水，Derma-Smoothe）
- 0.05%Desonide（DesOwen 霜，乳液）

第七组（最低效力）
- 2.5% 氢化可的松（Hytone 霜，乳液，软膏）
- 1% 氢化可的松（许多非处方品牌）

经性聋（SSNHL）[124-126]。Kiliç 及其同事[127] 在 37 例患者的前瞻性随机对照试验中指出，鼓室内注射甲泼尼龙改善了口服类固醇治疗特发性突发性感音神经性聋试验失败患者的听力结果。Xenellis 及其同事[128] 在 37 例 SSNHL 患者的随机对照前瞻性试验中也证实了这些结果，这些患者未通过口服类固醇治疗。这些研究很小，但许多体外和体内研究都支持局部使用类固醇的耳保护作用。

3. 抗炎和免疫抑制药

他克莫司： 他克莫司是一种大环内酯类免疫抑制药物，可抑制钙调神经磷酸酶，从而抑制 T 淋巴细胞信号转导和白细胞介素 -2 转录。它已被证明与一些中等强度的类固醇一样有效，但可以长期使用，因为它不具有与局部类固醇相同的不良反应，包括皮肤萎缩。它也可用于脆弱或敏感皮肤区域。不良反应包括灼热、瘙痒、流感症状和头痛[129, 130]。Reitamo 及其同事[131, 132] 在 485 名患者的随机对照前瞻性试验中指出，0.03% 和 0.1% 局部他克莫司软膏比 1% 醋酸氢化可的松更有效。对患有中度至重度特应性皮炎的成人和儿童，0.1% 的他克莫司的疗效与 0.1% 氢化可的松丁酸酯软膏相似[133]。Bieber 及其同事[134] 比较了 0.1% 甲泼尼龙软膏和 0.03% 他克莫司软膏治疗儿童急性特应性皮炎的疗效和安全性。他们发现这两种药膏在消除急性发作方面具有相似的功效，但甲泼尼龙软膏可以更好地减少瘙痒和改善睡眠，并且更便宜。他们认为，类固醇乳膏仍应是治疗特应性皮炎发作的首选药物。

Caffier and Harth 及其同事[129, 130] 在 53 名患者的前瞻性试验中研究了他克莫司软膏治疗慢性非感染性外耳道炎的疗效，这些患者接受标准治疗难以治愈。每 2~3 天 1 次放入带有他克莫司软膏的棉芯于耳道，共进行 3 次治疗；85% 的患者耳痛、水肿、耳漏、红斑、瘙痒和脱屑症状在短期内有明显的改善。据报道，在 10~22 个月的随访期间，46% 的患者没有复发，54% 的复发患者的无症状期更长，其只有轻微的不良反应，包括局部的灼热感，偶尔的皮肤灼热和瘙痒。

吡美莫司： 1% 吡美莫司乳膏是钙调神经磷酸酶抑制药，用于较轻微的皮炎病例。吡美莫司比他克莫司更具皮肤选择性，也被用作移植患者的常用免疫抑制药。Djalilian 和 Memar[135] 对 36 例外耳瘙痒患者进行了回顾性图表分析，这些患者接受局部吡美莫司软膏治疗 3 个月。他们发现，与仅接受耳道清理的 19 名对照组患者相比，36 名患者中有 34 名患者的瘙痒症状显著改善。最近的证据表明，在用倍他米松治疗后，局部 1% 吡美莫司维持治疗可以缓解特应性皮炎的症状。双盲治疗 3 周后，73.5% 的患者有类固醇反应，而使用载体治疗的则为 39.4%，提示其可作为辅助治疗[136]。儿童面部湿疹患者也有类似结果[137]。Weinberg[138] 对二级来源进行了综述，以评估在治疗特应性皮炎中区分吡美莫司与类固醇和他克莫司的关键特征，他得出结论，吡美莫司是一种治疗轻度至中度特应性皮炎有效的类固醇维持疗法，它对于间歇性的长期治疗是安全和合适的。吡美莫司的不良反应比局部使用类固醇更少，并且比他克莫司的不良反应也少。吡美莫司的药物成本与他克莫司相比有优势，但它比常用的局部类固醇乳膏明显更贵[124, 138]。Hebert[139]、Wellington 和 Jarvis[140] 也在 Meta 分析中证实了吡美莫司的疗效和安全性，不良反应轻微，应用部位反应包括：鼻咽炎、头痛、咳嗽、发热、流行性感冒和支气管炎，总体上与用载体乳膏治疗的患者没有显著差异。Paul 及其同事[141] 在对 1133 名 3—22 月龄的患儿进行的综述中确定，局部使用吡美莫司对婴儿是安全的。Ashcroft 及其同事[142] 对文献进行了 Cochrane 数据库审查，并确定局部使用 1% 吡美莫司的效果不如 0.1% 他克莫司，但与中度和强效皮质类固醇相当。目前缺乏吡美莫司与轻度皮质类固醇的比较研究。

对于湿疹性外耳道炎和耳瘙痒症的治疗，一些临床医生仍然依赖于旧的药物治疗炎症性皮肤病，煤焦油已经使用了 100 多年，在局部类固醇应用前是主要的治疗方法[143]。虽然没有随机对照试验来证明其疗效，但皮肤病学文献确实评论了煤焦油治疗躯干和四肢湿疹。Roelofzen 及其同事[144] 描述煤焦油具有抗炎、抗菌、止痒和抗有丝分裂的作用，常见短期不良反应为毛囊炎、刺激和接触性过敏。暴露于该化合物环境中的动物和人类，都显示出煤焦油的致癌性，尽管在使用煤焦油治疗湿疹的随机临床试验中没有明确证据支持其致皮肤肿瘤或体内肿瘤增加的风险。Hoare 和其他人 [116] 对特应性湿疹的治疗进行了 Meta 分析，并确定证据不足以就使用煤焦油治疗该疾病提出建议。Schmid 和 Korting [145] 回顾分析文献，发现有限的证据表明煤焦油在治疗炎症性皮肤病方面具有一定的功效，尽管他们警告说，可能需要进一步研究可能的致癌风险。

（六）病毒感染

外耳的病毒性病变并不常见，包括 Ramsay Hunt 综合征和外耳乳头状瘤病。Ramsay Hunt 综合征是由水痘带状疱疹病毒的再激活导致耳廓疱疹、单侧面神经麻痹、严重的耳痛，以及其他症状和体征（如耳鸣、听力丧失、恶心、呕吐、眩晕和眼球震颤）[146]。外耳道乳头状瘤病是乳头状瘤堵塞外耳道引起的，是一种非常罕见的疾病（图 12-2）。人乳头瘤病毒 6 型（HPV-6）已被证明是引起乳头状瘤病的原因 [147]。中耳外翻性乳头状瘤在文献中很少被描述，并且可通过穿孔的鼓膜延伸到外耳道中。

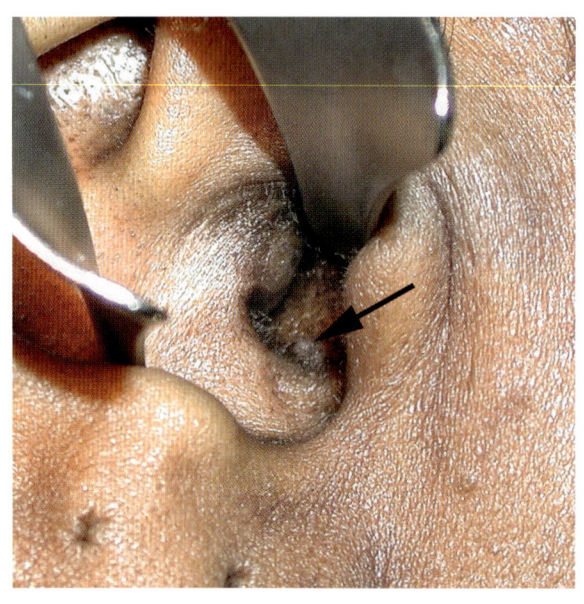

▲ 图 12-2　右外耳道人乳头瘤病毒（HPV）感染
最初的活检部位位于后上象限。这是一位没有 HPV 感染史的健康女性，因双侧耳道慢性瘙痒和听力下降而就医。检查发现双侧外耳道周围有许多乳头状突起。她被转给皮肤科医生接受局部免疫反应调节药的治疗。图中箭指向为乳头状瘤

治疗方案

目前还没有人知道 Ramsay Hunt 综合征局部治疗是否能得到解决，因此治疗包括抗病毒药物和口服类固醇 [146]。仅有几例报道耳乳头状瘤病，仅一病例报道其恶变转化为鳞状细胞癌 [147]。成功治疗方式是原发灶切除术 [147, 148]。Blair 和同事 [149] 通过二氧化碳激光治疗患有耳乳头状瘤病的患者。Yadav 及其同事 [150] 为一名 3 岁的患者手术切除了外耳道乳头状瘤。没有试验证明使用局部治疗方法治疗耳乳头状瘤病的疗效，尽管局部使用免疫反应调节药 5% 咪喹莫特，在治疗外阴部 HPV-6 相关乳头状瘤病中已经取得了成功 [151]。在随机对照试验中，用 5% 咪喹莫特进行局部治疗，每周 3 次，共 16 周，疾病的完全消退率为 50%，部分缓解率高达 74% [151]。在文献 Meta 分析中，咪喹莫特最常见的不良反应较轻微，为红斑、瘙痒和灼热。发生在每周 3 次使用 5% 的咪喹莫特乳膏患者中的不良事件最多，达 67% [152]。根据这些数据，局部咪喹莫特可能是保守治疗耳乳头状瘤病合理选择。有趣的是，一些医生目前正在使用咪喹莫特来减少耳廓瘢痕疙瘩切除后的再复发 [153, 154]。这些研究很少且不受控制，但除了在外耳局部使用 5% 咪喹莫特出现轻度局部皮肤刺激外，没有发现明显的不良反应 [153, 154]。

（七）耵聍栓塞

耵聍栓塞是一个非常普遍的问题，患者寻求耳鼻喉科的建议和治疗，因为它可能导致不适、听力下降、耳鸣、头晕和慢性咳嗽 [155]。约 10% 的儿童存在耵聍栓塞，健康成人占 5%，养老院老年患者占 57%，精神发育迟滞患者占 36% [156]。棉签涂抹器、狭窄外耳道、耳道毛发、助听器和耳塞的使用与耵聍栓塞发生率的增加有关。清理耵聍是在初级保健机构中进行的最常见的耳鼻喉科手术 [155, 157]。

治疗方案

在文献中已经描述了许多用于去除耳垢的方法，包括手动清创术、灌洗和耵聍软化剂。然而，大型随机前瞻性试验的数据，均未比较不同的耳垢去除方法的疗效。手动清除和冲洗肯定是有效

的，但这些可能会导致耳道皮肤的创伤，以及感染或鼓膜穿孔。如果存在鼓膜穿孔或鼓膜切开置管，则不应进行灌洗[158]。

在大多数情况下，用耵聍软化剂对耵聍栓塞进行初步治疗是合理的，并且有很多非处方药和处方药可以使用。Cochrane 评价表明，耳垢软化制剂是有效的，尽管没有特定疗效更优越的药物[159]。耳垢软化制剂有三种类型，分别是水基、油基和非水基/非油基。表 12-1 列出了每个类别的代表。水基和非水基/非油基试剂增加了耳垢的混溶性，而油基制剂润滑了耳垢。鼓膜置管或鼓膜穿孔患者应避免使用所有的耳垢软化剂，使用双目显微镜手动清除耳垢可能是这类人群的最佳选择。在鼓膜穿孔或鼓膜切开术的情况下，使用多库酯钠作为溶栓剂也是禁忌的，因为动物模型表明这种药物可能产生耳毒性[160]。

耳垢软化剂可单独用作耵聍栓塞或冲洗或人工清创的主要治疗方法。Hand 和 Harvey[161] 在文献综述中得出结论，当单独使用耳垢软化剂时，三乙醇胺优于生理盐水，并且治疗耵聍栓塞的软化时间较长的优于其使用时间较短的。他们还指出，多库酯钠在统计学上不如三乙醇胺或生理盐水好[161]。Roland 及其同事[162] 发现 74 名患者随机分配到生理盐水、耳垢软化剂或鼠耳蜡组，它们的耳垢清除率没有统计学差异，Whatley 和同事[163] 发现盐水、多库酯钠和三乙醇胺之间没有差异。

在冲洗之前使用耳垢软化剂，可以使灌溉成功率提高 97%[161]。在冲洗前 15～30min 使用耳垢软化剂与用水治疗几天[164]一样有效，发现水基试剂（水、盐水或三乙醇胺）优于过氧化脲（非水基/非油基制剂）[161]。总体而言，在冲洗前立即使用耳垢软化剂不优于盐水，这使生理盐水成为廉价的一线药剂。McCarter 及其同事[155, 165] 回顾了文献，指出："根据目前的证据，如果选择用耳垢软化剂进行治疗，然后冲洗，应该首先尝试用水冲洗。如果冲洗不成功，应将水灌注并留在外耳道中 15～30min，之后再一次尝试冲洗。如果第二次尝试也不成功，那么使用耳垢软化剂治疗 2～3d 是合理的，然后再进行下一次冲洗试验。

根据 2009 年 Cochrane 数据库评论确定，没有大量随机对照证据支持使用哪一种耳垢软化剂疗效更好[159]。因此，在选择去除耳垢的最佳方法时，主要取决于医生的经验和偏好。

三、耳朵卫生和慢性耳漏

对于患有慢性耳漏或潮湿耳朵的患者，需要进行彻底的病史和体格检查，以排除耳局部治疗的过敏反应、自身免疫疾病、胆脂瘤、肉芽肿或恶性肿瘤。慢性炎症和（或）慢性感染与导致慢性外耳道炎的细菌是相同的，其可导致持续性耳漏。如前所述，耳朵卫生和干耳预防措施是至关重要的。

AAO-HNSF 指出"干耳不太可能被感染，所以在游泳或洗澡后保持耳朵不潮湿很重要。"可拆卸的耳塞有时用于听力保护，可用于阻挡水进入耳道内。贴剂不应该用于此目的，因为它们可以将材料放置于耳道的更深处，去除保护性耳垢，并刺激耳道的薄皮，从而为感染创造较好的环境。最安全的方式是在干燥的环境中，吹风机吹干耳。如果您没有鼓膜穿孔，可用异丙醇擦洗（68.5%～71.5% 的无水乙醇）或 1∶1 的乙醇和醋酸的混合物用于滴耳，会蒸发多余的水并保持耳朵干燥[166]。在淋浴或游泳时使用带有凡士林的耳塞或棉球可以帮助解决这个问题。Mack's Ear Plugs 是一款带有模制耳塞的耳机，专为干燥潮湿的耳道而设计。

酸化或乙醇滴剂在危险期间（如游泳季节、潜水旅行）可用于预防，并且还可以用于慢性耳漏患者的治疗。轻度慢性感染或炎症可以用乙酸溶液处理，如硝酸铝或三氯乙酸溶液，和（或）90%～95% 的乙醇溶液[15, 19, 168]。乙醇有助于蒸发耳道中的水分，酸化剂有助于防止细菌过度生长。还有报道称使用碘或过氧化氢进行常规耳朵卫生，但没有随机或对照研究来探讨任何这些形式的保持耳朵卫生方法的功效。

很少有研究探讨酸化剂引起耳毒性的可能性，也没有涉及人类的研究。然而，对现有文献的回顾表明，过氧化氢、乙酸（VoSol，Domeboro）和乙醇溶液可能具有耳毒性，因此鼓膜穿孔患者

第三篇 外 耳

表 12-1 用于去除耵聍的耳垢软化剂

代 表	使 用	加 药
水基解决方案		
10% 三乙醇胺多肽油酸缩合物（Cerumenex）	在冲洗前软化耳垢	在冲洗前 15~30min，填充受影响的耳道
多库酯钠（Colace）	在冲洗前软化耳垢	在冲洗前 15~30min，用 1ml 填充受影响的耳道
3% 过氧化氢	在冲洗前软化耳垢	在冲洗前 15~30min，填充受影响的耳道
2.5% 乙酸	家庭治疗受影响的耳垢	每天 2 次，用 2~3ml 填充受影响的耳朵，持续 14d
10% 碳酸氢钠	在冲洗前软化耳垢或用作冲洗的替代品	在冲洗之前 15~30min，在受影响的耳朵中填充 2~3ml，或者在家中使用或不冲洗，保持 3~14d
水或生理盐水	在冲洗前软化耳垢	如果尝试冲洗而没有软化，并且在第一次冲洗尝试时无效，则在重复冲洗之前注入水并等待 15min
非水基/非油基解决方案		
过氧化脲（Debrox，小鼠清除试剂盒）	在冲洗前软化耳垢或用作冲洗的替代品	每天 2 次，将 5~10 滴滴入受影响的耳朵，最多持续 7d
50% 水杨酸胆碱和甘油（Earex Plus, Audax）；环氧乙烷聚氧丙二醇（Addax）；丙二醇；0.5% 三氯叔丁醇	在冲洗前软化耳垢或用作冲洗的替代品	每天 2 次，将 3 滴滴入受影响的耳朵中，持续 4d
油基解决方案		
57.3% 花生油，5% 三氯丁醇，2% 对二氯苯，10% 松节油（Cerumol）	在冲洗前软化耳垢或用作冲洗的替代品	每天 2 次，用 5ml 填充受影响的耳朵，持续 2~3d
花生油、杏仁油、樟脑油（Otocerol，Earex）	在冲洗前软化耳垢或用作冲洗的替代品	每天 2 次，将 4 滴滴入受影响的耳朵，最多持续 4d
橄榄油、杏仁油或矿物油	在冲洗前软化耳垢	就寝时，将 3 滴滴入受影响的耳朵中，持续 3d 或 4d

引自 McCarter D, Courtney A, Pollart S. Cerumen impaction. *Am Fam Physician* 2007;75:1523–1528.

应避免使用[55, 169, 170]。碘和醋酸铝溶液似乎没有耳毒性或潜在前庭毒性[170, 171]。主要是医生的偏好决定了上述哪种方法用于慢性耳漏或湿润耳朵的初始治疗。

目前已经开发了多种药粉治疗外耳道和乳突腔长期潮湿，使用了许多不同的化合物。大多数制剂是抗生素、抗真菌药和类固醇的混合物。University of Texas Southwestern Medical 中心使用了两种制剂，金粉末由氯霉素、磺胺和氢化可的松组成。粉末中的氯霉素具有耳毒性不应用于鼓膜穿孔

患者[172-174]。乳突粉由环丙沙星、克霉唑、地塞米松和硼酸组成。乳突粉似乎比金粉更有效，并且更容易涂抹。乳突粉末具有降低结块的倾向，通过吹气更容易分散，并且比金粉的分布更均匀[7]。此外，乳突粉末成分可安全地用于鼓膜穿孔的患者，因为没有任何成分在动物实验或体外研究中显示对前庭或耳蜗感觉器官造成损害[4, 30-32, 124-126]。House Ear Institute 开发了一种乳突粉末，由 50mg 氯霉素、50mg 磺胺和 5mg 两性霉素 B 组成，称为 CSF 粉末。还可加入氢化可的松（HC）粉末来制

第12章 外耳道疾病局部治疗

备CSF-HC粉末。在Johns Hopkins大学，使用由4%氢化可的松粉末和96%硼酸组成的制剂，这些粉末并不是现成的，需要能够配制的药房来制备它们。

1983年，John House和James Sheehy在House Ear Clinic开发了一种球型吹气器将这些粉末吹到外耳道或乳突腔中。这个吹气器今天常用，并使用3个药物胶囊（图12-3）。大多数耳鼻喉科诊所都会储存吹气器，吹气器可以向保险公司收费或直接销售给患者。应强调关于使用吹气器的几个要点，首先，使用者小心地打开含有药粉的胶囊，然后将开口端放入拆卸的吹气器中，如图12-3所示。如果使用节俭，1粒可持续用1周，但建议每日使用。其次，应仔细询问患者以避免过度使用，因为粉末在小乳突腔或外耳道中会过量积聚。在极少数情况下，粉末可以在耳腔中凝固，造成清创困难或疼痛。

最后，在许多情况下，慢性耳漏的根本原因可能是肉芽组织的存在，可以局部应用亚硝酸银[175-176]。对于进行了开放式乳突切除术的患者，在使用亚硝酸银之前，必须注意是否有面神经暴露，以免意外化学烧灼神经。因为亚硝酸银棒通常太大而且不精确，不能直接放置在外耳道中的肉芽组织上，所以可以制作小的条子，并且在双目显微镜引导下鳄鱼钳可以用于精确地进行化学烧灼。应尽可能少用，因为烧伤深度不易控制。

四、总结

耳鼻咽喉科医师可以使用许多局部疗法来治疗外耳道疾病，它们以悬浮液、溶液、乳液、软膏或粉末形式存在，在表12-2中进行了总结。虽然大多数耳外用药可以较安全地治疗外耳道常见细菌和真菌感染，但耳毒性和过敏反应必须要考虑，特别是在难治性病例或鼓膜穿孔患者中。免疫功能低下的患者应接受全身治疗。严重或慢性感染经积极耳部治疗，全身治疗和人工清创无改善，必须仔细评估，以排除恶性肿瘤、胆脂瘤、角化病、自身免疫性疾病、过敏反应或恶性外耳道炎的可能性。然而，在大多数情况下，细致的耳朵卫生和避免自我操作有助于改善外耳道感染性和炎性病症患者的预后。

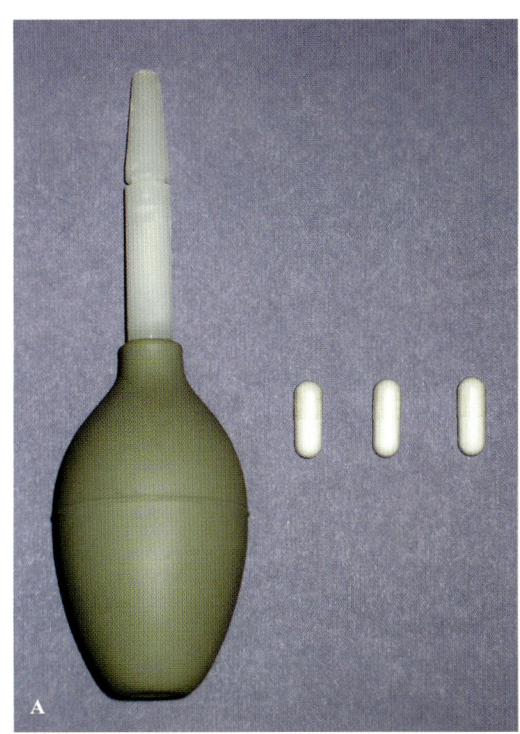 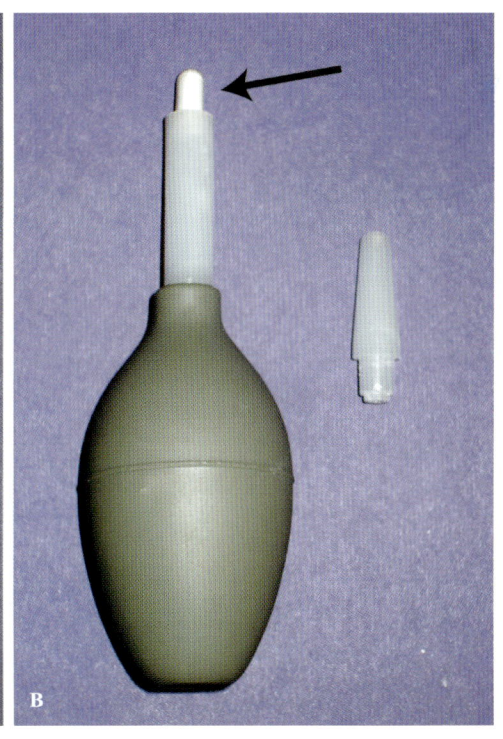

▲ 图12-3 粉末吹入器

A. 组装吹入器和具有复合抗菌和甾体成分的3个胶囊。B. 打开单个胶囊，组装之前，将胶囊末端开一口，将药粉塞入并留在吹入器中，应注意避免过度应用

第三篇 外 耳

表 12-2 可用的耳外用药概述

通用名	品 牌	迹 象	剂 量	频 率	持续时间	禁 忌	妊娠期	哺乳期	孩 子	注 意
酸化剂										
乙醇醋酸混合物	50% 乙醇, 25% 白醋和 25% 蒸馏水	预防 OE, 轻度急性细菌性 OE 的治疗	4～5 滴	每日 2～4 次		TM 穿孔, 鼓膜置管, 过敏反应	安全	安全	安全	如果存在大量碎屑, 可以更充分地用于冲洗
乙酸铝中的乙酸	Domeboro / 改良 Burow 溶液	轻度真菌/细菌 OE	5 滴	每日 2～4 次	10d	TM 穿孔, 鼓膜置管, 过敏反应	未知	未知	安全	如果存在大量碎屑, 可以更充分地用于冲洗
丙二醇和乙酸耳用溶液	VoSol	轻度真菌/细菌 OE	2～4 滴	每日 2～4 次	10d	TM 穿孔, 鼓膜置管过, 过敏反应	未知	未知	安全>3 年	
1% 氢化可的松, 丙二醇, 醋酸滴耳液	VoSol HC	轻度真菌/细菌 OE	2～4 滴	每日 2～4 次	10d	TM 穿孔, 鼓膜置管	C 类	未知	安全>3 年	
抗生素										
氧氟沙星	Floxin（0.3% 溶液）	细菌性 OE, 预防部手术后的耳漏 OM w/管	成人: 10 滴 儿童（<13 岁）: 5 滴	QD 或 BID	7～10d	过敏反应	C 类	未知	安全	中耳安全
环丙沙星 + 氢化可的松	Cipro HC（0.2%/1% 悬浮液）	细菌 OE	3 滴	BID	7d	过敏反应, 病毒性外耳感染, TM 穿孔	C 类	可能安全	安全	
环丙沙星 + 地塞米松	Ciprodex（0.3%/0.1% 怀疑）	细菌 OE, OM w/管	4 滴	BID	7d	过敏反应, 病毒性外耳感染	C 类	可能安全	安全	中耳安全
新霉素, 多黏菌素 B, 氢化可的松	Cortisporin（解决方案, 暂停）	细菌 OE	成人: 4～5 滴 儿童: 3 滴	每日 3～4 次	最多 10d	过敏反应, TM 穿孔, 鼓膜置管, 病毒性耳部感染	C 类	未知	安全	推荐混悬液
妥布霉素 + 地塞米松	Tobradex 眼用（0.1%/0.3% 混悬液）	细菌 OE	3～4 滴	TID	7d	过敏反应, TM 穿孔, 鼓膜置管	C 类	未知	安全	

第12章 外耳道疾病局部治疗

（续表）

通用名	品牌	迹象	剂量	频率	持续时间	禁忌	妊娠期	哺乳期	孩子	注意
庆大霉素	庆大霉素眼用（0.3%滴剂）	细菌OE	3~4滴	TID	7d	过敏反应，TM穿孔，鼓膜置管	C类	未知	未知	
抗真菌药										
克霉唑（1%乳膏、溶液）	Lotrimin AF, Mycelex	真菌OE	霜：敷贴1次 解决方案：3~4滴	出价	7d	过敏反应	B类	可能安全	安全	
咪康唑（2%霜）	Micatin, Monistat	真菌OE	外耳道敷贴1次			过敏反应	C类	可能安全	安全	
酮康唑（2%霜）	Nizoral, Xolegel	真菌OE	外耳道敷贴1次			过敏反应	C类	安全未知	安全	
托萘酯（1%霜）	Tinactin	真菌OE	外耳道敷贴1次			过敏反应	C类	安全未知	安全	
制霉菌素（100 000U/g霜剂，软膏）	制霉菌素	真菌OE	外耳道敷贴1次			过敏反应，TM穿孔	C类	安全	安全	
0.77%环吡酮胺霜，混悬液	Loprox	真菌OE	外耳道敷贴1次			过敏反应	B类	安全	>10年	
防腐剂										
甲紫1%或2%		轻度真菌OE	敷贴1次	成人：每日2~3次 儿童：每日1~2次	3d	超敏反应，TM穿孔	C类	安全	安全	导致染色
Cresylate Otic 25%		轻度真菌OE				过敏反应	未知	未知		

BID. 一天2次；OE. 外耳道炎；OM. 中耳炎；QD. 每日1次；TID. 每日3次；TM. 鼓膜

妊娠类别B：动物繁殖研究未能证明对胎儿有风险，并且没有对孕妇进行过充分和良好对照的研究，也没有动物研究表明有不良影响，但是在适当的良好对照的研究中孕妇在任何3个月都未能证明对胎儿有风险

妊娠类别C：动物繁殖研究显示对胎儿有不良影响，并且没有对人类进行过充分和良好对照的研究，但潜在的益处可能保证在怀孕妇女中使用该药物，尽管存在潜在的风险

第三篇 外 耳

推荐阅读

Caffier P, Harth W, Mayelzadeh B, et al: Tacrolimus: a new option in therapy-resistant chronic external otitis. *Laryngoscope* 117(6):1046–1052, 2007.

Dohar J: Evolution of management approaches for otitis externa. *Pediatr Infect Dis J* 22:299–305, 2003.

Ho T, Vrabec J, Yoo D, et al: Otomycosis: clinical features and treatment implications. *Otolaryngol Head Neck Surg* 135(5):787–791, 2006.

Iskedjian M, Piwko C, Shear N, et al: Topical calcineurin inhibitors in the treatment of atopic dermatitis: a meta-analysis of current evidence. *Am J Clin Dermatol* 5(4):267–279, 2004.

Jackman A, Ward R, April M, et al: Topical antibiotic induced otomycosis. *Int J Pediatr Otorhinolaryngol* 69(6):857–860, 2005.

Jinn T, Kim P, Russell P, et al: Determination of ototoxicity of common otic drops using isolated cochlear outer hair cells. *Laryngoscope* 111(12):2105–2108, 2001.

Maher A, Bassiouny A, Moawad M, et al: Otomycosis: an experimental evaluation of six antimycotic agents. *J Laryngol Otol* 96(3):205–213, 1982.

Marsh R, Tom L: Ototoxicity of antimycotics. *Otolaryngol Head Neck Surg* 100(2):134–136, 1989.

Matz G, Rybak L, Roland P, et al: Ototoxicity of ototopical antibiotic drops in humans. *Otolaryngol Head Neck Surg* 130(3 Suppl):S79–S82, 2004.

McCarter D, Courtney A, Pollart S: Cerumen impaction. *Am Fam Physician* 75(10):1523–1528, 2007.

Myer CM, 3rd: The evolution of ototopical therapy: from cumin to quinolones. *Ear Nose Throat J* 83(Suppl 1):9–11, 2004.

Osguthorpe JD, Nielsen DR: Otitis externa: review and clinical update. *Am Fam Physician* 74(9):1510–1516, 2006.

Park S, Choi D, Russell P, et al: Protective effect of corticosteroid against the cytotoxicity of aminoglycoside otic drops on isolated cochlear outer hair cells. *Laryngoscope* 114(4):768–771, 2004.

Phillips J, Yung M, Burton M, et al: Evidence review and ENT-UK consensus report for the use of aminoglycoside-containing ear drops in the presence of an open middle ear. *Clin Otolaryngol* 32(5):330–336, 2007.

Roland P: Clinical ototoxicity of topical antibiotic drops. *Otolaryngol Head Neck Surg* 110:598–602, 1994.

Roland P, Stewart M, Hannley MN, et al: Consensus panel on role of potentially ototoxic antibiotics for topical middle ear use: introduction, methodology, and recommendations. *Otolaryngol Head Neck Surg* 130(3 Suppl):S51–S56, 2004.

Roland P, Younis R, Wall G: A comparison of ciprofloxacin/dexamethasone with neomycin/polymyxin/hydrocortisone for otitis externa pain. *Adv Ther* 24(3):671–675, 2007.

Rosenfeld R, Singer M, Wasserman J, et al: Systematic review of topical antimicrobial therapy for acute otitis externa. *Otolaryngol Head Neck Surg* 134(4 Suppl 1):S24–S48, 2006.

Rosenfeld RM, Brown L, Cannon CR, et al: Clinical practice guideline: acute otitis externa. *Otolaryngol Head Neck Surg* 134(4 Suppl 1):S4–S23, 2006.

Schwartz R: Once-daily ofloxacin otic solution versus neomycin sulfate/polymyxin B sulfate/hydrocortisone otic suspension four times a day: a multicenter, randomized, evaluator-blinded trial to compare the efficacy, safety, and pain relief in pediatric patients with otitis externa. *Curr Med Res Opin* 22(9):1725–1736, 2006.

Simpson K, Markham A: Ofloxacin otic solution: a review of its use in the management of ear infections. *Drugs* 58:509–531, 1999.

Stern J, Shah M, Lucente F: In vitro effectiveness of 13 agents in otomycosis and review of the literature. *Laryngoscope* 98(11):1173–1177, 1988.

Tom L: Ototoxicity of common topical antimycotic preparations. *Laryngoscope* 110(4):509–516, 2000.

van Balen F, Smit W, Zuithoff N, et al: Clinical efficacy of three common treatments in acute otitis externa in primary care: randomized controlled trial. *Br Med J* 327:1201–1205, 2003.

Weber P, Roland P, Hannley M, et al: The development of antibiotic resistant organisms with the use of ototopical medications. *Otolaryngol Head Neck Surg* 130(3 Suppl):S89–S94, 2004.

Cummings
Otolaryngology
Head and Neck Surgery (6th Edition)
Otology, Neurotology, and Skull Base Surgery

Cummings
耳鼻咽喉头颈外科学（原书第 6 版）
第五分册　耳科学与颅底外科学

第四篇
中耳、乳突与颞骨

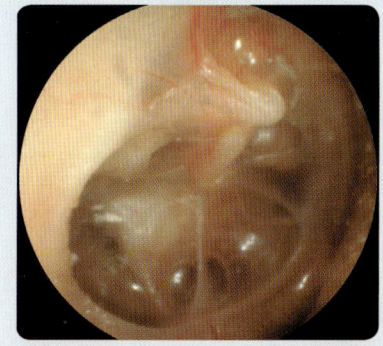
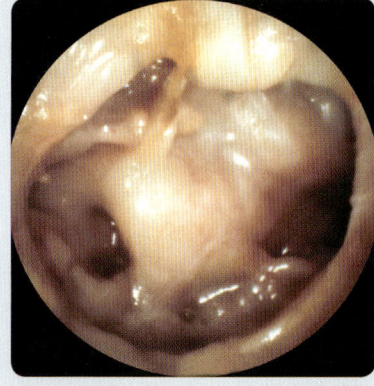
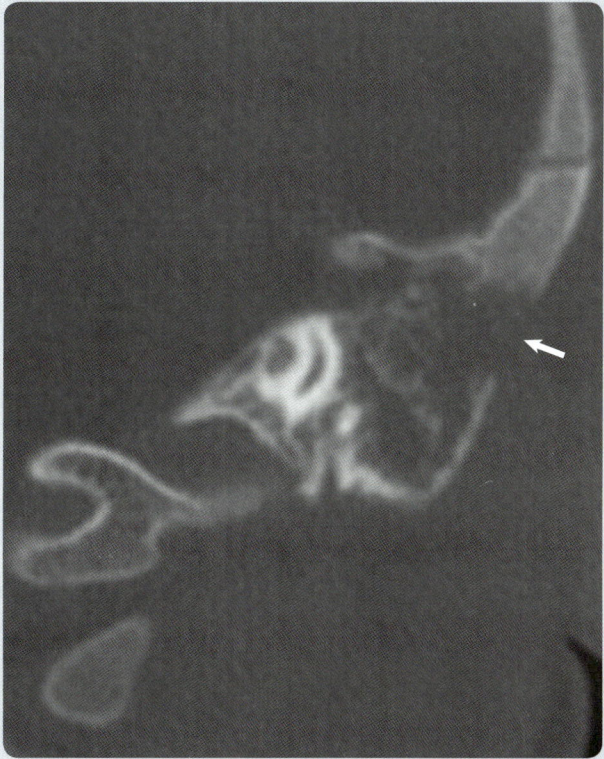

第 13 章 慢性中耳炎、乳突炎和岩尖炎

Chronic Otitis Media, Mastoiditis, and Petrositis

Richard A. Chole 著

鹿艳青 译

要点

1. 中耳炎是儿童期最常见的疾病之一，可能导致的并发症包括急性和慢性乳突炎、岩尖炎、颅底骨髓炎、颅内感染以及儿童早期听觉丧失的后遗症。
2. 急性中耳炎可能导致持续性中耳炎伴有积液，现在被认为是儿童听力下降的主要原因。
3. 中耳胆脂瘤是中耳或乳突的上皮内陷囊袋，被分为先天性或后天性。
4. 通过手术切除可以根除颞骨胆脂瘤。
5. 有或没有胆脂瘤的慢性中耳炎中的骨质破坏吸收受到各种因素的影响，包括炎症、局部压力、角蛋白、特定细胞因子和细菌毒素。
6. 有和没有胆脂瘤的慢性中耳炎的骨吸收机制是破骨细胞的数量和活性增加。
7. 鼓室硬化是由慢性炎症或创伤引起的鼓膜或中耳纤维化，它常因听骨粘连引起传导性聋。
8. 岩尖炎是感染从乳突气房延伸到了岩尖的前部或后部。
9. 岩尖炎的治疗主要是控制感染，例如通过局部和全身抗生素以及多种手术方式治疗。

中耳炎是儿童病毒性上呼吸道感染后引起的最常见的疾病。在美国 1—6 岁儿童中，中耳的急性细菌感染发生率可达 80%，并且是最常见的用抗生素治疗的疾病。儿童期中耳炎的感染性和非感染性并发症可导致严重的发病率。感染性并发症包括急性和慢性乳突炎、岩尖炎和颅内感染，尽管这种疾病使用大量抗生素，但仍然会发生这些并发症。非感染性后遗症包括鼓膜的慢性穿孔、听骨破坏、迷路瘘和鼓室硬化，是全世界听力下降的主要原因。

一些急性中耳炎（AOM）病例导致分泌性中耳炎（OME），这被认为是儿童听力损伤的主要原因。虽然单独咽鼓管功能障碍可能导致中耳积液，但越来越多的证据表明，大多数慢性中耳炎病例是急性中耳炎的后遗症，或者至少有相同的病因。此外，最近的数据表明胃内容物的反流可能与儿童的分泌性中耳炎有关[1-4]。在许多成人中耳炎病例中可以发现特定原因，如鼻窦炎、鼻咽癌和肿瘤，以及放疗后遗症。

在大多数儿童中，急性中耳炎和分泌性中耳炎可自发消退或在医疗干预后消退。目前不知道有多少患分泌性中耳炎的孩子最终有并发症。中

耳炎的后遗症可以分为两大类：局部过程的直接破坏性影响和儿童早期听觉丧失的影响。中耳炎可能并发急性或慢性鼓膜穿孔、急性乳突炎、中耳不张、粘连性中耳炎、鼓室硬化、听骨破坏或粘连、岩尖炎、胆脂瘤、慢性中耳乳突炎、迷路炎、面瘫和颅内感染。有证据表明，感音神经性听力损失（SNHL）可由伴或不伴胆脂瘤的慢性中耳炎引起。证据还表明，与儿童中耳炎相关的听觉丧失可能导致间接后遗症，例如语言和言语发育延迟。

一、对气化型乳突的影响

已经观察到，与健康受试者相比，有慢性分泌性中耳炎病史的患者具有更多的硬化乳突，并且气化减少。两种理论可以解释这一观察结果：遗传学理论认为，乳突通气不足的儿童易患分泌性中耳炎，环境理论认为，慢性分泌性中耳炎导致乳突低气化[5]。虽然可以测量乳突分化差和分泌性中耳炎[6,7]之间的关系，以及乳突气化过程的时间或气化程度和异常鼓膜[8]之间的相关性已被证实，但因果关系尚不清楚。现有证据普遍支持这样的概念：儿童早期的慢性炎症可能导致中耳和乳突内的新骨形成，并且随后导致乳突气房的体积减小。Shatz 和 Sadé [9]测量了从鼓窦到外耳道的距离，发现硬化乳突患者的距离明显缩小，他们认为这一发现支持了遗传理论，因为中耳炎不太可能出现这种情况。然而，有慢性乳突炎的幼儿乳突不能正常发育气化。

二、中耳不张和粘连性中耳炎

中耳不张（图 13-1）被认为主要是由于长期存在咽鼓管功能障碍。咽鼓管的主要功能之一是维持中耳和乳突通气。咽鼓管打开可以维持大气与中耳腔之间的气体交换和均衡。中耳气体也与中耳黏膜交换。中耳腔与血液之间的双侧扩散可能是中耳不张的重要因素，因为中耳的气体成分基本上与静脉血相似[10]。

如果出现中耳不张，鼓膜就会缩回到鼓岬和中耳的听小骨上。在不张的耳朵中，中耳腔部分或完全闭塞，但鼓膜不黏附于中耳的内侧壁，并且中耳内衬的黏膜是完整的。相反，当中耳腔完全闭塞时，即为粘连性中耳炎，并且鼓膜黏附于听小骨和鼓岬上，表面黏膜不存在。鼓膜的收缩可能导致砧骨和镫骨上部结构处于一个长期侵蚀的过程（图 13-2）。

并非所有慢性分泌性中耳炎患者都会出现中耳不张，在大多数分泌性中耳炎患者中，鼓膜内

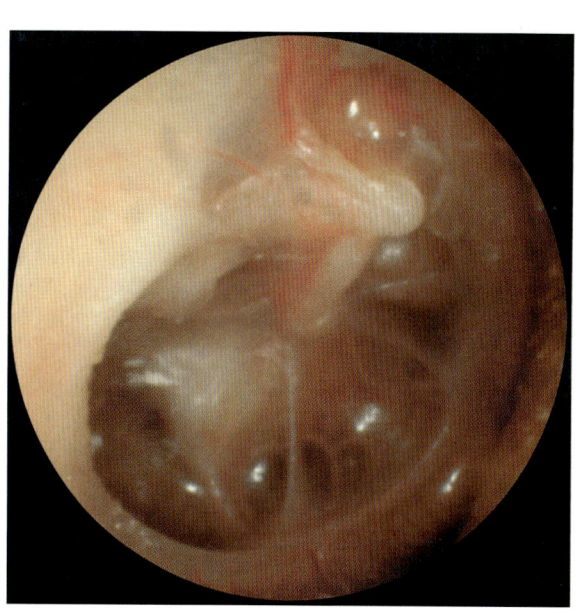

▲ 图 13-1 中耳不张

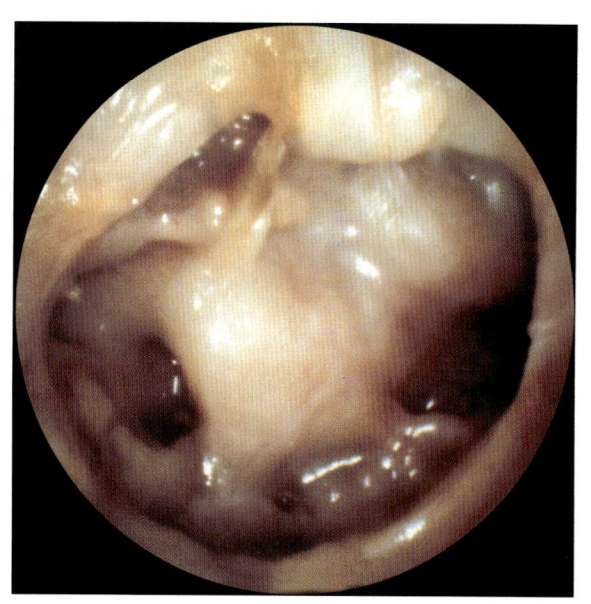

▲ 图 13-2 中耳不张伴听骨破坏

陷程度是有限的。在双侧分泌性中耳炎患者中，1.5% 的未治疗耳和 2% 行鼓室置管治疗耳可出现严重的中耳不张[11]。可能是急性中耳炎反复发作导致鼓膜脆弱和变薄，从而导致中耳不张。Sadé 和 Berco[12] 指出，在一些复发感染耳中，鼓膜中含有的胶原蛋白的纤维层被破坏。鼓膜内的胶原蛋白破坏可能导致分泌性中耳炎另一种并发症——鼓室硬化。Sadé 和 Berco[12, 13] 描述了鼓膜内陷的有用分类，Ⅰ期，鼓膜收缩；Ⅱ期，与砧骨接触后内陷；Ⅲ期，中耳不张；Ⅳ期，粘连性中耳炎（图 13-3）。

通过使用鼓室通气管可以逆转中耳不张，而 Sadé[14] 指出通气管改善了中耳不张的状态。Graham 和 Knightl[15] 报道了 3 例病例，通过在麻醉状态下使用一氧化二氮和插入通气管，将不张的鼓膜恢复到其正常位置。

中耳不张和粘连性中耳炎通常与分泌性中耳炎共存，尽管分泌性中耳炎可能在这些耳朵中消退，这可以使鼓室上隐窝和乳突通气，但它会留下塌陷的中耳。在极差情况下，当发生听力丧失或听骨破坏时，可能会行鼓膜成形术用于重塑不张的鼓膜[6, 16]。胆脂瘤可能来自深度内陷的囊袋，其中脱落的角蛋白碎片不能从耳道中清除掉[17, 18]。这些内陷囊袋可能出现在不张鼓膜的松弛部或紧张部，被认为是胆脂瘤的前兆（见胆脂瘤的讨论）。非气化性乳突可能对缓冲压力变化的能力有限，并且可发展为中耳不张、内陷囊袋或胆脂瘤[19]。

三、慢性中耳炎伴胆脂瘤

中耳胆脂瘤是中耳或乳突上皮的内陷囊袋。（在胆脂瘤内陷囊袋中，"囊袋"通向外耳道）。胆脂瘤包含脱落的碎屑、角蛋白，主要来自角化鳞状上皮。Cruveilhier[20] 首次将中耳胆脂瘤描述为颞骨的"珍珠状肿瘤"。1838 年，由德国生理学家 Müller[21] 定义的胆脂瘤一词用词不当：这个实体不含胆固醇，而是在胆脂瘤中发现的白黄色角蛋白片与胆固醇晶体非常相似。颞骨的胆脂瘤可能是先天性的或后天性的，后天性胆脂瘤是分泌性中耳炎、急性中耳炎或两者发展的结果。一些胆脂瘤可能由颞骨创伤，表皮植入中耳或乳突引起。对中耳胆脂瘤的发病机制和病理生理学的理解尤为重要，因为该实体的破坏性质是慢性中耳炎发病的主要原因。胆脂瘤侵蚀骨的特点和缺乏有效的非手术治疗，增加了对这种疾病的理解的重要性。

（一）诊断

通过耳镜检查诊断中耳胆脂瘤，包括内镜、显微镜评估或手术探查。诸如高分辨率计算机断层扫描（CT）和磁共振成像（MRI）的成像程序可以表明在颞骨内存在胆脂瘤并且可以用于辅助临床检查。弥散加权 MRI 已被证明是检测颞骨胆脂瘤的可靠技术（图 13-4）[22]，高分辨率 CT 对

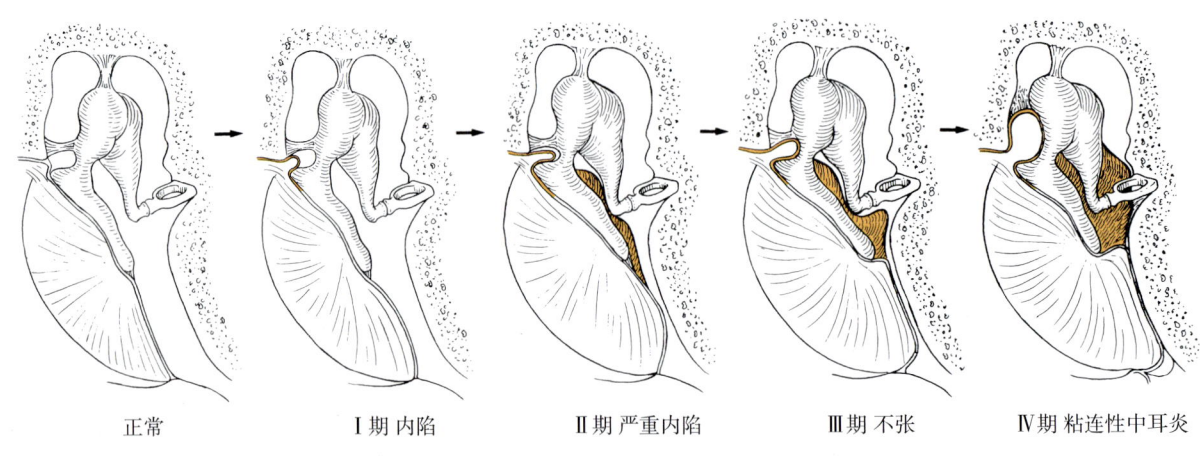

正常　　Ⅰ期 内陷　　Ⅱ期 严重内陷　　Ⅲ期 不张　　Ⅳ期 粘连性中耳炎

▲ 图 13-3　中耳不张的 4 个阶段

改编自 Sadé J，Berco E. Atelectasis and secretory otitis media. *Ann Otol Rhinol Laryngol* 1976; 85(Suppl 25): 66.

第 13 章 慢性中耳炎、乳突炎和岩尖炎

手术计划很有用，建议用于所有改良乳突手术。胆脂瘤的症状各不相同，一些是无症状的，而另一些则被感染并迅速引起骨质破坏。一些患者会出现缓慢进展性传导性聋和化脓性耳漏。由于经常感染厌氧菌，感染性胆脂瘤的耳漏常常是恶臭的[23]。

感染性胆脂瘤的患者偶尔被误诊为患有外耳道炎。对于患有耳漏的患者，进行仔细的随访评估和彻底的耳道清创术是必需的，因为在急性发作期间胆脂瘤可能不明显。有些患者有胆脂瘤并发症的症状和体征，这些包括由迷路瘘引起的眩晕、听力损失、面神经麻痹或颅内感染。

中耳胆脂瘤的耳镜检查所见也各不相同。典型的内陷性胆脂瘤（图 13-5）表现为邻近鼓膜后上部不同大小的缺损。缺损的中心包含角蛋白碎片（原发性获得性胆脂瘤）。在其他患者中，角化上皮通过穿孔迁移到中耳（继发性胆脂瘤，图 13-6）。胆脂瘤有时出现在完整的鼓膜后面或内侧，即所谓的先天性胆脂瘤（图 13-7）。感染的胆脂瘤有时表现为"耳息肉"。这些"息肉"实际上是在侵蚀性胆脂瘤和骨之间的交界处的肉芽组织。在慢性感染的耳朵中，存在耳息肉应该被认为是胆脂瘤，除非证明是其他病变。偶有胆脂瘤在耳镜下不能看到，却在鼓室-乳突手术期间被发现。

胆脂瘤的确切患病率尚不清楚。1978 年，每 10 万出院患者中有 4.2 人患有胆脂瘤[24]。此外，每 10 万出院患者中有 13.8 人患有无胆脂瘤的慢性中耳炎。Harker 的研究[23]记录了每 10 万人中有 6 个胆脂瘤的年发病率。Tos[25] 发现胆脂瘤年发病率，儿童为 3/10 万人，成人为 12.6/10 万人。在患有慢性中耳炎的人类颞骨中，36% 的胆脂瘤

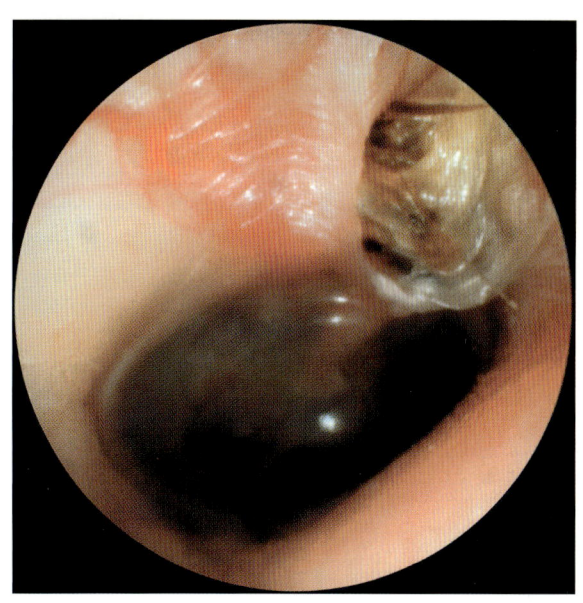

▲ 图 13-5 原发性胆脂瘤，鼓膜松弛部有盾板破坏

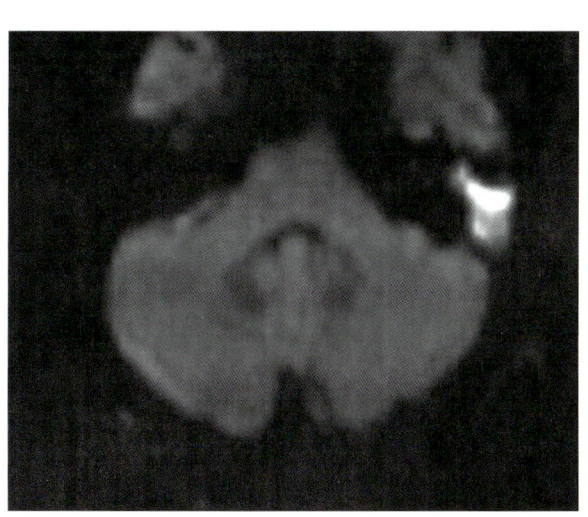

▲ 图 13-4 半傅里叶采集单次涡轮自旋回波扩散加权轴向磁共振成像扫描显示，复发性胆脂瘤为明亮的信号

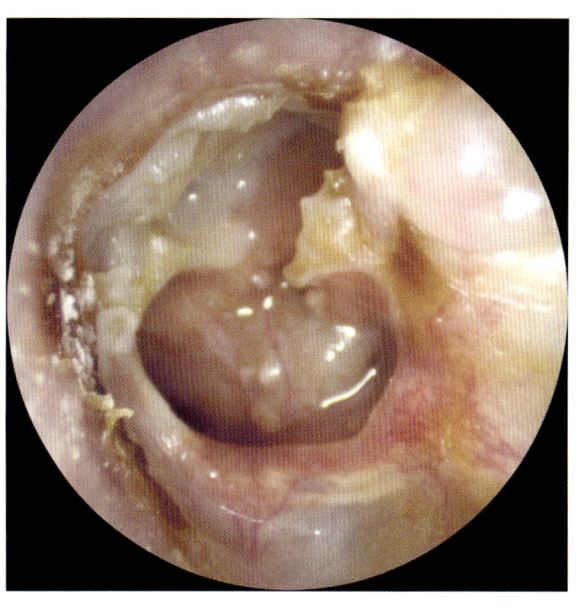

▲ 图 13-6 胆脂瘤发生在穿孔边缘（继发性胆脂瘤），并继发感染

第四篇 中耳、乳突与颞骨

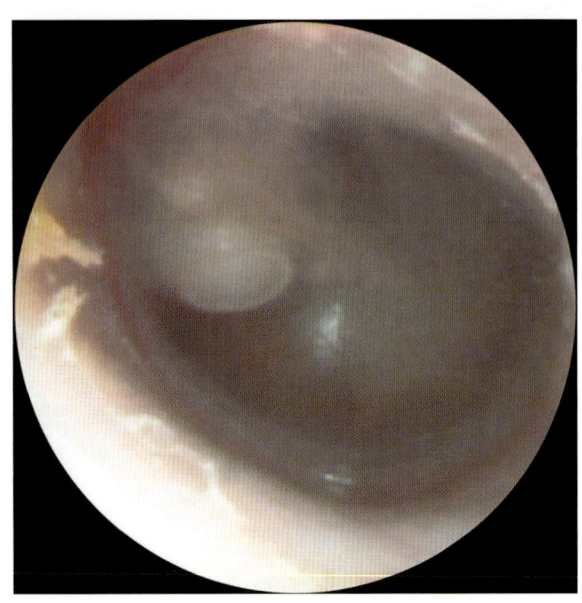

▲ 图 13-7 完整鼓膜的后方胆脂瘤

有鼓膜穿孔，4% 的没有鼓膜穿孔[26]。

（二）发病机制

根据定义，先天性胆脂瘤起源于中耳腔隙内的角化上皮。Michaels[27] 表明胎儿发育中的前鼓室中的一小块区域通常含有一小块角化上皮细胞。他在 68 个妊娠 10～33 周的胎儿颞骨中发现有 37 个有上皮形成。先天性胆脂瘤可能起源于该区域，但它们也可能来自中耳腔隙内的各种位置。一些观察结果支持这些胆脂瘤是遗传的概念。例如，Al Balush 及其同事[28] 报道了同卵双胞胎男孩右耳的胆脂瘤。此外，值得注意的是，在大多数病例中，这些胆脂瘤男性比女性更常见[29-32]。目前尚未确定先天性胆脂瘤的遗传基础。

Potsic 及其同事[32] 在回顾 172 例先天性胆脂瘤时，开发了一种有用的分期系统，Ⅰ期仅限于一个象限；Ⅱ期涉及多个象限，但没有听骨破坏；Ⅲ期听骨破坏，但乳突未受累；Ⅳ期乳突受累，他们还提出了残留病变的风险和分期之间的相关性，Ⅳ期手术切除后残留胆脂瘤的风险为 67%。

获得性胆脂瘤的发病机制已经争论了一个多世纪，这些胆脂瘤很可能以几种不同的方式出现。获得性胆脂瘤发病机制的 4 个基本理论已经形成：①鼓膜内陷（内陷囊袋胆脂瘤）；②基底细胞增生；③上皮通过穿孔植入（迁移理论）；④中耳上皮鳞状化生（图 13-8）。此外，Sudhoff 和 Tos[18] 提出了内陷和基底细胞理论的组合作为内陷囊袋胆脂瘤形成的解释。

1. 内陷理论

获得性胆脂瘤发生的内陷理论[5] 通常被认为是形成上鼓室胆脂瘤的主要机制之一。由于中耳负压和可能反复发炎，鼓膜松弛部的内陷囊袋加深（图 13-2）。当内陷囊袋加深时，脱落的角蛋白不能从凹陷中清除，从而形成胆脂瘤。这种内陷囊袋胆脂瘤的起源被认为是咽鼓管功能障碍或分泌性中耳炎导致中耳负压（前真空理论）。通常，鼓膜松弛部因含较少纤维和较低抗移位性，被认为是胆脂瘤形成的原因。

所谓的原发性胆脂瘤，是鼓膜后上象限和邻近耳道壁破坏出现的明显内陷[33]。虽然这些内陷具有边缘穿孔的表现，但它不是穿孔而是一种内陷。Sadé[19] 内陷囊袋的上皮迁移模式发生了改变。上皮迁移的失败导致角蛋白在内陷囊袋内积聚，随后仅在相对封闭的空间内角蛋白逐渐积累增大。该理论得到了内陷囊袋试验模型的支持，其中包括咽鼓管阻塞[34] 和外耳道结扎术[35]。

Ruah 及其同事[33] 认为，中耳炎症和持续性间充质炎导致鼓膜松弛部较重的炎症反应，患有严重慢性中耳炎儿童鼓膜后上象限发生更大的炎症反应。内陷囊袋被认为是胆脂瘤的先兆。细菌可以感染角蛋白基质并且可以形成导致慢性持续感染的生物膜。胆脂瘤基质中细菌生物膜的存在可能导致上皮细胞增殖和胆脂瘤的侵袭[36, 37]。

2. 基底细胞增生理论

Lange 首先提出了胆脂瘤组织发生的另一种可能机制[38]。在该理论中，他提出松弛部上皮细胞（刺细胞）可以通过增殖的上皮细胞侵入上皮下组织。近 40 年，Ruedi[39] 用临床和实验证据支持了这一假设。为了使上皮侵入固有层，必须改变基底层（基底膜）。现在已经有人[40, 41] 和动物[42] 胆脂瘤基底层破裂的报道。

Huang 及其同事[43] 和 Masaki 及其同事[44] 通过将丙二醇滴注到南美栗鼠的中耳中，诱导鼓膜上皮向内生长，提供了该理论的实验支持。由此

第13章 慢性中耳炎、乳突炎和岩尖炎

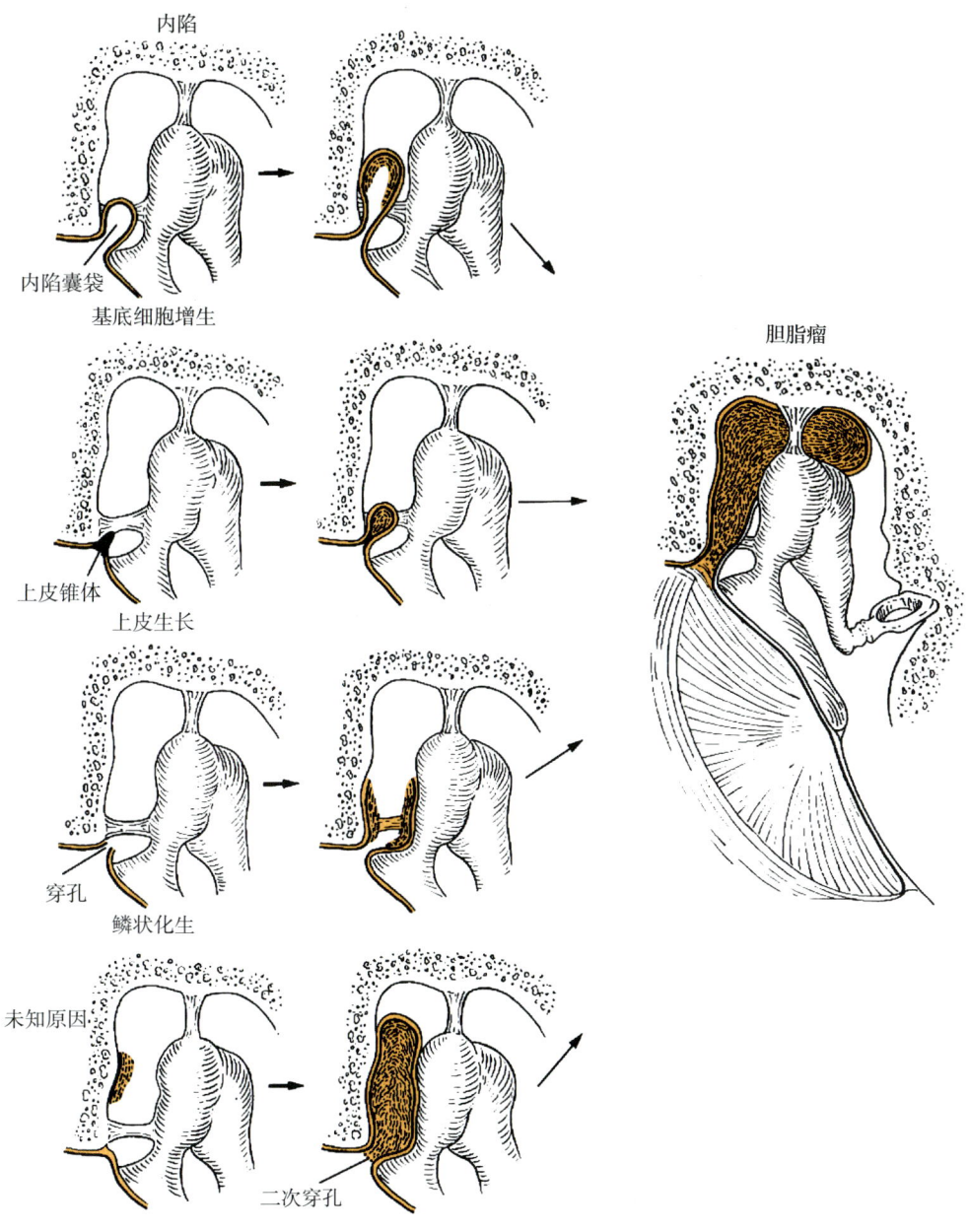

▲ 图 13-8 中耳胆脂瘤发病机制

产生的基底层断裂允许上皮锥体侵入上皮下结缔组织并刺激形成微小胆脂瘤。这种机制可能解释了某些类型的人类胆脂瘤，甚至是那些发生在完整鼓膜内侧的胆脂瘤[45]。根据这一理论，微小胆脂瘤可能扩大，然后穿过鼓膜二次穿孔，造成典型的上鼓室胆脂瘤。尽管在几项研究中，观察到角质形成细胞和胆脂瘤基质的基底细胞层分化的变化，但这一系列事件尚未被证实。

如果增殖的角质形成细胞通过基底层侵入，则预计它们会表达与上皮增殖相关的因子。实际上，许多研究者已经表明，胆脂瘤的角质形成细胞表达了这些因子。表皮分化标志物的异常分布，如聚丝蛋白和外膜蛋白[46]，c-jun 和 p53 蛋白[47]，以及增加的表皮生长因子受体（EGFR）[48, 49] 已经在中耳胆脂瘤基质中显示。还发现了作为分化和过度增殖标志物的细胞角蛋白（CK）13 和 16 水平的增加[50]。Kim 和 Chole[51] 显示外周区域 CK-13 和 CK-16 的表达增加，通过耳道结扎诱导胆脂瘤的形成，并通过咽鼓管阻塞诱发鼓膜紧张部外周和中央区域胆脂瘤的形成。Sakamoto 及其同事[52]发现 ErbB-2 蛋白过表达，角质形成细胞的细胞增殖和凋亡加速。胱天蛋白酶（caspase）在细胞凋亡中起关键作用，Miyao 等[53]认为 caspase-8 通过诱导肿瘤坏死因子 α（TNF-α）激活，导致 caspase-3 活化，它可以激活胆脂瘤组织中的凋亡核酸酶。

有人提出，胆脂瘤上皮下区域的成纤维细胞可以侵入邻近组织。来自 Parisier 及其同事[54]的数据表明，胆脂瘤上皮下的成纤维细胞显示出侵袭性表型，而来自耳后和耳道皮肤的成纤维细胞则表现为微创或非侵入性。在一项类似的研究中，Chole 及其同事[55]发现，正常成纤维细胞和诱导胆脂瘤的成纤维细胞，并没有表现出真正肿瘤细胞的侵袭性表型特征。

其他证据支持基底细胞增生/迁移理论。已证明人细胞间黏附分子 1 和 2 的表达增加，这表明它在细胞迁移到组织中具有作用[56]。热休克蛋白 60 和 70 的存在，表明胆脂瘤中基底角质形成细胞的增殖和活跃分化[47]。一些报道称，免疫反应与胆脂瘤上皮细胞的过度增殖状态有关[41, 47, 48]。Langerhans 细胞可能引发免疫反应，并可通过白细胞介素 1α（IL-1α）和转化生长因子 β（TGF-β）促进角质化上皮细胞的增殖[57-60]。

3. 上皮侵袭理论

上皮侵袭理论[61]指出，鼓膜表面的角质化上皮从鼓膜穿孔侵入或迁移到中耳。该理论得到临床观察和实验证据的支持。Weiss[62]表明上皮细胞可以通过被称为接触引导的过程沿着表面迁移，当它们遇到另一个上皮表面时，它们停止迁移，为此他使用了术语"接触抑制"。van Blitterswijk 和 Grote[63]报道，在间质表皮和迁移上皮细胞中观察到的 CK-10 优先在胆脂瘤基质中而不是在中耳黏膜中表达，这一发现提示胆脂瘤的表皮起源。Kim 和 Chole[51]通过耳道结扎诱导的胆脂瘤鼓膜紧张部外周区域中 CK-10 的表达增加，并且通过咽鼓管阻塞诱导胆脂瘤的紧张部外周和中央区域中 CK-10 表达均增加。本研究的结果也支持基底细胞增生假说，用于治疗中耳胆脂瘤的过度增殖、迁移和角质形成细胞分化的改变[51]。高水平的纤连蛋白和生腱蛋白，以及基底膜的局灶性破坏，在中耳胆脂瘤中被发现，支持了上皮侵袭理论的概念[56, 59, 64, 65]。

这一理论也得到动物胆脂瘤模型和人类颞骨的研究支持。Jackson 和 Lim[66]指出，组织学和超微结构证据表明角化上皮可通过接触引导迁移到猫听泡内。Palva 等[67]已经在人类颞骨中提供了该理论的组织学证据。因此，在一些鼓膜穿孔中，炎症可能损害鼓膜内部黏膜，这使外部角质化上皮向内迁移并产生胆脂瘤。颞骨骨折后发生的胆脂瘤可能由这种机制引起，耳道内的骨折可能通过接触引导使角化上皮细胞向内生长而产生胆脂瘤[68]。发现化学致癌物二甲基苯并蒽诱导角化鳞状上皮进入或在黏膜层向内生长，并在大鼠的中耳腔和咽鼓管上扩散[69]。

4. 鳞状上皮化生理论

Wendt[70]推测，中耳腔的单个鳞状或立方形上皮可以经历化生转化为角化上皮细胞。根据该理论，由于积聚的碎屑并与鼓膜的接触，中耳内的角质化上皮区域将扩大。在并发感染和炎症的情况下，胆脂瘤会导致鼓膜裂解和继发穿孔，导致典型的上鼓室胆脂瘤表现（图 13-2）。来自分泌性中耳炎儿童中耳的活检标本有时包含角化上皮岛，支持了这一理论[14]。

一些实验证据支持中耳黏膜可以化生和变为角化上皮的论点。Chole 和 Frush[71]表明，维生素 A 极致缺乏导致大鼠中耳和咽鼓管内角化上皮的形成，其中的实验动物之一已经患上了胆脂瘤。因此，没有直接证据支持胆脂瘤由中耳黏膜的鳞状化生引起。

从临床角度来看，对于获得性胆脂瘤，似乎每种致病机制都占一定的比例。无论中耳胆脂瘤的发病机制如何，它们都具有某些特性。胆脂瘤易于复发感染，其特征是侵蚀听小骨和耳囊的骨骼。源自鼓膜附近的胆脂瘤表现出典型的颞骨生长模式。因为大多数获得性胆脂瘤起源于松弛部的内陷，它们的生长受到听小骨的黏膜褶皱和悬韧带的限制。松弛部可以侵入到鼓室上隐窝（Prussak 空间）的最内侧部分，然后进入鼓室后上隐窝，位于砧骨外侧的后方，通过 von Tröltsch 向下进入中耳（图 13-9），或前进到上

第 13 章 慢性中耳炎、乳突炎和岩尖炎

鼓室（图 13-10）[72-74]。

（三）并发症

胆脂瘤的蔓延可能导致听骨、耳囊、面神经管、鼓室盖和乳突盖的破坏。这些溶骨过程可能会导致颅内并发症（框 13-1）。听骨的侵蚀最常见于砧骨，可导致传导性聋。听力损失的严重程度与听小骨的形态和胆脂瘤囊袋的位置有关。耳囊的侵蚀最常发生在水平半规管，很少发生在耳蜗。迷路瘘可能导致感音神经性聋和眩晕，感音神经性聋可能是由于继发性化脓性迷路炎或胆脂瘤附近的耳蜗毛细胞损伤引起的[55]。面神经麻痹可能由于胆脂瘤累及面神经管致感染急剧发生而形成。鼓室盖或乳突盖破坏可能导致脑疝或脑脊液漏[75]。

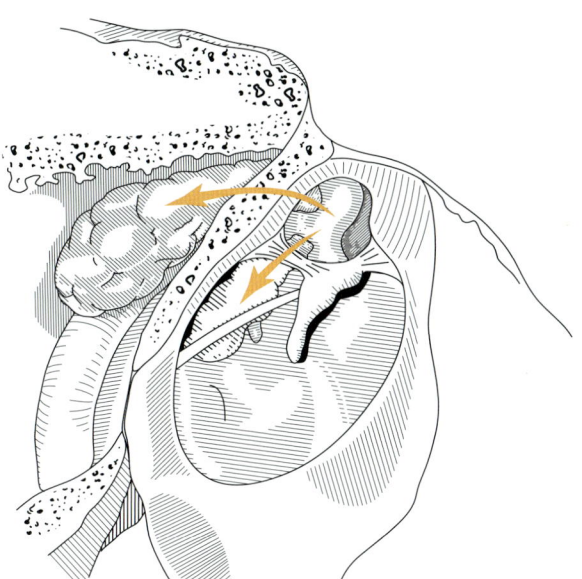

▲ 图 13-9 后鼓室胆脂瘤
这个囊袋由紧张部向后内陷而形成，并且经常侵入鼓窦和面隐窝，累及乳突及锤骨头内侧（箭）（引自 Jackler RK. The surgical anatomy of a cholesteatoma. *Otolaryngol Clin North Am* 1989; 22: 883.）

框 13-1 伴胆脂瘤的慢性中耳炎并发症和紧急状态

- 听力损失：传导性、感音神经、混合性
- 迷路瘘：主要发生在水平半规管，很少发生在耳蜗
- 面神经麻痹：急性或慢性
- 颅内感染
- 脑疝或脑脊液漏

由于胆脂瘤含有的无血管角蛋白碎片被封闭在组织空间中，因此它们易于复发和慢性机会性感染。感染的胆脂瘤中发现的细菌与在急性中耳炎或分泌性中耳炎中发现的细菌不同，可能存在需氧和厌氧菌。最常见的需氧菌是铜绿假单胞菌和金黄色葡萄球菌，最常见的厌氧微生物是厌氧球菌（表 13-1）[76-78]。

（四）治疗

先天性和后天性胆脂瘤只有通过手术切除才能从颞骨中根除。手术的目标首先是根除疾病，然后是重建中耳的听觉机制。是否进行手术取决于疾病的性质、程度、并发症的存在、乳突气化程度、咽鼓管功能、双耳的听力情况、患者的依从性，以及外科医生的经验和技能。手术方法包括上鼓室切开术、单纯乳突切除术、完壁式或开放式乳突切除术、根治性乳突切除术、改良根治性乳突切除术和 Bondy 手术。

开放式和完壁式乳突切除有利有弊（表 13-2）。

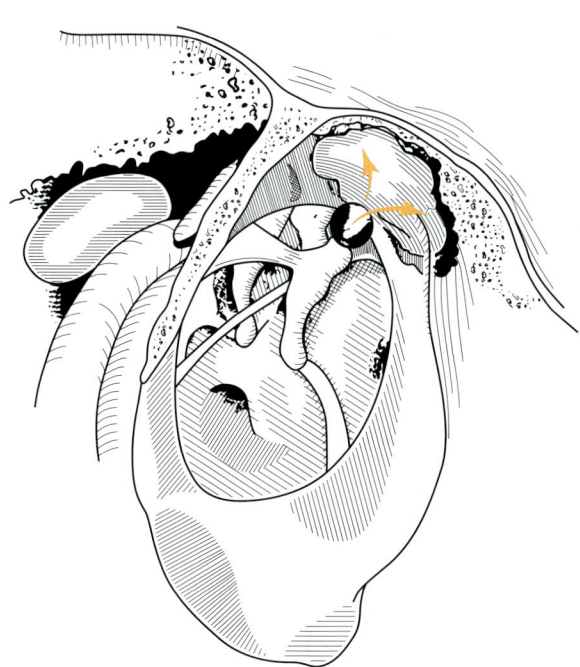

▲ 图 13-10 上鼓室胆脂瘤
上鼓室胆脂瘤侵犯至锤骨头部和颈部之前形成胆脂瘤囊袋，其累及面神经水平段和膝状神经节，向前延伸到咽鼓管上隐窝是常见的（箭）（引自 Jackler RK. The surgical anatomy of a cholesteatoma. *Otolaryngol Clin North Am* 1989; 22: 883.）

表 13-1 感染性胆脂瘤的细菌学研究

细 菌	
需氧菌 ($n = 401$)	
铜绿假单胞菌	32%
金黄色葡萄球菌	19%
奇异变形杆菌	18%
大肠埃希菌	8%
肺炎克雷伯菌	9%
厌氧菌 ($n = 178$)	
消化球菌/消化链球菌	30%
拟杆菌	28%
梭菌	7%
梭杆菌	3%
丙酸杆菌	2%

表 13-2 慢性中耳炎伴胆脂瘤所行完壁式和开放式手术的利弊

术式	利	弊
完壁式	• 鼓膜的生理位置不变 • 足够的中耳空间 • 没有乳突腔问题	• 可能发生残留和复发性胆脂瘤 • 面隐窝不完全开放 • 经常需要二次手术
开放式	• 在随访评估中，很容易发现残留的胆脂瘤 • 复发性胆脂瘤罕见 • 面隐窝充分开放	• 乳突腔问题（频繁） • 中耳浅，难以重建 • 耳廓的位置可能会改变，有时需要二次手术

两种手术方式报道的结果各不相同。对于接受完壁式手术的患者，残留病变和复发率分别为 11%～27% 和 5%～13%，而残留病变或复发率发生在接受开放式手术患者中的比例为 2%～10%[79]。伴有迷路瘘、面神经麻痹和颅内并发症的情况下，应尽快进行手术。

在一些患者中，胆脂瘤可以通过直接移除来清除夹带的角蛋白，并且可以延迟或避免手术切除。在某些情况下，手术干预是不可能的或不可取的。患者可能无法在医学上承受手术，或者手

框 13-2 慢性中耳炎伴胆脂瘤的治疗

治疗决定因素
• 疾病程度
• 并发症的存在
• 双耳听力状态
• 咽鼓管功能
• 乳突气化
• 患者因素：一般医疗状况、年龄、职业、可靠性
• 外科医生的技能

保守治疗
• 去除夹带的角蛋白：直接用含 2% 乙酸的 20% 异丙醇冲洗

手术方法
• 上鼓室切除：经耳道
• 简单的乳突切除术
• 开放式或完壁式：开放或不开放面隐窝
• 开放式乳突切除：根治性或改良根治性乳突切除术
• Bondy 手术

术的风险可能大于保留唯一听力耳患者的益处。如果它们进入耳道的量足够大（框 13-2），用含 2% 乙酸的 20% 异丙醇冲洗，可以使一些胆脂瘤稳定。对于唯一听力耳，如果保守治疗的情况下，病变继续发展，则可能需要手术。在这些情况下，应仔细进行术前评估和手术计划，包括影像学研究[80]。

四、不伴胆脂瘤的慢性中耳炎

中耳的急性或复发性感染可导致鼓膜的永久性穿孔。没有胆脂瘤的慢性穿孔的耳朵可能存在长期或间歇性感染。在美国，这种疾病的手术量是胆脂瘤的 3 倍[24]。Paparella 和 Kim[51] 报道了 375 例慢性乳突炎行原发性鼓室乳突手术中，2/3 耳内有肉芽组织但没有胆脂瘤。

（一）诊断

鼓膜穿孔（图 13-11）可能由急性中耳炎、慢性中耳炎或创伤（损伤或手术）引起。在某些情况下，干燥、简单的穿孔将由单次急性中耳炎发作（即坏死性中耳炎）引起。鼓膜的穿孔，特别是边缘性鼓膜穿孔，可导致耳道胆脂瘤或鼓膜的角化上皮细胞向内生长（称为继发性胆脂瘤）。单纯鼓膜穿孔的耳朵可能被来自耳道的污

第13章 慢性中耳炎、乳突炎和岩尖炎

染或由于乳突中淤积的感染而感染。单纯鼓膜穿孔通常表现为低频传导性聋，这一发现得到了大鼠实验性鼓膜穿孔的支持[81]，发现鼓膜小穿孔的低频率听力下降，在鼓膜大穿孔高、低频率均降低[82]。

（二）发病机制

没有胆脂瘤的慢性中耳炎是以中耳和乳突内存在持续的炎症变化为特征，导致中耳急性感染和乳突发展为慢性感染的因素尚不清楚。da Costa及其同事[26]发现，在慢性中耳炎鼓膜穿孔患者的颞骨中，肉芽组织占96%，听小骨改变率为96%，鼓室硬化占43%，胆脂瘤占36%，胆固醇肉芽肿占21%（表13-3）。中耳、鼓窦和乳突的通气取决于自由气体从咽鼓管进入乳突气房的量。在人体颞骨中，气体必须绕过鼓室内的听骨才能进入鼓窦（图13-12）。

Proctor[73]指出，中耳不仅通过听小骨而且通过黏膜褶皱与鼓窦分离。他发现只有两个恒定的开口：一个位于鼓膜张肌肌腱和镫骨之间，另一个位于砧骨短脚和镫骨肌肌腱之间。伴有肉芽组织的炎症和水肿可能会堵塞这些连通的开口，从而阻止鼓窦和乳突的引流和通气。感染引起的上鼓室和鼓窦的慢性阻塞导致鼓窦和乳突黏膜和骨质的"不可逆的"变化。颞骨内的肉芽组织可导致骨侵蚀。Thomsen及其同事[83]发现，慢性中耳炎患者有胆脂瘤存在时，骨侵蚀更为常见，但也

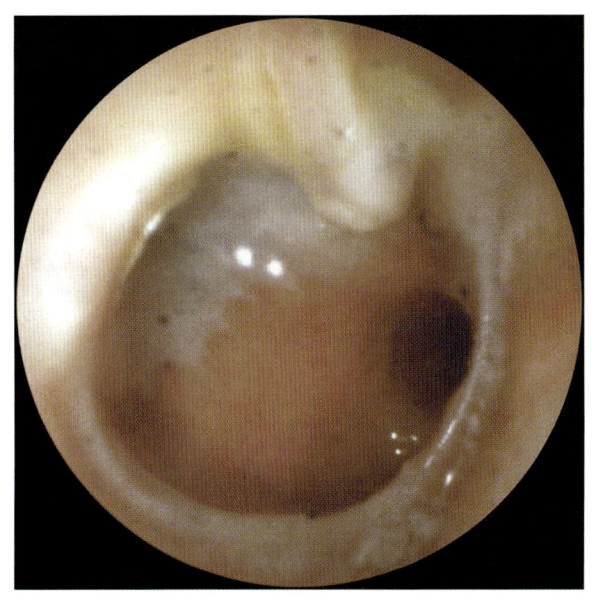

▲ 图 13-11 鼓膜穿孔

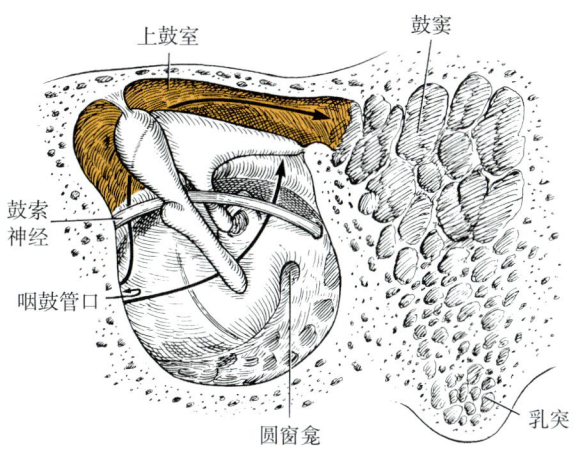

▲ 图 13-12 鼓窦和乳突通气依赖于上鼓室内砧骨体和锤骨周围的通气，阻塞这些狭窄的开口可能导致慢性感染

表 13-3 慢性中耳炎颞骨的病理学表现

发　现	穿孔鼓膜（n=116）	无鼓膜穿孔（n=28）
肉芽组织	113（97.4%）	27（96.4%）
听骨变化	105（90.5%）	27（96.4%）
鼓室硬化	23（19.8%）	12（42.9%）
胆固醇肉芽肿	14（12.1%）	6（21.4%）
胆脂瘤	5（4.3%）	10（35.7%）

引自 da Costa SS, Paparella MM, Schachern PA, et al. Temporal bone histopathology in chronically infected ears with intact and perforated tympanic membranes. *Laryngoscope* 1992;102:1229.

发生在胆脂瘤不存在的情况下。

慢性中耳炎可能发生在鼓室置管的患者身上，耳漏是鼓室置管的并发症。据报道，接受此手术治疗的 9%～34% 的儿童发生该病[84]。据报道，5.5% 的置管患儿患有慢性耳漏，这种慢性耳漏较难治疗[85]。目前尚不清楚这种慢性感染是否是由于留置管或隐藏的感染引起。Giebink 及其同事[86]发现，因耳道或中耳积液中存在细菌病原体，以及鼓室置管时出现中耳黏膜炎症，使术后第二天耳漏的风险显著增加。在这种情况下发现的细菌通常是与慢性中耳炎中发现的细菌一样——铜绿假单胞菌和金黄色葡萄球菌。Erkan 及其同事[87]报道了从 183 名慢性中耳炎患者中吸出的渗出液培养结果。在 39% 的样本中发现了需氧菌，在 11% 样本中发现了厌氧菌，在 50% 样本中发现了需氧菌和厌氧菌。通常在需氧菌中发现铜绿假单胞菌、金黄色葡萄球菌和肺炎克雷伯菌，而拟杆菌属物种在厌氧菌中最常见。在这些情况下，培养结果可能低估了细菌感染的频率，因为细菌通常存在于不能培养浮游细菌的生物膜中。鼓膜置管以微生物生物膜形式定植，可能导致感染持续存在和复发[88]。

（三）治疗

大多数感染穿孔可以用局部抗生素进行保守治疗，含有或不含类固醇的抗生素滴耳液通常是有效的。应选择抗生素以根除最常见的病原体，如铜绿假单胞菌和金黄色葡萄球菌。在复发或慢性感染的情况下，应根据分泌物培养结果来调整抗生素。许多局部耳用抗生素制剂含有潜在的耳毒性物质，包括氨基糖苷类抗生素和丙二醇。这些物质应用于啮齿动物[89]和灵长类动物[90]中耳的研究表明其有耳毒性。尽管一些报道表明感音神经性聋可能在局部使用这些制剂后发生[91,92]，没有确凿的证据证明在人类中耳中可购买的耳用制剂具有耳毒性。Boyd and Gottshall[93]证明，"耳屏泵"显著改善了局部制剂在放入外耳道后进入中耳的渗透性。

只有当潜在的益处超过潜在风险时，才应将具有潜在耳毒性的局部制剂应用于中耳。局部抗生素也可以以粉末形式吹入耳道使用。各种制剂已单独使用或组合使用，这些制剂包括硼酸、磺胺甲噁唑、氯霉素、两性霉素和氢化可的松。尽管患者可能对磺胺甲噁唑或两性霉素敏感，但该技术在上皮炎症和潮湿的乳突腔中特别有用。当在培养物中发现特定病原体时，应在难治性病例中使用全身抗生素。几种喹诺酮类药物，如环丙沙星、氧氟沙星和诺氟沙星，可能对这些患者有用。在反复感染但清洁的耳朵中，应考虑鼓室成形术。理想情况下，鼓室成形术前 3 个月，鼓膜穿孔的耳朵应无感染。

在一些患者中，慢性感染有耳漏，但是没有胆脂瘤，仍然坚持采取积极的药物治疗。高分辨率 CT 扫描可能有助于确定鼓窦和乳突的状态，扩散加权 MRI 有时可用于检测隐匿性胆脂瘤[22]。在不治疗慢性感染的情况下，应考虑两种选择：长期（6～8 周）静脉注射抗生素或鼓室乳突手术。抗生素治疗可以在家中或在医院中进行。积极的局部清创也可能有所帮助。鼓室乳突切除术的目标包括中耳和乳突的通气，不可逆的患病组织的切除，中耳的封闭。而后是重建声音传导机制。这些目标并非总是在一个阶段实现。

大约 10% 的耳朵鼓膜置管后出现耳漏。通过在置管时使用局部抗生素，通常可以减少术后即刻耳漏的发生率[94,95]。在一项随机临床试验中，使用硅橡胶（Dow Corning，Mid Land，MI）浸渍氧化银的鼓室通气管显著降低中耳炎发生率[84]，如果感染持续存在，应考虑针对特定微生物的静脉内抗生素治疗。由于鼓膜置管者的慢性感染可能含有抗生素难以治愈的持续性细菌生物膜存在，因此在一些难治性病例中可能需要去除鼓室通气管[88,96]。

五、慢性中耳炎和胆脂瘤的骨侵蚀

在 1854 年，Virchow[97]对中耳胆脂瘤病理学的描述中指出"胆脂瘤通过骨延伸到外耳道，有时也侵犯到颅内。"从那时起，临床医生和研究人员已经研究过这种疾病骨吸收的病理生理学。尽管在对再吸收过程的理解方面取得了很大进展，但事件的实际顺序及其相对重要性尚未完全理解。

第 13 章 慢性中耳炎、乳突炎和岩尖炎

在 20 世纪上半叶，人们认为胆脂瘤附近的骨吸收是压迫坏死的结果[98]，尽管临床观察导致了压迫坏死理论的失败。据认为，胆脂瘤不可能施加超过毛细血管灌注压（约 25mmHg）的压力，后来 Orisek 和 Chole[99] 使用直接测量实验性胆脂瘤施加的压力证实了这一点（1.3～11.9mmHg）。现在很清楚，颞骨中的炎症过程诱导破骨细胞的发育和激活，破骨细胞是唯一能够再吸收骨的细胞。几项早期人类颞骨研究显示，胆脂瘤基质附近的破骨细胞进行骨吸收[100, 101]。Chole[102] 在人类和实验性胆脂瘤中提供超微结构证据表明，骨吸收主要是多核破骨细胞对骨作用的结果（图 13-13 和图 13-14）。虽然许多单核细胞、组织细胞和成纤维细胞存在于骨吸收附近，但只有多核破骨细胞可以破坏骨的薄层限制并进行再吸收。已确定多核破骨细胞在胆脂瘤和慢性中耳炎患者中进行骨吸收[102-106]。

为了发生骨吸收，必须发生酶促反应去除有机和无机成分。这些酶可能被其再吸收区微环境中的再吸收细胞（破骨细胞）复杂化或激活（图 13-14）。这些酶包括酸性磷酸酶[43, 102, 107, 108]、胶原酶[43, 108] 和酸性蛋白酶[109]。在 Blair 及其同事的研究中[109]，一种组织蛋白酶样蛋白水解酶在 pH4.0 下具有最大活性，指出其在破骨细胞的皱褶边界的微环境中具有活性。

许多因素可能导致局部破骨细胞在炎性骨溶解区域中的募集和激活。已经表明骨重建和骨丢失受 NF-κB 受体激活剂（RANK）与其配体 RANKL 之间平衡的控制[105]。RANKL 受体或 RANK 已在树突状细胞、软骨细胞、破骨细胞前体和成熟破骨细胞上鉴定出来[105]。Hamzei 及其同事[110] 表明，胆脂瘤组织周围的破骨细胞前体细胞数量伴随着 RANKL 增加，骨保护素和巨噬细胞集落刺激因子（M-CSF）的表达增强。胆脂瘤诱导的炎症过程与基质细胞和活化 T 细胞上 RANKL 的表达有关，触发破骨细胞生成[105, 110]。

破骨细胞生成过程的局部控制是复杂的，并且信号传导途径可以在炎性的自然过程中变化。经历再吸收的骨骼类型也可能改变，并且耳囊的软骨内骨骼似乎比中耳和乳突的膜内骨骼更能抵抗侵蚀[111]。

一些研究人员已经注意到，胆脂瘤内的角蛋白碎片有时会挤压到与骨相邻的上皮并引起炎症和破骨细胞反应。一些研究者已经证明，角蛋白本身可能诱发炎症反应（异物肉芽肿），导致细胞骨吸收[112-114]。

胆脂瘤中的细胞外基质是变化的，许多研究已经评估了酶在胆脂瘤诱导骨吸收中的作用。基质金属蛋白酶（MMP-1、MMP-2、MMP-3 和 MMP-9）的表达在胆脂瘤上皮的基底和基底上细胞层中被发现并鉴定[115-118]。中性粒细胞胶原酶在上皮和肉芽组织中更多地传播表达。金属蛋白

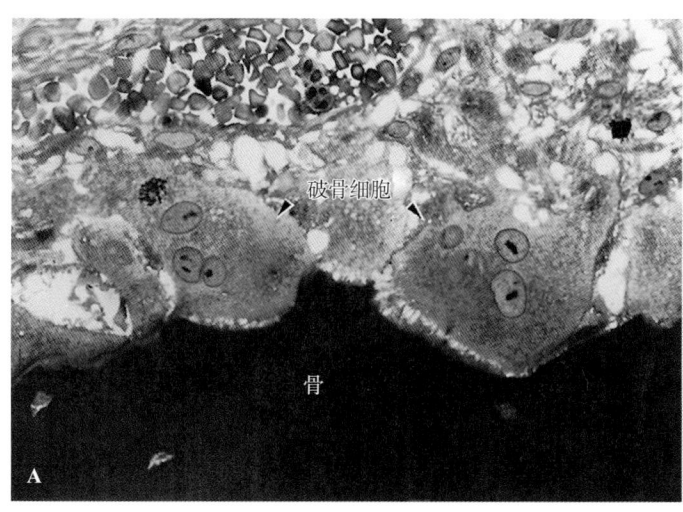
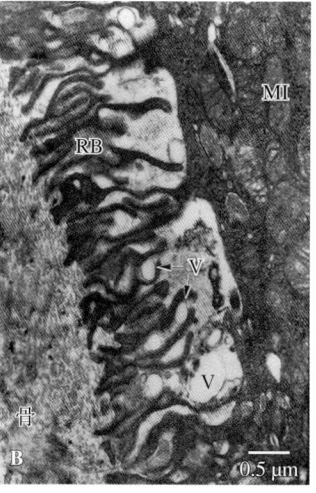

▲ 图 13-13　A. 在外科活检标本中，可见胆脂瘤下多核破骨细胞主动吸收。B. 破骨细胞边缘（RB）的透射电子显微照片显示，细胞质中的线粒体（MI）和在侵蚀区中含有酸性蛋白酶的液泡（V）

第四篇 中耳、乳突与颞骨

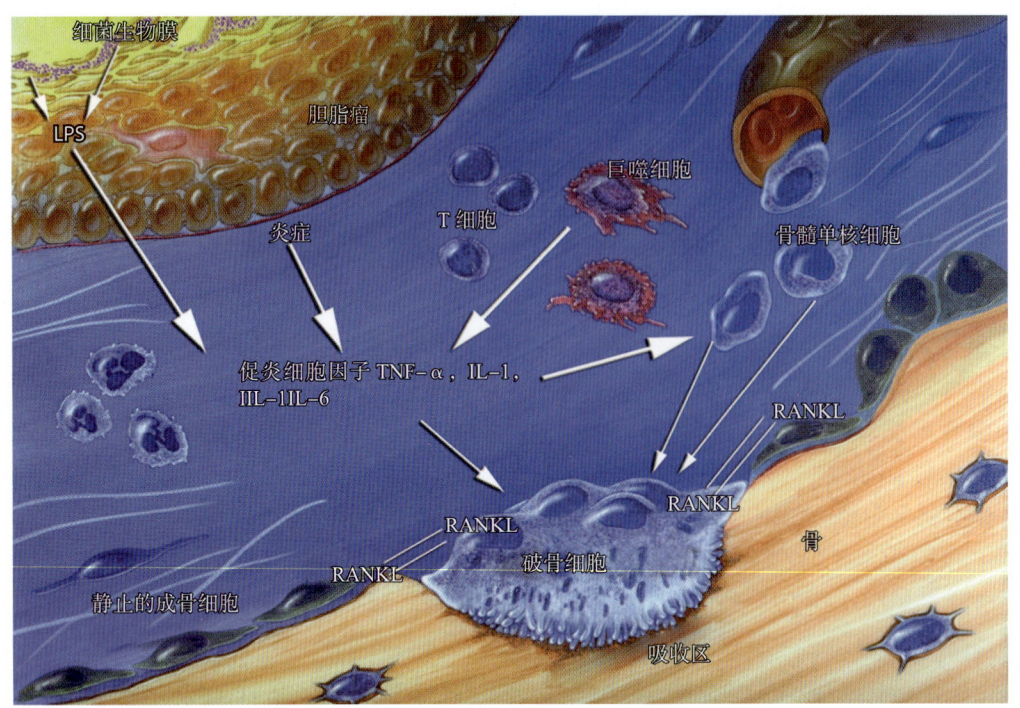

▲ 图 13-14 与胆脂瘤相关的骨吸收是由于骨髓单核细胞产生的破骨细胞募集而来

成骨细胞或 T 细胞上的核因子（NF）-κB 配体（RANKL）的受体激活因子与单核细胞上的 NF-κB（RANK）的受体激活因子结合，形成成骨细胞。多种促炎细胞因子 [肿瘤坏死因子 -α（TNF-α）、白细胞介素（ILs）1 和 6] 进一步加强破骨细胞活化，这些细胞因子是由胆脂瘤或细菌产物 [如脂多糖（LPS）] 产生的因子而产生的

酶组织抑制剂只能在肉芽组织非常有限的区域以相当随机的方式检测到[118]。由于它们的破坏能力，MMP 通常受到严格控制。推测这些有利于蛋白水解调节机制的脱轨，在胆脂瘤侵入颞骨中发挥作用[117, 118]。

胶原酶在中耳胆脂瘤局部侵袭机制中起重要作用[108, 119]。中性胶原酶可通过降解骨表面刺激破骨细胞吸收，从而激活破骨细胞活性[120]。在破骨细胞中未发现中性胶原酶[121]，但它已经位于再吸收骨骼附近[108]。

Ohsaki 及其同事[122]表明，与胆脂瘤相邻的骨质是脱矿质的。虽然他们的研究表明酸性胆脂瘤的脱矿质作用可以解释骨质破坏，胆脂瘤基质与骨的紧密接触似乎不是骨吸收所必需的。已经显示在患有或不患有胆脂瘤的慢性中耳炎患者中发生骨吸收[83]。Macri 和 Chole[123]表明，胆脂瘤与下面的骨之间植入硅胶屏障不能防止实验性胆脂瘤中的破骨细胞骨吸收。来自压力或炎症的间接作用，可能会激活骨吸收的细胞活动[124]。其他动物研究表明[114, 125]，有或没有[34, 126]炎症的压力，足以在实验中诱导骨吸收。压力诱导骨吸收的组织学表现与胆脂瘤中的相似，表现为破骨细胞和肉芽组织[103]。据推测，胆脂瘤的物理作用（压力）可能导致瞬态电位[127]和单核细胞进入到上皮下空间。这些单核细胞可以通过促炎细胞因子激活下游细胞活动，这导致骨吸收（图 13-14）。促炎细胞因子在中耳感染和胆脂瘤中起重要作用，它们由感染部位的巨噬细胞、T 淋巴细胞、单核细胞和许多其他细胞释放。在胆脂瘤基质[64]中鉴定出 IL-1，并且显示其刺激成纤维细胞和巨噬细胞产生前列腺素 E_2（PGE_2）和胶原酶[128]。培养的胆脂瘤样品产生 IL-1α 和 IL-1β，并且在胆脂瘤组织中检测到两种的同种型[64, 129, 130]。IL-1α 和 IL-1β 是骨吸收的有效诱导因子，可通过增加 PGE_2 起作用。人重组 IL-1 受体拮抗药通过 IL-1β 而非 IL-1α 阻断小鼠颅骨的骨吸收[131]。

活化的单核细胞可以产生花生四烯酸代谢物，例如前列腺素和白三烯，它们是有效的炎症介质。

已经证明，PGE_2[132] 能刺激类似于激肽释放酶-激肽系统的骨重建[40]。由花生四烯酸代谢的环氧化酶途径产生的前列腺素，可以被阿司匹林、吲哚美辛和布洛芬抑制。吲哚美辛在体外已证明，通过抑制 PGE_2 的产生来阻止骨吸收[133]。该研究还表明，体内吲哚美辛可抑制动物模型中压力诱导的骨吸收。另一种前列腺素抑制药布洛芬也证明是以剂量依赖的方式抑制骨吸收[134]。白三烯是花生四烯酸的 5-脂氧合酶代谢产物。虽然白三烯在胆脂瘤中的作用尚不清楚，但是肽基白三烯——LTC_4、LTD_4 和 LTE_4——刺激分离的破骨细胞致抗酒石酸的酸性磷酸酶聚集和骨再吸收[135]。

虽然作用机制未知，但破骨细胞活性可被双膦酸盐抑制，也称为抗骨溶解药，如 1-羟基亚乙基-1，1-双膦酸盐，利塞膦酸盐和唑来膦酸盐。这些药物在体内和体外抑制破骨细胞的局部募集和激活[136, 137]。

同时，成骨细胞骨沉积的过程总是伴随破骨细胞骨吸收。在胆脂瘤中发现了已知诱导新骨形成的因子，如 TGF-β 和骨形态生成蛋白 2[128, 138, 139]。细胞因子如 TGF-β1 和 TGF-β2 可能会减缓与人胆脂瘤相关的增殖和组织破坏[140]。TGF-β 参与基质形成并刺激许多基质蛋白形成，例如胶原、层粘连蛋白和纤连蛋白。TGF-β 还可以通过成骨细胞前体的募集和增殖来引发骨形成，而骨形态生成蛋白 2 似乎在诱导多能干细胞的分化中起重要作用。

许多其他炎症过程发生在胆脂瘤下方的上皮下间隙中。例如，Fujioka 和 Huang[141] 鉴定了人胆脂瘤组织中的血小板衍生生长因子，其刺激单核细胞形成多核破骨细胞样细胞。Bujia 及其同事[49] 和 Sudhoff 及其同事[48] 发现人胆脂瘤中表皮生长因子的异常表达，这是一种有效的细胞增殖和分化刺激物。在胆脂瘤细胞培养物中检测到甲状旁腺激素相关蛋白的产生，可能增加骨吸收的发生率[142]。

胆脂瘤的上皮下基质内的血管显示与中耳黏膜相比增加了 5 倍，并且与皮肤相比增加了 2 倍[142]。Sudhoff 及其同事[143] 发现毛细血管密度、炎症程度和不同的血管生成因子表达之间存在密切关系。

由于中耳胆脂瘤等增生组织需要增强血液供应，因此血管生成似乎是中耳腔内胆脂瘤基质增生的必要条件。

其他细胞在慢性中耳炎患者骨侵蚀病理生理学中的作用尚不清楚。Gantz[144] 提出，胆脂瘤基质内的树突状细胞可能引发对抗原（角蛋白和细菌碎片）的免疫反应，这些细胞可能通过 RANK 的表达诱导细胞活动[105]。胆脂瘤基质中可见肥大细胞，但其作用尚不清楚[145]。

最近，已经提出细菌生物膜在胆脂瘤发病机制中的重要作用[37, 146]。在没有胆脂瘤的慢性中耳炎患者中也发现了生物膜。生物膜是附着在表面自生基质中的细菌群落[131]。已知许多与耳科感染相关的细菌物种形成生物膜，包括铜绿假单胞菌、流感嗜血杆菌、肺炎链球菌和金黄色葡萄球菌（表 13-1）[36]。生物膜内细菌对抗生素的抵抗性更强，可能导致这些感染的慢性过程和复发。胆脂瘤中抗生素耐药细菌生物膜的存在，也可以解释它们的侵袭性和反应性[37]。细菌生物膜与胆脂瘤可以形成脂多糖和其他刺激破骨细胞生成的细菌产物。Zhuang 和 Chole[147] 表明，来自铜绿假单胞菌的脂多糖可在体外诱导破骨细胞发育，并通过 Toll 样受体 -4 依赖机制有效刺激体内骨吸收。

六、感音神经性听力损失

中耳或乳突中胆脂瘤伴有慢性感染的扩张性的破坏作用，不只局限于颞骨的骨结构。文献中记载，与慢性中耳炎对内耳的影响有冲突。Paparella 和其同事[148] 在慢性中耳炎患者中观察到感音神经性听力损失，Chole 和 Chiu[149] 在动物实验中观察到，无论胆脂瘤伴或不伴感染，在动物耳蜗毛细胞内静纤毛均有损失。在年龄匹配的分期胆脂瘤的研究中，McGinn 和 Chole[150] 发现在骨侵蚀区域下方的区域中耳蜗毛细胞损失，这表明耳毒性物质可以直接穿过耳蜗的骨壁。Meyerhoff 及其同事[151] 发现，17.9% 的慢性中耳炎患者颞骨有迷路炎的组织学证据。

在临床上，已经在患有胆脂瘤的耳朵中发现了骨传导减低。Vartiainen 和 Karjalainen[152] 比较了 874 只有或没有胆脂瘤的慢性感染耳朵与 609

只对照耳，发现感染组的骨传导明显更差，胆脂瘤的耳朵通常比没有胆脂瘤的耳朵差。Fria 及其同事[153] 发现，与有或无分泌性中耳炎的儿童相比，慢性分泌性中耳炎耳部的骨传导阈值在 2kHz 和 4kHz 时有升高的趋势。相比之下，一些作者认为，如果可以假设慢性中耳炎的传导性损失是由于听骨链的硬化引起，并且根据 Carhart 效应校正骨传导水平（骨传导阈值的抬高来自硬化），可能不会有改变。Browning 和 Gatehouse[154] 发现 395 只慢性中耳炎耳朵与 920 只对照耳朵之间的骨传导阈值没有差异。这些结果得到了 MacAndie 和 O'Reilly[155] 的支持，他们指出胆脂瘤和（或）听骨侵蚀的存在与感音神经性听力损失风险显著增加无关。Rahko 及其同事[156] 研究了 359 名有复发急性中耳炎病史儿童的骨传导阈值，发现感染发作次数与永久性感音神经性听力损失无相关性。

七、鼓室硬化

（一）诊断

鼓室硬化被认为是中耳炎的并发症，其中无细胞透明质和钙化沉积物，积聚在鼓膜和中耳的黏膜下层中。在大多数患者中，这些斑块在临床上是微不足道的，并且几乎不引起听力损伤。鼓膜内的硬化斑块在鼓膜内呈半圆形、新月形或马蹄形白斑（图 13-15）。

（二）发病机制

鼓室硬化是中耳炎或创伤的结果。Hussl 和 Mueller[157] 发现鼓室硬化是慢性分泌性中耳炎的常见后遗症，在分泌性中耳炎鼓膜置管 6～8 年后，他们发现 19.7% 的患者发生了鼓室硬化。他们还注意到，急性中耳炎反复发作后经常出现中耳鼓室硬化。Tos 和 Stangerup[158] 发现，与对侧耳朵 [仅行鼓膜切开术（13%）] 相比，放置通气管耳朵（59%）的鼓室硬化显著增加。Daly[159] 报道，4—15 岁儿童的鼓室硬化加权平均发病率为 10%，平均随访时间为 4 年。据报道，慢性中耳炎中鼓室硬化的发生率为 9%～38%[160, 161]。

鼓室硬化在组织学上表现为鼓膜和中耳的上皮下结缔组织的无细胞透明化。在大多数情况下

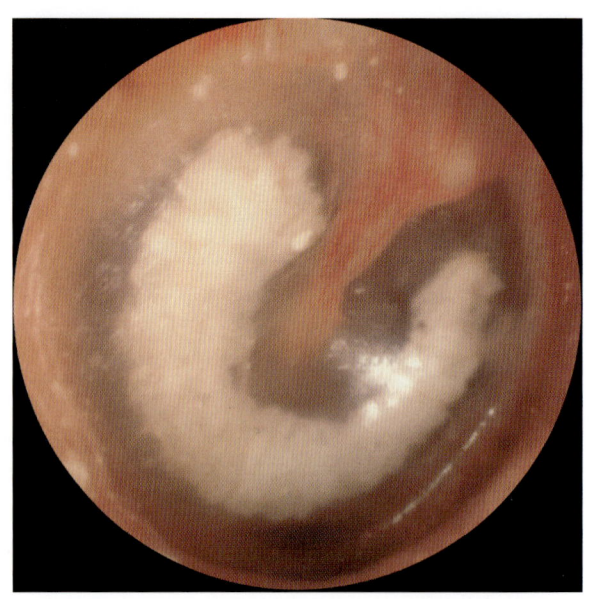

▲ 图 13-15 鼓膜鼓室硬化（鼓膜硬化）

存在钙化。骨质疏松症也可发生在这些病变内。骨沉积和听骨固定最常发生在上鼓室的锤骨头与砧骨之间。当斑块发生在鼓膜内时，它们仅限于固有层。Hussl 和 Lim[162] 发现这些斑块是一种退化过程，导致中耳结缔组织钙化。他们假设分泌性中耳炎或急性中耳炎导致的破坏性过程发生在结缔组织内，导致胶原变性及随后的营养不良钙化和鼓室硬化。

胶原变性可能是中耳炎症或感染的直接结果，例如细菌蛋白酶和胶原酶。Wielinga 及其同事[163] 发现，在没在感染的情况下，单独的咽鼓管阻塞就可引起大鼠的鼓室硬化，他们假设，单独的变性足以导致斑块形成。鼓室硬化的另一个可能原因是，发生在鼓膜内的自身免疫过程。Schiff 及其同事[50] 为豚鼠和被动免疫的豚鼠制备了抗血清，当这些动物的鼓膜受到创伤时，产生鼓室硬化斑块。Chole 和 Henry[164] 发现 LP/J 近交系小鼠自发形成类似鼓室硬化的中耳病变，并且可以免疫介导[165]。Hussl 和 Lim[162] 提出了鼓室硬化形成的两种可能的机制，首先就是胶原变性（图 13-16）。Russell 和 Giles[166] 发现动物模型中鼓室硬化的过程始于黏膜下结缔组织层，并且进展涉及所有结缔组织亚层。跨膜的钙沉积和纤维化的程度与分泌性中耳炎的持续时间有关。

第13章 慢性中耳炎、乳突炎和岩尖炎

（三）治疗

中耳内的鼓室硬化（图 13-17）在组织学上类似于鼓膜内发生的鼓室硬化，但它常常导致由听骨固定引起的传导性聋。尽管一些作者表示，鼓室硬化往往会在手术切除后复发，但其他人报道这些患者的听力稳定。Smyth 及其同事[167]报道 79% 的鼓室硬化听力结果良好，其中听骨重建（镫骨切除术和全听骨重建）分两个阶段进行。然而，Gormley[168]发现，在长期随访评估中，只有 7% 的病例的气骨导差＜21dB，质疑在鼓室硬化的耳朵中进行镫骨切除术的可取性。在早期进行一系列手术中[169]，57 例中有 21% 导致耳蜗损伤。

鼓室成形术和听骨链重建，可以在鼓室硬化耳内进行，但由于鼓膜硬化耳需要广泛的切除与迷路共存的侵蚀性病变，耳蜗损伤的风险似乎比其他中耳疾病更大。

八、岩尖炎

由于颞骨内的感染扩散到岩尖中，乳突和中耳的感染可能会复杂化。岩尖炎是感染从乳突气房延伸到岩尖的前部或后部。在无抗生素时代，经常出现中耳炎扩散到岩尖，导致进一步的颅内并发症而变得复杂。岩尖炎的典型症状包括面部深部疼痛、中耳炎和同侧外展神经麻痹。这种三联征被命名为 Gradenigo 综合征[170]，很少见，尽管在急性中耳炎和慢性中耳炎患者中发生了岩尖的化脓过程，但这些过程通常表现为慢性感染伴耳漏，有时在外科手术后会出现深度疼痛。

（一）历史背景

最近对岩尖炎的病史及其治疗进行了综述[171]。Goris 首次描述了患有岩尖炎和 Gradenigo 三联征的患者[172]。在 Gradenigo 对先前发表的 57 例岩骨炎病例的回顾中，24 例实际上有完整的三联征，其他人有多种并发症[172a]。在 20 世纪早期，关于是否可以在板障（骨髓填充）或气化（充满空气）的岩尖发生岩尖炎，引发了争议。[173]一般认为，患有岩尖炎的患者属于气化型岩尖。在 20 世纪 30 年代，Almour[174]和 Kopetzky[175]共同描述了用于岩尖炎的手术方法，其中岩尖中瘘管被标识。1933 年，Ramandier[176]及此后不久，Lempert[177]描述了现在经典的前岩尖部切除手术。Lindsay 描述了岩尖炎的组织病理学[178]。

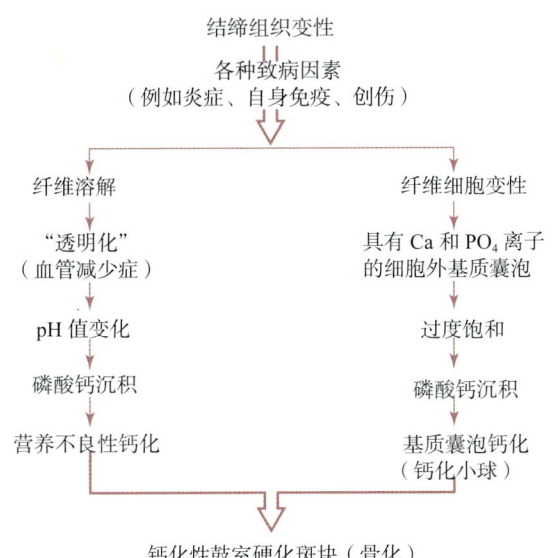

▲ 图 13-16 两种鼓室硬化斑块形成的可能机制
改编自 Hussl B, Lim DJ. Histopathology of tympanosclerosis. In Lim DJ, Bluestone CD, Klein JO, eds: *Recent advances in otitis media. with effusion* St. Louis: Mosby; 1984.

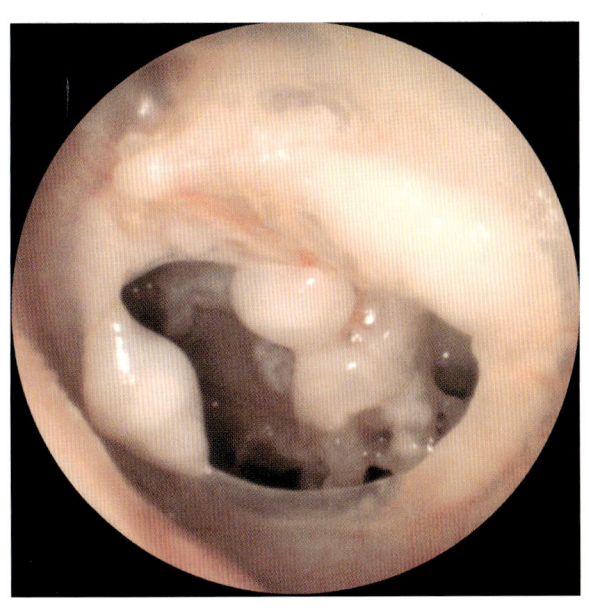

▲ 图 13-17 鼓膜和中耳的晚期鼓室硬化

第四篇 中耳、乳突与颞骨

Hendershot 和 Wood[179] 的病例报道中描述了另一种用于化脓性岩尖炎的手术方法，其中他们通过颅中窝入路清除了岩尖的骨髓炎。

（二）解剖学

岩尖是一个三棱金字塔，是颞骨的一部分，位于迷路内侧（图 13-18）；岩尖是颞骨外科手术最难以到达的部分[180]。岩尖可以通过内听道的任意一冠状线分为二等分（图 13-18）。该平面将岩尖分成前部、周边区域和后部。33% 患者的岩尖后部是气化型，在半规管内侧。据估计，在 84 个正常人类颞骨的研究中，30% 的后岩尖是气化的，9% 的前岩尖是气化型的（图 13-18）[181]。

岩尖可以是气化的（气囊充满的）、板障的（骨髓填充的）或硬化的（实心骨）。从乳突和中耳通过气化的气房直接延伸到岩尖，被认为是岩尖炎的病因（图 13-19）。

岩尖尖端的解剖关系可以解释一些岩尖炎的症状。岩骨尖端引流不畅的感染，气房必须通过小气房进入中耳和乳突。这些气房由迷路下气房、面后气房和咽鼓管上方的周围气房组成。如果感染蔓延累及前岩尖的骨皮质，感染可能导致该区域硬膜外脓肿或附近脑神经损伤。在岩骨尖端的上方是三叉神经或膝状神经节。对神经节的损伤或刺激可以解释一些患有岩尖炎的患者的面部深部疼痛。从岩尖的尖端延伸到鞍突的是鞍突韧带。外展神经在一条叫作 Dorello 管的小管中穿过鞍突韧带下方[182]。Dorello 管区域内的炎症被认为是导致一些岩尖炎患者外展麻痹的原因。

（三）诊断

岩尖炎的症状通常很微妙。通常，曾经进行过乳突手术的患者会抱怨持续性感染和面部深部疼痛。20 年来，22 名患者中，16 例（72.7%）患有耳痛，13 例（59.1%）患有面部深部疼痛和头痛；最易受累的脑神经三叉神经麻痹（68.2%），6 名（27.3%）患有面神经麻痹，4 名（18.2%）患有外展神经麻痹，2 名（9.1%）患有昏迷（表 13-4）[183]。患有化脓性岩尖炎的患者可能表现出各种症状，这些症状都不是该综合征的特征。对于长期存在慢性中耳乳突炎、深部痛和持续性感染的患者，应考虑岩尖炎的诊断。在最近的一系列岩尖炎患者中，主要的微生物感染是铜绿假单胞菌。岩尖炎的查体发现通常包括慢性耳漏的慢

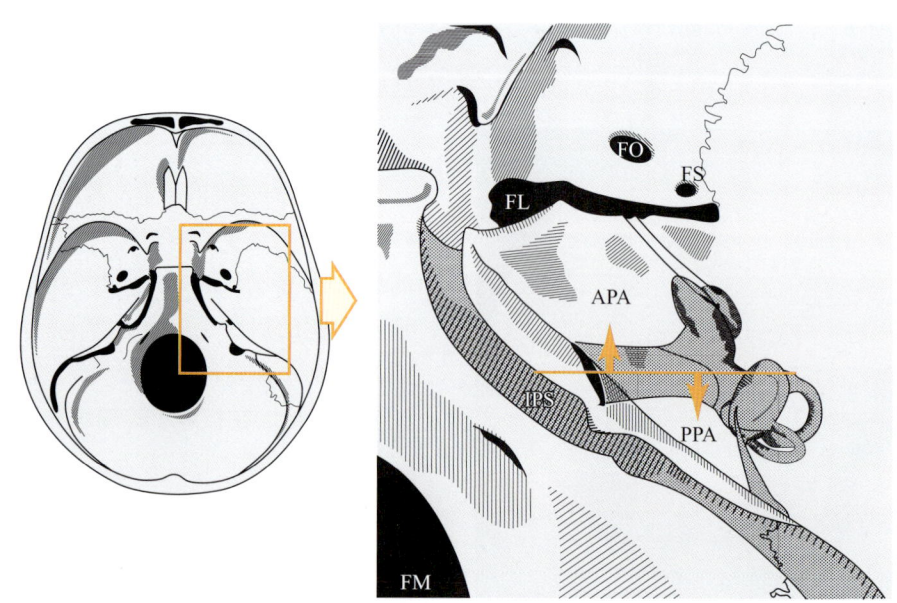

▲ 图 13-18 从上方看，颅底显示了岩尖与枕骨大孔（FM）和颞骨其余部分（框，右侧放大）的关系
前岩尖（APA）是一个基于迷路的锥形金字塔，由前下方的椎弓根（FL）和后下方的岩窦（IPS）连接。如果从上方观察岩尖，则可以通过穿过内听道的线将其分成前部和后部两段；APA 位于耳蜗和内听道的内侧，后部岩尖（PPA）位于半规管的内侧。FO. 卵圆孔；FS. 棘孔（改编自 Chole RA.Petrous apicitis: surgical anatomy. Ann Otol Rhinol Laryngol 1985; 94: 251.）

第13章 慢性中耳炎、乳突炎和岩尖炎

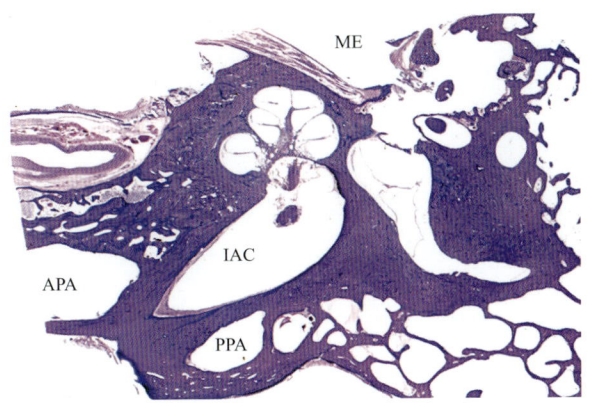

▲ 图 13-19 气化的前部岩尖（APA）和后部岩尖（PPA）颞骨组织水平位病理切片
APA 中有一个大型气房位于 PPA 中。IAC. 内听道；ME. 中耳（引自 Chole RA. Petrous apicitis: Surgical anatomy. *Ann Otol Rhinol Laryngol* 1985; 94: 251.）

表 13-4　1976—1995 年 22 例患有岩尖炎的症状

症 状	患者（%）
深部痛和头痛	13（59）
耳痛	16（73）
耳漏	13（59）
发热	5（22）
昏迷	2（9）
脑神经麻痹	
Ⅴ	15（68）
Ⅵ	4（18）
Ⅶ	6（27）
Ⅷ	9（41）
Ⅸ	1（5）
Ⅹ	1（5）

引自 Chole RA, Gadre AK. Petrous apicitis: symptomatology, pathology and management [abstract]. *Skull Base Surgery Symposium*, Sacramento, CA, 1995.

性中耳炎。在一些患者中，感染限于前岩尖、中耳是正常的[183]。许多患者有第Ⅴ、Ⅵ和Ⅶ对脑神经的受累。

（四）诊断测试

当临床上诊断怀疑为岩尖炎时，最合适的诊断方法是CT。高分辨率CT通常显示岩尖的细节，并提供有关手术路径的重要细节。虽然 Roland 及其同事[184]已经证明，岩尖不对称性不能诊断为岩尖炎，因此非受累侧气化性岩尖可能与受累侧的充满液体或硬化的岩尖形成对比，因为不对称的气化岩尖可以发生在健康受试者中。如果 CT 扫描显示有潜在的岩尖炎，MRI 可能会增加有关岩尖内液体或组织性质的信息（图 13-20）。镓骨扫描可以提供额外的信息，显示在岩尖的摄取增加。MRI 和 CT 的组合对于评估正常的解剖变异并且用于鉴别诊断是必要的[185]。

（五）治疗

岩尖炎的治疗关键是控制感染。如果局部和全身抗生素治疗不足以控制化脓症状，可采用各种手术方法。手术治疗旨在通过乳突和中耳进入岩尖实现岩尖的通气。这些气房在解剖学上已得到很好的定义[180]，它们包括尖端气房、朝向后部岩尖的窦脑膜角气房，以及朝向前岩尖的眶周、面后、迷路下气房。通过 Ramandier[176] 和 Lempert[177] 指出，通过关节窝入路可广泛暴露岩尖前部。如果通过中耳和乳突入路无法暴露足够的气房，可以使用颅中窝入路进入前岩尖的顶部[179]。颅中窝入路可以很好地进入前部岩尖，但不能提供足够的引流途径通到乳突或中耳中。Brackmann 和 Toh[127] 发现，经迷路入路可用于无听力耳朵。在有听力的人群中，采用耳蜗下入路支架术是引流岩尖的首选方法。

九、总结

中耳炎是儿童期最常见的疾病之一，也是儿童使用抗生素治疗最常见的疾病。中耳炎的感染性和非感染性并发症可能导致严重的发病率和并发症，包括急性和慢性乳突炎、岩尖炎和颅内感染。非感染性后遗症——鼓膜的慢性穿孔、听骨破坏、迷路瘘和鼓室硬化，是听力丧失的主要原因。

中耳的急性或复发性感染，可导致鼓膜的永久性穿孔，中耳和乳突内不可逆的炎性变化，称为慢性中耳乳突炎。慢性中耳炎可能发生在鼓膜置管的患者中，大多数病例可以用局部抗生素治

第四篇 中耳、乳突与颞骨

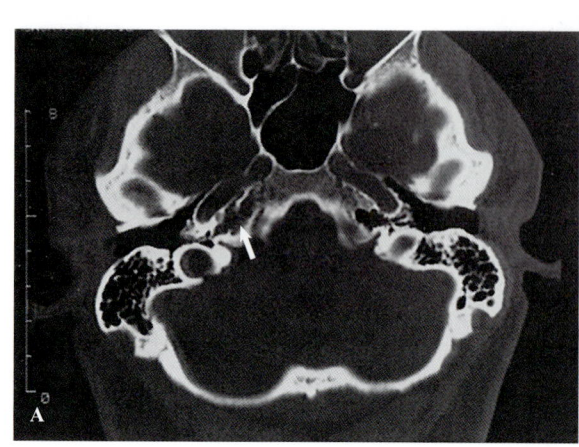
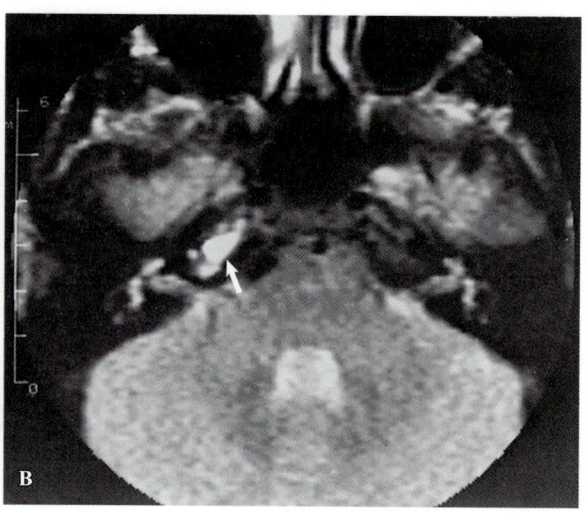

▲ 图 13-20 计算机断层扫描（CT）和磁共振成像（MRI）是诊断岩尖炎的有用辅助手段

A. 在 CT 扫描中，可以将充满液体的岩尖（箭）与气化的岩尖进行比较；B. 在 MRI 扫描中，信号增强的区域是受累岩尖（箭）。手术时发现琥珀色，充满液体的囊肿

疗。然而，这些慢性感染中的一些病例，因为形成了固有但仍然存活的细菌（称为生物膜）的微菌落，从而使用抗生素难以治愈。

中耳胆脂瘤是中耳或乳突的上皮内陷囊袋，被分类为先天性或后天性。获得性胆脂瘤可能来自分泌性中耳炎或急性中耳炎或两者均有。获得性中耳胆脂瘤发病机制的 4 个基本理论得到了临床和实验证据的支持。中耳胆脂瘤的诊断是通过耳镜检查和特殊成像程序进行的，如高分辨率 CT 和 MRI。较新的弥散加权 MRI 技术对于检测隐匿性胆脂瘤很敏感。胆脂瘤的扩散可能导致周围结构的侵蚀，这可能导致局部和颅内并发症。颞骨中的胆脂瘤仅可以通过手术切除，但可以使用各种手术入路。

有和没有胆脂瘤的慢性中耳炎骨吸收的主要机制是通过 RANKL 的作用募集和激活多核破骨细胞。已知许多代谢物和细胞因子激活局部破骨细胞。PGE_2、骨保护素和 M-CSF 是一些最有效的破骨细胞激活代谢物。细胞因子和生长因子如 IL-1、IL-6、TNF-α、表皮生长因子、甲状旁腺激素相关蛋白和 TGF-β 似乎在中耳感染和胆脂瘤中起重要作用。最近的证据表明，慢性感染的胆脂瘤中的细菌生物膜，可能通过精制化局部脂多糖而促进其侵袭性。

感音神经性聋和鼓室硬化被认为是中耳炎的并发症。中耳中的鼓室硬化常导致听骨固定引起传导性聋。岩尖炎可能因颞骨内的感染扩散到岩尖中而变得复杂。适合的诊断程序是先进行高分辨率 CT 扫描，尽管 MRI 和镓骨扫描可能提供额外的信息。岩尖炎的治疗目的是控制感染，包括局部和全身抗生素治疗和通过各种入路的手术方法。

推荐阅读

Brackmann DE, Toh EH: Surgical management of petrous apex cholesterol granulomas. *Otol Neurotol* 23:529–533, 2002.

Choi HG, Park KH, Park SN, et al: Clinical experience of 71 cases of congenital middle ear cholesteatoma. *Acta Otolaryngol* 130:62, 2009.

Chole RA, Donald PJ: Petrous apicitis: clinical considerations. *Ann Otol Rhinol Laryngol* 92(6 Pt 1):544–551, 1983.

Costerton JW, Stewart PS, Greenberg EP: Bacterial biofilms: a common cause of persistent infections. *Science* 284:1318–1322, 1999.

Giebink GS, Daly K, Buran DJ, et al: Predictors for postoperative otorrhea following tympanostomy tube insertion. *Arch Otolaryngol Head Neck Surg* 118:491–494, 1992.

Glasscock ME, 3rd, Johnson GD, Poe DS: Surgical management of cholesteatoma in an only hearing ear. *Otolaryngol Head Neck Surg* 102:246, 1990.

Hildmann H, Sudhoff H: *Middle ear surgery*, New York, 2006, Springer Verlag.

Hussl B, Lim DJ: Histopathology of tympanosclerosis. In Lim DJ,

Bluestone CD, Klein JO, editors: *Recent advances in otitis media with effusion*, St. Louis, 1984, Mosby.

Ilica AT, Hidir Y, Bulakbasi N, et al: HASTE diffusion-weighted MRI for the reliable detection of cholesteatoma. *Diagn Interv Radiol* 18:153, 2011.

Jung JY, Chole RA: Bone resorption in chronic otitis media: the role of the osteoclast. *ORL J Otorhinolaryngol Relat Spec* 64:95, 2002.

Lempert J: Complete apicectomy (mastoidotympano-apicectomy): new technique for complete apical exenteration of apical carotid portion of petrous pyramid. *Arch Otolaryngol Head Neck Surg* 25:144, 1937.

Lieu JE, Muthappan PG, Uppaluri R: Association of reflux with otitis media in children. *Otolaryngol Head Neck Surg* 133:357–361, 2005.

McKennan KX, Chole RA: Post-traumatic cholesteatoma. *Laryngoscope* 99(8 Pt 1):779–782, 1989.

Meyerhoff WL, Kim CS, Paparella MM: Pathology of chronic otitis media. *Ann Otol Rhinol Laryngol* 87:749, 1978.

Michaels L: An epidermoid formation in the developing middle ear: possible source of cholesteatoma. *J Otolaryngol* 15:169–174, 1986.

Post JC, Hiller NL, Nistico L, et al: The role of biofilms in otolaryngologic infections: update 2007. *Curr Opin Otolaryngol Head Neck Surg* 15:347, 2007.

Sudhoff H, Linthicum FH, Jr: Cholesteatoma behind an intact tympanic membrane: histopathologic evidence for a tympanic membrane origin. *Otol Neurotol* 22:444–446, 2001.

第 14 章 颞骨感染的并发症
Complications of Temporal Bone Infections

Cameron L. Budenz　Hussam K. El-Kashlan　Clough Shelton　Nafi Aygun
John K. Niparko　著

鹿艳青　译

要点

1. 虽然患病率下降，但颞骨感染的并发症仍存在较高的发病率和死亡率。
2. 由于其发病机制复杂，与中耳炎相关的并发症需要深思熟虑的诊断方法。虽然这种并发症的治疗总是很紧急，但是应采取有序的方法，充分考虑患者的病史和体格检查，以提高效率。
3. 通过认识胆脂瘤颞骨内的延伸模式和神经血管受累的模式，可以方便对颞骨内感染及并发症的治疗。
4. 颞骨感染颅内并发症的治疗应该以全面诊断方法作为指导。评估应得到病史、查体结果的支持，确定脑脊液和脑血管动力学情况，并在确定颅内受累时应与神经外科进行协作。
5. 微生物学检测和影像学检查是当代治疗颞骨感染并发症的重要工具。
6. 使用计算机断层扫描和磁共振成像可精确评估疾病扩展范围并显示病变的特征。

尽管现在中耳炎相关的并发症发生率和患病率均有降低，但是它们的临床影响要求对相关的病理生理学和治疗有透彻的了解。本章回顾了急性中耳炎（AOM）和慢性中耳炎（COM）的并发症，包括其病因、病理生理学、诊断和治疗。

一、流行病学

表 14-1 列举了大量的颅外、颅内和合并并发症患者的年龄分布。近 80% 的颅外并发症和 70% 的颅内并发症发生于 20 岁前的少年儿童。颅外并发症耳后脓肿，最常见于 6 岁以下儿童[1]。在 93 例中耳炎（OM）一系列颅内和颅外并发症中，58% 发生于不到 20 岁的患者中[2]。较低的社会经济地位和过度拥挤的周围环境会导致感染的风险增加或抵御感染的能力减弱，病程延长且并发症的发生率也会增加。健康教育不足和获得医疗保健机会有限的相关因素，可能会增加并发症发生的风险。由于这个原因，目前大多数关于耳源性脑脓肿的报道都来自不发达国家[3]。虽然免疫缺陷病例数增加了，但对于人类免疫缺陷病毒感染或获得性免疫缺陷综合征患者并发中耳炎的病例尚未报道过，也未在器官移植后接受免疫抑制治疗的患者中报道过，尽管这些患者确实是化脓性耳病高风险人群。

框 14-1 显示颅外和颅内并发症的分类，和表 14-2 总结了这些并发症的相对发生比例。主要的颅外并发症是耳后脓肿，主要的颅内并发症是脑膜炎。并发症往往是多发的，尤其是颅内并发症，如表 14-3 和表 14-4 所示。尽管所有并发症都源于中耳和乳突的气化空间中的感染，但是急性中

表14-1 268例中耳炎并发症患者的年龄分布（1985年1月至1990年12月）

年龄（岁）	颅外（n）	颅内（n）	合并（n）
	87	50	31
0—5	33.3	8	6.5
6—10	23	21.3	19.4
11—20	21.8	39.3	38.7
21—30	9.2	8.6	12.9
31—40	3.4	12.6	9.7
41—50	5.7	6	6.5
51—60	3.4	0.6	3.2
>60	0	3.3	3.2

引自 Singh B, Maharaj TJ: Radical mastoidectomy: its place in otitic intracranial complications. *J Laryngol Otol* 1993; 107: 1113–1118.

框14-1 急性和慢性中耳炎并发症的分类

颅外
- 急性乳突炎
- 融合性乳突炎
- 慢性乳突炎
- 隐蔽性乳突炎
- 耳后脓肿
- Bezold脓肿
- 颞叶脓肿
- 岩尖炎
- 迷路瘘管
- 面神经麻痹
- 急性化脓性迷路炎
- 脑膨出和脑脊液漏

颅内
- 脑膜炎
- 脑脓肿
- 硬膜下脓肿
- 硬膜外脓肿
- 横窦血栓形成
- 耳源性脑积水

引自 Harker LA: Cranial and intracranial complications of acute and chronic otitis media. In Snow JB, Ballenger JJ, editors: *Ballenger's otorhinolaryngology head and neck surgery*, ed 16, Hamilton, Ontario, 2003, Decker.

表14-2 颅内和颅外并发症的分布

并发症	Isaacson* n	Isaacson* %	Dubey† n	Dubey† %	Osma‡ n	Osma‡ %	Singh§ n	Singh§ %
颅内								
脑膜炎	11	7	14	20	41	71.9	22	12
脑脓肿	7	4.6	9	13	10	17.5	93	51
硬膜外脓肿	16	10.6	4	6	4	7	19	10
横窦血栓形成	16	10.6	10	14	1	1.8	36	20
脑膜炎	—	—	—	—	1	1.8	—	—
硬膜下脓肿	3	2	1	1	—	—	36	20
颅外								
乳突脓肿	67	44.4	26	37	25	64.1	65	75
迷路炎	1	0.6	2	3	5	12.8	—	—
面神经麻痹	14	9.3	10	14	5	12.8	15	14.9
Bezold脓肿	—	—	5	7	4	10.3	5	5.7
岩尖炎	7	4.6	2	3	—	—	2	2.2

*. Isaacson et al: Pediatric otogenic intracranial abscesses. *Otolaryngol Head Neck Surg* 2010;142(3):434–437.

†. Dubey SP, Larawin V. Complications of chronic suppurative otitis media and their management. *Laryngoscope* 2007;117(2):264–267.

‡. Osma U, Cureoglu S, Hosgoglu S: The complications of chronic otitis media: report of 93 cases. *J Laryngol Otol* 2000;114:97–100.

§. Singh B, Maharaj TJ: Radical mastoidectomy: its place in otitic intracranial complications. *J Laryngol Otol* 1993;107:1113–1118.

第四篇 中耳、乳突与颞骨

表 14-3 181 例中耳炎颅内并发症分析

并发症	总 数	相关并发症 *
脑膜炎	22	4（18.2%）
脑脓肿	93	15（16.1%）
硬膜下脓肿	36	12（33.3%）
硬膜外脓肿	19	14（73.7%）
横窦血栓形成	36	10（27.8%）

*. 患者每个并发症的百分比，也包括其他并发症

改编自 Singh B, Maharaj TJ: Radical mastoidectomy: its place in otitic intracranial complications. *J Laryngol Otol* 1993;107:1113–1118.

表 14-4 颅内并发症的相互关系

并发症	N	脑膜炎	脑脓肿	硬膜外脓肿	硬膜下脓胸	横窦血栓形成
脑膜炎	22	—	—	2	—	1
脑脓肿	93	—	—	3	9	3
硬膜下脓肿	36	—	9	—	—	—
硬膜外脓肿	19	2	3	—	2	5
横窦血栓形成	36	1	3	5	1	—

引自 Singh B, Maharaj TJ: Radical mastoidectomy: its place in otitic intracranial complications. *J Laryngol Otol* 1993;107:1113–1118.

耳炎并发症的发生机制与慢性中耳炎并发症的发生机制不同。我们分别讨论这两个疾病。

（一）急性中耳炎

据评估，85% 的儿童至少经历过一次急性中耳炎事件，这是儿童时期最常见的细菌感染[4]。易感因素包括年龄、男性、接受奶瓶喂养、暴露在日托环境、拥挤的生活条件或在家中吸烟。腭裂、Down 综合征、黏膜异常（如囊性纤维化）、纤毛运动障碍和免疫缺陷等疾病也是个体易患中耳炎的因素。

急性中耳炎是中耳空间的细菌感染，其特征是血管扩张和增殖（外部表现为鼓膜水肿和红斑）、黏膜水肿、渗出、细菌增殖、白细胞浸润和脓液形成。在这里，急性中耳炎仅指在先前正常的中耳中出现的急性感染，而不包括长期存在的中耳炎患者发生的急性临床感染。这种区别强调了急性中耳炎与慢性中耳炎的并发症发生模式不同。

在患病的最初几周，化脓性急性中耳炎主要由 3 种微生物引起，肺炎链球菌、流感嗜血杆菌和卡他球菌，这些菌株分别约占分离株的 30%、20% 和 10%[4]。对于伴有并发症的急性化脓性中耳炎的最佳治疗方法，除了鼓膜切开术和放置通气管外，还包括适当使用抗生素。鼓室穿刺术主要用于获取分泌物培养和药敏，以识别致病微生物，但它也可以减少细菌数量。鼓膜切开术和置管术也提供用于识别所涉及生物体的样本。治疗后，医生应该记录急性中耳炎已完全治愈，如果鼓膜是完整的，可以通过鼓室测压和耳镜检查来完成；如果存在鼓膜置管，可以通过耳镜检查来完成。如果有颅内并发症，应该进行计算机断层扫描（CT）扫描或磁共振成像（MRI）研究。

（二）慢性中耳炎

急性中耳炎主要是中耳感染，延伸到邻近的乳突，而慢性中耳炎反映的是中耳空间和乳突的

炎症和感染，既往健康耳患急性中耳炎持续时间超过 3 周。慢性中耳炎可伴或不伴胆脂瘤。在没有胆脂瘤的情况下，通常存在鼓膜穿孔。第三种类型的慢性中耳炎在患有持续性耳漏的幼儿中是明显的，需长期佩戴专门的中耳通气管。

如果中耳和乳突感染不能消退，黏膜水肿和渗出会增加，黏液腺和分泌物也增加。中耳、上鼓室，以及鼓窦入口和乳突气房之间的间隙黏膜水肿，阻断了正常的通气途径，并减少了氧合和血管分布。同时，阻止药物制剂到达鼓窦和乳突。在射线成像中，乳突气房部分或完全不透明，这反映了通气的减少。

与急性病症相比，慢性中耳炎的变化伴随着特有的细菌学特征。Harker 和 Koontz[5] 在手术中取 30 例分泌物培养了胆脂瘤微生物，并且在 67% 的病例中分离出至少一个厌氧微生物，70% 的病例至少一个需氧微生物，并且两个微生物都有占 50%。在 57% 的胆脂瘤中，培养了多种微生物；在 30% 病例中，鉴定出 5 种或更多种细菌。即使没有临床感染，也经常分离出诸如痤疮丙酸杆菌之类的厌氧菌。然而，具有慢性中耳炎的耳朵很可能携带多种厌氧和需氧细菌。Lampikoski 及其同事[6] 发现，受慢性中耳炎影响的耳部生物膜形成的发生率增加，特别是胆脂瘤患者，这可能导致慢性中耳炎对单独使用抗生素治疗产生耐药性。

在留置中耳通气管的患者中发展的慢性中耳炎，具有不同的细菌菌群。多数情况下，这些病例始于上呼吸道感染或水污染。经一系列事件包括抗生素滴剂治疗、口服抗生素治疗、反复污染、反复分泌物培养和药物敏感性监测，增加患者和医生的挫折感、降低患者依从性和真菌过度生长，经常导致耐药性微生物的发展。最常见的耐药细菌是铜绿假单胞菌、木糖氧化无色杆菌和耐甲氧西林金黄色葡萄球菌，虽然在拭子分泌物培养中鉴定的生物体病原学的重要性尚不清楚[7]，但外耳道、中耳和乳突的真菌感染的成分应该考虑。

二、病理生理学

由于菌血症的原因，在感染的最初几天可能发生与急性中耳炎相关的并发症。或者，细菌可以将感染延伸到新的位置。由于面神经鼓室段骨管缺损，患者可能出现部分或完全的面瘫。如果有预先形成的通路至脑膜或迷路，急性中耳炎患者有发展成脑膜炎、硬膜下脓肿或化脓性迷路炎的风险。此外，发育异常，例如前庭水管扩大或 Mondini 畸形，也存在这种风险。细菌可以沿着先前手术或颞骨骨折留下的通路传播。对于急性中耳炎，没有明显的肉芽组织形成或骨质破坏，并发症是通过血源性传播或沿着预先形成的通路直接延伸而发生的。急性中耳炎的常规药物治疗可以解决中耳炎的问题，并不需要乳突切除术。目前，在急性中耳炎发生之前，了解中耳是否正常是至关重要的。

在慢性中耳炎和乳突炎中，骨骼破坏、肉芽组织形成或胆脂瘤的存在会发生并发症。细菌感染邻近结构常通过乳突感染的直接延伸，以及通过静脉，将感染从乳突传播到相邻结构。直接延伸可以由胆脂瘤或骨炎引起的骨吸收引起，或患者曾行乳突手术已经预先形成通路、颞骨骨折、先天性裂开或其他缺少骨质的途径，则可以在没有骨侵蚀的情况下发生。骨骼被主动吸收的机制可能包括酶促降解、化脓和血液供应减少，但机制尚不完全清楚。

三、诊断

（一）病史

临床医生必须确定何时患者的耳朵治愈并完全正常，以区分急性中耳炎和慢性中耳炎。这是至关重要的，因为细菌学、医学治疗和最可能的并发症各不相同。关键问题涉及①事先评估受累耳，②中耳炎的治疗病史，③症状出现的顺序和严重程度，④近期内耳朵正常的客观证据（如鼓室图，包括耳朵的放射学研究）。

颅内并发症，尤其是脑膜炎、脑实质内脑脓肿和硬膜下脓肿，可以改变患者的意识水平。在 Singh 和 Maharaj 的研究中[1]，15% 的受试者入院时昏昏欲睡、18% 的人昏迷、2% 的人处于昏迷状态。建立这种感觉器官变化的时间顺序，有助于医生区分脑脓肿、脑膜炎和硬膜下脓肿的诊断。脑脓肿需要数周才能发展形成，而脑膜炎和硬脑

第四篇 中耳、乳突与颞骨

膜下脓肿只需数小时到数天就会暴发并进展为昏迷状态。

（二）体格检查

生命体征，尤其是体温，提供了治疗前基数及一个疾病跟踪和治疗过程的参数。但是，如果患者以前接受过口服或非口服抗生素治疗，他或她可以在没有发热的情况下就医。虽然一些颅外或颅内并发症的患者，在整个疾病过程中仍然无发热，但温度曲线可以为许多患者提供有用的信息。

颅内或多发并发症患者，通常比仅患有中耳炎的患者，有更多系统性疾病。可以看出它们具有毒性症状，表现出意识水平降低，可以从嗜睡到完全无反应。可能缺乏局部神经系统体征，虚弱或气色不好。除非存在明显的耳后、颈部或颞部脓肿，否则对耳朵本身的检查，几乎无法确定特定的并发症。

完整的神经系统检查至关重要。临床医生应评估患者的精神状态并评估站位和步态。此外，应该进行 Romberg（双脚并拢）和 sharpened Romberg（脚跟到脚趾）测试。应评估四肢的运动和感觉功能，并应进行完整的脑神经评估，包括评估视力、眼外肌功能、面部神经功能和面部感觉。还应评估眼球震颤是否存在，临床医生应通过辨距困难或轮替运动困难检查，来评估小脑功能。此外，应评估眼跳和平滑追踪。

确定是否存在颈强直至关重要，如果存在，必须寻找 Kernig 征和 Brudzinski 征标志。应使用检眼镜观察视盘，以确定是否存在视盘水肿。

耳科检查应首先评估耳廓的颜色、大小、形状和位置，并与对侧进行比较。临床医生应记录所有的红斑、触痛或流液，以及所有的外伤、抓痕、脱落或突出的迹象。接下来，临床医生应评估耳廓附近的区域并记录所有的肿胀、红斑、触痛、流脓或波动。

应使用显微镜和微吸力装置检查外耳道和鼓膜。如果存在脓性分泌物，则应取分泌物进行培养。临床医生应该记录是否存在水肿，以及它是否主要影响骨性耳道后上部或整个耳道。应该绘制鼓室图，显示所有的穿孔、肉芽组织或上皮碎片以及所有的盾板破坏。气动耳镜检查应确定眼睛的共轭偏差是否明显，这可证明是否有迷路瘘。

鼓膜仅反映中耳的状态，即使怀疑有耳部并发症，也可能出现正常或接近正常的状态。虽然乳突感染始终从中耳感染开始，但在这两个位置化脓可以不同步进行，并且中耳可以在治疗下恢复到正常或接近正常，但乳突可能不会。

我们对鼓窦入口堵塞的问题做了特别的记述。经过几个疗程的抗生素治疗后，中耳看起来恢复正常，而乳突的症状持续存在（见关于隐蔽性乳突炎部分）。当评估可能由急性中耳炎或慢性中耳炎引起的任何感染性疾病的患者时，CT 扫描可以评估是否是鼓窦入口堵塞的原因，即使鼓膜看起来正常。

（三）成像技术

CT 扫描对于怀疑患有中耳炎并发症的所有患者都是必不可少的。CT 是一种快速、可靠的评估中耳和乳突气房状态以及诊断中耳炎颅内并发症的方法[8, 9]。CT 显示中耳、鼓室和乳突结构的骨性细节，以及在炎症过程中，它的气化和混浊变化。CT 可显示合并性乳突炎中进行性去矿作用和气房骨性间隔的丧失，并且可显示覆盖乙状窦、小脑、中耳、乳突和骨迷路骨板的侵蚀。

CT 扫描可以帮助建立特定的原发性耳科诊断（如急性中耳炎、慢性中耳炎、胆脂瘤），它可以帮助临床医生识别几种特定中耳炎及其颅内并发症。据报道，CT 在检测急性中耳炎并发症时的敏感性为 97%，阳性预测值为 94%[10]。除了诊断价值外，CT 扫描在评估治疗结果方面也很有用，它们提供乳突治疗后的基线研究，以便在进一步出现并发症的情况下进行比较。

当患者昏昏欲睡或不稳定时，以及怀疑有颅内并发症时，CT 可能是首选的检查，因为它检查较快，并且在研究期间给医疗团队提供了比 MRI 更好地接触患者的机会。对于患有脑膜刺激征发热、不省人事的患者，CT 扫描（即使没有增强）也是在进行腰椎穿刺以确定脑膜炎诊断之前排除脑实质内脑脓肿或交通性脑积水的适当诊断工具。

然而，当使用 CT 诊断脑炎、脑脓肿、硬膜下脓肿和脑室炎时，静脉内注射（Ⅳ）碘化造影剂是必要的。

MRI 提供敏感成像用于诊断颅内并发症，因为顺磁性造影剂，如钆–DTPA（pentetic acid），可以穿过脑炎或脓肿区域的血脑屏障。MRI 可以很容易地看到脑膜增强，但是在 CT 扫描中没有显示，其中相邻的骨质通常会使脑膜变得模糊。T_2 加权 MRI 可以比 CT 扫描更早地显示来自细微脑部感染的实质内水肿。弥散加权 MRI 也可用于确认颞叶或颅内脓肿形成。当怀疑有中耳炎并发症时，CT 扫描和 MRI 可提供有价值的补充信息。

乳突中的纤维组织是先前（非活动性）慢性中耳炎或之前手术的结果，在 MRI 上增强，并且可能被放射科医师误认为乳突炎。在这种情况下，增强反映了这种纤维组织的血管分布增加，类似于用钆增强血管丰富的鼻甲骨的常规观察。

（四）腰椎穿刺

为了检测脑膜炎，医生必须进行腰椎穿刺，在开始和结束手术时测量脑脊液（CSF）压力。在直接涂片上检查 CSF 的细菌，并测量葡萄糖、氯化物和蛋白质，并与血清中的浓度进行比较。腰椎穿刺应在临床评估、眼底镜检查（注意视盘水肿有时需要数小时才能形成）和 CT 扫描已经排除了显著增加的颅内压后进行，这可能导致在手术期间或手术后小脑疝出。在颅内压升高伴脑脓肿和硬膜下脓肿的情况下，腰椎穿刺是禁忌证。

四、治疗

虽然每种并发症都有自己特定的治疗方法，但某些一般的治疗原则适用于治疗潜在的中耳炎。对于所有患者来讲，潜在的急性或慢性中耳炎的治疗和任何并发症的治疗，均可以使用药物或外科手术，并且可以依次或同时进行。在几乎所有由急性中耳炎引起并发症的情况下，适当的抗生素治疗足以解决中耳炎而无须手术。这通常包括通过鼓室穿刺术或鼓膜切开术进行抽吸。

当慢性中耳炎和乳突炎引起并发症时，最初的抗生素治疗应该使用对厌氧和需氧微生物有效的广谱抗生素。在所有这些病例中，都需要某种形式的乳突切除术。当颅内并发症需要手术治疗时，神经外科医生通常首先进行手术，并且与颞骨治疗分开进行。如果患者的病情允许，可以同时进行乳突切除术。在大多数情况下，除脑脓肿和硬膜下脓肿外，慢性中耳炎及其并发症完全可以通过乳突治疗。当需要进行颅内和耳外科手术时，外科医生必须规划手术的顺序、准备、悬垂铺单和切口，以限制麻醉的持续时间并优化手术。

在这些情况下的乳突切除术受到炎症的阻碍，并且标志可能变得模糊。当没有胆脂瘤与乳突炎时，外耳道壁可保持完整，除非术野暴露不足。在胆脂瘤存在的情况下，优选开放式乳突切除手术[1]。

或者，这些病例可以行完壁式乳突切除术，其中胆脂瘤被减压并且感染被清除。几个月后，在炎症消退后，在明确手术中切除残留的胆脂瘤。炎症消退可以改善胆脂瘤切除的有效性。使用这种方法，通常需要第二阶段操作（第三过程）。

术后随访是对患有急性中耳炎或慢性中耳炎危及生命的并发症的患者，进行常规治疗的重要部分。即使患者反应完好，外科医生也应考虑进行随访 CT 扫描，以便在治疗结束时客观地确认乳突的状态，因为存在复发或出现新的颅内并发症风险。对于经历过横窦血栓形成、硬膜外脓肿、硬膜下脓肿或脑脓肿的患者，建议在治疗后 2~4 周，进行增强 MRI 检查的随访。

五、颅外（颞骨内）并发症

（一）急性乳突炎

当急性中耳炎无法解决时，可能会出现急性乳突炎。根据 Luntz 及其同事的观点[11]，当在耳镜检查中发现急性中耳炎征兆，并且乳突腔中的局部炎症明显（如疼痛、红斑、触痛、耳廓突出）或放射学或手术发现乳突炎症改变共存时，就说明急性乳突炎明显存在。其他作者坚持乳突体检结果和放射学检查结果同时存在，表明有急性中耳炎[12]。

肺炎链球菌是急性乳突炎中最常见的侵袭性

第四篇 中耳、乳突与颞骨

病原体[13-15]。其他常见于急性乳突炎的细菌包括化脓性链球菌、金黄色葡萄球菌和流感嗜血杆菌。美国疾病控制和预防中心建议，在2000年，将包括七价肺炎球菌结合疫苗7（PCV7）作为常规儿科疫苗接种计划的一部分。而PCV7的常规免疫与肺炎球菌肺炎和脑膜炎的发病率降低有关，Choi和Lander[16]发现它没有减少急性乳突炎住院治疗率。近年来，其他作者也报道了急性乳突炎[17]的发病率没有变化，甚至是急性乳突炎发病率有增加的趋势[13]。对此可能的解释是多重耐药性增加，以及S-株肺炎链球菌感染发生率增加因未被七价肺炎球菌结合疫苗覆盖。Ongkasuwan及其同事[18]发现，自PCV7疫苗引入以来，从患有急性乳突炎的儿童中分离的血清型19A的患病率显著增加，而具有19A血清型感染的患者更有可能患有骨膜下脓肿并需要手术干预。2010年，美国食品药品管理局批准在婴儿和幼儿中使用13价形式的肺炎球菌结合疫苗，13价肺炎球菌结合疫苗是针对血清型19A的疫苗接种。这种疫苗对儿童急性乳突炎的发病率和细菌学有何影响还有待观察。

Luntz及其同事[11]针对223例急性乳突炎患者回顾性研究报道了多中心的结果，为该研究提供了宝贵的见解。在这项研究中，28%的患者在诊断时年龄<1岁，38%的患者为1—4岁，21%的患者为4—8岁。虽然1/3的患者在患乳突炎之前，就出现了急性中耳炎的症状和体征，但2/3的患者没有。30%的患者有复发性急性中耳炎病史，其中5%的患者急性中耳炎复发之前有急性乳突炎病史。

1/3的患者在急性乳突炎诊断前48h或更短的时间内表现出症状，另外1/3的患者在急性乳突炎就诊前2~6d有症状。自发性鼓膜穿孔不到1/4，2/3的鼓膜膨隆或红斑。此外，22%的患者入院时出现并发症，其中最常见的是骨膜下脓肿（图14-1），其次是脑膜炎，偶尔还有其他并发症。

尽管有胃肠外抗生素治疗，但入院时无并发症的患者中，有8%在住院期间出现急性乳突炎并发症。最常见的是骨膜下脓肿，有3例患者出

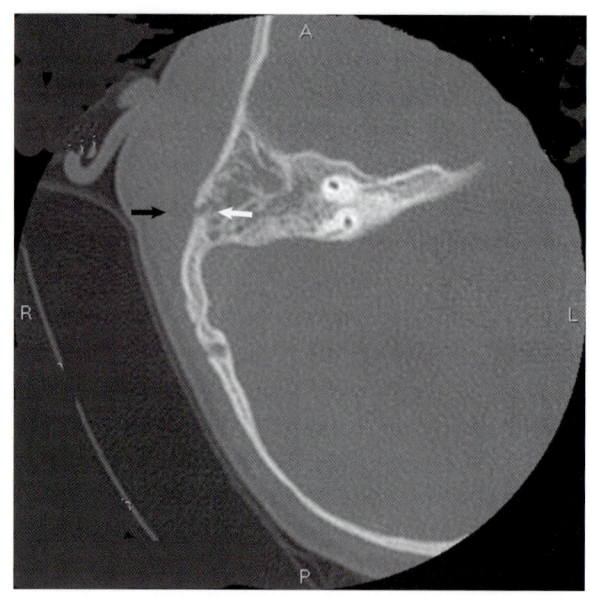

▲ 图14-1 轴向颞骨计算机断层扫描显示乳突的混浊和骨性隔膜尚存
注意皮质骨（白箭）和耳后肿胀及积液（黑箭）

现颅内并发症，2例患者在接受非口服抗生素治疗时出现面瘫。1/3的患者需要进行手术，因为他们在入院时有颅外或颅内并发症，未能表现出令人满意的临床改善，或者在住院期间进行了足够的抗生素治疗后，仍出现并发症。

Bak-Pedersen和Ostri[19]回顾了79名接受乳突切除术治疗急性乳突炎患者的资料。所有患者均在乳突处出现红斑、肿胀和疼痛，与当前或最近的急性中耳炎发作相关，在静脉注射抗生素24~48h后没有改善。该系列的平均年龄为16个月，从急性乳突炎疾病发作（AOM）到入院的平均持续时间为9d。只有1/3的患者表现出来急性中耳炎症状与乳突炎之间的无症状间隔。

上述两项研究均确定急性乳突炎是一种非常年轻化的疾病。此外，他们消除了经典概念，即急性乳突炎仅在3~4周的无症状期后才会发展形成。

van Zuijlen及其同事[20]指出，在荷兰等国家，将抗生素作为治疗急性中耳炎的一线药物是不寻常的，急性乳突炎的发病率远高于常规使用抗生素治疗急性中耳炎的国家。因常规抗生素治疗急性中耳炎的低成本和低过敏反应发生率，必须权衡乳突炎和其他并发症的风险。

（二）融合性乳突炎

1. 病因

有时当急性中耳炎和乳突炎患者持续 2~4 周不好转时，会出现融合性乳突炎。这是一种急性进行性感染，乳突气房的骨质和黏膜出现相应的变化。融合性乳突炎是一种特别影响男孩的疾病，并且大多数患者在感染这种疾病时≤4 岁。细菌毒力和宿主抵抗力降低在其病因学中占重要位置，但乳突发育程度也起着重要作用。患有慢性耳疾病或乳突气化不良的儿童很少发生这种情况。相反，融合性乳突炎倾向于发生在具有乳突气化良好的儿童中，其气房包含许多小的气房空间，并且在儿童中很少有或没有耳科疾病病史。

2. 病理

最初，乳突气房黏膜充血和水肿阻塞了狭窄的入口并破坏了通气。黏膜增厚，纤毛功能受损，阻止中耳通过咽鼓管正常的引流。当炎性细胞积聚时，浆液性渗出物化脓。持续的炎症、充血和化脓性碎屑的积聚，导致静脉淤滞、局部酸中毒和骨性间隔脱钙。发炎骨膜中的破骨细胞活动使骨质软化和脱钙，导致小气房聚结成更大的腔[21]。

3. 病理生理学

随着感染的增加，乳突内的压力升高可能会使感染延伸到乳突范围之外。在严重炎症和感染的情况下，静脉炎和外周静脉炎是常见的，并将感染传播到邻近的脑膜、乙状窦、小脑和颞叶[22]。感染可能延伸到脑膜、乙状窦、迷路或面神经。感染延伸到乳突之外的最常见途径是通过耳后的骨皮质。不太常见的是，它可以延伸到颈部上方的软组织（见 Bezold 脓肿部分），但很少延伸到耳廓的前部和上部软组织，也很少通过侵蚀骨骼或通过静脉炎和周围静脉炎扩散。Go 和同事[23]发现 118 名乳突炎患者仅有 8 名引起颅内并发症。

4. 诊断

融合性乳突炎的症状有化脓性耳漏、发热、毒性反应和耳痛，与无并发症的急性中耳炎症状相同。融合性乳突炎最强烈的历史提示是感染的时间顺序，其中包括流脓或显著的耳痛持续 2 周或更长时间，10~14d 后复发，或在该时间间隔后显著恶化。作为一个群体，与急性中耳炎患儿相比，患有融合性乳突炎的儿童看起来病情较重，具有体温更高和发热持续时间长的特点。年龄较大的儿童可以将疼痛定位于耳后区而不是耳道。最有帮助的体格检查包括乳突触痛、乳突红斑和外耳道壁后上部分下垂。

临床医生应该进行全血细胞计数和血液学研究，然后进行 CT 扫描，通过记录骨性气房壁和气化空间的混浊来确定诊断（图 14-2）。Zevallos 及其同事[24]发现来就诊的儿童中有近 1/4 患有融合性乳突炎，并伴有颅内并发症。如果存在任何颅内并发症的迹象，临床医生应该行增强的 MRI 扫描。

5. 治疗

融合性乳突炎可以药物治疗也可以手术治疗。毫无疑问，采用乳突凿开术放置引流管与适当的抗生素治疗相结合，可以迅速、经济、准确地根除所有感染组织。这种方法是对潜在严重并发症的乳突炎最保守的治疗方法。然而，由于增加的血管分布和肉芽组织大大增加了手术的难度，因此不应轻易进行。另一个考虑因素是 2 岁以下的儿童，气房气化尚未发展到乳突尖端，因此存在手术损伤面神经的风险。作者在 12—24 月龄的儿童中进行人工耳蜗植入手术的经验表明，该年龄组的面部神经不会像通常教学的那样走行，并且面神经损伤的风险在这个年龄段较高。

适当静脉注射抗生素至少 3~6 周也可以治愈大多数没有其他并发症的感染婴儿。特定患者的治疗选择取决于存在的临床因素和区域偏好。在药物治疗结束时，必须证明疾病已被彻底治愈。直到 CT 扫描证明乳突气房不再混浊且中耳正常通气，否则患者应继续接受抗生素治疗。

（三）慢性乳突炎

病因

慢性乳突炎可与长期鼓膜穿孔、胆脂瘤，或者中耳置管后感染引发并发症有关。如前所述，置管引起的乳突炎往往发生在经历过水污染，并行分泌物培养使用多种抗生素滴剂和口服抗生素

第四篇 中耳、乳突与颞骨

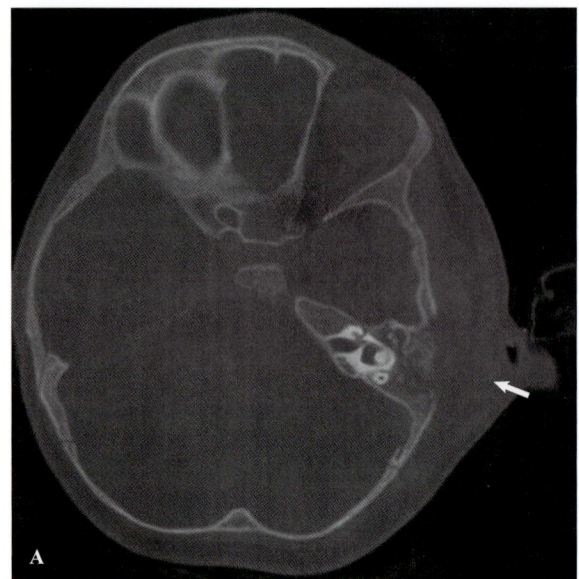

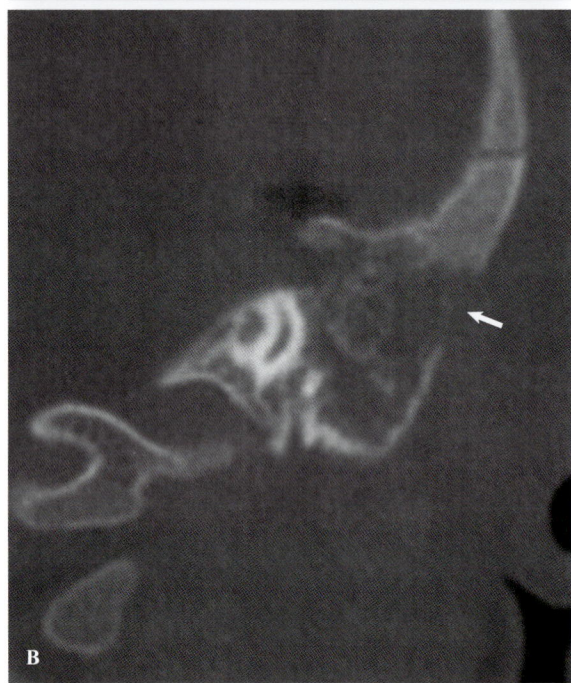

▲ 图 14-2 轴向（A）和冠状（B）颞骨计算机断层扫描显示乳突的混浊与骨性间隔丧失
注意骨皮质和耳后积液（箭）

型的乳突炎引起持续流脓时，使用抗生素并不太可能完全解决。慢性乳突炎需要手术干预才能愈合，感染的胆脂瘤则需要手术切除，不论病程多久。患有鼓膜穿孔的慢性乳突炎患者的并发症可在任何时间发生，但通常在经历数周或数月的耳漏后发生。相反，胆脂瘤通常需要数月或数年才能产生并发症。

（四）隐蔽性乳突炎

伴有肉芽组织形成和骨质侵蚀的慢性中耳炎可以在没有耳漏的情况下发生。尽管鼓膜正常或接近正常，它仍持续存在，这种情况被称为隐蔽性乳突炎，通常发生在接受过多次抗生素治疗的患者身上。在这种并发症中，中耳和大部分乳突对抗生素有反应，但在乳突某处的持续感染的核心区域却没有反应。患者经历慢性但不严重的耳廓和耳后疼痛，以及乳突皮质的轻微叩诊时明确的压痛，并且 CT 扫描显示在其正常乳突中局部发生混浊。手术切除可消除症状。

Samuel 和 Fernandes [25] 描述了 21 例伴有耳后肿胀但鼓膜完整的南非乳突炎患者（19 例患者 < 13 岁），症状持续时间短于融合性乳突炎。乳突切除术中主要发现是充满乳突腔和鼓窦的肉芽组织。鼓膜被描述为充血、暗沉、偏蓝、膨胀

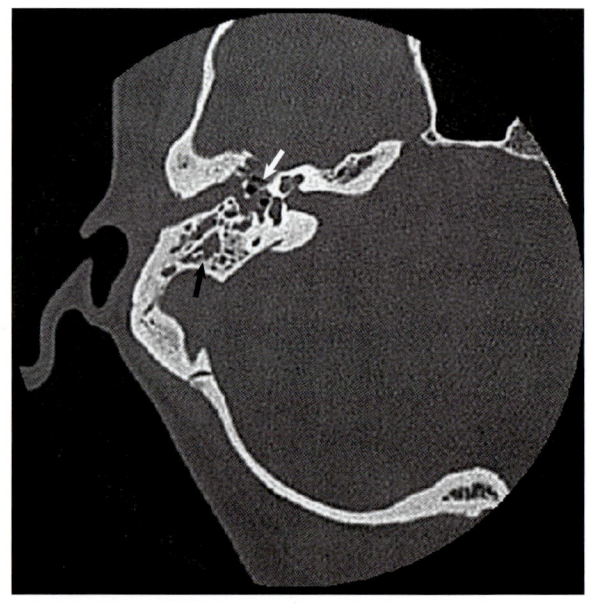

▲ 图 14-3 轴向颞骨计算机断层扫描显示中耳（白箭）和乳突（黑箭）的浊

治疗的幼儿中。当具有穿孔的急性中耳炎发作，并进展为慢性感染病程而没有被治愈或发展成融合性乳突炎时，则发展为鼓膜穿孔性乳突炎。当长期存在未感染的中央穿孔被感染，并延伸到乳突时，就发展成慢性乳突炎（图 14-3）。

虽然胆脂瘤很长时间不会被感染，但它往往会化脓，形成肉芽组织，并侵蚀骨骼。当任何类

第 14 章　颞骨感染的并发症

或内陷。除乳突炎外，10 例患者有耳后脓肿，3 例有 Bezold 脓肿，2 例有面神经麻痹，4 例有颅后窝蜂窝织炎或脓肿。虽然这些病例并不代表隐蔽性乳突炎，但它们表明了一个重要的事实，即临床上显著的乳突炎可能存在但没有化脓性耳漏。有两件事是成功诊断和治疗隐蔽性乳突炎的关键：首先，鼓膜的外观并不总能反映出乳突疾病；其次，慢性乳突炎是一种需要手术的情况，无论鼓膜的外观如何。在这方面，隐蔽性乳突炎的诊断和治疗与由其他原因引起耳痛的乳突炎诊断和治疗没有区别。

（五）耳后脓肿

耳后脓肿是乳突炎最常见的并发症，最常见于伴有急性或融合性乳突炎的幼儿。感染从乳突延伸到骨膜下间隙，这通常发生在骨质破坏后的直接延伸或通过乳突静脉的静脉炎和周围静脉炎。成人颞骨中的微小间隙，构成了 Henle 柱附近的乳突的筛状区域，在新生儿中乳突内部和骨皮质之间存在一系列开放通道。在这些通道关闭之前，感染可以直接从乳突传递到这些幼小儿童的骨膜下间隙。无论如何开始，软组织感染都会导致组织坏死和脓肿形成。周围的软组织表现出增厚、炎症、红斑、触痛和波动。

诊断通常很明显。因为仅乳突的上部是气化的，该过程在乳突上部发展，并且组织水肿和脓肿向下和横向驱动耳廓（图 14-4）。在早期阶段，如果波动不明显，临床医生应该使用影像检查或超声检查以记录软组织内的空气或脓肿腔（图 14-5 和图 14-6）。当乳突炎产生脓肿时，需要紧急行脓肿切开引流。尽管最近报道了用针吸和抗生素治疗耳后脓肿[26]，但最终治疗包括脓肿的切开、引流，以及乳突凿开术。

（六）Bezold 脓肿

在 1913 年出版的《耳部疾病》一书中，Kerrison[27] 将 Bezold 脓肿作为了一种病症进行描述，"它是由骨板穿孔形成乳突尖端内侧的疾病。它可能发生在尖端气房特别大，形成尖端的内壁或内侧壁的骨板非常薄，并且外皮质厚的情况下。通过这种穿孔溢出的脓液从胸骨肌下方向颈部延伸，或者可能被限制在颈深筋膜层之间"。

颈部感染在胸锁乳突肌深处的颈部上方发展为脓肿。如果静脉炎和外周静脉炎将感染传播到同一区域，Bezold 脓肿也可以在没有任何侵蚀或渗透乳突的内外皮质的情况下发展而成。因为婴

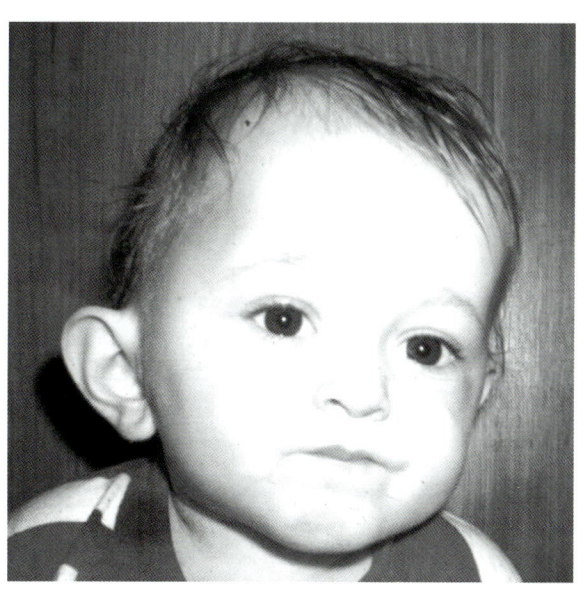

▲ 图 14-4　伴有融合性乳突炎的耳后脓肿

耳廓横向和下方移位（引自 Harker LA: Cranial and intracranial complications of acute and chronic otitis media. In Snow JB, Ballenger JJ, editors: *Ballenger's otorhinolaryngology head and neck surgery*, ed 16, Hamilton, Ontario, 2003, Decker.）

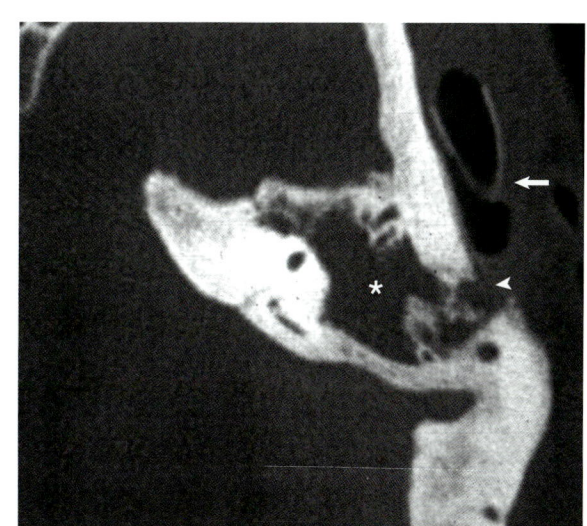

▲ 图 14-5　轴向颞骨计算机断层扫描（软组织）显示脓腔与气体（箭）

注意皮质缺损（箭头），乳突混浊和骨性间隔（*）缺失

第四篇 中耳、乳突与颞骨

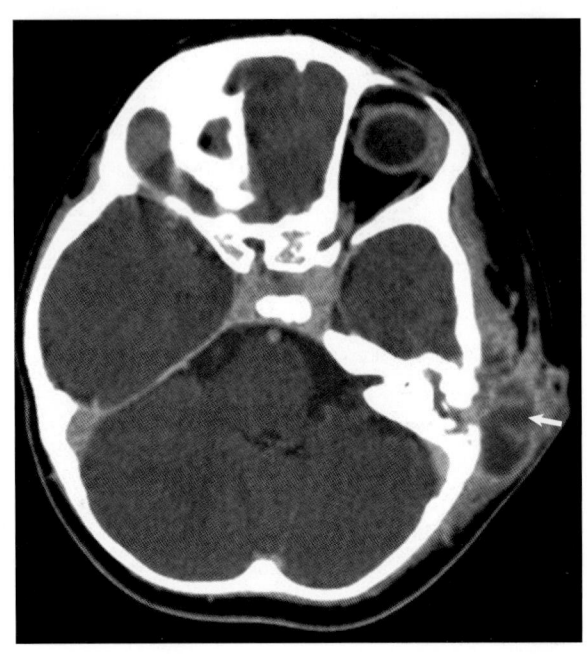

▲ 图 14-6 轴向颞骨计算机断层扫描（软组织）增强对比
注意耳后脓肿与强化的囊壁（箭）

儿乳突气化有限，Bezold 脓肿更常见于气房已扩展到乳突尖的年龄较大儿童和患有慢性乳突炎或胆脂瘤的成人。

通常，Bezold 脓肿的诊断最初不适用于患有颈部上方深部、柔软肿块的年轻患者，因为来自多种原因的淋巴结发炎比较常见。如果病史和体格检查未发现具体病因，临床医生应进行 CT 扫描以识别或排除乳突炎（图 14-7）。

推荐的治疗方法是手术彻底切除乳突病变、引流脓肿，以及切除所有相关的肉芽组织。外科医生应该使用双极电凝、大量抽吸灌注和切割钻，以便充分暴露病变组织并彻底切除。外科医生应该引流乳突和脓肿腔。

（七）颞突脓肿

耳廓上方，甚至耳廓前方的软组织可以被感染并且可以形成脓肿，其可累及乳突颧弓根气房（颞骨的颞突）。与 Bezold 脓肿相似，颞突脓肿可通过颞突气房的骨侵蚀直接延伸形成或通过静脉炎而形成。出现的症状包括颞肌受累引起的牙关紧闭，然而，临床表现可能令人困惑，因为这个位置的脓肿很罕见。建议进行 CT 扫描，以排除乳突炎的来源，还建议进行手术引流。

（八）岩尖炎

岩尖是未发育的（硬化的），含有骨髓，或表现出不同程度的气化，仅在大约 30% 的颞骨中发生[22]。关于延伸到岩尖中并使其不同程度气化的研究，已有很多文献报道。基本上，气化延伸到岩尖的顶点（迷路上，图 14-8），后面（迷路后，图 14-9），下面（迷路下，图 14-10），或在迷路前方（迷路前）。岩尖炎基本上是发生在岩尖的乳突炎。这是罕见的，因为硬化的岩尖或含有骨髓的岩尖的感染并不常见，并且因为气化的普遍性很低。岩尖炎通过乳突感染直接延伸而发展形成，但是乳突可以通过药物或手术治疗而岩尖炎没有反应。就像中耳感染状态和乳突之间存在脱节一样，乳突和岩尖之间也是如此。

感染的病理学表现可以反映在融合性乳突炎中，气房间隔的溶解和聚结，或者它可以类似于慢性乳突炎所见的慢性骨侵蚀和肉芽组织的形成。胆脂瘤很少延伸到顶点。影像学检查通常包括 CT 和 MRI，CT 扫描显示气房间隔的骨质细节以及整个顶点的大小和轮廓（图 14-11），而 MRI 可区分骨髓与黏液或脑脊液。与不对称气化相反，CT 和 MRI 研究对于确定岩尖气房可疑混浊的存在至关重要。当岩尖完全气化时，对侧的小硬化或顶端骨髓可被误解为由液体或感染引起的非气化顶端。

岩尖中感染的症状反映了气房间隔和岩尖周围的结构。尽管乳突气房内的压力增加导致乳突和耳朵区域的疼痛，但是岩尖内的压力增加通常导致眶后区域或颅骨深处的疼痛。岩尖炎的患者可能有反映从岩尖发出至中耳和乳突感染的症状。最常见的症状是 Meckel 腔中邻近的三叉神经节受到刺激，引起的深部或眼眶后疼痛，第Ⅵ对脑神经穿过 Dorello 管时瘫痪，靠近岩尖的第Ⅶ和Ⅷ对脑神经的功能障碍或迷路炎。1904 年，Gradenigo[22] 描述了眶后疼痛，第Ⅵ对脑神经麻痹和耳漏的三联征，后来被称为 Gradenigo 综合征。现今只有少数岩尖炎患者可表现出完整的三联征。

岩尖炎的治疗取决于病程持续时间、严重程度，以及是否存在相关并发症。由于解剖复杂性和需要绕过迷路和颈动脉，岩尖气房疾病不能被

第 14 章 颞骨感染的并发症

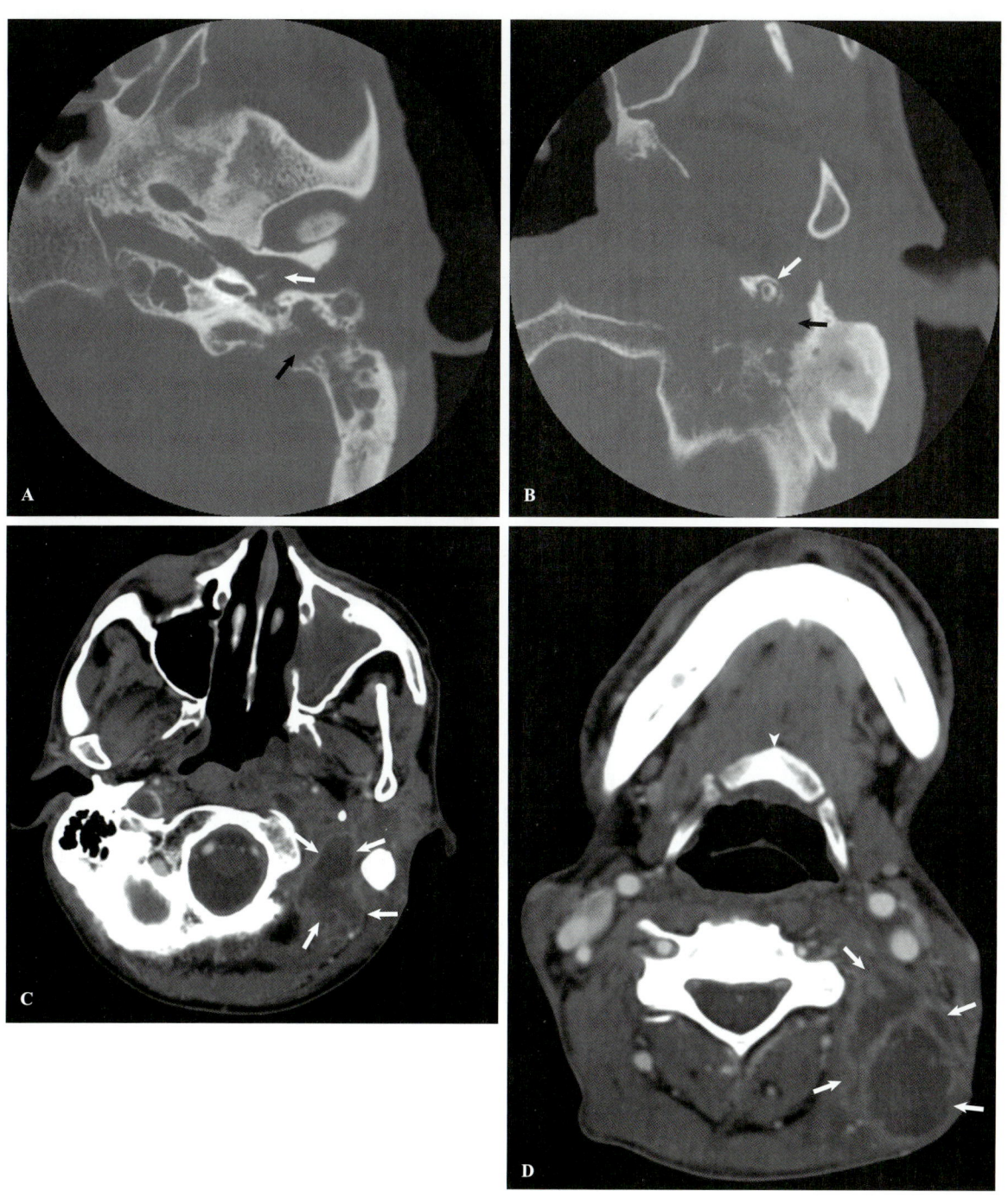

▲ 图 14-7 轴向颞骨计算机断层扫描与 Bezold 脓肿的对比
A. 外耳道和中耳混浊（白箭），还要注意在乳突的下部骨性间隔破坏（黑箭）。B. 在茎突根部水平处的切口（白箭）显示在乳突尖的前部（黑箭）处的骨质破坏。C. 软组织窗显示 Bezold 脓肿，在乳突尖水平处囊壁增强（箭）。D. 可以看到脓肿腔（箭）在颈部向下延伸到舌骨（箭头）的水平

切除。进行引流和延长抗生素使用时间是治疗的一个组成部分，无论行或不行手术治疗。当坏死骨明显时，手术引流是静脉注射抗生素治疗的必要辅助手段。当脓肿形成并且疾病扩散时，即使是部分切除术也可以减少细菌负荷，以便抗生素和宿主防御系统可以控制疾病。

岩尖的手术入路取决于可用的气化通路和所涉及的岩尖部分。在一些颞骨中，可以通过后半

第四篇 中耳、乳突与颞骨

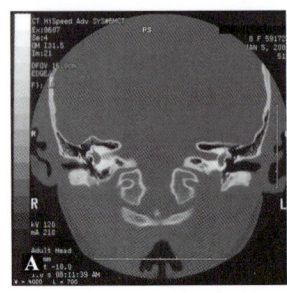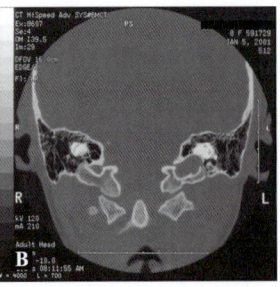

▲ 图 14-8 在前庭（A）和后半规管（B）水平，岩尖通过迷路上气房途径气化

引自 Harker LA: Cranial and intracranial complications of acute and chronic otitis media. In Snow JB, Ballenger JJ, editors: *Ballenger's otorhinolaryngology head and neck surgery*, ed 16, Hamilton, Ontario, 2003, Decker.

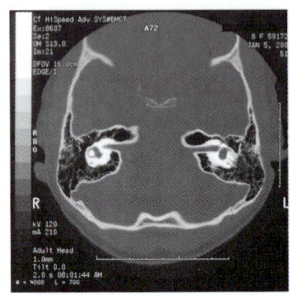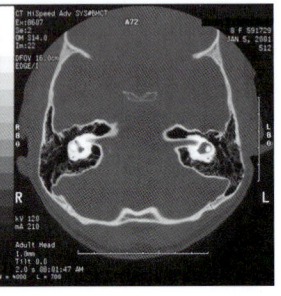

▲ 图 14-9 在内听道和前庭两个层面岩尖气化通过迷路后途径

引自 Harker LA: Cranial and intracranial complications of acute and chronic otitis media. In Snow JB, Ballenger JJ, editors: *Ballenger's otorhinolaryngology head and neck surgery*, ed 16, Hamilton, Ontario, 2003, Decker.

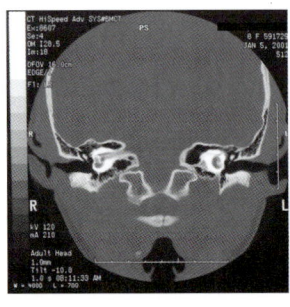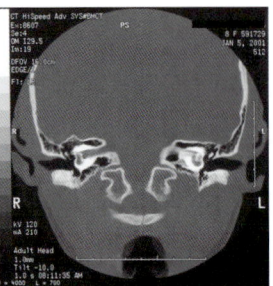

▲ 图 14-10 在内听道水平右颞骨岩尖通过迷路下途径气化

引自 Harker LA: Cranial and intracranial complications of acute and chronic otitis media. In Snow JB, Ballenger JJ, editors: *Ballenger's otorhinolaryngology head and neck surgery*, ed 16, Hamilton, Ontario, 2003, Decker.

规管后面的路径获得；在另一些中，最好的路径是耳蜗下和迷路下入路；在一小部分颞骨中，存在通过气房提供引流的机会，所述气房延伸越过前半规管并穿过"圈中的孔"，穿过前半规管的中心。含有肉芽组织的气房通常可以到达岩尖。Lempert 描述的岩尖前部引流术需要进行根治性乳突切除术，并且目前很少使用。偶尔，有证据表明在岩尖形成骨炎或脓肿，并且通过现有的气房通路有限或不足，可以经颅中窝入路进行暴露，行分泌物培养和冲洗。

（九）迷路瘘管

迷路瘘为覆盖半规管的软骨内骨的侵蚀性丧失，而没有外淋巴液的丢失（区别于外淋巴瘘，本文其他部分已讨论）。上覆保护性骨的破坏，使下层的骨内膜、外淋巴液产生压力或质量诱导的运动，并且通过邻接的内淋巴隔膜，其引起前庭症状并有时有听觉症状。大多数迷路瘘仅累及外半规管。然而，在少数情况下，这些破坏可以累及上或后半规管、前庭或耳蜗。

这种骨吸收几乎完全是继发于胆脂瘤，并且在 Gersdorff 及其同事的大型系列研究中，7% 的胆脂瘤发生迷路瘘[28]。也有的报道了更高的百分比，但实际发病率很难确定。由胆脂瘤引起的迷路瘘的大多数报道来自三级医疗转诊中心，其中包括许多大型或以前手术的病例，可能会影响到患病率。回顾化脓性中耳炎并发症的研究，通常不包括迷路瘘病例，因为许多病例未被感染，或者它们不会引起明显症状，仅在手术时被发现。胆脂瘤引起这种骨质侵蚀的机制尚不完全清楚。可以说，致密软骨内骨的去矿作用首先出现，骨质的破坏随之而来，因此外淋巴及其周围的骨膜与上覆的胆脂瘤基质之间的骨骼越来越少。随着骨骼变薄，可以在手术中观察到与下半规管腔平行的"蓝线"，因为沿蓝线的照明光不再从致密骨反射，而是被吸收到下面的液体中。

Manolidis[29] 回顾了 111 名 Texas 市中心迷路瘘管患者的病例，并评估他们共存的并发症。有两个关联很明显：首先面部神经受累的患者与

第 14 章 颞骨感染的并发症

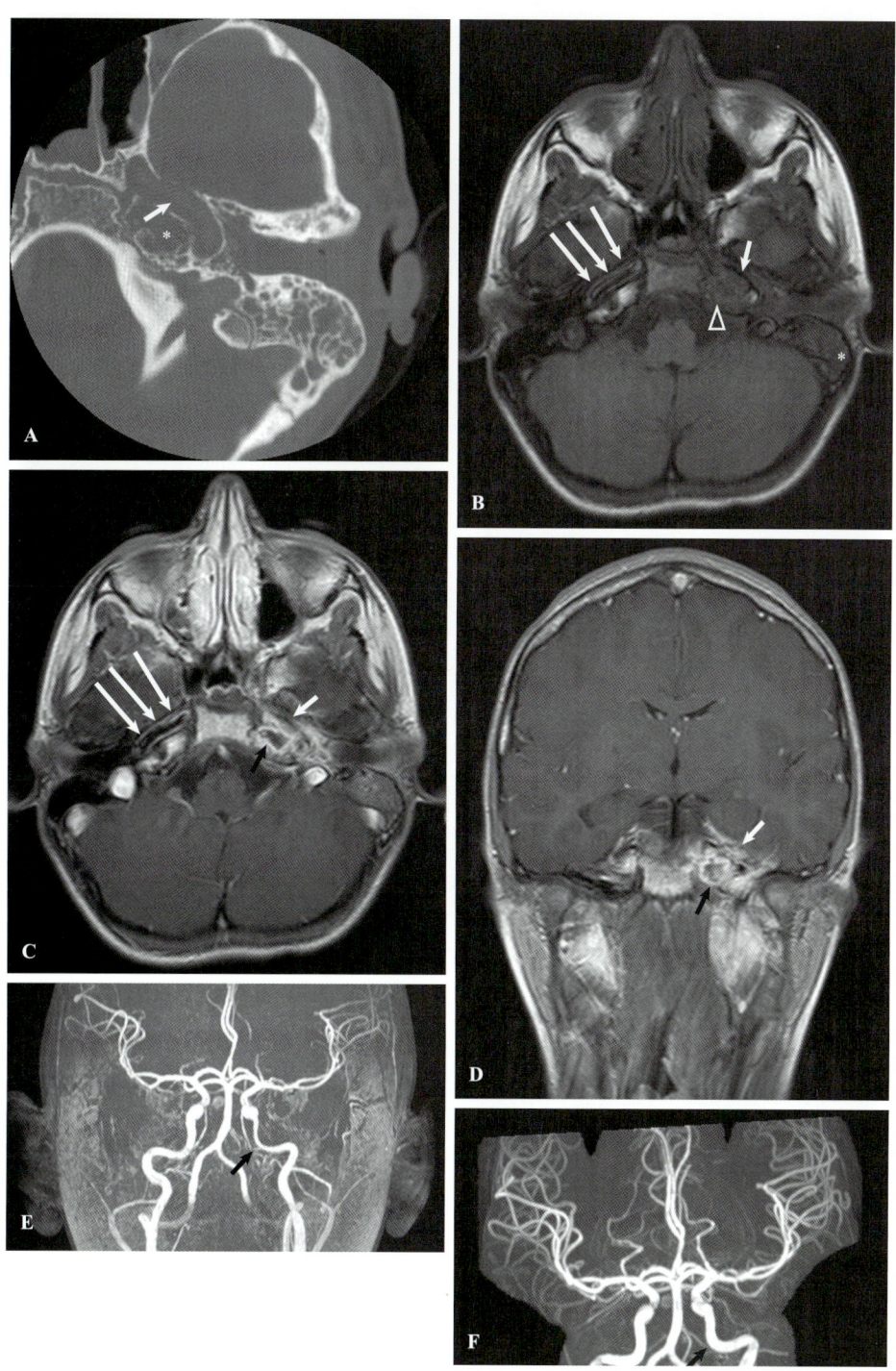

▲ 图 14-11 左侧岩尖炎患者的影像学表现

A. 轴向颞骨计算机断层扫描显示左侧岩尖炎。注意岩尖的混浊与骨间隔破坏（*）。在这项对比研究中也可以看到颈动脉的破坏和颈动脉的狭窄（箭）；B. 轴向非对比增强 T_1 加权磁共振成像（MRI）显示乳突混浊（*）。左侧岩尖也是不透明的（空心箭头），与右侧看到的明亮脂肪信号形成鲜明对比，注意左侧颈内动脉的狭窄口径（颈内动脉，短箭）与右侧的颈内动脉（箭）相比；C. 轴向对比增强 T_1 加权 MRI 显示左侧岩尖的低信号，周边对比度增强（黑箭）与炎症一致，注意左侧颈内动脉（短箭）的窄口径与右侧的颈内动脉（箭）相比；D. 冠状对比增强 T_1 加权 MRI 显示左侧岩尖的低信号与周边对比度增强（黑箭），注意与岩尖相邻的硬脑膜和颞叶增强（白箭）；E. 治疗前患者的 MR 血管造影（MRA）显示左侧岩部颈内动脉变窄（箭）；F. 随访 MRA 显示在缩小分辨率（箭）后颈内动脉的正常口径胆脂瘤有关，或者60%的患者面神经功能性损伤是由胆脂瘤引起的，其次是骨管缺失发生率为39%。这些病例大多数是二次手术，每位患者平均手术为2.6次。尽管数据因修订手术的数量而有所偏差，但外科医生应认为，每当怀疑有外半规管瘘时，面神经管受到侵蚀，并且面神经与胆脂瘤直接接触，他们应该考虑这类患者骨管缺失的可能性，特别是那些曾经进行乳突手术的患者。

大多数伴有症状和体征的胆脂瘤患者接受了医学治疗。迷路瘘引起的症状主要是前庭症状。患者主诉为短暂的不平衡、失衡或眩晕，但大部分时间均处于正常平衡状态。有些人可能会通过推动他们的外耳道（如用毛巾）来造成瞬间不平衡，或者他们已经注意到响亮的声音刺激会引起短暂的头晕或眩晕（Tullio 现象）。

在可疑病史之后，主要的诊断操作是瘘管测试。临床医生用气动耳镜封闭外耳道，然后轻轻地增加和减少外耳道压力，使压力变化通过完整的或穿孔鼓膜从外耳道传递到中耳和乳突气房。在这个过程中，要求患者将眼睛固定在基本位置，并且医生观察患者的眼睛是否有偏离该基本位置的情况。在正常耳朵的情况下，不会引起眼球运动或症状。对于外半规管瘘患者，增加外耳道压力引起外半规管骨内膜的压迫，以及内淋巴液流动导致眼睛的共轭偏离压迫侧，这是瘘管征阳性。在测试中，减少外耳道压力导致共轭偏向测试耳。在压力改变期间，患者可以主观地观察到环境的运动或轻微的恶心。

瘘管测试结果报道显示只有55%~70%的外半规管侵蚀患者呈阳性，但如果阳性，则可靠性高，便于手术计划和执行[30,31]。CT扫描（图14-12）也提示迷路瘘的术前证据，以及骨骼算法通常记录外半规管的骨侵蚀，并有其他提示胆脂瘤的迹象。

迷路瘘的治疗解决了潜在的胆脂瘤。当其他更严重的并发症存在时，他们的治疗会取代瘘管。是否去除外耳道进行开放式乳突切除术或将耳道壁保留行完壁式乳突切除，取决于外科医生完全根除胆脂瘤的能力和颞骨气化程度（充足的空间），以及外科医生确信自己可以从瘘管部位完全切除胆脂瘤基质。无论是使用完壁式还是开放式技术，都先完成手术，将瘘管部位留在最后处理。

外科医生确定实际瘘管的蓝线和其两侧的相邻薄骨层。分离基质和骨内膜的平面被展开，并且在高放大率下，可很好地止血和持续冲洗，使用比半规管本身更宽的扁平解剖器，从下面的骨内膜轻轻地剥离基质。精细的微创操作抬升了胆脂瘤，便于观察和将其移除。如果骨内膜撕裂，最好清除相邻的基质并终止手术。如果成功取出，则将一小块组织或成形的骨头盖放在该部位上，并用纤维蛋白胶或覆盖物固定。在某些情况下，特别是对于大瘘管，最好进行开放式手术并使筋膜覆盖瘘管，形成乳突腔衬里[30]。

尽管与外耳道传递的压力相关的症状可持续一段时间，但去除瘘管通常可改善前庭症状。由于没有骨质保护阻止来自外耳道压力变化压迫内淋巴，所以瘘管体征持续存在，直到骨再生发生。所累及耳朵的听力丧失和现有听力的恶化是该过程始终伴随的风险，但据报道，这些风险在不到20%经仔细治疗的瘘管病例中发生[19]。

（十）面神经麻痹

面神经麻痹可由无胆脂瘤或有胆脂瘤的急性中耳炎、慢性中耳炎引起。由于面神经管的先天性缺失，肉芽组织或胆脂瘤侵蚀，使细菌到达神经。面神经功能因炎症肿胀或化脓性神经失能而丧失。如果水肿持续，可能出现轴突断裂。

在幼儿中，急性中耳炎引起的面瘫常常是不完全的，可能只发生在中耳近镫骨水平有先天性面神经管裂的婴儿。这些病例的面神经损伤症状很少持续超过3周，即使存在完全麻痹。

没有胆脂瘤的慢性中耳炎引起的面神经麻痹通常累及镫骨附近面神经的水平段[32]。在这些情况下，面瘫的临床过程更容易延长，从轻微无力逐渐进展到完全瘫痪，但是有时很快进展至完全瘫痪。胆脂瘤引起的面神经麻痹可导致面神经管水平段的广泛侵蚀（图14-13），这在大的、未感染的原发性胆脂瘤中尤为常见。糜烂性胆脂瘤可

第14章 颞骨感染的并发症

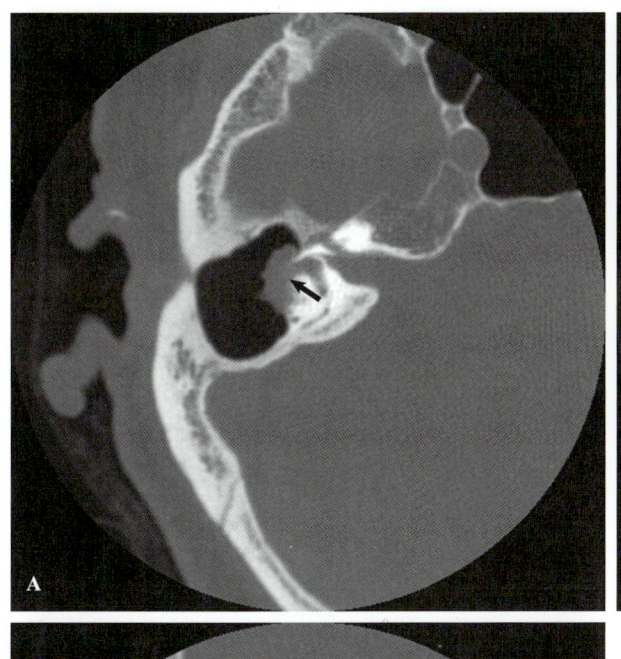
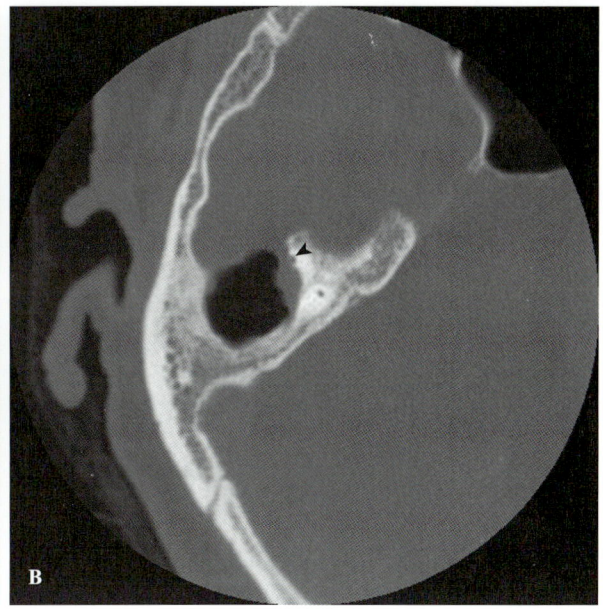
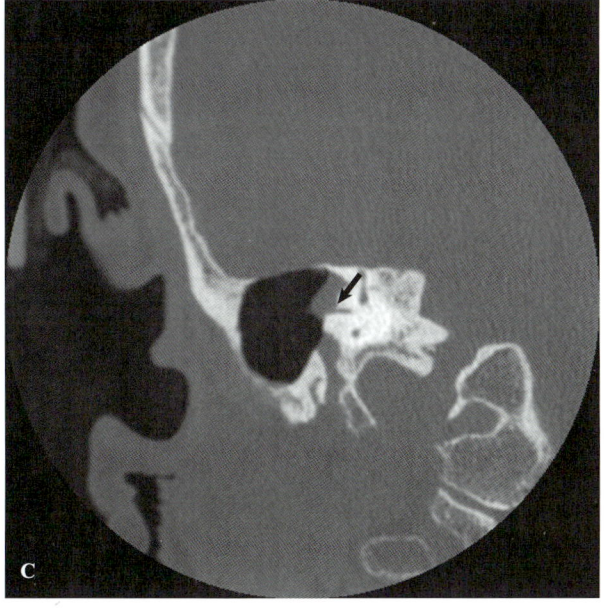

▲ 图 14-12 轴向颞骨计算机断层扫描（CT）A. 乳突腔中的软组织密度侵蚀到水平半规管（箭）；B. 前半规管（箭头）的前脚。C. 冠状颞骨 CT 扫描显示水平半规管的破坏（箭）

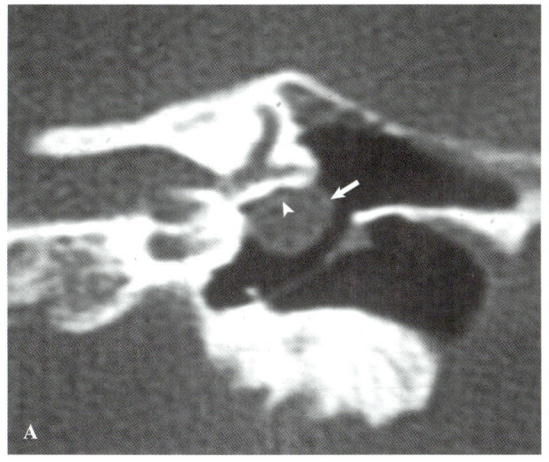
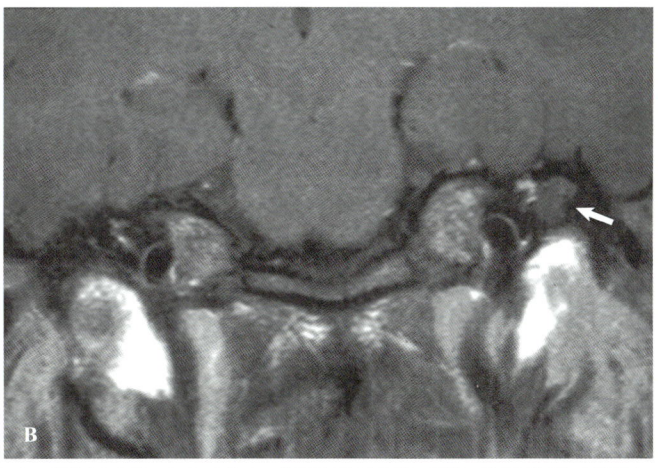

▲ 图 14-13 冠状位颞骨计算机断层扫描（A）和 T_1 加权磁共振成像（B）显示，侵蚀面神经管（箭）的胆脂瘤（箭头）

使面神经暴露于颞骨中的任何部位并可导致瘫痪。在这些情况下，面瘫的发作通常是渐进的，并且有时进展如此缓慢，以至于患者数月都没有就医。当面部麻痹发作缓慢时，手术治疗后面瘫持续存在的可能性更大。

当急性中耳炎引起面瘫时，适当的抗生素治疗可能是恰当的治疗方法，使用引流脓性分泌物和减少细菌数量的鼓膜切开术也是被推荐的。当慢性化脓性中耳炎（伴或不伴胆脂瘤）出现面神经麻痹时，外科医生应该去除围绕神经的感染，作为乳突切除术的一部分。外科医生逐渐去除从神经近端至远端覆盖的肉芽组织或胆脂瘤，使其不受慢性感染的影响。应使用金刚钻头小心地移除患病部分两侧的面神经管骨质。外科医生使用扁平的钝器从神经中分离慢性炎症组织，同时用小吸头吸起患病组织，可能需要使用锐利的器械来将炎性组织与神经外膜分开。由慢性化脓性中耳炎引起的面神经麻痹，手术减压的效果主要取决于神经在手术前是否已经完全退化，在面部麻痹发作后 1 周内进行手术减压，其结果有显著改善[33]。

（十一）急性化脓性迷路炎

细菌入侵迷路总是迅速导致听觉和前庭功能的完全丧失（图 14-14）。通常，急性中耳炎通过弱化或开裂的前庭窗膜进入迷路，如先天性迷路畸形、Mondini 畸形和前庭导水管扩大，以及经历过镫骨手术的患者。尽管尚未证实，化脓性迷路炎可能是 Mondini 畸形儿童单侧耳聋的常见致病机制，并且这些儿童还有其他风险。通向迷路内侧的内听道的孔也可能是薄弱的或开裂的，并且那些孔和耳蜗导水管可能使细菌感染从迷路进入脑膜，反之亦然。目前尚不清楚化脓性迷路炎引起脑膜炎的概率，或脑膜炎随后引起细菌性迷路炎的概率，但两者都可能发生，特别是患有先天性迷路异常的特殊儿童群体。

通过外半规管瘘细菌直接侵入迷路是急性化脓性迷路炎的另一个原因。在这种情况下，胆脂瘤基质下面受感染的肉芽组织直接位于骨内膜及其下面的外淋巴上。引起迷路炎的细菌是潜在急性中耳炎或胆脂瘤中的细菌。

急性化脓性迷路炎的主要诊断依据是临床症状，如耳鸣和头晕可迅速发展为旋转性眩晕，苍白、发汗、恶心和呕吐，指向对侧耳朵的迅速眼球震颤并伴随着眩晕。在最初数小时后，自发性眩晕和眼球震颤逐渐减轻，并且在接下来的数天内症状持续改善。在后续的 2～3 周内，发生中枢神经系统代偿，平衡恢复正常或接近正常。耳鸣常常减轻，但听力完全丧失。

当急性中耳炎或慢性中耳炎患者出现典型临床表现和诱发情况时，无须进行特定的诊断性研究。虽然临床过程不可逆转，但建议在 10 天内进行适当的抗生素治疗，以消除迷路感染并防止向脑膜扩散。其他治疗措施由潜在的中耳炎情况决定，但在急性中耳炎继发的迷路炎中不需要行迷路切除术。

（十二）脑膨出和脑脊液漏

当与急性中耳炎或慢性中耳炎共存时，脑膨出（脑疝、脑真菌、脑膜脑膨出）、脑脊液漏与颅外或颅内并发症有关。其可能出现 3 种不同的临床模式。

自发性脑脊液漏有时伴有鼓室缺陷或者有乳突气房缺陷。May 及其同事[34]、Lundy 及其同事[35]等已经报道了 50 多名先前未接受过耳科手术的患者。在这些患者中，70%～80% 的患者年龄超过 45 岁。缺陷的直径范围为 2mm 至 2cm，有时是多个部位。通常，脑膨出通过缺损部位突出（图 14-15）。这些老年患者为什么硬脑膜破裂会出现脑内容物突出和脑脊液漏，尽管 Jackson 及其同事[36]已经提出衰老、颅内压增高、炎症、蛛网膜肉芽增生，以及辐射起一定作用，但尚未达成一致。由于听力损失继发于中耳积液或脑膨出使听小骨移位，患者经常去看医生。鼓膜切开术和放置通气管表现为大量水样耳漏，脑脊液检测呈阳性。其他患者可出现脑膜炎的症状和体征，并且这些患者中的许多人都曾经历过一次或多次该疾病的发作。

当胆脂瘤和肉芽组织侵蚀乳突与颞叶、小脑、硬脑膜分开的骨板时，将发生继发于慢性中耳炎

第 14 章 颞骨感染的并发症

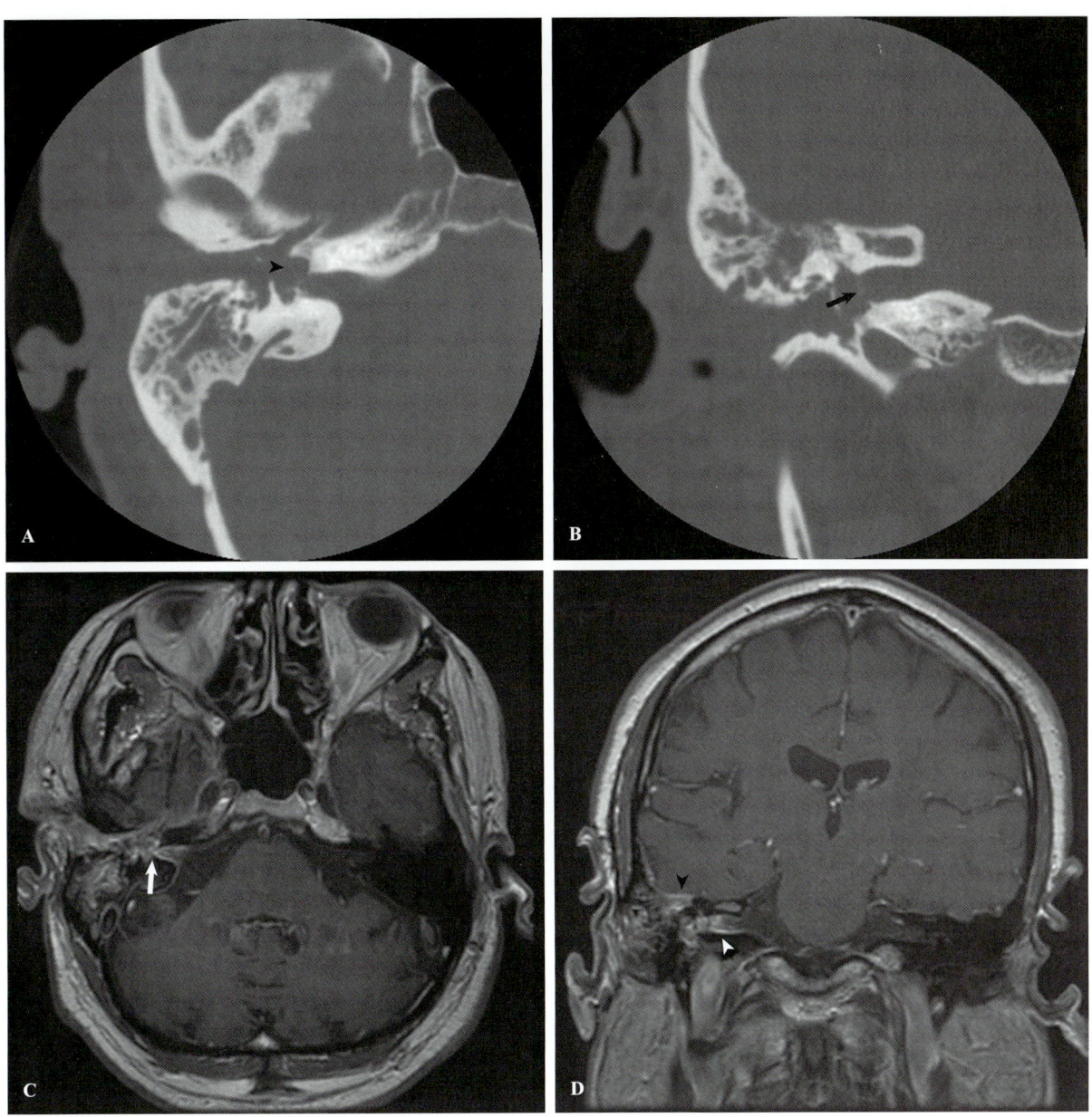

▲ 图 14-14 急性化脓性迷路炎的影像学表现

A. 轴向颞骨计算机断层扫描（CT）扫描显示，慢性乳突炎伴乳突、外耳道和中耳混浊，注意前庭的侵蚀和受累（箭头）。B. 冠状位颞骨 CT 扫描显示，内听道底部的侵蚀和受累（箭）。C. 轴向对比增强 T_1 加权磁共振成像（MRI）显示中耳、前庭和内听道（箭）增强。D. 冠状位对比增强 T_1 加权 MRI 显示，颞叶硬脑膜（黑箭头）和内听道（白箭头）增强

的脑膨出和脑脊液漏。乳突和鼓室天盖受累比小脑板更常见。胆脂瘤必须存在数月至数年才能造成这种程度的骨侵蚀、脑脱垂和硬脑膜糜烂。

创伤性脑膨出和脑脊液漏是最常见的情况。虽然这些病例中的少数是由于颞骨骨折而发生的，但大多数是外科手术创伤所致，例如当手术切除部分鼓室盖或小脑板时，硬脑膜暴露并且有时受到创伤。在这些情况下，疾病过程和手术可能导致骨和硬脑膜创伤、促进脑膨出、脑脊液漏和颅内并发症的发展。Manolidis[37] 报道了来自市中心人口的 29 例此类疾病患者。超过 80% 的患者有胆脂瘤，50% 的患者曾接受过一次或两次手术，所有患者均有硬脑膜疝和脑膨出，但只有 1 例患有脑脊液漏。还发现有一部分患者有迷路瘘、化脓性颅内并发症和相关的面瘫。

骨缺损的大小和脑疝的体积是选择手术入路

第四篇 中耳、乳突与颞骨

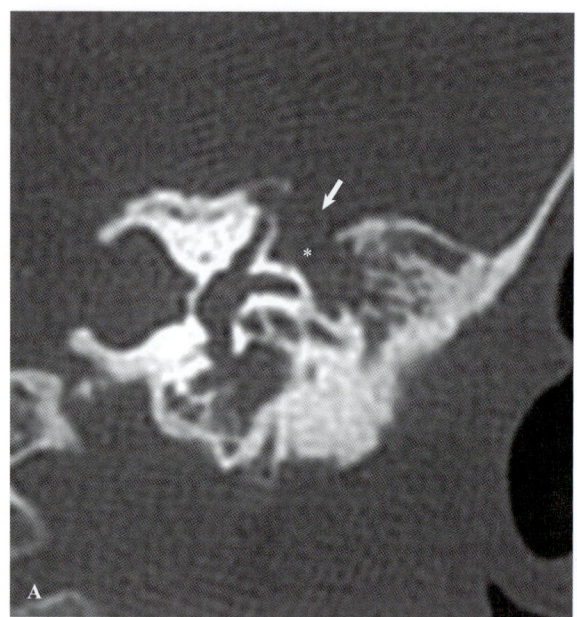

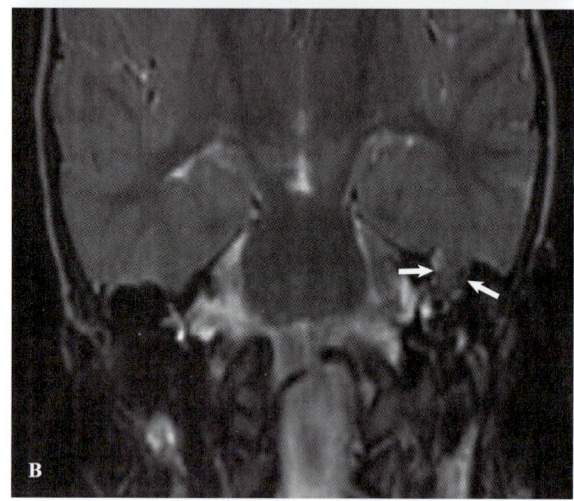

▲ 图 14-15 **A.** 冠状位颞骨计算机断层扫描显示，脑膨出（*）穿过鼓室盖缺陷（箭）。**B.** 冠状 T_2 加权磁共振成像显示脑膨出（箭）

的两个重要因素。小缺陷可通过乳突入路修补完全，通过颅中窝入路与乳突入路相结合修复多个和更大的缺损。（Jackson 及其同事[36]写了一篇关于这个主题的精彩评论。）

颅中窝入路可很好地暴露鼓室盖缺陷，并提供了修复硬脑膜缺损的途径。颞肌筋膜移植物用于修复硬脑膜，硬脑膜通常非常脆弱。骨缺损可以从开颅皮瓣的内侧取出劈开的颅骨进行骨移植修复，它的形状比骨缺损大，并且放在颅脑表面，以便它可以支撑大脑。另一种修复鼓室盖缺陷的技术为使用羟基磷灰石水泥，颅中窝的底部可以重建，并且可以做到密封防水，但必须注意避免水泥与听小骨接触，否则会导致传导性聋。

六、颅内并发症

（一）脑膜炎

由于针对常见致病微生物的免疫接种，急性中耳炎和慢性中耳炎引起的脑膜炎发病率急剧下降。20 年前，几乎所有的耳源性脑膜炎病例均由流感嗜血杆菌和肺炎链球菌引起。在 20 世纪 80 年代早期，流感嗜血杆菌 B 型疫苗接种成为美国常规儿科免疫接种的一部分后，流感嗜血杆菌脑膜炎急剧减少，现在几乎已经消失。如今，13 价肺炎球菌结合疫苗（PCV13）是一种在幼儿中接种的有效多价肺炎球菌疫苗，在美国也是常规的儿科免疫接种，在最易感的年龄组（年龄＜ 2 岁组）中，类似的耳源性链球菌脑膜炎减少。在任何一个国家，脑膜炎作为化脓性中耳炎并发症的发生率，与针对这两种细菌的免疫接种率成反比。

过去，脑膜炎是急性中耳炎和慢性中耳炎最常见的颅内并发症。在 Gower 和 McGuirt[38] 的 100 例急性中耳炎和慢性中耳炎颅内并发症患者中，76 例患有脑膜炎，其中 53 例患者年龄＜ 2 岁。在这一年龄组中，大多数病例是在急性中耳炎期间，通过血源性感染传播的。有时，这些患者的中耳炎并发症没有列入记录报道中[1, 39]，在这些报道中，中耳炎引起的脑膜炎发生率很低。

使脑脊液漏进入中耳腔的因素也易于引起细菌性脑膜炎的发展或复发。脑脊液耳漏是纵向颞骨骨折的硬脑膜撕裂后的常见并发症。有或没有脑膨出的鼓室盖先天性缺陷，也可伴有脑脊液漏入上鼓室和中耳，在乳突手术期间可出现颅后窝或颅中窝硬脑膜损伤而未被发现。综合征性或非综合征性先天性镫骨固定，Mondini 发育不良和前庭水管扩大的患者，也有中耳细菌扩散到脑脊液的风险。该途径可能是显而易见的，例如当在镫骨手术期间发现"外淋巴喷射"时，或者它可能更微小，例如当圆窗或前庭窗、内听道和耳蜗导水管发生微小的破坏时。如果急性中耳炎使创伤性镫骨脱位或外淋巴瘘等病症复杂化，进展为急性化脓迷路炎，即使中耳和迷路解剖正常的人也可能发生脑膜炎。

脑膜炎的主要症状是严重头痛、恶心和社交恐惧。患者倾向于安静地躺着，出现畏光和总体感觉过敏。患者的意识水平可能从正常到无反应不等。发热是普遍的、高的、持续的。颈部弯曲、颈部强直和疼痛是不祥的主要体征，异常的腹部反射加强了临床印象。Brudzinski 征时，头部被动屈曲于胸部，随后使大腿和两腿不自主屈曲。在 Kernig 征时，患者处于仰卧位，大腿弯曲成直角，并且由于腿部肌肉的痉挛，在膝盖处被动伸展时产生疼痛和阻力。眼底检查可能会发现视盘水肿。

当怀疑脑膜炎时，CT 扫描可以排除脑脓肿、脑炎或硬膜下脓肿的存在，并可以确定腰椎穿刺是否安全（即颅内压不会过度增加）。从腰椎穿刺的脑脊液检查鞘内压、细胞、细菌、葡萄糖、蛋白质、氯化物和其他因素。在疾病过程早期脑脊液压力增加，并且随着血清值的进展，蛋白质和葡萄糖浓度也会增加，但直到疾病晚期才出现细菌。

当脑膜炎由急性中耳炎或化脓性迷路炎引起时，鼓膜切开术和适当的抗生素治疗就足够了，并且没有指明需要手术。然而，当脑膜炎由慢性中耳炎和乳突炎引起时，必须行乳突切开排脓。有证据表明，除抗生素外，用地塞米松治疗社区获得性肺炎球菌性脑膜炎的成人，可能会降低不良后果的发病率[40, 41]，并且可将这些有益效果用至患有耳源性脑膜炎的患者。当耳源性脑膜炎伴有严重的同侧感音神经性听力损失时，通过迷路感染脑膜的途径是明显的。如果受累耳的感音神经功能仍然存在于患者的预防性基线中，则是迷路外途径。一些严重急性中耳炎患者因相关的浆液性迷路炎而出现部分感音神经性聋，这种部分损失可能是可逆的。尽管患者在腰椎穿刺前已经进行了 CT 扫描，但还应进行增强 MRI 检查，以排除是否存在其他颅内并发症（图 14-16）。患者的神经系统状况决定了手术的时机，并且一旦患者病情稳定就应该进行乳突切除术。脑膜炎是急性或慢性中耳炎最严重的并发症之一，慢性中耳

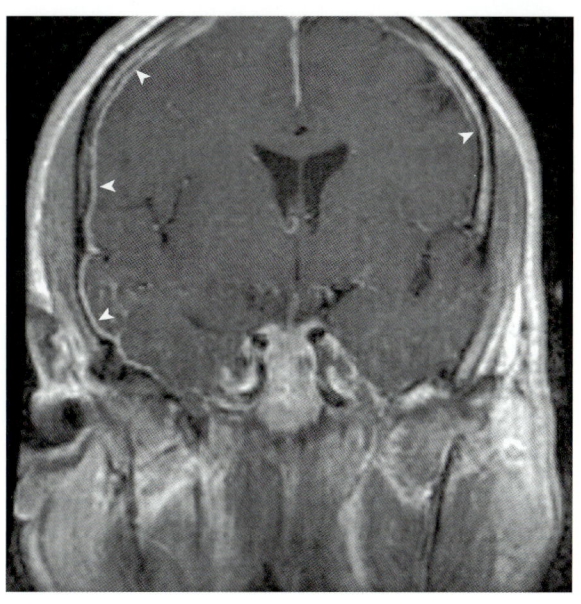

▲ 图 14-16 对比度增强的冠状位磁共振成像显示，耳源性脑膜炎引起的硬脑膜增强（箭头）
由 Head and Neck Archive, Advanced Medical Imaging Reference Systems(AMIRSYS), Salt Lake City, UT. 提供

炎和乳突炎引起的致死率高于 2 岁前由急性中耳炎引起的血源性并发症的致死率。

（二）脑脓肿

过去 20 年，几乎所有来自北美和西欧的报道显示，脑实质内脑脓肿的发病率和死亡率大幅下降。然而，非洲和亚洲使用新成像技术的优秀报道记录了诊断和治疗的改进，并改进了手术治疗的某些方面。在 1981—1994 年间，Yen 及其同事[42]在一家台湾医院看到 122 例患者的一系列研究显示，耳源性原因是脑实质内脑脓肿的第三大常见原因，发绀型先天性心脏病和头部受伤或神经外科手术导致的脓肿的原因排名前二。75% 的脓肿发生在男性患者中，主要是社会经济地位较低的个体。在 20 世纪 90 年代，来自印度、土耳其和南非的 4 份报道讨论了 149 名患有耳源性脑脓肿的患者[1, 2, 43, 44]。急性中耳炎和慢性中耳炎引起的脓肿几乎总发生于中耳炎的同侧，并且在颞叶和小脑几乎相同。近 3/4 继发于胆脂瘤，50% 发生在 10—20 岁，2/3 影响男性患者。

当细菌在从乳突通过静脉通道进入相邻脑实质时，脑脓肿就开始了。细菌进入皮质或白质后的第一个事件是多晶型物质迁移到局部毛细血管，

第四篇 中耳、乳突与颞骨

伴内皮肿胀和局灶性脑炎。在这个阶段，仅通过静脉注射抗生素就可以成功地控制疾病。随着时间的延长，组织水肿、出血和坏死，并形成脓肿。小脑脓肿的大小可能变化很大，通常呈不规则的形状，并且通常是多囊的。起初，囊肿壁很薄，但随着时间的推移，囊壁变得更加坚硬，很容易从下层的水肿脑组织中剥离[45]。

除了反映一般颅内败血症的症状和体征外，小脑脓肿常伴有粗糙的水平性眼球震颤、辨距不良、轮替运动障碍或行动震颤。颞叶脓肿（图 14-17）

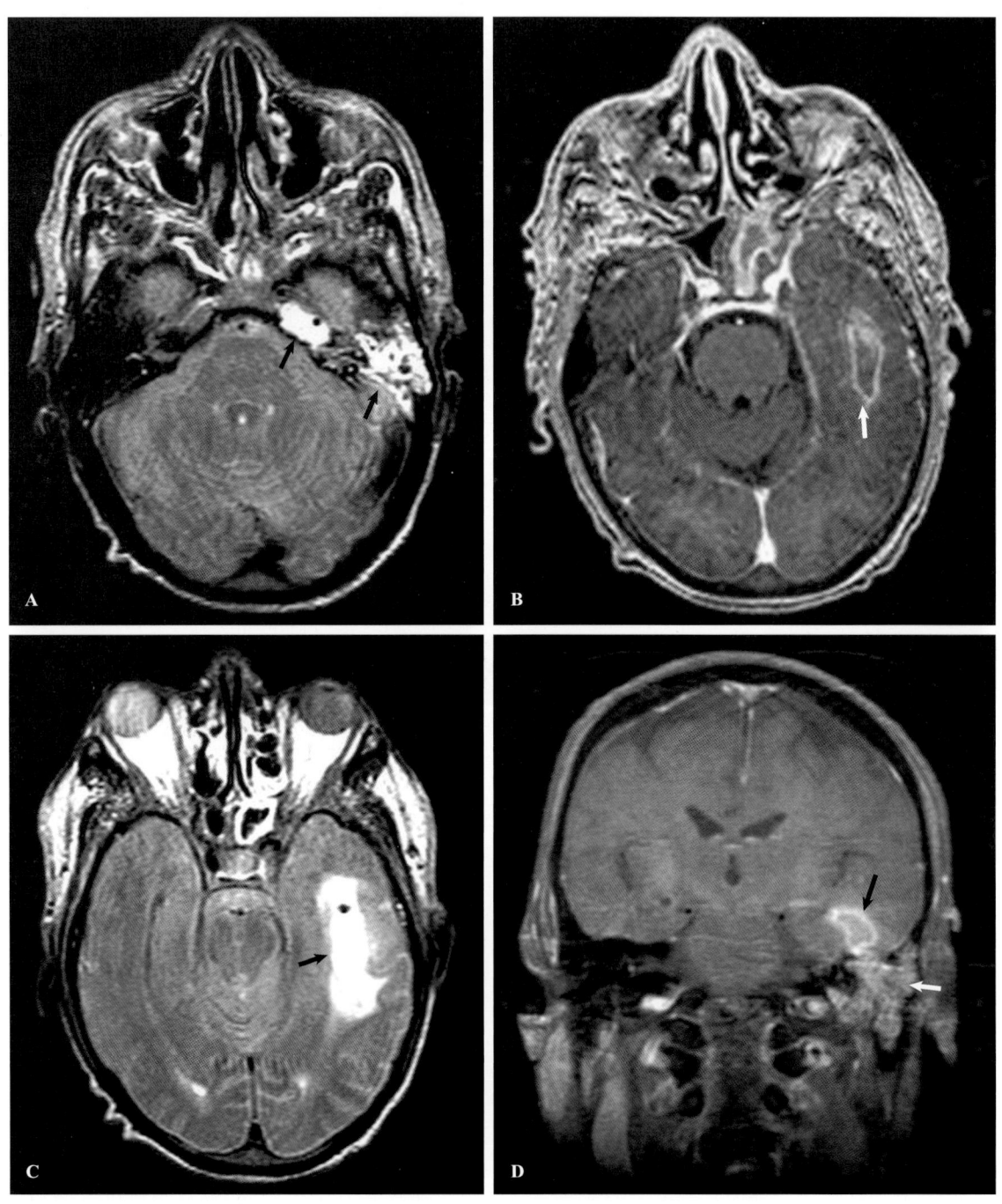

▲ 图 14-17 A. 轴向 T_2 加权磁共振成像（MRI）显示，左乳突炎和岩尖炎（箭），乳突和岩尖为高信号。B. 同一患者的轴向对比增强 T_1 加权 MRI 显示，左颞叶脓肿伴有增强的囊壁（箭）。C 轴向 T_2 加权 MRI 显示，脓肿腔和周围水肿（箭）。D 冠状位增强 T_1 加权 MRI 显示，颞叶脓肿增强的囊壁（黑箭）增强的左乳突（白箭）

可引起同侧视野缺损、对侧偏瘫，以及其他硬膜下脓肿的其他局灶性体征。医生应对患者进行检查和行影像学检查，以寻找其他颅内并发症，因为 2/3 的脑实质内脓肿患者有 1 个以上的颅内并发症[43]。

医生应立即开始给予针对需氧和厌氧微生物的广谱抗生素静脉注射治疗。最近的报道描述了成功治疗耳源性颅内脓肿同时进行乳突切除术和经颞骨脓肿引流的治疗方案[46-49]。然而，一般建议在入院后的前 24h 内进行神经外科引流或脓肿切除，随后立即通过一个单独的手术进行乳突切除术。如果遵循该方法，死亡率可降低到大约 10%。

（三）硬膜下脓肿

硬膜下脓肿是硬脑膜和蛛网膜间发生的一种严重的化脓性感染，是最直接的神经外科急症之一。与细菌污染相比，如创伤或神经外科手术、化脓性鼻窦疾病和脑膜炎，它只占所有局部颅内细菌感染病例的 20%，在耳科病因中并不常见。至少有 2/3 的病例发生在男性身上，大多数发生在 10—20 岁。脓肿通常始于邻近感染骨的直接扩散或逆行静脉传播。当感染进入硬膜下腔时，脓液迅速形成并广泛传播，皮质静脉的血栓性静脉炎几乎确定形成。皮质的肿胀、坏死和梗死是许多临床特征的原因，并解释了几乎无法检测到的硬膜下薄层脓液是如何导致颅内压增高、局灶性体征和癫痫发作等破坏性后果的原因[50]。

临床上，硬膜下脓肿的患者表现出一系列症状，包括严重的头痛，这是最早和最持久的症状。随着疾病的进展，患者的体温会急剧上升。全身不适、发冷和颈部僵硬表明患者病情严重。在经过不可预测的时期之后，患者的意识水平可能突然下降，并且可能出现局灶性症状和体征。大多数左侧脓肿患者会出现失语症和进行性对侧偏瘫。共轭麻痹凝视和眼睛向病变侧的偏离也很常见。Jacksonian 癫痫发作在这个阶段很常见，而且视盘水肿可能很明显。在颅后窝脓肿的患者中，通常不存在局部征象，但总是存在明显的颈部僵硬和视盘水肿。硬膜下脓肿的整个临床表现可以在数小时内发展完成，或者可能需要长达 10d 才能发展形成。

在形成完全的硬膜下脓肿中，对比度增强 CT 扫描显示，新月形的低密度脓液聚集，使大脑远离颅骨内表面，皮质的相邻边缘增强。但是，在扫描过程中，可能会看起来是正常的；当发生这种情况时，临床医生应该获得对比度增强的 MRI 检查或在适当的间隔后重复 CT 扫描。该病腰椎穿刺是危险的，并且是禁忌的，因为它可以在颅内压升高的情况下导致小脑幕裂孔疝。如果 CT 扫描未能检测到病变，并且无局灶性体征，则腰椎穿刺是不可避免的，以排除脑膜炎。

紧急神经外科引流和适当的抗生素治疗是必要的。生存质量与手术时的意识水平有关，因此，任何慢性中耳炎患者存在定位征象意识水平下降时都需要立即采取果断行动。

新生儿脑膜炎的并发症也可发展为硬膜下脓肿。在 30% 的流感嗜血杆菌脑膜炎病例中，硬膜下腔积液通常是双侧的，范围为 5～100ml[51]。这个问题在其他生物体的脑膜炎中不太常见，并且由于普遍接种流感嗜血杆菌免疫疫苗其发生频率在下降。脑膜炎后出现未感染的硬膜下积液称为硬膜下积液。如果在直接检查液体时明显有细菌，则收集物称为感染的硬膜下积液，如果液体严重化脓，则将其归类为硬膜下脓肿。继发于慢性中耳炎的硬膜下脓肿，需要耳科治疗的，在新生儿年龄组中很少见。

（四）硬脑膜外脓肿

硬膜外脓肿是由胆脂瘤、肉芽组织或共同引起的骨质侵蚀而形成的。除了骨侵蚀之外，对感染的强烈炎症反应导致肉芽组织形成和颞骨与硬脑膜之间的脓肿形成。所累及的硬脑膜与其表面的肉芽组织相接触而变厚（增厚的脑膜炎）。虽然它可能是慢性乳突炎的唯一并发症，但硬膜外脓肿常与横窦血栓性静脉炎、脑膜炎、脑炎或脑脓肿有关。硬膜外脓肿极少由急性中耳炎和乳突炎引起，其方式与横窦血栓形成相同。

大多数患者经历乳突深部疼痛，但没有明显的迹象或症状可归因于硬膜外脓肿，并且许多无相关并发症的病例仅在手术时发现。如果脓肿足

第四篇 中耳、乳突与颞骨

够大,可以在对比度增强的 CT 或 MRI 扫描上检测到颞骨和增强的硬脑膜之间的腔隙内的液体。手术是唯一推荐的治疗方法。外科医生进行的乳突切除术适合于有潜在的中耳炎和乳突炎。

去除皮质后,外科医生应逐步检查气房,从外侧到内侧,从病变较少的区域到较多的区域。当病变部位是小脑板时,外科医生应首先使乳突盖和鼓室盖保持平滑。接下来,骨性外耳道的后部应被磨平滑,并去除尖端气房;这种去除可充分暴露和止血。然后,外科医生从上、下、侧面,最后到内侧方向沿着小脑板接近病变区域,将上覆的骨骼移除。因为硬脑膜被感染变厚,所以钝器、扁平器械(如 Freer 刮匙或大刮匙)可安全地刮除脓肿腔内的肉芽组织,并可识别脓肿的范围。外科医生应该使用金刚钻、咬骨钳或刮匙去除覆盖脓肿的所有骨骼,直到脓肿的所有边缘显示为明显没有肉芽组织的健康硬脑膜。当脓肿累及鼓室盖时,操作顺序改变。在这种情况下,外科医生应首先在其他区域完成手术,并最后解决感染性脓肿。

(五)横窦血栓形成

横窦血栓形成通常是横窦周围脓肿的延伸,该脓肿是在胆脂瘤、肉芽组织或共同致乳突骨侵蚀后形成的(图 14-18)[52]。横窦周围脓肿对窦外壁施加压力,导致坏死延伸至内膜并吸引纤维蛋白、血细胞和血小板。随后窦壁血栓形成,被感染、扩大并阻塞通过窦腔的血流。新鲜血栓可以沿逆行方向传播并延伸至横窦(图 14-19)、窦汇处,甚至达到上矢状窦。在相反的方向上,凝块可以通过颈静脉球延伸到颈部的颈内静脉中,并且可以通过下部或上部岩窦延伸到海绵窦。感染的血凝块经常向血液中释放细菌,并引起败血症的症状和体征,以及转移性脓肿的可能性,最常见的是肺部。

由于各种类型的乳突炎相对发生率和受累患者的年龄,横窦血栓形成在伴有胆脂瘤的成人或年龄较大的儿童中最常见。但并不常见于其他类型的慢性乳突炎。除了由骨侵蚀直接延伸引起的病例外,在急性中耳炎和乳突炎中,也可由血栓

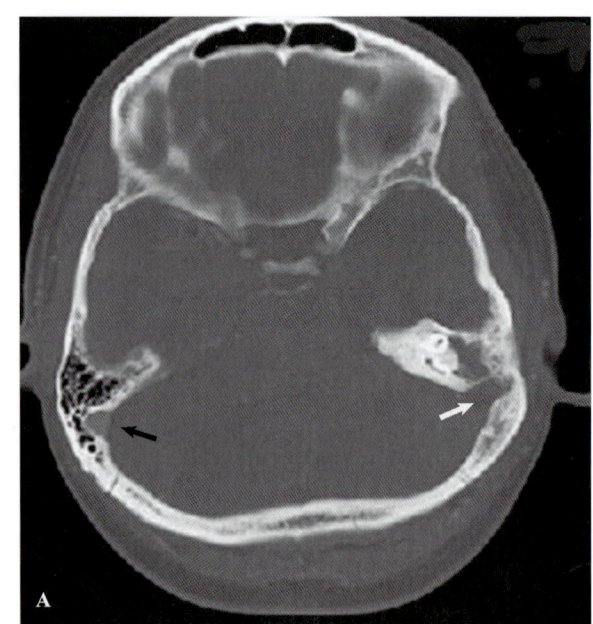

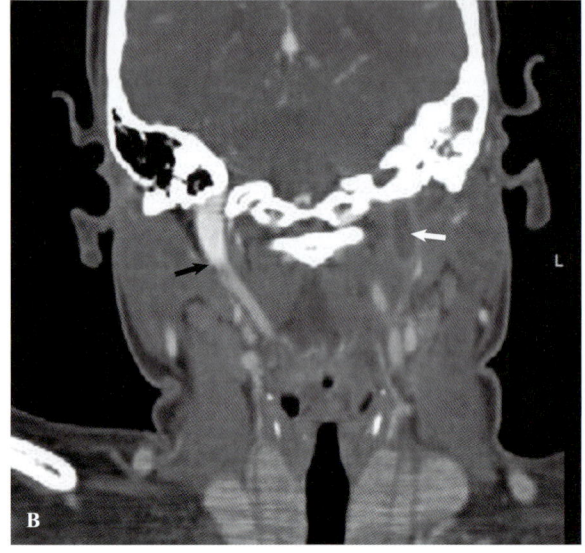

▲ 图 14-18 A. 轴向增强颞骨计算机断层扫描(CT)扫描显示,在不透明的乳突旁边左乙状窦(白箭)没有增强,注意右侧 S 形的正常增强(黑箭)。B. 冠状位对比增强 CT 扫描显示,颅底左侧颈内静脉(白箭)无流动,右颈内静脉正常流动(黑箭)

性静脉炎引起横窦血栓形成。在这种情况下,以及偶尔的慢性乳突炎病例中,窦壁骨板在手术探查时是完整的。

由于窦是小脑硬脑膜的延续,仅仅几毫米的感染可导致脑膜炎、硬膜外脓肿、硬膜下脓肿、脑炎或小脑脓肿——所有这些都具有同样严重的并发症。在多个系列研究中[52-54],几乎所有横窦血栓形成的患者,都有一种或多种其他的并发症。

第14章 颞骨感染的并发症

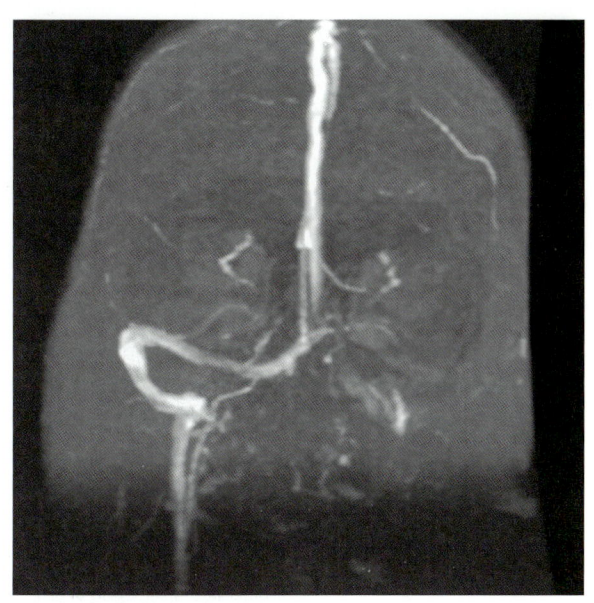

▲ 图 14-19 磁共振静脉造影显示，左侧横向乙状窦的闭塞
由 Head and Neck Archive, Advanced Medical Imaging Reference Systems(AMIRSYS), Salt Lake City, UT. 提供

尽管与其他并发症的频繁关联往往会遮盖临床表现，但是当出现败血症的症状和体征或血流通过窦阻塞时，可以高度怀疑横窦血栓形成。数十年来，这种情况已经描述了"栅栏"发热模式，其昼夜温度峰值超过 103°F（39.4℃）。虽然最近的一些文章指出这种模式并不常见，部分原因是许多就医的患者既往接受过或目前正使用抗生素治疗，但 Singh 报道的 36 例患者中大多数[39] 接受静脉注射抗生素治疗，仍然表现出这种发热模式。除非患者已从另一家医院转诊，否则入院时只能观察到一次温度测量。尽管如此，一次高热应该提醒临床医生可能出现乙状窦血栓性静脉炎。Singh[39] 也指出，横窦血栓形成的颈部疼痛可能错误地归因于脑膜炎的颈部僵硬，而它实际上可能代表胸锁乳突肌前缘疼痛和压痛。因此他提出，乳突尖的压痛是另一个重要的征兆。

更不祥的是，由于颅内静脉引流减少引起颅内压突然增高（见耳源性脑积水部分）。最突出的症状是严重头痛或头痛突然加重。这种头痛更容易发生在优势静脉引流受阻的患者中（60% 的患者是右侧）。更严重的是进行性的迟钝，这可能预示着由上矢状窦或海绵窦受累引起的颅内压增高，导致脑水肿的发展，并且其死亡率非常高。

尽管横窦血栓形成的典型初始症状包括"栅栏"热模式、头痛和颅内压增高的证据，以及中耳乳突炎的症状，但最近美国和其他发达国家的报道表明，先前接受过抗生素治疗的儿童可能有不同的表现[55, 56]。Bales 及其同事[55] 报道了 13 名患有横窦血栓形成的儿童，少数儿童患有耳科疾病，而大多数儿童最初都有复视和其他神经系统后遗症。这些儿童在出现症状之前的数周内，通常会出现中耳炎的症状，且这些症状通常通过抗生素治疗得到解决。

影像学研究和腰椎穿刺对于理清被治疗患者可能出现的并发症类型至关重要。如果患者的病情允许，应进行对比增强 CT 扫描和对比增强 MRI（图 14-16）。CT 扫描显示的三角征、乙状窦壁增强，可以进行术前诊断。通过 MRI 更敏感地评估窦壁增强，其还可以记录窦内的脓肿形成，并排除邻近的硬膜下脓肿、脑炎或小脑脓肿。

所有乙状窦血栓形成患者都需要乳突切除术来充分治疗潜在的乳突疾病。当脑脓肿也存在时，该脓肿的外科引流优先于乳突手术（见上文脑脓肿），但如果患者的病情允许，应在同一干预措施后进行脑脓肿的神经外科引流，然后进行快速乳突切除术。

血凝块的处理包括抗凝、颈部颈静脉的结扎，以及通过打开窦抽吸出感染的凝块。很少有抗凝血药的使用，抗凝治疗也没有使横窦再通的效果[53, 57]。必须权衡抗凝治疗的风险和益处，当怀疑凝块延伸至横窦或怀疑海绵窦血栓时，应强烈考虑抗凝治疗[58]。对于这些病情恶化的患者，其他需考虑的因素包括神经外科减压和使用类固醇类药物。静脉血栓溶解药在血管壁感染情况下通常不使用。同样，颈部颈静脉常规结扎似乎是不必要的，但是当凝块明显延伸到颈部时应该考虑，并且当存在脓毒性栓子时应该强烈考虑结扎。

通常仅在乳突切除术后解决窦血栓，并且通过移除覆盖的骨来解决窦和邻近的硬脑膜问题。外科医生将 18 号或 20 号针头穿过窦壁，除非遇到游离血液或未感染的凝块，通常不需要进一步采取措施。如果可以从脓肿内吸出脓液，则通过窦壁进行线性切口，并将脓肿和所有感染的凝块抽吸出来。Syms 及其同事[54] 报道治疗 6 例横窦血栓形成和伴有乳突切除术的颅内并发症，但没有打开和排空横窦血凝块。所有患者均存活，平均住院时间超过 49d，不包括最长停留时间的患者在内，是 38d。相比之下，Kaplan 和同事[52] 报道的患者接受了手术，包括切开窦和引流血凝块或脓肿，他们的平均医院时间只有 17d。

（六）耳源性脑积水

耳源性脑积水是指耳科病症导致急性脑积水的症状和体征。这种情况似乎是由于颅内静脉引流减少所致。随着静脉流出量减少，颅内压增加，脑水肿随之发生，并出现急性颅内高压的体征和症状。在大多数情况下，耳源性脑积水初始是由乙状窦或横窦闭塞引起的，有或没有延伸到横窦、下岩窦或海绵窦、与乳突相邻的横窦闭塞后出现症状的可能反映为①与对侧的横窦相比，所涉及横窦的大小变化；②侧支静脉网的充分性，包括海绵窦和对侧岩窦；③该过程的进展将涉及其他静脉流出的可能。

一些作者认为，耳源性脑积水是一个独特的临床疾病，由颅内高压和已解决或正在解决（通常是急性）的中耳炎组成，与横窦血栓性静脉炎无关[38]。其他人认为，发生横窦血栓形成的病理生理后果的更常见原因是急性中耳炎，而不是慢性中耳炎，取决于前一段中提到的 3 个因素。这种区别不如认识到症状复杂、耳疾病、横窦和治疗的紧急性质之间的关系重要。

在早期阶段，弥漫性严重头痛和恶心在临床表现中占主要地位。在简单的情况下，且偶尔没有医疗治疗，持续头痛在 3～7d 内逐渐改善和消退。如果侧支静脉引流不充分且颅内压力升高足够长时间，则会出现感觉迟钝或视网膜静脉阻塞视力下降的迹象，可能会进展为昏迷和死亡。因此，CT 扫描和即时行神经内科和神经外科咨询是合适的。

推荐阅读

Brackmann DE, Shelton C, Arriaga MA, editors: *Otologic surgery*, Philadelphia, 2001, Saunders.

Dhepnorrarat RC, Wood B, Rajan GP: Postoperative non-echo-planar diffusion-weighted magnetic resonance imaging changes after cholesteatoma surgery: implications for cholesteatoma screening. *Otol Neurotol* 30: 54-58, 2009.

Harker LA: Cranial and intracranial complications of acute and chronic otitis media. In Snow JB, Ballenger JJ, editors: *Ballenger's otorhinolaryngology head and neck surgery*, ed 16, Hamilton, Ontario, 2003, Decker, pp 294-316.

Limb CL, Lustig LR, Niparko JK: Infections of the ear: acute and chronic disease. In Lustig LR, Niparko J, Zee D, et al, editors: *Clinical neurotology*, London, 2003, Martin-Dunitz, Taylor & Francis, Informa HealthCare, pp 133-145.

Naclerio R, Neely JG, Alford BR: A retrospective analysis of the intact canal wall tympanoplasty with mastoidectomy. *Am J Otol* 2: 315-317, 1981.

鼓室成形术和听骨链重建术
Tympanoplasty and Ossiculoplasty

Meredith E. Adams　Hussam K. El-Kashlan　著

鹿艳青　译

第 15 章

要点

1. 鼓室成形术最终目的是通过根除感染和中耳病变来恢复中耳功能，重建抵抗感染和上皮向内生长的鼓膜（TM），并确保鼓膜和内耳之间的持久连接。
2. 内置法和外置法是指移植物放置在鼓膜残余物的内侧或外侧。不管哪一种技术，移植物都置于锤骨柄的内侧。
3. 所有已有技术的成功取决于外科医生执行的程度，而不是技术本身。对于任何特定技术都没有绝对的指标。
4. 外置法鼓室成形术是一种非常有用的技术，用于挑战和修复具有鼓膜病变的慢性化脓性中耳炎的病例。其实用性在于其引发血管向内生长以促进移植物愈合和上皮形成的巨大潜力。
5. 外置法鼓室成形术的成功，要求外科医生在准备外耳道和中耳时，需要精制技术。防止外置法鼓室成形术后钝化，前壁和鼓膜之间的锐角应采用有效的耳道成形术。外置法在技术上要求很高，新手或没有经验的耳科医生应该仔细考虑。
6. 在前上象限中良好的移植物支撑，对于避免前上部和全部穿孔是很重要的。
7. 颞肌筋膜和软骨膜是鼓膜重建最常用的材料。可考虑将软骨用于加固内陷囊袋、不规则鼓膜和其他传统技术失败率较高的情况。
8. 听骨链重建的目的是重新建立诱导振动能量从鼓膜到镫骨底板下表面的转移，最大限度地提高术后听力效果。
9. 同种异体移植假体越来越受欢迎。特别是，良好的听力效果、低排斥率和易用性，使钛植入物得到广泛应用。
10. 关于适当的重建技术选择，应基于对剩余听小骨的移动性、位置、方向和完整性的仔细评估。
11. 由于持续的中耳疾病，即使完美放置假体，术后传导性聋仍可能持续存在。

一、鼓室成形术

鼓室成形术是为根除感染和恢复中耳功能而进行的外科手术。Wullstein[1]基于两个方面介绍了鼓室成形术的分类：①在根除所有病变后，中耳的剩余结构；②声音如何传到前庭窗，同时圆窗是如何被保护的。这种分类背后的基本原理今天仍然适用，但鼓膜成形术的实践已经被光学、

第四篇 中耳、乳突与颞骨

显微外科手术，中耳假体和外科技术领域的进步所改变。不同鼓室成形术技术的存在表明，耳科医生在制订适合疾病的手术方案是灵活的，而不是采用"一刀切"的方法进行慢性耳部疾病的手术。

本章回顾了各种鼓膜成形技术和重建听骨链的技术。在活动性慢性化脓性中耳炎的情况下，鼓室成形术通常与乳突切除术一起进行。第 16 章回顾了乳突切除术技术。第 17 章介绍了与听骨链重建相关的其他原则。

（一）功能因素

中耳变压器装置的恢复需要完整的鼓膜（TM）和内耳流体之间的牢固连接。鼓膜应关闭充满空气的有黏膜衬里的中耳腔。传统的定义属性将中耳增益大部分归于液压效应，即鼓膜的有效振动区域与镫骨底板移动区域的比率[2]。圆窗被保护，以避免相位消除，当声音同时撞击前庭窗和圆窗时，也被认为是有效传输到内耳的重要因素。最近对人类中耳机制的研究修改了这些经典定义[3]，如下：

1. 声音可以通过两种机制从耳道传递到耳蜗：听骨和声学耦合。声学耦合是通过鼓膜和听骨链发生的声压增益。声耦合是直接作用于前庭窗和圆窗的声压差。在正常耳朵中，声学耦合可以忽略不计，但它可能在患病和重建的耳朵中发挥重要作用。

2. 当输入到耳蜗的声音仅取决于声学耦合（例如，完整鼓膜背后的听骨链中断或完全没有鼓膜和听小骨）时，对耳蜗的刺激取决于前庭窗和圆窗压力的相对大小和相位差（时间差）。幅度差异比相位差异更重要。

3. 在正常耳朵中，由听骨耦合引起的压力增益是频率依赖性的，并且其幅度小于传统上认为的。中耳增益在 250~500Hz，平均约为 20dB；在 1kHz 附近达到最大，约 25dB，在 >1kHz 的频率下，每倍频降低约 6dB。

4. 镫骨 – 耳蜗界面和圆窗膜的阻抗也有助于中耳功能。通常，镫骨底板的运动与环状韧带、耳蜗流体和分隔物以及圆窗膜"相对"。环状韧带、耳蜗或圆窗膜阻抗的病理学变化，可导致听力丧失，例如由耳硬化镫骨固定引起的听力损失。而且，在非充气中耳中，圆窗龛内的流体或纤维组织的存在，会增加圆窗膜阻抗并导致传导性聋。

5. 中耳通气在声音传播中起着重要作用。除了有助于正常的镫骨 – 耳蜗阻抗（见前文），通气对于正常的听骨耦合至关重要。中耳内的可压缩空气允许鼓膜和听小骨移动[4, 5]。中耳通气受损可通过改变对中耳功能重要的压力差，来对听骨耦合产生不利影响。在正常人的中耳中，耳道内的声压高于中耳内的声压，鼓膜运动受到这种压力差的驱动。由于疾病或手术导致的中耳空气量减少引起中耳空间阻抗升高，这将导致鼓膜上的压力差减小，随后鼓膜和听小骨运动减少[3]。将听小骨耦合维持在正常值 10dB 以内，所需的最小空气量估计为 0.5ml[6]。

鼓膜穿孔通过减少鼓膜两侧声压差导致听力损失，从而引起听骨耦合减小[7]。听力损失与穿孔大小成正比，与频率有关，最低声音频率发生最大损失[8]。它也与中耳空间（包括乳突）的体积成反比，这可以解释为什么在大小和位置上看似相同的穿孔，会产生不同程度的听力损失，以及为什么在已定的穿孔中，听力损失会随着耳漏的存在与否而波动，这将减少中耳和乳突空间，并导致听力损失增加。最近的研究还表明，与穿孔位置相比，听力损失并没有明显变化，这与长期以来的观点正相反，即由于圆窗上的相位消除增加，后下方穿孔导致听力损失大于其他位置的穿孔[8, 9]。

（二）术前评估

详细地询问病史和使用耳镜仔细进行体格检查，对于手术入路的规划和患者对预期结果的咨询至关重要。评估鼓膜穿孔的程度和听骨链的状况。观察穿孔是中心性的，或被残留的鼓膜包围的圆形或边缘性的，在鼓膜残留最少侧和耳道骨壁之间有没有鼓膜残余。评估剩余鼓膜的健康状况，特别注意萎缩区域和硬化程度。评估外部耳道的大小，并且如果突出的耳道前壁阻碍穿孔完全可视化，则进行耳道成形术。进行全面的听力测定评估，并使用音叉测试来确认听力图。如果临床检查显示为干燥的中央穿孔，通常不需要进行放射学评估。

如前所述，中耳术后通气是鼓膜修复和恢复听力成功的关键。然而，耳科医生无法直接控制该因素，这主要取决于咽鼓管功能。目前没有测试可以准确预测术后咽鼓管功能。一些指标——对侧耳的通气、儿童年龄增加、耳漏发作次数减少、中耳黏膜正常等可能提示咽鼓管功能正常。然而，在许多情况下，手术才是最终的检验，它可以通过防止外耳道污染引起的复发感染而改善咽鼓管功能。

仅仅存在穿孔并不是手术的绝对指征，没有明显的听力损失或流液情况下，可以单独留下小而干燥的中央穿孔。同样，在慢性咽鼓管功能障碍的情况下，最好将穿孔留在适当位置，以充当压力平衡通气孔。另一方面，即使没有明显的传导性聋，患者也可能希望进行鼓室成形术以防止接触水或使用助听器时出现耳漏和感染。

本章主要介绍干性鼓膜穿孔修复技术。第16章描述了处理有或没有胆脂瘤的活动性慢性中耳炎的技术。简而言之，建议在进行鼓室成形术之前将耳朵干燥3~4周。然而，有些情况下，耳朵不能用药物治疗达到干耳，所以鼓室成形术伴或不伴乳突切除术，可能是最好的治疗选择。

（三）移植材料

颞肌筋膜是最常用于修复鼓膜穿孔的材料，并且在20世纪60年代早期被引入用于此用途[10]。通过耳后或耳内切口时，颞肌筋膜可以在鼓室成形术时通过在耳轮后上头皮上的螺旋形小切口获得。

其他移植材料也被使用，包括松散的网隙组织、静脉和脂肪[11-14]。鼓室成形术也经常使用软骨膜，特别是如果没有颞肌筋膜可用时（如在多次修复的情况下），或者如果需要复合软骨/软骨膜移植物，以防止在怀疑持续性咽鼓管功能障碍时重建内陷的鼓膜。如果外科医生希望避免因取耳屏软骨膜而造成额外切口，则当颞肌筋膜不可用时，颞肌内侧表面上的骨膜也可用作移植物材料。

人造皮肤（LifeCell公司，Branchburg，NJ）也被研究并用作移植材料[15-17]。倡导者指出其可避免外部切口、减少手术时间和有相当高的成功率[17]。

（四）极简主义技术

在一些临床情况下，鼓室成形术的极简主义方法是可行并且可取的。在鼓室内注射类固醇后可能出现小的、未感染的，直径为1~2mm的穿孔，通常可以选这种方式进行处理。将穿孔边缘的上皮烧灼或取出，从耳垂中取出略大于穿孔直径的脂肪塞，用作移植物，它以哑铃形式穿过穿孔，并用诸如明胶海绵或可吸收明胶膜（Pharmacia & Upjohn Company，Kalamazoo，MI）之类的敷料覆盖。其他外科医生更喜欢简单地用三氯乙酸或苯酚烧灼穿孔边缘，并使用一片明胶海绵、可吸收明胶膜、卷烟纸或透明质酸膜（Epidisc；Medtronic Xomed，Jacksonville，FL）覆盖。在穿孔边缘重新对准之后，经常还通过修补来处理创伤性穿孔。

（五）正式的鼓室成形术

1. 麻醉

鼓室成形术可以在局麻或全麻下进行。在儿童和焦虑的成人中，全身麻醉是首选。在任何一种情况下，耳道皮肤都要注射利多卡因，通常为1%肾上腺素（1：100 000）进行血管收缩。应注意避免在皮肤中形成液泡，如果使用过大的力气进行注射，则会发生这种情况，特别是使用较大的注射器时。注射应在显微镜下进行，并且在进行耳道切口之前给予充足血管收缩时间。如果使用液体聚维酮碘（Betadine）来准备耳道注射，应避免其进入中耳。

2. 方法和切口

鼓室成形术使用3种主要方法，这些方法是经耳道、耳内和耳后。使用的方法取决于穿孔大小、外耳道的解剖结构和外科医生的偏好。最重要的是，所使用的方法应该使穿孔完全可视化。当耳道解剖结构有利时，以及当可以看到整个穿孔和穿孔前边缘时，经耳道入路通常用于小的后部穿孔或中等穿孔。当穿孔的前缘不能很好地暴露时，应该避免使用该方法，特别是经验较少的外科医生。经耳道方法可用于所有穿孔，在欧洲

第四篇 中耳、乳突与颞骨

更常用。如果与鼓室成形术一起进行上鼓室切除术，则最有用。这种方法可以使用自动牵开器。耳后入路是美国最常用的鼓室成形术方法，它可以用于所有大小穿孔，并且即使没有耳道成形，也可以提供更好的鼓膜前部可视角度。使用自动牵开器双手可更容易地操作器械和进行抽吸。

无论采用何种方法、切口或技术，切除穿孔边缘上皮是任何鼓膜成形术的一个组成部分。在鼓膜翻起之前，切除穿孔的边缘。尖锐的直钩用于在穿孔的周边形成小孔，类似于邮票的那些小孔（图 15-1A），可以用杯形镊子去除这个轮廓边缘。

经耳道切口勾勒出一个鼓膜外侧皮瓣。上方和下方切口始于 12 点和 6 点方向。切口在后壁上会合，形成三角形或 U 形皮瓣（图 15-1A），或每个切口可以横向延伸 6～7mm，此时切口的侧端通过形成矩形皮瓣的水平切口连接（图 15-1B）。使用圆刀在内侧翻起皮瓣，注意尽量减少抽吸皮瓣，应在用于翻起皮瓣的器械和耳道之间进行抽吸。为避免撕裂，应沿着皮瓣的整个宽度进行翻起，而不是在中间建立隧道。在达到鼓环后，它从鼓沟翻起以暴露中耳黏膜，中耳黏膜被分离进入中耳。在直视环境下，上部和下部的鼓环继续翻起，这可以最大限度地降低撕裂的风险及损伤高位颈静脉球的风险。应注意避免损伤鼓膜，并使皮瓣翻起，当翻起达到切口的极限时，通常可以将鼓膜瓣向前翻，这样它就不会干扰手术区域。

耳内切口有一个垂直的分支，通常在骨软骨连接处的 12 点开始，并横向延伸到耳屏上方和耳轮根之间的无软骨切口终端（图 15-2A）。切口加深以暴露颞肌的下缘，可以取筋膜移植物。根据计划的手术，垂直切口可以与之前描述的鼓膜外侧的皮瓣、下部的皮瓣（图 15-2B）或延伸到外耳的横向的 Koerner 皮瓣相结合（图 15-2C），其可以行软骨切除和耳道成形术。

耳后切口通常从乳突尖端延伸到耳轮附着的正上方，从耳后皱褶切开 5～10mm。切口深层，注意不要损伤骨膜。还要注意不要将提升耳廓作为与骨膜分离的方法，因为这会导致术后出现耳垂畸形。接下来，暴露颞肌和筋膜。从颧弓根部开始，沿着颞肌线切开骨膜，并且垂直切口以 "7" 或 "T" 形状下降并且向下弯曲到乳突尖端。该锐角的存在允许在缝合时精确地重新定位骨膜，以避免耳廓的任何未对准或术后其垂直位置的任何变化。使用 Lempert 剥离器将骨膜向前翻起，露

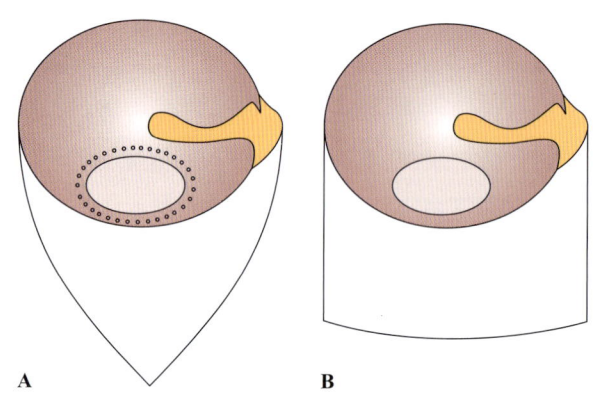

▲ 图 15-1 A. 鼓膜外侧三角瓣，通过沿周边创建小孔准备穿孔边缘以进行切除。B. 鼓膜外侧矩形瓣

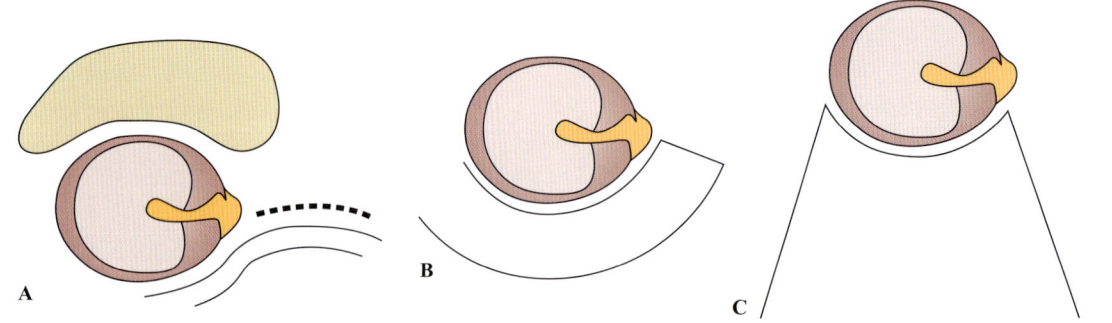

▲ 图 15-2 A. 虚线显示了耳道切口的垂直分支，从骨软骨交界处开始并横向延伸，优先进入到耳屏的上方和耳轮根之间的无耳软骨切口。B 和 C. 垂直分支可以与下部的皮瓣（B）或延伸到外耳（C）上横向的 Koerner 瓣组合

出 Henle 脊和耳道。

有几种方法可用于处理含有所谓带蒂的耳道后壁皮肤。位于鼓鳞缝和鼓乳缝之间的耳道后上部，上颌动脉的耳深分支通过该区域，血管供给鼓膜的皮肤区域[18]。注意不要撕裂皮肤，尤其是在鼓乳缝和鼓鳞缝附着部位。如果衔接处突出，使用镰刀或 5910 号 Beaver 刀片切割缝隙内的纤维组织通常是有帮助的。皮肤向下翻转到达鼓环，此时应保持完整，然后可以从后面进行带蒂皮瓣切口以进入耳道。6 点钟和 12 点钟位置的垂直切口与通过鼓环外面的水平切口连接，以形成长的带蒂皮瓣。另一种方法是在开始耳后切口之前，通过耳道进行带蒂皮瓣切口。当没有明显的穿孔时，进行第二次外观手术或进行听骨链重建术时（特别是考虑植入砧骨），可以不做任何耳道切口，而是将耳道皮肤和鼓环连续翻转，进入中耳探查和进行听骨链重建。

3. 移植物放置

内置法和外置法是指移植物放置在鼓膜残余物的内侧或外侧。尽管一些外科医生在特定情况下提倡某种移植物放置技术，但任何技术的成功与否取决于外科医生对该技术的执行情况，而不是技术本身，因此在某个穿孔中不应该存在特定技术。外置法为引导血管向内生长提供了相当大的潜力，以促进移植物愈合和上皮形成。对于大的穿孔或广泛的鼓膜前部穿孔和鼓膜病变的慢性化脓性中耳炎的修复病例尤其有用。内置法对于后部和下部中央穿孔是理想的，但如果由经验丰富的外科医生正确完成，它也可用于修复完全性穿孔。

外置法：在外置法鼓室成形术（也称为覆盖技术）中，移植物被放置在鼓膜残余物的纤维层的外面，但是在锤骨柄的内侧。该技术需要从鼓膜残余物的外表面完全去除鳞状上皮，以避免医源性胆脂瘤形成。它还需要一个骨性耳道成形术，以便鼓膜前部可视化和适当的移植物放置。

该过程开始于耳后切口和血管皮瓣的翻转。一些外科医生选择在翻转期间保持血管条连接到鼓膜的皮肤，以方便从后部残余物移除鳞状上皮。鼓环留在鼓沟中，从骨性耳道切开过渡到鼓膜的外面[19]。接下来，血管条切口的外端沿着耳道前壁连接到内侧的骨 - 软骨连接处（图 15-3A）。将皮肤向鼓环内侧切开（图 15-3B）。当翻转到达前方骨管隆起的内侧区域时，通常通过感觉进行切开，直到到达鼓环。来自鼓膜残余物的中间纤维层的鳞状上皮的翻转，是通过在鼓环附近的原始耳道切口之一的水平向上或向下形成平面来进行的。鼓膜残余物的鳞状上皮通常与先前掀起的耳道皮肤保持连续。耳道前壁皮肤被修整成不规则形状，并被保存在潮湿的海绵中。随着皮肤移动，可以探索中耳，必要时可以去除黏膜病变。

为了确保最佳的移植物放置位置，前方的鼓沟应该很好地可视化。理想的耳道成形术将耳道前壁和鼓膜之间的角度转换为大约 90°，并保证外科医生在不必移动显微镜的情况下观察到整个鼓环[19]。这可能需要切除大量的耳道前壁骨质（图 15-3C）。通过使用具有连续冲洗的耳科钻来完成这种移除，以去除耳道前壁上角和下角中的骨质。在两个角之间逐渐磨除骨质，记住突出的中间部分代表颞下颌关节的后壁（图 15-3D）。避免侵犯颞下颌关节至关重要，因为这可能导致颞髁关节突入耳道，这极难纠正。在鼓膜前部没有残余物的情况下，可以通过钻孔来促进移植物在一个位于鼓环外侧的小槽中，为移植物前部创造额外的支撑。另一种替代方案是使鼓环从前面与咽鼓管侧壁的黏膜连续地向前翻转，从而提供了一个袋来支撑移植物的前部。

如果鼓膜残余物足以支撑移植物，则中耳可能不需要明胶海绵。在大的穿孔中，将明胶海绵置于中耳以支撑移植物，并将移植物修剪至合适的尺寸。移植物应足够宽以覆盖整个鼓膜区域，并且足够长以覆盖在后壁上。在放置移植物时，应注意不要与耳道前壁的任何部分重叠，否则可能发生钝化。尽管移植物位于鼓环的外面，但应将其放置在锤骨柄的内侧以防止外移，这通常是通过在移植物的前上角切割垂直切口以容纳锤骨柄来实现的。如果仍然有重要的鼓膜残余物附着在锤骨上，则应在锤骨柄的任一侧做出尖锐的切口，以允许移植物的内侧放置。

修剪后的耳道前部皮肤被重新复位，其薄的

第四篇　中耳、乳突与颞骨

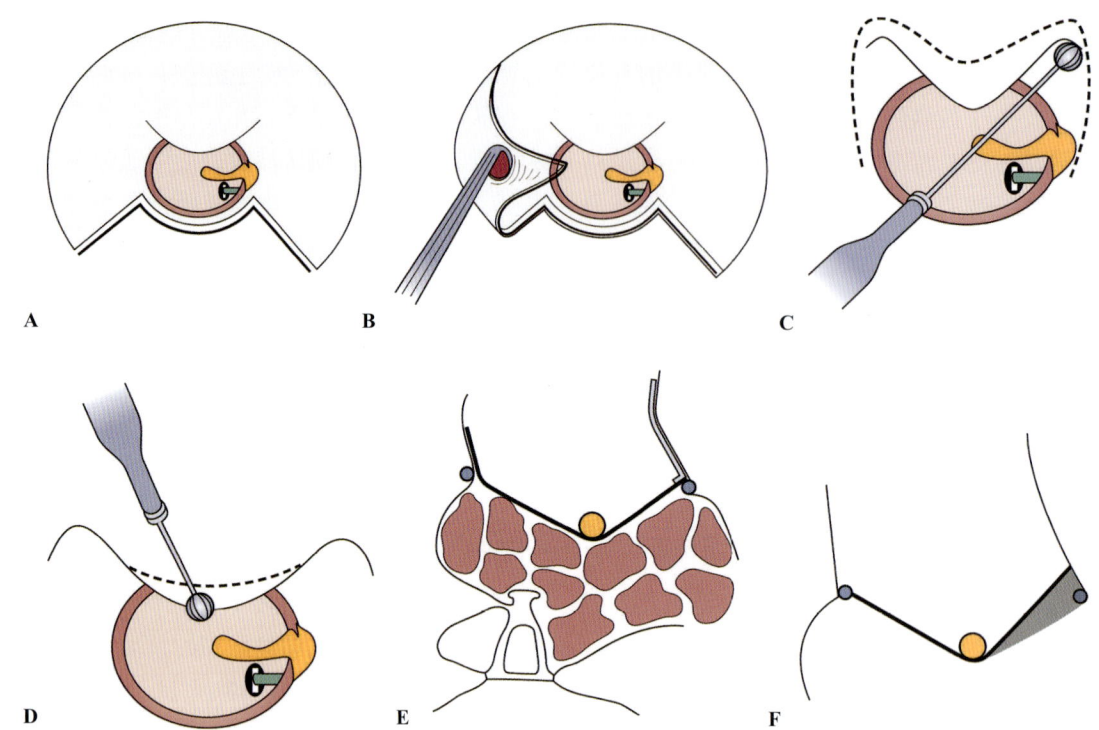

▲ 图 15-3　A. 耳道后壁上的带蒂皮瓣切口，垂直切口的外端沿着耳道前壁连接，恰好位于骨 - 软骨连接处的内侧。B. 将耳道皮肤向环内切开。C. 鼓沟前部的可视化可能需要切除大量的耳道前壁骨质，首先移除耳道前壁上角和下角的骨质。D. 在两个角落之间，突起的骨头逐渐被取下。E. 移植物的放置（粗黑线），其前缘位于鼓环，由中耳的明胶海绵支撑，被替换的耳道前壁皮肤（灰）的内侧端应该仅覆盖移植物前端的 1～2mm。F. 如果将移植物放置在耳道前壁上，或者如果耳道前壁皮肤覆盖移植物的面积大而不保持锐角，则会导致前方变钝（灰）

内侧部分覆盖移植物约 1mm（图 15-3E）。通过在愈合过程中将压迫的、卷曲的、干燥的明胶海绵放入鼓沟中，应将鼓膜 - 耳道角度保持为锐角（≤ 90°）。如果将移植物放置在前壁上或者如果不保留锐角，则会产生无效腔，其将充满纤维组织并导致钝化（图 15-3F）。这减小了鼓膜的振动面积并导致持久的传导性聋。除了部分筋膜延伸到耳道后壁之外，将额外的明胶海绵放置在移植物上。将耳道皮瓣复位，小心地展开皮肤边缘以避免埋藏上皮。理想情况下，血管条应该足够长以覆盖搁置在耳道后壁上的移植物部分。骨膜缝合，注意不要向前抬起耳朵，以避免血管条的移位。缝合骨膜，通过窥器重新检查血管条位置，耳道内填充明胶海绵或抗生素软膏，然后缝合耳后切口。

外置法的优点包括充分暴露视野和并可用于所有尺寸的穿孔。缺点包括由于广泛的切口致愈合时间更长；对于仅偶尔进行耳朵手术的外科医生而言，因为技术要求较高，以致难以掌握手术程序；上皮珠，可能是医源性胆脂瘤，由鳞状上皮切除不完整，钝化引起；由于移植物与中间纤维层分离而发生的外移（这通常仅在移植物放置在锤骨外面时才发生）；间隙可能充满纤维组织，导致传导性聋；鼓膜失去所有标志，并且耳道的深度明显减小。

内置法：内置法可以与所有上述方法一起使用。如先前所述，在经耳道切口中，鼓膜耳道瓣被掀起，如果突出的耳道壁阻止了穿孔前缘的完全可视化，则可以进行耳道成形术。可以移除覆盖凸起耳道前段皮肤的一部分，并且可以向下磨去凸起骨质。在手术结束时，皮肤可以作为游离移植物被替换。另一个方法是，创造一个以内侧为基础的耳道前壁皮瓣，向下至鼓环水平，保持其完整。皮瓣放在鼓膜上，并用铝箔模板覆盖，以防止钻孔过程中的意外伤害。可以进行耳道成形以去除耳道隆起骨质，然后将耳道前壁皮肤复位，由于表面张力，它通常停留在原位。该技术可以常规暴露鼓环前部，即使边缘性穿孔也可以使用该技术。

对于前方穿孔，鼓膜耳道皮瓣与锤骨的附着可能妨碍鼓膜前部的充分可视化（图 15-4A）。可以使用几种技术来克服这种困难。鼓膜耳道皮瓣可以从外边缘到穿孔分开，并且所形成皮瓣可以像打开的书一样被翻转，以便放置移植物更容易。另一种技术允许完全暴露中耳和更好地将移植物置于鼓环前方，以修补边缘性穿孔。鼓膜残余物与锤骨的连接，通过使用镰刀切割锤骨后部的骨膜进行分割，并且鼓膜被向前剥离并且可以在耳道前壁上向上掀起（图 15-4B 和 C），中耳和鼓环被完全暴露。除了切除穿孔边缘的上皮，重要的是去除鼓膜和锤骨内侧向内生长的任何鳞状上皮。

中耳准备用于移植，要去除不可逆的黏膜病变。如果从骨岬剥离黏膜，则放置一片修剪的"片状"明胶膜，适合镫骨形状——以防止粘连。在内侧旋转锤骨的情况下，鼓膜张肌腱可以部分或完全去除，以允许移植物放置在鼓膜脐内侧。中耳和咽鼓管区域用明胶海绵充分填充，为移植物提供足够的支撑（图 15-4D）。然后将移植物置于锤骨和鼓膜残余物的内侧。

由于缺少支撑，在修复边缘性穿孔时最常见的鼓室成形术失败的区域是前上部区域。在这种情况下，可能有用的一种技术如图 15-1 所示。明胶膜平台准备好，并放置在明胶海绵的外侧，但在锤骨和鼓环的内侧（图 15-4E 和 J）。该平台的前缘延伸到后鼓室区域，该区域装有明胶海绵作为支撑平台并使其与鼓环接触。这提供了一个光滑的表面，移植物可以在该表面上滑动并且在鼓环的前方向内侧折叠（图 15-4J）。筋膜移植物在前上部有一个小孔（图 15-4F），这个孔可以容纳锤骨的柄。通过孔引入鼓膜脐，然后将移植物拉到上方，其中孔围绕锤骨颈（图 15-4G 和 H）。这为移植物提供了良好的稳定性，并且如果意外地被吸引器吸住，可防止其移动，它还提供了一个支点，可以围绕该支点旋转移植物以实现最佳定位。或者，可以在移植物中切割狭缝以容纳锤骨颈，如前面针对外置法所述。鼓膜耳道皮瓣返回其原始位置（图 15-4I）并用明胶海绵固定。针对前上部穿孔提出的其他技术，包括使移植物向耳道前壁移动和（或）融合内置法和外置法 [20-23]。

内置移植物的优点包括：避免了外置法的缺点；是耳鼻喉科医生更容易掌握的技术；如果移植物正确地放置，与外置法相比成功率更高。无论移植物放置技术如何，经验丰富的外科医生都应成功修补大约 90% 的鼓膜穿孔 [24, 25]。

（六）特别因素

1. 鼓室硬化

残余的鼓膜通常包含鼓膜硬化的区域，如果这种硬化广泛存在，则可能使穿孔的修复更加困难。较小区域的鼓膜硬化对听力没有影响，可以保留；但大面积残余鼓膜硬化应该去除，并用筋膜移植物代替。

2. 萎缩性和不张鼓膜

当咽鼓管功能正常时，远离穿孔的小面积萎缩性鼓膜也可以单独留下。然而，在许多情况下，为了从移植物获得健康的可移动鼓膜，大部分营养不良的鼓膜被移除。萎缩的后上象限，无论是否内陷，都呈现出一种特殊情况。鼓室成形术涉及复合软骨/软骨膜移植物，为该区域提供结构支撑，同时保持鼓膜移动性，正在被广泛接受。软骨移植物可以非常薄并且直径足够小，以支持所涉及鼓膜的弱化部分。

不张耳也带来了特殊的问题。许多这样的耳是干燥的，并且除听力丧失外没有其他症状。一些耳科医生认为，不张耳是咽鼓管功能非常差的晚期耳朵，他们只建议定期随访，以确保胆脂瘤不存在。另一些耳科医生认为，应该纠正听力损失并建议对这些耳朵进行软骨鼓室成形术 [26]。然而，这个风险是干燥、无症状的耳朵，可能会转变为需要持续护理和反复手术的人。因此，应仔细考虑对不张耳进行手术治疗的风险/收益比。

3. 软骨鼓室成形术

有报道称，尽管颞肌筋膜和软骨膜移植物的

第四篇 中耳、乳突与颞骨

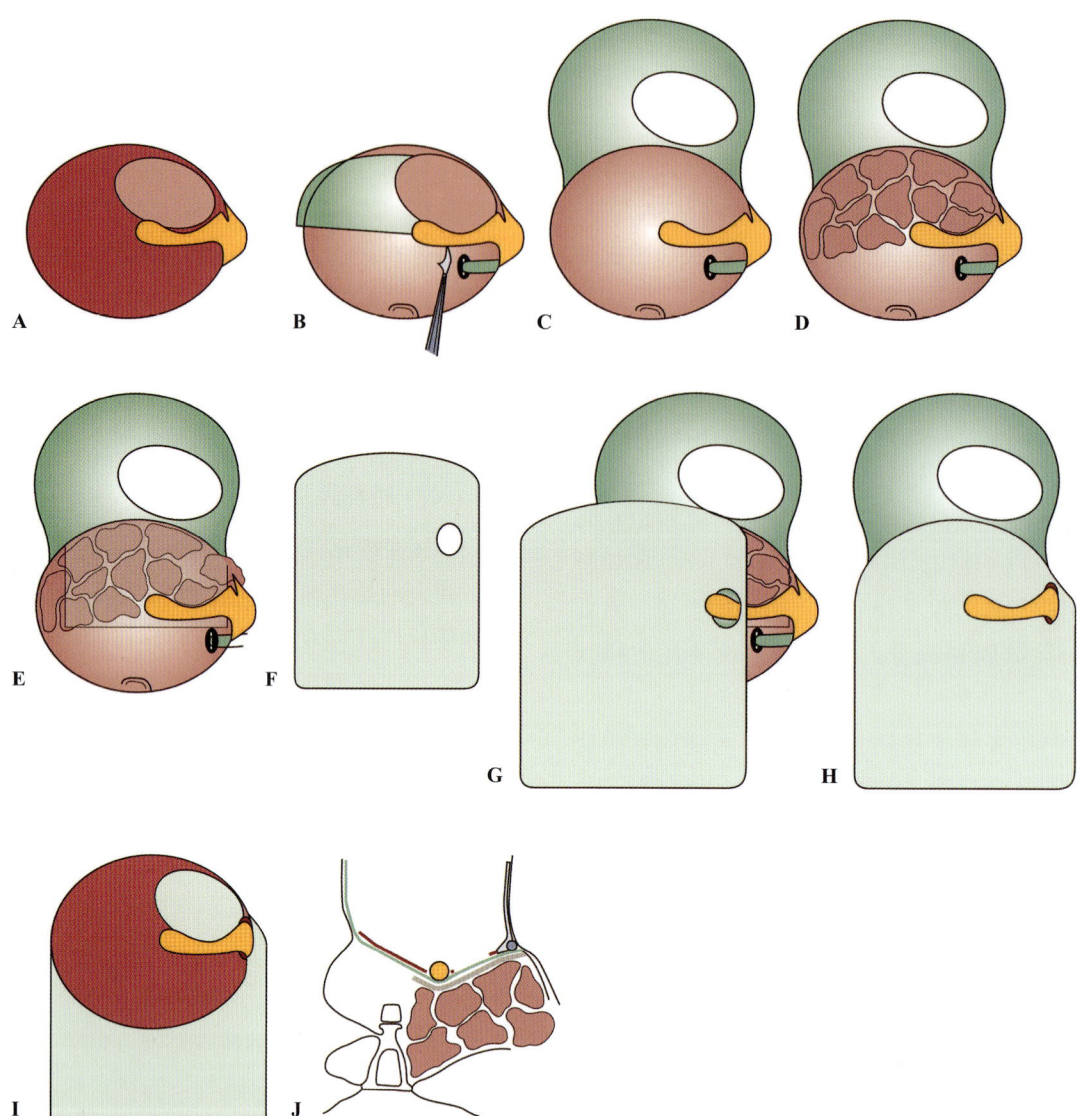

▲ 图 15-4　A. 鼓膜前方穿孔。B. 复位的鼓膜耳道皮瓣仍附着在锤骨上，沿着锤骨的后部切开鼓膜。C. 鼓膜从锤骨中分离，向前切开，并向上翻转到耳道前壁上，通过穿孔可显示。D. 明胶海绵被放置在前面，以支撑移植物。E. 明胶膜平台位于明胶海绵的外面，位于锤骨和鼓环的内侧。F. 筋膜移植物，在前上方形成一个小孔。G. 锤骨柄穿过移植物中的洞。H. 将移植物抬得更高，使孔围绕锤骨颈，移植物的前缘位于鼓环的内侧和明胶膜平台的外面。I. 鼓膜耳道皮瓣恢复到原位，通过穿孔显示移植物。J. 明胶膜平台的放置和移植物内侧由在前鼓室中的明胶海绵支撑

鼓膜愈合率高且听力良好，但无论放置技术如何，某些情况都与移植物萎缩和衰竭有关[27]。由于软骨的组织刚性及其抵抗力，使在咽鼓管功能障碍病例中起较好的作用，使其在中耳重建中的应用日益被接受[28]。放置在鼓膜和听骨假体之间的软骨移植物降低了挤压风险并且可以增强假体-组织界面，从而保持较好的长期听力效果[29]。如果预期进行同种异体移植的第二阶段鼓室成形术，可在鼓膜成形术时将软骨移植物置于鼓膜中央部分下方。除了较常见的软骨用于为上鼓室和后上内陷囊袋提供结构支撑外[24]，近期的文献支持使用软骨治疗不张耳和其他与传统技术失败率增加的相关病症（如反复手术、穿孔 > 50%、手术时、双侧穿孔），尽管在胆脂瘤后用于重建有争议[30–32]。

已经描述了许多技术和类型的软骨移植，其中最常见的因素，包括放置不同大小和形状的复合软骨/软骨膜移植物，或创建软骨栅栏阵列[33,34]。

第15章 鼓室成形术和听骨链重建术

软骨可以通过其附着耳屏或外耳的软骨来获取。耳屏软骨比耳甲腔软骨更厚、更平坦，并且它可能适合更大的穿孔[30]。复合软骨/软骨膜移植物可以通过雕刻偏心定位的软骨片来构建，该软骨片附着在其软骨膜瓣上。软骨移植物可以非常薄并且直径足够小，以支撑所涉及鼓膜的弱化部分，或者可以将其成形为填充穿孔的鼓膜，它也可以被修改，以扩充锤骨柄、砧骨或假体的空间。移植物最常以底衬方式放置，剩余的软骨膜用于增强鼓膜修复或覆盖耳道后壁[31]。这一概念的其他改变可见于耳屏软骨盾型移植物[28, 35]和蝶形软骨移植物镶嵌技术[36, 37]。

栅栏或没有软骨膜的软骨条也已用于鼓膜重建。传统的栅栏技术涉及将薄的矩形软骨切片放置在鼓环的内侧并平行于锤骨柄[38]。已经进行的修改，包括放置定制切片或软骨板，以重建圆形鼓膜穿孔[3, 30, 32]，可以用软骨膜或筋膜覆盖重建。

据报道，软骨鼓室成形术具有与筋膜鼓室成形术相似或更好的高形态学成功率（完整的鼓膜）[37, 39-41]。与筋膜或软骨膜修复相比，软骨没有显示出对听力的不利影响，随机试验报道，到目前为止，两者之间的差异并不明显[37, 39-41]。软骨的声学传递特性取决于软骨厚度，降低软骨厚度可优化这些特性，厚度 ≤ 500μm 时，可以产生非常有利的振动转移[42]。由于软骨移植物的厚度和不透明度增加，术后对积液和胆脂瘤的监测具有挑战性，并且鼓室压测量可能不可靠。

4. 小儿鼓室成形术

尽管一些研究表明，小儿鼓室成形术可以具有良好的鼓膜愈合率和长期稳定性[43]，但儿童的多变性促使人们寻找可预测成功的患者特异性因素。到目前为止，通过 Meta 分析显示年龄是影响成功率的唯一因素，在 13 岁之前，随着年龄增长结果都在变化[44]。如果存在持续性咽鼓管功能障碍，如对侧耳有分泌性中耳炎或负压，可预测小儿鼓室成形术的不良结果[45]。需要考虑的其他因素，包括穿孔的部位和大小（较小和后部较好）、已有技术设施、患者总体健康状况，以及颅面畸形的存在[46, 47]。

二、听骨链重建

（一）病理生理

临床医生必须了解耳朵的病理生理机制，以制定针对患者的个体治疗方案。可能存在某些影响治疗成功的结构畸变。

1. 听骨链固定

鼓室硬化可以阻碍鼓膜和听小骨的运动，在严重的情况下，它可以完全固定镫骨、锤骨和砧骨。它看起来像一个白垩的白色肿块，累及鼓膜和中耳（或上鼓室），是慢性感染或炎症的最终产物。在显微镜下，胶原增加和纤维组织透明变性存在于鼓膜紧张部和中耳黏膜的固有层内。透明质的沉积发生在类似于洋葱环的分层中，厚度可达几毫米。

鼓室硬化最常见的是鼓膜（鼓膜硬化），但这种情况通常对听力没有太大的负面影响。显著的传导性聋通常是由于中耳或听小骨固定的结果。在频率大致相同的情况下，病变固定在卵圆窗口区域镫骨和上鼓室中的砧骨和锤骨，或者它同时涉及前庭窗和上鼓室中的听小骨。当存在慢性感染病史或鼓膜上发现鼓室硬化时，应怀疑鼓室硬化引起的骨性固定是导致听力丧失的原因。

由于感染、手术创伤、颞骨骨折或先天性异常，可能发生听小骨骨性固定。感染是其中最常见的一种，并且它通常与胆脂瘤或具有肉芽组织的慢性中耳炎相关，这可能是当前正发生或既往病史。锤骨的单独固定是最常见的表现，并且这通常发生在锤骨头的前表面上的某些位置。砧骨固定是第二最常见的表现形式，它可以将砧骨体的任何游离表面固定到上鼓室的相邻壁上。锤骨和砧骨的组合固定通常与孤立的砧骨固定发生概率一样。镫骨的非耳硬化性骨固定是罕见的，并且通常表现为面神经管和其中一个小骨之间的新骨小桥。耳硬化在本文的其他部分讨论。

在气动耳镜检查过程中，通过显微镜观察发现，可以在术前诊断锤骨是否固定。在这些情况下，可以看到锤骨柄和锤骨短突比正常耳朵移动的少或根本不移动。

2. 听骨链中断

几乎任何类型的慢性中耳炎都可能导致听骨链完整性的破坏，胆脂瘤是最常见的原因，然而，没有胆脂瘤的慢性中耳炎也会引起听小骨的侵蚀。即使没有活动性感染，慢性咽鼓管功能不全和鼓膜内陷导致鼓膜与砧骨尖端和（或）镫骨的长时间接触也可引起听骨坏死。病理学可以局限于砧镫关节，同时丧失透镜状凸起，有时保留软组织连接。但通常情况下，砧骨远端的某些部分完全丧失。对于胆脂瘤，砧骨体和砧骨长脚可以被侵蚀，以及镫骨上部结构也被破坏。在某些情况下，侵蚀与锤骨部分或完全固定有关。

在胆脂瘤切除期间手术切除听小骨是听骨不连续的另一个明显且常见的原因。在大多数情况下，这涉及整个（剩余的）砧骨和锤骨头。

创伤，特别是纵向颞骨骨折，可能导致听骨脱位。骨折的力量使砧骨从其与锤骨和镫骨的关节处撕裂，并且砧骨不会完全返回其正常位置。镫骨上部结构也可能断裂。

（二）听力相关测定

听小骨完全中断，最常见的听力模式是所有频率最大接近（55～60dB）的传导性聋[48]。这是因为在这种情况下，如前所述，耳蜗的声音输入仅取决于声学耦合。完整的鼓膜为试图到达前庭窗和圆窗的声音提供了屏障。到达这些膜的有限声音同时撞击它们（没有相位保护），具有类似的低声压（没有听觉耦合）。当存在明显的鼓膜穿孔以及听小骨不连续时，该屏障被移除，并且听力提高10～15dB。一个有趣的变化是部分砧镫关节分离（砧骨与镫骨的纤维结合）的情况。在听力测试中，中高频的气骨导差＞低频的气骨导差。鼓室测量还有助于识别完全听骨中断的病例，因为不连续的听骨链使鼓膜因响应耳道压力的变化而进行大范围的偏移，并且产生一个高的鼓室图（A_D）。

在听力测定中，听骨固定与听骨链中断对比，因为听小骨的固定限制了锤骨和鼓膜的运动，所以鼓室图比平常更平坦。此外，通常可以看到Carhart切迹，分别在500Hz、1000Hz、2000Hz和4000Hz的骨传导阈值中出现5dB、10dB、15dB和5dB的抑制，这不是骨传导的真正抑制表现，相反它是由于缺乏移动听骨链对骨传导的正常作用而引起的结果，在听骨链的移动恢复后，这种抑制得到改善。Carhart值是来自众多受试者的平均值，在某些情况下，变化更大。听骨链固定中的气传导阈值在低频中最差。当绘制气传导和骨传导阈值时，图案看起来像一个沙漏，气传导阈值在中频时最好，在高频和低频时较差。在听小骨不连续的情况下，气传导和骨传导阈值频率上看起来像是相隔50～60dB的平行线，在中频没有更好的听力，且听骨固定中无骨传导抑制。

（三）材料

重建听骨链的材料有自体移植物、同种移植物和同种异体移植物。自体移植物是骨或软骨，从患者身上取出自体移植的小骨并雕刻成植入移植物，最常用的是砧骨。优点，包括即时可用性，明显生物相容性、低成本和低排斥率。缺点，包括担心在患有胆脂瘤的患者中可能出现疾病复发，固定到鼓岬或耳道邻近骨的可能性，以及由于脱矿质或侵蚀导致小骨不稳定性。此外，自体移植物和同种移植物需要时间和技巧，在手术室中适当地雕刻成形。自体移植软骨通常取自耳屏，偶尔取自耳廓软骨。可以通过区域组织获得同种小骨和附着小骨的整块鼓膜组织，并且移植物排斥极为罕见，但由于担心可能感染人体免疫缺陷病毒、肝炎和Creutzfeldt–Jakob病，它们的使用量大大减少[49]。

随着时间的推移，越来越多地使用同种异体移植物进行听骨链重建[50-52]。同种异体移植物有两种基本配置，当镫骨上部结构存在时使用部分听骨替换假体（PORP），以及当镫骨底板上部结构不存在时使用完全听骨替换假体（TORP）。假体的鼓膜部分平台的形状可以有许多变化，一些接触鼓膜的下表面，而另一些下表面则设计成符合锤骨底面。此外，假体被设计用于修复听骨链不连续，其仅限于砧镫关节的分离。第17章详细介绍了不同的修复设计。

同种异体移植物的主要优点是无菌、可用性，以及对于一些人来说有与组织结合的能力。在它们的发展历史中，同种异体移植物的缺点是生物相容性（排斥）和成本的困难。同种异体移植的3个主要群体很受欢迎，即聚合物、陶瓷和金属。聚合物包括聚乙烯、聚四氟乙烯（Teflon）和硅橡胶。聚合物和多孔聚乙烯是高密度聚乙烯海绵产品。陶瓷包括玻璃陶瓷、高硅钙生物玻璃系和生物活性玻璃，以及磷酸钙陶瓷羟基磷灰石。羟基磷灰石可以实现与骨的真正整合而无须封装，并且可以制成多孔或致密的形式，但它很脆弱，难以雕刻或修饰。也有人尝试组合各种同种异体移植物。羟基磷灰石经常与多孔聚乙烯轴组合。羟基磷灰石具有较小的排出率并且可以黏合到组织上，而多孔聚乙烯可以更容易地切割成合适的长度。

最近，钛假体越来越受欢迎[53-57]。钛假体结合了低重量（＜4mg）和高硬度，并且质量最接近它试图取代的听骨。这些特性导致声阻抗和声音阻抗的降低，特别是对于较高的频率[53]。钛假体的当前设计具有开放的顶板（朝向鼓膜），允许外科医生在放置期间更好地可视化假体的中间端。钛合金部分听骨替代物的内侧端比镫骨头更适合，因为它采用爪状设计，可实现安全连接。此外，与羟基磷灰石假体不同，钛假体不会上重下轻，并且它们倾向于保持直立。与羟基磷灰石及其他人工制造材料相比，大多数外科医生发现钛更易于使用的同种异体移植材料[54, 55]。这些特性可以简化钛听骨链重建的学习曲线，让经验不足的耳科医生获得良好的效果。软骨用于放入假体和鼓膜之间以防止挤压。已经证明，在解剖研究中，与假体头部直径相等的软骨界面对声学传播几乎没有影响[58]。

可用的多种类型的假体证明了没有一种植入物是完美的。将气骨导差缩小至＜20dB是听骨链成功重建的常用指标。2003年，对听骨链重建中异体材料的综述显示，目前使用的异体材料结果具有可比性，不同的系列报道使用相同的假体获得不同的成功率和排异率[59]。最近对2001—2010年期间，12项进行钛PORP和TORP对比的Meta分析显示，两组间听力结果无统计学差异[60]。事实上，中耳病变的变化严重程度可能对听力结果的影响大于假体材料本身[61]。许多研究小组报道了听骨链重建的结果，50%~85%的PORP病例和40%~50%的TORP病例的气骨导差＜20dB[55, 62-67]。基于对报道听骨链重建长期随访的研究分析，Yung和Vowler[68]估计PORPs和TORPs 5年成功率为PORPs的2/3和TORPs的1/3。

（四）影响手术决策的因素

听骨链重建术的目标是有效地重建将诱发的振动能量从鼓膜转移到镫骨底板下表面，以最大化术后增益听力。许多潜在因素都会影响这些手术的成功，外科医生的技术技能产生重大影响。独立的手术判断和经验，执行此类手术并获得最佳结果所需的心理因素是相当重要的。此外，丰富的耳科经验是必备的，以便外科医生可以在遇到诸如外耳道小、患者转头能力有限或肥胖体型等困难时，获得充分的手术暴露视野，尤其是在颈部和肩部区域。暴露不足或部分暴露，会大大增加手术的难度。伴随的鼓膜穿孔的存在也提高了手术难度，因为穿孔需要单独的移植物。

对于慢性中耳炎，尤其是胆脂瘤，手术期间需要做出的重大决定是在胆脂瘤切除的同时是否进行听骨链重建，还是在几个月后再进行手术[69]。如果希望中耳保持稳定的解剖关系，同时行听骨链重建是合理的。如果他们发生改变，延迟重建应该是合适的。与该决定相关的重要因素包括：①中耳黏膜的状态；②出血量；③胆脂瘤复发再手术的适宜性；④所涉及耳和对侧耳的咽鼓管功能。中耳黏膜增厚、感染、创伤或部分缺失，很可能会愈合，形成纤维组织，这可能取代完美放置的假体。中耳出血不仅模糊了术野并使手术更加困难，还增加了纤维化的风险。

一些外科医生在胆脂瘤手术时同期进行听骨链重建，即使计划对复发或残留疾病进行第二次手术。当经济方面的因素妨碍了第二次手术时，这种方法似乎是合适的，尽管完全切除胆脂瘤后的次要目标是恢复听力。其他外科医生更愿意延迟行听骨链重建，并且在第一次手术时，试图通过在鼓岬和鼓膜（移植物）之间放置一片硅胶膜、明胶膜或 Epidisc 来减少术后中耳纤维组织的形成。愈合完成后，这些外科医生断言，通过鼓岬的黏膜水平确定并且在第二阶段听骨链重建后将保持稳定，这使得更容易判断将鼓膜或锤骨连接到镫骨头或底板需要的假体的适当长度。

影响假体选择的主要因素是听小骨形态，当锤骨柄下表面横向固定假体时，必须考虑从柄到底板的前后距离与它们之间的中间距离相比，这实际上是中耳的深度。有利的关系应该使放入的假体处于更垂直的位置（图 15-5A）。前后距离较宽，中耳较窄，会产生不利的能量转移，导致听力效果差（图 15-5B）。在这种情况下，最好将假体的外侧部分固定在鼓膜的后上象限上，该象限较直接位于镫骨头或底板的外面（图 15-5C）。

Goldenberg 和 Driver [70] 报道，当羟基磷灰石假体与锤骨接触时与鼓膜（67% vs 42%）相比，气骨导差的发生率更高（< 20dB），这一发现与锤骨进行假体重建时保留链杠杆的好处一致 [71]。当鼓膜脐长期内陷并位于鼓岬附近时，限制了锤骨运动和鼓膜运动，存在另一种锤骨因素。在这些情况下，TORP 或 PORP 的平台与鼓膜表面成不利的角度，并且不能与假体的轴成所需的直角。切断鼓膜张肌腱使鼓膜能够向外移动到更有利的角度和水平，并且提高了假体的效率。

（五）外科技术

1. 听骨链固定

Tos [72] 撰写了大量关于由鼓室硬化引起的听骨固定手术治疗的文章。只要有可能，就会保留完整的听骨链。当疾病局限于上鼓室时，进行扩大的上鼓室切除术。从锤骨和砧骨的外侧、前部、上部和内侧表面逐渐除去鼓室硬化灶。当鼓室硬化局限于镫骨时，在不打开前庭或移除足板的情况下，移除斑块是优选的方案。在不分离砧镫关节的情况下进行剥离，从后向前方向进行，慢速剥离并使镫骨肌腱来保持稳定。使用耳科激光可以减少听骨链触动。当存在上鼓室和镫骨底板硬化时，首先要解决上鼓室，以确定是否可以实现锤骨和砧骨的完整移动。如果镫骨切除术不可避免或可取的，则手术最后进行。

如果要移除整个镫骨，只有在足板最易接近的部分进行开口后才能非常缓慢地拔出镫骨。在镫骨硬化固定的情况下进行镫骨切开术也有报道。在一系列病例中，70% 病例的气骨导差 < 20dB [73]。由于存在迷路炎和严重听力损失的风险，潜在感染的耳朵不应在鼓膜修复同时进行镫骨切除术。

获得性听骨骨性固定可以通过两种手术方式进行治疗：①直接切除骨性固定，恢复完整的听骨链；②通过切除砧骨和锤骨头，在锤骨柄和镫骨之间插入同种异体移植物。Tos [72] 强烈主张采用前一种方法，并进行足够大的上鼓室切除，以提供足够的术野。在上鼓室切除术后，使用小金刚钻头将固定点磨成至薄壳，其用激光以避免将机械能传递镫骨引起移动并导致感音神经性听力损失。用钻头进一步移除与固定点相邻的上鼓室骨质，并在锤骨头和相邻的上鼓室壁之间插入硅橡胶片 [74]。

另一种替代手术，还需要进行上鼓室切除术，以移除砧骨和锤骨头，因为锤骨固定不允许砧骨

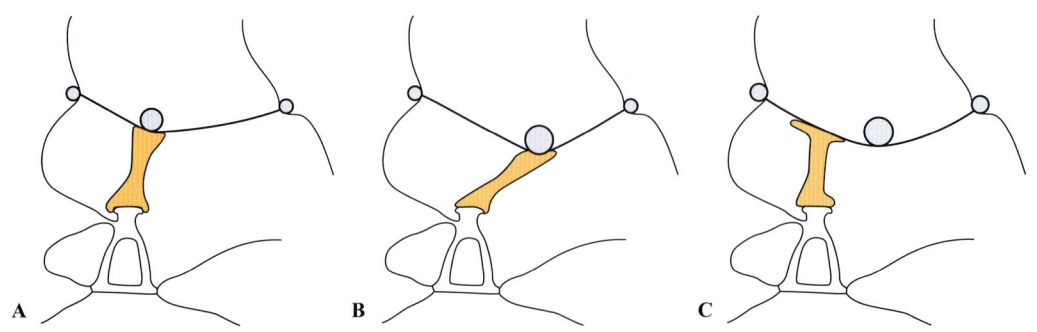

▲ 图 15-5　A. 锤骨和镫骨之间的有利关系，以允许插入假体于更垂直位置；B. 不利的关系，导致假体处于较水平的位置；C. 假体将镫骨头连接到鼓膜的后上象限，是不利的锤骨 - 镫骨关系

以普通的方式旋转到其位置之外。仔细分离砧镫关节后，经常需要移除砧骨的长脚，然后才能旋转和拔出砧骨，然后剪除锤骨头。锤骨－镫骨之间插入假体不太稳定，因为锤骨在移除头部后较容易移动，这两种技术在技术性上都有难度。

2. 听骨链中断

当只有砧骨尖端缺失时，一个特殊设计的同种异体移植假体，适合镫骨头部的顶部并具有一个位于下方并支撑远端砧骨的凹臂[75]。类似的自体移植软骨假体可以在手术时被雕刻。需要同时抬起砧骨并将假体放置在镫骨上。假体附着在砧骨上，并有一个杯状结构镶嵌在镫骨头上，也是可取的，可以获得良好的结果[76]。骨水泥也可用于重建砧骨及砧镫关节的缺失部位，并具有良好的听力效果[76-79]。

当缺乏砧骨长脚时，最重要的两个因素是镫骨上部结构的状况和锤骨的状况。当镫骨上部结构存在并连接到足板时，大多数外科医生更喜欢将假体 PORP 附接到镫骨头部，因为假体的内侧固定器是稳定的并且不能滑动。如果上部结构不存在，则镫骨底板是内侧固定点，使用 TORP 重建。确保这个内侧锚定点比较困难，通常 TORP 的结果比 PORP 的结果差。带孔软骨"脚"和搁在足板上的钛"微型连接"设计用于增加假体－足板界面的稳定性，虽然前景有希望，但迄今为止报道的病例结果很少[80]。

使用锤骨柄的内侧表面作为假体外侧的固定点比单独的鼓膜更稳定，并且挤压的可能性较小。然而，为了成功使用锤骨，外科医生应该能够肯定地回答以下 3 个问题。

（1）锤骨是否具有正常的活动性？

（2）鼓膜脐部和鼓岬之间的空间是否足够？

（3）锤骨和镫骨头或足板之间的载体是否合适？

如果对所有 3 个问题的答案都是肯定的，则可以使用锤骨。如果不是，鼓膜的后上部分是更好的选择。

（六）听骨链重建失败的原因

听骨链重建失败的偶然原因是不全面或错误的诊断。外科医生在中耳手术中，应常规训练对所有 3 个听小骨的触诊并识别每个小骨的正常运动范围。在评估镫骨的移动性时，重要的是在高放大率下观察底板并识别反射光的一个亮点，这被称为光反射。底板的最轻微运动会导致光反射移动。反映触诊的光反射运动是术中识别底板移动的最准确方法。相反，光反射对触诊的运动不明显表明底板是固定的，上部结构是断裂的，或者在触诊点和底板之间存在听骨不连续性。可能的误诊包括①在耳硬化的情况下未发现锤骨固定；②未能识别断裂的镫骨上部结构；③在保持软组织连接时，未能识别出骨性砧镫关节脱离。

听骨链重建失败的更常见原因是假体挤压；这种情况最常见于直接接触鼓膜的同种异体移植假体，而不接触锤骨柄的下表面。虽然在鼓膜和假体平台之间放置一块薄软骨，那么发生率会低得多，但仍会发生挤压。

最后，听骨链重建失败最常发生在持续表现出咽鼓管功能障碍或手术后出现问题的耳朵中。如前所述，中耳的通气是声音传播的重要因素。如果中耳没有充气，即使是完美的放置假体，仍会导致明显的传导性聋。尽管不可能预测这种结果，但对照耳咽鼓管功能的状态是合理的指示，至少在儿童中是这样。

推荐阅读

Anderson J, Caye-Thomasen P, Tos M: A comparison of cartilage palisades and fascia in tympanoplasty after surgery for sinus or tensa retraction cholesteatoma in children. *Otol Neurotol* 25: 856, 2004.

Collins WO, Telischi FF, Balkany TJ, et al: Pediatric tympanoplasty: effect of contralateral ear status on outcomes. *Arch Otolaryngol Head Neck Surg* 129: 646, 2003.

De Vos C, Gersdorff M, Gerard JM: Prognostic factors in ossiculoplasty. *Otol Neurotol* 28: 61, 2007.

Dhanasekar G, Khan HK, Malik N, et al: Ossiculoplasty: a UK survey. *J Laryngol Otol* 120: 903, 2006.

Dornhoffer J: Cartilage tympanoplasty: indications, techniques, and outcomes in a 1,000-patient series. *Laryngoscope* 113: 1844, 2003.

Dornhoffer JL: Surgical management of the atelectatic ear. *Am J Otol* 21: 315, 2000.

Gerber MJ, Mason JC, Lambert PR: Hearing results after primary cartilage tympanoplasty. *Laryngoscope* 110: 1994, 2000.

第四篇 中耳、乳突与颞骨

Goebel JA, Jacob A: Use of Mimix hydroxyapatite bone cement for diffi cult ossicular reconstruction. *Otolaryngol Head Neck Surg* 132: 727, 2005.

Hillman TA, Shelton C: Ossicular chain reconstruction: titanium versus plastipore. *Laryngoscope* 113: 1731, 2003.

James AL, Papsin BC: Ten top considerations in pediatric tympanoplasty. *Otolaryngol Head Neck Surg* 147 (6): 992, 2012.

Maassen MM, Zenner HP: Tympanoplasty type II with ionomeric cement and titanium-gold-angle prostheses. *Am J Otol* 19: 693, 1998.

Mehta RP, Rosowski JJ, Voss SE, et al: Determinants of hearing loss in perforations of the tympanic membrane. *Otol Neurotol* 27: 136, 2006.

Merchant SN, Ravicz ME, Puria S, et al: Analysis of middle ear mechanics and application to diseased and reconstructed ears. *Am J Otol* 18: 139, 1997.

Mohamad SH, Khan I, Hussain SS: Is cartilage tympanoplasty more effective than fascia tympanoplasty? A systematic review. *Otol Neurotol* 33: 699, 2012.

Neumann A, Schultz-Coulon HJ, Jahnke K: Type III tympanoplasty applying the palisade cartilage technique: a study of 61 cases. *Otol Neurotol* 24: 33, 2003.

Seidman MD, Babu S: A new approach for malleus/incus fi xation: no prosthesis necessary. *Otol Neurotol* 25: 669, 2004.

Telian SA, Kemink JL: Lateral technique tympanoplasty. *Op Tech Otolaryngol Head Neck Surg* 3: 214, 1992.

Tos M, Orntoft S, Stangerup SE: Results of tympanoplasty in children after 15 to 27 years. *Ann Otol Rhinol Laryngol* 109: 17, 2000.

Vincent R, Oates J, Sperling NM: Stapedotomy for tympanosclerotic stapes fixation: is it safe and effi cient? A review of 68 cases. *Otol Neurotol* 23: 866, 2002.

Vos JD, Latev MD, Labadie RF, et al: Use of AlloDerm in type I tympanoplasty: a comparison with native tissue grafts. *Laryngoscope* 115: 1599, 2005.

Voss SE, Rosowski JJ, Merchant SN, et al: Middle-ear function with tympanic-membrane perforations, I: measurements and mechanisms. *J Acoust Soc Am* 110: 1432, 2001.

Yung M: Long-term results of ossiculoplasty: reasons for surgical failure. *Otol Neurotol* 27: 20, 2006.

Yung M, Vivekanandan S, Smith P: Randomized study comparing fascia and cartilage grafts in myringoplasty. *Ann Otol Rhinol Laryngol* 120: 535, 2011.

Zahnert T, Huttenbrink KB, Murbe D, et al: Experimental investigations of the use of cartilage in tympanic membrane reconstruction. *Am J Otol* 21: 322, 2000.

乳突切开术：手术技巧
Mastoidectomy: Surgical Techniques

Shawn M. Stevens　Paul R. Lambert　著

闫文青　译

第 16 章

要点

1. 尽管在婴儿时期主要的颞骨结构就已经存在，但乳突尖还尚未发育完全。茎乳孔的位置相对表浅，使面神经术中损伤的可能性增加。
2. 颞线约平于颅中窝硬脑膜板，但乳突天盖的位置和乳突气化的程度会有变化。
3. 乳突手术重要的解剖标志是筛区，关键原则是定位于筛区的蝶形术腔，轮廓化颅中窝脑膜板，削薄外耳道后壁。
4. 如未能识别颅中窝硬脑膜板，向下寻找鼓窦时可能会损伤水平半规管或面神经，或两者都损伤。
5. 识别面神经鼓室段最重要的标志是水平半规管、砧骨短突和外耳道后壁。
6. 完壁式乳突切除术利于通畅引流，可以避免因乳突腔堵塞导致的长期问题，如炎症，可以满足定期清理的需要。
7. 识别面神经是开放式乳突切除术（不保留外耳道后壁）和完壁式乳突切除术（保留外耳道后壁，开放面隐窝）的关键。
8. 完壁式乳突切除术胆脂瘤残留或复发的概率要比开放式乳突切除术高，这一概率在成人约为 20%，儿童约是 40%。
9. 中耳胆脂瘤中面神经裸露的概率约为 20%，最常见的部位是卵圆窗区域。
10. 恰当的手术和护理，可以减轻患者长期的耳部不适，还可以降低复发的概率，甚至可以避免二次手术治疗。

　　本章主要介绍与慢性耳科疾病相关的乳突手术，这一术式在慢性中耳炎和中耳胆脂瘤中应用广泛，当然乳突切除术也是很多手术的基础，如人工耳蜗植入术、迷路切除术、内淋巴囊减压术、面神经减压及梳理术和脑脊液漏修补术等，也是进行桥小脑角、颅底和岩尖手术所必须掌握的。

一、历史

　　首篇关于化脓性中耳炎乳突手术的学术性论文是 1873 年 Schwartze 发表的[1, 2]。他所描述的术式仅是用圆凿凿开乳突骨皮质及部分乳突气房。在使用抗生素之前，这种手术方式对发病率较高的急性乳突炎及融合性乳突炎效果较好，但对慢性中耳炎或胆脂瘤治疗效果不明显。在接下来的 20 年，人们逐渐意识到，一个开放性的术腔对于这类疾病是很有必要的，在 1890 年，Zaufal[3] 提出去除外耳道上壁、后壁、鼓膜及听骨链——现在称这一术式为乳突根治术。后来 Bondy 意识到处理局限性的病变可以仅去除病变组织而保留中耳，从而改进了这一术式，他在 1910 年对 Bondy

第四篇 中耳、乳突与颞骨

乳突切除术的介绍中,首次提到了听力学功能。1938 年,Lempert[4] 开创了耳硬化症的一期开窗术后,人们开始越来越多地关注对听力的保留和提高,在 20 世纪 50 年代初期,Zollner 和 Wullstein[5, 6] 引入了鼓室成形术。在接下来的 10 年中,Jansen[7] 和 Sheehy 及 Patterson[8] 进一步融合了功能修复和保留正常解剖结构的需求,提出了开放面隐窝的完壁式乳突切除术。

二、解剖

颞骨由鳞部、鼓部、乳突部和岩部组成(图 16-1 和图 16-2)。鼓部最小,是外耳道的组成部分。本章节主要关注乳突部,其与颅骨和枕骨有明显的分界,且乳突气房与岩尖气房相通。经乳突入路的手术方式可能会遇到的重要结构有面神经、颈内动脉、颈静脉球、迷路、内听道和岩尖。颞线是重要的解剖标志,它是颧弓根向后的延伸,也是颞肌的附着点,但不同个体间有较大的差异。外耳道上棘,也称 Henle 棘,是外耳道后壁和上壁骨性结构延伸到表面小的骨性突起。位置仅低于颞线,形状大小个体间有差异。外耳道上棘后方是筛区,相当于鼓窦的位置。

颞骨的主要组成部分在婴儿时期就形成了,但有一点手术时需要特别注意,在婴儿时期,乳突尖尚未开始发育,茎乳孔的位置较浅,面神经更容易受到损伤。

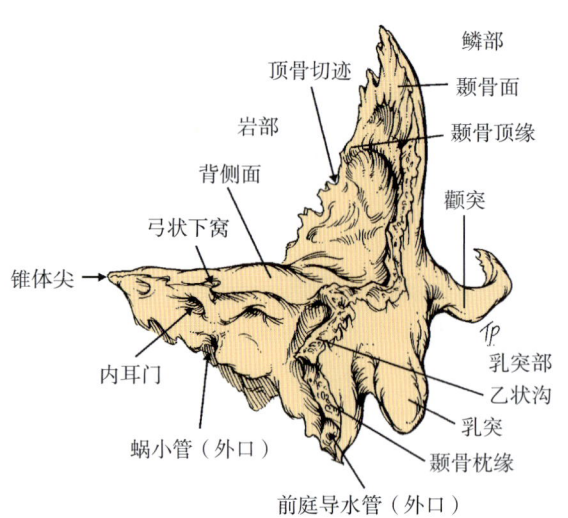

▲ 图 16-2 左侧颞骨后外侧示意图

引自 Donaldson JA, Duckert LG, Lambert PR, Rubel EW, eds. *Surgical anatomy of the temporal bone*, ed 4. New York: Raven Press; 1992.

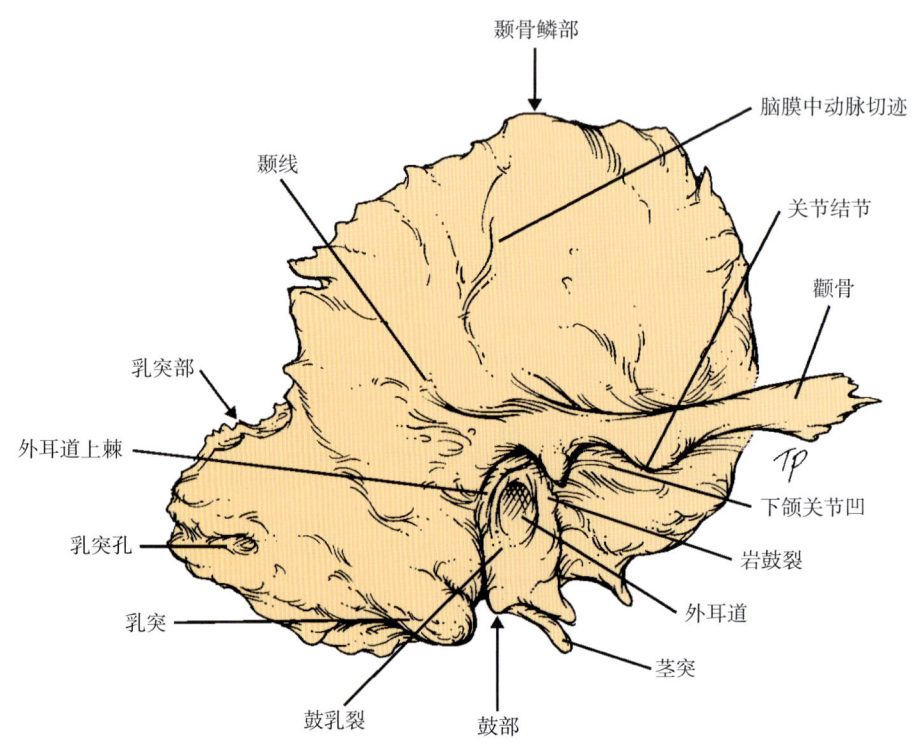

▲ 图 16-1 右侧颞骨示意图

引自 Donaldson JA, Duckert LG, Lambert PR, Rubel EW, eds. *Surgical anatomy of the temporal bone*, ed 4. New York: Raven Press; 1992.

三、术语

根据疾病程度的不同，有多种乳突的手术方式可以选择。这些标准术式的变化也常在文献中报道。最初，乳突手术的命名较混乱，与中耳相关的手术需要相关的术语，例如鼓室成形术、听骨链重建术。框16-1列举了一些慢性中耳疾病常用的标准术式。

（一）单纯乳突切除术

单纯乳突切除术是根据病变的范围磨开乳突骨皮质及开放大量乳突气房。骨膜下脓肿仅需打开部分乳突气房引流中耳病变，而胆脂瘤则需打开鼓窦以充分探查病变组织。

（二）完壁式乳突切除术

完壁式乳突切除术与单纯乳突切除术都保留外耳道的后壁及上壁，但完壁式乳突气房开放得更充分。且这一术式可解剖到面隐窝，非常适合行面隐窝开放术。近期关于完壁式乳突切除术式的改进多为术中磨除部分外耳道壁，再以骨片、软骨或人工植入物修补缺损，以修复外耳道和乳突气房间的正常解剖屏障。

（三）开放式乳突切除术

开放式乳突切除术特点在于彻底开放乳突气房，乳突轮廓化为蝶形术腔，去除外耳道上壁及后壁，行耳甲腔成形术。

（四）乳突根治术

乳突根治术是彻底清除中耳病变的开放式乳突切除术。不保留中耳功能。封闭咽鼓管、去除锤骨、砧骨（甚至包括镫骨底板上结构）。去除残存鼓膜，不行修补，开放中耳鼓室腔，使术腔上皮化。目前此术式已较少使用，但在一些胆脂瘤无法完全清除的情况下，可以考虑使用（如耳蜗瘘管或胆脂瘤侵犯到岩尖）。

（五）改良乳突根治术

改良乳突根治术在命名上有很大的混淆，近期也可与开放式乳突切除术互换使用。改良乳突根治术参照了Bondy手术方法，对仅限于鼓室隐窝的病变，通过切除术相邻的外耳道后壁或上壁清除病变；对不受病变侵犯的中耳予以保留；对胆脂瘤基质破坏的部分听骨链，保留锤骨头，以重建鼓室腔。对于小的胆脂瘤多选Bondy术式，在这种情况下，优选术语为改良乳突根治术。

（六）乳突腔填塞术

对于乳突填塞术的适应证及填塞程度，不同主刀医生会有不同选择。有很多材料可以在填塞术中使用，如自体骨粉、自体软骨、游离软组织或带血管的软组织，以及生物活性或生物兼容性的合成材料。乳突填塞术最代表性的应用是在外耳道壁去除的手术中缩小术腔。像少数病例，行咽鼓管口封闭及外耳道封闭，完全填塞乳突腔。

四、手术步骤

去除术耳周围1~2cm毛发，外耳道及耳后局部注射5~10ml血管收缩药（如，1%利多卡因和1:100 000肾上腺素）。为了利于缝合，在耳后沟后1cm处做C型切口，而非在耳后沟处（图16-3）。如果预计蝶形术腔较大的手术（如经迷路入路或迷路后入路的桥小脑角或颅底肿瘤切除），

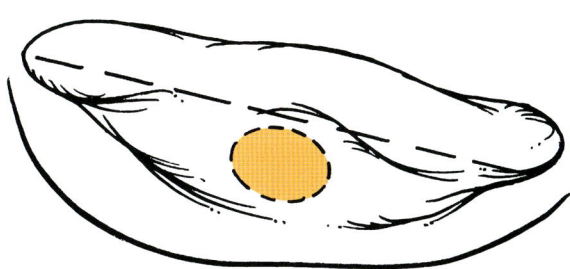

▲ 图16-3 耳后切口位于耳后沟后约1cm处，以便于皮肤缝合

引自 Sheehy JL. Surgery of chronic otitis media. In English GE, ed: *Otolaryngology*. Philadelphia: Lippincott; 1986:1.

框16-1 乳突术式

- 单纯乳突切除术
- 完壁式乳突切除术
- 开放式乳突切除术
- 乳突根治术
- 改良乳突根治术
- 乳突腔填塞术
- 修复性乳突切除术

第四篇 中耳、乳突与颞骨

切口可以更靠后一些。

显露颞肌筋膜，置入牵开器，取颞肌筋膜备用。向上牵拉耳廓，切开皮下组织。切口下缘要达乳突尖的前侧面。切口太靠后会伤及胸锁乳突肌，增加出血风险及术后不适。切开骨膜暴露乳突骨质，沿颞线做横行切口，纵行切口起自颞线，向下延至乳突尖。分离骨膜，暴露乳突骨质。

乳突皮质充分暴露后，切割钻沿颞线行第一刀，颞线大约平于颅中窝硬脑膜板，但鼓室盖的位置会因乳突气化的程度有所不同。第二刀垂直于第一刀并沿外耳道后壁向下延至乳突尖（图16-4）。

钻头磨除骨质时需要注意的是选择钻头和冲水。可能的情况下，首选较大的钻头而不是小钻头进行骨质切除，这样更有利于暴露及蝶形术腔成形，也避免了骨质上形成小洞损伤内侧结构。但钻头也不能过大，过大会妨碍解剖术野。磨除骨质时一定要留意钻背面的结构，避免损伤解剖部位对面的结构。

钻头有很多种，有利于磨除骨质的切割钻，也有适用于磨平骨质的磨砂钻。有凹槽或切面的钻头适用于磨除骨皮质，而有金刚砂的钻头适合用于磨除面神经或者乙状窦最后一层的骨质。切割钻有沿钻身旋转方向"跳跃"的倾向，对称"滑钻"，应注意操作安全。当在不规则的表面磨除骨质时，一般不建议选择切割钻。

恰当的冲水可以清除解剖术野内的骨粉，可以防止过多的热量传导至下方结构，特别是面神经；还可以保持钻头的切割面清洁。无论是使用自循环系统还是抽吸系统，合适的流速有利于解剖的精确性和安全性。

鼓窦是乳突手术一个重要的解剖结构，水平半规管（HSCC）的隆突在它的底部。鼓窦的定位很大程度上依赖于乳突气房，这个部位的解剖有3个重要的原则：蝶形术腔、识别颅中窝硬脑膜板底部、削薄外耳道后壁。鼓窦位于最初两条骨皮质切线相交的部位的深处，但当接近鼓窦时，术腔的蝶形化是必要的，蝶形化处理的关键在于术腔顶部，尤其是后方从窦脑膜角到乳突尖的蝶形化。术者必须留意乙状窦，硬化型乳突可能会出现乙状窦前置。适当的蝶形术腔有助于识别侧面的结构，避免损伤。识别颅中窝硬脑膜板的重要性就不再过分强调了。磨除乳突气房，露出密质骨。然后是处理颅中窝硬脑膜板，其情况较多样化，通常它会稍膨出于鼓窦的空腔中。乳突腔的上方轮廓化的不够，会导致鼓窦开放的空间不足，可能会损伤HSCC，或面神经膝部，甚至同时损伤两者。去除骨性外耳道后壁的所有气房，如果这个部位没有充分的解剖，乳突腔可能会看起来很小。另外，削薄外耳道后壁有助于面神经的定位，这个后面会讲到。

随着解剖的进行，打开鼓窦后，可能会遇到一骨性中隔（Körner中隔），该骨性中隔是岩部鳞状隔的残余，它将更多的表面气房与较深的气房分开。解剖向前应至颧骨根部，可以通过削薄颅中窝硬脑膜板及外耳道后壁的骨质来实现，这个地方需要换小一些的钻头。需要特别留意，避免钻头碰到听小骨，否则过度振动可能会引起内耳损伤。砧骨短脚是面神经的重要解剖标志。

（一）面神经

面部神经的识别是乳突手术的基础。在手术中，定位面神经的位置比避开更安全。在完壁式

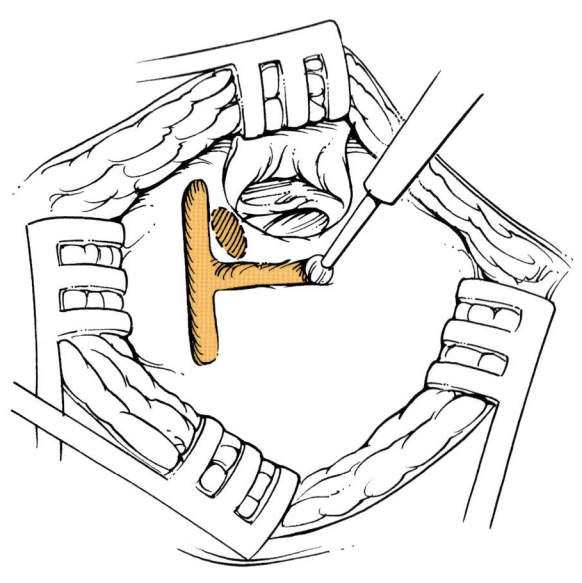

▲ 图 16-4 用钻的第一刀是在颞线及骨性外耳道上壁的切线处

引自 Sheehy JL. Mastoidectomy: the intact canal wall procedure. In Brackmann DE, Shelton C, Arriaga MA, eds: *Otologic surgery*. Philadelphia: Saunders; 1994.

第16章 乳突切开术：手术技巧

乳突切除术或人工耳蜗植入术中，面神经与鼓索神经之间的空间（面隐窝）提供了进入中耳的通道（图16-5）。在开放式乳突切除术中，识别面神经可帮助术者适度地削低面神经嵴，以获得一个引流更通畅的术腔。

面神经最重要的解剖标志是HSCC、砧骨短脚、外耳道后壁；二腹肌嵴也是一个标志，多用在面神经全段解剖至茎乳孔时（如颅底手术）。面神经乳突段的膝部和近端部分位于HSCC隆突前方并且恰好在其内侧。面神经的乳突段也位于外耳道后壁底部的砧骨短脚内侧。

从骨性外耳道后壁后方去除气房直到只有数毫米厚。沿外耳道后壁骨质分离外耳道后壁皮肤，有助于在术中衡量骨壁的厚度。如果外耳道后壁不够薄，面神经外侧仍有一层气房，剥离进行得太靠后，可能会暴露面神经的垂直段而造成损伤。理想的情况是，先识别面神经的中间2/3处，避开紧邻HSCC和乳突尖的区域。

找到鼓窦后，小号的金刚钻磨开鼓窦入口，进入上鼓室。暴露出砧骨短脚后，换稍大的切割钻或粗砂钻去除面神经外侧的骨质，随着解剖的进行，进一步削薄外耳道后壁。从外耳道后壁到乳突要维持较宽阔的解剖空间，因为面神经前后的走行会有些许的变化。这种宽广的解剖平面避免了形成深槽，并有助于确保神经的侧面而不是侧边暴露。当达到砧骨短脚平面时，预计面神经位于再深入1～2mm处，需更换细砂钻。

最后一层的解剖应该在大量水冲洗下进行，基本上在一层水下钻磨，以便于辨别薄骨外壳下的面神经上的细小毛细血管网。钻沿纵行方向操作，与面神经平行。当面部神经从第二膝部下降到茎乳孔时，面部神经呈轻微的横向走行。即使在存在乳突疾病的情况下，面神经骨管的缺失也很少发生。

这与面神经的水平段部分形成对比，先天性以及疾病所致的水平段面神经骨管的缺失是常见的。在解剖过程中，可能出现的其他标志包括鼓索神经、面隐窝、面后气房。适当地削薄外耳道后壁可暴露鼓索神经，其可通过形态及走行与面神经区分，必要时可向后分离鼓索至面神经总干分出处予以识别。在气化好的乳突中，面神经后方和深处有大量的气房，面神经就在这些气房的前方。同样的，识别面隐窝，面神经就在其内侧。

（二）开放面隐窝

面隐窝是位于面神经锥段、鼓索神经与砧骨窝下方之间"三角"区域里的气房（图16-5）。这个凹陷的大小不同，取决于鼓索神经从面神经分支的位置和气化情况。开放面隐窝可以从乳突进入中耳（图16-6）。鼓岬、圆窗龛、镫骨、砧骨长脚、匙突、鼓膜内侧面，以及锤骨柄、咽鼓管口就直观地展现出来。

面隐窝可以向上和向下延伸，以便进行"后鼓室切除术"的操作。牺牲鼓索神经可以很好地暴露下鼓室，进行进一步的解剖。在这种情况下，解剖的极限是鼓环。通常，在慢性中耳炎手术中，砧骨的长脚被侵蚀，需去除砧骨。此时，开放砧骨窝，将面隐窝与鼓窦入口相连，以在HSCC和面神经的锥段上充分暴露上鼓室（图16-7）。

（三）开放上鼓室

在完壁式乳突切除术中，常需开放上鼓室。胆脂瘤可破坏听小骨，从而侵入上鼓室前方的空间，也称上鼓室前隐窝。如果听骨链不连续，则更容易打开上鼓室（如砧骨长脚破坏）。在这种情

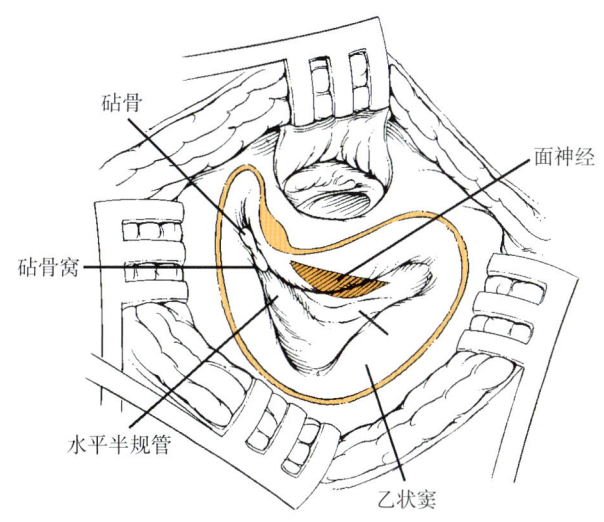

▲ 图16-5 面隐窝如图中三角所示

引自 Sheehy JL. Mastoidectomy: the intact canal wall procedure. In Brackmann DE, Shelton C, Arriaga MA, eds: *Otologic surgery*. Philadelphia: Saunders; 1994.

况下，移除残存砧骨和锤骨头，以提供良好的进入上鼓室前隐窝的通路。颅中窝脑膜板位置变化，可影响脑膜板与外耳道上壁之间的空间大小。开放上鼓室时，一般需要使用较小的钻头，常为粗砂钻。硬脑膜外保留薄骨板，用削薄外耳道后壁的方式削薄上壁骨质。

上鼓室中面神经的解剖走行是非常重要的。面神经从锥段向前，沿前庭窗及匙突上方走行到膝状神经节（图 16-8）。面神经鼓室段的骨管有可能会缺失，特别是有大量胆脂瘤侵犯此区域的情况下（图 16-9）。

（四）开放式乳突根治术

通过对乳突腔的适当重建，可把开放式手术的缺点减到最小。关键的步骤在于①蝶形术腔；②去除术腔内不规则物，如深凹及骨性坎；③磨低外耳道后壁至面神经水平；④耳甲腔成形。

蝶形术腔降低了乳突腔的深度和大小。向上至颅中窝脑膜板，向后暴露乙状窦，下达二腹肌嵴（图 16-10）。磨低外耳道后壁至面神经外侧只留一层薄至骨时可识别面神经。向下开放至乳突尖，直至外耳道底及乳突腔无气房残留（下壁或后壁）。以同样的方法开放上鼓室前隐窝，使上鼓室前隐窝到外耳道前壁平滑过渡。

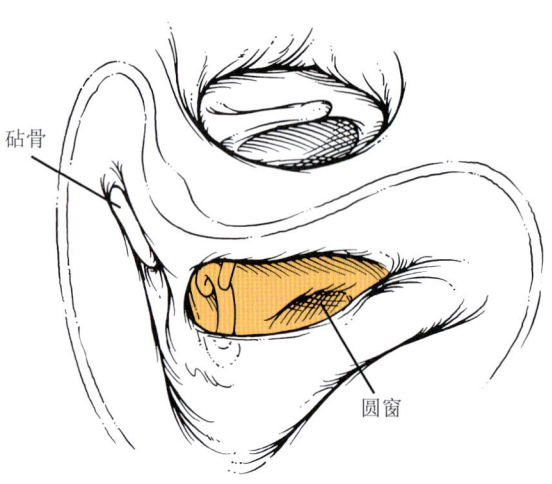

▲ 图 16-6 开发面隐窝

引自 Sheehy JL. Mastoidectomy: the intact canal wall procedure. In Brackmann DE, Shelton C, Arriaga MA, eds: *Otologic surgery*. Philadelphia: Saunders; 1994.

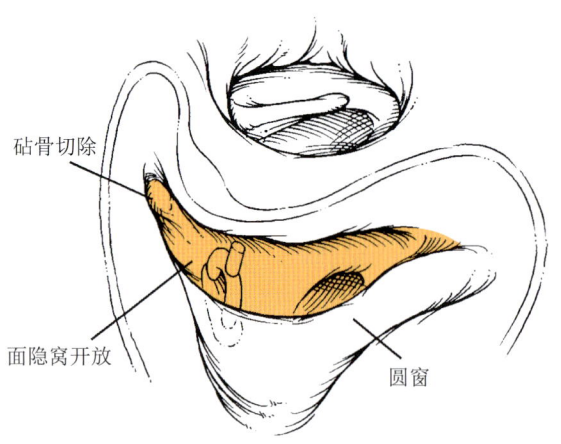

▲ 图 16-7 去除砧骨、砧骨窝，扩大面隐窝

引自 Sheehy JL. Mastoidectomy: the intact canal wall procedure. In Brackmann DE, Shelton C, Arriaga MA, eds: *Otologic surgery*. Philadelphia: Saunders; 1994.

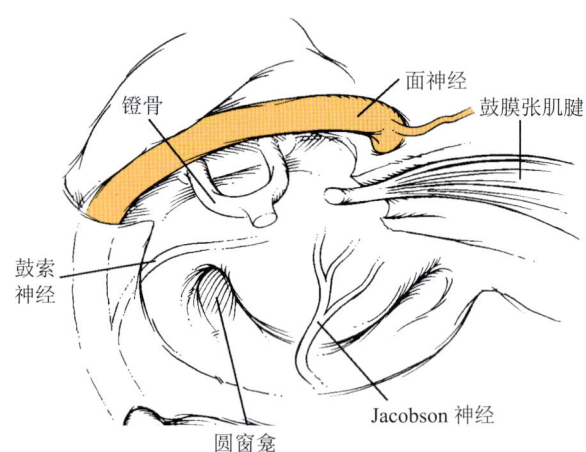

▲ 图 16-8 面神经鼓室段走行

引自 Donaldson JA, Duckert LG, Lambert PR, Rubel EW, eds. *Surgical anatomy of the temporal bone*, ed 4. New York: Raven Press; 1992.

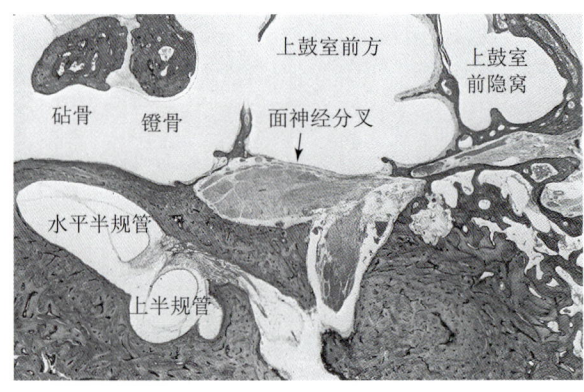

▲ 图 16-9 上鼓室前方面神经分叉处

引自 Schuknecht HF. Pathology of the ear, ed 2. *Philadelphia*: Lea & Febiger; 1993.

第 16 章 乳突切开术：手术技巧

理想的乳突术腔轮廓应是平滑的，没有骨性凹陷或突出。可以使用术中收集到的少量骨粉来填充腔内的不规则部位。如果术者不能确定胆脂瘤组织已被彻底清除，则这些地方不能进行填塞。最后，大的耳道口可确保乳突腔的通气引流以及便于术后清理。需要去除耳甲腔的部分软骨以创建一个大小合适的外耳道口。

五、完壁式乳突切除术对比开放式乳突切除壁

完壁式乳突切除术及开放式乳突切除术都有其固有的优缺点，其中包括去除病变的难易程度、病变复发及残留的概率及术后护理的方便程度[9]。对于侵犯中耳、上鼓室及乳突的胆脂瘤，耳道的上壁和后壁部分遮盖了病变。保留外耳道后壁需要更多的手术操作，如开放面隐窝，需要在耳道后壁及耳道上鼓室侧交替操作，通常需要更长的手术时间。正如后文所述，无论外耳道后壁是否保留，侵犯鼓窦及周围气房的胆脂瘤都很难清理。

当外耳道后壁保留时，病变的暴露会更加困难，会增加上皮残留的可能性。保留外耳道后壁还提供了内陷囊袋形成的潜在空间。这些会增加胆脂瘤复发或残留的概率，特别是儿童，研究显示这一概率在成人为 3%～20%，在儿童为 35%～45%[3, 10-14]。所以，完壁式比开放式乳突切除术需要更多的手术操作，以确保彻底清理病变。

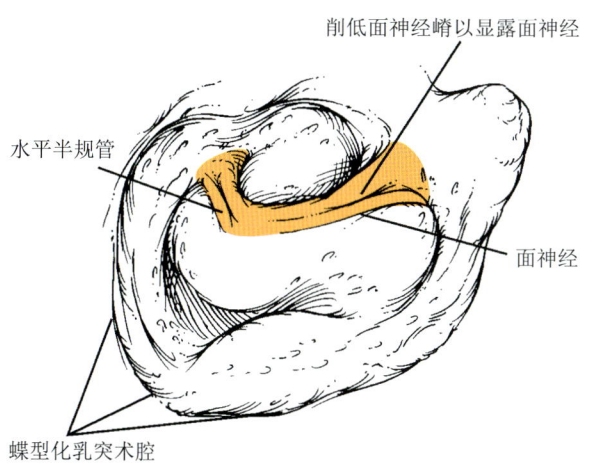

▲ 图 16-10 开放式乳突根治术
引自 Brackmann DE, Shelton C, Arriaga MA, eds. *Otologic surgery*. Philadelphia: Saunders; 1994.

儿童中，疾病的复发及病变残留较成人较高有几个可能的原因，首先，儿童的颞骨通常气化较好，气房较深，增加了彻底清理病变的复杂性，而成人多为硬化型乳突。其次，儿童咽鼓管功能不良，增加了内陷囊袋形成及疾病复发的概率。这也使儿童易发生中耳炎和胆脂瘤复发，使其更具有侵蚀性。此外需要考虑的是，由于各种生长因子的作用，病变组织在儿童中生长的潜能要比在成人中大。研究表明，儿童胆脂瘤较成人胆脂瘤表现为更大的鳞状细胞增殖倾向，可能在疾病的形成过程中有生物学上的差异[15]。

完壁式乳突切除术的优点在于术后愈合更快，更重要的是，避免了长期的术后换药过程。而开放式乳突切除术的术后恢复可能需要数月的时间，并且某些部位可能需要特殊的处理以促进愈合。对术腔的长期护理的潜在需求也是一个因素，因为外耳道的自清洁特性已经改变。新外耳道/乳突腔的不规则轮廓破坏了角蛋白碎片的正常迁移，这可以促进细菌或真菌生长。如前所述，适当地缩小乳突腔可以显著改善这种潜在的问题。

需要行乳突手术的胆脂瘤患者可能需要助听器改善术后的传导性听力下降。这种情况下，开放式术腔的患者感染的概率可能会稍高，因为助听器使耳道和乳突腔通气引流性下降，增加了的角化物堆积。相比之下，完壁式乳突切除术的愈合较快，且不需要周期性清理耳道，并且不会增加外耳感染的风险。水上活动没有限制，这对于儿童来说很有吸引力。如果需要，可以考虑佩戴耳道内助听器。

开放式乳突切除术的优点在于术中更易进入上鼓室及中鼓室。胆脂瘤的清理更容易，这会显著降低病变的复发及残留概率[6]。另外，因为在鼓膜完整的病例中，开放的术腔更有利于发现病变残留。虽然上鼓室和乳突腔被上皮组织覆盖，上皮与底层骨质的密切关系利于及早发现这些区域中任何胆脂瘤的生长情况。皮瓣/骨粉或其他用于乳突腔填塞的物质不属于此类。开放式乳突切除术并不一定会降低慢性中耳炎并发症的发生。我们也遇到过已经行开放式乳突切除术的患者出现岩尖胆脂瘤、硬膜外和硬膜内脓肿的例子。

六、完壁式乳突切除术与开放式乳突切除术的应用适应证

完壁式乳突切除术和开发式乳突切除术的恰当选择，可以有效地清除胆脂瘤病变。

尽管文献中有主张一种方法优于另一种方法的报道，但尚未有针对这一争议的最终前瞻性随机临床试验，而且可能永远不会。大多数有大量慢性中耳炎处理经验的外科医生，这两种手术都会实施。通常，外科医生通过不同的指征选择不同的术式。

我们倾向于完壁式乳突切除术，主要是因为保留了正常的解剖结构，并且减少了长期护理问题的可能性。然而，在某些术前环境中，或者术中遇到某些情况下，开放式乳突切除术可能更为优选。对于术前有以下情况者优选开放式乳突切除术：唯一听力耳患者、麻醉风险高的患者，以及随访困难的患者。

在这些情况下，需要在单次手术中根除病变并保留或重建听觉功能。因为开放式乳突切除术有较低的复发率及病变残留率而首选。

大多数情况下，根据术中乳突解剖和特殊病变的表现，来决定是否去除外耳道后壁。颅中窝硬脑膜低垂和乙状窦前置会使乳突腔变小，从而使开放上鼓室受限。在这种情况下，去除外耳道后壁有利于病变的清理，如果适当注意缩窄乳突腔，则可减少长期护理。

有水平半规管瘘管的患者也需要采用开放式乳突切除术。根据半规管骨质侵蚀破坏的程度，瘘管上的胆脂瘤上皮可暂不处理。这种情况下，外耳道后壁必须去除，这样迷路上方的胆脂瘤就成了乳突腔上皮的一部分。在大多数的胆脂瘤手术中，无论外耳道后壁是否保留，最困难的手术操作是去除后鼓室的病变[8]。去除陷入后鼓室，甚至是后鼓室窦的胆脂瘤上皮，确实是个挑战（图 16-11）。后鼓室窦的大小和深度会有不同，有些病例里，可能只是面神经管外侧骨质向内侧的浅凹，而有些可能是在外耳道后壁及面神经垂直段后方较大较深的腔。在这种情况下，开放式乳突切除术也只能提供有限的益处，因为面神经骨管的走行限制了进一步开放术腔的可能。

大量的中后鼓室的胆脂瘤不是开放式乳突切除的绝对适应证。一些改善暴露情况的技术也有出现，包括可以从鼓环后方钻孔，以镂空面神经垂直段前半段等方法。对于后方一些较深的凹陷，仍需要钝器械来移除胆脂瘤。只有后方内陷囊袋完整清理出，没有撕裂时，才能确保彻底清除胆脂瘤。内陷囊袋完整清理后，可用中耳镜来检查是否有病变残留。术后 6~12 个月复诊也是很有必要的。

七、开放式乳突切除术后的术腔填塞

如上所述，开放式乳突切除术在合适的病例中有很多益处。但术后需要长期护理、频繁地换药，以及术后不便佩戴助听器的困难会使术者考虑术腔填塞，或者说"修复"。这种方法的现代应用最初是由 Palva [17, 18] 在 20 世纪 70 年代提出，被称为 Popper 皮瓣，即需要一个耳后肌骨膜瓣，向内转缩窄乳突术腔。后来也包括使用骨片和骨粉与皮瓣相结合[16-18]。从那时起，乳突填塞既可以使用自体材料——例如骨粉、骨片、软骨、肌皮瓣及脂肪，也可使用生物材料，包括羟磷灰石和磷酸三钙[19-21]。近来，也有作者对使用钛管壁假体和复杂的陶瓷材料进行了报道[16]。

实施乳突填塞术应当慎重考虑疾病复发的风险、患者术后随访及这一术式对疾病转归的影响。乳突填塞术后还没有很好的疾病复发影像学

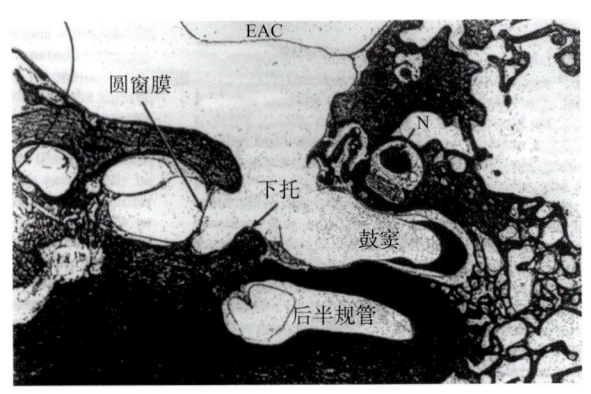

▲ 图 16-11 鼓窦的组织切片

EAC. 外耳道；N. 神经（引自 Schuknecht HF. *Pathology of the ear*, ed 2. Philadelphia: Lea & Febiger; 1993.）

第 16 章 乳突切开术：手术技巧

特征的报道，且不同的手术也各有区别[16]。针对适应证选择合适的患者，远期效果还是值得肯定的。Bernardeschi 及其同事最近的一个回顾性分析，研究了 46 名患者，他们进行了开放式乳突切除术，随后用生物合成陶瓷填塞。在 1 年的随访中，90% 的患者恢复良好并且重新上皮化，气导阈值略有改善，没有复发的迹象[19]。行乳突填塞另一个需要考虑的是，乳突腔开放后眩晕的发生率。开放式乳突术后，半规管外侧的骨质变薄。因此风、水或抽吸等温度变化，可能会导致足以引起眩晕的热量刺激。一些作者提倡在适当的患者中行乳突填塞以改善这些症状，并取得良好效果[21]。

八、二次乳突根治术

完壁式乳突切除术和开放式乳突切除术都有胆脂瘤复发或再发的可能。完壁式乳突切除术后成人的再发概率是 3%～20%，儿童为 35%～45%[3, 10-14]。二次手术的适应证是胆脂瘤残留、流脓再发、穿孔再发，和（或）传导性聋再发或加重。二次乳突手术与初次手术的目的相同，都是确保手术安全，术后干耳及尽可能重建听力。术前检查应包括对双耳的详细周密的耳显微镜检查、听力检查。影像学检查对二次手术的实施有重要的指导意义，但其使用尚未明确规定，且通常基于术者的偏好。计算机断层扫描可以显示下鼓室未清除的和（或）隐秘的气房（图 16-12）或乳突之外未发现的疾病（图 16-13）[14, 22]。加权磁共振成像为复发性胆脂瘤提供了极好的敏感性和特异性（图 16-14）[23]，全面的术前评估对疾病的概况及手术计划至关重要。

建议术中持续面神经监测。沿上次的耳后切口切开，可能需要稍微延伸切口，以暴露更宽的范围。手术的最初目标应该是识别手术标志和保护可能已经通过病变或之前的手术暴露的重要结构。在软组织切开时应小心，以避免无意中损伤硬脑膜或乙状窦。通常，肌肉筋膜和骨骼之间的粘连容易分开。相反，紧密粘连强烈暗示软组织与硬脑膜或其他关键结构（如面神经）之间的粘连[14]。为了避免损伤，应该锐性分离而不是钝性分离。当已经充分暴露和识别重要的解剖结构时，就可以开始去除病变了。对于已行完壁式乳突切除术的患者，如果可能，可以保留外耳道后壁，但是如果需要，术者应该转行开放式乳突切除术。可能促使这一决定的因素包括病变范围较广、硬化型乳突以及有并发症的存在[14, 24]。对于接受过开放式乳突切除术的患者，术者应考虑削

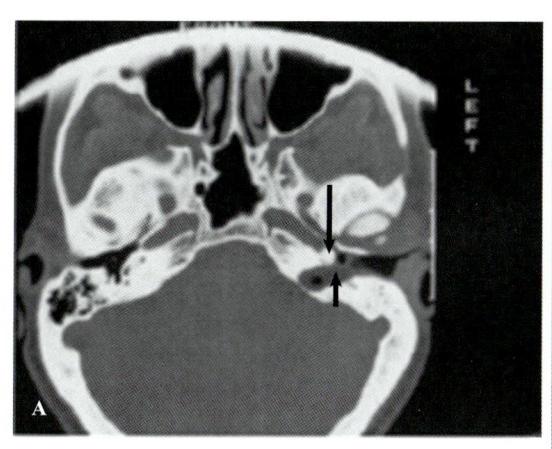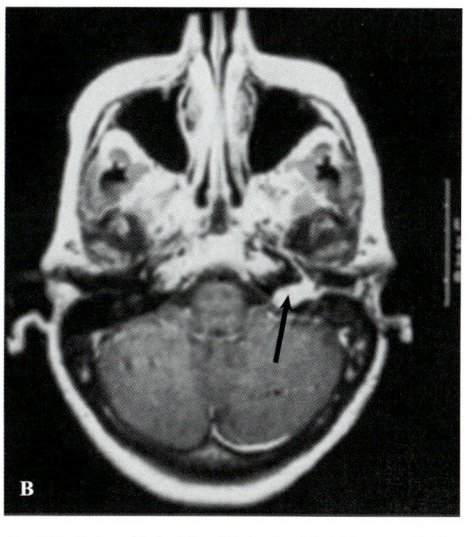

▲ 图 16-12　A. CT 显示左侧慢性化脓性中耳炎，病变侵犯下鼓室（短箭），并出现耳蜗瘘管（长箭）；B. 强化 MRI 显示下鼓室病变强化显影（箭）
引自 Nadol JB Jr. Revision mastoidectomy. *Otolaryngol Clin North Am* 2006;39(4):723-740.

第四篇 中耳、乳突与颞骨

低面神经嵴、扩大外耳道口、行外耳道成形术、评估上鼓室的开放情况，并消除残留气房。这些中的每一个都可能与初次手术失败有关，并且面神经嵴高是最常见的原因。未去除的气房的位置有些可预测。报道显示，92%的患者窦脑膜脚处有残存气房，88%在鼓室盖，少数在乳突尖、下鼓室、乙状窦后及颧弓根处[24]。二次手术后的恢复情况可能相当不错。Jackson及其同事[25]在24年的时间里，对541例开放式乳突二次手术进行了随访，术后干耳率89.3%，这一概率在Nadol[14]研究中为94%，Sheehy[26]的报道中为85%。

九、耳内镜手术和联合手术

耳内镜代表了一种新兴技术，具有广泛应用于慢性耳朵治疗的潜力。这种方法包括使用具有直接和（或）角度视觉的硬内镜来帮助手术医生检测一些位置较深难以接近的胆脂瘤。这种方法的提倡者认为内镜提供了可以直观的解决特殊区域的方法，如鼓室窦、咽鼓管前隐窝。在初次手术和二次手术中都有联合使用耳内镜的报道。这一技术在二次手术的应用中更广泛也更出色，常应用于初次保留外耳道后壁的患者中。内镜，通常是小直径内镜（2.7mm），可以穿过原来的耳后切口瘢痕和（或）通过鼓室入路插入（图16-15）。然后手术医生可以对胆脂瘤进行初步探查；如果没有找到，外科医生可能会改变策略，选择乳突开放。在某些情况下，如果病变很小，可以通过直接或激光辅助下经耳内镜去除[27]。如果胆脂瘤较多，则采用开放式方法。在术中内镜还可以指导手术医生制订手术方案，结束手术前，内镜可帮助术者进行最终检测。中耳及乳突气化较好、上鼓室通气引流可、鼓室黏膜完好，胆脂瘤较局限的患者内，由于病变区域较小，因此最好使用耳内镜[27]。需要注意的是，没有证据表明使用这种技术可以减少初次手术或二次后胆脂瘤复发或再发的频率[27-29]。目前，内镜检查仅与在二次手术中降低发病率并在适当选择的患者中改善病变的可视化相关。

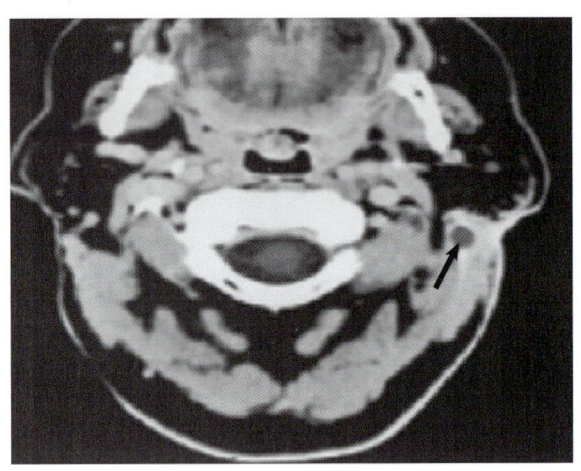

▲ 图 16-13 CT 显示左侧乳突尖下方软组织的胆脂瘤（箭）
在此之前，多次手术未发现该处胆脂瘤病变，直到该次扫描发现 [引自 Nadol JB Jr. Revision mastoidectomy. *Otolaryngol Clin North Am* 2006; 39(4): 723-740.]

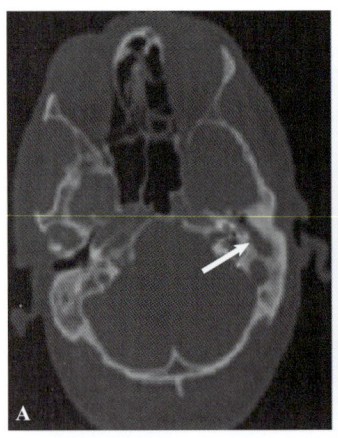 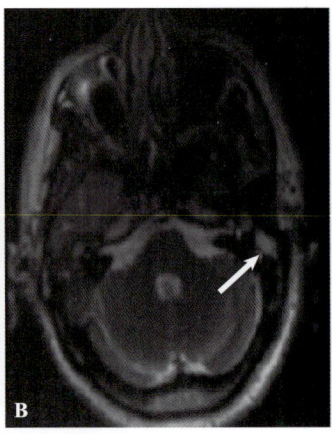 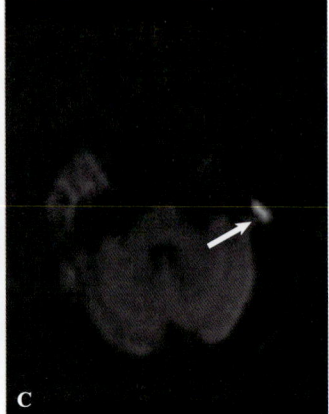

▲ 图 16-14 A. 轴位 CT 显示鼓窦及上鼓室前隐窝的软组织密度影（箭）；B. MRIT$_2$ 加权像显示图 A 中同一位置的软组织密度影；C. 轴位，回波平面扩散加权图像在同一水平上显示出耀斑的"闪耀"效应
引自 Evlice A, Tarkan Ö, Kiroğlu M, et al. Detection of recurrent and primary acquired cholesteatoma with echo-planar diffusion-weighted magnetic resonance imaging. *J Laryngol Otol* 2012;126(7):670-676.

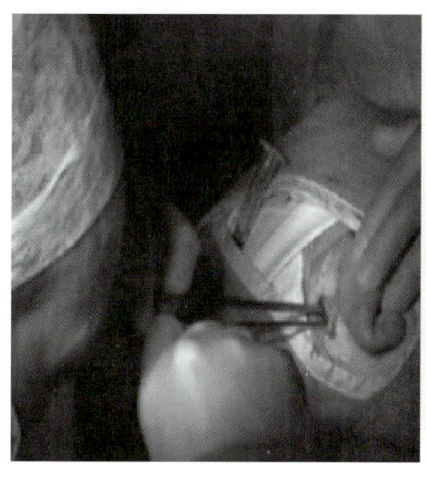 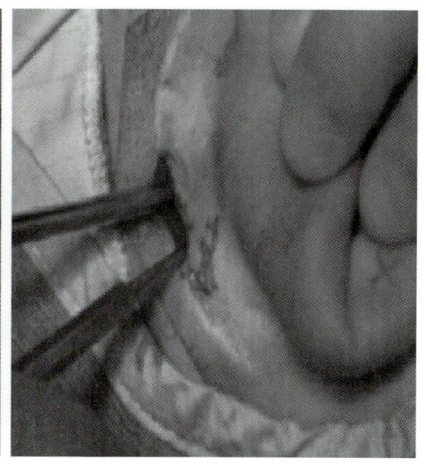

▲ 图 16-15 使用 45° 内镜行耳内镜手术

通过先前瘢痕部位的耳后切口进入。注意此处可双手操作 [引自 Barakate M, Bottrill I. Combined approach tympanoplasty for cholesteatoma: impact of middle-ear endoscopy. *J Laryngol Otol* 2008;122(2):120-124.]

十、修复性乳突切除术

逆行乳突切除术是上述手术方式的综合,其可应用于上鼓室前隐窝、上鼓室和中上鼓室的局限病变。Dornhoff 描述的这一手术方式包括暂时去除外耳道上壁,局限性的开放式乳突切除,随后通过使用移植耳甲腔软骨重建管壁缺损(图 16-16)。同时,用软骨膜修补鼓膜避免二次穿孔。无论是否需要进行计划的第二次手术,都在初次手术中行听骨链的初步重建,因为它充当了初级重建的支架。这项术式可以暴露上鼓室前隐窝、中上鼓室,在适合的病例中可作为单独的手术方式。报道表明,这一术式可以达到与开放式乳突切除术相类似的结果,术后 10 年的再发率为 5%~10%[30]。

十一、并发症

乳突手术可能会导致硬脑膜、面神经、迷路、乙状窦和颈静脉球的损伤。

(一)硬脑膜

在乳突手术中,有小面积硬脑膜暴露而没有明显的破坏是较常见的,少有不良后果。无论是否有脑脊液漏,如发生明显的破坏或蛛网膜组织脑疝形成都需要进行修复。还应考虑选用具有脑脊液渗透性的广谱抗生素。硬脑膜缺损最好是用柔软的筋膜或软骨膜进行封闭,再用硬质骨或软骨进行加固。如发生脑脊液漏,将这些筋膜组织内置于蛛网膜下腔的腔隙中,然后用可吸收的生物凝胶 [Gelfoam(Pharmacia & Upjohn,Kalamazoo,MI)] 紧密填塞乳突腔或鼓室上隐窝,可根据具体情况看是否使用纤维蛋白胶。

(二)水平半规管瘘管

慢性中耳炎患者不管有无手术史或 CT 检查,手术都要考虑水平半规管瘘管的问题。在一项 416 例手术治疗的研究中,HSCC 瘘管的发生率为 6.5%[31]。在面神经骨管缺失的患者中,瘘管发生率高出两倍多。在手术中,扁平的 HSCC 圆顶提示有迷路侵蚀。在这种情况下,应行开放式乳突切除术,先保留胆脂瘤上皮暂时封闭管腔,然后处理时,要先将胆脂瘤上皮小心去除后再行处理。如果管壁呈蓝色,也就是说,骨内膜已经暴露,但没有渗透到外淋巴液中,可以安全地去除胆脂瘤上皮。

如果在处理期间遇到或怀疑病变侵蚀 HSCC 的膜迷路,胆脂瘤基质应留在原位。当除去所有其他病变后,可以选择几种方法:去除所有胆脂瘤上皮,并用软组织或骨蜡覆盖骨管缺损;行开放式乳突切除,并使胆脂瘤上皮作为乳突腔的一部分保留在原位;或者进行完壁式乳突切除,不去除上皮,待术腔炎症消退后,行二期手术去除。处理的经验和病变破坏程度决定了所采用的方法。

第四篇 中耳、乳突与颞骨

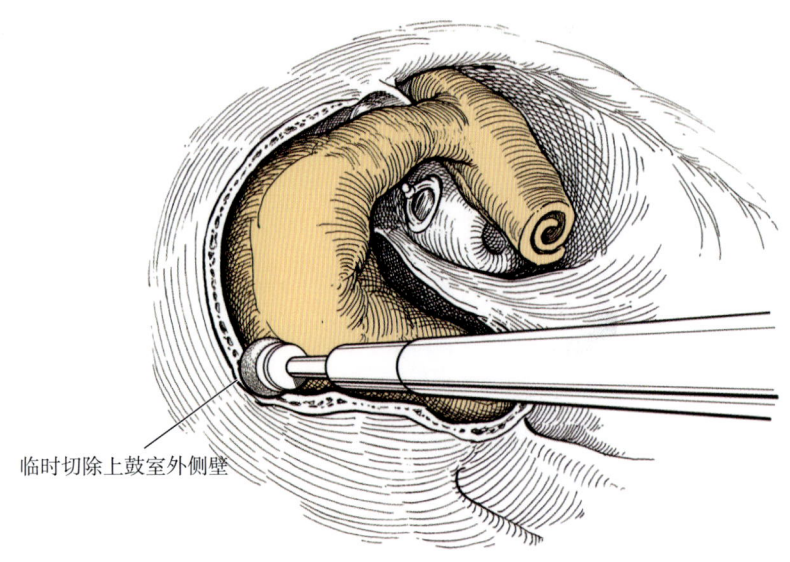

临时切除上鼓室外侧壁

▲ 图 16-16 保守性乳突切除包括暂时切除外耳道上壁和乳突腔重塑
改自 Dornhoffer JL. Retrograde mastoidectomy. *Otolaryngol Clin North Am* 2006;39(6):1115-1127.

如果出现瘘管，应考虑使用广谱抗生素和激素。

医源性损伤 HSCC 需要立即封闭，通常使用骨蜡。可以使用软组织封闭，但不能继续磨除此处骨质及冲洗此处。可以考虑短期使用的广谱抗生素和激素。如出现细菌性迷路炎，会导致眩晕和严重的感音神经性聋。如果医源性损伤能及早发现并立即得到治疗，可以将后遗症降到最低。可能会有一定程度的头晕，也可能是暂时的，有时不会出现神经性听力下降[32]。

（三）面神经

乳突手术的关键是面神经。识别面神经是开放式乳突切除术（适度地磨低外耳道后壁）和完壁式乳突切除（开放面隐窝）的基础。尽管面神经监测的使用在手术中具有优势，但它不能代替面神经解剖的全面掌握。很少有面神经走行异常继发面神经损伤；相反，通常是由于过度处理面神经暴露处、面神经水平段先天性骨管缺失处的病变组织或在面神经锥段、垂直段的过度磨除骨质。

一项针对 416 例胆脂瘤手术的研究显示，面神经骨管缺失率达到 20%[31]。最常见的缺失区域（80%）恰好位于卵圆形窗上方或附近。即使是病变范围很广，只有 1% 的患者有面神经垂直段骨管缺失。7% 的骨质缺失发生在上鼓室前隐窝处。患者年龄与骨管缺失之间存在统计学上显著相关性，19 岁及以上的患者比 18 岁及以下的患者，面神经骨管缺失的可能性高 3.6 倍。

面神经鞘膜暴露不会产生很大的不良后果，甚至神经鞘膜的微小磨损，通常也不会造成即刻或延迟的面神经功能障碍。面神经的穿透性损伤确实需要注意。在这种情况下，重要的是要衡量损伤的深度。通常，小于神经直径的 30%~40% 的损伤可通过面神经减压进行治疗。至少磨除面神经骨管损伤部分的近端和远端 3~4mm，并应将神经鞘膜切开。术中和术后使用激素。如果损伤横断面超过直径的 40%~50%，则通常可以通过切除损伤部分并对两端进行端-端吻合或移植神经，来改善远期面部功能。在所有情况下都应在术中对神经损伤进行客观评估。

术后迟发性面神经麻痹（数日）通常可以得到有效治疗。一般予激素治疗，如果只有轻度麻痹，则不需要进一步干预，通常预后较好。在术后出现面神经完全麻痹的情况下，患者需要定期进行面神经肌电图以确定损伤程度。在乳突手术后 2 周内，通过面神经肌电图检测其功能下降 > 90% 是行手术探查的指征。

术后即刻发生的面瘫的护理取决于术中情况。如果术者术中意识到损伤并同时行面神经减压，则不需要立即干预。定期面神经肌电图检查提供预后信息。如果外科医生在手术中未发现神经损伤，则必须立即注意。然而，经常被引用的格言"术中没有面神经暴露就不该出现术后面瘫"，这是不明智的。从理论上讲，回到手术室再次手术的可操作性不大，对于外科医生和患者家属带来的激烈情绪需要1～2天的时间来平复这一结果。短暂的延迟还为术者与同事协商及提出客观建议和再次手术提供了准备时间。最重要的是，延迟不会对结果产生不利影响。在重新手术时，如果可能，首先应该在未参与初始手术的区域（即远端垂直段或近端鼓室段）中识别面神经。分离正常神经至损伤区域。暴露面神经的侧面，而不仅仅是其侧边，有助于确定损伤程度。如前所述，损伤程度决定了修复方法。

（四）乙状窦和颈静脉球的损伤

与大多数乳突和中耳结构（即迷路、面神经、听小骨、颈动脉）的固定位置相比，乙状窦和颈静脉球解剖位置可变。这一事实使这些结构面临无意伤害的风险。在气化较差的乳突中，乙状窦可能是非常浅表或位置前置，位于乳突皮质下方，距离后壁不到1cm。类似地，颈静脉球可能在乳突腔中有小部分裸露，或者它可以在乳突中高于后半规管。对于这些压力较低、大容量的静脉结构的损伤首选局部加压。渗出不多时，骨蜡就足够了；缺损较大时，则需术中使用纤维蛋白材料。填塞至残余的骨质内侧有助于保持适当的压力。如果需要进行进一步磨骨，用骨蜡覆盖填塞材料可防止其被钻打脱落。

乙状窦损伤虽然不常见，但可能会引起血栓性静脉炎。根据侧支和对侧静脉引流，静脉压升高和蛛网膜绒毛吸收的脑脊液减少可导致耳源性脑积水。术后的持续性头痛或视力改变，应行磁共振成像或磁共振静脉造影进行功能性检查。

推荐阅读

Ayache S, Tramier B, Strunski V: Otoendoscopy in cholesteatoma surgery of the middle ear: what benefits can be expected? *Otol Neurotol* 29 (8): 1085-1090, 2008.

Barakate M, Bottrill I: Combined approach tympanoplasty for cholesteatoma: impact of middle-ear endoscopy. *J Laryngol Otol* 122 (2): 120-124, 2008.

Berçin S, Kutluhan A, Bozdemir K, et al: Results of revision mastoidectomy. *Acta Otolaryngol* 129 (2): 138-141, 2009.

Bernardeschi D, Nguyen Y, Mosnier I, et al: Use of granules of biphasic ceramic in rehabilitation of canal wall down mastoidectomy. *Eur Arch Otorhinolaryngol* 271: 59-64, 2014.

Beutner D, Helmstaedter V, Stumpf R, et al: Impact of partial mastoid obliteration on caloric vestibular function in canal wall down mastoidectomy. *Otol Neurotol* 31: 1399-1403, 2010.

Brackmann DE: Tympanoplasty with mastoidectomy: canal wall up procedures. *Am J Otol* 14: 380, 1993.

Canalis RF, Gussen R, Abemayor E, et al: Surgical trauma to the lateral semicircular canal with preservation of hearing. *Laryngoscope* 97: 575, 1987.

Dornhoffer JL: Retrograde mastoidectomy. *Otolaryngol Clin North Am* 39 (6): 1115-1127, 2006.

Evlice A, Tarkan Ö, Kiroğlu M, et al: Detection of recurrent and primary acquired cholesteatoma with echo-planar diffusion-weighted magnetic resonance imaging. *J Laryngol Otol* 126 (7): 670-676, 2012.

Glasscock ME, Miller GM: Intact canal wall tympanoplasty in the management of cholesteatoma. *Laryngoscope* 86: 1639, 1976.

Jackson CG, Schall DG, Glasscock ME, 3rd, et al: A surgical solution for the difficult chronic ear. *Am J Otol* 17: 7-14, 1996.

Jansen CL: The combined approach for tympanoplasty. *J Laryngol Otol* 82: 776, 1968.

Lambert PR, Dodson EE, Hashisaki GT: Intact canal wall versus canal wall down mastoidectomy. In Lalwani AK, Grundfast KM, editors: *Pediatric otology and neurotology*, Philadelphia, 1998, Lippincott-Raven, p 663.

Lempert J: Improvement of hearing in cases of otosclerosis: new one stage surgical technic. *Arch Otol* 28: 42, 1938.

McKennan KX: Endoscopic 'second look' mastoidoscopy to rule out residual epitympanic/mastoid cholesteatoma. *Laryngoscope* 103 (7): 810-814, 1993.

Mehta RP, Harris JP: Mastoid obliteration. *Otolaryngol Clin North Am* 39 (6): 1129-1142, 2006.

Nadol JB, Jr: Revision mastoidectomy. *Otolaryngol Clin North Am* 39 (4): 723-740, 2006.

Palva T: Mastoid obliteration. *Acta Otolaryngol Suppl* 360: 152-154, 1979.

Ramsey MJ, Merchant SN, McKenna MJ: Postauricular periosteal-pericranial flap for mastoid obliteration and canal wall down tympanomastoidectomy. *Otol Neurotol* 25 (6): 873-878, 2004.

Sadé J, Berco E, Brown M: Results of mastoid operations in various chronic ear diseases. *Am J Otol* 3: 11, 1981.

Shambaugh GE, Glasscock ME: *Surgery of the ear*, Philadelphia, 1980, Saunders.

Sheehy JL: Cholesteatoma surgery: canal wall down procedures. *Ann Otol Rhinol Laryngol* 97: 30-35, 1988.

Sheehy JL, Brackmann DE, Graham MD: Cholesteatoma surgery: residual and recurrent disease: a review of 1024 cases. *Ann Otol Rhinol Laryngol* 86: 451, 1977.

Sheehy JL, Patterson ME: Intact canal wall tympanoplasty with mastoidectomy. *Laryngoscope* 77: 1502, 1967.

Whiting F: *The modern mastoid operation*, Philadelphia, 1905, P. Blakiston's Son and Co.

第17章 传导性聋的临床评估和手术治疗
Clinical Assessment and Surgical Treatment of Conductive Hearing Loss

Rod A. Teasley　Douglas D. Backous　著
闫文青　译

要点

1. 中耳的鼓膜、听小骨和水力学杠杆系统的相互作用，通过听力传导通路将声阻抗匹配传导至内耳。
2. 中耳声阻抗匹配系统的声压增益为35 dB。根据声音传递的角度不同，耳廓和外耳道的声压增益可以高达15dB。
3. 在传导性聋病例的术前准备很少需要做影像学检查，如行影像学检查要有病史、家族史和体格检查的证据基础。
4. 对于声反射正常和骨导阈值升高的传导性聋病例，在中耳手术前应进行影像学检查作为"第三窗口"，提供客观参考。
5. 行人工听骨植入的鼓膜修补术病例资料显示，行部分听骨链重建或整个听骨链重建时适度的张力可以维持植入物稳定性，而不过度增加镫骨底板处的环形韧带的压力，可改善听力。
6. 听觉链重建的类型很大程度上受术者的方便程度和选择的影响。
7. 骨导助听器可以绕过受损的中耳有效地改善传导性聋。
8. 音叉测试是筛选听力损失，分辨传导性聋和神经性聋并验证听力测定结果的测听方法。

术者对听觉初始传导部分机械结构的应用和对外耳、中耳生理学的定向评估，可使传导性聋患者听力重建术后获得更优的听力结果，并将手术后并发症的发生率降到最低。本章节总结了听觉系统传导部分的基本物理特性，概述了适当的诊断评估，并提出外耳道和中耳疾病外科治疗的标准。

一、听力传导路径的机械学特性

（一）中耳的声音传播

声音被定义为由具有惯性和弹性的物体产生的振动能量。在人体声音感知的频率范围内，10～24 000Hz，声源在各自的平衡位置来回反复，对产生声音所需的振动类型没有限制。声压的密部和疏部通过外耳结构传递到鼓膜（TM）。到达TM的声波能量非常低，小于听阈的十亿分之一。

第17章 传导性聋的临床评估和手术治疗

TM 和听骨链的极轻的有限运动对声音传导来说都非常重要。

声波速度与它通过介质的密度成正比[1, 2]。声音通过介质时的声阻被称为阻抗。振动能量从外耳道空气（低阻抗）到耳蜗淋巴液（高阻抗）的转换是中耳阻抗匹配功能的结果。这个复杂的系统包括频率相关的劲度、内在阻抗，以及与频率无关的摩擦部分。在正常耳朵中，能量增加的声音传送到前庭窗的相位要比到圆窗早。声波强度和相位的差异，导致耳蜗淋巴液的不同位移，这反过来沿着基底膜启动流体流动，从而产生对感觉毛细胞的机械刺激。改变听小骨劲度的疾病，如耳硬化，最初表现为低频听力下降。中耳结构的块状病变，通常表现为高频听力障碍，根据病变发生在 TM 或听骨链部位不同导致不同的听力损失[3]。鼓室硬化，一种既破坏听骨链形态又改变听骨链硬度的疾病，可导致高频和低频都下降的平坦型听力损失。

1868 年，Hermann von Helmholtz[4] 定义了中耳阻抗匹配的原理。他提出了完成压力转换所需的 3 个杠杆原理。鼓膜周边嵌于鼓沟内固定，中间部分可动，这种运动像是弧形杠杆，完成了声音在外耳道传递的压力变化，声压在锤骨柄处产生 2 倍增益的放大[5]。鼓膜松弛部较薄，锤骨头可以在上鼓室自由活动来减小中耳 / 外耳的大气压力差，但在人体中它的作用很小[6]。听骨链的运动轴相当于沿锤骨前韧带向后延伸至砧骨短突之间的连线上。当砧骨长脚和锤骨柄作为一个整体围绕运动轴旋转时，形成了杠杆[7]。锤骨上韧带在听骨振动中的作用尚不清楚。听小骨杠杆在单独作用时在结构上优势有限。但 Tonndorf 和 Khanna[5] 的进一步研究显示，由于鼓膜与锤骨柄广泛粘连，使鼓膜杠杆与听骨链杠杆紧密相连。校正后的计算结果表明，弧形杠杆与听小骨杠杆耦合增益比为 2.3∶1。根据对死亡后新鲜颞骨解剖研究，人类中耳产生的平均声压增益为 26.6dB，并以其共振频率（0.9～1.0kHz）为中心。高于 1kHz，在镫骨底板处测得的声压增益以 -8.6dB / 八度的速率减小[8]。Guinan 和 Peake 报道，水力学杠杆有助于将面积较大的鼓膜收集的声压向面积较小的镫骨底板处转换，低于 1kHz 频率转换为活塞运动，高于 1kHz 以上的频率转换为摇摆运动[9]。由此产生的机械优势与 TM 表面积（约 85mm^2）与镫骨底板面积（约 3.2mm^2）的比例成正比[10]。在对 43 个人类颞骨研究后，Saunders[11] 报道这个"面积比"平均为 20.8∶1，这是中耳阻抗匹配系统最重要的组成部分。

耳廓从相对于头部方向 135° 的弧度收集声音，并且将声压增加 6dB。此外，耳廓可以减少从后方到达的声音，这有助于确定声源位置[2]。外耳道是一个封闭型圆柱体，长 2.5～3.5cm。共振频率出现在耳道长度 4 倍的波长处，耳道的共振频率约为 3500Hz。耳廓中的耳甲腔增加了外耳道的长度，从而增加了外耳道的听觉范围，引起了一个较低的共振频率，约在 2700Hz。所有的外耳道结构使声压传导在 TM 处约增加了 15～22dB[10, 12]。

总之，由中耳和鼓膜的阻抗匹配系统中获得约 34dB 的声压增益。外耳道和耳廓，主要是耳甲腔，依赖声音传递的角度和外耳道的长度使声压有 15dB 的增益。

（二）听觉外围传导的特殊病变和导致的耳聋

Austin[1] 在 1978 年的报道中，将中耳声音传导系统的病变分为 5 类，并对每一种的听力损失情况进行了描述（表 17-1）。第 1 类，听骨链完整的鼓膜穿孔产生的听力损失与穿孔的大小成正比（面积损失率加上鼓膜弧形杠杆损失）。这种听力损失主要在言语频率，且不受鼓膜穿孔位置的影响。第 2 类，TM 穿孔合并听骨链中断，Austin 患者中约有 60% 表现为此类，是需要手术治疗的传导性聋中最常见的一种类型。最常见的听骨链破坏部位是砧镫关节，听骨链的不连续会导致前庭窗的阻抗变化。导致听力图上骨导在语音频率出现 > 10dB 的压低，这经常使患者的听力损失程度被低估。对于听小骨病变的校正通常会增加其长度，从而反映出在前庭窗阻抗匹配的重建。当矫正假性骨导下降后，预测的听力损失为 38.3dB，主要是由于水力学杠杆，弧形杠杆或听骨链杠杆的功能下降引起的。穿孔大小和镫骨底板的状况也会影响该患者组的听力情况。第 3 类，

第四篇 中耳、乳突与颞骨

表 17-1 传导性装置的特殊病变及相关听力损失

类别	病变组件	预期听力损失
鼓膜穿孔	面积比减少，悬链杠杆	与穿孔面积成正比
鼓膜穿孔伴听骨链中断	水力学杠杆，面积比，悬链杠杆	38.3dB
鼓膜和听骨链完全缺失	水力学杠杆，面积比，悬链杠杆，位相消失	50dB
听骨链中断伴鼓膜完整	水力学杠杆，面积比，悬链杠杆，位相消失，在鼓膜处反射声能远离中耳	55～60dB
听骨链中断伴鼓膜完整、前庭窗封闭（明显的先天性畸形）	水力学杠杆，面积比，悬链杠杆，位相消失，在鼓膜处，反射声能远离中耳	55～60dB

引自 Austin DF: Sound conduction of the diseased ear. *J Laryngol Otol* 1978;92:367; and Austin DF: Acoustic mechanisms of middle ear sound transfer. *Otolaryngol Clin North Am* 1994;27:641.

鼓膜和听骨链的完全缺失，这种情况下声波同时振动圆窗和前庭窗，导致耳蜗淋巴中部分声波相位消失。当前面所述的骨导误差纠正后，在言语频率上约有 50dB 的传导性听力损失。与部分穿孔患者相比，更多完整相位的消失导致听力损失程度加重。第 4 类指是 TM 完整但听骨链中断患者。这种病变会导致最大 55～60dB 的传导性听力损失。在阻抗匹配功能缺失的情况下，完整的鼓膜将声能反射回外耳道，导致在水力学杠杆、鼓膜/听小骨杠杆运动缺失致听力下降基础上的额外 17dB 传导损失。减弱的声压也几乎同时到达圆窗和前庭窗，引起淋巴液内的相位消失。第 5 类描述了各种先天性畸形，包括听骨中断、前庭窗闭合，还包括鼓膜完整，圆窗、前庭窗固定的闭塞性耳硬化。这种病变导致的听力损失为 60dB[2]。

二、诊断评估

对单纯传导性听力损失患者的完整评估始于详细的病史。需进行全面的头颅检查、脑神经检查和耳镜检查（框 17-1）。显微镜检查有助于清除耳道异物，更清晰地检查 TM 和中耳结构，这也是评估术前检查的重要步骤。256 Hz、512 Hz 和 1024 Hz 音叉的使用，有助于定位听力下降较重的一侧，并验证听力测定结果。Weber 实验偏向患侧。轻轻敲击音叉，然后放置在患者前额或头骨的顶点上，请受试者辨别音叉声偏向何侧。如果患者难以分辨，可将音叉放在鼻骨或牙

框 17-1 耳聋的病史及查体

发病	检查
发病年龄	完整的头颈检查
突发性还是渐变性	脑神经检查
渐进性，间歇性，还是持续性	耳显微镜检查
	耳神经检查
既往病情	音叉检查（256Hz、512Hz、1024Hz）
症状持续时间	Weber 实验
相关症状	Rinne 实验
耳鸣	**影像学和实验室检查**
头晕或眩晕	如所示的计算机断层扫描
耳闷胀感	核磁共振检查
疼痛	红细胞沉降率，荧光密螺旋体抗体吸收试验，Lyme 滴度，完整的血细胞计数，甲状腺功能检查，电解质，尿常规（其他依依系统疾病行相关检查）
过敏症状	
症状加重或缓解的因素	
听力受损情况	
怀孕或口服避孕药加重	
详细病史	**听力学检查**
耳聋家族史	纯音听阈测定
职业性噪声暴露	气导
娱乐性噪声暴露	骨导
创伤	言语检测
手术史	言语信号阈值
之前或现在耳道渗液	言语识别率
渗液性质	导抗测定
系统感染及治疗	静态顺应性
脑膜炎	声导抗测试
梅毒	声反射
之前使用助听器	**其他听力学检测**
耳毒性药物	听觉脑干反应
癌症化疗	耳蜗电图
抗生素	耳声发射
近期飞行史	
近期潜水史	

第17章 传导性聋的临床评估和手术治疗

齿上提供更强的刺激进行测试[13]。音叉声偏向的一侧，表示在同侧的传导性聋或对侧耳有更重的感音神经性聋。256 Hz 音叉是可用频率中最敏感的[14]，但因假阳性率不受欢迎。临床上最有用的单音叉是 512 Hz[15]。使用三个音叉频率进行 Rinne 试验可以准确地识别传导组件的病变（表 17-2）[16]。音叉振动后将其紧紧放在乳突筛状区的皮肤上进行测试。当听不到声音时，再将音叉放在外耳道口，音叉头与前额平行。看受测者还能否听到声音。骨导大于气导时，为阴性或异常。气导大于骨导时，为阳性或正常。所有行手术治疗的传导性聋患者术前均应行音叉测试，以验证听力测定的结果，并作为术后评估的基准。

随后进行的检查是纯音测听和言语测试。纯音测听有骨气导差，且与言语测听结果相符，可诊断为传导性聋（图 17-1）。应注意并发感音神经性听力损失的可能。因为前面叙述的阻抗匹配问题，听骨链畸形的患者可能会出现骨导的假性压低[1]。声导抗测试，它可以测量声反射、鼓膜的动态反应和静态顺应性，这一检测不需要患者的主观回复，使其成为听力测试的重要组成部分。将探针置于外耳道口以形成密闭的腔。当鼓膜两侧的压力相等时，中耳静态顺应性为总顺应性值减去 200mmH$_2$O 的顺应值。正常值范围为 0.3~1.6ml，主要反映 TM 的情况。声导抗测试，用图来反映动态压力条件下中耳的顺应性，测试鼓膜的完整性及听骨链活动性。A 型图表示正常中耳顺应性；A$_S$ 型图常见于听骨链固定；A$_d$ 型图常见于听骨链不连续。B 型鼓室图提示中耳内有渗出液，耵聍堵塞或鼓膜穿孔。C 型图提示中耳

表 17-2 Rinne 试验评估耳聋程度

Rinne 试验结果	预估传导性聋
阴性：256Hz 阳性：512Hz 和 1024Hz	20~30dB 的轻度传导性聋
阴性：256Hz 和 512Hz 阳性：1024Hz	30~45dB 的中度传导性聋
阴性：1024Hz 阳性：256Hz、512Hz 和 1024Hz	45~60dB 的重度传导性聋

Rinne 试验阴性：骨导大于气导（异常）
Rinne 试验阳性：气导大于骨导（正常）
引自 Miltenburg DM: The validity of tuning fork tests in diagnosing hearing loss. *J Otolaryngol* 1994;23:254.

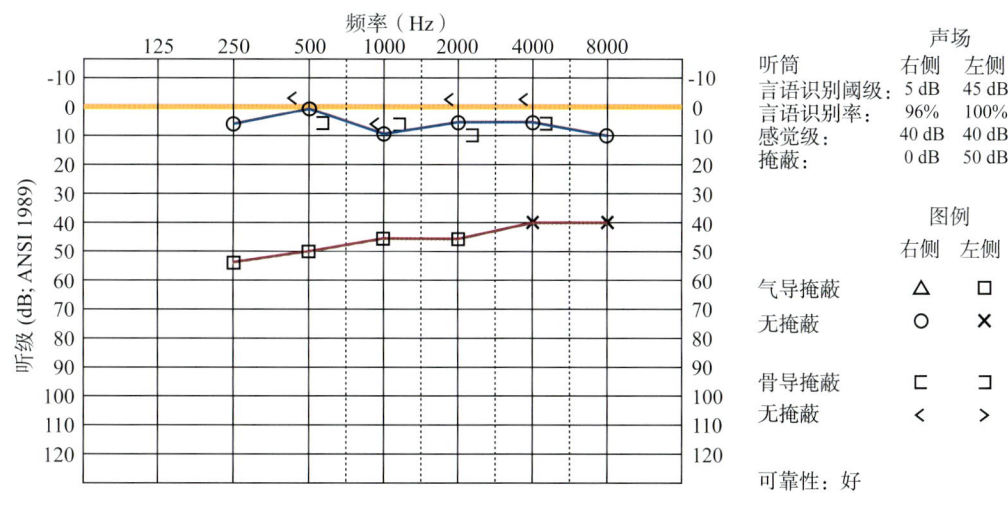

▲ 图 17-1 听力图提示左侧传导性聋

第四篇 中耳、乳突与颞骨

负压[17]。声反射测试评估由耳蜗、听神经、蜗神经核、斜方体、内侧橄榄核、第Ⅶ时脑神经和面神经组成的反射弧。传导性聋通过干扰反射弧的传入而产生异常。

传导性聋的患者耳声发射未引出提示听骨链的异常。传导性聋的患者耳声发射正常提示可能是部分听骨链固定或可能是所谓的"第三窗"效应，如前半规管裂（SSCD）综合征或前庭导水管综合征。除了在正常的迷路中发现的圆窗、卵圆窗外，前半规管裂或前庭导水管形成理论上的"第三窗"。"第三窗"能够分散进入的振动能量，从而增强骨传导，减低气传导，可能形成听力图中的 Carhart 切迹[18]。一些 SSCD 的患者表现为传导性聋或混合性聋。Merchant 和同事[19]对 20 例有传导性聋而无前庭症状的 SSCD 患者进行研究分析，提出了 6 项发现。第一，10～60dB 的骨气导差主要发生在 2000 Hz 以下的频率。第二，在一些病例中，低于 2000Hz 的骨导阈值是负值。第三，声（镫骨肌）反射是存在的。第四，通过激光多普勒振动测量法测量的鼓膜脐运动速度提示动度过大。第五，前庭诱发肌源性电位反应的出现与阈值过低相关。第六，行鼓室探查术发现中耳正常，包括听骨链活动性良好、圆窗反射存在。

传导性聋患者声反射正常，但低于 2000Hz 的骨导阈值升高，应行颞骨高分辨 CT 以在手术探查之前排除 SSCD（图 17-2）。SSCD 最初是在 1998 年被报道的，手术修复的标准方法是行颅中窝开颅术，然后进行堵塞，颅骨修复或前半规管表面重塑[20]。Vlastarakos[19, 21]对 64 例行手术治疗的 SSCD 患者进行 Meta 分析发现，仅重修前半规管表面的成功率（8/16）明显低于堵塞（32/33）或加盖（14/15），且医源性感音神经性听力损失（SNHL）是最常见的并发症。最近，有报道认为经乳突入路可替代经颅中窝入路手术[22-24]。

三、治疗

传导性聋的治疗需要合适患者的筛选和术中对病变的定位。中耳重建的计划取决于特定缺陷的影响和正常传导机制的修复。假体的选择和特

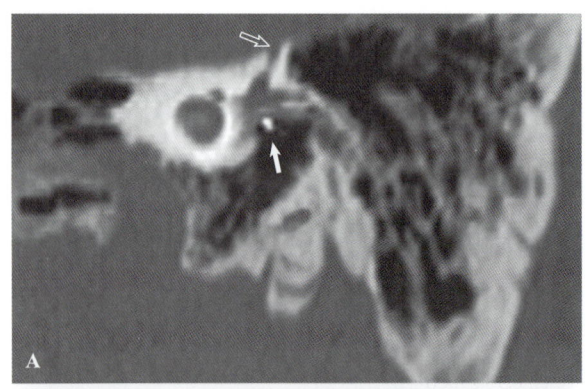
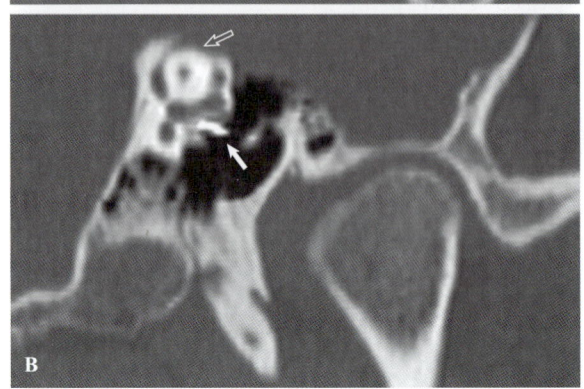

▲ 图 17-2 左侧颞骨薄层 CT 显示人工镫骨植入术后传导性聋无改善
A. 冠状位显示前半规管裂（空心箭），人工镫骨位置好（实心箭）。B. 同样结构重建后的 CT 显示

定的重建技术，在很大程度上取决于手术者的技能和习惯。

（一）外耳道条件对传导性聋的影响

外耳道（EAC）缩小至直径＜3mm 预计会导致高频声音感知的丧失。随着 EAC 管腔的直径变窄，低频刺激也不能到达鼓膜[25]。去除外耳道异物、定期清理耵聍、纠正解剖及畸变可以保持外耳道长期通畅，这对于将声波正常传导到前庭窗至关重要。

EAC 中异物的彻底清除需要在制动的条件下进行。儿童可能需要制动、镇静、偶尔需要全麻。当异物位于骨性外耳道内侧、鼓膜穿孔或窥不清，外耳道或 TM 的医源性损伤风险增加时，显微镜检查是必要的。

显微镜下，大多数耳垢都很容易被清除。顽固性耳垢常见于老年患者或之前接受过放射治疗的患者。使用耳用抗生素或多库酯钠（1% 溶液）1～2 周，通常会使耳垢软化，以便于随后手动清

除。怀疑患有 TM 穿孔的患者，应避免外耳道冲洗。使用时，体温最佳，以避免给外耳道堵塞患者带来的热量刺激和不适。阻塞性角化病的治疗需要临床医生的耐心，以避免在分泌物移除期间造成患者过度疼痛。显微镜下外耳道清理后应仔细观察，以排除外耳道壁侵蚀、TM 穿孔或外耳道胆脂瘤的存在。

外耳道炎通过外耳道清洗剂和酸性滴耳液以使 EAC 皮肤的 pH 达到正常酸性水平（pH 4～5）。可用含或不含类固醇的抗生素滴耳液治疗感染。在有明显软组织水肿和狭窄的情况下，可以将引流条插入发炎的外耳道中，以向耳道深处的组织输送药物。有蜂窝织炎的患者，这些病变超出了EAC 口，以及那些有恶性外耳道炎临床倾向的患者需使用口服或静脉注射抗生素。疖肿应该切开引流，同时应使用广谱抗生素和引流条。真菌性外耳道炎可行耳道冲洗，然后滴入温和酸化外耳道皮肤的滴剂。有时可能需要将抗真菌和（或）类固醇乳膏用到外耳道皮肤上。免疫功能减弱的患者同时伴有同侧脑神经病变的严重疼痛，需要评估颅底骨髓炎的风险（图 17-3）。

外耳道软组织性狭窄可能是由于局部炎症或系统性疾病的局部表现。应尽可能识别软组织增生的原因并对症治疗。在充分药物治疗后仍有软组织肥大，可以通过局部使用激素进行治疗。如果反复出现，可以切除纤维化的皮肤以扩大外耳道直径。取耳内弧形切口，直至骨膜，并分离至狭窄段的下方。接下来，类似于鼓膜成形术，去除疤痕组织及上皮以削薄增厚的皮肤。鼓环不受干扰，在鼓膜的纤维层和鳞状层之间形成一个平面；鼓膜的鳞状层通常参与狭窄病变过程。耳科钻去除外耳道中的骨性狭窄后，用分离的皮片覆盖残余 TM 和暴露的外耳道骨壁。Jahrsdoerfer[26]报道了在先天性闭锁手术中的皮肤移植术或取"小块的"耳后皮肤皮片覆盖裸露骨质区域。然后像鼓室成形术一样将外耳道填塞（图 17-4）。术者应考虑到有行鼓室成形术来处理残余鼓膜缺失的可能，虽然这种可能性很小。患有全身性疾病（如纤维瘤病）或术前没有控制好的慢性感染患者再狭窄的可能性较大。术后听力改善较明显，尤其

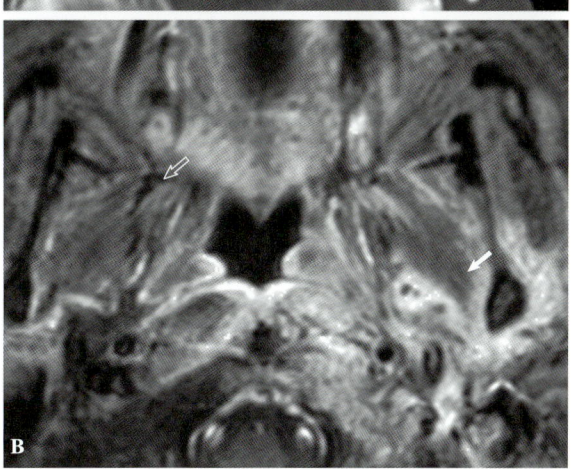

▲ 图 17-3 恶性外耳道炎
A. 颞骨 CT 显示枕骨大孔水平骨质破坏超过中线（空心箭），乳突和鼓室下结构的破坏（实心箭）。B. 颅骨轴向钆磁共振成像，显示侵犯同侧咽旁软组织（实心箭）和对侧翼内肌（空心箭）

是鼓膜和听骨链未受破坏的患者[27]。

骨和软组织过度生长会导致外耳道狭窄。在骨骼生长阶段和耳朵长时间或重复暴露于冷水中之后，外生骨疣和骨瘤可从乳突裂和鼓鳞裂生长，大多数都不需要特殊治疗。对于在外耳道的狭窄部分和 TM 之间持续存在碎屑累积或者发生传导性聋的患者，应该予以去除。可以选择耳内或是耳后切口解剖分离病变骨质最大横径处的耳道皮肤。仔细磨除过度增生的骨质，同时在新耳道与鼓膜皮瓣间保留一薄骨质，以保护外耳道皮肤。刮除残存异常骨质，以尽量减少对残余皮肤的损伤[28]，外耳道皮瓣复位，外耳道填塞（图 17-5）。如果病变侵犯鼓环，可能需要行鼓室成形术，术后再狭窄极少见，术后听力的改善也较好。

（二）鼓膜对传导性聋的影响

TM 的穿孔会影响声音传导中面积比和鼓膜弧形杠杆系统。术前应评估听小骨和中耳韧带的状况、中耳黏膜的情况、慢性感染的程度、中耳

第四篇 中耳、乳突与颞骨

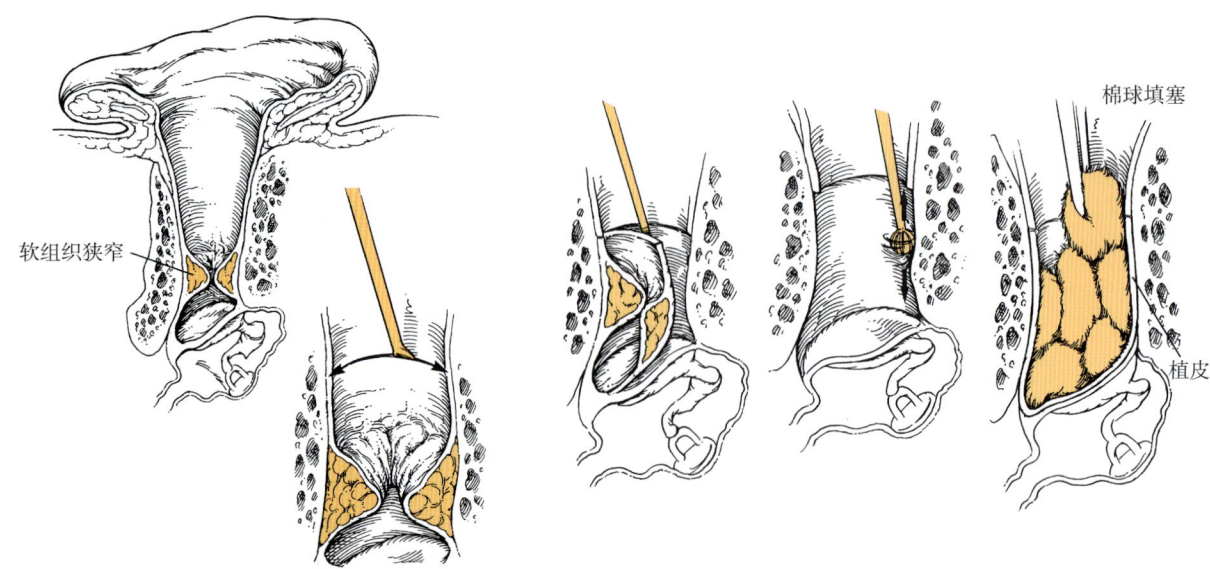

▲ 图 17-4 外耳道软组织性狭窄的修复

耳后切口打开后沿外耳道做弧形切口。将狭窄组织沿外耳道骨壁及鼓膜纤维层分离，鼓膜鳞状上皮质同病变组织一同去除。用钻重塑外耳道骨壁、植皮、外耳道填塞

通气情况，以及是否有胆脂瘤的存在。修补穿孔鼓膜手术的关键在于为修复的鼓膜提供足够的血管和结构支持。很少需要使用异体材料进行鼓膜修补。

外置法或侧边移植可用于重建任何类型或尺寸的穿孔。这种方法的缺点包括移植筋膜移位、末端血管萎缩和鼓膜过度增厚。在这个过程中，完全去除外耳道皮肤，去除残余鼓膜外面的上皮层，以防止胆脂瘤形成或延迟愈合。视情况行外耳道成形，充分显露鼓环，将移植物铺放在残余鼓膜外侧及相邻的外耳道骨壁上。在锤骨前方和鼓环前方的穿孔，建议行侧边移植法。

内置法或夹层法可以最大程度维持锤骨柄与鼓膜的连接，使声音传导更平滑。该方法的主要不足是移植筋膜的前面难以获得足够的血管和结构支撑。内侧移植是修补后方穿孔最有用方法，锤骨动脉可提供丰富的血液供应。内侧移植 TM 中的复发性穿孔最常发生在前方近鼓环处，因为这个区域的血供较差[29]。

透明质酸脂肪移植物鼓膜成形术（HAFGM）是最近引入的技术，将传统的脂肪移植物定位在鼓膜穿孔处，然后覆盖一薄层透明质酸酯。HAFGM 的潜在优势是，与传统方法相比，它是一种相对快速的手术，可以局部麻醉下在门诊开展手术。Saliba 和 Woods[30] 在一项前瞻性研究中，对 234 例接受 HAFGM、内置和外置手术的患者进行了 15～20 个月随访，发现 3 种手术技术中闭合率和术后气骨导差发生率相似。据报道，在随后的前瞻性研究中，在儿童中 HAFGM 比内置法和外置法的骨气导差有显著降低[31]，并且与标准的脂肪移植鼓室成形术相比具有更好的愈合率且骨气导差更小[32]。

（三）中耳对传导性聋的影响

听骨重建的患者选择很大程度上取决于术前听力及重新获得可用听力的可能性。对于语频听阈 < 30dB 或更低，或对侧耳听阈 < 15dB 的患者，不是听骨链重建的适应证。或者说语频听阈 > 30dB 的患者通常需要助听设备，以达到与人交流无碍的水平。即使在手术后获得微小的听力增益，对这些患者来说都有很大帮助，并可能降低助听器的功率需求或不使用助听器。更进一步，将术耳的听阈提高到对侧耳的 15dB 范围内，可以增强双耳到听觉中心的输入[33]。对于拟行听力重建患者的评估要点见框 17-2。

在听骨链重建前应排除听骨链固定。分离砧

第 17 章 传导性聋的临床评估和手术治疗

板造孔术或镫骨切除术进行治疗，前提是中耳没有感染且 TM 是完整的。进行镫骨底板造孔术必须避免将内耳淋巴液开放到感染的中耳。鼓室硬化是反复发作的急性或慢性感染引起的中耳黏膜下组织中营养不良钙化和磷酸盐沉积。中耳的任何骨性或韧带结构都可能被累及[35]。在鼓室硬化的治疗时，优先选择保守治疗，即使行中耳重建，也不能阻止基础疾病再发的发展过程。

听骨链重建术的成功依赖于鼓膜的适度角度和活动性，正常的中耳压力和黏液清除，以及有效的声音传导机制[33]。当中耳的病变被去除或中耳黏膜健康且鼓室腔充气好时，听骨链重建的成功率就更高。听骨链的术中评估为重建计划提供了最准确的信息。在慢性中耳炎的病例中，砧骨长脚和短脚破坏是最常见的听骨链异常。如果镫骨底板上结构完整，锤骨头不固定，砧骨长脚存在，优选的重建方法使用砧骨重塑后置于镫骨头与锤骨柄之间或使用 PORP。砧骨重塑的方法，将砧骨从中耳移除，磨短砧骨长脚，用小钻头在砧骨短脚处磨一个深 0.25～0.5mm 的小凹陷，以便于放置在镫骨头上[36]。部分去除外耳道后壁，以防移植物与外耳道后壁相连，降低活动度。将重塑的砧骨放置在锤骨柄与镫骨头之间固定，从而不会将鼓膜顶起。移植物不需要明胶海绵就能固定（图 17-6）。中耳中可放置硅胶薄片或透明质酸片，以防止移植物与鼓岬或面神经嵴相连固定。如果重塑的砧骨长度不够链接锤骨柄和镫骨头的距离，可根据 Wehrs 技术对砧骨塑形[37]。

此外，也可以使用 PORP（图 17-7）。假体上方需放置 0.5～0.7mm 的耳屏软骨或耳甲腔软骨的帽子，以避免 TM 和假体之间的直接接触，从而减少鼓膜破坏和排异反应[38]。与假体接触侧的软

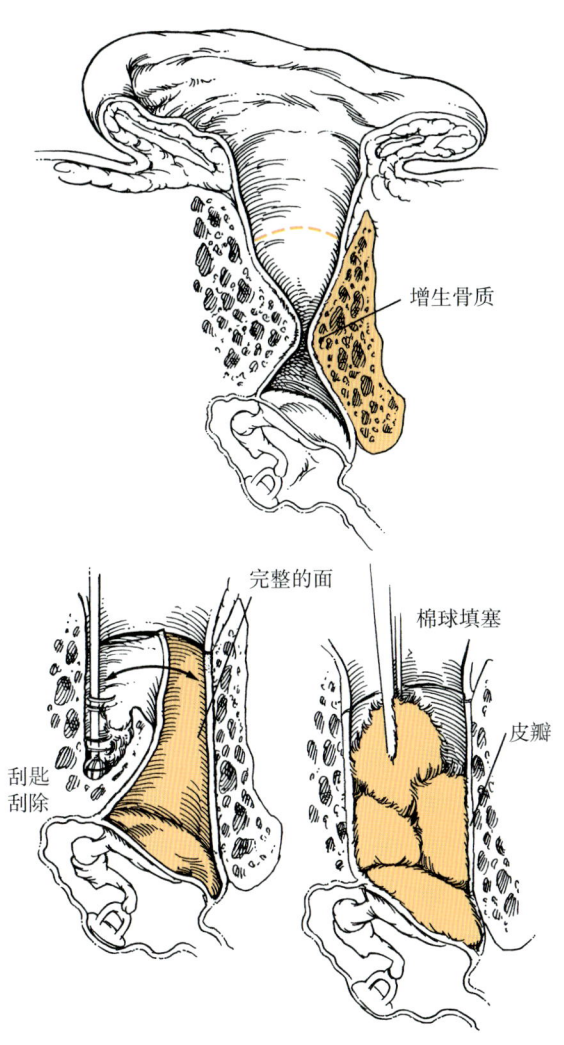

▲ 图 17-5 外耳道骨疣的修复

仔细剥离增生骨质的管壁皮肤，磨除病变骨质的同时留一层薄骨片以保护皮瓣，用刮匙刮除残余骨质，外耳道皮瓣复位

镫关节并去除砧骨是处理听骨链固定的关键。通过刮除术或通过上鼓室切开术打开上鼓室前隐窝，去除砧骨[34]。用锤骨头剪刀或小的钻去除锤骨头。然后进行砧骨搭桥或植入人工听骨可达到较好的效果。如果镫骨底板固定，可以通过镫骨底

框 17-2　听骨链重建患者的术前评估重点

1. 术前骨气导差超过 20～25dB 可能与听骨链中断或固定有关
2. 乳突腔开放时行听骨链重建可能达不到令人满意的效果
3. 术前骨气导差 < 30 dB 的患者一定特别注意，因为即使有很小的听力下降也会放大
4. 听骨链重建术后，如不考虑助听器，骨导（感音神经性）水平 > 30dB 的患者效果常常不理想
5. 有重度混合性听力下降的患者，也可以考虑听骨链重建，因为可以提高助听器的使用[86]
6. 将听力较差耳的听阈提高到对侧耳的 15dB 以内，可有助于双侧听觉神经中枢的传入[33]

第四篇 中耳、乳突与颞骨

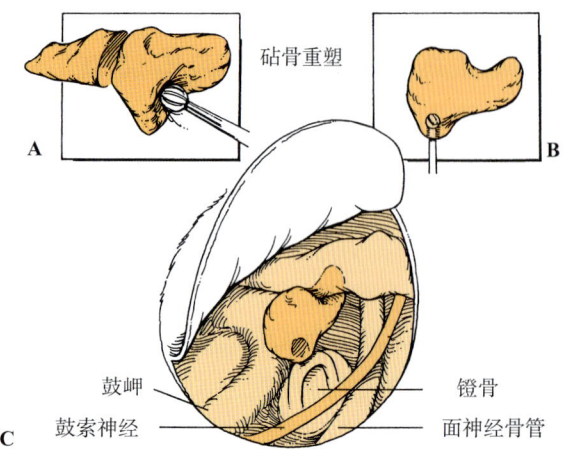

▲ 图 17-6 A 和 B. 砧骨重新塑形以适应镫骨头和锤骨柄；C. 放置重塑后的砧骨以重建听骨链的连续性

骨膜必须去除，保留与鼓膜接触侧的软骨膜。人工听骨放置垂直于鼓膜及镫骨底板中心平面，稳固而又要使鼓膜张力最小[39]。手术中重建听骨链适度的稳定性有助于愈合和改善听力。因此，PORP 或 TORP 的放置应使其活塞运动平行于镫骨底板上。对于镫骨底板上结构缺失的患者，可使用 TORP 行重建术。

理想的听骨植入由手术医生将听骨稳固地放置在中耳，并以最佳方式传导声音。有多种因素影响听骨假体的成功植入。无论是放置 PORP 还是 TORP，假体的方向和在假体上鼓膜的最小张力，都对声音传导的最大化至关重要（图 17-8 和图 17-9），并且手术医生评估这些因素的能力比假体的选择更重要[33]。

锤骨或鼓膜与镫骨头或镫骨底板之间的张力会影响到中耳的声音传导，而张力的大小与假体的长度有关。假体较短会导致较高频率的声音传播减少，并且会增加术后移位的风险。假体过长时可能会产生过大的张力，或者由于镫骨环韧带、锤骨上韧带，甚至鼓膜拉伸后抑制听骨的垂直运动，导致对低频的声音传导效果差。合适的假体长度还会避免出现镫骨底板结构碎裂、脱位和淋巴液外漏等并发症。Dornhoffer 和 Gardner[40] 对 185 名患者行 200 例 PORPs 和 TORPs 植入的病例分析表明，除了假体长度和方位，黏膜的纤维性病变、耳部手术、锤骨缺失和外耳道壁切除，都会影响术后听力恢复。

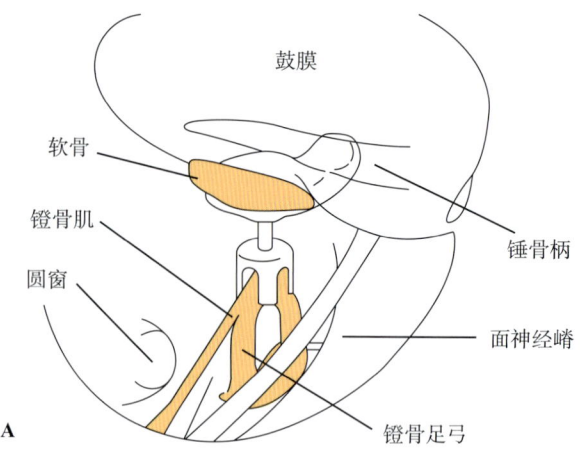

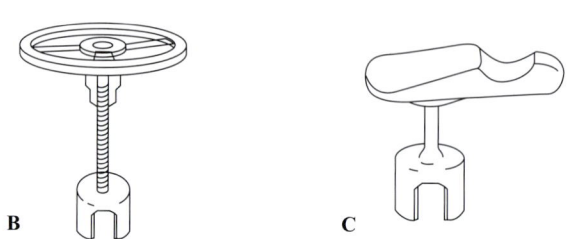

▲ 图 17-7 听骨链重建术使用部分听小骨替代植入物（PORP）连接镫骨头和锤骨柄

A. 软骨帽防止内侧植入物排出，术中决定是否保留鼓膜张肌腱。B. 可调节的 PORP。C. 长度固定的 PORP

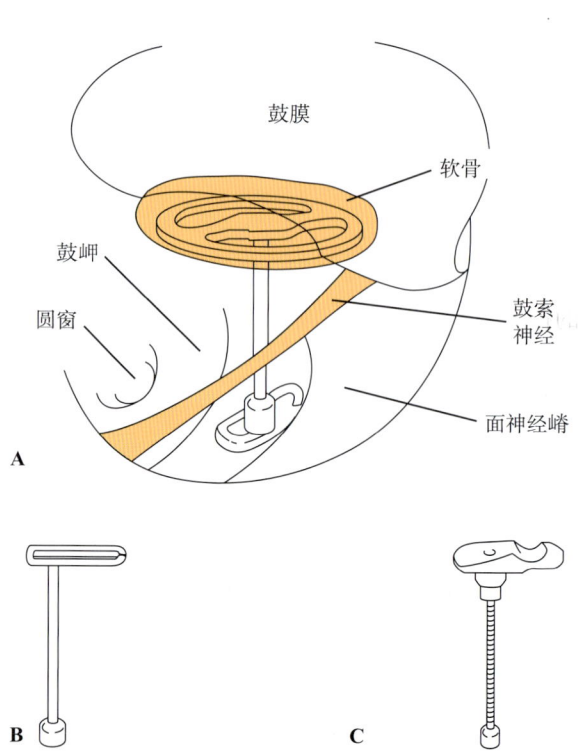

▲ 图 17-8 整体听小骨替代植入物（TORP）放置在镫骨底板和鼓膜之间；B. 可调节的钛/原生质假体；C. 长度固定的 TORP，在人工听骨头部与鼓膜之间放置软骨以防止排出

第 17 章 传导性聋的临床评估和手术治疗

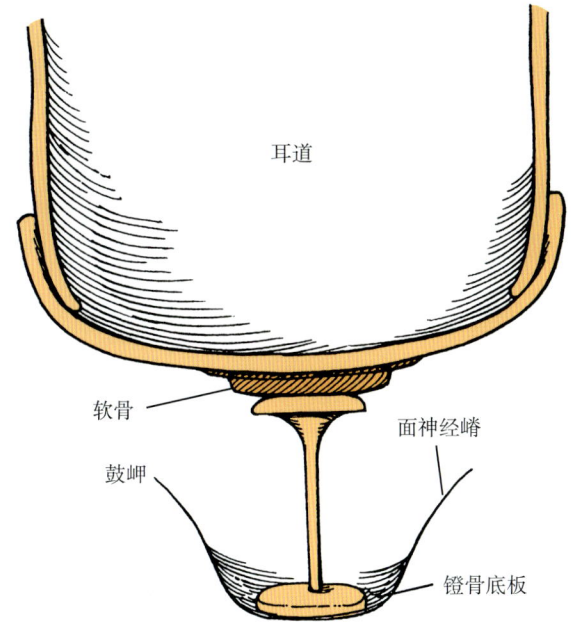

▲ 图 17-9 TORP 放置在镫骨底板与鼓膜之间的示意图
重建的鼓膜提供适当的张力，且假体尽可能地与镫骨底板垂直以确保好的声音传导。软骨放置在鼓膜与植入假体之间

传统上，将自体砧骨或锤骨头重塑被认为是听骨链重建的金标准。对于重塑组织的感染、术中费时的雕刻，以及避开组织库的需求等的争议推进了听骨链重建术中异体材料的发展。Austin 和 Shea[41] 在 20 世纪 60 年代早期开创了这一领域，当时使用聚乙烯和聚四氟乙烯植入物，但发现有很高的排异反应。随后 Shea 和 Emmett[42] 介绍了原生质和多孔聚乙烯植入体，由于这些材料的多孔性质，其生物相容性提高，但这些植入物的排异率和听力改善效果与自体材料相比没有优势。近来，钛和羟炭灰石已被引入，具有生物相容性高、可吸收性低的优点[43]。这种植入物可以与相邻骨质相融合，也为其提供了直接连接到镫骨底板上结构或底板的理论优势。

自从钛假体被推出以来，因其外观精致、排异率低、优化的外观、较少的排异反应，以及易于操作等优点得到许多外科医生的青睐。Hess-Erga 和同事[44] 对 Kurz 钛植入物进行了长达 5 年的研究，结果表明，术后骨气导差＜ 20dB 的比例在植入 PORP 患者中占 82%，TORP 中占 63%，有 5% 的排异率。现在多项研究已经比较了钛假体与其他材料的性能，尽管有些人喜欢使用钛合金[45-47]，有些人喜欢其他非钛材料[48]，但最近的大多数研究都与先前的研究结果一致，即没有显著差异[49]。一项研究钛和非钛 TORP 和 PORP 使用的研究采用随机对照试验，94 名患者，随访 24 个月，发现排异率或听力改善没有显著差异[50]。最近，Zhang 及同事[51]，对 12 项研究、1388 名患者进行 Meta 分析也得出了类似的结论，钛合金和非合金假体在稳定性、声音传播效率方面没有发现明显差异。表 17-3 总结了不同材料的排异率和听力改善效果。无论听骨链重建术中使用何种材料，长期随访研究都表明听力改善的效果随时间延长而明显降低[33, 52]。

四、可植入设备的扩展应用

与传统助听器相比，骨导助听器在不同的情况下，都表现出更好的性能[53, 54]。目前主要有 BAHA 系统（Cochlear Americas, Centennial, CO）, Ponto 听力系统（Oticon Medical, Somerset, NJ）, SoundBite 听力系统（Sonitus Medical, San Mateo, CA）, Bonebridge 系统（MED-EL, Innsbruck, Austria）和 Alpha 系统（Sophono, Boulder, Co）。最近，de Wolf 和同事[55] 表明，对于骨气导差超过 35dB 的混合性聋患者，使用骨导整合设备可能比使用耳后助听器的言语识别率要高。耳道封闭或小耳畸形的患者，手术重建效果不好，骨导助听器可以提供几乎无骨气导差的听力，且面神经损伤及感音神经性聋的风险较低[56]。近期它们也表现出了无创方面的优越性[57, 58]。在侧颅底手术或二次手术后发生的极重度传导性聋或单侧感觉性听力损失可以通过放置骨导助听器来改善。目前骨锚式听力设备包括定向麦克风、改善语音识别[59] 和可编程信号处理器的性能，从而改善了识别语音和高频频率[60]。多项研究发现，与单侧佩戴相比，双侧佩戴可提高听觉性能[61]。Hol 和同事[62-64] 证明，单侧听力损失患者使用骨导助听器改善了噪声下言语识别率。最后，研究表明，儿童和老年患者的生活质量都有显著改善[66]。

骨导助听器从耳蜗水平行声音放大，避免了中耳手术潜在复杂性的风险。最大限度地减少神经损伤，避免听骨链重建术相关的风险，因此对于

第四篇 中耳、乳突与颞骨

表 17-3 部分/全部听骨链重建术平均听阈 < 20dB 的比率：排异率

文 献	自体移植物	多孔聚乙烯	羟磷灰石	Cervital	钛合金
Austin[87]		48%*：29%†‡			
Babighian[86]				68%/63%：8%†	
Brackmann 等[89]		73%/55%：7%†			
Ceccato 等[90]	62%*：1%				62%*：4%
Coffey 等[45]		42.9%*：14.3%§			63%*：6.1%
Dalchow 等[47]					76%*：0.9%§**
Downs 等[91]					77.8%*：0%
Fong 等[46]	80.5%/9.1%：0%				79.4%/47.1%：2.0%
Gardner 等[92]					68.9%/42.9%：1.0%
Gersdorff 等[93]		62%/41%		63%/62%：4%†	
Glasscock[94]	80%/86%§				
Goldenberg[95]			58%/38%：4%		
Hess-Erga 等[44]					82%/63%：5%
Hillman 和 Shelton[48]		69.8%/48.8%：0%			60%/26.1%：1.9%
Jackson 等[96]		49%/43%：10%†			
Neff 等[97]		66.9%*			88.9%*：0%
Neudert 等[98]		81.5%*			68.4%*
Niparko 等[99]				75%/41%：3%†	
Portman[100]		57%/24%§		64%*：8%†§	
Reck 和 Helms[43]				69%/61%	
Redaelli de Zinis[101]			33.3%*		46.1%*
Schuring 和 Lippy[102]	87%/71%：2%				
Sheehy[103]		70%/43%：4.7%†			
Smyth[104]		64%/59%：12%			
Truy 等[49]			72%/51.4%：0.9%**		66.7%/54.8：3.2%**
Wehrs[105]¶	85%/83%：2%				
Yung 和 Smith[50]			84.6%/57.9%：4.4%		84.2%/76.7%：16.3%†
Zenner 等[106]					70.6%/60.3%

*. 联合部分和全部听骨链重建术平均听阈比率
†. 组织植入
‡. 原生质体
§. 联合
¶. 自体杆和氟龙杆
**. 结果仅限于随访 2 个月

耳聋患者来说，这是一种可行的手术替代方案[67]。McNamara 和同事[68] 在对平均随访 24 个月的慢性中耳炎患者的研究中报道，84% 的患者脑脊液耳漏发生频率较低。骨导助听器引起的并发症多为软组织感染或过度生长（9.4%～18.1%）或骨质缺失（1.3%～6.5%），其中 2.4%～12.1% 的患者需要手术探查[69-72]。在儿童中比例更高，儿童食品和药物管理指南建议植入这些设备的最小年龄是 5 岁。Evolving 手术技术通过使用最小的切口，而不是使用软组织皮瓣，以及通过在厚骨中植入装置来降低并发症的发生率[74]。

SoundBite 系统通过在上颌磨牙上放置一个刺激器来利用骨传导的优势，接收器佩戴在耳聋侧耳后。这是一项新技术，长期的随访结果仍在收集中。

AMEI 代表最新一类的听力放大器，由一个小型麦克风、信号处理器和直接驱动听小骨或圆窗膜的传感器组成。理论上的优点是它符合耳后佩戴的习俗，且后面的电子设备有更好的声音定位，更好的高频声音接收和更小外观，以及一些设备可以改善混合性聋的听力。AMEI 目前由 MED-EL[Vibrant Sound bridge（VSB）], Otologics（Boulder，CO）生产，是一家美国耳蜗公司（Carina middle ear implant device）和 Envoy（St. Paul，MN）（Esteem hearing implant）的子公司。Carina 设备目前在欧洲可用，但在美国没有。Esteem 植入体由一个与镫骨头连接的电池提供动力，需要破坏完整的听骨链，它主要治疗 SNHL。虽然 AMEI，如 Carina 和 VSB 设备，最初设计用于治疗 SNHL，但是自传感器安装后也可以用于混合性聋和传导性聋。2007 年，MED-EL 和 Otologics AMEI 用于治疗耳硬化[75]和先天性外耳道闭锁者，传感器安装在 TORP 或改进的 PORP 上或直接安装在圆窗上。Siegert 和同事[76] 报道了在 5 名使用 Otologics 设备的患者中，4 个频率（1kHz、2kHz、3kHz 和 4kHz）的听阈改善为 36dB，65dB 的耳聋有 70% 言语识别率的改善。Wollenberg 及其同事[77] 报道，在使用 VSB 装置的患者中，骨气导差降到 17dB、14dB 和 0.25dB，患者在 65dB 达到 100%、90% 和 100%

的言语识别率。最近规模更大、随访时间更长的研究证实了 AMEI 在混合性聋和传导性聋中的应用。在一项针对 12 名耳道闭锁患者的研究中，Zernotti 和同事[78] 发现 AMEI 植入后 4 个频率（0.5kHz、1kHz、2kHz 和 4kHz）的平均功能增益为 55.1dB。Wolf Magele 等[79] 对 26 名 VSB 患者进行了 2～3 年的随访研究，结果发现，无论年龄在 60 岁以上或以下，所有患者均可获得良好的听力改善。

AMEI 有很大的应用空间，将传感器放置在圆窗或前庭窗，可以用于改善重度听力损失或中耳损伤的听力[80-83]。骨导助听器或 AMEI 的选择取决于患者的解剖结构、偏好和预期。AMEI 具有良好的声音定位性、频率反应性和小巧的外观。而骨导助听器，则不需要复杂的手术操作，避免了损伤面神经或残余耳蜗损失的风险[82]。

五、儿童传导性聋的管理

儿童期患病最常见的原因是中耳炎，其次是先天性异常、创伤和耳硬化。Theringer[83] 对 5 岁以下瑞典儿童进行了研究，发现听力损失严重到需要助听器的发生率增加 0.6/1000，其中 64% 具有遗传因素。一旦怀疑听力损失，需尽早进行听力测试。助听器可以优化听力和语言发育，应尽早佩戴。镫骨外侧的听骨链固定在任何年龄都可实施手术治疗。由于镫骨损伤存在感音神经性听力损失的风险，镫骨固定的手术应由熟练掌握镫骨手术技巧的有经验的手术医生实施。许多人主张延迟镫骨手术，直到孩子大到可以自己决定是否需要进行手术时。在此期间，这些患者可以使用传统的头戴式 Ponto 或 Baha 等骨导助听器装置。对于唯一听力耳的患者，应该建议大多数患者不要接受听骨链重建术[84]。双侧传导性损失的孩子入学前需要注意，特别是助听器没有提供足够的声音感知促进言语发展的患者。

读者应参考 Raz 和 Lustig[85] 的综述，全面掌握儿童传导性聋的治疗方法。必要时可行全麻手术，因为孩子很少在局部麻醉或镇静时保持配合。中耳最常用耳后切口，这可最大限度地暴露中耳结构，并且必要时可以转行乳突切除术。中耳暴

第四篇 中耳、乳突与颞骨

露后，需要彻底检查以确定是否同时存在先天性胆脂瘤或感染相关病变。耳内镜可用于成人手术，且需行长期随访评估。

六、总结

中耳声音传导机制的实用性物理知识对于更好地规划传导性聋的外科手术是至关重要的。遵循一般指南将有助于获得最佳的听力及最少的并发症。外科手术管理应该是包容性的，以满足患者的需要和操作医师的舒适度[3]。

推荐阅读

Amoodi HA, Makki FM, McNeil M, et al: Transmastoid resurfacing of superior semicircular canal dehiscence. *Laryngoscope* 121 (5): 1117–1123, 2011.

Austin DF: Sound conduction of the diseased ear. *J Laryngol Otol* 92 (5): 367–393, 1978.

Badran K, Arya AK, Bunstone D, et al: Long-term complications of bone-anchored hearing aids: a 14-year experience. *J Laryngol Otol* 123 (2): 170–176, 2009.

Chole RA, Cook GB: The Rinne test for conductive deafness. A critical reappraisal. *Arch Otolaryngol Head Neck Surg* 114 (4): 399–403, 1988.

Coffey CS, Lee FS, Lambert PR: Titanium versus nontitanium prostheses in ossiculoplasty. *Laryngoscope* 118 (9): 1650–1658, 2008.

Dumon T: Vibrant soundbridge middle ear implant in otosclerosis: technique—indication. *Adv Otorhinolaryngol* 65: 320–322, 2007.

Goode RL: *Acoustical aspects of chronic ear surgery*. Sci-Pac, Washington, DC, 1987, American Academy of Otolaryngology Head and Neck Surgery Foundation.

Hannley M: *Basic principles of auditory assessment,* San Diego, 1986, College-Hill Press.

Hobson JC, Roper AJ, Andrew R, et al: Complications of bone-anchored hearing aid implantation. *J Laryngol Otol* 124 (2): 132–136, 2010.

Kemink JN, Niparko JK: Ossicular disorders in chronic otitis media. In Gates G, editor: *Current therapy in otolaryngology head and neck surgery,* Philadelphia, 1990, Mosby.

Merchant SN, Rosowski JJ, McKenna MJ: Superior semicircular canal dehiscence mimicking otosclerotic hearing loss. *Adv Otorhinolaryngol* 65: 137–145, 2007.

Mishiro Y, Sakagami M, Kitahara T, et al: Long-term hearing outcomes after ossiculoplasty in comparison to short-term outcomes. *Otol Neurotol* 29 (3): 326–329, 2008.

Rauch S: Management of soft tissue and osseous stenosis of the ear canal and canalplasty. In Nadol JS, Schuknecht HP, editors: *Surgery of the temporal bone,* New York, 1993, Raven Press.

Saliba I, Knapik M, Froehlich P, et al: Advantages of hyaluronic acid fat graft myringoplasty over fat graft myringoplasty. *Arch Otolaryngol Head Neck Surg* 138 (10): 950–955, 2012.

Saunders WH: The areal ratio and variations in normal hearing. *Laryngoscope* 71: 1073–1078, 1961.

Toner JC, Smyth GD, Kerr AG: Realities in ossiculoplasty. *J Laryngol Otol* 105 (7): 529–533, 1991.

耳硬化
Otosclerosis

第 18 章

John W. House　Calhoun D. Cunningham Ⅲ　著

闫文青　译

要点

1. 耳硬化是成人进行性传导性聋的最常见原因。
2. 女性耳硬化患病率更高，女性与男性比为 2∶1。
3. 明显听力损失的典型发病年龄是 30 岁，70% 的病例听力损失是双侧的。
4. 耳硬化表现为常染色体显性遗传，具有可变的外显率。
5. 耳硬化的病理变化开始于耳囊骨的骨化。
6. 音叉辅助测听提供了基于临床的重要信息。
7. 治疗包括镫骨手术或助听器，较少行人工耳蜗植入。
8. 镫骨手术包括完全镫骨切除术、部分镫骨切除术或镫骨底板开窗术。可以用镐、激光和（或）微钻来完成底板开窗。
9. 假体选项包括活塞、线或夹子（兼容磁共振成像），假体测量的距离为自砧骨到底板。
10. 镫骨手术的并发症包括感音神经性听力损失、眩晕、瘘管、感染和鼓膜穿孔。
11. 行镫骨手术的外科医生应该意识到锤骨固定、前半规管裂导致传导性聋的可能性。
12. 耳蜗耳硬化表现为感音神经性听力损失，可用氟化物治疗。

耳硬化是一种骨迷路的局灶性疾病，是耳囊腔特有的。它可以导致传导性聋、混合性聋，以及偶尔导致纯感音神经性听力损失（SNHL）。1860 年，Toynbee 首次描述了镫骨固定引起听力损失的病症。1893 年，Politzer[2] 提到将镫骨固定称为耳硬化。Siebenmann[3] 显微镜下观察发现，病变似乎开始于骨的海绵化并称为"耳海绵化症"。

临床上，耳硬化患者在听力进行性损失的情况下就医。如果耳海绵化症过程主要涉及镫骨，则表现为传导性聋。最常见的镫骨固定区域是前弓，该过程可以进展到整个足板或继续向前累及耳蜗，从而引起 SNHL。

耳硬化是一种常染色体显性遗传性疾病，具有一定的外显率和表达率，2/3 的患者是女性。听力损失通常在十几岁或二十岁出头，但也可能直到 30 岁或 40 岁以后才出现。在 House 耳科研究中心，最年轻的术中确诊耳硬化的患者为 6 岁[4]。妊娠可能会加速病情发展，许多女性患者在第一次怀孕期间或之后出现听力损失。

耳硬化的患病率因种族及其表现而异（表 18-1）。在白种人中，该病分别为男性 7.3%，女性 10.3%。父母有耳硬化病史时，发生率为 12.3%。临床耳硬化在黑色人种、亚洲人和美国原著人中很少见[5-11]。

第四篇 中耳、乳突与颞骨

表 18-1 临床耳硬化的发生率

文献	概率
Fowler 和 Fay（1961），美国 [45]	5% 的患者有耳聋*
Morrison 和 Bundey（1970），英国 [46]	伦敦东部人口的 0.3%
Surján 等（1973），匈牙利（2 个州）[47]	5.1% 的患者有耳聋，2.4% 的患者有耳聋
Hall（1974），挪威 [48]	人口的 0.3%
Pearson 等（1974），美国 [49]	1970 年，Rochester, MN 为 239/10 万
Moscicki 等（1985），美国 [50]	一系列开始于 29 年前的研究为 0.52%
Huang 和 Lee（1988），中国台湾 [51]	1.13% 的患者有耳聋
Hall（1974），挪威 [48]	（1960—1969）挪威人口 56/10 万
Pearson 等（1974），美国 [49]	1950—1969 年，Rochester, MN 为 13/70 万 1950—1959 年，8.9/10 万
Stahle 等（1978），瑞典 [52]	每年 12/10 万
Levin et al（1988），瑞典 [8]	1981 年 6.1/10 万

*. 已去除耵聍堵塞的患者

一、组织病理学

早期病变出现在窗前裂附近，表现为替代正常骨结构的结缔组织。正常骨质被破骨细胞活化吸收，由骨细胞沉积后的新生骨质所替代。在新生骨质边缘活跃区域可以检测到成骨细胞。病灶中心都有血管。正常骨结构紊乱，取而代之的是大量的成骨细胞和富含血管和结缔组织的腔隙。这些病变对苏木素具有亲和力，使骨骼看起来更暗。正常的骨组织周围几乎没有活的骨细胞和软骨细胞，并且相对来说血管少。病变的中心出现多核骨碎片，吸收已经紊乱的骨质。

病变的范围和位置各不相同。有些很小，不涉及镫骨。病变区域活动性降低则出现硬化。随着疾病的进展，病变扩散到镫骨环状韧带并引起镫骨固定（图 18-1）。如果病变进展到耳蜗的骨内膜，则会导致 SNHL。病变可能在双向扩散，导致混合性聋（图 18-2）。

镫骨固定的类型取决于病变部位。如果病变始于后方前庭窗并通过前后弓扩散到镫骨，则会导致镫骨固定。当病变穿过韧带到底板上时，它会完全消除原始环状韧带结构。如果底板的中心不受影响，会保留其特征性的前庭龛和底板膜性结构。骨化固定的病变可以代替整个底板（图 18-3）。

偶尔，病变可能仅累及耳蜗，这可引起单纯的 SNHL（图 18-4）。有时整个耳蜗被耳硬化所包围，并导致完全听力丧失。在美国，首批人工耳蜗植入的 57 名患者中，有 20 人耳硬化出现耳聋 [12]。

二、评估

（一）病史

病史对评估病情非常重要。通常，对于耳硬化，听力损失是数年逐渐下降的缓慢发展过程。约 70% 耳硬化的病例为双侧，并且在十几岁或二十几岁时才有所体现。听力损失可能在 30 岁或 40 岁之前不明显。因为大多数患有耳硬化的患者具有传导性聋，他们的主诉主要是交流困难并且可能在嘈杂的房间中好一些，也就是 Willis 误听现象，这种现象是传导性聋的特征，因为人们在嘈杂的环境中说话更大声。单侧聋较少见，单侧听力损失的患者在噪声环境中辨别声源方向困难。

第 18 章 耳硬化

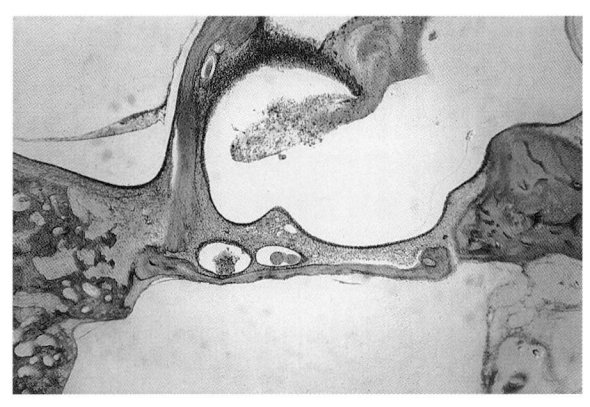

▲ 图 18-1 如图左侧所示，镫骨底板和前弓与处于耳硬化早期的前庭窗相连。环韧带有小部分硬化导致镫骨底板轻微固定

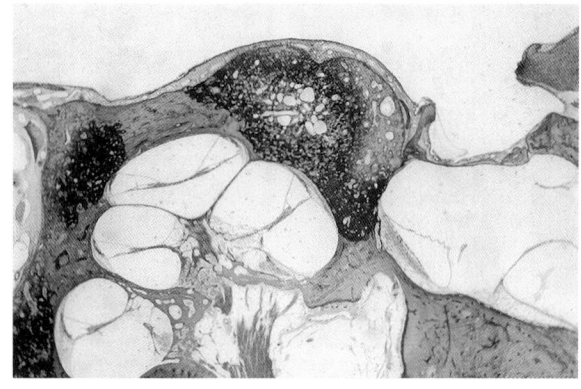

▲ 图 18-2 耳蜗内有 3 处硬化损伤。最大处在前庭窗前方的区域，同时使镫骨底板固定。患者因镫骨固定有感音神经性听力损失及传导性聋

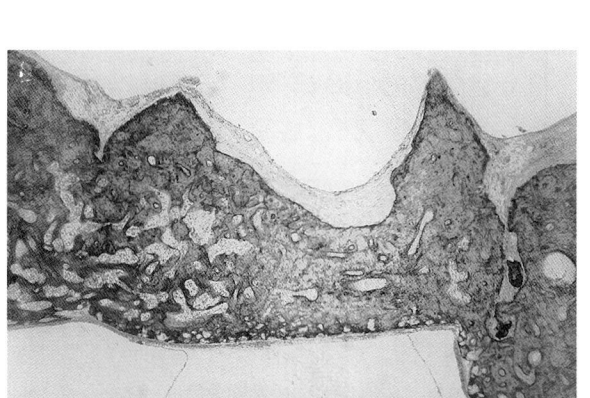

▲ 图 18-3 固定的镫骨底板，环韧带处已完全被硬化病灶替代

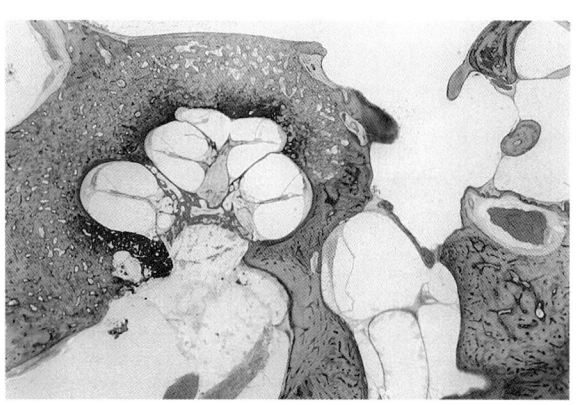

▲ 图 18-4 耳蜗周围大量硬化病灶，但前庭窗及镫骨周围没有。患者有感音神经性听力损失

通常有听力损失家族史的患者，会经常进行听力损失的外科治疗。感染或外伤可能引起传导性耳聋，但患者通常都没有这些病史。在极少数情况下，患者偶可伴耳鸣或头晕，有些患者可能存在骨导阈值超低。在这些情况下，应该考虑前半规管裂的可能。

（二）查体

体格检查包括仔细的耳镜检查，有时使用显微镜。显微镜检查对于排除中耳积液或可导致传导性聋的小穿孔很重要。卵圆窗前面的鼓岬黏膜血管增多、扩张、充血，表现为鼓膜后部分呈淡红色，这被称为 Schwartze 征。音叉检查对于任何听力损失患者都必不可少[13]，因为它们可以确认或排除在听力测听时发现的传导性聋。

通过在患者的前额、鼻梁或前切牙的中心放置一个 512Hz 的音叉来进行 Weber 测试。Weber 测试可以测试传导性聋或更差侧的传导性聋（在双侧聋的情况下），并且它最小可分辨出 5dB 的传导性聋。Rinne 测试比较了患者对气导和骨导相对响声的感知。它是通过将一个 512Hz 或 1024Hz 的音叉放在耳后测试，然后将音叉放置在离外耳道 2~3cm 的位置时，进行比较，音叉应平行于耳道平面。Rinne 测试较敏感，可用于预测传导性聋的程度。当 512Hz 音叉显示骨导大于气导时，患者至少有 15~20dB 的传导性聋。如果患者 512Hz 和 1024Hz 音叉测试有反转，则听力损失至少为 30dB。512Hz 音叉试验没有出现反转的患者不适合行手术治疗。

听力测试

听力测定评估包括空气传导、骨传导和语音

测听，并且通常由训练有素的听力师执行。因为耳硬化可能导致单侧传导性聋，所以掩蔽很重要，否则可能给测试者带来问题。

声导抗测听由鼓室导抗测试、静电顺应性和声反射测试组成。在一些耳硬化的情况下，声导抗是有帮助的，可以确认声音刺激下的镫骨缺乏移动性。中耳压力不受耳硬化的影响，鼓室图是正常的，具有在正常范围内发生的明显峰值。许多情况可以影响鼓室图，如鼓膜瘢痕或鼓室成形术病史。这些病症可能与耳聋共存。有些鼓膜看起来正常，但峰值可能低于正常值，这提醒检查者可能有其他病史。

声反射是一种测量镫骨运动的敏感方法。在存在耳硬化的情况下，反射引不出。早期镫骨固定时，因为负性开关效应或双相反射出现反射异常（图 18-5）。对于更晚期的疾病，患耳引不出声反射。随着疾病和血管化恶化，对侧反射也会受到患耳传导性聋的影响。Hannley[14] 写了一篇很好的关于耳硬化患者的听力学评估的文章。

三、手术

（一）人工镫骨手术

在进行手术治疗之前，应与患者充分讨论手术风险、并发症和替代方案。虽然 SNHL 的风险很低，但需要告知患者这种可能性。总体上 SNHL 发生率约为 0.2%，术耳听力下降的风险 < 2%，全聋的风险 < 1%。由于术后进一步听力下降或完全耳聋的可能性很小，因此先行听力较差侧手术。不应该在听力较好的一侧或唯一听力耳侧手术。

术后头晕的概率很小，但应告知患者这一并发症的可能性。通常头晕较轻且是短暂的，但也可能持续存在，在极少数情况下，它可能是永久性的。教科书中讲到了面瘫的可能性，在这里没有讨论，因为这种并发症极少发生。在 House 耳科研究所对 700 多名镫骨手术的回顾性分析中，只有 2 名患者出现了短暂的面瘫。由于主编（JWH）一直在行镫骨手术，他没有发现术后面瘫的情况。

手术通常为局麻，在门诊手术室进行。我们更喜欢局麻，因为术中患者可以告知外科医生是否发生眩晕，手术时间短、不适率低，以及全身麻醉也有其风险及成本。

建立静脉通道，给予咪达唑仑（0.5～2mg）；偶尔会静脉注射补充吗啡（2～4mg）。耳周局部 1% 或 2% 的利多卡因加用 1∶100 000 的肾上腺素麻醉注射。为减轻局部注射疼痛，可用 2ml 7.5% 碳酸氢盐缓冲 18ml 利多卡因。

患者平卧侧头位。显微镜放在手术台的头部，护士站在术者手术台对面（图 18-6）。如果使用全身麻醉，则麻醉师坐在手术台尾部。

基本的镫骨底板开窗术已经有许多发展变化。任何产生相对良好结果的技术都应该继续下去。

分别在耳道四周的毛囊区局部注射麻醉药物。皮下注射的效果最好。将第 5 次注射的药物打入血管带，使其深入骨质骨。如果要移植皮瓣，则耳后区域要备皮及局部注射。一些外科医生使用静脉膜，这种一般在镫骨手术开始前从手上的血管取得静脉筋膜。

分别用镰状刀（1 号刀）在锤骨外侧突处及外耳道下 1/4 处做切口，并且横向延伸约 8mm。两个切口用 House canal 刀（2 号刀）横向连接。用剥离子或圆盘刀将该皮瓣从外侧到内侧均匀分离（图 18-7）。要同时翻转剥离皮瓣，以免撕裂。

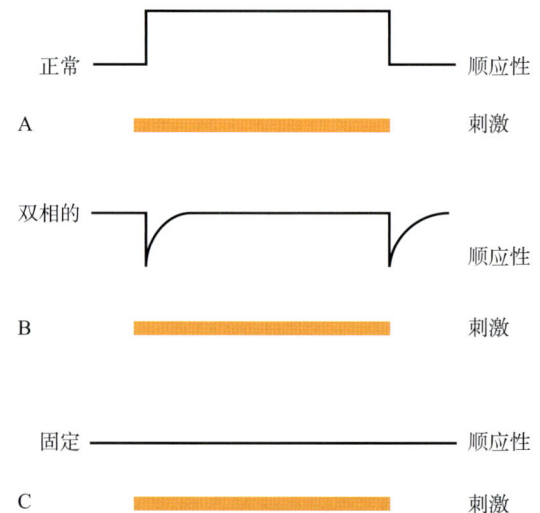

▲ 图 18-5 镫骨固定的听觉反射配置进行性改变
A. 正常反射是随刺激进行顺应性变化持续发生。B. 有开关模式的双相反射。常见于耳硬化镫骨固定的早期病例。C. 随着镫骨固定，不能引出听觉反射

第18章 耳硬化

当到达鼓环时，小心地暴露鼓环并以环形剥离子（也称"gimmick"）掀起鼓环。分离过程中注意保护鼓索神经，使其不会被拉伸或损伤。向前分离至锤骨，注意不要使砧骨脱位。通常情况下，用刮匙除去部分外耳道后壁，以充分暴露镫骨（图 18-8），或者可以使用小号钻磨除。当看到面神经水平段、锥段时，术野暴露是足够的。

当视野暴露足够时，轻触锤骨、砧骨和镫骨，以确定活动性。测量从砧骨到镫骨底板的距离（图 18-9）。从砧骨侧面到底板的通常距离为 4.5mm。因为假体通常是从砧骨的中间测量的，减去这段距离，约 0.25mm（砧骨为 0.5mm + 进入前庭的 0.25mm，图 18-10），最常用的假体长度为 4.25mm。

如果在面神经和镫骨前后弓之间有足够的空间，可以用钻在底板上打孔，选择使用 0.7mm 的

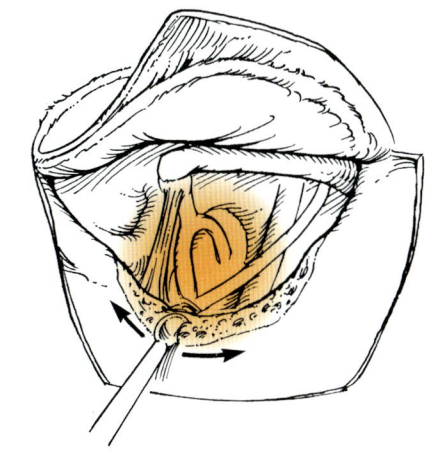

▲ 图 18-8 用刮匙刮除外耳道后上骨壁以更好地观察镫骨

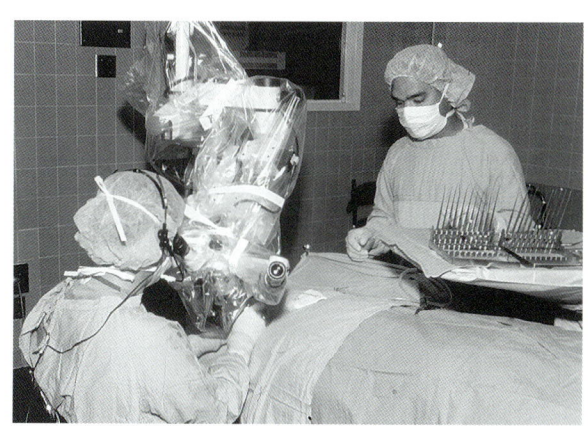

▲ 图 18-6 行镫骨手术的手术室。显微镜在头部，护士站在对侧

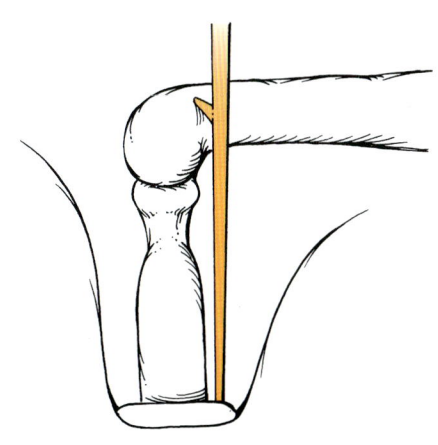

▲ 图 18-9 从砧骨外侧面或内侧面测量砧骨到底板的距离。一般从砧骨外侧面到底板的距离是 4.5mm

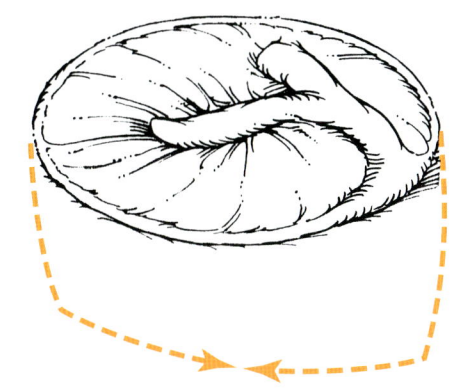

▲ 图 18-7 做完最初的切口后，将鼓膜皮瓣向上翻

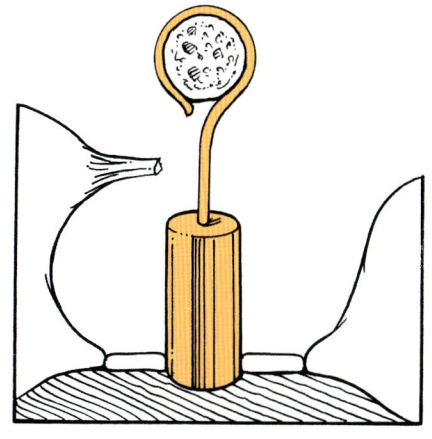

▲ 图 18-10 底板放置人工听骨的横截面。人工听骨通过底板深入前庭约 0.25mm

281

第四篇 中耳、乳突与颞骨

微型金刚钻钻头。通常先磨除后足弓的一部分，一是用来告知患者钻孔噪声，二是松解足弓结构以便于底板上操作（图 18-11）。激光也可以用来打孔。如果底板很薄，则可能不需要钻头来打孔。

用轻点的钻头的方式来打孔（图 18-12）。打孔时不要用力，因为过大的压力会使底板破裂。当感觉钻头掉入前庭时，完成了一个完美的 0.7mm 窗孔。将长 4.25mm，直径 0.6mm 的铂聚四氟乙烯（聚四氟乙烯）假体放置到窗孔中（图 18-13）。将它紧紧地扣在砧骨长脚上（图 18-14）。分离砧镫关节，剪断镫骨肌。将镫骨底板上结构快速折断并取出（图 18-15）。检查听骨放置位置。可以用光检查听骨有无偏移，询问患者是否会眩晕。如果出现眩晕，说明假肢可能太长。如果没有，前后活动，若听骨正好在窗孔内，则不会出现前后位移。

少许血液放置在假体密封前庭窗，外耳道鼓膜皮瓣复位。外耳道填塞，绷带包扎。

（二）术后护理

术后，患者的头部抬高约 30°，以减少前庭的外淋巴压力。患者卧床休息约 1h 后起床。如果没有眩晕或耳鸣，患者可在手术后约 2h 回家。大多数患者在医院观察 2～4h。第 2 天去除绷带和耳道口棉球，并在 3 周内复查。如果患者出现疼痛、耳道流水或眩晕，也可电话咨询。术后 3 周复查听力。如果有需要，一般术后 5d 可以坐飞机。

在镫骨手术后，一些患者需要做潜水或跳伞

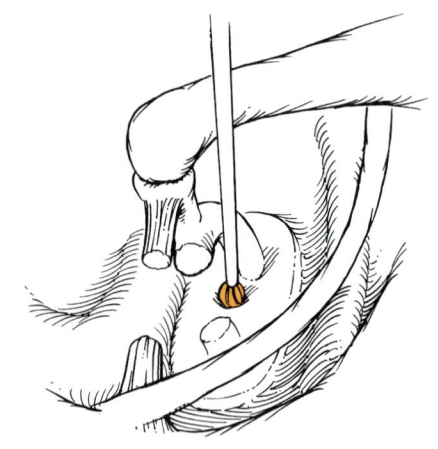

▲ 图 18-12　用钻和 0.7mm 钻头在镫骨底板中央打孔。在去除镫骨底板上结构之前打孔

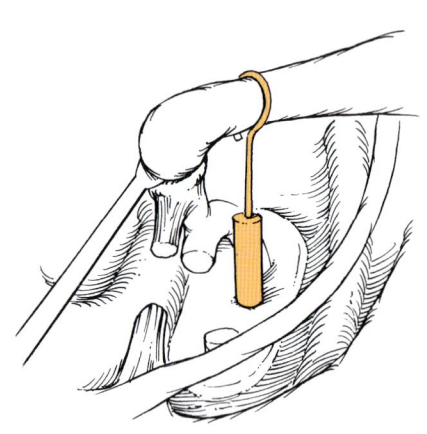

▲ 图 18-13　在去除镫骨底板上结构之前将假体放置在砧骨与小孔之间

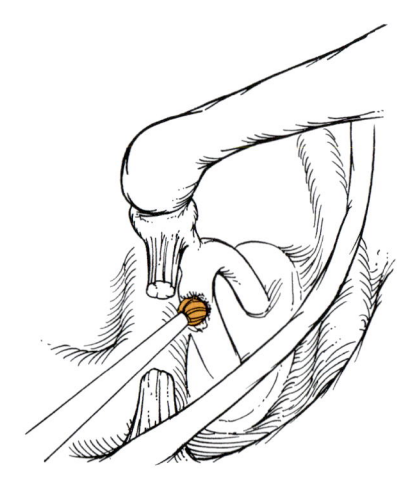

▲ 图 18-11　有时用钻头去除或削薄镫骨后弓

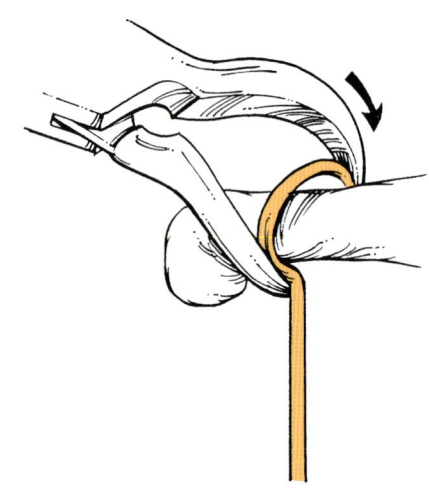

▲ 图 18-14　用卷嘴钳将假体沿砧骨钳紧，如果使用激光，可以在去除镫骨底板上结构前后用激光将镍合金形状记忆性假体钳紧

第 18 章　耳硬化

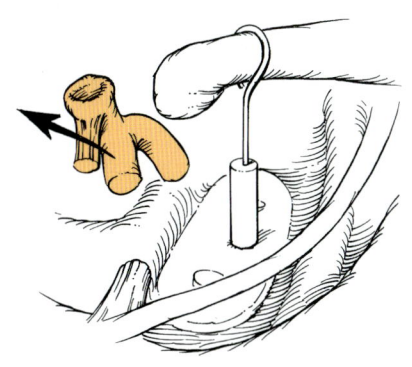

▲ 图 18-15　去除镫骨底板上结构后，用少许血封闭前庭窗

等运动，这可能会增加内耳气压伤和相关的周围淋巴结瘘的风险。目前，尚未达成关于镫骨手术后活动受限制的一致意见。然而，对于继续参与这些活动后患者的评估显示，内耳气压伤的风险没有增加[15]。在我们的实际应用中，术后患者前3周需要保持耳道干燥。游泳和潜水活动，一般在3周以后进行。

四、外科技术的发展

（一）镫骨切除术与镫骨底板造孔术

过去50年来，在耳硬化的手术治疗方面已经出现了许多创新。Shea[16]首次描述了镫骨切除术，使用镐和钩去除镫骨底板并用静脉移植物和聚乙烯支柱代替它。该技术演变为使用线样或活塞假体。House[17]使用金属线行镫骨全切，并用可吸收明胶海绵（Gelfoam；Pharmacia & Upjohn Company，Kalamazoo，MI）或脂肪覆盖。Glasscock 及其同事[18]报道了在使用组织密封前庭窗行镫骨全切术25年的经验。其他人进行了部分或小型窗孔镫骨切除术，只去除了底板的后半部分。在这些底板切除术中，根据术者的经验可以使用镐或钻来完成。

最近，镫骨底板开窗术越来越受青睐[19-21]，而不是镫骨全切或部分切除，镫骨底板开窗术是指在底板中心或附近创建一个圆形窗孔。镫骨底板开窗的支持者认为，前庭开放有内耳损伤的风险，并导致眩晕和（或）SNHL（特别是2～4kHz）[19, 20]。对行镫骨切除和底板开窗的患者进行短期和长期随访，底板开窗的患者在4kHz的骨气导差较小[22-24]。同样，底板开窗组术后SNHL的发生率也较低。纯音听阈阈值、纯音平均骨气导差或言语辨别评分在术后早期或晚期无显著差异。值得注意的是，两组的结果在长期随访中保持稳定。通常，经验丰富的外科医生可以使用任何一种技术并都能获得令人满意和长期稳定的听力结果。

（二）激光与微型钻

目前进行镫骨切除术的方法涉及各种技术，包括使用激光、微型钻或细镐。一般使用两种类型的激光来行镫骨底板打孔，即可见的绿色激光，如氩气或磷酸钾－钾（KTP-532），以及红外二氧化碳（CO_2）激光。可见氩激光束可通过光纤电缆传输，而 CO_2 激光器先需要一系列（通常12个或更多）精心对准的镜子和透镜来传输光束。近来，OmniGuide 开发了一种特殊柔性电缆，消除了对固定镜的需求，并允许通过类似于氩气的掌上探头预先输送 CO_2 激光束。

Perkins[25]是第一个应用激光打孔的人。Horn 和同事[26]将这一方法进行改进并开发了一种光纤维激光传导系统。氩激光器的频率与 KTP-532 相似。来自两个激光器的光束优先被红色色素吸收，如血红蛋白。Horn 及同事[26]认为手持式探头的激光束比安装在显微镜下具有更大的优势，并且它具有较小的损坏前庭的可能性。氩激光器和 KTP 激光器在制造底板窗方面已被证明是安全有效的[24]。

Lesinski 和 Newrock[27]更倾向使用 CO_2 进行首次和二次镫骨手术。这些作者认为，CO_2 激光能量更高效，更能被骨和软骨中的水吸收。在他们看来，脉冲 CO_2 激光在进行原始镫骨和修订镫骨手术时更有效。Lesinski 和 Newrock[27]指出，由于可见激光很难被胶原蛋白吸收并且很容易通过外淋巴，因此在二次镫骨手术时应谨慎使用。

激光和钻都可以成功在镫骨底板上开窗。激光的支持者认为，它可以减少镫骨的机械性创伤，减少迷路刺激，并可能产生更好的效果[24]。在已有的研究中，微型钻头和激光一样安全有效。在某些方面，钻是一个更好的选择，因为它在较厚的底板时增加了实用性。激光可以用来使底板变薄，而钻头可以形成 0.7mm 的小孔。微小孔与可见波长激光（氩气和 KTP）在底板开窗术中的比较显示，术后纯音平均值或手术频率没有显著差异[24]。术后 SNHL 的发生率两者也没有显著差异。

（三）人工镫骨

多年来，有各种各样的假体样式和材料成功用于镫骨手术。选择受到使用的难易程度、安全性和远期效果的影响。一些最常见的假体包括线环、"斗柄"假肢和活塞。随着镫骨底板开窗术越来越多，活塞假体变得越来越便利。传统上，这些假肢具有 Teflon 活塞及带有钛或铂金的线圈。必须手动将线环压接到砧骨上，这一过程在技术上可能很困难，并且可能导致后期失败；如果扣得太紧，可能会因为压迫血供而致砧骨坏死；如果过于松弛卷曲，则线环的振动可能通过砧骨逐渐消减。为了消除手动压接中的一些不确定性，已经创建了热激活的记忆形状假体。最初由 Knox 和 Reitan[28] 在 2005 年描述，这些自动卷曲假体由镍钛合金 - 基座导向钩和基于 Teflon 活塞组成。镍钛合金是镍（45%）、钛（55%）的金属合金，其通过热活化达到预定的形状。一旦定位在砧骨上，可以使用激光、双极或加热丝来自动卷曲。现在有几种镍钛合金镫骨假体，这项技术的支持者认为，它可以消除手动压接造成的人为损伤，与砧骨更贴合。然而，在非常狭窄或增厚的情况下，其预定的形状可能并不总是最佳的。此外，存在关于在热激活卷曲期间对砧骨的血液供应的热损伤问题。同时患者中存在镍过敏的可能性，回顾分析镍钛假体与常规活塞假体相比没有发现显著差异[29]。

五、外科问题

（一）面神经裸露、遮盖

约 9% 的镫骨手术出现面神经裸露，一般无不良后果。然而，有时裸露的面神经会遮盖底板而无法完成手术，这时可以使用小吸引器头轻轻地向上收回神经，同时使用钻头或激光打孔。听骨接触面部神经不会引起术后听力下降或面瘫。

（二）锤骨固定

锤骨固定很罕见，但不应忽视。它通常与镫骨固定有关，但也可能是独立存在。当发生这种情况时，可以使用砧骨替换假体或完整的听骨替代物（TORP）和软骨来重建声音传递机制。

（三）镫骨底板固定或闭合

可以使用微钻行底板打孔。以前当行镫骨全切时这是个很大的问题。底板难以钻孔，并且骨性闭合会继续发展并导致传导性聋增加。在过去，这类患者有较高的 SNHL 发病率[30]。

（四）底板漂浮

使用激光或小钻打孔时，底板漂浮的现象是很罕见的，特别是在将足弓留到人工假体放置到位的情况下。遇到这种复杂情况可以在底板下方的鼓岬上仔细钻一个小孔，用一个小钩将底板轻轻地从前庭窗抬起。另一种选择从砧骨到漂浮的底板间放置略短的线或活塞。如果再次发生传导性聋可以用激光打孔。

（五）外淋巴液井喷

在打开前庭时立即有大量流动的脑脊液（CSF）漏出，称井喷，是很罕见的。据报道，它的发病率为 0.03%[31]，并且通常与儿科患者的先天性底板固定相关。先天性传导性聋或混合性聋的儿童患者，建议行高分辨 CT 扫描排除内耳畸形，避免井喷的发生。这种 CSF 漏被认为是与耳蜗导水管或内耳功能缺陷相关。外淋巴井喷后将组织移植物封闭前庭窗，并且尽可能完成手术，而不是终止手术。腰部引流管也可用于降低 CSF 压力。

（六）鼓膜穿孔

在鼓膜皮瓣掀开时可能发生鼓膜穿孔。这种并发症通常发生在鼓膜从后下方的鼓沟中掀起时，可以通过仔细识别鼓环来避免。穿孔并不妨碍手术完成，且通常在小孔上放置一小块明胶海绵来

（七）鼓索神经损伤

在磨除外耳道后壁的过程中可能会损伤鼓索神经。约 30% 的病例中发生鼓索神经损伤[31]。术后患者可能会出现暂时性的口干、舌头酸痛或感觉有金属味，通常会在 3~4 个月内恢复。与神经受到拉伸或部分撕裂相比，神经完全切断症状较轻。

（八）眩晕

听骨过长可能会在放置时或检查其活动性时诱发眩晕。在这种情况下，可以更换短一些的听骨假体。放置假体后，应轻触听骨链，并询问患者头晕的情况。少数患者术后在打耳或推耳道时出现眩晕，一般情况下，患者的瘘管试验可呈阳性。这种眩晕通常是由略长的听骨引起，如果患者出现症状无法解决，可以将听骨移除，并换用短 0.25mm 的听骨。

六、术后并发症

（一）感音神经性听力损失

感音神经性听力损失是最具破坏性的手术并发症，发生率不到 1%，其原因往往不明确。我们在超过 1000 个镫骨切除术的病例综述研究中，发现只有 2 例出现 SNHL[32]。其中 1 例患者有术后感染，另 1 例患者可能同时患有梅尼埃病。这 2 例都没有出现眩晕。SNHL 可能是轻微的或仅影响高频听力。如怀疑出现 SNHL，立即开始使用泼尼松，并在 10d 内逐渐减量。前 5 天 60mg/d。在第 6 天，减少到 40mg，然后每天逐步减少 10mg 直到第 10 天。

由于内耳术前有一定程度的炎症，因此在镫骨术后可出现浆液性迷路炎。临床上，患者可能表现为有轻度不稳定、位置性眩晕或高频听力略有下降。这些症状通常在数天到数周内消退。

术后修复性肉芽肿以前被认为是造成术后 SNHL 的原因[31]，现在很少见。通常，患者最初在听力方面有初步改善，但 1~6 周逐渐或突然下降，眩晕也可能与听力损失有关，临床检查常常在鼓膜的后上象限中显示出微红色变色。据报道，肉芽肿的形成与术中使用明胶海绵或脂肪作为前庭窗的覆盖物有关。治疗为迅速识别并从前庭窗周围移除肉芽肿。

（二）眩晕

轻度眩晕或头晕是比较常见的，20 例中约发生 1 例。眩晕通常持续数小时并且迅速消退，少有时间较长或严重者。一般不需要处理或对症治疗。

（三）面瘫

罕见，一般迟发性面瘫在术后 5d 左右发生，并持续数周，常是不完全面瘫，很快恢复。

（四）耳鸣

镫骨切除术后，大多数患者耳鸣改善。然而，一些患者有新出现的耳鸣。这种症状可能与浆液性血管痉挛有关，并且可能随着术耳愈合而改善。持续性耳鸣患者可以通过常规的方法进行治疗。

（五）味觉障碍

约 9% 的患者出现味觉障碍。这种情况在鼓索神经被拉伸而不是切断的患者中更为常见。如果神经已被拉伸或不正常，则最好切断。大多数味道障碍在 3~4 个月内改善。

（六）鼓膜穿孔

如果术后复查时发现小的穿孔，边缘较新鲜时可行贴补。每月复查，如果穿孔没有愈合，重复贴补。大多数很快就会愈合，如持续不愈合，可以进行鼓膜成形术。

（七）外淋巴液漏

外淋巴液漏是镫骨手术后很少见的并发症。发病率为 3%~9% 或 3%~10%[34-36]。手术探查发现，出现外淋巴液漏最常见的原因是镫骨切除术[37]。这些患者多年后通过使用 Gelfoam 和 Wire 技术进行全部切除术。由于使用小的打孔技术，漏液很少被视为镫骨手术失败的原因。外淋巴液漏常伴有混合性听力下降。有时会有些模糊感，很少有眩晕。在修复手术中，先轻轻将人工镫骨拿掉，将填塞组织放置在前庭窗上，然后复位听骨。激光有助于去除肉芽和瘢痕组织。

七、替代治疗

（一）助听器

所有因耳硬化引起的传导性聋的患者，都可以使用助听器作为手术的替代方案，这应该与患者讨论并作为一种选择。如果患者的听力损失具有感音神经性成分，则即使在成功进行镫骨切除术后，也可能需要佩戴助听器。严重的耳硬化患者需要一直使用助听器，但是成功手术后，患者可以使用功率较小的助听器。许多严重耳硬化的患者对助听器的声音很敏感，需要时间来适应新的听阈水平，适应时间大概为4个月。

（二）氟化物治疗

耳硬化的患者病变发展到迷路时可出现SNHL。内耳损伤可能是由于蛋白水解酶从活跃的病灶中扩散到内耳淋巴液中，从而导致对Corti和螺旋韧带器官的损伤[38]。对SNHL患者而言，氟化物治疗可以减缓听力损失的进展[38]。这种作用机制可能是活动性耳海绵化症加速向耳硬化转化。患者通常接受氟化物治疗，具体方法为8mg，每天3次，直至听力损失稳定为止。氟化物的不良反应是胃部不适，但大多数患者都可能耐受。

八、特别注意事项

（一）耳硬化远期预后

患有晚期耳硬化的患者可能出现全聋或较重的感音神经性聋，但他们可能从镫骨切除术中受益。听力损失似乎很严重，只是因为骨传导听力计的测量值限制为70dB；如果骨传导阈值更大，患者似乎没有反应。如果助听器可以改善患者听力，并使患者具有相对正常的言语交流和良好的言语理解，则需怀疑听力测量的准确性。这些患者通常具有耳硬化的家族史，以及10岁或20岁开始出现进行性听力下降的病史。术中可发现固定的镫骨，并且在术后听力得到改善。这些患者术后使用助听器的效果会更好。由于长期、严重的听力损失，这些患者需要时间来提高对助听器的耐受性。

对于使用助听器不能改善听力损失并且言语障碍明显恶化的长期严重耳硬化患者，可考虑人工耳蜗植入。但要仔细进行术前评估，以明确镫骨切除术和助听器不能解决患者的问题。患者常规进行人工耳蜗植入项目的评估。我们研究所（未发表）和其他作者的研究结果表明[39]，这些患者人工耳蜗植入后，生活质量有显著改善，并且言语识别率也明显改善。

（二）梅尼埃病

耳硬化可以并发内淋巴积水，可能是2个独立的疾病，也可能是耳硬化的结果。在梅尼埃病控制不好的情况下，镫骨手术可能会导致死耳，应该避免这种情况。这类患者可以选择氟化物治疗和使用助听器。Shea和同事[40]注意到，梅尼埃病症状控制至少1年（有耳蜗电图结果证明），可以降低行镫骨手术的听力损失风险。House耳科研究所对耳硬化和梅尼埃病患者的回顾显示，镫骨切除术不会增加在500Hz时骨导阈值为35dB或更高且没有高频损失患者SNHL的风险。对于在500Hz处具有45dB或以上水平并且具有高频耳聋的患者，镫骨切除术是禁忌的。在这组患者中，死后组织病理学分析显示囊状膜或前庭膜与镫骨底板粘连，这增加了术后SNHL的风险。

（三）儿童镫骨切除术

儿童的镫骨切除术用于矫正由先天性底板固定或幼年型耳硬化引起的传导性聋。在考虑手术之前，应该进行CT扫描以评估内耳是否异常。例如，在X连锁混合性耳聋患者中看到内听道的缺陷。这些患者的镫骨切除术可能导致外淋巴漏及听力损失加重。

一般来说，儿童镫骨切除术的结果与成人的结果一样令人满意。儿童手术中，约80%的病例可以有预期良好的结果[4, 42]。5岁以下，传导性聋＞30dB的儿童排除中耳炎和胆脂瘤后，应配备助听器。在对侧耳正常的情况下，手术可能延迟到孩子自己可以参与手术决策时。如果孩子或父母不接受助听器，那么年龄＞5岁、双侧先天性镫骨固定、骨气导差＞30dB、语频听阈＞35dB的儿童，可被视为手术候选人。要与父母详细交代注意事项及手术相关的潜在风险和并发症。

（四）二次镫骨手术

二次镫骨手术比初次手术更具挑战性，并且听力改善结果通常不太好。最近，House耳研所关于二次镫骨切除术的一项综述显示，骨气导差在10dB内占60%，20dB内为78%[43]。原发性镫骨切除术失败的最常见原因是听骨移位（53%）、砧骨侵蚀（26%）和新生骨（14%）。术后SNHL率为7.7%，极重度耳聋为1.4%。二次手术在技术上更加困难，但可以通过适当手术方案获得可接受的听力结果。

二次手术最好在局部麻醉下进行，以便监测患者的眩晕情况。如果听骨已经移位到前庭中，可以在询问患者是否有眩晕史时小心提取。在某些情况下，砧骨可能被破坏吸收，并且可能无法再支撑假体，可以选择使用羟基磷灰石水泥加固砧骨，或锤状镫骨假体，如Kurz malleo前庭固定Clip假体，或从鼓膜到前庭窗的完整的听骨替换假体。

各种各样的镫骨假体可用于初次和二次镫骨手术。无数类型镫骨假体的磁共振成像兼容性已经得到了证实，而1987年前的人工听骨不具备这一性能[44]。

九、总结

耳硬化引起的听力损失通常是一种进行性的继发性听力损失，从20岁开始，可能会发展为轻度、中度或极少数的严重听力损失，有时也会出现感音神经性听力损失。在过去70年中，耳硬化手术已经发展成为一种安全有效的恢复听力方法，并发症很少见，且手术大多数情况是局部麻醉下进行的门诊手术。助听器在过去70年中也有很大的发展，不手术的患者可考虑应用助听器来改善听力。

推荐阅读

Colleti V, Fiorno FG: Stapedotomy with stapedius tendon preservation: technique and long-term results. *Otolaryngol Head Neck Surg* 111: 181, 1994.

Fisch U: Comment on stapedotomy versus stapedectomy, 1982. *Otol Neurotol* 30 (8): 1166–1167, 2009.

House HP, Hansen MR, Al Dakhail AA, et al: Stapedectomy versus stapedotomy: comparison of results with long-term follow-up. *Laryngoscope* 112: 2046–2050, 2002.

House JW: Stapedectomy technique. *Otolaryngol Clin North Am* 26: 389–393, 1993.

House JW: Revision stapedectomy. *Oper Tech Otolaryngol Head Neck Surg* 9: 68–71, 1998.

House JW, Toh EH, Perez A: Diving following stapedectomy: clinical experience and recommendations. *Otolaryngol Head Neck Surg* 125: 356–360, 2001.

Horn KL, Gherini SG, Griffin GM, Jr: Argon laser stapedectomy using an endo-otoprobe system. *Otolaryngol Head Neck Surg* 102: 193, 1990.

第 19 章 颞骨创伤的处理
Management of Temporal Bone Trauma

Hilary A. Brodie　Brent J. Wilkerson　著
闫文青　译

> **要点**
> 1. 与横行骨折相比，纵行骨折时面瘫的风险增加 4～5 倍，脑脊液漏的风险增加 2～4 倍。
> 2. 儿童颞骨骨折与成人相比合并颅内损伤发生率高（58%），面瘫发生率低（3%）。
> 3. 7% 的颞骨骨折并发面瘫。
> 4. 颞骨骨折后面瘫最重要的预后因素是损伤发生后是否立即出现完全性面瘫。迟发性面瘫一般预后较好，而迟发性面瘫者预后一般较好。
> 5. 在颞骨创伤后非即刻发生的完全性面瘫，很少行手术探查和减压手术。
> 6. 面神经探查、减压和修复，通常可通过不暴露颅中窝的迷路上入路来实现。
> 7. 颞骨骨折后不伴脑脊液漏的脑膜炎发生率为 1%。
> 8. 脑脊液漏合并颞骨骨折的发生率为 17%。
> 9. 持续时间少于 1 周的 CSF 漏患者中脑膜炎发生率为 5%～11%，如脑脊液漏时间延长，脑膜炎发生率高至 88%。
> 10. 颞骨骨折患者听骨重建后的听力结果优于慢性中耳炎的患者。

一、流行病学

机动车辆的意外通常会导致不同程度的头部创伤。过去，75% 的机动车事故导致头部受伤，随着安全带的使用和安全气囊的出现使这一比例减少。此外，随着暴力事件的增加，殴打导致颞骨损伤的发生率增加[1]。头部创伤足以使颅骨骨折，14%～22% 的受伤患者出现颞骨骨折[2, 3]。迄今为止的颞骨骨折中，约 31% 来自机动车事故，占大多数（图 19-1）[4]。

据报道，所有年龄组都可发生骨折，超过 70% 的骨折发生在 10—40 岁[4]。主要发生在男性中，男女比例为 3∶1[4]。

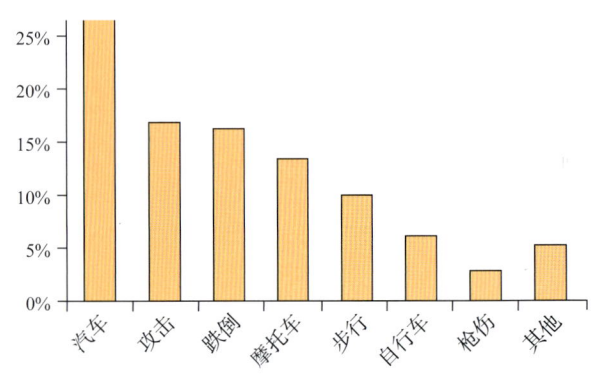

▲ 图 19-1　颞骨外伤的病因

第 19 章 颞骨创伤的处理

二、病理生理

颞骨是颅底中呈金字塔结构的较厚骨质,因此需要很大的力度才能使其破裂。使新鲜尸体的颞骨骨折所需的横向冲击力为 1875 磅[5]。骨折多发生在阻力最小的路径,即沿着骨结构的薄弱点走行,如穿透颅底的各种孔。

颞骨容纳或包裹许多重要的结构,这些结构包括面神经、第Ⅸ至Ⅺ对脑神经、耳蜗、迷路、听小骨、硬脑膜、颈动脉和颈静脉。这些结构中的任何一种都可能因骨折而受损。颞骨骨折可以侵犯硬脑膜并导致脑脊液漏、脑膜炎和脑水肿。除了颞骨内相关结构的神经系统表现外,还可能发生相关的颅内损伤,如硬膜外或硬膜下血肿、脑水肿、创伤后脑病,以及颅内压升高等。神经系统症状也可能是由脑组织内的病变引起,其中包括血管、轴突、突触和树突的破坏[6]。60% 的颞骨骨折被归类为开放性骨折,表现为血性耳漏,从耳道、咽鼓管或穿透伤口部位排出 CSF[4]。大多数颞骨骨折为单侧骨折,据报道,双侧骨折仅占 9%~20%[4, 7-9]。

三、分类

传统上,根据骨折线与岩嵴轴线的走向,颞骨骨折被划分为横行骨折和纵行骨折[10],但这种分类已经被一种新的方案取代,其依据是骨折线是否破坏耳囊,即耳蜗和半规管的骨质(图 19-2 至图 19-4)[4, 11]。

未损伤耳囊的骨折通常伤及颞骨鳞部和外耳道(EAC)后外侧壁。骨折穿过乳突气囊和中耳,然后穿过乳突盖和鼓室盖。骨折线从耳囊前外侧走行,通常在面部裂孔区域破裂。此种骨折的典型原因是颞骨顶区受到冲击所致。

耳囊破裂性骨折穿过耳囊,通常从枕骨大孔穿过岩骨尖和耳囊。骨折常通过颈静脉孔、内听道(IAC)和破裂孔,这些骨折通常不会影响听骨链或 EAC[12]。耳囊破裂性骨折通常是由枕骨区域受冲击引起。

据报道,纵向骨折占颞骨骨折的 70%~90%,其余 10%~30% 多为横向骨折[10-16]。在使用当前分类方案的两个大系列中,只有 2.5%~5.8% 的骨折破坏耳囊[4, 17],这表明许多垂直于岩嵴的骨折实际上并未穿过耳囊。许多耳囊破裂骨折实际上是纵向的[18]。

改变分类方案的基本原理是关注功能性后遗症和骨折的并发症,而不是仅仅描述骨折的解剖学方向。在一项回顾性研究中,与旧的分类方案相比,耳囊保留与耳囊破坏分类方案显示统计学上显著的预测能力[19]。虽然有例外,但破坏耳囊的

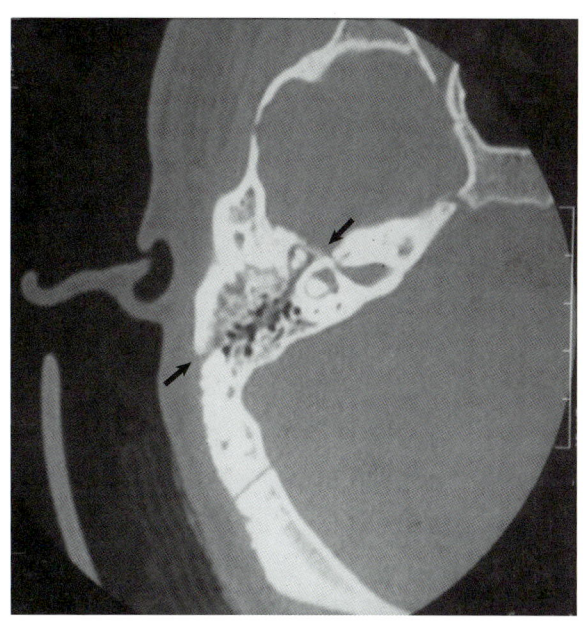

▲ 图 19-2 轴位高分辨 CT 显示纵向骨折将耳囊分开,箭指向骨折处

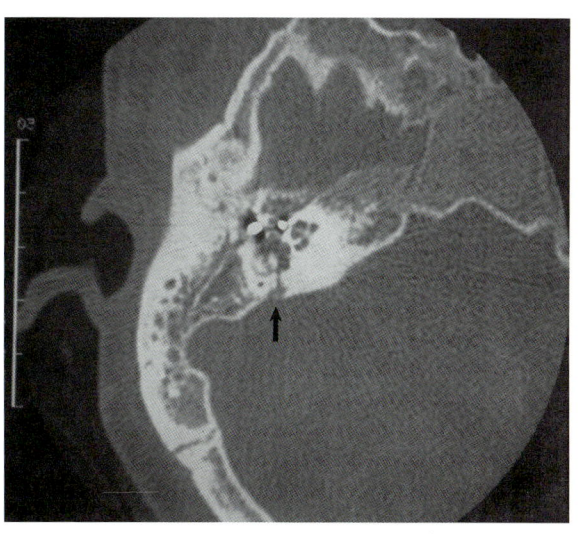

▲ 图 19-3 轴位高分辨 CT 显示枪伤引起的横向骨折将耳囊分开,箭指向骨折处

第四篇 中耳、乳突与颞骨

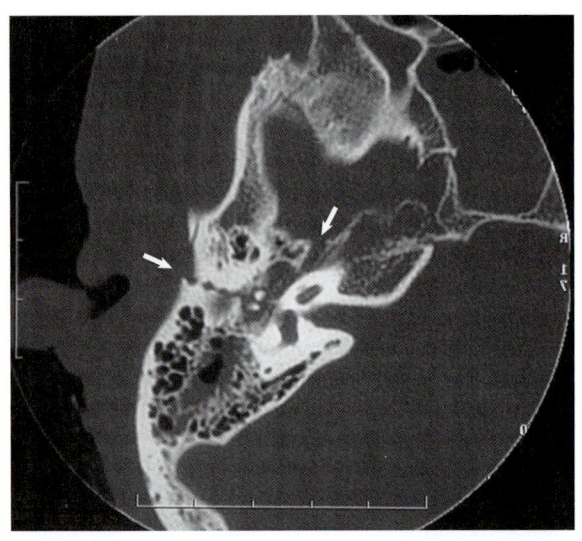

▲ 图 19-4 轴位高分辨 CT 显示混合型骨折将耳囊分开。箭指向骨折处

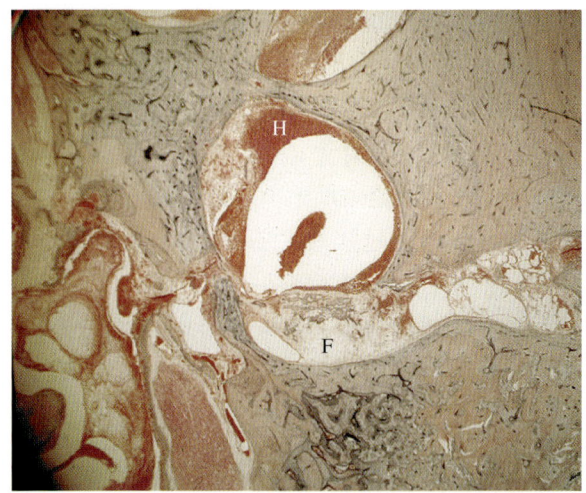

▲ 图 19-5 耳囊破裂性颞骨骨折数十年后死于脑膜炎患者的组织切片
F. 耳囊骨折线处有少量的纤维化和骨化。H. 出血和化脓

骨折几乎都导致感音神经性听力损失（SNHL）[17]。未损伤耳囊的骨折往往会导致传导性聋或混合性聋，耳囊破裂性骨折与面瘫的高发生率相关（30%～50% vs. 6%～14%）[4, 18]。此外，Fisch[20]指出耳囊骨折中面神经损伤的发生率很高。耳囊破裂骨折发生 SNHL 的风险增加 25 倍，CSF 耳漏的可能性增加 8 倍[19]，耳囊破裂性骨折的 CSF 漏风险增加 2～4 倍，也增加颅内损伤的风险[4, 18]。因为耳囊软骨不能重建或愈合，这些骨折也可能带来高的迟发性脑膜炎的风险[21, 22]。Pollak 等[22]报道了 1 例因脑膜炎死亡的 51 岁男性，他幼年时有过耳囊粉碎性骨折，尸检时颞骨组织病理学显示中耳脓液沿着耳囊未愈合的骨折线延伸，且骨折线有纤维组织填充（图 19-5）。鼓室盖的骨膜有愈合的能力，而耳囊软骨没有。因此，通过耳囊穿透性骨折，一般使用纤维组织及骨膜密封[22]。

除了各种并发症的预测价值之外，根据是否破坏耳囊对骨折进行分类，还可指导脑脊液和面瘫的外科手术干预，并在术中指导手术方案。

儿童颞骨骨折与成人略有不同。在儿童中，颅内并发症的发生率较高（58%），面瘫的发生率较低（3%）[23]。

四、评估

单纯的颞骨骨折并不常见，因此在初诊时，评估和治疗的重点集中在紧急的危及生命的问题上，如保持气道通畅、控制出血、评估神经系统状态，以及评估颈椎的稳定性等。在急诊室，检查神经系统应尽早评估面神经功能，特别是给肌松药之前。耳科的专科检查侧重于耳廓、耳道、鼓膜和中耳的状况。

检查耳廓是否有裂伤、血肿，以及彻底清创后的闭合撕裂伤。将血肿排出，并将加压包扎以封闭无效腔并防止血液积聚。未治疗的软骨损伤导致耳廓软骨膜炎，也称菜花耳。

检查耳道是否有 CSF 耳漏、顶壁骨折、出血程度和脑疝的存在。尽可能无菌条件下检查耳朵。耳道中的血液和耳垢不能行冲洗清除。待病情稳定后，可以借助显微镜仔细检查耳朵。典型的表现包括沿着 EAC 的鳞部和顶部的骨折和鼓膜穿孔，不过鼓室积液及脑脊液耳漏很少发现（图 19-6 至图 19-8）。

除非需要控制严重的出血，耳道一般可不包扎。如果无法通过加压包扎控制大量出血，可以将患者送进手术室行颈动脉结扎或血管造影下行球囊闭塞。

当出现耳道严重的损伤时，特别是存在穿透性损伤的情况下，患者耳道狭窄和胆脂瘤形成的风险较高。尽管耳道损伤并不是急性的，但必须确定问题所在并及时处理。在狭窄形成时，通过

第 19 章 颞骨创伤的处理

支架植入进行干预，可以有效地防止狭窄发生及并发症。

评估鼓膜的完整性。创伤性鼓膜穿孔通常自发愈合，不需要紧急干预。

神经系统检查也应该观察有无眼球震颤情况。周围性眩晕可通过视物固定时有无水平性或旋转性的眼震来证实。中枢性眩晕可能发生在垂直方向的眼球震颤中，无法抑制，甚至可能通过固定增强。头部创伤后最常见的眩晕类型是良性阵发性位置性眩晕，可以通过 Hallpike 瞬态旋转器证实[24]。眼球震颤发生在患侧，先是 2~10s 的潜伏期，随后是 10~20s 的旋转性眼球震颤，眼球震颤常是有方向的且易疲劳，中枢性眩晕诱导的眼球震颤没有潜伏期并且不具有疲劳性。有趣的是，眩晕的发生率与创伤的严重程度并不相关[25]。

绝大多数创伤后眩晕病例都可以自行恢复。如果出院后症状持续存在，可以在门诊行电子眼震图。瘘管试验是在耳道中用气动耳镜施加正负压观察，在急性期中不做瘘管试验。造成医源性疾病的风险，以及将感染或空气引入内耳潜在可能性超过了诊断的益处。如果在伤后 1 周仍有眩晕，或流脓，或进行性的听力损失则考虑有淋巴液漏，并进行瘘管测试。眼球震颤和眩晕表明存在外淋巴漏。如果中耳明确证实有脑脊液或感染，则不进行瘘管测试。

临床评估听力是在床旁进行，通过逐渐增大的耳语声并且配合使用音叉来检查，通常待病情稳定后再行听力图检测。如果并发面瘫或脑脊液漏，在手术前需要完善听力图测试，因为听力的结果对治疗的影响很大。

可能存在颞骨骨折的严重头部创伤患者，通常需进行头部断层扫描（CT），以评估患者颅骨损伤情况。如果合并面瘫、脑脊液漏、EAC 上壁

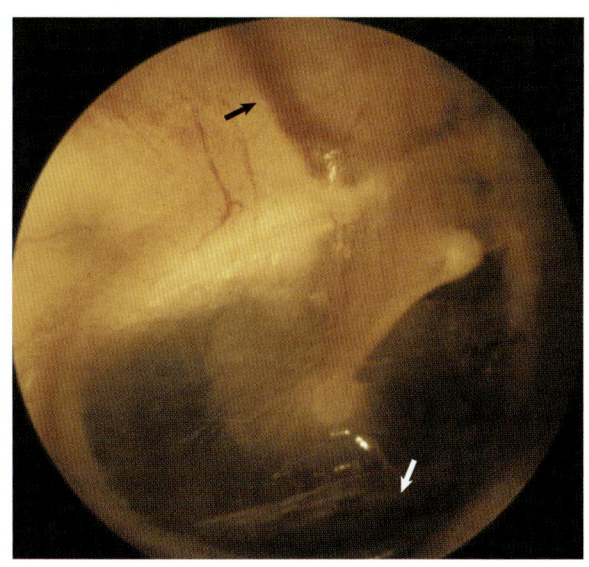

▲ 图 19-6 耳内镜示沿外耳道后壁的无移位性骨折（黑箭）。流出的血在下方分层（白箭）

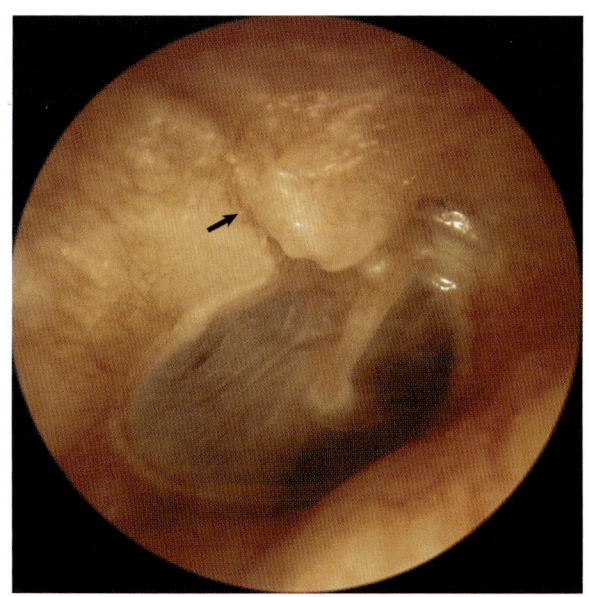

▲ 图 19-7 耳内镜示沿外耳道后壁的移位性骨折（箭）

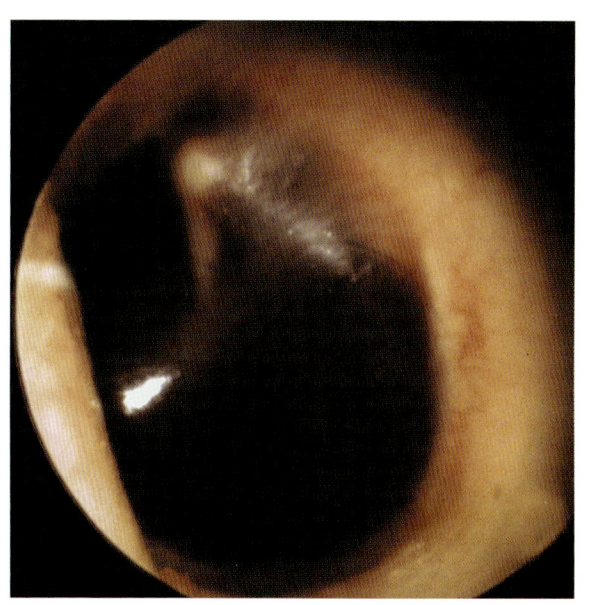

▲ 图 19-8 耳内镜示鼓室积血

破裂（图 19-9）或怀疑血管损伤的情况下，可以进行颞骨轴位和冠状位高分辨率离子 CT 扫描（HRCT）检查。如果需要外科手术治疗耳科并发症，也需要行颞骨的 HRCT。耳聋患者如果没有其他并发症，则不一定行额外的颞骨影像学检查。在 SNHL 的患者中，耳囊横向骨折不会改变治疗方案。如果患有传导性聋，手术前需行颞骨 CT 扫描，为行手术探查和听骨重建手术提供依据，同时为手术方法的选择提供有用信息。

HRCT 在评估颈内动脉损伤的作用机制尚不清楚。Resnick 等[26]报道，在累及颈动脉管的颅底骨折中，有 5% 会出现颈动脉损伤；HRCT 显示穿过颈动脉管的骨折患者，颈动脉损伤发生率为 18%。然而，Kahn 和同事[27]认为，在无症状的患者中，HRCT 显示骨折线通过颈动脉，并不能提供有用的信息。在无症状颈动脉管骨折的情况下进行血管造影，未发现颈动脉损伤的证据，也没有提供临床实用性[27]。一方面，在完全无症状的患者中，患有严重的骨性骨折但神经系统完整，HRCT 和血管造影也不是必需的。另一方面，如果患有颅底颅骨骨折的患者出现任何短暂或持续的神经功能缺损，则需要进行颞骨 HRCT 和 CT 血管造影（图 19-10）。

传统的颞骨 X 射线检查，包括 Schüller、Towne、Chamberlain、Stenvers 和基础视图，以及断层扫描图在内的常规 X 线片，已被 HRCT 扫描所取代，不再在评估怀疑有颞骨骨折患者中发挥作用。

五、并发症的处理

如前所述，与颞骨骨折相关的发病率和死亡率是由穿过颞骨或邻接颞骨的结构损伤引起。常见的并发症包括面瘫、SNHL、传导性聋、脑脊液漏、耳道狭窄、胆脂瘤形成和血管损伤。在此将对这些并发症的评价和处理进行讨论。

（一）面神经损伤

面瘫是一种严重毁容的骨折并发症。7% 的颞骨骨折导致面瘫，其中 25% 的此类病例涉及完全性面瘫[4]。文献报道的发病率高达 30%，由于耳鼻喉咨询处遗漏了简单、不复杂的颞骨骨折等采样误差，使结果有夸大的可能。面部瘫痪的发生率也被高估，包括回顾性评价，包含了被转诊到三级医疗中心治疗颞骨骨折并发症（如面瘫）的患者。由于全部颞骨骨折患者不包括在统计数据中，并发症的发生率变得相当偏颇。

如果头部创伤患者在入院时和注射肌松药前，在急诊进行了仔细评估，27% 的面神经损伤将表现为即刻发作的面瘫，73% 的患者会在最初检查时出现面部运动，随后面瘫加重[4]。面瘫的发作延迟的潜伏期为 1~16d。区分延迟发病与延迟诊

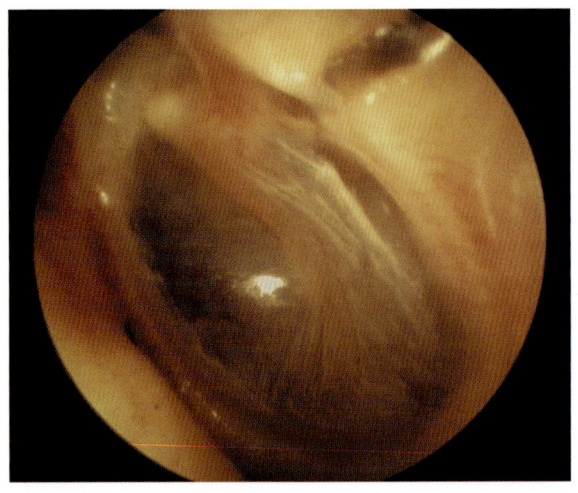

▲ 图 19-9 耳内镜示沿外耳的顶壁和后壁的移位性骨折，可能会出现外耳道皮肤内陷

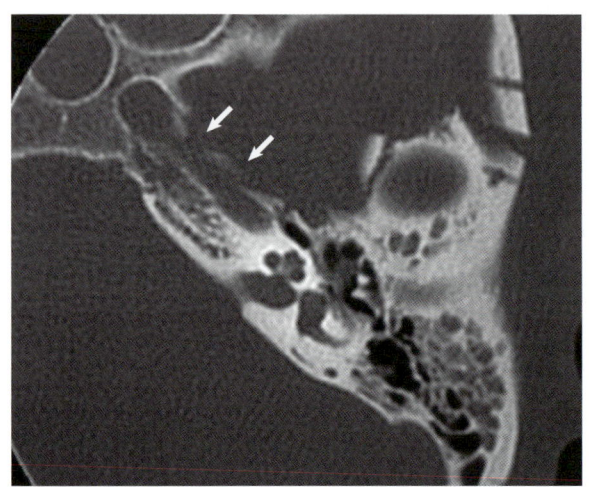

▲ 图 19-10 轴位高分辨 CT 示沿颈动脉管的骨折，箭指向骨折的颈动脉管

断至关重要，面部瘫痪的延迟发作被定义为在急诊有记录面部功能，随后面部功能恶化。延迟诊断是在面神经功能检查之前使用麻醉药或行插管时出现的面瘫。在这种情况下，面部功能的评估被推迟到拔管后。在此之前，这些患者应被归类为未确定的发病，并且应该以类似于免疫接种的方式进行治疗。在一个规模较大的研究中，10%的患者归到未确定发病的类别里[28]。

面神经损伤治疗的许多方面仍存在争议。要解决的主要问题之一是哪类患者应行手术治疗。由于创伤性面瘫很大程度上可以自愈，因此选择预后不良的患者行鼓室探查术。评估用于预测面部功能恢复的因素包括发病时间（延迟与即刻发作）、损伤的严重程度（完全性与非完全性）和相关感染的存在。

颞骨骨折后面瘫发作延迟是预测因素中最重要的因素。在37例迟发性面瘫的研究中，5例失去了随访，其余的恢复为House-Brackmann（HB）等级为Ⅰ级或Ⅱ级[4]。McKennan和Chole[29]研究了17例即刻面瘫，19例迟发性面瘫。94%的迟发性面瘫患者面神经功能自行恢复，有1例患者恢复到HB级Ⅱ级。相比之下，17例即刻面瘫患者中有8例进行了面神经移植术。

Turner[9]回顾性分析了大量保守治疗的外伤性面瘫患者。包括36例即刻发作面瘫和34例延迟发作面瘫。94%的迟发性面瘫和75%的即刻发病病例完全恢复。1名迟发性面瘫且无功能恢复的患者，出现并发急性中耳炎。Nash和同事[30]同样检查了25名患有即刻发作性面瘫保守治疗和20名患有迟发性面瘫的患者。近80%的迟发性面瘫患者完全康复。不到40%的即刻发作面瘫患者完全康复。相比之下，Maiman等[31]发现，在发生面瘫的时间（非手术治疗）和结果之间没有相关性。然而，在45名患者中，有44名——包括即刻和延迟发病的患者，都有令人满意的康复。通过病例回顾，他们强烈反对迟发性面瘫进行手术探查和面神经减压术。延迟性面瘫的自愈功能，大多恢复到HB级Ⅰ或Ⅱ级。最近的系统评价支持了这项研究，该研究对71名患者进行了分析，其中大多数患者完全康复（HBⅠ级），没有患者的恢复程度差到HB级Ⅶ级[30]。没有令人信服的数据证明，在手术干预后会增加完全恢复功能的可能性。

May[32]分析了在区分即刻发作与延迟性发作面瘫的困难。他对报道的迟发性面瘫进行了研究，偶尔发现神经断裂的情况，这一观察突出了急诊科需要仔细检查的必要性，即使在昏迷的患者中，疼痛的刺激通常也会引起面部运动。不可否认，关于面神经功能的直接表现信息并不总是可用的。另外，注意力集中在其他危及生命的并发症上，或者因为患者已经接受了插管使用肌肉松弛药，面瘫可能会被忽略。此外，一些患者对疼痛没有反应，并且不能诱发面部运动。关键问题在于是否识别出任何面部功能，在急诊面神经功能是有的，随后恶化，我们的经验是患者无须手术治疗即可康复。当没有来自急诊室的可靠信息时，患者从未有面部功能的记录，并且面瘫的诊断被延迟了数天，这些病例必须被归为未知发病的病例，并且被认为是即刻发病组的一部分。

面神经损伤的程度是指导治疗的关键因素。不完全性面瘫大多会自愈，除非发生额外的神经损伤，如感染[4]。因此，只有完全性即刻面瘫或未知发作的患者，才考虑进行外科手术。

损伤程度不仅可以通过临床、面部运动进行评估，还可以使用面部监测、诱发肌电图（EEMG）和标准肌电图（EMC）进行电诊断检查。面肌电图的作用是帮助临床医生区分神经退行性损伤和神经功能性损伤，并评估退化轴突的比例。神经功能性损伤的近端受刺激后仍能产生电刺激。神经的部分或完全损伤会导致Wallerian退化，可刺激性也随之减少或丧失。然而，神经远端部分的可刺激性保持3～5d[33]，因此，3～5d内的面神经肌电图不准确。

Sunderland[34]将神经纤维损伤归为五类。Ⅰ度损伤，解剖结构完整，但有功能损伤（神经麻痹），这些病变往往能完全恢复。Ⅱ度损伤为轴突横断，但神经鞘膜完整（轴突断裂），这些病变大多也自行恢复，没有后遗症。Ⅲ度损伤，轴突及神经鞘膜损伤，但神经纤维完整（神经断裂），Ⅲ度损伤可能会发生肌无力和联带运动。Ⅳ度损伤为神经干横断，但保持完整的鞘膜（神经断裂）。神经鞘管道的损失允许再生轴突进入相邻的束，从而导致丧失有序性。由于愈合过程和瘢痕形成，再生纤维的比例也会丢失。这些病变导致肌无力、联带运动和痉挛的高发生率。V度损伤为整个神经干和鞘膜完全横断（神经断裂），自愈的可能性取决于神经末端的缓解程度。

Hilger 面神经刺激器用于执行最小神经兴奋性试验（NET）和最大刺激试验（MST）。刺激邻近茎乳孔和面神经的分支。在 NET 中，电流增加直到达到阈值，表现为面肌痉挛。在患侧和对侧之间，阈值相差 3.5mA 或更大，表明神经变性。在损伤后 3~14d 的面神经麻痹患者中，该试验最有用，可以区分神经性和退行性损伤。在不完全面瘫中进行测试是不必要的，在这种情况下，恢复概率几乎是 100%。

May 等[35]认为，MST 可以更准确地估计退化程度。在 MST 中，刺激的执行方式类似于 NET 的方式，但刺激的强度增加，直到面部收缩量稳定期或患者不耐受的程度。由测试者主观评估收缩程度并与患侧的电刺激进行比较。收缩的差异表现为相等、轻度降低、显著降低或无反应，后两类预后较差。在较重的面瘫患者中，MST 在受伤后的 3~14d 最有用。

EEMG 已被 Fisch[36] 以神经电图的方式推广，它与 EEMG 的不同之处仅在于使用双极刺激和记录电极。两种技术都可以测量诱发的复合肌肉动作电位（CAP），并且两者都以客观的方式提供与 MST 类似的信息。将刺激电极放置在茎乳孔附近，并将记录电极置于鼻唇沟皱褶中。CAP 的放大器的减少表明了神经纤维退化率。EEMG 已被证明是对预后信息最准确的电诊断测试[37]。Fisch[38] 回顾分析认为，EEMG 提示 6d 内外伤性面瘫神经退化超过 90% 的患者，预后结果较差，应进行面神经减压。Sillman 等[39]证实，CAP 下降超过 90% 的患者与特发性面瘫功能恢复不良之间存在显著关联，但是他们发现在创伤性面瘫中 CAP 下降超过 90% 与临床结果无显著相关性。

EMC 对于创伤性面瘫急性损伤的价值仍然存在争议。通过将 EMC 电极插入肌肉中进行标准单极 EMC，然后记录自发电活动。可获得两个类型的信息：自发活动和纤颤电位。如果在急性伤后期间进行自发活动，则患者很有可能获得良好的恢复[39]。然而，May 等[40] 报道的预测，预后不良的准确率仅为 75%，预测准确率为 62%。纤颤活动由肌肉去神经支配引起，但在损伤后延迟 2~3 周，因此在急性损伤环境中提供有用的额外信息很少。

在确定功能预后不良的风险人群之后，下一个要解决的问题是手术干预是否会改变结果。1944 年，Turner[9] 报道了 69 例颞骨骨折后不同程度面瘫的患者，所有患者都未进行手术治疗，其中 30 例患者保守治疗完全恢复。这一研究公正性很好，因为该研究的所有患者均未接受手术治疗，63% 的患者恢复良好，23% 患者伴肌无力，13% 患者恢复较差。Maiman 等[31] 报道 21 例创伤后完全性面瘫患者的预后，52% 的患者完全康复，43% 患者不完全恢复，1 例患者预后较差。Brodie 和 Thompson[4] 研究了 8 位完全性面瘫患者，有些符合面神经减压的标准，但由于各种原因，没有进行手术探查。8 例患者中有 7 例功能恢复良好，1 例患者预后不良。在上述三项研究中，功能良好的恢复率为 63%。对于不同系列的面神经减压患者以及接受保守治疗患者的结果总结，如表 19-1 所示[4, 9, 28, 31, 41-43]。

面神经减压术后面部功能恢复良好的比率为 39%，这个数字排除了面神经中断。很难比较接受手术治疗和非手术治疗患者面神经功能恢复的结果。纳入手术组的标准在于如果认为神经刺激无法引出，或者在 6d 内面神经功能表现出超过 90% 的退化，或在 14d 内出现 95% 的退化。对照组患者不一定完全满足这些标准。在对 Chang 和 Cass[41] 文献的回顾分析中，作者得出结论，没有研究证明或反驳面神经减压的效果。

由于在神经断裂后 3~5d 内，肌电图内不会记录到 Wallerian 变性，因此手术推迟到神经退化后。虽然已经证明在听神经瘤手术中的面神经减压是有效的，但减压是在 Wallerian 变性发生之前进行的[45]。一项随机前瞻性研究中证明，对创伤性面瘫非神经断裂时面神经减压仍然有效。在最

表 19-1 完全性面瘫后面神经的恢复

处 理	n	良好（HB Ⅰ或Ⅱ级）	不完全（HB Ⅲ或Ⅳ级）	较差（HB Ⅴ或Ⅵ级）	神经横断
非手术					
Turner[9]	30	19	7	4	
Maiman 等[31]	21	11	9	1	
Brodie 和 Thompson[4]	8	7	0	1	
手术					
Kamerer[42]	62	18	15	9	20
Lambert 和 Brackmann[43]	17	11	0	0	6
Coker 等[41]	12	5	4	1	2
Brodie 和 Thompson[4]	6	4	0	2	0
Darrouzet 等[28]	65	25	35	5	9

HB. House–Brackmann 分级

近的一项系统研究中[30]，对面部神经预后在干预情况、面瘫类型、面瘫程度和是否行手术方面进行了对比，但有关手术与非手术方法的结论尚无定论。

决定手术探查面神经的关键因素是指神经是否被怀疑切断、压碎或被骨碎片刺穿。在大宗病例报道中面神经横断发生率为 6%～45%[20, 28, 41–43]。某些报道神经横断的发生率很高，可能因为这些报道由于患者选择而产生偏差。尽管绝大多数患者自发恢复并且未被转诊至三级中心，但患者不能自我恢复时，会到三级医院就诊、检查。

面神经全断的概率非常低，但单纯保守治疗结果很差。因为不可能只在基于肌电图测试的基础上区分 Sunderland Ⅴ度受伤（神经切断）与Ⅲ度或Ⅳ度损伤，所以只有完全性即刻发作的面瘫患者，肌电图引不出才行探查。这些患者有神经被粉碎、部分切断或神经横断的风险。

颞骨骨折中面神经损伤 80%～93% 发生在膝状神经节处[20, 41, 43]，其次发生在垂直段。Lambert 和 Brackmann[43] 报道，在 21 名患者中的 4 名发生于垂直段。因此，如行面神经减压术必须暴露这些区域。Fisch[38] 主张对横行骨折行经迷路入路的方法和对纵行骨折行联合经颅/颅中窝入路的方法治疗。May[46] 描述了针对膝状神经节减压的经乳突和迷路上联合入路方法。Goin[47] 在颞骨解剖研究中，发现这一术式可以持续暴露面神经迷路段远端及膝状神经节处；然而，只有 60% 的颞骨能暴露 IAC 的基底部。Yanagihara[48] 研究了 41 例患者，36 名患者中应用了经乳突和迷路上入路的方法，仅有 5 例颞骨骨折需要采用颅中窝入路的术式暴露膝状神经节。

对于伴有严重听力损失的面瘫患者，使用经迷路入路进行面神经探查。该术式暴露效果较好，适用于面神经减压术、神经直接再吻合和神经跨界术。在听骨链中断、耳囊碎裂性骨折的面瘫中，可行经迷路入路/颅中窝入路行减压术。这种方法通常需要在手术中去除砧骨并重建听骨链。如果患者有任何对侧听力损失或者有任何解剖结构不利于行迷路上入路时，则使用颅中窝入路。

在过去，面神经修复的时间是有争议的。McCabe[49] 主张在受伤的前 3d 内修复神经，或在迟发性面神经损伤后 20d 行神经吻合。这个建议是基于神经再生和轴浆流动在伤后 3 周最强。Barrs[50] 研究了小型猪中面神经修复的时间，发现等待 3 周直到神经细胞体代谢活动最大时手术没有优势。

Fisch[51] 主张 6d 内的面神经肌电图提示面神经损伤＞ 90% 的患者，应尽早进行减压，以尽量减少进一步的退化。May [32] 也提倡尽早探查，他的系列研究表明了损伤与修复的转换时间较短与术后效果更好的相关性。

怀疑面神经中断的晚期探查也是有指征的，但晚期减压的作用仍然存在争议。Quaranta 等 [52] 报道了 9 例患者骨折后 2～3 个月进行面神经减压术。减压后 1 年内，有 78% 的人恢复到 HB 级 Ⅰ 或 Ⅱ 级。如果这些患者不行手术治疗，是否会自行恢复到同等程度仍不可知。如果神经被完全断裂或近似断裂，则不会发生 HB Ⅰ 级或 Ⅱ 级的自行恢复。在这种情况下，可能会恢复到 Ⅵ 级。Sanus 等 [53] 研究了 8 名约在伤后 70d 行面神经减压术的患者。6 名患者有神经水肿，2 名患者在手术时发现神经骨性冲击。6 名患者进行了长期随访，所有这些患者均恢复至 HB 级 Ⅲ 级。但问题仍然是，相同的时间下这些患者面神经功能是否会自行恢复到相同程度。

面部功能恢复的时间从 1d 到 1 年，各不相同。59% 的面瘫患者在受伤后 1 个月内自行恢复，且 88% 在受伤后 3 个月内恢复 [4]。

面神经治疗的综述

如无药物禁忌，患有迟发性面瘫的患者应系统性使用 2 周皮质类固醇治疗并观察。虽然文献中的数据不足以支持或反驳这一建议，皮质类固醇使用的基本原理是，基于药物的抗炎活性和神经性水肿是神经损伤进展的主要因素的假设（图 19-11）[44]。完全性面瘫的患者，在伤后 3～7d 使用高位神经刺激器进行测试。如果面瘫程度没有加重，则继续观察。如果 1 周内有刺激性的降低，则考虑面神经探查术。

在耳囊粉碎性骨折的面瘫中，一般行经迷路上入路的减压术；对于未损伤耳囊的骨折，有两种手术方法。在乳突气化较好或听骨链中断的患者中，选择经乳突或经迷路上入路。如果患者乳突气化不好，或者通过经乳突/迷路上入路方法不能实现面神经全程减压，则可使用经乳突、颅中窝联合入路的方法。对经乳突、迷路上入路暴露不好的严重面瘫，或需要行面神经跨接术时，可行经颅中窝入路。

经乳突入路的面神经减压始于完壁式乳突切除术，向上至颅中窝硬脑膜板，向后是乙状窦，前面保留 EAC 后壁。打开鼓窦，暴露砧骨短脚和水平半规管。轮廓化半规管骨质，打开面隐窝，从锥段到茎乳孔轮廓化面神经。如果这个部分的骨折很明显，则行全程减压，但保留神经鞘膜。随后磨除砧骨窝，行鼓室段的减压。如果空间足够，则进行迷路段的减压（图 19-12）。这个区域的面神经断裂一般取耳大神经行跨接术。神经跨接一般在面神经骨管里，用锋利的刀片切除面神经断端瘢痕，形成斜行创面，端－端对合。为了扩大暴露，可以将颅中窝硬脑膜板向上缩回。如果暴露仍不充分，或者如果骨折涉及面神经迷路部分的前部，则进行经颅中窝入路减压术。

耳后行"大 S"切口，向前、向后延伸，暴露出颞骨的鳞部。暴露颞肌筋膜，将颞肌垂直分开并向上分离暴露颞骨鳞部。解剖应延伸到颧弓下方，提供足够的暴露空间。自动牵开器可以固定肌肉和皮肤。采用 5 或 6mm 切割钻磨除乳突骨质，注意冲水，在颧骨根部暴露约 4cm^2 的术腔。骨窗 2/3 位于双侧 EAC 的垂直面之前，骨窗另外 1/3 位于外耳道后方。咬骨钳用于咬除颅骨下缘到颅中窝底部的骨质，这是最佳的手术位置，同时将颞骨的去除最小化。使用 House-Urban 颅中窝牵开器，与开颅边缘的尖头啮合，随着硬脑膜从颅中窝底部抬起时，刀片逐渐向前推进。在向前剥离时经常发生硬脑膜静脉出血，通常可以用止血药（如 Surgicel）控制。

颅中窝的标志是在棘突孔的脑膜中动脉、在面部裂孔处有岩浅大神经和弓状隆起。膝状神经节可以直接暴露在颅中窝底板上，因此当向上暴露硬脑膜时应该小心。骨折线和血肿通常在骨缝里。前半规管的标志是弓状隆起，但是最终的精确位置与该隆起不一致。冠状位 CT 扫描可能有助于确定两者之间的关系，它将显示颅中窝硬脑膜板与前半规管的关系，提示前半规管与颅中窝底部之间的距离。前半规管的骨质可能很薄，在将硬脑膜向上磨除之后可呈蓝线，或者在半规管和脑膜板的表面之间有大量气房。

如果通过磨除弓状隆起不能精确定位上半规管，则可以考虑另外两种方法。首先，可以打开

第19章 颞骨创伤的处理

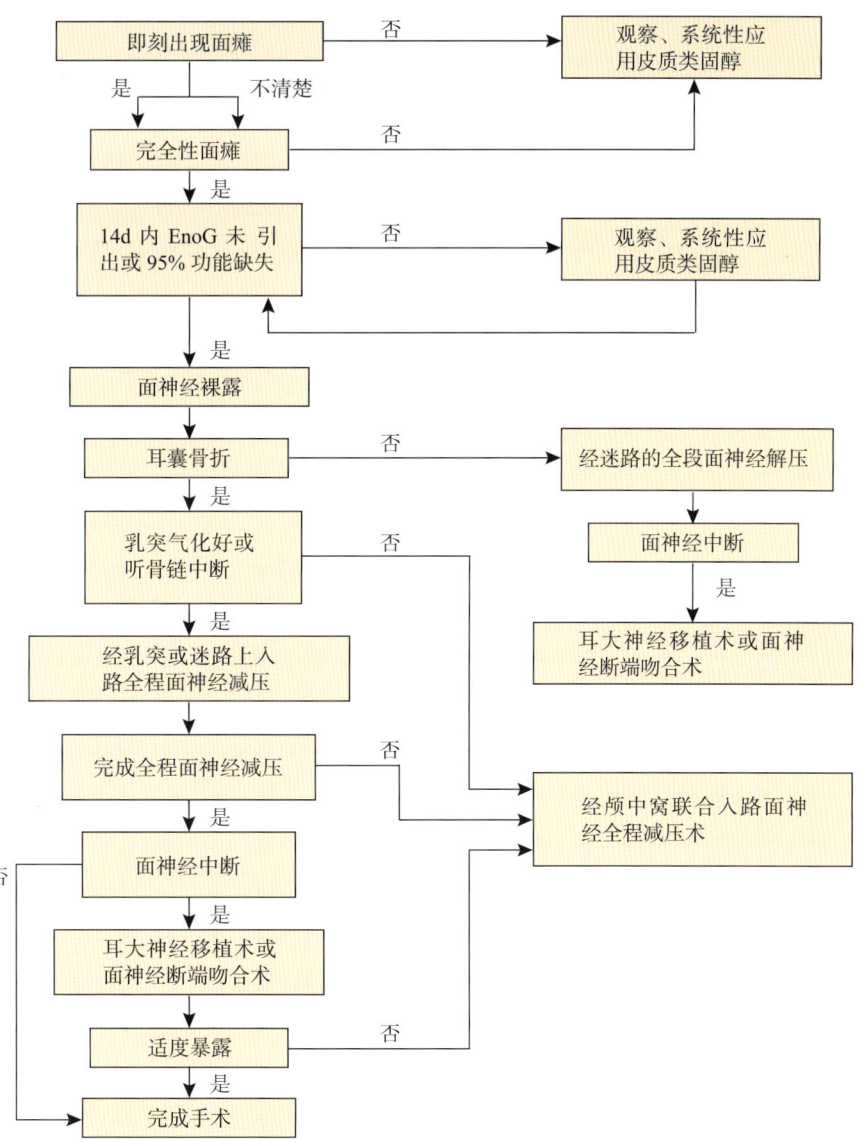

▲ 图 19-11　外伤性面瘫的处理
EnoG. 神经电图

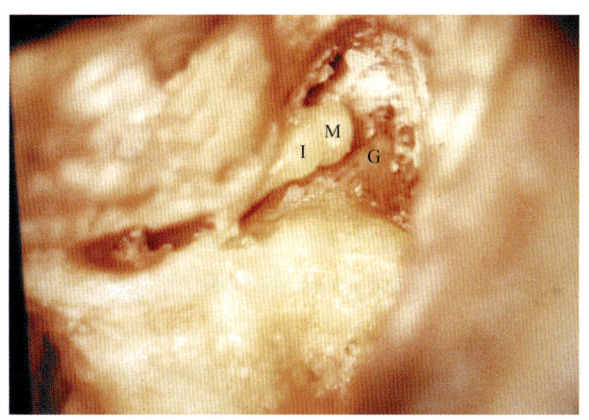

▲ 图 19-12　前半规管处暴露膝状神经节和面神经的迷路段
I. 砧骨；M. 锤骨；G. 膝状神经节

鼓室盖，暴露听小骨，通过空间相关性可以确定前半规管的形态。其次，岩浅大神经可以通过面部裂孔回到膝状神经节。面神经的迷路部分在耳蜗和前半规管的壶腹之间通过。使用边磨边冲水的方法移除前半规管上方的骨质。

从中间往侧面磨薄前半规管骨管至显现出透蓝的管腔。一旦确定了位置，就沿着内听道平面进行解剖，这块骨质与前半规管蓝线成 60° 角。在这个范围内磨除骨质会减少意外伤害耳蜗的风险。注意，在 IAC 的内侧可以用更大的钻孔，而在 IAC 的外侧，耳蜗和前半规管壶腹之间的空隙非常小。当磨除骨质时，钻头应该紧贴前半规管。IAC 位置较深。在 IAC 周围，应该将骨移除180°，并且应该在 IAC 上留下较厚的骨质。最后一步就是在充分冲水的情况下，磨除面神经外的骨质。

在 IAC 的最外侧，为垂直嵴，也就是 Bill bar，面神经位于前面，前庭上神经位于后面。IAC 的硬脑膜靠后且以远离面神经的方式进行最快切开。如果面部神经是断裂的，则用显微剪刀把近端边缘修整齐。神经移植用单根 9-0 尼龙缝合线向近端固定，并将远侧放置在面神经骨管水平段的骨通道中。将颞肌放置在骨缺损处，用带蒂的颞肌筋膜瓣加固颅中窝底板。骨瓣恢复到原来的位置。

（二）脑脊液漏

CSF 漏和脑膜炎是颞骨骨折最严重的并发症之一，发生率为 17%[4]。未伤及耳囊的骨折脑脊液漏多发生在颅中窝脑膜板（鼓室盖和乳突盖）并进入鼓室、鼓窦和乳突气房。如果鼓膜穿孔，则 CSF 流出耳道或进入咽鼓管，这导致脑脊液鼻漏。在耳囊粉碎性骨折中，CSF 从颅后窝通过破坏的耳囊流入中耳。

在 Lewin 调查的 192 例病例中，28% 的患者创伤后 CSF 漏出发生延迟 1 周以上[54]。有理论认为，脑脊液漏的延迟是由于下列两种情况之一导致的，硬脑膜或脑组织经创伤或外科手术造成的骨缺损向外膨出，或因为出血阻碍了 CSF 流出的通道。由于硬脑膜疝的纤维分离，脑组织萎缩，升高的颅内压逐渐回落（随着疝回缩而下降），或闭塞血肿的消失，最终导致脑脊液漏。CSF 会持续渗漏，直至成纤维细胞增生形成纤维屏障，关闭蛛网膜下腔的空隙或窦或气囊黏膜覆盖骨性缺失[55]。然而，在修复的早期阶段，纤维性颅骨很脆弱。如果 CSF 压力大于这些脆弱屏障的愈合拉伸强度，则 CSF 会持续渗出。新形成的屏障可能因擤鼻而破裂[56]。骨折线穿过耳囊的独特特征是愈合差。耳囊在出生时已发育为成人大小并在一生中进行微调[57]。骨折后，纤维组织覆盖裂缝，相邻的骨膜也会封闭骨折线，但软骨自身不会愈合。潜在的缝隙使患者持续有迟发性脑膜炎的风险。

当耳道或鼻子中出现清水样漏时，应怀疑患有 CSF 漏的可能。耳漏通常会向喉咙后部流出，用力或向前倾斜时流速增加。因此，当评估患者疑似脑脊液漏时，要求患者向前倾，颈部弯曲，并将鼻腔排出物收集到无菌容器中。患者常常主诉为头晕，表现为双侧、持续性昏沉感。耳道和鼻腔引流常常因并发出血或旧凝块溶解而模糊不清。如果怀疑鼻腔分泌物为脑脊液，可以根据其组成与清水样鼻炎、泪液分泌物或血性血液分泌物区分。与鼻腔分泌物相比，CSF 的葡萄糖含量较高、蛋白质和钾含量低。定性检测，如使用葡萄糖氧化酶试纸，已被证明缺乏特异性并导致大部分假阳性结果[58]。葡萄糖、蛋白质和钾定量测定用于脑脊液漏诊断更准确。

一种用于识别和定位 CSF 的无创技术是由 Meurman 及其同事[59] 首次提出并使用的 β_2 转铁蛋白的蛋白质电泳。β_2 转铁蛋白是脑脊液的特异指标。这项技术的优点不仅在于无创性，且仅需少量的脑脊液（50μl）。目前正在开发用于检测 CSF 耳漏和鼻漏的其他微创技术，包括检测 β-微量蛋白[60]，其在脑膜中合成并且与血清相比在 CSF 中浓度高 20~40 倍。研究表明，通过比浊法测定 β 微量蛋白质具有 CSF 检测的特异性和灵敏度，与目前的 β_2 转铁蛋白检测方法相比，价格便宜、速度更快[61, 62]。最近一项关于疑似脑脊液漏患者的研究报道，它能够量化鼻腔分泌物中 β- 微量蛋白的值，可以获得 CSF 渗漏阳性和 100% 的阴性预测值[63]。

HRCT 通常能提示 CSF 漏的潜在部位。当看到骨折但尚未确定漏口的确切部位时，可行鞘内造影（碘海醇）的强化 CT。HRCT 显示 70% 的 CSF 漏患者存在骨缺损[64]。当 HRCT 无法证实缺陷时，CT 脑池造影和放射性核素脑池造影可能（很少）检测到漏的部位[64]。放射性核素扫描往往缺乏敏感性和特异性。

鞘内注射荧光素用于研究 CSF，这是一种敏感和特异性的测试。在腰穿后，将 0.5ml 的 5% 荧光素溶液与 10ml 患者的 CSF 混合，然后回注。可以将耳漏或鼻漏收集到微型脱脂棉上，并在 Wood 灯的绿色荧光下检测。尽管鞘内注射荧光素后出现神经毒性（如瘫痪、癫痫大发作），但在文献报道中这些并发症并不常见，且出现在注射剂量较推荐量要高的情况下，没有导致永久性损伤[56, 65, 66]。当前剂量的使用，没有报道有任何不良反应或并发症。当所有其他方法都失败时，荧光素通常成功地定位漏出部位[66, 68]。因此，继续使用荧光素要进行评估，有时术前未能定位脑脊液漏后发病增加的风险可能大于使用荧光素的风险。如果脑脊液漏在检测时未发现，那么哪一种方法都不能定位。

脑脊液漏患者的脑膜炎发病率为2%～88%[4, 56, 69-72]，发病范围如此之广是多种因素综合作用的结果，其中最重要的是脑脊液漏的持续时间[56, 69, 70, 73]。Mincy[70]、Leech 和 Paterson[69] 比较了脑脊液耳漏持续时间低于7d 和大于7d 脑膜炎的发病率。Leech 和 Paterson 发现脑脊液耳漏持续时间不超过7d 的患者，脑膜炎的发病率为5%，Mincy 报道的结果也类似，为11%。Leech 和 Paterson 报道在脑脊液漏持续时间超过7d 的脑膜炎发生率为55%，而 Mincy 的报道为88%。Spetzler 和 Wilson[73] 描述了在持续性脑脊液耳漏中脑膜炎的发病率为33%，Grahne[56] 发现在慢性脑脊液漏的患者中，脑膜炎的发病率为54%。

过去的25年中，许多研究表明在没有 CSF 漏的情况下，颞骨骨折预防性应用抗生素没有太大好处[69, 71, 74-80]，且脑膜炎的发病率也很低。Rathore[81] 从许多研究中发现，接受过预防性抗生素治疗的颅底骨折患者，脑膜炎发病率为4%，未接受过预防性抗生素治疗的患者中，脑膜炎发病率为3%。Brodie 和 Thompson[4] 认为，578例颞骨骨折的无 CSF 漏患者的脑膜炎发病率为1%。Hoff 等[74] 进行了一项前瞻性、随机试验，将骨折患者分为预防性抗生素治疗组或无抗生素组，两组均无患者发生脑膜炎。最近的一项 Meta 分析重新审视了预防性抗生素的问题，该分析检验了五项随机对照试验，得出的结论是，在有或没有脑脊液漏的情况下，颅底骨折预防性抗生素对脑膜炎的发病率没有显著影响[82]。所有这些研究都表明，考虑到没有 CSF 漏的颞骨骨折中脑膜炎的发病率很低，不推荐常规使用抗生素治疗，并且没有证据表明在这种情况下预防性抗生素的任何益处。但当存在 CSF 漏时，颞骨骨折患者的脑膜炎风险显著增高，因此应注意预防性使用抗生素在这部分创伤性患者中的作用。过去30年的多项研究得出结论，预防性使用抗生素对 CSF 患者的脑膜炎发病率无统计学意义[71, 73, 75, 77, 80, 83]。

然而，各种研究中包含的患者数量不足以进行有效的统计分析。过去25年中，2篇 Meta 分析的文献重新评估揭示了相互矛盾的结果。在第1项研究中，脑脊液漏的患者中，预防性使用抗生素可以显著降低脑膜炎的发病率。分析中纳入了320名患者[84]。预防性使用抗生素治疗后创伤性脑脊液漏患者的脑膜炎发病率为2.1%。对于未接受预防性抗生素治疗的患者，脑膜炎的发病率显著升高，为8.7%（$P < 0.02$）。然而，Meta 分析中所包括的研究均未显示预防性治疗的统计学显著效果，这指出了患者数量不足的统计分析的缺陷。在第2项研究中，没有统计学上显著的抗生素预防效果[85]。研究纳入了一项研究报道漏液持续数周至数月的患者情况[86]，在这一 Meta 分析研究中[85]，预防性应用抗生素组的29例，有20例发生了脑膜炎[86]，这与漏液持续时间太长相关。

除了这些先前研究中患者数量不足之外，这类回顾性研究中还存在重大问题。我们如何定义充分的预防措施？围手术期抗生素术前连续3d 用于修复伴有开放性骨折是否足以预防持续5d 的脑脊液漏？同时感染的治疗性应用抗生素是否可以预防 CSF 漏？CSF 漏患者脑膜炎风险增加的一个非常重要因素是并发感染。Brodie 和 Thompson[4] 发现，并发感染患者的脑膜炎发病率为20%，非并发感染患者的脑膜炎发病率为3%。在该研究中，在没有并发感染的情况下，任何在受伤后第1个月内接受过预防性抗生素治疗的患者中都没有发生脑膜炎。显然，必须在前瞻性的多机构研究中控制混杂的变量，以充分解决预防性生物学的功效问题。

在 CSF 漏存在的脑膜炎中，常见的致病菌是肺炎链球菌和流感嗜血杆菌[71, 87, 88]。57%～85%

第四篇 中耳、乳突与颞骨

创伤后漏液在 1 周内停止[54, 70]。由于急性创伤后脑脊液漏早期自发闭合的可能性高，脑膜炎发生率低，因此可以治疗 7～10d，这种治疗方法包括卧床休息，床头抬高，软化大便药的应用，避免擤鼻鼓气、打喷嚏和紧张。如果渗漏持续存在，则需重复腰部穿刺或腰部引流。这些处理措施旨在将 CSF 压力梯度维持在可愈合幅度强度以下。由于持续性 CSF 漏后脑膜炎的风险增加，建议封闭持续时间超过 7～10d 的漏口。

脑脊液漏口闭合术

CSF 漏口治疗的方法如图 19-13 所示。在耳部骨折伴重度 SNHL 的患者中，建议对乳突和中耳进行封闭[89, 90]。去除鼓膜、砧骨、锤骨，以及中耳黏膜，封闭外耳道。外耳道闭合为双层闭合，并行乳突根治术，自体肌肉封闭咽鼓管口。咽鼓管和骨折线被颞肌筋膜覆盖，乳突腔和中耳用腹部脂肪移植物填塞。

耳囊骨折引起脑脊液耳漏的修补方式取决于颅中窝硬脑膜板破坏的长度、脑卒中是否存在和听骨链的状态。在颅中窝中发生的漏液可以通过开放式乳突切除术进行，并且可以通过在鼓窦、面隐窝处放置一个筋膜移植物，将乳突腔密封。将第二个筋膜移植物置于漏口上，并用脂肪移植物填充乳突腔。沿乳突盖或脑水肿的骨折多采用联合入路。当颞叶疝出时，通过经乳突入路的方式将受损的组织清除，通过颅中窝开颅将剩余的大脑和硬脑膜重新放回颅中窝。颞肌筋膜放置在颅中窝底板上。如果鼓室盖存在骨缺损，用钻磨一个薄的骨片，放置在漏口上方，以防止随后脱垂。将一片可吸收性明胶膜通过乳突腔插入，并

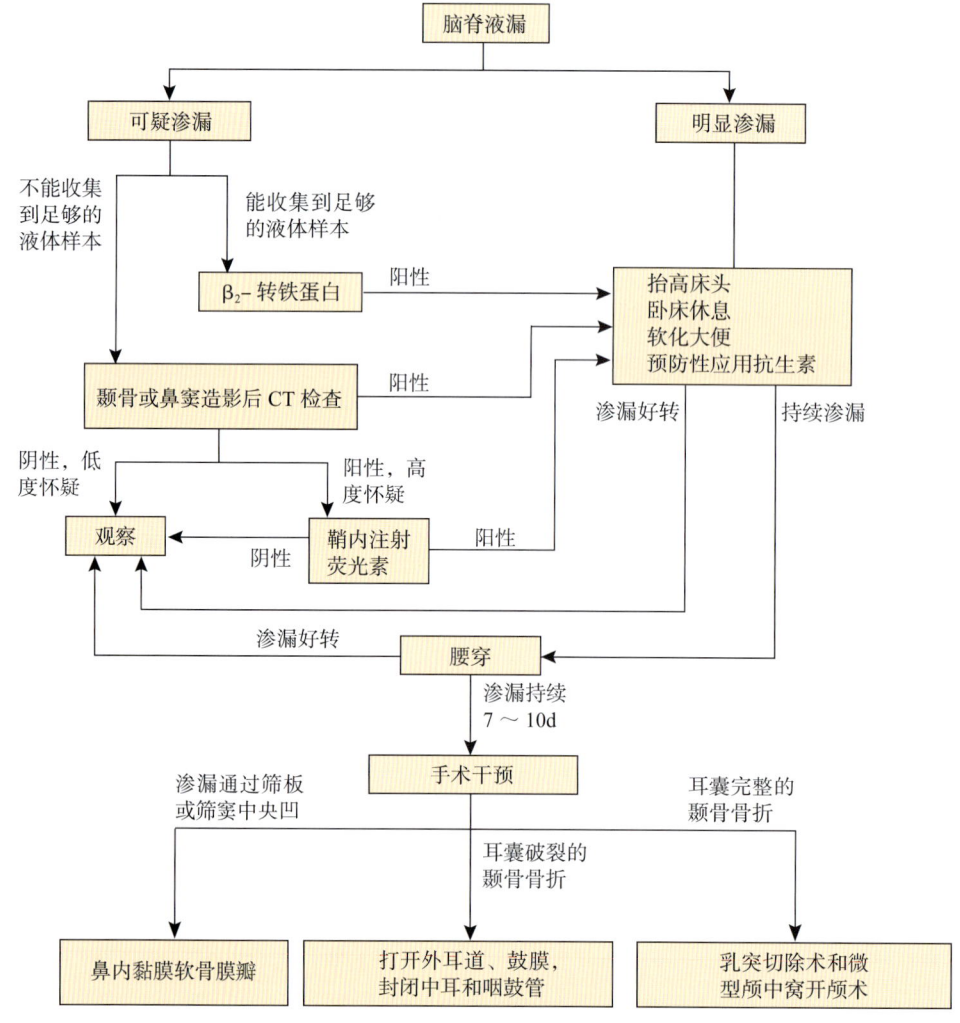

▲ 图 19-13 外伤性脑脊液漏的处理

将其放置在上鼓室顶部，以避免粘连和术后传导性聋。

颅中窝硬脑膜板骨折，听骨链不连续，不伴脑疝的患者，可行经乳突入路。取耳屏软骨插入EAC壁上方，该EAC壁延伸至面神经的鼓室部分，软骨封闭上鼓室，并防止脑组织疝入中耳。上鼓室前隐窝以颞肌筋膜填充。

还有一些其他方法的报道。Glasscock等[91]提倡对于较大的缺损，硬膜内修补比硬膜外方法效果更好。Kveton和Goravalingappa[92]报道了13例经乳突入路羟磷灰石成功封闭漏口的患者。这种方法对于封闭CSF漏是非常成功的，但要特别注意，这种外伤性的脑脊液耳漏，它的术腔是污染的。将异物置于可能受污染的伤口中会增加感染的机会。使用羟基磷灰石粉封闭患有CSF漏的可能会引起传导性聋，任何一种植入物迁移到听骨链，都可能会发生这种并发症。

当耳道受到严重创伤时，EAC狭窄和胆脂瘤形成的风险很高，如颞骨枪伤[93, 94]。在这种情况下，通常将漏口封闭，切除EAC和鼓膜并闭塞乳突和中耳。我们采取了极其谨慎的措施，以避免任何可能导致胆脂瘤形成的情况。所有的黏膜都被移除，封闭咽鼓管和外耳道。

（三）听力损失

颞骨外伤可导致传导性聋、神经性聋或混合性聋。耳囊粉碎性骨折沿EAC的顶壁向前延伸，经常撕裂Rivinus凹陷区域的鼓膜。骨折沿着鼓室盖延伸，20%的患者影响听骨链[10]。听骨链最常见的损伤是砧镫关节的分离（82%），砧骨的脱位（57%，图19-14）和镫骨的断裂（30%）[95]，单纯镫骨骨折少见，一般合并砧骨脱位[10]。上鼓室的听骨链固定（25%）和锤骨骨折（11%）的发生率更低[95]。1/3的患者有多个中耳问题。

一般颞骨骨折的患者常合并鼓室积血，并引起传导性聋。一般损伤后数天到数周，中耳积血会吸收，由鼓室积液引起的传导性聋会得到改善。影响中耳积液吸收时间的因素有气管插管、合并颅面骨折及脑脊液漏的存在。有80%的传导性聋可自行恢复，不需要手术干预[96]。当鼓室积血及鼓膜愈合后仍存在传导性聋，考虑听骨链骨折或不连续的可能。损伤后超过2个月，听力下降超过30dB的传导性聋，可考虑鼓室探查术，但如果传导性聋一侧的耳是唯一听力耳，则手术需谨慎。混合性聋的听力图是评价听骨链重建术实施必要性的关键。如果患耳的骨导阈值较对侧耳大30dB，则听骨链重建术效果不大，这种情况下，术耳仍需佩戴助听器。因此，对于混合性聋的患者，除非有一定的骨气导差，或助听器助益不大，一般不考虑手术治疗。

听骨链重建术最常见的损伤是砧镫关节脱位。这种情况下，听骨假体置于砧骨长脚与镫骨头之间，一般术后骨气导差明显减小。如果砧骨整个脱出，可将镫骨底板上结构与锤骨柄相连，砧骨重塑，或植入PORP都可以。砧骨重塑是磨除砧骨短脚后打孔，置于镫骨头上，在砧骨长脚打磨，置于锤骨柄处。如果不止砧骨脱位，镫骨底板上结构也骨折了，则砧骨长脚不动，对砧骨体和短脚进行打磨。砧骨体的上方置于锤骨柄下，砧骨长脚置于镫骨底板上。还有很多其他的替代品来重建听骨链。有时可出现镫骨底板上结构缺失，但砧骨和锤骨在位，可行激光手术。

外伤性听骨链中断行听骨链重建术的效果要好于慢性中耳炎的手术效果。Hough和Stuart[95]

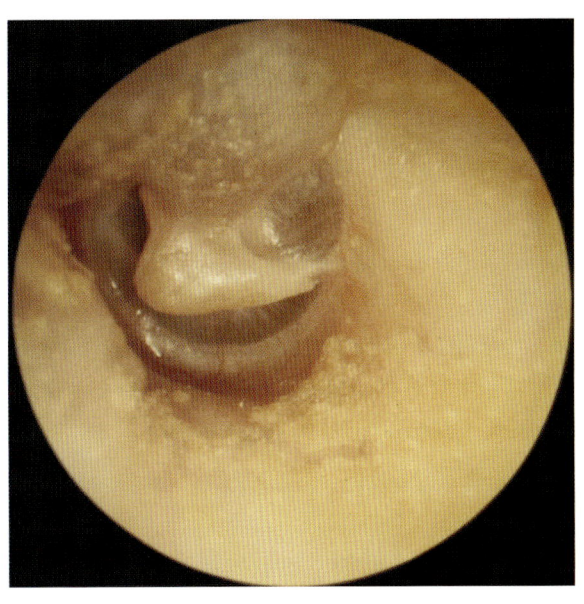

▲ 图19-14 移位突出于鼓膜的砧骨

报道有 78% 的患者术后骨气导差在 10dB 之内，有 45% 的患者几近完全恢复。

耳囊骨折常会导致严重的 SNHL，导致耳聋的原因有很多，包括膜迷路破坏、蜗神经的损伤或中断、耳蜗血供受损、蜗内出血、外淋巴液漏。另一个可能的机制是膜内积水，可能原因是颞骨骨折引起导水管堵塞[97]。颞骨骨折引起的声创伤和砧骨脱位常是引起混合性聋的原因，50% 的患者伴有砧骨脱位，表现为在 SNHL 基础上有 10dB 的传导性聋，18% 的听力损失会高至 30dB[98]。听力损失多发生在 2000~4000Hz。重度、极重度聋患者听力功能的恢复效果不好，中度听力损失有一些恢复[96,99]。有进行性或波动性听力损失的 SNHL，有膜迷路积水的可能，可行手术探查[100]。

胆脂瘤和外耳道狭窄

胆脂瘤形成可发生在颞骨骨折后多年[94,101]。创伤后胆脂瘤的形成有 4 个可能的病理机制：①骨折线处上皮残留；②未愈合的骨折线上皮增生或鼓膜撕裂；③破裂的鼓膜移植入中耳；④积聚的上皮导致外耳道狭窄。典型的胆脂瘤积聚部位是上鼓室和鼓窦骨折线处上皮增生。沿外耳道后上壁的骨折线向鳞部延伸，外耳道皮肤积聚。随着积聚的上皮增生，延伸至上鼓室和鼓窦，形成胆脂瘤；错位骨折线处增生的上皮，也可以延伸至此处。鼓膜上皮受创后移植形成中耳胆脂瘤。爆炸性损伤导致鳞状上皮细胞角化增生至乳突气房、中鼓室、上鼓室，甚至颅内[102]。第 4 种胆脂瘤形成是外耳道胆脂瘤。外耳道胆脂瘤及时处理是可以避免的，包括及时复诊、清除和在狭窄形成初期及时扩张。可以通过外耳道内填塞耳用纱条，并滴用抗生素滴耳液数日后更换，来扩张外耳道，待外耳道充分加宽后，以膨胀海绵填塞来维持管腔。在少数严重的外耳道损伤中，可用大的、通气的常规的耳道模具来帮助成形，一般使用 3~6 个月。如果狭窄已经形成，没有扩张的可能性时，需要行外耳道成形或鼓室成形术。外耳道狭窄是不允许的，即使在初期，因为形成胆脂瘤的概率会很大。

创伤后的胆脂瘤常累及鼓室上隐窝、鼓窦或乳突气房，常发展数年才会引起症状被发现。如当胆脂瘤破坏听骨链引起传导性聋，侵犯半规管导致眩晕或 SNHL，压迫面神经引起面瘫，或者突入中耳，被耳内镜检查发现。

（四）颈内动脉损伤

颈内动脉损伤发生率不足 1%。York 及其同事[103]报道了对 43 例怀疑颈内动脉损伤而行脑血管造影的病例。10 例患者中发现了 11 处颈部损伤。CT 上使用颈内动脉管来作为预测因素有 60% 的敏感度，67% 的特异性。35% 颈内动脉管骨折的患者有颈内动脉损伤。与文献相比，本研究中的发生率较高，可能与研究中的选入标准有关（因为患者高度怀疑血管损伤才行血管造影）。Sun 等[104]在行脑血管造影的患者中，在 CT 中找到预示颈内动脉损伤的地方。评估包括蝶骨骨折、岩部颈内动脉管骨折、颅内积气。三种 CT 检查结果的特异性均为 85% 和 80% 的假阳性率，但敏感性较低。关于颈内动脉损伤和 CT 表现的关系正在研究中。

当神经学检查与脑部 CT 检查不一致时，建议行脑血管造影，如神经功能缺损侧向化（偏瘫、短暂性缺血性发作、脑血管意外、黑矇）、Horner 综合征或颈内动脉管骨折[105]。

颞骨骨折另一个迟发、复杂的并发症是颈动脉海绵窦漏。这些动静脉瘘管可表现为伴搏动性或非搏动性突眼、结膜水肿和在受损部位听到血管杂音[106]。

推荐阅读

Brodie HA: Prophylactic antibiotics for posttraumatic cerebrospinal fluid fi stulae. A meta-analysis. *Arch Otolaryngol Head Neck Surg* 123: 749, 1997.

Brodie HA, Thompson T: Management of complications from 820 temporal bone fractures. *Am J Otol* 18: 188, 1997.

Cannon CR, Jahrsdoerfer RA: Temporal bone fractures: review of 90 cases. *Arch Otolaryngol* 109: 285, 1983.

Chang JCY, Cass S: Management of facial nerve injury due to temporal bone trauma. *Am J Otol* 20: 96, 1999.

Coker NJ, Kendall KA, Jenkins HA, et al: Traumatic intratemporal facial nerve injury: management rationale for preservation of function. *Otolaryngol Head Neck Surg* 97: 262, 1987.

Darrouzet V, Duclos JY, Liguoro D, et al: Management of facial paralysis resulting from temporal bone fractures: our experience in 115 cases. *Otolaryngol Head Neck Surg* 125: 77, 2001.

Fisch U: Facial paralysis in fractures of the petrous bone. *Laryngoscope* 84: 2141, 1974.

Fisch U: Current surgical treatment of intratemporal facial palsy. *Clin Plast Surg* 178: 347, 1979.

Fisch U: Management of intratemporal facial nerve injuries. *J Laryngol Otol* 94: 129, 1980.

Fisch U: Prognostic value of electrical tests in acute facial paralysis. *Am J Otol* 5: 494, 1984.

Kamerer DO: Intratemporal facial nerve injuries. *Otolaryngol Head Neck Surg* 90: 612, 1982.

Kelly KE, Tami TA: Temporal bone and skull trauma. In Jackler RK, Brackmann DE, editors: *Neurotology,* St Louis, 1994, Mosby, pp 1127–1147.

Klastersky J, Sadeghi M, Brihaye J: Antimicrobial prophylaxis in patients with rhinorrhea or otorrhea: a double blind study. *Surg Neurol* 6: 111, 1976.

Lambert PR, Brackmann DE: Facial paralysis in longitudinal temporal bone fractures: a review of 26 cases. *Laryngoscope* 94: 1022, 1984.

MacGee EE, Cauthen JC, Brackett CE: Meningitis following acute traumatic cerebrospinal fluid fistula. *J Neurosurg* 33: 312, 1970.

May M: Total facial nerve exploration: transmastoid, extralab-yrinthine, and subtemporal indications and results. *Laryngoscope* 89: 906, 1979.

May M: Trauma to the facial nerve. *Otolaryngol Clin North Am* 16: 661, 1983.

May M, Blumenthal F, Klein SR: Acute Bell's palsy: prognostic value of evoked electromyography, maximal stimulation, and other electrical tests. *Am J Otol* 5: 1, 1983.

May M, Harvey JE, Marovitz WF, et al: The prognostic accuracy of the maximal stimulation test compared with that of the nerve excitability test in Bell's palsy. *Laryngoscope* 81: 931, 1971.

McKennan KX, Chole RA: Facial paralysis in temporal bone trauma. *Am J Otol* 13: 167, 1992.

Resnick DK, Subach BR, Marion DW: The significance of carotid canal involvement in basilar cranial fractures. *Neurosurgery* 40: 1177, 1997.

Tos M: Course of and sequelae to 248 petrosal fractures. *Acta Otolaryngol* 75: 353, 1973.

Tos M: Prognosis of hearing loss in temporal bone fractures. *Laryngol Otol* 85: 1147, 1971.

Turner JWA: Facial palsy in closed head injuries. *Lancet* 246: 756, 1944.

Yanagihara N: Transmastoid decompression of the facial nerve in temporal bone fracture. *Otolaryngol Head Neck Surg* 90: 616, 1982.

Cummings
Otolaryngology
Head and Neck Surgery (6th Edition)
Otology, Neurotology, and Skull Base Surgery

Cummings
耳鼻咽喉头颈外科学（原书第 6 版）
第五分册　耳科学与颅底外科学

第五篇
内　耳

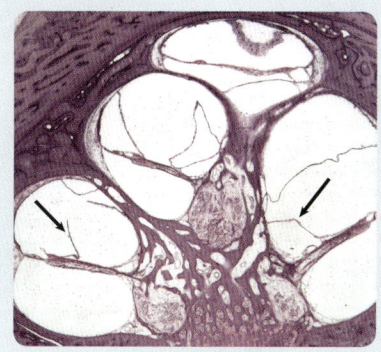
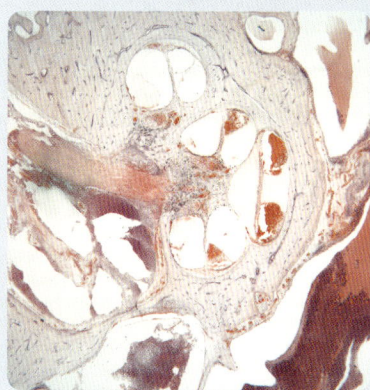
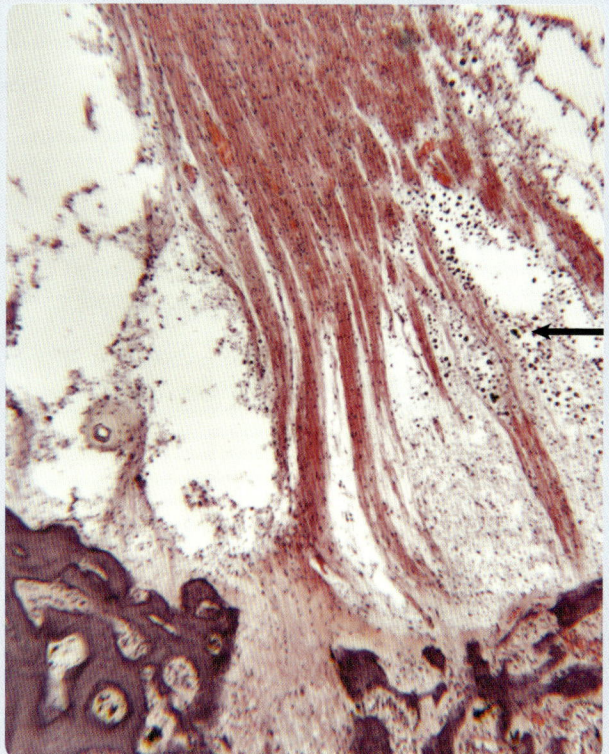

第20章 耳蜗传导和听觉病理的分子基础
Cochlear Transduction and the Molecular Basis of Auditory Pathology

JoAnn McGee　Edward J. Walsh　著
侯志强　刘闻闻　译

要点

1. 动物模型在阐述基因产物对外周听觉生理作用和耳聋分子基础上的影响发挥了很关键的作用。
2. 先天性耳聋大部分是遗传性的，而特定基因突变产生的表型谱取决于突变的严重程度、等位基因异质性、选择性剪接和修饰基因的作用。另外，一些基因与环境因素（如噪声和氨基糖苷类抗生素）发生相互作用，并增强听力损失的易感性。
3. 从耳蜗的一端到另一端的不同部分，其物理特性差异很大（如质量和硬度），这就造成了从耳蜗基底部到顶部的机械性梯度变化，可表现为从高频到低频连续分布的调谐特性。
4. 盖膜，是覆盖在Corti器上方的细胞外凝胶状基质，是将基底膜的位移转化为放射性剪切力的必要结构。它会影响纤毛束的偏转和随之而来的机电转换。编码构成盖膜的细胞外基质蛋白的基因（如*TECTA*、*COLIIA2*、*COL9A1*、*OTOG*、*OTOGL*和*CEACAMI6*）存在缺陷会导致听力损失。
5. 耳蜗放大是一种生理上易受损伤的机制，它能提高对声音的敏感度，增强频率选择性，扩大动态操作范围。耳蜗放大是由于外毛细胞具有独特的电压依赖性、收缩特性的结果，外毛细胞依赖于编码必需动力蛋白Prestin的*SLC26A5*基因。
6. 定位于毛细胞的很多蛋白对纤毛束复杂结构和正常功能的发育、维持起到至关重要的作用。当这些缺陷出现时，就会导致各种形式的耳聋。包括运动蛋白（myosin Ⅲa、Ⅵ、Ⅶa和ⅩⅤa）、细胞骨架蛋白（β-肌动蛋白、γ-肌动蛋白、espin、TRIOBP、radixin、diaphanous 1、diaphanous 3、EPS8、CLIC5）、黏附蛋白，包括顶端连接成分 [cadherin 23、protocadherin 15、usherin、Vlgr1（G-protein-coupled receptor）、Ptprq、stereocilin]、支架蛋白（harmonin、SANS、whirlin、radixin、PDZD7），以及参与钙调节的蛋白（CIB2）与机械转导通道相关的蛋白（TMC1、TMHS、TMIE）和其他功能未知的必要蛋白质。

第20章 耳蜗传导和听觉病理的分子基础

要点

7. 被分类为"听觉神经病变"的听力障碍,包括那些与内毛细胞突触功能缺陷相关的情况——比如由 OTOF 基因突变引起的病变,SLC17A8(之前被称为 VGLUT3)、CACNA1D(之前被称为 CaV1.3)、CABP2 和 DFNB59(之前被称为 PJVK)的特定突变会导致内毛细胞静纤毛缺陷(DIAPH3),由听觉神经纤维错误传导引起的神经病变常常由施万细胞髓鞘的成分(MPZ,GJB1,PMP22)存在缺陷而引发。

8. 形成耳蜗管内淋巴室的上皮屏障的发育,需要至关重要的紧密连接元件 claudin-14、tricellulin 和 ILDR1。此外,缝隙连接蛋白 connexins 26、30 和 31(分别由 GJB2、GJB6 和 GJB3 编码)对于离子稳态至关重要,同样重要的还有许多离子通道亚基,如 KCNQ4、BSND、KCNE1 和 KCNQ1,以及离子泵和转运蛋白,如 ATP6B1 和 SLC26A4(PDS,pendrin)。

9. 近年来,已发现与导致耳聋或听力损伤的毛细胞凋亡有关的基因,其中包括过表达的 TJP2;DFNA5(功能突变);以及 MSRB3(功能丧失),一种蛋白质修复酶。

10. 许多其他蛋白质包括转录因子和调节因子,酶、配体和受体,线粒体基因产生的蛋白质与人类耳聋有关。此外,许多导致耳聋的基因已在小鼠模型上得到确认,而在人类没有得到确认,反之亦然。

11. 彻底、全面地理解各种蛋白质在正常耳蜗发育和听觉功能中发挥的作用仍需要科学界的继续努力,利用动物模型获取相关信息,将有助于指导临床诊断和提供适当的治疗策略。

在美国,每 1000 个新生儿中有 1~2 个存在各种形式的耳聋,且其发病率随着年龄的增加而增加。如截至 60 岁时,每 3 个美国人中就有 1 个人经历过因听力损失而引发交流障碍;而到 85 岁时,约有 50% 的人存在一定程度的听力障碍。在大多数病例中,外周听觉系统疾病的病理过程中,包含听觉传导障碍导致的耳蜗功能异常,多种多样的病因已经被确认,如创伤(听觉性和机械性)、耳毒性药物、细菌和病毒感染,以及其他可以间接影响耳蜗生理状态的器官系统障碍。本章在系统和分子水平介绍了耳蜗传导的生理机制。另外,耳蜗传导的基本机制与一系列内耳功能异常有关,而这些异常又对应着多种多样的疾病类型。

在 20 世纪 90 年代中期以后,我们在明确耳蜗传导构成元件的编码基因及其产物方面取得了重要突破性进展。很明显,很多这些基因的病理性突变引发了多种形式的耳聋(表 20-1)。虽然在历史上大量的遗传性耳聋病例已经通过基因表型的研究得到确认,但是直到技术进步使得与正常听力相关的基因能够克隆和识别,这些耳聋发病的病理机制才被发现。利用与人类耳聋基因同源的基因致聋动物模型,可以针对与特定基因突变相关的疾病进行细胞生物学研究,这可以帮助我们更好地认识基因产物在听觉传导过程中的作用。虽然很多种系的动物在耳蜗传导和听觉病理研究中起到了不可替代的作用,但是小鼠动物模型在近些年的研究中显得尤为重要(表 20-1 和表 20-2)。关于小鼠基因的这些研究在很大程度上归功于我们对小鼠基因组的成功解读,研究方法的多样化使得我们能够以特定的基因为目标进行操作,而技术的改进则大大地提高了研究者观察基因产物在听觉传导过程中所发挥作用的能力。然而,虽然我们对耳蜗正常生理功能和功能障碍的分子和基因基础有了很深入的了解,但是阐明耳蜗传导和耳聋的复杂机制的研究还正在进行,还有很多工作等待我们去完成。

在先天性耳聋中,大约有 68% 是遗传性的,

第五篇 内 耳

表 20-1 部分可导致人类各种耳聋表型的潜在基因

基因[*]	蛋白名称	人类疾病	鼠类疾病[†]	分子类型	定 位
ACTB	β-肌动蛋白（细胞质）	1型 Baraitser-Winter 综合征[642, 643]	条件型敲除[644]	细胞内蛋白，细胞骨架非肌肉型肌动蛋白同型	毛细胞静纤毛
ACTG1	γ-1 肌动蛋白（细胞质）	DFNA20, DFNA26[572, 639]，2型 Baraitser-Winter 综合征[643]	靶向沉默[41, 406]	细胞内蛋白，细胞骨架非肌肉型肌动蛋白同型	毛细胞静纤毛，以及粘着连接
ADCY1	腺苷酸环化酶 1	DFNB44[740]	斑马鱼 adcy1b 突变体缺少惊吓反应[740]	催化 ATP 转化为 cAMP 和焦磷酸盐	耳蜗的支持细胞和毛细胞（包括静纤毛）
ATP2B2(PMCA2)	Ca^{2+}-ATP 酶 2，Ca^{2+} 转运，质膜 2	与 CDH23 基因的错义突变有关的逐渐加重的重度常染色体隐性听力损失[486]	Deafwaddler (dfw)，靶向沉默，逐渐加重的噪声耳聋[297, 298, 532]	钙泵	毛细胞
ATP6V1B1(ATP6B1)	肾顶部 H^+-ATP 酶泵的 β-亚单位	肾小管酸中毒与耳聋[265]	靶向沉默，正常听力	离子泵，ATP 酶	齿间细胞，内淋巴囊，肾脏
BDP1	B 型双引物 1，RNA 聚合酶 III 转录起始因子 III B (TF III B150) 的亚单位	DFNB49[741]		TF III B 转录起始复合物的亚基，需要从聚合酶 III 启动子转录	耳蜗周围毛细血管纹、螺旋韧带、前庭膜、基底膜及间充质细胞的内皮细胞
BSND	Barttin (NKCC2)	Bartter 综合征 4a 型（伴感音神经性耳聋）[53, 145]	Bsnd 条件性敲除[447]	Cl^- 通道 β-亚单位	血管纹边缘细胞
CABP2	钙黏着蛋白 2	DFNB93[645]		调节 Ca^{2+} 信号（如通过 CaV1.3 Ca^{2+} 通道）	毛细胞
CACNA1D(CaV1.3)	钙通道，电压依赖，L 型，α1D 亚单位	SANDD 综合征（窦房结功能紊乱和耳聋）[646]	靶向沉默小鼠存在耳聋症状[420]	电压特异性钙通道	毛细胞（尤其是内毛细胞）
CCDC50	卷曲螺旋显性控制蛋白 50/ Ymer	DFNA44[369]		胞质蛋白（与微管细胞骨架相关）；有丝分裂器的 EGF 介导的细胞信号转导效应	柱状细胞，血管纹；在发育过程中、耳蜗管、螺旋神经节、螺旋缘、OHCs、螺旋韧带、椎间盘等细胞也有表达
CDH23	钙黏着蛋白 23，耳钙黏着蛋白	DFNB12，1D 型 Usher 综合征[58, 60]	Waltzer (v)，年龄相关性听力损失 (ahl)，deafwaddler (mdfw) 修饰因子[120, 384]	整膜素附蛋白	毛细胞（构成静纤毛的顶端连接、动纤毛连接和侧边连接），光感受器

第20章 耳蜗传导和听觉病理的分子基础

（续表）

基 因[*]	蛋白名称	人类疾病	鼠类疾病[†]	分子类型	定 位
CEACAM16	与CEA相关的细胞黏附分子16	DFNA4[647]	靶向沉默[648]	分泌糖蛋白、黏附蛋白	盖膜、OHC、齿间细胞、指细胞
CIB2	钙与整合素结合的家族成员2	DFNB48，USH1J[649, 650]	斑马鱼变种（微音电位降低）[649, 650]	毛细胞机械传感器通道附近的钙调节	广泛表达，包括毛细胞纤毛、感光细胞、色素上皮细胞等
CLDN14	钙黏着蛋白14	DFNB29[606]	靶向沉默[45]	紧密连接组件	毛细胞、指细胞、内、外趾骨细胞、上皮细胞内衬内螺旋沟
CLIC5	氯离子胞内通道5	DFNB102[738]	吉特巴（jbg）小鼠听力受损，蜗内电位逐渐加重[175]	可能与放射素有关，稳定体纤毛机动蛋白核与质膜的连接	毛细胞
CLRN1(USH3A)	Clarin-1	Usher综合征3A型[6, 249]	靶向沉默[651]	跨膜蛋白	毛细胞、感光细胞
COCH	凝血因子C同源性/cochlin	DFNA9[452]	靶向沉默，听力正常；靶向性错义，迟发性听力损失[348, 451]	细胞外基质成分	螺旋韧带、螺旋缘和骨性螺旋板
COL1A1	1型胶原α1链	成骨不全症[37]	Mov13，转基因[19,59]	细胞外基质成分	矿化和非矿化结缔组织
COL2A1	2型胶原蛋白α1链	1型Stickle综合征[7]	不成比例的短肢（Dmm）；脊髓骨骺发育不良（sedc）；突变型转基因[48,126,347]	细胞外基质成分	螺旋韧带和螺旋缘、盖膜、基底膜、软骨
COL4A3	4型胶原α3链	Alport综合征[368]	靶向沉默[89]	细胞外基质成分	耳蜗管和纹状血管基底膜、肾脏
COL4A4	4型胶原α4链	Alport综合征[368]		细胞外基质成分	耳蜗管和纹状血管基底膜、肾脏
COL4A5	4型胶原α5链	Alport综合征，X染色体关联[36]		细胞外基质成分	耳蜗管和纹状血管基底膜、肾脏
COL4A6	4型胶原α6链	DFNX[652]		细胞外基质成分	听泡
COL9A1	9型胶原α1链	Stickler综合征[566]	靶向沉默[537]	细胞外基质成分	盖膜、螺旋韧带的纤维细胞

(续表)

基因*	蛋白名称	人类疾病	鼠类疾病†	分子类型	定位
COL11A1	11型胶原蛋白1链	Stickler 综合征 2 型，Marshall 综合征[198, 442]	软骨发育不良（cho）[74, 326]	细胞外基质成分	耳蜗早期的大上皮嵴和侧壁，发育过程中出现内沟，Claudius 细胞和布氏细胞
COL11A2	11型胶原 α2 链	DFNB53，DFNA13，3 型 Stickler 综合征（非眼型），耳聋-骨骺发育不全（OSMED）综合征[71, 361, 581]	靶向沉默[361]	细胞外基质成分	盖膜
CRYM	μ-Crystallin（NADP-调节甲状腺激素结合蛋白）	DFNAi[2]	靶向沉默，听力正常[538]	参与 K+ 循环？	螺旋韧带外侧区和螺旋缘纤维细胞
DFNA5	耳聋，常染色体显性遗传 5，ICERE-1	DFNA5[569]；功能变异[653]	靶向沉默，听力正常[570]	肿瘤抑制基因（参与细胞凋亡）	Corti 器官、缘、纹（仅 RT-PCR）
DIAP1(hDIA1)	透明相关蛋白 1	DFNA1[346]	靶向沉默，听力未被评估[404]	调节肌动蛋白聚合的细胞质蛋白	内耳（仅 RT-PCR）
DIAPH3	透明相关蛋白 3	常染色体显性非综合征型听神经病 1（AUNA1）[655, 656]	靶向超表达[654]	调节肌动蛋白聚合的细胞质蛋白	IHC 静纤毛（基于 Tg 小鼠的异常）
DSPP	牙质 sialophospho-蛋白质	DFNA39 与 1 型牙本质发育不全相关[620]		细胞外基质成分	
EDN3	内皮素 3	4 型 Waardenburg 综合征，Waardenburg–Hirschsprung 病[138]	致命的发现（ls）[39]	配体	纹状中间细胞、色素沉着、肠道
EDNRB	内皮素受体 B 型	4 型 Waardenburg 综合征，Waardenburg–Hirschsprung 病[34]	Piebald（s）[232]	受体	广泛分布于色素沉着、肠道
ELMOD3	ELMO/CED12 结构域蛋白 3 [吞噬和细胞运动（ELMO）蛋白家族]	DFNB88[742]		Ras 超家族小 GTPase 的 GTPase 活化蛋白，积极与 Arl2	内耳支持细胞和耳蜗毛细胞的静纤毛和动纤毛（生长与毛细胞）

第20章 耳蜗传导和听觉病理的分子基础

（续表）

基因[*]	蛋白名称	人类疾病	鼠类疾病[†]	分子类型	定 位
EPS8	表皮生长因子受体通路底物 8-2	DFNB[739]	靶向沉默[717, 718]	肌动蛋白-结合蛋白	毛细胞静纤毛的顶端
ESPN	Espin	DFNB36, DFNAi[129, 381]	Jerker（je）[634]	肌动蛋白-结合蛋白	毛细胞静纤毛
ESRRB(NR3B2)	雌激素相关受体 β	DFNB35[80]	靶向条件性沉默[69]	孤核受体；改变纹状上皮细胞的命运	血管纹边缘细胞
EYA1	眼缺失 1 同系物（果蝇）	1 型鳃-耳-肾综合征类型[1]	有针对性的零，自发的突变[250, 621]	转录共激活剂	神经上皮、神经节、耳囊中耳间质、肾、颌
EYA4	眼缺失 4 同系物（果蝇）	DFNA10[599]	靶向沉默[116]	转录共激活剂	咽鼓管和中耳？
FGFR3	成纤维细胞生长因子受体 3	Craniosynosto-sis 耳聋，Muenke 综合征[125, 224]	靶向沉默[81]	生长因子受体，影响支持细胞的存活	柱细胞，指细胞，发育期毛细胞，头骨
FOXII(FKH10)	Forkhead box I1	Pendred 综合征[625]	靶向沉默[242, 243]	转录激活的 SLC26A4	内淋巴管/囊
GATA3	GATA-结合蛋白 3	甲状旁腺功能减退，感音神经性耳聋和肾发育不良（HDR）综合征[567]	靶向沉默[266, 571]	增强结合蛋白（T 细胞）抗原受体基因活化），锌指转录因子	耳囊肿和骨膜间质；发育中的感觉上皮细胞、OHC、螺旋神经节神经元、橄榄核至耳蜗传出神经元
GIPC3	GIPC PDZ 域包含家族，成员 3	DFNB15, DFNB95[657, 658, 659]	Gipc3[ah15]-Black 端士小鼠：与年龄相关的听力损失 5（ah15），幼年听原性单基因型发作 1（jams1）[659]	参与囊泡运输的支架蛋白（？）	毛细胞，螺旋神经节神经元
GJB1(CMT;CX32)	缝隙连接膜通道蛋白 β1 联接蛋白 32	Charcot–Marie–Tooth 1X 型综合征（X 染色体关联）[49]		缝隙连接组件	听神经等周围神经的施万细胞
GJB2(CX26)	缝隙连接膜通道蛋白 β2，联接蛋白 26	DFNB1A, DFNA3A, 角膜炎-鱼鳞病-耳聋综合征，掌跖掌跖角化过度[269, 439, 441]	条件性靶向沉默，显性阴性转基因[79, 305]	缝隙连接组件	螺旋韧带和螺旋缘的纤维细胞，非感觉上皮细胞；位于 Corti 器的非感觉上皮细胞

（续表）

基 因[*]	蛋白名称	人类疾病	鼠类疾病[†]	分子类型	定 位
GJB3(CX31)	缝隙连接膜通道蛋白β3，联接蛋白31	DFNA2B DFNBi；变异型红斑角膜病，周围神经病变[340, 342, 440, 618]	靶向沉默 – 无听力损失[421]	缝隙连接组件	螺旋韧带和螺旋缘的纤维细胞，听神经等周围神经施万细胞
GJB6(CX30)	缝隙连接膜通道蛋白β6，联接蛋白30	DFNB1B, DFNA3B, Clouston 综合征[108, 197]	靶向沉默[544]	缝隙连接组件	螺旋缘细胞，螺旋韧带细胞，血管纹细胞和 Corti 器的支持细胞
GPR98(VLGR1, MASS1)	G 蛋白偶联受体 98；非常大的 G 蛋白偶联受体 1	2C 型 Usher 综合征[603]	靶向突变产生截断蛋白，靶向缺失，frings, rueda (ENU)[255, 359, 623]	跨膜蛋白	毛细胞（毛细胞静纤毛踝环的组成部分），光感受器，大脑
GPSM2	G 蛋白信号调制器 2	DFNB82, Chudley–McCullough 综合征[660-662]		建立并保持细胞极性和纺锤体方向	毛细胞和支持细胞的顶面及沿大上皮嵴
GRXCR1	含半胱氨酸丰富蛋白 1 的谷氧还原蛋白结构域	DFNB25[663, 664]	Pirouette (pi), Grxcr1[de] (Tasmanian devil)[665]	S- 谷胱甘肽化蛋白质，可能参与丁静纤毛的肌动蛋白组织	毛细胞静纤毛
GRXCR2	含半胱氨酸丰富蛋白 1 的谷氧还原蛋白结构域	DFNB101[743]	靶向突变[744]；早剪发病，进行性听力丧失	S- 谷胱甘肽化蛋白质，可能参与丁静纤毛的肌动蛋白组织	毛细胞静纤毛
HGF	肝细胞生长因子	DFNB39[666]	胚胎致死；Hgf[fl/fl]；Foxg1[cre/+]条件性 KO; MH19-Hgf 海岬[666]	调节细胞生长，细胞运动和形态发生	OHCs（基于突变小鼠的变性）
ILDR1	含有受体 1 的免疫球蛋白样结构域	DFNB42[667]	靶向沉默[735]	跨膜受体需要维持完整的三细胞紧密连接	大多数上皮细胞的三细胞接触，包括 Corti 器和血管纹，特别是柱细胞和 Hensen 细胞[667, 668]
KARS	Lysyl-TRNA 合成酶	DFNB89[669]		氨酰化	毛细胞，螺旋韧带，帽状细胞，沟上皮，基底膜，螺旋缘面
KCNE1(IsK, MinK)	钾电压门控通道，ISK 相关亚科，成员 1	Jervell 和 Lange–Nielsen 综合征位点 2[487, 561]	靶向沉默；自发突变体 (pkr)[323, 580]	K[+] 通道 +β 亚单位	血管纹边缘细胞，心脏

312

第20章 耳蜗传导和听觉病理的分子基础

(续表)

基因*	蛋白名称	人类疾病	鼠类疾病†	分子类型	定位
KCNJ10(Kir4.1)	钾通道，向内整流，J亚科，成员10	SLC26A4基因突变携带者致前庭导水管综合征和垂跌综合征的双原性非综合征听力损失[670]	靶向沉默小鼠表现为耳聋（无耳蜗内电位；减少内淋巴体积和K^+浓度）[353]	K^+通道	血管纹中间细胞
KCNQ1(KvLQT1, KCNA9)	钾电压门控通道，Q亚科，成员1	Jervell和Lange-Nielsen综合征位点1[382]	靶向沉默	K^+通道亚单位	血管纹边缘细胞，心脏
KCNQ4	钾电压门控通道，Q亚科，成员4	DFNA2A[304]	靶向缺失，靶向敲入[225]	K^+通道亚单位	毛细胞，螺旋神经节神经元
KIT	Kit原癌基因	Piebald综合征[183]	主要发现（W）[180, 528]	跨膜蛋白，酪氨酸激酶的受体	正在发育的黑色素细胞（包括血管纹中间细胞）
LOXHD1	脂氧合酶同源域1	DFNB77, Fuchs角膜营养不良[649, 650, 671]	柔巴小鼠（ENU诱导）[649]	将蛋白质定位于质膜	毛细胞静纤毛，定位于质膜附近；角膜上皮和内皮
LRTOMT	富亮氨酸跨膜O-甲基转移酶	DFNB63[9]		融合基因产生LRTOMT1和LRTOMT2	毛细胞和支持细胞
MARVELD2 (TRIC)	含Marvel域蛋白2（三叶细胞蛋白）	DFNB49[435]	靶向基因敲入[672]	紧密连接膜蛋白在三细胞接触	感觉上皮细胞间的紧密连接，包括毛细胞间，支持细胞间和血管纹边缘细胞间
MIRN96	microRNA-96	DFNA50[673]	减少（dmdo）小鼠（ENU诱导）[674]	转录后的抑制	毛细胞
MITF	Micro-眼浆转录因子	Waardenburg综合征类型2A，蒂茨综合征[20, 541]	Micro-ophthalmia（mi）[222]	转录因子	发育过程中的纹状中间细胞，色素沉着
MPZ(P₀)	髓磷脂（P₀）	1B型特征伴感音神经性聋（听神经病），Déjérine-Sottas综合征，先天性低脱髓鞘神经病[212, 213]	转基因小鼠[638]	细胞黏附分子与周围神经系统致密髓磷脂的主要成分	听神经等周围神经的施万细胞

313

(续表)

基因*	蛋白名称	人类疾病	鼠类疾病†	分子类型	定位
MSRB3	甲硫氨酸亚砜还原酶 B3	DFNB74 [675, 676]	靶向沉默 [677]	将甲硫氨酸亚砜还原为甲硫氨酸（修复氧化损伤的蛋白质）	广泛表达，强表达于毛细胞、支持细胞和螺旋神经节神经元
MYH9	肌球蛋白重链Ⅸ，非肌肉重链ⅡA（NMHC ⅡA）	DFNA17, May-Hegglin 异常, Sebastian, Fechtner, Epstein 综合征 [309, 497]	基因捕获纯合子，胚胎致死；杂合的，正常的听力 [400]；靶向敲入杂合子，听力损失 [678]	马达蛋白	毛细胞，螺旋韧带，螺旋缘，螺旋神经节
MYH14	肌球蛋白重链XIV，非肌肉重链ⅡC（NMHCⅡC）	DFNA4 [128]		马达蛋白	Corti 器，血管纹，Hensen 细胞，克劳迪亚斯细胞，外沟细胞，螺旋突上皮
MYO3A	肌球蛋白Ⅲ A	DFNB30 [591]	靶向敲入 [679]	运动蛋白（将 ESPIN 1 运输至静纤毛末端，促进静纤毛伸长）[680]	毛细胞静纤毛（静纤毛内尖-底梯度）
MYO6	肌球蛋白Ⅵ	DFNB37, DFNA22 [10, 363]	Snell's waltzer (sv), tailchaser (tlc), ENU [35, 219]	马达蛋白	毛细胞
MYO7A	肌球蛋白Ⅶ A	DFNB2, DFNA11, 1B 型 Usher 综合征 [338, 339, 600]	Shaker 1 (sh1) [182]	马达蛋白	毛细胞，视网膜
MYO15A	肌球蛋白 XVa	DFNB3, Smith-Magenis 综合征 [330, 592]	Shaker 2 (sh2) [422]	马达蛋白	毛细胞
ND	诺里病蛋白，诺里蛋白	Norrie 病 [46, 72]	靶向沉默 [47, 429]	细胞外基质成分	血管纹，螺旋神经节，眼，大脑
OTOA	Otoancorin	DFNB22 [640]	靶向沉默 [681]	糖基磷脂酰肌醇连接膜蛋白	螺旋缘的顶端表面，齿间细胞
OTOF	Otoferlin	DFNB9 [626]	靶向沉默 [455]	突触囊泡运输蛋白	内毛细胞
OTOG	Otogelin	DFNB [682]	Twister (twt), 靶向缺失小鼠听力受损 [508, 509]	细胞外 N- 糖基化的蛋白	盖膜，椭圆囊和囊斑上方的耳膜，半规管壶腹嵴的顶端

314

第20章 耳蜗传导和听觉病理的分子基础

（续表）

基 因*	蛋白名称	人类疾病	鼠类疾病†	分子类型	定 位
OTOGL	Otogelin-like	DFNB84B [683]	斑马鱼突变体 [683]	细胞外基质成分	盖膜、椭圆囊和囊斑上方的耳膜、半规管壶腹嵴的顶端
P2RX2	嘌呤能受体P2X，配体门控离子通道2	DFNA41 [684]	P2RX2-无效老鼠；进行性听力损失，易受噪声性听力损失 [684]	配体门控离子通道由细胞外ATP门控	毛细胞，支持细胞
PAX2	配对框基因2	Renal-coloboma 综合征 [137]	靶向沉默 [552]	转录因子	
PAX3	配对框基因3	1型和3型Waardenburg综合征 [234,542]	斑点（Sp）[141,530]	转录因子	发育中的背部神经管、色素沉着
PCDH15	原钙黏附蛋白15	DFNB23、1F型Usher综合征 [11,12,15]	Ames waltzer（av）[14]	细胞黏附蛋白	毛细胞（包括静纤毛顶端连接、动纤毛连接和侧连接）、光感受器
PDZD7	PDZ区域7	GPR98基因突变携带者中2型基因Usher综合征、2A型Usher综合征视网膜疾病的调节因子 [685]	斑马鱼突变体 [685]，靶向沉默 [736]	谐音和回旋的同系物	毛细胞视纤毛连接踝关节 [736]，连接纤毛区域的光感受器
PJVK	Pejvakin	DFNB59、DFNAi [109,488]	DFNB59 敲人、sirtaki（ENU）[109,488]		毛细胞、螺旋神经节、脑干听觉神经元
PMP22	外周髓鞘蛋白22	腓骨肌萎缩症1A型伴感音神经性聋（听神经病）[296]	Trembler（Tr）[536,638]	外周神经系统髓鞘固有膜蛋白的流水性	听神经等周围神经的施万细胞
PNPT1	多核糖核苷酸核苷酸转移酶1	DFNB70 [687]		将RNA导入线粒体	广泛分布于耳蜗内，尤其在毛细胞和螺旋神经节神经元
POU3F4（BRN4.0）	POU域，第3类，转录因子4	DFNX2（DFN3）[107]	靶向沉默，性关联频躁（slf）[366,412,414]	转录因子	卵圆孔缺损和螺旋壁周围中胚层；螺旋韧带，前庭膜
POU4F3（BRN3c）	POU域，第4类，转录因子3	DFNA15 [564]	靶向沉默，螺旋（ddl）[143,619]	转录因子	毛细胞

315

(续表)

基因*	蛋白名称	人类疾病	鼠类疾病†	分子类型	定 位
PRPS1	磷酸核糖焦磷酸合成酶 1	DFNX1（DFN2），腓骨肌萎缩症X染色体关联隐性5（CMTX5），Arts综合征[688, 689]		嘌呤和嘧啶生物合成途径	mRNA 表达于毛细胞、克劳迪亚斯细胞、大上皮嵴和螺旋神经节神经元
PTPRQ	蛋白酪氨酸磷酸酶受体 Q	DFNB84[663, 664, 690]	转基因小鼠听力受损，耳蜗基底部的毛细胞逐渐减少[190]	受体蛋白酪氨酸磷酸酶	毛细胞（静纤毛轴接插件组件及静纤毛基部复合体）
RDX	根蛋白	DFNB24[273]	靶向沉默[289]	支架蛋白将肌动蛋白丝交联到质膜上	毛细胞
SALL1(HSAL1)	Sal-like 1	Townes-Brocks 综合征[292]	产生截断蛋白的靶向突变[280]	转录因子（抑制因子）	
SANS	支架蛋白包含锚蛋白重复和无菌 α-motif（SAM）域	1G 型 Usher 综合征[377, 601]	杰克逐振动器（js）[283]；靶向沉默，条件性敲除，Ush1 gfl/fl/myo15a-cre±691	支架蛋白	毛细胞，位于静纤毛顶端连接的上端和下端；可能与由Cdh23/Pcdh15[691, 692] 组成的瞬时侧链有关
SERPINB6	丝氨酸蛋白酶抑制剂 B 支，成员 6	DFNBi[693]	靶向沉默[694]	防止蛋白酶在压力下从溶酶体渗漏	毛细胞，内沟上皮，侧壁
SIX1	果蝇同源体 1 基因	DFNA23[737]; 3 型鳃-耳-肾或鳃-耳综合征[458]	靶向沉默[637]	转录调控因子	胚胎发育期的耳、肾脏、肌肉、鳃弓
SIX5	果蝇同源基因 5 基因	2 型支气管-耳-肾综合征[231]	靶向沉默[291, 479]	转录调控因子	胚胎发育的耳、肾脏、鳃弓
SLC17A8(VGLUT3)	溶质载体家族 17（磷酸钠共转运体），成员 8；囊泡谷氨酸转运体 3	DFNA25[457]	靶向沉默[457, 490]	囊泡谷氨酸转运体	内毛细胞（突触囊泡）
SLC19A2	溶质载体家族 19（硫胺转运体），成员 2；高亲和力硫胺转运蛋白 1（Thtr1）	硫胺反应性巨幼细胞贫血征（糖尿病，巨幼细胞贫血，感音神经性聋）[121, 158, 308]	靶向沉默[390]	硫胺转运体	毛细胞，内毛细胞比外毛细胞表达更丰富
SLC26A4(PDS)	溶质载体家族 26，成员 4（pendrin）	DFNB4, Pendred 综合征，前庭导水管增大，Mondini 发育不良[151, 325]	靶向沉默[150]	负离子转运体（将碳酸氢盐泵入内淋巴，维持 pH 平衡）	螺旋突上皮细胞、根细胞、内淋巴管和囊、甲状腺

（续表）

基因[*]	蛋白名称	人类疾病	鼠类疾病[†]	分子类型	定位
SLC26A5(PRES)	溶质载体族 26，成员 5（prestin）	DFNB61 [337]	靶向沉默，靶向敲入 [103, 328]	Cl⁻ 转运蛋白/马达蛋白	外毛细胞
SLUG, SNAI2	Snail 同源 2	2 型 Waardenburg 综合征 [474]	Targeted null [474]	转录因子	胚胎神经嵴
SMAC/DIABLO	第二个线粒体是半胱天冬酶激活酶，直接抑制剂凋亡蛋白的结合蛋白具有较低的 pI	DFNA64 [695]	靶向沉默，听力未检测 [696]	线粒体 proapoptotoic 蛋白质	广泛表达，在发育中的毛细胞中高度表达
SMPX	小肌肉蛋白质，X 染色体关联	DFNX4（DFN6）[697, 698]		细胞骨架相关蛋白，对机械压力做出反应	毛细胞，布氏细胞，根细胞，柱细胞，螺旋角膜缘齿间细胞
SOX2	性别决定区 Y 染色体相关（sry 相关）高迁移率组（HMG）box 基因 2	综合征：无眼或小眼，SNHL，垂体前叶发育不全，性腺功能减退 [268]	轻表层利圆形（lcc）；黄色潜在性（ysb）[130, 281]		发育中的下丘脑－生殖轴的中枢神经系统和基板，耳蜗前感觉区
SOX10	SRY-box 包含基因 10	4 型 Waardenburg 综合征 [419]	显性巨结肠（dom）[217, 521]	转录因子	听泡，色素沉着，肠道
STRC	纤毛蛋白	DFNB16 [576]	靶向沉默 [577, 699]	跨膜蛋白还是细胞外蛋白？	OHCs（相邻的静毛和附在盖膜上的最高的 OHC 静毛顶部的水平顶端连接器的组成部分）
SYNE4	含有核包膜蛋白家族 4 的频谱蛋白重复序列，编码 nesprin 4（NESP4）	DFNB76 [745]	靶向缺失的 Nesp4 和 Sun1 小鼠均出现听力下降，毛细胞核位置异常，外毛细胞死亡 [745]	外核膜蛋白与定位于内核膜的含有蛋白质 1（SUN1）的大阳结构域（SUN domain）是核骨架与细胞骨架（LINC）复合体连接体的组成部分	毛细胞
TBC1D24	TBC1 域家族，成员 24	DFNB86 [746]，DFNA65 [747, 748]；门（耳聋，甲营养不良，骨营养不良，智力迟钝，癫痫）综合征 [749]		兔特异性 GTP 酶活化蛋白，参与细胞内囊泡的运输	螺旋神经节细胞，发育中毛细胞静纤毛
TBX1	T-box 1	DiGeorge 综合征 [73]	转基因过表达，靶向缺失 [172, 582]	转录因子	听泡

第20章 耳蜗传导和听觉病理的分子基础

317

第五篇 内 耳

（续表）

基因[*]	蛋白名称	人类疾病	鼠类疾病[†]	分子类型	定 位
TCOF1	Treacle	Treacher Collins 综合征[123]	靶向沉默杂合子[122]	核仁转运蛋白	神经嵴细胞
TECTA	α–Tectorin	DFNB21, DFNA8/DFNA12[378, 574]	靶向沉默，靶向错义[317, 318]	细胞外基质成分	盖膜、发育中的内沟和 Hensen 细胞
TFCP2L3(GRHL2)	转录因子细胞启动子 2–样 3（粒状 2）	DFNA28, 年龄相关性聋[408, 568]		转录因子	Corti 器、血管纹、瑞斯纳膜、牙间细胞、中阶细胞
THRB	甲状腺激素受体 β	甲状腺激素抵抗[473]	靶向沉默[167]	转录因子	耳蜗感觉上皮、Corti 器、螺旋神经节、Hensen 细胞、血管纹
TIMM8A(DDP1)	线粒体内膜转位酶 8A；DDP1（耳聋肌张力障碍肽 1）	Mohr–Tranebjaerg 综合征/ Jensen 综合征（X染色体关联）[248, 553, 554]		线粒体蛋白	分布广泛，包括肌肉组织
TJP2	紧密连接蛋白 2（zona 细胞闭塞蛋白 2，ZO–2）	DFNA51（过表达导致细胞凋亡）[660, 661]	靶向沉默，胚胎致死[700]	参与调控细胞增殖和基因表达的信号转导机制	毛细胞和支持细胞的紧密连接；毛细胞和邻近支持细胞的细胞质和细胞核
TMC1	跨膜通道类基因 1	DFNB7/DFNB11, DFNA36[306]	耳聋 (dn)，Beethoven (Bth)[306, 587]，靶向沉默[701, 702]	跨膜蛋白（可能是机械传导通道的组成部分）	毛细胞，定位于机械传感通道附近的静纤毛尖端
TMHS(LHFPL5)	毛细胞静纤毛四聚体膜蛋白；脂肪瘤 HMGIC 融合伴侣类 5	DFNB66/DFNB67[263, 498]	Hurry–scurry (hscy)[341]，靶向沉默[703, 704]	跨膜蛋白；连接元件到机械传感器通道	毛细胞，定位于机械传感通道附近的静纤毛尖端
TMIE	内耳跨膜表达基因	DFNB6[380]	旋转体 (sr)，旋转 (cir)[75, 367]斑马鱼变体[705v]	跨膜蛋白；斑马鱼变体顶端连接和顶端连接上端的插入斑块	毛细胞
TNC	Tenascin C	DFNA56[750]		胞外基质中的糖蛋白	骨性螺旋板、基底膜
TMPRSS3(ECHOS1)	2 型跨膜丝氨酸蛋白酶 3	DFNB8/DFNB10[489]	Tmprss3[Y260X] ENU 突变型在听力开始时毛细胞突然丧失[706, 707]	跨膜丝氨酸蛋白酶（IHCs 颈部 Kcnma1 通道及相关神经节蛋白 APOA1 缺失）	毛细胞、Corti 器旁的支持细胞、内外螺旋沟上皮细胞、牙间细胞、螺旋神经节元、血管纹

第20章 耳蜗传导和听觉病理的分子基础

（续表）

基因*	蛋白名称	人类疾病	鼠类疾病†	分子类型	定位
TPRN	Taperin	DFNB79 [708, 709]		可能参与 HC 静纤毛基底蛋白复合物、稳定肌动蛋白细胞骨架与浆膜 [710]	毛细胞静纤毛的基部和角质层的顶部
TRIC(MARVELD2)	三叶菌素（显性蛋白2）	DFNB49 [435]	靶向敲入 [672]	三细胞连接中的紧密连接蛋白	感觉上皮细胞间的紧密连接，包括毛细胞间、支持细胞间和纹状边缘细胞间
TRIOBP(TARA)	TRIO（三种功能区）和丝状肌动蛋白（F-actin）结合蛋白（TRIO–肌动蛋白重复关联）	DFNB28 [436, 499]	靶向 TRIOBP-4/5 KO [711]	F-actin–结合蛋白质	毛细胞的静纤毛，尤其局限于肌动蛋白的细根
TSPEAR	血栓反应蛋白I型层粘连蛋白 G 结构域和 EAR 重复序列	DFNB98 [712]		分泌蛋白（？）	未成熟毛细胞的纤毛束表面（近纤毛基部），螺旋神经节神经元、视网膜、大脑
USHIC	Usher 1C, harmonin	DFNB18, 1C 型 Usher 综合征 [13, 575]	聋哑、dfcr、靶向沉默、靶向敲入 [252, 316, 321]	支架蛋白 S	毛细胞（静纤毛的顶端连接密度）、光感受器 [713]
USH2A	Usherin	Usher 综合征 2A [147]	靶向沉默 [335]	跨膜蛋白	毛细胞（构成踝关节的毛细胞内层外侧静纤毛）、光感受器
WFS1	Wolfram 综合征基因 1, wolframin	DFNA6/DFNA14/DFNA38, Wolfram 综合征 [51, 534, 629]	靶向沉默，听力未评估 [714]	胞外离子运动（内质网的组成部分，特别是小管状网）与线粒体功能障碍和凋亡相关	毛细胞、指细胞、亨森细胞、克劳迪亚斯细胞、上皮细胞内层外螺旋沟、螺旋突起、螺旋韧带、齿间细胞、Reissner 膜
WHRN	Whirlin	DFNB31, 2D 型 Usher 综合征 [136, 358]	Whirler（wi）[358]	支架蛋白参与毛细胞静纤毛的伸长和维持	毛细胞（静纤毛的踝连接的组分）、光感受器

*括号中基因的名称是以前的基因名称或通用别名
†一般情况下异常情况是指有特殊标明（如斑马鱼）
ATP. 三磷酸腺苷；EGF. 上皮生长因子；IHC. 内毛细胞；KO. 敲除；mRNA. 信使 RNA；NADP. 磷酸酰胺腺嘌呤二核苷酸；OHC. 外毛细胞；RT-PCR. 反转录聚合酶链式反应

表 20-2 在人类中尚未确认的鼠类致聋基因

基因	蛋白名称	鼠类异常表现	分子类型	定位
Alg10b	Alpha-1, 2-葡糖基转移酶	Nse5（ENU 诱导）[715]	天冬酰胺-N 连接-糖基化	外毛细胞（根据基因突变小鼠）
Bsn	Bassoon	目标基因干扰——Basson（Bsn）小鼠表现为听神经病变；内毛细胞[277]	突触前支架蛋白	毛细胞
Cdkn2d (Ink4D)	细胞周期蛋白-依赖性激酶抑制剂 2D	目标基因缺失小鼠——毛细胞有丝分裂后的状态被破坏；它们重新进入细胞周期，随后发生凋亡，导致进行性听力丧失[70]	细胞周期调节	毛细胞
Cldn9	闭合蛋白-9	Nfm329（ENU 诱导）[716]	紧密连接蛋白	Corti 器的上皮细胞，血管纹的边缘细胞，螺旋边缘，前庭膜
Cldn11	闭合蛋白-11	目标基因缺失小鼠听力受损；蜗内电位下降[195, 290]	紧密连接蛋白	血管纹基底细胞
Eps8l2	表皮生长因子受体通路底物 8-样-2	目标基因缺失[719]	肌动蛋白关联蛋白	毛细胞静纤毛
Fscn2 (ahl8)	肌成束蛋白-2	DBA/2J（ahl8；当 Cdh23ahl 存在时早发、年龄相关性聋）[720]	肌动蛋白交叉关联蛋白	毛细胞静纤毛（特别是最高的静纤毛的顶端），视网膜
Gfi1	独立生长因子 1	目标基因缺失小鼠缺乏听觉惊吓反射；OHCs 退化[218, 590]，有错义突变的人没有听力损失的证据[407]	肿瘤蛋白转录抑制物，受 POU4F3 调控	毛细胞，螺旋神经节细胞
Gsn	凝溶胶蛋白	目标基因缺失[721]	肌动蛋白加帽及切割蛋白	毛细胞静纤毛
Itga8	整合蛋白 α8β1	目标基因缺失小鼠出生后不久死亡；椭圆囊毛细胞缺乏立体纤毛或有畸形的立体纤毛[334]	细胞表面糖蛋白，负责调节细胞与细胞，细胞与细胞外基质之间的联系（信号分子）	顶端毛细胞表面静纤毛形成处
Math1 (Atoh1)	小鼠同源性 atonal-1	目标基因缺失小鼠听力丧失（毛细胞没有发育）[50]	碱性螺旋-环-螺旋转录因子	毛细胞
Mcoln3 (Trpml3)	黏脂蛋白亚家族 3；瞬时受体电位阳离子通道	varitint-waddler（Va）小鼠听力丧失，蜗内电位和机电换能器电流降低，色素沉着缺陷[65, 119, 722]（功能突变的增益）；条件 KOs（Hprt^{Cre}-介导）和他莫昔芬诱导的 Math1-CreER 听力正常[723]	跨膜蛋白（基质膜，核内体，溶酶体）；内整流非选择性阳离子通道，由胞外 Na$^+$ 和 H$^+$ 调节	毛细胞（定位于静纤毛转角处，血管纹的中间细胞
Ngfr	神经生长因子受体	目标基因为亚等位基因[724]	神经营养因子受体	螺旋神经节神经元，柱状细胞，内螺旋沟上皮
Otos	耳蜗蛋白	目标基因缺失小鼠听力受损程度较轻，2 型和 4 型纤维细胞退化[112]		螺旋缘和螺旋韧带的纤维细胞
Slc4a7 (Nbc3)	溶质载体家族 4（碳酸氢钠协同转运蛋白）成员 7, Nbc 3	目标基因缺失小鼠会出现继发性听力损失[57]	碳酸氢钠协同转运蛋白（Nbc），PH 调节	1 型和 2 型纤维细胞

第20章 耳蜗传导和听觉病理的分子基础

（续表）

基因	蛋白名称	鼠类异常表现	分子类型	定位
Slc12a2（*Nkcc1*）	溶质载体家族12（氯化钾协同转运蛋白）成员2	摇晃-无并指[124]，目标基因缺失小鼠表现为听力丧失[110, 157]	Na^+-K^+-$2Cl^-$协同转运蛋白	血管纹边缘细胞，末梢肾单元
Slc12a6（*Kcc3*）	溶质载体家族12（氯化钾协同转运蛋白）成员6，Kcc3	目标基因缺失小鼠表现为缓慢进展性听力损失[56]	K^+-Cl^-协同转运蛋白	毛细胞的支持细胞，Corti器的上皮细胞，1型和3型纤维细胞，神经元，肾近侧小管
Slc12a7（*Kcc4*）	溶质载体家族12（氯化钾协同转运蛋白）成员7，Kcc 4	目标基因缺失小鼠为耳聋小鼠，发生肾小管酸中毒[55]	K^+-Cl^-协同转运蛋白	Deiters细胞，内毛细胞的支持细胞
Sptbn4	非红细胞血影蛋白β, 4, β-血影蛋白4	颤抖（qv）小鼠ABR波I存在中度至重度异常；之后的几个波通常不存在[401]	定位于髓鞘神经的离子通道	螺旋神经节的神经元（轴突）
Synj2	突触小泡磷酸酶2	Mozart（ENU-诱导）；静纤毛融合，毛细胞逐渐减少[725]	磷酸肌醇信号调节酶	毛细胞
Tbx18	T-box转录因子18	转基因老鼠听力丧失；蜗内电位缺失；血管纹破坏[555]	转录因子	分化成纤维细胞的耳间充质
Tectb	β覆膜蛋白	目标基因缺失小鼠的听力阈值在20kHz以下显著升高，并且在高频时调谐更灵敏[462]	细胞外基质成分	盖膜
Tmprss1（*Hpn*）	跨膜丝氨酸蛋白酶1（蛋白酶）	目标基因缺失小鼠表现为极重度听力损失[201]	跨膜丝氨酸蛋白酶	内耳
Trpc3/Trpc6	瞬变受体电压阳离子通道亚家族C，成员3和6	单个目标基因缺失小鼠无异常表现，双基因敲除小鼠表现为高频听力损失，底转外毛细胞的机械传导减弱[726]	基质膜阳离子通道	毛细胞，支持细胞
Trpv4	瞬变受体电压阳离子通道亚家族V,成员4	目标基因缺失小鼠可能存在老年性聋（ABR阈值升高，DPOAE正常）[727]	机械敏感性非选择性阳离子通道	毛细胞（特别是内毛细胞静纤毛，Deiters细胞指骨，在外毛细胞、螺旋神经节神经元低表达），血管纹

ABR．听性脑干反应；DPOAE．畸变产物耳声发射；KO．敲除；OHC．外毛细胞

而在这些遗传性聋中至少有70%是非综合征性的——即听觉障碍是其唯一表型[372]。非综合征性听力损失依其遗传模式可被分为以下几组：*DFNA*代表常染色体显性遗传，*DFNB*代表常染色体隐性遗传，*DFNX*代表X染色体关联遗传，而*MT*代表线粒体遗传；在此缩略词后以被发现的时间顺序确定一个独一无二的数字来代表每条染色体的基因位点[734]。为确认和分类遗传性听力障碍，我们首要明白非综合征性遗传性聋具有很高的异质性。当确定基因突变的定位时，我们会发现很多基因位点是对应常染色体显性遗传性聋的，而只有一小部分基因对应常染色体隐性遗传。常染色体隐性遗传性听力损失在所有非综合征性遗传性听力损失中占大部分，其比例约为80%。遗传的异质性已经被越来越清晰的认识，同一个致病基因的不同位点，发生突变可导致不同程度的听

第五篇 内 耳

力损失、不同的遗传表型、对环境因素（如噪声或氨基糖苷类抗生素）敏感度的不同，以及其他器官系统的累及程度差异。例如，同样是非综合征性遗传性聋，一些基因的突变既可以导致常染色体显性遗传性耳聋，也可以导致常染色体隐性遗传性耳聋，这些基因包括：*COL11A2*、*ESPN*、*GJB2*、*GJB3*、*GJB6*、*MYO6*、*MYO7A*、*DFNB59*、*TECTA*、*TMC1* 等。此外，一些基因的突变既可以导致非综合征性耳聋，也可以导致综合征性耳聋 [*CDH23*、*COL11A2*、*GJB2*、*GJB3*、*GJB6*、*MYH9*、*MYO7A*、*MYO15A*、*PCDH15*、*SLC26A4*、*USH1C*、*WFS1*、*DFNB31*（以前被称为 *WHRN*）] 等。同一个基因的突变会表现为不同的表型，可归因于突变的严重程度、等位基因异质性、选择性剪接，以及修饰基因的作用[60, 136, 171, 254, 336, 362, 486]。

本章节主要对与听力相关的感觉传导基本机制进行介绍，综合阐述了当代最新内耳系统关键分子结构和组织的传导模型。因为所有的内耳发育、维持和正常功能的必要因素很多，在这里不能一一详述，所以本章不能对此做一个全面解释。值得注意的是，在这里讨论的大部分蛋白质生物功能仍然具有很强的探索性，在确定它们在内耳中的精确功能以及它们与其蛋白质相互作用的特征方面，尚有大量的工作待开展。本章的推荐阅读和参考文献中列出了与主题相关的优秀综述、文献[29, 61, 170, 187, 215, 236, 310, 320, 443, 453, 585, 588, 631]。

一、被动耳蜗机制

耳蜗，特别是 Corti 器，是一个十分复杂、微小的机械系统，它是逐渐进化演变而来的，堪称生物工程学的奇迹。尽管哺乳动物的外周听觉功能的特征在进化适应过程中，是从相对简单的结构转变而来，但是被动的共振系统逐渐转变为了能动性的结构，这种结构消耗能量，能有效地检测和放大振动能量。值得注意的一点是，就像诺贝尔奖获得者 Georgvon Bekesy 曾经优美的证明过的那样，耳蜗机械性的基本特征即使在尸体上依然存在[586]。因为在这个功能水平上的耳蜗力学独立于其他既不需要也不消耗三磷酸腺苷（ATP）的因素，如 Von Békésy 和其同事观察到 Corti 器的声驱动运动通常被称为被动运动。

耳蜗被动传导的基本元素都具有流体动力学特征。在尸体上进行研究的结果表明，许多结构元素组合起来共同决定了其共振特性和被动传导的机械特性（图 20-1）。耳蜗的分隔由被称为鼓膜覆盖层的单层上皮构成，它在解剖和功能上支持着富含纤维弹性组织的基底膜及终末感受器的核心结构。反过来，这部分结构对感觉和非感觉支持上皮细胞都具有支撑作用。耳蜗中的主要腔隙都充满着液体，特别是前庭阶和鼓阶充满着外淋巴液，而中阶则充满着内淋巴液，同样在耳蜗传导过程中发挥着重要的作用。这些结构组成部分连同盖膜一起组成耳蜗被动机械传导的基本元件。盖膜是由内耳非感觉上皮细胞分泌的细胞外基质，它从骨螺旋板向外呈放射状分布于 Corti 器顶端。虽然前庭膜是前庭阶和中阶的分隔，且在耳蜗的水电解质平衡方面发挥着重要的作用，但是它在耳蜗的被动传导过程中并不起主要作用。

因为本章主要关注点是耳蜗传导，因此我们仅向读者介绍外耳道内收集到的声波震动，并引发中耳听骨链震动的情况（图 20-2A）。当然，镫骨底板的震动将听骨链的机械能量通过前庭窗直接传递到耳蜗，高效的将声波压力传递到前庭阶，并将机械运动转变为压力波，其在不可压缩的耳蜗内液体中的传播速度为 1.5km/s。以此速率传播，压力波可在瞬间就传遍整个耳蜗。因为耳蜗的蜗壳是坚硬的，所以耳蜗内的液体是不可压缩的。前庭阶内的压力与鼓阶相比较高（或较低，这取决于镫骨底板的运动方向），这就形成了使耳蜗内各部分运动的压力差（图 20-2D）。随后我们还会详细描述，Corti 器的组成部分（特别是基底膜）构成了一个空间频率图，而这决定了听觉功能的上限和在声音感知范围内的频率分辨能力大小。

（一）物理结构

在靠近圆窗的耳蜗底部，基底膜的宽度（在骨螺旋板唇部和螺旋韧带边缘之间测量）相对于靠近顶转的基底膜尺寸来说更狭窄（图 20-3）。事

第20章 耳蜗传导和听觉病理的分子基础

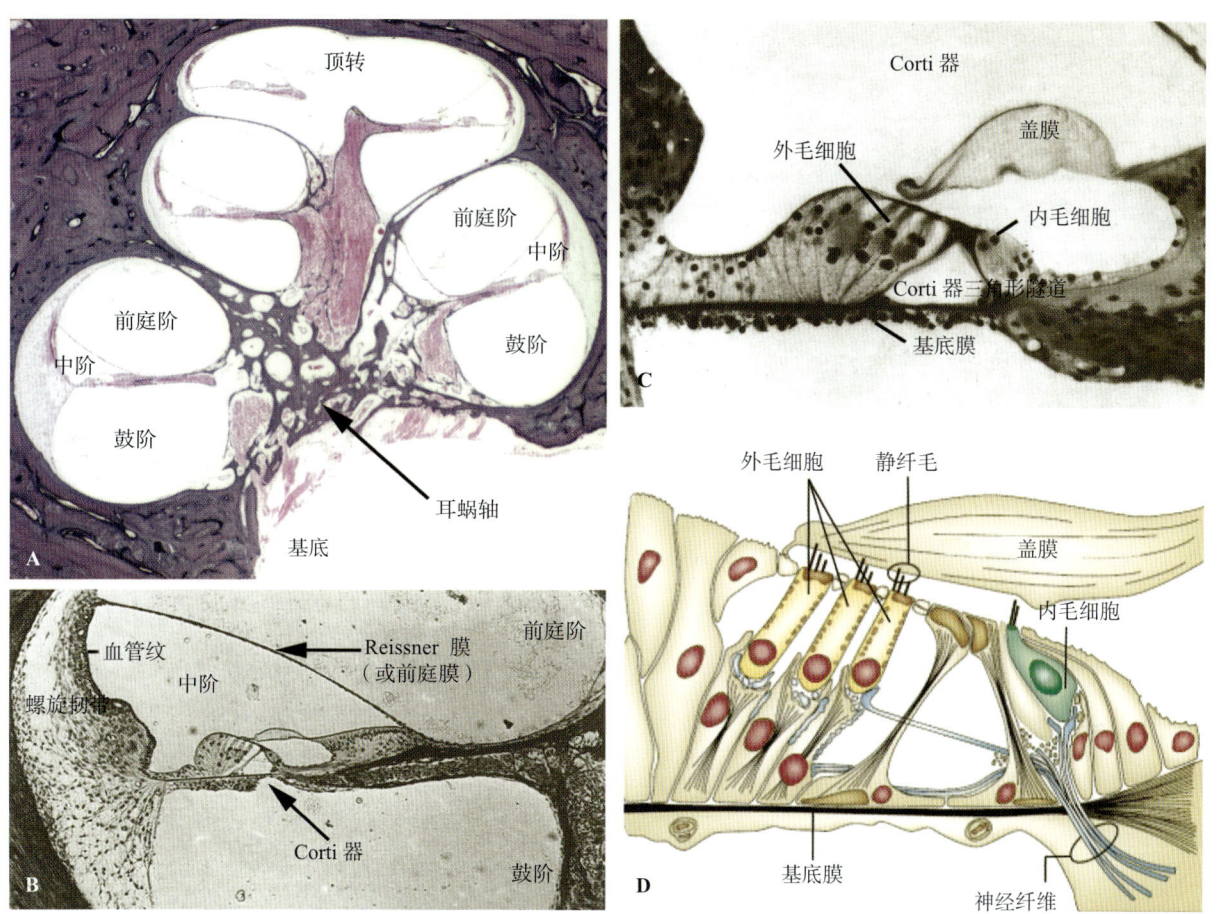

▲ 图 20-1 **A**. 经人耳蜗的中耳点切面，显示基底（下）、中间和顶端（上）的旋转。耳蜗轴是耳蜗的核心，它容纳着螺旋神经节神经元。耳蜗管，又称中阶（**SM**），包含内淋巴，分别通过耳蜗分区和 Reissner 膜与淋巴管周围腔、鼓阶（**ST**）、前庭阶（**SV**）分离。在耳蜗顶端、鼓阶和前庭阶的液体通过蜗孔混合。**B**. 通过恒河猴耳蜗基底部旋转的中耳段放大图像。Corti 器位于耳蜗隔膜，这是一个包括基底膜（**BM**）和一层间皮细胞的结构，它排列在基底膜上，面向鼓阶。血管纹（**StV**）和螺旋韧带（**SLig**）构成中阶的外侧壁。**C**. 猫耳蜗中部 Corti 器横截面。由内柱细胞和外柱细胞形成的 Corti 器三角形隧道（**TC**）将内毛细胞（**IHC**）与外毛细胞（**OHC**）分离。可以看到盖膜（**TM**）被从感觉细胞中剥离。**D**. Corti 器，所示为一行 IHC 和三行 OHC。注意 IHC 周围的液体空间。另外，要注意的是，**OHC** 中最高的静纤毛嵌在盖膜中，而 **IHC** 的静纤毛没有到达盖膜

A. 由 Dr. William B. Warr 提供；B. 引自 Engstrom H, Angelborg C. Morphology of the walls of the cochlear duct. In Zwicker E, Terhardt E, eds: *Facts and models in hearing*. New York: Springer-Verlag；1974:3. C. 引自 Engstrom H, Ades HW, Andersson A. *Structural pattern of the organ of Corti*. Baltimore: Williams & Wilkins；1966. D. 引自 Dallos P, Fakler B. Prestin, a new type of motor protein. *Nat Rev Mol Cell Biol* 2002;3:104.

实上，基底膜的宽度在哺乳动物中沿基底逐渐递增至顶点梯度，例如在人类中（图 20-3E），基底部的宽度约是 100μm，接近顶点处为 500μm [604]。与基底膜宽度分级相关的是，沿基底膜排列的间皮细胞或鼓室边缘细胞数量随着末端器官的基底长度的增加而增加，外毛细胞（OHC）和相关立体纤毛的长度也增加。相反地，基底膜的厚度和均匀分布在基质的放射状纤维的密度，从基底到顶点逐渐减少（图 20-3C）。值得注意的是，放射状纤维主要由胶原蛋白Ⅱ型[132, 545, 558]组成，而分隔物本身的基质主要由纤连蛋白、生腱蛋白、含有硫酸角蛋白和硫酸软骨素的蛋白聚糖，以及界面蛋白 –2（弹性蛋白微原纤维界面定位蛋白 –2）组成[21, 375, 475, 539, 611]。因此，基底膜和 Corti 复合体的器官的底部比顶部更硬，质量更小（图 20-3F）。其结果是一个具有共振性质的末端器官，从底部到顶点的不均匀分布，支持分离或过滤复杂流体的机械系统为成正弦成分。因此，高频声学

第五篇　内　耳

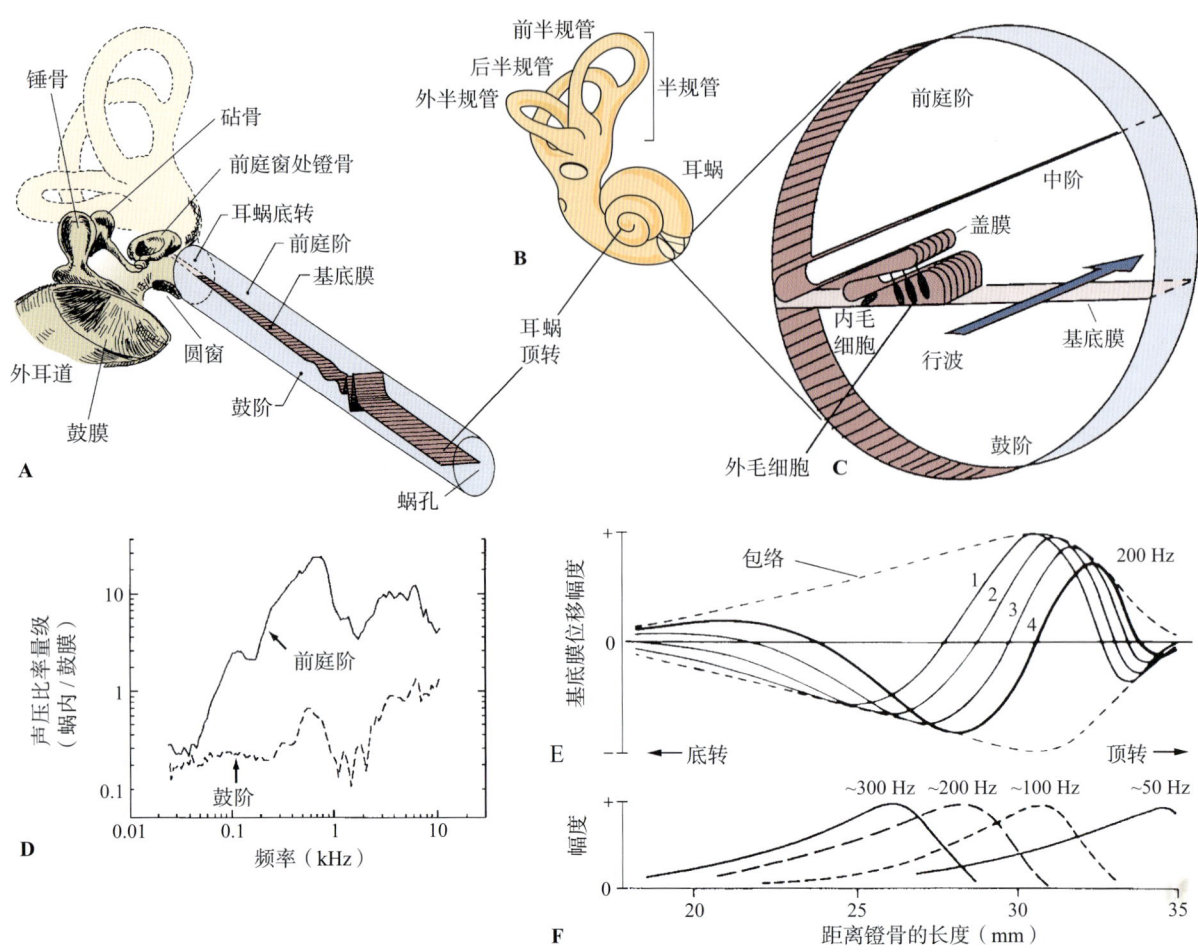

▲ 图 20-2　A. 耳蜗打开的内耳示意图，显示了基底膜和对纯音做出反应瞬间的行波。鼓膜和中耳小骨也与半规管有关。前庭窗打开到前庭阶，圆窗打开到鼓室阶。B. 拔除部分耳蜗后显露鳞片的内耳图。C. 耳蜗截面示意图，显示了内毛细胞（IHC）和外毛细胞（OHC）相对基底膜（BM）和盖膜（TM）的位置以及波的传播方向。D. 前庭阶和鼓室阶测得的压力与音爆产生的鼓膜压力之比，绘制为刺激频率函数；研究人员记录了一只猫的反应。SV 和 ST 压力的差异是基底膜移位的原因。E. 尸体耳蜗基底膜（BM）在 4 个不同时间点对 200Hz 的响应下产生的位移，并给出了行波的包络线。F. 在尸体耳蜗中，对 4 种刺激频率下，沿基底膜测量的行波包络显示位移峰值位置与频率之间的关系（更高的频率在逐渐靠近基底的位置产生峰值）

A. 引自 Dallos P，Fakler B. Nat Rev Md Cell Biol 2002;3:104；B. 引自 Holme RH，Steel KP. Genes involved in deafness. *Curr Opin Genet Dev* 1999;9:309. C. 改编自 Ashmore JF，Kolston PJ. Hair cell–based amplification in the cochlea. *Curr Opin Neurobiol* 1994;4:503. D. 引自 Nedzelnitsky V. Sound pressures in the basal turn of the cat cochlea. *J Acoust Soc Am* 1980;68:1676. E and F. 引自 von Békésy G. *Experiments in hearing*. New York: McGraw-Hill；1960.

事件优先在基底中转换（图 20-3G），因为它很硬，质量也更小。在低频声波事件中正好相反。

耳蜗的另一个物理特性是对传导机制的影响，是淋巴液隔室容积底端比在顶端相对体积更大（图 20-1）。因此，在末端器官的长度上，基底膜运动的流体 - 质量载荷的差异是明显的。脑内液体负荷的大小被认为是沿着耳蜗长度的纵向耦合。值得注意的是，除了简单的拉伸和压缩力，在基底部的相邻区域间发生耦合的情况非常小 [204, 394, 395, 583]

在静止时，基底膜似乎在非常小的张力下，没有直接的机械耦合，移动波在达到的共振峰或共振点之后就不能在顶部进一步传播。此外，基底膜与耳蜗液体之间的黏性摩擦阻尼效应，限制了它的位移。

（二）行波

将压力脉冲，或波引入外淋巴液的流体力学后果是一种传播波，沿着 Corti 器从底部传播到顶

第20章 耳蜗传导和听觉病理的分子基础

端（图20-2）。由于耳蜗隔膜的硬度从基部到耳蜗顶部纵向减小，因此行波沿耳蜗基底部传播（图20-3F）。沿着基底膜传播的波的运动和方向独立于振动源中，Békésy[586] 注意到通过在靠近耳蜗迷路上雕刻的人工窗引入压力脉冲，观察到了耳蜗力学的这一特征。在这些条件下产生的波动波本质上与小骨的振动传播的波是无法区分的。行波的基底部传播是终末器官的物理组成的产物，以更硬、更小的元素构成的Corti器在更柔顺和更大的顶端耳蜗之前，主要通过瞬压差移动。由此产生的移动波反映了松散耦合的基底膜或多或少独立但有序、连续的顺序运动，这些基底膜段形成了通常被认为是空间频率或音位图的频率分解系统（图20-3G）。

当行波传播到顶点时，一开始的速度很高，波的速度减少，结果任何给定输入频率下产生逐渐变短的波长（图20-2E）。随着传播波的振幅不断增加，当它向顶点移动时，分割位移达到最大值在其特征位置——内在共振相遇，几乎匹配振动频率触发声事件（图20-2F）。在此之前，基底膜的硬度随着与镫骨的距离的远离呈指数级下降[205, 394, 395, 586]，也就不足为奇了，共振频率也随

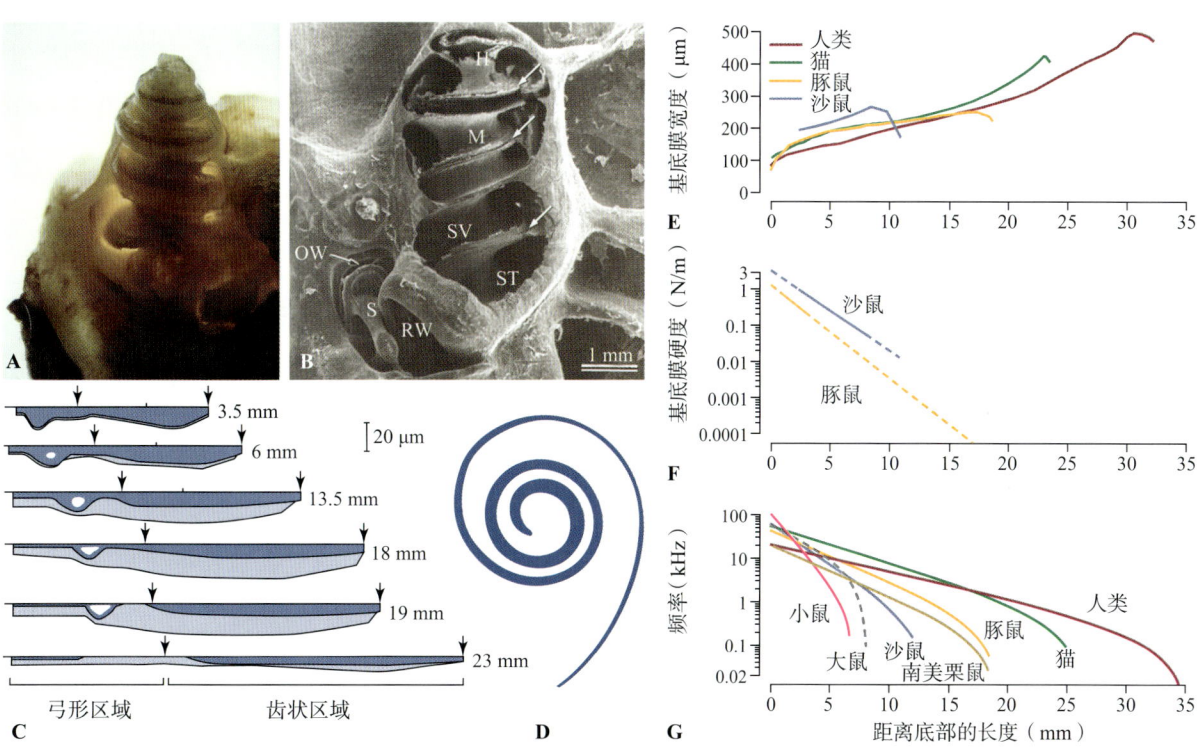

▲ 图 20-3　A. 豚鼠的耳蜗被削薄骨壳后照片。B. 单侧骨切除后的灰鼠耳蜗扫描电镜。中央显示耳蜗轴（M），基部转示充满液体的鼓阶（ST）和前庭阶（SV）。蜗孔（H）在顶端，箭表示骨性螺旋层，耳蜗隔板附着在其内侧。指示圆窗（RW）和镫骨（S），将镫骨的踏板轻轻拉开，露出前庭窗（OW）。C. 猫耳蜗螺旋 6 处基底膜（深蓝色）及相关间皮质（浅蓝色）厚度变化及基底膜宽度（水平轴）变化示意图，指定的位置相对于基地。弓形带与果胶状带的分界在每个位置用左箭表示；弧形带（par tecta）从骨性螺旋板的唇部延伸至外柱细胞（OPC）的足部，果胶状带从 OPC 延伸至螺旋韧带的基底嵴（右箭）。D. 人基底膜带状特征的比例表示法，指示相对于其长度的宽度。E. 人[604]，猫[64]，天竺鼠[154]，沙鼠基底膜宽度（BM）与基底距离的定量关系[445]。F. 豚鼠[205] 和灰鼠[139] 基底膜刚度作为位置函数的估计值。G. 耳蜗位置（行波包络线的峰值）的特征频率（CF）图，作为沿基底膜位置的函数。注意，每一种基底膜的长度可以通过每条曲线在 x 轴上所占的距离来估计。频率－位置图是基于 Greenwood[196] 开发的公式，使用经验拟合这里显示的物种的数据，除了 Müller 开发的大鼠数据[374]
A. 引自 Wasterstrom SA. Accumulation of drugs on inner ear melanin. Therapeutic and ototoxic mechanisms. *Scand Audiol Suppl* 1984;23:1.
B. 引自 Harrison RV, Hunter-Duvar IM. An anatomical tour of the cochlea. In Jahn AF, Santos-Sacchi J, eds. *Physiology of the ear*. New York: Raven Press; 1988:160. C. 引自 Cabezudo LM. The ultrastructure of the basilar membrane in the cat. *Acta Otolaryngol* 1978;86:160.
D. 引自 Wever EG. *Theory of hearing*. New York: Dover Publications; 1949.

第五篇　内　耳

着与镫骨距离的远离而降低，这是一种与镫骨距离的函数，因为特征位置由耳蜗隔膜硬度决定的。因此，前面提到的空间频率，或者说音位图，是在振动的峰值上创建的。振幅位于耳蜗的底部频率和渐近的顶端区域频率。

在耳蜗的顶端，内淋巴空间只在骨迷路壁终止，并保持在内淋巴和外淋巴之间有一个坚实的物理边界，它允许在前庭阶和鼓膜阶里的液体直接通过一个叫作蜗孔的小管道进行交流（图 20-3B）。螺旋状的作用是一种声音穿过耳蜗隔膜，降低压力极低频刺激产生的压差[96]。蜗孔的大小被认为是决定了系统的低频截止；也就是说，开口的分流压力将会延伸到比那些小螺旋球更高频率的压力波。螺旋体的分流效应降低了不耳蜗隔膜的压差，这是耳蜗设计的一个方面这被认为可以减少低频压力波动对耳蜗的损害[403]。

二、主动耳蜗力学

半个多世纪前，Békésy 认识到，在人类尸体上用耳蜗测量的行波包络线被广泛地调整了——与人的辨别密集频率的能力不一致。自那以后，无数的调查人员一直在对 Békésy 的发现进行了分析，并清晰地显示了这一结果。在生理学上，被破坏的耳蜗和来自尸体的耳蜗这种尖锐的调优和高灵敏度都消失了[442,494]。只有在非人类物种体内进行了机械测量之后才清楚地发现，活体的动物的行波是非常敏锐的低水平的刺激，表现为声音的非线性增长水平增加[274,314,433,454,494]。对 Rhode 的影响研究[433]，在低刺激水平下，相对于镫骨位移，基底膜振动的振幅比正常的动物高 2～3 个数量级，最直接的导致对耳蜗力学作为一种非线性现象的理解（即对低水平的刺激压力变化的高度敏感，在中等水平范围内显著压缩，高水平的线性增长，图 20-4）。

与基底膜放大有关的主动力学是一种新陈代谢不稳定的、消耗能量的过程，因此在生理上是脆弱的。它特别重要的是要认识到，主动的机械事件放大的基础是高度局部化的。也就是说，在主动力学原理中应用于一个受限制的部分耳蜗分区，仅限于给定刺激的频率特征位置附近（图 20-4A 和 B）。从特征位置移除的频率下，活体的耳蜗隔膜振动的特性遵循线性的生长规律，就像它们在尸体组织上所做的那样（图 20-5）[179]。另一个重点是，随着刺激水平的增加耳蜗隔膜的行波峰值在耳蜗顶部逐渐增加，这就改变了耳蜗在任何给定的频率下，位置频率映射到较低频率处。

（一）外毛细胞在主动耳蜗力学中的作用

许多早期研究表明，外毛细胞（OHC）在主动的耳蜗力学中发挥作用，耳蜗敏感性和频率选择性降低，非线性操作特性消失（图 20-4）。为鉴定哺乳动物耳蜗内毛细胞（IHC）外毛细胞的特异性提供了早期线索，即 OHC 对转导过程的贡献是独一无二的（图 20-6）。例如，只有大约 5% 的所有的听觉神经纤维支配着外毛细胞[371,525,524]，但是有至少 3 倍于内毛细胞（图 20-7）。这些发现表明，将感觉信息传递给中枢神经系统（CNS）可能不是 OHC 的主要功能。在应激反应的研究中，调查人员注意到耳蜗，尤其是外毛细胞，特别容易受到缺氧或其他形式的损伤[76,148,293,432,433,448,449,494]。

在慢性损伤的动物模型中，发现外毛细胞比内毛细胞更容易受到噪声引起的或氨基糖苷诱导引起的损害；当外毛细胞丢失时，内毛细胞似乎未受影响，耳蜗敏感性显著降低，频率选择性和输入 - 输出曲线在 OHC 区域获得了更为线性特性的损害[77,97,101,149,208,278,279,329,450,465]。此外，还有其他的耳蜗非线性，如双音调抑制（即对一种音调反应的减少是由另一种音调引起的）和扭曲的音调（如在两个或多个主调的交互作用下产生的额外音调，如 $2f_1-f_2$ 或 f_2-f_1，其中 f_1 和 f_2 代表主音调，$f_1 < f_2$），当外毛细胞受到创伤时，它们要么丢失，要么减少[102,480]。声诱发的耳声发射（OAE）的发现、由末端器官在转导过程中产生的声音，以及在外耳道和自发的耳道中测量的声音[270]，以及它们对外毛细胞的依赖，提供了额外的证据，证明存在一个活跃的，由外毛细胞驱动的机制，它能够产生能量并以相反的方向传播能量[608]。外毛细胞对耳蜗力学的影响是在刺激交叉的橄榄耳蜗束后一种脑干通路，由大的髓

第 20 章 耳蜗传导和听觉病理的分子基础

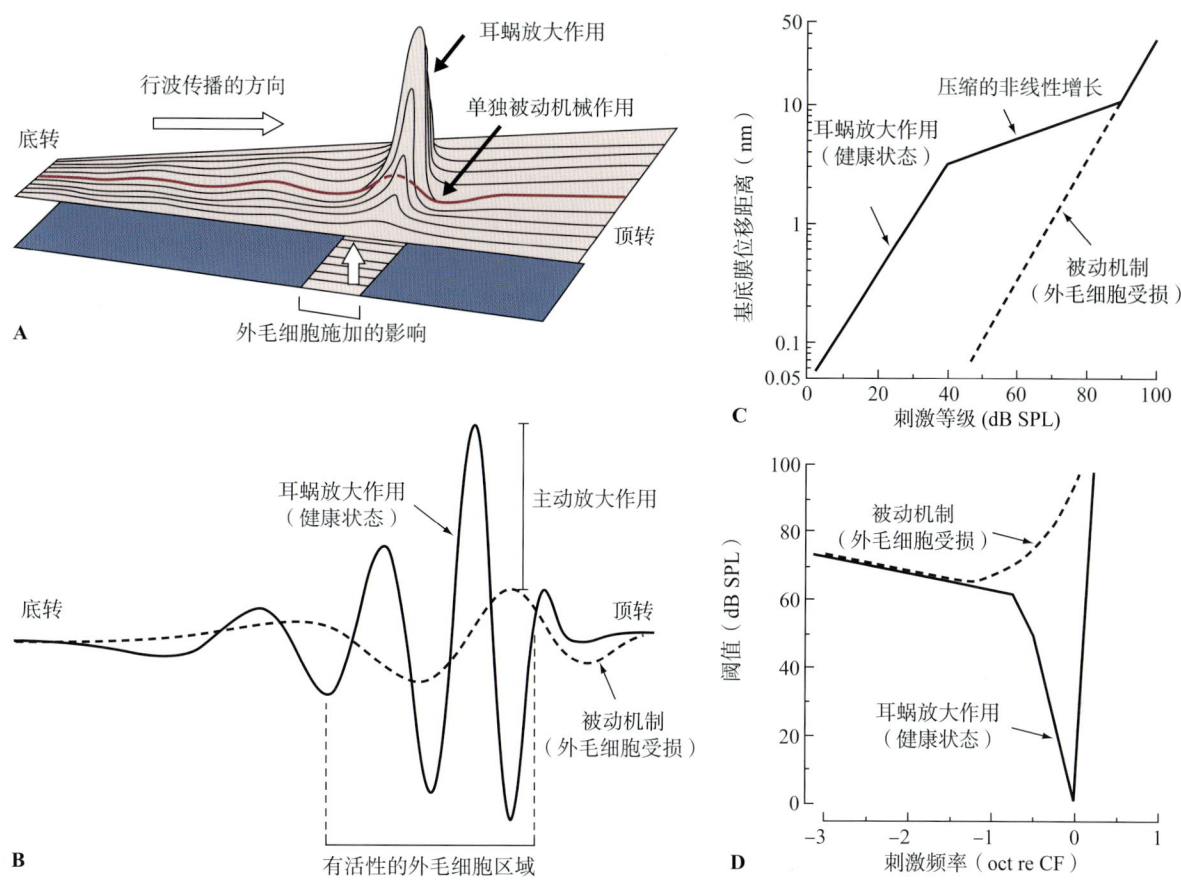

▲ 图 20-4 **A**. 行波沿基底膜在纯音调下传播的示意图。当耳蜗放大器正常工作时，在行波峰值限制区域内的外毛细胞（OHC）会产生一种力，相对于仅在低水平刺激下被动力学观察到的基底膜运动，这种力会增强基底膜的运动。**B**. 类似于 A，但需要注意的是，通过人工耳蜗放大产生的行波峰值比单纯被动力学产生的行波峰值要窄得多，这对于频域分辨是很重要的。还请注意，在有源放大过程中，行波的峰值出现在一个略高于被动力学产生的基础方向。**C**. 刺激水平与基底膜位移的关系示意图。当 OHC 正常时，刺激水平的增加 < 40dB 声压级（SPL），基底膜位移呈线性增加。在 40～80dB SPL，OHC 响应饱和并产生压缩响应和非线性增长。超过 80dB，增长再次呈线性。当 OHCs 受到损伤时，位移只发生在较高水平的刺激下并呈线性增长。**D**. 刺激频率 [以八度音阶测量，相对于该位置的特征频率（oct re CF）] 与在基底膜上给定点（如调谐曲线）引发标准或"阈值"响应所需水平之间的关系。当耳蜗放大器工作时，阈值可降低 40～60dB，频率选择性与被动耳蜗相比大大提高

A 引自 Ashmore JF, Kolston PJ. Hair cell–based amplification in the cochlea. *Curr Opin Neurobiol* 1994;4:503. B 引自 Gummer AW, Preyer S. Cochlear amplification and its pathology: emphasis on the role of the tectorial membrane. *Ear Nose Throat J* 1997;76:151.

鞘纤维，出现在位于橄榄复合体内侧区域的神经元主间，交叉脑干在第四脑室的底板和终止外毛细胞突触前终端[200, 287, 427, 428, 518, 597, 598]。具体地说，橄榄耳蜗束激活改变了耳蜗输出[118, 155, 156, 176, 605]，以及 OAE[373, 505] 和基底膜置换[376]，这支持了外毛细胞直接影响耳蜗力学的概念。进一步支持外毛细胞在主动力学中发挥重要作用的观点来自于 Mammano 和 Ashmore 的工作[349]，他们证明了通过对被切除的耳蜗进行电刺激而引起的 OHC 运动，可以取代网状层状膜和基底膜。

（二）快蛋白（SLC26A5）是外毛细胞能动性和主动传导机制的必要因素

在深度极化或超极化的情况下[30, 62, 63, 98, 99, 168, 177, 261, 478, 630]，发现外毛细胞沿其纵轴以非常高的速率（≥ 70kHz）收缩或伸长，由此提出如果运动产生的力是在循环的基础上产生的，并且是相对于被动机械事件精确计时的，则外毛细胞可能放大基膜移位（图 20-6E）。体细胞长度的变化高达外毛细胞总长度的 5%，是由跨膜电压的大小

第五篇 内 耳

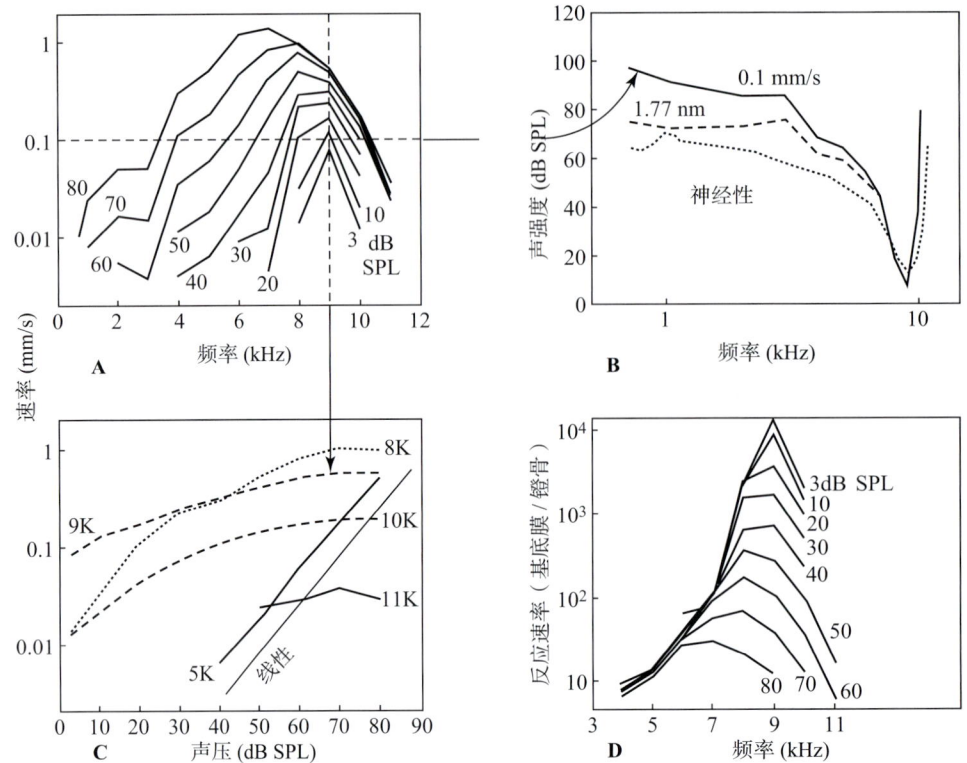

▲ 图 20-5 健康灰鼠耳蜗基底膜运动的测量

A. 对不同频率（横坐标）的不同水平（参数）声带爆发时基底膜速度的测量的响应。这个位置的特征频率是 9kHz。SPL. 声压级。B. 调优曲线（即，则标准基底膜速度为 0.1mm/s，标准位移幅值为 1.77nm 时，所需要的刺激水平作为刺激频率的函数）。数据取自 A，还显示了支配基底膜位置的听神经纤维的调谐曲线。C. 基底膜速度作为不同频率刺激水平的函数。一条线表示速度和水平之间的线性关系。D. 基底膜速度与镫骨速度的比值（即，增益）作为刺激频率的函数。注意高增益即（放大）在低刺激水平附近的特征频率位置，随着刺激水平的增加而减少（引自 Geisler CD: *From sound to synapse: physiology of the mammalian ear*. New York: Oxford University Press; 1998.）

直接决定，而不是由离子电流决定。此外，在外毛细胞中观察到的电压-运动关系是高度非线性的（图 20-8B）。与内毛细胞不同的是，外毛细胞的侧壁充满了颗粒[165, 202, 264, 470]，这些颗粒是等离子体膜的组成部分，这些粒子被认为是蛋白质的寡聚物，最近被鉴定为是构成快速驱体运动的分子运动（图 20-6C 和 E）。

发现外毛细胞的运动伴随着一个反映非线性电容的门控电流，这一发现导致了一种观点，即在质膜区域内带电粒子的运动起到了收缩的动力作用[31, 476]。在 2000 年，确定了该过程的电压敏感性运动蛋白，并命名为快蛋白（*SLC26A5*；图 20-8A），这是一种改性的阴离子转运蛋白，属于溶质载体（SLC）蛋白质家族 26[633]。对快动蛋白的抗体在 OHC 膜上进行定位，在快蛋白免疫反应的表达上的发展变化，遵循一个与肌电性发展相重叠的时间特征[42]。尽管电压传感器的精确位置尚不清楚，尽管它可能是快蛋白分子本身的一个组成部分，但最近的研究结果表明，细胞内的 Cl^- 离子充当了外部充电电压传感器（图 20-8B）。在这个模型中，Cl^- 离子在膜结合的快蛋白的胞内域内占据一个位置，并在去极化过程中从胞外域移动到一个内向的电子梯度。这个电荷运动产生了蛋白质的构象变化，减少了它表面积，并缩短了细胞；相反的动作发生在超极化过程中，当 Cl^- 离子向蛋白质域内的胞外空间移动时，尽管阴离子永远不会被转移到细胞外空间，这导致细胞在表面积的增加和细胞延长[100, 391]。众所周知，水杨酸类药物在高剂量时被认为会引起暂时性的听力损失[535]，对质膜具有渗透性，并作为与 Cl^- 的竞争性拮抗药，从而降低了电性，并且可能降低灵敏度[391]。

第20章 耳蜗传导和听觉病理的分子基础

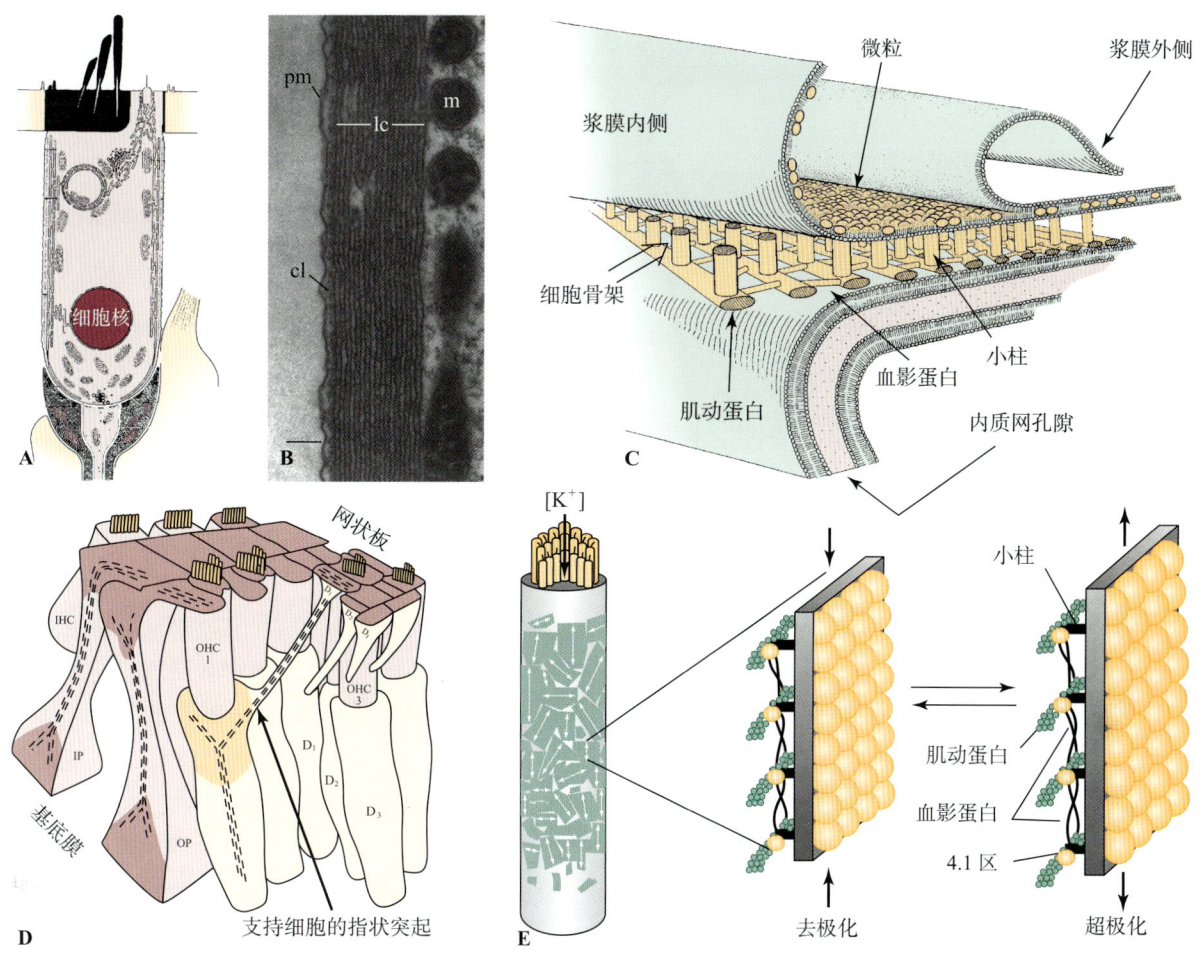

▲ 图 20-6 **A.** 外毛细胞图显示柱状体；位于细胞基部末端附近的细胞核；在细胞顶端的角质层板插入立体纤毛的根；皮下池，是细胞侧面排列的一叠光滑的内质网；Hensen 体，位于角质层板下方内质网的延续，它可能引起高尔基体的作用。**B.** 透射电镜下的豚鼠外毛细胞外膜显示质膜（**pm**），膜下皮质点阵（**cl**），侧池（**lc**），池内线粒体（**m**）。刻度杆是 **200nm**。**C.** 外毛细胞侧膜示意图，将质膜内外叶分离，可见内毛细胞中不存在高密度的膜颗粒，推测为运动蛋白快蛋白的低聚体。皮质点阵是由许多平行肌动蛋白丝的亚区组成，这些亚区在细胞周围以周向排列，并通过光谱交联。肌动蛋白丝通过柱状分子（成分未知）与质膜结合，而皮下蓄水池就在皮质点阵内。**D.** 内柱（**IP**）和外柱（**OP**）细胞的膨胀性顶端表面与形成网状层的外毛细胞（**OHC**）的顶端表面和 Deiters 细胞（D_1，D_2，D_3）的指骨突的关系图。IHC. 内毛细胞。**E.** 膜粒子的几个子域的方向图（左）和一系列粒子，这些粒子经历构象变化，改变了与跨膜电压变化相关的粒子堆积密度。在去极化过程中，更紧密的填充会导致子域缩短，毛细胞本身也会缩短；在超极化过程中，会发生伸长

A. 引自 Lim DJ. Functional structure of the organ of Corti: a review. *Hear Res* 1986;22:117. B. 引自 Holley MC. Outer hair cell motility. In Dallos P, Popper AN, Fay RR, eds: *The cochlea*. New York: Springer-Verlag；1996:386. C. 改编自 Oghalai JS, Patel AA, Nakagawa T, Brownell WE. Fluorescence-imaged microdeformation of the outer hair cell lateral wall. *J Neurosci* 1998;18:48. D. 引自 Slepecky NB. Structure of the mammalian cochlea. In Dallos P, Popper AN, Fay RR, eds. *The cochlea*. New York: Springer-Verlag；1996:44. E. 引自 Frolenkov GI, Atzori M, Kalinec F, Mammano F, Kachar B. The membrane-based mechanism of cell motility in cochlear outer hair cells. *Mol Biol Cell* 1998;9:1961.

在一个敲除快蛋白的小鼠品系中，直接研究了快蛋白在转导中的作用。基因敲除小鼠在纯合突变动物中表现出了 OHC 的肌电性丧失（图 20-8D），灵敏度下降 40～60dB，在耳蜗底部 OHC 丧失（图 20-8C）[328]。另外，在基因敲除小鼠中，个别听觉神经纤维的频率选择性减弱[68]。虽然在敲除小鼠中，外毛细胞的长度和硬度都降低了，但这些发现共同表明，主动转导是外毛细胞体运动的直接产物。最近，在一项对"敲入"小鼠模型的研究中，证实了快蛋白在耳蜗放大中的作用，

第五篇 内 耳

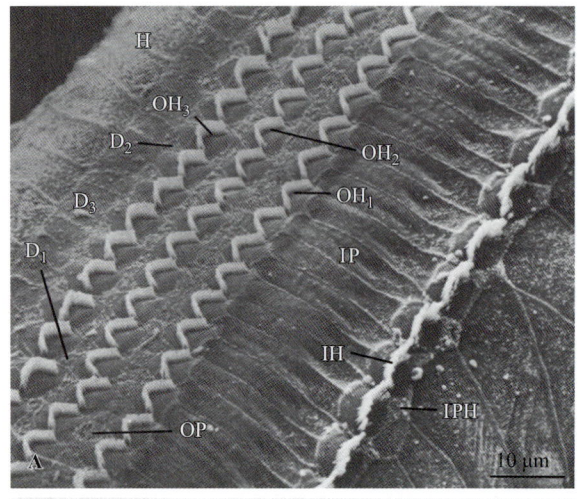

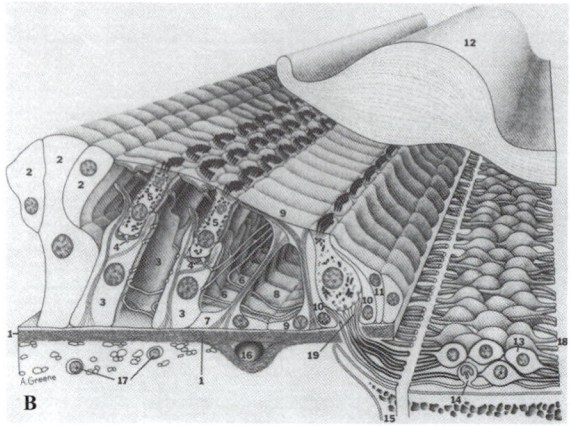

▲ 图 20-7 A. 灰鼠皮质表面的扫描电子显微图，显示了外毛细胞的三排（OH_1、OH_2、OH_3），一行内毛细胞（IH），内柱和外柱细胞（分别为 IP 和 OP），一种内在的指骨细胞（IPH）Deiters 细胞（D_1、D_2、D_3）和 Hensen 细胞（H）。B. 示意图说明 Corti 器的结构：1. 基膜；2. Hensen 细胞；3. 外指骨细胞；4. 神经末梢；5. 外毛细胞；6. 外螺旋纤维；7. 外柱细胞；8. Corti 器；9. 内柱细胞；10. 指骨内细胞；11. 边缘细胞；12. 盖膜；13. Ⅰ型螺旋神经节细胞（SGC）；14. Ⅱ型 SGC；15. 骨螺旋板；16. 螺旋血管；17. 梭形细胞；18. 听觉神经纤维；19. 桡侧纤维

A. 引自 Lim DJ. Functional structure of the organ of Corti: a review. *Hear Res* 1986; 22:117. B. 改编自 Geisler CD: *From Sound to Synapse: Physiology of the Mammalian Ear*. New York: Oxford University Press; 1998.

在这种模型中，蛋白质的功能减弱，但外毛细胞显示了正常的长度和刚度[103]。在人类中已经发现了快蛋白基因的自然突变，并将其作为一种隐性的、非综合征的先天性耳聋的形式传播。然而，在这种情况下，听力损失是严重到深刻的类别（以 90dB 或更大的顺序排列），并作为一种双侧耳聋的形式存在于那些对性状有纯合性的人。在杂合子中，听力损失的程度变化更大，从正常到轻度（40dB），甚至是中度至重度（60dB），这表明异常等位基因通过单倍体不足实现半显性[337]。

（三）基底膜位移向放射性剪切力的转换

所有现有的转导模型都是基于这样一种观点，即基底膜的置换导致了网状结构和覆膜之间的径向剪切运动，该运动作为转导电流的机械触发器。网状的薄层由内柱和外柱细胞的相互交错的头部、顶端表面 Deiters 细胞和顶端表面毛细胞的立体纤毛的投射（图 20-6D）。支持细胞的顶端表面平坦，由微管和肌动蛋白微丝组成，这支持了这样一种观点，网状板是一个相对刚性结构，与基底膜运动一致。盖膜牢牢地附着在螺旋形的边缘上，覆盖在薄网状层上，它的顶端或边缘地带连接着 Hensen 细胞。最高的立体纤毛从每个 OHC 的顶端突出，沿着耳蜗螺旋的整个长度嵌入到盖膜的下表面[288, 333]。由Ⅱ型、Ⅴ型、Ⅸ型和Ⅺ型胶原蛋白组成的丝状体，呈放射状纤维嵌入哺乳动物的盖膜凝胶状基质中（图 20-9）[209, 361, 444,514, 515, 545, 546]。胶原蛋白的存在增强了结构的刚性，使其变得更不易压缩，弹性降低，尤其是在径向维度[3, 199, 446]。这些特征支持了一种系统，在这个系统中，网状结构和盖膜之间的剪切运动导致立体纤毛向蜗轴或螺旋缘的方向弯曲，这取决于基底膜是否被转移到鼓室阶或前庭阶系统中。

与外毛细胞相比，内毛细胞的立体纤毛似乎并没有牢固地接触到盖膜（图 20-1D）。因此，在基底膜振动的过程中，对 IHC 立体纤毛的相关力学刺激被认为是在盖下间隙内的内淋巴流动，这是在网状层和盖膜之间的狭窄通道，立体纤毛突出[387]。液体耦合被认为会直接导致内毛细胞立体纤毛在低频率（< 500Hz）时与基底膜速度成正比位移。在高频时与基底膜的持续位移，或极低频位移，不能有效地使内毛细胞立体纤毛弯曲[403]。

（四）基底膜的径向位移模式

在径向检测时，基底膜在特征频率处的位移

第 20 章 耳蜗传导和听觉病理的分子基础

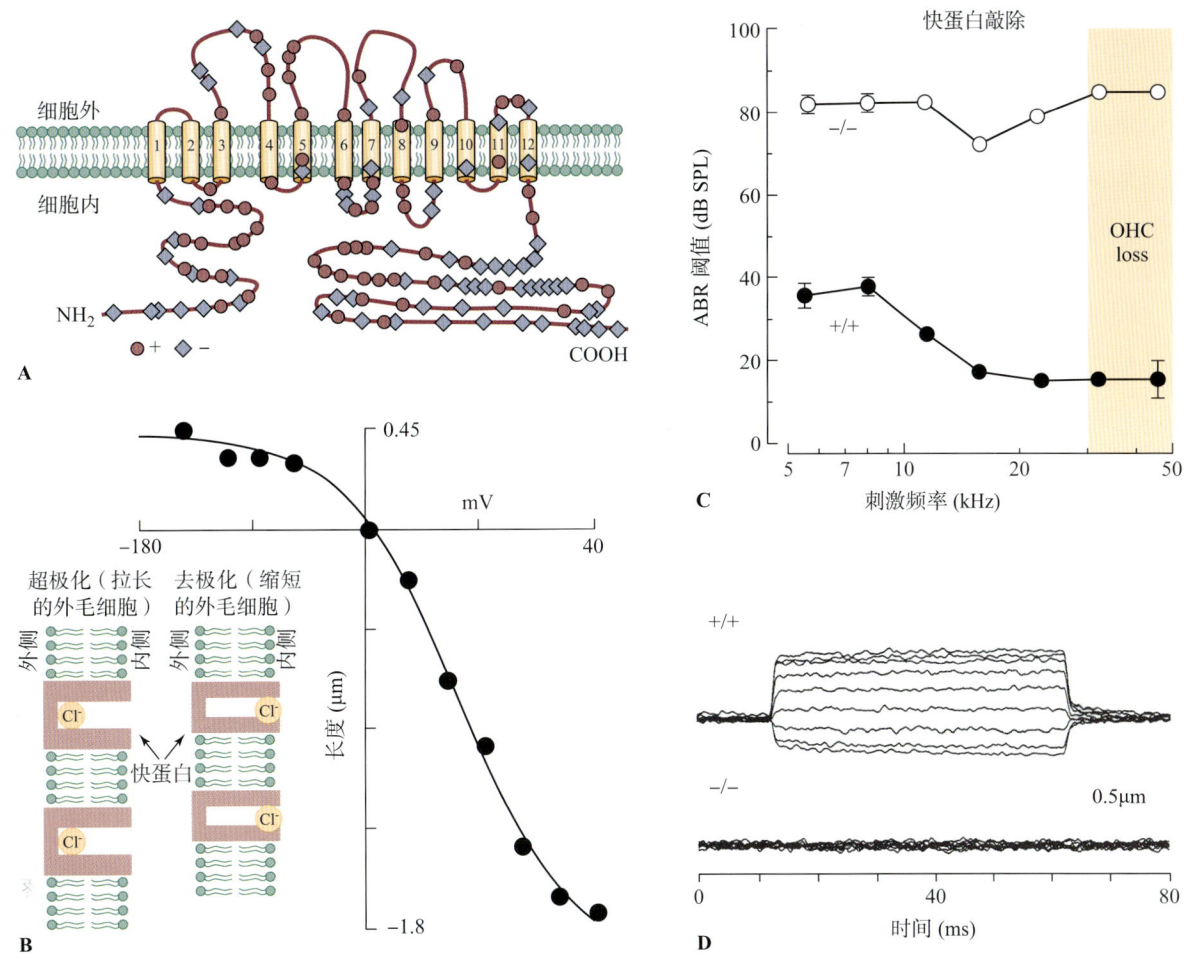

▲ 图 20-8 A. 快蛋白（SLC26A5）的膜拓扑结构示意图。该蛋白由 744 个氨基酸组成，预计有 12 个跨膜结构域和细胞内氨基末端（NH₂）和羧基末端（COOH）。圆圈和钻石分别代表带正电和负电的氨基酸。B. 一个孤立外毛细胞（OHC）的长度变化作为电压从 −68.4mV 保持电位步进的函数。插图说明位于质膜上的单个快蛋白分子可以根据跨膜电压在两种构象状态之间切换；去极化越大，越有可能采用较短的状态，反之亦然。非线性电容与长度的变化可能是由于阴离子的易位，如 Cl⁻（黄色圆圈），在超极化，胞质侧靠拢，向细胞内端在去极化。C. 靶向阻断快蛋白导致纯合子小鼠听觉脑干反应（ABR）阈值严重升高，孤立 OHC 缺乏体细胞运动（D）

A. 引自 Dallos P, Fakler B. Prestin, a new type of motor protein. *Nat Rev Mol Cell Biol* 2002;3:104. B. 改编自 Santos-Sacchi J. On the frequency limit and phase of outer hair cell motility: effects of the membrane filter. *J Neurosci* 1992;12:1906. C 和 D. 改编自 Liberman MC，Gao J，He DZ，et al. Prestin is required for electromotility of the outer hair cell and for the cochlear amplifier. *Nature* 2002;419:300.

动力学更加复杂。组成充满流体的 Corti 器的内外部柱状细胞充满了束微管和肌动蛋白微丝，这些微丝排列在一起，交叉连接，被认为在耳蜗隔膜内产生结构刚性[25, 140, 244]。内柱细胞的脚位于骨螺旋板附近，而外柱细胞底部位于基底膜上方，不受骨骼的支撑（图 20-10A 和 B）。因此，当基底膜在被动耳蜗中移位时，运动就发生在外柱细胞的底部附近，基底膜在内柱状细胞的底部旋转[104]。当外毛细胞收缩时，网状的层状结构在 Corti 器的顶端旋转，而基底膜和网状层则被拉在一起，从而提高了基底膜的整体位移[168, 349, 350, 383]。此外，与被动力学事件中的基质膜的全宽均匀（同步）移动不同，在主动力学过程中，位移的大小和阶段各不相同[83, 383, 388, 395, 396, 431, 495, 563, 609, 622]。尽管不同的实验室关于基膜运动的精确模式后的径向位移存在显著差异，许多人认为最大运动的位置在 OHC 区，而 OHC 区的运动相对于外柱细胞底部是不同步的。这一发现对于理解在转导过程中，内、外毛细胞反应之间的关系有重要的意义。

（五）盖膜病理生理学

盖膜由两个主要的基质元素组成：一组呈放射状排列的胶原纤维和一个由紧密包裹、小直径组成的条纹状基质，这些纤维通过交叉桥相互连接形成条纹状外观[209, 288, 300, 333, 559]。除了组成核心结构的各种胶原蛋白外，一组糖蛋白（α 覆膜蛋白、β 覆膜蛋白和耳胶蛋白）也是盖膜的组成成分[78, 193, 285, 319, 444]。它是在内耳中发现的一种糖蛋白，它与大胶原纤维有关，而 α 覆膜蛋白、β 覆膜蛋白则是纹状基质的组成部分。

盖膜的质量和刚度是决定结构共振特性的重要变量，进而影响其在声刺激时的位移模式。就像在基底膜的长度上测量的维度变化一样，盖膜的横截面积通过对完全水化组织标本的形态测量（图 20-9），显示从底部到顶点的增加[445]。此外，在盖膜的横向和径向轴上都观察到底端刚度梯度[199, 446]，它们与基底膜硬度梯度的报道相似（图 20-9）[139, 205]。综合来看，在盖膜的物理性质上，基底的梯度表明，这种结构可能支持纵向传播的传播波[181]，这就产生了第二个耳蜗频率的位置图。一些研究人员提出，在耳蜗螺旋线的任何给定位置，盖膜的共振频率大约比基底膜的特征或共振频率低大约半个八度[17, 18, 203, 641]。然而，直到有机会研究突变小鼠，盖膜完全脱离螺旋缘和 Corti 器表面的情况下[317]，直接证据证明盖膜作为转导元件的确切作用，在很大程度上是不可用的。

对小鼠（TectaΔent/Δent）的编码基因（Tecta）的基因进行靶向破坏，不仅导致了 α 覆膜蛋白的损失，而且还导致了 β 覆膜蛋白和耳胶蛋白的损失[317]。除此之外，条纹状基质也不存在，胶原纤维在小鼠的盖膜中紊乱，而不考虑其结构脱离螺旋体。在 scala 介质中自由浮动。就像正常动物的内毛细胞立体纤毛一样，在 α 覆膜蛋白突变小鼠中的 OHCs 的纤毛是与端顶部器官液体耦合的，并且小鼠显示出高阈值从而抑制了该条件（即一般来说，升高的神经阈值大约以 6dB/ 倍频的频率的增加而降低）。在特征频率上所呈现的对音调的响应所构建的机械输入输出曲线也更加线性（尽管只有约 35dB 的敏感度），频率选择性是正常的，或者至少是这样的。有趣的是，在基底膜调谐曲线上的第二个敏感区域，在正常小鼠的最佳频率下大约半八度音阶，在 α 覆膜蛋白突变小鼠中没有观察到，这表明盖膜可能对第二个共振负责。

这些发现表明，在低刺激水平下，OHC 需要增强基底膜的置换作用。在人类中，突变 TECTA 基因负责隐性和显性形式的耳聋——DFNB21、DFNA8 和 DFNA12 [378, 574]。在 DFNA8 或 DFNA12 患者中，听力损失是先天性的和非渐进性的[574]，在中频率比其他频率范围更严重，而 DFNB21 的患者则会严重耳聋，而发病可能是有语前或语后的[378]。

通过对一株小鼠的研究，进一步了解盖膜在转导中的作用，其中 Tecta 基因与常染色体的显性遗传性耳聋患者中发现与 Tecta 基因错义突变相关的突变在同一位点（Y1870C）[318] 被破坏[574]。盖膜分离，个体表现出与纯合子 Tecta ΔENT/ΔIHC 小鼠相似的表型，而杂合的小鼠虽然有条纹的表矩阵中断，Hensen 条纹丢失，IHC 区域的潜间隙扩大，但盖膜仍然附着。虽然基底膜阈值最小（10dB）杂合的升高，神经阈值升高约 55dB，这表明 IHC 区域中盖膜与网状板之间的精确空间关系是 IHC 和 OHC 之间的流体耦合相关的关键因素。

与表达异常 Tecta 基因的小鼠一样，在盖膜中失去的 β 覆膜蛋白与条纹状基质和 Hensen 条纹的丢失有关，尽管盖膜仍然附着在螺旋缘上[462]。在变异动物的盖膜中发现了 α 覆膜蛋白和耳胶蛋白，并在膜的底部已经观察到最高的 OHC 立体纤毛的印记。尽管在受影响的动物耳蜗底部，基底膜的敏感性稍微降低（如调优曲线提示提高 10dB），调优曲线锐度增强，在最佳频率下，通常观察到的第二个共振也会丢失。与在基底观察到的发现相反，神经敏感度在 < 20kHz 的频率下升高 40～50dB。在 β 覆膜蛋白的耳蜗底部观察到选择性的频率增强可能是由于该区域的纹状基质的丢失和纵向弹性耦合的减少的结果，从而减少了兴奋的传播，尽管这种解释仍然是推测性的。

对耳胶蛋白（Otog）编码的基因有针对性

第 20 章　耳蜗传导和听觉病理的分子基础

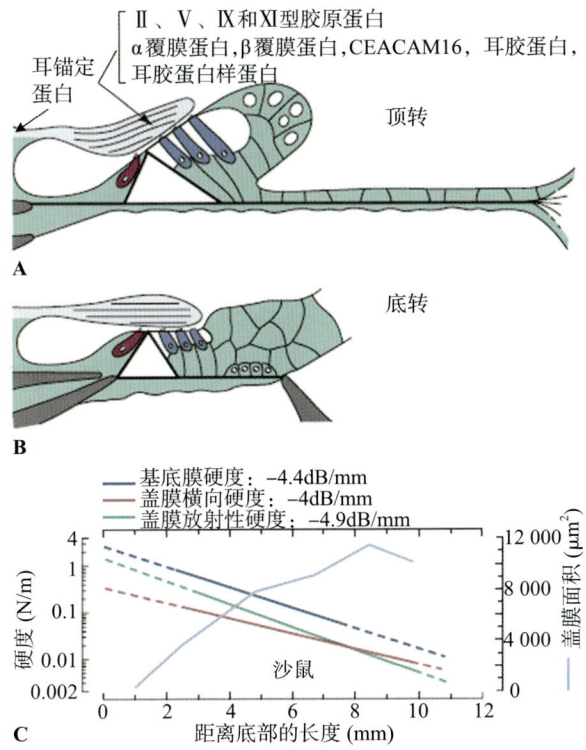

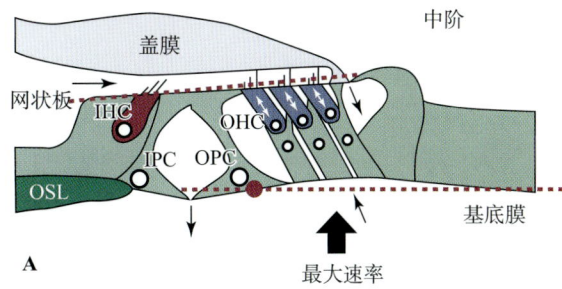

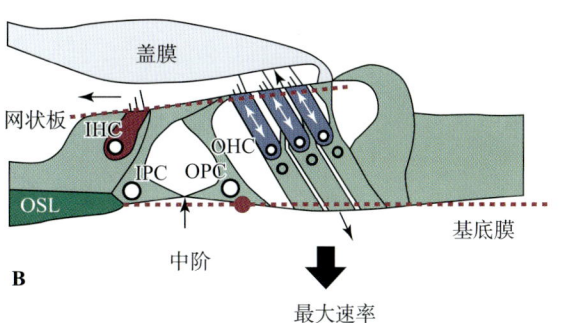

▲ 图 20-9　A 和 B. 耳蜗顶端（A）和基底转（B）的 Corti 器示意图显示了盖膜（TM）相对于 Corti 器表面的位置。TM 的主要蛋白包括 Ⅱ 型胶原、Ⅴ 型胶原、Ⅸ 型胶原和 Ⅺ 型胶原；α 和 β 覆膜蛋白；耳胶蛋白和耳胶蛋白样蛋白，以及 CEACAM16。Otoancorin 位于螺旋边缘的顶端。注意两个位置基底膜（BM）的宽度、厚度和外毛细胞长度的差异。C. TM[445] 的横截面面积及其刚度（横向和径向均进行了测量）[446] 表示为沙鼠耳蜗基底距离的函数。绘制了沙鼠基底膜硬度图以供比较[139]

A 和 B. 改编自 Spoendlin H. Innervation densities of the cochlea. *Acta Otolaryngol* 1972;73:235.

▲ 图 20-10　基底膜（BM）径向振动模型

A. 当 BM 向前庭阶移动时，在 BM 最大速度点处，两者之间的剪切运动 BM 和盖膜（TM）导致立体纤毛向兴奋方向弯曲，从而导致外毛细胞（OHCs）的去极化和收缩或缩短，将网状层（RL）拉向 BM。B. BM 向鼓室阶移动时，在 BM 速度最大时，纤毛束向抑制方向偏移，导致 OHCs 的超极化和伸长。虚线表示 BM 和 RL 的静止位置。请注意，位于 OPC 底部的 BM 上的大红点代表一个枢轴点，这使 Corti 器下方 BM 的位移与 OHCs 下发生的位移不一致

IHC. 内毛细胞；OHC. 外毛细胞；IPC. 内柱细胞；OPC. 外柱细胞；OSL. 骨螺旋板韧带（改编自 Nilsen KE, Russell IJ. The spatial and temporal representation of a tone on the guinea pig basilar membrane. *Proc Natl Acad Sci U S A*. 2000;97:11751.）

地破坏的老鼠在盖膜上表现出异常，主要是在螺旋状边缘附近的区域。这些动物的盖膜缺乏正常的纤维，在耳蜗的顶端和整个长度上都观察到盖膜边缘的异常杆状结构[508]。耳胶蛋白的缺失突变体的听力损失程度是高度可变的，即使在单个的小鼠体内也是如此。一些动物似乎经历了轻微的、频率无关的缺陷，而另一些动物似乎是完全失聪的，并且听力逐渐丧失。另一方面，杂合的小鼠有正常的表现型。人类耳胶蛋白基因的突变是导致自体隐性耳聋的原因。小鼠的研究结果表明，耳胶蛋白突变体的异常可能会增加盖膜对机械应力的敏感性。最近，在一个患有中度非综合征听力损失（DFNB84B）的家庭中发现了耳胶蛋白型基因（*OTOGL*）的突变，而在斑马鱼体内的 *OTOGL* 破坏产生了感觉神经性听力损失[683]。最后，编码另一种分泌的非胶原蛋白的基因（*CEACAM16*）突变，导致了在所有频率上的常染色体显性的进行性听力损失（DFNA4）[647]，而靶向空白小鼠在低频和高频上显示出进行性听力损失[648]。在盖膜上发现 CEACAM16，似乎与 α 覆膜蛋白结合。它也存在于齿间细胞、Deiters 细胞和 OHCs 中，位于最高立体纤毛的顶端，可能在盖膜和 OHC 立体纤毛顶端之间的形成连接[647]。

Ⅺ 型胶原 α-2 链（*COL11A2*）的缺失也会在盖膜上产生缺陷，导致轻度到严重的听力损失[361]。在突变小鼠中，盖膜比正常的小鼠要厚

一些，胶原纤维似乎比对照组的密度更小，排列均匀，也更无组织。COL11A2 被认为是一个通过影响大量存在 II 型纤维间的纤维间距，对盖膜的维护起着重要的作用。有趣的是，在杂合子小鼠和野生型小鼠之间存在表型差异。在表达 COL11A2 突变的患者中，观察到一个连续的缺陷，最温和的是常染色体显性、非综合征的耳聋（DFNA13）[361]，而常染色体隐性、非综合征性耳聋（DFNB53）[71]、71 个 Stickler 综合征位点（没有眼睛受累），以及是常染色体显性或常染色体隐性的遗传性耳背骨骺发育障碍综合征（OSMED）[418, 510, 581]，是最严重的表现形式。DFNA13 患者的听力损失发生在语前 [361]，不是进行性的，主要影响听力的中频范围 [361]；DFNB53 患者的听力丧失是一种语前、非进展性和严重的听力损失 [71]。

值得注意的是，IX 型胶原蛋白在盖膜中形成了 II 型胶原蛋白的异型性纤维 [514]。在这方面，已经发现了导致 Stickler 综合征的 COL9A1 基因突变 [566]。这种情况被作为常染色体隐性遗传，其特征是轻度到严重的听力损失，在高频域中更不敏感。虽然在螺旋韧带的纤维细胞中发现了 IX 型胶原，但包括无组织的胶原纤维组织的异常，局限于 COL9A1 靶向的小鼠的盖膜。然而，听觉脑干反应（ABR）阈值在 P30 上升高，而随着年龄的增长，灵敏度也会逐渐降低 [537]。

三、毛细胞的转导

尽管流体力学事件产生的 Corti 器振动模式是听觉的有效感官刺激，并形成了耳蜗位置和特征频率（即张力觉）之间关系的基础，但毛细胞是感觉转导的中心元素，因为它是受体细胞，是一种机械感受器，它能将机械转化为电能。人类耳蜗约有 3500 个 IHCs 和 12 000 个 OHCs，它们的密度约是 86 IHC/mm 和 343 OHC/mm，尽管在人群中普遍存在相当大的差异 [562, 614]。OHCs 的长度从耳蜗的底部不断增加到顶端，而 IHCs 的长度仍然保持一致（图 20-11C）。与一些感官系统（如嗅觉和感知系统）不同，在这些感知系统中，初级传入纤维显示特殊的外周末梢用于感知外部刺激，并将这些信息直接传递到中枢神经系统、静听系统，以及视觉和味觉系统，通过特殊的上皮细胞（受体细胞）感知环境，受体细胞位于特殊的周边器官（如耳蜗，半规管，耳石器官）中。另外，为静听系统提供服务的受体细胞由初级传入神经支配，不直接进入中枢神经系统。

（一）毛细胞的静纤毛

要了解转导力学，有必要仔细观察声受体细胞的顶端表面状态（图 20-11A 和 B），这样一来，很明显看出它们是高度分化的。许多类似的轴状突起，早期的解剖学家把单独的称为"纤毛"，统称为纤毛束，从每个受体细胞中投射出来。这些顶端的扩展被称为静纤毛，尽管它们显然不是真正的纤毛（也就是它们不符合真正纤毛的组织计划，其中两个中央小管被 9 个偶极微管包围着），更恰当地被认为是专门的微绒毛。所有的前庭毛细胞和低等脊椎动物的所有听觉毛细胞都配备了单个的纤毛，这是一种真正的纤毛，从每个受体细胞的顶端伸出来。由于观察到毛细胞在显微外科手术切除后，毛细胞转导保持不变，因此在很大程度上，动纤毛的功能是不确定的 [241]。同样有趣的是，在哺乳动物的不成熟的听觉毛细胞表面上，但在分化的最后阶段却丢失了。

从每个 IHC 伸出 50～70 个静纤毛，每个 OHC 伸出约 150 个，虽然对耳蜗的顶点，静纤毛在 OHC 的数量减少到不足人类和其他哺乳动物的耳蜗上静纤毛数量的一半（图 20-11F）[613]。IHC 和 OHC 的静纤毛长度从耳蜗基底到耳蜗顶端逐步增加（图 20-11D 和 E）。在一个纤毛束中，静纤毛的方向和模式是高度定型的，听觉毛细胞的整体结构在哺乳动物中是保守的。单个的纤毛束被组织成大约三排的静纤毛，它们是根据 IHC 的一个近似线性的主题排列，在 OHC 的情况下，以 W 的形式排列，以 W 的底部面对着耳蜗的侧壁（图 20-12）。静纤毛每一行的高度都是相同的，最长的行位于靠近螺旋韧带细胞的一侧和邻近的动纤毛，或者在成熟听觉毛细胞的基底上。静纤毛的长度以一种有序的方式减少，这些行逐渐接近于蜗轴，产生通常被描述为一个阶梯配置。由于这种安排，纤毛束有一种双向对称的平面，为

第 20 章 耳蜗传导和听觉病理的分子基础

定向灵敏度提供了基础。

插入点的附近静纤毛表面受体细胞（图 20-11B 和图 20-12C）只有一小部分的肌动蛋白细丝可以穿透表皮板，是一个密集的网络随机取向，相互关联的肌动蛋白丝挤在受体细胞的顶端部分[117, 160, 220, 549]。从静纤毛的基底上投射出的肌动蛋白丝的根，牢牢地固定在表皮板内，并与板内肌动蛋白丝相连，从而增强了结构的刚性。血影蛋白是主要的肌动蛋白的一个主要链接元素[133]，连同丝束蛋白、α-辅肌动蛋白（附着在肌动蛋白的末端）、原肌球蛋白、抑制蛋白（一种蛋白，调节肌动蛋白聚合和扣押肌动蛋白单体）、肌球蛋白、钙调蛋白和钙结合蛋白，这些化合物是主要的表皮板蛋白质的组成部分[513, 516, 517, 627]。最

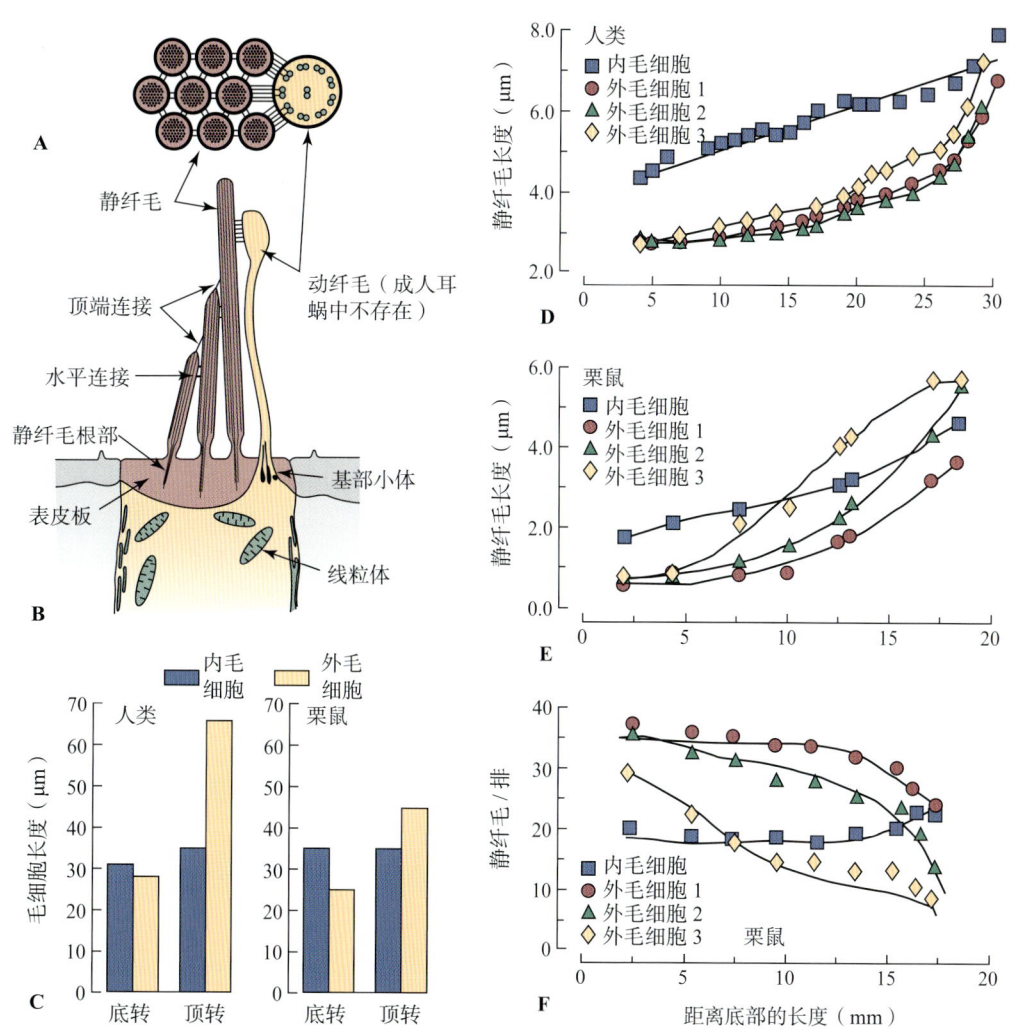

▲ 图 20-11 A. 通过毛细胞静纤毛和动纤毛的截面图（只存在于听觉毛细胞在早期的发展过程中），显示了构成静纤毛中的核心的肌动蛋白细丝和由构成动纤毛的 9 对微管包围的单双峰密集、常规排列。B. 毛细胞顶端区域说明较短的静纤毛和相邻的水平高的静纤毛的顶端连接，以及交叉边接所有相邻的静纤毛和动纤毛的水平连线（也显示在 A 中）。C. 内毛细胞（IHC）在顶端和基部长度相似，人类和灰鼠的 IHC 也是如此，而外毛细胞（OHC）的长度从基部到顶端大大增加。人类毛细胞（HCS）的数据来自 Nadol [379] 而栗鼠的数据来自 Lim [331]。D 和 E. 最高一排纤毛束中的静纤毛长度逐渐增加。人类的数据由 Wright 获得 [612]，栗鼠的数据由 Lim 获得 [332]。F. 每一行静纤毛的数量沿耳蜗隔膜作为距离的函数；数据来自 Lim [332]

A. 引自 Thurm U, et al. Studies of mechanoelectric transduction in concentric hair bundles of invertebrates. In Lewis ER, et al, eds: *Diversity in auditory mechanics*. Singapore: World Scientific; 1997:119. B. 引自 Pickles JO. *An introduction to the physiology of hearing*, ed 2. London: Academic Press; 1988.

近，RDX、PTPRQ、TPRN、MYO6 和 CLIC5 已经被固定在静纤毛的基底上，被认为形成了一个复合物，将肌动蛋白的肌动蛋白骨架与细胞膜结合[710]。在它的插入点上，由于静纤毛的收缩而产生的静纤毛，使得结构可以在受体细胞表面附近旋转，而不是弯曲，当机械扭曲时，它就像一个僵硬的杠杆。

关于受体细胞触发机制的大部分已知，是由静纤毛的变形或弯曲所表现出来的，来自于对静纤毛在其动态范围内的物理位移的研究。在这种情况下，值得注意的是，一个纤毛束为 30~60nm 的偏转产生了一个受体电位，相当于一个受体细胞的动态范围的 90%，这反映了一个非常陡峭和非常敏感的收缩反应关系[463]。这种挠度小于单个静纤毛的典型直径（即约 200nm）。正是在这个维度中，我们才能够开始认识到耳蜗精心设计的内在价值。能够检测声事件一样微弱 0dB 声压级（SPL）显然需要执行最佳的感觉细胞，而优化是通过将细胞在一个高度稳定的环境（囊性骨迷路）和支持它在一个刚性但灵活的基础设施（Corti 器）中来实现的。对这种结构复杂性的需求变得很明显，因为人们认识到，听觉的敏感性最终受到了纤毛束的布朗运动限制，据估计它是 1nm[52]，但由于固有的机械过滤而减少到 0.1nm 左右[95]。考虑到听力的绝对阈值要求基底膜的位移仅 0.1nm[494]，基膜的运动，如果不是主动的运动 OHC 提供的基底膜放大，则该运动将会减少约 0.001nm[494]，这一观察相对容易获得对这一问题的看法。放大基膜的运动阈值转化为位移的毛细胞静纤毛约 1nm，每旋转度的敏感程度为 30mV，这对应于位移约 0.4mV/nm 尖端的 3~4μm 长束[463]。

（二）静纤毛束的偏斜和受体电位

状态声受体细胞电位，与感觉系统中的受体细胞一样，是根据刺激来评分的，而在其动态范围内，与静纤毛束运动相关的位移 - 电压曲线通常是 S 形[91, 240, 460, 463]。这种关系的本质与观察一致，即受体电位的大小与其工作范围内最敏感的纤毛偏转的程度成正比，但在两个方向上都有较大的偏转（图 20-12G）。向最高的静纤毛束偏转时，毛细胞去极化，而在最高的静纤毛的方向上，这个纤毛束的偏转则会使细胞过度极化（图 20-12G）。这些发现支持了纤毛束极性是正常毛细胞功能基本元素的观点[343]。此外，相对于它的静止状态，位移 - 电压曲线是高度不对称的，使得响应从较高的静纤毛离开的偏斜比在兴奋性或去极化方向上的偏斜小，而在垂直于这个轴的方向上的纤毛束的偏转不会产生任何反应。此外，沿着中间或斜轴的位移，会产生与沿对称轴矢量投影成正比的反应[159, 503]。

（三）毛细胞转导通道

与机械诱发反应相关的毛细胞电导变化表明，当静纤毛向兴奋方向偏转时，传导渠道在细胞膜开放和产生电流，导致细胞膜去极化，而静纤毛的向抑制方向运动则导致细胞膜的封闭转导通道[240]。在 22℃的 40μs 的数量级上[86]，毛细胞对纤毛束位移反应的潜伏期非常快，对受体电流的动力学分析表明，在 4℃的情况下，为了应对大量的纤毛束位移，约需 100s 才能到达稳定状态[85]。激活时间与纤毛束位移的大小成反比，与温度相关，而与受体电流相关的快速偏移时间则遵循正电压步骤[85]。因为酶系统或第二信使的反应太慢，不足以构成传感器反应的基础，这些数据表明，换能器通道的激活与静纤毛的位移是直接耦合的[85]。额外的研究支持两态模式，即转导通道在一个开放或封闭的状态下运作，根据纤毛束偏转的程度，处于一个或另一个状态的可能性[90, 230, 389]。在此基础上，建立了一种与转导通道相关联的弹性机械连杆的概念，并建立了一种基于正向脉冲的传感器电流的偏置动力学模型，独立于一定的临界极限以外的负立体束位移。根据这个模型，这些连杆在负位移时松弛，因此不会影响通道的状态[85]。

在此模型的基础上，前面描述的非对称位移电压曲线被解释为少量的转导通道，10%~15% 在静止状态下处于开放状态。当静纤毛向最高的静纤毛弯曲时，通道打开的可能性增加，并使膜阻力降低。相反地，在抑制方向上静纤毛的最大偏转时，在静止时打开的转导通道关闭并使细胞

第20章 耳蜗传导和听觉病理的分子基础

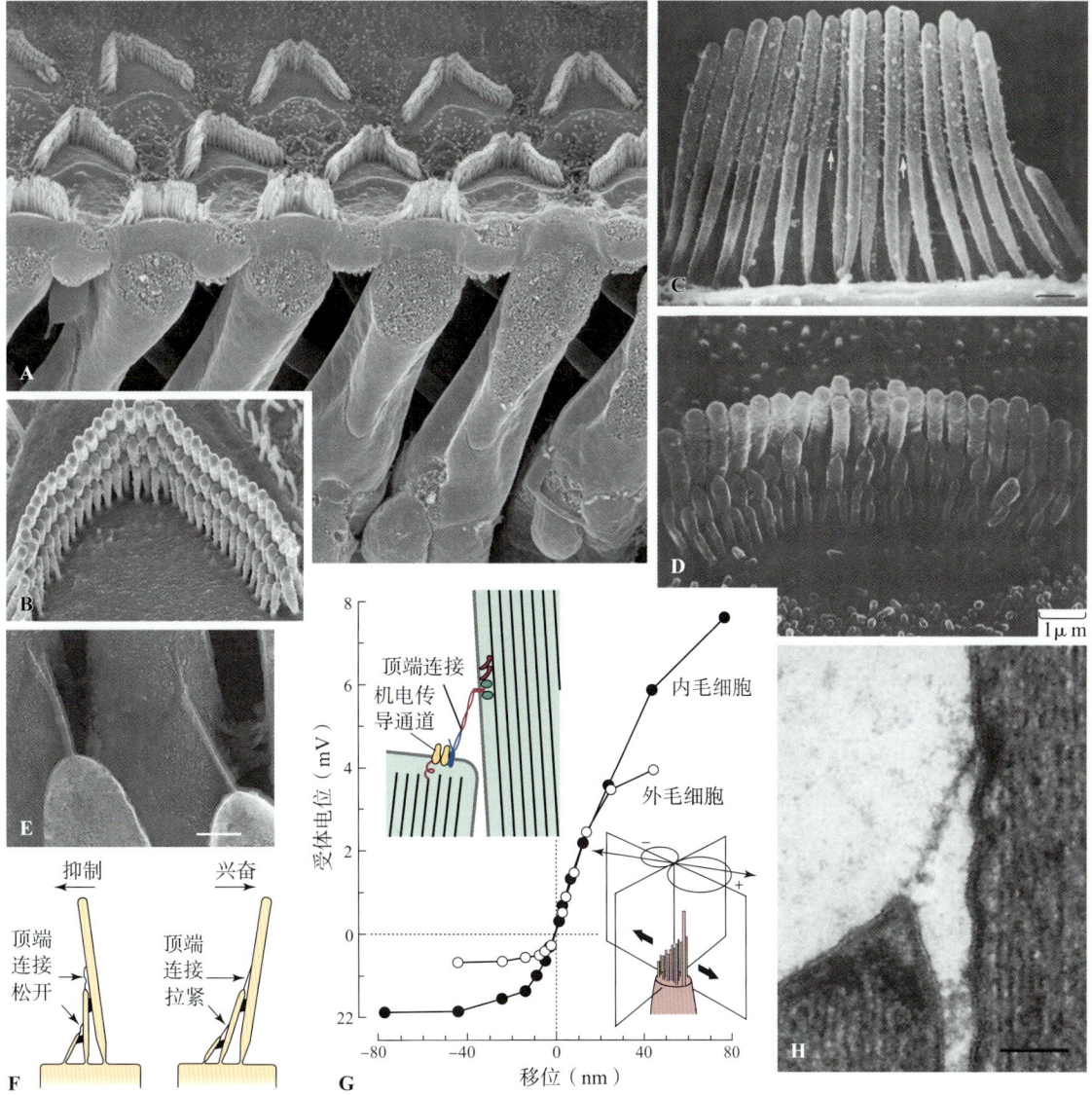

▲ 图20-12　**A.** 小鼠耳蜗外毛细胞（OHC）区域的扫描电镜（SEM）显示，除去盖膜和支柱细胞后，大的细胞间室中 OHC 占据原位。**B.** 扫描电镜的高倍显示单个 OHC 的高度有序的纤毛束。**C.** 豚鼠耳蜗内毛细胞（IHC）中最高一排静纤毛的 SEM。视图是朝向蜗轴。注意与相邻的静纤毛相邻的水平连接（箭），以及当每个静纤毛接近毛细胞顶端表面时，它们变窄了。标尺是 500nm。**D.** 豚鼠耳蜗免疫组化扫描电镜显示，与 OHC 的 V 型或 W 型排列特征相比，静纤毛排列接近直线。**E.** 从豚鼠耳蜗毛细胞顶端连接的高分辨率图像显示，在较高的静纤毛上的上插入点，链接发生了分散。比例尺是 100nm。**F.** 示意图显示纤毛束向较高的静纤毛方向偏转，导致顶端连接（右侧）伸长，传导通道打开；纤毛束向较短的静纤毛的偏转会产生顶端连接压缩（左），从而关闭任何打开的传导通道。**G.** 小鼠耳蜗顶轮产生的 IHC 和 OHC 的受体电位在体外维持，以应对毛束移位。上插图，说明顶端连接和相关的机电转导（MET）通道在链接的每一端。更低的嵌入，纤毛束的方向灵敏度表明，垂直于对称轴的纤毛束的运动产生无响应，和位移在有角度的方向产生减少的响应。**H.** 透射电镜示张力作用下的顶端连接。注意尖端环两端的电子密度，以及静纤毛膜被拉到一个张力很高的点（**B**、**C** 和 **E**）

A 和 B. 引自 Friedman TB, Hinnant JT, Fridell RA, et al. DFNB3 families and Shaker-2 mice: mutations in an unconventional myosin, myo 15. *Adv Otorhinolaryngol* 2000;56:131. C、D 和 F. 引自 Pickles JO. *An introduction to the physiology of hearing*, ed 2. London: Academic Press; 1988; E 和 H. 引自 Kachar B, Parakkal M, Kurc M, et al. High-resolution structure of hair-cell tip links. *Proc Natl Acad Sci U S A* 2000;97:13336. G. 引自 Russell IJ, Richardson GP, Cody AR. Mechanosensitivity of mammalian auditory hair cells in vitro. *Nature* 1986;321:517; Upper inset, Modified from Holt JR, Corey DP. Two mechanisms for transducer adaptation in vertebrate hair cells. *Proc Natl Acad Sci U S A* 2000;97:11730; Lower inset, From Flock A. Transducing mechanisms in the lateral line canal organ receptors. *Cold Spring Harb Symp Quant Biol* 1965;30:133.

超极化。在开放或封闭状态下的时间所占的比例是静纤毛的机械位移程度的函数。此外，众所周知，当约 50% 的通道打开时，纤毛束的硬度至少达到了位移受体势曲线的最大灵敏度，这一发现支持了门控模型[238, 461]。

在传导激活阶段，对纤毛束附近不同位置，以及通过在纤毛束周围不同位置局部应用氨基糖苷类抗生素[229]来阻断传导的研究[246]显示转导通道位于静纤毛的附近[299]。对于这一观点的进一步支持是通过影像学研究提出的成像研究中，钙最初是在束偏折后在静纤毛尖端被识别出来的，后来在结构的底部被识别出来[113]，这一发现支持了这样一种观点，Ca^{2+} 进入静纤毛通过转导通道位于顶端。基于高速钙成像技术，在顶端连接的下端（图 20-13C）中，所有的转导通道都位于最高的静纤毛上，并且估计表明每个静纤毛有两个转导通道[728]。

因为在毛细胞上存在少量的转导通道，所以识别它们的分子组成是困难的[84, 94]。来自果蝇的无脊椎动物研究和非哺乳动物脊椎动物（斑马鱼）的研究结果表明，哺乳动物毛细胞的转导通道基因的最佳候选者属于瞬态受体电位（TRP）基因家族[286, 504]。尽管 Trpc3/Trpc6/ 小鼠的听力正常，但在 OHC 中双失效的听力损失和机械换能器电流的减少[726]，和 Trpv4$^{-/-}$ 小鼠具有似乎与年龄相关的听力损失[727]。最近的几项研究表明，在顶端连接和机械转导通道之间的联系，以及跨膜蛋白——TMC1[702]，负责 dfnb7/dfnb11/dfna36；TMHS[704]负责 DFNB66/DFNB67 和 TMIE[705]负责 DFNB6 的研究很明显，需要进行额外的研究来确定转导通道的分子特征，以及其他相关的蛋白质及其在转导中的作用。

（四）转导通道的离子选择性

毛细胞转导通道对大量的单价和二价阳离子具有渗透性，其中包括小的有机阳离子，如胆碱和四甲基铵；这表明该通道的内径相对较大，约为 0.7nm，而且通道相对是非选择性的[87, 389]。众所周知，K^+ 在体内携带着受体电流的主要部分，如 3 个观察结果所示：①在内淋巴中 K^+ 的浓度很高[27, 259, 519]；②换能器电流的逆转电位与内耳蜗电位是相同的[459]；③在刺激后，在淋巴液中发现的 K^+ 浓度增加[257]。由于联合耳蜗内正电位（+80mV）和毛细胞的负细胞内电位（–40～–60mV），在顶端的毛细胞膜上建立了一个巨大的潜在梯度（＞120mV，图 20-14）。当纤毛束被偏转，转导通道打开时，内淋巴中的 K^+ 离子通过静纤毛转导通道，被冲进一个巨大的电化学梯度。这种内向的传感器电流流过基底外侧膜并产生受体电位，而电压门控的 Ca^{2+} 通道被激活，这导致了 Ca^{2+} 和从毛细胞根部释放的神经递质。

（五）转导通道的门控系统

解剖支持存在机械连接门，该机械连接门开启和关闭传导通道的发现，有赖于较短的静纤毛和相邻高静纤毛之间延伸到顶端连接的明确（图 20-11B），连接远端每个静纤毛的末端与相邻的较长静纤毛（图 20-12）[415]。顶端连接平行于纤毛束[82]的偏振轴排列，因此在决定纤毛束对位移方向灵敏度的机制中起作用。当纤毛束向较高的静纤毛方向偏移时，顶端连接被拉伸，这在物理上打开了传导通道，引起兴奋（图 20-12G）。

当纤毛束偏离较高的静纤毛时，顶端连接放松，这导致通道关闭。垂直于对称轴束的运动很少或不产生响应，因为顶端连接上的张力没有变化。另一方面，静纤毛束的正交位移产生与施加力成正比的响应减小。

顶端连接的存在也可以解释转导通道的快速响应，而弹性连接，如前所述，也可以解释为什么转导通道可以被拉开而不是被推合。此外，顶端连接的排列可以解释为什么每个毛细胞的转导通道数量如此之少。

顶端连接的化学成分是糖蛋白，糖蛋白似乎组织两个螺旋细丝交织在一起，通过电凝性插入斑块（图 20-12H）在较高的静纤毛侧（图 20-12E）的两个点分叉和附着，在短静纤毛的顶端，通过三个锚丝[262]。顶端连接的分子完整性提示连接取决于钙的存在，证明与 Ca^{2+} 螯合剂治疗制剂 BAPTA[1，2- 双（邻氨基苯氧基）乙烷 -N，N，N′，N′- 四乙酸]，消除机械电转导[33]。处理

第20章 耳蜗传导和听觉病理的分子基础

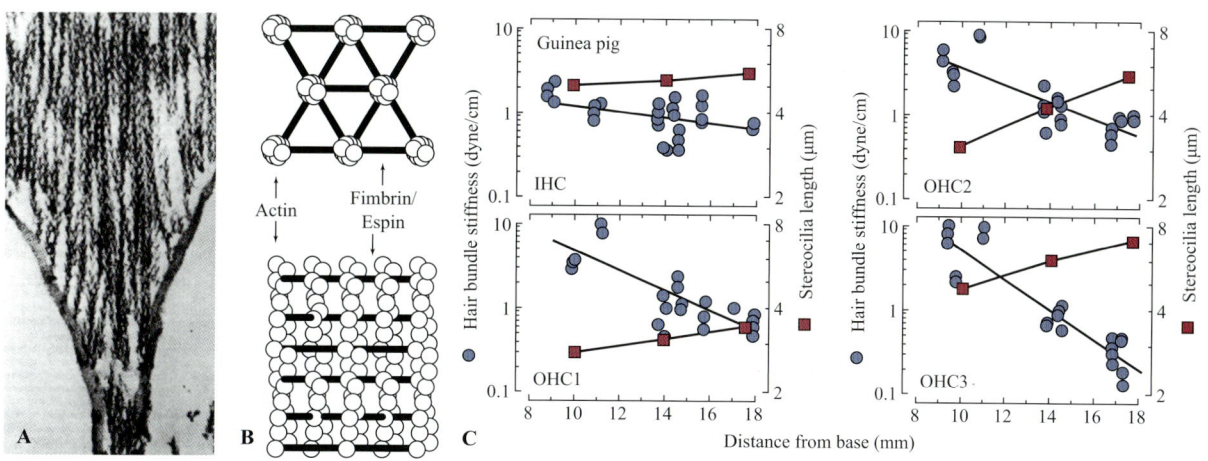

▲ 图 20-13　A, The uniform polarity of actin filaments within the stereocilium is demonstrated in a lizard cochlea by incubating preparations with the S1 fragment of myosin, thereby marking the polarity of the filament. The arrowhead-like appearance of actin filaments indicates that their pointed ends are located proximal to the hair cell body and that the barbed ends of actin filaments are located at the stereocilia tips. B, Paracrystalline array of actin filaments depicted in the longitudinal orientation (bottom) and in cross section (top), showing the cross-linkages composed of fimbrin and espin. C, Stiffness of hair bundles of guinea pig hair cells as a function of distance along the cochlear partition (circles). Also shown are lengths of the tallest row of stereocilia for each hair cell row at three basilar membrane locations (squares). IHC, inner hair cell; OHC, outer hair cell.

A. From Tilney LG, DeRosier DJ, Mulroy MJ. The organization of actin filaments in the stereocilia of cochlear hair cells. *J Cell Biol* 1980;86:244.
B. From Tilney LG, Egelman EH, DeRosier DJ, Saunder JC. Actin filaments, stereocilia, and hair cells of the bird cochlea. II. Packing of actin filaments in the stereocilia and in the cuticular plate and what happens to the organization when the stereocilia are bent. *J Cell Biol* 1983;96:822.
C. Data from Strelioff D, Flock A. Stiffness of sensory-cell hair bundles in the isolated guinea pig cochlea. *Hear Res* 1984;15:19.

制剂所示，BAPTA破坏末端连接，并且声波过度刺激也会导致顶端环断裂[416, 540]。Zhao和其合作者[632]进行了重要的观察，发现暴露于BAPTA后，顶端连接断裂，24h内再生，从而恢复了过程中的机电转导。在与声学过度刺激相关的暂时性阈值偏移恢复时，也许存在类似的动态。

最近的研究表明，顶端连接是由两种属于钙黏蛋白超家族的蛋白胞外结构域组成，这两种蛋白通常介导细胞之间的黏附——钙黏蛋白23（CDH23）和原钙黏蛋白15（PCDH15）[8, 507, 520]。末端连接以非对称复合物的形式形成，包括定位于末端连接上段的CDH 23同源二聚体和位于下段的PCDH15同源二聚体，两种蛋白在其NH2末端的易位中相互作用（图20-13C）[267]。

编码钙黏着蛋白23的基因在DFNB12[60]患者、1D型Usher综合征患者[58, 60]、waltzer（v）小鼠[120, 589, 610]和突变斑马鱼Sputnik中存在缺陷位点[520]。1D型Usher综合征以一系列症状和体征为特征，包括先天性感音神经性聋、色素性视网膜炎和前庭功能障碍[58]。属于DFNB12组中的患者表现出严重的语前感音神经性听力障碍[67]。waltzer小鼠胚胎晚期和产后早期的静纤毛异常包括动纤毛错位和单个毛细胞上存在多个静纤毛束岛[120, 589, 610]。尽管waltzer小鼠的静纤毛是在发育早期定位正确，但正常静纤毛束的特征性极化丢失，并随着退化，方向变得混乱[120]。在纯合子Cdh23^(v-2J)或cdh^(23v-6j)突变周龄动物中不能检测到对强声刺激的ABRs，而且在waltzer突变体的另一对偶变异体Cdh^(23v-Bus)中，也没有在任何年龄检测到ABRs[628]。

基因互补试验表明，作为近交系小鼠常见特征——年龄相关性听力损失基因位点[144, 251, 253, 607, 636]为Cdh23[384]的等位基因，噪声引起的听力损失的易感性与这个位点有关[105, 226, 635]。因此，虽然Cdh23的某些突变与耳聋直接相关，但其他突变可能增加与年龄、环境因素（如听觉创伤）或其他遗传因素有关的听力损失的易感性，可能是由于结合力的改变或降低了Cdh23的稳定性。

编码原钙黏着蛋白15的基因缺陷是导致1F型Usher综合征[12, 15]，DFNB23[11]和Ames waltzer

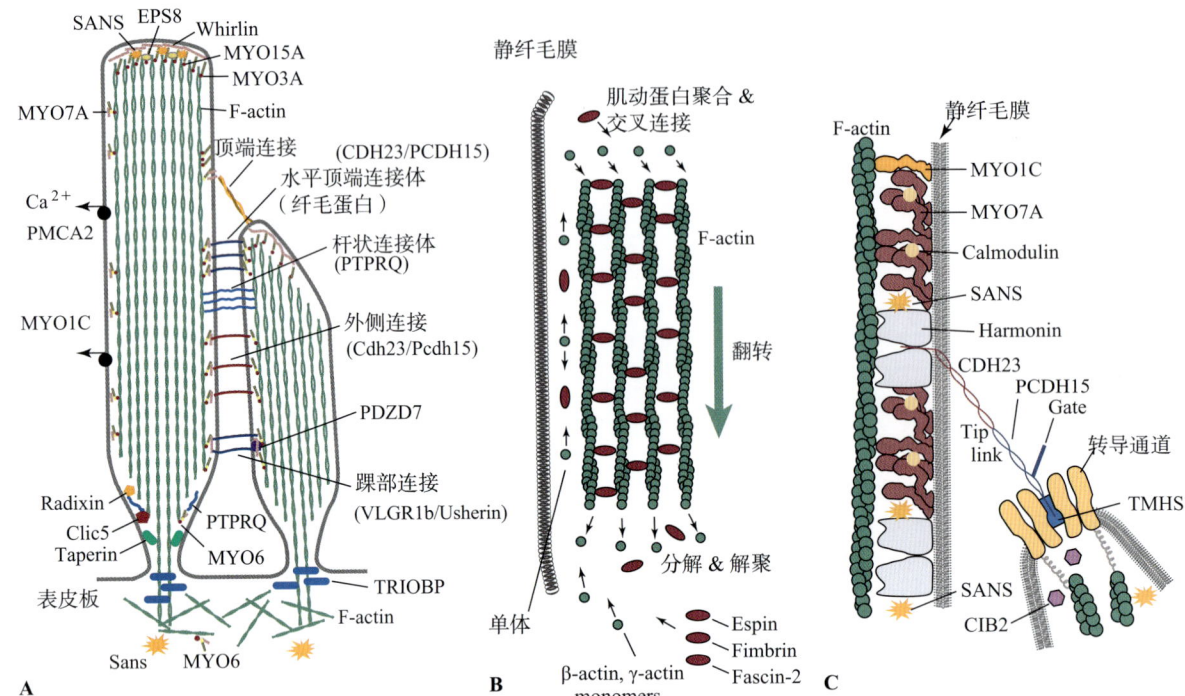

▲ 图 20-14　A. 通过位于相邻行的两个静纤毛，通过顶端连接和其他连杆连接的纵切面示意图。注意，侧链和踝链仅在发育中的耳蜗毛细胞中发现，成熟毛细胞中发现非常规肌球蛋白，包括肌球蛋白 XVa 和 Ⅲa，主要集中在静纤毛顶端；肌球蛋白 Ⅶa 和 Ⅰc，在静纤毛轴上；肌球蛋白 Ⅵ，肌球蛋白超家族中唯一已知的向肌动蛋白丝顶端移动的成员，位于静纤毛基部和角质层。Whirlin 也集中在静纤毛的顶端，而根蛋白 Clic5 和 Ptprq 则集中在静纤毛的底部附近。具有长胞外结构域的跨膜蛋白，包括钙黏着蛋白 23、原钙黏着蛋白 15、Vlgr1b、引导蛋白，以及硬纤毛蛋白和 Ptprq，它们似乎是特定的静纤毛间连接的组成部分。细胞内支架蛋白——harmonin, SANS 和 Pdzd7——可以将具有长胞外结构域的跨膜蛋白固定在 F-actin 核上。B. 静纤毛内肌动蛋白翻转的踏车现象模型，描述了肌动蛋白聚合和交联发生在位于静纤毛顶端的肌动蛋白丝的倒刺端以及位于静纤毛基部的肌动蛋白丝的拆卸和解聚。C. 转导通道的示意图，包括顶端连接复合体、肌球蛋白适应马达和调和蛋白

A 和 B. 改编自 Rzadzinska AK, Schneider ME, Davies C, et al. An actin molecular treadmill and myosins maintain stereocilia functional architecture and self-renewal. *J Cell Biol* 2004; 164:887. C. 改编自 Gillespie PG, Cyr JL. Myosin-1c, the hair cell's adaptation motor. *Annu Rev Physiol* 2004; 66:521.

（av）小鼠耳聋[14]。除先天性耳聋外，那些受 1F 型 Usher 综合征类型影响的患者表现出前庭功能障碍的迹象，并遭受视网膜色素变性的后果[12,15]。不同变株 Ames-waltzer 小鼠毛细胞的静纤毛束表现出异常形态，随后毛细胞死亡和退化的 Corti 器[12,15,16,207,398,426]。IHC 和 OHC 的静纤毛在产后早期变得紊乱，正常纤毛束的典型的阶梯轮廓消失，是静纤毛束异常的清晰表达。前庭神经也有类似病理变化的毛细胞[426]。尽管 Pcdh15^(av-Jfb) 等位基因纯合子小鼠似乎对高水平声刺激有反应[207]，但声刺激无法在已研究的几个等位基因纯合子小鼠中引起反应[16,398,426]。值得注意的是，在 Cdh23 和 pcdh15 突变小鼠中观察到的毛细胞异常，可能是这些蛋白发挥其他作用的结果。

（六）静纤毛的合成

如前所述，静纤毛不是真正的纤毛，而是毛细胞顶端质膜的微绒毛延伸。这些延伸部分由微丝紧密包裹，微丝贯穿每个特殊绒毛的长度[163]。与其他上皮细胞的微绒毛（如肠上皮细胞的刷状边缘）一样，纵向排列的静纤毛微丝由六角形紧密排列的肌动蛋白丝束组成。丝状肌动蛋白单体是极性分子，成束内的单丝平行排列，呈现共同的极性（图 20-15A）[161,548]。该组织方案提供了一个更新静纤毛的框架，因为肌动蛋白单体纳入肌动蛋白细丝较早组分在静纤毛中的肌动蛋白丝

第20章 耳蜗传导和听觉病理的分子基础

以大约 2.5μm/d 的速度向细胞体循环[467, 482]。然而，最近的数据表明，基于蛋白质结合到静纤毛的周转率比观察到的要慢得多，大约有 1 个月的半衰期，而且没有观察到踏车现象[729]。短的、传统的微绒毛，如 Hensen 细胞和外指骨细胞上发现的微绒毛，这些速率比总的周转速率要慢得多[194]。肌动蛋白丝的更新和（或）静纤毛内肌动蛋白丝的适当交联，在声过度刺激的修复和恢复中起着重要的作用，如果该系统不能正常工作，可能会产生严重的耳病理后果。组成静纤毛核心结构的六边形肌动蛋白束是由肌动蛋白结合蛋白维持的。而肌动蛋白结合蛋白包含网素 / 丝束蛋白和纺丝，从而可使单个肌动蛋白细丝交叉连接在一起（图 20-15B）。这些衔接蛋白发生在频繁和沿轴均匀间隔的肌动蛋白丝[133, 160, 501, 548, 551]，符合与交叉 α- 螺旋亚单元点的典型关联，它们具有高度的组织性和协同性[548]。相邻肌动蛋白之间广泛的交联细丝赋予每个静纤毛高度的刚度（图 20-15C）[533]，从而使肌动蛋白元件在偏转过程中的独立运动最小化，从而使单个静纤毛像一根刚性棒一样运动，如果过度偏斜，它就会像玻璃一样断裂[162]。此外，肌动蛋白丝在捆绑时既不拉伸也不压缩，但是由于肌动蛋白交联蛋白和肌动蛋白丝状蛋白之间的结合的灵活性，它们看起来会相互滑动[549, 584]。值得注意的是，过度声刺激后，静纤毛肌动蛋白丝之间的交联桥数量减少，导致暂时性阈值升高，从而降低静纤毛刚度[550]。

（七）细胞骨架蛋白缺陷导致耳聋

细胞骨架肌动蛋白存在于两个高度保守的形式之一，β- 或 γ- 形式，蛋白质仅位于分子的 NH_2 末端的 4 个氨基酸[142]。两种形式通常在哺乳动物非肌细胞中共表达[272]；然而，与大多数以 β- 肌动蛋白为主要形式的非肌肉细胞不同，在听觉毛细胞中，γ- 肌动蛋白是蛋白质的主要变体，它是细胞内的无所不在地分布[223]。另一方面，β- 肌动蛋白表达，仅限于静纤毛[482]。γ- 肌动蛋白基因的突变（ACTG1）导致常染色体显性遗传性进行性听力损失（DFNA20/26）[572, 639]，可能的后果是修复肌动蛋白细胞骨架能力减弱（图 20-13）的影响。在编码 γ- 肌动蛋白的基因表达功能无效突变基因的小鼠模型是可用的，从这种突变动物在产后早期获得正常听力[41]。然而，从 ABR 和畸变产物耳声发射（DPOAE）记录可以看出，这段相对短暂的正常时期让位于进行性听力损失[406]。病理的第一个形态学征象表现为毛束断裂，随后毛细胞和支持细胞丢失。这些数据表明，β- 肌动蛋白对正常发育的静纤毛束是充分的，而 γ- 肌动蛋白是维持其他常发育所必需的。洞察 γ- 肌动蛋白在维修过程中的作用可以从噪声暴露研究中获得。原来，噪声暴露后静纤毛的核心的 f- 肌动蛋白细丝中偶尔出现间隙，这些差距是 γ- 肌动蛋白的抗体标记。很自然，这些发现表明，γ- 肌动蛋白可能是修复创伤纤毛束所必需的。类似的差距在与 Actg1$^{-/-}$ 小鼠相关的成熟肌动蛋白丝也被观察到，这再次表明 γ- 肌动蛋白静纤毛结构完整性的必要的[41]。同样，β- 肌动蛋白基因的突变（ACTB）导致常染色体显性遗传的进行性听力损失[642, 643]。有条件基因敲除的小鼠 Actb（Actbflox/Atoh-cre）会出现高频进行性听力损失，Actg 或 Actg-flox/Atoh-cre 基因敲除小鼠的一般听力损失不同[41, 406]。此外，Actb/Actg 条件双敲除小鼠不产生含有肌动蛋白的静纤毛，这表明静纤毛需要一个或另一个细胞质肌动蛋白才能正常发育，但任何一个蛋白的缺失都会导致进行性听力损失。

肌动蛋白 espin 在维持静纤毛基础结构中的重要作用，也已在纯合子的聋哑小鼠中被确认为抽动（je）突变[634]，这一发现导致了 ESPN 基因在人类常染色体隐性、语前和重度听力损失（DFNB36）中的突变[381]。抽动性状是自发产生的，纯合子突变动物表现出静纤毛异常、毛细胞变性、耳聋和前庭系统功能障碍[26, 115, 511, 512, 529]。虽然静纤毛似乎发育正常，但一般较正常发育短，且在产后早期发生变性；纯合子突变动物一生中对声音刺激反应迟钝。有趣的是，在毛细胞中 espin 的过度表达导致了不正常的长静纤毛，这表明 espin 的表达水平对正常静纤毛的发育是至关重要的[466]。Espin 主要在纤毛束中表达，并沿整个静纤毛长度分布（图 20-13）[634]，尽管已有少量 Espin 染色在鸡的角质层板和体细胞中被观察

第五篇 内 耳

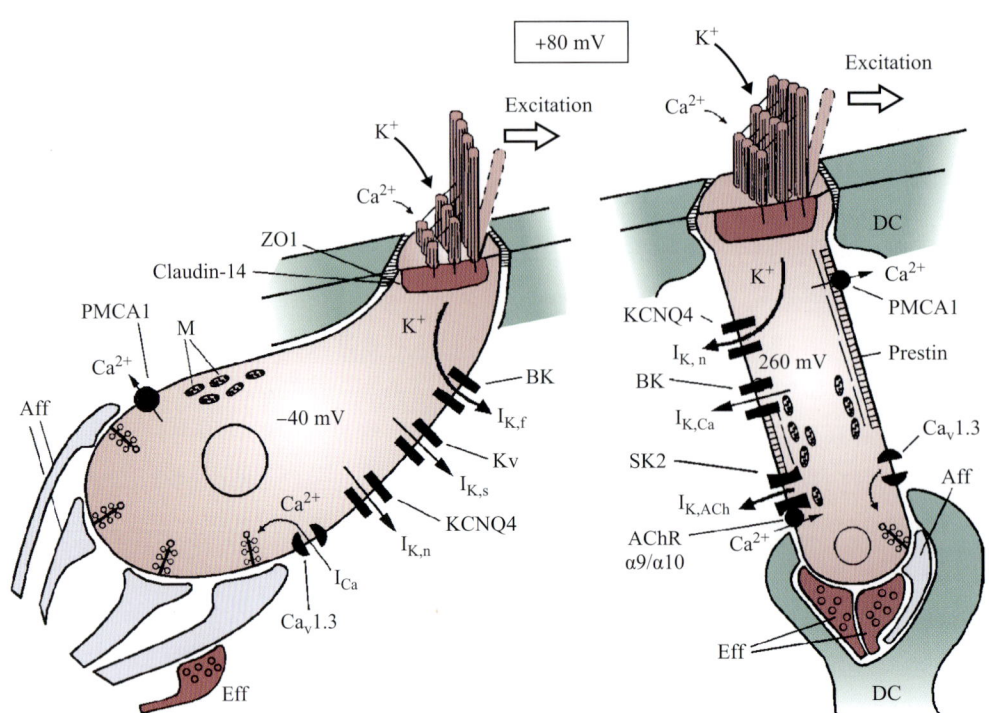

▲ 图 20-15 Drawing of an inner hair cell (IHC; left) and an outer hair cell (OHC; right) illustrates some of the basolateral membrane ion channels, pumps, and contacts by nerve endings. Three potassium currents in the IHC are shown: The K⁺ current with fast kinetics, $I_{K,f}$, is carried by the large-conductance Ca^{2+}-dependent and voltage-dependent K⁺ channel, BK; the $I_{K,s}$ current with slow kinetics is carried by a voltage-gated potassium channel (Kv). Both of these are outwardly rectifying. A slow delayed rectifier activated at negative potentials, $I_{K,n}$, carried by KCNQ4 channels also is shown. In OHCs, the major basolateral membrane K⁺ current is $I_{K,n}$, which is active at negative potentials and is carried by voltage-dependent KCNQ4 channels. A smaller voltage-dependent and Ca^{2+}-dependent current, $I_{K,Ca}$, carried by BK channels, is also present. In addition, acetylcholine (ACh) released by efferent nerve terminals binds to acetylcholine receptors (AChRα9/α10) on OHCs that activate Ca^{2+}-permeable excitatory channels, which evokes a hyperpolarizing potassium current ($I_{K,ACh}$) mediated by a small-conductance Ca^{2+}-activated potassium channel (SK2). Both IHCs and OHCs have voltage-gated Ca^{2+} currents (I_{Ca}) mediated by L-type Ca^{2+} channels ($Ca_{V1.3}$) that open during depolarization, which causes Ca^{2+} to enter the cell and trigger neurotransmitter release. Ca^{2+} is extruded from both hair cell types through plasma membrane Ca^{2+}-ATPase isoform 1 (PMCA1) pumps; PMCA3 is localized to the cuticular plate region of IHCs (PMCA2a is concentrated in the stereocilia). Note that most channels are actually located in the basal portion of the membrane. In addition, claudin-14 is localized to the tight junctions near the apical membrane, and zona occludens-1 (ZO-1) is located near the tight junctions and cuticular plates of both hair cell types as well as supporting cells. Prestin is present along the lateral cytoplasmic membrane of OHCs. Aff, afferent nerve ending; Eff, efferent nerve ending; DC, Deiters cell; M, mitochondria.

Modified from Geisler CD. *From sound to synapse: physiology of the mammalian ear*. New York: Oxford University Press; 1998.

到 [324]。虽然纤维蛋白也在交联肌动蛋白丝中发挥作用，但与 espin 相比，其活性受到 Ca^{2+} 的抑制 [38]。因此，在 espin 缺失的情况下，Ca^{2+} 进入静纤毛可能破坏肌动蛋白核的稳定性，并可能作为触发病理改变后果 [634]。同样值得注意的是，与纤维蛋白相比，espin 与肌动蛋白的亲和力更高，可能在形成后发挥重要的稳定因子的作用 [38]。尽管来自小鸡的研究数据表明，espin 在早期表达，即静纤毛开始伸长的时候 [324]。由 ESPN 在人类中的突变引起的常染色体显性听力损失也已被确认 [129]。

在外周听功能有明确作用连接蛋白的背景下，发现了一个完整的膜蛋白基因家族，它似乎将肌动蛋白细胞骨架与质膜连接起来，这些是听觉的基本元素，包括 ezrinradixin 膜突蛋白家族中的蛋白质。在包括青蛙、鸡、斑马鱼和小鼠在内的许多物种中，毛细胞静纤毛的基部都发现了最高浓度的这种蛋白（图 20-13A）。根蛋白似乎将肌动蛋白丝的尖端固定在静纤毛锥形区域的质膜上[402]。在没有根蛋白的情况下，小鼠完全失聪，IHC 和 OHC 静纤毛逐渐紊乱；毛细胞随后退化，即使这个系统看起来发育正常[289]。感兴趣的是，虽然在正常成年小鼠耳蜗毛细胞中可检测到单纯的根蛋白，但在成年前庭毛细胞中可同时检测到根蛋白和埃兹蛋白，二者的含量均较低。在没有放射素的小鼠中，埃兹蛋白似乎可以补偿根蛋白，促进耳蜗和前庭毛细胞静纤毛束的发育。然而，与前庭毛细胞不同，耳蜗毛细胞在出生后的早期需要根蛋白来维持。与小鼠一样，正常情况下人类听觉系统也需要摄入根蛋白，致病性突变产生作为常染色体隐性性状遗传的语前、双侧和深度听力损失（DFNB24）[273]。此外，携带自发突变 Jitterbug 的小鼠对根蛋白的免疫反应性降低，该突变与 Clic5 的突变有关。Clic5 是一种细胞内 Cl⁻ 通道，在正常毛细胞静纤毛中表达，特别是在静纤毛基部[175]。只缺失 Clic5 小鼠的静纤毛发育正常，但在听力开始后逐渐退化。研究表明，Clic5 可能与一种似乎是静纤毛维持所必需的自由基 - 肌动蛋白细胞骨架复合物有关。

其他与肌动蛋白相关的对听力至关重要的蛋白质，包括 TRIOBP 和 diaphanous 1。一种长亚型的 TRIOBP 突变已经被证明会引起常染色体隐性耳聋（DFNB28）[436, 499]，而 DIAPH 1 突变与常染色体显性耳聋相关[346]。TRIOBP 与丝状肌动蛋白相关，对 F- 肌动蛋白失稳剂 latrunculin B 具有较强的对抗性；它也被认为是调节肌动蛋白细胞骨架的组织[492]。多种亚型 TRIOBP 存在的耳蜗中，包含 IHCs 和 OHCs 中，蛋白质与 F- 肌动蛋白沿着静纤毛的长度聚集，但更大的密度在静纤毛延伸出来（图 20-13B）[436, 499, 711]。小鼠缺乏 TRIOBP 长亚型（TRIOBP-4/5）失聪，静纤毛延伸无法形成；这导致静纤毛更灵活，更容易被过度刺激破坏，并逐渐退化[711]。diaphanous 属于 formin 蛋白家族，已知与肌动蛋白的生长端或倒刺端相互作用，最近被证明是肌动蛋白动力学的关键调节因子 Rho GTPases 的效应因子。虽然其作用尚未被证实，但 diaphanous 被认为参与了细胞骨架肌动蛋白代谢的调节，但该蛋白也可能

参与了核内体的运动[397]。通过反转录聚合酶链反应（RT-PCR）方法，在耳蜗内鉴定出了透明质粒[346]，其中透明质粒的确切定位尚不清楚。与许多其他蛋白一样，TRIOBP 和 diaphanous 1 在转导中的作用，还需要进一步研究。

（八）静纤毛长度的动态调节

除了 Espn，静纤毛的正常发育高度所需其他基因包括 Myo15a 和 whrn（图 20-13A），Myo15a 编码肌球蛋白 XVa，它是一个非传统的肌球蛋白，位于听力和前庭毛细胞中每个静纤毛顶端肌动蛋白聚合位点附近[43]。Myo15a 对听力是必不可少的，致病突变导致人类一种非综合征性耳聋，即 DFNB3 的一种形式[592]，因此纯合子突变的人是先天性耳聋。shaker2（sh2）突变小鼠株在 Myo15 中也有缺陷[422]。这种情况是作为常染色体隐性遗传的，1 个月大的纯合子突变小鼠对声音刺激没有反应[327]。虽然这一年龄有毛细胞存在，也存在静纤毛束，但 IHC 和 OHC 的静纤毛明显短于正常水平，相邻毛细胞行间静纤毛高度的正常级联不明显[422]。突变小鼠耳石器官和半规管前庭毛细胞的静纤毛也异常短[22]。值得注意的是，肌球蛋白 XVa 免疫反应性首次在小鼠静纤毛开始分化生长中检测到，建立了正常哺乳动物行依赖性静纤毛束高度分级特征[43]。在最高的静纤毛中标记也更为强烈，这表明分级静纤毛行模式的形成需要肌球蛋白 XVa 的存在[43, 467]。因此，虽然在缺乏功能性肌球蛋白 XVa 的情况下，毛束的正常发育受阻，但其作用的确切机制仍将继续研究。

Whrn 编码一种被称为 whirlin 的支架蛋白，WHRN 基因遗传异常是 DFNB31 和 USH2D 患者耳聋的原因，同样，Whrn 异常是导致 whirler 突变小鼠耳聋的原因[358]。DFNB31 的特征是严重的语前感音神经性听力损失，突变体 whirler（wi）小鼠除前庭异常外，还表现为重度耳聋。纯合子突变 whirler 突变小鼠的 IHC 和 OHC 相关的毛束异常[225]。具体来说，IHC 静纤毛早在胚胎期 18.5 天明显短于正常。然而，静纤毛轴的长度确实会持续增加，直到出生后 1d 左右，这个过程实际上发生了逆转静纤毛长度开始减少。在此期间，毛

第五篇 内 耳

束内的静纤毛组织保持正常，虽然相对高度分级正常，但行间的高度差异明显小于正常小鼠。同样地，沿耳蜗螺旋的整体静纤毛高度——通常是在一种形态学特征突变小鼠中，高度从基底到顶部不断增加的梯度显著降低。

与 IHC 一样，whirler 突变体的 OHC 静纤毛长度通常小于正常纤毛长度，尽管在受影响的动物中，OHC 缺陷出现的时间略晚于 IHC。然而，在 whirler 突变小鼠中，静纤毛异常的模式发生了有趣的变化，具体而言是，尽管行数正常，但不正常的短静纤毛位于每行的边缘，静纤毛行按高度分级。另外，值得注意的是，纤毛束不符合在正常毛细胞中观察到的经典 V 形或 W 形；相反，毛束显示出更曲线化的轮廓。毛细胞变性，从 OHC 开始，第一次观察到大约在出生后第 60 天，然后是免疫 IHC 变性[225]和广泛的变性通常发生在出生后第 90 天，特别是在耳蜗的基部和中部[358]。

正常的纤毛束发育似乎取决于回旋蛋白和肌球蛋白 XVa 之间的相互作用。支持这一观点的间接证据表明，肌球蛋白 XVa 可能引导回旋蛋白到静纤毛尖，从而促进长度的增强。这种情况的基本原理是观察到在静纤毛顶端测量的回旋蛋白的量与在同一位置测量的肌球蛋白 XVa 的量成正比[44, 111, 282]。回旋蛋白的表达在静纤毛成熟后表达下调，而肌球蛋白 XVa 的表达则在整个生命周期中持续[282]。最近，肌动蛋白调节蛋白 Eps8 被证明可以与肌球蛋白 XVa 和回旋蛋白相互作用，这三种蛋白是已知的静纤毛顶端复合体的组成部分，都是静纤毛伸长所必需的；Eps8 是中枢肌动蛋白调控元件[717]。除肌球蛋白 XVa 的回旋蛋白外，sh2 和 wi 小鼠毛束形态的差异（早前回顾过）[370]表明其他的相互作用蛋白可能参与静纤毛的发育和维持[357]。其中一种蛋白质是肌球蛋白Ⅶa，稍后将对此进行讨论。具体来说，Prosser 等[423]观察到，在肌球蛋白Ⅶa 缺失的情况下，静纤毛异常长，回旋蛋白表达持续存在于成熟静纤毛的尖端，而不是自然程序性下调。此外，当毛细胞中没有肌球蛋白 XVa 和回旋蛋白时，肌球蛋白Ⅶa 在异常短的静纤毛顶端表达，这表明肌球蛋白Ⅶa 在调节成熟过程中静纤毛伸长的动态过程中起着至关重要的作用。在较短的静纤毛顶端，肌球蛋白Ⅶa 出现与肌动蛋白结合蛋白双解丝蛋白 2 相互作用，其抑制肌动蛋白聚合，可能导致较短的静纤毛中肌动蛋白的周转率较低[730, 731]。该模型表明，在毛束中，肌球蛋白 XVa/ 回旋蛋白 /Eps8 复合物和肌球蛋白Ⅶa/ 双解丝蛋白 2 复合物之间的相互作用，可能导致静纤毛长度的渐变。

另一种在静纤毛中表达的非常规肌球蛋白是肌球蛋白Ⅲa；在头部较集中，向静纤毛基部表达较少。与肌球蛋白 XVa 表达的帽状模式相反，这种肌球蛋白变体似乎以顶针样的模式集中在静纤毛的顶端[483]。Myo3a 被认为是将 epsin1 转运到静纤毛尖端以促进其伸长[680]，然而，Myo3a 敲入小鼠模型显示正常的毛束形态，伴有进行性听力损失和毛细胞损失[679]。已有 Myo3a 基因突变被证明可引起双侧常染色体隐性非综合征性听力损害，这种损害始于 10—20 岁。与此相关的听力损失模式是，高频灵敏度最初受到影响，而中低频灵敏度的听力损失是逐渐发生的[591]。

（九）静纤毛之间的联系

像肌动蛋白结合蛋白，其交叉连接肌动蛋白丝，帮助形成的核心单个静纤毛，静纤毛是通过一系列复杂的细胞外纤维交叉连接（图 20-13A）。在最基本的组织层次，丝状链接将静纤毛束成一个机械单元通过连接一个静纤毛与周边各方静纤毛[173, 399, 415, 434]。在成年动物中，这些蛋白链平行于细胞的顶端表面，连接不同行静纤毛和同一行的静纤毛（图 20-11A），被认为有助于毛束的整体黏附性和刚度。

许多形态和生物化学上不同静纤毛间的联系被认识，但一些是系统永久特性的，另一些是开发过程中临时出现的[173, 189, 191, 192, 193, 415, 417, 434, 547, 556, 557]。（对 Ca^{2+} 螯合剂 BAPTA 和蛋白酶枯草杆菌蛋白酶的不同敏感性常用于区分本章考虑的静纤毛间连接的生化差异）。例如，虽然水平顶部连接器存在于成人的 OHCs 中，但轴连接器位于顶部下连接器，大致在轴的中间部分，在整个寿命中都可以在 IHC 中找到，但只在发育过程中以 OHC 表

第20章 耳蜗传导和听觉病理的分子基础

示。横向连接位于静纤毛侧，位于静纤毛基部的踝连接，在纤毛束发育过程中，在 IHC 和 OHC 中均有瞬时表达。在发育过程中，动纤毛和相邻的 2~3 个位于第一排的静纤毛之间存在联系，是 IHC 和 OHC 的特征。

与顶端连接一样，动纤毛连接对 BAPTA 敏感，对枯草杆菌蛋白酶具有抗性。这些连接蛋白似乎由 Cdh23 和 pcdh15[8, 192, 365] 组成。瞬时侧链似乎也由 Cdh23 和 Pcdh15 组成，然而与顶端链接形成鲜明对比的是，这些侧链对 BAPTA 不敏感，但对枯草杆菌蛋白酶敏感[365]。抗 BAPTA 和枯草杆菌蛋白酶处理的链环包括水平顶部连接器。Stereocilin（STRC）似乎是顶部连接器的主要组成部分，它存在于 OHC 静纤毛的最高一排和盖膜之间的附件中[576, 577]。STRC 的突变与非综合征常染色体隐性耳聋（DFNB16）有关[576]，而且硬纤毛蛋白缺失小鼠表现出进行性听力损失，这表明水平顶部连接物是一个重要的毛束特征[577]。抵抗 BAPTA 对枯草杆菌蛋白酶敏感，是由受体蛋白酪氨酸磷酸酶受体 Q（Ptprq）组成，当 Ptprq 基因在老鼠中中断，耳蜗底部毛细胞的静纤毛在出生后早期变得杂乱，偶尔失去了一个导致毛细胞死亡[190]，它对人体的破坏导致 DFNB84[663, 664, 690]。最后，对 BAPTA 和枯草杆菌蛋白酶都敏感的踝连接似乎同时由 Vlgr1 和 usherin 组成（非常大的 g 蛋白偶联受体 1）[4, 359]。在人类中影响这些蛋白的基因突变分别导致 2C 型和 2A 型 Usher 综合征[147, 603]。携带 Vlgr1 功能性零等位基因的小鼠，在 3 周龄时听力严重受损，毛细胞静纤毛基部缺乏踝连接；毛束的逐渐紊乱最终导致毛细胞的丢失[359]。相比之下，usherin 缺失小鼠的听觉缺陷是轻微的，仅限于高频，不具有进行性[335]。回旋蛋白和 PDZD7 也与踝连接相关[686]，在 GPR98（原 VLGR1）突变携带者中，和 2D 型 Usher 综合征、2C 型 Usher 综合征的双基因遗传有关[685]。

Usher 综合征是一种基因异质性疾病，是全世界耳聋和失明合并的主要原因。至少有 15 种形式的该综合征被确认，其中许多与特征良好的基因缺陷有关，这些缺陷会产生一组异常的基因产物，统称为 Usher 蛋白，基因包括 CDH23（USH1D、DFNB12）[58, 60]，PCDH15（USH1F、DFNB23）[11, 12, 15]，USH2A（USH2A）[147]，GPR98（USH2C），WHRN（USH2D），编码非常规的肌球蛋白Ⅶ基因 [1B 型 Usher 综合征类（USH1B）][600]，支架蛋白调和蛋白（USH1C）[13]，新型细胞质蛋白 SANS（USH1G）[377, 601]，PDZD7（USH2C、当 GPR98 突变），CIB2（USH1J、DFNB48）[649, 650]，和跨膜蛋白 clarin-1（USH3）[6, 249]。目前已鉴定的几种鼠类同源基因中的自发突变也被确认，包括 shaker-1（sh1）[182]、聋哑人 cirder（dfcr）[252]、waltzer（v）[120]、Ames waltzer（av）[14] 和 Jackson shaker（js）[283]，分别代表 Myo7a、Ush1c、Ush1d、Ush1f 和 Sans 的突变。Ⅰ型 Usher 综合征患者表现为重度至极重度先天性耳聋、前庭系统功能障碍和早发性进行性色素性视网膜炎；而Ⅱ型 Usher 综合征患者有中度至重度高频听力障碍，前庭功能正常和进行性色素性视网膜炎。Ⅲ型 Usher 综合征患者的临床表现为高度的差异性，经常被误诊为Ⅰ型或Ⅱ型[405]。

与表现出 Cdh23、Pcdh15 或 Vlgr1 异常的小鼠一样，具有编码肌球蛋白Ⅶa、harmonin 或 SANS 的缺陷基因的小鼠也是聋小鼠，发育过程中出现的毛束异常是所有三种动物模型的共同特征[182, 252, 283]。受影响动物共有的共同形态学表型表明，这些蛋白相互作用，每个蛋白在毛束发育方面都发挥着独特的作用。此外，所讨论的蛋白质似乎并不相互补偿，当任何一组蛋白丢失或有缺陷时，就会产生病理学。Clrn-1 靶向突变表现为快速进行性听力损失、静纤毛紊乱和毛细胞损失[651]。CIB2 集中在静纤毛末端，与肌球蛋白Ⅶa 和回旋蛋白相互作用，被认为能隔离通过机械传感器通道进入的 Ca^{2+}；根据使用斑马鱼形态学的研究，CIB2 似乎是正常机械转导所必需的[649, 650]。该蛋白也位于角质层，在那里发现 ATP 门控 IP_3 依赖于细胞内 Ca^{2+} 的存储。

可以预见的是，为了与 Usher 蛋白密切的功能联系保持一致，已经发现了大量的蛋白间相互作用。例如，harmonin 与 Cdh23 和 Pcdh15 以及肌动蛋白丝结合，基于 Cdh23 和 Pcdh15 的分子特性，一些研究者提出 harmonin 将 Cdh23 和 Pcdh15 锚定在静纤毛的肌动蛋白核上[5, 54, 506]。harmonin 也与肌球蛋白Ⅶa 结合，尤其值得注意的是，在 Sh1 突变小鼠（表现出有缺陷的 Myo7a 的动物）的纤毛束中找不到 harmonin。这一发现表明肌球蛋白Ⅶa 将协调蛋白从细胞体运送到静纤毛[54]。同样地，原钙黏蛋白 15 与肌球蛋白Ⅶa 结合，当其中一个丢失或功能紊乱时，这两种蛋白都不能"正确"定位，这一发现支持了这样一个模型，即两种蛋白进行着至关重要的相互作用，以确保在纤毛束成熟时蛋白复合物有适当的空间维持[496]。

Harmonin 也可以与 Vlgr1 和 usherin 结合[4, 430]，就像与回旋蛋白结合一样[4, 573]，和肌球蛋白Ⅶa 结合 Vlgr1，usherin 和回旋蛋白[111, 364]。Vezatin 是一种跨膜蛋白，位于静纤毛的局部基底地区[307]，与 usherin 结合，且很可能是踝连接复合体的构成部分[364]。这一假设已经被研究结果所支持，在 Vlgr1 敲除小鼠的静纤毛中，不但检测不到 Usherin 和回旋蛋白，同样检测不到 Vezatin。在一项特别具有提示意义的研究中，在没有功能性肌球蛋白Ⅶa 的小鼠静纤毛中无法检测到 Vlgr1、usherin、回旋蛋白和 vezatin。这一研究结果表明，与踝连接相关蛋白，通过肌球蛋白Ⅶa 被转运到静纤毛[364]，肌球蛋白Ⅶa 是一种以肌动蛋白为基础的运动，可将物质运送到肌动蛋白丝的正端或末端（如朝向静纤毛的尖端）[565]。这些发现——即 whirler 突变动物的静纤毛中没有 usherin、vezatin 和 Vlgr1——表明 whirler 蛋白是一种支持踝连接复合体的支架蛋白[364]。在引导蛋白中，SANS 蛋白是不同寻常的，因为它不是定位于静纤毛，而是定位于角质层下的区域[5]。SANS 可与 harmonin[5, 601] 和肌球蛋白Ⅶa 相互作用，并可通过其位于细胞体和毛束界面的位置，调控至少部分引物蛋白向静纤毛的转运[5]。

最后，在成年耳蜗毛细胞与传入或传出纤维之间的突触中，发现了 harmonin、Vlgr1b 和 usherin[430]。Cdh23、Pdh15 和 clarin-1 也定位于毛细胞的突触端[732]。观察结果表明，Usher 蛋白可能在哺乳动物中发挥另一种功能作用，这种作用影响听觉通路中的突触发育和（或）神经处理。

（十）肌球蛋白Ⅵ

许多非常规的肌球蛋白对毛细胞的正常功能至关重要，包括肌球蛋白Ⅵ。MYO 6（肌球蛋白6）基因突变导致常染色体显性听力损失，DFNA22[363]；常染色体隐性耳聋，DFNB37[10]；及在 Snell's waltzer（sv）和 tailchaser（tlc）小鼠[35, 219] 和基因突变斑马鱼中观察到的表型[491]。DFNB37 患者存在极重度先天性感音神经性听力损失，伴有前庭功能障碍，而 DFNA22 患者的听力损失也为感音神经性听力损失，但是语后发病，且快速逐渐进展，这一点与 DFNB37 患者的中度耳聋不同。这些患者的听力损失程度从中度到极重度不等，但不伴有前庭功能障碍。

与其他肌球蛋白一样，肌球蛋白Ⅵ是一种与肌动蛋白丝或微管结合的分子马达。然而，它是到目前为止唯一确定的向后移动到肌动蛋白丝的尖端肌球蛋白[210, 602]。有趣的是，肌球蛋白Ⅵ突变的表型仅限于毛细胞功能障碍。

肌球蛋白Ⅵ位于静纤毛的底部[35, 211]，即静纤毛的尖端插入到表皮板处，静纤毛肌动蛋白纤维丝的根部（图 20-13A）。更具体地说，肌球蛋白Ⅵ位于表皮板的外侧边缘的圆周区域，这个区域含有丰富的囊泡，这种现象在两栖动物的毛细胞上尤其明显。最近的定位研究表明，肌球蛋白Ⅵ可能沿着静纤毛的全长分布[219]。与这样的突变小鼠不同，这种突变会导致 Usher 样表型，在肌球蛋白Ⅵ变异动物模型中，邻静纤毛膜的基底方面出现融合，从而降低单个静纤毛的数量，导致巨大静纤毛的形成，比正常的纤毛更长、更宽，经常呈现出肿胀的外观和球状的顶端，有时也可观察到静纤毛的分支。随后，巨大的静纤毛倒伏在 Corti 器的顶端表面，与毛细胞和支持细胞的顶端膜融合，Corti 器发生变性退化。在静纤毛融合过程中，也观察到静纤毛分叉，毛细胞顶端表面出现向外突起。超微结构检查显示，融合的静纤毛内存在外来物质，可能是毛细胞顶端细胞质中常见的成分[219, 472, 491, 493]。

虽然已经提出了许多假说来解释在肌球蛋白

第 20 章 耳蜗传导和听觉病理的分子基础

Ⅵ突变动物中观察到的毛细胞异常，但最近的研究表明，该蛋白可能会将 Ptprq 系在静纤毛基部的肌动蛋白细胞骨架上，从而维持静纤毛的锥形，防止相邻静纤毛之间的融合[472]。在这方面，与 Ptprq 在正常动物静纤毛基部的局部定位不同，该蛋白在 Snell 的 waltzer 小鼠的静纤毛中分布广泛，这表明该蛋白通常是直接相互作用的[472]。此外，Ptprq 作为肌醇脂磷酸酶，在调节毛细胞膜磷脂的磷脂含量方面处于关键地位[190]。磷脂酰肌醇 4,5-二磷酸（PIP_2）和 Ptprq 在静纤毛[221]中的互反分布表明，Ptprq 可能在肌动蛋白和膜周转率的调节中发挥作用，这一过程在缺乏功能性肌球蛋白Ⅵ的情况下被破坏[472]。

（十一）机电转换电流的适应

众所周知，受体电流在毛束持续偏转后会发生变化（图 20-16A）。在不改变曲线最陡部分斜率的情况下，顺应性与毛束位移后的输入输出曲线水平位移有关（图 20-16B）。输入输出曲线水平位置的变化，如本文所述，反映了动态系统在持续去极化后恢复中心工作点的作用，重新建立了系统的灵敏度。最常用来解释适应性的主流模型是，当毛束在兴奋方向发生偏转时，顶端连接张力降低，而在抑制方向发生偏转时，顶端连接张力增加[85, 88, 135, 227, 502]。

我们已经描述了两种适应机制：一种是快速适应的机制，这种机制的特征是时间常数小于几毫秒；另一种是时间常数大于 10ms，在某些情况下可以达到几百毫秒。在快速的适应情况下，通过转导通道进入细胞的 Ca^{2+} 直接与作为转导通道部分的细胞内位点结合（图 20-16D），进而改变张力与通道处于开放状态的概率间的关系[90, 438]。最近的几项研究表明，TMHS 似乎将顶端连接的 Pcdh15 与机械转导通道结合，这是快速适应所必需的。在缓慢适应的情况下，主动运动将与较高的静纤毛相关的转导通道滑下静纤毛的肌动蛋白丝核（图 20-16C），从而降低顶端连接的张力，降低通道处于开放状态的可能[32, 184, 237]。相反，将毛束朝抑制方向移动，被认为会导致顶端连接放松并关闭静止时打开的通道。在适应阶段，转导通道被认为沿肌动蛋白核向上移动，从而重置操作点，增加通道打开的概率。除了 Ca^{2+}，后一种机制需要一个活跃的运动，可能是一个非传统的肌球蛋白，直接与肌动蛋白核心相互作用。虽然这两种适应形式存在于单个毛细胞中，但哺乳动物的内毛细胞和外毛细胞的快速适应比其他动物的毛细胞更快[214, 247, 271, 303, 526]。尽管最近的一项研究表明，缓慢适应并不是影响听觉毛细胞转导的主要因素，这种快适应可能涉及一个压敏电阻器的依赖性过程，Ca^{2+} 进入静纤毛不是必需的[c-]。

肌球蛋白 1c（肌球蛋白 1β）可能是与缓慢的适应相关的适应运动最好的候选者（图 20-13C）[184, 185, 228]。当肌球蛋白 1c 发生突变时，慢适应谱发生改变，这一观点得到了支持[228]。最近的研究表明，肌球蛋白 1c 也可能影响快速适应谱[527]。此外，已经报道了顶端连接相关钙黏着蛋白 23 与肌球蛋白 1c 之间的结合[507]，这种结合特性是由钙调素调节的，对钙螯合剂敏感，目前钙螯合剂会破坏顶端连接已有报道[411]。此外，虽然在钙黏着蛋白 23 或肌球蛋白Ⅶa 异常拷贝的小鼠静纤毛中检测到肌球蛋白 1c，但其静纤毛结合轮廓仅在 cdh23 突变小鼠中被破坏，说明肌球蛋白 1c 通过与钙黏着蛋白 23 相互作用调控转导通道的门控特性[411]。最后，肌球蛋白 1c 与 PIP_2 结合，PIP_2 通常集中在静纤毛的上 2/3；耗尽或隔离 PIP_2 的物质显著降低了快速和缓慢适应的速率，这表明该复合物在调节适应过程中发挥了作用[221]。

尽管早期研究提出，肌球蛋白 1c 定位于静纤毛的顶端，或接近两端的顶端连接在前庭毛细胞[178, 185, 211, 531]，最近关于哺乳动物的听觉毛细胞的研究已经确定，肌球蛋白 1c 是分布在整个静纤毛和并不在最顶端[483]。因此，该蛋白可能在哺乳动物听觉系统的毛细胞中发挥不同或额外的作用。在这方面，在 myo7a 突变小鼠[302]的听觉毛细胞中观察到异常的适应谱，提示位于顶端连接密度内的肌球蛋白Ⅶa 通过牵拉顶端连接成分 Cdh23[692]，维持顶端连接上的静息张力；而 harmonin 也位于顶端连接的末端，调节适应性[671, 713, 733]，而 SANS 则调节顶端连接的组装[h]。此外，观察到肌球蛋白Ⅲa 定位于顶端连接的下插入位点，该蛋白

第五篇 内 耳

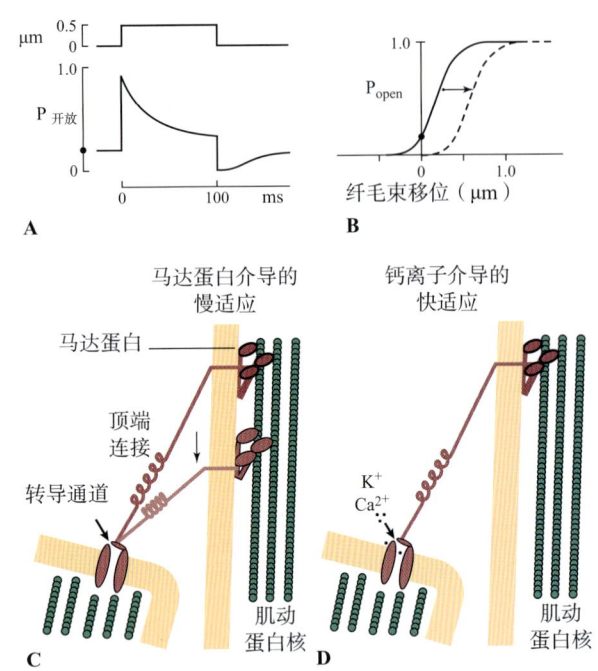

▲ 图 20-16 A. 描述毛束正偏转（去极化）的图表，以及在持续偏转过程中观察到，随着时间推移转导通道开启概率（P）的降低而产生的适应性。B. 在自适应状态下，毛束位移相对于开放概率曲线沿 x 轴水平移动，需要更大的毛束位移才能引起与刺激开始时观察到的响应相当的响应。两个模型被提出用于解释适应性：一个运动介导的缓慢过程，要求重置提示链接张力蛋白组成上的滑动，提示链接密度沿肌动蛋白细丝（C）和直接 Ca^{2+} 介导的适应（D），可能导致从 Ca^{2+} 绑定转导通道直接或相关与转导通道相关的蛋白质，这改变了渠道倾向于关闭状态

A 和 B. 引自 Pickles JO，Corey DP. Mechanoelectrical transduction by hair cells. *Trends Neurosci* 1992;15:254. C 和 D. 改编自 Holt JR, Corey DP. Two mechanisms for transducer adaptation in vertebrate hair cells. *Proc Natl Acad Sci U S A* 2000;97:11730.

可能通过在静纤毛膜顶端施加张力间接影响适应[483]。很明显，还需要进一步的实验来确定这些蛋白在听觉毛细胞的机械转导中所起的确切作用。

（十二）其他毛细胞通道缺陷对听力的影响

在脊椎动物毛细胞基底外侧膜中发现了大量的 K^+ 通道（图 20-14），包括 BK（大电导，Ca^{2+}- 激活的 K^+ 通道），SK2（小电导，Ca^{2+}- 激活的 K^+ 通道），KCNQ4。值得注意的是，编码 KCNQ4 的基因突变导致常染色体显性耳聋（DFNA2A）[304]，这一发现表明该通道是内耳钾稳态的一个特别重要的因素。携带突变等位基因的人会逐渐丧失听力，首先是在听觉频谱的高频部分，然后逐渐包括低频部分，这表明突变会导致毛细胞的缓慢退化。KCNQ4 在 OHCs 中强烈表达，但也在 IHC 中检测到[40, 276, 392]。该蛋白似乎是 OHCs 中携带主要 K^+ 电流通道的重要组成部分，即向外整流 $I_{K,n}$ 电流[229, 235, 275, 351]，因为 Kcnq4 的靶向突变导致 OHCs 中 $I_{K,n}$ 的丢失，无论是在活体[275]还是在转染的毛细胞的器官型培养中[229]。尽管突变小鼠的反应阈值在出生后的前 3 周有所提高，但敏感性从未达到正常水平，此后阈值逐渐降低；它们的平台损失约为 60dB，损失速率取决于具体的突变是如何表达的[275]。毛细胞变性是突变动物听力损失的预期组织学相关性，该过程开始于耳蜗螺旋的基底部，并在顶端发展。IHC 在整个耳蜗都得到了保护，OHC 在耳蜗顶转处也得到了保护。与对照组相比，突变动物的 IHC 静止时去极化稍强，而突变动物的 OHC 静止时去极化更明显；这说明 DFNA2 的听力损失是慢性 OHC 去极化的结果，去极化是由于丧失挤压 K^+ 的能力，从而导致 OHC 变性[275]。

另一方面，IHC 主要包含 K^+ 电流，是快速电压和 Ca^{2+} 激活电流，$I_{K,f}$，由 BK 通道[301]由 α、β1、β4 子单元组成[311]。值得注意的是，在小鼠缺乏 BKβ1 或 BKβ4 亚基或两者都缺，耳蜗阈值是正常的；这强烈表明，这两种亚基对听力都不是至关重要的[424, 464]。然而，早期的报道显示，OHC 的确在 BK↑缺陷中退化，导致高频听力损失[464]，其他研究表明，突变动物耳蜗阈值和频率选择性是正常的。然而，尽管从 BK↑缺乏小鼠的 IHCs 静止时微去极化，最大驱动放电率降低，在许多听觉神经纤维受损的反应中，由于第一尖峰潜伏期抖动增加和相位锁定减少而测量的时间被损害。这些结果清楚地表明，BK 通道在声信号的时间处理中起着关键作用[393]。

虽然尚未研究 SK2 通道异常本身对听力的影响，但受影响的动物表现出 Preyer 反射，毛细胞（除 SK2 产生的细胞外）中的电压门控离子电流一般不受影响[256, 294]。然而，已知 SK2 通道在维持未成熟 IHC 的重复尖峰活性中发挥重要作用[256]，可能对末端器官的正常成熟有长期影响。有趣的是，在 SK2 突变体的 OHC 中，传出介导的突触

第20章 耳蜗传导和听觉病理的分子基础

电流不存在，在未成熟的 IHC 中也不存在，已知 IHC 在成熟过程中接受短暂的胆碱能神经支配[294]。此外，SK2 的缺失导致 OHC 的传出神经支配显著减少，OHC 对胆碱能剂的反应缺失，提示 SK2 通道调控或维持乙酰胆碱受体的功能状态[294]。橄榄耳蜗神经支配也中断了与缺陷小鼠 α9 或 α10 烟碱乙酰胆碱受体亚基，尽管这些亚单元对正常耳蜗阈值形成不是必需的[578, 579]。

由于转导通道对 Ca^{2+} 的高渗透性，其去极化后的挤压必然存在的机制[87, 113, 345, 389, 437]。这通常是通过质膜 Ca^{2+}-ATP 酶的作用来完成的[344]。Pmca2，又称 Atp2b2，是在纤毛束中表达的主要 Ca^{2+}-ATPase 亚型[93, 134]，高浓度时被发现，估计可达约 2000 分子/μm^2 的静纤毛膜[28, 93, 532, 624]。Pmca2 基因突变产生耳聋（dfw）摇摆小鼠观察到的表型，该基因靶向缺失的结果是耳聋和前庭异常[298, 532]。此外，杂合的 $Pmca2^{+/-}$ 老鼠更容易受到噪声性听力丧失的影响[297]，而携带 Cdh23ahl 突变等位基因［即 deafwaddler 修饰基因（dfw）］的小鼠年龄相关性听力损失的严重性则因功能失调 Pmca2 的杂合子性而增加[384, 385]。在人类中观察到，与 PMCA2 低功能变异引起的 CDH23 的错义突变相关的常染色体隐性听力损失的严重程度也出现了类似的加重，并强调了内耳 Ca^{2+} 稳态的重要性[486]。

最后，缺乏电压门控 L 型 Ca^{2+} 通道（CaV1.3CacnalD 或 D-LTCC）的小鼠，大部分的电压门控 Ca^{2+} 通过基底外侧膜进入 IHCs，是先天耳聋[420]，与 SANDD 综合征患者（窦房结功能障碍和耳聋），特点是 CACNA1D 的突变，这导致窦房结功能障碍。一般认为这些 L 型 Ca^{2+} 通道所携带的电流控制着神经递质的释放。在出生后早期就观察到 IHC 和 OHC 以及螺旋神经节细胞的退行性变化[188]，表明这一通道对正常听力是必不可少的。

（十三）毛细胞传入树突突触缺陷导致耳聋

除了正常突触传递需要 Ca^{2+} 进入 IHC 外，毛细胞传入树突突触与其他突触有许多不同，这是一个依赖于由 $Ca_V1.3$ 亚基组成的 Ca^{2+} 通道事件。首先，也可能是最重要的，所讨论的突触的特征是一个大的突触前致密体，通常被称为带状。每个传入树突接收来自单个"带状突触"（图 20-17A）的输入。囊泡附着在丝带上的物理排列被认为提供了一个随时可用的突触小泡池，可以支持高效和协调的小泡过程。该系统经过优化设计，支持对声音刺激进行精细的时间编码[386]。IHC- 传入带状突触也表现出不同于传统突触和与其他通路相关的分子特异性。例如，IHC 带状突触缺乏突触素、突触蛋白和突触标记蛋白 1 和 2[322]，它们含有 Ribeye 和 Piccolo 蛋白以及突触前支架蛋白 Bassoon（图 20-17B）。人们认为需要 Bassoon 将丝带固定在突触前膜上[277]。只缺乏 Bossoon 的小鼠表现出异常的 ABRs，升高的阈值，"快速"胞吐率降低，以及正常的 DPOAE——这组特征符合听觉神经病变的定义[277]。

在去极化后，$Ca_V1.3$ 通道打开，Ca^{2+} 迅速进入细胞，细胞内 Ca^{2+} 激活蛋白 otoferlin，进而触发突触前膜突触泡的融合，进而在毛细胞传入的突触扣结处发生囊泡外分泌。与传统突触中的突触标记蛋白一样，otoferlin 作为 Ca^{2+} 传感器，以钙依赖的方式与 t-SNARE 蛋白突触结合蛋白 -1 和 SNAP-25 相互作用，并整合到突触前质膜中。v-SNARE 蛋白小突触小泡蛋白（囊泡相关膜蛋白）位于突触囊泡内[468]，当被激活时，启动胞外囊泡与突触前质膜融合，并触发随后神经递质释放进入突触间隙。人 otoferlin 突变导致常染色体隐性语前聋（DFNB9）[626]，和 otoferlin 缺陷小鼠也是先天性聋[455]。虽然不能从靶向空白小鼠（可能是泡状细胞外分泌失败的结果）中诱导出 ABR，但从组织学角度看，带状突触表现完好，DPOAEs 正常——这是一种明显的听觉神经病变。然而有趣的是，ABR 可以在空白小鼠体内诱导出来，这表明 DFNB9 患者可能是人工耳蜗植入的首选对象。

其他感兴趣的囊泡蛋白，包括半胱氨酸链蛋白（CSP），它也存在于毛细胞囊泡中[153]，被认为是保护调理活性突触免受神经退行性变的共同伴侣[481]。谷氨酸水疱转运蛋白 VGLUT1[174] 和 VLGUT3 是一种非常规但必需的转运蛋白位于突触小泡膜中，负责将 l- 谷氨酸加载到突触小泡中。*SLC17A8*

第五篇 内 耳

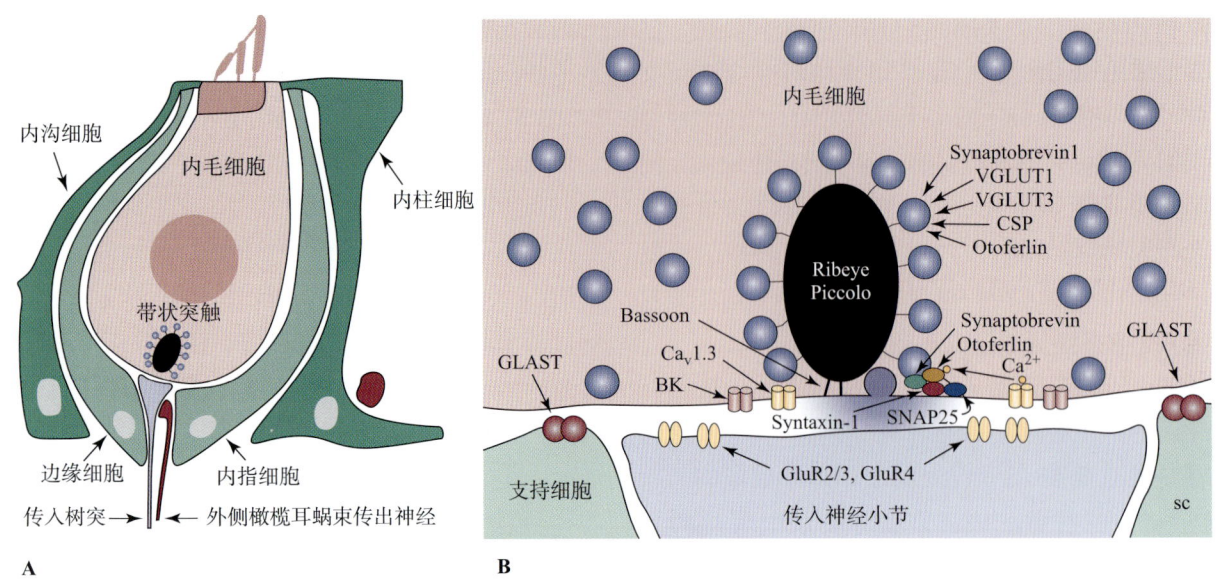

▲ 图 20-17 内毛细胞（IHC）和带状突触 I 型径向传入树突的示意图

A. 所示的支持细胞包括位于 IHC 的极侧附近的边界细胞和位于对侧的指骨内细胞；内沟细胞和内柱细胞也被阐明。描述了外侧橄榄蜗传出纤维（LOC）与径向传入纤维进行轴突状接触的过程。B. 绘制单个 IHC 带状突触及与突触相关的蛋白。突触带是一种电子密度大的物质，它含有大量的突触小泡（蓝球），这些小泡固定在突触前膜上。BK. 大电导 Ca^{2+} 活化 K^+ 通道；CSP. 半胱氨酸链蛋白；GluR. 谷氨酸受体；GLAST. 谷氨酸天冬氨酸转运体；sc. 支持细胞；SNAP25. 突触体相关蛋白 25kDa；VGLUT. 谷氨酸水疱转运蛋白（A. 改编自 Ruel J，Wang J，Rebillard G，et al. Physiology, pharmacology and plasticity at the inner hair cell synaptic complex. Hear Res 2007;227:19. B. 改编自 Fuchs PA，Glowatzki E，Moser T. The afferent synapse of cochlear hair cells. Curr Opin Neurobiol 2003;13:452 and Nouvian R，Beutner D，Parsons TD，Moser T. Structure and function of the hair cell ribbon synapse. J Membr Biol 2006;209:153.）

的突变导致人类和靶向空白小鼠的进行性耳聋（DFNA25）[457, 490]。谷氨酸 - 天门冬氨酸转运蛋白（GLAST）或兴奋性氨基酸转运蛋白 1（EAAT1）位于邻近的支持细胞（边缘和指骨内细胞）上，负责谷氨酸的摄取和循环[174, 186]。GLAST 缺陷小鼠在淋巴管周围积聚了过量的谷氨酸，比正常小鼠更容易受到听觉过度刺激的影响。这一发现与 GLAST 在清除细胞外环境中的谷氨酸以及保护树突免受谷氨酸神经毒性方面，发挥重要作用的观点一致[206]。神经递质诱导位于突触后传入神经束的离子型 AMPA 受体 GluR2/3 和 GluR4 的活化[355]，导致初级传入树突去极化，编码的声音信息传递到中枢神经系统。

（十四）听神经病

听神经病类型的病理条件与许多突变基因相关，这些突变基因编码位于 IHC 传入树突突触前室的蛋白质，如前一节所述。也许这些病理条件应该被认为是听觉"突触病变"类型的病理过程，因为这是它们的起源位点。这些蛋白主要包括 $Ca_V1.3$ 亚基、Bassoon、otoferlin 和 VGLUT3（SLC71A8）。此外，编码透明相关形成蛋白 3，DIAPH3 的基因突变与常染色体显性非综合征性听神经病变（AUNA1）[655, 656] 和定位于毛细胞内静纤毛的缺陷有关，这是由于 DIAPH3 靶向过表达所致[654]。

与 IHC 和突触蛋白异常相关的病理条件，与那些更符合"真正的"听神经病变类别（与神经纤维本身相关）的病理条件是不同的。一个能够很好地代表真正听神经病变的模型是自发突变小鼠颤抖，蛋白质中缺陷 β- 血影蛋白 4（Spnb4）导致离子通道的异常分布在螺旋神经节轴突和其他外围和中心神经元的轴突[401]。在突变小鼠中，电压门控钾通道 Kcna1 沿听神经轴突长度呈非正态分布，而不像正常小鼠那样位于并列式簇中。β 血影蛋白 4 通常被发现在轴突上的初始段和 Ranvier 神经纤维，一般认为该蛋白可能将离子通道锚定到有髓神经纤维近结侧的作用，从而可能影响跳跃性神经纤维传导。响应振幅和延迟的 ABR 波明显异常的 β 血影蛋白 4 突变小鼠反应波形中一般无后期出现的波峰。同样，由于外周髓鞘型蛋白质 22（PMP22）或髓鞘蛋白质 0（MPZ）的缺陷而导致的听神经髓鞘的破坏，也就是 p0，正如在 1A[296] 和 1B[212] 型 Charcot–Marie–Tooth 综合征中分别观察到的那样，会导致人类和小鼠的真正的听神经病变[638]。在 β 血影蛋白 4-突变小鼠一样，在这些动物模型离子通道分布在听觉神经纤维轴突中也被破坏[233, 593]。

四、外淋巴 - 内淋巴屏障

正常的机械 - 电转导需要将内耳腔内淋巴和淋巴管周围分隔开来，而将淋巴管周围充满鳞状细胞的鳞状介质与中阶分隔开来的屏障，是由细胞边界上形成的紧密连接，这些连接限制了内淋巴空间（图 20-18A）。这些障碍自然防止水、离子和分子通道，通过细胞间隙（图 20-18B），通过组成网状层的细胞之间形成紧密的连接，从而保持独特耳蜗内环境，并将毛细胞的顶端表面的环境与细胞基底外侧质膜分离。为了维持这种独立的内淋巴室，在中阶边界的所有上皮细胞中都发现紧密连接；这包括感觉上皮、感觉上皮内的支持细胞、沿内外沟和螺旋边缘的细胞、血管纹的边缘细胞和 Reissner 膜的细胞。此外，在血管纹的基底细胞中发现紧密连接，形成一个与内淋巴和淋巴管周分隔开的细胞腔室。claudin 家族的蛋白质（图 20-18C）是形成紧密连接必不可少的元素，通过闭合小带蛋白（ZO-1）与肌动蛋白细胞骨架形成连接，ZO-1 已被确定为网状板[425]、支架蛋白 Shroom2 和肌球蛋白Ⅶa（图 20-18D）的组成部分[146]。人类基因的突变（CLDN14）编码 claudin14，定位于感觉上皮，是一种常染色体隐性耳聋，称为 DFNB29[606]。靶向缺失 Cldn14 导致耳聋，并伴有 OHC 变性和 IHC 变性。一般认为，在这些条件下观察到的细胞死亡，是阳离子通过构成网状层细胞旁通路渗透性增加的结果[45]。尽管受影响动物的耳蜗内电位正常，但 claudin 14 仍是维持淋巴管周围内淋巴屏障所必需的，而淋巴管周围内屏障在无 claudin 的情况下会被破坏。相比之下，纹状基底细胞之间的紧密连接由 claudin 11 组成，尽管钾的循环似乎是正常的，但编码基因无突变的动物耳蜗内电位降低，阈值升高[195, 290]。此外，连接由 tricellulin 蛋白组成的三细胞接触点的特殊紧密连接（图 20-18E）对听力至关重要，并在功能障碍时导致常染色体隐性耳聋（DFNB49）[435]。突变的基因编码 ILDR1 导致在 DFNB42 和 ILDR1 中观察到的常染色体隐性听力损失[667]，在 Corti 器和内螺旋沟，血管纹的支持细胞和毛细胞中均有表达，并认为招募 tricellulin 到 tricellular 接触区域[668]。编码紧密连接蛋白 2 的 TJP2 基因发生突变，在连接毛细胞和支持细胞的紧密连接中表达，导致常染色体显性遗传进行性听力损失（DFNA51）；然而，听力损失与该蛋白的过表达有关，该蛋白似乎调节细胞内信号传递，导致细胞凋亡相关基因的表达增加[660, 661]。几乎可以肯定，与紧密连接 - 黏附连接复合物的其他组成部分相关的突变，将被证明是人类和非人类动物中，迄今未知的状态声学异常的原因。

五、内淋巴稳态

内稳态机制包括维持独立的内淋巴和淋巴管周围腔室，以及维持每个阶中的正常离子环境，这对于正常的听觉功能是必不可少的。许多基因在发生突变时改变体内平衡，并导致遗传性听力损伤，其中包括编码 gap 连接蛋白的几个基因（图 20-19）。这些蛋白质的一个子集的功能将在后文中描述。

一般认为，感觉细胞去极化后 K^+ 的挤压和循环是机电转导的必要组成部分（图 20-20）。如前所述，K^+ 离子通过转导通道进入毛细胞后，通过位于基底外侧膜的通道挤压进入细胞外淋巴管周围空间。一旦挤压，由 Slc12a6 和 Slc12a7 编码 K^+Cl^- 转运蛋白 Kcc3 和 Kcc4 - 蛋白，分别通过位于 OHCs 下方的 Deiters 细胞和围绕 IHC 的指骨的细胞摄取 K^+[55, 56]。Kcc3 也存在于 Corti 器的其他上皮细胞以及螺旋韧带的Ⅰ型和Ⅲ型纤维细胞

第五篇　内　耳

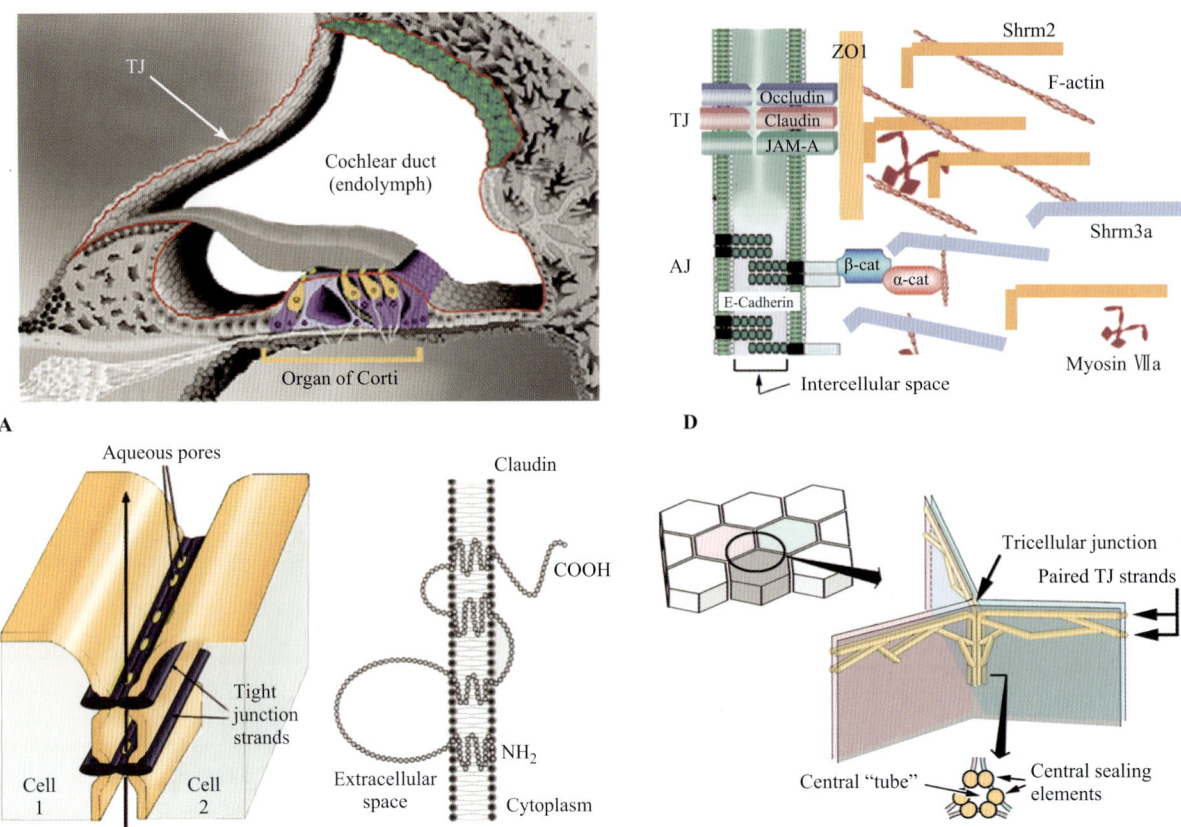

▲ 图 20-18　A, Schematic representation of the location of tight junctions (TJs) composed of claudin-14 within the epithelial barrier that forms the cochlear duct and those composed of claudin-11 between strial intermediate cells that form the barrier between intrastrial fluid and perilymph. B, Representation of bicellular tight junction strands that connect the most apical region of the lateral membrane of two adjacent cells. Tight junctions function as barriers to establish distinct fluid compartments that separate the apical surface of the epithelial cells from the basolateral compartment by preventing admixture of molecules located above the apical surface of the cells from those surrounding the lateral membranes. Tight junction strands associate laterally with those in apposing membranes, forming paired strands. The aqueous pores regulate the passive paracellular passage (arrow) of ions, water, and various molecules, and these vary among epithelial cells in terms of size and charge selectivity. C, Proteins in the claudin family are integrally responsible for the formation of tight junction strands and have four transmembrane domains and two extracellular loops, and both the amino and carboxyl termini are located on the intracellular side of the membrane. D, Claudins located on adjacent cells can form homotypic and heterotypic associations, which results in intercellular adhesion; they connect to the actin cytoskeleton by means of the scaffolding protein zona occludens 1 (ZO-1) as well as other members of the ZO family. Occludin and the junctional adhesion molecule (JAM-A) also are transmembrane components of tight junctions, which seal the paracellular space. Shroom2 and Shroom3a (Shrm2, Shrm3a) are proteins associated with tight junctions (TJs) and adherens junctions (AJs), respectively, that may form a network between the actin cytoskeleton and unconventional myosins, such as myosin VIIa, which also is located at the site of tight junctions. E, Schematic illustration of the organization of tricellular tight junctions, composed of the essential proteins tricellulin and occludin. TJs between two adjacent cells become discontinuous at tricellular contact zones and extend basolaterally, forming a central tube; the tricellular TJs become vertically oriented and are composed of three pairs of TJ strands called central sealing elements, forming a paracellular barrier at tricellular contacts.

A and D, Modified from Etournay R, Zwaenepoel I, Perfettini I, et al. Shroom2, a myosin-VIIa- and actin-binding protein, directly interacts with ZO-1 at tight junctions. *J Cell Sci* 2007;120:2838; B and C, Modified from Tsukita S, Furuse ML. The structure and function of claudins, cell adhesion molecules at tight junctions. *Ann NY Acad Sci* 2000;915:129; E, From Ikenouchi J, Furuse M, Furuse K, et al. Tricellulin constitutes a novel barrier at tricellular contacts of epithelial cells. *J Cell Biol* 2005;171:939.

第20章 耳蜗传导和听觉病理的分子基础

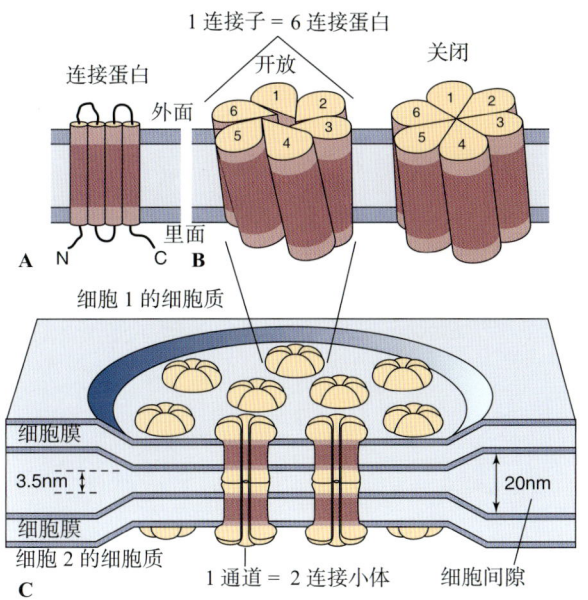

▲ 图 20-19 A. 间隙连接允许低分子量离子、第二信使和代谢物（＜1kDa）在相邻细胞的细胞质之间直接通过，由连接蛋白家族形成。每个联接蛋白分子有 4 个跨膜域 α-螺旋结构、氨基和羧基末端位于细胞。6 连接蛋白组装成接合质或半通道（B）。接合质相邻细胞的形式添加合作伙伴形成缝隙连接（C），就可以形成不同类型的渠道，根据联接蛋白的结合蛋白质组装形成接合质和根据接合质形成通道的结合。通道孔受蛋白激酶 C、Ca^{2+}、钙调蛋白、环磷酸腺苷（cAMP）、pH 等因素调节。与细胞间典型的细胞外距离（20nm）相比，间隙连接的聚物形成了大的半晶状体阵列，其中贴附的质膜非常接近（3.5nm）
改编自 Kandel ER, Siegelbaum SA, Schwartz JH. Synaptic transmission. In Kandel ER, Schwartz JH, Jessel TM, eds: *Principles in neural science*. New York: Elsevier; 1991:123.

中[56]。这两种蛋白的缺失都会导致小鼠在接近听力开始时出现进行性耳聋。Kcc4 缺失小鼠的病理进展更快。在受影响的动物中可以观察到毛细胞的丢失，Kcc4 的丢失也与肾小管酸中毒有关。

K^+ 被支持细胞吸收，然后通过间隙连接扩散到外沟的其他上皮细胞，包括 Hensen 和 Claudius 细胞，进入螺旋韧带的根细胞[245,284,477]，其中离子被挤压到螺旋韧带结缔组织的细胞外空间。Ⅱ型纤维细胞，表达 Na^+、K^+、ATP 酶（ATPA1 和 ATPB1）和 Na^+-K^+2-Cl^-（Slc12a2，Nkcc1）转运体[92,484,485,522] 吸收 K^+，然后通过缝隙连接进入Ⅰ型纤维细胞，进入血管纹的基底细胞和中间细胞。含有 KCNJ10 通道中间细胞 K^+ 挤压到胞内空间[23,353]，被边缘细胞基底外侧膜通过 Na^+-K^+-2Cl^-（Slc12a2，Nkcc1）转运蛋白[295,354,594] 和 Na^+-K^+ATP 酶，包括 ATP1A1、ATP1B1、ATP1B2 子单元[360,409,484,485,543]。此外，边缘细胞基底膜包含 Cl^- 通道与一种叫作 Barttin 的蛋白质，由 BSND 编码（Bartter 综合征与神经性聋，或 Bartter 综合征Ⅳ型），形成向质膜运输 ClC-Ka 和 ClC-Kb 渠道所需的 β-亚基[24,53,145,216,469]。这些渠道负责 Cl^- 向网膜腔内被动扩散。边缘细胞通过由 KCNQ1（KvLQT1）和 KCNE1（IsK）亚基组成的异源 K^+ 通道，从其顶膜分泌 K^+ 到中阶[352,471,500,594,596]。

在耳蜗中已经发现了许多构成缝隙连接的蛋白，包括连接蛋白 CX26（GJB2）、CX30（GJB6）和 CX31（GJB3）。这些蛋白在支持细胞、螺旋缘牙间隙细胞、根细胞和纤维细胞，以及血管纹基底细胞和中间细胞中尤为明显[164,166,169,258,284,312,313,615-617]。GJB2 基因突变导致常染色体隐性耳聋和常染色体显性耳聋（DFNB1A，DFNA3A），以及包括耳聋在内的综合征[114,269,439,441]。GJB6 突变还导致常染色体隐性（DFNB1B）型[108] 和常染色体显性（DFNA3B）型耳聋[197]，GJB3 突变与常染色体显性（DFNA2B）型[618] 和常染色体隐性听力损失有关[340]。

同样，小鼠中 Gjb2[79,305] 或 Gjb6[544] 的基因靶向消融或突变，也会导致听力损伤，伴随 Corti 器中支持细胞的退化，最初在 IHCs 区域，随后是毛细胞的丢失。这些结果表明，Gjb2 和 Gjb6 在 Corti 器稳态中，均发挥着特别重要的作用。在与 GJb2 相关的听力损失相关的人类颞骨中，也观察到类似的感觉神经上皮变性[260]。

KCNQ1（KVLQT1）和 KCNE1 突变可引起 Jervell 和 Lange-Nielsen 综合征相关耳聋，也可引起心脏表现，包括 QT 间期延长[382,487,561]。此外，缺乏 Kcnq1[66,315] 或 Kcne1[580] 的转基因小鼠或携带 kcne1[323]，自发突变小鼠的内淋巴室发生破坏，受影响的动物为聋人。在人类中，突变 BSND 引起 Bartter 综合征，与神经性聋和肾衰竭有关[53]，它表明 Cl^- 挤压边缘细胞到腔内流体空间，对听力至关重要。同样，内耳 Bsnd 靶向阻断的小鼠，表现出先天阈值升高，这是因为耳蜗内电位

第五篇 内 耳

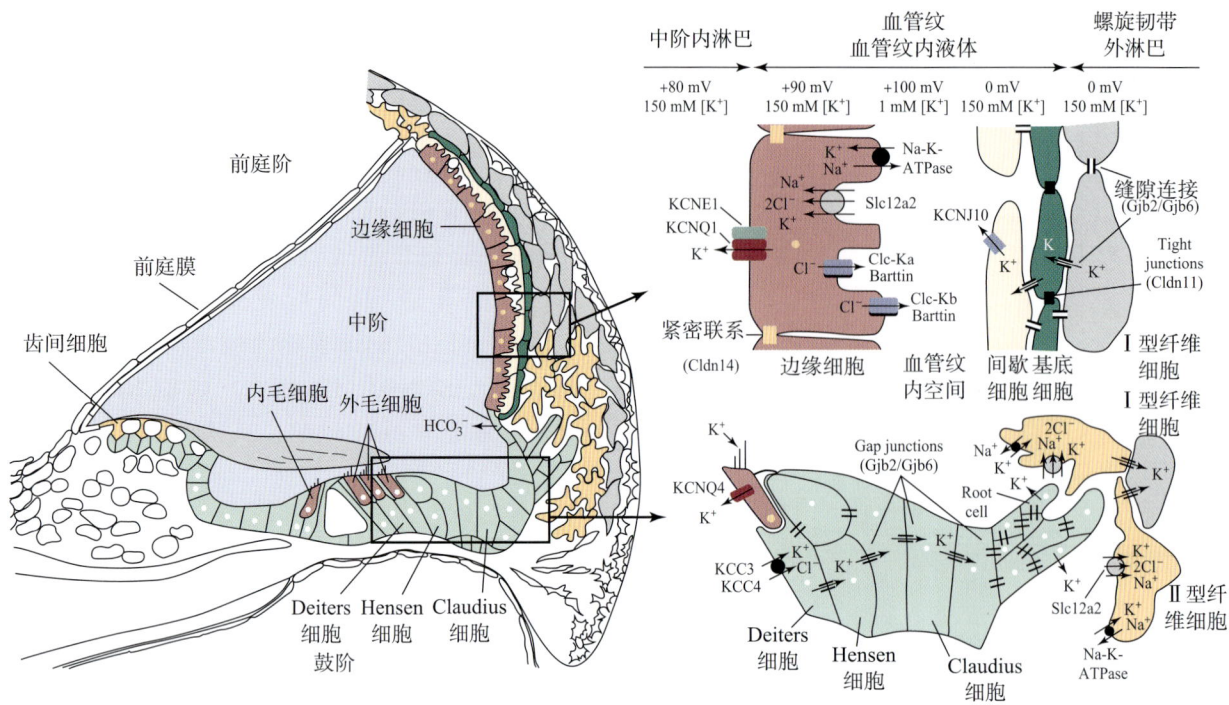

▲ 图 20-20　耳蜗内的离子运输方案，专注于 K^+ 循环从血管纹（右上）到内淋巴室（左），通过感官细胞，再运输回血管纹通过上皮细胞缝隙连接网络到外部螺旋沟，然后通过螺旋韧带的结缔组织缝隙连接网络（右下）。虽然图示的方案侧重于从 Corti 器到螺旋韧带的侧向通路，但也提出了内侧通路[523]。这一途径中的几个关键蛋白质已被确定为正常听力所必需的

改编自 Heller S. Application of physiological genomics to the study of hearing disorders. *J Physiol* 2002;543:3.

降低，尽管内淋巴中的 K^+ 浓度保持正常[447]。有趣的是，缺少 ClC-Ka 亚基的小鼠并不聋[356]，这表明由 ClC-Kb 亚基形成的通道对听力是足够的。Slc12a2 基因的小鼠中编码 Na^+-K^+-$2Cl^-$ 转运蛋白，靶向性缺失导致耳聋[110, 157]，该基因中的一个自发突变导致小鼠突变型无指征（sy-ns）耳聋，该突变型以常染色体隐性传播特征[124]。这些发现表明，这种蛋白的异常可能导致人耳聋，这是内淋巴分泌缺陷的结果。在缺乏 Kcnj10（Kir4.1）通道的转基因小鼠中，消除了耳蜗内电位，降低了内淋巴 K^+ 浓度，Reissner 膜部分塌陷，根据 Preyer 反射缺失评估，这会导致耳聋[353]，与感觉细胞在出生后早期退化[456]有关，这表明 Kcnj10 对于提供产生内耳蜗电位的力量是必要的。

切除位于 X 染色体上的 *Pou3f4* 基因，已知编码螺旋韧带纤维细胞中表达的 POU 转录因子，导致小鼠耳蜗内耳电位降低和深度耳聋[366, 414]，以及一种名为性别连锁坐立不安（slf）的自发突变[412]。

不足为奇的是，耳蜗形成的发育缺陷也已知发生在受影响的动物身上，这些缺陷包括内听道扩大、镫骨畸形、耳蜗匝数减少、骨包膜和螺旋缘变薄、鼓室容积减少。*Pou3f4* 在发育过程中广泛表达于间充质来源的耳蜗组织中[413]。在人类中，*Pou3f4* 的突变与 X 染色体关联 [DFNX2（DFN3）] 耳聋有关，这种耳聋是由镫骨固定引起的传导性聋和进行性感音神经病理学引起的[106]。报道还表明，携带该突变的患者，在镫骨手术期间似乎产生大量淋巴管周围血流（淋巴管周围"喷涌"），并表现出异常的内听道。

其他参与内环境稳态的离子转运体，包括 pendrin（SLC26A4，PDS），一种与 Pendred 综合征和语前深度耳聋相关的阴离子交换剂，以及 DFNB4[325]，它涉及前庭导水管扩大[410]。Pendrin 在螺旋突起细胞、内淋巴管和囊[152]中表达，在这些细胞中，Pendrin 可能发挥向内淋巴[595]分泌碳酸氢盐和维持 pH 稳态的功能。小鼠 Slc26a4 基

因的靶向破坏导致耳聋和毛细胞变性[150, 595]。虽然本文所述的通路的基本成分尚待确定，但很明显，内淋巴室内的稳态对听力是必不可少的。

六、总结

在 21 世纪，将耳聋患者从相对孤立的生活中解救出来的前景是光明的，但要弄清楚塑造周围听觉系统的基因与环境因素之间复杂的相互作用，这一挑战意义非凡。正如本章所强调的，转导的分子和遗传基础是复杂的，转导和耳聋的分子和细胞机制需要进一步阐明。尽管全世界的科学家的陡峭的学习曲线，它反映了一个巨大的和仍然新兴数据库，该数据库集中在整体蛋白质在发育和维护内耳解剖学和生理学中的作用，只有少数已知的基因产品协调工作以支持有效的机械-电传导，我们才了解其精确的作用机制。尽管如此，我们即将迎来一段有望取得惊人成就的时期。

推 荐 阅 读

Ashmore J, Avan P, Brownell WE, et al: The remarkable cochlear amplifier. *Hear Res* 266: 1–17, 2010.

Avraham KB, Kanaan M: Genomic advances for gene discovery in hereditary hearing loss. *J Basic Clin Physiol Pharmacol* 23: 93–97, 2012.

del Castillo FJ, del Castillo I: Genetics of isolated auditory neuropathies. *Front Biosci (Landmark Ed)* 17: 1251–1265, 2012.

Drummond MC, Belyantseva IA, Friderici KH, et al: Actin in hair cells and hearing loss. *Hear Res* 288: 89–99, 2012.

Duman D, Tekin M: Autosomal recessive nonsyndromic deafness genes: a review. *Front Biosci (Landmark Ed)* 17: 2213–2236, 2012.

Gavara N, Manoussaki D, Chadwick RS: Auditory mechanics of the tectorial membrane and the cochlear spiral. *Curr Opin Otolaryngol Head Neck Surg* 19: 382–387, 2011.

Gillespie PG, Muller U: Mechanotransduction by hair cells: models, molecules, and mechanisms. *Cell* 139: 33–44, 2009.

Han C, Someya S: Mouse models of age-related mitochondrial neurosensory hearing loss. *Mol Cell Neurosci* 55: 95–100, 2013.

Hilgert N, Smith RJ, Van Camp G: Function and expression pattern of nonsyndromic deafness genes. *Curr Mol Med* 9: 546–564, 2009.

Kazmierczak P, Müller U: Sensing sound: molecules that orchestrate mechanotransduction by hair cells. *Trends Neurosci* 35: 220–229, 2012.

Kelly MC, Chen P: Development of form and function in the mammalian cochlea. *Curr Opin Neurobiol* 19: 395–401, 2009.

Kidd Iii AR, Bao J: Recent advances in the study of age-related hearing loss: a mini-review. *Gerontology* 58: 490–496, 2012.

Lukashkin AN, Richardson GP, Russell IJ: Multiple roles for the tectorial membrane in the active cochlea. *Hear Res* 266: 26–35, 2010.

Luo LF, Hou CC, Yang WX: Nuclear factors: roles related to mitochondrial deafness. *Gene* 520: 79–89, 2013.

Marcotti W: Functional assembly of mammalian cochlear hair cells. *Exp Physiol* 97: 438–451, 2012.

May-Simera H, Kelley MW: Planar cell polarity in the inner ear. *Curr Top Dev Biol* 101: 111–140, 2012.

Mistrik P, Ashmore J: The role of potassium recirculation in cochlear amplification. *Curr Opin Otolaryngol Head Neck Surg* 17: 394–399, 2009.

Moser T, Predoehl F, Starr A: Review of hair cell synapse defects in sensorineural hearing impairment. *Otol Neurotol* 34: 995–1004, 2013.

Op de Beeck K, Schacht J, Van Camp G: Apoptosis in acquired and genetic hearing impairment: the programmed death of the hair cell. *Hear Res* 281: 18–27, 2011.

Peng AW, Salles FT, Pan B, et al: Integrating the biophysical and molecular mechanisms of auditory hair cell mechanotransduction. *Nat Commun* 2: 523, 2011.

Richardson GP, de Monvel JB, Petit C: How the genetics of deafness illuminates auditory physiology. *Annu Rev Physiol* 73: 311–334, 2011.

Safieddine S, El-Amraoui A, Petit C: The auditory hair cell ribbon synapse: from assembly to function. *Annu Rev Neurosci* 35: 509–528, 2012.

Schwander M, Kachar B, Müller U: Review series: The cell biology of hearing. *J Cell Biol* 190: 9–20, 2010.

Ushakov K, Rudnicki A, Avraham KB: MicroRNAs in sensorineural diseases of the ear. *Front Mol Neurosci* 6: 52–61, 2013.

Zdebik AA, Wangemann P, Jentsch TJ: Potassium ion movement in the inner ear: insights from genetic disease and mouse models. *Physiology (Bethesda)* 24: 307–316, 2009.

第21章 耳部疾病的遗传学
Genetics of Ear Disorders

Maria K. Ho　William J. Kimberling　Rick A. Friedman　著
熊文萍　译

要点

1. 可能超过 50% 的听力损失与遗传因素相关。
2. 遗传性听力损失可以有几种不同的遗传方式：常染色体显性遗传、常染色性隐性遗传、X 染色体连锁或线粒体遗传。
3. 对导致听力损失的特定基因的鉴定，能更好地理解遗传性耳聋病理变化。
4. 基因检测已经成为诊断遗传性耳聋的一个有用的方法。
5. 复杂的疾病，如耳鸣、眩晕和易患中耳炎的基因研究，将确定个人患这些常见疾病的风险。

基因几乎在所有生命活动中都起着重要的作用，尽管在某些情况下，这种角色的重要性不易察觉。耳鼻喉科医生了解遗传学有助于履行他们的医疗义务，遗传学在其中的作用会越来越重要。数以百计的综合征会影响头部和颈部[1]，其中大部分患者在他们的一生中都会得到耳、鼻、喉（耳鼻喉）外科医生的治疗。此外，听力相关疾病是耳鼻喉科医生诊治的重要方面，已有超过 60 个基因被发现与非综合征性听力损失相关（见遗传性听力损失相关网站 hereditaryhearingloss.org）。确定所有这些单基因疾病的基础功能障碍是有效预防和治疗的第一步，无论是外科手术还是药物治疗。对复杂的，可能是多基因性疾病的研究，已经成为医学研究的一个极其重要的领域。各种疾病——头颈癌、耳硬化、中耳炎，甚至诵读困难症——都是由多基因控制[2-5]人们认为，对个体基因型的了解，将有助于识别这些疾病和其他疾病的高危人群[6]。

基因组革命使人类对罕见和常见遗传病的治疗有了新的认识[10,11]。因此，对于耳鼻喉科医生来说，认识到那些具有遗传因素的疾病，并认识到治疗这些疾病的新方法和正在发展的方法，变得越来越重要。

一、基因组

基因组一词是指有机体所拥有的所有基因的集合。据估计，人类基因组有 2 万～2.5 万个基因[7]。这些基因被组装成脱氧核糖核酸（DNA）的长链，DNA 被线性地排列成染色体。染色体是基因的载体，由 DNA 和蛋白质等构成。大多数人类细胞的细胞核含有 46 个染色体，组成 23 对。除了线粒体外，人类基因组中所有的基因都位于其中一个或另一个染色体上。染色体上基因的线性顺序决定了人类基因图谱，这些通常在任何给定的物种中都是不变的。正是这些图谱使我们能够将特定的基因与性状联系起来[6]。位于同一染色体上的基因是连锁在一起的，但一对同源染色体上的不同对等位基因之间也会发生交换。

染色体交换导致了某些染色体同时存在父本基因和母本基因。人类对交换率做了研究，并以交换率作为反映同一染色体上 2 个基因之间的相对距离的方法之一。两个基因之间的物理距离是基因之间的碱基数，以 Mb 或 kb 表示。然而，两种基因之间的遗传距离是基于观察到它们之间的重新组合的频率，并且只能通过信息配对及其后代的研究来估计。遗传距离是生命现象的结果，与物理距离不完全相关。染色体上的基因顺序是恒定的。

基因组中存储的信息量是巨大的。在人类中，约 3×10^9 DNA 碱基对构成了单倍体基因组。最大 1 号染色体，约占总数的 10%，最小的 21 号染色体，约占 2.5%。考虑到估计的基因数量为 2 万~3 万，每个兆碱基的预期基因数量为 20~30。平均高分辨率的染色体带约 3Mb 大小，预计包含 60~90 个基因。

如果将基因组比喻为百科全书，一本 200 卷，每卷 1000 页的百科全书，才能包含人类基因组中的信息。在这个类比中，基因的大小从 1/3 页到数页不等。事实上，人类基因百科全书被打包成 23 卷，而且基因并不像章节那样容易界定。然而，当试图理解破译基因组的重要性时，这个类比很有用。这本生物百科全书实际上是一个人的建造和维护手册。通过包含在基因中信息，来理解自身生物学的基础。

基因组计划的目的之一是建立基因组索引，使研究人员能够有效地将特定的基因与特定的疾病联系起来[8, 9]。从耳鼻喉科医生的角度来看，这首先意味着基因特异性的诊断现在可以用于许多与耳鼻喉相关的疾病，并且随着对影响听力、语言和头部和颈部结构的遗传性疾病的基本性质了解越来越多，最终将出现更好的治疗方法。

二、DNA 结构及遗传密码

储存遗传信息的 DNA 序列，是由 4 种不同的核苷酸组成的线性聚合物：腺嘌呤（A）、鸟嘌呤（G）、胸腺嘧啶（T）和胞嘧啶（C）。核苷酸通过磷酸二酯键连接成单链。核苷酸中的碱基通过氢键相互配对（A 与 T，G 与 C），使 2 条 DNA 链通过碱基互补配对形成双螺旋链。这 2 条链是完全互补的，例如，一条链的序列是 ATGGGCCATA，那么其互补链的序列即为 TACCCGGTAT。在复制过程中，2 条链分开，每条链为模板合成新的互补链，这样，新合成的 2 个 DNA 分子都保留了亲代的一条链。

单链有一个，反映磷酸二酯键的方向，通常认为从 5′ 到 3′ 端，因此基因是沿着这个方向上转录的。由于双螺旋结构，实际的转录只发生在一条链上，称为模板链。反平行链被称为编码链，因为它的基序列对应于编码的序列，然而，在此过程中，尿嘧啶取代了胸腺嘧啶。

碱基序列决定了所有基因，特异性地决定了翻译产生的蛋白质的氨基酸序列。编码区域内的核苷酸排列每 3 个为 1 组，称为密码子，它们决定了准确的氨基酸序列。4 个碱基会有 64 种排列组合，但实际只有 20 种氨基酸。因此，密码子具有简并性，同一种氨基酸具有多个密码子，如缬氨酸的密码子可以是 GTT、GTC、GTA 或 GTG。大部分氨基酸的密码子的第 3 位碱基都不是恒定的，称为密码子的摆动性。编码甲硫氨酸的密码子 ATG，也是起始密码子。3 个终止密码子是 TAA、TAG 和 TGA。

三、基因结构和表达

基因概念的发展经历了几个阶段，在本章中基因是指携带生物信息的基本单位，可以从父母传给后代。信息传递不仅发生在亲代和子代细胞之间，也发生在细胞核和细胞质之间。亲代和子代细胞之间的信息的传递称为遗传，而细胞利用基因组信息合成基因产物的过程称为基因表达。基因结构的进化可能促进了遗传信息的传递，但定义任何特定基因的真正分子边界往往难以识别。

真核生物的基因是由外显子和内含子构成。外显子构成了基因的编码部分，内含子是散布在外显子之间的 DNA。在信息的表达过程中，内含子从信息中被剪接出来，只留下外显子被翻译成蛋白质。因此，基因要经过剪切加工后才能表达产物。图 21-1 说明了基因结构与转录过程的关

第五篇 内 耳

系。在转录过程中，外显子和内含子都会被转录，形成前体mRNA，然后通过剪接反应去除内含子序列。切除和重新连接发生的部位称为剪接位点，特定的碱基序列被用来向细胞发出信号，以识别这些位点。基因的翻译也有特定的起始点和终点，在这些基因中，特定的信号以三碱基序列的形式存在（起始密码子和终止密码子），这代表翻译的起点和终点。因此，基因的编码序列就如同镶嵌了一个个的"标点符号"。

除了基因的基本结构，基因的5′端和3′端还存在一些原件调控其表达。与所调控的基因位于同一条DNA链上的称为顺式作用元件，可能存在1个或多个内含子。事实上，基因最起始端的几个内含子经常包含这样的调控元件。虽然一些顺式作用元件与基因的实际起始位置相近，但在基因的起始端（上游）或末端（下游）可能有多达50kb。调节因子主要通过控制转录率起作用，它们对核质中的信号做出反应，以控制基因作用的细胞特异性。

对基因结构的认识是理解关键基因突变破坏基因功能的基础。突变可以改变编码、剪切位点或元件调控基因表达，它们的检测和分析将在后面的各段中详细讨论。

四、遗传模式的分子基础

遗传性疾病可分为三大类：①染色体疾病；②单基因疾病；③复杂疾病。染色体疾病是指一条或多条染色体中相对较大的部分只出现在一个或多个拷贝。比如21三体征（trisomy 21）和Turner综合征（缺少X或Y，取决于你的角度）。单基因疾病（single-gene disorder）大部分是由于一个基因突变导致。许多听力损失的疾病被认为是特定基因突变的结果，几乎所有的单基因疾病都表现出特定的遗传模式（如显性的、隐性的、X染色体连锁）。复杂疾病的特征是其致病基因不清楚。常见的复杂疾病，如唇裂和（或）腭裂、阅读障碍、癌症和高血压，都是多个基因、环境和随机因素相互作用的结果。耳鼻喉科医生会遇到各种各样的遗传疾病。染色体疾病，通常是严重的，经常会出现听力和头颈部的问题。单基因疾病

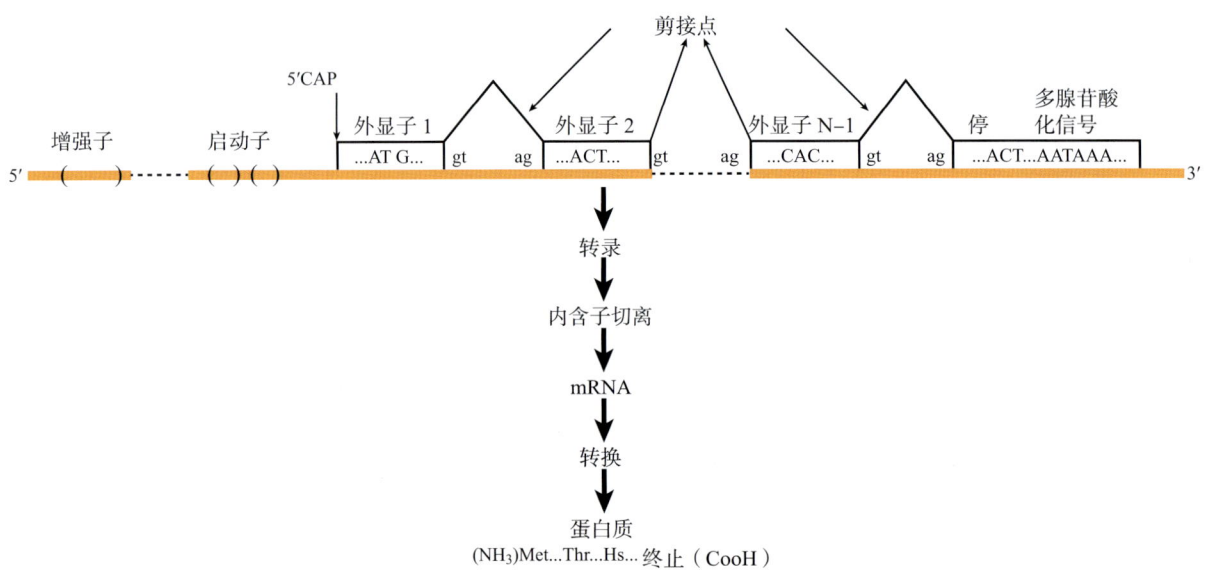

▲ 图 21-1 基因结构和转录

大多数基因的最终主要功能是在细胞需要的时候产生蛋白质。基因具有适应这一功能的结构。基因不仅具有建立蛋白质氨基酸序列的语法，还具有控制其表达的"双关"和调控序列。外显子构成基因的编码或信息内容；这些基因中包含着内含子，内含子是一种功能尚不清楚的DNA序列。表达的第一步是转录。该基因从5′端转录到聚腺苷酸化信号的末端。这个转录本包含内含子和外显子，所以下一步是要切除内含子。要使这种情况正常发生，需要可识别的剪接位点连接，其他有助于识别适当剪接位点的位点也是如此。最终的mRNA产物包含了翻译的最后一步所必需的代码，在此之后蛋白质就被制造出来

也很严重，但许多都与多重异常和（或）智力发育迟缓无关。耳鼻喉科医生的临床实践中，都涉及患有复杂疾病的个体，因为这些疾病通常更为常见。

五、染色体异常

染色体疾病通常不是遗传性的。与染色体非平衡易位有关的生理异常是多基因的大量重复或缺失的结果。最常见的染色体疾病是 21 三倍体[12]。染色体疾病可以分为 4 组。

1. 非整倍体：整条染色体增多或丢失。
2. 缺失：染色体部分破坏或丢失。
3. 重复：是额外的染色体的部分复制插入到现有的染色体，这有时涉及不同的染色体，但它通常是一个串联重复，产生与原始 DNA 片段相邻的一组基因的第二拷贝。
4. 重排：一条染色体或多条染色体的两个断裂，然后再把染色体的末端重新排列成不同的顺序。当这涉及两个不同的染色体时，就叫作易位；当涉及相同的染色体并且顺序颠倒时，就称为倒位。

染色体异常可能发生在所有或部分细胞中，后一种的现象，被称为嵌合体，如大多数恶性肿瘤细胞系出现染色体嵌合，在肿瘤组织中存在多个细胞系。许多只有一个 X 染色体（45，X）的女性是嵌合体，其体内部分细胞的染色体核型是正常的（46，XX），嵌合体的程度和在不同组织中的分布，决定了某些遗传疾病的严重程度。

（一）非整倍体疾病

当一个完整的染色体，在一个子代中发生染色体的三个拷贝时，就出现了三倍体。这是因为在细胞分裂的过程中，一对染色体向同一极的移动时不分离，这导致一个子代细胞缺少那条染色体，而另一个子细胞拥有那条染色体的额外拷贝[13]。主要常见的染色体三体是 21、18 和 13。

13 及 18 三体与长寿不相容，此二者的个体平均寿命都小于 1 年。大多数 13 三体婴儿严重耳聋，除了多处先天性异常外，还有唇腭裂[14, 15]。听力损失在 18 三体中同样存在[16, 17]。然而，听力和头颈异常不太可能是一个严重的问题，因为生存有限。

21 三体综合征患者的耳小于正常人。大约 75% 的人有听力损失，这可能是神经性、传导性或混合性听力损失[18]。21 三体儿童的预后一般良好，纠正正常听力对帮助儿童达到最大能力是很重要的[19]。

常见的非整倍体性染色体异常，涉及性染色体的包括 45，X（Turner 综合征，表型女性），47，XXY（Klinefelter 综合征，表型男性）。虽然严重的听力损失并不常见，但在 45，X 个人中轻度到中度的听力损失很常见[20,21]。Turner 综合征的女性中耳炎患病率高，但这种变化是否与激素替代疗法有关，仍有待研究[20, 22-25]。大约 20% 的 Klinefelter 综合征患儿有轻度感音神经性听力损失[17]。Turner 和 Klinefelter 综合征患者未见听力损失。

（二）染色体重排

通常，非整倍体是不可遗传的；然而，重排、易位和倒位可以遗传。三体 21 存在一种可遗传形式，涉及 21 号染色体和另一条染色体（通常是染色体 14）之间的易位。这是一种所谓的中心融合易位，导致 21 号和 14 号染色体两条短臂缺失和两条长臂染色体的融合。一个平衡的染色体组合是 45 条染色体。由于染色体需要配对的异常方式，这种易位为减数分裂期间染色体的异常分离奠定了基础。其结果可以是一个平衡的易位携带者，如母体（正常），或有 3 个 21 号染色体拷贝副本的携带者。易位和倒位都可以遗传，并可能导致一个家庭有多个具有多重异常的患儿。可遗传的形式可以通过简单的细胞遗传学评估来区分。

六、单基因疾病

显性和隐性这两个术语通常指的是一种特定疾病的遗传模式，但更重要的是，它们传达了两种等位基因组合产生一种特定的、通常异常的表型的方式。在显性遗传模式下，携带一个突变等位基因拷贝（杂合子）或两个突变等位基因拷贝

第五篇　内　耳

（纯合子）的个体都会受到影响。对于隐性遗传，携带纯合突变才会致病，杂合子个体是正常的。当用这些术语来描述一种疾病时，如果这种疾病被称为显性的，那么正常的是隐性的，反之亦然。真正的显性可能并不常见。Branchio-oto-renal综合征（BOR）被描述为显性遗传[26]，但由于它不常见，一个真正的突变纯合子个体可能从未出生。大多数遗传学家认为，具有纯合子突变型BOR的患者会有更严重的表型，甚至可能致命。同样，我们可以预期，许多隐性非综合征性耳聋患者在杂合子中可能有轻微的表现，这可能会导致与年龄相关的听力损失。真正显性的一个例子发生在亨廷顿病中，在这种病中纯合子患者与杂合子个体具有相同的表型[27]。

（一）显性遗传病

图21-2显示一个典型的家族谱系的常染色体显性疾病。在完全外显的情况下，每个患病的个体都有一个患病的父母。因为它们是杂合的，每个患病的个体都有50%的机会将异常基因传给后代，而后代也会受到类似的影响。如果父母双方都是患者，那么其后代就有可能是纯合突变患者。显性突变是通过其遗传模式来识别的，这种遗传模式通常表现为垂直传递和几代人及数个同胞的患病。

一般情况下，患者的男女比例相当，但也有部分显性遗传的疾病与性别相关[28]。

X染色体连锁基因也存在显性遗传。显性作用的生物化学基础是相同的，但遗传模式却有明显的不同。女性患者有时是男性患者的2倍。在系谱中常见连续遗传的现象，与常染色体显性遗传类似，但男性患者传递给儿子的情况。当常染色体显性和X染色体连锁显性不易辨别时，男性患者的遗传分析有助于我们进行区分。

显性基因影响表型的三种主要机制是：①单倍体剂量不足；②显性负效应；③所谓的双打击效应[29, 30]。单倍体不足是指基因的失活使基因产物减少到不足以维持其正常细胞功能的程度。含有调节代谢活性或转运蛋白的基因可能是这种机制的候选基因。显性负调控是指基因突变后产生的蛋白获得了新功能或者影响了正常蛋白的功能，

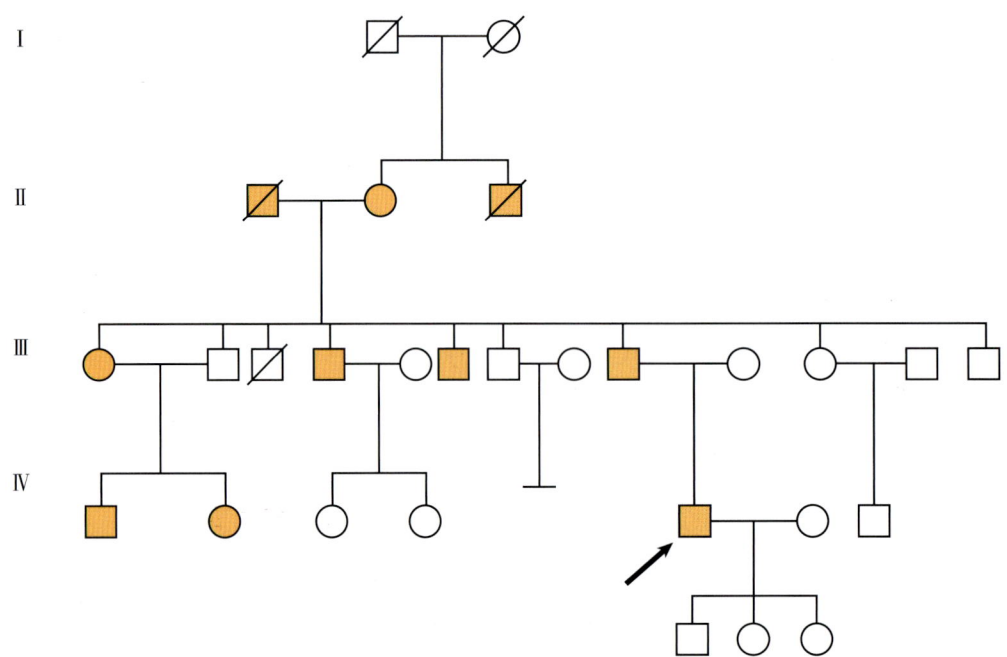

▲ 图 21-2　显性遗传性家系特征；这是一个常染色体显性遗传的耳聋家系。箭头指向家系的先证者（先证者是指该家系中首次被确诊的患者）。请注意，在家系中传播的模式包括几代人，而且无性别差异。一条斜线穿过一个圆圈或正方形表示这个人已经死亡

进而影响细胞的正常生命活动。双打击效应指的是一个等位基因失活，另一个等位基因突变功能失活导致疾病（例如视网膜母细胞瘤）。在生物水平上，遗传方式似乎是显性的，但在细胞水平上的作用机制是隐性的。这是显性遗传性癌症综合征中肿瘤发生发展的重要机制。例如，它可能是颈动脉体瘤的机制。了解显性基因的致病机制为我们寻找疾病的治疗方法提供了理论依据。对于那些由基因产物不足引起的疾病，可以通过添加一个基因或其编码蛋白进行治疗，而且可能更容易实现。然而，对于显性负效应致病基因，需要将其产物消除掉，这从概念上讲，可能比替换更难实现。

耳鼻喉科中比较重要，常见的显性遗传性疾病主要包括所有显性遗传的非综合征性听力损失，以及 Waardenburg 综合征[31, 32]、BOR 综合征[33, 34]、Treacher Collins 综合征[35, 36]等综合征[1]。

（二）隐性疾病

常染色体隐性遗传疾病，只有当一个人有两个相同基因的异常拷贝时才会发生。因为患者必须是纯合子，所以患者的双亲都是杂合子携带者。在许多家庭中，隐性性状的遗传特征不明显。鉴于当今的小家庭规模，大多数隐性遗传病患者在临床表现为单例，没有任何相同疾病的家族史。在美国，所有 Usher 综合征病例中，超过 50% 的病例是其各自家庭中唯一患者，其余大多数都有少数患病的兄弟姐妹。当正常父母的孩子有隐性疾病时，其他孩子患隐性疾病的概率是 25%。虽然许多未患病的亲属也可能是杂合子携带者（如叔叔阿姨有 50% 的机会成为携带者，表兄弟姐妹有 25% 的机会）。一级亲属以外的患者，很少能观察到。隐性遗传的一个重要线索是血缘关系的存在。通过常染色体隐性遗传的重要疾病包括非综合征性耳聋[37]、Pendred 综合征[38-40]、Usher 综合征[41, 42]、Alström 综合征[43]和许多其他疾病[1]。

隐性遗传疾病的本质是，异常基因的频率远远高于相应疾病的罕见程度。例如，由 MYO7A 基因突变导致的 1B 型 Usher 综合征，据估计，每 2.5 万个新生儿中约有 1 个患者，而每 80 人中约有 1 人是基因突变携带者。对于所有罕见的隐性疾病，基因库的大部分为无症状携带者。在某些疾病中，人群携带率相当高，由 GJB2 缺陷引起的连接蛋白 26 功能异常是美国最常见的致聋原因[43, 45]，携带率可高达每 25 人就有 1 个。某些隐性疾病在特定人群中出现的频率很高。如囊性纤维化在欧洲人常见[46]，Tay-Sachs 病在德系犹太人中是很常见的[47]，镰状细胞性贫血（血红蛋白 β-S 病）在非洲血统人常见[48]。

有时，某些人群中某些疾病发生频率的增加，是所谓的始祖效应。始祖效应的一个很好的例子是在路易斯安那的法裔阿卡迪亚人 1C 型 Usher 综合征的频率非常高，USHIC 基因缺陷的结果[49]。这个基因被认为是出现在一小部分移民到此处的人。法国阿卡迪亚人在基因上保持着隔离，他们的数量不断增加。由于该基因在创始群体中的偶然发生，其高频携带率一直维持到今天。其他隐性疾病高频率被认为是由某些模式的选择造成，如那些看到的杂合子有选择性的优势超过两个纯合子，如镰状细胞贫血。在建立高频血红蛋白 β-S 等位基因的非洲人中选择很重要。一个最有趣的基因谜题现在围绕着连接蛋白 26 耳聋等位基因频率高的原因。如果这是始祖效应，为什么犹太人、欧洲人和亚洲人的基因会有高频率的不同变异？跨种族的高频率表明，杂合子可能比纯合子具有或可能具有选择性优势。

X 染色体连锁的基因也可能存在隐性遗传，其分子机制是相同的，但遗传模式是独特而显著的。有两个 X 染色体的女性是杂合子/携带者。只有一个 X 的男性会患病，他们只有一个异常基因的拷贝，因为 Y 染色体携带的遗传信息很少。遗传模式如图 21-3 所示，携带者女性有 50% 的机会传递这种异常基因，这意味着女性携带者儿子有 50% 机会患病，而她女儿有 50% 机会是携带者。男性患者无法将这种基因传给儿子，因为他需要将 Y 染色体传递给儿子，然而他所有的女儿都将成为携带者，这意味着他的孙子有 25% 患病的可能。两个最明显的 X 染色体关联特征的疾

第五篇 内 耳

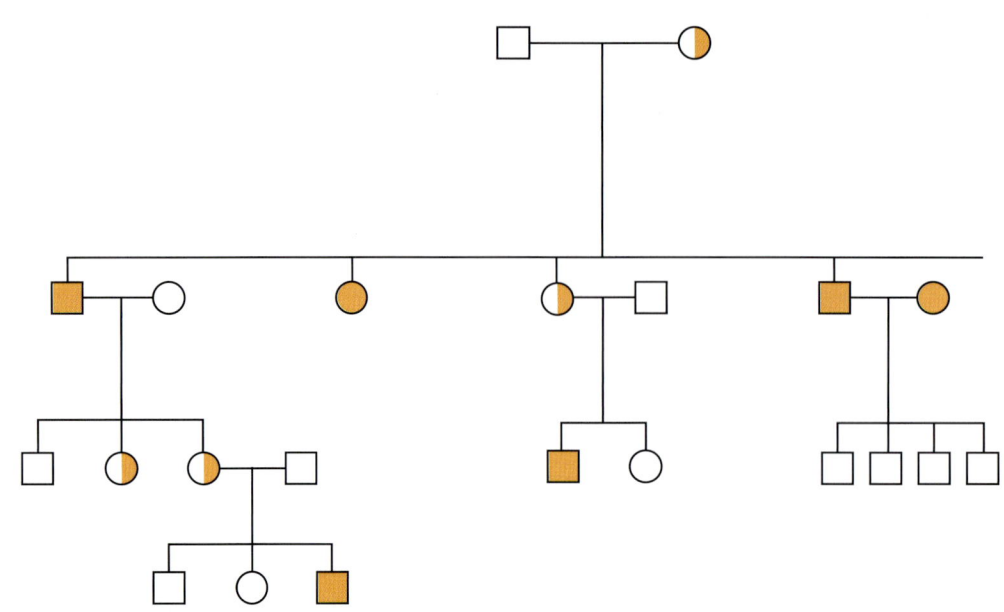

▲ 图 21-3 典型 X 染色体关联隐性疾病的遗传模式。女性是携带者，通常无症状。这里用半彩圈表示，通过对有患者儿子的父母的推断来诊断携带者的状态，然而对于许多疾病，可检测携带者

病是血友病[50]和进行性假肥大性肌营养不良[51]。X 染色体关联在非综合征型听力损失中只占很小一部分。对于耳鼻喉科医生来说，最显著的疾病可能是 X 染色体关联相关性耳聋，伴有外淋巴井喷[52, 53]，Alport 综合征[54, 55]和 Mohr-Tranebjaerg 综合征[56]。

隐性遗传疾病背后的生物化学缺陷是人类遗传学家最先了解的。人类遗传学的早期研究集中在代谢缺陷上。许多隐性疾病被发现是由于酶缺乏，中断了特定的代谢途径。杂合子具有足够的酶，使经典的剂量依赖途径得以运作并维持正常表型。病理结果的发生，要么是因为某些产物的缺乏，要么是因为该途径的中断，将代谢转移到有毒物质的过量生产。有些代谢失调可以通过补充缺失的产物或酶或通过清除或减少毒素来治疗。Refsum 疾病是一种代谢紊乱，包括不能代谢植酸，从而导致溶酶体储存障碍[57]。低植酸饮食可以使 Refsum 综合征的症状降到最低。从潜在的基因治疗角度看，隐性疾病似乎是理想的，因为基因的替代，如果是活跃的，应该替代缺失的蛋白质。大多数隐性疾病是基因功能几乎完全消失的结果，在基因功能和蛋白水平轻微恢复的情况下，症状会有所改善。

（三）外显率和表达度

外显率是一个经常被误用的词，这一概念要说明的是某基因决定的形状的"有"或"无"。例如，某种遗传病中，有些个体携带致病突变但没有表现出相应的症状，即称为不完全外显。如图 21-4 显示了一个Ⅰ型 Waardenburg 综合征的家系谱。Waardenburg 综合征是一种常染色体显性遗传，以不同程度听力损失、色素异常（白色前额，虹膜异色症，白癜风）为特征的疾病，以及具有双眼内眦距离增大的特征性宽脸[58, 59]。2 号染色体上 PAX3 基因的突变是造成 Waardenhurg 综合征的主要原因[31, 60]。不同症状在不同家庭成员中，出现的程度存在相当大的差异。图 21-4 中的个体Ⅲ-7 具有内眦错位，但没有色素异常或听力损失。尽管如此，该基因仍被认为是外显的，因为可以通过内眦错位的存在来进行诊断。另一方面，个体Ⅲ-2 没有显示具有突变 PAX3 基因的预期特征，并且她的基因型只能由她的两个患病的儿子推断。

表现度是指同一基因的表现型变化的程度。显性基因控制的表型可能会呈现不同的表现度，而隐性遗传病的表现度一般比较稳定，尤其是在

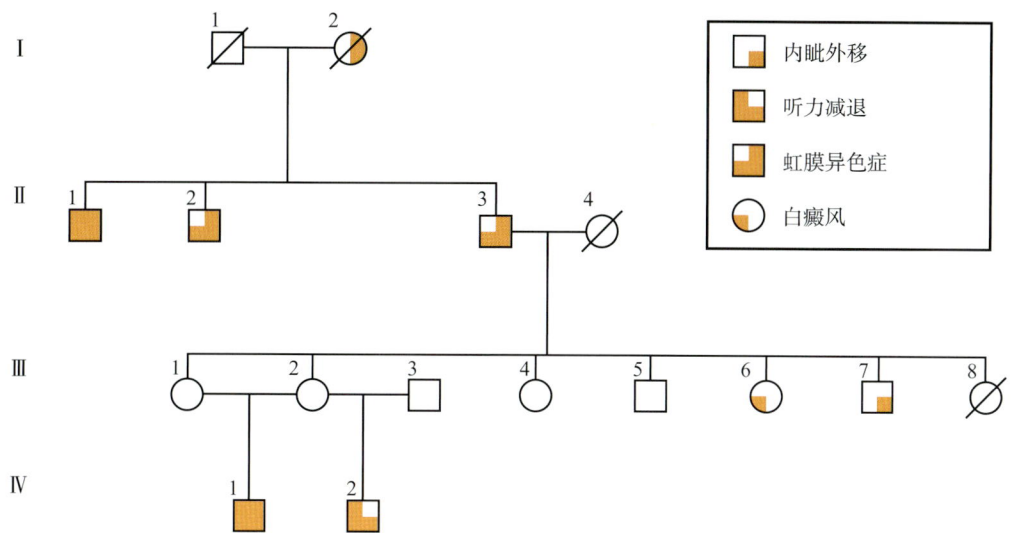

▲ 图 21-4　这是一个 Waardenburg 综合征家系。它显示表型变异和不外显。这种变异性在许多主要的听力相关疾病中很常见。Ⅲ-2 由于患者的儿子而被推断为不外显

同一家庭中。表现度的可变性意味着存在某种可以改变疾病严重程度的机制，如背景基因和（或）环境影响。

研究可变表现度产生的原因，有利于我们寻找新的疾病治疗方法。基因多效性是是指一个基因影响多个形状的形成或器官的功能。例如，BOR 综合征可以影响肾脏发育和听力。

七、寡基因病

有些疾病被认为是由基因之间的相互作用引起的。比如间隙连接蛋白 26 和间隙连接蛋白 30 可引起耳聋。GJB2 基因和 GJB6 基因，在 13 号染色体上相邻，在儿童中发现耳聋患者出现这两个基因的突变，而且每个基因在不同的同源物上[61-63]。这可能是一种双基因效应，并且在某些视网膜色素变性病例中也会出现这种情况[64]。在耳聋的病例中，尚不清楚这是一种双基因效应还是 GJB6 基因的缺失影响了 GJB2 的表达[65]。我们可以推测，许多人类疾病的严重性和（或）多效性可能会被其他主要基因改变。

（一）X 染色体连锁

上文讨论了显性和隐性 X 染色体连锁的谱系，如图 21-2 和图 21-3 所示。X 染色体连锁的显性和隐性性状在女性中的表达与男性相比呈现出更多样的表现。其中一个原因与女性 X 染色体失活有关，这种现象也被称为里昂假说。在早期发育过程中，除生殖细胞外，每个细胞随机选择一条 X 染色体使其失活，所有子细胞都将具有相同的 X 染色体失活。当女性与 X 染色体关联基因杂合时，正常基因失活的细胞分数会变化，在 50% 左右。如果碰巧大部分正常基因被灭活，可能会引起轻度表型，该机制已在血友病和肌营养不良患者中观察到。X 染色体失活对 X 染色体关联引起的听力障碍的影响尚无大量的研究，偶尔也有症状较严重的女性。许多患者表现出一种或另一种形式的 Turner 综合征，其他患者可能有非随机的 X 失活，少数患者可能是纯合子。

（二）散发病例

当一个家庭中只出现一例特定疾病患者时，其遗传性不明显，这在儿童性聋中很常见。由于新突变尚未遗传而表现出典型的遗传模式，所以主要是一些散发病例。而且大多数隐性遗传疾病都是散发，所以散发病例也有可能是隐性遗传。如果患者是男性，也有可能是 X 染色体连锁，或是更复杂的遗传模式。许多非遗传因素也可以引起儿童性聋。遗传模式可以帮助诊断耳鼻喉科相

第五篇　内　耳

关疾病，但仔细检查临床表型也是至关重要的，特别是散发病例。

八、线粒体疾病

线粒体是唯一可以遗传的非染色体 DNA。每个细胞都有数百个线粒体。线粒体仅通过母系遗传，父亲传给后代的线粒体极少。这就形成了一种独特的遗传模式：受影响母亲的所有子女都会受到影响，但不通过父亲传播（图 21-5）。线粒体 12S rRNA 基因突变（A1555G）导致氨基糖苷类诱导听力损失的易感性[66, 67]。线粒体突变也可以引起其他更严重的疾病。比如 Kearns-Sayre 综合征，其听力损失程度不一[68, 69]，可能是因为并不是所有的线粒体都携带致病突变。混合种群称为异质体，如果所有线粒体都携带突变基因（同质体），那么这种疾病表型会比较严重，甚至可能是致命的。

（一）复杂性

通常认为，常见疾病是由遗传因素和环境因素共同作用的结果。在遗传学中将其描述为多因素或多基因致病。数据表明，几种基因相互作用可以产生特定的异常表型。推测每个基因的影响不大，但实际上，所涉及的基因数量不明，一些复杂的疾病可能是由于主要基因的外显率非常低造成的。在过去十年中，由于分子和基因绘图工具非常复杂，以及人们对常见疾病的急切探索，使用连锁分析和基因定位，来识别可靠基因应用较广泛。人们认为，有些神经感觉性聋的遗传模式比较复杂。如与年龄相关的听力下降（老年性聋）就是一种复杂性疾病[70-72]。分泌性中耳炎也被推测受到某种基因控制[3]。在上一节中，提到了氨基糖苷类的听力下降与线粒体基因的突变有关。可以推测感染，可能也受基因的调控，如风疹[73]。责任基因的发现有助于对高风险群体的诊断，通过模仿基因产生抗药性的机制，有望推出新的治疗方式。

（二）遗传异质性

遗传异质性是指存在表型相似但基因型不同。比如儿童性聋、Usher 综合征和色素性视网膜炎。已知至少有五种基因会导致严重的 I 型 Usher 综合征[74]。从表型无法区分，只能通过分子检测进行鉴别诊断。如果患有 1B 型 Usher 综合征的男性与患有 1D 型 Usher 综合征的女性结婚，则所有子女听力和视力均正常，但子女均是 1B 型和 1D 型 Usher 综合征携带者。

九、人类 DNA 检测

DNA 和 RNA 有两个特性：一是 DNA 具有自我复制的能力；二是两者可以杂交结合。如果 DNA 的双链被充分加热，这两条链将解离（融化

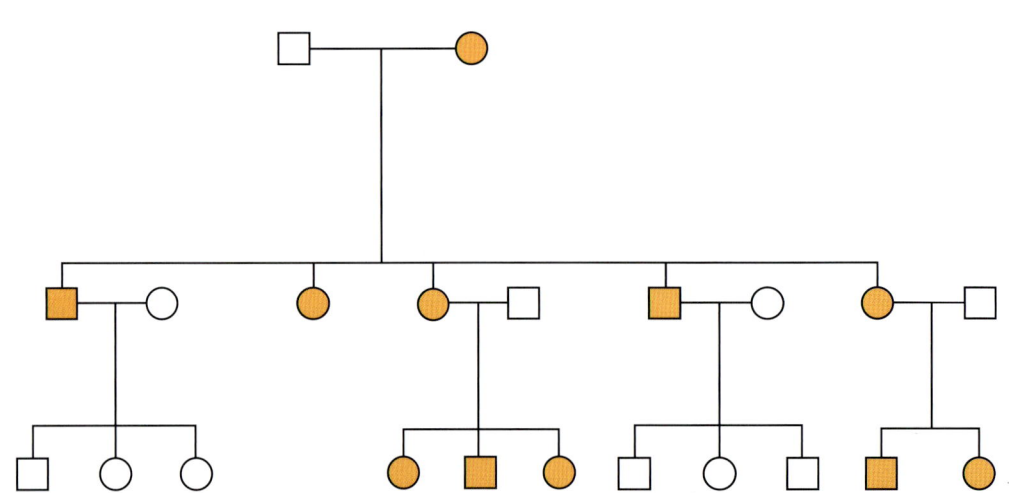

▲ 图 21-5　线粒体疾病家系，所有患者的致病基因均遗传自母亲。男性不会将这种疾病遗传给他们的孩子。表型可能存在差异，这有时是由于突变型和野生型线粒体的比例不同

成单链核酸链的混合物。如果该混合物冷却，互补链将重新结合（杂交）。聚合酶链式反应（PCR）利用其复制特性，各种 DNA 和 RNA 检测系统则利用其杂交特性。

（一）聚合酶链式反应

PCR 是一种扩增 DNA 靶向序列的方法[75]。构建寡核苷酸引物，其与待扩增的 DNA 片段的 5′和 3′末端互补。片段的大小通常仅为几百个碱基，长 PCR 技术可能会涉及数千个碱基。使用特定的热稳定 DNA 聚合酶。将 DNA 加热直至其双链解离，然后缓慢降低温度，当引物与测试 DNA 退火时，进行 PCR，并复制片段。然后重复加热 - 冷却循环 20~30 次，每次两个引物之间的 DNA 片段重复，最终产生数千个片段，每个片段具有相同的长度和 DNA 序列。PCR 操作简单，可用于少量的 DNA 样本，之后可对这些大量的 DNA 进行其他实验研究。例如，可以对 DNA 进行电泳，用溴化乙酯或银染色，从而在琼脂糖或丙烯酰胺凝胶上显现。可以观察片段的大小，甚至其大小的微小变化。DNA 还可直接用于测序反应，以验证片段的序列是否符合预期。现代分子诊断几乎都从 PCR 开始。

（二）核酸分子杂交与 DNA 印迹法

20 世纪 80 年代早期，E.M.Southern 创建了一种杂交印迹的方法分析基因，溶液（探针）中的 DNA 与稳定的膜支持物（通常是滤纸）上的 DNA 杂交[76]。使用的探针经放射性元素标记（也可以使用荧光标签），通过放射自显影观察靶 DNA 的迁移。基因组 DNA 的 Southern 杂交在现代分子遗传学实验中应用有限，但仍然可用于检测和分析 DNA 的大片段。

（三）DNA 芯片

DNA 芯片或微阵列应用于两种情况：①用于分析基因表达模式[77]；②用于检测个体中的单碱基变异[78]。目前有几种不同的芯片系统，但其功能都是基于反向平行核酸链杂交的特性。寡核苷酸通常包括 20~100 个碱基，并且每种已知序列通过光刻图形方法排列在表面。这些寡核苷酸可以连接到荧光检测系统。当浸泡在样品中时，可以检测与芯片上的寡核苷酸具有同源性的 RNA 或 DNA。芯片的一种用途是分析细胞内基因表达的改变，如利用芯片技术检测耳蜗细胞在高水平噪声后的修复过程中哪些基因被上调和下调[79]。芯片可以帮助确定哪些基因在不同疾病过程中，改变了其表达模式。芯片也可用于检测单个碱基的差异，许多单碱基变化是多态的（即杂合度＞2%），这些被称为单核苷酸多态性。数以千计的多态性可以有效地用于复杂疾病的映射。并非所有单碱基变化都是无害的，一些可以使基因失活或功能改变。芯片是一种检测单基因病理突变的价格适宜且快速的方法[80]，它们有可能成为许多遗传性疾病的主要诊断方法。但是，芯片不能检测新的突变，因此缺乏阳性指标并不能对诊断进行否定。

（四）基因突变的检测方法

致病突变的检测是进行明确分子诊断的关键步骤。虽然可以使用几种不同的方法，但初始评估取决于患者的突变是已知突变，还是从未见过的新突变。已知突变的检测，可以使用关注特定碱基变化的分子技术。其中有一种依赖于限制性位点变化的方法。限制酶是一类可以识别特定的短碱基序列（通常长 4~8 个碱基）并在该位点或附近切割的 DNA 酶。被限制酶识别的 DNA 位点通常是回文序列，意味着该位点在两个方向上读取相同的序列，如限制酶 Taq Ⅰ 识别回文序列 TCGA 和互补 AGCT，在 T 和 C 之间切割 DNA。如果 DNA 发生变化，则会破坏现有的限制性位点或创建一个新位点，可以通过扩增合适的 DNA 片段，用限制酶切割，并在电泳凝胶上来检测产物。有一个或多个限制性位点的片段将显示多个条带，如果添加或丢失限制性位点，可以通过记录 DNA 条带的位置和数量很容易地进行检测。然而，并非所有 DNA 变化都涉及限制性位点。也可以使用基于 DNA 退火能力的技术，比如之前讨论过的 DNA 芯片技术。

通常认为筛选基因中的已知突变是用于进行

第五篇 内 耳

分子诊断比较合理且便宜的方法。但是，如果患者没有已知突变，也不排除患者有致病性突变，可能是这种突变尚未观察到。实际上，许多突变极为罕见，只发生在单个病例或单个家庭中。还有许多突变仅限于特定的家庭，还没有时间在整个人群中传播。因此，分子诊断技术可以检测新突变是至关重要的。目前主要有两种方法帮助筛选 DNA 突变，异源双链检测和单链构象多态性检测。异源双链检测时，片段被扩增、加热，并允许自身退火[81, 82]。如果患者是杂合的，该片段将包含两个 DNA 群，每个群体含有两个 DNA 变体。当 DNA 被加热时，双链融化，当冷却时，会自身退火，形成三种不同形式的双链 DNA。有两种形式与原始母链一致，第三种含有错配碱基的双链，即异源双链。这种双链在某些条件下迁移的方式略有不同。使用变性高效液相色谱（DHPLC，图 21-6）可以很容易地观察到。在检测出潜在的突变后，对该片段进行测序，可以精确地鉴定特定的碱基变化。其他突变检测方法包括等位基因特异性 PCR、短寡核苷酸质量分析和阵列引物延伸[83]。

基因直接测序是鉴定突变的另一种方法（图

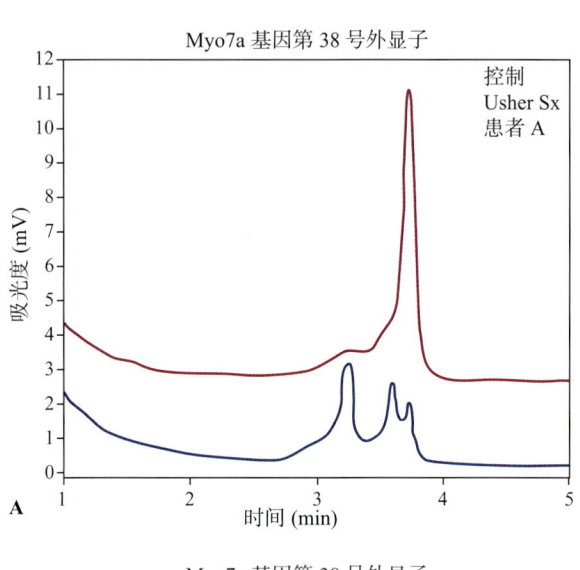
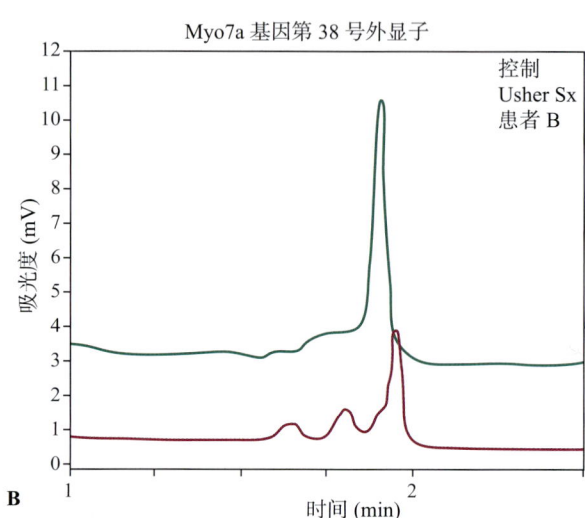
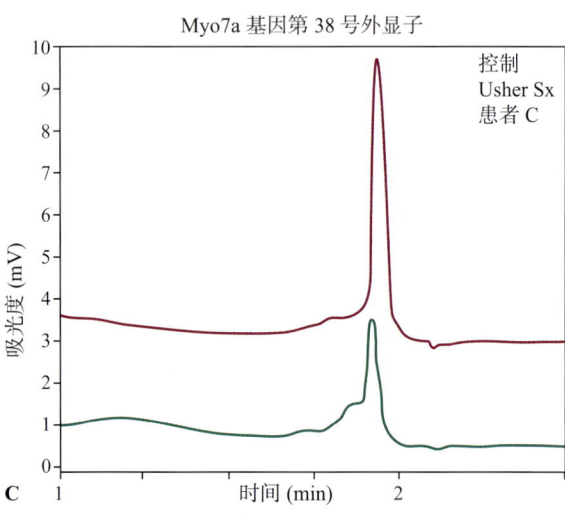

▲ 图 21-6 利用波动仪变性高效液相色谱（DHPLC）是筛选突变的常用方法
这张图显示了 Myo7A 基因第 38 号外显子的三种不同突变的 DHPLC 结果，导致了 1B 型 Usher 综合征。DNA 片段经聚合酶链反应扩增，加热分解，然后冷却。再退火后，可能有四种不同的双链分子，其中两种代表原始碎片。另外两个将有稍微不同的双链（如只有一个碱基），并引起轻微的一致性变化，改变它们的稳定性；在 Y 轴上，可以观察到一个或多个附加峰。当观察到一个峰值时，变化的确切性质必须通过测序来确定

21-7）。在过去，测序工作耗时、昂贵，特别是在基因很大的情况下。随着新一代测序（NGS）或大规模平行测序技术的发展，目前可以以较低的成本，快速获得大量的测序数据。NGS 技术将 DNA 分解成小片段模板。然后进行扩增并连接到固体支持物上。然后，同时对所有 DNA 片段进行测序[83]。因此，NGS 可以在识别已知突变，并通过感兴趣的靶基因发现新的突变[84]。

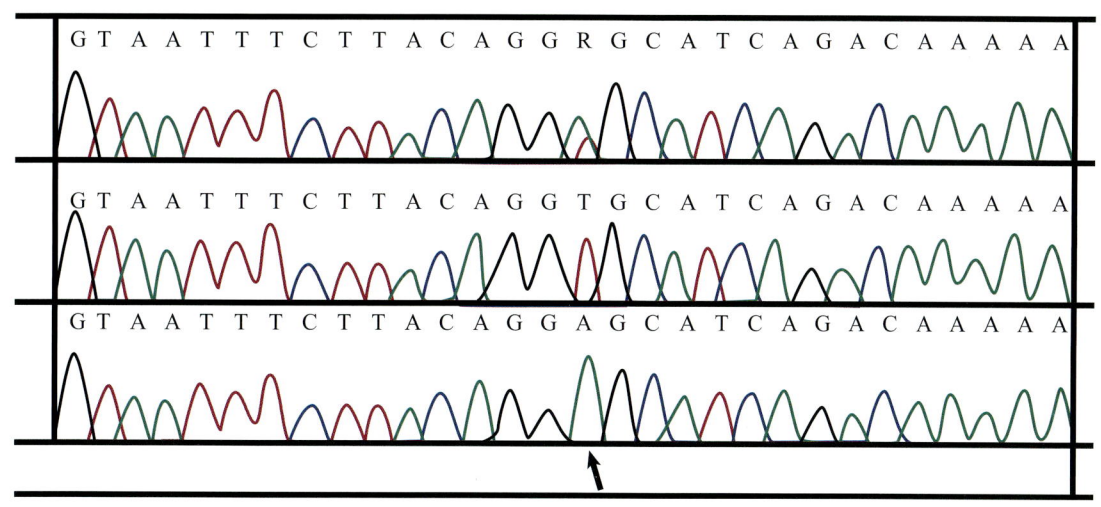

▲ 图 21-7　测序是目前确定基因或部分基因的遗传结构的最佳方法

这张图显示了一名 2A 型 Usher 综合征患者的基因突变测序结果。每一行对应一个人。箭指示突变的位置。这些峰和它们的颜色分别对应于 DNA 中的四个碱基。对照组/正常序列显示在中间的帧中。在第 4 外显子 653 位，T（胸腺嘧啶）突变成 A（腺嘌呤）。最低一栏中患者在该位置只显示一个 A，这表明它很可能是突变的纯合子。他的父母在第一帧中，很明显，在那个位置，腺嘌呤和胸腺嘧啶碱基都被测序反应检测到，这是典型的杂合子

十、伦理问题

遗传学的最新进展引发了许多伦理问题。从医生的角度来看，医生是否有将遗传性疾病风险告知患者的"责任"。如果发现一位女性携带乳腺癌相关基因 *BRCA1* 突变，医生是否有责任让该患者向其女性亲属传达风险可能性？显然，患者的隐私权与"做好事"的责任之间存在冲突，尽管告知可能会挽救其生命。任何基因诊断都伴随着主要患者以外的人可能参与的潜力。*GJB2* 相关性听力损失的诊断将兄弟姐妹、堂兄弟和其他亲属识别为潜在的杂合子，这些杂合子的孩子患有严重耳聋的风险会增大。家庭成员也不总是想要这些信息。虽然这个问题仍然存在争议，但普遍的共识是，信息的流动必须来自患者，或者对于未成年人来说，必须来自直系亲属。

十一、分子遗传学在耳鼻喉科的应用

分子遗传学在医学领域的主要作用是作为诊断工具。目前，重点是由主要基因引起的疾病。DNA 检测可用于：①明确建立诊断；②帮助建立预后；③消除对进一步昂贵且可能是侵入性的临床测试的需要；④向家庭提供有关其他家庭成员患病可能性的信息。

推荐阅读

Apps SA, Rankin WA, Kurmis AP: Connexin 26 mutations in autosomal recessive deafness disorders: a review. *Int J Audiol* 46: 75–81, 2007.

Bitner-Glindzicz M: Hereditary deafness and phenotyping in humans. *Br Med Bull* 63: 73, 2002.

Botstein D, Risch N: Discovering genotypes underlying human

phenotypes: past successes for Mendelian disease, future approaches for complex disease. *Nat Genet* 33 (Suppl): 228, 2003.

Collins FS, Green ED, Guttmacher AE, et al: A vision for the future of genomics research. *Nature* 422: 835, 2003.

Feero WG, Guttmacher AE, Collins FS: Genomic medicine: an updated primer. *N Engl J Med* 362 (21): 2001–2011, 2010.

Kochhar A, Hildebrand MS, Smith RJ: Clinical aspects of hereditary hearing loss. *Genet Med* 9: 393, 2007.

遗传性感音神经性聋
Genetic Sensorineural Hearing Loss

第 22 章

Seiji B. Shibata　A. Eliot Shearer　Richard J.H. Smith　著

熊文萍　译

> **要点**
>
> 1. 在发达国家，超过 50% 的先天性听力障碍与遗传因素有关。
> 2. 听力损失包含许多临床诊断标准：如病因、发病的时间、发病年龄、临床表现、解剖缺陷、损失的严重程度和频率等。
> 3. 世界范围中，每 10 000 个新生婴儿就有 4 个重度听力损失。
> 4. 遗传的基本形式是 Mendel 遗传 [单基因遗传（常染色体或 X 染色体连锁）]、线粒体或复合性（多因素遗传）。
> 5. 非综合征型听力障碍占遗传性听力损失的 70%。
> 6. 在这些人群中，GJB2 突变占重度及极重度常染色体隐性非综合征听力障碍患者的 50%。
> 7. 综合征性听力障碍指耳聋，并伴随其他特性和可辨认的一系列的症状表现。感音神经性聋与 400 多种综合征有关。
> 8. 遗传性感音神经性聋最常见综合征的形式是 Pendred 综合征，为常染色体隐性遗传，患者常伴甲状腺肿大。
> 9. 完善患者的病史、体格检查、听力学检查后，基因检测应该成为下一个评估听力损失的检测方式。
> 10. 产前诊断对某些遗传性感音神经性聋患者家系，在技术上是可行的，可提取胎儿细胞进行 DNA 分析。
> 11. 人工耳蜗植入术已成为重度至极重度耳聋患者日益重要的选择。在许多情况下，人工耳蜗植入术可以通过基因检测来预测效果。

Terry Savage 有句名言："孩子的余生都将听到母亲的声音。"然而，许多孩子从来没有听到过他们母亲的声音，还有一些孩子在他们的一生中也听不清楚。事实上，听力损失是人类最常见的感官障碍。每 500 个新生儿中至少有 1 个患有先天性听力障碍，全球约有 3.6 亿听障人士[1, 2]。听力障碍通常涉及内耳或听神经功能障碍，这种情况被称为感音神经性听力损失（SNHL）。SNHL 患者通常被社会称为聋人（小写"d"）。术语耳聋（大写"D"）用于描述 SNHL 患者，他们是基于使用手语进行文化交流的一部分群体。这一群体的成员往往是聋人父母的后代，通常有先天性 SNHL。相比之下，在儿童或成人晚期获得 SNHL 的个体通常不使用手语，而是坚持进行口头交流。这些个体通常不属于聋人群体。

在发达国家，50% 以上的先天性听力障碍是由遗传因素引起的[1, 2]。迟发性听力损失也可由遗传缺陷引起。随着耳聋基因发现的增加，对遗传

第五篇　内　耳

学基本原理的理解，对耳鼻喉科专家在听力损失的诊断，解释和治疗的中有重要作用。这一章介绍了听力损失的遗传学概述。听力损失之后，讨论遗传学的基础，综合征和非综合征性耳聋的概要。最后一部分着重于介绍怀疑儿童遗传性耳聋后的临床治疗方法，包括基因检测新的进展和遗传性听力损失的治疗新进展。

一、背景

（一）听力损失的分类

听力损失包含许多临床诊断标准，包括病因、发病的时间、发病年龄、临床表现、解剖缺陷，以及损失的严重程度和频率（表 22-1）。基于病因学的分类可大致分为遗传因素和非遗传因素。这种区别很重要，因为遗传性耳聋并不意味着一定是先天性耳聋。先天性耳聋描述一种从出生时就存在的情况，与病因无关，而遗传性耳聋可能在出生时就存在，或在出生后的任何时候出现。

众所周知，遗传和环境因素对听力损失有很大的影响。根据病变位置可分为传导性、感音神经性或两者兼有的混合性聋，这些缺陷可能是综合征或非综合征引起的。一般来说，当讨论遗传性耳聋时，一种基于临床的分类是，以反映是否存在共同遗传异常为基础（即综合征或非综合征性耳聋）是最有用的。综合征或非综合征性耳聋的遗传模式有常染色体显性、常染色体隐性、X染色体连锁、线粒体或复杂遗传。听力损失也可以通过严重程度和频率损失的不同来区分。评估的听力损失的其他特征包括单耳或双耳是否受累，以及听力损失的进展（表 22-1）。

虽然这些分类有助于临床医生对患者进行评估并导致更好的临床结果，但它们并不能充分反映大多数的听力损失背后的复杂相互作用。这种限制在耳毒性氨基糖苷类抗生素引起的听力损失中得到了证明。尽管高浓度的抗生素会干扰耳蜗的正常功能，但即使在正常的剂量水平下，在 *12S rRNA* 基因中存在 A1555G 突变的个体也更容易受到这些药物耳毒性作用的影响[3]。在某些情况下，听力损失是由遗传和环境因素共同作用引起的，这种双重因果关系会使听力损失分类的信息量减少。

（二）听力损失的诊断

听力损失的主要诊断是通过听觉测试来检测听力的损失。听力功能是用分贝来测量的，如果能听到声音的最低水平（阈值）为 0～20dB，则认为听力正常。0dB 的值被定义为一个给定频率的纯音在 50% 的时间内，被一个年轻人感知到的强度。听力损害的严重程度和频率损失见表 22-1 和表 22-2。听力可以通过许多主观和客观的生理测量来测试，这些生理测试包括听觉脑干反应（ABR）测量、听觉稳态反应评估、阻抗测试和耳声发射测试。除了阻抗测试，所有这些听力测试都需要正常的中耳功能才能产生正常的反应。

ABR 测试记录了听觉神经（第Ⅷ对脑神经）和脑干对短纯音的电生理反应。短纯音是一种声波序列，由几个相同频率的，有一定宽度线谱（或咔叽声，单向矩形电压推送）施加于外耳[1, 4]。通过连接到皮肤上的电极检测波形，在 94～100dB 声压级下，可获得最大的波形值，声压级是指声波的压力与基准声压级的比值。耳声发射与 ABRs 的区别在于，它们是仅由耳蜗发出的声音，代表了外毛细胞在短暂或持续刺激下的活动。这些排放物在外耳道中是可测量的，在听力损失超过 40～50dB 的个体中通常不存在[1]。

听力稳态反应与 ABR 有一定的相似性，但刺激是连续的。连续的音调刺激产生的声压级比短音刺激所能产生的声压级要高，而且可以更好地估计重度失聪患者的听力[1]。阻抗测听法与 ABR、耳声发射或听力稳态反应结合使用，因为它不测试听力。这项技术通常用于测定中耳压力、鼓膜、中耳听小骨的运动，以及咽鼓管的功能[1]。

（三）听力损失的流行病学

听力损失是人类普遍存在的感官缺陷。据世界卫生组织估计，全世界有 3.6 亿人遭受严重听力损失的影响。从其他对世界范围内极重度听力损失发生率的估计中发现，每 1 万名婴儿中就有 4 名患有极重度听力损失[5, 6]。发达国家新生儿筛查项目中，确定 SNHL 的比率为每 1000 个新生儿中有 2～4 人，与这一数值相比，SNHL 的比率

第22章 遗传性感音神经性聋

表 22-1 听力损失的分类和特征

标　准	分　类	内　容
病因	基因 环境 多因素	遗传 非遗传
发病时间	先天性 获得性	出生时 出生后任何时间
发病年龄	语前 语后	语言发育之前 语言发育之后
临床表现	非综合征 综合征	只有听力损失症状 听力损失和其他症状
解剖缺陷	传导性 感音神经性聋 混合性	外耳或者中耳异常 内耳或者听神经异常
严重程度	轻度 中度 中重度 重度 极重度	20~40dB 41~55dB 56~70dB 71~90dB ＞90dB
频率损失	低频 中频 高频	＜500Hz 501~2000Hz ＞2000Hz
受累耳	单侧 双侧 对称性 非对称性	单耳受累 双耳受累 双耳对称性受损 双耳非对称性受损
预后	稳定 进展性	听力损失无进展 听力损失逐步进展

表 22-2 听力损失量表

听损程度（%）	平均听阈（dB）*	残余听力（%）
100	91	0
80	78	20
60	65	40
30	45	70

*.计算 500Hz、1000Hz、2000Hz 和 3000Hz 的平均听阈

更高[7, 8]。发展中国家先天性 SNHL 的发病率可能要高得多[9, 10]，尽管需要更多的数据来支持这一结论。这对早期听力损失儿童的沟通、认知、学业和社会发展具有重要意义。

（四）遗传学历史背景

Mendel 被誉为现代遗传学之父，他通过豌豆实验，发现了遗传学的两大定律，即分离定律和自由组合定律。直到在 20 世纪初，这些想法才得

第五篇 内 耳

到重视。1909 年，Johannsen 将遗传的基本单位描述为基因，Avery 在 1944 年指出基因是由脱氧核糖核酸（DNA）组成的。1953 年，Watson 和 Crick 描述了 DNA 的物理结构，3 年后，人类染色体的正确数目被确认为 46 个。对这些染色体进行测序是人类基因组计划的目标，该计划于 1991 年启动，2001 年首次通过数据完成。这个项目对医学的影响是巨大的，遗传性耳聋只是众多医学学科蓬勃发展的领域之一。遗传性耳聋网站收录了目前已知的耳聋相关基因[11]。

（五）遗传学基础

人的染色体数目为 46，包括 22 对常染色体和 1 对性染色体（男性为 XY，女性为 XX）。根据 Mendel 的分离原理，在有性繁殖的生物体中，子代细胞中的每对染色体有一条来自父方，另一条来自母方。携带在这些染色体上的是基因，估计有 3 万个。这些基因的变异使每个个体具有独特性。这些变异被称为等位基因，有时是有害的。

如果内耳中表达的某个基因发生突变，该突变影响蛋白的正常功能，那么就有可能会导致耳聋。在隐性遗传性耳聋中，由于杂合突变个体有一个可以表达正常蛋白的拷贝，能够替换或补偿缺陷蛋白，所以只有在纯合个体中才会出现表型。在常染色体显性遗传性耳聋中，突变蛋白可能会影响正常蛋白的功能，杂合携带者就会出现表型。

在描述这些遗传模式时，我们是在描述一个人的基因型或基因组成。纯合子是指一个人携带两个相同的等位基因，杂合性是指一个人携带特定基因的两个不同等位基因状态。从一个人的基因型可观察到其对应的表型。携带相同基因突变的个体通常表现出一系列表型特征。例如，并不是所有的 I 型 Waardenburg 综合征患者都有一字眉，早白发或虹膜异色，这种现象被称为可变表现度。在某些情况下，表型可能非常轻，以至于完全不存在，而致病基因突变被认为表现出不完全外显或非外显。这种现象给人的印象是一种疾病会"跳过"几代人。

（六）遗传模式

遗传的基本形式可以是 Mendel 遗传（单基因遗传、常染色体遗传或 X 染色体连锁遗传）、线粒体遗传或复杂遗传（染色体和多因子遗传）。这些遗传模式的谱系如图 22-1 所示。本章讨论了 Mendel 遗传和线粒体遗传的形式，对于那些对复杂遗传模式感兴趣的读者，我们推荐了更合适的文章[12, 13]。Punnett 方格法是一种计算杂交后代基因型和表型概率分布的方法（图 22-2）。

1. 常染色体显性遗传

在常染色体显性遗传性疾病中，杂合子表达疾病表型。患病父母可以将疾病等位基因或正常等位基因传给后代，每个事件发生的可能性为 0.5

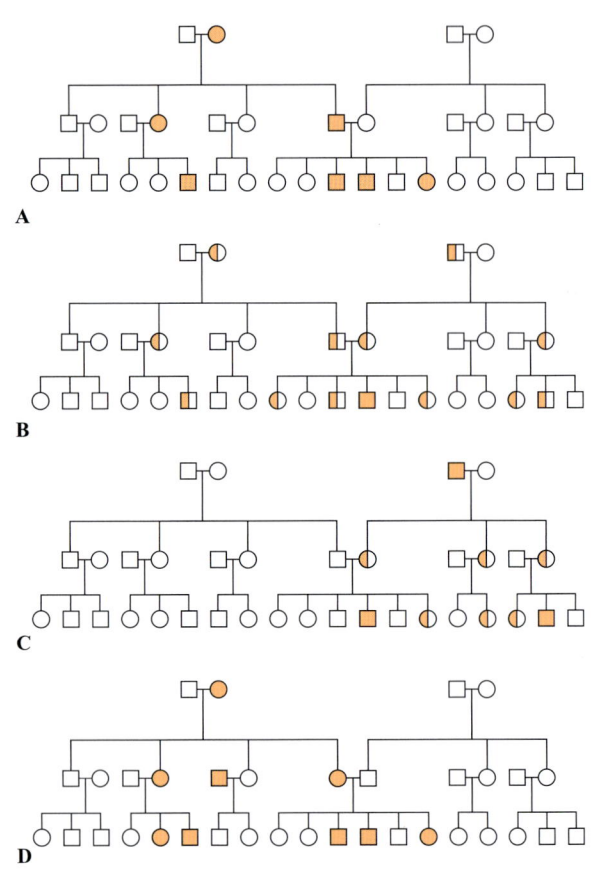

▲ 图 22-1 遗传模式

A. 为常染色体显性遗传谱系。遗传模式显示受患者表型的垂直传递，包括父子传播。代代遗传。B. 常染色体隐性遗传谱系。注意这种疾病的表型通常在父母或其他祖先中不可见。男女发病概率相等（图 22-2 中的 Punnett 方格，用于估算杂合亲本隐性遗传的风险）。C. X 染色体关联隐性遗传谱系。该疾病的表现型在男性中存在一个疾病等位基因，但需要在女性中表达纯合子基因型。D. 为线粒体遗传谱系。注意患病母性传播。没有父系遗传或 50%。这意味着 50% 的后代遗传正常等位基因，50% 遗传疾病等位基因。在显性疾病中，50% 的后代表现出这种疾病。

常染色体显性遗传包括几个方面。首先，疾病表型不存在性别倾向，男性和女性患病概率等同，并都将疾病等位基因遗传给后代。其次，除非疾病基因是不外显的，否则疾病不会隔代遗传。这种传递称为垂直传递。第三，可以看到男性之间（父子）的传递。这种家系传递方式排除了线粒体或 X 染色体连锁遗传。

2. 常染色体隐性遗传

与常染色体显性遗传方式不同，常染色体隐性遗传中，一个基因的两个突变拷贝是表达疾病表型所必需的。患病父母将疾病等位基因传递给所有后代，但后代不显示疾病表型，除非另一个父方或者母方携带至少一个相同基因的突变等位基因。然而，最常见的情况是，父母双方都不是患者，但双方都携带一个突变基因，并且偶然地，双方都将这个突变等位基因传递给患病的后代。在这种情况下，25% 的后代携带该基因的两个突变等位基因并表达疾病表型，与父母相似，50% 的后代是突变等位基因的携带者，25% 的后代有两个野生型的基因拷贝。与常染色体显性遗传疾病一样，不存在性别差异；男性和女性患病的可能性相同，但很少看到垂直传递。隐性疾病往往具有亲缘特异性。如果这种疾病极其罕见，那么亲代血缘关系（尽管距离很远）的可能性很高。

3. X 染色体连锁遗传

X 染色体连锁遗传可能是隐性的，也可能是显性的。在隐性 X 染色体关联遗传中，女性不太可能是患者，因为疾病的表型需要两个该基因突变等位基因才能显现。然而，由于 X 染色体失活的随机性（Lyon 假说），杂合的女性偶尔表现出疾病轻度表型。在女性的每个细胞中，只有两条 X 染色体中的一条是活跃的，当 X 染色体失活完全随机时，杂合子女性细胞中 50% 的细胞将表达携带疾病的 X 染色体。尽管机制并不清楚，这个过程并不是随机的，和失活突变 X 染色体通常远高于正常 X 染色体的失活。男性只有一个 X 染色体，并且总是表达疾病的表型。

在显示 X 染色体连锁隐性遗传的谱系中，患病表型在男性中更为常见，没有父子遗传，患病父亲将疾病等位基因传给所有的女性后代，也有可能有患病的男性（"跳过一代"）；杂合的女性疾病等位基因有 50% 概率传给儿子，他们表现出疾病，50% 概率传递给女儿，她们是杂合的，表型正常。在 X 染色体连锁显性遗传中，患病父亲将疾病等位基因遗传给所有表现出疾病表型并具有完整外显率的女儿，没有父子传播。杂合子的患病母亲，将这种特性的 50% 传给儿子和 50% 传给女儿。

4. 线粒体遗传

线粒体是人类细胞的"能量工厂"，它是氧化磷酸化的场所，氧化磷酸化是产生三磷酸腺苷的过程。线粒体具有自身固有的 DNA，每个线粒体中都有若干个线粒体基因组的拷贝。线粒体基因组是一个由 16 569 碱基对组成的双链环状分子，编码两个核糖体 RNA、22 个转运 RNA 和 13 个多肽[14]。氧化磷酸化所需的剩余线粒体蛋白是由核基因组编码的。

	男性杂合携带者	
	A	a
女性杂合携带者 A	AA 非患者	Aa 携带者，非患者
女性杂合携带者 a	Aa 携带者，非患者	aa 患者

▲ 图 22-2 Punnett 方格被用来评估 Mendel 遗传模式的遗传概率。Punnett 方格显示了两个常染色体隐性基因杂合携带者的交配；所有潜在后代的基因型显示后代有 25% 的机会是隐性表型（aa），50% 的机会为后代携带隐性等位基因但不患病（Aa），以及 25% 的机会为后代不携带隐性等位基因（AA）

线粒体 DNA（mtDNA）仅通过母系遗传，卵子细胞质中存在大量 mtDNA。因此，表型仅通过母亲遗传，不会通过父亲遗传（图 22-1D）。如果所有 mtDNA 分子均异常，即同质性，则所有子代细胞均含有异常线粒体。如果正常和异常的 mtDNA 分子共存，即所谓的异质性，可以看到突变表型的广泛表达，这反映了线粒体向后代细胞的随机分布。由于线粒体缺乏 DNA 修复机制，mtDNA 积累突变的速度高于细胞核 DNA。

二、遗传性听力损失

（一）非综合征性听力损失

遗传性听力损失在人类中很常见。无其他表型异常的非综合征性听力损失占遗传性听力损失的 70%[15]。超过 50% 的新生儿 SNHL 患者呈现简单 Mendel 遗传特征（图 22-3）。在大多数情况下，遗传模式是隐性的（75%～80% 的病例），因此，患病儿童的父母通常不表现出表型。先天性非综合征性听力损失以常染色体显性遗传（约 20%）、X 染色体连锁遗传（2%～5%）或线粒体遗传（约 1%）方式遗传。命名法是基于前缀"DFN"来命名非综合征性耳聋。DFN 后面跟着 A 表示显性遗传，B 表示隐性遗传，X 表示 X 染色体连锁遗传。整数后缀表示基因发现的顺序。DFNA1 和 DFNB1 是第一个被鉴定的常染色体显性和隐性非综合征性耳聋基因。自 1993 年发现第一个耳聋基因以来，遗传非综合征性听力损失（NSHL）的科学研究取得了很大进展。这些发现提高了我们对听觉和耳聋分子生理学的理解，为临床耳聋基因检测奠定了基础。

1. 常染色体隐性非综合征性听力损失

常染色体隐性非综合征性听力损失通常是语前性的，在各个频率上的损失达到重度或极重度[16]。到目前为止，已经绘制了 95 个基因座，克隆了 41 个致病基因（表 22-3）[11]。常染色体隐性非综合征性聋相关基因在耳蜗中的表达见图 22-4。

DFNB1：1994 年，Guilford 等[17] 将第一个常染色体隐性非综合征性耳聋基因定位到 13q12~13，命名为 DFNB1。3 年后，Kelsell 等[18] 发现 DFNB1 基因是一种叫作 GJB2 的间隙连接基因。编码的 Cx26 间隙蛋白与其他 5 个间隙蛋白低聚形成聚合物，相邻细胞中两个连接子的对接产生间隙连接（图 22-4B），这些间隙连接被认为是钾离子从外毛细胞循环通过支持细胞和螺旋韧带回到血管纹的通道[19]。这些离子被泵入内淋巴以维持毛细胞的机械感觉传导。GJB2 的突变可能破坏这一循环过程，并可能阻止正常的机械感觉转导[18]。这一作用与 GJB2 在内耳血管纹、非感觉上皮细胞、螺旋韧带和螺旋缘中的表达一致[18]。

研究发现，在很多人群中，50% 的患有重度及极重度的先天性常染色体隐性非综合征耳聋患者是由 GJB2 基因突变导致的[20]。超过 100 种不同的致聋突变位点被报道，其中有几种在特定的族群中很常见[21]。例如，35delG 突变在欧洲血统人群中占主导地位，这种突变在美国中西部人

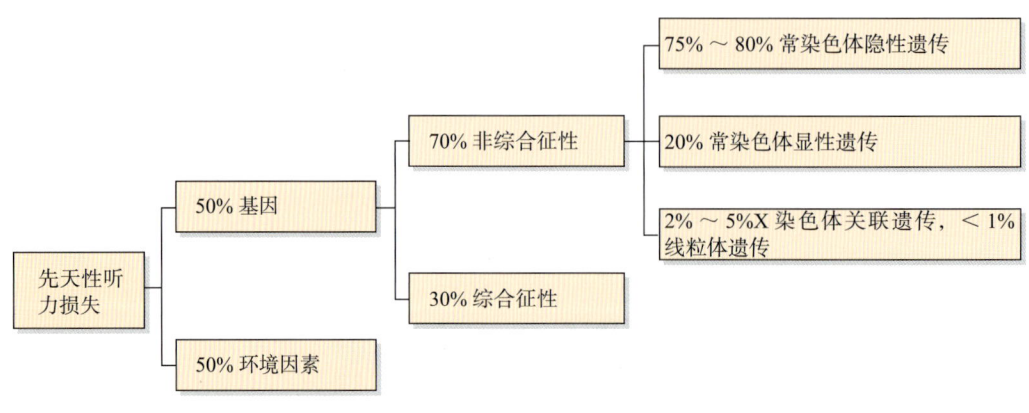

▲ 图 22-3　先天性听力损失各种形式的发病率

第22章 遗传性感音神经性聋

表 22-3 常染色体隐性非综合征性听力损失

基因座名	位 置	基因名	表 型[*]
DFNB1A	13q11q12	GJB2	语前[†]稳定的 SNHL[17, 18]
DFNB1B	13q12.11	GJB6	语前[†]有些患者出现 SNHL 和前庭功能障碍[166, 167]
DFNB2	11q13.5	MYO7A	语前或者语后 SNHL（类型不定）[168, 169]
DFNB3	17p11.2	MYO15A	语前 SNHL（听力损失稳定）[170, 171]
DFNB4	7q22.3	SLC26A4	语前或者语后 SNHL（听力稳定或者波动，伴有前庭水管扩大）[104, 105, 172]
DFNB6	3p21.31	TMIE	语前 SNHL（稳定）[173, 174]
DFNB7/11	9q21.13	TMC1	语前 SNHL（稳定）[175, 176]
DFNB8/10	21q22.3	TMPRSS3	语后（DFNB8）[‡]或者语前（DFNB10）SNHL（进展或者稳定）[177, 178]
DFNB9	2p23.3	OTOF	语前 SNHL（稳定）[179, 180]
DFNB12	10q21.1	CDH23	语前 SNHL（稳定）[39, 181]
DFNB15/72/95	19p13.3	GIPC3	语前 SNHL（稳定）[182-184]
DFNB16	15q15.3	STRC	语前 SNHL（稳定，尤其是高频下降明显）[185]
DFNB18	11p15.1	USH1C	语前 SNHL（稳定）[186, 187]
DFNB21	11q22-q24	TECTA	语前（重度到极重度）SNHL[41]
DFNB22	16p12.2	OTOA	语前（中度到重度）SNHL[188]
DFNB23	10q21.1	PCDH15	语前（重度到极重度）SNHL[47]
DFNB24	11q22.3	RDX	语前（极重度）SNHL[189]
DFNB25	4q13	GRXCR1	语前（重度到极重度）SNHL[190]
DFNB28	22q13.1	TRIOBP	语前（重度到极重度）SNHL[191, 192]
DFNB29	21q22.3	CLDN14	语前（极重度）SNHL[193]
DFNB30	10p11.1	MYO3A	进展性 SNHL（20多岁发病，刚开始累及高频，随后中高频重度，50岁左右低频中度聋）[194]
DFNB31	9q32-q34	WHRN	语前（极重度）SNHL[195, 196]
DFNB35	14q24.3	ESRRB	语前（极重度）SNHL[197]
DFNB36	1p36.31	ESPN	语前 SNHL（听力类型不明）[198]
DFNB37	6q13	MYO6	语前 SNHL（听力类型不明）[199]
DFNB39	7q21.11	HGF	语前（重度到极重度）SNHL[200]
DFNB42	3q13.33	ILDR1	语前（高频中度）SNHL[201]
DFNB49	5q13.2	MARVELD2	语前（中度到极重度）SNHL[202]
DFNB53	6p21.32	COL11A2	语后（20岁以后）中频 SNHL[203]
DFNB59	7q22.1	PJVK	语前重度到极重度，听神经谱疾病[204]
DFNB61	7q22.1	SLC26A5	语前重度到极重度 SNHL[205]

（续表）

基因座名	位置	基因名	表 型*
DFNB63	11q13.4	LRTOMT/COMT2	语前极重度 SNHL[206, 207]
DFNB66/67	6p21.3	LHFPL5	语前极重度 SNHL[208-210]
DFNB74	12q14.3	MSRB3	语前极重度 SNHL[211, 212]
DFNB77	18q21.1	LOXHD1	语前（中高频进展型）SNHL[213]
DFNB79	9q34.3	TPRN	语前重度到极重度 SNHL[214, 215]
DFNB82	1p13.3	GPSM2	语前稳定的极重度 SNHL[216]
DFNB84	12q21.31	PTPRQ	语前重度到极重度 SNHL[217]
DFNB91	6p25.2	GJB3/SERPINB6	语后（20岁后）进展的中度到重度 SNHL[218, 219]

SNHL. 感音神经性聋；*.最重要的参考文献被引用；†.语前聋也包括先天性聋；‡. DFNB8 听力损失的发病是语后（10—12 岁），而 DFNB10 听力损失的发病是语前（先天性）。这种表型差异反映了基因型差异，导致 DFNB8 突变的是剪接位点突变。这表明，低效率的剪接与正常蛋白的减少有关，正常蛋白的减少足以预防语前聋，但不足以预防最终的听力损失（改编自 Van Camp G, Smith RJ:Hereditary Hearing Loss, 可以在 http://hereditaryhearingloss.org 查询。）

群携带率为 2.5%[23]。相比之下，在德系犹太人群体中，最常见的突变是 167delT，它的人群携带率大约是 4%[24]。在日本人群中，235delC 突变最常见[25]。

GJB2 基因突变导致的耳聋表型多样，纯合的截短突变影响缝隙连接蛋白的功能，该类患者往往表现为中度至极重度聋[21-26]。错义突变时，残余听力的程度可以大大提高[21]。最常见的情况是，双耳的听力损失是对称的，持续稳定的。颞骨异常不是 DFNB1 表型的一部分，因此不需要常规的颞骨影像学检查。

基因检测是诊断 GJB2 突变致耳聋的有效手段，由于该基因对遗传性耳聋的相对贡献率较高，因此有必要进行基因检测。突变筛查有助于遗传咨询和遗传概率的预测，它还提供了预后信息，因为几项研究表明，GJB2 基因突变的耳聋患者人工耳蜗植入后效果良好[27]。

2. 常染色体显性非综合征性聋

迄今为止，共绘制了 64 个常染色体显性非综合征性耳聋基因座，克隆了 27 个致病基因（表 22-4）[11]。常染色体显性遗传性耳聋一般表现为语后聋，并呈渐进性[28,29]。有些常染色体显性遗传性耳聋的听力表型会呈现一定的特点，如 KCNQ4 基因突变导致的耳聋表现为高频听力下降[30]。非综合征性耳聋相关基因的表达模式如图 22-4 所示。

(1) DFNA2（高频听力损失）：有多个基因与常染色体显性高频听力相关，其中包括 KCNQ4（DFNA2）、DFNA5（DFNA5）、COCH（DFNA9）和 POU4F3（DFNA15）等。这些基因中的许多突变通过显性负性作用机制导致常染色体显性耳聋[30-32]。一个例子是 DFNA2 位点的耳聋，它是由 KCNQ4 突变造成显性负性作用的结果[30, 31]。KCNQ4 含 14 个外显子，编码的蛋白包括 6 个跨膜域和 1 个 P- 环状结构，使 K^+ 离子选择性进入通道孔隙[31]。第四跨膜域的电压传感器驱动构象变化，导致通道打开。KCNQ4 蛋白亚基通常被组织成同源四聚体以形成功能通道[31]。

G285S 等位基因是第一个发现的 DFNA2 突变，并有了携带同源突变的小鼠模型（等同于人类 G285S 等位基因突变）[33]。用丝氨酸代替甘氨酸会影响通道孔的 P- 环状结构的 GYG 标记序列中第一个高度保守的甘氨酸，并通过阻止正确的亚基组装而影响通道功能。在内耳 KCNQ4 功能受损会影响 K^+ 离子回收。通常，机械感音传导导致耳蜗外毛细胞胞质 K^+ 增加，这是 KCNQ4 表达的主要场所。这些细胞的基底部表达的 KCNQ4 通道，在细胞外运输 K^+，离子被支持细胞摄取并

第 22 章 遗传性感音神经性聋

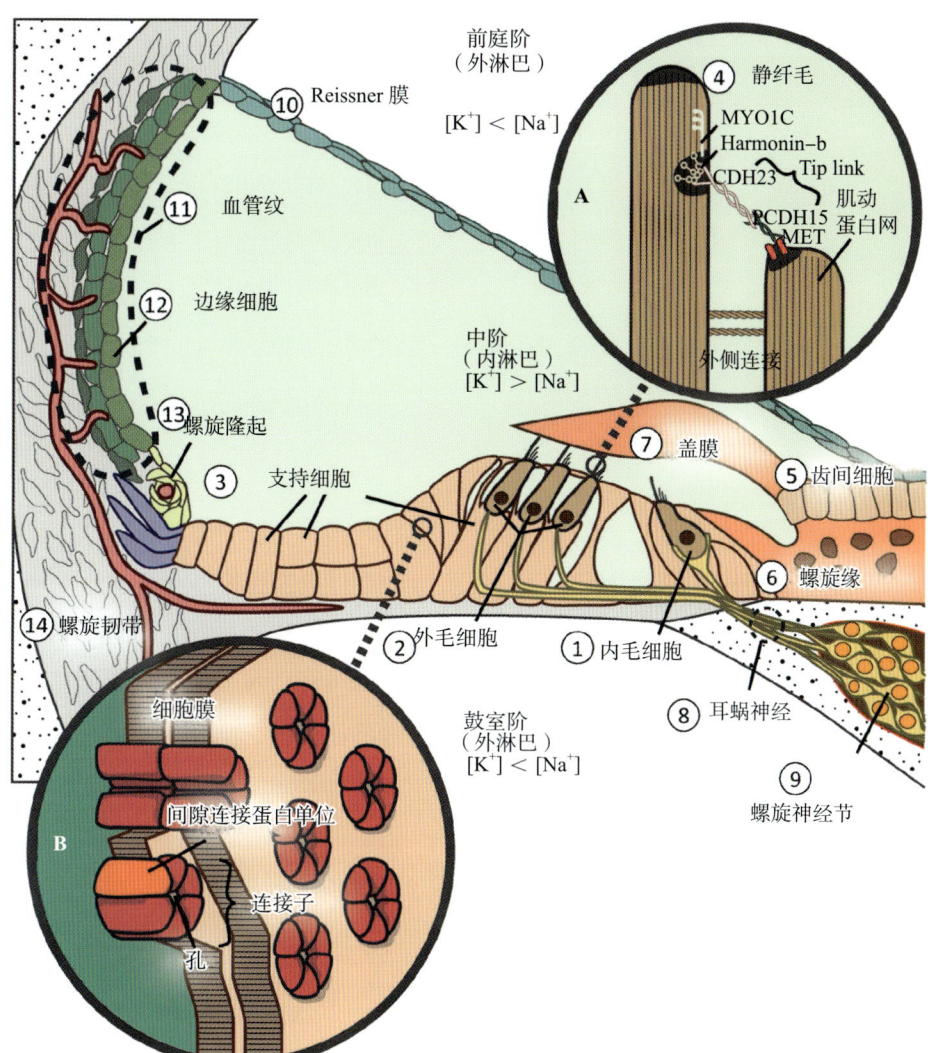

▲ 图 22-4 耳蜗管横切面示意图，包括两个重要耳蜗结构（A 和 B），并描绘耳聋相关基因在耳蜗的具体表达

A. 插图说明了锚定蛋白 Harmonin-b、MYO1C、CDH23 和 PCDH15 之间的纤毛间隙连接、机械转导通道和相互作用；B. 间隙连接及其组成，由六个单体组成的连接子六聚体的三维视图；GJB2 编码的每个连接素也称为间隙连接 26 分子，其中一个被高亮显示。间隙连接由相邻细胞中的两个连接子组成。小分子可以穿过间隙连接孔从一个细胞质到另一个，而不需要穿过两个细胞膜。1. 内毛细胞：*ACTG1*、*CDH23*、*CLDN14*、*GJA1*、*GIPC3*、*ILDR1*、*KCNQ4*、*LOXHD1*、*MYH14*、*MYO3A*、*MYO6*、*MYO7A*、*MYO15A*、*PCDH15*、*POU4F3*、*PTPRQ*、*OTOF*、*RDX*、*SERPINB6*、*STRC*、*TFCP2L3*、*TJP2*、*TMC1*、*TMHS*、*TRIOBP*、*USH1C*、*WFS1*；2. 外毛细胞：*ACTG1*、*CCDC50*、*CDH23*、*CLDN14*、*GIPC3*、*GJA1*、*ILDR1*、*KCNQ4*、*LOXHD1*、*MYH9*、*MYH14*、*MYO3A*、*MYO6*、*MYO7A*、*MYO15A*、*OTOF*、*PCDH15*、*POU4F3*、*PTPRQ*、*PRES*、*RDX*、*STRC*、*SLC26A5*、*TFCP2L3*、*TJP2*、*TMC1*、*TMHS*、*TRIOBP*、*USH1C*、*WFS1*；3. 支持细胞：*CLDN14*、*ESRRB*、*GJA1*、*GJB2*、*GJB6*、*MYH14*、*PCDH15*、*SLC26A4*、*TFCP2L3*、*TMPRSS3*、*WFS1*；4. 静纤毛：*CDH23*、*DFNB18*、*ESPN*、*PCDH15*、*STRC*、*TMIE*、*WHRN*；5. 齿间细胞：*ATP6B1*、*GJA1*、*GJB2*、*TFCP2L3*、*WFS1*；6. 螺旋缘：*COCH*、*COL9A1*、*CRYM*、*ESRRB*、*GJB2*、*GJB3*、*GJB6*；7. 盖膜：*COL11A2 OTOA*、*OTOG*、*TECTA*；8. 耳蜗神经：*CCDC50*、*ESRRB*、*GJB3*；9. 螺旋神经节：*ESRRB*、*GIPC3*、*GJB1*、*KCNQ4*、*MPZ*、*NDP*、*NDRG1*、*OTOF*、*PCDH15*、*PJVK*、*PMP22*、*SBF2*、*SLC26A4*、*TMPRSS3*、*WFS1*；10. Reissner 膜（前庭膜）：*ESRRB*、*MYH9*、*MYH14*、*POU3F4*、*TFCP2L3*、*WFS1*；11. 血管纹：*ATP6B1*、*BSND*、*CCDC50*、*CLCNKA*、*CLCNKB*、*DFNA5*、*EDN3*、*ESRRB*、*GJB2*、*GJB6*、*KCNE1*、*KCNQ1*、*MITF*、*MYH14*、*TFCP2L3*、*TMPRSS3*；12. 边缘细胞：*KCNE1*、*KCNQ1*；13. 螺旋隆起：*ESRRB*、*MYH14*、*SLC26A4*、*WFS1*；14. 螺旋韧带：*COCH*、*COL9A1*、*CRYM*、*ESRRB*、*GJB2*、*GJB3*、*GJB6*、*MYH9*、*MYH14*、*POU3F4*、*WFS1*（改编自 Morton CC，Nance WE: a silent revolution. *N Engl J Med* 2006；354: 2154-64. A. 改编自 Muller U: Harmonin mutations cause mechanotransduction defects in cochlear hair cells. *Neuron* 2009；62:375-387. B. 改编自 Smith RJH: Sensorineural hearing loss in children. *Lancet* 2005；365:879-890.）

表 22-4 常染色体显性非综合征性听力损失

基因座名	位置	基因名	表型*
DFNA1	5q31	*DIAPH1*	语前低频 SNHL（≤ 10 岁）[220, 221]
DFNA2A	1p34	*KCNQ4*	语前，高频 SNHL（10—20 岁）[30, 31]
DFNA2B	1p35.1	*GJB3*	语后，高频 SNHL（≤ 10 岁）[222]
DFNA3A†	13q11–q12	*GJB2*	语前，高频 SNHL[18, 223]
DFNA3B	13q12	*GJB6*	不明[224]
DFNA4	19q13	*MYH14* *CEACAM16*	语后 SNHL（平坦型或者轻度缓降）[225, 226] 不明[227]
DFNA5	7p15	*DFNA5*	语后高频 SNHL（≤ 10 岁）[228, 229]
DFNA6/14/38‡	4p16.1	*WFS1*	语前低频 SNHL[230–232]
DFNA8/12†	11q22–24	*TECTA*	语前中频 SNHL[36]
DFNA9	14q12–q13	*COCH*	语后高频 SNHL（10—20 岁）[233, 234]
DFNA10	6q22–23	*EYA4*	语后 SNHL（20—30 岁）[235, 236] 平坦型或者轻度缓降
DFNA11	11q12.3–q21	*MYO7A*	语后 SNHL（≤ 10 岁）[169, 237]
DFNA13	6p21	*COL11A2*	语后中频 SNHL（10—20 岁）[238, 239]
DFNA15 DFNA17 DFNA20/26 DFNA22	5q31 22q 17q25 6q13	*POU4F3* *MYH9* *ACTG1* *MYO6*	语后高频 SNHL[240–244]
DFNA25	12q21–24	*SLC17A8*	语后高频 SNHL[245, 246]
DFNA28 DFNA36	8q22 9q13–q21	*GRHL2* *TMC1*	语后 SNHL 平坦型或者轻度缓降[175, 247]
DFNA39	4q21.3	*DSPP*	语后高频 SNHL[248]
DFNA44	3q28	*CCDC50*	语后 SNHL 各个频率的中度聋[249]
DFNA48	12q13–q14	*MYO1A*	语后 SNHL[250, 251]
DFNA50	7q32.2	*MIRN96*	语后，轻到极重度，进展型 SNHL[252, 253]
DFNA51	9q21	*TJP2*	语后高频 SNHL[254]
DFNA64	12q24.31–32	*SMAC/DIABLO*	语后中度到极重度 SNHL[255]

SNHL. 感音神经性听力损失；*. 引用最重要的参考文献；†. 大多数常染色体显性位点引起语后听力损失。有些例外是 DFNA3、DFNA8 和 DFNA12；‡. DFNA6/14 是值得注意的，因为听力损失主要影响低频

改编自 Van Camp G, Smith RJ:Hreeditary Hearing Loss，登录 http://hereditaryhearingloss.org 查询

循环回到中阶[30]。*KCNQ4* 功能异常的结果是外毛细胞凋亡，临床表现为听力损失，表现为高频进行性下降[30]。

（2）DFNA8/12 和 DFNA13（中频听力损失）：

表型 - 基因型相关性鉴定对于确定常染色体显性 SNHL 的病因至关重要[34]，它对预后和治疗结果有影响。一些相关性非常稳定，如与 *WFS1* 相关的听力损失（DFNA6/14/38），呈低频听力下

降[35]，与TECTA相关的听力损失（DFNA8/12）呈中频听力下降[36]，而其他相关性，如高频听力损失，则更难定义。DFNA8/12基因座上的基因引起的常染色体显性遗传性耳聋的特点是先天性中频听力下降，而且不是渐进性的[37]。在奥地利（DFNA8)[37]和比利时（DFNA12)[36]的家系中首次发现了该基因座的致聋基因TECTA。在这2个家系中都是TECTA的错义突变致聋，研究认为该基因的错义突变通过显性负调控效应影响了盖膜的结构和功能[36,39]。

α覆膜蛋白是内耳耳蜗盖膜的主要非胶原组件。一个TECTA错义突变大鼠显示神经阈值升高，扩大神经协调性和减少神经调谐曲线顶端的敏感性，表明盖膜运动可以优化驱动内耳毛细胞的最佳频率[40]。TECTA也与隐性遗传性耳聋（DFNB21）有关[41,42]，主要表现为先天性重度、极重度耳聋。

DFNA13与常染色体显性遗传性耳聋相关，主要表现为初期中频听力下降和盖膜的异常。研究者在美国和荷兰的耳聋家系中发现了COL11A2基因错义突变，并预测其会影响胶原蛋白的三螺旋结构域[43,44]。COL11A2$^{-/-}$小鼠模型显示，该基因敲除后小鼠会表现出中度至重度听力损失，并且由于胶原纤维排列紊乱且分布广泛，盖膜增大[44]。编码盖膜胶原区和非胶原区的基因缺陷，可引起常染色体显性中频听力损伤。

（3）DFNA6/14/38（低频听力损失）：Wolfram综合征是一种常染色体隐性神经退行性疾病，主要临床表现包括糖尿病、视神经萎缩和耳聋[45]，最初发现该综合征是由WFS1基因突变导致的。后来又有研究发现，WFS1基因突变与非综合征型耳聋相关，主要表现为迟发性，进展性低频听力损失[45]。这些患者都携带了位于c-末端8号外显子区域的错义突变[46]。虽然已知该蛋白含有9个假定的跨膜结构域，但其在引起低频SNHL中的功能和作用尚不清楚。在336个对照个体中，有1个发现了WFS1突变，即V779M[47]。这个频率与Wolfram杂合携带者的频率相当，估计为0.3%～1%[48]，由于这些携带者有SNHL风险增加的报道[48]，预测WFS1是低频SNHL的常见原因。随后发现的WFS1突变与来自不同人群的低频SNHL有关，这一假设得到了支持[49,50]。

3.X染色体连锁非综合征性听力损伤

与X染色体连锁相关的非综合征性听力损伤在NSHL中所占比例不到2%[51]，目前确定5个基因座和3个致病基因（表22-5）。对发现DFN1基因座的家系进行重新分析，发现了新的共分离症状智力迟钝。这种类型的耳聋现在被认为是一种呈X染色体连锁遗传的综合征性听力损失[52]。其余的DFN基因座中，DFN3最为常见，该基因座的基因POU3F4[53]编码转录因子，该基因突变引起的耳聋主要表现为内听道及前庭水管扩大，听力损失通常是混合性的，镫骨切除术通常伴外淋巴液喷涌[55]。其他基因座对应的基因引起的听力损伤的表型是多变的[56,57]。

4.线粒体遗传非综合征性听力损失

线粒体基因突变可导致非综合征性耳聋的发生，最常见的是线粒体A1555G突变（表22-6）。如前所述，这种突变也与氨基糖苷类药物的耳毒性相关。该突变导致的听力损失呈高频、轻度、渐进性的特点[58]。携带该突变的患者如果未接触过氨基糖苷类药物，其听力下降发生的时间会更晚[3]。

老年性聋的发生也与线粒体相关[59-62]。由于mtDNA突变的累积速度是核DNA突变的数倍，线粒体的功能最终可能受损，导致年龄相关的耳蜗功能障碍[60]。研究显示，衰老的耳蜗中mtDNA突变增加，这一现象也支持了上述假说[62]。

三、综合征性听力损失

综合征性遗传性感音神经性聋（SNHL）（表22-7）比非综合征性更少见。综合征性听力损失是指耳聋伴其他系统异常，形成一个可识别的症状群，称为综合征。感音神经性聋与400多种综合征有关。下面讨论一些常见的综合征。

（一）常染色体显性综合征性听力损失

1.鳃-耳-肾综合征

在1975年，Melnick首次用鳃-耳-肾综合

第五篇 内 耳

表 22-5 X 染色体关联非综合征性听力损失

基因座	位置	基因名	表型[*]
DFNX1	Xq22.3	PRPS1	语前各个频率的极重度 SNHL[256]
DFNX2	Xq21.1	POU3F4	语前，逐渐进展到各个频率的极重度聋[53]
DFNX4	Xp22.12	SMPX	语前，逐渐进展到各个频率的极重度聋[257]

SNHL. 感音神经性听力损失；*. 引用最重要的参考文献（改编自 Van Camp G, Smith RJ:Hereditary Hearing Loss. 可在 http://hereditaryhearingloss.org 查询）

表 22-6 线粒体遗传非综合征性听力损伤

基因名	突变	表型[*]
MTRNR1	961（不同的突变）	氨基糖苷类诱导 / 恶化 常常继发于严重程度和氨基糖苷类使用（外显率高度变异）[141,258]
MTRNR1	c.1494 C > T	氨基糖苷类诱导 / 恶化
MTRNR1	c.1555 A > G	氨基糖苷类诱导 / 恶化
MTTS1	c.7445 A > G	掌跖角化病伴不高度变异外显率的重度听力损失[259-262]
MTTS1	c.7472 ins C	神经功能障碍包括共济失调、构音障碍和肌阵挛
MTTS1	c.7510 T > C	无其他症状报道
MTTS1	c.7511 T > C	无其他症状报道

*. 引用最重要的参考文献

征（BOR）这一术语来描述听力损失患者合并鳃、耳和肾脏病变[63]。遗传方式是常染色体显性遗传，外显率接近100%，新生儿患病率约为1/4万[64]。2%的极重度聋儿可能是BOR[64]。检查会发现外耳、中耳或内耳病变。外耳异常包括耳前瘘管（82%）或赘生物、耳廓畸形（32%），小耳畸形和外耳道狭窄[65,66]，中耳异常包括听小骨畸形（融合、移位、发育不全），面神经暴露，前庭窗缺失，中耳裂的减小[65]，内耳异常包括耳蜗发育不全和发育不良[67]。可以看到耳蜗或前庭水管的扩大[66]，也可有外侧半规管发育不全[67]。

听力损失是 BOR 综合征最常见的特征，几乎 90% 的患者都有[64]。听力损失可以是传导性的（30%）或感觉神经性的（20%），但最常见的是混合性的（50%）。1/3 的患者为极重度听力损失，并且 1/4 的患者是进行性的听力损失[64]。鳃的异常以颈部瘘管、鼻窦和囊肿的形式出现，肾脏异常的范围从发育不全到发育不良，并且被发现在 25% 的患者中[64]。不太常见的表型包括泪道发育不全、短腭和颌部异常[64]。

BOR 综合征常见的致病基因是 EYA1[68]。该基因包含 16 个外显子，编码 559 个氨基酸[68]。在大约 25% 的有 BOR 表型的患者中发现了 EYA1 突变，这种表型猜测为反映 EYA1 蛋白量的减少。最近还发现，另外两个基因 SIX1 和 SIX5 的突变，也会导致 BOR 综合征[69,70]。两种基因都在 EYA 和 PAX 基因的遗传网络中起作用，以调节器官形成。

2. 2 型神经纤维瘤病

2 型神经纤维瘤病（NF2）的特征是双侧前庭神经鞘瘤，合并其他颅内和脊柱肿瘤，包括神经鞘瘤、脑膜瘤、神经胶质瘤和室管膜瘤。此外，患者可能有晶状体后囊下混浊。诊断标准包括：①双侧前庭神经鞘瘤（10 岁后患病）；②一

第22章 遗传性感音神经性聋

表 22-7 综合征性听力损失

综合征或疾病/基因座名称	位 置	基 因*
常染色体显性遗传		
腮-耳-肾综合征		
BOR1	8q13.3	*EYA1* [68]
BOR2	19q13.3 1q31	*SIX5* [69] 不明 [263]
BOR3	14q21.3–q24.3	*SIX1* [70, 264]
Waardenburg 综合征		
WS1	2q35	*PAX3* [88]
WS2†	3p14.1–p12.3	*MITF* [89] *SNAI2* [90]
WS3（Klein–Waardenburg 综合征）	2q35	*PAX3* [91]
WS4†	13q 22	*EDNRB* [92]
Shah–Waardenburg or Waardenburg 综合征	20q13.2–q13.3	*EDN3* [265]
Hirschsprung 病	22q13	*SOX10* [93]
Stickler 综合征		
SS1	12q13.11–q13.2	*COL2A1* [79]
SS2	1p21	*COL11A1* [80]
SS3	6p21.3 6q13 1p34.2	*COL11A2* [81] *COL9A1* [82] *COL9A2* [266]
神经纤维瘤		
NF2	22q12	*NF2* [267]
Treacher Collins 综合征		
TCOF1	5q32–q33.1	*TCOF1* [268]
常染色体隐性遗传		
Pendred 综合征		
PDS	7q21–q34	*SLC26A4/PDS* [98]
PDS	5q35.1	*FOXI1* [106]
PDS	1q23.2	*KCNJ10* [269]
Usher 综合征		
USH1A	14q32	未明 [270, 271]
USH1B	11q13.5	*MYO7A* [118]
USH1C	11p15.1	*USH1C* [272–274]

(续表)

综合征或疾病/基因座名称	位置	基因[*]
USH1D	10q22.1	CDH23 [39, 275, 27]
USH1E	21q21	未明 [277]
USH1F	10q21–q22	PCDH15 [47, 278]
USH1G	17q24–q25	SANS [279, 280]
USH1H	15q22–q23	未明 [281]
USH2A	1q41	USH2A [119, 282]
USH2B	3p23–p24.2	未明 [283]
USH2C	5q14.3–q21.3	VLGR1 [284, 285]
USH2D	9q32	WHRN [286]
USH3	3q21–q25 10q24.31	USH3A [287, 288] PDZD7 [289]
Jervell 和 Lange-Nielsen 综合征		
JLNS1	11p15.5	KCNQ1 [108, 109]
JLNS2	21q22.1–q22.2	KCNE1 [110]
生物素酰胺酶缺乏症	3p25	BTD [290]
Refsum 病	10pter–p11.2 6q22–q24	PAHX [291] PEX7 [122]
Alport 综合征	2q36–2q37	COL4A3/COL4A4 [292]
X 染色体关联		
Alport 综合征	Xq22	COL4A5 [126]
Mohr-Tranebjaerg 综合征	Xq22	TIMM8A [293]
Norrie 病	Xp11.3	NDP [294, 295]
线粒体		
MELAS 和 MIDD	mtDNA	MTTL1 [296, 297]
MERRF	mtDNA	MTTK [298–300]
Kearns-Sayre 综合征	mtDNA	大片段缺失 [136]
MIDD	mtDNA	大片段缺失和重复 [301]

*. 引用最重要的参考文献；Waardenburg 综合征（WS）通常是常染色体显性遗传方式，有时 WS2 可表现为常染色体隐性遗传方式。WS4 总是以常染色体隐性的方式遗传；MELAS. 线粒体脑病、乳酸酸中毒和中风样发作；MERRF. 肌阵挛性癫痫发作伴破碎红纤维病变；MIDD. 母系遗传的糖尿病和耳聋；mtDNA. 线粒体 DNA

级亲属中有 NF2 的家族史及以下任何之一，30 岁前的单侧前庭神经鞘瘤或有脑膜瘤、胶质瘤、神经鞘瘤或青少年晶状体后囊下混浊 / 少年皮质性白内障中的任何两种疾病。该疾病的致病基因是位于染色体 $22q^{12}$ 的 NF2，该基因包括 17 个外显子，编码由 595 个氨基酸构成的 Merlin 蛋白[71]。Merlin 是一种调节肌动蛋白细胞骨架的肿瘤抑制因子[73,73]。虽然其作用机制尚不完全清楚，但微阵列芯片分析已经发现了许多在肿瘤发生过程中失调的其他基因[74]。

每 4 万～9 万人口中有 1 人患有 NF2[73]。NF2 患者一般表现为高频感音神经听力损失，可能伴有眩晕、耳鸣和面神经麻痹等其他症状。诊断依赖于临床和家族史，体格检查和影像学检查（磁共振成像）。前庭神经鞘瘤的治疗通常包括手术，虽然伽马刀在某些患者是一个可行的治疗方式[75]。听觉脑干植入物已成功用于前庭神经鞘瘤患者，如果患者有伽马刀治疗史，那么其使用就受到限制[75, 76]。

3. Stickler 综合征

1965 年，Stickler 描述了一个家族，他们在 Mayo 诊所接受了五代人的追踪，该家族共分离症状包括近视，中线先天裂和听力损失在内的综合征特征[77]。这种疾病现在被称为 Stickler 综合征（SS），其发病率为 1/10 000[78]。由编码Ⅱ型和Ⅺ型胶原蛋白组成蛋白的 COL2A1，COL11A2 或 CO11A1 基因突变引起[79-82]。根据 Snead 和 Yates 提出的标准[83]，诊断 SS 需要①先天性玻璃体异常；②以下任何三种之一，6 岁前发病的近视、原发性视网膜脱离或血管色素沉着变性、关节过度活动 Beighton 评分异常，SNHL（听力测定确认），或中线分裂。其他表现包括颅面畸形，如面中部扁平、下颌发育不全、鼻短上翘或长人中。小颌畸形很常见，如果严重，它会导致具有腭裂的 Robin 序列征（28%～65%）[84]。分裂可能是完整的，U 形腭裂次于 Robin 序列征，但是局限于黏膜下裂更常见[85]。

SS1 由 COL2A1 突变引起[79]。这种表型包括经典的眼部表现，即"膜性"玻璃体。SS2 归因于 COL11A2 中的错义或框内缺失突变[81]，并且其独特之处在于不存在眼部异常，因为 COL11A2 不在玻璃体中表达。SS3 由 COL11A2、COL9A1 和 COL9A2 中的突变引起[81, 82, 266]，这些患者的玻璃体可在裂隙灯检查中看到不规则增厚的纤维束[80, 83]。

与 SS 相关的听力损失可以是传导性的、感音神经性的或混合性的。如果它是传导性的，那么损失通常反映了在腭裂处发生的咽鼓管功能障碍。SNHL 的发病率随年龄增长而增加，其发病机制尚不完全清楚，但可能的机制包括原发性感音神经缺陷，这是因为内耳色素上皮细胞的变化或内耳胶原蛋白的异常所致（图 22-4）[84]。计算机断层扫描未显示结构异常。SS3 患者倾向于中度至重度听力损失，而 SS1 患者听力正常或仅轻度损伤，SS2 患者介于两者之间[78]。

SS 中的眼部症状是最常见的特征，值得特别讨论[85]。大多数患者是近视的[83]，但它们也可能有玻璃体视网膜变性、视网膜脱离、白内障和失明[77]。视网膜分离导致失明是最严重的眼部并发症，影响约 50%SS 患者[84]。分离通常发生在青春期或成年早期。

4. Waardenburg 综合征

1951 年，Waardenburg 发表了一篇文章，定义了一种听觉-色素性疾病[86]。现在被称为 Waardenburg 综合征（WS），它分为 4 种类型，并且总发病率在 1/20 000～1/10 000[87]。WS1 的典型症状为 SNHL，白色的额部毛发，虹膜色素紊乱，内眦移位，一种特定的内眦和泪点移位[86]。其他特征包括一字眉、宽鼻根、鼻翼发育不全、明显的额骨缝和方形下颌。WS1 是由 PAX3 基因的突变引起的，PAX3 是一种与小鼠 Pax-3 同源的 DNA 结合转录因子，该基因与 Splotch 小鼠突变有关[88]。PAX3 在早期发育的神经嵴细胞中表达，并且在患者中缺乏黑色素细胞[88]。

WS2 与 WS1 的区别在于没有内眦移位。约 15% 的 WS2 病例是由 MITF 突变引起的，MITF 是一种参与促进黑色素细胞发育的转录因子[89]。SNAI2 突变，一种在迁移性神经嵴细胞中表达的锌指转录因子，也被证明可以导致 WS2[90]。WS3 也称为 Klein-Waardenburg 综合征，其特征同

WS1 特征，并伴有上肢发育不全或挛缩。PAX3 是致病基因[91]。WS4 也称为 Shah-Waardenburg 综合征，它涉及 WS 与先天性巨结肠疾病的关联。涉及 3 个基因，内皮素 3（EDN3）、内皮素受体 B 基因（EDNRB）和 SOX10[92, 93]。尽管 1～3 型 WS 为显性遗传，但第 4 型 WS 是常染色体隐性遗传（表 22-7）。

WS 中的听力损失程度在不同谱系之间和谱系内部存在相当大的差异。先天性听力损失在 WS1 病例中占 36%～66.7%，而在 WS2 中占 57%～85%[87]。最常见的是，听力损失患者具有一种以上色素沉着异常，并且听力损失为极重度、双侧和稳定的特征。听力图各不相同，低频下降更为常见。Nadol 和 Merchant[94] 病检了一名患有 WS1 的 76 岁女性的内耳，并且仅在耳蜗的底转发现完整的感音神经结构。虽然可以发现耳蜗发育不全和半规管的畸形，但是颞骨成像通常是正常的[95]。由于疾病表型的可变性，难以预测与 WS 相关的结果。

5. Treacher Collins 综合征

Treacher Collins 综合征是一种常染色体显性遗传综合征，其特征是颅面发育异常。表型包括上颌骨和下颌骨发育不良伴眼角位置异常、眼组织缺失、后鼻孔闭锁和继发于听骨固定的传导性聋[96]。致病基因是 TCOF，其编码蛋白质 treacle[96]。

（二）常染色体隐性综合征性听力损失

1. Pendred 综合征

遗传性 SNHL 最常见的综合征形式——Pendred 综合征（PS），由 Pendred 于 1896 年发表[97]。该综合征呈常染色体隐性遗传，患者伴有甲状腺肿[98]。PS 的患病率估计 7.5～10/10 万人，这表明该综合征可能占遗传性耳聋的 10%[98]。听力损失通常是先天性的，重度到极重度，尽管有时会出现进展性的轻度至中度 SNHL[98]。双侧前庭导水管的扩张是常见的，可伴有耳蜗发育不全。PS 的大多数病例是由 SLC26A4 基因突变引起的，该基因编码一种叫作 pendrin 的阴离子转运蛋白，它在内耳（图 22-4）、甲状腺和肾脏中表达[99]。SLC26A4 在内淋巴管和囊、椭圆囊和球囊的不同区域，以及发育中耳蜗内的外沟区都有表达[100]，Pendrin 被认为参与氯化物和碘化物的运输，而不是硫酸盐运输[101]。

患者在 20 岁左右会发生甲状腺肿，尽管它们平时的甲状腺功能正常[99]。可以应用放射性碘化物和高氯酸盐进行高氯酸盐排泌试验检测甲状腺功能。SLC26A4 中的突变阻止碘化物从甲状腺细胞快速移动到胶体，并且高氯酸盐阻断 Na/I 同向转运体，其将碘化物从血流移动到甲状腺细胞中。净效应是在患者中甲状腺细胞中的碘化物回流到血流中，释放出超过 10% 的放射性被认为是 PS 的诊断[97, 102]。这种测试的敏感性很低，这使得基因检测成为首选[97]。听力损伤通常是语前、双侧和极重度的，尽管病情会进展[97]。影像学显示颞骨异常、前庭导水管扩张或 Mondini 畸形[97, 103]。

SLC26A4 的突变也会引起常染色体隐性遗传的非综合征性耳聋（DFNB4）[104, 105]。无论表型是综合征还是非综合征，均可反映异常蛋白残留功能的程度。可以通过筛选该基因的突变来诊断 PS 和 DFNB4。最近的研究表明，在携带 SLC26A4 基因杂合突变的患者中转录因子 FOX1 基因突变与 PS 相关[106]。

2. Jervell 和 Lange-Nielsen 综合征

1957 年，Jervell 和 Lange-Nielsen 描述了特征为先天性耳聋，QT 间期延长和晕厥发作的综合征[107]。长 QT 综合征本身可以是显性遗传或隐性遗传。显性遗传疾病称为 Romano-Ward 综合征。它更常见，且不包括耳聋表型[107]。隐性疾病被称为 Jervell 和 Lange-Nielsen 综合征（JLNS）。

JLNS 是遗传异质性的，KVLQT1 和 KCNE1 的突变导致了这种临床现象[108-110]。这些基因在心脏和内耳表达的钾通道亚单位。听力障碍是由于该通道功能障碍引起内淋巴稳态的改变，具有先天性、双侧性、重度至极重度的特点[108-110]。虽然 JLNS 在先天性聋儿中的患病率仅为 0.21%[111]，但其心脏表现是一项重要的诊断。QT 间期延长可导致室性心律失常、晕厥发作和幼年期死亡[111]。β 受体拮抗药的有效治疗将死亡率从 71% 降至 6%[111]。

3. Usher 综合征

Usher 综合征是一种遗传和临床异质性疾病，其特征是 SNHL、视网膜炎，并且通常有前庭功能障碍[112]。美国的发病率估计为 4.4/10 万，3%～6% 先天性聋患者是这种疾病[113]。这一估计，最近在美国被修订为 1/6000 人[114]，这是 50% 耳聋伴随失明的原因[113]。

Usher 综合征有 3 种临床亚型[115, 116]。1 型以儿童时期发生的重度至极重度先天性听力损失、前庭功能障碍和视网膜色素变性为特征；2 型以中度到重度先天性听力损失为特征，病程不确定，无前庭功能障碍，20—40 岁开始的视网膜变性；3 型的特征是进行性听力损失，不同程度的前庭功能障碍和视网膜色素变性。在每个亚型中都发现了遗传异质性，并分出许多亚型，但最常见的两种亚型是 1B 型 Usher 综合征（USH1B）和 2A 型 Usher 综合征（USH2A），占 Usher 综合征的 75%～80%[117]。USH1B 占 1 型 Usher 综合征病例的 75%，是由一种编码肌球蛋白的基因 MYO7A 突变引起的[118]。USH2A 是最常见的一种亚型，致病基因编码一种 1551 个氨基酸组成的蛋白 usherin，是一种细胞外基质分子[119]。其他许多基因都与 Usher 综合征亚型有关，这些基因在表 22-7 中列出。图 22-4 显示了 Usher 综合征相关基因在耳蜗中的表达情况。

4. 生物素酶缺乏综合征

生物素酶缺乏综合征是由于生物素缺乏引起的疾病。生物素与四种羧化酶共价结合，这四种羧化酶是糖异生、脂肪酸合成和几种支链氨基酸分解代谢所必需的。如果不能纠正生物素缺乏并通过每日在饮食中添加生物素，患者就会出现神经症状，如癫痫、高张力、发育迟缓、共济失调和视觉问题。在至少 75% 有症状的儿童中，SNHL 会出现，即使在开始治疗后也可能是一直存在[120]。皮肤特征也存在，包括皮疹、脱发和结膜炎。通过生物素替代治疗，神经和皮肤症状得到解决，但听力损失和视神经萎缩通常是不可逆的。如果患儿伴有发作性或进行性共济失调和进行性感音神经性聋，并伴有或不伴神经或皮肤症状，则应考虑生物素酶缺乏症。为了预防代谢性昏迷，应尽快开始饮食和治疗[120, 121]。如果不治疗，75% 的患儿会发展成极重度的听力损失，尽管随后开始治疗，听力损失仍然存在[120]。

5. Refsum 病

Refsum 病是一种语后、重度、进行性 SNHL，合并视网膜色素变性、周围神经病变、小脑共济失调和脑脊液中蛋白质水平升高有关，而细胞数量没有增加[122]。它是由植烷酸代谢缺陷引起的，通过测定血清植烷酸浓度来确定诊断。两个基因 PHYH 和 PEX7，在 Refsum 病的大多数病例中有关系，然而在少数患者中没有发现突变[122]。尽管 Refsum 病非常罕见，但在聋人的评估中考虑到它是很重要的，因为它可以很容易地通过饮食修正和血浆置换来治疗。

（三）X 染色体连锁综合征

1. Alport 综合征

Alport 综合征是一种由 IV 型胶原编码基因突变引起的疾病，以血尿性肾炎、听力障碍和眼部疾病为特征。其遗传模式主要是 X 染色体连锁（约 80%），但也可以是常染色体隐性遗传或显性遗传[123]。在美国，其患病率估计为 1/5000，并且相当大比例的肾移植患者患有 Alport 综合征[124]。诊断标准包括以下 4 个特征中的至少 3 个：①伴有或不伴有慢性肾衰竭的血尿家族史；②进行性高频感音神经性聋；③典型眼部病变[前圆锥晶状体和（或）黄斑斑点]；④肾小球基底膜的组织学改变[125]。

COL4A5 突变是 Alport 综合征的致病病因[126]。IV 型胶原是基底膜的主要成分，由 6 种 IV 型胶原基因的三聚形成。这种蛋白的缺乏导致肾脏、耳蜗和眼睛基底膜中的三聚体 3-4-5 复合体的全部或部分缺乏[126]。已鉴定出 300 多种与疾病相关的 COL4A5 基因突变，并且有 9.5%～18% 新生突变[124, 127]。

正如 X 染色体连锁的遗传疾病的特征，这种疾病表型在男性中更为明显。肉眼或显微镜下血尿是疾病的标志，所有男性最终都患有终末期肾病，疾病进展的速度取决于潜在的突变[128]。1/3 的患者有眼部症状，以前圆锥晶状体为特征的异常表现，即晶状体的中心部分突出到前房，导致近视[128]。前圆锥晶状体的患者终末期肾病在30岁前发病[124]。Alport综合征患者也可出现黄斑病变和角膜病变。弥漫性食管平滑肌瘤病与COL4A5和COL4A6缺失突变有关[125, 128]。

听力障碍在Alport综合征患者中也很常见，通常是一种对称性高频感音神经性听力损失，可在儿童后期出现，并进展为全频听力损失[128]。其发病机制与3-4-5神经网络的缺失有关，3-4-5神经网络在维持基底膜上的径向张力中至关重要。尽管基因诊断可以对疾病表型的严重程度进行分层和预测，目前诊断主要依赖于临床和组织病理学检测。

2. Mohr-Tranebjaerg综合征

Mohr-Tranebjaerg综合征最初在挪威一个大型的Norwegian家族中被记载，其表现为明显的进行性非综合征性听力损失，并被归类为DFN1[129]。对该家族重新评估发现更多症状，包括视力障碍、肌张力障碍、骨折和智力低下，表明这种形式的听力损伤是综合征而不是非综合征[52]。这种综合征的致病基因TIMM8A，编码一种线粒体内膜转位酶，可以将线粒体内膜间隙中的蛋白转运至线粒体基质[130, 131]。

（四）线粒体综合征

线粒体疾病通常在具有高能量需求的组织，如肌肉、视网膜、脑干、胰腺和耳蜗等引起表型[58, 60]。线粒体疾病导致SNHL的过程仍存在争议，并且核修饰基因对结果的影响仍不明[132]。综合征性线粒体疾病通常是多系统的，70%的患者存在听力损失[60]。包括MELAS综合征（线粒体脑病、乳酸中毒和痉挛性发作），MERRF综合征（肌阵挛性癫痫伴红色粗糙纤维综合征）、Kearns-Sayre综合征（KSS）以及母系遗传的糖尿病伴耳聋（MIDD，表22-7）。

在MELAS综合征中，听力损失是感觉神经性的、进展性的、双侧的，高频受损更严重[133-135]；颞骨组织病理学检查显示血管纹严重萎缩[94]。MERRF综合征以听力丧失、共济失调、痴呆、视神经萎缩和身材矮小为特征。与线粒体DNA点突变引起MELAS和MERRF不同，KSS是由几个大片段缺失引起的。KSS于1958年被首次报道，症状包括进行性眼外肌麻痹、非典型视网膜色素沉着和心脏传导阻滞（典型的发病年龄在20岁之前）[137, 138]，50%的KSS患者存在SNHL[60, 134]，颞骨组织病理学检查显示耳蜗退行性病变[136]。

MIDD是另一种综合征线粒体疾病，影响0.5%～2.8%的糖尿病患者[139]。听力损失发生较晚，并且是进行性、双侧、高频的，线粒体DNA3243A＞G突变的异质性水平有关[60, 133, 140]。

对氨基糖苷类药物耳毒性的易感性也是母系遗传。在17%～33%氨基糖苷类药物性耳聋患者中发现了线粒体1555A＞G突变[141, 142]。这一突变改变了12S rRNA的结构，使其更类似于氨基糖苷类药物的天然靶点的细菌rRNA[141, 142]。即使服用正常剂量的氨基糖苷类药物，也会出现听力损失，并且残留阈值在个体之间差异很大。听力损失可出现在服用氨基糖苷类药物后数月。耳蜗基底部的外毛细胞最先受累，最终扩展到顶端的外毛细胞和内毛细胞[143]。同样的突变导致非综合征性线粒体听力损失[3]。

四、患者管理

（一）诊断

对耳聋患者的评估团队应包括一组医疗保健专业人员，其中包括听力学医生、临床遗传学家、眼科医生和耳鼻喉科医生，其中耳鼻喉科医生协调整体护理。全面的病史、体格检查和听力评估是评估听力损失原因的关键[144]。广义上讲，对听力损失患者进行评估的目标是确定听力损失是环境性（后天的）还是遗传性，如果是遗传性的，那么是非综合征性的还是综合征性的，这些答案将指导进一步的检查和咨询。

美国医学遗传学会发布了诊断先天性听力损失的遗传评估指南[145]。应涵盖血缘关系和一级亲属听力状况谱系家族史的具体细节。种族、遗传模式、听力特征，以及综合征和非综合征的特征的调查是必要的[145]。评估是否存在与听力损失有关的综合征，如内分泌异常（糖尿病、甲状腺结节）、色素异常（白锁、异色虹膜）、视觉异常（视网膜炎、视网膜脱离）、颅面畸形（眼角变位、听觉闭锁、腭裂、鳃异常）、心脏表现（晕厥、心律失常、猝死）和肾脏异常[145, 146]。患者的病史和体格检查，还应包括寻找听觉丧失的后天性原因，如宫内感染、脑膜炎、缺氧和耳毒性药物。导致耳聋的最常见的宫内感染是巨细胞病毒感染，其确诊只能在出生后获得性 CMV 之前的新生儿期，易与先天性感染混淆[147]。

听力学评估是初步诊断的关键。对婴儿进行行为测试通常是行不通的。电生理测试，如 ABR 和耳声发射，是一种客观记录听力损伤的方法，并可提供有关听觉阈值的信息。当婴儿 6 月龄时，可使用行为测试。有经验的儿童听力学专家可以在听力较好的耳朵测量到 20dB 听力损失。测试的频率通常以具体情况而定，Tomaski 和 GrundFast[148] 建议在对确诊的儿童 SNHL 病例使用更严格的时间表。他们建议在出生后的第 1 年每 3 个月测试 1 次，然后在学龄前每 6 个月测试 1 次，上学后每年测试 1 次。

为确定听力损失的原因，过去的诊断包括一系列的检查，如甲状腺功能检查、尿液分析、心电图、眼科会诊和颞骨成像。然而，如今主要通过基因检测。事实上，在详细明确病史、体格检查和听力分析之后，下一步应该对明显的 NSHL 患者进行基因检测，这样避免了不必要的、昂贵的和耗时的检测，并使集中和定向的测试成为可能。在鉴别诊断时，可以通过与该综合征相关的测试来评估明显的综合征病例。应注意 Usher 综合征的病例，它通常表现为视网膜病变进展之前的非综合征。因此，NSHL 筛选应检测包含引起 Usher 综合征的基因。

基因检测

在美国，先天性 SNHL 发生率大约是唐氏综合征的 3 倍，是脊柱裂的 6 倍，是苯丙酮尿症的 50 多倍，是最常见的出生缺陷[149]。据估计，每年有 4000 名婴儿出生时患有重度至极重度的双侧听力损失[150, 151]，有 8000 名婴儿出生时患有单侧或轻度至中度的双侧 SNHL[5]。至少 50% 的先天性听力损失患者有潜在的遗传因素，这是为所有被诊断患有先天性听力损失的儿童进行基因检测的原因。美国早期听力检测和干预（EHDI）方案的实施，以及世界各地类似的普遍听力筛查计划，促进了对这些儿童的检测、基因诊断和干预[152]。此外，遗传技术的进步也在改善了听力损失患儿的基因诊断技术[152]。

自人类基因组计划完成以来，基因检测已发生了迅速的变化，人类基因组计划耗时 11 年对一个人的整个基因组进行测序，花费约 30 亿美元，并与几个大型测序中心协调工作。如今，由于新的基因组测序技术，被称为大规模平行测序（MPS）的出现，同样的序列可以在 24h 内以数千美元的价格完成。这些进步尤其适用于极端遗传异质性的遗传性疾病，如听力损失。正如人们所料，临床基因检测领域也出现了巨大的变化。20 世纪 90 年代，首次出现侧重单个突变的耳聋基因检测；在 20 世纪 90 年代末和 21 世纪初，可以进行单个外显子或整个基因的测序；在过去的 5 年中，多基因筛选组合和现在的全外显子组（基因组的每个外显子）和全基因组测序已运用于临床。

如上所述，已知有超过 60 个不同的基因和 1000 多个已报道的突变可导致 NSHL。过去是通过检测单个致病突变或对单个听力损失基因进行测序，来寻找耳聋的遗传原因，是一项低产出的方法。因此，迫切需要高通量的基因检测方法用于耳聋基因检测。感兴趣的读者请参阅其他报道，以更深入地了解这些基因组技术及其对耳聋基因检测的影响[153]。

最近的几项研究表明，利用大规模平行测序技术进行耳聋多基因检测是行之有效的[154-157]。这项研究已迅速进入临床诊断试验。多基因组合对 60 多个已知的 NSHL 基因进行测序，通常包括导致 Usher 和 Pendred 综合征的基因。除了所使用的技术，这些组之间的差异还包括检测基因的数量和检测周期。提供这些检测的临床实验室可在 Genetic Testing Registry 查阅（http://www.ncbi.nlm.nih.gov/gTR）。

对所有已知的耳聋基因进行测序的另一种方法是全外显子治疗，利用该方法可以对人类基

第五篇 内 耳

因组中大约 20 000 个基因的外显子同时进行测序，并将分析的重点放在已知的耳聋基因上。该方法已被应用于 NSHL 的诊断[158]。这些新的诊断方法提高了 NSHL 的诊断率，而且随着方法的进一步完善，其诊断率还会进一步提高。

全外显子组和多基因 MPS 组的相似之处在于，它们使用了相似的技术，都发现了许多可能的致病突变。这使得解释突变并明确致病突变至关重要。然而，多基因组测序与全外显子组测序有两个关键的区别：①全外显子组测序的成本最高，多基因组合测序的成本较低，尽管这种差异将在未来几年内消除或缩小；②次要的基因组发现，如其他疾病的遗传风险因素随着基因组中更多的基因被测序，引起了更多的关注，这引起了人们对伦理问题的关注，通过更集中的基因测试（如多基因组）减少或减轻这一问题。

随着基因检测技术的发展，目前对 NSHL 患者的评估方法应该是：病史、体格检查和听力测定，然后使用多基因组合或全外显子组测序进行基因检测。在明显的综合征性听力损失的病例中，相关的临床检查结果和检测将指导基因筛查，通常通过单基因来进行诊断。

（二）产前检查

通过分析从胎儿细胞中提取的 DNA，技术上可以对某些类型的遗传性耳聋进行产前诊断。胎儿 DNA 可以通过妊娠 15~18 周的羊膜穿刺术或妊娠 10~12 周的绒毛取样获得。孕周表示为从最后一个正常月经期的第 1 天或通过超声测量计算的周数。在进行产前检测之前，必须确定耳聋家庭成员的致聋等位基因。

对听力损失等疾病进行产前检查的要求并不常见。医疗专业人员和家庭内部成员关于使用产前检查的观点可能存在差异，特别是如果考虑将检测用于终止妊娠而不是早期诊断。虽然大多数中心会考虑将产前检查的决定交由父母抉择，但仔细讨论这些问题是必要的。植入前遗传学诊断可用于已在聋人家庭成员中发现引起耳聋的突变的家庭。

（三）治疗

在做出诊断后，可进行定向治疗。应考虑对相关条件进行适当的咨询和管理。如诊断为 Jervell 和 Lange-Nielsen 综合征，则必须使用 β 受体拮抗药治疗，以避免心律失常。如果考虑 Usher 综合征，则必须进行密切的眼科随访。相比之下，GJB2 相关性耳聋的基因诊断因为没有并发症，不需要其他咨询。

应由受过临床遗传学培训的专业人员向患者及其家属提供遗传咨询。大多数耳鼻喉科医生对再次生育聋儿的概率没有充分的了解，无法提供准确的咨询[159]。Green 和同事[23]估计，已生育听力损失孩子的听力正常的夫妇生育第 2 个聋孩子的机会为 17.5%，远高于先前估计 9.8%。解释这种增加的因素包括，识别综合征性耳聋的能力得到提高和先天获得性耳聋的减少[23]。专业的遗传咨询师也可以帮助解释医学数据和潜在的治疗选择。基因检测完成前后都应进行必要的咨询。

对听力损失患者的干预治疗应该尽早实施。患有轻度至中度听力损失的患者佩戴助听器会有较好的效果。对于患有重度至极重度耳聋的人，人工耳蜗植入正变得越来越重要[27]。婴儿听力联合委员会建议在 6 月龄时进行诊断和康复，以尽量减少语言交流发展的延误。与此建议相结合，整个美国普遍筛选已成为现实。为了检测先天性听力损失，美国政府已经为早期新生儿听力筛查（http://www.infanthearing.org）制定了 EHDI 计划。EHDI 计划的目的是在出生后或出院前立即筛查出患听力损失的新生儿。该计划包括一个随访机构，以确认未通过初步筛查测试的新生儿的听力损失，以便可以启动干预，以防止延迟语言习得[160]。

EHDI 计划指南包括三个阶段，筛查、听力评估和干预。在第一阶段，对新生儿进行耳声发射和 ABR 筛查，以检测在语音识别重要的频率范围内平均 30~40dB SPL 或更高的永久性双侧或单侧感音或传导性聋。在第二阶段，所有未通过初始筛查的婴儿都会接受一系列诊断性听力测试，最好在3月龄之前进行评估。在第三阶段，对于所有确诊听力损失的婴儿，在6月龄之前实施早期干预服务[160]。

（四）听力损失的预防

目前正在开发和测试恢复听觉功能的实验方法[161-163]，但临床上没有有效治疗方法。现有措施必须侧重于预防听力损失，以降低获得性和遗传性听力损失的概率。改进发展中国家疫苗接种计划的实施，避免噪声等加剧因素，对近亲婚配等重点人群进行遗传咨询和健康教育，可以降低获得性和遗传性听力丧失的发生率。

（五）文化因素

在讨论了听力损失患者的管理之后，提到聋人（用大写"D"）文化是必要的。认同聋人文化的人认认同他们的聋人身份并且希望保护他们的文化。一般来说，聋人社会的成员对基因检测持消极态度[164, 165]。Middleton及同事[165]的一项研究发现，55%的聋哑受访者认为遗传学弊大于利，46%的人认为使用基因检测技术可能贬低他们的存在。然而，这种反应可能代表了样本偏倚，因为Stern及同事[164]的一项研究发现，大多数聋人对基因检测持积极态度。这些研究强调了一个重要的观点，对听力丧失的态度，或者更确切地说是耳聋，对文化有依赖性。医学界必须理解这一观点，并且必须努力以非判断的方式提供诊断，咨询和治疗方面的进展。

致谢

我们感谢爱荷华大学医院和儿科Katy Nash Krahn，MS，CGC帮助，他们提供了各种遗传模式的听力障碍的家系。我们也感谢Hiu Tung Wong帮助准备这些图。这项工作有一部分得到美国国立卫生研究院的（DC02842和DC03544）（R.J.H.S.）支持。

推荐阅读

Abdelhak S, Kalatzis V, Heilig R, et al: A human homologue of the *Drosophila* eyes absent gene underlies branchio-oto-renal (BOR) syndrome and identifies a novel gene family. *Nat Genet* 15: 157-164, 1997.

Chang EH, Van Camp G, Smith RJ: The role of connexins in human disease. *Ear Hear* 24: 314-323, 2003.

Der Kaloustian VM: Congenital anomalies of ear, nose and throat. In Tewfik TL, Der Kaloustian VM, editors: *Introduction to medical genetics and dysmorphology,* New York, 1997, Oxford University Press.

Duncan RD, Prucka S, Wiatrak BJ, et al: Pediatric otolaryngologists' use of genetic testing. *Arch Otolaryngol Head Neck Surg* 133: 231-236, 2007.

Ensink RJ, Huygen PL, Cremers CW: The clinical spectrum of maternally transmitted hearing loss. *Adv Otorhinolaryngol* 61: 172-183, 2002.

Everett LA, Glaser B, Beck JC, et al: Pendred syndrome is caused by mutations in a putative sulphate transporter gene (PDS). *Nat Genet* 17: 411-422, 1997.

Fischel-Ghodsian N: Genetic factors in aminoglycoside toxicity. *Ann N Y Acad Sci* 884: 99-109, 1999.

Green GE, Scott DA, McDonald JM, et al: Performance of cochlear implant recipients with GJB2-related deafness. *Am J Med Genet* 109: 167-170, 2002.

Gross O, Netzer KO, Lambrecht R, et al: Meta-analysis of genotypephenotype correlation in X-linked Alport syndrome: impact on clinical counselling. *Nephrol Dial Transplant* 17: 1218-1227, 2002.

Joint Committee on Infant Hearing, American Academy of Audiology, American Academy of Pediatrics, American Speech-Language-Hearing Association, and Directors of Speech and Hearing Programs in State Health and Welfare Agencies: Year 2000 position statement: principles and guidelines for early hearing detection and intervention programs. Joint Committee on Infant Hearing, American Academy of Audiology, American Academy of Pediatrics, American Speech-Language-Hearing Association, and Directors of Speech and Hearing Programs in State Health and Welfare Agencies. *Pediatrics* 106: 798-817, 2000.

Jorde L: *Medical genetics,* St Louis, 1995, Mosby-Year Book.

Kelsell DP, Dunlop J, Stevens HP, et al: Connexin 26 mutations in hereditary non-syndromic sensorineural deafness. *Nature* 387: 80-83, 1997.

Kubisch C, Schroeder BC, Friedrich T: KCNQ4, a novel potassium channel expressed in sensory outer hair cells, is mutated in dominant deafness. *Cell* 96: 437-446, 1999.

Morton CC, Nance WE: Newborn hearing screening: a silent revolution . *N Engl J Med* 354 (20): 2151-2164, 2006.

Morton NE: Genetic epidemiology of hearing impairment. *Ann N Y Acad Sci* 630: 16-31, 1991.

Nowak CB: Genetics and hearing loss: A review of Stickler syndrome. *J Commun Disord* 31: 437-453, 1998.

Pennings RJ, Wagenaar M, van Aarem A, et al: Hearing impairment in Usher's syndrome. *Adv Otorhinolaryngol* 61: 184-191, 2002.

Read AP, Newton VE: Waardenburg syndrome. *J Med Genet* 34: 656-665, 1997.

Shibata SB, Raphael Y: Future approaches for inner ear protection and repair. *J Commun Disord* 43: 295-310, 2010.

Smith RJ, Bale JF, Jr, White KR: Sensorineural hearing loss in children. *Lancet* 365: 879-890, 2005.

Strachan T, Read AP: *Human molecular genetics,* ed 4, New York,

第五篇 内 耳

2011, Garland Science.
Tekin M, Arnos KS, Pandya A: Advances in hereditary deafness. *Lancet* 358: 1082–1090, 2001.
Van Camp G, Smith RJ: Hereditary Hearing Loss Homepage. *http://hereditaryhearingloss.org*.

Yang T, Vidarsson H, Rodrigo–Blomqvist S, et al: Transcriptional control of SLC26A4 is involved in Pendred syndrome and nonsyndromic enlargement of vestibular aqueduct (DFNB4). *Am J Hum Genet* 80: 1055–1063, 2007.

成人感音神经性听力损失
Sensorineural Hearing Loss in Adults

第 23 章

H. Alexander Arts 著

王明明 译

> **要点**
> 1. 感音神经性听力损失（SNHL）是一种由多种病因导致的常见病。
> 2. 由于影响耳蜗的遗传、感染性、血管性、肿瘤性、创伤性、毒性、医源性、退行性、免疫性和炎性病理因素范围广泛，因此系统的评估方法对于确定主要病因至关重要。听力、血清学、放射学和血液化学检测可战略性地用于一种性价比高的感音神经性听力损失的诊断方法。
> 3. SNHL 是由于耳蜗毛细胞或听神经功能障碍导致，听觉生理受损所导致的心理和生理异常共同干扰了有效听力。
> 4. 突发性感音神经性听力损失是一种临床综合征，鉴别诊断时间较长。对突发性感音神经性听力损失的及时评估和管理可能为使用最近开发的，关于逆转或改善听力损失的治疗方案提供机会。

感音神经性听力损失（SNHL）是一种极为常见的疾病，它的影响范围从一个几乎检测不到的损失到严重社会功能降低程度不等。由于听力损失的发病往往具有隐蔽性，且常伴有微妙的代偿机制，因此常被医生和患者所忽视。听觉系统是一个复杂的系统，它的持续功能依赖于许多不同系统的性能。正常的听力功能取决于中耳机制和耳蜗管的机械完整性、Corti 器的微机械和细胞完整性、内耳生化和生物电环境的稳态，以及中枢神经系统（CNS）通路和细胞核的完整功能。这取决于正常的血管、血液、代谢和内分泌功能。因此，几乎所有人类生理系统的疾病有可能影响听觉功能。

本章阐述了成人感音神经性听力损失的临床评价、鉴别诊断、病史和发病机制，并对感音神经性听力损失的广泛病因进行了系统回顾。不可避免地，这篇文章中一些内容将在其他章节也涉及，读者可参考其他章节进行更详细的讨论。

一、听力损失患者的临床评价

（一）病史

对突发性感音神经性听力损失患者的评估，始于详细的病史。从患者的角度评估损失的程度，包括其侧向性（单侧或双侧）和慢性（突然发作、快速进展、缓慢进展、波动或稳定）。应询问患者相关症状，如耳鸣、眩晕、平衡失调、耳痛、耳漏或头痛，并应排除眼科或神经系统的疾病。耳朵可能存在充盈感或压迫感，这也可能是患者唯一的不适。

详细的病史应特别注意心血管、风湿病、内分泌、神经和肾脏疾病，以及任何潜在耳毒性药物的暴露。评估手术史，询问颅骨外伤史、耳道

第五篇 内 耳

穿透性外伤史、耳道受压史（如掌伤）。应特别说明患者暴露于噪声、职业或其他方面的历史。应记录噪声的种类、估计水平、暴露时间及使用的听觉保护，患者和医生往往低估了患者职业噪声暴露和业余爱好暴露的重要性，比如打猎和电动工具的使用。最后，听力损失的有关家族史尤其重要，而且常常被忽视。

（二）体格检查

对感音神经性听力损失患者的耳朵进行体格检查，常常是没有异常结果的。耳语测试和音叉测试可以用来评估听力损失的程度，并确定损失主要是传导还是感音神经性的。除上述发现外，感音神经性听力损失患者的检查一般未见异常。耳镜检查应排除急性或慢性中耳炎（OM）的可能性。中耳内的肿瘤很少被发现。用标准听诊器或 Toynbee 听诊器可听到搏动性耳鸣。应特别注意是否存在其他脑神经异常、系统性红斑狼疮疾病或遗传性异常的疾病。体格检查的非耳科部分更可能显示积极的结果。

（三）听力测试

本文仅对听力测试进行了简要的讨论。常规听力测试在第 7 章有更深入的讨论，电生理测试在第 8 章有详细的介绍。

听力测试用于验证和量化听力损失的程度。空气传导、骨传导、言语测听和鼓室图是对怀疑感音神经性听力损失患者的最基本测试项目。骨传导和空气传导纯音测听有助于确定听力损失的类型，即传导性、感音神经性或混合性。语音测听验证了纯音测听结果。言语辨别测试与表现强度函数的评估，有助于进一步明确感音神经性听力损失（耳蜗 vs. 耳蜗后）的性质，并提供可包含进一步潜在益处的重要预后信息。鼓室图测试可证实听力损失的传导性或感音神经性，并为病因学提供额外线索。鼓室图检测可以特别有助于排除在有严重听力损失的患者中，存在传导成分的可能性，或者在存在掩蔽困难的情况下，排除双侧损失的可能性。

基本的听力检查，也可以提供必要的诊断线索，以确定感音神经性聋的起源是耳蜗或蜗后。

说到蜗后，我们指的是耳蜗近端病变，最常见的耳蜗后病变是前庭神经鞘瘤。当听力损失不对称、言语识别异常减少或不对称、言语识别中信噪比异常（翻转）或耳声发射存在明显异常时，检查员应高度怀疑耳蜗后病因。其他脑神经异常、不对称耳鸣或前庭症状，即使症状轻微，也应该增加怀疑程度。

听觉脑干反应（ABR）测试有助于评估蜗后病因的可能性，并为难以接受测试的患者（幼儿或伪聋患者）建立阈值。在过去，ABR 被认为是对耳蜗后病变高度敏感的检查方法。由于患有前庭神经鞘瘤的患者的敏感度降低，磁共振成像（MRI）对肿瘤的检测具有较高的准确性[1-3]。ABR 检查的修正可能增加本研究的敏感性[4]。

耳蜗电图与 ABR 测试的不同之处在于，参考电极靠近耳蜗（位于或接近鼓膜或鼓室）。这允许测量耳蜗微音器电位、求和电位和听觉神经动作电位。ABR 的 I 波对应于耳蜗电图的动作电位。大约 2/3 的典型梅尼埃病患者的求和电位 / 动作电位的比值升高。这一发现表明，存在内淋巴积水[5, 6]。对于 ABR 的 I 波弱或不存在的患者，因为参考电极的位置固有地增大了第 I 波耳蜗点图也是有用的。

耳声发射（OAEs）是由耳蜗产生的声能，并在外耳道用麦克风记录下来的。这些发射可能是自发的，或者更常见的是，它们可以被一个声音刺激诱发而传递到耳道。如果声刺激包括短暂的声音（点击音或短音），则产生的发射称为瞬态诱发耳声发射。如果刺激是由两个不同频率（F1 和 F2）的连续纯音组成，则所产生的发射是连续的频率音调（2F1～F2），并被称为畸变产物耳声发射。耳声发射明显产生于耳蜗内，并被认为是"耳蜗放大器"的副产品，它依赖于外毛细胞的功能。它们高度依赖于耳蜗的生理状态，如果存在，则提示耳蜗功能正常。超出正常听力阈值 30dB，无论病因如何，耳声发射几乎引不出。此外，若是耳声发射存在，中耳机制必须正常工作，因为刺激和反应必须通过中耳。耳声发射在有感音神经性听力损失的患耳中存在表明有耳蜗后病因或可能是伪聋。由于这些病因在新生儿中非常罕见，

第 23 章 成人感音神经性听力损失

因此耳声发射在新生儿听力筛查项目中也很有用。

（四）前庭测试

前庭神经功能测试可作为一种有用的辅助手段，用于评估选定的感音神经性听力损失患者。单侧进行性感音神经性听力损失患者的同侧外周前庭功能减退的证据，提示存在耳蜗后病变。

（五）实验室检测

实验室检测很少被证明有助于确定感音神经性听力损失的病因。在大多数患者中，梅毒螺旋体抗体吸收试验和梅毒螺旋体微血凝试验都是必需的，因为梅毒的发病率较高，且无症状，治疗十分重要，是引起感音神经性听力损失的一个潜在原因。性病研究实验室试验在这方面没有帮助，因为它在缺乏充分治疗的疾病潜伏阶段或神经梅毒中呈阴性表现。常规的血液学、代谢和内分泌研究似乎没有必要，也没有成本效益。同样，常规的自身免疫性疾病筛查似乎没有必要。如果这些疾病在临床上是有意义的，他们通常是从病史和体格检查中明显看出的。此外，这些测试的结果与自身免疫性听力损失之间没有明显的关系。

（六）放射性检测

在选定的感音神经性听力损失患者中，影像学检查是必要的。钆增强磁共振检查是目前评估潜在的耳蜗后听力损失的黄金标准。在这方面，MRI 和 ABR 的作用是有争议的。很明显，钆磁共振成像对小病变的诊断要比 ABR 敏感得多[1-3]。选择性 T_2 加权快速自旋回声 MRI 检查几乎与钆增强的标准 MRI 一样敏感，而且价格较低[7]。计算机断层扫描（CT）对怀疑迷路异常的患者是有用的，如大前庭导水管综合征或 Mondini 发育不良。在半规管平面上、垂直于半规管平面的高分辨率 CT 重建图像，是显示半规管裂的首选[8]。

二、感音神经性听力损失的病因学

感音神经性听力损失是一种常见的临床疾病，与多种病因有关。由于遗传、感染、血管、肿瘤、创伤、中毒、医源性、退化性和免疫及炎性病理可能影响耳蜗，系统的评估方法对于确定主要病因是至关重要的。

（一）发育和遗传障碍

1. 成人遗传性疾病

本章对听力损失遗传性原因的讨论主要限于成年期较为常见的病因。遗传因素经常在感音神经性听力损失中发挥作用，这一领域的研究正在迅速扩大。要对这些疾病进行完整的分类和回顾，读者可以参考 Toriello 等出色的百科全书式的著作[9]。

(1) 非综合征遗传性听力损失：大多数遗传性感音神经性听力损失与其他遗传性异常无关。没有伴随其他异常的遗传性听力损失比通常所理解的要普遍得多，而且常常被忽视。遗传因素可能在老年性聋和噪声性聋的易感性中起作用[10-13]。以常染色体显性、常染色体隐性和 X 染色体连锁方式的遗传性耳聋的不同模式已得到很好的描述。隐性或显性的单纯感音神经性听力损失可以是进行性的，也可以是静止的，它可能是先天性的，症状出现在出生时，或症状表现在儿童时期，或者表现在成年期。大约 90% 的感音神经性听力损失是隐性的。

(2) Waardenburg 综合征是以常染色体显性遗传的方式遗传的，它包括一系列的临床表现，其中包括：①眦错位或指内眦外移；②宽鼻根；③眉毛内侧部分汇合；④部分或全部虹膜异色；⑤额白发；⑥感音神经性听力损失（图 23-1）。在这种疾病的表达中可以看到极端的变异性，而且听力损失可以很严重，也可以完全没有变化。听力损失可以是单侧的，也可以是双侧的，也可能与前庭异常有关。

(3) Alport 综合征：Alport 综合征的特点是间质性肾炎、感音神经性聋、不太常见的是眼部征象[14]。这种疾病是独一无二的，因为它在女性中

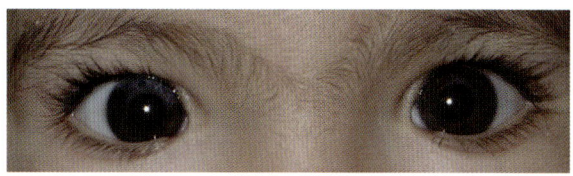

▲ 图 23-1 Waardenburg 综合征的眼部表现
注意内眦外移、宽鼻根、眉毛汇合

更常见，但通常男性更严重。在过去，它被认为是以常染色体显性遗传的方式进行遗传的。然而，现在很明显，遗传异质性是显著的。听力损失是渐进性和可变的，通常始于10岁。20—40岁开始，50%～75%的男性患者发展为终末期肾衰竭。

(4) Usher综合征：Usher综合征包括视网膜色素变性和感音神经性听力损失，合并或不伴有前庭功能障碍。有3种不同的分类，1型占全部病例的85%，其特征是严重的先天性听力损失，前庭反应缺失和从10岁时出现视网膜色素变性。2型占病例的10%，其特征是在17—23岁的患者中出现先天性，中度至重度稳定的听力损失，正常的前庭反应和视网膜色素变性的发病。3型为进行性听力损失，发病于儿童或青少年晚期，并伴有色素性视网膜炎。约5%的患者有第3型疾病。这种疾病是以常染色体隐性遗传的方式传播的，据估计每100人中就有1人是该基因的携带者。

2. 内耳发育异常

许多内耳发育不良已经被报道，其中大多数与感音神经性听力损失有关。这些发育异常的模式可能是遗传的、散发的，或者是染色体异常的结果。这些发育不良常用的描述术语包括Scheibe型蜗管球囊发育不全（仅涉及膜迷路的耳蜗囊状异型增生）、Mondini畸形（骨和膜迷路发育不良）和常见的憩室畸形（无耳蜗或清晰的前庭器官的耳囊状迷路）。迷路畸形的不同模式与各种形式的异常和听力损失形成一个频谱[15]。

大前庭导水管综合征：有一种内耳发育不良的形式是独特的，因为它与感音神经性听力损失的迟发性相关。扩大的前庭导水管通常与其他内耳发育不良一起出现，但最近在许多耳朵中被认为是孤立的发现。这些患者可能有不同程度的听力，从正常到严重的听力损失。通常，双侧耳都会受到影响，而且损失是不对称的。听力波动是常见的，通常一次影响一侧耳，这可能表现为一侧耳聋和另一侧耳听力波动。通常低频听力损失的传导性成分是显而易见的。在长期随访的患者中，许多患者会有一种渐进的听力损失[15]。这种综合征在一些病例中被发现是家族性的，而且它的发生可能比一般所了解的更普遍[16]。它出现在独立的，部分Mondini畸形的病例中，也见于鳃-耳-肾综合征[17]和Pendred综合征的患者中[18]。它在颞骨的高分辨率CT成像上得到了良好的显示（图23-2）。

(二) 传染性疾病

传染病在儿童中是引起SNHL的主要原因，而在成人中则较少。本文讨论了主要在成人中引起SNHL的感染性病因。

1. 迷路炎

迷路内的感染或炎症过程，在病理上可分为两种形式：浆液性，有时称为毒性或化脓性。浆液性迷路炎是指由于内耳组织液环境的退化引起迷路内的异常过程[19]。它可能是由细菌毒素引起的，也可能是由血液、组织损伤或手术时空气污染引起的。细菌毒素在急性或慢性中耳炎过程中可能进入内耳，可能是通过前庭窗或圆窗膜进入的。因为急性和慢性化脓性中耳炎都是常见的，而与这两种疾病相关的感音神经性聋是罕见的，因此这些膜似乎提供了一个极好的屏障，以防止细菌或其毒素传播到内耳。浆液性迷路炎患者的主要异常表现在内淋巴积液，与此相关的听力损失和前庭功能障碍可能是永久性或暂时性的。

通常，临床诊断迷路炎是当患者因突然发作的感音神经性听力损失和急性眩晕而就诊。这类病例的确切病因尚不确定，但可能与突发性听力损伤的病因相同或相似。这些证据倾向

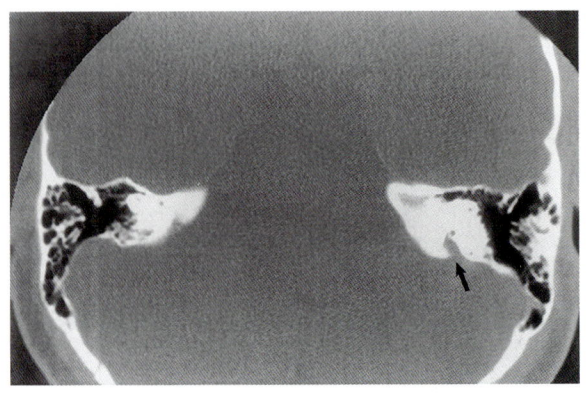

▲ 图23-2 颞骨计算机断层扫描显示前庭导水管综合征，箭表示前庭导水管扩大

于支持这样的理论，即这最常见的原因是病毒性迷路炎[20,21]。

化脓性迷路炎是由细菌侵入内耳引起的，表现为严重的听力损失和急性眩晕。侵袭的途径可能是耳源性的，急性或慢性中耳炎最常见的原因是中耳和迷路之间的瘘管。或者，侵袭的途径可以是脑膜源性的，通过耳蜗导水管或内听道产生。这是脑膜炎引起耳聋的最常见病因。

2. 中耳炎

感音神经性听力损失很少与急性中耳炎相关，也没有研究表明感音神经性听力损失与急性中耳炎的发生频率有关[22]。长期慢性中耳炎患者通常伴有混合性聋。这种损失的感觉神经性成分是感染过程本身的结果，还是其他因素的结果，比如手术或长期使用耳毒性局部抗生素，一直是一个长期的争议。当控制手术引起的感音神经性听力损失时，慢性中耳炎患者的感音神经性听力损失无明显增加[23]。

3. 病毒感染

耳带状疱疹是一种水痘-带状疱疹病毒感染，最常见于发生面瘫和耳廓或外耳道内的疱疹性皮疹。虽然面瘫是最常见的症状，但听力损伤和眩晕可以单独发生，也可以合并发生。

由于广泛的疫苗接种，麻疹现在在发达国家很少见。过去，麻疹是引起儿童耳聋的一个常见原因。听力损失一般为双侧，中度至重度程度不等，前庭功能也可能受到类似的影响。

与麻疹相似，因为疫苗广泛接种，流行性腮腺炎在发达国家也是不常见的。腮腺炎是一种由副黏病毒感染引起的。腮腺炎的并发症包括睾丸炎、胰腺炎、感音神经性听力损失、前列腺炎、肾炎、心肌炎和脑膜脑炎。由腮腺炎引起的感音神经性听力损失是独一无二的，因为它几乎总是单侧发病，累及双侧的很少。其他健康儿童的单侧耳聋或成人突发性耳聋可能是由于免疫力降低且受到亚临床腮腺炎感染所致。

巨细胞病毒（CMV）感染被认为是儿童先天性和进行性听力损失的常见原因[24-27]。也被认为是成年人突发性聋的原因[28]。与获得性免疫缺陷综合征（AIDS）相关的听力损失，可能提示潜在的巨细胞病毒感染的重新被激活[29]。

4. 梅毒

先天性梅毒或获得性梅毒已被公认为感音神经性听力损失的病因之一。虽然听力损失与原发性获得性梅毒无关，但据估计其发病率在有症状的神经梅毒患者中占 80%，在无症状的神经梅毒患者中占 29%，在晚期潜伏的梅毒患者中占 25%，在先天性梅毒患者中占 17%[19]。梅毒致听力损失的机制要么是神经梅毒引起的脑膜脊髓炎，要么是颞骨继发性累及迷路的骨炎，如先天性梅毒晚期、隐匿性梅毒晚期或第三期梅毒[30]。病理上，颞骨可见吸收性骨炎，迷路内可见进行性内淋巴积液。临床上，梅毒性耳聋的表现往往与梅尼埃病难以区分，常伴有波动性听力损失、耳鸣、耳胀满感和发作性眩晕。Hennebert 征是一种无中耳疾病的瘘管试验阳性者，而 Tullio 现象，即眩晕或眼震，暴露在高强度的声音中，与内耳球囊密切相关[19]。一般推荐的治疗方法包括一种足以治疗神经梅毒的抗生素方案，该方案使用全身性皮质类固醇[31]。

5. 落基山斑点热

落基山斑点热是由立克次体引起的蜱媒感染。表现为头痛、发热、肌萎缩，并在叮咬后约 1 周出现扩大的斑疹。这种疾病导致全身血管炎，从而可导致脑炎、肾炎和肝炎。快速进展的感音神经性听力损失与落基山斑点热有关，这种听力损失也可能是暂时性的[32, 33]。涉及听觉系统的血管炎被认为是耳聋的病因。诊断主要由临床表现和血清学滴度确诊，治疗方法是广谱抗生素。

6. Lyme 病

Lyme 病是由伯氏疏螺旋体引起的一种蜱传螺旋体疾病。虽然该病最明显的耳鼻喉科表现是面瘫，但也有证据表明，这种疾病可能引起感音神经性听力损失的病因之一[34-37]。尽管其真正意义尚不清楚，但在流行区 Lyme 病应被视为引起感音神经性听力损失的一种可能病因。

（三）药理毒性

1. 氨基糖苷类药物

至少有 96 种不同的药物具有潜在的不良反

第五篇 内 耳

应[38, 39]。其中，氨基糖苷类抗生素可能是最常见的致病药物。该组抗生素包括链霉素、二氢链霉素、卡那霉素、新霉素、阿米卡星、庆大霉素、妥布霉素和奈替米星。耳毒性药物通常也具有肾毒性，反之亦然 [氨基糖苷类、襻利尿药、溴酸钾和非甾体类抗炎药（NSAID）]。如前所述，Alport 综合征是一种影响肾脏和内耳的遗传性疾病，相关的发育障碍可导致肾脏和内耳异常。肾脏和听觉系统的病理学之间的密切相关性尚未完全阐明。

氨基糖苷类药物损伤的靶细胞为毛细胞，并以能量依赖性过程进入毛细胞。最终结果是毛细胞的死亡。读者可参考当前对氨基糖苷类药物耳毒性机制的优秀评论（见第 27 章）[40-42]。毛细胞损伤最终的共同途径是产生活性氧。不同的氨基糖苷类药物对不同种毛细胞亲和力不同，这导致不同氨基糖苷类药物的不同毒性模式。卡那霉素、妥布霉素、阿米卡星、新霉素和双氢链霉素具有的耳蜗毒性比前庭毒性大。其他，如链霉素和庆大霉素具有的前庭毒性比耳蜗毒性大。此外，毒性的时间过程可以有所不同[39]。新霉素毒性通常是快速和严重的，而对于全身给药的链霉素、双氢链霉素、妥布霉素、阿米卡星和奈替米星，以及通过中耳施用庆大霉素[43]。

听力损失可以是单侧的或不对称的，并且可在治疗期间或之后停止进展。治疗后数周至数月，有时会出现一定程度的可逆性听力损失[39]。保护性药物，包括抗氧化剂，有望预防或减少氨基糖苷类药物的毒性。最近，已经提出使用水杨酸盐[44]。中国一项安慰剂对照临床试验显示，在服用氨基糖苷类药物期间使用阿司匹林取得有益的效应[45]。

已明确界定的氨基糖苷类药物诱导耳毒性风险因素，包括①患有肾脏疾病，②治疗时间较长，③血清水平升高（峰值或谷值），④高龄，⑤同时给予其他耳毒性药物，特别是襻利尿药。当使用这些药物时，应定期监测峰值和谷值血清水平，并应特别注意避免给药间隔过短。最近随着越来越多地家庭长期使用静脉注射（IV）抗生素治疗，已经注意到耳毒性并发症在增加，这可能是对血清水平和给药间隔忽视的结果。

耳外用制剂。含有新霉素、庆大霉素和妥布霉素的局部制剂长期直接用于治疗外耳道炎和慢性 OM。如实验动物和患者中所示，氨基糖苷类药物在健康的中耳腔中频繁放置可导致耳蜗毒性或前庭毒性。这种效应现在用于对梅尼埃病患者进行滴定化学迷路切除术[46, 47]。多年来，这些药物在无数慢性 OM 患耳中被广泛应用，这对听力或前庭功能几乎没有明显的临床显著影响[48, 49]。感染后，圆窗和前庭窗膜的渗透性降低，有毒药物被脓性分泌物稀释，以及通过充血黏膜吸收进入血液循环系统的增加，可能是 OM 发生时毒性降低的原因。

然而，显而易见，在中耳使用氨基糖苷类药物确实会对动物产生显著并且可预测的耳蜗和前庭毒性[50]。基于这种毒性，目前广泛有效使用氨基糖苷类药物来制造化学性迷路切除术，现在通常认为使用氨基糖苷类抗生素局部治疗 OM 是不合理的。2004 年，美国耳鼻喉科 - 头颈外科学会达成了一个共识，经过仔细审查，除非没有替代方案，不建议在中耳局部使用氨基糖苷类药物[51]。其他较旧的耳鼻喉制剂的成分也有耳毒性风险（如多黏菌素 B、丙二醇、乙酸和抗真菌剂）[52, 53]。仅使用特殊设计和批准用于治疗中耳慢性炎症的药物似乎是谨慎的。

2. 襻利尿药

襻利尿药如乙基丙烯酸、布美他尼和呋塞米，通过阻断 Henle 环近端部分钠和水的重吸收而发挥其利尿作用。这些药物的使用与可逆性感音神经性听力损失和氨基糖苷类药物诱发耳聋的加重有关。听力损失通常是双侧和对称的，并且可能是突然发生[54, 55]。这些药物似乎改变了血管纹的代谢，导致内淋巴离子浓度和内耳蜗电位的改变[56]。襻利尿药诱发耳毒性的危险因素包括肾衰竭、急性感染和伴随的氨基糖苷类药物治疗[57]。

3. 抗疟药

长期以来人们都知道奎宁与耳鸣、感音神经性听力损失和视觉障碍的发生有关[58]。这种药物来自金鸡纳树的树皮，作为一种退热药，具有丰富的历史。在17世纪和18世纪，它被民间医生和作为私密疗法被传播。耳鸣、头痛、恶心和视力障碍综合征被称为金鸡纳反应。较大剂量可能导致更严重的综合征形式，其中包括胃肠道、中枢神经系统、心血管和皮肤病学表现。奎宁被用作治疗疟疾和夜间腿部痉挛的辅助用药[59]。奎宁的耳毒性似乎主要表现在听力损伤，通常是短暂的。大剂量应用或敏感的患者可能会发生永久性听力损失。氯喹和羟氯喹与奎宁结构相似，是目前用于抗疟疾的药物。它们还与耳毒性和视网膜病有关。这些药物的耳毒性似乎很少见，可能是可逆的[60, 61]。

4. 水杨酸类药物

阿司匹林和其他水杨酸类药物与耳鸣和可逆性感音神经性听力损失密切相关。听力损失是剂量依赖性的，可在中度至重度范围内。在停药后，听力在72h内恢复正常[58]。在使用剂量为阿司匹林6~8g/d时，可发生持续性耳鸣，有些患者剂量较低也可发生[62, 63]。水杨酸类药物也可以减少热量反应[64]。耳毒性作用的部位似乎处于耳蜗基底水平，如SNHL、OAE的缺失，耳蜗动作电位的降低，以及听觉神经纤维调整曲线"尖端"的改变[65]。这些影响可能是外毛细胞萎缩和运动性改变的结果[66]。

5. 非甾体类抗炎药（NSAID）

NSAID具有许多水杨酸类药物的治疗作用和不良反应。尽管有单独的萘普生[67]、酮咯酸[68]和吡罗昔康引起听力损失的报道[69]，但与水杨酸类药物的耳毒性相比，使用NSAID引起的耳毒性通常很少[58, 70]。与水杨酸类药物类似，NSAID耳中毒的动物模型只显示可逆的生理变化，而没有重大的形态变化。两项大型流行病学研究显示，男性和女性使用对乙酰氨基酚和布洛芬相关的听力损失风险增加[71, 72]。增加的风险似乎与剂量和持续时间有关，在年轻受试者中风险更高。

6. 镇痛药和镇痛/麻醉药

SNHL与镇痛药滥用相关的第一份报道是1978年丙氧芬的使用[73]。随后，2000年发现对乙酰氨基酚/氢可酮的滥用与SNHL有关[74, 75]。绝大多数患者的听力损失程度从重度到极重度不等。所有患者都使用了大量的药物，但持续时间和频率变化很大。在大多数的报道中，听力下降通常进展迅速，但双侧不常见。这些患者对人工耳蜗植入通常反应良好，这表明听力下降的病因在于耳蜗。自从那时，关于各种麻醉镇痛化合物以及麻醉药相关的SNHL大量被报道[76-81]。这些患者SNHL的发生机制尚不清楚，但可能是多因素的。在一项对乙酰氨基酚/氢可酮相关的听力下降的研究中指出，对乙酰氨基酚可能是一种耳毒性药物[82]。

7. 磷酸二酯酶-5抑制药

磷酸二酯酶-5（PDE-5）抑制药，如西地那非、伐地那非和他达拉非，是广泛用于治疗勃起功能障碍的药物。最近，它们还在肺动脉高压的治疗中显示出一些效用。在阴茎海绵体脉管系统的平滑肌细胞中，这些药物阻断PDE-5对一氧化氮激活的环状鸟氨酸单磷酸的降解作用。轻微的不良反应比较常见，包括潮红、头痛、鼻塞和视力障碍。2007年，一项病例报道显示，一名患者在每日服用西地那非连续15d后，发生了双侧、突然严重的SNHL[83]。美国食品药品管理局的一项调查发现了29例服用PDE-5抑制药后突然听力下降的报道。Maddox及其同事[84]审查了这些病例，并增加了另外两例病例。听力下降通常是单侧的和部分频率的，并且1/3的患者痊愈。第二项研究通过搜索全球数据库得出了大致相同的结论[85]。虽然已假定可能的发病机制，但是PDE-5抑制药的使用与突发感音神经性听力损失之间是否存在因果关系是不可能确定的，因为目前没有可用数据。

8. 万古霉素

万古霉素通常被认为具有耳毒性，但是现有的数据很难评估[86]。在万古霉素致耳毒性的临床报道中，患者几乎都服用过襻利尿药或氨基糖苷类药物。当静脉内给药时，万古霉素与耳毒性有关，但口服给药时则不然。据报道，听力损伤是短暂性或永久的，如果血清浓度低于30mg/ml，则非常罕见。在动物中，除非给予毒性水平的量，否则不会发生万古霉素的耳毒性[87]。万古霉素具有肾毒性，并且由肾脏排泄，因此，肾衰竭可延长万古霉素的半衰期，并可增加耳毒性的可能性。新型的、更纯化的万古霉素剂型，对耳毒性和肾毒性的影响较小[88]。给予口服或以适当的静脉注射剂量，万古霉素耳毒性似乎非常罕见，但万古霉素可能会加重其他耳毒性药物的作用[89,90]。据报道，有1例与鞘内注射万古霉素有关的严重的、不可逆的听力损失[91]。

9. 红霉素

许多病例报道记录了与红霉素用药相关的SNHL[92]。在几乎所有的报道中，药物都是静脉内给药而不是口服给药。听力下降似乎并不常见，并且在大多数情况下，患者听力在停药后1~3周内恢复。肾或肝功能不全患者的红霉素耳毒性风险似乎更大。还有报道与新型大环内酯类抗生素阿奇霉素相关的耳毒性[93]。有限的组织学数据表明，红霉素毒性的损伤部位是血管纹[94]。

10. 顺铂和卡铂

顺铂（Cisplatin）是一种细胞周期非特异性癌症化疗药物，产生剂量依赖性的SNHL和周围神经病变，以及剂量相关的累积性肾毒性、血液学毒性和胃肠道毒性[95]。听力下降的发生率，成人中（25%~86%）和儿童（84%~100%），儿童似乎更容易受到耳毒性的影响[96]。听力下降最初在高频时更加严重，并且是双侧和不可逆的，偶尔会伴有耳鸣或眩晕。听力损失程度与剂量有关，但差异相当大。有时，单剂量后可能会出现严重的听力下降[97]。如果进行超高频听力测试，100%的患者会出现听力下降。这种变异受许多因素影响，包括给药方式、肿瘤部位、年龄、肾功能、饮食、头颅照射、与氨基糖苷类药物和襻利尿药的相互作用、既往听力损失、累积剂量以及每次治疗的总剂量[95,98,99]。

卡铂（Carboplatin）是一种顺铂类似物，具有相似的抗肿瘤活性谱。卡铂比顺铂的肾毒性低。骨髓抑制是卡铂的剂量限制性毒性。最初认为卡铂的毒性比顺铂低，尽管最近的研究表明，耳毒性的发生率高于最初的判定。在一系列高剂量卡铂治疗的儿童病例中发现，大剂量与耳毒性的高发生率相关[100]。

顺铂和卡铂的耳毒性似乎是由于在内耳中产生靶向毛细胞的活性氧物质。顺铂更容易损伤外毛细胞，而卡铂似乎先影响内毛细胞功能[101]。

11. 氮芥末

氮芥末是抗肿瘤剂，包括氮芥、苯丁酸氮芥、环磷酰胺、米尔法兰（Melphalan）和异环磷酰胺。在这些药物中，只有氮芥具有耳毒性，作为严重的不良反应，并且由于其严重的毒性作用限制了其现在的用途。在氮芥耳毒性的动物和人类研究中，显示外毛细胞的严重丧失[70]。其他研究显示了Corti器的缩小，内毛细胞和外毛细胞的缺失[102]。

12. 长春新碱和长春碱

长春花生物碱和长春新碱，在较小程度上，长春碱以其有效的神经毒性而著名。周围神经病变是常见的，并且已经报道了脑神经病变、共济失调和听力损失。长春新碱已经在动物身上显示出导致毛细胞和初级听觉神经元的损伤，而长春碱已被证实仅导致毛细胞损伤[95]。

13. 依氟鸟氨酸

依氟鸟氨酸（Eflornithine）是鸟氨酸脱羧酶的有效抑制药，在治疗锥虫病方面非常有效。它也被证明对肺孢子菌肺炎、隐孢子虫病、利什曼病和疟疾的一些患者有用。虽然它已显示出作为抗肿瘤药物的潜力，但据报道，依氟鸟氨酸可导致与剂量相关的SNHL[103]。

14. 去铁胺

去铁胺是一种铁螯合剂，用于一些慢性铁超负荷或急性、严重铁中毒的患者。然而，已经报道了其使用导致的听力和视觉的神经毒性，特别是对于年轻患者的较大剂量应用。当剂量减少时，SNHL在一些患者中是可逆的[104]。

15. 降脂药

虽然给予高剂量3-羟基-3-甲基戊二酰辅酶A（HMG-CoA）还原酶抑制药在狗试验中已经观察到视神经和前庭神经变性（Wallerian样变性），但是没有发现临床上对视力或听力的显著影响。

（四）肾脏疾病

SNHL的许多遗传原因与肾脏异常有关，Alport综合征是最容易诊断的[9]。获得性肾脏疾病与SNHL的相关性不明确。慢性肾衰竭，特别是当血液透析或肾移植进行治疗时，已与进行性、波动性或突发性 SNHL 相关联。Oda 及同事[105]发现，290 名血液透析和肾移植患者中，有 15% 患有 SNHL。SNHL 的病因很难准确确定，可能是多因素的。除了由肾衰竭和随后的血液透析引起的电解质和代谢异常之外，这些患者通常接受频繁剂量的襻利尿药、氨基糖苷类抗生素和万古霉素。由于肾衰竭引起这些药物的药效学改变，其耳毒性风险增加。

（五）外伤

1. 头部受伤

头部受击会导致迷路损伤和由此产生的 SNHL，直接通过颞骨骨折导致的迷路骨折，或间接通过迷路 - 脑震荡引起。最常见的颞骨骨折类型为纵向骨折，罕见地延伸穿过迷路。与纵向骨折相关的听力下降通常类似于声外伤（即限于高频并且在 4kHz 下更差）。类似地，单独钝性头部损伤，不伴颞骨骨折，可导致迷路的震荡性损伤，这可导致 SNHL。横向骨折几乎总是穿过迷路，导致听力和前庭功能完全丧失。内耳的穿透伤是罕见的，但它们最常见的是导致镫骨半脱位进入前庭中，从而产生极重度 SNHL。

2. 噪声引起的听力损失和声外伤

过度噪声暴露可能导致听力损失的事实在 18 世纪首次得到认可。在 20 世纪早期，噪声引起的听力损失（NIHL）被称为"锅炉制造工聋"。直到听力计的发展，对工业中持续听力损失才有了详细描述，并首次发表于 20 世纪 30 年代[106]。NIHL 现在被认为是最常见诱发职业性致残之一，噪声暴露现在由职业健康与安全管理局（OSHA）监管[107]。

噪声可以被粗略地定义为"不需要的声音"，它可以通过强度、时间过程（连续、波动、间歇、冲击、脉冲）和光谱内容（纯音、窄带、宽带）进行细分。冲击噪声是由两个物体碰撞产生的噪声，并且在工业中是常见的。脉冲噪声是由能量突然释放引起的，如爆炸或武器射击。

由噪声引起的听力损失本质上是感觉神经性的。极少数情况下，极强的脉冲暴露可导致鼓膜穿孔，这增加了听力损失的传导成分。大多数危险噪声暴露会产生暂时的 SNHL，并在之后的 24~48h 内恢复。这种可逆的听力下降被称为临时阈值偏移（TTS）。如果噪声具有足够高的强度或经常重复，则会产生永久性的听力损失，这被称为永久性阈值偏移（PTS）。两种不同类型的听力损失是由过度的噪声暴露引起的：NIHL 和声学创伤。NIHL 是由于接触反复暴露于持续时间过长或过强的声环境中造成的。每次暴露之后都有一个 TTS，它会恢复，但最终会发展成 PTS。声学创伤包括单次暴露于危险水平的噪声，导致 PTS 不伴并发的 TTS。

NIHL 几乎总会导致对称的、双侧的听力损失，它几乎不导致极重度听力下降。在 NIHL 的早期阶段，听力下降通常限于 3kHz、4kHz 和 6kHz 范围。最大的下降频率通常发生在 4kHz。随着听力下降的进展，涉及低频率，但 3~6kHz 的损失总是更重。在暴露的前 10~15 年期间，听力损失进展最快，然后以极低的速度增长。图 23-3 显示了 20 年和 40 年暴露于 90dBA 声音的 50% 和 95% 置信区间（分贝为"A"加权，权重值为 700~9000Hz）。图 23-4 显示了 NIHL 随时间进展速率的一个病例。国际标准化组织已制定了确诊和量化职业性听力损失和噪声引起的听力

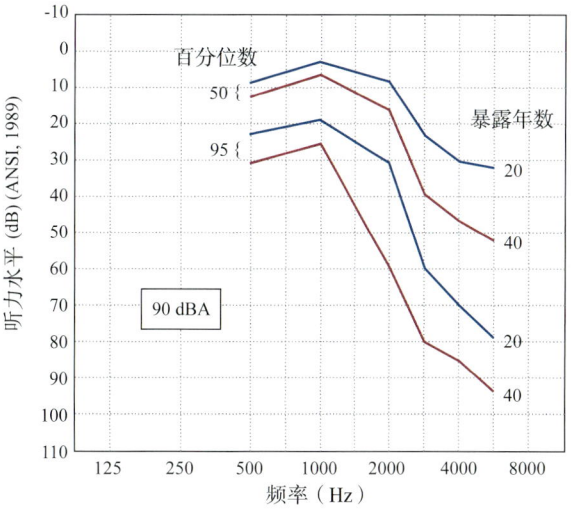

▲ 图 23-3 90dBA 职业噪声暴露 20 和 40 年后的预测听力阈值（中值和极值）
ANSI. 美国国家标准协会（引自 Dobie RA. *Medical-legal evaluation of hearing loss*. New York: Van Nostrand Reinhold; 1993.）

第五篇 内 耳

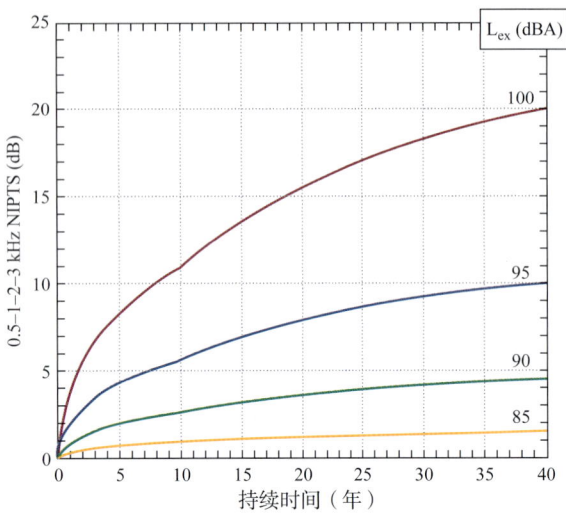

▲ 图 23-4 在 dBA 时间加权平均（TWA）中，语音频率平均噪声引起的永久阈值漂移（NIPTS）与暴露水平（Lex）的函数

引自 Dobie RA. *Medical-legal evaluation of hearing loss*. New York: Van Nostrand Reinhold; 1993.

损伤的标准[108]。

虽然也可以看到其他听力曲线，但是声创伤导致的听力损失与 NIHL 的听力损失类似（即在 4kHz "切迹"的高频更差）。其他最常见的听力曲线包括平坦和下降型。声创伤通常是单侧或不对称的，并且在具有相同暴露的受试者中，听力损失有相当大的可变性。已经仔细研究了年龄、性别、种族和患有的血管疾病，当其他因素得到充分控制时，它们与 NIHL 的易感性不相关。一项引人注意的学说认为，对 TTS 敏感的患者对 PTS 和 NIHL 更敏感，尽管这种吸引力并未显示出来。目前，没有已知的方法来预测对 NIHL 的易感性，以下 3 个例外：①传导性聋对 NIHL 有明显保护作用，就像耳塞或耳罩一样；②已经证明声反射缺失会使患者易患 NIHL（声反射的保护作用主要是≤ 2kHz）[19]；③患有异常大的 PTS 的患者，应被认为更易感。TTS 和 PTS 通常伴有耳鸣，噪声暴露后出现的耳鸣应被视为警示标志。

临床医生在 NIHL 或声学创伤的处理方面几乎无能为力。耳鼻喉科医生和听力学家的主要作用是预防和早期识别；然而，许多危险噪声暴露并非来自于工作，许多雇主不能或不愿意提供保护听力方案。

3. 气压伤和外淋巴瘘

耳气压创伤由中耳和外耳之间不均衡的气压差，引起的鼓膜和中耳创伤性损伤造成。该损伤通常发生在飞行或水下潜水期间，包括耳痛、充血、鼓膜穿孔，以及中耳黏膜的水肿和瘀斑。这些症状可以发生在血细胞或渗出性中耳积液之后，并且可能导致传导性聋。任何导致咽鼓管功能受损的异常都可能导致气压伤。

外淋巴瘘由内耳的外淋巴空间和中耳之间的病理相通造成。外淋巴瘘可以是先天性的或后天性的，可以发生在圆窗或前庭窗上[109]。

先天性缺陷可出现在迷路异常患者（如 Mondini 发育不良）的镫骨底板上[110, 111]。这些瘘管可与蛛网膜下腔相通，导致脑脊液漏及可能发生脑膜炎。通常，患耳出现极重度听力下降。这种现象应该是复发性脑膜炎患者鉴别诊断的一个考虑因素[112-114]。

获得性外淋巴瘘可能由气压或颞骨的直接或间接创伤引起，或者可能是镫骨切除手术的并发症。引起外淋巴瘘的典型病史包括头部损伤、气压创伤、举重或紧张后的突发 SNHL 和眩晕。该事件有时与听到 "pop" 声有关。当受累耳置于依赖性的位置时，患者可能有阳性 Hennebert 征和位置性眼球震颤[115]。一些作者认为，外周瘘管是自发形成的[116, 117]。

通过中耳探查进行诊断。前庭窗或圆窗区域内可见液体不是瘘管的确切证据，因为浆液可以从中耳黏膜渗出，或局部麻醉药中的利多卡因可以在附近聚集[118, 119]。治疗包括填充有问题组织的区域。由于缺乏对存在瘘管定义的诊断试验，并且由于即使手术探查也无法可靠地诊断或排除瘘管的可能性，因此对该病的治疗存在相当大的争议[109, 116, 120, 121]。

20 世纪 80 年代和 90 年代初，人们普遍认为，自发性外淋巴瘘是其他不明原因致听力损失和眩晕的常见原因。由于这种观念，进行了许多瘘的外科修复。现在已经很清楚，自发性外淋巴瘘很少见[122]，在诊断或治疗方面没有明确的共识。

最后，迷路瘘可能由胆脂瘤侵蚀引起，或者它的发展是自发的，如在前半规管裂综合征中。

第23章 成人感音神经性听力损失

有关这些内容的详细说明，请参阅本书的第14章和第38章。

4. 放射

在＜45Gy的剂量下，耳蜗似乎对辐射损伤有抵抗力。剂量＞45Gy时，明显的剂量依赖性毒性表现为听力下降[123-125]。辐射似乎也会对听神经和脑干造成剂量依赖的毒性[126]。从放射暴露到临床听力损失的潜伏期可以是12个月或更长时间。一份报道指出，辐射后早发性SNHL可在一定程度上恢复[127]。过去，分次照射治疗前庭神经鞘瘤的应用有限。由于可获取的数据有限，很难确定它是否对这些患者的听力产生影响[128]。最近，前庭神经鞘瘤立体定向放射治疗（放射外科）的经验更为广泛，这种方式似乎与SNHL的实质性风险有关，至少与显微手术切除的风险一样高[129]。

现有文献缺乏辐射对听觉实验作用的描述。在对耳蜗进行分次照射2年后处死的灰鼠组织学研究中，Bohne及其同事[130]发现了剂量依赖性内毛和外毛细胞的丧失。由于缺少对照组、随访不足以及回顾性研究，早期关于耳蜗放射治疗对人类听力影响的研究存在缺陷。然而，许多精心设计的研究现已表明，涉及耳蜗的放射治疗导致50%的患者出现SNHL[123-125, 131-133]。听力损失以剂量依赖的方式发生，并且在剂量＞45 Gy时似乎增加显著。高龄、既往患有听力下降和应用耳毒性化学制剂可能会放大辐射的影响。治疗后听力损失的潜伏期为0.5～2年，并且可能是进行性的[127]。这种迟发性，以及许多患者充分随访后未存活的事实导致低估了频率和严重程度。这种并发症还会产生对听觉神经和脑干剂量依赖性的损伤。然而，在缺乏其他神经系统并发症的情况下，很难确定发生的频率[126]。

由于立体定向放射治疗前庭神经鞘瘤和其他类似病变的普及，最近认识辐射对听力影响在临床上变得更加重要。虽然许多报道表明听力损失的风险很小，但这些研究受限于①他们的回顾性设计，②缺乏长期随访，③不完整的听力学特征。此外，由于肿瘤大小、辐射剂量、辐射场、放射治疗技术和随访的差异，在可获得的研究中很难比较。立体定向放射治疗效果的文献已有很多；然而，几乎所有的文献都受到上述缺点的限制。最近的研究报道显示，听力保存率以不同的方式和不同的随访时间定义，为36%～61%[134-137]。立体定向放射治疗后听力下降的时间过程无明显特点。然而，现有数据表明听力下降是渐进性的，早期结果可能无法预测后来的结果。

（六）神经系统疾病

1. 多发性硬化

多发性硬化（MS）是一种慢性疾病，其病理特征为中枢神经系统多发脱髓鞘、炎症和神经胶质瘢痕。临床病程多变，从良性的、几乎没有症状，到快速进展的功能障碍，均可出现。病程早期，表现为症状缓解和复发交替。该疾病可导致神经病变在时间上（缓解和复发）和空间上（多处病变的可变性）的扩散。发病年龄一般在20—30岁，很少发生在10岁之前或60岁之后。女性多于男性。在流行率上，种族和地域差异显著，最常见于白种人和生活在高纬度地区的个体。病因尚不清楚，可能与遗传因素、自身免疫机制和病毒感染有关。

4%～10%的MS患者有SNHL[138, 139]。听力损失可以是渐进性的，也可以是突发性的；可以是双侧的，也可以是单侧的；可以是对称的，也可以是非对称的[140-143]。通常情况下，突发性的单侧耳聋，数天或数周后能够恢复[57, 144]。从听力学上讲，语音识别可以正常，也可以随着纯音阈值的增加而不成比例地降低。在一些患者中，可以出现声反射异常[141, 145, 146]。ABR异常是多发性硬化常见的诊断标准之一。异常模式多种多样，包括波Ⅰ或潜伏期延长的后波，波形形态缺失或形态不良，以及刺激呈现率增加的波形异常[140, 143, 145, 147-149]。MS患者的MRI多表现为异常，在T_2加权图像上的典型表现为脑室周白质斑块，伴SNHL的患者蜗神经核或下丘可见斑块[150-153]。

2. 良性颅内高压症

良性颅内高压症，又称假性脑瘤，可能更适合称为特发性颅内高压症，因为它本质上并不总是良性的。该疾病表现为颅内压升高，但没有肿块病变、梗阻性脑积水、颅内感染或高血压脑病的证据。它与一系列疾病有关，但经常表现为单一现象。其病理生理学基础尚不清楚。最常见的症状是头痛和视物模糊，也可能出现搏动性耳鸣、SNHL 和眩晕。肥胖女性多发[154, 155]。

搏动性耳鸣通常是客观的，可通过压迫颈静脉消除[156, 157]。SNHL 通常是单侧或双侧的波动性低频听力损失，也可能出现眩晕和耳胀满感。该病最严重的临床表现是由视神经萎缩引起的进行性视力丧失。本病以缓解和复发为特征，诊断依据为眼底或脑脊液压力 > 200mmH$_2$O 的视盘水肿。ABR 和耳蜗电图可见异常。治疗包括控制体重，乙酰唑胺，呋塞米，偶尔腰腹腔分流术[157, 158]。

（七）血管和血液病

1. 偏头痛

偏头痛是一种常见的疾病，通常仅限于头痛，有时伴有先兆性的神经系统症状。偏头痛的许多亚型与不同的神经功能缺陷有关。基底型偏头痛与许多听觉和前庭症状和体征有关，包括偶发性眩晕、SNHL、耳鸣、耳胀满感、失真。相当复杂和具体的基底型偏头痛的诊断标准已形成[159]。在符合基底型偏头痛标准的 50 例患者中，46% 的患者双侧低频型 SNHL，另外 34% 的患者伴有单侧低频型 SNHL[160]。耳聋常为波动性，有时很严重。基底型偏头痛被认为是 SNHL 的少见病因。由于基底型偏头痛和梅尼埃病间的相似性，文献中对关于两者病因学联系有相当多的推测。

偏头痛可以采用 β 受体拮抗药、钙通道阻断药、乙酰唑胺、非甾体抗炎药和 5- 羟色胺拮抗药治疗。目前还没有系统性研究来评估这些药物在基底型偏头痛患者中的应用。读者可以参阅 Olsson[160] 和 Harker[161] 的优秀综述，并参阅第 38 章的详细讨论。

2. 椎 - 基底动脉闭塞症

脑干综合征有几个别名，都适用于 Wallenberg 综合征（侧髓系综合征）除外的肿瘤。典型的脑干梗死比不完全或混合性临床梗死少见。通常闭塞累及小脑前下动脉（AICA），可导致 SNHL。AICA 闭塞导致由这条动脉供应的脑干区域的缺血性梗死。闭塞通常由血栓形成或栓塞引起，由其他血管疾病或外科血管闭塞引起少见。梗死区域包括下脑桥，出现许多与 Wallenberg 综合征相似的表现。此外，迷路的主要血液供应内耳动脉通常源于 AICA。急性 AICA 梗死患者表现为急性眩晕伴恶心呕吐、面瘫、SNHL、耳鸣、同侧凝视麻痹、同侧脸部痛觉和温度感损失、对侧躯干和四肢的痛觉和温度感部分损失和同侧的 Horner 综合征。眩晕和听力损失是由脑干和迷路本身的耳蜗和前庭核缺血性损伤引起[19]。孤立性小脑梗死可导致耳聋、眩晕、面部疼痛或麻木、头痛和共济失调[162]。

3. 血液流变学障碍和血液异常

Waldenström 巨球蛋白血症是一种血浆细胞性疾病，大量异常的免疫球蛋白 M（IgM）被合成并在血浆中循环，结果是血液黏度增加，随后出现缺血性病变。有报道，该疾病可引起进行性和突发性听力损失，部分 SNHL 患者用烷基化药物或血浆置换治疗有效[163]。

冷球蛋白血症是由免疫复合物引起的，这种复合物在体温下可溶解，在较低的温度下沉淀。这些复合物的沉淀会导致肾小球肾炎、血管炎和关节炎，可能与进行性或突发性 SNHL 有关[164]。

镰状细胞病与 SNHL 发病率增加有关[165-167]，据估计，在 22% 的镰状细胞病患者中存在 SNHL[168]。听力损失可以是渐进性或突发性的，可能与镰状细胞危象有关[169-171]。白血病和淋巴瘤也与 SNHL 有关，SNHL 由白血病浸润或内耳下缘出血或血管闭塞导致迷路缺血引起[19]。

心肺分流术与 SNHL 的风险轻微增加有关[172-174]。这种耳聋通常是突发性的，但一项研究表明，术后双侧高频听力损失的发生率增加[175]。其病因可能与栓塞现象或内耳灌注减少有关。

桥小脑角（CPA）或内听道内的血管袢被认为不仅是 SNHL 的原因，还是耳鸣、眩晕和梅尼埃病的原因[176-179]。虽然血管压迫脑神经导致间歇性神经功能障碍的概念，在三叉神经痛和半面肌痉挛中已被广泛接受，但在听觉和前庭功能障碍中支持证据却少得多。由于其他原因进行的 CPA 手术中发现，血管环与这些神经是常规接触的，这些患者似乎没有任何不良反应，而整个中枢神经系统持续地受到这种脉动的影响。到目前为止，除了经验证据之外，还没有任何其他证据支持这一理论。

(八) 免疫性疾病

1. 系统性自身免疫性疾病

各种系统性（非器官特异性）自身免疫性疾病都与 SNHL 有关。

(1) Cogan 综合征：Cogan 综合征可能是影响内耳的典型自身免疫性疾病。它包括急性非梅毒性角膜炎的发作以及听觉和前庭功能障碍。眼部炎症可能仅限于间质性角膜炎，也可能包含巩膜炎和（或）葡萄膜炎。Cogan 综合征可与全身性血管炎有关，尤其是中、大血管，10% 的患者可累及主动脉。SNHL 可为单侧或双侧，可伴有严重眩晕、恶心、呕吐和耳鸣。若及早治疗，积极应用类固醇和（或）其他免疫抑制药物通常对 SNHL 有效。如果不治疗，听力损失往往会在几个月内发展成严重耳聋。耳蜗炎症反应可导致耳蜗腔骨化闭塞，因此，对于免疫抑制药治疗无效的病例，应尽早考虑人工耳蜗植入术[180]。

(2) 结节性多动脉炎：结节性多动脉炎是一种中小型动脉坏死性血管炎。临床表现包括体重减轻、疲劳、发热、厌食症、关节炎、神经病、高血压、肾衰竭、腹痛和 SNHL。诊断依据是受累组织活检显示坏死性血管炎。SNHL 可出现在系统性症状发生之前，也可发生在疾病晚期。耳聋可以是单侧，也可以是双侧的，可以是快速的，也可以是缓慢进展的。还可出现面瘫。治疗采用足量的类固醇和免疫抑制药物[181, 182]。

(3) 复发性多软骨炎：复发性多软骨炎是多发性软骨的炎症反应。耳廓软骨通常是第一个受到影响的，虽然关节炎和眼部表现常见。该疾病常与其他自身免疫性疾病同时出现。相关的耳聋可以是传导性聋、神经性聋或混合性聋。SNHL 的发病可以是突发性或进行性的，可能与前庭障碍有关。治疗包括类固醇、免疫抑制药物或氨苯砜[183, 184]。

(4) Wegener 肉芽肿病：Wegener 肉芽肿病是一种坏死性肉芽肿性血管炎性综合征，主要累及肺、气道和肾脏。因累及耳咽管或中耳，耳聋通常是传导性聋。如果肉芽肿性疾病或继发性感染扩展至内耳，可能出现 SNHL[185-187]。

(5) 其他自身免疫性疾病：其他系统性自身免疫性疾病不常伴发 SNHL，包括硬皮病[188]、颞动脉炎[189]、系统性红斑狼疮[190, 191]、结节病[192, 193]、Vogt-Koyanagi-Harada 综合征。

2. 原发性自身免疫性内耳疾病

McCabe[194] 首先描述了双侧 SNHL 患者对免疫抑制药物治疗的反应。耳聋可以是突发性的或进行性的，通常累及双耳，或同时发生，或交替发生。听力损失常与前庭症状有关，可与梅尼埃病极度相似。各种体液自身免疫的非特异性试验可能是异常的。该病的特点是类固醇或细胞毒性药物对听力损失治疗有效。在部分患者中，一个疗程的药物治疗可以长期改善听力，而另一些患者中，听力的改善依赖于药物的持续使用[195]。对于这部分患者，甲氨蝶呤有时被用作减少对持续高剂量类固醇的需求以及由此产生的不良反应[196]。还有一些病例，尽管进行了积极的治疗，SNHL 仍可进展。

已证实许多患者的血清含有一种抗牛或豚鼠内耳提取物 68-kD 蛋白质的抗体。SNHL 对类固醇治疗的反应性与该抗体的存在相关[197-200]。这种 68-kD 蛋白已被证明是热休克蛋白 70（HSP70）家族的成员[201, 202]。相当比例的梅尼埃病患者表现出类似的反应性，这表明自身免疫可能在至少一部分梅尼埃病患者中发挥作用[203, 204]。第一分册第 12 章对自身免疫性内耳疾病进行了充分的讨论。

3. 获得性免疫缺陷综合征

SNHL 是 AIDS 众多神经系统表现之一。听力损失可能是 AIDS 的感染性并发症，尤其是隐球菌性脑膜炎或梅毒引起的，也可能是该病的主要神经系统表现。对于原因不明的 SNHL 患者，当存在危险因素时，应考虑人类免疫缺陷病毒（HIV）[205-212]。

(九) 副肿瘤综合征

神经系统副肿瘤综合征是指与恶性肿瘤相关

第五篇 内 耳

的神经系统异常，而不是转移到神经系统的病变。这种异常很少发生在听觉或前庭系统[213]。

（十）骨骼疾病

1. 耳硬化

耳硬化主要引起传导性聋，但通常伴有进行性 SNHL，尤其是在疾病后期。确切的机制尚不清楚。患者的耳蜗 CT 常常显示紧邻耳蜗的放射性通透区。组织学上，硬化骨常累及骨内膜，但骨内膜受累程度与 SNHL 程度无明显相关性[214]。没有累及镫骨的孤立耳蜗耳硬化（和传导性聋），无论表现为任何临床发生率，都值得怀疑[215]。据报道，氟化钠治疗可延缓这些患者听力损失的进展[215-218]，尽管这种治疗的疗效仍存在争议[219-222]。非常晚期的耳硬化患者可表现为双侧极重度混合性聋，在听力检测上与极重度 SNHL 难以区分。在这些患者中，镫骨切除术可以有效地改善听力[30, 223, 224]。

2. Paget 病

Paget 病（畸形性骨炎）是一种常见的骨疾病，但人们对其知之甚少。在老年人中最为常见，据估计在 40—49 岁人群中发病率为 1%，在 80—89 岁人群中发病率为 19%。约 50% 的 Paget 病患者表现为听力损失。听力损失可以是传导性聋，也可以是感音性聋，或是混合性聋。镫骨底板很少固定，听骨链重建手术也很少获益[225]。Paget 病的治疗包括降钙素或黄曲霉酸二钠。有证据表明，药物治疗可稳定或逆转 SNHL[226, 227]。

（十一）肿瘤

当患者首发症状是单侧或不对称 SNHL 时，尤其是当表现为不典型的梅尼埃病时，肿瘤应是主要的诊断考虑因素。所有不对称或进展性 SNHL 患者均应进行肿瘤的病因学评估。导致 SNHL 的病变通常位于内听道或 CPA 内，但如果迷路受到侵犯，位于颅底或颞骨任何位置的肿瘤都可能导致 SNHL。

前庭神经鞘瘤是导致 SNHL 最常见的肿瘤（图 23-5）。前庭神经鞘瘤最常见的是听神经瘤，起源于 CPA 或内听道的前庭神经。听神经瘤很常见，占颅内肿瘤的 6%[228]。据统计，美国每年诊断出 2500 例新的听神经瘤[229]，约占 CPA 肿瘤的 80%[228]。听神经瘤最常见的临床特征是进行性单侧 SNHL。任何形式的听力损失都可能发生，最常见的听力损失最初主要累及高频听力。通常情况下，言语识别与纯音阈值不成比例的降低。10% 的听神经瘤患者表现为突发性聋，尽管大多数突发性聋并非听神经瘤导致[230]。单侧或不对称耳鸣，无论有无听力损失，也是听神经瘤的常见表现。患者可能有轻微或严重的前庭症状，也可能没有症状。双侧听神经瘤是 2 型神经纤维瘤的病理特征（图 23-6）。

脑膜瘤约占 CPA 肿瘤的 15%，其表现与听神经瘤十分相似。病因尚不清楚，通常脑膜瘤在一定范围内对听力的影响小于听神经瘤（图 23-7）。还有 5% 的 CPA 病变包括皮样囊肿（先天性胆脂瘤）、脂肪瘤、蛛网膜囊肿、胆固醇肉芽肿和血管瘤。转移性病变，特别是腺癌，也可以发生在内听道。颅底其他部位发生的肿瘤，包括副神经节瘤、软骨肉瘤、血管瘤、中耳腺瘤、横纹肌肉瘤、淋巴瘤和白血病，可通过累及迷路引起 SNHL[19]。

（十二）内分泌和代谢疾病

糖尿病导致的大血管和小血管的弥漫性动脉

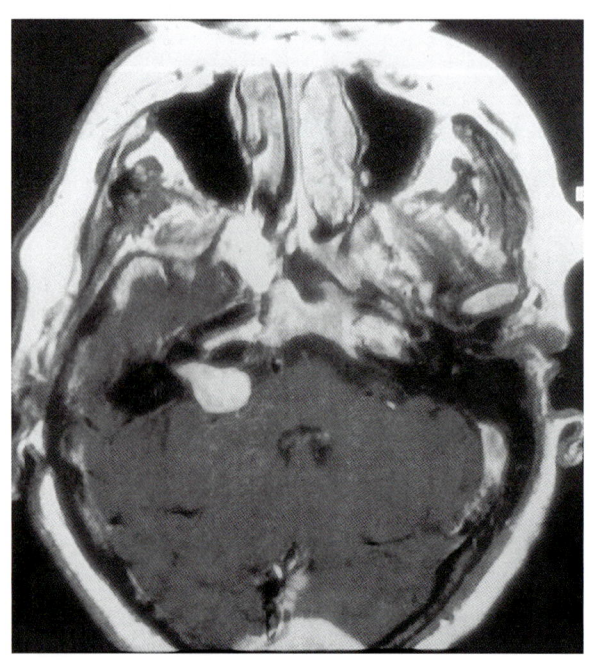

▲ 图 23-5　钆增强磁共振图像显示一中等大小前庭神经鞘瘤

第 23 章 成人感音神经性听力损失

在明确相关性，但几乎没有证据表明，成人后天获得性甲状腺功能减退可导致 SNHL[232-235]。同样，也有报道表明甲状旁腺功能减退和高脂血症之间存在关联，尽管没有令人信服的研究证明两者之间的相关性[236-238]。

（十三）伪聋

伪聋是一种单一的人为或夸大的听力损失，很常见，尤其是患者在继发获益的情况下。当听力损失与临床症状不符合时，应考虑伪聋。言语识别阈值与纯音平均阈值之间的不一致性，是人为损失的一个有效指标。其他的听力检测，如 Stenger 测试、ABR 和 OAEs 有助于确诊。

（十四）病因不明的疾病

1. 老年性聋

与衰老过程相关的 SNHL，称为老年性聋。严格意义上讲，只有衰老过程中的特异性 SNHL，而不是由遗传因素、累积的噪声损伤、血管和代谢等因素引起的，才归于老年性聋。这种情况下，由于对照研究的局限性，很难确定老年性聋的绝对存在。对于这种听力损失，一个更好的术语是年龄相关性耳聋，适用于任何与年龄相关但没有其他明显病因的耳聋。年龄相关性耳聋是一个重大的公共卫生问题。年龄相关性耳聋的实际发病率取决于其定义，而且很难确定。在大型流行病学研究中，很难将 NIHL 排除在研究组之外。在 65 岁以上的人群中，约有 30% 的人承认听力下降[107]。在美国有 900 多万人可能有年龄相关性耳聋，其中至少 12% 年龄在 65 岁以上的人口。

年龄相关性耳聋特征性表现在高频听力下降更严重，男性中更为明显[239]。听力损失程度随时间加快，所以年龄越大的患者，以后的听力阈值变化就越大。许多大型研究记录了年龄相关性耳聋的程度和发病率。图 23-8 显示了一组经过高筛选排除噪声暴露的中位纯音阈值。

Schuknecht[19] 根据人颞骨的病理学发现，定义了四种不同类型的老年性聋。在感音性老年性聋中，毛细胞功能从耳蜗底部开始逐渐消失，这种异常模式的患者往往有潜在高频听力损失。神经性老年性聋提示听觉神经纤维的功能损失，这

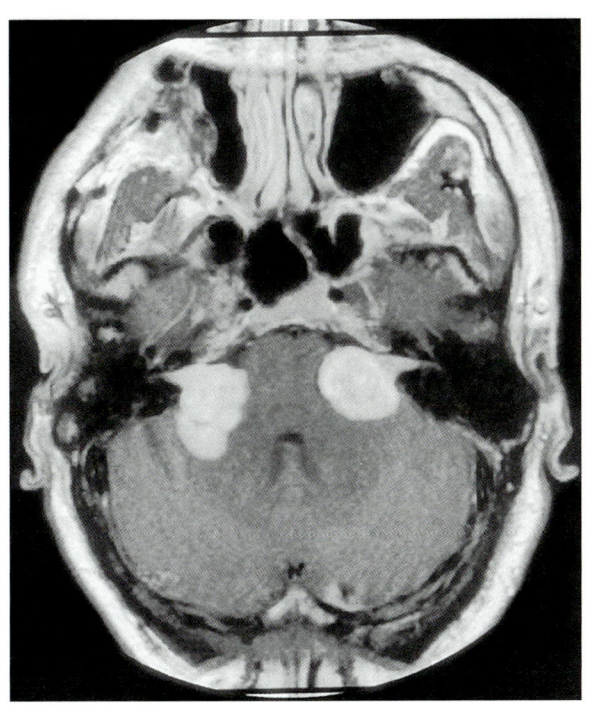

▲ 图 23-6　钆增强磁共振图像显示 2 型神经纤维瘤双侧前庭神经鞘瘤的病理特征

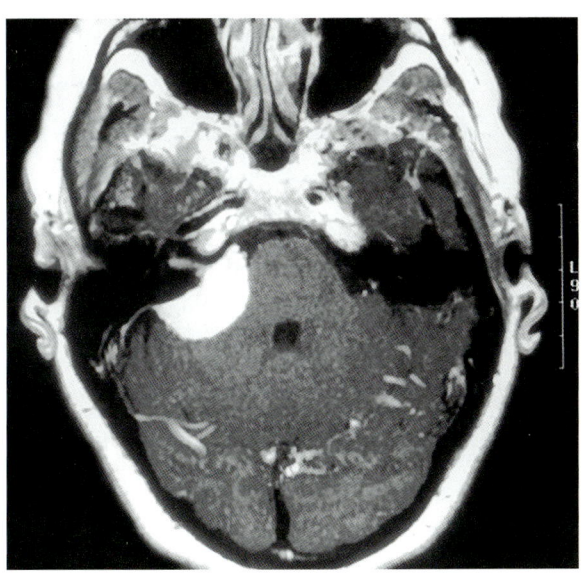

▲ 图 23-7　钆增强磁共振图像显示一桥小脑角大脑膜瘤。患者在手术切除病灶后有耳鸣、听力正常

粥样硬化疾病，与 SNHL 发病率的增加有关，这似乎是合乎逻辑的，然而，事实证明并非如此。在考虑到年龄导致的预期听力损失时，没有发现糖尿病和 SNHL 之间存在显著相关性[231]。

虽然 SNHL 与先天性甲状腺功能减退之间存

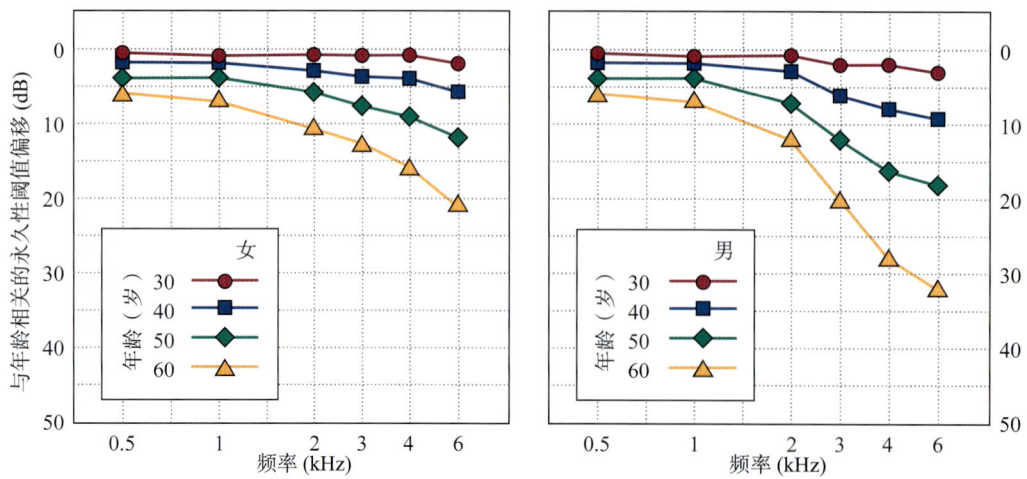

▲ 图 23-8 与性别、频率及年龄相关的，很少或没有噪声暴露的患者的中位听力图
引自 Dobie RA. *Medical-legal evaluation of hearing loss*. New York：Van Nostrand Reinhold, 1993.

些患者的言语识别能力多与纯音阈值不成比例的下降。血管纹状体萎缩可见老年性纹状体，其声像图相对平坦。Schuknecht[19] 还描述了第四型老年性聋被称为耳蜗传导性或机械老年性聋，光镜下耳蜗没有发现异常，Schuknecht 认为是年龄相关性基底膜硬度变化导致了听力损失。这些患者的纯音阈值逐渐下降（约 25dB/octave）[19]。这些对临床是没有帮助的，因为老年性聋的听力图形和严重程度的个体多样，而在临床上，听力损失并不完全符合这些模式[240]。

2. 梅尼埃病和内淋巴积液

梅尼埃病是一种常见疾病，表现为波动的 SNHL、耳鸣、发作性眩晕和耳胀满感。听力损失通常开始于波动的低频听力，逐渐或迅速地发展为累及任何或所有频率的永久性耳聋。耳鸣通常被描述为"嗡嗡声"或"咆哮声"，响度和特征会有波动。耳胀满感可能是最稳定的症状，但也有典型的波动。梅尼埃病的眩晕是该病最影响生活的症状。

典型表现是发作性、自发性、严重的旋转性眩晕发作，持续数小时。发作时常伴有恶心、呕吐和尿失禁。发病后，患者通常会感觉乏力，时间经过 24h 甚至更久。眩晕发作可伴听力损失、耳鸣或耳胀，或是其他先兆改变。许多患者在典型发作间歇期也有各种不平衡或运动引起的眩晕。

梅尼埃病的亚型分为只有前庭症状（前庭梅尼埃病）或听觉症状（蜗性梅尼埃病）两型。

梅尼埃耳病的特点是可变性和不可预测性，这与该疾病相关的听力损失是相符的。听力损失可能是明显波动性的，也可在多年后相对稳定，也可能表现为突然的、永久性耳聋。虽然患者在多年的病程发展过程中会出现中到重度的耳聋，但也有患者并没有中到重度的耳聋，进展到极重度聋的情况更少见。低频比中频或高频听力损失更常见，尤其是在疾病的早期阶段，但个体差异较大。约 30% 的病例是双侧发病[241-244]。双侧患者通常在疾病早期即发展为双侧性。开始几年只在一侧耳聋的患者，很少累及对侧耳。这一现象支持我们称之为的梅尼埃病，其实是综合征，是几种不同病理变化的表现。

虽然前庭破坏性治疗（化学或外科手术迷路切除，前庭神经切断）在控制梅尼埃病发作性眩晕方面是有效的，但迄今为止，没有任何治疗被证明对听力损失是有效的。梅尼埃病最广泛接受的医学治疗是限制钠饮食和利尿药的使用，是基于膜迷路水肿可以通过改变身体水分分布来减轻的假设，如高血压的治疗。这种限制钠和利尿药的方案最初由 Furstenberg 提出的，并得到了广泛应用[245, 246]，但没有研究能够确切地表明其在改善或保护听力方面有任何疗效[247-249]。

迷路内分流术（耳蜗囊切开）的作用机制是控制积水、防止损伤 Corti 器的复发性膜破裂。这一方案已被证明对控制眩晕是有益的，但增加了不可控的严重听力损失的发病率[250, 251]。淋巴囊减压手术，无论是否分流到乳突或蛛网膜下腔，已被认为是一种纠正假定有缺陷的囊生理学的方法。双盲随机研究比较了内淋巴囊与乳突分流术在维持听力和控制眩晕方面的差异，虽然有很好的结果，但单就乳突分流术而言，并没有显示出任何显著的差异[252-256]。梅尼埃病的不可测性、波动性、缺乏客观的诊断性检查、症状自发性消退的高发生率，使得对梅尼埃病的治疗效果很难得出有效的统计结论。

梅尼埃病可能是一种特发性膜迷路积水。虽然最常见的原因是膜迷路积水，但还有许多其他因素能够导致类似的临床表现和病理结果。迟发性内淋巴液综合征表现为早期单耳极重度 SNHL，若干年后出现同侧耳（同侧迟发性内淋巴液水肿）或对侧耳（对侧迟发性内淋巴液水肿）内淋巴积液的症状[257]。与内淋巴积液有关的其他病变包括梅毒、颞骨外伤、浆液迷路炎、镫骨切除术和自身免疫性疾病[19]。可参考对梅尼埃病进行更深入讨论的第 38 章。

三、突发性感音神经性听力损失

部分突发性感音神经性听力损失（突聋）患者是迅速发病，在早晨起床时发现听力下降或者在出现听力损失后 12h 左右持续加重。通常这对患者来说是一段可怕的经历，患者可能认为突聋会威胁生命健康或者会进一步导致双侧耳聋。然而，上述情况一般不会发生。近年来，关于突聋的病因学以及恰当地评估和治疗一直存在争议，目前已证明有 100 多种病因可以诱发突聋[258]。

（一）发病率、自然病程和预后

突聋是一组综合征，而非单一的诊断。通常情况下，将这种综合征称之为突聋或突发性感音神经性聋，其可能的病因很多。大多数患者的病因是特发性的。在没有明确病因的患者中，有几种不同的发病机制似乎可以做出解释。在回顾发病的自然病程时，要谨记所描述的自然病程很可能是患者各种异常情况的总和。正因为如此，也正因为突聋的临床试验或动物模型研究很困难，关于突聋仍有许多问题有待了解。

突聋还没有通用的定义，其发病进展速度可以从几秒到几天不等。在本讨论中，突聋发病时间是指超过 12h 或更短。然而病程进展速度有时是不明确的，因为有些患者只有在使用电话时才发现自己听力下降，而另有些患者最初是以感觉耳闷或耳鸣为主诉。据估计，每年有 5～20/10 万的人可能会突聋[259]。在常规的耳科门诊中，突聋患者占全部门诊就诊量的 2%～3%。任何年龄组都可能发病，但发病率峰值为 50—60 岁。男性和女性的发病率基本持平[260]。双耳发病较少见，双耳同时发病的更为罕见[261]。

最常见的情况是患者在睡醒后发现一侧听力下降，另有些人则发现自己有突然的、稳定的听力损失或快速加重的听力损失。偶尔会有患者出现波动性听力下降，但大多数患者的听力下降是稳定的。患耳出现耳闷堵感比较常见，且常常是唯一的主诉。突聋患耳还会存在不同程度的耳鸣，有时听力下降是由耳鸣开始的。大约 40% 的突聋患者会出现不同程度的眩晕或平衡失调[262]。

四个可能影响特发性突聋的预后因素：①听力损失的程度，②听力曲线，③是否伴随眩晕，④年龄。听力损失越严重，听力恢复的预后越差，极重度听力损失的预后异常差。通常，上升型和中频听力损失比下降型和平坦型听力损失恢复得更好。伴随眩晕是预后较差的指标之一，尤其是下降型听力损失，尽管并非所有研究都支持此观点。言语分辨率下降者预后较差。最后，大部分研究表明，儿童和 40 岁以上的成人较其他群体，预后较差[259, 260, 262, 263]。大多数听力恢复发生在发病的前两周，由此可推论，听力损失时间越长，听力恢复的预后也随之降低。有相当比例的患者（30%～65%），未经任何形式的治疗，听力也会完全或部分恢复[262, 263]。

（二）突发性聋的病因

突聋的治疗应该重点排除已知的病因，尤其

是那些需要干预的病因。与感音神经性听力损失的常见致病因素相似，这些已知的病因可适当地分解归类为感染性、肿瘤性、创伤性、耳毒性、免疫性、血管性、发育性、精神性和特发性病因。尽管对突聋的病因进行了深入研究，但大多数患者仍然是特发性的，对于此类患者的发病机制，大量的争论仍在继续。主要观点包括病毒感染、血管栓塞、耳蜗内膜破裂和自身免疫。

1. 感染性疾病

(1) 病毒性感染：一直以来，病毒性神经炎或迷路炎被认为是导致突聋最常见的原因，尽管大多数支持性的证据都是间接证据。SNHL 会加剧临床上明显的感染，诸如腮腺炎、麻疹、带状疱疹和感染性单核细胞增多症，以及先天性风疹和巨细胞病毒感染的复杂性。在就诊的突发性聋患者中，28% 的患者自诉在听力下降前一个月内有病毒样上呼吸道感染史[260, 264]。然而，除了腮腺炎和带状疱疹感染可能是个例外，病毒感染的临床诊断大都不可靠。Azimi 及其同事[265] 发现，53% 的腮腺炎病毒性脑膜炎发病时没有腮腺炎。其他关于突发性聋的病毒病因学证据，包括突聋患者的病毒滴度增加[264]，病理与病毒感染相符，病毒血清转化等研究[270, 273]。这些血清转化研究包含单纯疱疹、带状疱疹、巨细胞病毒、流感、副流感、腮腺炎、麻疹和腺病毒在内的一系列病毒，这些研究并未能揭示病毒滴度与听力损失严重度或频率恢复之间的关系。

对有些病毒来说，其致聋的因果关系证据更为充分。已有研究者从突发性聋患者的淋巴管周围分离出流行性腮腺炎病毒[274]，且通过在仓鼠的蛛网膜下腔接种腮腺炎病毒，已经复制出实验室条件下的腮腺炎病毒迷路炎[274, 275]。拉沙热是西非特有的一种病毒感染，已有证据表明该病毒与约 2/3 患者的突发性聋有关[276]。伴随拉沙热感染的突聋进程、听力测试的结果和恢复情况都与特发性突聋的情况非常相似[277]。同样，已有充分证据表明麻疹和风疹也是迷路炎的原因，然而这些病例却很少表现为典型的突发性聋[268]。带状疱疹也可以引起突发性聋，尽管在临床上与特发性突聋有所不同。带状疱疹可能与特发性突聋相关的证据仅限于病毒血清转化研究。与传染性单核细胞增多症相关的突聋较为罕见，但是也已有报道[278]。对少数病毒而言，有力的证据表明它们可能是特发性突聋的偶然因素。对大多数病毒来说，已经发现他们与特发性突聋的关联，尽管尚缺乏证明其因果关系确切证据。

(2) 脑膜炎：脑膜炎是获得性重度至极重度感音神经性听力损失的公认且常见病因。极少数的特发性 SNHL 可能是由亚临床脑膜炎引发的。

(3) 梅毒：据估计，梅毒患者突聋的发病率约为 2% 或更少。梅毒性听力损失可出现在任何病程阶段，可能伴随其他梅毒症状或前庭症状，也可能单独发病。可能表现为单耳或双耳突发性聋。更多关于梅毒性听力损失的内容将在本章节的其他部分进行讨论。着重考虑在感染了 HIV 的患者中重新激活梅毒的可能性，这一点非常重要[209, 211]。

(4) Lyme 病：Lyme 病是急性面瘫的明确病因，其导致 SNHL 也不无可能。然而，听力损失与 Lyme 病之间的关联并不显著。现有文献中对 Lyme 病滴度阳性与急性或慢性 SNHL 的关系描述并不一致，但两者之间的因果关系仍有待商榷。在一项大型研究中，有 21% 的突聋患者 Lyme 病毒滴度阳性，尽管对所有血清阳性的患者进行了抗生素治疗，然而滴度阳性患者与滴度阴性患者的治疗结果并无显著性差异[279]。有关 Lyme 病伴听力损失患者在进行抗生素治疗后，听力有所改善的报道仅限于少数个案报道[35, 280]。

(5) 获得性免疫缺陷综合征：尸检结果显示，88% 的 HIV 阳性患者有中枢神经系统受累的证据[281]，约 10% 的艾滋病患者因神经系统症状就诊[205]。因此，突发性聋可能与 HIV 感染有关也就不奇怪了。突发性聋并不是 AIDS 的常见症状表现，但已有大量文献记录[206–209, 212, 282]。在 HIV 感染的患者中，突发性聋可能会伴或不伴机会性感染，甚至发病时尚无 AIDS 的临床症状。潜伏性梅毒重新激活导致的突发性聋会使 HIV 感染的任何阶段更加复杂[208, 209, 211]。如前文所述，有些与 AIDS 相关的突发性聋病例，可能是由潜伏的巨细胞病毒感染再次激活导致的。

2. 肿瘤

(1) 听神经瘤：突发性聋通常是前庭神经鞘瘤（听神经瘤）的初始症状。根据 Moffat 及其同事的研究[230]，10.2% 的听神经瘤患者发病初期表现为突发性 SNHL。突聋患者中听神经瘤的发病率尚不明确，尽管已有研究估计为 0.8%[261]～3%[283, 284]，但没有明确的判断标准表明突发性聋可能是由听神经瘤导致的。突发性聋发病前出现同侧耳的耳鸣，提示听神经瘤可能性，然而大多数患者并不会出现这种情况[284]。此外，与低频听力下降相比，中频和高频听力损失在听神经瘤中更为常见，眼震电图异常在听神经瘤中也较常见[284]。

听力损失患者对类固醇治疗的反应并不是排除蜗后病变的可靠指标。已报道的许多病例中，类固醇反应性 SNHL 和自愈性 SNHL 都是由听神经瘤引起的[284, 285]。临床医生应该对所有突聋患者的听神经瘤可能性持高度怀疑态度。大多数研究人员建议对突发性聋患者行 ABR 或钆增强 MRI 检查[286]，尽管尚未有证据表明肿瘤大小与 SNHL 存在关联[284]。正因为如此，大量的新近研究报道了有微小听神经瘤患者的 ABR 测试出现假阴性结果[3, 287-289]，这使得对所有突发性聋患者行钆增强 MRI 检查更加必要。

(2) 其他肿瘤：非听神经瘤的桥小脑角肿瘤或内听道肿瘤也与 SNHL 有关，包括脑膜瘤[290]、胆脂瘤、血管瘤[291]、蛛网膜囊肿及转移性肿瘤。此外，侵犯内耳的颅病肿瘤极少表现为 SNHL。

3. 外伤和膜破裂

(1) 头部外伤：闭合性或开放性头部外伤后均可导致不同程度的感音神经性听力下降。这类患者的损伤机制从病理学角度可表现为内毛细胞或外毛细胞的轻微损伤或耳蜗膜破裂到穿过迷路或迷路内出血骨折[19]。其中许多上述创伤难以与声创伤损伤区分开[292]。部分患者在头部外伤导致听力下降后有不同程度的恢复，该过程可能相当于听觉损伤时出现的暂时性阈值偏移。

(2) 外淋巴瘘：圆窗或前庭窗瘘可能是先天性的，也可能在镫骨切除术后或气压伤后。有大量报道是在气压性创伤事件后发生 SNHL[293, 294]。一些研究人员推测，这些瘘管可能是在提举重物或拉伸后，甚至是自发性产生的。此类瘘管患者可出现突发性或波动性 SNHL 以及不同程度的前庭症状。目前，没有任何一种探查瘘管存在的检查手段是可靠的，即使手术探查也有可能出错[295]。除镫骨切除术后患者外，淋巴管周围瘘是否是导致 SNHL 的重要原因值得商榷。

(3) 耳蜗内膜破裂：已有病理记录显示内淋巴积液患者可伴耳蜗膜破裂和瘘管[19]，并认为耳蜗膜破裂是 SNHL 的病因[296]。Schuknecht 和 Donovan[268] 发现没有证据表明突聋患者的颞骨中存在类似的损伤。然而，Gussen[297-299] 在少数颞骨中发现了支持膜破裂理论的证据。

4. 药物毒性

上一节中讨论的引起 SNHL 耳毒性的药物中，任何药物的毒性都可能相对导致突发性的听力下降。除上述药物以外，还有其他药物与突聋有关。如干扰素与 SNHL 有关，且这种关联在大多数患者中是可逆的[300, 301]。而杀虫剂马拉硫磷和甲氧克洛则与双侧 SNHL 有关[302]。

5. 免疫疾病

研究发现许多 SNHL 患者似乎受益于糖皮质激素治疗，并且，在许多突发性的和迅速加重的 SNHL 患者中，发现交叉反应循环抗体，这些发现表明至少有部分 SNHL 患者是由内耳自身免疫引起的[200]。此外，许多已知的自身免疫性疾病也与 SNHL 有关，包括 Cogan 综合征[303, 304]、系统性红斑狼疮[190]、颞动脉炎和结节性多动脉炎。

6. 血管性疾病

突发性听力损失可能会伴随耳蜗血供闭塞。由于 SNHL 发病的突发性和耳蜗依赖于大脑后循环的一个末端分支，一些研究者认为血管闭塞是特发性突聋的一个有力的病因假设。其他反对循环病因的声音包括突聋的高自愈率，年轻患者中的高发病率，听力下降通常仅限于部分频率，以及大多数患者并没有眩晕。与病毒病因相似，只有少数 SNHL 病例明确是血管闭塞的结果，但大多数病例仍为特发性。颞骨研究尚未发现特发性 SNHL 患者血管闭塞的证据[19]。对一系列特发性 SNHL 患者进行了止血异常的评估，但未发现明显相关性[305]。与病毒感染相比，血管闭塞在特发性突聋中的作用一直是多年来广泛争议的话题。基于这一点，有相当比例的特发性突发性 SNHL 患者是血管方面的病因，这种说法值得怀疑。

已有大量文献报道，偏头痛[160, 306, 307]、血红蛋白镰状细胞病[166, 168-171] 以及巨球蛋白血症[163, 164] 与突聋有关。极少数血栓闭塞性脉管炎（Buerger 病）也与突发性 SNHL 有关[308]。小脑梗死可能类似于迷路病变，包括突发性听力损失[309]。心肺旁路手术[173, 174] 和非心脏手术[172] 与突发性 SNHL 风险升高有关。也有报道称在脊柱操作后可能损伤椎-基底动脉系统，从而引发突聋[310]。

长期以来发现，糖尿病患者比非糖尿病患者更容易发生特发性突聋。这一观点是基于其他急性颅内神经病的高发病率和糖尿病患者弥漫性血管异常。然而，糖尿病患者的颞骨组织学研究未发现任何异常改变[19, 311]。在一项关于特发性突聋与糖尿病关系的详细研究中，Wilson[28] 发现特发性突聋伴糖尿病患者的高频听力损失更难恢复。糖尿病和非糖尿病伴特发性突聋患者的听力模式无显著差异。尝试对糖尿病患者中的突聋发病率与对照组进行比较，结论并不明确。

7. 发育异常

大前庭导水管综合征与 SNHL 有关，并经常在轻微头部外伤后逐渐加重。似乎有一种可能，即一些其他尚未明确的发育异常可能促使个体更容易发生突聋，可能是自发性的，也可能是在轻微头部外伤后。

8. 特发性疾病

（1）梅尼埃病：一些典型的突聋患者反复发作最终可能会发展成内淋巴囊积水，甚至直接发展成梅尼埃病，这部分患者可能只占所有突发性 SNHL 患者的 5%。在一项对 1270 名梅尼埃病患者的研究中，Hallberg[312] 发现，最初只发现 4.4% 的人患有突发性 SNHL。这些患者中有部分患者的听力损失可能有自身免疫学病因。

（2）多发性硬化：多发性硬化（MS）是一种中枢神经系统脱髓鞘障碍，表现为不同部位的神经功能各自在不同时间的损伤[140, 152, 313]。突发性 SNHL 作为多发性硬化的初始表现较为罕见，在多发性硬化患者中，听觉异常是比较常见的[142, 145]。

（3）结节病：即使是在神经结节病患者中，中枢神经系统发病极少（发病率为 1%～5%），20% 的患者有第Ⅷ对脑神经受累症状。第Ⅷ对脑神经受累可能表现为突发性 SNHL，尽管其单独发病极为罕见[193]。

9. 精神疾病

伪聋通常表现为突聋，对大多数伪聋患者来说，在初步听力检查后很容易判断患者是否装病。

（三）治疗

突发性 SNHL 的治疗应根据病因治疗，如果病因明显，则最恰当的治疗应该遵循以下原则：针对致聋的感染原因使用抗生素，针对耳毒性药物致聋而停用违规药物等。大多数病例是特发性的，治疗决定应该基于经验指导原则。由于对特发性突聋认识不足，其治疗仍存在争议。由于"首先不造成伤害"这句格言，新的或非传统的治疗方案应该有充分的理由并谨慎地应用。要谨慎的避免在对照临床试验之外，使用可能有不良反应的治疗方案，因为已经有报道称在治疗特发性突聋后，有严重并发症甚至死亡[314]。

中等剂量的类固醇已成为特发性突聋最广泛接受的治疗选择。Wilson 和同事[263] 针对特发性突聋患者进行了类固醇与安慰剂的双盲随机试验，受试患者接受了为期 10d 口服地塞米松或 12d 口服甲泼尼龙的治疗，并逐渐减少剂量。他们发现无论进行何种治疗，所有中频听力下降（4kHz 的听力好于 8kHz 听力）的患者（n=14），都能完全康复。研究指出在所有频率的听力损失均＞90dB HL 患者中，口服类固醇和口服安慰剂对听力的恢复没有显著性差异。在其余的患者中（非极重度听力损失且 4kHz 的听力好于 8kHz 听力），口服类固醇组患者的听力恢复明显优于对照组。在类固醇治疗组中，78% 的患者获得了完全或部分的恢复，而安慰剂治疗组只有 38%。

类似的研究中，Moskowitz 及其同事[315] 也证实类固醇治疗组较未治疗组的听力恢复率明显提高。在经验治疗的基础上，通过中耳灌注或圆窗微导管直接对内耳进行类固醇治疗得到了越来越多的应用。这种治疗的潜在优势是内耳内的类固醇浓度非常高，而且没有相关的全身不良反应。据报道，这种治疗方法可能比口服类固醇更有效，局部并发症也不常见[316]。相关更完整的讨论，请参阅第28章。

有些研究人员提出了另一种涉及改善内耳的血液流动或氧合的治疗方案。血管扩张药已广泛应用于突发性SNHL的治疗。所有建议使用的血管扩张药都必须穿过血脑屏障，从而对颅内循环产生影响。静脉注射组胺、口服罂粟碱和口服烟酸的应用最为广泛。Fisch和Nagahara等[317, 318]的研究表明，吸入分压升高的氧气和二氧化碳气体混合物会导致猫和人的淋巴管周围氧张力升高。

其他可用于改善耳蜗血流的药物，包括低分子量右旋糖酐、甘露醇、己酮可可碱和肝素。此外，在给突聋患者椎动脉造影术中意外发现，碘化放射造影剂泛影葡胺可以改善听力。Morimitsu及同事[319]发现在同一研究中，在一小部分患者中，使用泛影葡胺治疗的患者有54%完全康复，而使用血管扩张药治疗的对照组只有19%。后来的研究表明，三碘化苯甲酸衍生物，如泛影葡胺，对血管纹有特殊的作用，可以保护耳蜗静息电位不受呋塞米诱发的抑制影响[320]。

上述药物的临床研究显示，效果不佳或好坏参半。不同作者对"听力恢复"的不同定义使这些结果的解释变得更为复杂。没有一项对照研究显示罂粟碱、烟酸或己酮可可碱对听力恢复有益。Donaldson[321]发现在一些患者中，积极的肝素治疗并没有听力改善。在一项前瞻性随机双盲研究中，Probst等[322]发现，安慰剂与低分子量右旋糖酐、己酮可可碱或两者同时使用在疗效上并无差异。在一项随机前瞻性试验中，静脉输注罂粟碱/右旋糖酐与吸入混合氧相比，吸入混合氧组的平均听力改善更好，但两组在治疗5天后听力恢复无显著差异[317]。经过1年的治疗，吸入混合氧组的患者听力改善明显，统计学差异显著[323]。

Redleaf等[324]回顾总结了他们近十年来使用泛影葡胺和右旋糖酐的经验，发现他们的36名患者中有74%的人在治疗后听力有所改善，只有36%的人的听力水平恢复至发病前的50%，这与Wilson的研究中安慰剂组32%的恢复水平非常接近[263]。此外，大多数的经验治疗方案的选择被称之为所谓的"散弹法"，即使用上述建议的多种药物治疗，以期待其中的一种或几种能够起作用。Wilkins等[325]回顾总结了他们使用右旋糖酐、组胺、泛影葡胺、利尿药、类固醇、口服血管扩张药和混合氧吸入等方案的结果，尽管这是一个在方法学上有局限性的回顾性研究，但研究人员并没有在接受"全部"治疗方案的患者与只接受部分治疗方案的患者之间发现其在听力恢复方面的差异。他们的听力总体恢复水平并不比预期的自愈水平更好。

还有一些其他的基于病因学假设的治疗方法。由于内淋巴积水是许多内耳损伤的常见病理结果，并且可能与某些患者的突发性SNHL有关。因此，有些研究者主张使用限钠饮食和利尿药进行治疗。基于病毒病因学的证据，特别是疱疹病毒的证据，已经提出通过口服抗病毒药物治疗突聋[326]。由于抗病毒药物很少有不良反应，许多医生除了使用类固醇外，还常规使用抗病毒药物治疗突发性听力损失。在一项双盲、随机、安慰剂对照的多中心试验中，Tucci等[327]发现接受类固醇和伐昔洛韦治疗的患者与接受类固醇和安慰剂治疗的患者听力恢复结果无明显差异。有些研究者提倡大剂量的类固醇，甚至是细胞毒性药物等比较激进的治疗方法，然而，支持此类疗法有效性的临床研究尚未发表。

本书作者认为合理地治疗突发性聋的方法如下：突发性聋是一种耳科急症，在紧急发病情况下，由耳鼻喉科医师对患者进行听力学评估；通过回顾病史排除已知的病因；然后进行必要的实验室检查、听力学检查以及放射学检查。对所有突聋患者行内听道和桥小脑角的钆强化MRI。进行10天1个疗程的口服泼尼松治疗，剂量约为每天1mg/kg，然后逐渐减量。如果在10d结束时有部分听力恢复，则再从最高剂量开始重复10d治疗，依此循环，直至听力不再改善。也可以考虑口服伐昔洛韦（每天3次共计1000mg，连续服

第五篇 内 耳

用 10d），可能会有益于听力改善，并且它的风险和不良反应是最小的。建议常规 2g 钠饮食（低盐饮食），并联合使用氢氯噻嗪-氨苯蝶啶治疗。尽管混合氧吸入疗法可能有效，但它并不是治疗突聋的常规方法。而且，混合氧吸入疗法需要住院治疗，费用昂贵且不方便。保险公司通常认为混合氧吸入疗法是临床试验，会给患者带来巨额的花费。由于上述问题及混合氧吸入疗法尚有争议的性质，大多数患者面临治疗建议时选择拒绝混合氧吸入疗法。但在特殊情况下，如遇到仅有的一只听力耳突聋或治疗动机特别强烈的突聋患者，可以积极考虑这种疗法。

推荐阅读

Arts HA, Kileny PR, Telian SA: Diagnostic testing for endolymphatic hydrops. *Otolaryngol Clin North Am* 30: 987, 1997.

Bakthavachalam S, Driver MS, Cox C, et al: Hearing loss in Wegener's granulomatosis. *Otol Neurotol* 25: 833, 2004.

Bretlau P, Thomsen J, Tos M, et al: Placebo effect in surgery for Meniere disease: nine-year follow-up. *Am J Otol* 10: 259, 1989.

Byl FM, Jr: Sudden hearing loss: eight years' experience and suggested prognostic table. *Laryngoscope* 94: 647, 1984.

Dobie RA: *Medical-legal evaluation of hearing loss*, ed 2, San Diego, 2001, Singular.

Friedland DR, Wackym PA: A critical appraisal of spontaneous perilymphatic fistulas of the inner ear. *Am J Otol* 20: 261, 1999.

Grau C, Overgaard J: Postirradiation sensorineural hearing loss: a common but ignored late radiation complication. *Int J Radiat Oncol Biol Phys* 36: 515, 1996.

Jackler RK, Luxford WM, House WF: Congenital malformations of the inner ear: a classification based on embryogenesis. *Laryngoscope* 97: 2, 1987.

Matz G, Rybak L, Roland PS, et al: Ototoxicity of ototopical antibiotic drops in humans. *Otolaryngol Head Neck Surg* 130: S79, 2004.

Moscicki RA, San Martin JE, Quintero CH, et al: Serum antibody to inner ear proteins in patients with progressive hearing loss: correlation with disease activity and response to corticosteroid treatment. *JAMA* 272: 611, 1994.

Musiek FE, Gollegly KM, Kibbe KS, et al: Electrophysiologic and behavioral auditory findings in multiple sclerosis. *Am J Otol* 10: 343, 1989.

Paek SH, Chung H-T, Jeong SS, et al: Hearing preservation after gamma knife stereotactic radiosurgery of vestibular schwannoma. *Cancer* 104: 580, 2005.

Pan CC, Eisbruch A, Lee JS, et al: Prospective study of inner ear radiation dose and hearing loss in head-and-neck cancer patients. *Int J Radiat Oncol Biol Phys* 61: 1393, 2005.

Rybak LP, Ramkumar V: Ototoxicity. *Kidney Int* 72: 931, 2007.

Saunders JE, Luxford WM, Devgan KK, et al: Sudden hearing loss in acoustic neuroma patients. *Otolaryngol Head Neck Surg* 113: 23, 1995.

Schacht J: Biochemical basis of aminoglycoside ototoxicity. *Otolaryngol Clin North Am* 26: 845, 1993.

Schuknecht HF: *Pathology of the ear,* ed 2, Philadelphia, 1993, Lea & Febiger.

Schweitzer VG: Ototoxicity of chemotherapeutic agents. *Otolaryngol Clin North Am* 26: 759, 1993.

Sismanis A: Otologic manifestations of benign intracranial hypertension syndrome: diagnosis and management. *Laryngoscope* 97: 1, 1987.

Sismanis A, Smoker WR: Pulsatile tinnitus: recent advances in diagnosis. *Laryngoscope* 104: 681, 1994.

Toriello HV, Reardon W, Gorlin RJ: *Hereditary hearing loss and its syndromes*, ed 2, Oxford, UK, 2004, Oxford University Press.

Torok N: Old and new in Meniere disease. *Laryngoscope* 87: 1870, 1977.

Tucci DL, Farmer JC, Jr, Kitch RD, et al: Treatment of sudden sensorineural hearing loss with systemic steroids and valacyclovir. *Otol Neurotol* 23: 301, 2002.

Wilkins SA, Jr, Mattox DE, Lyles A: Evaluation of a "shotgun" regimen for sudden hearing loss. *Otolaryngol Head Neck Surg* 97: 474, 1987.

Wilson WR, Byl FM, Laird N: The efficacy of steroids in the treatment of idiopathic sudden hearing loss: a double-blind clinical study. *Arch Otolaryngol* 106: 772, 1980.

耳鸣与听觉过敏
Tinnitus and Hyperacusis

Carol A. Bauer 著

田菲菲 译

第 24 章

要点

1. 在 55 岁以上的人群中很常见，超过 30% 的人受耳鸣影响，5 年发病率为 5%。
2. 影响日常生活的干扰性耳鸣，占耳鸣患者的 1%～5%。
3. 听力丧失引起中枢神经改变，导致耳鸣，其机制涉及外周触发和中枢可塑性。
4. 声音治疗是一种有效的耳鸣治疗形式，针对加重耳鸣的因素结合教育和辅助治疗时，大多数患者都会获益。
5. 可通过躯体动作调节的耳鸣，可对颞下颌关节和颈椎病的治疗有反应。
6. 药物有助于特定形式的耳鸣。
7. 焦虑和抑郁相关的共病，需要转诊进行专业评估，并通过咨询和行为治疗的评估和治疗。
8. 具有听觉功能和生理学知识的临床医生能够很好地为大多数耳鸣患者提供有效的治疗，包括教育、听力损失的康复和加重因素的识别和治疗。

一、耳鸣

耳鸣是对声音的感知，而不是来自外部来源。尽管估计有 3000 万美国人患有慢性耳鸣，但对大多数人来说，这还不足以让他们寻求治疗。耳鸣是一种慢性的感觉，几乎所有人都不愿意经历，但对大多数人来说，耳鸣并不是残疾。1%～5% 的耳鸣患者出现严重或令人不安的反应[1,2]。直到最近，干扰性耳鸣的治疗还很有限。听觉神经科学的重大进展已经使耳鸣的治疗方法超越了传统的建议，即指导患者"学会与耳鸣共存"。本章阐述了当前特发性主观耳鸣的理论和机制，它还概述了评估耳鸣和确定耳鸣亚型的临床策略，并回顾了当前的治疗策略。

耳鸣可分为客观和主观两类。客观性耳鸣可通过听诊器或耳道传声器观察。这些躯体声音反映了人们对关节、肌肉、湍急的血液流动的感知。这种耳鸣通常具有脉动性或节律性。框 24-1 列出了客观耳鸣的常见原因。由于对客观耳鸣已经有很多的综述进行了描述，此处我们不再展开阐述[3]。

与客观耳鸣相反，观察者听不到主观耳鸣。主观耳鸣患病率的估计范围为 8%～30%，取决于耳鸣的定义、耳鸣的严重程度、抽样的人群和评估方法[1,4,5]。在一项基于大规模人群研究中，对 55—99 岁的耳鸣患者进行详细的耳鸣问卷调查，30% 人有耳鸣的经历，患病率与听力阈值有关，但与年龄或性别无关[5]。50% 的受访者中有轻度令人烦躁的耳鸣，16% 的人报道有极为恼人的耳鸣。Nondahl 及其同事们[1] 报道耳鸣的 5 年发病率为 5.7%（95% CI 4.8%～6.6%），耳鸣与年龄或

第五篇 内 耳

性别无关。据报道，心血管疾病、血清总胆固醇和耳鸣的患病率和发病率之间有很强的关联性。值得注意的是，这项大型纵向研究报道，在最初的调查中，有将近 40% 轻度耳鸣的成年人在 5 年随访中没有耳鸣，只有 20% 的报道出现中度或重度耳鸣。在基线时被评为"显著"的耳鸣患者中，45% 的参与者中，随访时没有耳鸣（43%）或轻微耳鸣症状有所改善（57%）。耳鸣的这种自发改善速度，对设计临床试验以评估耳鸣干预的疗效具有重要意义。

（一）主观性耳鸣

主观耳鸣是影响成人的最常见的形式，也是本章的重点。主观性耳鸣通常与感音神经性听力损失和老年性聋有关，其他不常见的原因包括传导性聋、膜迷路积水和桥小脑角肿瘤等。主观性耳鸣可根据病因、相关听力损失的模式、心理声学特征、加重因素、心理并发症和躯体调制器的存在而分型。耳鸣亚型分类方案可用于识别耳鸣的形式，从而进一步制订特定的靶向治疗方案。

框 24-2 列出了用于耳鸣分型的一些有用特征。

1. 听力损失亚型

与耳鸣有关的两种最常见的听力损失是由噪声引起的听力损失（NIHL）和老年性聋。噪声性聋是一个日益严重的健康问题。虽然在过去几十年减少职业噪声的暴露是有效的，但据报道，儿童和青少年的娱乐和休闲活动，以及青年人与军事战斗有关的噪声暴露的噪声性聋发病率有显著增加[6-8]。暴露于破坏性的声刺激（如枪声和大声音乐）后，经常会出现急性短暂性耳鸣。一项对 9693 名青少年基于网络的调查发现，61% 的受访者在参加音乐会后经历了听力损失和暂时性耳鸣[9]。与噪声性聋相关的慢性耳鸣患病率为 50%～70%[10]。由听觉创伤引起慢性耳鸣的年龄比其他类型听力损失引起的耳鸣更年轻，因此，与其他类型的耳鸣相比，噪声创伤性耳鸣的持续时间更长。

噪声性聋相关的耳鸣是可以预防的。除了一些常见的预防方法，如戴上保护耳朵的保护罩，在围暴露期的干预被证明可能对预防噪声性聋的发生或进展有用，并可能减少耳鸣的发生率。强烈的声音暴露会导致血液流动减少，耳蜗发生一系列代谢事件，形成活性氧及氮相关物质，损害细胞脂质、蛋白质和 DNA，最终导致细胞死亡[11]。

框 24-1　客观耳鸣的亚型

搏动性耳鸣
- 与脉搏同步
- 动脉源性
  - 动静脉瘘或畸形
  - 副神经节瘤（鼓室球或颈静脉）
  - 颈动脉狭窄
  - 其他动脉粥样硬化性疾病（锁骨下动脉、颈外动脉）
  - 动脉夹层（颈动脉、脊椎）
  - 永存镫骨动脉
  - 鼓室内颈动脉
  - 脑神经血管压迫
  - 心输出量增加（妊娠、甲状腺毒症）
  - 骨内（Paget 病、耳硬化）
- 静脉源性
  - 假性脑瘤
  - 静脉嗡鸣
  - 乙状窦和颈静脉球异常
- 与脉搏不同步
  - 腭肌阵挛
  - 鼓室张肌或镫骨肌肌阵挛

非搏动性耳鸣
- 自发耳声发射
- 咽鼓管异常开放

框 24-2　主观耳鸣亚型

- 听力损失模式
- 噪声性听力损失
- 老年性聋
- 单侧
- 高频听力损失
- 外毛细胞功能障碍
- 躯体性耳鸣
- 颞下颌关节功能障碍
- 颈内动脉功能障碍
- 凝视诱发
- 皮肤诱发
- 全身体感调制
- 打字机样耳鸣
- 睡眠或休息加剧型
- 音乐 / 情结
- 关联性情感障碍
- 侵入性的（相对于习惯的）

针对噪声性聋分子机制的干预包括抗氧化治疗，如维生素E、水杨酸盐和乙酰半胱氨酸[12, 13]。银杏提取物中含有多种具有活血通络、潜在神经保护和抗氧化作用的化合物。尽管非控制性试验和媒体报道已经表明银杏的功效，但是Meta分析和随机对照试验的结果并不支持银杏的用途[14, 15]。

老年性聋与衰老有关，大多数老年性聋的病例不能单纯地归因于老化，而是涉及来自其他来源耳蜗损伤的某些组合，如累积噪声损伤、代谢或血管功能障碍和遗传易感性[16]。例如，老年糖尿病患者的纯音阈值、耳声发射幅度较低，且与年龄匹配的无糖尿病患者的语音识别率较低[17]。年龄与影响耳蜗和听觉的其他因素之间的交互作用，对识别与老年性耳鸣相关的单一机制和开发有效的靶向干预提出了挑战。

2. 躯体性耳鸣亚型

躯体性耳鸣是一种独特的耳鸣形式，在这种形式中，耳鸣的响度、侧别或音调可以通过躯体调节来调节。这种形式的耳鸣最初是在一组患者手术切除前庭神经鞘瘤后观察到的[18, 19]。术后，这些患者有能力通过夸张的眼部运动、腿部运动或皮肤刺激来调节他们的慢性耳鸣[20]。推测这种不寻常耳鸣的作用机制是听觉传入后的异常神经支配。在这些观察之后，我们发现了一种更为普遍的耳鸣体感调节形式，其中耳鸣可以通过头部和颈部的动作或刺激来调节。据报道，在65%~80%的特发性耳鸣患者中，头部和颈部肌肉的强力等距收缩，可以改变患者耳鸣的响度和音高[21, 22]。此外，在15%~58%没有耳鸣病史的受试者中，下巴、头部或颈部的肌肉收缩会导致耳鸣[22, 23]。

据报道，颞下颌关节（TMJ）功能障碍和听力正常的耳鸣对照组相比，耳鸣与头颈部躯体病理之间的相关性更高[24]。有1/3颞下颌关节功能障碍症状的患者报道强调，在颞下颌关节施加压力或下颌运动可调节耳鸣[25]。当耳鸣发生于头颈部疾病时，如颞下颌关节功能障碍、单侧面部疼痛、耳痛、枕或颞部头痛，可通过针对躯体功能障碍的干预，使耳鸣得以缓解。

Levine等[26]系统地回顾了针对躯体感觉系统治疗耳鸣的有效性。他们将躯体性耳鸣亚型定义为：①存在耳鸣；②与躯体触发点同侧耳鸣；③与任何新的听力障碍无关。耳鸣在有对称听力的情况下会强烈地向一侧倾斜，包括对称听力损失，从Levine等的定义看，理论上会有躯体病因成分。这些作者的回顾表明，躯体性耳鸣通常对针刺、电刺激头皮和耳廓、触发点治疗和TMJ功能障碍的治疗有反应。

3. 打字机耳鸣亚型

打字机耳鸣，顾名思义，是一种典型的感觉断音性质的耳鸣，类似于打字机的敲打、爆米花爆裂或Morse密码信号。它的存在是间歇性的和慢性的，声音通常是由特定的头部动作或声音引起的。这种类型的耳鸣可能与由肌肉来源引起的耳鸣混淆，如鼓膜张肌痉挛或镫骨肌痉挛，或腭肌阵挛。打字机耳鸣与躯体性耳鸣来源截然不同，正如一位有打字机耳鸣的患者应用鼓膜张肌和镫骨肌切除术无效，但用卡马西平治疗却有效[27]。这一病例说明了准确识别和诊断打字机耳鸣的重要性。两个小型病例系列报道用卡马西平治疗成功的报道，提示打字机的耳鸣可能是由于听觉神经与耳鸣同侧的听神经受血管压迫引起的[28, 29]。

（二）耳鸣治疗策略

1. 听觉剥夺和神经可塑性声刺激

听觉剥夺和神经可塑性声刺激作为耳鸣的治疗，包括一系列的声音和传递系统。使用外部声音来治疗耳鸣的理论来源于传入神经（听觉丧失）导致听觉通路病理重组的假说。听力损失减少了从耳蜗到听觉皮质的神经活动的传入。长期的去传入改变了听觉脑干和中脑的活动，这改变了听觉皮质的音调结构。由于抑制的代偿性下降，可能导致脑干自发活动增加，中脑模式可能改变（如异常同步或破裂）。听觉通路的活动改变，可能是耳鸣感知的原因。恢复输入到更正常水平的刺激干预，可以通过改善抑制作用发挥作用。它们也可能使皮质的张力组织恢复到正常水平，并可能减少耳鸣。

幻肢痛是一种类似耳鸣的现象，说明了去传入诱导皮质可塑性的概念和治疗方法。幻肢综合征是截肢后一种肢体扭曲和痛苦的感觉，是一种

第五篇 内 耳

极端的去传入神经。耳鸣和幻肢痛在发病率、持久性和受影响年龄之间的相似性是显著的。截肢者中有90%以上的人在截肢后立即体验到逼真的肢体幻象[30]。成年比儿童更容易发生[31]。在许多情况下，幻觉在几天或几周后逐渐消失，但在30%的患者中可以持续数十年[30]。

众所周知，成人和未成熟的大脑都可以发生可塑性变化。神经可塑性是神经元或神经网络通过长期改变突触效率来改变其功能、组织和连接性的能力[32]。神经元可以显著改变它们对输入的响应，接受区大小也会发生变化，这是输入和训练过程减少或增加的结果，这些变化可以是广泛的[33]。脑磁图研究表明，在截肢的皮质部位，可以感受到来自截肢部位完整身体区域的刺激，并伴有相应的中枢神经活动[34]。听觉皮质表现的类似变化可能是耳鸣的基础。耳鸣患者的原发性听觉皮质稳态诱发磁场增强，与耳鸣患者的感知强度和侵入性相关[35]。对人类功能成像的研究表明，听觉皮质中频率区域的扩展可能是耳鸣的基础[36-38]。

动物模型在耳鸣去传入假说的研究中具有重要意义，并被用于评估声音治疗对病理神经可塑性的逆转。Norena 和 Egegmont[39] 的一项关键研究说明了噪声损伤和治疗性声音刺激对初级和次级听觉皮质感受区的影响。该研究评估了暴露于创伤性噪声下的猫的听觉皮质神经元对声音刺激的位置和反应的变化。创伤后皮质神经元的频率调整发生了改变，这扭曲了声音的整体表现，夸大了暴露声音周围的频率。第二组猫暴露于同样的创伤性声音后，在丰富的听觉环境中饲养数周，然后绘制听觉皮质，丰富的环境频谱以弥补预期的频率失真引起的听力损失。在丰富的环境频谱中饲养的猫中观察到两个重要的结果：①与安静环境下发出的声音相似的猫相比，他们的听力损失显著降低；②听觉皮质的可塑性重组不明显。暴露组和治疗组猫的音调拓扑组构与未暴露的对照猫相似。这些结果表明，耳鸣可能部分是听觉皮质异常重组的结果，这表明治疗性声学干预可以有效地减少或消除与耳鸣相关的潜在皮质组织。使用声音疗法治疗耳鸣的意义是显而易见的。

2. 使用声音来减少耳鸣的响度和烦恼

声刺激是成功治疗耳鸣的重要组成部分。目前有各种各样的声学传播策略。大多数耳鸣患者都能从声音刺激中获益，包括那些在标准听力测试中最低阈值偏移的患者。严重到极重度听力损失而不适合传统助听器的患者，可以从其他听觉途径刺激（如耳蜗植入）中缓解耳鸣。适当的患者教育是成功治疗的关键，治疗失败是由于患者错误地期望在几天到几周的治疗后完全消除耳鸣。必须告知患者改善耳鸣的时间过程，并鼓励他们对声音疗法的益处抱有现实的期望。声音疗法可以降低耳鸣的主观响度，这可以显著减轻烦恼，但这可能需要数周到数月。

（1）环境刺激：最简单的方法增加传入的输入，丰富的环境声是增加声音输入，以改变中央皮质重组和耳鸣的最简单的方法。50多年来，一直被推荐使用补充环境音治疗耳鸣[40]。可以通过背景音乐、音频放松程序、产生自然声音的桌面设备、瀑布或喷泉来实现。患者被要求使用持续的背景声音源来降低对耳鸣的关注。声音的丰富并不是为了掩盖耳鸣在传统意义上完全消除耳鸣的知觉。相反，通过使用恒定丰富的频谱刺激来提高环境声音的水平，耳鸣的感觉变得不那么明显。患者对改善睡眠质量的特定声音表现出明显的偏好，一些证据表明，偏好选择是由情感和认知因素驱动的，而非声音的掩蔽[41]。

听力受损患者通过佩戴助听器可有效使用声刺激治疗耳鸣。通常，放大是通过助听器实现的。即使没有补充的声音，耳鸣患者使用助听器的治疗效果也很好[42-44]。助听器通过放大周围环境的声音减少耳鸣的意识，并且减少耳鸣影响听觉和阻碍交流的感觉。

Surr 及其同事[45]回顾了124例助听器对耳鸣的初步影响。大约一半的患者报道助听器减少（26%）或消除（29%）耳鸣。Folmer 和 Carroll[46]回顾了50例轻度至中度感音神经性聋患者的临床经验，其中有助听器用于耳鸣的治疗。之后在6~48个月（平均18个月）再评估，70%的患者耳鸣明显改善。在1440名接受助听器的单侧或双侧听力损失患者的较大规模研究中获得了相似的结果[47]。在这项研究中，数字助听器提供了比模拟助听器更大的缓解耳鸣的可能性。在接受单侧听力损失数字助听器的患者中，65%的患者耳鸣改善率高于50%，而39%的患者在使用模拟辅助装置后报道有相似程度的改善。双侧数字助听器获得了更好的治疗效果：85%的患者耳鸣改善率高于50%，而有双侧模拟助听器的患者为30%。

(2) 个人听力设备：通过使用个人听力设备，可以实现耳鸣管理与补充声学刺激。微型化、数据存储和数字软件极大地扩展了临床医生和患者可以用来生产定制声音库的可用工具。便宜的在线资源也可以下载专门为耳鸣治疗开发的数字声音（如 www.vectormediasoftware.com）。患者可以建立和使用一个小型的声音库，这些声音可以包括他们喜欢的音乐、自然声音和不同的频率的噪声。任何放大声音治疗方案的关键是①使用开放的、非闭塞声音放大器，②长期暴露于声音，③声音频率比较广泛，④声音水平低于耳鸣的感知水平。

(3) 完全掩蔽疗法：完全掩蔽疗法是使用声音的频谱特征和足够的音量使耳鸣听不见。这种形式的声音治疗可能已经使用了几个世纪，并从经验得出，某些环境声音可有效地掩蔽耳鸣。Vernon 和 Schleuning[48]首次提出了一种正式的掩蔽治疗方案。患者安装了产生声音的装置，并且这些装置可以调整输出不同频率和响度水平的声音。不存在选择有效掩蔽特性的编码方案，一般匹配原则是确定掩蔽耳鸣的宽带噪声的最小水平而不干扰通信。该匹配是经验性的，因为在掩蔽耳鸣的声音类型和水平上有广泛的患者偏好，并且不被认为是恼人的[49,50]。近期研究发现，使用包含耳鸣频率的定制高频声音成功地显著抑制了大部分患者的耳鸣[51]。未来该领域的工作，可能在优化声音刺激参数，提供有效缓解耳鸣的方法方面。

掩蔽疗法的好处已经在一项大型前瞻性对照研究中得到了体现，该研究对美国退伍军人的慢性严重耳鸣进行了研究[52]。通过问卷筛选出123名显著耳鸣的患者。研究对象被随机分为掩蔽组和耳鸣习服疗法（TRT）组。掩蔽组的受试者接受了助听器、掩蔽仪或组合设备，并在18个月的随访期间接受了随访。TRT组的受试者接受标准的TRT治疗。所有受试者在6个月、12个月和18个月时对治疗的反应进行评估，两组受试者在研究过程中对耳鸣的多项测量均有改善。总体将掩蔽组的耳鸣评级为"中度"问题的受试者效应大小为0.27~0.48，而在18个月时TRT组的效应大小为0.77~1.26。被评为"非常严重"的耳鸣患者的平均效应大小在总掩蔽组中为0.64，TRT组为1.08。虽然两种治疗方法在临床上显著改善耳鸣中度（＞0.5）至重度（＞0.8）的效果，但长期TRT治疗获得最佳疗效。

(4) 声刺激结合教育和咨询：TRT结合了声音治疗和正式的指导咨询计划，以实现习惯耳鸣的存在。TRT是基于耳鸣痛苦的假设，即耳鸣是由情绪的激活和对耳鸣的自主反应引起的[53]。在这个理论框架内，耳鸣是因听觉通路中的损伤或功能障碍而出现，并在大脑皮质下的水平被检测到。临床上导致显著耳鸣的关键因素并不是耳鸣的感官特征，而是感知和评价在听觉皮质中发生的与耳鸣相关的神经活动，以及随后与边缘系统、前额皮质和皮质关联区域的皮质相互作用。根据Jastreboff 和 Hazell[53]的研究，当对耳鸣产生消极的情感已经建立时，耳鸣具有显著的临床意义。

TRT的目标是通过促进对耳鸣感觉反应的习惯化来消除、减少或改变耳鸣的感知。对耳鸣反应的习惯化可以减少由此产生的烦恼、焦虑和压力。TRT的一个关键特征是对耳鸣引起的关联进行行为再训练。TRT针对分层的患者群体使用5种不同层次的治疗。分层的基础是耳鸣的严重程度、相关听力障碍、声音引起的耳鸣加重、合并听觉过敏（见下文）。这5个阶层包括：①耳鸣导致最小痛苦的患者（第0类）；②引起痛苦的耳鸣（第1类）；③令人痛苦的耳鸣和听力损失（第2类）；④令人痛苦的耳鸣、听力正常、听觉过敏（第3类）；⑤令人痛苦的耳鸣、正常听力、听觉过敏以及持续的声音导致的耳鸣加重（第4类）。治疗是针对每个患者类别，使用指导咨询、听觉强化、助听器和声音发生器。

回顾性临床试验来评估 TRT 的疗效通常是积极的，人们一致认为 TRT 可以在 12~18 个月内减少耳鸣带来的烦恼和影响[54, 55]。然而，对照试验来比较 TRT 和其他标准治疗，如认知行为治疗或一般咨询，在耳鸣的严重程度和压力方面显示出类似的改善[56, 57]。

(5) 声脱敏治疗：声脱敏治疗方案(neuromonics bethlehem, PA) 是一项专有的耳鸣治疗方案，结合了声音治疗、系统脱敏、指导咨询和支持性干预，用于压力管理、睡眠中断和应对策略。系统脱敏最初是一种治疗恐惧症的心理疗法，在极度放松的精神状态下，逐步控制对恐惧刺激的暴露导致对刺激的恐惧反应逐渐脱敏[58]。这一技术已被用于治疗耳鸣，其方法是将个体的耳鸣作为激发恐惧反应，至少作为激发消极情绪反应的靶刺激。

患者在愉快、放松的声音的背景下治疗，以渐进的方式聆听他们的耳鸣。治疗性声音有三个基本特征：①音乐是根据患者的听力损失进行频谱修饰的；②当某些频率的听力损失加重时，响度等级提高；③在较宽的频率范围内重建听觉通路的刺激。非侵入性的音乐和慢节奏的音乐有助于治疗期间最大限度的放松。音乐具有动态成分，允许间歇性耳鸣感知与耳鸣掩蔽交替。这种逐渐接触治疗性音乐是通过阶段性的治疗方案来实现的。在最初阶段，将频谱修饰过的音乐被嵌入到掩盖耳鸣的高频噪声背景中。在第二阶段，消除了掩蔽噪声，耳鸣知觉逐渐变得可听。

在 6~12 个月的治疗中，耳鸣严重程度的改善已获得证实，在几个小规模的、无对照试验和神经病学试验的结果研究中得到验证[59-61]。35 例中度至重度耳鸣患者接受了神经性耳鸣治疗，并进行了测试，对于主观（痛苦、意识）和目标（最小掩蔽水平、响度不适水平）在治疗后 4 个时间点（包括在 1 年）的改变。在治疗的前 6 个月内，91% 的参与者报道耳鸣窘迫症状的改善，而耳鸣反应问卷的平均改善率为 65%。治疗前报道的"感知耳鸣的时间"为 90%，治疗 12 个月后显著降低至 30%。一项回顾性评估显示，当比较使用耳部声音发生器的耳鸣习惯化方案与神经学脱敏方案时，耳鸣改善的效果相当[62]。

3. 耳鸣的认知行为治疗

认知行为疗法（CBT）是一种公认的心理疗法，其基础是通过治疗者介导的认知重建技术识别和修正不良行为。该方法已成功应用于治疗耳鸣多年，为耳鸣的另一种适应治疗奠定了基础[63]。对耳鸣的认知行为疗法基于这一概念，对无意义刺激的正常反应是习惯化，耳鸣痛苦是由于没有习惯而产生的。Jakes 和同事[64]总结了习惯性失败的原因，包括情绪反应、定向刺激、觉醒和不良的信噪比。当个体重复地呈现无意义或中性刺激时，对刺激的反应（如定向、注意力和认知处理）很快习惯（即响应下降）。当同一个人反复出现有害刺激（如婴儿的哭声）时，就会发生敏化反应（即对刺激的反应变得更加明显，可能具有情绪成分）。认知行为疗法使用了安抚、放松训练和选择性注意力分散的技巧，来诱导习惯性耳鸣。可能正如某些人所说，缓和耳鸣的情绪成分，无论是否伴随耳鸣的响度变化，都足以改善患者的期待和感知能力[64]。

Cochrane 网站对 CBT 作为耳鸣治疗的回顾，评价了包括 285 名参与者的 6 个试验[65]，主要结果指标为主观耳鸣响度，次要结果指标为情绪障碍症状改善及生活质量评价。五项试验的综合结果显示，接受 CBT 治疗的患者在治疗前和治疗后的主观响度并没有明显差异。此外，对于抑郁和情绪障碍的次要结局指标，也没有发现明显的治疗效果。然而，CBT 参与者的生活质量有了显著的改善，即耳鸣严重程度整体降低，标准差为 0.70（95% CI 0.33~1.08）。结论：CBT 对耳鸣的定性方面有显著的影响，对耳鸣的治疗有积极的作用。对 CBT 的随机对照试验进行更大的 Meta 分析，包括 15 个试验，10 个长期随访，这些研究人员得出结论，认知行为疗法在减少耳鸣引起的烦恼和痛苦方面是有效的，与等待名单对照组和只接受教育的主动控制组相比，CBT 的治疗效果更明显[66]。

尽管如此，关于 CBT 和声音刺激在促进慢性耳鸣患者的心理和生理习惯方面相对益处的争论仍在继续。Hiller 和 Haerkotter[67]对 124 名慢性耳鸣患者进行了跟踪调查，这些患者被随机分为单独的 CBT 组和使用掩蔽仪行声音刺激的 CBT 患者。与耳鸣相关的痛苦和心理社会功能在两组中都得到了显著改善，而声音刺激组则没有任何附加的好处。

4. 经颅磁刺激

经颅磁刺激（TMS）为研究耳鸣相关皮质活动的因果关系和关联方面开辟了一条新的途径，并可为部分患者提供有效的耳鸣治疗。TMS 通过一个表面线圈向头皮施加一个短暂的、强烈的电流，这个线圈会在大脑底层产生磁场。磁脉冲在大脑皮质的不连续区域引起神经活动的暂时局部中断。目前，磁场的穿透深度限制在 2cm 以内[68]。这种"虚拟病变"短暂而可逆地破坏了皮质活动，使研究人员能够确定感兴趣的皮质区域是否有助于某种特定的行为或知觉[69]。单个脉冲感应磁场的作用是短暂的，以毫秒为单位。持续数秒至数分钟的 TMS，会导致浅皮质的神经去极化。低频（＜1Hz）重复 TMS 降低皮质兴奋性[70]，高频（5～20Hz）重复 TMS 增加皮质兴奋性[71]。所有重复的 TMS 频率参数都能引起皮质功能的长期塑性变化，据报道这些变化持续数小时到数天[72]。

早期的工作致力于使用功能成像技术来定位 TMS 应用的感兴趣区域，并研究皮质刺激对远处结构的影响。理论上，TMS 应用于可到达的区域，如听觉皮质，将通过直接破坏病理皮质活动或间接通过与耳鸣相关的皮质神经网络来调节耳鸣。然而，最近的成像工作表明，至少在患有非烦躁性耳鸣的人中，连接听觉、视觉、注意力和认知脑区的异常功能连接是没有证据的[73]。

颞顶叶皮质活动与耳鸣的功能相关性首先是通过研究重复性 TMS（rTMS）对幻听的影响而提出的采用双盲交叉设计，3 例精神分裂症和持续性幻听患者使用低频（1Hz）rTMS 到左侧颞顶叶皮质与假刺激相比，所有 3 名受试者在主动治疗后的幻觉严重程度均显著改善。2 名受试者在治疗 2 周后几乎完全停止了幻觉[74]。Meta 分析 RMTS 对精神分裂症患者幻听的影响支持了这些早期结果，并显示出显著的积极作用[75]。

Mennemeier 等[76] 报道了定向 rTMS 对左或右颞半球耳鸣的影响，通过 PET 进行功能成像。用视觉模拟量表测量的耳鸣响度降低了 43%，在标准化问卷中对耳鸣的严重程度评分没有降低。没有证据表明 PET 能有效地指导治疗，也没有发现在刺激一个半球的过程中获得的任何治疗优势。其他的研究没有显示 rTMS 在双盲试验中使用类似参数对主观响度评分或严重程度评分有任何影响[77, 78]。

即使 TMS 能有效逆转神经源性病变，其作用机制仍不清楚。高频 rTMS 可导致慢性神经源性疼痛的长期临床改善，这表明治疗效果可能与皮质兴奋性的降低无关，而是可能通过逆转慢性不适应性可塑性改变[79]。对 39 例慢性耳鸣患者（病程持续 6 个月～25 年）评估不同 rTMS 刺激率对左颞顶皮质的长期影响[80]。受试者被随机分配到 4 个刺激组中的一个（15Hz、10Hz、25Hz 或假刺激组）并在 2 周内进行了 5 次实验。rTMS 组的所有受试者在完成治疗后 4 个月的标准化耳鸣残障量表（THI）问卷上报道耳鸣严重程度显著改善（$P < 0.05$）。无论激活 rTMS 的刺激率如何，耳鸣都有改善。然而，在 10Hz（29%）和 25Hz（35%）的治疗后，与接受在 1Hz（6%）的受试者相比，较大比例的受试者在这个评分数有 80% 或更大的提高，据其他研究报道，耳鸣持续时间与治疗后 4 个月的改善百分比呈负相关。

5. 电刺激

自 19 世纪早期 Volta 电池问世以来，电刺激一直被用来治疗耳鸣[81]。虽然许多研究人员使用直流电来抑制耳鸣，但实际应用受到了直流电慢性刺激引起组织损伤的限制[82, 83]。传递电流的无损方法需要改进非侵入性技术，如经皮神经刺激（TENS），以及使用交流电的外科植入设备，如耳蜗植入和皮质刺激器。

（1）经皮电神经刺激：最初的系统尝试是使用弹力带耳机（Audimax，Allesandria，意大利）来减少耳鸣，这是一种无声装置，但是通过皮肤电流到达乳突。Caffier 等[84] 发现，在 TENS 治疗的 5 例患者中，有 1 例显示完全的耳鸣抑制。在一项更大的双盲交叉研究中，20 名患者首先使用了主动设备，随后使用了一种安慰剂装置，其中内部电路被停用。4名患者（20%）报道安慰剂设施治疗后耳鸣减少，而2名患者（10%）报道活动装置治疗后耳鸣减少。其中1名反应者接受了积极刺激或安慰剂刺激的随机试验的进一步检查，报道称，在积极刺激期间耳鸣中位数减少了70%，在安慰剂刺激期间减少了16%[85]。随后对30名患者进行的单盲交叉研究显示，对刺激有反应的患者比例相近[86]。Levine及其同事[34]对耳鸣患者的特征进行了回顾，发现所有病例中最常见的是耳鸣，并具有躯体调节的特征。

Folmer和Griest[87]前瞻性研究了26例耳鸣患者的疗效，这些患者被确定为躯体调节型。尽管该试验缺乏安慰剂对照，但在这个样本中，从选定的人群中获得了显著的效果，其中23%消除了耳鸣，23%改善了耳鸣。耳鸣类型的进一步分析显示，对TENS治疗反应最灵敏的组是打字机样耳鸣，88%的耳鸣有改善或消除。

(2) 人工耳蜗：在人工耳蜗植入的早期，耳鸣的抑制被认为是人工耳蜗植入的次要效果[88]。虽然在评估和报道耳鸣的方法上存在很大的差异，但大多数研究报道了耳蜗植入术对耳鸣抑制的一致性和临床重大意义的有益影响[74]。有相当比例的患者（38%~85%）报道说，在最初的刺激前，耳蜗电极插入后耳鸣减弱或完全抑制[75]。虽然研究还不广泛，但不同的设备制造商在有效地抑制耳鸣方面似乎没有显著的差异。据报道，耳蜗刺激可以降低植入物对侧和同侧耳的耳鸣强度[75]。这并不矛盾，因为脑干蜗神经核有对侧连接，而且单侧听觉创伤引起耳鸣的动物蜗神经核的双侧自发活动的升高已经被证实[89]。

耳蜗刺激对降低耳鸣响度的效果，随时间而增加。在最初的刺激下，65%的患者耳鸣被抑制，但在2个月后，刺激抑制了93%的患者耳鸣[90]。这些观察结果表明，耳蜗植入物抑制耳鸣的机制可能与听觉剥夺有关的中枢可塑性改变的逆转有关。多种因素可能影响耳蜗植入后耳鸣抑制的疗效，这些包括耳鸣的病因、持续时间、听力损失程度以及刺激策略。耳蜗植入患者的耳鸣机制有待进一步研究，然而，很少有研究系统地研究这些因素的影响。

6. 耳鸣的药物治疗

据古籍记载（公元前2660—前2160年）表明，耳鸣的医学治疗可以追溯到埃及[91]。古人们会在嗡嗡响的耳道内注入油、乳香、树液、草本植物和土壤。Mesopotamian的著作对耳鸣的心理问题进行了记述，可能是最早认识到应激和情感因素是耳鸣功能障碍的重要并发症。

直到最近，大多数耳鸣的药理学干预是凭经验确定的。经验和偶然观察耳鸣缓解是创新的主要来源。近50年来，耳鸣的药物治疗越来越理性。麻醉药（利多卡因、妥卡尼、美西律），抗惊厥药（卡马西平、加巴喷丁），镇静药（地西泮、氯硝西泮、奥沙西泮）已被应用于耳鸣治疗。它们都具有促进神经抑制的作用。抗抑郁药如曲美丙嗪、去甲替林、阿米替林和选择性5-羟色胺再摄取抑制药（SSRIs）已被用于改善与耳鸣相关的共患情绪障碍的能力。考虑到只有良好的对照试验，到目前为止所有的药物都得到的结果均为好坏参半。

耳鸣是由于失去抑制后中枢神经活动增加而产生的假说可以用来指导药物干预，并得到动物模型的支持[92-94]，它包括利多卡因、卡马西平、阿普唑仑和加巴喷丁在内的许多药物干预提供了一个合理的基础。尽管针对耳鸣药物试验的增加，使用单一药物治疗异质性大样本的受试者，在大多数情况下都是失败的。有几个原因，不是相互排斥的，可以解释这种不成功的原因。大多数耳鸣临床试验随机选择参与者，并分配给治疗组。然而，越来越多的证据表明，耳鸣是一种异质性疾病[34,95,96]，其病理特征也各不相同。当使用随机确定的异质性样本组时，用单一作用机制检测药物不太可能成功。由于同样的原因，使用小剂量范围的试验也可能失败。

参与研究的受试者具有单一的耳鸣病因更有可能发现成功的治疗方法。一项检测研究发现，加巴喷丁对两种特定患者亚群的影响，取得了阳性的结果[97]。这项研究是用来测试创伤导致的听力损失抑制听觉通路中抑制性神经递质γ-氨基丁酸（GABA）介导的抑制丧失的假设。动物实验表明加巴喷丁（GABA类似物）可以有效降低大鼠耳鸣的响度[93]。这项研究使用了非常宽的剂量范围，并对一组患者进行了客观和历史创伤性声音暴露，另一组没有这些证据。加巴喷丁被发现，每日剂量为1800～2400mg能显著减少创伤组的耳鸣。与此相反，在随机选择的患者组中，仅研究单一剂量的效果的后续临床试验没有获得显著的效果[98]。由于使用单一剂量水平，治疗组包括各种耳鸣病因，因此很可能错过治疗效果。具有特定作用机制的药物不太可能对具有这种异质性的所有受试者都有效。分层研究设计中，耳鸣类型、病因和听力特征的分离，在鉴别有效的药物治疗方面应该更加成功。

使用最广泛的治疗耳鸣的药物是抗抑郁药物。尝试用抗抑郁药物治疗耳鸣是可取的，有两个原因：首先，严重耳鸣与情绪障碍之间的联系是公认的；其次，许多抗抑郁药物作用的药理机制涉及位于听觉通路的受体和神经递质[99]。虽然GABA缺乏可能导致耳鸣，但其他神经递质系统在触发或维持耳鸣方面的作用目前尚不清楚[97,100-102]。血清素被认为是感觉系统、学习和记忆的调制器。除了乙酰胆碱，5-羟色胺还会影响听觉皮质的行为调节和相关的可塑性变化。这两种神经递质在与耳鸣引起的痛苦感受中，可能都很重要。

在一组伴有抑郁或焦虑障碍的耳鸣患者中，用舍曲林（一种SSRI）治疗可以改善耳鸣的响度（$P=0.014$）和严重程度（$P=0.024$）[103]。尽管有这些积极的证据，但尚不清楚SSRI治疗是否通过减轻情绪障碍直接或间接改善耳鸣。SSRI的帕罗西汀在一组没有共患情绪或焦虑障碍的患者中，相对于安慰剂对照组没有改善任何形式测量的耳鸣[104]。

（三）耳鸣的临床评价

对耳鸣患者的临床治疗应首先进行全面的医学评估，然后进行完整的头颈部检查。评估的目的包括对耳鸣的描述性特征（心理声学特性、对日常生活的影响、反应性成分），病因的确定，以及识别使耳鸣加剧、改善或触发耳鸣的因素。至少，检查结果可以让患者了解耳鸣，而患者教育是临床过程中一个强有力的治疗组成部分，不应被低估。彻底的检查也有助于制定有针对性的个性化治疗计划。

耳鸣可以用其心理声学特性和对耳鸣的情感或反应来描述。情感或反应性的成分包括抑郁、睡眠中断、注意力不集中、悲伤、焦虑和恐惧的共病问题。耳鸣反应成分具有高度的个体性，是导致耳鸣功能障碍的重要因素。对这两种成分的仔细评估对于临床医生充分认识耳鸣对个人的影响和制定一个有针对性的治疗计划很重要。

耳鸣的定性特征可以通过标准化问卷和心理物理测量进行评估。相关信息包括定位（左、右、头内、头外），稳定性（情景性、波动、恒定、脉动），音高、响度和音质（音调、嘶嘶声、嗡嗡声、咔嗒声、铃声）。这些信息在确定病因方面很有用：脉动性耳鸣可能暗示血管来源，而波动性耳鸣可能与特定的诱因有关，如食物、疾病、压力或听觉创伤。偶发性耳鸣可能与不稳定的听力阈值有关，这些阈值来源于耳蜗功能障碍，如水肿或淋巴管周围瘘管。敲击或敲击耳鸣可能是由于机械性疾病，影响中耳肌肉（镫骨或张性鼓膜痉挛）或听觉神经（血管环或脱髓鞘）。确定耳鸣的特定特征，如这些是非常有用的，可以导致指导疗程的治疗。

1. 标准化结果的测量

大量的标准化问卷可用于测量耳鸣严重程度和感知残疾。标准化评估有助于记录临床结果并报道临床试验结果。标准化的措施对于确定耳鸣的主观影响也至关重要。最后，标准化的调查问卷有助于根据患者耳鸣的严重程度和影响对患者进行分层，这有助于识别特定的问题，并有助于将患者的护理从最低限度的咨询分类到集中康复服务。

THI是一种广泛使用的自我评估工具[105]，该问卷包含25个条目，具有良好的结构效度、较强的内部一致性和较好的测试重测信度。问卷测试包含一个总分和三个分量表分数；这些子量表包括精神（如难以集中注意力）、社会、职业和身体（如难以入睡）的功能限制，对耳鸣的情绪反应（如愤怒、抑郁、焦虑），以及对耳鸣的灾难性反应（如绝望、失去控制、无法应对）。除了良好的内部一致性和重测信度外，THI 与 27 个条目耳鸣障碍问卷和 52 个条目耳鸣问卷具有较高的聚合效度[106]。THI 的 95% 置信区间为 20 分，这表明 20 分或更大的分数差异代表统计学和临床意义上的显著变化。

2. 耳鸣并发症

严重的、使人衰弱的耳鸣经常与抑郁、焦虑和其他情绪障碍有关[79, 107]。共病性情绪障碍并不是耳鸣患者所特有的，并已被证明与许多慢性疾病相伴[83, 108]。人们普遍认为，同时存在的情绪障碍会阻碍改善，并干扰慢性疼痛和耳鸣等疾病的治疗。耳鸣患者并发症的识别和治疗是临床评价的重要方面。在门诊中，有几种工具可以用来筛选情绪障碍，如 Beck 抑郁量表和 Hamilton 焦虑量表。一个重要的辅助治疗是通过行为矫正和认知疗法来教授应对技巧[84]。

3. 耳鸣，失眠

患者通常报道耳鸣干扰他们入睡的能力，睡眠中断是成年人和儿童的一个显著的共病状态[85, 86]。耳鸣的响度和严重程度与睡眠中断程度之间的相关性已被证实[87, 109]。可能存在一个正反馈回路，其中耳鸣导致睡眠不足，而睡眠不足加剧了躯体疾病，耳鸣就是其中之一。睡眠缺失加剧的抑郁和焦虑可能与耳鸣和低质量睡眠的循环产生显著的相互作用并加剧。应对能力也可能因睡眠不足或缺乏恢复性睡眠而恶化。睡眠困难包括睡眠不足、睡眠质量差和睡眠不恢复。与对照组相比，慢性耳鸣的受试者在第 3 和第 4 阶段睡眠时间显著减少，反映出睡眠结构的改变[110]。睡眠障碍的心理和行为管理是慢性失眠的有效治疗方式，可为耳鸣和伴随的睡眠紊乱患者提供益处[111]。

像褪黑激素这样的药物，辅助治疗睡眠可以降低耳鸣的严重程度，尤其是在有明显睡眠障碍的患者身上[91, 92]。床边声音发生器也被证明能显著改善睡眠质量，减轻耳鸣的痛苦。最常选择的声音常因为他们所感知的积极情绪效应[41]。

二、听觉过敏

听觉过敏被定义为噪声不耐受，由普通声音引起的烦恼，以及对阈上声音的异常不适[93]。这些定义将许多人认为的听觉过敏视为一种中心现象，随着刺激水平的增加，感知响度的快速增长与耳蜗听力丧失和外毛细胞功能障碍的增加密切相关。听觉过敏常与耳鸣有关，但也可以无耳鸣或任何相关的听力损失。伴有急性面神经麻痹的镫骨反射丧失后[94]，并与偏头痛、Lyme 病[95]、苯二氮䓬类药物戒断[96, 97]，或作为综合征的一部分等一般情况有关[98]。耳鸣和听觉过敏患者的响度不适程度往往低于 SNHL 相似水平的患者，这再次说明这些现象与正常的恢复有明显的不同[99]。

Andersson 等[100]对瑞典成年人口进行了两项调查，评估了听觉过敏在普通人群中的患病率，调查的患病率为 5.9%（邮件调查）和 7.7%（互联网调查）。报道听力损害的参与者被排除在患病率计算之外，这使得纳入耳蜗损害患者的人数减少，并且减少了样本的动态范围。其他关于听觉过敏的调查报道显示，在一般人群中患病率更高（22%）[101]。耳鸣人群中听觉过敏的流行情况尚不清楚，尽管估计范围为 40%~80%，但还没有进行系统的调查以进行准确的估计[102, 103]。在一般人群和耳鸣人群中，不同的患病率估计值可能反映了所采用的操作定义。

对听觉过敏患者的响度、不适或声音不耐受进行客观测试，以评估招募情况[104, 112]。在测量响度不适程度的技术上存在着一些变化，但尚未达成一致或标准化。此外，受试者间和受试者内的可变性[113]、测试重测信度[114]、操作者依赖以及测试刺激物的效度等问题，都限制了将响度不耐受措施应用于听觉过敏患者的效用。

很少有经过验证的、完善的自我报道问卷专门评估听觉过敏。Dauman 和 Bouscau-Faure[103] 开发了一种量表来评估耳鸣患者的听觉过敏症状，该量表被称为耳鸣多重活动量表。该量表使用结构化访谈来评估不同身体和社交活动中声音暴露的烦恼。他们报道说，在 249 名临床患者中，有 197 人（79%）接受了该量表的检测，42% 的患者报道严重听觉过敏引起的烦恼。听觉过敏的严重程度，如听觉过敏的多重活动量表和听力阈值偏移，两者之间没有相关性，再次表明听觉过敏是一种有别于响度重振的现象。听觉过敏问卷是一个包含 14 个条目的工具，其中使用四种可选择的 Likert 量表评估听觉过敏[115]。

过度敏感对声音感知的影响可以是避免社交场合，比如音乐会和餐馆，也可以是特定的声音厌恶；吸尘器、交通堵塞、敲击盘子、孩子玩耍等。在极端情况下，严重过敏的患者在控制声暴露的过程中变得足不出户，并且他们长期佩戴耳塞和耳罩。在所有的声音敏感的情况下，重要的是处理响度不适的生理成分，减少动态范围，以及恐惧、焦虑、社会退缩和适应不良的心理因素。对声音敏感性的认知影响主要表现在对焦虑的高度相关性[116]。一项对 62 名瑞典患者的调查显示，近一半的患者同时患有精神障碍，主要是焦虑相关的人格特征[117]。

声音疗法治疗听觉过敏的疗效好坏参半。Dauman 和 Bouscau-Faure[103] 报道说，在治疗后 3 个时间点评估的 32 例患者中，TRT 在改善听觉过敏（63%）比耳鸣（47%）更有效。他们报道说，在接受 TRT 治疗的患者中，有相当比例的患者仍然存在听觉过敏的问题。Gold 等[118]报道了一项回顾性研究，目的是研究 TRT 对声音耐受性较低的患者的影响。听觉过敏被定义为 1kHz、2kHz、4kHz 和 8kHz 平均响度不适阈低于 100dB，以及患者接触声音后报告身体不适。在 9 个月的治疗后，两组患者的听力阈值没有变化，然而，平均响度不适程度提高了 12.48dB，动态范围显著增加了 11.32dB。此外，由于对声音的耐受力改善，患者躲避社交活动的情况有所减少。

推荐阅读

Aydemir G, Tezer MS, Borman P, et al: Treatment of tinnitus with transcutaneous electrical nerve stimulation improves patients' quality of life. *J Laryngol Otol* 120: 442–445, 2006.

Bauer CA, Brozoski TJ: Effect of gabapentin on the sensation and impact of tinnitus. *Laryngoscope* 116: 675–681, 2006.

Bauer CA, Brozoski TJ, Myers K: Primary afferent dendrite degeneration as a cause of tinnitus. *J Neurosci Res* 85: 1489–1498, 2007.

Bauer CA, Brozoski TJ, Myers KS: Acoustic injury and TRPV1 expression in the cochlear spiral ganglion. *Int Tinnitus J* 13: 21–28, 2007.

Davis PB, Paki B, Hanley PJ: Neuromonics tinnitus treatment: third clinical trial. *Ear Hear* 28: 242–259, 2007.

Folmer RL, Griest SE: Tinnitus and insomnia. *Am J Otolaryngol* 21: 287–293, 2000.

Hebert S, Carrier J: Sleep complaints in elderly tinnitus patients: a controlled study. *Ear Hear* 28: 649–655, 2007.

Herraiz C, Toledano A, Diges I: Trans-electrical nerve stimulation (TENS) for somatic tinnitus. *Prog Brain Res* 166: 389–553, 2007.

Jakes SC, Hallam RS, Rachman S, et al: The effects of reassurance, relaxation training and distraction on chronic tinnitus sufferers. *Behav Res Ther* 24: 497–507, 1986.

Kirsch CA, Blanchard EB, Parnes SM: Psychological characteristics of individuals high and low in their ability to cope with tinnitus. *Psychosom Med* 51: 209–217, 1989.

Levine RA: Typewriter tinnitus: a carbamazepine-responsive syndrome related to auditory nerve vascular compression. *ORL J Otorhinolaryngol Relat Spec* 68: 43–46, 2006.

Lockwood AH, Salvi RJ, Coad ML, et al: The functional neuroanatomy of tinnitus: evidence for limbic system links and neural plasticity. *Neurology* 50: 114–120, 1998.

Mardini MK: Ear-clicking "tinnitus" responding to carbamazepine. *N Engl J Med* 317: 1542, 1987.

Martinez Devesa P, Waddell A, Perera R, et al: Cognitive behavioural therapy for tinnitus. *Cochrane Database Syst Rev* (1) CD005233, 2007.

Norena AJ, Eggermont JJ: Enriched acoustic environment after noise trauma reduces hearing loss and prevents cortical map reorganization. *J Neurosci* 25: 699–705, 2005.

Robinson SK, Viirre ES, Bailey KA, et al: Randomized placebo-controlled trial of a selective serotonin reuptake inhibitor in the treatment of nondepressed tinnitus subjects. *Psychosom Med* 67: 981–988, 2005.

Rosenberg SI, Silverstein H, Rowan PT, et al: Effect of melatonin on tinnitus. *Laryngoscope* 108: 305–310, 1998.

Rubinstein B, Axelsson A, Carlsson GE: Prevalence of signs and symptoms of craniomandibular disorders in tinnitus patients. *J Craniomandib Disord* 4: 186–192, 1990.

Shulman A, Goldstein B: Pharmacotherapy for severe, disabling, subjective, idiopathic tinnitus: 2005-2006. *Int Tinnitus J* 12: 161–171, 2006.

Trotter MI, Donaldson I: Hearing aids and tinnitus therapy: a 25 year experience. *J Laryngol Otol* 122: 1052–1056, 2008.

Tyler RS, ed. *Tinnitus treatment: clinical protocols,* New York, 2006, Thieme Medical Publishers.

Zoger S, Svedlund J, Holgers KM: The effects of sertraline on severe tinnitus suffering—a randomized, double-blind, placebo-controlled study. *J Clin Psychopharmacol* 26: 32–39, 2006.

第 25 章 噪声性聋
Noise-Induced Hearing Loss

Brenda L. Lonsbury-Martin Glen K. Martin 著
王英俊 译

要点

1. 噪声性聋（NIHL）是仅次于老年性聋的最常见听力损伤。
2. 短暂暴露于噪声中引起的噪声性聋通常可逆，比如常见的夜间暴露于娱乐场所噪声中引起的听力下降。
3. 永久性噪声性聋通常因为暴露于巨大噪声内，或者慢性长期暴露于噪声的工作环境中引起的听觉损伤。
4. 在青少年人群中常见的进行性高频听力损失，可能与长期持续暴露于娱乐设备有关，比如使用耳麦听歌。
5. 噪声性聋受环境和遗传多重交互作用。
6. 噪声性聋的产生不仅仅与耳蜗损伤有关，还可能损伤到上游的听觉传导通路。
7. 与遗传相关的研究认为，主要与氧化应激相关，影响了个体对噪声性聋的易感性。
8. 目前研究在噪声暴露前及暴露后，针对性给予特定的抗氧化制剂和膳食补充剂疗效肯定，为不久将来药物治疗噪声性聋提供了新思路。
9. 噪声性聋是可以防控的疾病，耳鼻喉科医生在教育患者如何避免噪声暴露，对保护听力避免损伤至关重要。

暴露于噪声中是造成永久性听力损失的常见原因之一，全世界亿万计人群患噪声性聋，因与社会隔绝及持续不断的耳鸣，可能直接导致生活质量下降，以及与家人、同事和朋友的沟通障碍。仅就美国而言，约有 3000 万工人暴露于对听力有害的噪声工作环境中。因此产生的花费也是巨大的，每年约有 2.5 亿美元用于支付因噪声性聋产生的残疾赔偿和提前退休造成的费用[1]。此外，支付兵役相关的职业性听力损失造成的残疾赔偿，更是一笔巨大的开支。2009 年度财政汇报中，政府问责办公室向国会报道，接受残障补贴的退伍军人中，最常见的残疾是与听力损害相关的，每年因此需要支付的费用超过 11 亿美金[2]。

本章中，我们从科研和实践两个方面来讨论及分析过度噪声对于噪声性聋的影响，尽管对于噪声性聋的研究，可追溯至 20 世纪，然而只是在过去的数十年中，人们才更好地理解人耳对于损伤性噪声的反应，以及环境和遗传因素对噪声性聋的作用。因此基于对噪声性聋研究的进展，未来数年，在诊断和治疗噪声性聋方面会有突破。

一、噪声测量

"噪声"一词，通常用来表示不受欢迎的声音，但在临床和科研领域，这个术语指的是对听力有潜在损伤的高强度声音。环境噪声模式依据时间可分为连续性、波动性、间歇性以及不规则性[3]。持续性噪声，或者稳态噪声声强相对稳定，而波动噪声表现为声强随着时间变化而波动，间歇性噪声在一定期间内有中断；脉冲噪声是非连续的，由持续时间短和幅度大的不规则脉冲或噪声尖峰组成，通常见于爆炸或金属撞击。噪声的量通常用声压级来衡量，声级计（常见的噪声测量仪器）为单位使用称为 a 刻度的频率加权公式来测量，单位为分贝，记作 dB。而 dBA 尺度的度量基本上模仿了人耳的阈值灵敏度曲线，因此低频和高频成分在听力损伤上的危害较少被强调。标准声级计具有自动测量噪声幅度的电子网络，为了测量脉冲或冲击噪声，需要一个更复杂的峰值读数声级计，它能够精确地测量瞬时启动时的声音强度。

个人噪声剂量计通常用于测量工作场所的噪声暴露。这种仪器可以读出噪声剂量以及每个工人在特定具体环境中所经历暴露噪声的百分比，剂量计可以计算声压随时间变化的函数曲线，并且计算出日工作 8h 内，每日处于容许噪声水平即噪声 < 90dBA 以下的噪声暴露剂量。最近，个人噪声测量计因其便携、简便和经济性，在保护听力方面的应用也越来越广泛。这种仪器可以持续 16h 直观显示噪声的水平，同时对超剂量噪声可提前进行预警从而保护听力。对于一些特殊噪声，比如电动装修工具、音乐会、体育赛事等可以使用测量计测试约 2min，继而推算出每小时暴露水平是否超剂量。因此通过将这种与健康相关的有价值的信息放在消费者手中，这种易用、廉价（< 100 美元）的剂量计的广泛推广，可以有效用于预防噪声性聋。

二、听力损失的性质

根据噪声暴露的不同程度，无论是永久性还是暂时性听力损失，均会影响听觉末梢感受器。可逆性损失，通常称为暂时性阈值偏移（TTS），通常是由暴露于中等强度的声音引起的，如处于音乐会现场或者使用一定功率的噪声工具环境中可能遇到的情况。暂时性阈值偏移可以导致听力阈值增高，尤其是 3~6kHz 频率的阈值。而暂时性阈值偏移同时伴随的症状包括耳鸣、响度重振、听声回音。暂时阈移恢复时长取决于噪声暴露时间的长短，有可能是数分钟、数小时或者数天。

在噪声暴露后，如果发生暂时性阈值偏移尚未康复，继续暴露于噪声环境中，则可能会发生永久性阈值偏移（PTS）。在永久性阈值偏移中，听阈提高是不可逆的，因为耳蜗的关键结构会发生持续损伤。噪声暴露引起的 TTS 和 PTS 分期之间的确切关系尚不清楚。尽管认为 TTS 的重复发作最终会导致 PTS 似乎是合乎逻辑的，但实验证据表明，暂时性与永久性噪声性聋发展的基本过程是无关的。Nordmann 等[4] 使用生存固定方法显示，TTS 和 PTS 对灰鼠耳蜗噪声损害的病理组织学表现是不同的。具体而言，TTS 在噪声暴露频率区域支持细胞胞体会发生形态上的弯曲。PTS 形态学异常是毛细胞的局部丢失和相应的神经纤维末梢的完全变性。因为 PTS 往往是从最初仅产生 TTS，最终从重复暴露进一步发展变化而来，所以很可能与 TTS 产生外毛细胞（OHC）敏感性的细微变化相关，而这些依靠传统光学显微镜无法检测出来。

传统上，由声学过度刺激引起的 PTS 已被分为两个不同的类别。一种称为声创伤，是由一个单一的短暂暴露于非常强烈的声音（如爆炸）引起的，它导致突然的，通常是伴有疼痛的听力丧失。另一种类型的听力损失通常被称为噪声性聋（NIHL），往往是长期暴露于较低强度的声音的结果。大量的关于解剖过程的了解，这些过程是基于声创伤的症状和恢复，而不是噪声性聋。因此，有充分的证据表明，一次暴露在严重的噪声下，会引起气压的剧烈变化，这就会直接对周围听觉器官的脆弱组织造成机械损伤，这些器官包括中耳（鼓膜、听骨）和内耳（Corti 器）。与此相反，经常暴露于不那么强烈但仍有噪声的声音

第五篇 内 耳

中，包括对耳蜗结构的潜在破坏，最终不可避免地导致听力阈值升高，以及其他常见的听力损伤伴随症状。

声创伤以前是一种相对罕见的事件，通常与工业环境中的意外爆炸有关。然而，在最近的武装冲突中，受到路边自制炸弹或简易爆炸装置爆炸波及的男性及女性军人，当他们返回故土时可能存在耳鸣和严重的永久性听力损失[5]。在爆炸相关并发症中，轻度创伤性脑损伤与中央听觉处理有关[6]。因此，总的来说，听觉创伤是一个日益严重的听力问题，至少在作战部队中是如此。由于许多退伍军人会在医疗机构接受治疗，致耳鼻喉科医生可能会看到越来越多的声音创伤病例。

不可逆噪声性聋是一种特殊的病理状态，表现出一系列公认的症状和客观表现[7]。噪声性聋包括①永久性的感音神经性听力损失，主要损害耳蜗毛细胞，尤其是OHCs；②长期暴露于危险噪声水平（即＞85dBA，8h/d），造成听力损失程度与模式足以与听力学检测结果吻合；③在暴露前5～10年逐渐丧失听力；④听力损失，初起涉及较高的频率，从3～8kHz，而不影响2kHz或以下的频率；⑤言语识别率与听力损失一致；⑥在噪声暴露结束后，听力损失稳定。

噪声性聋患者通常因其在听力和理解普通语言方面有困难会向医生咨询，这种情况在有背景噪声时尤其突出。根据噪声损伤的时间和频率分布以及听力损失的程度，可以在患者的纯音听阈图形中发现许多变化。最常见的早期噪声性聋听力损伤模式如图 25-1A 所示。损伤的起始区域涉及敏感频率范围，主要是位于3～6kHz，而相应的听力损失通常被形象地描述为"4kHz 切迹"。这种听力损失模式很少在2kHz及以下。图 25-1A 的听力图结果也显示了噪声性聋属于感音神经性聋，其骨导阈值与气导的阈值基本相同。噪声引起的双耳阈值变化是对称的，特别是对那些在嘈杂工业环境中工作的人来说，因为在这些环境中噪声是"环绕"存在的。

通常，其他形式的有害声音，如与运动射击相关的枪声，会引起与图 25-1B 所示类似的不对称听力损失模式。图示射击手右耳朝向噪声来源，因此听力损失在双耳听力差15～30dB或更高，右耳重于左耳，因为其缺少保护性头影效应。

习惯性暴露于中等强度噪声引起的听力损失通常包括两个阶段。最初，中到高频率表现出由此产生的听力损失。随着暴露于噪声的时间延长，听力损失加重，并开始影响相邻的较高和较低的频率。在对职业噪声性聋的一项经典横断面

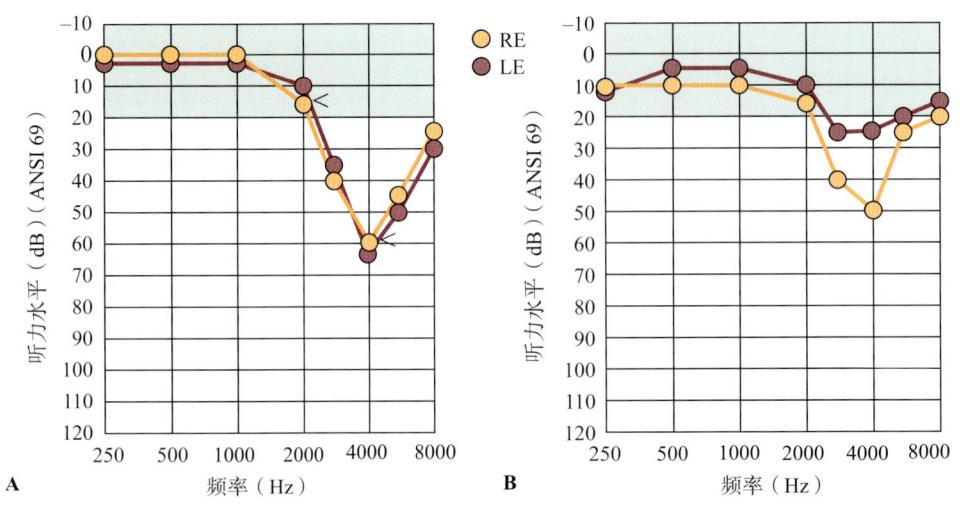

▲ 图 25-1 在噪声引起听力损失的初期阶段患者听力水平

A. 一名44岁的工厂工人对称的"4kHz 切迹"听力曲线模型。骨导阈值与气导阈值相似；B. 一名45岁射击手的不对称听力曲线模型。对于这名左撇子来说，右耳（黄圈）比左耳（红圈）听力损伤更重，因为存在保护性头影效应。根据美国国家标准协会标准，阴影部分代表正常听力个体的气导阈值。箭头．右耳无遮蔽

第 25 章 噪声性聋

研究中，Taylor 等[8]提示由于工人习惯性地暴露在铸造厂使用常用的锻造工具产生的强烈噪声中而逐渐失去听觉敏感度。如图 25-2 所示的两种不同类型的锻压工具压力机和液压锤，显示宽频带噪声及暴露时长的增加，对听力损失幅度的渐进效应。对于压力机和液压锤设备的操作员（图 25-2B 和 C），噪声暴露开始的 1～2 年，可出现在 10～20dB 的阈值偏移，在第 3 年的噪声暴露之后，从 3～6kHz 增加到 20dB 以上的阈值损伤，经过 8 年噪声暴露，40dB 或更高的阈值变化显而易见。

通过对图 25-2B 和 C 的噪声性聋听力曲线的详细比较可以发现，随着暴露时间延长，高频率的听力损失会进一步恶化，并累及至低频率。此外，在平均暴露时间少于 10 年的情况下，分别暴露于平均 108dB SPL 和 99dB SPL 的压力机和锤子操作员的听力水平也同样恶化。对于 10 年或更长时间的长期暴露，Taylor 等[8]的研究结果表明，由锤击引起的撞击噪声所导致的听力损失要比来自于更连续的压力机设备噪声所造成的听力损失要大。最后，图 25-2B 和 C 中清晰地记录了噪声性聋的一个典型特征，即使在连续的噪声暴露超过 30 年之后，听力水平也很少有超过 70～90dB 的听力损失。

耳蜗损伤

解剖显示损伤的主要部位位于听觉系统末端器官的感受器水平。噪声损害了 Corti 器的内毛细胞（IHC）和外毛细胞（OHC），尤其是外毛细胞在最初阶段受到的影响最大。在涉及非常强烈的声刺激的情况下，支持细胞也可以直接受到影响。根据暴露的物理属性，如时变特征或强度、频率、光谱含量、持续时间或规律，可导致毛细胞受损，损害范围可能从仅是特异性超微结构的改变（如构成纤毛束的单个纤毛融合或弯曲）到完全破坏。当退化过程或耳蜗结构改变达到显著水平时，就可以检测到相关的听力下降。

Johnsson 和 Hawkins[9]是最早描述长期暴露于不同类型的噪声中人耳蜗损伤典型模式的研究者之一。图 25-3A 中的耳蜗组织的显微照片描述了一个长期接触工业噪声者，发生噪声性聋的一些常见组织病理结果。作者报道说，这位 50 岁的患者在一家汽车车身冲压厂断断续续地工作了 5～6 年，而且他使用枪械的历史很长。在基底部末端（在向右开卷之后）从看上去正常的 Corti 器，其密集的神经纤维网络，完全没有毛细胞和相应的神经纤维。图 25-3B，通过描述剩余的毛细胞数量，以百分比的形式，以平均 1mm 的切片，重

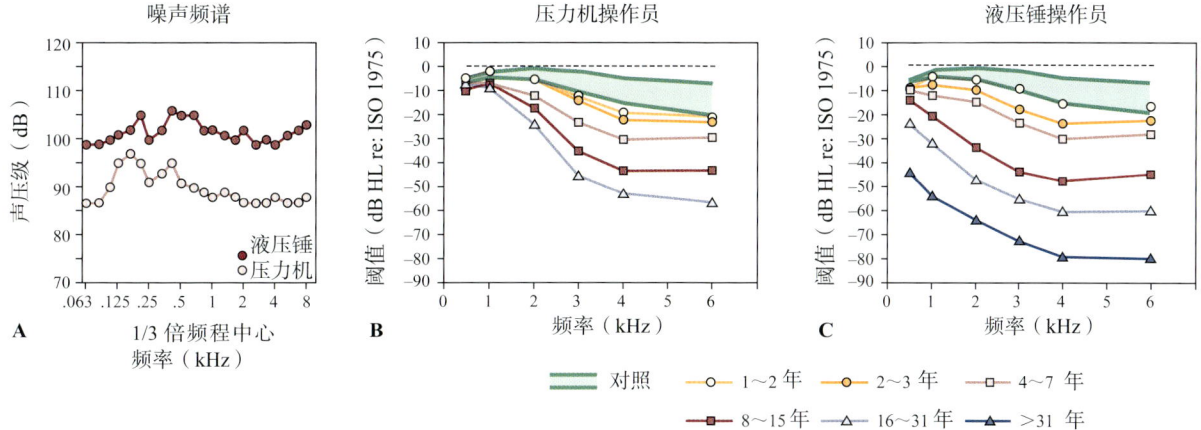

▲ 图 25-2 噪声性聋听力测量模式的发展，与多年接触恒定职业噪声的关系

A. 由液压锤（红圈）和压力机（黄圈）设备产生的噪声频谱，最大能量集中在 0.2～1kHz 和 0.125～0.5kHz 区域。由此产生的听力损失显示在 B 图（压力机）和 C 图（液压锤）上。噪声性聋发生在暴露噪声的峰值能量以上的频率。符号代表实验对象根据噪声暴露年限听力水平。阴影区指示年龄在相同年龄（即 23—54 岁）非噪声环境中对照组的听力水平（改编自 Taylor W, Lempert B, Pelmear P, Hemstock I, Kershaw J. Noise levels and hearing thresholds in the drop-forging industry. *J Acoust Soc Am* 1984;76:807-819.）

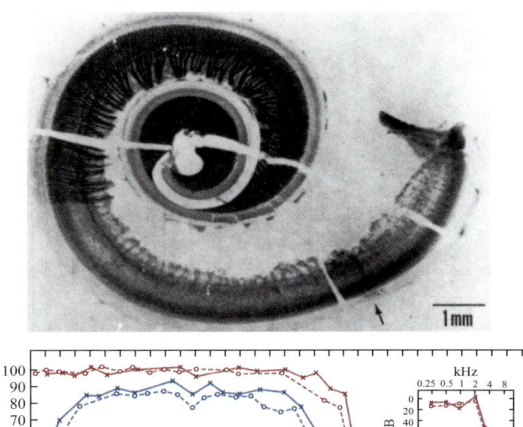
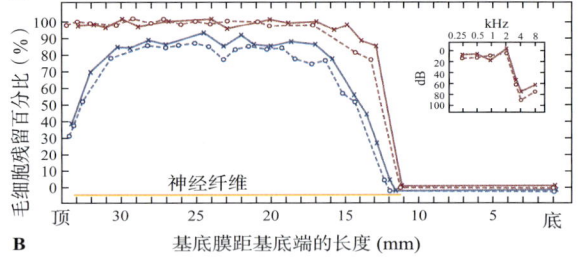

▲ 图 25-3　A. 一名 50 岁男子的左耳蜗软组织表面 Corti 器低功率显微照片显示，基底部突然变性。一小块 Corti 器（箭）在基底部附近。B. 改良的双耳细胞学图，加上一年前测量的听诊图，显示神经纤维变性和一种清晰的毛细胞变性模式，表现为每毫米基端基底膜长度的百分比。注意相应的听神经变性、高频损失相对的对称性。单独的曲线代表了内毛细胞（实线）和外毛细胞（虚线）平均分布在三排左右耳毛细胞左（X）右（O）耳。沿横坐标上的黄色水平线表示骨螺旋层中存在神经纤维

改编自 Johnsson LG, Hawkins JE. Degeneration patterns in human ears exposed to noise. *Ann OtolRhinol Laryngol* 1976;85:725-739.

建耳蜗的病理组织学特征做出细胞耳蜗图。在这种情况下，暴露于职业噪声个体中典型的发现是，两耳观察到几乎对称的听力减退模式。在右上方插图显示患者去世前 1 年的听力图，这显示了功能性损伤的严重程度，显示了高于 2kHz 频率的听力损失。

通过其他实验室对人类颞部骨骼标本的检查[10]，获得了如图 25-2 所描述的流行病学数据支持的噪声损伤进展模型。首先，一小部分毛细胞和神经纤维变性出现在与 4kHz 切迹对应的耳蜗区。通常，这些病变逐渐向基底方向延伸（即向耳蜗的高频范围），涉及大部分的 Corti 器。最后，随着噪声的暴露持续多年，耳蜗基底部剩余的感觉和神经元件被破坏，导致中高频率听力的突然丧失，如图 25-3B 所示的临床听力图。

三、噪声性聋的研究

多方面原因导致，人们对过度声音刺激影响听力的研究由来已久。首先，实验策略是将动物暴露在噪声中，并检查它们的内耳，以确定产生的声损伤的位置。特别是，由于使用了强音作为损害因素，将基底膜受损的频率和其距离基底膜的物理距离联系起来，这为理解耳蜗的音质性和这些频率在基底膜的投影提供了初步的基础[11]。此外，噪声损伤策略有助于我们理解内外毛细胞的功能，通过区分它们在腹侧和背侧蜗神经核中央末端的差异[12]。

虽然作为一种分析策略很有用，但现代噪声对听力影响的兴趣背后的主要动力，来自于对理解暴露在嘈杂声中导致听觉损伤的基本过程的渴望。获得对构成噪声性聋的基本生理过程的好处，在于能够预防或至少预测个体对永久性阈值偏移的敏感性，甚至可能启动受损或丢失的关键细胞成分的再生，最终使听力恢复。

关于噪声对听觉和耳部解剖结构影响的研究文献很多。70 多年前进行的早期实验是基于将各种动物模型暴露在强烈噪声下的简单解剖研究，然后在细胞水平上对由此产生的组织病理学进行概述。在动物模型中，更多的现代噪声研究试图在噪声引起的形态学损伤和不能检测声音信号之间建立一种结构/功能关系。

在与此相关的大量文献中，发现关于缺失的毛细胞与相应的听觉敏感性关系的实验，有很大的差异。这些对比发现，造成的混乱与许多混淆的变量有关，这些变量包括对问题的不良分析（如不同的持续时间或恢复间隔、暴露频率或带宽），缺乏对应用功能方法的局限性理解，如听觉诱发电位或心理声学听觉测试和解剖技术，以及使用未知年龄和未知历史的动物，包括先前接触过强烈声音和（或）耳毒性药物的动物。此外，这些完全不同的研究通常会让受测动物暴露在超过 100dB 的噪声中，试图在一个相对较短的研究间隔内，模拟人类多年来因间歇性暴露于低得多的噪声而产生的损伤模式。因此，尽管早期噪声研究表明，动物接触极端声音的时间越长，由此造

成耳蜗损伤就越大，但它们对我们了解在嘈杂工作环境中长时间工作的人，噪声性聋是如何发展的几乎没有任何贡献。

相比之下，过去几十年进行的研究使用了更现实的实验方案，其中包括强度和持续时间的间歇性暴露刺激，旨在接近职业噪声对工作寿命的影响。此外，一般来说，最近的研究是在一个研究计划中依次进行的，以便对某一特定的效果有彻底的了解。

噪声损伤的解剖机制

实验研究使人们对噪声性聋的一些主要特征有了更多的了解。人们普遍认为，噪声性聋听力图中4kHz切迹起源与外耳道部听觉的谐振器功能有关[13]，而不是与耳蜗不可确定的先天属性有关，例如对Corti器区域的血管供应减少[14]。然而，人们主要的研究兴趣一直是感觉细胞退化或受损后的基本机制。已经提出了许多机制[15]，包括由基底膜剧烈运动引起的机械损伤、激活细胞的代谢衰竭、活动性血管狭窄引起的缺血，以及由于感觉和支持细胞组织中微小损伤导致耳蜗正常化学梯度中断引起的离子中毒。

尽管多年的实验研究尚未对损伤机制有一个全面的了解，但目前最令人信服的形态学证据支持力学化学理论的结合。首先，在超微结构水平上，很可能以缩短或断裂纤毛改变的形式参与了导致TTS的初始病理过程，如果这种损伤未修复，PTS随之出现[16-18]。更近期的研究结果显示发状纤维束，能够在24～48h内从上到下重建它们的超微结构，这取决于它们的长度[19,20]。如果损坏非常严重，那么它会随着暴露的继续而破坏这种自修复机制，离散但直接的机械破坏很可能导致内淋巴液和外淋巴液通过耳蜗导管结构框架中的微骨折产生毒性混合[21]，从而导致一系列继发性影响，包括毛细胞和相应的神经纤维损失。根据形态学标准，噪声损伤的耳蜗中有时会出现细胞胀亡或凋亡的毛细胞丢失。然而，一个新定义的第三个死亡途径与缺乏基底膜侧壁，以完整的OHC形状排列的细胞碎片和缺乏细胞核核质，这些均更常见于噪声受损的外毛细胞中[22]。

四、噪声性聋细胞和分子机制的新认识

人们早就知道，噪声性聋与耳蜗损伤有关，这种损害最初包括感觉性外毛细胞的丧失。然而，最近已经表明适度的声音过度刺激也可以产生更近端的损伤，包括耳蜗神经终端内毛细胞快速和不可逆损失，紧随其后的是在耳蜗阈值完全恢复下，螺旋神经节细胞逐渐退化，内、外毛细胞的永久性丧失[23,24]这些关于噪声受损内耳新的组织病理学发现是突破性的，目前有望为噪声性聋的基础提供新见解的研究前沿。如在治疗这种疾病的过程中，包括毛细胞再生和（或）修复，"训练"以耳蜗传出系统为目标使毛细胞更具抵抗力，在噪声暴露前后使用保护剂和保护策略，并了解遗传基础的易感性和抵抗声音过度暴露的不良影响。

（一）毛细胞再生与修复

在20世纪80年代后期，关于鸟类毛细胞再生的几项开创性的报道建立了新生和成年鸟类的毛细胞在暴露于声音[25,26]或耳毒性抗生素的损伤水平后再生的模型[27]。此外，后续研究表明，耳蜗功能的恢复伴随着细胞的恢复过程，细胞再生过程中的功能[28,29]。在最新研究的毛细胞再生模型中，新生雏鸡研究模型表明，新的毛细胞作为子代从一种没有分裂的支持细胞群中产生，而这种细胞是由具有破坏性损伤诱导增殖的[30]。

通常，噪声诱导的哺乳动物耳蜗毛细胞的丢失是不可逆的。然而，来自于新生小鼠耳蜗体外培养的研究实验结果表明，哺乳动物体内ATOH1的过度表达（以前称为MATH1）是一种基本的螺旋-环-螺旋转录因子，在发育过程中被认为是毛细胞分化所必需的，从而导致外毛细胞的表达增加[31]。因此，似乎在哺乳动物Corti器的某些细胞，至少在幼年动物中，可以通过ATOH1的过量表达而重新决定毛细胞的命运[32]。Kawamoto等[33]通过将携带ATOH1基因的腺病毒直接注入成熟豚鼠的内淋巴液中，可以在成熟的哺乳动物耳朵中生长出新的毛细胞。最重要的是，最近

的研究表明，不仅 Atoh1 诱导受损/丢失的纤毛和毛细胞在受损成年豚鼠中的修复/再生，而且还显著改善了听力阈值[34]。Atoh1 可以直接的将毛细胞分化和诱导成熟的非感觉细胞的听觉功能支持了这样的观点，即在听觉受损上皮细胞和功能恢复中，基于表达关键发育基因的病毒载体基因治疗，可能导致某一噪声性聋新的治疗方式。

（二）耳蜗传出系统的保护

其他实验结果表明，哺乳动物耳蜗可以通过经历"暴露体验"而主动适应某些高层次的声音。最初报道的观点是随着时间的推移，耳蜗可能会对过度声音的后果产生抵抗力，其方法在几种动物模型中注意到"条件反射"效应[35, 36]。典型的条件反射范式包括使用中等水平的刺激提供预暴露训练体验，在更强烈的刺激下，随后成为过度暴露刺激。总之，动物模型的研究结果表明，哺乳动物耳蜗可能在一定条件下动态适应过度的声音。

对人类来说，培养对大声声音的"抵抗"能力的实际意义是显而易见的。一项针对青少年的后续研究使用 TTS 类型的范例显示，抵抗训练与人类的相关性。在这项实验中[37]，研究人员提供了一个预暴露训练期，其中年轻的受试者在大约 70dBA 的范围内接受了 6h 的流行或者摇滚音乐。在训练前和训练后的时间间隔中，比较了 10min 暴露于 105dB SPL 级，与 1/3 倍频带噪声（中心频率为 1kHz）下的阈值变化。主要结果是，"训练有素"的耳朵在 TTS 中，比基线值明显降低，这表明至少在短暂的 TTS 暴露条件下，所谓的"条件反射"效应或"抵抗"的发展，可以在人类受试者中表现出来。

最近，对耳蜗传出系统在噪声性聋中保护作用的研究更多地依赖于临床辅助检查，比如利用耳声发射（OAE）[38]预测噪声暴露后的噪声性聋的潜在易感性，这种简单、无创、客观的检查是基于对一类耳蜗反应（即 OAE）的系统测量，主要由外毛细胞[39]产生耳声发射，外毛细胞不仅对声过度刺激的初始效应非常敏感，这使其成为噪声诱导的超微结构损伤的优秀指标，同时也是下行耳蜗传出系统优先地支配外毛细胞的最终共同通道。

为了利用耳声发射测量传出活动的能力，我们开发了几个实验范式[40]，其中包括一种常见测试，它利用对侧声学刺激从同侧测试耳中引出瞬态耳声发射（TEOAE）的减少。另一种方法[41]是基于以 $2f_1-f_2$ 频率的畸变产物耳声发射（DPOAE）为另一种诱发发射亚型的测试。在这一策略中，约 1s 长的时间 f_1 和 f_2 主音调被应用于双耳，以引出一种基于传出快速适应反应，该反应测试耳蜗内侧和外侧传出系统在测试耳中抑制 DPOAE 的能力。

豚鼠的实验证明了快速自适应 DPOAE 反应，基于传出活动的稳健性预测听觉损伤脆弱性的能力[42]。在随后的噪声暴露后，耳蜗传出的稳健性与耳蜗功能障碍的程度成反比，表现出大的适应性效应动物暴露后的损失小于表现出少量适应性效应的动物。最近的实验复制了早期的结果，通过建立适应活动的强度与降低噪声暴露后效的关系，在清醒时比在麻醉状态下更强烈[43]。从后面的这些发现中可以清楚地看出，对这种分析方法的修改可以很容易地应用于人类群体，以筛选在嘈杂环境中最危险的个体。

一些研究[44]仅简单地描述了对侧声学刺激诱导的人耳 OAEs 是否存在减少，已经报道显示，这种抑制在大多数正常 OAEs 的工业工人中是不存在的。这种观察的一个含义是，缺少传出相关的活动可能是暴露于噪声耳蜗损伤的早期迹象。诸如此类的实验研究将最终确定内在的传出过程能否解释和预测对噪声性聋敏感性的显著个体差异。利用效应诱导抑制诱发电位来预测对 NIHL 的敏感性，或在听觉保护程序中监测噪声效应，是有前途的未来研究方向。

（三）噪声性聋的药理和饮食保护

长期以来，人们认识到缺氧是噪声性聋的主要致病因素。基于氧化应激在导致永久性听力丧失的噪声耳蜗损伤中起重要作用的假设，人们提出了许多药理学策略，主要是在动物模型中，以增强耳蜗的内在防御机制[45]。Kopke等[46]提出了噪声引起氧化应激的几个原因，所有这些原因都适合于药物治疗。具体地说，这些研究者提出噪声引起的耳蜗损伤的氧化应激与①线粒体功能受损与生物能量学和生物合成有关，②由谷氨酸盐引起的兴奋性毒性，其是在外周和中枢听觉系统主要的兴奋性神经递质，③谷胱甘肽（GSH）的耗竭，谷胱甘肽（GSH）是保护细胞免受毒素（如自由基）的抗氧化剂。

相关实验研究表明，在应用这些氧化应激相关状态的药剂后，栗鼠模型中的噪声性聋和毛细胞损伤均减少。乙酰L-肉碱，一种内源性线粒体膜化合物，有助于维持氧化应激时线粒体生物能量学和生物合成；Carbamathione，作为对耳蜗N-甲基-天冬氨酸受体的谷氨酸拮抗药；GSH替代药物，D-蛋氨酸（O-met），根据听觉脑干反应测试显示，使用这些药物所有噪声暴露的动物听力都得到了改善；此外，与生理盐水对照组的对照措施相比[48]，内外毛细胞损失减少[47]。Bielefeld等也证明了GSH前体，N-乙酰-L-半胱氨酸保护了栗鼠模型听力不受噪声过度暴露的不利影响。

基于假设的噪声性聋的潜在机制是通过激活活性氧化产物（如过氧化氢、羟基自由基和超氧物）来产生破坏性自由基，其他一些研究表明，抗氧化剂及相关化合物在噪声引起耳蜗功能障碍和Corti器形态学方面的作用。综上所述，所有这些发现都支持这样一种观点，在动物模型中，对抗细胞氧化应激，主要是通过预防性地使用抗氧化剂来消除噪声引起的耳蜗损伤。然而，最近，一些研究者[49]在夜总会现场中高音量音乐暴露的正常听力个体中的临床开放试验，没有证实N-乙酰-L-半胱氨酸对TTS有保护作用。

在动物实验中，D-met[50]作为一种主要的抗氧化剂，一种对噪声性聋有保护作用的药物，由于其动物试验阳性结果为临床试验研究带来了希望。一项前瞻性的、随机的、双盲的（受试者、看护人、调查人员、结果评估者）和D-蛋氨酸作为安慰剂的第3阶段临床试验，以减少噪声性聋，目前正在美国国防部武器训练中心的一群训练有素的教官中队列研究中取得进展[51]。因此，这种潜在的保护类药物可能至少在未来几年内，完成美国食品和药物管理局的临床试验过程。在这种发展速度下，预防噪声性聋的口服药物应该很快就会出现。

开发一种成功治疗噪声引起的耳蜗损害的方法的另一个策略是从饮食中摄取抗氧化剂。使用维持多种动物模型，分别使用能使血浆中维生素C、E和镁浓度升高的营养物质，在CBA/J小鼠和豚鼠中，Le Prell等[52,53]有效地降低了PTS和TTS。这些结果表明，抗氧化的营养化合物可以有效地预防TTS和PTS。总的来说，这些药理学/饮食方法的成功，本质上保证了在临床上减少噪声性聋治疗干预的近期发展。

（四）易感性和遗传因素

对噪声性聋的一个长期观察发现，一些耳比其他耳更容易被噪声损坏。在人类和研究动物中，分别发现了不同的噪声引起听力损害的敏感性。由于人们对噪声性聋及其预防的广泛关注，开发有效和可靠的指标来预测人类对各种噪声水平的易感性是很重要的。人们通常认为，这种易感性的变异是每个学科特有生物因素的表现。耳蜗物理特性的遗传缺陷（如耳蜗基底膜的刚度）和耳蜗超微结构的变异性（如毛细胞密度）已经作为易感因素被提出[54]。

识别不同因素之间的个体差异，一直是研究的重点。过去已经研究并继续研究的许多潜在的重要变量包括年龄、性别、种族、耳蜗以前的损伤、声学反射的效率、吸烟史，以及某些疾病状态的影响，如高胆固醇血症、高三酰甘油血症、糖尿病或以高血压为代表的心血管疾病。虽然有许多相关的因素被发现，但大多数数据是不确定的。此外，虽然有一些因素，如色素沉着[55]，似乎与潜在的噪声损害有一定的关系，但其他因素，如年龄，仅仅产生附加效应[56]，尽管后者的关系仍然有争议[57]。可能，正如McFadden和Wightman[58]在回顾心理声学方法对理解临床听力障碍症状的贡献时建议的那样，基于正交的研究方法，假定因素之间的因果关系，不会揭示有意

第五篇　内　耳

义的关系。也许，通过多变量测试的应用来揭示各种个体差异之间的相互关系，将会更成功地识别出预测噪声性聋的易感因素。

在目前的实验研究中，最令人兴奋的领域之一是利用小鼠模型来研究噪声损伤易感性差异的遗传起源。老鼠作为实验动物的一个明显的好处是对小鼠的基因组有了全面的了解。此外，来自同一种近交系的小鼠被认为基因是相同的。因此，在所有染色体位点均为纯合子的受试者中，评估个体对噪声损害的变异性，为分离负责噪声性聋易感性的遗传因素提供了一个独特的机会。例如，已知的常被用作早衰模型的自交系突变体 C57BL/6J（C57）小鼠比被用作正常听力模型的 CBA/CaJ（CBA）小鼠更容易受到噪声损伤[59]。其他支持年龄相关性听力损失基因 cadherin 23（CDH23）的噪声损伤增强的观察发现，当 C57（B6）小鼠与具有正常老化的小鼠株（如 CAST/Ei）回交时，后代既不表现年龄相关性听力损失，也不表现出噪声暴露后的敏感性[60]。

就像易感突变小鼠株容易获得的一样，具有正常耳蜗功能过度刺激具有异常抵抗力的品系也存在，如野生型自交系 MOLF/Ei（MOLF/Ei）小鼠。图 25-4 比较了控制 CBA 和 MOLF 小鼠在 2 个月月龄时，强烈的噪声暴露（8h 105dB SPL 倍频带噪声以 10kHz 为中心）的影响[61]。虽然 CBA 小鼠在暴露后 2d、1 周和 2 周时 DPOAE 仅恢复到基线水平，但 MOLF 小鼠的 DPOAE 在暴露后 1~2 周基本上恢复到噪声暴露前水平。总之，在近交系小鼠模型中发现，为应用合适的分子技术提供了基础，这些技术可以将 NIHL 基因映射到特定的染色体位点（如利用 DNA 微阵列或抑制子杂交）识别差异表达的基因。成功识别该基因及其可能的相关修饰基因，将对开发特定人耳对声音过度暴露不利影响的易感性诊断指标具有重要意义。

氧化应激基因的遗传关联研究已经确定了可能影响个体对 NIHL 易感性的第一遗传因素。Konings 等[62]研究了过氧化氢酶基因（CAT）的单核苷酸多态性（SNPs）形式变化是否会影响噪声敏感性。通过比较 10% 最易受噪声影响的瑞典和波兰接触噪声的工人听力测量数据和 DNA 样本，观察到这两个人群中接触噪声的水

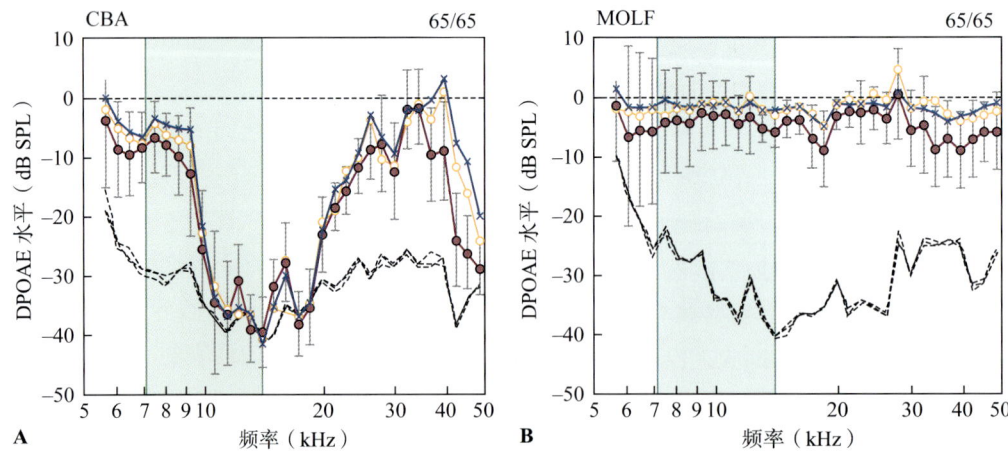

▲ 图 25-4　A 和 B. 平均差畸变产物图——即噪声暴露前畸变产物耳声发射（DPOAE）水平减去噪声暴露后 65dB 声压级（SPL）的 DPOAE 水平，对 2 月龄 CBA 小鼠（A）与 2 月龄 MOLF 小鼠（B）在 10kHz 频率、105dB SPL（阴影区域为 7~14kHz）下，极端暴露 8h 后比较它们之间的影响

0 处的虚线表示暴露前基线 DPOAE 水平与暴露后 2d（红圈）、1 周（空心黄圈）、2 周过度暴露后（×）测量的对应水平之间没有变化。注意 CBA 小鼠噪声暴露 2d 至 2 周后，DPOAE 的唯一轻微改善，尤其是频率低于 30kHz。相反，MOLF 小鼠的 DPOAE 基本上恢复到基线值。噪声暴露后立即监测，两种小鼠均未显示 DPOAE 比约 10kHz 处更高。本底噪声差异（曲线下部不带符号的虚线）表示从暴露后的本底噪声中减去暴露前的 DPOAEs 以提示最大可能的 DPOAEs 缺失。竖条表示暴露后 2d 后 ±1 个标准差。CBA. n=10, 19 耳，MOLF. n=8, 15 耳

平与几个 SNP 之间的显著相互作用。这些发现表明 CAT 可能是一种噪声敏感基因。研究人员的进一步研究发现，基因组中数百个共同点突变是已知在耳蜗发挥功能和（或）形态学作用的基因易感性等位基因。迄今为止，最有希望的结果是获得了有关钾回收的基因[63]，热休克蛋白 70[64]，原钙粘连素 15 和肌球蛋白 14[65]。随着高通量基因分型方法的进一步发展和 SNP 数据库扩增，鉴定噪声性聋易感基因，有针对性的基因测试可以识别风险个人，如果必要可以允许个性化的基因治疗。

特别是最近的研究成果促进了我们对声损伤过程的科学认识，但许多重大的经验问题仍有待解决。这些问题包括发展低成本的技术方法来控制噪声的来源，对过度暴露个人的身体保护，识别处于噪声性聋早期阶段的患者，预测潜在危险噪声的风险程度，以及确定特定的个体或已经被噪声损伤的耳朵更具易感性。

伦理方面的问题可以防止将受试者故意暴露在极端噪声下，作为一种实验研究噪声性聋的手段。然而，描述人类职业暴露的听觉替代性横断面研究设计所要求测量的复杂性是相当大的。这些困难包括人口固有的差异（如种族、性别、存在耳疾），控制与非职业性噪声或过去接触史有关的问题，以及描述性技术本身的技术问题，从听力测量的可变性到有效测量噪声环境本身的困难。由于所有这些控制要求复杂的实验设计，很少有完美的临床、流行病学或实验研究能够发现过度噪声对人类听力的影响。

对社区或特定人群（如老年人、儿童和慢性疾病患者）进行纵向实地研究的重要性是显而易见的，因为这些人已经习惯地暴露在道路交通或飞机所产生巨大的环境噪声中，从而确定控制这些噪声的有效健康标准。最值得注意的是，在对人类的噪声性聋有更全面的了解，有一个很大的缺点是最近没有对当代工人的听力状况进行研究，至少在北美和欧洲国家没有。对 30 年或 30 多年前收集数据的依赖，如图 25-2 所示[8]，可能会导致低估职业噪声造成的听力损失，特别是对间歇性或脉冲噪声暴露者。

五、早期检测噪声性聋

噪声性聋的一个方面并没有得到大量的研究关注，那就是没有发现更灵敏的测量方法，能够检测到微小声音对 Corti 器的伤害，这样更容易识别受到持续暴露造成长期损害的个体。近年来，越来越多的证据表明，在八度音区间纯音听阈测定常规听力测试并不能满足这一需求，因为当使用测试行为听力敏感性的方法来识别这种缺失时，已经发生了永久性的耳蜗损伤。许多阈值和阈上的心理声学测试检测听敏度的细微恶化，包括心理物理和频率调谐曲线，并没有被证明具有普遍效应，或已被证明方法上过于烦琐，因为与必要的简短评估期相关的局限性。

结合 OAE 的诊断技术是评估耳蜗怀疑因声音过大而受到刺激后的理想处理方法，因为耳蜗对外毛细胞类细胞的敏感性得到了充分的认识，而这些细胞主要参与了噪声性聋的初始阶段。在最近的许多研究中，在临床听力测试中耳声发射测试的实际应用中，已经很好地描述了外毛细胞在已建立的噪声性聋病例中的功能状态[66]。在文献报道显示，在被连续跟踪的噪声暴露的人群中，耳声发射水平的降低比单纯的纯音测听检测阈值更敏感，以检测早期的永久性噪声引起的耳蜗损伤[67-69]。在这些研究中，在相应的听力阈值频率没有变化的情况下，测量耳声发射减少。

图 52-5 显示了两个主要类型的诱发耳声发射图形 [DPOAE 为其图形以 DP-gram 图的形式，描绘了 f_2 的发射水平作为一个功能测试频率（图 25-5 左下）和通过点击诱发 TEOAE 引起的光谱形式（图 25-5 右上）] 对正在发展中 NIHL 的结构。在这个例子中，43 岁的女性在 OAE 测试之前参加了 3 年的休闲步枪射击，她声称在此期间一直戴着保护耳机。这名右肩射手来到耳科诊所，她主诉为听力下降、耳鸣、听力变差，在背景噪声中很难理解语音。从测试结果中可以看出，TEOAE 的大小和频率范围反映了图 25-5 左上图的临床听力图所示的正常听力模式。左下方的 DP-gram 图清晰地显示出异常活动：右耳（黄圈）显示低于平均响应水平，左耳（红圈）显示出频

第五篇 内 耳

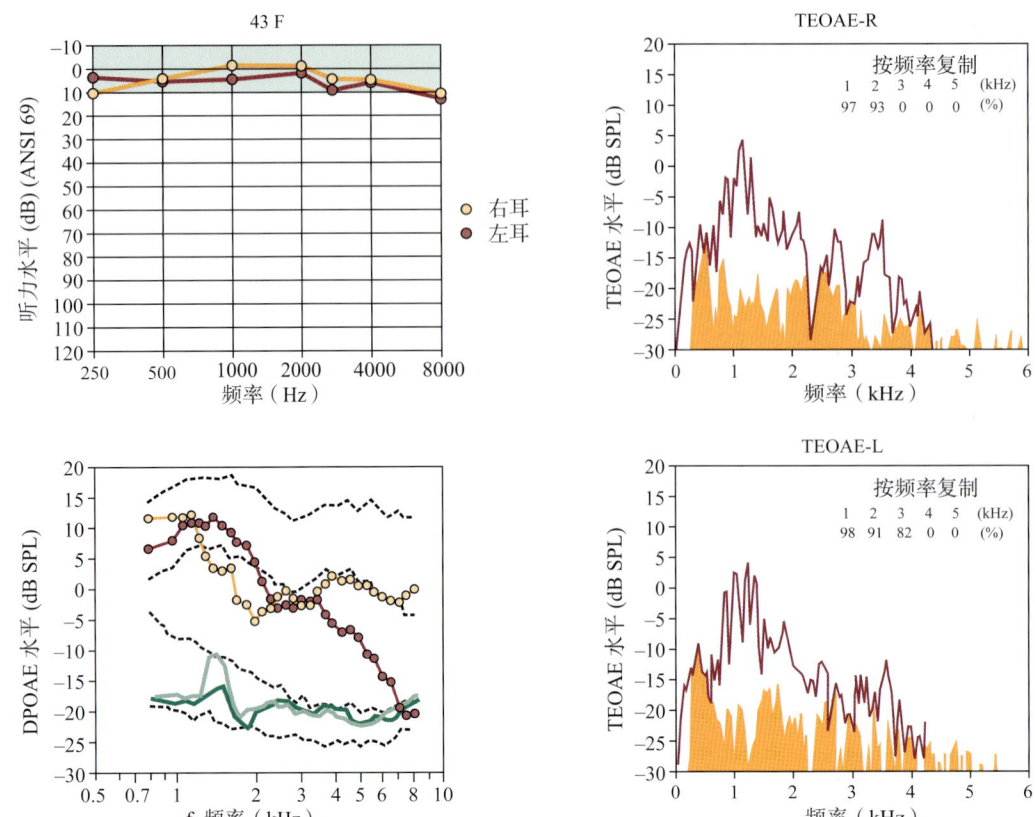

▲ 图 25-5 一名 43 岁的来复枪射击者噪声性聋的早期出现，她主诉在背景噪声中听力不清、耳鸣、听力困难。注意正常纯音双侧听力图（左上）。在相应的畸变产物（DP）图（左下）中，左耳（红圈）中出现的功能性损失比右耳（黄圈）更大，特别是在 3kHz 以上的频率，这是由于这个右撇子的保护头阴影效果。$2f_1 \sim f_2$ 畸变产物耳声发射（DPOAE）的发射水平在底部左侧绘制为响应 75dB 声压级主色调，作为 f_2 激发主色调的函数。右边显示的光谱图为瞬变（click）诱发的耳声发射（TEOAE）。右耳（R）功能较好的发射响应（开放区域）分布在相关噪声底板（阴影区域）上方的频率，要比左耳（L）频率高于 3kHz 的发射响应更显著。此外，右耳的高重现性（repro）值（每个图的右上角）反映了其更强健的活动水平。在 DPOAE 图中，发射水平的变化（±1 标准差）在听力正常耳顶部的虚线表示。类似变化相关噪声层是由沿着图底部的一对虚线表示。ANSI. 美国国家标准协会

率高于 3kHz 的发射响应显著降低。按照经典原理，左耳更容易暴露在枪口端，却没有受到头部阴影的影响。这个诱发耳声发射电位检测噪声暴露引起的耳蜗改变的能力的例子，证明耳声诱发电位发射在识别与感音神经损伤继发的听力投诉相关的主要病理部位和监测潜在听力损伤发展中的潜在有用性听力保护计划。

图 25-6 和图 25-7 显示了其他支持诱发电位在检查噪声损伤患者中的有效性证据。在图 25-6 中，一名刚刚在步兵服役 3 年的 21 岁男性 OAE 测试结果显示了 DPOAE 的精确性，特别是在追踪这名左撇子射击者不对称的听力损失模式方面。此外，图 25-7 中 OAE 结果显示，诱发反应能够准确地反映一个 49 岁男子在鱼罐头工厂里工作 20 多年后更严重但基本对称的听力损失的大小和频率范围。

这两个例子都证明了 OAE 检测在噪声性聋患者中的其他几个好处，包括助听器的安装和非器质性听力损失的识别。数字助听器优于老式模拟模型的一个重要优点是，它能够根据特定患者的听力损失配置提供频率特异性扩增。通过耳声发射（OAE）测试，特别是 DP-gram 测试，了解受损耳中存活的外毛细胞模式，可以帮助临床医师在助听器放大模式和噪声性聋模式之间取得最佳匹配。

此外，对听力保护特别重要的是，对那些据

称与工作有关的听力障碍寻求金钱补偿表现出伪聋个人进行正确识别。图 25-8 所示是一个 42 岁的男子，他被当地工人补偿委员会推荐到听力学诊所进行评估。在这种情况下，患者声称由于工作中暴露在强烈的噪声中而导致听力下降，以至于他无法听到 > 4kHz 的频率。根据 OAE 的发现，这名患者是一个木工车床操作员，很可能有一个不对称的噪声相关的听力损失，更严重的是暴露在工具下的耳，即右耳。然而，根据图 25-1A 所示的听力损失数据类型，对于一个工业工人来说，与车床相关的噪声不太可能引起 4kHz 以上频率的严重耳聋。此外，低于 2kHz 频率 DPOAE 和 TEOAE 的正常水平不支持患者的说法，即在低频至中频区域的正常的听力水平是由于噪声过度暴露所致。诸如此类的发现支持了对诱发性听觉障碍进行客观测试，以确定与工作相关听力问题赔偿要求的真实性。

六、交互效应

有充分的证据表明，噪声与某些化学药物结合在一起会产生比单独使用的每个刺激物更强烈的反应。耳毒性药物主要有 4 大类：①氨基糖苷类抗生素；②铂衍生物类抗肿瘤药；③环类利尿药；④水杨酸盐。后两种药物会产生可逆的影响，而氨基糖苷类抗生素和铂类衍生物会对内耳和听力造成永久性的损害。许多实验室在动物模型中建立了卡那霉素、新霉素或阿米卡星结合不同类型的噪声产生显著的增强相互作用[70, 71]。对交互作用的时间方面的其他研究表明，无论药物是在噪声暴露同时给予，还是在几个月后给予，增强作用的程度是相同的[72]。其他来自人类[73]和大鼠模型[74]的实验室对照研究的证据表明，当受试

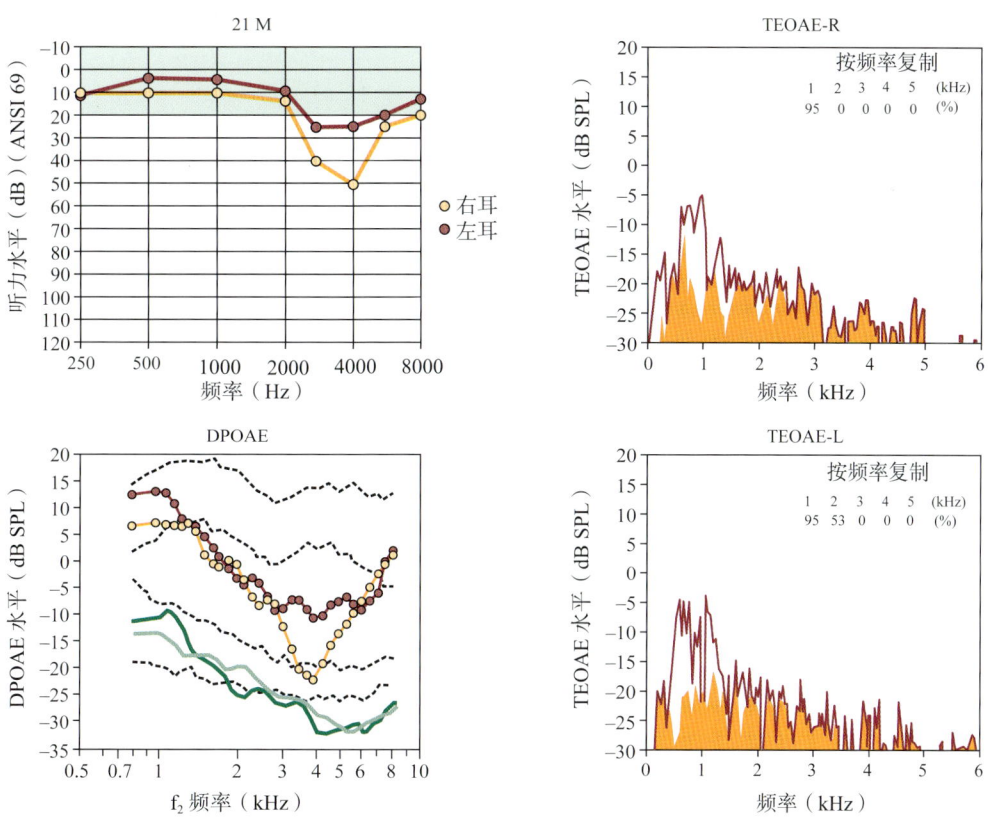

▲ 图 25-6 一名 21 岁退伍军人患早期噪声性聋，他刚刚完成了为期 3 年的任务。对于这个左撇子步兵来说，右耳（左上）的听力损失为 3～4kHz 明显。在相应的耳声发射（DP）图（左下）中，当频率 > 1.5kHz 时，异常低水平的耳声发射（DPOAE）活动明显，而右耳较差。右侧的瞬态（click）诱发耳声发射（TEOAE）也显示出 1～2kHz 较差的水平，右侧（R）耳的重现性较低。在 2kHz 以上，两耳均未见耳声发射反应。在 DPOAE 图中，正常听力耳中的发射水平（±1 标准差）的变化由顶部的粗体虚线表示。相关噪声变化是沿着底部的一对虚线表示的。ANSI. 美国国家标准协会

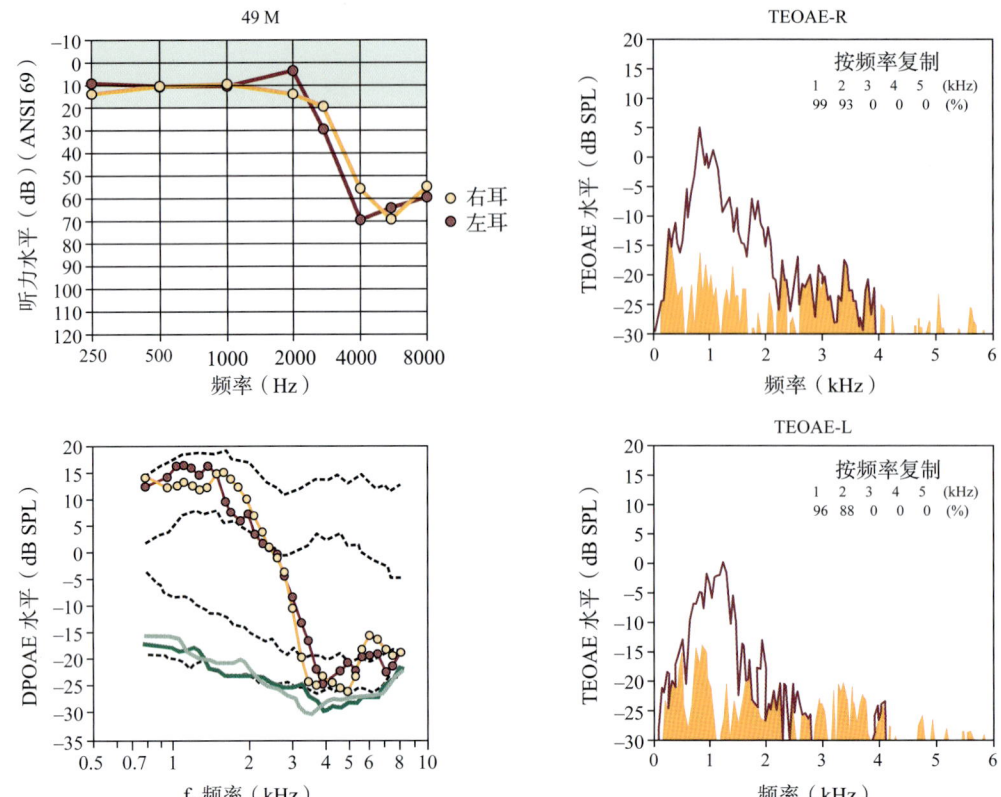

▲ 图 25-7　在一家鱼罐头厂工作超过 20 年的 49 岁男子，患噪声性聋。左上方听力图显示频率 > 2kHz 的对称性听力损失。畸变产物耳声发射（DPOAE）图以相似的方式指示功能障碍的对称模式。右侧的瞬态诱发耳声发射（TEOAE）谱也显示出对于 2kHz 以上的频率无反应。在 DPOAE 图中，正常听力耳中的发射水平（±1 标准差）的变化由顶部的粗体虚线表示。相关噪声变化是沿着底部的一对虚线表示

者服用阿司匹林并同时暴露在噪声中时，可能会发生额外的损失，尽管其他研究结果推断水杨酸盐和噪声的结合并不比单独的噪声产生更大的影响[75]。最后，在一些动物模型的实验证据表明，重金属抗肿瘤药顺铂显著增加了因接触噪声而导致的听力和感觉细胞损失[76,77]。

近年来，人们报道了噪声与化学试剂在工业和环境中的共同作用，在大鼠模型的一系列实验研究中，Fechter 等[78]发现，同时暴露于噪声和环境污染物一氧化碳或氰化氢，在高频率下产生永久性听力损失，比单独使用的每一种药物所产生的损失总和还多。其他各种化学物质在环境中作为商业产品或化学中介或污染物，随着有机溶剂甲苯和正己烷、污染物甲基汞和醋酸铅，以及有机化合物三甲氯化锡和苯乙烯，用于制造塑料和聚氨酯泡沫和橡胶也被鉴定为是能与过量噪声协同作用的有效耳毒性制剂。金属、溶剂、窒息物等环境介质的耳毒性及其与噪声的相互作用是目前文献中非常关注的问题[79]。虽然这些环境毒物中有许多与内耳结构的直接损伤有关，但也很有可能对更集中的听觉通路造成额外的解剖损伤。

七、噪声引起的其他不良影响

噪声对前庭系统的损害是一个潜在问题，因为平衡感受器在物理上与听觉感受器的结合，也就是说，它们共享膜迷路。除了解剖毗邻前庭迷路的声能传递系统，耳蜗和前庭毛细胞超微结构的相似性很强，与常见动脉血液供应的耳蜗和前庭器官通过相同的末端动脉支持了噪声性聋前庭损伤的可能性。理论上讲，将椭圆囊和半规管与前庭的其余部分分离的膜状隔断，保护了大部分前庭感觉细胞不受强烈镫骨振动产生的不利影响。

第25章 噪声性聋

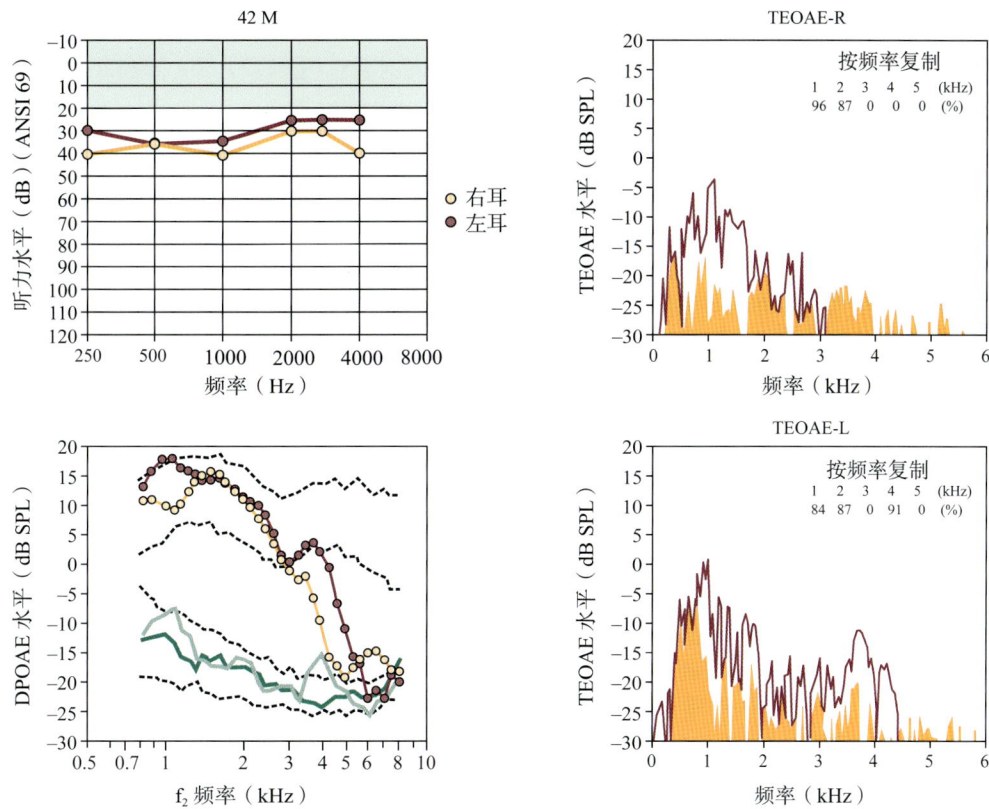

▲ 图 25-8　一位操作了木材车床的可能伪聋的 42 岁工厂工人，左上方的声像图显示相对平坦的听力损失高达 4kHz。对于高于 4kHz 的频率，患者声称测试音调听不清。畸变产物光声发射（DPOAE）图显示，当畸变产物耳声发射（DPOAE）水平明显降低时，畸变产物的光声发射（DPOAE）函数值为 3～4kHz，这种情况最初发生在右耳（黄圈），它更多地暴露在车床上。右侧瞬态诱发耳声发射（TEOAE）光谱图也显示右耳较差的瞬态诱发耳声发射。综上所述，低于 3kHz 频率的正常诱发辐射水平和不对称的 OAE 降低模式表明，暴露于噪声和老化导致高于 3kHz 频率的活动水平降低。DPOAE 发射水平的变化（±1 标准差）在听力正常耳为虚线表示的部分。类似变化的相关噪声由一对沿着的底部虚线表示

然而，一些对工业工人和军事人员的研究报道显示，前庭症状、体征的发生率很高，并有平衡感失衡的主诉[80]。这样简单的噪声暴露和前庭障碍之间的相关性备受争议，因为随着噪声性聋的逐渐发展，典型的前庭临床症状发病率低[81]。对轻微到严重的军事人员 NIHL 的研究发现，听力损失与前庭不适之间有更直接的关系，该研究采用计算机旋转系统形式的复杂前庭测试与常规热量反应眼震电图测量[82]。在合并时结果显示，与对称性听力损失有关的前庭端器官反应是对称的，集中补偿减少。最近的一项研究表明[83]，在慢性 NIHL 患者中，与前庭诱发的肌源性电位相结合的热量测试显示，其电生理电位的缺失或延迟，表明除了内耳的耳蜗部分外，前庭系统，尤其是球囊反射通路，也受到了损伤。

这些研究共同表明，前庭系统的一种亚临床、高代偿性功能障碍与 NIHL 有关。除了在医学上的影响外，还有一种令人生畏的可能性，即在某些环境条件下，噪声暴露产生的无症状性前庭病变可能会进展为令人不安的眩晕[84]。

近来，在振动和噪声的相互作用中表现出极大的兴趣，而振动和噪声是工作场所中常见的因素。虽然大多数研究表明，振动单独不影响听力，流行病学研究结果在人类和动物模型实验室对照研究的结果表明，伴随振动（全身或手臂振动）与噪声的协同作用可导致噪声性聋的程度提高[85]。

还研究了在人类听力范围之外暴露于超高频和次声频率的声音。次声频或振动刺激被定义为在 0.1～20Hz 范围内的声音，并且没有已知的实

例表明单独的次声频对人类耳蜗造成明显的永久性损伤。然而，在栗鼠模型中的研究表明，在可听见的频率范围内伴随着次声频强烈声音的存在，增加了耳蜗损伤[86]。

相比之下，早期的报道显示了微波对听力的不利影响[87]。超高频声波在千兆赫兹范围内的热特性，而不是机械能，似乎产生了这些不利的实验效应。总的来说，可以肯定的是，听觉系统内置的中耳过滤器限制了对内耳有害的极端声音频率[88]。

磁共振成像（MRI）系统具有与临床扫描行为相关的声学噪声。对于包含更快和更嘈杂的特定序列协议，已经测量了120~130dBA的峰值，特别是在高速超声平面成像期间[89]。早期，Brummett等[90]显示MRI产生的声音足够强烈，足以在相当多的患者中引起一些TTS。然而，他们的结果也表明，耳塞在大多数接受MRI评估的患者中能够有效地减弱噪声，从而预防TTS的产生。当前在使用功能MRI中，较快的转速应用高梯度场，需要增加听觉保护系统，以将噪声对人体伤害的风险降到最低[91]。

其他非听觉问题涉及噪声的一般烦人或使人疲劳的影响，这可能导致非特异性健康障碍，因为干扰了与休息和睡眠有关的恢复过程。在长期暴露的情况下，噪声被认为是一种生物应激源，可导致自主神经系统和垂体-肾上腺复合物的长期激活，从而导致一般的健康损害[92]。噪声也与胃肠蠕动有关，如消化性溃疡[93]，如前所述，与循环系统问题相关，如高血压[94]。某些类型的噪声可能令人讨厌，并可能导致情绪不稳[95]。最后，噪声会对任务表现产生有害的影响，尤其是当涉及语音理解时[96]。一般来说，与噪声非听觉效应相关的数据往往是不确定的，因为这些变量很难识别和被分离出来进行客观研究。

八、法律问题

工业化社会的一个实际问题，立法者必须考虑两个矛盾的目标平衡的问题，如何在不给社会带来巨大经济负担的情况下，保护劳动者免受工作场所的危害，也可以通过补偿代偿性支出来实现。多年来，保护公众和劳动力不受噪声等环境伤害的担忧，已被写入法律和政府法规之中。联邦、州和社区的立法和监管行动正在不断地被审查和修改。虽然这次审查的目的不是要详细说明这些法律管制措施，但简短讨论它们的历史发展或目前状况是适当的。有关政府法规和噪声控制的清晰分析，请参阅Dobie的评论[7]。

在制定法规控制时遇到的主要困难是在实际中定义什么是有害噪声。用一个简单的数字表示特定噪声危险的一种流行的方法来表达等能量原理[97]，它假定对听力永久损害与总声能有关，这是dBA噪声水平和暴露时间的产物。这个假设的一个原则是，等量的噪声能量会导致等量的听力损失。

Burns和Robinson[98]调查了数千名工业工人的听力损失，得出的结论是，等能原理可以应用于确定每天的暴露剂量，因为工作相关的噪声暴露引起的听力损失似乎是噪声能量的一个简单函数。Atherley和Martin[99]通过应用等效连续声级（L_{eq}）原理将这个概念扩展到脉冲噪声。L_{eq}被定义为一个连续的、稳定的声音的A-加权水平，在一个特定的间隔内产生一个与实际时间变化的声音相同的总声学能量的曝光[100]。换句话说，如果一种声音包含的能量是另一种声音的两倍，但持续的时间只有第二种声音的一半，那么这两种声音的特征就是相同的声级。L_{eq}理论认为，这两种暴露对耳朵造成的损害是相同的。

虽然等能原理等概念，在噪声控制变量的实际定义中被证明是有用的，但是它们的有效性却很难确定。多年来，实验证据一直相互矛盾，因为它倾向于赞成或反对等能定律。一般来说，这一原则似乎不能一概而论，在噪声参数范围内不加区分地刺激，因为暴露于脉冲或间歇性噪声可能导致Corti器或多或少的退化。然而，包括美国在内的大多数工业化国家采用了等能原理概念的某些方面，作为衡量特定噪声暴露潜在危险的手段。目前的规定使用5dB的梯度，以及90dBA的时间加权平均值，来定义8h工作日的允许暴露限度。因此，暴露于90dBA 8h与声能量项相当于95dBA的暴露时间为一半。有关更详细的资料，请参阅 www.osha.gov 表 G-16，该表详细说明了美国职业安全与健康管理局（OSHA）制定的允许噪声暴露[101]。

目前，雇用那些在噪声水平大于 85dBA 的工人，除农业和建筑工人外，在难以控制环境中工作的工人实施听力保护计划，由 OSHA 规定的多个组成部分构成[101]。首先，需要进行雇佣前听力评估和年度听力监测，以便在噪声引起的耳蜗损害变得过于严重之前，能够被发现。当发现听力损失时，必须向工作人员通报这种障碍，并建议使用个人听力保护器。第二部分的保护计划要求工人在噪声水平高的地区（≥ 85dBA）戴护耳器和噪声参与教育计划，通知员工噪声的有害影响和正确合适的个人保护。听力保护的一个重要部分是耳科转诊，这对在听力检测中发现大量听力损失者而言是非常重要的。

九、耳鼻咽喉医生的作用

在耳鼻喉科患者中，噪声性聋患者占了相当大的比例，尤其是在私人耳鼻喉科诊所中。随着 65 岁以上人口的增长，噪声性聋的心理、经济和社会影响仍在增长。现代音响系统形式的个人音乐播放器或个人监听设备（器件），如 MP3 和 iPod 系统，有足够的噪声水平和听力持续时间，使得消费者发生噪声性聋风险增加[102]。自 20 世纪 80 年代初，这些设备的广泛使用使年轻人噪声暴露的数量增加了 2 倍，这种状况让人担忧[103]。对 20—29 岁年轻人感音神经性聋的流行性全国性大规模横断面调查的听力测量数据库发现，该数据支持了这种担忧[104]。年轻人高频听力丧失的日益普遍可能与音乐播放器的使用增加有关。然而，一项相关实验研究的结果不同意这个解释，该实验使用了同样年龄的受试者，他们被系统地暴露在 MP3 播放器的音乐中，音量处于他们喜欢的聆听水平[105]。很明显，为了证明青少年在老年时是否会导致听力损失，需要长期的纵向队列研究[103]。无论如何，耳鼻咽喉科医生预计将继续显著地参与噪声性聋和业余活动的问题，这些活动特别包括儿童和青少年接触过度强烈的声音。

虽然有一种已知的预防措施，但由于财政和技术原因，不太可能降低我们环境中普遍存在的噪声水平。如前所述，虽然目前正在进行某些抗氧化化合物安全性和有效性的临床试验，以预防或逆转噪声性聋，但迄今为止还没有证实治疗噪声损害的方法。因此，噪声性聋的早期阶段检测，对于防止 Corti 器感觉细胞受体的进一步损伤是很重要的。

耳鼻咽喉科医生的作用首先是通过系统的医疗和听力评估，来确定听力损失的原因和程度。作为耳科管理课程的一部分，患者应该了解噪声的危害，以及为保持残余听力而采取的预防措施。医生应就适当的听力康复过程做出基本的建议。最后，耳鼻喉科医生应该对患者在接受听力损害时可能出现的任何情绪问题保持敏感，这些问题可以通过咨询等措施来解决。

尽管噪声性聋不能通过医学或手术治疗，但它几乎是完全可以预防的。它的预防需要教育、工程和行政控制以及正确使用听力保护。耳鼻喉科医生最重要的贡献之一是教会患者预防进一步的听力损失[106]。在建议使用个人耳塞或加强对正在进行的听力保护措施的依从性时，医生应注意到常用以插入耳塞或耳罩形式的耳塞在有效性上有很大的差异，并产生高度频率依赖性的衰减[107]。当耳塞被正确地密封在耳道中时，耳塞将达到中耳的噪声降到 15～30dB，并且它们在中高频率范围内工作得最好（即 2～5kHz）。耳罩是更有效的保护器，特别是 500～1000Hz 频段，其中的噪声衰减为 30～40dB[108]。在高噪声地区，耳塞无法提供足够的保护，应建议个人同时戴耳塞和耳罩。此外，与高噪声水平相关的声能可能通过振动的骨头和靠近耳朵的组织到达内耳。骨传导和组织传导阈值为听觉保护装置可能的衰减设置了一个实际的限制。

最后一点是关于使用听力保护器的注意事项。当考虑到 dBA 中的最大保护与设备磨损的时间百分比时，很明显，应该始终佩戴听力保护器，因为如果它们被去除几分钟，它们的有效累积衰减能力就严重的降低。在 8h 的轮班中，只需要 15min 的解除听力保护就可以将保护效果降低一半。同样，一个不合适的听力保护器也不能防止听力下降。

在许多州，职业噪声性聋都可以得到补偿，医生有时被要求作为专家证人来证明原告听力损失的可能原因。这样的法医学要求患者进行仔细的耳科和听力评估，以排除由耵聍栓塞、中耳积液、老化、遗传缺陷、耳硬化以及一系列其他耳部疾病（如梅尼埃病、听神经瘤）引起的听力损失。允许可逆的影响（即TTS），为了进行听力评估，要在听力评估之前从14个"安静"小时到24周远离职业噪声源的恢复时间。通过排除器质性疾病，仔细关注与工作和娱乐有关的噪声暴露史，并记录其程度及两耳的参与程度，可以做出关于所述残疾和工作环境之间任何因果关系的知情决定。

听力障碍是一个医学术语，指的是人们开始在日常生活中遇到困难时的听力水平。听力障碍表现在实际的词汇中，如理解语言困难。当一个人意识到语音清晰度下降时，可能已经发生了Corti器相当大的损害，因为言语接受能力在听力损失超过40dB之前没有很大改变。对于人的言语来说最重要的频率损耗量（2kHz, 3kHz, 4kHz）被OSHA[101]用作计算补偿量的基础，因为噪声性聋最初出现在2kHz或更高的频率。听力障碍的测量方法被称为听力残障，它总是基于双耳的功能状态。由美国耳鼻咽喉科学院设计的官方指南[109]提供了评估和计算噪声性聋残障详细的解释和公式。一般来说，美国社会保障管理局(U.S. Social Security administration)[110]的伤残津贴比退伍军人或普通工人的补偿计划要少得多。

由于环境越来越嘈杂，一些人在家里、工作中、娱乐活动中，以及滥用娱乐设备等原因，会不知不觉地出现听力损失。耳鼻喉科医生和其他卫生保健专业人员，应该将听力保护问题向公众进行宣教，特别是对儿童和青少年的宣教非常重要，如前所述，这个群体经常接触到与个人音乐播放器、舞蹈俱乐部和现场音乐会相关的放大音乐。一个形象的比喻，可以用来激励公众和工人在工业上意识到隐性的噪声暴露对听力的损伤。比如草木用来比喻人类毛细胞，在被人踩弯后，草叶会变直。然而，如果同一块被日复一日地行走，草最终会死亡并留下一个光秃的斑点，这类似于耳朵受到高强度声音持续暴露时毛细胞所发生的情况。

医生可以特别有效地教导个体如何识别潜在的噪声性聋的危险信号，包括需要大声呼喊的声音和疼痛的感觉、低沉的声音和耳鸣[111, 112]。耳鼻喉科医生作为听力专家在教育和动机方面的影响，是预防噪声性聋的重要力量。

十、总结

我们比以往任何时候都更了解人类耳朵的工作原理，包括它最初是如何对过度声音做出反应的，以及逐渐损害最终到无法逆转。我们还知道，在这种损伤得到纠正之前，我们还需要了解基本的过程。随着我们对噪声性聋过程中所涉及基本机制的理解，发展医疗干预以减少永久性伤害似乎是可以实现的。与此同时，我们知道需要做些什么来预防或检查损伤过程。鉴于在工程或行政级别上，特别是工业领域噪声控制的经济不切实际性，公众对过度声音的潜在危害和保护装置的有益使用的教育，将是对抗噪声性聋的主要武器。因此，耳鼻喉科医师的教育作用对于保护习惯性噪声暴露的听力是至关重要的。

作者感谢美国国立卫生研究院（DC00613，DC03114）和退伍军人管理局（VA/RRD C7107R，C6212L）长期支持他们的研究项目，以及Barden B. Stagner进行数据分析并协助组装这里使用的插图。

推荐阅读

Bao J, Hungerford M, Luxmore R, et al: Prophylactic and therapeutic functions of drug combinations against noise-induced hearing loss. *Hear Res* 304: 33–40, 2013.

Furman AC, Kujawa SG, Liberman MC: Noise-induce cochlear neuropathy is selective for fibers with low spontaneous rates. *J Neurophysiol* 110: 577–586, 2013.

Gallun FJ, Diedesch AC, Kubli LR, et al: Performance on tests of central auditory processing by individuals exposed to high-intensity blasts. *J Rehabil Res Dev* 49: 1005–1025, 2012.

Gallun FJ, Lewis MS, Folmer RL, et al: Implications of blast exposure for central auditory function: a review. *J Rehabil Res*

Dev 49: 1059–1074, 2012.

Guthrie OW, Xu H: Noise exposure potentiates the subcellular distribution of nucleotide excision repair proteins within spiral ganglion neurons. *Hear Res* 294: 21–30, 2012.

Konings A, Van Laer L, Van Camp G: Genetic studies on noise-induced hearing loss: a review. *Ear Hear* 30: 151–159, 2009.

Le Prell CG, Dell S, Hensley B, et al: Digital music exposure reliably induces temporary threshold shift in normal-hearing human subjects. *Ear Hear* 33: e44–e58, 2012.

Maison SF, Usubuchi H, Liberman MC: Efferent feedback minimizes cochlear neuropathy from moderate noise exposure. *J Neurosci* 33: 5542–5552, 2013.

National Institutes of Health: It's a Noisy Planet: Protect Their Hearing. Accessed September 3, 2013 at www.noisyplanet.nidcd.nih.gov.

Sliwinska-Kowalska M, Pawelczyk M: Contribution of genetic factors to noise-induced hearing loss: a human studies review. *Mutat Res* 752: 61–65, 2013.

Verbeek JH, Kateman E, Morata TC, et al: Interventions to prevent occupational noise-induced hearing loss. *Cochrane Database Syst Rev* 10: CD006396, 2012.

第26章 迷路感染
Infections of the Labyrinth

John C. Goddard　William H. Slattery Ⅲ　著
李亚伟　吕亚峰　译

要点

1. 巨细胞病毒是美国非遗传性听力下降的最常见原因。
2. 抗病毒药物在先天性巨细胞病毒感染的患儿治疗中能帮助减轻听力恶化。
3. 先天性风疹仍是世界范围内感音神经性听力损失的一个重要病因。
4. 常规接种疫苗预防先天性风疹，是避免感音神经性听力损失和其他后遗症的最好方法。
5. 先天性梅毒患儿的早期诊断和治疗，将帮助避免迷路相关的晚期并发症。
6. 麻疹和腮腺炎病毒感染仍是缺少疫苗接种国家的儿童听力下降的重要原因。
7. 化脓性迷路炎可能是细菌性和非细菌性脑膜炎的一个并发症，也可能源于累及中耳、乳突及颞骨的感染。
8. 针对常见细菌性病原体的常规疫苗接种、广泛的抗生素应用及感染早期诊断，都使得脑膜源性及耳源性化脓性迷路炎的患者数量减少。
9. 特发性疾病如突发的感音神经性听力损失、前庭神经炎及迷路炎，尚未找到明确的感染性病原体。

迷路感染源自细菌、真菌、寄生虫及病毒的直接侵犯，且也来自邻近感染过程的有毒物质。在无抗生素时代，化脓性（细菌性）迷路炎是急性化脓性中耳炎的一个常见并发症，且增加了相关性脑膜炎及后续死亡的可能性[1]。在发达国家，抗生素治疗的常规应用明显降低了相关并发症——中耳炎及罕见化脓性迷路炎的发生率[2]。梅毒对迷路的侵犯已被病理学证实，且在20世纪是一个常见的临床现象[3]。在美国随着梅毒发生率明显下降，梅毒导致的感音神经性听力损失和前庭功能障碍也相应地下降[4]。麻疹、流行性腮腺炎及风疹（MMR）感染已成为世界范围内发病率及死亡率的一个重要原因，某些情况下会出现听力下降[5-7]。然而20世纪60年代MMR疫苗的发展，使得这些病毒性疾病的发病率及相关听力下降患者的数量显著下降[8]。虽然在美国和其他发达国家迷路炎感染及其他相关疾病总体是下降的，但发展中国家的上述疾病发病率还是很显著。因此，耳鼻喉科医生认识迷路感染的所有潜在病因是十分必要的。

迷路感染的可疑病例中特异病原体的识别仍是困难的（框26-1）。这种困难源于无法通过一种不破坏内耳的非侵袭式方法获得内耳组织标本[9]。虽然可以在耳蜗移植手术时获得外淋巴样本及牺牲内耳手术（如迷路切除术）时获得迷路组织，施行这些手术的患者并不总是有迷路感染情况[10]。而且，可疑性迷路感染和后续手术干预的时间间隔可能会明显延迟，这使得进行有意义的分析很困难。死后颞骨标本病理组织学分析是检查迷路

第 26 章 迷路感染

框 26-1 确定内耳感染所需的条件

1. 感染病原体与特定的耳蜗或前庭综合征的临床联系
   a. 病原体与症状的流行病学研究
   b. 综合征的临床研究、感染病原体在其他部位的分离及血清抗体滴度升高
2. 有明确的内耳组织中存在感染病原体的证据
   a. 在内耳组织中可分离出病原体 vRNA 或 mRNA，除外 mRNA 延迟相关的转录本
   b. 通过电子显微镜和光学显微镜发现内耳组织中病原体或包涵体的组织学表现，或在身体其他部位分离出病原体和特征性细胞
3. 在实验动物中可发现病原体可造成类似的听觉或前庭症状和内耳病理表现

结构特别是已知临床病史患者的迷路结构的一个重要工具。然而，颞骨标本的物理和化学处理过程限制了使用特定分析工具的能力，例如使用聚合酶链反应（PCR）来确定病毒或其他感染因子[9, 11]。因此希望微生物学、病毒及遗传方法的进步连同获取内耳标本新方法的发展，会在未来对迷路感染的原因提供更加一致和可靠的解释。

一、解剖背景和生理学

内耳由于其解剖结构的复杂性而被称为迷路。虽然回顾迷路解剖和生理超出了本章节内容范围，但对其解剖和生理功能的基本理解是讨论迷路感染的先决条件。其功能特征上有 6 个不同的感觉终末器官，即耳蜗 Corti 器、半规管的 3 个壶腹及椭圆囊斑和球囊斑，迷路主要包括骨性外壳及膜性内腔（图 26-1）。迷路外壳为听囊骨，它决定

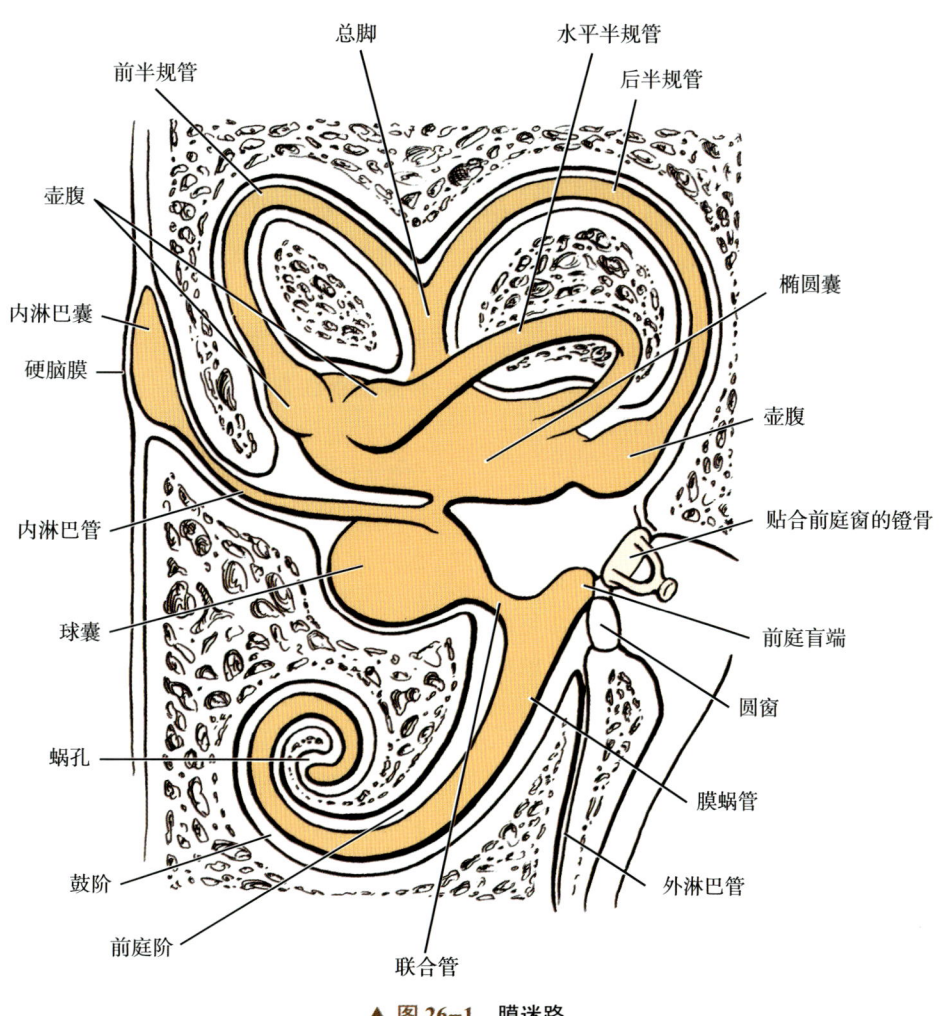

▲ 图 26-1 膜迷路

了半规管、前庭和耳蜗的结构，并且包绕一个富含钠离子的外淋巴腔。膜迷路是完全独立的系统，悬浮于外淋巴液中且内含富含钾离子的内淋巴。膜性椭圆囊管和球囊管分别将其终末器官与内淋巴管相连，后者穿过骨性前庭导水管，且终止于岩骨后面的内淋巴囊。

此处不再复习内耳血管系统，但要清楚它在内耳感染传播途径中的重要性。内耳特殊的解剖结构提供了感染的其他途径，包括耳蜗导水管、内听道及圆窗和前庭窗。耳蜗导水管是骨性通道，包含有类蛛网膜下组织，称为耳周管[12]。尽管大家相信耳蜗导水管与外淋巴井喷中高脑脊液压力向内耳的传递无关，但它可能与感染在颅内外的传播有关[13-15]。耳蜗导水管从颅后窝的蛛网膜下区域横穿岩骨下方至耳蜗的基底部，开口于鼓阶的中间部。一些耳蜗导水管的组织学研究表明在儿童期开放率高，然而其他研究表明，仅有34%的样本中耳蜗导水管全程开放[13-15]。内听道底的筛状区域是耳蜗神经纤维进入耳蜗轴的入口。假如筛状区域存在先天性缺陷，脑脊液压力更能传至外淋巴[16]。这个位置也可作为颅内和内耳炎症传播的路线。最后一个潜在解剖路线是圆窗和卵圆窗，它们在中耳和迷路间提供最直接的传播。虽然前庭窗处有镫骨底板作为骨性屏障，但圆窗膜仅有3~4层细胞结构，且对不同分子传播的阻挡较弱[17]。

二、围产期迷路感染

许多感染会影响妊娠，且会危害发育中胎儿或新生儿。这些围产期感染主要是病毒引起且影响多数器官系统，包括内耳。影响迷路最常见的围产期病毒是巨细胞病毒（CMV）和风疹，单纯疱疹病毒和其他病毒也会影响内耳。非病毒围产期感染也可能会影响迷路，包括弓形虫和梅毒。

（一）围产期迷路病毒感染

数十年来，病毒一直与迷路感染的发生有关。然而就像上述提到的，在迷路感染中确定和分离致病微生物仍具有相当的难度。虽然有强有力的临床证据支持很多病毒感染和耳蜗前庭症状有关，

巨细胞病毒仍是唯一可从外淋巴中分离或从内耳组织中检测出来的围产期迷路感染病毒[18-20]。其他先天性病毒，如风疹、单纯疱疹病毒和人类免疫缺陷病毒（HIV），还未在内耳样本中被发现。

1. 先天性巨细胞病毒

据疾病控制和预防中心的数据，巨细胞病毒仍是最常见的先天性病毒感染和美国非遗传性听力下降的最常见病因[21]。大约1/150儿童出生时就有先天性巨细胞病毒感染，仅美国每年就有30 000名新发患儿。15%~20%的先天性巨细胞病毒感染的病例会出现临床症状和永久性残疾，包括可能出现的感音神经性听力损失[21-23]。这些儿童中耳聋的性质是多样的，它可能是延迟性的、渐进性的、双侧性的甚至波动性的[23]。因为巨细胞病毒相关的听力下降出现潜在延迟现象，新生儿听力筛查可能是正常的[23-25]。

先天性巨细胞病毒感染可发生于分娩时或分娩后，但主要通过子宫内传播。妊娠妇女通常通过性传播感染或接触患儿的唾液或尿液而感染[21]。母体的巨细胞病毒感染可发生于妊娠前或妊娠中的任何时间，通常是无症状的，但可能出现类似单核细胞增多症的症状。比起妊娠期受感染的妇女，妊娠前6个月或以上被感染的女性妊娠时不容易生下有巨细胞病毒感染的婴儿[21, 23]。但是，潜在巨细胞病毒感染的再次激活仍是母婴传播的潜在方式。

目前诊断先天性巨细胞病毒感染的金标准是出生后2~3周内尿液、唾液、血液或其他体液中分离出病毒[21, 23]。巨细胞病毒DNA的PCR分析现已成为检测病毒的最佳方法，且已取代病毒培养方法[24, 25]。虽然使用出生时采集的干燥血液样本是一种令人感兴趣的检测巨细胞病毒DNA的方法，但与唾液的PCR检测法相比，这种方法的敏感度较差[10, 25-27]。外周血抗体检测对诊断先天性巨细胞病毒无效。最后，出生后超过3周的检测对诊断先天性巨细胞病毒是不足的，因为3周及以上的婴儿无症状的巨细胞病毒感染率高。

出生时带有先天性巨细胞病毒的儿童多数是无症状的，且80%的儿童终生不会出现症状或残疾[21]。罕见的严重先天性巨细胞病毒形式——巨

细胞包涵体病（CID），影响多器官且与重大、持久性残疾相关[21, 23]。这种严重表型的患者，通常约50%出现感音神经性听力损失、小头畸形和认知障碍[28]。典型CID显示肝脾肿大、黄疸、蓝莓松饼样皮疹及大脑钙化的CT证据[23]。虽然CID患者的特征比较明确，但多数先天性巨细胞病毒感染的新生儿是无症状且其病程是不可预估的。早期纵向研究表明，伴有感音神经性听力损失的先天性巨细胞病毒感染患者无症状的比例为7%~15%[29-33]。这些患者中，感音神经性听力损失通常是双侧的且程度多为中重度，但单侧、进行性及首次发作延迟者也同样存在[29-33]。另外，患者中新生儿筛查正常者达到50%[30]。近期研究表明，无症状先天性巨细胞病毒感染患者中感音神经性听力损失的发生率高达23%[26, 34-36]。外周血病毒载量的检查表明感音神经性听力损失的风险在病毒载量较低的患者中是低的[37]。然而，影响先天性巨细胞病毒无症状患者出现的感音神经性听力损失的类型和程度的特异因素仍不明确。关于先天性巨细胞病毒患者前庭异常的数据更有限，但报道证实出生时有症状的患者随时间延长可能会发展成前庭障碍[38]。

随着临床研究者从内耳组织分离巨细胞病毒技术的进步验证先天性巨细胞病毒相关迷路感染的手段也得以加强[18-20, 39-42]。在20世纪70年代，Davis和同事[9, 42, 43]在CID婴儿尸体外淋巴中培养巨细胞病毒，之后在膜迷路和内耳胞内细胞层发现巨细胞病毒抗原（图26-2）。之前有症状的先天性巨细胞病毒婴儿死后的颞骨组织病理学研究提示，整个内淋巴系统有很大改变，但听觉和前庭神经，以及螺旋神经节和前庭神经节的病理学改变很少[41-45]。同样也能观察到耳蜗和球囊积水及Reissner膜的塌陷[9]。Teissier及其同事[39]最近检测了6个巨细胞病毒感染的胎儿，年龄为受孕后19~35周。包涵体内的巨细胞存在于血管纹和前庭器官的非感觉神经上皮的边缘细胞内[39]。半规管和耳石膜的广泛受累，分泌内淋巴的暗细胞也被巨细胞病毒感染。这些数据连同之前研究发现表明，侵犯内淋巴结构的巨细胞病毒可能和这些患者的感音神经性听力损失有关[39-45]。

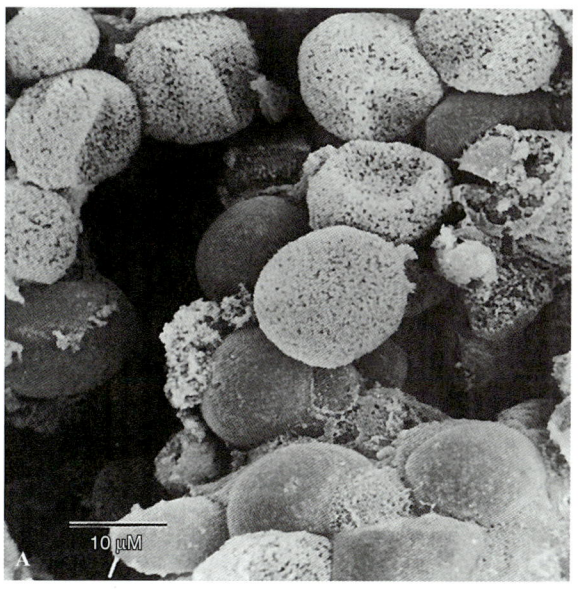

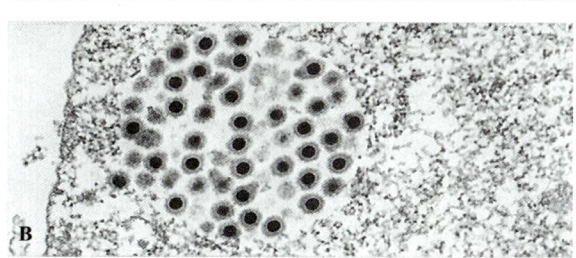

▲ 图 26-2　1月龄婴儿的先天性巨细胞病毒感染 (CMV)
A. 扫描电镜图显示较大的、嗜高渗的包含CMV包涵体的细胞排列在椭圆囊囊壁上；B. 透射电镜观察到巨细胞病毒颗粒在椭圆囊上皮细胞的胞质内形成致密的核团（×34 500）（引自 Davis LE, Johnsson L-G, Kornfeld M. Cytomegalovirus labyrinthitis in an infant: morphological, virological, and immunofl uorescent studies. *J Neuropathol Exp Neurol* 1981;40:9.）

最近几年，通过先天性巨细胞病毒感染儿童耳蜗移植时获取的外淋巴中通过PCR分析能检测到巨细胞病毒，这些患者中有已知的先天性巨细胞病毒感染者，也有不明原因的感音神经性聋患者[10, 18, 40, 46]。鉴于耳蜗移植手术通常施行于出生后的数月至数年，这些研究也证实巨细胞病毒长期存在于内耳的能力。无论内耳持续存在的巨细胞病毒是否影响患者的听力情况，耳蜗移植手术时对内耳取样和分离病毒DNA仍有重要意义。特别是随着世界范围内耳蜗移植手术数量增加，未来外淋巴（或内淋巴）样本PCR分析可能是了解感音神经性听力损失不同病因的一个重要工具。

目前巨细胞病毒的治疗重点是减少女性的血

清转化及降低病毒载量，同时控制巨细胞病毒感染个体的临床症状。运用 DNA、蛋白和病毒载体的实验性巨细胞病毒疫苗已经过多年研发且在早期检测中有很好前景 [47-50]。早期巨细胞病毒感染的孕妇治疗包括巨细胞病毒 γ- 球蛋白的被动免疫及口服抗病毒药物治疗。研究表明，巨细胞病毒 γ- 球蛋白治疗巨细胞病毒感染的孕妇可使 2 岁有症状巨细胞病毒感染患儿的数量明显减少，而口服伐昔洛韦能在产妇和胎儿血中达到治疗水平，因此能降低胎儿病毒载量 [51, 52]。但是口服阿昔洛韦的试验中，巨细胞病毒感染的母亲严重感染胎儿的生存率低于 50% [52]。有症状的先天性巨细胞病毒新生儿的治疗主要包括静脉注射更昔洛韦 [23, 53]，通过抑制病毒 DNA 聚合酶来抑制巨细胞病毒的复制 [54]。它的施行需要外周留置导管，且药物本身有导致中性粒细胞减少的风险。在仅有的更昔洛韦治疗效果的随机对照研究中，对有症状的先天性巨细胞病毒患儿在出生 1 个月内进行治疗发现，在第 6 个月和 1 年后未出现听力下降 [53]。目前，更昔洛韦的效果仅在中枢神经系统疾病的有症状新生儿中得到阐述，且不推荐用于无症状或无神经系统疾病的有症状新生儿中 [23]。缬更昔洛韦，一种更昔洛韦的药物前体，在最近几年得到研究证实，可作为更昔洛韦的替代药物。比较有症状新生儿更昔洛韦和缬更昔洛韦治疗效果的一项随机研究表明，2 种药物效果类似 [54]。目前 2 项研究也证实缬更昔洛韦治疗后患儿听力有改善 [55, 56]。目前正进行一项随机安慰剂对照研究，应该有助于证实缬更昔洛韦在先天性巨细胞病毒感染患者中的作用 [23]。

从感音神经性听力损失的治疗方案来看，观察无症状先天性巨细胞病毒患者听力结果的可变性需要常规的听力评估，最好前 3 年每 3～6 个月 1 次，以后每年 1 次。一旦确定了感音神经性听力损失就应该使用助听治疗，且重－极重度感音神经性听力损失患者应该考虑耳蜗移植。严重先天性巨细胞病毒患者会出现精神疾病，这给发育异常患者的耳蜗移植带来挑战。但是，先天性巨细胞病毒伴感音神经性听力损失患者的耳蜗移植结果类似于其他病因导致的感音神经性听力损失患儿 [57-58]。

2. 先天性风疹综合征

先天性风疹综合征，即所谓的德国麻疹，最初是 1941 年由澳大利亚流行病学所描述 [59]。由风疹病毒引起，先天性风疹综合征包括以下临床症状，如小头畸形、心脏缺陷、听力下降及白内障 [60]。20 世纪 60 年代全球风疹大流行使得人们认识到更多的临床特征，当时美国 20 000 名婴儿出生伴有先天性风疹综合征 [61, 62]。自从 1969 年风疹疫苗的引入，发达国家风疹的患病率明显下降。2004 年，美国地方性风疹灭绝 [63]。但是，世界卫生组织估计全球范围内每年仍有超过 100 000 名婴儿出生时伴有先天性风疹，高达 50% 患者出现听力受损 [64, 65]。

鉴于全球大量先天性风疹综合征患者，耳鼻喉科医生认为这种情况是无法解释的感音神经性听力损失的病因，尤其儿童更是如此。风疹经过胎盘途径传至子宫。在前 3 个月，母体风疹病毒感染和中期及后期 3 个月不同，处于胎儿先天性感染和继发听力下降的高风险。在第 6~9 个月风疹感染的胎儿通常出生伴有无症状风疹感染且在出生时是健康的。但是，10%~20% 的幼儿会出现感音神经性听力损失 [66]，侵及内耳的先天性风疹感染通常会导致双侧感音神经性听力损失，其主要影响中频而不是低频和高频 [59]。这种"咬饼干"畸形会使人们难以区分这种和其他感音神经性听力损失的遗传性病因。在大量继发于先天性风疹综合征的听力下降儿童中，55% 极重度听力下降，30% 重度听力下降及 15% 轻-中度听力下降 [61]。先天性风疹综合征的儿童言语识别率差，且有进行性听力下降。有趣的是，成人感染风疹很少出现听力下降 [67]。检查先天性风疹综合征儿童前庭功能的研究表明，高达 20% 的患者出现前庭功能下降，感音神经性听力损失程度与前庭功能损害缺乏相关性 [68, 69]。

先天性风疹综合征可通过以下进行诊断：① 风疹病毒的分离或在出生后数周内从尿液或咽拭子中检测出风疹特异性核糖核酸；② 婴儿血清抗风疹病毒的免疫球蛋白 M 抗体的识别；③ 未接种风疹疫苗的最初数月婴儿抗风疹病毒抗体的升高。

实时 RT-PCR 和标准 RT-PCR 技术用于确定病毒 RNA，而酶免疫检测法通常用于抗风疹 IgM 和 IgG 抗体[59,62]。

先天性风疹综合征伴耳聋患者颞骨组织病理学确实呈现特征性改变，但这些改变不是风疹感染的特异性表现。主要异常是耳蜗球囊退化和不同程度的纹状体萎缩，以及 Reissner 膜和球囊壁下垂，甚至塌陷；盖膜通常是异常的且从 Corti 器移至边缘[12,70-72]。血管纹表现出不同程度的萎缩，而前庭上皮细胞和神经通常是正常的。

目前因为没有特异性抗风疹病毒药物，先天性风疹综合征的治疗仍是支持治疗，正如感音神经性听力损失的其他病因一样，应尽早开始助听治疗。在重-极重度听力下降患者，取决于个体的一般情况，应该考虑耳蜗移植。

3. 先天性单纯疱疹病毒

新生儿单纯疱疹病毒很少见，发病率为 1/20 000～1/3000[73]。虽然感染可发生在子宫内，但更多见于阴道分娩时传播。因此，剖腹产通常用于已知、活动期的生殖器单纯疱疹病毒感染。在新生儿中，单纯疱疹病毒通常是散发感染，且患者可能出现单纯疱疹病毒性脑炎。先天性单纯疱疹病毒感染造成感音神经性听力损失的发生率约 10%，但数据有限[74-76]。目前不推荐特发性新生儿感音神经性听力损失患者的 HSV 筛查，因为无症状先天性 HSV 感染很少见[76]。

（二）围产期非病毒性迷路感染

1. 先天性梅毒

先天性梅毒是由苍白螺旋体导致，且由母体子宫内到胎儿的垂直传播引起，发生于阴道分娩或产后。CDC 评估了 2011 年美国先天性梅毒的发生率为 8/10 万，比之前 4 年是下降的[77]。早期或婴儿期，先天性梅毒通常很严重且出现肝脾肿大、皮肤丘疹、流涕及肢体假瘫[12,77]。虽然听力下降和前庭症状可能出现在婴儿中，但由于其他严重症状这些症状可能会被忽视。迟发先天性梅毒也可能发生，且可出现在童年晚期、青春期或成年。迟发先天性梅毒的损伤症状包括鞍鼻、军刀状胫、角膜炎、哈钦森牙、听力下降及前庭障碍[12,77]。虽然缺少更多近期研究证实，但有报道称先天性梅毒患者中听力下降达到 38%[78-80]。迟发先天性梅毒患者有很大可变性，儿童听力下降可能是突发、双侧及重度；在成人，听力下降可能是进展性、不对称的及言语识别率差，且症状类似于梅尼埃病的波动性听力下降、耳鸣及前庭症状[12]。

CDC 强烈推荐对可疑先天性梅毒婴儿进行诊断性评估[77]。密螺旋体试验阳性的母亲生下的婴儿应该进行非螺旋体定量血清学试验和仔细的体格检查。如果可能也应该用暗视野显微镜检查胎盘和脐带[77]。疑有先天性梅毒新生儿进行非密螺旋体定量滴定是很重要的，因为高于母体 4 倍滴定量表明疾病严重，且需要脑脊液分析。CDC 也推荐对已知先天性梅毒患者进行完整评估及 HIV 检测[77]。

早期先天性梅毒致听力下降的病理主要是由 Schuknecht[12] 和 Goodhill[81] 描述的脑膜-神经-迷路炎。这些早期梅毒病灶的特征性表现为白细胞渗透的动脉内膜炎和纤维化，以及迷路的感觉和神经部分退化性改变[12]。梅毒患者死后颞骨标本中，镀银染色可以发现螺旋体[82]。在先天性梅毒晚期，听囊骨炎通常伴随有膜迷路受损[83]。先天性梅毒晚期颞骨最终结果是典型的内淋巴积水，这同样出现在后天性梅毒的第三阶段（图 26-3）[12,83]。

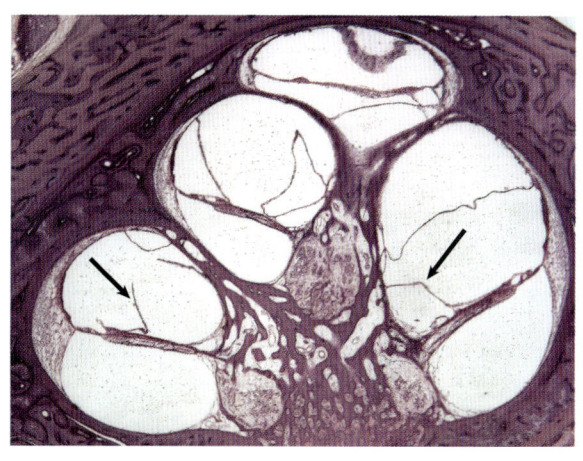

▲ 图 26-3 梅毒引起的膜迷路积水

箭示 Reissner 膜的异常位置（苏木精 & 伊红染色，×20）（由 Dr. Fred Linthicum，Eccles Temporal Bone Laboratory，House Research Institute，Los Angeles 提供）

CDC 推荐对先天性梅毒新生儿使用 10d 静脉青霉素 G 疗法 [77]。治疗目的旨在阻止疾病发展，而且早期治疗是很有效的 [84]。但是缺乏先天性梅毒对听力影响的长期治疗效果数据 [84]。

2. 先天性弓形虫病

弓形虫是原生动物寄生虫，主要感染免疫功能低下个体和新生儿。主要传播途径为经口传播，如生的 / 未经处理的肉，这些肉有传染性寄生虫卵。家猫吃了有潜在感染弓形虫的宿主，如鼠类或鸟类，可排出有感染性的粪便。因此，人们处理完其垃圾后，可通过手 / 口接触传播，将这些寄生虫卵传给自己或他人。先天性弓形虫病相对少见，估计新生儿发病率为 1/1 万 [85]。多数该病的新生儿是无症状的，但可能会累及中枢神经系统、视觉及其他系统 [86]。最近一项系统性回顾分析中，患儿弓形虫病相关的听力下降发病率为 0%~26% [87]。疑有听力下降新生儿弓形虫感染的抗体检测有助于诊断。治疗包括持续 12 个月的抗寄生虫药物治疗，有证据表明高依从性和早期治疗的患者听力下降发生率下降 [87]。文献至今无先天性弓形虫患者的颞骨组织病理学的报道。

（三）后天性迷路感染

后天性迷路感染可能是感染各种各样的细菌、病毒或寄生虫病原体的结果。这里对比较常见的引起感染原因进行了分析。

1. 脑膜源性迷路感染

细菌性脑膜源性感染 脑膜炎源于蛛网膜下腔的细菌、病毒、真菌、寄生虫或有毒物质侵袭。仅在美国，每年 4100 例细菌性脑膜炎患者中有近 500 名死亡 [88]。肺炎链球菌、奈瑟菌脑膜炎和 B 型流感嗜血杆菌（HIB）是最常见的儿童脑膜炎的原因；而大肠埃希菌、B 群链球菌和单核细胞性李斯特菌通常感染新生儿。青少年和成年人通常由 N 型脑膜炎感染和 S 型肺炎链球菌感染 [89]。20 世纪 90 年代，美国儿科 HIB 疫苗的引进，显著减少了 HIB 脑膜炎的患病 [90]。

首次正确识别迷路感染和脑膜炎之间的联系是在 19 世纪晚期 [91]。在前抗生素时代，脑膜炎被怀疑占到感音神经性听力损失儿童的 20% [91]。从那时起，我们结合流行病学和病理研究对脑膜源性迷路感染的认识大大增加。脑膜炎后的听力损失率接近 35%。许多患者会出现重—极重度听力损失和迷路骨化 [92-97]。蛛网膜下腔到迷路的细菌感染传播最可能通过耳蜗导水管或内听道底的筛状区域发生 [12, 91, 92, 98-101]。然而，迷路和蛛网膜下腔之间的血管途径、异常的创伤或先天性骨裂和内淋巴囊也可能参与到这些感染的传播中 [92]。

脑膜炎源性迷路炎的诊断依靠病史和支持性听力测定数据。成年临床症状可能包括嗜睡、发热、颈部僵硬、畏光和头痛。在婴幼儿中，最初症状可能是多样的。听力损失和（或）前庭障碍可能不是很容易被识别出来，尤其是已患有脑膜炎的婴儿。然而，近期有脑膜炎病史的患者的感音神经性听力损失的听力证据提示迷路受累。如果在脑膜炎之前有听力正常的证据，进一步支持感音神经性听力损失的脑膜炎成因。用于治疗脑膜炎的静脉抗生素疗法的耳毒性，也被视为感音神经性听力损失的一个可能病因，特别是在庆大霉素和其他氨基糖苷类抗生素应用比较普遍的地区。一旦疑有脑膜源性迷路感染，就应该立即进行标准纯音听力测定和言语识别率测试。然而，这样的测试并不总是有临床意义的，可使用不需要主观参与的耳声发射和听性脑干反应测试 [90]。而早期脑膜炎可出现正常的听性脑干反应结果，在随访中应当做行为测听 [102]。当观察到迷路结构的骨化时，脑膜炎后患者的 CT 成像也支持脑膜炎迷路感染的诊断。临床脑膜炎时有无中耳或乳突感染，对区分脑膜炎和耳源性迷路炎是很重要的。脑膜炎后迷路骨化的发生时机是多变的，动物模型表明，肺炎链球菌脑膜炎后骨化发生于接种后的 3d 至 3 周 [103, 104]。脑膜炎后迷路骨化的发生率未知，但是脑膜炎后感音神经性听力损失儿童的研究表明，骨化出现在高达 70% 的患者中 [105, 106]。尽管肺炎链球菌脑膜炎与感音神经性听力损失的高发生率有关，但由肺炎链球菌、脑膜炎奈瑟菌和 HIB 引起的迷路骨化似乎并未有显著差异 [107]。

脑膜炎源性迷路炎患者的颞骨研究已有相当多的文献报道 [12, 92, 98-101]。Schuknecht [12] 对终末脑膜炎源性迷路炎和更标准形式的脑膜炎迷路炎进行了区分。在终末脑膜炎源性迷路炎中，迷路化脓被认为是未出现耳蜗前庭症状患者的终末事件。在非终末脑膜炎源性迷路炎中，颞骨研究揭示迷路的纤维化和骨化，尤其是在耳蜗基底的部分[12, 98-101]。最近在继发于脑膜炎的迷路炎一系列回顾研究中，炎症细胞中常见于耳蜗和前庭的外淋巴区域[92]。感觉和神经结构通常是完整的，但在10%～15%患者中发现螺旋神经节神经元的缺失[92]。

坚持儿童和成人进行疫苗接种是脑膜炎预防的一个重要手段，尤其是对B型流感嗜血杆菌、肺炎球菌和脑膜炎球菌性脑膜炎[89]。当细菌性脑膜炎发生时，最初的治疗包括基于细菌培养结果的静脉抗生素治疗。早期使用广谱、脑脊液高渗性抗生素，之后通过脑脊液分析进行致病生物体的识别和方案的调整。早期开始治疗对预防脑膜炎有关的长期后遗症是很重要的，但对影响感音神经性听力损失发病率的确切治疗时机仍是未知的[108]。最近的动物研究表明，自由基可能对耳蜗造成损伤，且抗氧化剂可能在阻止脑膜炎听力损失方面发挥作用，但缺少临床研究[109]。大量的研究已经验证皮质类固醇在治疗脑膜炎相关SNHL中的作用，尤其是对于儿童。2006年，一项该方面的Meta分析得出的结论是，支持糖皮质激素在预防SNHL中的作用仍不清楚[110]。然而，Hartnick及其同事[111]发现，在诊断时开始使用类固醇能显著降低迷路骨化。这些发现强调了使用类固醇的潜在好处，但对这个问题仍需进一步的研究。

脑膜炎性迷路炎导致的SNHL应该接受早期的助听治疗。重-极重度听力下降的患者，应该考虑耳蜗植入。由于早期迷路骨化的可能性，确诊后应立即进行人工耳蜗植入评估。对这些患者双侧同时植入可能会提高移植成功的概率[112]。高分辨率颞骨CT（HRCT）可用于识别迷路骨化。然而，长T_2加权序列磁共振成像（MRI）通常更好，因为这种方式可以更好地识别迷路内纤维化，而在HRCT上看不到[113]。

非细菌性脑膜炎性迷路感染 病毒、真菌、寄生虫和有毒物质均可能会发生脑膜炎。病毒性脑膜炎，通常称为无菌性脑膜炎，早期的报道称与听力损失无关[93]。然而，已有报道显示多种病毒性脑膜炎可导致SNHL[114]。真菌生物体是脑膜炎的一个罕见病因，但免疫系统受损有很高侵袭性真菌感染的风险，并且占该类患者的大多数。隐球菌性脑膜炎由新型隐球菌引起，在免疫力低下的个体中是真菌性脑膜炎最常见的原因，高达30%受感染患者出现SNHL[115, 116]。病理研究描述了IAC和耳蜗轴基底的隐球菌感染（图26-4）[116]。寄生虫性脑膜炎，称为初级阿米巴脑膜脑炎，是极其罕见，且通常是致命的。最后，非感染性脑膜炎也可能是恶性肿瘤、某些药物和头部受伤的结果。到目前为止，非感染性脑膜炎感音神经性听力损失发生率的数据仍然缺乏。

2. 耳源性迷路感染

化脓性迷路炎 可作为急性或慢性中耳炎、慢性鼓室乳突炎及岩尖炎的并发症[12, 100]。大多数情况下是细菌感染引起，但也可能发生真菌入侵迷路，特别是在免疫功能低下的人群。常见的细菌病原体包括肺炎链球菌、不定型流感嗜血杆菌、卡他莫拉菌、铜绿假胞菌、金黄色葡萄球菌，以及各种需氧和厌氧菌[2]。在局限于中耳的细菌感染中，细菌通过前庭窗和圆窗导致化脓性迷路炎[12]。在慢性鼓室乳突炎和岩尖炎中，感染可通过前庭窗和圆窗或骨迷路的不规则裂隙扩散到迷路[12]。在前抗生素时代，乳突切开术的患者发生化脓性迷路炎的比例接近5%[1]。在20世纪，抗生素的使用结合早期诊断和治疗以及外科技术的提高，使很多国家化脓性迷路炎发生率降至0.1%[2, 117-119]。

耳源性化脓性迷路炎被定义为急性或慢性中耳和（或）乳突疾病时发生眩晕和感音神经性听力损失[2]。听力损失通常是重-极重度，且为永久性的。内耳胆脂瘤或医源性瘘管由于为细菌提供了一个直接侵及内耳的通道而使患者易于发展成化脓性迷路炎。颞骨HRCT可以发现迷路受侵证据，虽然可能在这些患者中仅发现中耳结构不清和（或）合并乳突炎。脑膜炎的症状可能是继发的，因为耳源性化脓性迷路炎仍可能通过耳蜗导水管或通过耳蜗轴底部的筛状区域继续蔓延至蛛网膜

第五篇 内 耳

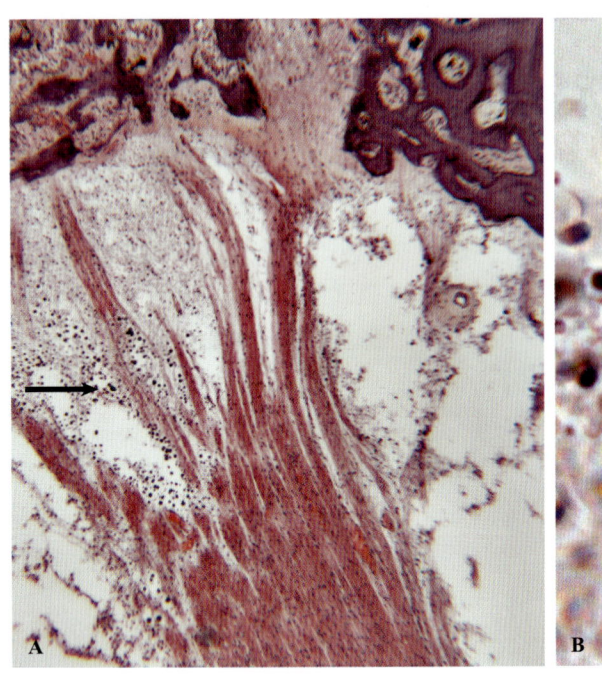
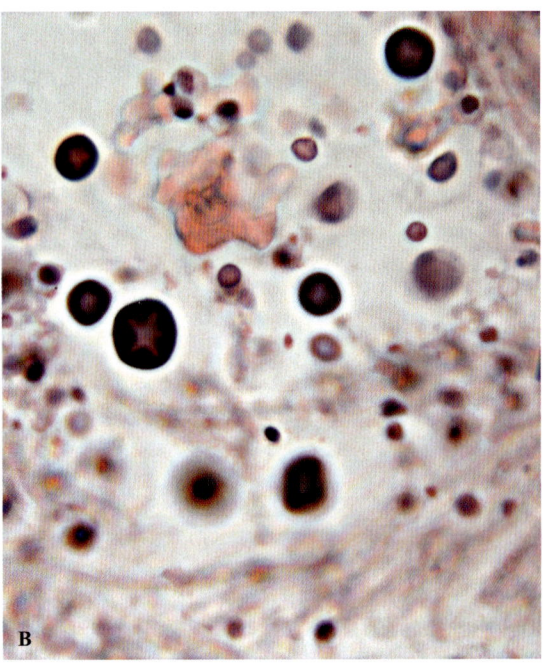

▲ 图 26-4 隐球菌累及迷路

A. 箭头所指隐球菌浸润内听道底的听神经 [苏木精 & 伊红染色（H&E），×100]. B. 高倍镜下的隐球菌孢子（H&E 染色，×400）（由 Dr. Fred Linthicum，Eccles Temporal Bone Laboratory，House Research Institute，Los Angeles 提供）

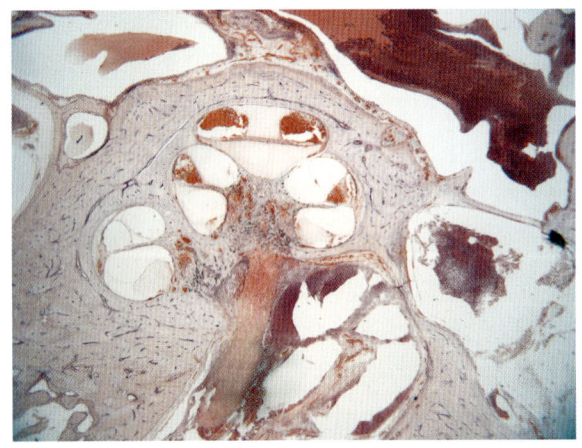

▲ 图 26-5 耳源性化脓性迷路炎

于耳蜗、前庭、中耳和内听道可见到脓性物（H&E 染色，×10）（由 Dr. Fred Linthicum，Eccles Temporal Bone Laboratory，House Research Institute，Los Angeles 提供）

下腔[12]。

耳源性化脓性迷路炎的颞骨组织病理类似于脑膜炎性迷路炎[12, 100, 120-122]。化脓性迷路炎的初始阶段特点是外淋巴由多形核白细胞浸润[12, 100, 120-122]。接着发生膜迷路的侵蚀和坏死，可能蔓延至蛛网膜下腔（图 26-5）。化脓性迷路炎终末期的特征是纤维化和随后继发的新骨形成（骨化性迷路炎）[12, 100, 120-122]。

治疗耳源性化脓性迷路炎，通常需要早期手术干预结合基于细菌培养结果的抗生素治疗。鼓膜切开术和鼓膜置管可能适合于无乳突或明显骨/迷路受侵的急性中耳炎。在急性或慢性鼓室乳突炎患者，乳突切开术常用来清除感染及移除任何胆脂瘤病变。

3. 病毒性迷路感染

腮腺炎性迷路炎 腮腺炎是一种病毒性疾病，其特征是单侧或双侧腮腺肿胀。它是由副黏病毒通过呼吸道飞沫传播。严重并发症非常罕见，但包括脑炎、睾丸炎及 SNHL。源于腮腺炎的 SNHL 发病率为 1/20 000[123]。流行性腮腺炎通常是一个临床诊断，需要特定 IgM 抗体血清学检测，以及通过 RT-PCR（通过口腔拭子）进行病毒分离来明确诊断[123]。

腮腺炎病毒导致的感音神经性听力损失往往是单侧的，可能从轻微高频下降到极重度 SNHL[9, 12]。过去也报道过前庭受累，但严重的眩晕很少见[9, 12, 124]。流行性腮腺炎病毒是仅有的已从内耳分离出的 2 种病毒中的一种[125]。流行性腮腺炎耳聋患者迷路的病理学包括血管纹和 Corti 器的萎缩以及 Reissner 膜的塌陷[126]。

1967 年，流行性腮腺炎疫苗的引入，使美国和其他国家的常规疫苗接种的腮腺炎患病率明显下降[123]。然而，因为许多国家仍然无法获得常规疫苗接种，当评估 SNHL 患者时耳鼻喉科专家必须将腮腺炎性耳聋纳入鉴别诊断。治疗腮腺炎性 SNHL 应该包括单侧耳聋的助听治疗，如果双侧受累应该考虑人工耳蜗植入术。

麻疹性迷路炎 麻疹是一种病毒感染性疾病，其特征为发热、咳嗽、鼻炎、结膜炎、下行皮疹，以及被称为"Koplik 斑"的口腔病损[127]。麻疹病毒是副黏病毒，类似于腮腺炎病毒，传染性强，通过呼吸道飞沫在空气中传播。全世界范围内，每年大约新发 2000 万麻疹患者。但是，在美国和其他常规进行疫苗接种的国家，地方性麻疹很少见。麻疹的潜在并发症包括肺炎、中耳感染及脑炎。亚急性硬化性全脑炎是一种罕见的，进行性神经系统疾病，发生在麻疹感染后数月至数年，且常导致死亡[127]。

麻疹疫苗发明前，几乎所有儿童成年前都感染过。20 世纪初继发于麻疹的感音神经性听力损失占儿童耳聋的 10%，但麻疹中感音神经性听力损失的发生率仅为 0.1%[128, 129]。感音神经性听力损失主要是双侧且为重度，单侧和中度下降也可能存在[9, 12]。一些患者会出现前庭功能受损。

虽然未在内耳中分离出麻疹病毒，迷路的组织病理学改变在一些已知麻疹感染的患者中已有报道。观察到 Corti 器、血管纹及螺旋神经节神经元的严重退化[130, 131]。前庭终末器官也出现感觉上皮细胞的萎缩[130, 131]。继发于麻疹感染的感音神经性听力损失应该助听治疗，如果重度听力下降应该考虑人工耳蜗移植。

水痘-带状疱疹病毒性迷路炎（Ramsay Hunt 综合征） 水痘-带状疱疹病毒（VZV）是疱疹病毒科的一员，且会造成水痘[132]。VZV 也是皮肤带状疱疹、Ramsay Hunt 综合征、耳带状疱疹的病因。带状疱疹主要发生在成人且主要表现为痛性水疱暴发，主要在面部和胸部感觉神经分布区[132]。它被认为是 VZV 的再次激活，首次感染后会处于休眠状态[132]。Ramsay Hunt 综合征在这一点上是类似的，除了 VZV 的再次激活影响感觉和运动神经，主要导致类似于 Bell 面瘫的外周性面瘫。Ramsay Hunt 综合征的发病率报道不一，最近报道为 0.3%～18%[133]。

Ramsay Hunt 综合征的临床症状包括耳周和耳内疼痛、耳廓和外耳道水疱及面瘫。感音神经性听力损失、耳鸣及前庭症状很常见，根据目前研究高达 50% 的患者会出现上述症状[134-138]。另外也会出现脑神经受损（即第 V 和 IX 至 XII 对脑神经）[134]。Ramsay Hunt 综合征通常是临床诊断，但也可从水疱液中分离和培养 VZV 或通过 PCR 分析检测病毒 DNA[139-141] 来证实。Ramsay Hunt 综合征伴面瘫患者的 MRI 分析，通常显示面神经的颞骨内部信号增强[142]。

有听觉和前庭症状的 Ramsay Hunt 综合征患者可出现迷路的组织病理学改变，同样也能观察到听神经和耳蜗轴内的炎症细胞及螺旋神经节神经元、血管纹、Corti 器及半规管的退化[12, 143]。有趣的是，一些病理学研究未能看到膝状神经节的明显变化，虽然迷路和鼓膜出现萎缩和退化[143, 144]。

基于一些回顾性研究，Ramsay Hunt 综合征的治疗主要包括口服类固醇和抗病毒药物[145-149]。一些随机对照研究验证了类固醇的使用，且最近一项 Cochrane 综述研究证实了 Ramsay Hunt 综合征的类固醇治疗效果[150]。但是，一项抗病毒治疗的类似回顾研究表明，常规抗病毒治疗仍缺乏足够证据支持[151]。在 2006 年，成人 VZV 疫苗的引入降低了 > 60 岁成人的带状疱疹发生率。虽然疫苗接种者发生带状疱疹者明显下降，但疫苗对 Ramsay Hunt 综合征患者的影响是未知的[152]。一旦发生永久性感音神经性听力损失，应该考虑适当的助听治疗。

人类免疫缺陷病毒及相关迷路感染 HIV 是反转录病毒，主要侵犯人类免疫系统的 CD4 细胞，能引起获得性免疫缺陷综合征（AIDS）。一些研究证实了 HIV 患者的耳科发现，且发现感音神经性听力损失患者接近 30%，主诉有眩晕、耳鸣及耳闷感[153-155]。最近研究表明，突发性感音神经性听力损失在 HIV 患者中的发病率是正常人的 2 倍[156]。

现在还未从内耳组织中分离出 HIV 病毒，但已在 HIV 患者颞骨标本的耳蜗和前庭感觉器官中观察到类 HIV 微粒和细胞内容物[157, 158]。其他病原体在艾滋病患者死后的外淋巴中已有发现，但未观察到颞骨的相关炎症改变[159]。这可能是由于晚期的 AIDS 患者的有限免疫应答导致了组织病理学改变的缺失。AIDS 患者易受很多机会性感染，包括可能导致耳部症状的肺孢子菌、念珠菌及其他真菌和细菌病原体的感染[160]。HIV 的治疗包括抗逆转录病毒治疗和机会性感染的预防。助听治疗和人工耳蜗移植是 HIV 感染伴感音神经性听力损失患者的可选治疗方案[161]。

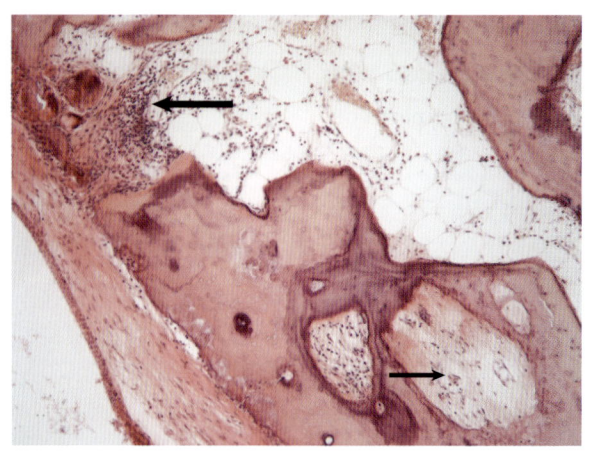

▲ 图 26-6　梅毒性骨炎
图示淋巴细胞浸润内淋巴管（大箭）和邻近骨的破坏（小箭）（H&E 染色，×100）（由 Dr. Fred Linthicum，Eccles Temporal Bone Laboratory，House Research Institute，Los Angeles 提供）

（四）后天梅毒性迷路感染

与先天性梅毒一样，后天性梅毒源于梅毒螺旋体。梅毒的原发、继发及第三类形式具有不同的临床特征[12, 77]。原发性梅毒的特点是接种部位的硬下疳，且缺少内耳症状，如听力下降或眩晕[12, 77]。继发性梅毒患者可能有皮疹、发热及淋巴结肿大，也可能出现脑炎和其他器官受累。首次感染后多年会发展成第三类梅毒，包括神经梅毒和心血管受累表现。

听力下降和前庭症状在先天性和后天性梅毒中很常见。在有症状的神经性梅毒，听力下降约占 80%[162]。听力下降通常是感觉神经性的，但也会出现中耳受累[163]。与先天性梅毒的晚期表现一样，感音神经性听力损失是进行性的表现为波动性、非对称性、双侧受累，且通常伴有眩晕发作[164]。

晚期后天性梅毒的颞骨发现是伴圆细胞浸润的吸收性骨炎、骨迷路的破坏及相关的内淋巴积水[12, 81]。骨炎相邻区域会发生纤维化增生，且研究表明内淋巴管的堵塞可能是内淋巴积水的原因（图 26-6）[165]。梅毒的治疗包括肌内注射青霉素 G 和泼尼松，且之前研究提示积极治疗能减缓感音神经性听力损失和听前庭症状发展的进程[166-168]。

（五）特发性迷路感染

突发感音神经性听力损失、前庭神经炎及迷路炎代表一类临床内耳疾病。然而在一些患者中突发性感音神经性听力损失可能有已知的病因（如创伤、耳毒性药物及脑血管意外），在多数患者中是无明确原因的。特发性突发性感音神经性听力损失是在 72h 或更短的时间内，在连续 3 个频率内听力损失 > 30dB。但是由于不包括言语识别率得分，因此临床实践常用替代定义。前庭症状常见但很通常轻微。前庭神经炎绝大多数是特发性的，表现为突然发作并持续数天的严重眩晕[169]。如果感音神经性听力损失伴前庭神经炎的症状发作，这种情况通常称为迷路炎。

对于上述每种疾病的可能病因学来说，都有一些支持和反对的研究报道。几篇近期的综述总结了这些发现[170, 171]。同样，这些疾病的治疗方案仍是有争议的，多数情况下类固醇仍是首选药物。突发性感音神经性听力损失、前庭神经炎和迷路炎患者缺少感染病原体的确定性证据，这突出表明需要持续进行临床、分子生物及组织病理学研究，以协助我们更好理解和治疗这些疾病。

致谢

感谢 Larry E. Davis 教授在介绍病毒性迷路炎

发过程，以及作为本章前版作者的贡献。我们也同样感谢Fred Linthicum教授分享他的知识且提供了相关颞骨标本的组织病理学图片。

推荐阅读

Beyea J, Agrawal S, Parnes L: Recent advances in viral inner ear disorders. *Curr Opin Otolaryngol Head Neck Surg* 20: 404-408, 2012.

Chandrasekhar SS, Connelly PE, Brahmbhatt SS, et al: Otologic and audiologic evaluation of HIV-infected patients. *Am J Otolaryngol* 21: 1, 2000.

Davis LE, Johnsson LG: Viral infections of the inner ear: clinical, virologic, and pathologic studies in humans and animals. *Am J Otolaryngol* 4: 347-362, 1983.

De Leenheer EM, Janssens S, Padalko E, et al: Etiological diagnosis in the hearing impaired newborn: proposal of a flow chart. *Int J Pediatr Otorhinolaryngol* 75: 27-32, 2011.

Goddard JC, Fayad JN: Vestibular neuritis. *Otolaryngol Clin North Am* 44: 361-365, 2011.

Isaacson B, Booth T, Kutz JW, Jr, et al: Labyrinthitis ossificans: how accurate is MRI in predicting cochlear obstruction? *Otolaryngol Head Neck Surg* 140: 692-696, 2009.

Kadambari S, Williams EJ, Luck S, et al: Evidence based management guidelines for the detection and treatment of congenital CMV. *Early Hum Dev* 87: 723-728, 2011.

Kim J, Chung SM, Moon IS, et al: Correlation between enhanced MRI and surgical findings in herpes zoster oticus. *Acta Otolaryngol* 129: 900-905, 2009.

Merchant S, Durand M, Adams J: Sudden deafness: is it viral? *ORL J Otorhinolaryngol Relat Spec* 70 (1): 52-62, 2008.

Merchant S, Gopen Q: A human temporal bone study of acute bacterial meningogenic labyrinthitis. *Am J Otology* 17: 373-385, 1996.

Ruben R: Bacterial meningitic deafness: historical development of epidemiology and cellular pathology. *Acta Otolaryngol* 128: 388-392, 2008.

Schuknecht HF: *Infections in pathology of the ear,* ed 2, Malvern, PA, 1993, Lea & Febiger.

Stachler RJ, Chandraskhar SS, Archer SM, et al: Clinical practice guideline: sudden hearing loss. *Otolaryngol Head Neck Surg* 146: S1-S35, 2012.

Teissier N, Delezoide A, Mas A, et al: Inner ear lesions in congenital cytomegalovirus infection of human fetuses. *Acta Neuropathol* 122: 763-764, 2011.

Young NM, Tan TQ: Current techniques in management of postmeningitic deafness in children. *Arch Otolaryngol Head Neck Surg* 136: 993-998, 2010.

第 27 章 前庭和听觉毒性
Vestibular and Auditory Ototoxicity

Leonard P. Rybak　Michael J. Brenner　著
戴清蕾　译

要点

1. 测定血清中氨基糖苷类药物的峰谷水平为治疗效果提供初步的指导，但并不能保证绝对预防耳毒性，尤其是前庭毒性。
2. 菌血症、发热、肝功能不全、存在另一种耳毒性和肾功能不全，与氨基糖苷类药物耳毒性的发生率或严重程度有关。
3. 氨基糖苷类药物可与铁形成耳毒性复合物。
4. 水杨酸盐预处理可降低氨基糖苷类药物的耳毒性。
5. 虽然临床症状出现 2 个月后能够有所改善，但氨基糖苷类药物耳毒性引起的视振荡很少能完全恢复。
6. 顺铂和氨基糖苷类抗生素会损伤耳蜗底部的外毛细胞，导致高频感音神经性听力损失，随后可能累及低频听力。
7. 氨基糖苷类药物引起听力损失的遗传易感性与线粒体 DNA 突变有关。
8. 已发现多种基因型与顺铂耳毒性易感性间的遗传药理学联系。
9. 氨基糖苷类药物和顺铂引起的耳毒性，与活性氧的产生有关，活性氧会损害毛细胞，导致细胞死亡和听力损失。
10. 顺铂引起的听力损失情况不一，可能与剂量、患者年龄及其他因素有关，如噪声暴露、其他耳毒性药物暴露、颅内照射以及低血清白蛋白和贫血在内的营养不良等有关。
11. 动物实验研究显示，各种可能的保护剂对顺铂耳毒性有保护作用，目前临床试验正在进行中。
12. 二氟甲基氯鸟氨酸、水杨酸盐和红霉素的耳毒性几乎是可逆的。
13. 皮质类固醇治疗对氢可酮滥用引起的听力损失无效。

耳毒性一词是指药物或化学药剂引起内耳功能障碍，从而导致听力损失和（或）头晕症状。许多药物可引起耳毒性，内耳组织可暂时或永久性受损。这一章节讨论了一些常见的可导致听力损失或耳蜗前庭损伤的药物。

一、氨基糖苷类抗生素

氨基糖苷类抗生素是一类重要的抗感染药物，还能够用来治疗肺结核和其他威胁生命的传染病。这类药物的第一批成员是链霉素和双氢链霉素。最初的临床试验表明，这些化合物会损害肾脏和内耳，双氢链霉素毒性太大，已从市场上撤下。这类药物还包括卡那霉素、庆大霉素、妥布霉素、阿米卡星、奈替米星和西索米星。其中一些药物对耳蜗或前庭器的毒性更大，但耳毒性并非是完全选择性的。毒性通常发生在暴露数天或数周后。据统计，氨基糖苷类药物听觉毒性的总发生率约为 20%，而前庭毒性的发生率约为 15%[1]。

近年来，氨基糖苷类药物阿泊拉霉素被证明具有显著的抗菌作用，耳毒性最小，主要用于兽医抗菌治疗[2]。而最近的一项研究，在小鼠体外制备椭圆囊、体内用卡那霉素或阿泊拉霉素协同呋塞米给药，表明卡那霉素和阿泊拉霉素具有类似的耳毒性[3]。这就提出了一个问题，阿泊拉霉素是否真的比其他氨基糖苷类药物的耳毒性更小。

氨基糖苷类药物目前被用作危及生命的新生儿脓毒症的一线治疗[4, 5]，并被列入世界卫生组织推荐的耐多药结核病治疗方案[6]。它们对囊性纤维化和其他难治性革兰阴性感染患者的铜绿假单胞菌感染也有效。与其他抗生素相比，这些药物具有重要的优势，包括广谱抗菌活性、低交叉耐药性和罕见的过敏反应[7]。事实上，最近有研究表明，氨基糖苷类药物正在"复兴"，具有新的适应证，在耐药感染中发挥着越来越大的作用[8]。

（一）药代动力学

氨基糖苷是一种高电荷分子，口服不易吸收，口服给药剂量中只有大约 3% 是从胃肠道吸收的。氨基糖苷类药物通常用于严重全身感染的非肠道用药。组织中氨基糖苷类药物的浓度通常为相应血清浓度的 1/3。血脑屏障的穿透力一般较差，故治疗脑膜炎采用鞘内注射氨基糖苷类药物。既往研究表明氨基糖苷不能被分解，然而内耳可能会形成一种有毒的代谢物[1]。氨基糖苷类药物主要通过肾小球滤过由肾脏排出，尿液中药物浓度高。肾功能受损会降低排泄率，肾衰竭是耳毒性的危险因素之一，因此，必须调整氨基糖苷类药物的剂量以补偿肾排泄延迟。

测定血清中氨基糖苷类药物的峰谷水平为治疗效果提供了初步的指导，但并不能保证绝对预防耳毒性，尤其是前庭耳毒性。氨基糖苷类药物的最低剂量与耳毒性之间的关系已证明[9]。耳毒性可能与随时间变化的血液含量曲线下的面积有关，而不是与个体的峰谷测量值相关[9]。一项动物研究表明，耳毒性与血浆氨基糖苷类药物水平无关。在该动物模型中，总剂量或曲线下面积是预测阿米卡星耳毒性的更好指标[10]。

建议监测血清氨基糖苷类药物水平的方案如下：

1. 肾功能正常的患者，治疗前 1~2d 内测量峰值水平，1 周内测量低谷水平，治疗后每周测量峰值和低谷水平。

2. 肾功能不全但功能稳定的患者，治疗前 2 天内测定峰值，1 周内测定波谷及另一个峰值水平，此后每周测定两次峰值水平。

3. 肾功能受损和不稳定的情况下，治疗前 2 天可达到峰值和低谷。只要肾功能不稳定，需要每天测量血清水平。

4. 在任何剂量变化后，峰值和低谷水平将在未来 2 天内确定[11]。

氨基糖苷类药物耳毒性可被检测出来，但由于存在危及生命的感染和缺乏适当的替代抗生素治疗，可能需要继续用氨基糖苷类药物治疗。在停止氨基糖苷类药物治疗后，抗生素耳毒性仍可继续[11]。

在动物和人体上的研究表明，链霉素治疗结核病患者的血清中存在链霉素代谢物。5 例男性患者经链霉素治疗 35~90d，1g/d，经临床观察，内耳出现轻度至重度功能障碍，链霉素阳性，可能是链霉素的耳毒性代谢物[12]。

现在许多医院允许主治医师进行药代动力学咨询，这为提高这些药物的使用质量和患者的安全性提供了帮助。药代动力学（临床药理学）咨询可以帮助①确定哪些药物相互作用的协同作用会增加耳毒性的风险（例如，氨基糖苷类药物联合襻利尿药），②确保最佳的治疗效果和适当的剂量，③改善治疗的一致性和后续药物水平管理的连续性，鉴于最近住院医生工作时间改革的副产品——交接更加频繁和不连续，这是一个特别有

第五篇 内 耳

吸引力的选择[13]。

（二）组织病理学

动物和人颞骨组织病理学研究表明，耳蜗和前庭毛细胞是耳毒性药物损伤的主要靶细胞。在 Corti 器，首先损伤的是基底部外毛细胞。随着药物治疗的继续，损伤可能会扩展到更多的顶端区域。内毛细胞较外毛细胞更耐损伤，这种差异可能是由于内毛细胞和顶端外毛细胞中天然抗氧化剂谷胱甘肽的浓度高于基底部外毛细胞中的浓度[14]。此外，Corti 器的基底区和顶端区药物清除率不同，可能会影响累积暴露，虽然这与局部（鼓室内）药物应用最为相关[15]。动物和人颞骨研究已证实螺旋神经节细胞的逐渐破坏[16,17]。在一些患者中，螺旋神经节细胞可直接被氨基糖苷类药物损伤而不损伤外毛细胞[18]。边缘细胞死亡可使血管纹变薄[19]。在前庭系统中，毛细胞损伤可能开始于嵴顶端和斑部的纹状区域[20]。毛细胞的破坏可延伸到前庭感觉上皮的外围，Ⅰ型毛细胞主要受此影响[21]。

本文对 17 例临床数据完整的氨基糖苷类药物耳毒性患者的颞骨进行定量研究，并与年龄匹配的对照组进行比较，链霉素导致所有前庭器的Ⅰ型和Ⅱ型毛细胞大量丢失，嵴中Ⅰ型毛细胞损失更大，而斑部中没有。卡那霉素的前庭毒性作用与链霉素相似，但不引起前庭毛细胞的损失。任何氨基糖苷类药物均未见明显的 Scarpa 神经节细胞丢失[22]。

（三）临床表现

一般高频听力损失首发，可能在临床症状出现之前就可被检测到[23]。持续暴露于氨基糖苷类药物下会累及更低频率的听力，包括重要的言语频率，并影响交流能力。在排除其他听力损失原因后，应记录到两个或两个以上相邻频率 20dB 及以上的听力损失，以确认药物性耳聋的诊断。

停止氨基糖苷类抗生素治疗后，可能会出现迟发耳毒性。迟发性耳聋通常在治疗结束后 1~3 周内出现[24]。由于耳毒性损伤通常开始于耳蜗底部，并向蜗顶发展，因此采用临床检查来检测耳蜗最底部区域的损伤可能有助于早期发现病变。超高频听力检测比传统的纯音阈值测试能够更早检测出耳毒性损伤。这种早期检测能够提醒主治医师即将发生导致沟通能力受损的损伤风险[25]。遗憾的是，这种测试并不是普遍采用的。在氨基糖苷类药物使用至少 7d 的患者中，约 20% 的患者出现听力损失，其中约 15% 的患者出现平衡障碍[26]。结核病需要长达 1 年的治疗周期，这可能导致所有患者出现听力损失[27]。

前庭耳毒性的发病是不可预测的，可能与耳毒性药物的累积剂量无关[28]。门诊患者可以没有任何症状，直到出现不平衡和共济失调，运动可致症状显著加重，完全不动时无症状。患者可在 1~2d 的时间内从正常状态转变为症状，在此之后的运动或行走过程中症状一直存在。症状的严重程度各不相同，从身体不平衡、步履蹒跚到在没有帮助的情况下完全无法行走，严重的个体通常也会出现视振荡。虽然临床上在症状出现 2 个月后开始有一些改善，但很少有完全改善的[29]。

少数患者的前庭旋转测试显示，接受氨基糖苷类药物治疗的无症状患者的结果正常。当观察到异常时，通常是有症状的患者，低频旋转反应首先受到影响，且最严重。当所有频率都没有反应时，通常会出现视振荡和严重的不平衡。功能改善可通过旋转测试来检测。高频段的改善总是最大的，临床症状的恢复往往不像检查结果所显示的那样好[29]。

各种危险因素的研究，是明确其是否在增加各类患者群体耳毒性方面发挥作用。在庆大霉素、妥布霉素和阿米卡星的前瞻性双盲临床试验中，菌血症、发热、肝功能不全和肾功能不全与耳毒性有关[30]。耳毒性药物与氨基糖苷类药物联合应用可增加耳毒性的风险和严重程度。有报道，依他尼酸会加重尿毒症患者使用氨基糖苷类药物的耳毒性[31]，一患者仅接受了 5 次庆大霉素治疗肺炎，应用呋塞米后出现严重的感音神经性听力损失（SNHL）[32]。一个极其重要的危险因素是线粒体 RNA 突变，这大大增加了耳毒性的风险。这种突变可能会使患者对哪怕是一次的氨基糖苷类药物使用也敏感，并遵循母系遗传模式，这在中国、阿拉伯-以色列、日本和北美家族中均有报道[33]。17%的氨基糖苷类药物引起耳聋患者可能有这种突变[1]。

线粒体12S核糖体RNA（rRNA）突变使患者对氨基糖苷类药物耳毒性高度敏感。首先报道的突变是12S rRNA基因的A1555G突变。线粒体12S rRNA的突变使这种哺乳动物RNA更类似于细菌rRNA，后者是氨基糖苷类药物杀菌活性的主要靶点[34]。这种突变与自发性氨基糖苷类药物引起的听力损失有关。在中国，5%~6%的散发性患者存在这种突变，大约1/3的氨基糖苷类药物耳毒性患者可能有A1555G突变[34]。在这种突变患者中只有听觉系统，而不是内耳的前庭部分，对氨基糖苷类药物的毒性作用敏感，原因不明[1]。

第一分册第12章、第五分册第28章和第38章中更详细地讨论了对梅尼埃病进行鼓室内治疗的风险，以及使用潜在的耳保护剂来预防或减少氨基糖苷类药物耳毒性。

（四）耳毒性机制

氨基糖苷类药物在全身给药后几分钟内迅速进入小鼠耳蜗，可能是由毛细血管循环进入纹状边缘细胞并进入边缘细胞。荧光标记庆大霉素在血管纹的边缘细胞中比在基底细胞或中间细胞中浓度更高[35]。这使得药物可以通过内聚体形式，从其顶端表面通过机械转导通道[36]或非选择性阳离子通道，如瞬时受体电位A1（TRPA1）通道，进入毛细胞。TRPA1激动剂应用于小鼠Corti器，导致Texas红标记的庆大霉素快速摄取。缺乏TRPA1通道的基因敲除小鼠未显示摄取标记的庆大霉素[37]。有明确证据表明，功能性机械传导通道在毛细胞摄取庆大霉素中起关键作用。机械传导通道阻断药（箭毒、奎宁和阿米洛利）显著降低大鼠毛对Texas红标记庆大霉素的吸收。体外培养的耳蜗暴露于庆大霉素达96h后，机械式电传感器通道的药理学阻滞可导致毛细胞损失。这些结果表明，庆大霉素进入毛细胞及随之产生的耳毒性依赖于专门的机械传导通道[38]。但这一机制并不能解释氨基糖苷类药物对内耳其他类型细胞的毒性[7]。氨基糖苷类药物与内耳组织反应形成一种活跃的耳毒性代谢物。非活性药物与铁结合形成耳毒性复合物，与氧反应生成活性氧（ROS）。ROS能够与各种细胞成分发生反应，主要是外毛细胞。

氨基糖苷类药物在体外产生ROS，需要铁的存在和多不饱和脂质作为电子供体。电子喷雾电离质谱分析表明，庆大霉素与富含花生四烯酸的膜脂L-R-磷脂酰肌醇4,5-二磷酸（PIP2）有较强的结合。使用脂膜的研究证实，铁离子和庆大霉素可以在庆大霉素、铁和磷脂之间形成三元复合物。庆大霉素能够显著增加亚铁离子对PIP2的过氧化作用，对PIP2的氧化损伤伴有花生四烯酸的释放，花生四烯酸也能与Fe^{2+}/Fe^{3+}-庆大霉素形成三元络合物。该复合物与脂质过氧化物和分子氧反应，导致花生四烯酸过氧化[39]。ROS可以与各种细胞成分发生反应，包括细胞膜中的磷脂、蛋白质和DNA，从而破坏其功能，主要是在外毛细胞中。该过程可触发细胞程序性死亡，导致细胞凋亡[1]。庆大霉素在耳蜗基底部外毛细胞的线粒体中快速产生ROS。这些细胞有高浓度的线粒体，庆大霉素可影响其新陈代谢，导致不可逆的毛细胞损失[40]。

实验研究数据表明，临床相关剂量的氨基糖苷类药物可触发细胞凋亡[41]，而高剂量的氨基糖苷类药物可触发细胞坏死性死亡[42]。新霉素[43,44]的耳毒性作用有可能是由C-Jun氨基端激酶（JNK）介导的。JNK[45]和细胞外调节激酶（ERK1/ERK2）丝裂原活化蛋白激酶可能与庆大霉素诱导的内耳细胞凋亡有关[46]。庆大霉素可能是通过ROS触发细胞凋亡，并由Ras/Rho鸟苷酸三磷酸酶介导的[45]。

凋亡蛋白抑制药通过抑制效应凋亡蛋白酶的活化，在调控凋亡中发挥重要作用。X染色体连锁的凋亡抑制蛋白（XIAP）特异性抑制药对庆大霉素所致毛细胞死亡的影响，在暴露于庆大霉素的3~4只大鼠组织培养的Corti器底转进行检测发现，XIAP抑制药增加庆大霉素诱导的毛细胞损失，但非活性类似物没有效果。胱天蛋白酶-3抑制药可降低庆大霉素加XIAP对胱天蛋白酶-3的活化和毛细胞损伤，而胱天蛋白酶-8和胱天蛋白酶-9 抑制药则不能。这些结果表明，在庆大霉素耳毒性过程中，XIAP 可降低胱天蛋白酶-3 的活化和毛细胞的损失[47]。

细胞凋亡可能与酶蛋白激酶 C 有关。在动物阿米卡星治疗能够诱发酶裂解和核转移，导致细胞核中染色质凝聚、核因子 κ-B（NFκB）水平降低。阿司匹林预处理可预防这些有害作用，从而保护毛细胞和螺旋神经节神经元[48]。

西京医院和成都空军医院进行的一项前瞻性、随机、双盲试验，研究了阿司匹林对接受庆大霉素治疗患者的假定耳保护作用。对 195 名中国患者进行了研究，这些患者每天两次静脉注射庆大霉素 80~160mg，持续 5~7d。其中 89 人同时服用阿司匹林和庆大霉素，106 人同时服用安慰剂。听力损伤或耳毒性的定义是，6kHz 和 8kHz 较基线听力至少偏移 15dB。安慰剂组的听力损失发生率为 13%，而阿司匹林组仅为 3%[49]。尿毒症患者进行连续腹膜透析时，发现抗氧化剂 N-乙酰半胱氨酸治疗对其腹腔内氨基糖苷类药物和万古霉素的耳毒性有显著的保护作用[50]。

通过耳蜗内给药和渗透微泵进行地塞米松耳毒性治疗的豚鼠中，在耳毒性治疗前后，卡那霉素联合依他尼酸对耳毒性具有浓度依赖性保护作用。地塞米松注射耳的外毛细胞计数增多、听觉脑干诱发电位阈移较小，具有统计学意义，但没有明显的缓解效果[51]。

二、抗肿瘤药物

（一）顺铂

顺铂是一种有效的抗肿瘤药物，用于治疗各种恶性肿瘤，包括卵巢、睾丸、膀胱、肺和头颈部位的癌症。不良反应包括恶心呕吐、神经毒性、耳毒性和肾毒性。

1. 药代动力学

顺铂的药代动力学遵循双相清除模式。静脉输注 70mg/m² 1h 后，患者血浆半衰期为 67h 23min；剂量的 17%±2.7% 在第 1 个 24h 尿液中排出，主要由肾小球滤过。顺铂广泛与血清蛋白结合，这种结合形式对肿瘤细胞无活性。血清中游离顺铂的半衰期远短于总铂，半衰期分别为 8min 和 40~45h[52]。肝脏给药后 1h 内，顺铂迅速转化为无毒代谢物。肝细胞的细胞质似乎与谷胱甘肽和胱氨酸形成顺铂的复合物。顺铂进入肾皮质细胞和外髓质细胞产生肾脏毒性[53]。

与顺铂相比，奥沙利铂很少产生耳毒性。耳蜗摄取的差异可以解释这些发现。用等剂量注射顺铂或奥沙利铂的豚鼠，外淋巴管奥沙利铂浓度低于顺铂。与顺铂相比，奥沙利铂耳蜗吸收较低，所以耳毒性较小[54]。

在腹腔注射顺铂（16mg/m²）、奥沙利铂（80mg/m²）或卡铂（450mg/m²）的大鼠中，有不同的发现。注射后第 3 天测定内耳组织药物积累情况。有趣的是，奥沙利铂的使用导致内耳组织中铂的浓度最高，顺铂其次。卡铂注射液中三种铂衍生物的浓度最低。每种药物浓度最高的是在耳蜗组织的细胞核部分。单剂量顺铂（32mg/m²）在 3~7d 内，耳蜗组织中铂浓度最高。第 1 个月耳蜗组织铂的清除动力学加快，而用药后 30~90d 耳蜗组织铂的清除减慢[55]。后一项研究的结果与在豚鼠中进行的研究的结果之间的差异是，后者是一项急性研究，使用了不同相对剂量的顺铂和奥沙利铂。

最近在豚鼠身上的一项研究显示了一些有意义的发现。静脉注射顺铂（8mg/kg）10min 后，鼓阶外淋巴液的浓度在底旋的比顶旋时高 4 倍。注射后 30min 浓度相等，60min 后鼓阶外淋巴液和血液超滤液中顺铂浓度相等。这些发现可能解释了顺铂有损伤耳蜗基底部外毛细胞的倾向[56]。在耳蜗中铜转运体似乎在细胞动力学中发挥作用[57-59]。大鼠 Corti 器的器官培养显示，在外毛细胞的细胞质和细胞膜中用针对铜转运体 1（Ctr1）的抗体进行免疫标记。这种转运蛋白可能会促进顺铂进入这些细胞。外毛细胞中可见铜质外排转运蛋白 ATP7B 的强标记[58]。耳蜗培养物单独暴露于硫酸铜或与顺铂联合暴露均可下调 CTR1 和 ATP7A 的表达。上调外排泵 ATP7B，通过促进细胞外排顺铂，保护细胞免受铜或顺铂浓度过高的影响。硫酸铜对这些耳蜗培养物的顺铂耳毒性有保护作用，这是由于出口泵的上调竞争性抑制了顺铂的吸收和（或）增加了顺铂的排出[58,59]。

有机阳离子转运体（OCT2）也可能在顺铂耳毒性中起作用。在一项研究中，这种转运蛋白在内毛细胞和外毛细胞以及血管纹中均被检测到[60]，但在另一项研究中，尽管在螺旋神经节神经元和血管纹中均有表达，但在内毛细胞中未发现这种转运蛋白[57]。

尽管顺铂在人内耳组织中摄取机制的相关性可能受到质疑，但在斑马鱼中进行的一项具有争议性的研究表明，在毛细胞中摄取顺铂导致细胞凋亡依赖于功能机制的转运。使用荧光标记的顺铂类似物，研究者证明了对毛细胞机械转导的化学或遗传抑制阻碍了其吸收，并得出结论，顺铂的吸收和毛细胞随后的死亡依赖于斑马鱼侧线的主动机械转导[61]。

2. 临床耳毒性

顺铂引起的听力损失似乎是不同程度的，与剂量、患者年龄和其他因素有关，如噪声暴露[62]、暴露于其他耳毒性药物、营养状况（包括低血清白蛋白和贫血）[63]和颅内照射[64]。儿童似乎比成年人更容易受到影响[65]，听力损失往往是永久性的和双侧对称的。耳毒性的症状包括主观听力丧失、耳痛和耳鸣[66]。在接受顺铂治疗的患者中，有2%～36%的患者存在耳鸣，这些耳鸣可能是暂时的，也可能是永久性的[66]。虽然高频听力首先受到影响，但当使用的剂量＞100mg/m²时，听力损害可扩展到中频范围。当使用超高频听力测试时，100%接受高剂量顺铂（150～225mg/m²）的患者可能出现一定程度的听力损失[63]。一份报道阐明了与剂量有关的耳毒性，该报道指出，20%接受顺铂治疗睾丸癌的患者表现为永久性耳毒性，但在累计接受顺铂剂量＞400mg/m²的患者中，50%以上的患者出现永久性听力损失[62]。

采用耳声发射（OAEs）对儿童患者顺铂耳毒性进行研究。在中耳功能正常的儿童中，瞬态诱发OAEs（TEOAEs）与纯音听力阈值之间存在较好的相关性。在这个研究中，90.5%的患儿在8kHz有显著的SNHL。听力损失的程度与首次使用顺铂治疗的年龄、大量化疗周期和高累积剂量的顺铂有关[67]。看来高频听力阈值的早期变化可以预测哪些孩子需要听力干预。经顺铂治疗的髓母细胞瘤患儿在8kHz的平均听力损失是在这一频率上听力损失较轻的患儿的2倍[68]。

据报道，颅内照射可增加听力损失的发生率和严重程度[64]。鼻咽癌患者似乎对耳蜗照射和顺铂化疗的相互作用特别敏感。在这些患者中，作用于耳蜗的辐射剂量要求＞48Gy[69]。最近的一项研究报道称，对脑瘤如髓母细胞瘤的放射治疗可加以改进，以减少对耳蜗的辐射剂量，同时仍然向所需的靶区提供足够剂量。使用调强放射治疗这些肿瘤的技术，听力损失的患者要少得多。在接受顺铂IMRT方案的患者中，仅有13%的患者出现3级或4级听力损失，而常规放疗组的这一比例为64%[64]。

顺铂化疗停药后听力下降是否有进一步发展，一直存在争议。据报道，顺铂治疗睾丸癌8年后，可检测尿铂和血清铂水平升高；然而，在这些患者中没有发现长期毒性[70]。一项对26名妇女进行的长期听力测量研究显示，在14名患者（54%）使用中等剂量顺铂（50mg/m²体表面积，每4周）治疗妇科肿瘤的长期随访中（59～115个月），进行性听力损失≥15dB。这些变化被认为是很小的，单耳限制在三个频率或更少，仅有2例（8%）患者出现较严重的阈值改变。作者一致认为，接受中等剂量顺铂治疗的成年患者，从长期来看，因听力差而出现药物性社会残疾的风险可以忽略不计[71]。

顺铂的迟发耳毒性在儿童中似乎更为显著。儿童患者使用顺铂累计剂量接近400mg/m²，治疗后听力随时间逐渐变差。在治疗结束前，听力检测显示5%的患者听力下降。经过两年多的随访，44%的患者有明显的听力损失[72]。最近的一项研究发现，儿童听力首次显著下降的中位时间为135d。随访6～44个月，治疗结束后听力进一步下降10～15dB[73]。最近的一项关于顺铂治疗儿童的研究建议，对儿童进行长期的听力随访。1/3的患者在中位随访3.4年后，听力损失加重（范围1.5～6.6年）。调查显示，70%的儿童总体上听力下降，40%的儿童需要佩戴助听器[74]。对接受顺铂化疗患者前庭功能的研究表明，患者存在前庭毒性作用，特别是之前存在前庭功能异常的患者[75]。采用前庭自旋试验研究前庭视觉反射，对接受顺铂治疗的患者进行前庭毒性筛选。在 3.1Hz、3.9Hz 和 5.1Hz 时前庭眼反射增益降低，在 3.1Hz 和 3.9Hz 时相位滞后增加[76]。

由于动脉内顺铂的放化疗方案，包括硫代硫酸盐保护，因此有理由认为该方案的耳毒性低于静脉注射顺铂。然而情况似乎并非如此，一项前瞻性研究[77]评估了 146 例局部晚期头颈癌患者接受高剂量顺铂动脉内化疗（4个疗程 150mg/m²），包括了硫代硫酸钠治疗和同步放疗（70Gy）。治疗后，23%的耳朵被推荐使用助听器。在多变量分析中，顺铂和放疗的累计剂量与青年年龄存在因果关系，治疗期间和治疗后 SNHL 均升高。在多变量预测分析中发现，治疗前受累耳的听力水平是影响治疗后听力的独立预测因素。

最大阈值升高发生在第二次顺铂输注后，出现在 8kHz。与＜8kHz（45～60dB 听力损失）的频率相比，＞8kHz（45～60dB 听力损失）的频率，听力损失在更严重的水平（75～80dB 听力损失）上似乎达到了一个平稳期。治疗后，27 只耳在 1kHz、2kHz、4kHz 时出现大范围听力丧失[78]。

3. 危险因素

对顺铂耳毒性的敏感性似乎存在相当大的个体差异，听力损失的严重程度似乎与累计剂量有关[69,79]。年龄似乎也是耳毒性的一个重要危险因素，5 岁以下儿童和老年人比年轻人更易患顺铂所致的听力损失[80,81]。研究发现，男孩比女孩听力损失的风险更大。他们的风险可能是女性患者的 4 倍[79]。用顺铂治疗实体瘤的儿童，剂量＞400mg/m² 与更大的耳毒性风险有关[82]。

其他因素——如颅内照射[83]，与其他耳毒性药物（如呋塞米或氨基糖苷类抗生素）联合治疗[84]，肾功能不全以及先前存在的听力损失和噪声暴露可能增加顺铂耳毒性[62]。

一组 35 名髓母细胞瘤患儿在顺铂治疗前、治疗中、治疗结束后接受了一系列的听力学检查。经过 2 个周期的顺铂治疗（150mg/m²），最终需要助听器的患者在 8kHz 的平均听力损失是正常人的 2 倍。高频听力阈值的早期升高可能有助于预测哪些患者遭受足以需要助听器的听力损失[85]。

建立一个统计模型来预测顺铂治疗患者的听力损失。回顾性分析 31 例单用或联合应用顺铂治疗头颈癌及其他癌症的患者。其中包括 18 名头颈癌患者。统计模型包括所有从 250～16 000kHz 频率在治疗前和治疗后的阈值。每位患者的听力学图均采用三个参数二次多项式方程：截距、斜率和二次项。这些参数被用来生成一个预测模型方程来确定每个受试者听力损失的概率。在 18 例同步接受放射治疗的患者中，11 例出现明显的听力损失。另一方面，13 例未接受头颈放疗的患者中，仅有 4 例在接受顺铂治疗后出现听力下降。令人惊讶的是，顺铂的累计剂量在发生听力损失的患者与治疗后听力良好的患者之间没有显著差异[86]。

4. 遗传倾向性

顺铂致聋的遗传易感性可能与线粒体突变有关。顺铂耳毒性的 20 例癌症幸存者中有 5 例聚集在一个罕见的欧洲线粒体单倍群 J 中，该群也与 Leber 遗传性视神经萎缩有关[87]。其他遗传因素可能使患者易受顺铂耳毒性的影响。接受顺铂化疗的睾丸癌幸存者的谷胱甘肽 S-转移酶（GST）功能多态性存在差异。同时具有 *105Val–GSTP1* 等位基因似乎可以预防顺铂引起的听力损失。对于 *105Ile/105Ile- gstp1* 或 *105Val/105Ile-gstp1* 患者，听力损失的风险要高出 4 倍以上。使用顺铂后听力下降相关基因型提示，患者在顺铂解毒过程中，谷胱甘肽的含量有限[88]。然而，另一项针对儿童患者的研究显示，经顺铂治疗的实体肿瘤同时是 *GSTT1* 野生基因型儿童耳毒性发生率明显较高[82]。

另一种可能影响顺铂敏感性的基因变异是巨蛋白——megalin，它是一种低密度脂蛋白家族成员，在肾近端小管细胞和内耳边缘细胞中高度表达。边缘细胞在实验动物研究中被证明可以积累高水平的铂 DNA 加和物[89]。25 例经顺铂治疗后出现听力损失与 25 例经顺铂化疗后无听力损失患者比较，均检测到 megalin 的非同义单核苷酸多态性（SNPs）。经顺铂治疗后，听力障碍患者的 *rs2075252A* 等位基因频率高于听力正常患者。这些结果表明，megalin 核苷酸多态性可能影响个体对顺铂耳毒性的敏感性[90]。最近一项对 68 名接受顺铂治疗的儿童实体瘤研究报道显示，megalin

的 rs2228171 SNP 的 c 等位基因与耳毒性的显著增高有关[82]。

对接受顺铂和颅脊髓照射治疗的髓母细胞瘤患儿进行 GST 酶基因多态性研究。GSTP1 105AG/GG 基因型的患者接受大剂量的颅脊髓照射，与 GSTP1 105AA 表型的儿童相比，其需要助听器的风险更高，比值比为 4.0。当根据年龄、顺铂的累计剂量和氨磷汀的使用情况进行调整后，这种联系仍然存在。研究结果提示，GSTP1 105G 等位基因与髓母细胞瘤/原始神经外胚层瘤患儿的永久性听力损失有关，并与辐射剂量有强烈的相互作用[83]。由于某些至今无法解释的原因，日本患者可能更容易患顺铂耳毒性[91]。

由于顺铂引起 DNA 损伤，这种损伤可以通过核苷酸切除修复基因来修复。对 32 例骨肉瘤患者顺铂化疗前后听力学变化进行研究发现，32 名患者中有 15 人听力受损。8 个单核苷酸修复多态性在切除修复交叉互补组 1、2、4、5 个基因和干皮色素补体组 XPC 和 XPA 中被测定。顺铂耳毒性与 XPC 基因的 rs2228001 SNP 有关[92]。

对加拿大 106 例顺铂耳毒性患儿进行了基因分型研究。作者报道，硫嘌呤 S-甲基转移酶（TPMT，rs12201199）和邻苯二酚 O-甲基转移酶（COMT，rs9332377）的基因变异与顺铂诱导的听力损失高度相关。另外，对 192 名与顺铂耳毒性无关耳聋患儿的基因型进行了检测。TPMT 和 COMT 均与这些儿童的听力损失无关[93]。据估计，对每一名以顺铂作为一线治疗的儿童癌症患者进行了这种基因检测，如果可以更改使用另一种化疗药物，每名接受检测的患儿平均可避免 71 168 美元的社会成本。这将使不列颠哥伦比亚省每年节省 240 多万美元，在加拿大每年节省 1960 多万美元[94]。然而，这些调查结果受到质疑。最近，在 St. Jude 儿童研究医院对 213 名患有髓母细胞瘤的儿童进行的一项研究中，发表的一篇论文未能确定顺铂耳毒性与听力损失之间的任何联系。该研究中，这些儿童患有 TPMT 或 COMT 变异，而这两种变异都与淋巴母细胞样细胞系中的顺铂细胞毒性无关[95]。另一方面，在加拿大进行的前一项研究中，也同样在 155 名生殖

细胞肿瘤的儿童独立队列中得到报道。该模型将 TPMT、ABCC3 和 COMT 中的变异与临床变异相结合，与单独使用临床风险相比，显著提高了对听力损失的预测。作者的结论是，这些数据支持了 TPMT、COMT 和 ABCC3 在预测儿童顺铂化疗相关听力损失方面的重要性[96]。

最近两份关于中国非小细胞肺癌患者的报道显示，顺铂化疗的耳毒性风险增加与多态性有关。在第一项研究中，204 名患者接受了顺铂为主的化疗。这些患者还接受其他化疗药物联合顺铂的联合治疗。142 名患者（50%）有耳毒性。研究人员研究了 eIF3a 基因多态性在这些患者中的作用。他们发现 Arg803Lys 多态性的 T 等位基因与耳毒性有关。eIF3a 基因是核苷酸切除修复通路的上游基因。因此，它可以与着色干皮互补组 A 和 C（XPA 和 XPC）相互作用，调节核苷酸切除修复通路[97]。Arg803Lys 错义突变在顺铂耳毒性中的作用需要在更大的样品量中进行研究。

第二份报道研究了 Ctr1 基因型对中国非小细胞肺癌患者顺铂耳毒性的作用。研究了 240 名接受顺铂治疗的患者。作者选择并检测了 CTR1 中的 20 个 SNP。其中，*rs1091694* 多态性的 C 等位基因与顺铂诱导的严重耳毒性有关[98]。Ctr1 据报道存在于小鼠内耳组织中，易受顺铂耳毒性的影响[57]。CTR1 控制顺铂进入细胞[99]。该转运蛋白的突变可增加顺铂的吸收并导致更大的耳毒性。siRNA 下调 HEI-OC1 细胞中 CTR1 的表达导致顺铂的摄取减少[57]。没有关于耳蜗中 CTR1 表达的研究数据[100]。

5. 组织病理学

人类颞骨组织病理学研究已经发现顺铂对内耳的影响。一位 9 岁的脑瘤患儿在接受顺铂治疗后出现听力下降，其耳蜗表现为在耳蜗底转、螺旋神经节和蜗神经部位的外毛细胞退化。前庭神经节细胞和前庭神经仍然正常[101]。对 5 名顺铂耳毒性患者的内耳组织进行扫描电镜研究发现，损伤的外毛细胞静纤毛与角质层融合[102]。另一项研究发现，在接受顺铂治疗的患者中，无论是否进行放疗，都会导致大量的内毛细胞、外毛细胞以及螺旋神经节细胞的减少。患者的血管纹也会出

第五篇 内 耳

现萎缩[103]。

6. 实验研究

动物内耳的组织病理学研究有助于人类内耳的研究。首先受损的是耳蜗底转的外毛细胞,当继续给药时,损伤会延伸到耳蜗顶端的细胞[66, 104]。第一行外毛细胞似乎是最脆弱的[66]。随着顶叶膜的扩张、角质层板的软化、液泡的形成以及毛细胞顶端溶酶体样细胞体（lysosome-like bodies）数量的增加,外毛细胞的损伤不断加剧。可以观察到内毛细胞和外毛细胞静纤毛出现异常,比如融合[105]。血管纹也可能受到损伤,尤其是在暴露于高剂量顺铂之后[106]。电生理研究表明,顺铂的耳毒性可通过蜗内电位的降低[107]、听觉脑干反应（ABR）阈值的升高[107-110],以及畸变产物耳声发射（DPOAEs）的升高表现出来[108, 111, 112]。DPOAE 输入/输出曲线（protocol）对毛细胞损伤的早期检测最为敏感[108]。在给狗注射顺铂 4d 后出现 DPOAE 阈值升高,不能归因于血浆铂含量峰值的差异。不同动物个体之间易感性的变化不能用动物血浆中滤过性铂浓度的变化来解释[112]。

7. 耳毒性机制

顺铂的耳毒性似乎是由活性氧的产物介导的。活性氧分子——比如超氧阴离子、过氧化氢和活性氮类物质（如一氧化氮）,可以通过与细胞脂质、蛋白质和 DNA 发生反应导致细胞损伤。内耳自身具有抗氧化防御系统,包括三肽谷胱甘肽 -1 及其相关的抗氧化酶,如谷胱甘肽过氧化物酶、谷胱甘肽还原酶和其他抗氧化酶、过氧化氢酶和超氧化物歧化酶。已有研究证明,谷胱甘肽和抗氧化酶的减少与顺铂导致的大鼠耳毒性有关[109, 110]。已有研究证明,利用电子顺磁共振光谱法[113]和荧光染料发现,顺铂可增加耳蜗中活性氧的形成[114]。利用亚硝基蓝四唑还原实验,证实了耳蜗毛细胞内超氧阴离子的产生[115]。超氧化物歧化酶类物质可以自发地或通过超氧化物歧化酶转化为过氧化氢。暴露于顺铂后内耳的过氧化氢形成增加[113]。

能产生超氧化物自由基的酶之一是烟酰胺腺嘌呤二核苷酸磷酸氧化酶（NOX-3）的亚型,这是耳蜗特有的。顺铂已经被证明可以激活这种酶,从而导致了超氧化物的大量产生[116],不仅仅是在耳蜗细胞系中,同时也会出现在暴露于顺铂的大鼠耳蜗中[117]。超氧化物会导致过氧化氢的形成,正如上文所述。后者可以被铁催化形成非常活泼的羟基自由基,它可以与膜中的多不饱和脂肪酸反应生成剧毒的醛,4-羟基壬烯醛。超氧化物还可以与一氧化氮反应生成过氧亚硝酸盐,过氧亚硝酸盐与蛋白质反应生成硝基酪氨酸。经过顺铂治疗的豚鼠耳蜗毛细胞对 4-羟基壬烯具有免疫反应性,而听觉神经元对 4-羟基壬烯和硝基酪氨酸具有免疫阳性反应[118]。

在全身顺铂给药前,鼓室内给予 siRNA 对抗 NOX-3,可阻止大鼠耳蜗 NOX-3 的上调,并保护毛细胞免受损伤和听力损失[119]。有趣的是,siRNA 对 TRPV1 或 STAT1 的预处理也消除了 NOX-3 的上调,防止了顺铂对大鼠毛细胞的损伤和听力损失[120, 121]。这些发现表明,TRPV1、NOX-3 和 STAT1 在大鼠耳蜗中产生 ROS 和细胞死亡过程中起级联作用[121, 122]。

已有研究表明铁（iron chelators）制剂对暴露于顺铂中的体外毛细胞有部分保护作用,有人提出顺铂的耳毒性机制可能包含一个铁依赖路径[115]。ROS 与质膜的反应导致膜脂过氧化物如 4-羟基壬烯的形成,这些产物具有高度的反应性,可导致细胞损伤和细胞死亡[123]。顺铂耳毒性的主要靶点似乎是外毛细胞,最易受影响的是底转的毛细胞,这种易感性的增加可能是由于与内毛细胞和外毛细胞相比,在底转的外毛细胞中谷胱甘肽的储存量相对较低[7]。如前所述,活性氧和活性氮物可攻击细胞成分,超氧阴离子可与氧化氮反应、形成剧毒的过氧亚硝酸盐,也可攻击细胞成分。

顺铂耳毒性的部分机制已在体外得到证实。反应分子,如超氧化物阴离子、一氧化氮等,可以激活细胞蛋白 p53。这种激活可以触发细胞死亡途径中的酶,即胱天蛋白酶。胱天蛋白酶-8 已被证明可以被激活,它将细胞蛋白 BID,从非活性转化为活性形式,截断 BID。活化的 BID 作用于细胞质蛋白 BAX,BAX 转移到线粒体。活化的 BAX 使线粒体膜渗漏,线粒体酶胞浆细胞色素渗漏到细胞质中。胞浆细胞色素 c 与另一种细胞死亡酶胱天蛋白酶-9 相互作用，激活胱天蛋白酶-3 和胱天蛋白酶-7，导致毛细胞凋亡或死亡。在体外顺铂暴露前和暴露过程中，应用胱天蛋白酶抑制药可以抑制 Corti 器的凋亡[124, 125]。这一发现进一步证明顺铂耳毒性可能由细胞死亡途径介导，导致毛细胞死亡和永久性听力损失。这些结果需要通过使用顺铂耳毒性的体内模型来证实。进一步的研究可能会提供临床有用的药物，可以阻断部分上述路径，免受顺铂的耳毒性。

一项对接受顺铂治疗大鼠的研究证实，顺铂诱发耳蜗内固有的凋亡通路。顺铂可显著增加胱天蛋白酶-3 和胱天蛋白酶-7 活性水平，增加活化胱天蛋白酶-3 蛋白表达和胱天蛋白酶-9 活性，增加 BAX 蛋白表达，同时会降低耳蜗抗凋亡蛋白 Bcl-2 表达。这些变化都伴随着 ABR 阈值的升高[126]。

顺铂诱导的细胞死亡可能独立于 p53 和胱天蛋白酶。顺铂接触后 OC-k3 细胞株的作用提示，有丝丝裂原活化蛋白激酶的级联反应可能参与了顺铂诱导细胞死亡的过程。研究发现，暴露于顺铂环境下，ERK1/ERK2 磷酸化表达增加，该表达可以被 PD98059 和苏拉明所抑制。这两种抑制药都能保护这些细胞免受顺铂诱导的细胞毒性。活化的 ERK1/ERK2 可能是细胞死亡的主要影响因子，导致核分裂、肌动蛋白细胞骨架重排和细胞死亡。顺铂引起的细胞死亡以 p53 和胱天蛋白酶各自独立作用方式更为明显，因为这些细胞系的 p53 功能缺失[127]。

炎性细胞因子也可能在顺铂耳毒性中发挥作用。这些细胞因子，包括肿瘤坏死因子（TNF）和白细胞介素 1β 和 6，可以调节激活 ERK 和 NFκB 而上调这在体外的 HEI-OC1 细胞中得到了证实。抗体中和这些细胞因子和药物抑制 ERK 可显著降低暴露于顺铂的细胞死亡。这些体外研究在接受顺铂治疗的大鼠身上得到证实。TNF 被定位于螺旋韧带、螺旋缘和 Corti 器内。TUNEL 阳性染色可以观察到 NFκB 蛋白在细胞中的强烈表达：如在 Corti 器、螺旋韧带和血管纹细胞中。这些发现表明，促炎细胞因子，特别是 TNF-α，在由顺铂诱导的耳蜗损伤中具有重要作用[128]。

8. 顺铂耳毒性的保护机制

尽管许多实验成功表明在动物模型中存在保护机制，但尝试将这些结果应用到患者身上非常重要。在动物模型中已经证明了许多抗氧化剂对顺铂的保护作用。这些抗氧化剂包括：N-乙酰半胱氨酸、α-生育酚、硫辛酸、硫代硫酸钠、水杨酸、依布硒啉、D-蛋氨酸、氨磷汀[7, 122, 129]。使用抗氧化剂等全身保护剂可能会影响顺铂的治疗效果。这个问题可以通过鼓室内给药来规避，已经证实药物通过圆窗膜扩散并渗入内耳。在临床应用中，顺铂治疗过程中耳毒性保护性方案的积极效果可能有助于提高顺铂的疗效，并可能改善化疗幸存者的生活质量[130]。

据报道，鼓室内注射地塞米松可对豚鼠和小鼠的顺铂耳毒性提供保护作用。在对豚鼠的研究中，鼓室内注射生理盐水似乎也有保护作用[131]。而在小鼠研究中，与对侧耳盐水注射相比，地塞米松对小鼠在 click 声刺激下的 ABR 阈值（8kHz 和 16kHz 频率）的变化有显著的保护作用[132]。在儿童鼓室内给予保护性药物的可行性仍具挑战性[84]。

一项临床研究报道，与之前的文献研究相反，在髓母细胞瘤患儿中，在顺铂和颅脊髓照射前即刻及照射 3h 后静脉注射阿米福汀（600mg/m²），对听力损失有显著的保护作用。在治疗开始后的第 1 年，对照组中有 13 名患者（37.1%），而氨磷汀治疗组中仅 9 名患者（14.5%），听力损失为至少一只耳朵需要助听器（$P=0.005$；卡方单侧检验）。没有证据表明氨磷汀影响了顺铂的疗效，且氨磷汀治疗的不良反应较小，耐受性较好[133]。

不幸的是，寻找随机对照试验或对照临床试验来评估以铂类为基础的化疗联合推定的耳部保护性药物与铂治疗联合安慰剂，未能发现氨磷汀对骨肉瘤和肝母细胞瘤患儿铂化疗有显著保护作用的证据。这导致作者无法推荐保护剂来预防儿童铂耳毒性[134]。美国食品和药物管理局（FDA）尚未批准使用任何药物来预防或逆转铂诱发的听力损失[129]。尽管如此，硫代硫酸钠预防顺铂耳毒性的随机对照试验仍在进行中，该药物已被指定为唯一一种耳毒性保护剂[129]。一项共识性意见建议用硫代硫酸钠、N-乙酰半胱氨酸、D-蛋氨酸，可能还有依布硒啉完成或启动儿科临床试验[129]。

（二）卡铂

卡铂是一种较新的铂类化合物，研究发现卡铂比顺铂对肾脏的毒性更小。初步数据显示，卡铂的耳毒性低于顺铂。卡铂的主要剂量限制性不良反应是骨髓抑制，尽管这可以通过自体干细胞来拯救和使用造血生长因子来克服。这使得可更高剂量地使用卡铂来提高其抗肿瘤疗效和治疗指标。卡铂的耳毒性可能比最初研究发现时的程度要大。在 11 名患儿中，9 名患儿（82%）的听力损失与使用高剂量的卡铂（$2g/m^2$ 总剂量）有关，而且言语频率的听力损失非常严重，以至于建议佩戴助听器[135]。这些患儿均接受过顺铂治疗，其中几名还接受过氨基糖苷类抗生素治疗。

卡铂联合甘露醇透过血脑屏障治疗恶性脑肿瘤疗效显著，然而，选择这种治疗方案的 19 名患者中，有 15 人（79%）出现了高频听力损失[136]。卵巢癌患者采用卡铂联合顺铂治疗 6 个疗程，一项对第一疗程中卡铂浓度 - 时间曲线下的面积（AUC）数据回顾性研究发现，AUC 低的患者没有耳毒性，但高 AUC 组中有 12% 的患者出现听力损失，45% 的患者出现血小板减少[137]。

在一组接受造血干细胞移植的儿童中，近一半的儿童有听力下降。研究发现，接受卡铂"调理"的神经母细胞瘤患儿和肾功能不全的患儿在造血干细胞移植时发生耳毒性的风险较高[138]，因顺铂耐药接受大剂量卡铂治疗的 9 名生殖细胞肿瘤患者，均出现听力下降的临床表现[139]。对 30 名无法切除神经母细胞瘤患儿的研究发现，在 6 年的随访中只报道了 1 例轻微的听力损失[140]。卡铂的耳毒性可能随给药剂量不同而产生差异。

也有研究表明卡铂会优先损害仓鼠（chinchilla）的内毛细胞，这似乎比较少见[141]。卡铂的耳毒性机制可能与活性氧（ROS）和活性氮的产生有关[142]。这一观点得到了研究的支持和实证，即用丁硫氨酸亚砜胺（BSO）进行预处理可增强卡铂在仓鼠体内的耳毒性。BSO 抑制谷胱甘肽的合成。持续地耳蜗内灌注 BSO 组动物的内、外毛细胞损伤显著大于单纯使用卡铂组。DPOAE 和下丘记录到的诱发电位显示，与单独使用卡铂的动物组相比，联合使用 BSO 的动物的振幅明显降低[143]。

三、二氟甲基鸟氨酸

（一）临床研究

为了能有效地治疗癌症等高增殖性疾病和某些感染过程，D，L-α-二氟甲基鸟氨酸（DFMO）被开发出来，它作为鸟氨酸脱羧酶的不可逆抑制药。DFMO 被发现在高剂量时会引起治疗限制性但可逆的耳毒性[144]。DFMO 是一种抗肿瘤药物，它是一种降低肿瘤发生率和频率的化学保护性化合物，临床上用于治疗导致西非昏睡病的布氏锥虫感染（Trypansoma brucei gambiense）。

在 I 期研究中，每天按 $12g/m^2$ 剂量，持续 28d，可导致血小板减少和胃肠道紊乱。较大剂量（每天 $64g/m^2$ 的剂量，连续静脉注射 25～43d）可引起腹泻和代谢性酸中毒。在 II 期研究中，我们观察到了听力损失。在 27 名术后癌症患者和癌症高风险患者中，进行为期 6 个月 DFMO 口服临床试验。剂量限制性毒性为听力图上出现高频听力损失。7 名患者出现听力损失，但未描述听力损失是否可逆。在所研究的患者中，导致耳毒性的药物总剂量有较高的差异性[145]。

66 名志愿受试者参与了一项临床试验，这些受试者先前接受过膀胱癌、前列腺癌或结肠癌治疗，无复发或残留疾病的证据，而且在患结肠癌的风险增加的健康人群中，他们接受了 DFMO 的潜在耳毒性测试。听力阈值可预测到的变化与 DFMO 的剂量相关。随着药物剂量的增加，听阈变化的幅度和发生率增加，其发病时间缩短。低频听力的阈值变化＞高频听力的阈值变化。受试者的性别、年龄或肾功能与听力损失之间无相关性。随着 DFMO 的停止使用，听力阈值变化是可逆的[146]。

在患腺瘤性结肠息肉病史的患者中进行了一项关于 DFMO 的前瞻性、安慰剂对照的 II 期临床试验，长期低剂量给予 DFMO 后，评估其对听力的影响。对听力频率在 250～2000Hz 的正常听力志愿者（n=123）和应用 DFMO 或安慰剂开始治疗后 1、3、6、9 和 12 个月时分别测试听力阈值，如果在治疗 12 个月时听力测试改变，则在停止治疗后 3 个月开始进行随访测试。受试者接受连续 12 个月，每天 0.075～0.4g/m² 的剂量治疗，几乎没有证据表明听力纯音阈值发生变化，DPOAE 也没有报道统计学上的显著差异，只有在两个最低频率（250Hz 和 500Hz）处可见轻微的，2～3dB 的听力阈值升高。作者推断，与其他高剂量 DFMO 致耳毒性的研究相比，低剂量 DFMO 给药 12 个月不会导致听力损失[147]。

据报道，在应用 DFMO 作为化学预防剂治疗 Barrett 食管的患者中，存在不可逆的听力损失。按每天 0.5g/m² 服用 DFMO 约 13 周后，右耳 250Hz，2000Hz 和 3000Hz 听力下降 15dB，左耳 4000～6000Hz 时听力损失 > 20dB。停止使用 DFMO 后，这些阈值变化持续了 7 个月。这是首次报道的与 DFMO 应用有关的，产生不可逆耳毒性的案例[148]。

（二）动物研究

对豚鼠的 DFMO 耳毒性研究表明，给予 DFMO 连续 12 周，可导致耳蜗基底转弯部的毛细胞损失。内毛细胞损失大于外毛细胞损失。听力下降由听性脑干反应确定[149]。

在大鼠中持续 8 周，每天按 200mg/kg～1.2g/kg 的剂量给予 D，L-DFMO，胃内给药，未见听觉功能障碍发生。相反，在给予腹膜内每天注射剂量为 500mg/kg～1g/kg 的 D，L-DFMO 的豚鼠中发现了显著的耳毒性。耳蜗的内毛细胞和外毛细胞受损，内毛细胞损伤更多，特别是在基底转弯处。这些组织学发现验证了复合动作电位敏感性的下降。还在豚鼠中研究了对映体的耳毒性，发现 1g/d 的 DFMO 给药，在 d-对映体中未产生任何听力损伤的迹象，而每天 1g/kg 的 DFMO 对 L-对映体产生的阈值偏移 > 相同剂量的外消旋混合物[150]。

研究 21 日龄新生沙鼠进行 DFMO 耳毒性试验。每天予以 1g/kg 皮下注射 DFMO 持续 18d，方案完成之前和之后 3 周进行短音诱发的 ABR 测试。DFMO 给药后导致 ABR 阈值升高 20～60dB，在停止给药后 3 周恢复[151]。使用新生沙鼠 2kHz，4kHz，8kHz，16kHz 和 32kHz 的频率重复研究发现，来判断特定频率是否受影响并在给予 DFMO 后检查耳蜗组织。在两组沙鼠中分别使用每天 750mg/kg 或 1g/kg 皮下给药的用药方案。在较高剂量组中发现听力阈值偏移为 21～29dB，而在较低剂量组的沙鼠中可观察到 11～17dB 的阈值升高。尽管受到影响的频率范围较大，但在较高频率处显示阈值偏高。在光学显微水平上未观察到明显的耳蜗异常，这与听力阈值变化在 3 周后恢复，具有可逆性是一致的[15]。DFMO 的耳毒性可通过改变 Kir4.1 通道的内向整流来介导，这导致小鼠耳蜗内电位显著降低和 ABR 阈值升高[152]。

（三）小结

根据迄今为止的动物研究报道显示，似乎 DFMO 具有物种特异性耳毒性，显然与剂量相关但多变，取决于所使用的啮齿动物模型。大鼠对 DFMO 耳毒性具有抗药性，可能是因为 DFMO 不会抑制大鼠耳蜗中至临界水平的多胺合成。大鼠可能不适合作为研究 DFMO 耳毒性的可靠动物模型[150]，并且豚鼠似乎对 DFMO 耳毒性非常敏感。DFMO，特别是 L-对映体，在高频听力范围可引起听阈变化和毛细胞损失。内毛细胞似乎对于 DFMO 的损伤比外毛细胞更敏感。新生儿沙鼠显然对 DFMO 具有中等程度的敏感性。长期服用 DFMO 可导致短暂的听阈值升高，在停止治疗后 3 周内恢复，并且用光学显微镜检查未发现耳蜗组织损伤的证据[151]。在小鼠中，DFMO 似乎主要影响血管纹，通过改变钾通道的内向整流（Kir4.1）。这种改变导致 ABR 阈值同时升高，尽管这种效应是暂时的还是永久性的没有具体说明，也没有组织学报道[152]。

临床研究表明，服用 DFMO 与可逆性的听力损失相关。一篇文章报道了一名患者持续了 7 个月的持久听力损失[99]。因此，在使用这种化疗药之前警告患者其潜在耳毒性是合理的。未来，人类颞骨研究可能会进一步阐明 DFMO 对人的耳蜗组织的影响。

四、襻利尿药

襻利尿药是有效的合成药物，它们通过对肾脏 Henle 环作用发挥治疗作用。它们通过阻断 Na/K/2Cl 载体来抑制钠离子、钾离子和氯离子的重吸收[153]。通过对肾脏的这种作用，襻利尿药使尿量迅速显著增加。最常用的襻利尿药是呋塞米和布美他尼，并且依他尼酸较少使用。这些药物用于治疗婴儿和成人的充血性心力衰竭，降低高血压，从未成熟的新生儿肺部清除多余的液体，并协助控制肝或肾衰竭引起的水肿。

依他尼酸可以口服或静脉注射给药。在 20 世纪 60 年代被引入临床医学后，很快发现它可引起听力损失，并且已经报道了许多短暂和永久性耳聋的病例[154]。据报道，应用依他尼酸治疗肾脏移植患者中出现持续性的、重度的、中频和高频 SNHL。该患者使用双耳助听器恢复听力[155]。

呋塞米可以口服或静脉注射给药，大约 65% 的口服剂量在摄入后被吸收[156]。这种利尿药遵循三级药代动力学模型，肾脏消除的平均半衰期为 29.5min。呋塞米的半衰期在严重肾衰竭患者中显著增加，其半衰期可能达 10～20h[105]。呋塞米也被发现导致短暂的，有时甚至是永久性的听力损失。据报道予以呋塞米治疗的某些成人[105]和高危早产儿中出现了永久性听力损失[157]。血浆呋塞米剂量超过 50mg/L 与听力损失相关[158, 159]，并且 SNHL 可能伴有耳鸣和眩晕。据报道，在一小部分患者中，呋塞米的耳毒性发生率约为 6%[160]。

据报道，布美他尼是一种更有效的磺胺襻利尿药，其听力损失的发生率比呋塞米低得多[160, 161]。一种相关襻利尿药，吡咯他尼在一小部分患者的研究中被发现，与呋塞米在治疗充血性心力衰竭方面同样有效，但没有发现任何患者在治疗充血性心力衰竭时出现听力损失[162]。

实验性动物和人类颞骨的研究[163]表明，襻利尿药的靶器官是血管纹，其中听觉功能丧失和广泛的水肿共同发展[154]。血管纹的靶器官似乎是 Na/2Cl/K 转运蛋白（SLC12A2）[164]，原理可能与呋塞米和布美他尼在肾脏中抑制转运蛋白相似或相同[165]。缺乏这种转运蛋白的小鼠存在耳聋症状[166]，但尚不清楚 SLC12A2 的突变是否造成人类耳聋[167]。襻利尿药对血管纹的作用导致耳蜗内电位降低，复合动作电位阈值升高[168]。未成熟大鼠[169]和低白蛋白大鼠[170]更容易受到呋塞米的耳毒性作用。这一发现表明襻利尿药的耳毒性作用取决于药物在血清中的游离部分。

临床研究表明，通过以低于 15mg/min 的速度输注药物可以降低呋塞米的耳毒性[159]。对灰鼠的研究表明，依他尼酸的耳毒性可能是由于耳蜗侧壁血流受损引起的。在这些实验中，对于蜗轴、螺旋板和前庭末端器官的血管似乎是正常的。然而，在注射依他尼酸后 2min，供应螺旋韧带和血管纹的血管流量较差，并且在注射后 30min 可能出现血管内红细胞缺乏。在侧壁血管微循环改变后，复合动作电位，耳蜗微音电位和总和电位都没有恢复，血管纹小动脉与侧壁其他血管的再灌注出现延迟。缺血后再灌注会产生大量的氧自由基，这些氧自由基会对耳蜗的血管纹和 Corti 器造成器质和功能性损伤[171]。在接受依他尼酸耳毒性药物治疗的患者颞骨研究中，观察到耳蜗基部的外毛细胞丢失[163]。

托拉塞米，一种新的襻利尿药，被发现导致猫的可逆性听力损失，其剂量与呋塞米类似[172]。迄今为止，人类尚未发现耳毒性的证据[173]。

五、镇痛药

（一）氢可酮

氢可酮是一种麻醉性镇痛药，常与对乙酰氨基酚联合使用，常用于缓解急性和慢性疼痛[174]。这种联合镇痛药的常见不良反应包括头晕、恶心、呕吐、嗜睡和欣快感。更严重的不良反应包括呼吸抑制和情绪障碍。因为氢可酮是一种麻醉剂，滥用可导致心理和身体依赖。它是美国最广泛使用的阿片类麻醉镇痛药，也是滥用最广的处方药之一[174]。

据报道，在少数病例中可见氢可酮滥用引起的听力损失，但发病率可能比之前估计的要大得多。2名接受大剂量联合治疗的患者出现了快速进行性感音神经性听力损失，前庭功能减弱，磁共振成像扫描正常。第1名患者每天4次服用15片，第2名患者每天服用35片。2名患者对大剂量口服泼尼松治疗均无反应。第1名患者接受了人工耳蜗植入术，恢复了听力，但没有提供第2名患者听力恢复的相关信息，这名患者进展到了双侧重度 SNHL[175]。

在 House 耳研所报道的12名患者中，氢可酮滥用与快速进展的 SNHL 相关。在其中的4名患者中，最初的表现是单侧的，2名患者也出现了前庭症状。大剂量泼尼松治疗在改善听力方面均未成功。在接受人工耳蜗植入术的8名患者中，有7名在早期的人工耳蜗使用中获得了成功。另外一组有慢性摄入氢可酮的5名患者，剂量范围为 10~300mg/d。使用期限为数月到数年。最初的听力图表现为典型的中度 SNHL，但随后的听力图显示快速进展的听力下降，严重影响交流，任何报道药物滥用的患者均未发现听力自发恢复。3名患者听力损失不对称，3名患者有耳鸣。这些患者中唯一显著的并发症是丙型肝炎病毒（HCV）感染。所有5名患者均接受了人工耳蜗植入术，并取得了很好的疗效[175]。

氢可酮-对乙酰氨基酚的耳毒性机制尚不清楚。μ型的阿片受体已显示在螺旋神经节中[176, 177]，而 δ 和 κ 受体已在毛细胞中显示[176]。药物代谢酶的遗传异常和 HCV 感染等共病，可能是这种药物联合应用引起耳毒性的因素，但是，需要更多的研究来证实或反驳这一原理。

Hoetal[174] 推荐了以下诊断标准。

1. 临床医生应记录双侧的快速进展性 SNHL。

2. 应该没有前庭症状（虽然这在以前的系列中是矛盾的）[178]。

3. 类固醇治疗应该无效。

4. 除可能的 HCV 诱导的自身免疫性肝炎外，不应有颅内感染或并发自身免疫性疾病的症状或实验室证据。

5. 临床医生应记录每日长时间使用氢可酮或羟考酮或在听力损失发生前予以短时间内高剂量给药。

第27章 前庭和听觉毒性

（二）美沙酮

美沙酮是一种阿片类药物麻醉镇痛药，已在临床上使用了数十年。迄今已报道4名美沙酮患者突然发生可逆性的 SNHL。第1位患者是一名37岁男子，他在意外过量服用了15粒 5mg 美沙酮后出现意识迷糊、恶心和听力困难的症状。用纳洛酮治疗后，他的知觉恢复，并自诉耳鸣和听力下降。纯音听力图显示双侧 SNHL，右耳听力阈值为 40~80dB，左耳听阈平均为 40dB。他的听力后来痊愈，10d 后复查听力图证实了这一点，听力是正常的[179]。2010 年报道了 2 例服用美沙酮过量后导致突发性聋的病例，2012 年又报道了另1例。每1例中，听力损失具有可逆性[180, 181]。通过毒理学筛查，这 4 个病例中 3 个证实存在美沙酮[179-181]。

（三）水杨酸盐

水杨酸盐是苯甲酸的衍生物，已用于治疗轻至中度疼痛，例如头痛、牙痛和关节炎。这些药物具有抗炎和镇痛作用。口服吸收后水杨酸盐与血清蛋白紧密结合，血液中水杨酸盐浓度中只有一小部分是未结合或游离的。

据报道，在动物实验中，全身给药水杨酸盐迅速进入外淋巴。在外淋巴中实现的相应血液水平的百分比可以是 25%~33%[182, 183]，在灰鼠[182] 和豚鼠[184] 中，血清和外淋巴浓度之间的关系几乎是线性的。据报道，在腹膜内给予 450mg/kg 水杨酸盐的灰鼠中，水杨酸的血清水平为 25~50mg/dl。临床研究发现，南美栗鼠的 ABR 平均阈值升高 30dB，主要在高频听力[188]。发现相同剂量下，豚鼠的下丘神经元自发活动增加，这可能与耳鸣的神经因素相关。水杨酸盐对耳蜗的影响可能是由于血流量的变化和外毛细胞侧膜硬度的变化引起的[185]。

人类的听力损失可能与血液中水杨酸盐的浓度有关。血液浓度为 20~50mg/dl 时患者听力损失可达 30dB[186]。较低浓度的水杨酸盐可能与听力损失有关。在浓度为 11mg/dl 时，听力损失为 12dB，听力损失与游离的水杨酸盐浓度之间存在线性关系[187]。水杨酸盐引起的听力损失患者的病变部位在耳蜗[188]。随着血浆中水杨酸盐浓度的增加，超过 40~320mg/dl 时，耳鸣程度似乎不断加重。接受水杨酸盐治疗后，动物和人类颞骨的组织病理学研究发现，接受水杨酸盐治疗后听力下降的患者，未显示明显的毛细胞损伤或血管纹的损伤[189]。第Ⅷ对脑神经的螺旋神经节细胞或髓鞘未见损伤[190]。

在大鼠中的实验表明，水杨酸盐通过激活耳蜗中的 N-甲基-d-天冬氨酸（NMDA）受体诱导产生耳鸣。NMDA 拮抗药进入外淋巴，阻止了水杨酸盐引起的跳跃行为的增加，跳跃行为是一种测量耳鸣的行为过程[191]。水杨酸盐可能通过改变外毛细胞中运动蛋白 prestin 的功能而引起可逆的 SNHL[192]。

长期给大鼠施用水杨酸盐导致外毛细胞中 prestin 的增加、可逆表达和 DPOAEs 的加重[193,194]。这些变化可能对水杨酸盐引起的耳鸣有害[194]。令人惊讶的是，这些发现伴随着复合动作电位和 ABR 幅度的减小，这些影响可能是由螺旋神经节神经元损伤所介导[195]。耳蜗螺旋神经节培养物暴露于水杨酸盐导致螺旋神经节细胞凋亡[196]。

长期摄取对乙酰氨基酚、阿司匹林或布洛芬男性和女性的流行病学研究发现了一些有趣的结果。研究发现每周 2 次或 2 次以上经常使用非甾体抗炎药（NSAIDs），对乙酰氨基酚或阿司匹林的男性听力损失的风险高于未服用这些药的男性，并且 12% 经常使用阿司匹林的男性被发现可能更易患听力损失。当考虑到年龄因素时，常规镇痛药使用者的听力损失差异更为显著。年龄 < 50 岁的男性使用这些镇痛药似乎更容易导致听力损失。据报道，这些经常使用阿司匹林的年轻男性患听力损失的可能性要高于 33%。那些经常服用 NSAIDs 的人听力下降可能性增加 61%，而那些经常使用对乙酰氨基酚的人比那些不常规用的同龄男性患听力损失的可能性高于 99%[197]。最近发表了一项关于使用阿司匹林、布洛芬或对乙酰氨基酚大批女性的前瞻性研究。每周使用 2d 或更多天布洛芬和对乙酰氨基酚与自我报道的听力损失风险增加有关。阿司匹林的使用与该人群的听力损失无关。服用布洛芬的女性多变量年龄相关的听力损失风险随着每周使用天数的增加而增加。对于对乙酰氨基酚，听力损失的相对风险在每周摄取 4~5d 达到峰值。令人惊讶的是，在每周使用对乙酰氨基酚 ≥ 6d 之间没有观察到任何相关性。作者无法解释这一发现，也未发现使用其他 NSAIDS 与听力损失之间的关系。在本研究中使用其他 NSAIDs 的女性报道相比较少，因此样本量大小可能缺乏足够的能力来检测其他 NSAIDs 的使用与听力损失之间的关联[198]。

六、奎宁及相关药物

奎宁是一种用于治疗疟疾和腿部痉挛的生物碱类药物，奎宁也存在于滋补饮料中。奎宁中毒可以表现为一种被称为金鸡纳反应的综合征，其症状包括耳聋、眩晕、耳鸣、头痛、视力丧失和恶心。20% 患者的主诉可能是需要长疗程治疗的高频听力丧失。V 型 4kHz 的切迹可能很明显，言语识别率可能 < 30%，但听力损失可能是可逆的[199]。如果在言语频率内发生听力损失，则损失可能是永久性的[200]。结果发现，随着血奎宁浓度的增加，豚鼠的听力损失增加[201]。单次肌内注射奎宁（150mg/kg）的南美洲栗鼠被发现有一个可逆的 20dB 的 ABR 阈值升高，将奎宁作用于圆窗也能观察到类似的阈移[202]。奎宁给药后可能会出现耳鸣。一项对大鼠的条件抑制研究揭示了奎宁治疗后出现行为性耳鸣的剂量依赖性诱导。这些作用被钙通道阻断药尼莫地平所阻断[203]。然而，尼莫地平确实改变了奎宁使用后观察到复合动作电位的阈值升高[204]。

氯喹是一种最初用于治疗疟疾的氨基胆碱药物。在 20 世纪 50 年代，它开始用于治疗类风湿关节炎，后来被用于治疗其他结缔组织疾病。氯奎碱化学上与奎宁有关。它似乎是耳毒性的，但只报道了少数病例。它似乎具有耳毒性，但只有少数病例被报道。如果早期行听觉脑干诱发反应测听，然后停止氯喹治疗，使用类固醇和血浆代用品，耳毒性可能是可逆的[205,206]。在尼日利亚贝宁市贝宁大学教学医院进行的一项为期 5 年的耳毒性研究表明，因奎宁和氯喹导致的耳毒性占病例的 25% 以上[207]。

羟基氯喹也是一种喹啉化合物，用于治疗类风湿关节炎和狼疮。它很少引起耳毒性，尽管据报道，它在治疗与1个月后导致成人类风湿关节炎可逆性SNHL[208]。曾有两名患有红斑狼疮的成人[209]和一名7岁女孩在治疗特发性肺含铁血黄素沉着症2年后出现永久性感音神经性听力损失[210]。

七、红霉素及相关大环内酯类抗生素

红霉素于20世纪50年代被引入临床医学。这种抗生素在治疗各种感染方面很有用，包括由嗜肺军团菌引起的肺炎，其结果是通过静脉途径增加了红霉素的使用。早期对红霉素进行了可能的耳毒性筛选，但仅进行了前庭试验。然而，结论是红霉素不具有耳毒性。1973年，报道了第一例耳毒性患者[211]。许多双侧感音神经性听力损失患者都是经静脉注射或口服治疗后被报道的，这些患者大多为老年人，患有肝肾疾病，或因军团病而曾接受大剂量红霉素治疗。

耳毒性症状包括"吹风样"耳鸣、听力丧失和眩晕。一些患者的主诉包括困惑、恐惧、精神障碍[212]、视觉改变、言语模糊、被吸毒的感觉[213]。大多数听力下降和耳鸣都是暂时性的，正常听力恢复通常在停止红霉素治疗后1～2周内发生[214]。目前有2例永久耳毒性的报道，其中1例为永久性耳鸣[215]，1例为永久性听力损失[216]。因红霉素引起的听力损失发生在肝、肾移植患者中，其听力损失的发生率似乎与剂量有关，每天服用2g的患者中，有16%的患者出现听力损失，但在每日服用4g的患者中，这一比例上升到53%。耳聋的完全逆转发生在治疗方案的修改之后[217]。在三个单独的肝移植受者中，人们认为红霉素和环孢素发生了相互作用，可能导致了听力损失[218]。

红霉素耳毒性患者的听力模式可以是平坦型感音神经性听力损失，尽管有些患者表现为高频听力损失。两例红霉素耳毒性患者的听性脑干诱发电位测试显示，在红霉素治疗期间没有Ⅰ～Ⅲ波，而纯音听力图记录到是感音神经性听力损失。红霉素停药后ABR模式及听力图正常[219]。

预防红霉素耳毒性有几项指导原则：①老年患者及肝、肾功能受损患者应进行治疗前听力检查，②红霉素与其他潜在耳毒性药物联合应用应谨慎，③血清肌酐＞180mol/L时，红霉素每日剂量不应＞1.5g[220]。

阿奇霉素是一种新的与红霉素有关的抗生素。类似红霉素，它也有耳毒性。这一不良反应首次报道在接受长期播散型鸟分枝杆菌感染治疗的获得性免疫缺陷综合征患者中。3例患者主诉有听力受损，听力检查证实是轻度至中度感音神经性听力损失，在停止治疗后2～4周内听力损失消失[221]。另一组患者口服大剂量（600mg/d）阿奇霉素后有可逆性耳毒性。在停止治疗后，平均需要5周才能恢复听力[222]。另外有报道的2例使用阿奇霉素后的可逆性感音神经性听力损失[223]和2例明显永久性听力损失的病例。一名47岁的女性在服用阿奇霉素治疗8d后全聋[224]，一名39岁的女性在服用药物后24h内出现双侧耳鸣，第二天因主观性听力丧失而停止服药。听力图显示右耳中重度高频感音神经性听力损失，左耳轻度至中度高频感音神经性听力损失。12个月后，虽然耳鸣不那么严重，但仍存在耳鸣和听力损失[225]。在用阿奇霉素或相关药物克拉霉素治疗的豚鼠中发现，耳声发射有可逆的改变[226]。这些大环内酯类抗生素的耳毒性机制尚不清楚。

八、去铁胺

在153例β地中海贫血患儿中，常规输血和铁超负荷螯合加去铁胺治疗组中，招募的38%的患儿出现明显高频听力损失的感音神经性听力损失，较年轻的患者有更严重的听力损失，这与去铁胺的平均和峰值剂量明显有关，在铁负荷较低的患者中听力损失更为严重[227]。

在75例依赖输血的成人地中海贫血及其他输血治疗的血液病患者中，93%（70/75）有长期皮下或静脉应用去铁胺的治疗史。听力测试显示，在75例患者中，22例（29%）的听力损失是由于去铁胺治疗引起的。在地中海贫血患者中，有36%（21/59）因去铁胺耳毒性而导致听力损失。去铁胺耳毒性患者出现高频听力损失的感音神经性听力损失。21名患者中有7名在6kHz有"V"

型凹陷，1 名在 3kHz 处有 "V" 型凹陷；然而，这些听力损失中很少是致残的。建议对接受去铁胺治疗的患者进行听力监测[228]。

30 例 7—25 岁患者中，6 例因去氧胺治疗引起听力损失。大多数听力损失患者患有地中海贫血，需要定期输血和去铁胺治疗，皮下注射剂量为 40～50mg/kg，夜间持续 8～10h 泵入给药，每周 4～7d。听力损失为感音神经性听力损失，涉及高频（3～12.5kHz）的轻至中度的听力损失，仅 1 例听力损失＜6kHz，1 例报道耳鸣。其瞬态诱发耳声发射和畸变产物耳声发射的异常率分别为 27% 和 33%[229]。

据报道，在应用去铁胺的依赖输血的患者耳毒性发生率有很大差异，为 3.8%～57%[170]。尽管有报道称，与未受影响的患者相比，具有去铁胺耳毒性的患者更年轻，并且接受了更高剂量的去铁胺[230]。但 20 世纪 80 年代使用的去铁胺剂量高于近年来使用的剂量[170]。后一项研究发现年龄与耳毒性之间没有关联。22 例患者在 4～8kHz 范围内出现听力异常，听阈为 30～100dB。在 22 例患者中，18 例接受了比建议的皮下注射 50mg/kg 更大剂量的去铁胺。停药后 2～3 周，7 例患者听力恢复正常或接近正常，13 例听力损失患者中有 9 例无症状。当以低剂量重新开始治疗时，除 2 例外，没有进一步的毒性反应。建议对有症状的耳聋患者停药 4 周，当听阈稳定或改善时，可按 10～25mg/kg 重新开始治疗。作者推荐接受去铁胺治疗的无症状患者，每 6 个月进行一次听力测试，并在血清铁蛋白值正常的年轻患者和听力图显示有听力损失的患者中，推荐频率更高的听力测试[231]。

为避免去铁胺的耳毒性推荐一种治疗指标。用血清铁蛋白水平（ng/ml）除以每天的去铁胺剂量（mg/kg），得到该指标。0.025 的治疗指数被认为是安全的[232]。对于铁蛋白水平＞2000ng/ml 的患者，剂量＜50mg/kg 去铁胺被认为是安全的[229]。耳毒性的听力筛查应包括测定 6kHz 的纯音阈值，这是对去铁胺耳毒性的患者影响最大的频率[229]。最近的研究表明，畸变产物耳声发射测试非常灵敏，优于纯音测听[233]。

九、万古霉素

万古霉素是一种糖肽抗生素，用于治疗由金黄色葡萄球菌、表皮葡萄球菌和其他难以治疗的感染引起的耐甲氧西林感染，例如青霉素过敏患者的肠球菌心内膜炎。万古霉素具有耳毒性，用于治疗艰难梭菌引起的假膜性结肠炎。由于万古霉素的口服吸收力差，通常静脉注射万古霉素，并建立了多室药代动力学模型[234, 235]。对于肾功能正常的患者，通常每 12h 服用 1 次，但最近有描述每日 1 次的治疗方案，该方案具有同等的疗效和相似的安全性[241]。

如前所述，口服万古霉素治疗假膜性结肠炎。通常，口服后不会有明显的吸收[241]。它有时用于治疗细菌性脑膜炎。一位接受万古霉素的患者报道了严重的感音神经性听力损失[236]。老年患者，即使他们的肾功能正常，对万古霉素的肾清除率也可降低[235]。早产儿的药物半衰期要长得多，因此对早产儿的血液水平进行了仔细的监测[237]。给孕妇服用万古霉素并不会导致出生后的婴儿听力损失[238]。在大规模新生儿听力筛查中，万古霉素与听性脑干诱发电位未通过无关[239]。

近致死剂量的万古霉素，对豚鼠没有耳毒性；但发现近致死剂量的庆大霉素，对豚鼠的毒性增强[240]。对万古霉素引起的长期耳毒性病例的详细回顾表明，大多数病例可以通过同时接触氨基糖苷类药物来解释[240]。万古霉素如果不与另一种耳毒性药物联合使用，其引起永久性耳毒性的可能性似乎较低。尽管在接受每日 1 次或 2 次万古霉素治疗的患者中，听力测定证实的听力损失发生率为 3.2%（1/31）和 15.6%（5/32）。这些发现是基于与治疗前基线相比的单次治疗后听力图。目前尚不清楚这些听力损失是暂时性的还是永久性的[241]。最近的一项研究表明，用万古霉素治疗的新生儿的 OAE 未通过率有显著统计学意义[243]。

十、听力损失的耳毒性监测

耳毒性的听力监测取决于治疗方案的风险。对于无临床危险因素的氨基糖苷类药物的低剂量或短时治疗方案，使用每周自我评估检查表监测的预处理和治疗后听阈记录可能是足够的，但它不能提供潜在听力损失的早期预警。对于高危药物如阿米卡星的长期高风险治疗，宜进行预处理和后处理试验，每周或每两周监测常规测听和高频测听。对于氨基糖苷类药物，治疗后的最后听力图应在治疗结束后数周才能进行，因为可能会出现额外的听力延迟效应[183]。对于顺铂治疗方案，在每个周期开始前的基础上，当患者病情较轻，能够更好地合作时，行相关检查可能足以记录听力损失，并可能为康复提供指导。因为拯救生命的治疗可能无法改变。

随着保护剂应用于临床，高频测听可能有助于监测保护方案的效果[243]。瞬态诱发耳声发射似乎比纯音测听法在检测顺铂[243]和去铁胺[233]所致的早期听力损失方面更为敏感，优于纯音测听法。

推荐阅读

Brock PR, Knight KR, Freyer DR, et al: Platinum-induced ototoxicity in children: a consensus review on mechanisms, predisposition, and protection, including a new International Society of Pediatric Oncology Boston ototoxicity scale. *J Clin Oncol* 30: 2408–2417, 2012.

Ding D, Allman BL, Salvi R: Review: ototoxic characteristics of platinum antitumor drugs. *Anat Rec* 295: 1851–1867, 2012.

Fischel-Ghodsian N: Genetic factors in aminoglycoside toxicity. *Pharmacogenomics* 6: 27–36, 2005.

Ho T, Vrabec JT, Burton AW: Hydrocodone use and sensorineural hearing loss. *Pain Physician* 10: 467–472, 2007.

Kushner BH, Budnick A, Kramer K, et al: Ototoxicity from high-dose use of platinum compounds in patients with neuroblastoma. *Cancer* 107: 417–422, 2006.

Langer T, am Zehnhoff-Dinnesen A, Radtke S, et al: Understanding platinum-induced ototoxicity. *Trends Pharmacol Sci* 34: 458–469, 2013.

Matt T, Ng CL, Sha S, et al: Dissociation of antibacterial activity and aminoglycoside ototoxicity in the 4-monosubstituted 2-deoxystreptamine apramycin. *Proc Natl Acad Sci U S A* 109: 10984–10989, 2012.

Mukherjea D, Rybak LP: The pharmacogenomics of cisplatin-induced ototoxicity. *Pharmacogenomics* 12: 1039–1050, 2011.

Schacht J, Talaska AE, Rybak LP: Cisplatin and aminoglycoside antibiotics: hearing loss and its prevention. *Anat Rec (Hoboken)* 295: 1837–1850, 2012.

Sha SH, Qiu JH, Schacht J: Aspirin to prevent gentamicin-induced hearing loss. *N Engl J Med* 354: 1856–1857, 2006.

第 28 章 耳蜗迷路的药物和分子治疗

Pharmacologic and Molecular Therapies of the Cochlear and Vestibular Labyrinths

Anil K. Lalwani　Zhen Jason Qian　John F. McGuire　著

李亚伟　吕亚峰　译

要点

1. 圆窗膜（RWM）由三层膜组成，这三层膜结构参与物质的主动运输和被动运输。圆窗膜的主要特征是通透性。
2. 药物通过圆窗膜的动力学主要受给药方法、药物渗透性及外淋巴清除率的影响。
3. 圆窗膜上的黏附因子显著影响药物的转运速度。一些临床医生提倡治疗前用显微镜进行黏附因子移除。
4. 鼓室给药后外淋巴类固醇的浓度远远高于口服给药。
5. 鼓室内类固醇用药的 2 个主要适应证是梅尼埃病和突发感音神经性聋，但是鼓室注射类固醇治疗梅尼埃病的效果不明确。大量数据支持口服类固醇治疗失败后鼓室类固醇的使用可作为挽救治疗方法。挽救性鼓室注射类固醇治疗突发感音神经性聋的疗效在发病后立即应用是最佳的。
6. 鼓室内注射庆大霉素能缓解梅尼埃病的眩晕症状，庆大霉素这一功能已被广泛研究证实，但这种治疗引起听力下降的风险也很高。关于鼓室注射庆大霉素是否是既能控制眩晕又能保留听力的最佳治疗方案，还没达成一致共识。
7. 鼓室注射庆大霉素的药代动力学和缓释鼓室给药相比是多变的。药代动力学的不稳定可能与不可预估的听力下降有关。
8. 耳蜗和迷路的保护治疗处于试验阶段，目前很多新型保护策略是使用神经营养药物。
9. 耳蜗和迷路的基因治疗也处于试验阶段。耳蜗和迷路基因治疗最主要的问题是基因转移载体的选择及载体向耳蜗转运的方法。基因转移的安全性仍是需要优先研究的。
10. 目前基因治疗的很多尝试涉及神经营养因子的上调，主要是上调细胞凋亡抑制因子及通过基因治疗刺激毛细胞再生。

第28章 耳蜗迷路的药物和分子治疗

耳蜗受人体最坚固的骨保护，防止细菌的侵袭及外界对耳蜗的攻击。如果没有圆膜，投递至内耳的治疗药物需要破坏骨板，这对听力将造成极大影响。在过去的 20 年中，定位于内耳疾病的定向治疗再次引起关注，这是因为间接的系统治疗成功率低且可导致严重并发症。实验证明，鼓室和耳蜗内治疗是行之有效的。虽然之前大家比较畏惧，耳蜗内直接给予治疗药物在未来可能会成为标准治疗方法，并且内耳手术会全面发展来预防听力下降和保存听力；事实上，耳部治疗的新时代曙光也在于此。本章节回顾了关于内耳给药的知识及治疗效果。

一、圆窗膜

（一）解剖

圆窗和前庭窗位于中耳内侧壁。中耳的传导装置聚集于前庭窗，这种装置可以将声波的机械振动转化为内耳外淋巴液震动。虽然位于装置的尾端，圆窗膜（RWM）在声音力学上起重要作用，因为膜的适应性允许这种机械能量释放至耳蜗；没有这个出口的话，声波就不能在外淋巴液中传导。真实的 RWM 位于岬后下的圆窗龛（蜗窗小窝）。当从完整鼓膜观察时，发现圆窗龛距离鼓膜脐部平均 3.44mm（±0.68mm），与镫骨长脚呈 113.2°（±9.8°）[1]。

RWM 有 3 层结构来保护内耳免受中耳病变侵袭并参与主动转运。外层上皮细胞朝向中耳，中间为连接组织层，内层上皮细胞与鼓阶相连，外层上皮细胞层延续至鼓岬。邻近上皮的黏膜皱襞有时能阻塞圆窗龛且形成假的 RWM。外层上皮细胞层最主要特点是广泛的交错联合及细胞间的紧密连接，另外也存在连续的基底膜层，这种结构正是因为有紧密连接和连续性基底膜才能作为保护内耳免受中耳感染的防御屏障。这些细胞的主要特征是有发达的粗面内质网和偶有微绒毛的高尔基复合体，这种高尔基复合体表明中耳和内耳之间的主动运输也是存在的。

结缔组织层包括成纤维细胞、胶原蛋白及弹性纤维，且穿行着血管和淋巴管。结缔组织层粗略分为三部分，且通过纤维类型和细胞结构进行区分。最靠近中耳的上皮细胞是粗大且排列松散、缺少弹性纤维的胶原纤维。在这一层的中间，这些纤维通过成纤维细胞和基质相连接，偶尔也有血管和弹性纤维。邻近内耳上皮细胞的边缘，成纤维细胞、胶原蛋白和弹性纤维数量显著增加。总体来说，结缔组织层负责 RWM 的顺应性。不连续内耳上皮细胞层浸在鼓阶外淋巴内。这一层的细胞含有吞饮泡和非晶态胞内成分并向外淋巴延伸，表明 RWM 参与某种主动的转运[2]。图 28-1 描述了 RWM 组织学的复杂性。

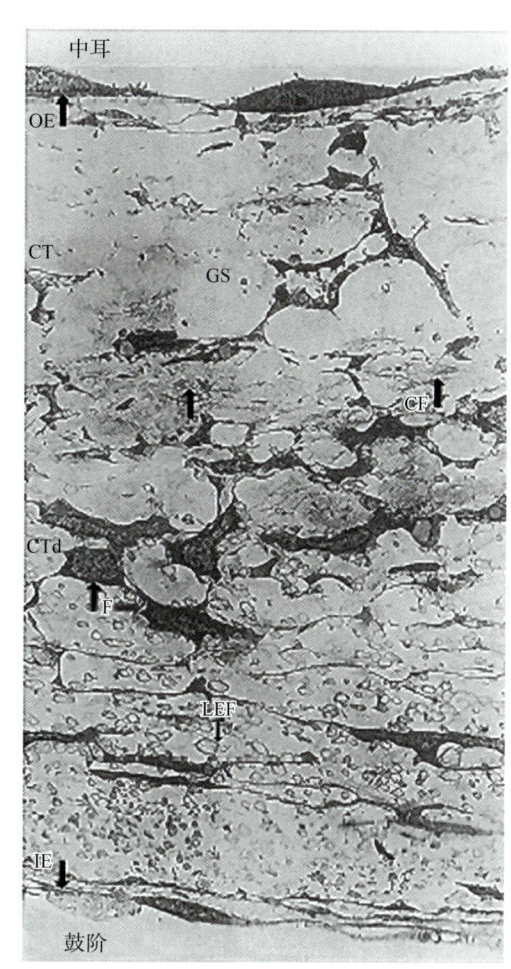

▲ 图 28-1　图示一 70 岁正常人圆窗
CF. 胶原纤维；CT. 疏松结缔组织；CTd. 结缔组织致密区；F. 成纤维细胞；GS. 基质；IE. 内上皮；LEF. 大的弹性纤维；OE. 外上皮（×3000）（引自 Goycoolea MV: Clinical aspects of round window membrane permeability under normal and pathological conditions. *Acta Otolaryngol* 2001;121:437.）

(二) 生理学

RWM 是一个活性生物膜。RWM 的三层结构都参与对病原菌的防御性反应。发生中耳炎时，外层上皮细胞增生，而结缔组织层内的血管水肿和扩张，使得中性粒细胞和巨噬细胞发生外渗。成纤维细胞也发生增生且胞质容量增加[2]。Yoon 和 Hellstrom[3] 发现，虽然 RWM 的所有细胞层参与防御反应，靠近基底膜上皮细胞下间隙动态改变最明显（图 28-2）。某些毒素也会引起这些生化改变且导致 RWM 增厚。暴露于假单胞菌外毒素后的 RWM 双倍增厚[4]。链球菌溶血素 O 被证实会导致 RWM 的崩解，这增加中耳物质的渗透性[5]。

RWM 的另一个活性功能是它能够转运大分子，这是一个受体调节过程[6]。物质转运开始于外层，该层通过胞饮作用吸收分子进入结缔组织层。在那里，物质或者通过血管或淋巴管吸收，或者进入内耳上皮细胞层，在那层可通过胞饮作用释放进入外淋巴。RWM 也参与外淋巴的吸收，且试验证据显示了外淋巴示踪剂进入 RWM[2]。

随年龄增长 RWM 呈现出动态变化。虽然随年龄增长 RWM 厚度无明显变化，但可观察到细胞密度及弹性纤维模式的变化。这些改变能降低膜的顺应性且可能损害听觉系统的功能[7]。

(三) 渗透性

能穿过 RWM 的物质有很多，包括不同的抗菌药物、激素、麻醉药、示踪剂、白蛋白、辣根过氧化物酶、乳胶球、杀菌溶液、水、离子及大分子，也包括细菌毒素[8]。一些因素和 RWM 渗透性相关，包括分子大小、电荷及复合物形态学及 RWM 厚度。分子大小被证实和渗透性相关，因为 1μm 微粒可穿透 RWM，但 3μm 的微粒则不行[9]。分子重量 < 1000kD 物质可快速扩散穿透 RWM，而 > 1000kD 物质则通过胞饮作用运输[10]。分子电荷也会影响穿透 RWM 的能力：阳离子铁蛋白能穿透 RWM，但阴离子铁蛋白则不行[9]。这意味着脂溶性是圆窗膜通透性的重要参与因素，同时也是基因治疗脂质体载体结构设计的一个重要特征[8]。复合物的形态学特征能刺激胞饮作用，大概是受体介导机制[8, 10]。RWM 厚度的增加，降低了物质的渗透性[8]。虽然人类 RWM 的平均厚度是 10～30μm，这个厚度在炎症情况下会双倍增加[11, 12]。

外源性佐剂的使用可改变 RWM 的渗透性。Chandrasekhar 及同事[6] 比较了 3 种外源性佐剂用于提高圆窗龛地塞米松灌注的能力。这些混合物包括具有血管舒张作用的组胺，具有渗透作用的透明质酸，以及提高外淋巴药物溶解的二甲基亚砜。地塞米松辅助组胺治疗会导致外淋巴类固醇水平明显高于其他联合治疗组，然而透明质酸和二甲基亚砜治疗则没有显著性差异。虽然本研究未证实透明质酸能增加类固醇的灌注，但一些学者提倡在鼓室注射类固醇治疗时使用透

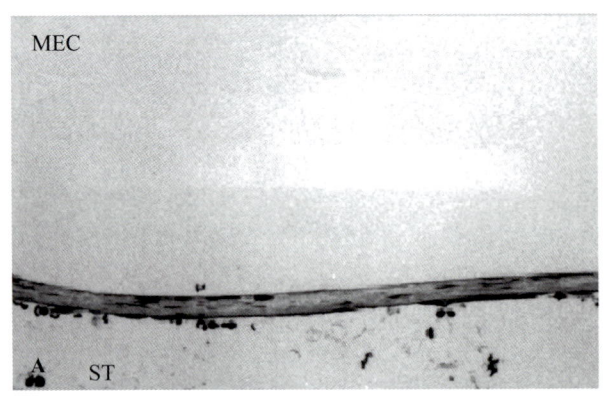
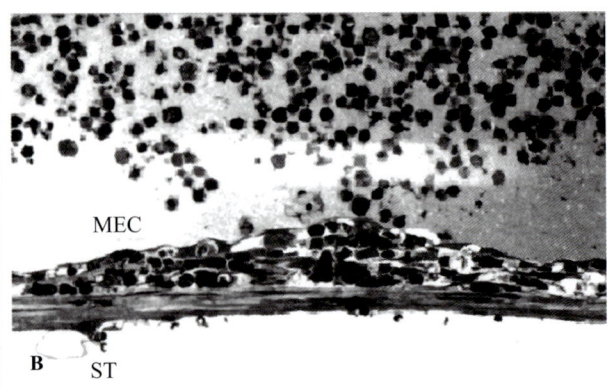

▲ 图 28-2　在正常对照（A）和肺炎球菌引起的中耳炎（B）中，可见甲苯胺蓝染色的圆窗膜厚度在光镜下的改变。在第 1 天这种变化最为明显，尤其是圆窗膜的外上皮和上皮下间隙

MEC. 中耳腔；ST. 鼓阶（×200）（引自 Yoon YJ, Hellstrom S: Ultrastructural characteristics of the round window membrane during pneumococcal otitis media in rat. *J Korean Med Sci* 2002;17:230.）

第 28 章 耳蜗迷路的药物和分子治疗

明质酸[1, 13]。透明质酸也用于基因治疗，且证实能提高载有增强型绿荧光蛋白至耳蜗的腺病毒的投递[14]。Wang 及同事[15] 使用胶原酶解法来消化部分 RWM，使它能透过腺病毒相关载体。

超声波介导的微泡破坏用于药物和基因投递至组织，这种方法证实在增强 RWM 跨膜投递上也是很有效的。充气小球 - 微泡直径为 1～8μm，可通过高强度超声波聚集产生机械破坏，造成邻近组织渗透性瞬间增加。Shih 和同事[16] 将这种方法用于豚鼠的 RWM 且显示出毛细胞摄取庆大霉素能力明显增强。超声波协助的微泡方法对 RWM 无损害，且 ABR 检测示听力没有下降。

（四）动力学

RWM 的治疗药物投递在外淋巴中分布不均。投递药物的浓度通常在靠近 RWM 的底转高、顶转低。跨 RWM 物质的渗透性和外淋巴清除速率是决定外淋巴物质传播特性的 2 个重要因素，这包括对血液的清除、耳蜗阶的清除、细胞摄取或黏合、任何耳蜗组织的新陈代谢[17]。已知药物的 RWM 渗透性及清除率，可以合理准确地模拟它的外淋巴分布。

基于上述观察，Salt 和 Ma[17] 研究了药物在外淋巴分布的计算机模拟方法（图 28-3）。他们的模型，华盛顿大学耳蜗流体模拟器是一个公共领域项目，网址为 http://oto.wustl.edu/cochlea。Plontke 和同事[18] 提供了该程序的一个强大功能，类似于外淋巴庆大霉素动力学模型——主要通过调整输入参数来定义 RWM 的渗透性、清除率及各阶之间药物交换，这与已发表的体内动力学数据非常接近。研究者能确定鼓室途径注射庆大霉素通过 RWM 扩展至前庭，而不是通过蜗孔扩散。研究也表明药物浓度在外淋巴分布实质上是受给药方法和药物至 RWM 的暴露时间的影响。计算机模拟是有用的，因为它们可优化人体不同治疗方案，而不是借助于简单的试验或昂贵的动物实验。

这项模拟研究的另一个重要发现是，外淋巴物质的分布在耳囊造孔后发生了显著动态变化。这个发现是很重要的，因为很多之前药代动力学研究通过耳囊造孔来进入外淋巴获取药物浓度取样，而他们的结果可能因这一发现出现偏差[17]。

（五）黏附因素

如前所述，靠近圆窗龛的上皮细胞有时能形成皱襞而阻挡 RWM。其他反应性变化，如反复中耳感染或之前有中耳手术造成的瘢痕，这些都会导致 RWM 的粘连[19]。对 202 例颞骨解剖时确定 RWM 阻塞率和特性，Alzamil 和 Linthicum[20] 发现 1/3 患者存在 RWM 阻塞，21% 存在假 RWM，10% 有纤维阻塞，1.5% 有脂肪栓塞。在同一组标本中，57% 没有阻塞，22% 有双侧阻塞，21% 有单侧阻塞。这些研究者观察到圆窗龛的阻塞物厚度为 1mm（RWM 厚度约为 20μm）。

Silverstein 和同事[19] 对 RWM 阻塞理论提供了进一步证据。在 41 名患者的研究中发现，17% 圆窗龛存在局部阻塞及 12% 是完全阻塞。因为这些黏附因素会明显造成鼓室给药途径药物的药代

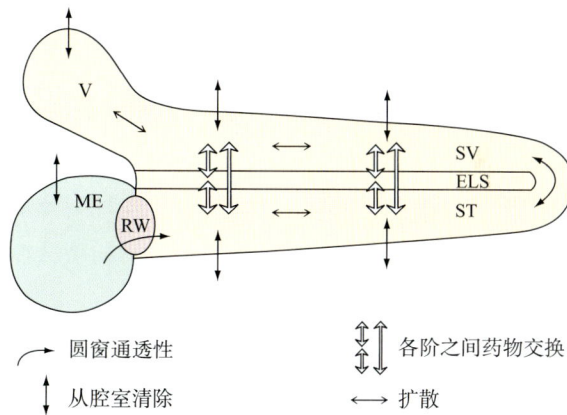

▲ 图 28-3 模拟系统中物理过程示意图（Washington University 耳蜗流体模拟器，1.6 版，一个开放的计算机程序，可查询 http:// oto.wustl.edu/cochlea）

图中的腔室包括中耳（ME）、前庭阶（SV）、耳蜗内淋巴的间隙（ELS）、鼓阶（ST）及前庭（V）。药物通过圆窗口（RW）进入前庭阶，进入的数量取决于圆窗膜通透性，并以扩散的方式纵向弥散。局部的各阶之间药物交换可使药物扩散至内淋巴及前庭阶，并到达前庭。每个空间均可发生药物清除（如扩散到血液等其他空间的损失），以每 0.1mm 单位的流体空间段计算扩散、清除率、各阶之间药物交换（引自 Plontke SKR, Wood AW, Salt AN: Analysis of gentamicin kinetics in fluids of the inner ear with round window adminis-tration. *Otol Neurotol* 2002;23:967.）

第五篇 内 耳

动力学发生显著变化，学者提出应该在任何鼓室给药治疗前进行内镜下黏附因素的清除。在他们实践中，运用 0° 和 30° 观测角、1.7mm 的内镜，使用小直角钩可去除发现的任何黏附因素。鼓室药物治疗前清除黏附因素的临床疗效和治疗优点还未在临床对照研究中得到证实。

（六）给药方法

对典型鼓室注射来说，患者应平躺、转头且患耳朝上。用手术显微镜清理外耳道且观察鼓膜。离鼓膜凸 3.44mm（±0.68mm）、与锤骨长部呈 113.2°±9.8° 角处可找到圆窗龛（图 28-4）[21]。鼓膜处给予局麻药物。麻醉前准备包括混有乙醇的丁卡因局麻药、制备外用 15% 的苯酚或外耳道注射 1% 利多卡因混有 1：100 000 的肾上腺素[22]。如果使用内镜，从鼓膜脐部后下至鼓环进行鼓膜切开术，切口足够大可通过内镜（视野直径为 1.7~2.4mm）。如果施行简单注射，可能仍需要鼓膜切开，因为需要一个开口来使空气离开充满液体的中耳腔。

如果施行内镜检查，能确认圆窗龛并使用直角钩去除任何可见的遮盖黏膜组织。注射使用 1ml 的结核菌素注射器及腰椎穿刺针，尖部去掉 2 英寸来缩短针尖并使针尖变钝，这样能减少鼓膜穿刺对周围组织的损害。必须慢慢定向注射使药物积聚于圆窗龛周围。因为第一次注射后溶液经常流入深部气房需要第二次注射。患者应当保持注射耳朝上 15~30min。告知患者期间避免吞咽、说话或打哈欠是非常重要的。

一些治疗方案需要短期内多次注射。在这些患者中，首次鼓膜切开术后需要放置鼓膜穿刺管。Montandon 和同事[23]发现鼓膜穿刺管的放置会导致 71% 的梅尼埃病患者眩晕缓解，如果在研究中放置鼓膜管，则应看作一个混杂变量。

显微镜的发展能显著提高鼓室给药的简便性和精确度。Plontke 及同事[24]描述了一种 1.2mm 内镜，该内镜包括一个薄的光纤通道、一个工作/激光通道（0.3mm）及一个吸引/冲洗通道（0.27mm）。这个新设备可允许一些操作同时进行，包括直观观察 RWM、任何黏附因素的去除及 RWM 的直接给药。

鼓室注射有不准确性，因为注射的药物可渗透进咽鼓管、流到外耳道或进入中耳，给药量随患者个体差异和剂量有所改变[25]。在试图处理这个问题时，一些静态、缓释工具得到发展。靠近 RWM 的圆窗龛可直接放置干燥、2mm×3mm 的明胶海绵（Upjohn, Kalamazoo, MI），然后药物可直接注射到明胶海绵垫。由于明胶海绵分解缓慢，可反复多次进行注射，类似于梅尼埃病的庆大霉素滴定治疗[22]。明胶海绵浆同样用于延缓药物且该浆可直接注射至中耳腔，这种方法的优点是如果注射药物发生不良反应明胶海绵可轻易从中耳移除[26]。

一个由两部分组成的纤维蛋白胶系统同样适用（由美国红十字荷兰实验室的 Rockville 教授提出）。胶的第一部分放置在圆窗龛中，另一部分混合药物加入到已在圆窗龛的第一部分。这两部分在混合之后凝固，使得药物缓慢从胶释放至 RWM[26]。

药代动力学经极目标的实现要依靠机械缓释的使用。这些设备允许研究者通过改变释放至 RWM 药物的速率和剂量来操纵内耳动力学曲线[25]。目前有 2 种设备批准用于人类且用于临床研究：Silverstein 微芯和内耳微导管。1mm 的微芯（图 28-5）由聚醋酸乙烯酯制成，有 9mm 长，小到足以通过鼓膜造孔管。微芯吸收进入外耳道

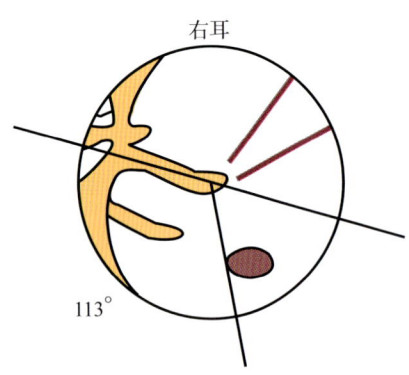

▲ 图 28-4　图示如何计算锤骨柄和圆窗膜之间的角度（仰卧手术体位）

引自 Silverstein H, Durand B, Jackson LE, et al: Use of the malleus handle as a landmark for localizing the round window membrane. *Ear Nose Throat J* 2001;80:444.

第 28 章 耳蜗迷路的药物和分子治疗

的药物，且由患者在家中给药，药物由微芯传递至 RWM。这个系统的优点是设备简单且微创。但是不建议长期使用，因为微芯材料可能会与圆窗龛黏膜形成粘连。这个设备已用于人类类固醇和庆大霉素给药治疗的临床研究[22]。

内耳微导管（图 28-6）将导管尖端直接放置于 RWM 并与电泵相连。微导管的移植具是有创的且需要掀起耳道鼓膜瓣。多种尺寸能保证导管尖部适合圆窗龛的大小。给药速率和剂量是由移植时的操作者设置的，但可在治疗过程中给予调整。这个设备也同样在人类受试者类固醇和庆大霉素治疗中得到验证[27]。

一些新的治疗药物（如神经营养因子）需要长期或持续应用，对给药技术提出严重的挑战。面对这一问题，Praetorius 和同事[28]发明了一个可完全植入的微泵系统。这个设备由纯钛、聚乙烯、硅树脂制成，且为了终身移植所设计。为了放置这个设备，需要在乳突处凿个空腔来容纳泵和储液设备，这个过程类似于耳蜗移植或植入式听力设备。导管尖部置入圆窗龛且动力学可调以实现在脉冲和连续灌注两种方式间切换。这个设备可经简单操作进行再灌注而无须重复植入。

二、类固醇

鼓室内类固醇注射的 2 个主要适应证是突发的感音神经性听力损失和梅尼埃病。这些适应证的发病机制、病理生理学及诊断标准是有争议的，因此这些情况下鼓室内类固醇的使用需要综合评估。内耳类固醇使用的机制还未完全清楚。因此我们将回顾已知的类固醇如何影响内耳、它们在内耳疾病的系统性应用及已报道的鼓室内类固醇治疗的临床效果。

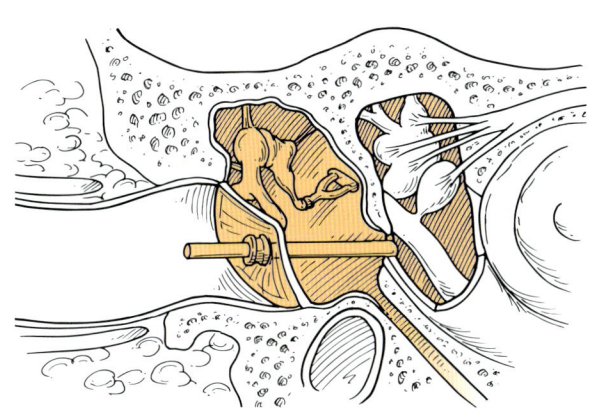

▲ 图 28-5　Silverstein 微芯
由 Summit Medical，St. Paul，MN 提供

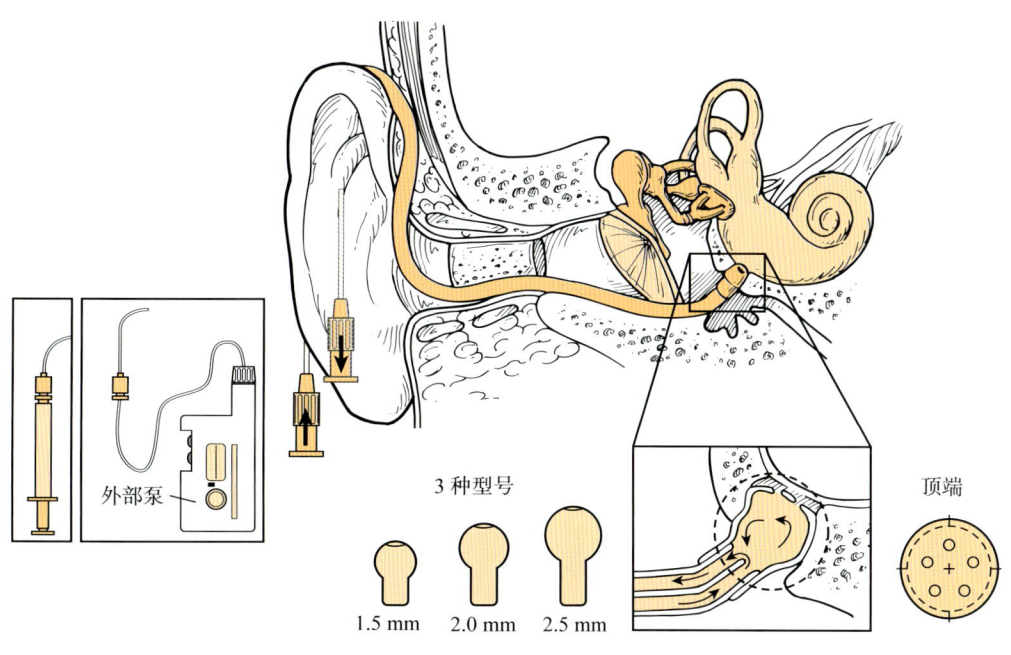

▲ 图 28-6　内耳微导管
由 the Durect Corporation，Cupertino，CA 提供

第五篇 内 耳

（一）作用机制

类固醇能通过减少循环中白细胞的数量及抑制炎症介质的产生和释放来减轻免疫反应造成的损害[29]。它们也能抑制化学趋化因子和血管活性因子的释放，减少脂解酶和蛋白溶解酶的分泌，抑制促炎细胞因子的释放，如干扰素γ、粒细胞/单核细胞集落刺激因子、白介素及肿瘤坏死因子α[30]。这些作用减少了炎症反应的损害，损害的类型包括机械性、缺氧、缺血、感染或自身免疫反应[31]。

一些研究已证实，类固醇能减轻病原体介导的内耳炎症反应。暴露于脂多糖环境中，培养的蜗轴内皮细胞和组织表现出常见反应且释放促炎细胞因子[32]。这些促炎细胞因子造成脉管炎、血管渗漏综合征、免疫活性细胞进入及管周炎，最终导致耳蜗缺血、耳蜗内组织损害及听力下降。地塞米松的使用能抑制这种细胞因子炎症反应、中断细胞因子表达水平的炎症级联放大反应的开始。

其他一些研究则支持类固醇对内耳离子平衡的作用。血清糖皮质激素水平直接与内耳 Na^+-K^+-ATP 酶的活性和浓度相关[33]。Lee 和 Marcus[34]发现，类固醇使用后，边缘细胞分泌的钾离子立即升高。这一反应的速度极快，而 RNA 聚合酶的激活至少需要 30min，这么短的时间不足以引发转录反应，因此非基因机制可能参与其中。甾类化合物药理学的现代化理论不仅包括甾类化合物激活的基因和非基因途径，也包括基因效应的非基因调节[35]。内耳中的这些情况刚开始得以认识和了解。

（二）药代动力学

内耳类固醇鼓室内给药后内耳中的浓度高于静脉给药或口服给药[6, 36]。Parnes 和同事[36]比较了氢化可的松、甲泼尼龙和地塞米松静脉和鼓室内给药。虽然这 3 种类固醇都能渗透至血迷路屏障，鼓室给药能使内耳组织具有更高浓度。其他研究者发现，类固醇的新陈代谢包括吸收和清除，在耳蜗组织和其他器官是不同的[37]。三者中甲泼尼龙在外淋巴和内淋巴中有最高浓度和最长代谢期[36]，而在鼓阶和前庭阶中有类似浓度。这些作者认为内淋巴中的类固醇浓度表明其可经某种形式通过膜迷路进行主动转运。

关于甲泼尼龙优势浓度的发现是有争议的。首先，类固醇的其他形式更容易被中耳组织吸收，例如地塞米松看上去更容易被吸收、而且对中耳组织刺激小。其次，高浓度没有导致更优的临床效果，表明内淋巴和外淋巴中的高浓度未产生更高疗效。此外，虽然高浓度的甲泼尼龙和高抗炎活动相关，治疗效果可能依赖于其他作用机制。一种可能的机制是 Na^+-K^+ 通道的活动。盐皮质激素和糖皮质激素对 Na^+-K^+ 通道的活性反应有显著差异[34]。基于这一点，在 Parnes 和同事[36]的研究能进一步证实高浓度甲泼尼龙会产生更好的临床效果之前，使用对中耳刺激小的治疗药物（如地塞米松）是合理的。

（三）全身使用类固醇

目前，全身使用类固醇是 SSNHL[38, 39]和急性前庭性眩晕的首选药物[40]。内耳疾病最常用的口服类固醇治疗方案为特发性 SSNHL 中服用泼尼松 60mg（成人每天 1mg/kg）持续 10～14d，或者在疑似自身免疫性内耳疾病中服用 1 个月[41]。上述 2 个适应证需要首次治疗期结束后逐渐停药。如果听力下降反复，需要重新使用高剂量的泼尼松。听力下降复发前常先出现耳鸣[42]。Shea[43]推荐除了口服类固醇，还应在 3h 以内静脉注射 16mg 的地塞米松，虽然静脉注射类固醇加口服治疗的价值仍需进一步明确。

（四）梅尼埃病

梅尼埃病可能是由于免疫功能障碍所致，因此类固醇通常用于梅尼埃病的治疗中[1]。Itoh 和 Sakata[44]于 1987 年首次报道了 61 例单侧梅尼埃病患者行每周 4～5 次、每次 2mg 地塞米松鼓室注射法进行治疗。这种疗法使 80% 眩晕患者得到缓解，74% 患者耳鸣得到减轻。后来，更多研究应用鼓室注射类固醇来治疗梅尼埃病，其中一些研究显示出较好的效果。

Sennaroglu 和同事[45]对 24 例顽固性梅尼埃病进行鼓膜置管，每隔 1d 进行 5 滴 1mg/ml 的地塞米松滴入，持续 3 个月。治疗结果显示，72%

第28章 耳蜗迷路的药物和分子治疗

患者眩晕得到控制，17% 患者听力有所改善，75% 患者耳鸣声减轻，75% 患者的耳闷胀感缓解。这种治疗方法很吸引人，因为药物是自行滴入，整个过程可在局麻下完成，且给药方法为滴定剂量提供了灵活性。有学者认为，他们的结果可能和鼓膜置管的安慰作用相混淆。他们引用了 Montandon 和同事[23]报道的鼓膜置管术能使 71% 患者眩晕得到控制的研究。

Barrs 和同事[46]也使用鼓膜置管进行地塞米松鼓室注射。他们使用的剂量为 0.3～0.5ml、浓度为 4mg/ml 的地塞米松。前 2 天每天注射 1 次，之后每周注射 1 次，持续 1 个月，共注射 5 次。按照时间间隔来报道眩晕控制的反应率，3 个月以下为 86%，3 个月为 52%，6 个月为 43%。平均为 2.7dB 的听力下降，但其中一名患者为 35dB 的听力下降。有学者提出，鼓室类固醇治疗对眩晕的短期治疗是有效的，但对长期的眩晕控制效果不大。

Shea[43]报道了联合使用静脉注射、鼓室注射及口服地塞米松来治疗梅尼埃病患者。使用氩激光切开鼓膜并去除 RWM 附近黏膜后，将含有 16mg/ml 地塞米松的 0.5ml 的透明质酸混合物注射到中耳。患者患耳向上、静坐 3h，同时接受 16mg 地塞米松静脉注射。这个操作连续进行 3d。之后口服 0.25mg 地塞米松 30～90d，时间取决于治疗效果。这个治疗方案可使 77% 患者的眩晕得到控制，35.4% 的患者听力有所改善，6.3% 的患者出现听力下降。根据美国耳鼻咽喉头颈外科学会（AAO-HNS）推荐的六项功能水平评分方法[47]，61.3% 患者得到改善，32.3% 未改善，6.4% 治疗后加重。

在一项罕见的对照研究中，Silverstein 和同事[1]对 17 名梅尼埃病患者行鼓室内注射地塞米松和安慰剂的前瞻性、随机、双盲交叉性研究。Shea 分类确定所有患者为梅尼埃病 4 级（不再眩晕发作、听力差及有明显耳闷及耳鸣）。患者鼓室注射安慰剂（0.2～0.3ml，生理盐水与透明质酸钠的比例为 1:1）或 0.2～0.3ml 的 1:1 的 16mg/ml 地塞米松和透明质酸钠混合物，治疗持续 3d。首次治疗后的 3 周，两组患者接受交叉治疗（安慰剂组接受鼓室类固醇，反之亦然）。记录参数为听力数据、眼震电图描记及耳鸣评估，包括一些问卷及电话随访。在所有记录参数中鼓室类固醇治疗无明显优势，且患者无法猜测他们的分组。这项研究看上去证实了鼓室类固醇治疗梅尼埃病无明显效果。然而，严重患者的选择可能是一个选择性偏差，鼓室类固醇治疗或许在不严重患者中是有效的。而且，大多数关于鼓室类固醇治疗的成功研究，其疗程均超过 3 天。

在另一个设计严密的研究中，Garduño-Anaya 和同事[48]进行了一项为期 2 年的前瞻性、安慰剂对照、双盲研究并发现与 Silverstein 显著不同的结果[1]。对 11 名实验组患者连续 5d 的鼓室注射地塞米松（4mg/ml）与 11 名使用生理盐水的对照组进行比较。地塞米松组进行了为期 2 年的随访，9 名患者（82%）眩晕全部控制（A 级），剩下 2 名患者眩晕基本控制（B 级）。对照组中只有 7 名患者完成研究，且这些患者中 4 名（57%）达到 A 级，2 名（29%）达到 C 级，1 名（14%）达到 F 级。这些结果有统计学差异。另外，治疗组的功能水平分级、眩晕残障量表、主观头晕、耳鸣及耳闷得分有明显改善，但 2 组间耳鸣残障得分、平均听阈、言语识别率、眼震电图描记或耳蜗电图无显著差异。

第 3 项前瞻、随机、双盲、安慰剂对照研究中，Lambert 及同事[49]支持鼓室注射类固醇来治疗梅尼埃病。使用鼓室内一次性注射 OTO-104（一种缓释地塞米松配方），将患者分为高剂量组（12mg）和低剂量组（3mg），以及安慰剂组。该研究中的所有参与者为单侧发病且符合 1995 年 AAO-HNS 诊断标准。从试验前 4 周至试验后 12 周，患者使用互动的语音应答系统 - 眩晕日记来记录每天眩晕发作情况。在随访的 3 个月中，所有剂量人群的基础眩晕发作频率呈现下降趋势，和对照组比高剂量人群眩晕发作频率下降 70%。然而，不同于 Garduño-Anaya 的发现，通过耳鸣残障量表（THI-25）的评估，耳鸣也有下降趋势。未发现 OTO-104 的额外治疗效果，针对梅尼埃患者的症状严重程度指数没有变化，通过不良反应报告、耳镜检查、听力检查和声阻抗检查也没有发现不良反应。鼓室注射类固醇治疗梅尼埃病的效果仍需进一步验证，且最佳剂量和方法仍需大量研究数据证实。

（五）突发的感音神经性听力损失

全身及鼓室类固醇治疗已用于 SSNHL 的治疗。预测 SSNHL 治疗反应的主要预后因素是听力下降程度及发生和治疗的间隔时间[6, 50]。30%~60% 的自然恢复率是很高的，且任何干预的治疗效果应该高于自然恢复。最初 2 周的口服类固醇治疗有 80% 的恢复率，之后恢复率下降[50, 51]。由于初期口服类固醇的反应很好，很少有医师尝试使用鼓室注射类固醇，且多数鼓室类固醇治疗者为口服治疗失败者。在一项罕见的前瞻、随机、对照临床研究中，Lim 及同事[52] 将 SSNHL 分成 3 组治疗，口服、鼓室注射及口服＋鼓室注射。听力恢复上未发现明显差异，因此口服类固醇被推荐为首选治疗方法。虽然如此，但多数回顾性研究已证实鼓室注射类固醇可作为全身类固醇治疗失败的一个有效方法。

Gianoli 和 Li[38] 报道了一项针对 SSNHL 患者的鼓室内类固醇治疗结果。这些患者全身使用类固醇（每天 1mg/kg 泼尼松，至少 1 周）治疗后无效。该治疗方案包括鼓室置管、0.5ml 激素滴定（包含 25mg/ml 地塞米松或 6.25mg/ml 的甲泼尼龙），10~14d 内进行了 4 个疗程，且治疗后 1~2 周进行听力测试。结果显示，44% 患者听力提高 10dB 或更高。虽然甲泼尼龙治疗有更好的恢复趋势，但这 2 种激素治疗效果无显著差异。

Kopke 等[50] 报道了通过 RWM 微导管甲泼尼龙灌注来治疗口服泼尼松失败的 SSNHL 患者结果。62.5mg/ml 甲泼尼龙以 10μl/h 的速率，连续治疗 14d，主要记录听力变化。听力下降后 6 周内置管的 6 名患者，5 名患者听力有 ≥ 10dB 的提高，其中 4 名患者恢复到发病前基线水平。发病超过 6 周的患者治疗效果不乐观，1 名患者出现听力进一步下降及眩晕。

一些其他小样本量报道已发表，Chandrasekhar[51] 报道了 10 名患者鼓室注射地塞米松的结果。这些患者使用地塞米松的浓度和注射次数并不相同，且一些患者同时口服药物治疗，因此结果很难评估。但是治疗的 10 名患者中，6 名患者的听力提高 > 10dB。Parnes[36] 报道了 13 名 SSNHL 鼓室注射类固醇治疗的结果。因为治疗次数及使用药物的不同，结果很难评估。治疗的 13 名患者中，6 名患者的听力提高 ≥ 10dB。

这些研究得出的共识是，发病后口服类固醇失败后鼓室类固醇治疗的时间间隔越长，听力恢复概率就越小。如果使用鼓室类固醇治疗，那么口服治疗无明显改善时应尽早鼓室注射，最好是发病 2 周内[53]。这个结论在 AAO-HNS 对 SSNHL 治疗标准中得到认可，建议临床医生在初始 SSNHL 治疗失败后使用鼓室类固醇灌注[54]。

（六）给药

鼓室内注射最常用类固醇为地塞米松，其次为甲泼尼龙。鼓室内注射地塞米松量为 1~25mg/ml[55, 56]。一些研究使用透明质酸配制剂，制成 1∶1 的 16mg/ml 地塞米松和 0.5mg/ml 的透明质酸钠的混合物[1, 43]。多数鼓室内注射甲泼尼龙治疗研究使用 62.5mg/ml 的溶液[25, 50]。每个方案注射溶液量均要充满内耳空间（0.3~0.5ml）。给药间隔主要依赖于滴定方法。通过鼓室置管自行滴注的方法每隔 1 天 1 次[55]。鼓室注射方法相对来说频率更低，通常在前 2 周采取多次注射的"散弹"法[1, 57]。

（七）不良反应

长期全身类固醇使用的不良反应已知，且包括对免疫系统的损害导致感染、愈合延迟、骨质疏松、消化性溃疡、高血压、肌肉病变、眼部病变、心理异常及缺血性坏死[58]。与此相反，鼓室内类固醇治疗有轻微的局部不良反应。一些临床前研究已证实，鼓室内注射类固醇在动物实验中不会造成形态学或功能损害[30, 59]。人类临床试验已证实，即使是多次及长期治疗后，出现的不良反应也是良性的[36]。一些梅尼埃病患者的临床研究中会出现听力下降[43, 46]，但这一情况是由于治疗的不良反应还是疾病的自然进程仍不清楚[57, 60]。继发于灌注过程的鼓膜穿孔和中耳炎也有报道[38]。一些患者甲泼尼龙注射后会出现轻微烧灼感。0.1ml 的 1% 利多卡因联合 0.9ml 甲泼尼龙溶液（40mg/ml）使用，能避免这个不良反应[36]。

（八）小结

内耳类固醇的作用机制还未达成共识。鼓室类固醇治疗经验不足以推荐用于自身免疫性听力下降、SSNHL 或梅尼埃病的常规治疗。但是，鼓室类固醇的使用被证实为口服类固醇无效的 SSNHL 的挽救性治疗。

三、庆大霉素

Fowler[61] 于 1948 年首次报道了氨基糖苷类药物用于化学性迷路切除，即全身使用链霉素用于梅尼埃病顽固性眩晕患者的治疗。双侧听力下降的风险使得这一方法曾被弃用，但 1957 年 Schuknecht[62] 通过鼓室注射氨基糖苷类药物来进行化学性切除。尽管听力下降的概率与眩晕缓解的概率几乎一样，但他的工作为现代鼓室注射化学消融术的发展奠定了基础。在 20 世纪 70 年代中期，Beck 和 Schmidt[63] 报道了低剂量的方法，这种方法不能达到全部前庭切除的目的。他们将高剂量方法和低剂量、低注射频率方法进行比较，发现眩晕控制上本质相同，但听力损失率从 58% 下降到 15%。这种改善引起了人们对鼓室注射庆大霉素治疗的重新关注，且使最大限度控制头晕的同时尽量减少听力损失的治疗方案得以进一步发展。

（一）作用机制

尽管普遍认为庆大霉素会对前庭毛细胞造成选择性毒性，但文献未完全证实。一些学者指出庆大霉素和链霉素会对前庭和耳蜗毛细胞造成平行和剂量依赖性损害[64, 65]。Wanamaker 及同事[65] 指出："当前庭系统严重受损时，耳蜗也同样受损；当前庭轻度受损时，耳蜗也轻度受损。我们未观察到任何前庭系统选择性剂量相关性损害而耳蜗未受损情况。"庆大霉素注射后前庭反应下降和听力损失具有明显临床相关性的发现，违背了选择性前庭毒性的概念[66, 67]。

如果无选择性前庭毒性，临床医师是怎样实现眩晕控制同时造成最低程度听力下降的呢？在某种程度上，答案是由于药物代谢动力学[25, 68, 69]。Hoffer 及同事[25] 比较了鼓室内注射与微导管输注庆大霉素的药代动力学曲线与观察到的内耳功能和形态学变化。尽管 2 种方法总的剂量大体相同，但造成的形态学变化却不同。鼓室内注射会造成不稳定变化，有时会造成 4h 内的听力丧失，有时会表现出明显的延迟耳毒性。相反，微导管控制灌注会造成可预估及可控制的损害。

Hoffer 及同事[25] 解释这些不同形态学变化可能源于毛细胞受损的 2 种不同形式，这 2 种不同的受损形式与氨基糖苷类药物的给药时间及浓度相关。这些形式包括快速、高剂量渗透相关的坏死性形式及缓慢渗透相关的凋亡形式[59, 70]。这些复杂关系可能继发于细胞膜阴离子结合位点的饱和程度或依赖于庆大霉素动力学可改变的主动摄取模式[71]。除了在外淋巴中随时间增高的含量以外、分布曲线、达峰时间及总剂量决定了氨基糖苷类药物暴露后的形态学及功能学改变。

临床证据表明，前庭切除并不是控制眩晕所必须的。这些观察结果导致了治疗策略从前庭切除到化学性改变或次全切除的转变。这些概念反映了在眩晕控制和听力下降之间取得平衡的临床目标。这个目标需要大量不同剂量及给药方法的临床试验。

部分切除的组织和生理相关性是什么？众所周知，庆大霉素对Ⅰ型毛细胞的损害更迅速、更严重[72]。在临床上，研究者发现约 55% 的基线人群存在Ⅱ型毛细胞的再生，而Ⅰ型毛细胞没有再生。毛细胞损伤和再生的不同形式可能解释了鼓室注射庆大霉素临床试验中观察到的部分前庭毁损现象。Carey 及其同事[73] 检查了注射一次庆大霉素后的前庭眼反射的变化，并发现所有患者中出现前庭眼反射增益的降低而不是完全消失。这些学者认为这一发现，提供了毛细胞不全受损的证据，这也许能解释"部分切除"这个现象。Minor[74] 推断眩晕发作需要前庭功能达到一定的临界水平，且眩晕有关的前庭上皮细胞或传入神经纤维更易受庆大霉素耳毒性影响。Minor[74] 还推断，毛细胞再生或许能解释起初用鼓室内注射庆大霉素眩晕得到控制后眩晕再次发作的现象。

虽然选择性毛细胞损害和再生还未在人类得到证实，但这可用来解释临床试验中一些令人困惑的发现。大量试验报道庆大霉素治疗后听力提高[67, 75, 76]。另外Hoffer及同事[77]微量灌注试验中，78%的患者前庭功能提高。这些发现与氨基糖苷类药物的传统毒性作用相违背。

庆大霉素如何达到选择性前庭效应的另一种是庆大霉素主要影响分泌细胞而不是感觉细胞，即所谓的暗细胞理论。虽然几乎每篇鼓室内庆大霉素治疗的文章中都有引用，但没有明确文献记载的科学证据表明这些作用如何起效。前庭暗细胞很重要，但在维持内耳离子平衡中不是必需的[78-80]。一些研究已证明，氨基糖苷类药物导致暗细胞结构和功能改变[19, 81]。这种损害改变了内耳的离子稳态，使得内淋巴积水状态下的离子失衡恢复到平衡状态[82, 83]。这个理论有助于解释前述听力恢复及前庭改善的现象，离子平衡的重建将恢复耳蜗和迷路的基底功能。但是暗细胞损伤是否先于感觉细胞损伤是不确定的。Chen及同事[64]观察氨基糖苷类药物对分泌细胞和感觉细胞的作用，发现尽管耳蜗和前庭毛细胞受损严重，但暗细胞无明显变化。如果暗细胞负责庆大霉素的选择性作用，但这一理论还未在任何前临床模型中证实。这一机制如果存在，它的明确将是耳科学的一个重要进步。

（二）药代动力学

外淋巴庆大霉素的代谢动力学遵循单室动力学模型[25, 84]。庆大霉素可快速穿过RWM，且外淋巴庆大霉素动力学主要由给药方法决定[25, 84, 85]。鼓室注射有一个快速吸收阶段，具有更高的浓度峰值，与缓释给药方法相比，在所有测量指标上表现出明显更大的多变性[25, 86]。在药物代谢动力学研究中，较大的数据范围和标准差是鼓室注射给药的特征（图28-7）[25]。

外淋巴液中庆大霉素的消除是快速及剂量依赖性的[84]。由于这种快速消除，给药的缓释途径如纤维蛋白胶[86]或微导管给药，是仅有的维持外淋巴液中庆大霉素高浓度的方法[25]。虽然外淋巴液中清除很快，但内耳组织中庆大霉素也有明显吸收，从本质上构成另一个更大的腔室。氨基糖苷类药物进入Corti器，可能是直接来源于外淋巴而不是内淋巴[87]。出现在内淋巴中的庆大霉素可能完全由内耳组织缓慢释放。这种缓慢释放或许能解释为什么氨基糖苷类药物不是一进入外淋巴就立即产生毒性，而在体外则是立即产生毒性[88]。Hiel及同事[89]表明，毛细胞快速而特异性吸收庆大霉素，因此庆大霉素的明显吸收发生于形态学毒性改变前。毛细胞将吸收的氨基糖苷类药物储存于溶酶体中，从而形成前述细胞内的腔室。这一腔室的存在使得细胞更长久地暴露于氨基糖苷类药物的作用之中，这可能是临床上观察到的迟发性形态和功能效应的机制。

动物模型的药代动力学数据适用于人类。Becvarovski及其同事[85]设计了一个人体内药代动力学研究，纳入经迷路入路手术或迷路切除术的患者，通过面神经隐窝途径给予庆大霉素。这些患者中，庆大霉素向外淋巴液迅速扩散30min后达到高峰。高峰过后，浓度处于稳定范围，持

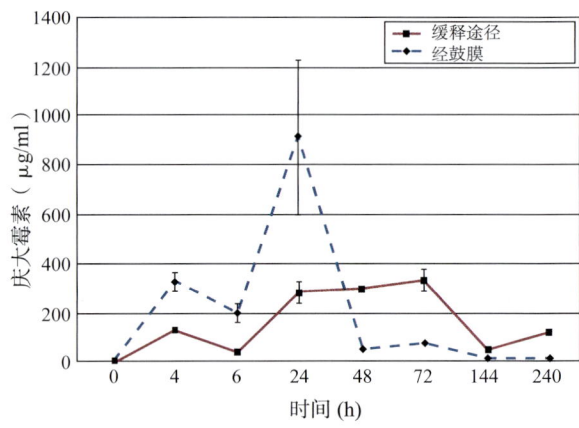

▲ 图 28-7 经鼓膜缓释途径局部给药后外淋巴中的庆大霉素代谢动力学

上图表示以缓释途径和经鼓膜局部给药后外淋巴液庆大霉素浓度的动态曲线。实线为缓释途径浓度曲线，可见短暂的4h浓度高峰期，之后持续缓释24～72h，第6天和第10天仍可检测到。虚线为经鼓膜浓度曲线，可见吸收迅速，48h内几乎完全消失。均数的标准误在经鼓膜给药时比缓释途径给药时大得多。注释：x-轴（时间）不按比例（引自Hoffer ME, Allen K, Kopke RD, et al: Transtympanic versus sustainedrelease administration of gentamicin: kinetics, morphology, and function. *Laryngoscope* 2001;111:1343.）

续 110min。虽然没有证据表明在脑脊液中发现庆大霉素，但在给药后不久 (1～2h)，血清中检测到了庆大霉素。这项研究表明，在人类中庆大霉素可在圆窗膜快速扩散，由于血浆中可检测到庆大霉素，可以说明庆大霉素是通过血-迷路屏障消除的。

如前所述，通过计算机模拟，庆大霉素药代动力学研究取得了进展。Plontke 及同事[18] 通过调整 RWM 渗透性、清除率及阶间药物交换的输入参数，使其与已发表的体内动力学数据相似，结果见图 28-8。他们确定了鼓室注射的庆大霉素是通过阶间的传递从 RWM 扩散至前庭而不是从蜗孔渗透的。这项研究也表明外淋巴药物浓度和分布实质上是受给药方法及 RWM 浸于药物的持续时间所影响的。

（三）临床方案

虽然很多鼓室内庆大霉素给药的研究已发表，但由于数据质量的差别较大，不同的鼓室内庆大霉素给药方法可比性较差。本文讨论了一些代表不同方案的研究，并总结了他们的结果。鼓室庆大霉素治疗的 3 个基本方法如下：①定量法；②滴定法；③缓释法。定量法为所有患者使用特定剂量及注射次数。滴定法调整给药总剂量至预定结果，如出现麻痹性眼震、串联步态减少、主观失平衡或眩晕缓解[82]。缓释法有不同方案，主要依赖于给药机制。

出现法和滴定法的差别不大，因为如果无临床效果时可给予重复出现法，且多数滴定法在方案实施时提供固定数量的注射，且根据需要可反复进行。出现法的优势是每个患者接受相同治疗，这可以使每个患者的结果更有可比性。出现法性价比高，因为可避免过多测试及临床观察[67]。滴定法的灵活性使其更能监测庆大霉素的耳毒性，从而减少了听力下降的风险[90]。但是对庆大霉素的密切监测并不能逆转这些症状[91]。

20 世纪 90 年代，对鼓室庆大霉素治疗的争论集中于定量法的形式，即所谓的"散弹"法给药。经典的"散弹"法给药是由 Nedzelski 及同事[92] 于 1992 年提出的。对这种"散弹"法给药进行的周期性的随访报道，目前是文献报道最大的系列之一，跨越了 10 年，包括超过 90 余名患者。这个方法需要每天 3 次注射、连续 4d 的 26.7mg/ml 的庆大霉素，结果眩晕控制率为 94%，听力损失率为 26%[66, 67, 92]。反对"散弹"法给药的主要论点为它们会导致高听力下降率[93] 且听力下降是严重的[75]。Toth 和 Parnes[93] 发现"散弹法"比"滴定法"听力下降率更高；Altlas 和 Parnes[75] 也发现"散弹法"给药时听力下降超过 30dB 的患者多于"滴定法"。

最近，引入了所谓的"综合法"。Quaranta 及其同事[94] 对患者进行每周鼓室注射 1 次 0.5ml、

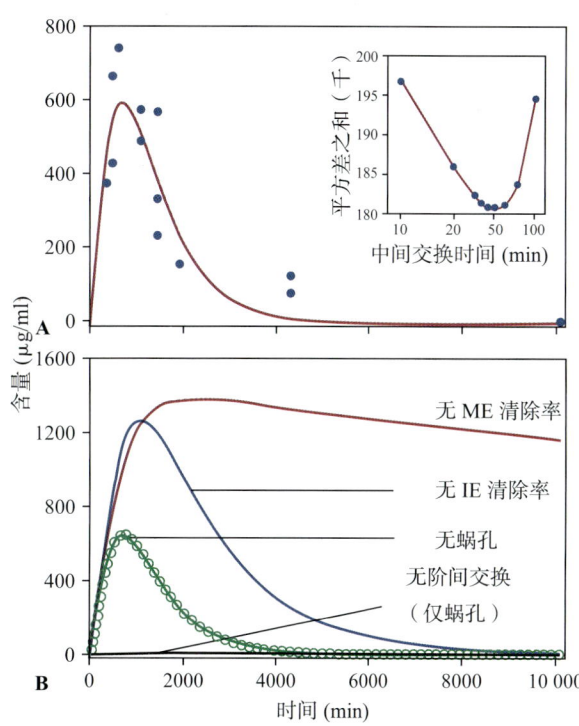

▲ 图 28-8 A. 圆窗给药后前庭外淋巴样本中庆大霉素含量（实点）。根据 Hoffer 及其同事和 Balough 的结果重新做图[26,86,187]。实线显示了基于溶质运动物理过程模拟器所建立的浓度时间最佳拟合。曲度代表文中描述的模拟从前庭中取得的 15μl 样本中计算的浓度。内插图使用文中描述的方法，可见在阶间交换半数时间为 45min 时取得最佳匹配。B. 使用最合适的参数（圆圈）和禁用模拟器中的特定过程（实线）计算前庭中的庆大霉素时间进程

引自 Plontke SKR, Wood AW, Salt AN: Analysis of gentamicin kinetics in fluids of the inner ear with round window administration. *Otol Neurotol* 2002;23:967.

20mg/ml 的庆大霉素，连续 2 周。对于最初 2 组剂量给药后眩晕未控制的患者，又给予额外的 2 组，提供总计 4 剂的剂量。这是一个前瞻性研究，未治疗的梅尼埃病患者作为对照组。为期 2 年的随访后，治疗组眩晕控制率为 93%，未治疗组为 47%；治疗组与未治疗组的听力下降率分别为 7% 和 47%；耳鸣与耳闷缓解率分别为 20% 和 40%，非治疗组耳鸣与耳闷的缓解率均为 27%。这项研究发现鼓室内庆大霉素治疗实质上改善了梅尼埃病患者的听力，这是一个比较反常的发现。

微导管给药方法被用于维持庆大霉素在外淋巴中的浓度。Schoendorf 及其同事[95]使用高精确度的胰岛素泵及微导管来投递 40mg/d 的庆大霉素至 RWM。以这个固定速率进行治疗直至出现前庭症状。虽然多数患者眩晕得到控制，但 8/11 的患者出现耳聋。作者指出，持续渗透方法不应该使用滴定法，因为很快能超过眩晕控制的足够剂量。这项研究强调了动力学对形态学及功能结果的影响比剂量的影响更大。

与之前研究不同，大多数连续给药方案使用慢速滴注微剂量方法。Seidman 及其同事[96]比较了不同微导管渗透速率的结果。发现渗透率为 1μl/h 组与渗透率超过 10μl/h 组的眩晕控制率相似，而前者听力下降率较低；因此更推荐前者。

在一项概述缓慢渗透率微剂量方法研究中，Hoffer 及其同事[97]采用微导管方法泵入庆大霉素 10mg/ml，速率为 1μl/h。治疗 10 天后，也证实了慢渗透率的高眩晕控制率及低听力下降率，并发现患者耳鸣和耳闷也得到了缓解。另一项研究还发现患者的前庭功能可以得到改善[77]。这些结果令人印象深刻。

Chia 及同事[98]对鼓室庆大霉素治疗进行了 Meta 分析，包括每天多次给药法（每天 3 次，持续 4 天以上）、周剂量法（每周 4 次）、低剂量法（1～2 次注射以治疗复发性眩晕）、持续微导管给药法、滴定法（每天或每周注射直到出现前庭症状、眩晕变化或听力损失）。分析发现，滴定法的眩晕完全缓解率及有效率显著较高，低剂量法的眩晕完全缓解率及有效率较低，每天多次给药法有显著听力下降率，组间严重听力下降无明显差异，庆大霉素治疗后前庭功能下降与眩晕控制及听力下降水平无关。

与其他所有的 Meta 分析一样，对于上述结果的解释应当格外慎重。患者最佳治疗方案的制订要结合患者概况、给予庆大霉素的剂量与浓度、随访的质量及其他多种因素综合考虑。这样可以使对照试验的设计更加合理，从而为眩晕患者的诊治优化提供新的有力依据。

（四）实际问题

鼓室内注射是最简单、性价比高及创伤小的给药方法，且从已发表的研究来看，它提供了与缓释法相当的眩晕控制及听力保存率。Blakely[99,100]认为，尽管这些方法未进行直接比较，已发表的结果提示，除了最简单的给药方法，没有理由使用任何其他方法。支持持续给药机制的讨论，特别是持续灌注装置的理由是它们看上去可以降低听力损失率，可以做到个体间的标准化，可得到更加可预测的和更一致的结果，还会提高前庭及听觉功能[77]。

（五）剂量

在鼓室内注射研究中，Eklund 及其同事[101]发现耳聋发生率是剂量相关性的。然目前导致听力下降的最小鼓室内庆大霉素注射剂量为 0.24mg[102]，然而，安全剂量的最小值还尚未发现。Schoendorf 及其同事[95]阐述了给药方法和剂量对耳毒性影响同样重要，微导管法中会导致严重耳毒性的剂量在鼓室内注射法中是很低的。Hoffer 及其同事[25]的药代动力学研究认为，末梢器官的功能和形态损伤主要取决于药物到达内耳的动力学，与进入内耳的总剂量关系不大。

（六）浓度

不同研究使用的庆大霉素浓度不同。低剂量方法使用儿科常用浓度，为 10mg/ml 的制剂[102]。成人制剂为 40mg/ml，通常稀释到 30mg/ml。Abou-Halawa 及 Poe[82]比较了 30mg/ml 和 40mg/ml 鼓室庆大霉素的结果，发现虽然所有人眩晕控制率及听力下降率类似，但接受 40mg/ml 的人群注射较少次数就能达到这些结果。一些其他研究已证实，运用低剂量方法，需要更多周期性治疗，并且复发率也升高[77]。

（七）间隔时间

注射间隔时间依赖于研究所选择的观察终点。因为庆大霉素耳毒性会延迟起效，所以推荐最多1周注射1次。典型的传入神经阻滞综合征发生于注射后的 3～5d [94, 103]。其他学者认为，如果患者每周都有梅尼埃病发作，那么每周进行 1 次检查是不合理的[104]。Blakely[99, 100] 认为注射间隔时间的差异对结果影响不大。

（八）注射次数

文献中普遍认为，鼓室内庆大霉素注射次数应该越少越好。Youssef 及 Poe [76] 发现，3 次注射后庆大霉素有效的概率明显下降。限制注射次数的原因有很多，例如每次注射都会增加鼓膜永久性穿孔的风险（除非鼓室置管）、增加成本及增加听力损失的风险。但这一观点目前尚无定论。

（九）并发症

鼓室内庆大霉素治疗最主要的并发症是听力下降。听力下降的危险因素还未确定，部分与给药方法有关。Kaplan 及同事[66] 发现听力相关的唯一因素是治疗前听力差。虽然一些研究已报道了每日多次注射后听力下降率增加[93]，其他研究则发现注射次数与听力下降无关[76, 78, 101]。氨基糖苷类药物治疗后的听力下降有遗传因素，是因为母系遗传 12s 线粒体核糖体 RNA1555 核苷酸 A 代替 G [105]。然而，对几例因鼓室内注射庆大霉素而导致听力损失的患者进行研究，并未发现这种突变[66, 99, 100, 106]。

在评估听力损失的不同研究中提出的一个问题是听力损失的程度。多数研究记载了听力下降超过 10dB 或言语识别率下降超过 15%（1995 年，AAO–HNS 标准[47]）。但它未指出听力下降是有实用价值的还是严重的。例如之前提到的，Altlas 及 Parnes [75] 认为"散弹"法给药导致听力下降超过 30dB（范围为 10%～24% [90, 92, 103, 107]），而滴定法报道听力下降率低（范围为 0%～3.5% [75, 102, 104, 108]）。由于方法本质不同，因此不可能对这些研究进行科学有效的比较。

关于在庆大霉素试验中听力下降的报道无法区分这个缺点是药物导致还是梅尼埃病的自然结果。已报道的未治疗梅尼埃病患者的长期听力下降率为 30% [74]。这个数据接近于多数鼓室内庆大霉素试验报道的听力下降率。如果研究表明，鼓室注射庆大霉素的听力下降率显著低于未经治疗的梅尼埃病患者的 30% 听力下降率，那可以反映其对听力的保护作用。

治疗过程中，判断何时发生听力下降与判断是否发生听力下降同样重要。一些研究报道了严重听力下降一般在庆大霉素注射后的 24h 内发生[102]。Kaplan 及同事[66] 报道了"散弹法"治疗的最新数据，包括 1 个月和 2 年的听力下降率的统计资料。2 年后听力差的 22 名患者，80% 发现听力下降发生于治疗后的第 1 个月。同样，1 个月后听力未改变的 91% 患者在 2 年后听力仍未改变。早期听力下降的患者中，14/17 有严重听力下降（认为＞50dB，或言语识别率＜50%），而晚期听力下降的患者中，4/5 没有这种情况。这些结果表明，如果早要求临床医生在治疗后立即及治疗 2 年后报告听力结果，那么 1995 年 AAOHNS 指南[47] 或许已改进了。耳毒性庆大霉素治疗后可以使用耳保护剂来挽救听力。虽然目前未发表正式数据，Jackson 和 Silverstein[22] 尝试对梅尼埃病患者使用类固醇来挽救继发于庆大霉素耳毒性所导致的听力下降。

急性前庭传入神经阻滞综合征应该是治疗的一个预期结果，并且从严重意义上讲，它不是一个严格并发症。急性前庭传入神经阻滞综合征，是前庭终器单侧受损的结果[109]。这个现象通常发生于注射后的 3～5d，症状包括眩晕、恶心、振动幻视及平衡失调。患者能容易区分这些症状和梅尼埃病的典型症状，因为这些症状逐渐加重，直至 1 周后达到高峰。高峰期间，患者通常需要 2～3d 的卧床休息。多数患者 2～4 周逐渐缓解[94, 103]。因为急性前庭传入神经阻滞综合征是治疗的一个预期结果，一些作者推荐严重受损患者需要前庭康复团队辅助康复[104]。

其他前庭不良反应包括持续不稳感及眩晕、

暗环境中步态不稳、转头时视野不稳及平衡或步态突然失控，即所谓的 Tumarkin 危象，这也是一些梅尼埃病患者的表现特征。Tumarkin 危象发作可能不依赖于前庭功能，因为已报道了这种危象可在治疗后温度试验无反应的患者中出现[95]。目前正研究庆大霉素治疗的一个可能不良反应，即视觉前庭不协调视觉前庭不协调是指当大脑中视觉与前庭信息协调性差时，会导致不适和眩晕。经典症状包括感到不安、恶心或在超市、购物中心的不稳感、新发的运动病、畏光或厌恶乘电梯、自动扶梯。这个症状被认为来源于对视觉信号的过度信赖。Longridge 及同事[111]发现，17/28 经过庆大霉素治疗的梅尼埃病患者有视觉前庭不协调。目前，视觉前庭不协调是与姿势描记或温度试验无关的一个临床诊断，是一个相对较新的诊断分类，因此关于视觉前庭不协调及庆大霉素治疗相关性的结论应该谨慎说明。

（十）适应证及禁忌证

鼓室内注射庆大霉素治疗适用于保守治疗失败及眩晕反复发作的梅尼埃病患者。保守治疗包括利尿药及饮食限制（盐、咖啡）在 70% 的患者中有效。一些患者尝试其他药物治疗，包括血管扩张药、前庭抑制药、镇静药、钙通道阻滞药、倍他司汀、抗抑郁药、组胺及类固醇[78]。多数医师认为，鼓室内庆大霉素治疗仅用于保守治疗至少 1 年失败后的患者。在这个时间点，鼓室内类固醇治疗、内淋巴囊手术及鼓室内庆大霉素治疗都可以考虑。

Sennaroglu 及同事[45]认为，鼓室内庆大霉素治疗前尝试使用鼓室类固醇治疗是合理的。在一个比较鼓室内地塞米松（$n=24$）及庆大霉素（$n=16$）治疗的前瞻性研究中，他们发现眩晕控制率为 72% 和 75%。但是比起鼓室类固醇治疗来说，庆大霉素治疗被认为更具有耳蜗毒性。前庭神经切断术和迷路切除术用于有（无）残余听力的严重及顽固患者。

一些医师建议，应谨慎对待老年患者，因为外周前庭系统损伤的中枢代偿在老年患者中效果较差[110]。一些医师认为，双侧梅尼埃病（发病率为 15%～30%）是单侧鼓室庆大霉素治疗的一个禁忌证，因为如果患耳因治疗导致听力下降，对侧耳也可能因为疾病的自然过程而出现听力下降[112]。对于双侧梅尼埃病一些学者提倡肌内注射链霉素，而不是鼓室注射法[113]。患耳无实用听力的患者适合行迷路切除术，但一些学者推荐这些患者在手术前可尝试低风险、低成本的鼓室内庆大霉素治疗[114]。

耳科手术是否为鼓室内庆大霉素治疗的一个禁忌证仍有很多争论。Minor[74] 报道了之前进行耳科手术的患者，只有 1/6 的患者眩晕得到控制。Eklund 及同事[101]也指出之前行内淋巴囊手术的患者听力更差了。其他学者发现，之前的耳科手术对眩晕或听力结果没有影响[27]。争论重点是一些医师提倡治疗顽固性梅尼埃病患者时，鼓室内庆大霉素注射前应先行内淋巴分流术[74]。

（十一）小结

庆大霉素的药代动力学较复杂，主要依赖于剂量及给药途径，它的毒性和最高剂量、给药间隔及给药途径相关。对一些医师来说，低剂量和长间隔时间的鼓室内庆大霉素治疗已成为顽固性梅尼埃病的首选。鼓室内庆大霉素治疗的主要并发症是永久性听力下降。

四、耳保护剂

一些耳部疾病可能得益于保护性或预防性治疗，包括噪声性聋（NIHL）、耳毒性药物及最大程度发挥人工耳蜗有效性的螺旋神经节的拯救治疗。耳保护剂在病理生理学过程中可分为初级或次级干预。初级干预直接作用于受损部位，而次级干预作用于初级干预后的细胞凋亡。初级干预包括 MK801，一种 N- 甲基 -D- 天冬氨酸受体拮抗药，对听力受损和氨基糖苷类药物耳毒性起保护作用[115, 116]，蛋氨酸对庆大霉素和顺铂毒性有保护作用[117, 118]。次级干预包括类固醇[31]、细胞凋亡抑制药[101]及神经营养因子[119]。

一种使用 NIHL 和抗氧化剂进行中间干预的方法是可能的。NIHL 氧自由基的损害源于新陈代谢和氧化应激、离子流出和钙离子稳态失调及线粒体损害。最近关于 NIHL 的抗氧化剂治疗的研究是 N- 乙酰半胱氨酸的使用[120]。我们主要关注神经营养因子作为耳保护性因子，因为这些是显示耳蜗和迷路药物学最有说服力的因素。

细胞凋亡是很多情况下细胞死亡的主要途径，包括氨基糖苷类药物耳毒性[59]、顺铂耳毒性[121]、脓毒血症[122]、缺氧[123]、声损伤[83]、神经营养因子缺乏[119, 121]及老年性聋[124]。神经营养支持在预防细胞凋亡中起主要作用。Malgrange 及其同事[119]通过给予各种神经营养因子来阻止外植体外毛细胞的凋亡。在这一试验中，学者们也通过给予蛋白质合成抑制剂来阻止细胞凋亡。这些学者指出，神经营养支持疗法与其他疗法一样，抑制了细胞凋亡级联反应中蛋白的表达。Rong 及其同事[125]发现，神经生长因子(NGF)通过调节对凋亡级联至关重要的蛋白质来促进细胞存活，这为上述观点提供了证据。

自由基在听力下降中起重要作用，它们是细胞凋亡的主要诱导物。自由基的产生可能是细胞凋亡的必要步骤，自由基和神经营养因子之间有很强的关联性。Dugan 及其同事[126]指出如果将培养的听觉神经元中的神经生长因子去除，会导致细胞内自由基的生成迅速增加，并导致细胞凋亡。重新应用 NGF 可迅速降低这些自由基的浓度，减少细胞凋亡。Shulz 及其同事[4]研究表明，抑制半胱天冬氨酸蛋白酶这种与凋亡相关的蛋白酶不仅能阻止细胞凋亡，还能阻止自由基的生成，这提示了在凋亡级联中，自由基的产生位于半胱天冬氨酸蛋白酶的下游。同样地，外源性脑源性神经营养因子（BDNF）不仅能保护暴露于顺铂的神经元培养物免于凋亡，也能减少培养过程中的自由基的种类[127]。这些结果使研究者相信，自由基是凋亡级联反应中的效应分子，并且它们能被抗氧化剂和神经营养因子所调节。

神经营养素调节的钙离子稳态[100]、调节凋亡蛋白质[125]及改变内源性自由基清除剂的表达[4, 126, 127]，这些功能可以解释其耳保护作用。一些特异神经营养因子已成功用于 NIHL 的体内模型。胶质细胞源性神经营养素（GDNF）主要提高豚鼠噪声所致创伤 4d 后耳蜗神经元而不是毛细胞的存活[128]。Keithley 及同事[129]指出在暴露于噪声环境之前或当时立即给予 GDNF，那么毛细胞能得以保存。如果暴露 2h 而不是 4h 后给予 GDNF，那么损伤能减弱。这个试验的给药方法是 RWM 的局部给药。

Shoji 及同事[130]发现，即使只在一侧耳中使用 GDNF，也能提供双侧保护。因为他们的试验是长期给药，它或许会扩散至脑脊液中。另一个可能性是 GDNF 影响听觉通路中高皮质中枢，它有丰富的传出神经投射，且是双侧的。Yamasoba 及同事[131]联合 GDNF 和抗氧化剂来确定是否能达到协同保护作用。他们发现，取得的额外保护是功能上的而非形态上的，这说明抗氧化剂和神经营养因子治疗的效果是相加的而不是协同的。在同一声损伤动物模型中，神经营养因子 –3（NT-3）表现出与 GDNF 相似或更高的生理和组织学保护作用[132]。BDNF 和成纤维细胞生长因子对噪声无保护作用[132]。

很多试验性的耳保护治疗已证实，仅在预防性应用或创伤后立即施行是有效的。临床上很多临床表现在受损后较长时间后出现，这降低了毛细胞恢复的可能性。但是，受损后神经元恢复的时间窗更长。内耳毛细胞损伤后，听神经周围突的变性发生很快，一般在数小时或数天内出现，但是 SGN 胞体及其中枢突的变性较慢，一般在数周至数年出现[133]。增强 SNG 存活的神经营养素的使用主要聚焦于未来耳蜗移植的预期上。这是因为耳蜗移植获得的听力直接与存活的听神经元数量[134]及刺激电极[133, 135]的距离相关。

神经营养因子不仅在中枢和外周神经系统的正常发育中很重要，在维持正常功能上同样如此[133]。源于外源性损伤（如耳毒性，声损伤）导致耳蜗毛细胞和支持细胞的破坏会导致营养支持的丧失。耳蜗受损后 SGN 神经元的退化更像是耳蜗营养支持受损的结果，而不是源于直接的毒性损害[133]。体外神经营养会导致体外培养的 SGN 神经元的细胞凋亡[123]。使用反义寡核苷酸抑制 BDNF 和 NT-3 的表达，可引起体外培养听神经元的程序化细胞死亡[121]。细胞凋亡抑制药已被证实能阻止因神经营养因子剥夺引发的细胞死亡[123]。

很多神经营养因子被证实在防止不同类型实验性损伤导致的 SGN 死亡上是有效的。使用外源性 NT-3[136,137]、BDNF[137-139]、BDNF 联合睫状神经因子类似物[140]、NGF[141]及一种 NGF 合成物的诱导物 4-甲基邻苯二酚[142]，能提高经氨基糖苷类药物处理的 SGN 的存活。声创伤后 BDNF 和 GDNF 可提高 SGN 的存活[128]，顺铂暴露后 BDNF[143]和 GDNF[144]也可提高 SGN 的存活。电刺激后增强的 SGN 存活也涉及神经营养因子，因为去极化会引起神经营养因子的自分泌[145]。移植前使用神经营养因子来增强 SGN 存活的策略及移植后电刺激来提高神经营养因子释放的自分泌，可能对人工耳蜗移植患者的听力提高有所帮助。

除了神经元的修复，很多研究已证实了神经营养因子刺激听细胞再生和修复的能力。Enfors 及同事[136]证实氨基糖苷类药物耳毒性后 NT-3 诱发神经丝的生长。Lefebvre 及同事[146]表明 NGF 是听神经元修复和神经再分布的一个有效刺激物。Ylikoski 及同事[128]表明 GDNF 对耳蜗神经元核周体有很强的营养作用。仅成纤维细胞生长因子[147]或联合 BDNF[148]可诱导 SGN 数量和长度的剂量依赖性提高。这些及其他类似的发现很重要，因为耳蜗移植的刺激电极和听神经元的更紧密接触会导致刺激阈值的下降，反应性动态范围的增加及兴奋特异性可能增强[133,135]。神经营养素的生长刺激功能有可能被用于控制与植入电极的密切接触，产生更加聚集的张力性刺激，从而与先进的信号处理策略所匹配[133]。

听神经元和异体耳蜗移植材料的相互作用的前期研究已完成，且为下一代耳蜗移植假体一组织接口的发展铺平了道路[149]。期待神经营养因子在联合生物及合成材料的努力上起作用，且这个努力会导致人工耳蜗功能的全面发展。神经营养因子也被用于氨基糖苷类药物耳毒性后的继发干预。Ruan 及同事[150]在氨基糖苷类药物环境中使用 NT-3 和 BDNF 的长期渗透，发现 NT-3 和 BDNF 能保护毛细胞免于氨基糖苷类药物的耳毒性。虽然作用机制不明确，作者推测正如 SGNs 依赖毛细胞的营养支持，这些毛细胞也可能有 SGN 的营养依赖性。神经网络通路中顺行运输、胞吞转运作用及神经营养因子的循环利用方面的越来越多的证据支持这个观点[151]。毛细胞的生存部分依赖于神经营养因子的支持。Malgrange 及其同事[119]检测了 13 种不同生长因子后，发现酸性成纤维细胞生长因子、胰岛素生长因子-1、表皮生长因子、转化生长因子 β1 及 GDNF 能够维持成人体外培养的外层毛细胞的存活，这种细胞在体外培养基中会快速减少。

小结

合理寻找药物的目标之一是，在既定病理生理过程中仔细分析特异性分子机制，以确定哪些是冗余的，哪些是无关的。如果能够确定非冗余机制，就可设计出治疗病理过程的协同方案。在听力下降的情况下，可施行多重干预，如联合抗氧化剂、神经营养因子及细胞凋亡抑制药。研究学者认为，对于听力损失的新理解促进了耳科药理学的进步，提供了一系列治疗干预的靶点和增强治疗手段。

五、基因治疗

虽然内耳基因治疗技术上仍处于初期，但药理学和基因治疗的发展为退行性迷路病变的治疗提供了新的前景。目前很多研究关注基因转移的合适载体的选择及载体至靶点的传递方法。一些团队已报道了治疗基因的成功转移。这些发展或许能刺激毛细胞再生及最终恢复 Corti 器的转导电位。

鸟类毛细胞受损后再生现象的发现引发了耳科学的革命[152,153]。从那时以来，导致哺乳动物耳蜗再生的障碍已被阐明，提出了处理成熟和受损内耳的策略，遗传性聋听力恢复的治疗方法也得以研究[154,155]。与毛细胞再生相关的其他难题还有诱导突触形成及靶向新生毛细胞的神经生长[156]。上述问题及其他一些问题正在研究中。最终前景是通过药理学和基因治疗，重演胚胎发育过程从而形成一个有功能的听力系统。本部分主要介绍基因治疗，干细胞治疗也致力于解决同样的问题[157]。

(一) 载体

存在一个理想的载体，因为每个载体都有其特征使其或多或少适应某个情况（表28-1）。转移的基因长度、靶定的特异性内耳组织、期望的给药方法及转基因表达的持续时间是确定最合适载体的因素。基因学家可获得不同病毒和非病毒载体。不同基因转移载体中转基因表达模式的差异很可能有很多因素，包括病毒颗粒的大小、病毒受体的存在与否及给药模式。表28-1概括了涉及转染耳蜗组织的不同病毒载体能力。螺旋神经节细胞、螺旋韧带及Reissner膜可被每个病毒转染。血管纹中只有腺病毒有转基因表达。腺病毒、单纯疱疹病毒及牛痘病毒转染后耳蜗中会出现免疫反应。

(二) 给药方法

由于内耳相对封闭的解剖结构，内耳的局部基因治疗是可行的。不会导致局部破坏的内耳基因载体给药方法的实现是一个巨大的困难。目前已使用的一些给药方法包括通过耳蜗造口或RWM的渗透性微型泵灌注，RWM的显微注射，注射至内淋巴囊及局部明胶海绵放置后经RWM的扩散。耳蜗造口已证实，会导致组织病理学改变，包括局部手术创伤及炎症，可能会导致听力下降[158]。

通过渗透性微型泵的灌注病毒载体的特点是耳蜗造口附近的底转处有与炎症反应和结缔组织增生相关的创伤。Carvalho和Lalwani[158]表明，耳蜗造口渗透性微泵灌注术后术前低频（1～2kHz）ABR阈值得以保留，中频（4～8kHz）阈值轻度升高（<10dB），高频（>16kHz）ABR阈值明显升高（>30dB）。

一些研究证实，通过RWM的直接显微注射可不导致永久性听力下降或可见的组织破坏[62,131]。组织结构上，通过RWM显微注射2周后，耳蜗仍能保持完整细胞结构，并未发现炎症反应。通过RWM的显微注射不会导致永久性的听力障碍[159]。

这些灌注或显微注射技术相关的手术创伤、炎症和听力下降的风险引发了对更加微创的给药方法的研究。穿过RWM的扩散现已被证实，这是一种有效、无创伤但转移载体的基因转运方法。Jero及其同事[160]研究了通过将含有载体的吸收性明胶海绵放置于圆窗龛，使多种载体穿过完整的RWM的效果。通过报告基因的检测已证实，腺病毒和脂质体载体可有效感染内耳组织，而AAV载体不能。脂质体复合物质粒载体也证实能有效穿过RWM[161]。

通过增加RWM渗透性，可使经RWM的载体给药得到增强。Shibata及其同事[14]在加入携带增强绿色荧光蛋白（Ad-eGFP）的腺病毒载体之前，用透明质酸预处理RWM。鼓阶内部细胞中能观察到较强的转基因表达，而中阶内可见中度表达。但是不经过透明质酸预处理则仅有很少

表 28-1 各种基因治疗载体的特征

载 体	基因组	插入大小	位 置	效 率	细胞分类	表 达	优 点	缺 点
腺相关病毒 AAV	ssDNA	4.5kB	基因组	多变	非必需	持续	无人类疾病	难生产
反转录病毒	RNA	6～7kB	基因组	低效	必需	持续	适用于肿瘤细胞	插入突变可能
腺病毒	dsDNA	7.5kB	游离基因	中度有效	非必需	短暂	易生产	炎性反应
疱疹病毒	dsDNA	10～100kB	游离基因	中度有效	非必需	短暂	嗜神经性	人类疾病
质粒	RNA/DNA	无限量	游离基因	极低效	非必需	短暂	安全，易生产	低转染
脂质体	RNA/DNA	无限量	游离基因	极低效	非必需	短暂	安全，易生产	低转染

dsDNA. 双链 DNA；ssDNA. 单链 DNA.

或者没有 eGFP 表达，经由耳蜗造口将 Ad-eGFP 直接导入至外淋巴则只有鼓阶的表达。

Wang 及其同事[15]使用胶原酶溶液来消化 RWM，使它能透过 AAV 载体。虽然通过部分被消化的 RWM 的转染率仍然低于直接注射达到的转染率，但这种方法避免了耳蜗造口术相关的听力下降。

（三）神经营养因子治疗

多数内耳基因治疗的临床前应用都会考虑神经营养因子治疗。这是因为对一些外源性神经营养因子的一些应用，如维持 SGN 存活或诱导神经突增生，必须长期使用。在这一点上，基因治疗被用作一个长期的给药方法，而不是取代有缺陷或丢失的基因。

Staecker 及其同事[137]使用单纯疱疹病毒 1 载体来转运 BDNF 至内耳。新霉素注射后，基因治疗组表现出 94.7% 的 SGN 挽救率，对照组动物为 64.3% 的 SGN 损失率。虽然 BDNF 染色在内耳组织中广泛存在，但对于报告基因 β 半乳糖苷酶来说并非如此。虽然仅有 50% 的细胞被转染，但这已足以导致耳蜗广泛的 BDNF 分布及保证 95% 的 SGN 存活。研究者们推断，SGN 可能仅需较少数量的 BDNF 生产细胞就能保证整个神经节的存活。

Lalwani 及其同事[162]使用体外和体内模型来检测 BDNF 转移 AAV 载体的有效性。他们发现在氨基糖苷类药物处理的耳蜗培养组织中表现出显著的存活效应。尽管无法检测到 BDNF 的直接表达，但载体挽救 SGN 的作用可与已知浓度梯度的 BDNF 相对比。他们发现，载体系统能达到类似于 0.1ng/ml BDNF 的保护作用。这个剂量未达到有效治疗量，因为最有效剂量确定为 50ng/ml，这是一个会达到保护所有 SGN 的 BDNF 浓度。在体内实验中，微型渗透泵灌注 AAV-BDNF 的动物表现出更强的 SGN 生存率。AAV-BDNF 治疗的保护性具有区域特异性，即只保护耳蜗底转而不是中转或顶转。作者认为，这种区域选择性是一种药代动力学现象。

对抗顺铂导致的耳毒性的 NT-3 基因转染的保护作用已通过单纯疱疹病毒 1 扩增子介导给药系统实现[163,164]。Chen 及其同事[164]在体外研究中确定了该载体的有效性，即扩增子介导转染的 NT-3 使顺铂暴露后耳蜗组织的存活率升高。Bowers 及其同事[163]在体内模型中证实了这一效应，即扩增子介导转染 NT-3 抑制顺铂导致的细胞凋亡和坏死。作者认为，这些发现可能不仅用于预防顺铂相关损伤，也能对老年性听力退化提供预防性治疗。

一些研究已确定了用于保护不同耳毒性损害的携带 GDNF 基因的腺病毒载体（Ad-GDNF）的有效性。在氨基糖苷类药物使用前给予治疗，Ad-GDNF 能显著保护耳蜗[165]和前庭[166]毛细胞免于死亡。Ad-GDNF 预处理也能对噪声性损伤提供保护[56]。最后，对氨基糖苷类药物所致耳聋给予治疗 4~7d 后 Ad-GDNF 能增强 SGN 存活[167]。

（四）耳保护治疗

已有一些研究实现了对可表达抑制凋亡级联反应及保护细胞免受耳毒性损伤的蛋白的基因的传递。Liu 及其同事[168]使用 AAV 载体来诱导 Bcl-x（L），一种细胞凋亡抑制剂来减轻氨基糖苷类药物的耳毒性。Chan 及其同事[169]使用 AAV 病毒成功诱导了 X 染色体相关凋亡抑制剂的表达，并且证实了其对顺铂耳毒性的保护作用。

使用 RNA 干扰（RNAi）下调或去除凋亡级联反应成分的办法也可以抑制凋亡。RNAi 是一种已确定的转录后沉默方法，其可诱导序列破坏特异性互补 mRNA 的双链小干扰 RNA（siRNA）。NOX-3 是一种耳蜗特有的 NADPH 氧化酶亚型，是顺铂毒性过程中内耳活性氧成分的主要来源[170]。与未治疗的耳蜗相比，鼓膜注射靶向 NOX-3 的 siRNA 进行预处理的小鼠可阻止顺铂导致的毛细胞凋亡，表现为听力阈值保留及凋亡细胞胞体染色强度的降低[171]。

（五）毛细胞再生

自从观察到成年鸟类毛细胞在噪声及药物所致损害后能够再生，在阐述这种鸟类毛细胞再生的机制，以及使用这些原理来使哺乳动物听觉和前庭上皮细胞实现再生方面的研究已取得进展。

在发育过程中，前感觉上皮细胞分化为毛细胞和支持细胞。由毛细胞上的 Notch 配体介导的侧抑制阻止支持细胞转分化为毛细胞[172]。当 Notch 信号被抑制时，转录因子 Atoh1 得以表达。Atoh1 在操纵毛细胞中起重要作用。Notch 信号抑制形成的新生毛细胞是支持细胞分化的结果。关于毛细胞再生的很多研究都是针对这个通路。

Izumikawa 及其同事[180]使用腺病毒载体在氨基糖苷类药物性聋后诱导 Atoh1 过表达，发现 Corti 器细胞和功能的修复。同样地，Staecker 及其同事[181]使用腺病毒载体在氨基糖苷类暴露后诱导 Atoh1 的表达，成功诱导了前庭毛细胞的再生。Jung 及其同事[173]使用 RNAi 来下调 *Hes5* 基因的表达，这个基因是 Notch 信号通路中抑制 Atoh1 的直接下游效应因子。Mizutari 及其同事[172]表明，γ-分泌酶抑制剂能局部逆转小鼠听力下降。

虽然对于野生型动物噪声或药物创伤后毛细胞再生的研究很重要，但没有解决遗传突变这个潜在原因造成的听力下降。在显性负性突变造成的先天性听力下降中，RNAi 显现出保存听力的前景。缝隙连接蛋白 β-2（GJβ2）中的 R75W 突变通过显性负性效应会造成常染色体显性非综合征性听力下降。Maeda 及其同事[174]确定了一个在小鼠模型中靶向 $GJ\beta2_{R75W}$ 的有效 siRNA。经由明胶海绵贴片通过 RWM 的 siRNA 引入可使 $GJ\beta2_{R75W}$ 的表达下降 70% 以上，并可部分改善常染色体显性非综合征性聋小鼠的听力。Akil 及其同事[155]首次并迄今唯一报道了一个遗传性聋动物模型的听力恢复率。囊泡谷氨酸转运体3（*Vglut3*）基因编码一个将谷氨酸神经递质包装进分泌囊泡的转运体。*Vglut3* 基因的无义突变会导致毛细胞无法刺激与之进行突触连接的听神经。在一个 *Vglut3* 敲除的耳聋小鼠中，AAV 载体携带的功能性 Vglut3 基因被注射至耳蜗，ABR 检测显示其听力功能的完全恢复。但是，在应用于大规模具有 *VGLUT3* 突变的人群之前，必须先证实这一机制在成人毛细胞中有效，因为上述研究使用的幼鼠尚未达到听力成熟。然而，这是一项令人兴奋的工作，我们希望在未来为人类遗传性聋的治疗开启一扇大门。

（六）干细胞

虽然支持细胞的转分化是毛细胞再生的一个有潜力的方法，但再生的毛细胞必须受神经支配以此来保存听力。SGN 是听觉系统主要的传入神经元，发送投射至 Corti 器毛细胞的突触。在感音神经性听力损失中这些投射随着毛细胞的丢失而出现永久性退化。干细胞治疗的大部分临床前工作都与这些神经元的再生有关。

恢复 SGN 的一个可能方法是刺激内源性干细胞的增殖和分化[175]。新生小鼠的前庭和耳蜗中发现多能干细胞[176,177]。当与移植的 Corti 器进行联合培养时，这些干细胞分化而来的神经元会生长出突起并与毛细胞形成突触联系[157]。这个发现在成人中的应用还未确定，因为尽管前庭干细胞一直持续至成年，但耳蜗干细胞在出生后很快消失[176,177,179]。

外源性干细胞被用于神经再生的研究。源于胚胎干细胞的神经前体细胞已被证实可向 Corti 器发出突起，类似于内源性干细胞，同时也向中枢脑干方向发出突起[175,178]。这些神经元的恢复功能还未确定，这些结果已证实神经连接能够恢复，如果联合毛细胞再生治疗，或许可以挽救感音神经性听力损失[179]。

（七）安全问题

耳蜗转基因的早期研究发现存在潜在的安全问题。通过使用 AAV 作为基因治疗载体，Lalwani 及其同事[182]观察到 AAV 灌注动物的对侧耳的转基因表达，其表达比直接灌注侧弱。随后，Stover 及其同事[183]使用腺病毒展示了对侧耳蜗的转基因表达。对侧耳蜗转基因表达的发现引起了对始于靶组织的病毒传播的关注。远离感染部位的病毒可能经血行播散至远、近组织，但是这种可能性很小[183,184]。其他可能的解释包括 AAV 通过颞骨骨髓间隙[184]或脑脊液间隙[183,184]向对侧转移。扩散至外淋巴区域的病毒直接通过耳蜗导水管与脑脊液联系，已有研究发现，一侧耳蜗转染后呈现出对侧耳蜗导水管的转基因表达。总之，这些结果提示了 AAV 通过耳蜗导水管或颞骨骨髓间隙传播的潜在途径。后续研究证实载体病毒向目标组织以外的扩散可在很大程度上通过显微注射、RWM 应用，以及避免灌注得以消除[160,185,186]。

听力下降的干细胞治疗仍处于初始阶段，但干细胞治疗前必须关注一些关键性的安全问题。祖细胞起源细胞类型的选择、损伤后治疗的时机及给予细胞的分化阶段都应该得到验证，以防止恶性肿瘤的发生[157]。同时也应验证干细胞移植的部位，使分化出的神经元可向中枢和外周生长但不会产生不必要的神经连接[157]。使用内源性干细胞避免了畸胎瘤的风险[175]。但是以后在干细胞治疗能安全用于听力下降前应该进一步研究诱导突触发生的细胞和信号通路。

（八）小结

耳部疾病基因治疗决定性的一步已完成，即病毒和非病毒载体可进入外周听觉系统并表达外源性基因。未来改进将包括整合了感染性和稳定性的新的混合载体的研制及脂质体的安全性。混合载体将很大程度上代替了当前的一代载体。基因治疗载体的更佳导入模式应该考虑对组织和听力下降造成最小化损害，如显微注射或将载体应用于 RWM。安全问题，特别是治疗因子的局部和远处播散，需要进行监测及最小化。

推荐阅读

Akil O, Seal RP, Burke K, et al: Restoration of hearing in the VGLUT3 knockout mouse using virally mediated gene therapy. *Neuron* 75 (2): 283-293, 2012.

Chandrasekhar SS: Intratympanic dexamethasone for sudden sensorineural hearing loss: clinical and laboratory evaluation. *Otol Neurotol* 22: 18, 2001.

Chandrasekhar SS, Rubinstein RY, Kwartler JA, et al: Dexamethasone pharmacokinetics in the inner ear: comparison of route of administration and use of facilitating agents. *Otolaryngol Head Neck Surg* 122: 521, 2000.

Chen JM, Kakigi A, Harakawa H, et al: Middle ear instillation of gentamicin and streptomycin in chinchillas: morphological appraisal of selective ototoxicity. *J Otolaryngol* 28: 121, 1999.

Chia SH, Gamst AC, Anderson JP, et al: Intratympanic gentamicin therapy for Ménière's disease: a meta-analysis. *Otol Neurotol* 25: 544-552, 2004.

Fitzgerald DC, McGuire JF: Intratympanic steroids for idiopathic sudden sensorineural hearing loss. *Ann Otol Rhinol Laryngol* 116: 253-256, 2007.

Garduño-Anaya MA, Couthino De Toledo H, Hinojosa-González R, et al: Dexamethasone inner ear perfusion by intratympanic injection in unilateral Ménière's disease: a two-year prospective, placebocontrolled, double-blind, randomized trial. *Otolaryngol Head Neck Surg* 133: 285-294, 2005.

Goycoolea MV, Lundman L: Round window membrane: structure function and permeability: a review. *Microsc Res Tech* 36: 201, 1997.

Hoffer ME, Allen K, Kopke RD, et al: Transtympanic versus sustainedrelease administration of gentamicin: kinetics, morphology, and function. *Laryngoscope* 111: 1343, 2001.

Hoffer ME, Kopke RD, Weisskopf P, et al: Microdose gentamicin administration via the round window microcatheter. *Ann N Y Acad Sci* 942: 46-51, 2001.

Izumikawa M, Minoda R, Kawamoto K, et al: Auditory hair cell replacement and hearing improvement by Atoh1 gene therapy in deaf mammals. *Nat Med* 11: 271-276, 2005.

Kopke RD, Hoffer ME, Wester D, et al: Targeted topical steroid therapy in sudden sensorineural hearing loss. *Otol Neurotol* 22: 475, 2001.

Lalwani AK, Jero J, Mhatre AN: Current issues in cochlear gene transfer. *Audiol Neurotol* 7: 146, 2002.

Malgrange B, Rigo JM, Coucke P, et al: Identification of factors that maintain mammalian outer hair cells in adult organ of Corti explants. *Hear Res* 170: 48, 2002.

Montandon P, Guillemin P, Hausler R: Prevention of vertigo in Ménière's syndrome by means of transtympanic ventilation tubes. *Otorhinolaryngology* 50: 377, 1988.

Parnes LS, Sun AH, Freeman DJ: Corticosteroid pharmacokinetics in the inner ear fluids: an animal study followed by clinical application. *Laryngoscope* 109 (Suppl 9): 1, 1999.

Plontke SKR, Wood AW, Salt AN: Analysis of gentamicin kinetics in fluids of the inner ear with round window administration. *Otol Neurotol* 23: 967, 2002.

Salt AN, Ma Y: Quantification of solute entry into cochlear perilymph through the round window membrane. *Hear Res* 154: 88, 2001.

Schuknecht H: Ablation therapy in Ménière's disease. *Acta Otolaryngol (Stockh)* 132 (Suppl): 1, 1957.

Sennaroglu L, Sennaroglu G, Gursel B, et al: Intratympanic dexamethasone, intratympanic gentamicin, and endolymphatic sac surgery for intractable vertigo in Ménière's disease. *Otolaryngol Head Neck Surg* 125: 537, 2001.

Shinohara T, Bredberg G, Ulfendahl M, et al: Neurotrophic factor intervention restores auditory function in deafened animals. *Proc Natl Acad Sci U S A* 99: 1657, 2002.

Shirwany NA, Seidman MD, Tang W: Effects of transtympanic injection of steroids on cochlear blood flow, auditory sensitivity, and histology in the guinea pig. *Am J Otol* 19: 230, 1998.

Silverstein H, Isaacson JE, Olds MJ, et al: Dexamethasone inner ear injection for the treatment of Ménière's disease: a prospective, randomized, double blind crossover trial. *Am J Otol* 19: 196, 1998.

Silverstein H, Rowan PT, Olds MJ, et al: Inner ear perfusion and the role of round window patency. *Am J Otol* 18: 586, 1997.

Staecker H, Praetorius M, Baker K, et al: Vestibular hair cell regeneration and restoration of balance function induced by math1 gene transfer. *Otol Neurotol* 28: 223-231, 2007.

Wilson WR, Byl FM, Laird N: The efficacy of steroids in the treatment of idiopathic sudden hearing loss: a double blind clinical study. *Arch Otolaryngol Head Neck Surg* 106: 772, 1980.

第29章 耳科症状和综合征
Otologic Symptoms and Syndromes

Carol A. Bauer　Herman A. Jenkins　著
鹿艳青　译

> **要点**
> 1. 耳痛在没有检测到病灶的情况下，可能有多种原因，并且需要完整的头颈部检查以进行准确诊断。
> 2. 慢性、疼痛、血性耳漏，应该评估恶性外耳道炎或外耳道肿瘤的可能。
> 3. 评估听力损失最有用的特征是听力下降的病程变化、相关症状和患者的年龄。
> 4. 导致外耳道炎最常见的细菌病原体是铜绿假单胞菌和金黄色葡萄球菌。
> 5. 颞骨高分辨率计算机断层扫描，是评估透明、水样耳漏的关键。
> 6. 区分中枢性眩晕和外周性眩晕，需要仔细描述相关症状的完整病史。

各种症状可以提示或诊断耳部疾病。通过了解联合症状的重要性以及不同患者群体中特定耳科疾病的相对发生率，可以促进我们进行准确的临床评估。本章回顾了与耳科疾病相关的常见症状以及评估这些症状时应考虑的诊断。耳科的常见症状是耳漏、耳痛、耳闷、听力下降、眩晕和耳鸣。其他章节讨论了听力下降、眩晕和耳鸣的症状，这里仅简单进行了介绍。

一、耳漏

在成人和儿童中，耳漏可能有多种来源（外耳道、中耳、乳突）所致，并可能有多种病因（框29-1）。所考虑的诊断和随后的治疗计划应结合耳漏来源、患者年龄、耳漏类型（清澈、黏液、脓性或血性）、引流液性质（急性、慢性或搏动性）来判断，以及存在的其他症状，如耳痛、神经功能障碍或相关的全身性疾病或系统性疾病的症状。评估需要在显微镜下细致地抽吸分泌物，以确定分泌物来源，并区分原发感染和继发于潜在炎症病灶的脓液性耳漏。

成人和儿童耳漏的常见原因不同。儿童中，在鼓膜穿孔的情况下，最常见的是急性中耳炎或慢性中耳炎鼓膜穿孔引起的耳漏。成人中，耳漏最常见于外耳道炎或慢性中耳炎鼓膜穿孔。初始病史和体格检查应针对性地确定症状的病程和耳漏（耳道、中耳、乳突）的来源。

外耳道炎作为化脓性耳漏的病因之一，其诊断是由耳道创伤或游泳相关水污染引起的。导致外耳道炎的创伤可能由于使用棉签拭子、去除耳垢的冲洗器、耳道内助听器或数字耳温计引起。游泳后的耳痛和流脓史有助于诊断外耳道炎。尽管通常表现为疼痛，但这种局部感染通常不会出现其他全身症状。查体的典型发现包括耳道触痛，耳道部分或完全被水肿的皮肤阻塞并伴有耳前压痛。

在患有慢性皮炎或耳道湿疹的患者中，可以在之前没有任何创伤或水污染的情况下，继发脓性耳漏，并且细菌或真菌感染可能使这种慢性皮肤病复杂化。耳道慢性皮炎的症状主诉为耳朵干

框 29-1 耳漏的来源

外耳道
- 外耳道炎（真菌、细菌、病毒）
- 坏死性外耳道炎
- 急性皮炎
- 阻塞性角化病
- 外耳道胆脂瘤
- 肿瘤
- 局域感染（腮腺）

鼓膜
- 肉芽组织
- 颗粒性鼓膜炎
- 大疱性鼓膜炎
- 有胆脂瘤的内陷囊袋

中耳
- 急性中耳炎伴穿孔
- 慢性中耳炎伴穿孔
- 肿瘤

乳突
- 急性或慢性乳突炎，伴有穿孔
- 肉芽肿病
- 中耳胆脂瘤
- 肿瘤

脑脊液
- 颞骨骨折
- 脑膜缺损
- 耳蜗畸形
- Hyrtl 缝

燥、发痒。耳道慢性皮炎的继发感染通常是无痛的。重要的一点，最近使用局部抗生素软膏或溶液，可能导致局部过敏性皮肤反应，伴有耳道瘙痒、水肿和脓性耳漏。体格检查应记录耳道中真菌菌丝的存在、慢性皮炎的角蛋白碎片及罕见的胆脂瘤或角质。在从耳道抽吸清除所有脓性物质后，必须检查鼓膜以证实异物存在，例如有局部肉芽组织，可能作为耳漏的来源。

引起外耳道炎最常见的细菌病原体是铜绿假单胞菌和金黄色葡萄球菌。次常见的是，其他需氧、兼性和厌氧生物。极少数情况下，外耳道炎是由于局部感染继发引起耳朵感染。放线菌是一种厌氧革兰阳性细菌，可引起原发性牙龈或腮腺感染，继发性引起外耳道炎。这种感染可能表现为外耳道的顽固性炎症，耳道内有肉芽组织和黄色耳漏。认识这个实质很重要，因为治疗涉及外科清创和长期抗生素治疗[1]。

恶性或坏死性外耳道炎是一种局部侵袭性，可能是进展性的外耳道炎。炎症和坏死可以延伸到耳道皮肤之外，累及其内侧的软骨和骨骼。广泛的病变侵及颞骨局部引起局域性骨髓炎，导致严重的深部耳痛。恶性外耳道炎最常见于成人。但是，对于一般健康状况不佳或并发全身性疾病，且急性疼痛的耳痛儿童，应考虑这个诊断。据报道，在 2 月龄至 15 岁的儿童中，发生了 15 例恶性外耳道炎[2,3]。这些患者的危险因素包括身体素质差、免疫抑制和糖尿病。常见的体格检查，包括外耳道肉芽组织、耳廓前和耳道内水肿和红斑、鼓膜坏死、面神经麻痹。在儿童和成人的恶性外耳道炎患者中，铜绿假单胞菌是最常见的条件致病菌。

真菌感染的耳朵（耳真菌）是典型的局限于外耳道的一种表浅的感染。这些感染很少是侵袭性的，很少侵及颞骨。感染外耳道的常见真菌是黑曲霉和白色念珠菌。前者因为菌丝团上的黑色素沉着容易被识别。念珠菌也可以定植于耳道，特别是在先前长期用抗生素滴耳液治疗的患者中。感染念珠菌的外耳道看起来湿润并浸软，充满柔软的凝乳状碎屑。如果真菌感染同时伴有细菌感染，则真菌症状和体征可能不会立即显现。极少数情况下，外耳道和乳突首先感染球孢子菌，症状可能类似于湿疹或过敏性皮炎[4]。

颞骨的继发性真菌病非常罕见，其主要的初始感染部位为脑膜或鼻旁窦。致病因子包括隐球菌、念珠菌、芽生杆菌和毛霉菌。原发耳源性侵袭性真菌感染可发生在人免疫缺陷病毒阳性的免疫受损患者、老年人及糖尿病患者。这些患者可能在乳突和颞骨内发生侵袭性真菌疾病，导致快速进行性听力损失和面瘫。烟曲霉和黄曲霉是侵袭性真菌性乳突炎的致病菌，严重者可致残、致死。

儿童源自外耳道化脓性耳漏的罕见原因之一是第一鳃裂囊肿感染。这种先天性发育畸形有些表现为窦道盲端邻近外耳道的皮肤局部囊肿，然而在有些病例中，瘘管可能在外耳道存在开口。在外耳道流脓和皮肤肿胀症状出现之前，患者可能无法意识到任何异常。儿童和成人中更罕见继发性外耳道耳漏的病因源于腮腺感染，通过

第五篇 内 耳

"Santorini"裂缝侵入外耳道。耳道软骨部的这些纤维通道可以作为炎症扩散的直接途径。

伴有血性或浆液性耳漏的严重耳痛应及时检查外耳道和鼓膜是否存在小泡。大疱性外耳道炎和鼓膜炎导致骨性外耳道和鼓膜上的出血性小泡。这种罕见的感染导致剧烈的耳痛与体格检查不成比例。感染可能是病毒感染，但肺炎支原体和流感嗜血杆菌也曾由小泡中培养出来。继发于中耳积液的传导性聋通常伴随局部感染。已有研究显示，30%～65%的大疱性鼓膜炎病例进行了听力测定评估显示具有显著神经功能障碍的混合性聋。60%的病例听力得到完全恢复[5,6]。

如果在外耳道、耳廓或软腭上有明显的红斑小泡，应考虑带状疱疹（Ramsay Hunt 综合征）。这种感染通常伴随着听力损失、眩晕和面瘫，表现为显著的灼烧感。

（一）鼓膜、中耳、乳突来源的耳漏

如体检显示耳道外观正常，耳漏的来源可能是鼓膜、中耳、乳突。急性中耳炎、慢性中耳炎、中耳胆脂瘤是中耳和乳突的脓性或黏液性分泌物最常见的来源。中耳乳突慢性耳漏较少见的原因是肿瘤合并继发性感染和有耳部表现的全身性疾病。

如有慢性耳漏的患者曾有过乳突手术等经历时，应指导体格检查确定脓液是否来自乳突腔的筋膜下，或者病变的残留或复发。当检查乳突腔时，应注意的解剖因素是通风不良和蝶形术腔的清洁，如口小、面神经嵴高等。在这些病例中，鼓膜可能正常，中耳可能通气，但是由于难以清洁，乳突术腔会堆积碎片然后发生了表面感染。感染可能是真菌或细菌，在显微镜下仔细检查和清洗后可以确诊。

在大多数情况下，用局部抗真菌或抗菌滴耳剂或酸化和干燥药（如硼酸和酒精溶液或稀醋酸溶液）进行清创和治疗就足够了。然而，在慢性感染中，在乳突术腔中可能生长肉芽组织和黏膜上皮，这需要更积极地使用化学烧灼治疗。对乳突术腔的细致检查证实保留乳突气房或复发性胆脂瘤可能是复发性耳漏的原因。通常需要修复乳突手术以消除这些感染源。

有些急性中耳炎产生的耳漏，可能是血性的，混有黏液或脓性黏液，并且通常持续时间短。在放置通气管之后，也可以立即或一段时间后发生伴有耳痛的血性或化脓性耳漏。这种耳漏可能是由于肉芽组织阻塞管腔，沐浴或游泳后污染中耳，急性中耳炎或鼻咽分泌物通过咽鼓管回流到中耳而发生的。

被忽视或治疗不充分的急性或慢性中耳炎可能发展为急性中耳乳突炎或慢性细菌性中耳乳突炎。通常，典型的急性中耳乳突炎表现为耳痛、乳突触痛和中耳脓性分泌物。少见的情况下，乳突炎可能是由于鼓窦和乳突引流不畅所致；在这种情况下，鼓膜和中耳看似正常。在急性乳突炎中，耳道通常表现为水肿、触痛，并且类似于具有耳后延伸的外耳道炎。除了外耳道水肿外，急性乳突炎患者可能有耳廓肿胀、乳突压痛、肿胀，以及可能出现全身发热症状。其他症状可提示急慢性感染导致的颅外或颅内并发症。颅外并发症包括骨膜下脓肿（Bezold 脓肿），岩尖炎（Gradenigo 综合征），面瘫和迷路炎。颅内并发症包括硬膜外脓肿，乙状窦、横窦或矢状窦的血栓形成或血栓性静脉炎，硬膜下脓肿，脑脓肿，脑膜炎和耳源性脑积水。需要高度警惕和彻底的神经系统检查来检测乳突感染可能导致的颅外和颅内并发症。

无论在成人和儿童，获得性中耳胆脂瘤是无痛性，也是复发性化脓性耳漏的常见原因。根据疾病的程度以及角蛋白碎片是否被感染，确定耳漏的多少，且它常与长期听力损失有关。除非胆脂瘤对骨质的破坏很大，否则通常不会出现前庭症状。可能发生水平半规管的侵蚀并形成迷路瘘，并且患者可能注意到自发性或由于大声（Tullio 现象）或施加到外耳道的正压引起的眩晕。在仔细清洁耳道和进行显微镜检查后，胆脂瘤作为耳漏病因的诊断是明显的。通常，在鼓膜的后上象限或在松弛部区域中，可以看到内陷囊袋。从松弛部内陷囊袋清理出来的耳漏和角蛋白碎片，可以证实为获得性胆脂瘤。

颗粒性鼓膜炎是一种罕见的、特发性的，涉

及鼓膜的炎症过程。肉芽组织和黏膜上皮覆盖鼓膜的斑片状区域。在多数病例中，整个鼓膜增厚，肉芽组织渗出一层薄薄的渗出液，可能促发感染。

（二）与耳漏有关的全身性疾病

1. 非传染性病因

颞骨肉芽肿性疾病并不常见，症状可以类似于急性或慢性乳突炎。患有颞骨组织细胞增多症的儿童可对症治疗疾病伴有的疼痛、化脓或流血症状。三种形式的组织细胞增多病，嗜酸性肉芽肿、Letterer-Siwe 病和 Hand-Schüller-Christian 病都可侵及颞骨产生相关症状[8]。除主诉局部耳痛之外，源自中耳乳突的化脓性分泌物，外耳道的肉芽组织、耳廓、耳后或耳前区域的局部肿胀、骨质破坏等影像学表现均可显而易见。听觉和前庭功能障碍、面瘫和脑神经功能障碍也可能存在[9]。

韦格纳肉芽肿病是一种由上呼吸道和下呼吸道炎症性血管炎，近 1/4 的患者在发病时可侵犯耳部。耳科检查可能表现为分泌性中耳炎或化脓性中耳炎，伴有鼓膜增厚或穿孔。肉芽组织可能出现于中耳乳突腔内，引起无痛的慢性耳漏，可能伴有传导性、感音神经性或混合性聋[10]。抗中性粒细胞自身抗体效价升高有助于确认诊断。

Churg-Strauss 综合征是一种自身免疫性疾病，在疾病晚期有耳科症状表现。哮喘、复发性鼻窦炎、周围神经病变、嗜酸粒细胞增多症、全身血管炎和周围嗜酸粒细胞增多症是该病的特征。耳部症状可能包括浓稠的耳廓分泌物，中耳和乳突肉芽肿性嗜酸性粒细胞浸润，以及重度至极重度混合听力丧失。明确诊断这个疾病很重要，因为这种疾病对全身应用类固醇治疗非常敏感[11]。

2. 感染原因

耳结核和非结核性分枝杆菌性乳突炎是肉芽肿性感染所致，可能会出现类似成人外耳道炎或慢性中耳乳突炎。耳结核病例典型的病史是慢性外耳道感染或中耳慢性的无痛性耳漏，其性质是稀薄的、透明的或浆液状的。当存在细菌重复感染时，患者有急性耳痛伴脓性耳漏。通常，耳结核患者没有肺结核或肺部感染的病史，或接触已知的结核源。当多种抗生素治疗后，感染仍然无法控制时，不能明确诊断耳结核和非结核性乳突炎。外耳道和中耳有肉芽组织、息肉和炎症组织，都可能具有广泛的破坏性。此外，颈部、耳后或偶尔耳前淋巴结肿大，与发热、不适等全身症状可能有关。耳结核的特殊体征，包括与耳前淋巴结肿大相关的耳后瘘管、被侵蚀的锤骨和多个鼓膜穿孔。据报道，45% 的耳结核患者患有面部神经麻痹[12-14]。

（三）引起耳漏的肿瘤性疾病

颞骨肿瘤受累的症状体征包括传导性和感音神经性听力损失（SNHL）、耳痛、乳突炎、面神经麻痹、化脓性或血性耳漏。慢性化脓性或血性耳漏可由耳道、中耳或乳突肿瘤引起。在成人中，导致耳漏的最常见的外耳道肿瘤是鳞状细胞癌、基底细胞癌和耵聍腺肿瘤。在疾病的早期阶段，这些肿瘤可能无症状而不被注意，直到继发性细菌感染产生。伴有颞骨破坏的晚期疾病与慢性深度耳痛有关。在清除化脓性碎片后，用双目显微镜检查耳道，可发现肿瘤为侵蚀性或真菌性病变。这些病变也可能表现为持续性的肉芽组织，且常规治疗比较困难。肉芽组织活检可协助诊断，排除了潜在肿瘤。鼓室球瘤可孤立于中耳或颈静脉孔区，通常不会引起耳漏，然而，大的肿瘤可能充满中耳腔并延伸到耳道，这可能导致流血或化脓性耳漏。对伸入耳道的鼓室球瘤进行活检可导致大量出血，应避免。

颞骨转移性病变很少以耳漏为首发症状。来自乳腺、肺、肾、前列腺和胃的原发肿瘤是颞骨转移病变的常见来源[15]。这些肿瘤主要通过血液扩散转移到岩尖骨髓。乳突气房和鼓室可能发生转移。淋巴瘤和白血病也可能浸润岩尖，随后可能累及乳突气房。沿中耳裂隙黏膜皱襞浸润，面神经管及内听道浸润是常见的[16]。

急性髓细胞性白血病可能累及颞骨，大量的白血病细胞在乳突或内听道内集合。在儿童中，导致耳漏的罕见肿瘤，包括组织细胞增多症、横纹肌肉瘤、白血病和淋巴瘤。由于与伴有化脓性或血性耳漏、肉芽组织和耳息肉的慢性中耳炎，

第五篇 内 耳

出现症状类似，因此，对隐匿性肿瘤的诊断常常延迟。

（四）耳漏的颅内来源

独特的持续性或间歇性清亮的耳漏可能为脑脊液（CSF）。清澈的耳漏可以通过鼓膜穿孔或咽鼓管自然地流出来。它可能是由潜在的先天性异常或颞骨内的异常硬膜裂开引起的。脑脊液持续性溢液可能是外伤的直接结果，也可能是肿瘤、感染或先前手术的并发症。无论病因如何，所有清澈的耳漏都必须得到进一步检查，因为脑膜炎的风险与持续性脑脊液漏有关。如果可能，应该收集洁净的液体样本，并分析样本中是否存在 $β_2$-转铁蛋白，这是一种在脑脊液和外淋巴液中发现的蛋白，但在血液、鼻分泌物或炎性渗出液中不存在[17]。如果液体被确认为脑脊液，则应考虑对肺炎链球菌进行免疫预防，以防止脑膜炎的发生，同时应采取适当措施，以阻止脑脊液渗出。慢性乳突炎（或通过咽鼓管）偶尔也会产生大量浆液性分泌物，类似脑脊液渗漏。

高分辨率 CT 对明确耳漏患者的诊断具有重要意义。应获得轴位和冠状位图像，以排除先天性迷路畸形、乳突气房侵蚀性改变、颅中窝或颅后窝硬膜板缺损或颞骨骨折。

先天性迷路畸形是引起脑脊液耳漏的罕见原因。与自发性脑脊液漏相关最常见的迷路异常是 Mondini 畸形。渗漏可表现为小儿复发性脑膜炎、鼓膜穿孔或鼓膜切开导管的间歇性漏出。脑脊液漏是通过内听道骨板的一处缺损与镫骨足板的缺损共同发生的。在评估有反复明显耳漏和 SNHL 病史的儿童时，应保持警惕。中耳脑脊液的一个更为罕见的来源是通过持续的深静脉周围通路，如持续性的 Hyrtl 裂隙。这种骨裂从圆窗龛下方向内侧延伸至颅后窝，通常在发育过程中骨化[18]。在没有正常骨化的情况下，中耳与蛛网膜下腔间隙之间的异常联系可能会导致脑脊液漏。

自发性脑脊液漏也可能发生在颅中窝或颅后窝，继发于蛛网膜的异常侵蚀和薄弱的硬脑膜。这些渗漏通常发生在 40—50 岁后，表现为鼓膜切开术后持续的单侧积液或大量、清澈的耳漏[19,20]。在 CT 扫描中，渗漏部位通常是颞骨上或后表面开裂的区域。

颞骨脑脊液漏也可能发生在乳突切开术、颅底手术或任何手术入路内听道或小脑桥的手术入路（如经迷路、颅中窝、颅后窝）。手术时硬脑膜闭合不足会导致脑脊液漏。脑脊液漏有时发生在颞骨手术后数周、数月或数年，其中硬脑膜暴露但未受损。在硬脑膜暴露的开放性乳突腔中，随后的感染可能会导致肉芽组织的形成，随后使硬脑膜变得菲薄。薄弱的硬脑膜使颞叶或小脑脱垂进入乳突腔。随着时间的推移，颅内压导致蛛网膜下腔侵蚀和暴露，有脑脊液渗漏。当发生这种情况时，有必要利用组织移植和支撑材料对缺损处进行手术修补。

在已知的之前正常耳道中，严重头部外伤后的水样耳漏几乎肯定是脑膜撕裂和脑脊液漏的表现。从耳道流出的液体最常发生在颞骨纵向骨折的病例中，因为在这种情况下，鼓膜经常被破坏。脑脊液通过外耳道骨壁漏出者占颞骨骨折的 21%～44%[21,22]。由于引流通常与血液混合，因此应始终警惕脑脊液的存在。如果大量的透明耳漏伴随创伤仅限于外耳道和鼓膜，则提示镫骨脱位和迷路的先天性异常。及时手术探查，如果合适有必要进行前庭窗密封。

一个罕见的非脑脊液的清澈、无痛耳漏，是外耳道有异味的耳漏（Frey 综合征）[23]。耳道皮肤的切除活检显示皮肤增厚伴发汗腺体增生可明确诊断。当有异味的耳漏症状常出现时，外耳道鳃裂瘘是另一个需要考虑的诊断。

二、耳痛

耳局部病灶或相邻耳周结构的病灶，常常表现为耳痛。查体通常会发现疼痛的原因，尽管患者经常会诉耳部疼痛，但耳朵内没有明确的病变。对耳部神经支配的充分了解有助于对耳痛患者进行评估。了解共同的神经通路的解剖学基础，以及从远端引起耳痛的病因，使敏锐的医生能够在评估有耳痛症状的患者时做出诊断。

耳廓、耳周区、外耳道和中耳由三叉神经、面神经、舌咽神经、迷走神经和颈丛提供感觉传入。三叉神经下颌部的耳颞支向耳屏、前耳廓、鼓膜前外侧表面和前上外耳道壁提供感觉纤维。迷走神经给喉部、下咽部、气管、食管和甲状腺提供感觉纤维，迷走神经的耳支（Arnold 神经）提供耳后、外耳道后下壁、鼓膜和耳后皮肤的感觉纤维。舌咽神经向口咽、扁桃体和舌根提供感觉神经支配。Jacobson 神经是舌咽神经的鼓室分支，它向咽鼓管、乳突、鼓膜内表面和中耳黏膜提供感觉。颈丛 C_2 和 C_3 向耳后区域提供感觉。面神经支配外侧耳廓和对耳轮、三角窝、乳突、外耳道后壁和鼓膜后部的皮肤。

（一）原发性耳痛

原发性耳痛是由原位或局部病变引起的。原发性耳痛的来源，包括急性鼓膜炎、急性中耳炎、外耳道炎、乳突炎、咽鼓管功能障碍、耳廓穿孔、耳廓炎症或感染、耳外伤等。局部原因包括颞下颌关节功能障碍、腮腺炎和头皮或颈部感染引起的耳廓周围淋巴结肿大。

（二）继发性耳痛

由耳部之外的原因引起的耳痛，如牙周炎等牙科疾病、偏头痛、鼻窦炎、甲状腺炎、扁桃体炎、喉炎、颈椎退行性疾病、裂孔疝与胃-食管反流等。头颈部某些结构由于与颞骨和耳周共同的神经通路，其他病变也可引起耳部的疼痛。在最初的评估中，对耳部的检查表明耳痛的起源是局限性的同时也有区域性的。如果耳部检查正常，要求患者用手指指向耳周，最明显的疼痛部位对疼痛原因的查明是有帮助的。

三叉神经在头部和颈部有广泛的神经分布。鼻腔或鼻旁窦内的感染和肿瘤可引起神经刺激，尤其是发生在蝶骨或上颌窦导致的耳痛。鼻甲和鼻中隔嵴之间接触也会引起类似的疼痛。鼻咽癌手术、肿瘤，以及该区域的感染是耳痛的常见来源。在儿童中，牙齿咬合不正是语前儿童引起耳部疼痛的最常见原因，可通过牵拉耳廓感觉疼痛来协助诊断。同样，一个成年人磨牙可能会引起耳痛症状。颞下颌关节功能障碍（Costen 综合征）可由于咀嚼肌痉挛引起耳痛。咀嚼口香糖、牙颌畸形和磨牙症的病史可能提示这一诊断。三叉神经痛包括在面部下放射至眼眶、太阳穴、额头和上颈部的疼痛，三叉神经的蝶腭支是这种疼痛的来源。

面神经可参与膝状神经痛、Bell 麻痹和耳带状疱疹的继发性耳痛。耳带状疱疹的耳痛甚至可以在没有明显的水疱疹的情况下发生。耳痛合并 Bell 麻痹常于面瘫发病前发作。

上消化道内任何部位异常可通过舌咽神经和迷走神经的传递引起耳痛，这是理学的结果。第 IX 对脑神经痛可由咽部疼痛刺激引起，如扁桃体炎、术后扁桃体切除、扁桃体周围脓肿、肿瘤等，舌扁桃体炎和咽异物也可引起耳痛。Eagle 综合征是由于伸长的茎突牵拉和刺激舌咽神经导致耳痛。舌咽神经痛与三叉神经痛相似，疼痛都较剧烈，并为刺痛，起源于舌根、软腭或扁桃体窝，并向耳放射。Rosenmüller 窝可能是这种神经痛的触发区。

喉和食管内的肿瘤一直被认为是引起耳痛的原因。溃疡、异物和反流也是如此。甲状腺的慢性或亚急性炎症可通过刺激迷走神经引起耳痛。

三、耳胀满感

患者常把耳朵充盈感描述为耳内闷堵感、耳内压力或堵塞的感觉。这种主观症状可能与各种耳部疾病有关。由于耵聍、碎片或异物阻塞外耳道，可能会出现耳内胀满感。中耳或鼓膜内的软组织肿块也可能引起胀满感，胆脂瘤和肿瘤也可引起。如果患者的病史显示有耳痛、耳漏或听力丧失，那么体格检查很容易确定诊断。咽鼓管功能障碍，无论是过于通畅还是咽鼓管阻塞，都可能引起耳闷胀感。当咽鼓管异常开放时，患者会出现耳鸣和呼吸音。此症状可能在体重减轻、类固醇或激素治疗之后出现。咽鼓管未闭的证据与症状的缓解：①患者仰卧或弯腰；②鼻塞期；③用鼻吸气。慢性咽鼓管口阻塞的证据，包括不能通过 Valsalva 手法向耳内通气、鼓膜的慢性内陷、鼻塞史和过敏性疾病。

耳胀感是梅尼埃病众多症状之一。当耳胀感与波动听觉和阵发性眩晕有关时，其意义是显而易见的。耳胀也可能由于淋巴管周围瘘而发生。

Seltzer 和 McCabe[24] 指出，在鼓室探查证实的瘘管患者中，25% 的患者有耳胀。

四、听力损失

多种问题都可以致听力损失（框 29-2），耳鼻喉科对儿童和成人患者的诊断考虑是不同的。评价应明确听力损失是单耳还是双耳，是否是波动性听力损失。听力损失的时间过程应记录下来，相关症状应记录在案。病史应调查目前和过去的治疗，与口服和静脉注射药物和非处方药的使用

框 29-2　成人听力损失

急性的
- 突发性特发性感音神经性聋
- 感染（急性中耳炎、外耳道炎、梅毒、Lyme 病、病毒性）
- 外淋巴瘘
- 耳蜗后结构缺血
- 多发性硬化
- 自身免疫性疾病
- 外伤性
- 代谢性（慢性肾衰竭）
- 血液学（镰状细胞性贫血）

逐渐加重的
- 老年性聋
- 噪声性听力损失
- 家族的
- 耳蜗后肿瘤
- 慢性中耳炎，胆脂瘤
- 耳硬化
- 内分泌（甲状腺功能减退、糖尿病）
- Paget 病
- 代谢性（慢性肾衰竭、高脂蛋白血症）
- 黏多糖病

波动性的
- 外淋巴瘘
- 梅尼埃病
- 多发性硬化
- 偏头痛性听力损失
- 感染（梅毒）
- 自身免疫（Cogan 综合征、系统性狼疮、结节性多动脉炎、Wegener 综合征、颞部动脉炎、硬皮病）
- 结节病

快速进展的
- 自身免疫性内耳病
- 脑膜肿瘤
- 感染继发性血管炎（Rocky Mountain 斑点热）
- Lyme 病
- 耳毒性暴露（氨基糖苷类药物，利尿药，化疗药）

情况。应筛查患者的全身疾病，包括心血管、代谢、内分泌、神经、血液学、传染性和自身免疫性疾病。先前的耳科手术、心脏旁路手术和腰椎穿刺也可能与目前的听力损失相关。应获得患者听力损失、肿瘤、肾脏疾病和平衡失调的家族史。最后，应注意曾经的锐利或钝性头部创伤、噪声创伤或气压性创伤。

对确定听力损失病因的最有价值的信息是听力损失的时间过程、相关症状和患者的年龄。应确定损失是急性的还是逐渐的、长期的、波动的、快速进展的，还是未知的持续时间。耳胀满、疼痛、耳漏、眩晕、耳鸣或脑神经病变等相关症状有助于诊断。单侧或双侧听力损失的临床特征，在确定听力损失的病因方面启示较少。

（一）急性听力损失

急性单侧听力损失可能是由一系列疾病引起的。突发性或急性重度 SNHL 可能为特发性、医源性、药物不良反应、病毒或细菌感染的并发症、迷路液异常、血管异常、创伤、肿瘤，以及自身免疫异常或神经疾病。

病毒性感染（如腮腺炎、风疹、红斑狼疮和 EB 病毒感染）可能直接累及患耳，导致不同程度的暂时性或永久性听力损失并伴有或不伴有相关眩晕。这些感染也可能导致浆液性迷路炎，毒素影响内耳可致重度 SNHL。Ramsay Hunt 综合征是病毒导致多神经病的一个例子，它通常涉及面部和耳蜗前庭功能障碍。细菌性和真菌性脑膜炎也可能累及迷路，并可能导致突然的听力损失。急性中耳炎、化脓性迷路炎和梅毒是造成突发性耳聋的其他感染原因。在大多数情况下，病史、体格检查和血清学检测可确定听力损失的病因。

迷路异常包括迷路水肿和淋巴管瘘，通常都会引起波动性听力损失，突发性永久性听力损失也可能发生。最近发现，有举重、拉伤、头部外伤或气压性创伤的病史也可产生淋巴瘘。水肿通常会导致低频听力损失，复发性眩晕症状的出现支持该诊断。突发性听力损失可能是由于耳蜗血管异常引起。迷路和耳蜗动脉血栓形成或栓塞是引起听力损失的一种罕见但公认的原因。红细胞

第29章 耳科症状和综合征

增多症等高黏度状态可能导致耳蜗缺血。如果没有其他明显原因导致听力损失，糖尿病、动脉粥样硬化和镰状细胞性贫血所致的小血管阻塞也应考虑到。

头部外伤、气压伤和噪声损伤都可能导致急性听力损失，这可能是暂时性的，也可能是永久性的。头部直接外伤，导致颞骨骨折，可能会导致传导性聋或重度 SNHL。虽然没有颞骨骨折，听力损失也可能是由于迷路膜的震荡性损伤引起，这些病例的病史通常足以确定听力损失的原因。

突发暂时性或永久性耳聋是小脑桥角位置耳蜗后肿瘤的一种不典型表现。在突发性听力丧失的情况下，需要立即进行影像学检查，而不需任何明确的病因。

在评估突发性或快速进展性听力损失患者病因时，应调查是否存在其他神经症状。听力损失有单侧、双侧、突发性、亚急性或隐匿性的，可能是多发性硬化的先兆症状[26, 27]。与眼科疾病相关的听力损失应及时诊断是否为 Susac 综合征。Susac 综合征首述于 1979 年，其特征是视网膜动脉病变、脑血管和耳蜗微血管病变，三种病变联合出现。该病神经学特征常被误诊为多发性硬化，延误了对全身免疫抑制症状的有效治疗和控制[28]。Vogt–Koyanagi–Harada 综合征（特发性葡萄膜大脑炎）是一种针对含黑素细胞组织的全身性自身免疫性炎症。葡萄膜炎、视网膜脱落和视神经炎症引起的进行性视力丧失伴有眩晕、耳鸣和听力损失。早期发现和类固醇激素治疗在逆转此症状方面是有效的。

在成人中，渐进性或长期的听力损失可能会反映出身体的各种疾病（框 29-2）。双侧逐渐听力损失可能反映老年性聋、噪声引起的听力损失或家族性感音神经性听力损失。耳毒性药物接触史也应该调查。如果感音神经性听力损失是单侧的，则应考虑蜗后病变作为听力损失的原因。如果有传导性成分，应该考虑耳硬化、伴有积液的慢性中耳炎、镫骨固定、鼓室硬化、鼓膜硬化、鼓膜穿孔、胆脂瘤或听骨链中断等诊断。

伴有积液的颈静脉孔肿瘤患者常伴有单侧听力损失。这种听力损失可能是传导性的，因为肿瘤影响鼓膜和听骨链的传音效应，或它也可能是感音神经侵蚀耳蜗或压迫内听道和桥小脑角脑内第Ⅷ对脑神经引起的。虽然与这些肿瘤有关的症状可能差别较大，但对伴有中耳或外耳道肿块并伴搏动性耳鸣患者进行评估时，诊断较容易。低位脑神经功能障碍可能以多种方式出现（表 29-1），这取决于肿瘤的大小和位置。

（二）波动性听力损失

波动性听力损失可产生于多种疾病，最常见原因是梅尼埃病、淋巴瘘和梅毒性迷路炎，不常见原因是全身性疾病（如多发性硬化、肺结核和结节病）。因为相关的前庭症状，梅尼埃病通常很容易被诊断。周围淋巴管瘘的诊断具有挑战性，因为症状很不典型。有耳部手术史、头部创伤、气压伤史，可能会增加对周围淋巴管瘘诊断的怀疑。梅毒性内耳疾病也较难诊断，因为此病可出现多种耳部症状。当听力损失与自身免疫功能紊

表 29-1 低位脑神经损伤伴颈静脉孔区综合征

症　状	脑神经			
	Ⅸ	Ⅹ	Ⅺ	Ⅻ
Avellis		√		
Tapia		√		√
Vernet	√	√	√	
Jackson		√	√	√
Collet–Sicard	√	√	√	√

乱或肉样瘤相关时，患者通常有其他与原发性疾病有关的全身性疾病症状，这一点有助于判断听力损失的性质[29]。在永久性、持续性的感音神经性听力损失出现之前，耳蜗受累的自身免疫疾病与梅尼埃病早期症状相似。

波动性听力损失的一个罕见原因是内淋巴囊肿瘤。这些肿瘤起源于前庭导水管上皮组织和内淋巴囊。出现与梅尼埃病相似的症状时，应高度怀疑这些肿瘤[30]。

（三）快速进展性听力损失

内耳免疫性疾病或全身性自身免疫疾病累及内耳，均可发生快速进展性听力损失。听力损失早期可能为单侧耳聋，随病变进展可出现双耳听力损失。不太常见的是，听力损失可能会突然波动或表现为突发性感音神经性听力损失。与听力损失有关的自身免疫性疾病是 Cogan 综合征（非梅毒性间质性角膜炎伴听觉前庭受累）[31, 32]，多发性结性炎、复发性多软骨炎、肉样瘤、溃疡性结肠炎、系统性红斑狼疮、Wegener 病、Churg-Strauss 综合征和 Behcet 病。

快速进展性或突然性听力损失多为肿瘤从距离较远的原发部位转移到脑或颞骨产生的。听力损失通常还伴有耳鸣、眩晕、平衡失调和面神经麻痹等附加症状。转移瘤可能是单个或多个脑实质内或硬膜外病变，可通过多种机制累及脑和颅底：转移瘤可能直接通过静脉血扩散到岩骨而累及颞骨，也可能发生软脑膜的扩散性多灶播散（脑膜肿瘤）。直接影响颞骨的最常见的转移性疾病来源是乳房、肺、肾、胃、支气管和前列腺肿瘤。最常见的导致实质内病变的肿瘤类型是肺癌，一般来说，20% 的脑实质内脑转移肿瘤发生在小脑和脑干。前列腺癌和乳腺癌有向硬脑膜转移的倾向。非霍奇金淋巴瘤、乳腺癌和黑色素瘤是与转移性软脑膜病相关的最常见肿瘤类型。当评估已知有癌症病史的患者因新发的脑神经病变就诊时，应高度怀疑肿瘤转移的可能[15, 33, 34]。

（四）小儿感音神经性听力损失

小儿听力损失可分为先天性（在出生时）或后天性（听觉功能最初存在，随后失去听力）。先天性和后天性听力损失都可能由遗传基因异常（综合征或非综合征，单基因或染色体异常）引起，也可能由感染性、毒性或系统性疾病在围产期出现损伤后导致。小儿听力损失联合委员会[35] 概述了与新生儿听力损失有关的可识别的风险因素。这些风险因素包括遗传性儿童感音神经性听力损失家族史、围产期巨细胞病毒感染（CMV）、风疹、梅毒、疱疹、弓形虫病、颅面畸形、分娩重量 < 1500g、需要血滤的显著高胆红素血症、治疗性使用耳毒性药物、细菌性脑膜炎病史、1min Apgar 得分为 0~4 或 5min 时为 0~6、产后长时间机械通气，以及任何其他体检结果提示与听力损失有关的综合征。

引起听力损失的非遗传性因素，包括核黄疸、低出生体重的早产儿、产伤、需要机械通气的出生后缺氧、使用体外膜氧合器治疗，以及在产后使用耳毒性药物治疗。围产期感染可导致先天性和迟发性听力损失。幼儿特别容易受到细菌性脑膜炎感染，这种感染后听力损失发生率为 3.5%~37%[36]。产前接触弓形虫病、风疹、巨细胞病毒、单纯疱疹病毒和梅毒，可导致轻度至重度的感音神经性听力损失。框 29-3 列出了 10 种最常见的与听力损失有关的综合征与一些听力损失是主要特征的罕见疾病[37]。

约 20% 的先天性感音神经性听力损失患者有内耳畸形的影像学证据[38]。内耳畸形可能是孤立发生的，也可能是其他身体异常综合征的一个症状。畸形可能是由于胚胎发育过程中接触化学药品或病毒性致畸物引起的，也可能是特发性因素产生的。先天性内耳畸形包括一系列已知畸形可导致各种形式的听力损失。迷路完全未发育（Michel 不发育）与严重耳聋有关。最常见的畸形是耳蜗发育不全（Scheibe 不发育），是一种仅限于下半部膜部的畸形。Mondini 畸形是由于妊娠第 7 周时迷路发育停滞，导致小耳蜗畸形，同时伴随扩大的前庭及前庭导水管。

迷路发育异常可导致不同程度的听力损失和前庭功能障碍，通常，畸形越严重，听力损失越大。

第29章 耳科症状和综合征

框 29-3　先天性听力损失的遗传性因素

与听力损失相关的最常见综合征
- Oculoauriculovertebral（半面短小畸形，Goldenhar 综合征）
- Stickler 综合征（遗传性关节眼病）
- 新生儿巨细胞病毒感染
- 先天性耳聋视网膜色素变性综合征
- 鳃 – 耳 – 肾综合征
- Pendred 综合征
- CHARGE 联合征 [眼组织缺损，听力损失，鼻后孔闭锁，生长阻滞，生殖缺陷（仅男性），心内膜缺损]
- 神经纤维瘤病 Ⅱ 型
- 线粒体疾病
- Waardenburg 综合征

以听力损失为主要症状的罕见疾病
- Otopalatal-digital 综合征
- 骨骼发育不良（成骨不全症）
- 代谢储存病（黏多糖储积症，Refsum 病）
- Townes 综合征
- Wildervanck 综合征
- 生物素酶缺乏症

超过一半的语前感音神经性听力损失的病例是遗传异常的结果。这些病例中近 3/4 是常染色体隐性遗传模式，并且大多数是无症状的。这些遗传的听力损失多数是永久性且不可逆的，其中有一个例外是感音神经性听力损失与生物素酶缺乏症有关，这是一种不能吸收维生素的常染色体隐性疾病，会导致智力低下、肌张力低下、癫痫发作、脱发和皮疹。现在认为，75% 的感音神经性听力损失患儿有生物素酶缺乏症状。在新生儿患病的早期诊断识别，是及时适当治疗的关键[39]。

1/3 的遗传性先天性听力损失会作为综合征一部分发生的[40]。身体和代谢的异常有助于确诊遗传性听力障碍。若存在肾脏异常提示可能患有 Alport 综合征，该综合征是常染色体显性遗传，也可以是常染色体隐性遗传或 X 染色体关联遗传模式。如果出现结构异常，如耳廓凹陷、耳廓畸形、鳃裂瘘管或囊肿，并且伴有传导性、混合性或感音神经性听力损失，则应考虑 branchio-oto-renal 综合征。在一套完整的眼科检查中，视网膜电图是早期发现伴有 Usher 综合征的视网膜色素变性的关键[41]。遗传性黏多糖或如 Pendred 综合

征，可伴有明显的新陈代谢功能障碍。致命性心律失常家族病史常提示 Jervell 和 Lange-Nielsen 综合征。色素异常，如双色虹膜、白色睫毛或花斑皮肤与 Waardenburg 综合征有关。

（五）小儿传导性聋

小儿传导性聋多数是由急性或慢性中耳炎和这些疾病后遗症所导致的。非感染性先天性传导性聋的原因包括先天性胆脂瘤、外耳道闭锁[42]和迷路结构异常，如听骨链固定和先天性前庭窗缺失[43-45]。一个罕见的因发育异常导致小儿明显传导性聋的疾病是中耳涎腺迷芽瘤。迷芽瘤（choristoma）：又称迷离瘤，在胚胎发育过程中，体内某些组织可离开其正常部位到达一些不该存在的部位，称组织异位或迷芽，该迷芽组织形成的肿块作称迷芽瘤。已经有 26 例中耳组织异位唾液腺被文献所记录。患者在年轻时就具有持续的传导性聋和中耳肿块。肿块通常黏附于鼓膜或面神经垂直段，并且有听骨链的畸形，也可在外耳处[46-48]。

五、眩晕

儿童和成人的眩晕感和不平衡感可反映出迷路疾病、耳蜗后异常、第Ⅷ对脑神经或中枢神经病变，或全身性、新陈代谢、心脏或药物异常导致。大多数情况下，通过全面而特异性的病史可将耳源性与非耳源性眩晕区分开。通过症状，眩晕或不平衡持续的时间，导致加重和缓解的因素，以及一般病史可有助于对眩晕者进行鉴别诊断。

患者对症状的描述有助于区分中枢性和周围性眩晕。感觉旋转性眩晕或视物运动通常是由于急性前庭功能障碍引起，例如前庭神经炎、迷路炎和梅尼埃病。非前庭性因素导致的不平衡，如心源性、代谢性、神经源性或心因性功能障碍，通常被描述为非特异性的感觉性头昏沉感。鼓励患者不使用眩晕这个单词描述症状，即可详细了解症状，对鉴别诊断有所帮助。

患者眩晕的持续时间对区分耳源性和非耳源性眩晕至关重要（框 29-4）。眩晕持续存在数周且没有波动通常不是外源性前庭异常的结果。内

第五篇 内 耳

耳急性受伤或第Ⅷ对脑神经异常会导致严重且长时间的眩晕。随着中枢的代偿，眩晕数天到数周即可消退。持续性眩晕表示迷路、第Ⅷ对脑神经病变或中枢异常未得到代偿。

独立发作的眩晕以症状的频率和持续时间来描述。眩晕持续少于1min为良性阵发性位置性眩晕，持续数分钟为偏头痛性眩晕或椎-基底动脉短暂性缺血，眩晕持续数小时是梅尼埃病或膜迷路积水的典型表现，眩晕持续数天，但逐渐减轻为前庭神经炎。

眩晕可自然发生，如前庭神经炎，也可以通过活动或刺激诱发，如良性阵发性位置性眩晕。通过分析诱发的因素，如头部运动、身体姿势、颈部动作和Valsalva动作或紧张等，对于准确诊断迷路性眩晕的病因至关重要。巨响（Tullio效应）、耳廓受压或气动耳镜（Hennebert征）检查诱发主观的眩晕和客观的眼球运动，提示前半规管裂的可能，但在先天性梅毒、后天性梅毒伴迷路炎、自发淋巴瘘和梅尼埃病也可出现。

（一）迷路性眩晕

损伤迷路并导致眩晕的病因可分类为传染性、创伤后、代谢性、自身免疫性、缺血性、药物性、水肿性或多因素性等。急性眩晕最常见的感染性病因是病毒性迷路炎。多数病毒性迷路炎患者突然发作前庭功能不全，但没有耳蜗症状。在某些情况下，由于疾病的全身表现使眩晕易于诊断，如麻疹、腮腺炎、传染性单核细胞增多症、带状疱疹病毒感染和巨细胞病毒感染。来自急性或慢性中耳炎的细菌感染，也可以通过导致中毒性或浆液性迷路炎而出现前庭症状。更严重的感染可由慢性中耳乳突炎（通过胆脂瘤的迷路瘘管）的细菌直接侵入内耳导致化脓性迷路炎或来自细菌性脑膜炎的细菌通过耳蜗导水管或内听道感染外周围淋巴间隙，如梅毒和Lyme病，可通过直接侵入耳囊、瘘管导致，通过侵犯软脑膜能引起持续或反复性的眩晕和失衡感。

外伤性因素导致的眩晕的包括颞骨骨折、迷路性震荡和外淋巴瘘。颞骨横行骨折从颅后窝延伸至颞骨进入前庭。膜迷路破裂和耳蜗前庭神经撕裂情况下，耳聋和眩晕特别严重。颞骨纵向骨折不累及迷路和没有导致颞骨骨折的头部挫伤，也可能因有膜迷路震荡性损伤，导致听力损失和眩晕。

当排除迷路炎或中枢性病因时，应当考虑代谢性眩晕的可能。影响前庭功能的全身代谢异常，包括高黏滞综合征（高脂血症、红细胞增多症、巨球蛋白血症和镰状细胞贫血）、糖尿病、高脂蛋白血症和甲状腺功能减退症。发生在围绝经期的激素波动、口服避孕药和雌激素替代治疗，还可能引起神经系统症状，包括眩晕。代谢功能障碍与迷路炎有关可能是因为发生了耳蜗硬化。除了感音神经性听力损失、耳蜗硬化可能会导致前庭功能失衡或眩晕。耳蜗微血管改变、前庭神经纤维的直接硬化性病变，以及耳硬化中

框 29-4 眩晕持续时间

数秒至数分钟或数小时
- 外淋巴瘘
- 良性阵发性位置性眩晕
- 耳硬化
- 血管源性
- 前半规管裂
- 偏头痛
- -基底动脉供血不足（小脑前下动脉）
- -延髓背外侧综合征
- -超高黏度综合征

数小时
- 梅尼埃病
- 偏头痛
- 代谢性的
- 医源性的
- 梅毒性的

数天
- 迷路炎
- 颞骨肿瘤
- 医源性神经症
- 病毒神经元炎
- 椎-基底动脉梗死
- 小脑和脑干出血
- 自身免疫新神经迷路炎
- 多发性硬化

继发于外淋巴中蛋白水解酶的体液免疫都被认为是眩晕的机制。多种胶原蛋白血管疾病作为自身免疫性内耳疾病，与前庭功能障碍有关。这种类型的常见疾病包括类风湿关节炎、结节性多动脉炎、颞动脉炎、非梅毒间质性角膜炎、狼疮、肉样瘤、复发性软骨炎、皮肌炎和硬皮病。

迷路小血管缺血导致前庭迷路梗死和眩晕。较大血管闭塞，如小脑前下动脉或其分支闭塞会导致突发重度听力损失、前庭功能异常和脑干区域梗死[49]。

氨基糖苷类药物的耳毒性是公认的引起平衡功能障碍的原因。患者主诉静止和活动时视物模糊以及头部运动会使视觉下降症状加重。双侧前庭敏感性丢失减弱前庭眼反射并导致视振荡。耳蜗和前庭毒性的程度随药物种类、治疗持续时间、暴露噪声的情况，以及遗传易感性而不同[50]。

内淋巴积液或梅尼埃病的眩晕症状包括发作性眩晕、波动性听力下降、耳鸣和耳闷胀感。较少见的是，急性发作性姿势控制丧失，即所谓的Lermoyez发作或Tumarkin耳石危象，是梅尼埃病的表现形式。其他原因，如神经系统疾病和椎-基底动脉供血不足，也必须考虑。导致内淋巴动态平衡异常和导致膜迷路扩张和破裂的潜在机制是未知的。组织病理学发现内淋巴囊纤维化、糖蛋白代谢改变和病毒感染可能是致病机制，有必要对该领域进行深入研究[51]。

（二）蜗后性眩晕

蜗后性眩晕的原因可归为肿瘤性、副肿瘤性、血管性（梗死或局部缺血）或脱髓鞘。诊断取决于完整的病史、体格检查，以及其他相关的脑神经或神经系统缺陷或恶性肿瘤的证据，并确定血管紊乱的危险因素。

桥小脑角肿瘤，如听神经瘤和脑膜瘤，常引起不平衡感或不稳定感，而不是真正的眩晕。因为这些肿瘤生长缓慢，单侧前庭功能丧失可得到中枢性神经功能代偿。此外，这些颅后窝占位性病变可能导致小脑失衡和位置性眩晕。脑干肿瘤，如神经胶质瘤和髓母细胞瘤，常表现为前庭和耳蜗症状，此外还有脑神经缺损、共济失调和头痛。

虽然与癌症有关的副肿瘤综合征是引起眩晕的罕见原因，但值得一提的是，因为前庭症状可能先于潜在的恶性肿瘤被诊断出来[52]。副肿瘤性脑脊髓炎是一种最常见的伴有肺小细胞癌的自身免疫性疾病。炎症变化可能发生在整个神经，进而发生神经元破坏和胶质细胞活化。当累及脑干时常见前庭核和低位脑神经变性。副肿瘤性小脑变性与淋巴瘤、卵巢癌、乳腺癌和肺癌相关。副肿瘤性小脑变性可能表现为突然发作的眩晕或进行性躯干和四肢共济失调，伴有眼球震颤、构音障碍和复视。

年龄相关性小脑萎缩和弥漫性小血管缺血可能导致轻度的不平衡感，但很少引起真正的眩晕。多感官缺陷、周围敏感性、本体感觉下降，以及视力差并存，会加剧中枢或前庭功能障碍并导致失衡。

急性血管问题影响小脑和脑干通常会产生较明显和严重的症状。椎-基底动脉系统短暂性缺血可能导致眩晕的急性发作，但仅持续数分钟即可消退，没有后遗症。椎动脉或小脑后下动脉闭塞导致延髓背外侧梗死（Wallenberg综合征），小脑性共济失调、眩晕伴恶心和呕吐、Horner综合征、共轭凝视麻痹，以及对侧疼痛和体温下降等是相关的症状和体征。

阵发性眩晕可能是偏头痛先兆的组成部分。眩晕可与偏头痛同时发生，或在其发生之后发作，也可不伴偏头痛。通常，长期存在的运动敏感性、头晕和重复位置性眩晕与偏头痛性眩晕的症状有关。

中枢神经系统脱髓鞘疾病是眩晕和失衡的常见原因。异常脱髓鞘的原因包括暴露于毒素（一氧化碳、铅和甲氨蝶呤）、营养失调（维生素B_{12}缺乏症）、病毒后综合征（麻疹和乳头状病毒）和遗传性变性。多发性硬化是耳鼻喉科医生评估耳蜗前庭功能障碍最常见的脱髓鞘疾病。尽管仅5%的多发性硬化患者发生眩晕，但失衡和

第五篇 内 耳

不稳感在大多数患者中有时很常见。

推 荐 阅 读

Aran JM: Current perspectives on inner ear toxicity. *Otolaryngol Head Neck Surg* 112:133, 1995.

Bachor E, Just T, Wright CG, et al: Fixation of the stapes footplate in children: a clinical and temporal bone histopathologic study. *OtolNeurotol* 26:866, 2005.

Berlinger NT, Koutroupas S, Adams G, et al: Patterns of involvement of the temporal bone in metastatic and systemic malignancy. *Laryngoscope* 90:619, 1980.

Brihaye P, Halama AR: Fluctuating hearing loss in sarcoidosis. *Acta Otorhinolaryngol Belg* 47:23, 1993.

Brodie HA, Thompson TC: Management of complications from 820 temporal bone fractures. *Am J Otol* 18:188, 1997.

Butman JA, Kim HJ, Baggenstos M, et al: Mechanisms of morbid hearing loss associated with tumors of the endolymphatic sac in vonHippel-Lindau disease. *JAMA* 298:41, 2007.

Commins DJ, Chen JM: Multiple sclerosis: a consideration in acute cranial nerve palsies. *Am J Otol* 18:590, 1997.

Ferguson BJ, Wilkins RH, Hudson W, et al: Spontaneous CSF otorrhea from tegmen and posterior fossa defects. *Laryngoscope* 96:635, 1986.

Fortnum HM: Hearing impairment after bacterial meningitis: a review.*Arch Dis Child* 67:1128, 1992.

Gacek RR, Gacek MR, Tart R: Adult spontaneous cerebrospinal fluid otorrhea: diagnosis and management. *Am J Otol* 20:770, 1999.

Gorlin RJ, Toriello HV, Cohen MM, editors: *Hereditary hearing loss and its syndromes*, New York, 1995, Oxford University Press.

Gulya AJ: Neurologic paraneoplastic syndromes with neurotologic manifestations. *Laryngoscope* 103:754, 1993.

Hariri MA: Sensorineural hearing loss in bullous myringitis: a prospective study of eighteen patients. *Clin Otolaryngol* 15:351, 1990.

Jackler RK, Luxford WM, House WF: Congenital malformations of the inner ear: a classification based on embryogenesis. *Laryngoscope* 97(Suppl 40):2, 1987.

Lambert PR, Dodson EE: Congenital malformations of the external auditory canal. *Otolaryngol Clin North Am* 29:741, 1996.

McDonald TJ, Vollertsen RS, Younge BR: Cogan's syndrome: audiovestibular involvement and prognosis in 18 patients. *Laryngoscope* 95:650,1985.

Ndiaye IC, Rassi SJ, Wiener-Vacher SR: Cochleovestibular impairment in pediatric Cogan's syndrome. *Pediatrics* 109:E38, 2002.

Oas JG, Baloh RW: Vertigo and the anterior inferior cerebellar artery syndrome. *Neurology* 42:2274, 1992.

Saw VP, Canty PA, Green CM, et al: Susac syndrome: microangiopathy of the retina, cochlea and brain. *Clin Exp Ophthalmol* 28:373, 2000.

Schaefer GB: Ten syndromes most commonly associated with hearing impairment. *Natl Inst Deafness Commun Disord* 2:1, 1995.

Seltzer S, McCabe BF: Perilymph fistula: the Iowa experience. *Laryngoscope* 94:37, 1986.

Skedros DG, Cass SP, Hirsch BE, et al: Beta-s transferrin assay in clinical management of cerebral spinal fluid and perilymphatic fluid leaks.*J Otolaryngol* 22:341, 1993.

Stoney P, Kwok P, Hawke M: Granular myringitis: a review. *J Otolaryngol* 21:129, 1992.

Wolf B, Spencer R, Gleason T: Hearing loss is a common feature of symptomatic children with profound biotinidase deficiency. *J Pediatr* 140:242, 2002.

Zeifer B, Sabini P, Sonne J: Congenital absence of the oval window: radiologic diagnosis and associated anomalies. *AJNR Am J Neuroradiol* 21:322, 2000.

Cummings
Otolaryngology
Head and Neck Surgery (6th Edition)

Cummings
耳鼻咽喉头颈外科学（原书第6版）

第五分册（下）
耳科学与颅底外科学

Volume V：Otology, Neurotology, and Skull Base Surgery

原　著　[美] Paul W. Flint　　　　[美] Bruce H. Haughey
　　　　[英] Valerie J. Lund　　　　[美] John K. Niparko
　　　　[美] K. Thomas Robbins　　　[美] J. Regan Thomas
　　　　[美] Marci M. Lesperance

主　译　王海波　樊兆民

中国科学技术出版社
·北　京·

图书在版编目（CIP）数据

Cummings 耳鼻咽喉头颈外科学：原书第 6 版 . 第五分册 , 耳科学与颅底外科学 . 下卷 /（美）保罗·W. 弗林特（Paul W. Flint）等原著；王海波，樊兆民主译 . —北京：中国科学技术出版社，2022.6

书名原文：Cummings Otolaryngology-Head and Neck Surgery, 6e

ISBN 978-7-5046-8801-9

Ⅰ . ① C… Ⅱ . ①保… ②王… ③樊… Ⅲ . ①耳科学②颅底—脑外科手术 Ⅳ . ① R762 ② R65

中国版本图书馆 CIP 数据核字 (2020) 第 182017 号

著作权合同登记号：01-2018-7560

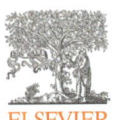

Elsevier (Singapore) Pte Ltd.
3 Killiney Road, #08-01 Winsland House I, Singapore 239519
Tel: (65) 6349-0200; Fax: (65) 6733-1817

Cummings Otolaryngology–Head and Neck Surgery, 6e
Copyright © 2015 by Saunders, an imprint of Elsevier Inc.
Copyright © 2010, 2005, 1998, 1993, 1986 by Mosby, Inc.
ISBN-13: 978-1-4557-4696-5

This Translation of Cummings Otolaryngology–Head and Neck Surgery, 6e by Paul W. Flint, Bruce H. Haughey, Valerie J. Lund, John K. Niparko, K. Thomas Robbins, J. Regan Thomas and Marci M. Lesperance was undertaken by China Science and Technology Press and is published by arrangement with Elsevier (Singapore) Pte Ltd.

Cummings Otolaryngology–Head and Neck Surgery, 6e by Paul W. Flint, Bruce H. Haughey, Valerie J. Lund, John K. Niparko, K. Thomas Robbins, J. Regan Thomas and Marci M. Lesperance 由中国科学技术出版社进行翻译，并根据中国科学技术出版社与爱思唯尔（新加坡）私人有限公司的协议约定出版。

Cummings 耳鼻咽喉头颈外科学（原书第 6 版）：第五分册　耳科学与颅底外科学（王海波　樊兆民，译）
ISBN: 978-7-5046-8801-9
Copyright © 2022 by Elsevier (Singapore) Pte Ltd. and China Science and Technology Press

All rights reserved. No part of this publication may be reproduced or transmitted in any form or by any means, electronic or mechanical, including photocopying, recording, or any information storage and retrieval system, without permission in writing from Elsevier (Singapore) Pte Ltd. and China Science and Technology Press.

注　意

本译本由中国科学技术出版社完成。相关从业及研究人员必须凭借其自身经验和知识对文中描述的信息数据、方法策略、搭配组合、实验操作进行评估和使用。由于医学科学发展迅速，临床诊断和给药剂量尤其需要经过独立验证。在法律允许的最大范围内，爱思唯尔、译文的原文作者、原文编辑及原文内容提供者均不对译文或因产品责任、疏忽或其他操作造成的人身及（或）财产伤害及（或）损失承担责任，亦不对由于使用文中提到的方法、产品、说明或思想而导致的人身及（或）财产伤害及（或）损失承担责任。

Printed in China by China Science and Technology Press under special arrangement with Elsevier (Singapore) Pte Ltd. This edition is authorized for sale in the People's Republic of China only, excluding Hong Kong SAR, Macau SAR and Taiwan. Unauthorized export of this edition is a violation of the contract.

目　录

第一篇　基础科学

第 1 章　颞骨、外耳和中耳解剖 · · · · · 002
- 一、颞骨 · · · · · 002
- 二、外耳 · · · · · 005
- 三、鼓膜 · · · · · 006
- 四、中耳 · · · · · 007
- 五、面神经 · · · · · 009
- 六、颞骨乳突及其他气化区 · · · · · 011

第 2 章　听觉系统解剖 · · · · · 013
- 一、耳蜗解剖 · · · · · 013
- 二、中枢听觉通路 · · · · · 017
- 三、上橄榄复合体 · · · · · 018
- 四、外侧丘系 · · · · · 019
- 五、下丘 · · · · · 019
- 六、内侧膝状体 · · · · · 019
- 七、听觉皮质 · · · · · 020

第 3 章　听觉系统生理学 · · · · · 022
- 一、声音及其测量 · · · · · 023
- 二、阻抗 · · · · · 023
- 三、外耳 · · · · · 024
- 四、中耳力学 · · · · · 024
- 五、内耳生理学 · · · · · 025
- 六、听神经 · · · · · 029
- 七、听性脑干与中脑 · · · · · 031
- 八、丘脑和听觉皮质 · · · · · 032
- 九、传出听觉系统 · · · · · 033
- 十、总结 · · · · · 035

第 4 章　前庭系统解剖 ·········· 036
- 一、前庭器官胚胎学 ·········· 037
- 二、迷路整体结构：与颅骨及耳蜗的关系 ·········· 037
- 三、前庭终器的传出神经支配 ·········· 040
- 四、前庭终器的自主神经支配 ·········· 040
- 五、前庭终器的血液供应 ·········· 041
- 六、前庭终器的解剖 ·········· 041
- 七、前庭感觉上皮细胞形态学 ·········· 045
- 八、前庭传入神经的突触形态学 ·········· 046
- 九、前庭传入神经的形态学和功能 ·········· 046
- 十、前庭系统的中枢传导通路 ·········· 047

第 5 章　咽鼓管解剖和生理 ·········· 058
- 一、胚胎学及出生后发育 ·········· 058
- 二、解剖学 ·········· 059
- 三、生理学 ·········· 063
- 四、咽鼓管功能障碍 ·········· 066
- 五、总结 ·········· 069

第 6 章　听觉神经可塑性 ·········· 071
- 一、可塑性的定义 ·········· 072
- 二、可塑性变化的时间进程 ·········· 072
- 三、与年龄相关的可塑性 ·········· 072
- 四、耳科学中可塑性变化的实验 ·········· 072
- 五、可塑性的基本机制 ·········· 079
- 六、细胞层面的可塑性机制 ·········· 080
- 七、耳科神经可塑性的临床表现 ·········· 081
- 八、儿童听觉发育的诱发电位测试 ·········· 081
- 九、总结 ·········· 085

第二篇　诊断与评估

第 7 章　诊断听力学 ·········· 088
- 一、听力学测试方法 ·········· 088
- 二、评估中耳功能的听力学检查 ·········· 092
- 三、鉴别诊断应用的客观听力学检查 ·········· 093
- 四、ABR 神经诊断 ·········· 102
- 五、听神经病的神经诊断 ·········· 104
- 六、听力测试过程中的错误 ·········· 107

第 8 章　听觉电生理评估 ··········110
一、耳声发射 ··········110
二、耳蜗电图 ··········114
三、听性脑干反应 ··········116
四、听觉稳态反应 ··········121
五、电刺激诱发听觉动作电位 ··········121
六、电诱发的听性脑干反应 ··········122
七、电诱发复合动作电位 ··········122
八、电刺激诱发中潜伏和长潜伏期反应 ··········123
九、总结 ··········123

第 9 章　颞骨和颅底的神经放射学 ··········125
一、颞骨 ··········126
二、外耳道 ··········126
三、中耳和乳突 ··········129
四、内耳 ··········131
五、岩尖病变 ··········134
六、面神经 ··········136
七、桥小脑角和内听道 ··········138
八、耳蜗神经 ··········139
九、颅底 ··········140

第 10 章　颅底、头部和颈部的介入神经放射学 ··········143
一、材料与技术 ··········143
二、肿瘤的血管内治疗 ··········147
三、血管性病变 ··········151

第三篇　外　耳

第 11 章　外耳感染 ··········162
一、外耳的解剖 ··········162
二、耳部疾病 ··········163

第 12 章　外耳道疾病局部治疗 ··········171
一、局部治疗 ··········171
二、外耳道疾病 ··········172
三、耳朵卫生和慢性耳漏 ··········185
四、总结 ··········187

第四篇　中耳、乳突与颞骨

第 13 章　慢性中耳炎、乳突炎和岩尖炎 ... 192
- 一、对气化型乳突的影响 ... 193
- 二、中耳不张和粘连性中耳炎 ... 193
- 三、慢性中耳炎伴胆脂瘤 ... 194
- 四、不伴胆脂瘤的慢性中耳炎 ... 200
- 五、慢性中耳炎和胆脂瘤的骨侵蚀 ... 202
- 六、感音神经性听力损失 ... 205
- 七、鼓室硬化 ... 206
- 八、岩尖炎 ... 207
- 九、总结 ... 209

第 14 章　颞骨感染的并发症 ... 212
- 一、流行病学 ... 212
- 二、病理生理学 ... 215
- 三、诊断 ... 215
- 四、治疗 ... 217
- 五、颅外（颞骨内）并发症 ... 217
- 六、颅内并发症 ... 230

第 15 章　鼓室成形术和听骨链重建术 ... 237
- 一、鼓室成形术 ... 237
- 二、听骨链重建 ... 245

第 16 章　乳突切开术：手术技巧 ... 251
- 一、历史 ... 251
- 二、解剖 ... 252
- 三、术语 ... 253
- 四、手术步骤 ... 253
- 五、完壁式乳突切除术对比开放式乳突切除壁 ... 257
- 六、完壁式乳突切除术与开放式乳突切除术的应用适应证 ... 258
- 七、开放式乳突切除术后的术腔填塞 ... 258
- 八、二次乳突根治术 ... 259
- 九、耳内镜手术和联合手术 ... 260
- 十、修复性乳突切除术 ... 261
- 十一、并发症 ... 261

第 17 章　传导性聋的临床评估和手术治疗 ... 264
- 一、听力传导路径的机械学特性 ... 264

二、诊断评估 ……………………………………………………………………………………… 266
　　三、治疗 …………………………………………………………………………………………… 268
　　四、可植入设备的扩展应用 ……………………………………………………………………… 273
　　五、儿童传导性聋的管理 ………………………………………………………………………… 275
　　六、总结 …………………………………………………………………………………………… 276

第 18 章　耳硬化 ………………………………………………………………………………………… 277
　　一、组织病理学 …………………………………………………………………………………… 278
　　二、评估 …………………………………………………………………………………………… 278
　　三、手术 …………………………………………………………………………………………… 280
　　四、外科技术的发展 ……………………………………………………………………………… 283
　　五、外科问题 ……………………………………………………………………………………… 284
　　六、术后并发症 …………………………………………………………………………………… 285
　　七、替代治疗 ……………………………………………………………………………………… 286
　　八、特别注意事项 ………………………………………………………………………………… 286
　　九、总结 …………………………………………………………………………………………… 287

第 19 章　颞骨创伤的处理 ……………………………………………………………………………… 288
　　一、流行病学 ……………………………………………………………………………………… 288
　　二、病理生理 ……………………………………………………………………………………… 289
　　三、分类 …………………………………………………………………………………………… 289
　　四、评估 …………………………………………………………………………………………… 290
　　五、并发症的处理 ………………………………………………………………………………… 292

第五篇　内　耳

第 20 章　耳蜗传导和听觉病理的分子基础 …………………………………………………………… 306
　　一、被动耳蜗机制 ………………………………………………………………………………… 322
　　二、主动耳蜗力学 ………………………………………………………………………………… 326
　　三、毛细胞的转导 ………………………………………………………………………………… 334
　　四、外淋巴 - 内淋巴屏障 ………………………………………………………………………… 351
　　五、内淋巴稳态 …………………………………………………………………………………… 351
　　六、总结 …………………………………………………………………………………………… 355

第 21 章　耳部疾病的遗传学 …………………………………………………………………………… 356
　　一、基因组 ………………………………………………………………………………………… 356
　　二、DNA 结构及遗传密码 ……………………………………………………………………… 357
　　三、基因结构和表达 ……………………………………………………………………………… 357
　　四、遗传模式的分子基础 ………………………………………………………………………… 358

五、染色体异常 359
　　六、单基因疾病 359
　　七、寡基因病 363
　　八、线粒体疾病 364
　　九、人类 DNA 检测 364
　　十、伦理问题 367
　　十一、分子遗传学在耳鼻喉科的应用 367

第 22 章　遗传性感音神经性聋 369
　　一、背景 370
　　二、遗传性听力损失 374
　　三、综合征性听力损失 379
　　四、患者管理 386

第 23 章　成人感音神经性听力损失 391
　　一、听力损失患者的临床评价 391
　　二、感音神经性听力损失的病因学 393
　　三、突发性感音神经性听力损失 407

第 24 章　耳鸣与听觉过敏 413
　　一、耳鸣 413
　　二、听觉过敏 422

第 25 章　噪声性聋 424
　　一、噪声测量 425
　　二、听力损失的性质 425
　　三、噪声性聋的研究 428
　　四、噪声性聋细胞和分子机制的新认识 429
　　五、早期检测噪声性聋 433
　　六、交互效应 435
　　七、噪声引起的其他不良影响 436
　　八、法律问题 438
　　九、耳鼻咽喉医生的作用 439
　　十、总结 440

第 26 章　迷路感染 442
　　一、解剖背景和生理学 443
　　二、围产期迷路感染 444

第 27 章　前庭和听觉毒性 454
　　一、氨基糖苷类抗生素 454
　　二、抗肿瘤药物 458

三、二氟甲基鸟氨酸 464
　　四、袢利尿药 466
　　五、镇痛药 466
　　六、奎宁及相关药物 468
　　七、红霉素及相关大环内酯类抗生素 469
　　八、去铁胺 469
　　九、万古霉素 470
　　十、听力损失的耳毒性监测 470

第 28 章　耳蜗迷路的药物和分子治疗 472
　　一、圆窗膜 473
　　二、类固醇 477
　　三、庆大霉素 481
　　四、耳保护剂 486
　　五、基因治疗 488

第 29 章　耳科症状和综合征 494
　　一、耳漏 494
　　二、耳痛 498
　　三、耳胀满感 499
　　四、听力损失 500
　　五、眩晕 503

第六篇　听力修复刺激、设备与听力康复学

第 30 章　植入式助听装置 508
　　一、传统助听器听觉重建的局限性 509
　　二、植入式助听装置的前景 513
　　三、中耳植入设备 514
　　四、电磁中耳植入式听力装置 515
　　五、压电中耳植入式听力装置 517
　　六、骨融合的骨传导助听装置 520
　　七、骨融合骨传导助听器治疗单侧感音神经性听力损失 526
　　八、结论 527

第 31 章　人工耳蜗植入的患者评估和设备选择 529
　　一、一般背景 530
　　二、患者评估 530
　　三、成人人工耳蜗植入者评估标准 534

- 四、小儿人工耳蜗植入者的评估 536
- 五、设备选择 539

第32章 人工耳蜗植入术的医疗和外科考虑 548
- 一、医学和外科评估 549
- 二、术耳的选择 550
- 三、脑膜炎疫苗接种 550
- 四、手术方式 552
- 五、特殊注意事项 556

第33章 人工耳蜗植入的结果、预后、康复和教育 560
- 一、人工耳蜗植入结果 561
- 二、人工耳蜗植入术后的效果 570
- 三、人工耳蜗植入术后的听觉康复 574

第34章 中枢神经听觉假体 580
- 一、生物相容性 581
- 二、临床治疗史 581
- 三、适应证 583
- 四、解剖与手术方法 583
- 五、术中监测 584
- 六、结果 584
- 七、穿透性听觉脑干植入 587
- 八、穿透性听觉中脑植入 588
- 九、2型神经纤维瘤病患者的替代策略 589
- 十、磁共振成像 589
- 十一、总结 589

第35章 助听器 591
- 一、助听器的适应证 591
- 二、助听器技术 593
- 三、选择和验配 599
- 四、基于患者年龄的特殊考虑 604
- 五、助听器相关的经验法则 605

第七篇 前庭疾病

第36章 应用前庭生理学原则 608
- 一、原则 608
- 二、附录 641

第 37 章 眩晕患者的评估 ... 644
- 一、背景 ... 644
- 二、前庭功能基础 ... 644
- 三、眩晕患者的问诊及检查 ... 648
- 四、前庭系统适应能力 ... 669

第 38 章 外周前庭疾病 ... 670
- 一、外周前庭生理学基础 ... 670
- 二、临床相关性 ... 671
- 三、历史背景 ... 671
- 四、良性阵发性位置性眩晕 ... 672
- 五、前庭神经炎 ... 676
- 六、梅尼埃病（特发性内淋巴积水） ... 677
- 七、前半规管裂综合征 ... 685
- 八、Cogan 综合征 ... 687
- 九、耳梅毒 ... 688
- 十、外淋巴瘘 ... 688
- 十一、外伤 ... 689
- 十二、家族性前庭病 ... 691
- 十三、双侧前庭功能低下 ... 691
- 十四、前庭导水管扩大 ... 691

第 39 章 中枢前庭疾病 ... 693
- 一、中耳炎颅内并发症 ... 694
- 二、肿瘤 ... 703
- 三、颈性眩晕 ... 705
- 四、颅椎交界病变 ... 705
- 五、生理性头晕 ... 708

第 40 章 前庭疾病的手术治疗 ... 710
- 一、手术原理 ... 711
- 二、良性阵发性位置性眩晕的手术治疗 ... 711
- 三、前半规管裂的手术治疗 ... 712
- 四、外淋巴瘘修补术 ... 713
- 五、梅尼埃病的特异性手术 ... 714
- 六、毁损性前庭手术的患者选择 ... 717
- 七、控制眩晕的毁损性手术 ... 719
- 八、术后前庭代偿 ... 724

第 41 章 前庭和平衡康复的方案概要 ... 726
- 一、前庭平衡康复的生理基础 ... 728

二、前庭代偿功能的评估 ... 731
三、前庭康复的患者入选标准 ... 732
四、客观平衡功能检查的作用 ... 734
五、主观平衡功能检查的作用 ... 734
六、前庭康复的常用技术 ... 734
七、前庭康复的预期效果 ... 736

第八篇　面神经疾病

第42章　面神经功能检查 ... 740
一、体格检查 ... 741
二、定位试验 ... 743
三、影像学 ... 745
四、病理生理学 ... 746
五、电生理检查 ... 747
六、面神经监测 ... 750
七、面神经功能的非传统检测 ... 753

第43章　面神经临床疾病 ... 757
一、Bell 麻痹：自发性特发性面瘫 ... 757
二、面瘫的特殊案例 ... 764
三、面瘫与其他相关疾病 ... 768
四、中枢性面瘫 ... 771

第44章　颞骨内面神经手术 ... 772
一、手术解剖 ... 773
二、手术的一般原则 ... 774
三、手术路径 ... 775
四、神经修复 ... 784

第45章　面瘫的修复 ... 788
一、患者评估 ... 789
二、面神经损伤的早期治疗 ... 793
三、面神经移植 ... 795
四、神经替代（转移） ... 800
五、肌肉转移 ... 802
六、静态手术 ... 806
七、辅助方法 ... 806
八、总结 ... 809

第九篇　颅　底

第 46 章　侧颅底手术解剖 ... 812
- 一、侧颅底骨部解剖 ... 812
- 二、颅中窝解剖 ... 818
- 三、颅后窝解剖 ... 818
- 四、颞下窝解剖 ... 820

第 47 章　前颅底和中颅底手术 ... 821
- 一、外科手术解剖学 ... 821
- 二、术前评估 ... 824
- 三、操作技术 ... 828
- 四、重建 ... 851
- 五、术后关注点 ... 852
- 六、结果 ... 854

第 48 章　经鼻内镜辅助前颅底手术 ... 856
- 一、手术解剖 ... 856
- 二、术前评估 ... 860
- 三、操作技术 ... 861
- 四、仪器设备 ... 862
- 五、经鼻颅底手术入路 ... 862
- 六、重建 ... 872
- 七、术后护理 ... 872
- 八、并发症 ... 873
- 九、总结 ... 874

第 49 章　颞骨肿瘤与侧颅底手术 ... 875
- 一、颅底解剖 ... 877
- 二、颅底病变的评估 ... 877
- 三、手术入路 ... 881
- 四、特殊的问题 ... 892
- 五、并发症 ... 904

第 50 章　颅后窝肿瘤 ... 907
- 一、颅后窝肿瘤诊断探讨 ... 907
- 二、常见小脑脑桥角肿瘤 ... 908
- 三、岩尖病变 ... 919
- 四、小脑脑桥角病变 ... 921
- 五、轴突内肿瘤 ... 924

- 六、颅后窝手术 ········ 925
- 七、手术入路的选择 ········ 937
- 八、患者管理和手术并发症 ········ 938
- 九、肿瘤治疗策略的选择 ········ 939

第 51 章 神经外科手术中脑神经的术中监测 ········ 941
- 一、手术室的神经电生理学 ········ 942
- 二、面神经（第Ⅶ对脑神经）监测 ········ 945
- 三、其他运动神经监测 ········ 952
- 四、耳蜗（第Ⅷ对脑神经）监测 ········ 955
- 五、手术室中听觉脑干反应记录 ········ 955
- 六、结论 ········ 957

第 52 章 立体定向放射治疗颅底良性肿瘤 ········ 960
- 一、立体定向放射治疗原则 ········ 960
- 二、成像 ········ 962
- 三、剂量选择 ········ 962
- 四、颅底良性肿瘤的治疗：前庭神经鞘瘤 ········ 962
- 五、立体定向放射治疗的听力结果 ········ 969
- 六、前庭神经鞘瘤与 2 型神经纤维瘤病有关 ········ 972
- 七、囊性神经鞘瘤 ········ 972
- 八、并发症和失败 ········ 973
- 九、颈静脉孔区神经鞘瘤 ········ 975
- 十、副神经节瘤 ········ 975
- 十一、结论 ········ 976

Cummings
Otolaryngology
Head and Neck Surgery (6th Edition)
Otology, Neurotology, and Skull Base Surgery

Cummings
耳鼻咽喉头颈外科学（原书第 6 版）
第五分册　耳科学与颅底外科学

第六篇
听力修复刺激、设备与听力康复学

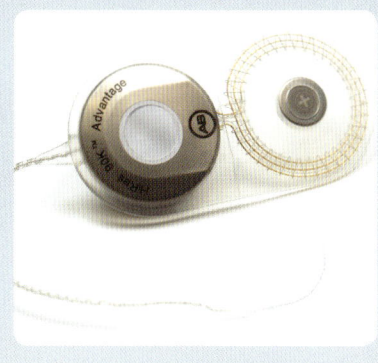

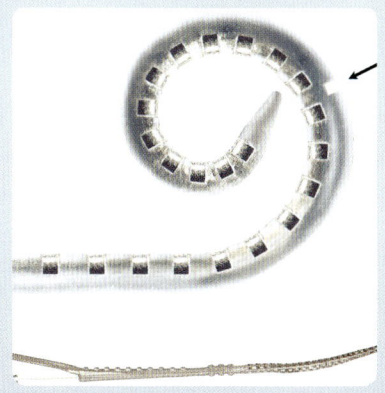

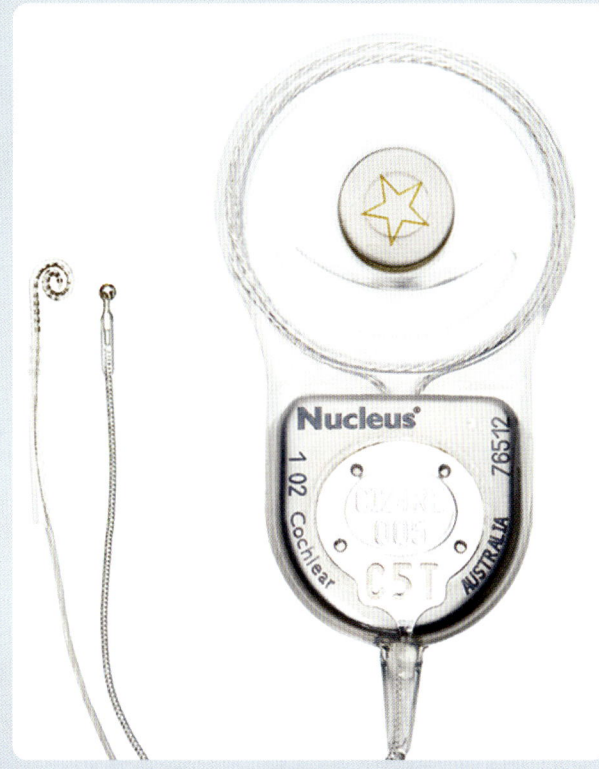

第30章 植入式助听装置
Implantable Hearing Devices

Seth E. Pross　Lawrence R. Lustig　Charles C. Della Santina　著
晁秀华　徐　磊　译

要点

1. 与植入式助听装置相比，传统助听器的局限性包括放大不足、声反馈、频谱形状和相位失真、声音的非线性失真、堵耳效应、听觉传导不良和外观影响等。此外，如果患者耳道有异常也会限制传统助听器的使用。
2. 所有中耳植入式助听装置都含有一个压电式或电磁式换能器，该换能器以不同的方式耦合到三个听小骨中的一个，以直接驱动听骨链的运动。某些设计也可以将换能器直接耦合到圆窗。
3. 尽管在美国，由于经济因素限制了中耳植入式助听装置的使用，但在欧洲和其他一些地区，这类装置得到了广泛应用。
4. 骨锚式骨导助听装置对于无法使用传统助听器的传导性听力损失患者非常有用。这类患者由于各种原因不能使用传统的助听器，包括反复慢性耳漏难以治愈，或对传统助听器声音不适应，或曾行开放式乳突手术、耳道成形术等。
5. 对于耳硬化症、鼓室硬化、耳道闭锁、颅底手术后行外耳道封闭等患者，使用骨锚式骨导助听装置重建听力非常有帮助。
6. 单侧聋患者佩戴骨锚式骨导助听装置可以改善噪声环境下的听力，但对于声源定位能力的改善尚缺乏客观证据。

助听器是感音神经性听力损失（SNHL）患者听觉重建的基本手段，同时也在传导性听力损失（CHL）患者的听觉重建方面有重要作用，尤其对于那些由于严重疾病无法进行内外科治疗的患者。随着信号处理能力的不断提高和助听器的日益小型化，患者对助听器的接受度也逐渐提高。然而，不可否认的是，许多可能从助听器中获益的患者，由于缺乏充分的获益体验、堵塞外耳道引发的并发症、费用问题和外观问题等，而不接受佩戴助听器。例如，在拥挤的餐厅中，存在多个竞争声源，包括说话声、盘子的叮当声、通风系统的噪声，以及音乐等，这都会影响对语言信息的识别和处理能力。另外一些患者单纯因为外耳道的问题而不能佩戴助听器，包括慢性感染或极度不适等。尽管新式助听器技术正在试图解决其中的许多困难，但很多患者仍然发现在多种情况下都达不到预期（框30-1）。由于这些原因，仅有不到1/5的成年适宜患者实际使用了助听器[1]。

助听器的这些固有缺陷，再加上人们对使用助听器的社会偏见，促使植入式助听装置的研发（图30-1和图30-2）。与传统助听器相比，植

第 30 章 植入式助听装置

入式助听装置为听力损失的患者提供了几个潜在的优势，包括提高了增益和动态范围、更优秀的反馈抑制、减少了维护保养程序、改善了佩戴的外观，以及不堵塞外耳道等。当然，除了这些优势，也必然存在一些可能的缺点，包括手术植入的风险、维护保养的困难和设备成本的增加等（表30-1）。由于这种风险 – 收益权衡上的复杂性，那些相对较小的生产营销各种不同植入式助听装置的公司，其发展未来并不明朗。

在讨论当前已有或正在研发的每种植入式助听设备之前，我们首先详细地介绍一下研发这类设备的必要性。

框 30-1 传统助听器的局限性
• 放大不足
• 声反馈
• 频谱失真
• 非线性 / 谐波失真
• 堵塞外耳道
• 对外观的影响
• 缺乏方向性

一、传统助听器听觉重建的局限性

（一）物理因素

传统助听器如果要保障不产生失真或声反馈，其放大声音的能力是非常受限的。其原因主要在以下 3 个相关联的物理特性上。

1. 增益不足

对于重度至极重度听力损失的患者，患者最关注的是声音的放大或增益。对于气导阈值为 80dB 的感音神经性听力损失患者来说，要像听力阈值为 0dB 的正常人那样去感知安静的声音，助听器必须将声强放大 80dB，使声压波幅度增加 1 万倍，并且声功率强度增加 1 亿倍[2]。这代表了现有传统助听器的极限。如耳背式 Phonak Super-Front PPCL4 数字助听器（Sonova，LosAngeles，CA）在 1kHz 时最大放大率为 75～82dB[3]。增益通常与助听器尺寸成正比，因此较美观的小巧助听器提供的增益较少。目前，数字式耳内、耳道内和全耳道式（CIC）助听器的最大增益分别为 55～65dB、45～55dB 和 35～50dB[3]。

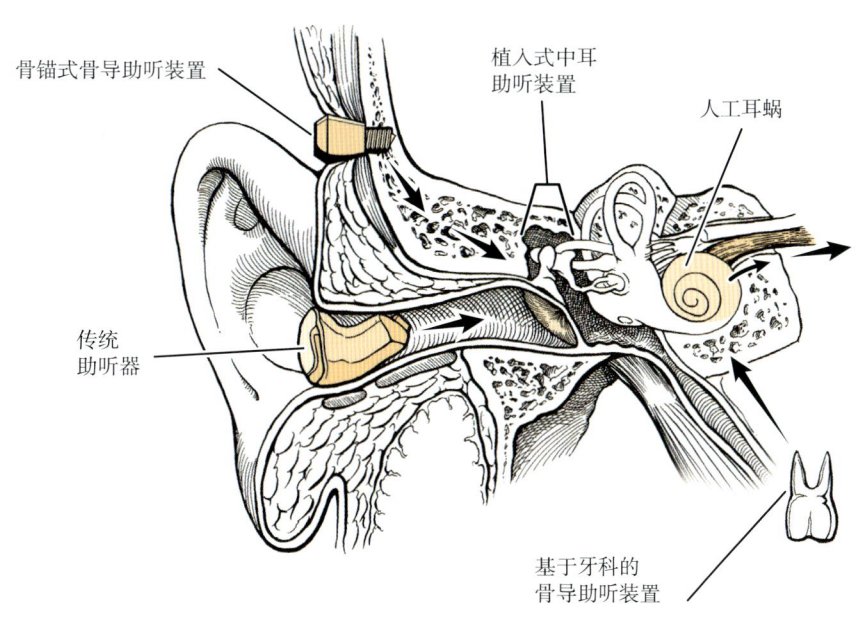

▲ 图 30-1 各种植入式助听装置与听觉系统相互作用概述

传统助听器从耳道开始放大，而骨锚式骨导助听装置通过颅骨的骨传导提供听力。基于牙科的骨导助听装置也通过相同的骨导途径提供听力。植入式的中耳助听装置作用于听小骨水平而绕过了鼓膜。人工耳蜗则直接刺激耳蜗内残余的神经元

（由 Nikolas Blevins, MD. 提供）

第六篇 听力修复刺激、设备与听力康复学

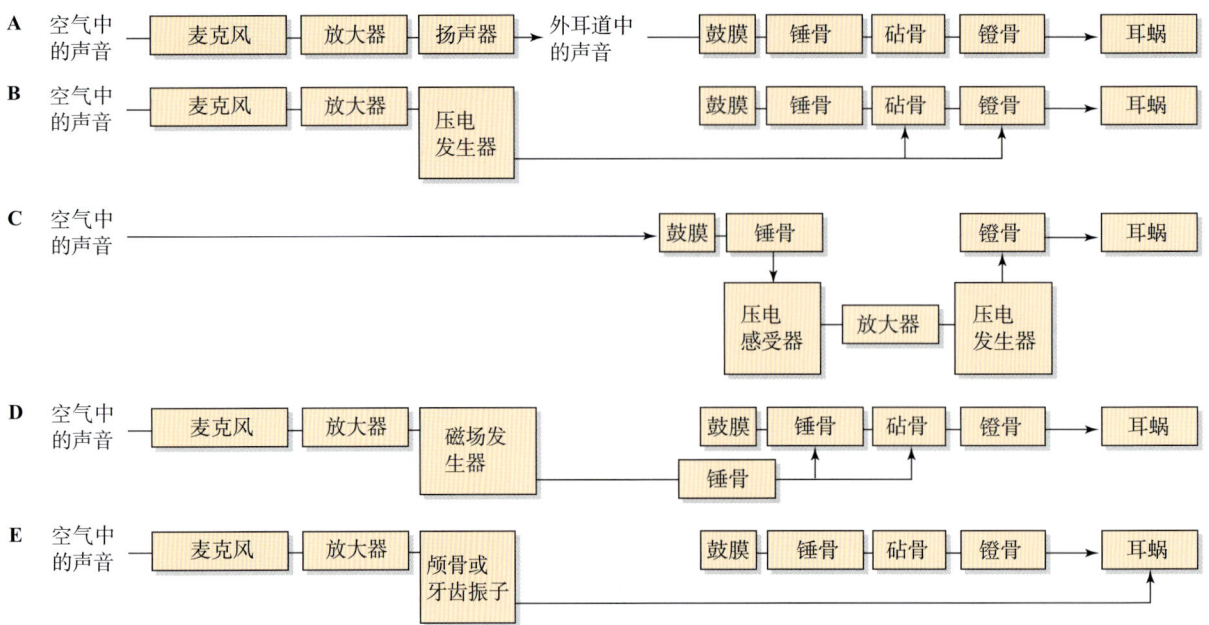

▲ 图 30-2 不同类型的助听设备的声音转换及与听觉系统耦合的方式

A. 传统气导助听器；B. 带压电驱动器的植入式助听装置；C. 带压电传感器和驱动器的植入式助听装置；D. 带有磁场驱动器的植入式助听装置；E. 骨锚式或齿式骨导助听装置

2. 声学反馈

实际情况中，声反馈通常将传统助听器的有效增益限制为低于上述的最大增益。来自助听器扬声器的声波通过助听器主体和外耳道之间的空隙泄漏回麦克风，其中部分频率会被麦克风拾取并进一步放大。由此产生的正反馈回路会导致啸叫和嗡嗡声，这表示助听器验配不适或放大过度。最可能出现反馈的是 CIC 式助听器，因为其麦克风最接近扬声器，以及做过开放式中耳手术的耳道，其很难做到耳道密封；在非常高的放大率下，即使对于 BTE 式助听器也存在这一问题。将助听器紧密地塞入外耳道可以减少反馈，但代价是增加了不适感，并且存在外耳炎、自听增强和阻碍了自然声音输入的风险。

3. 频谱失真和相移

传统助听器放大声音的频率范围受限。大多数都针对言语频段（500～2000Hz）进行了优化，并且无法在 100～200Hz 以下或 5000～6000Hz 以上提供更多的放大。尽管对言语识别最重要的频谱组成部分被放大了，但"低音"和"高音"的丢失，使这种声音感知不自然。单纯的低频重度听力损失，如梅尼埃病患者，或高频听力损失，如老年性耳聋或药物性耳聋患者，但中频可能具有正常听力。这些患者很难在不过度放大中频的条件下，用传统助听器进行补偿。即使在 500～2000Hz 的频带中，相邻频率听力阈值的急剧变化（如噪声引起的听力损失）也不能完全适配，这是由于不同频率间增益变化率的固有限制所致。不同频率间增益变化过大，通常会产生改变声音感知的相移，例如音调和音色。与模拟助听器相比，数字信号处理技术极大地改善了频谱失真，但这些基本限制仍然存在。

4. 非线性失真

像大多数其他放大器一样，助听器是在线性的假设下设计的，也就是说，如果麦克风上的给定声音输入引起扬声器的输出（借助辅助信号进行放大和频谱整形），则声音输入强度的加倍，也会引起输出的加倍，而频谱成分或相移不会变化。对于高强度扬声器的输出来说，当扬声器被驱动到开始饱和的运动范围时，这个假设是不成立的。输入的正弦曲线可以在输出端显示为具有钝峰的波形。这种非线性失真会将异常的频谱成分赋予

第30章 植入式助听装置

表30-1 传统助听器及植入式助听装置的比较

设备	感受器	发生器	监管许可	完全/部分植入	手术部位	听力学指征	MRI兼容	特殊优势/缺点	外耳道堵塞
传统数字BTE助听器	外部BTE麦克风	声音，作用于鼓膜	是	NA	NA	轻度至重度CHL或SNHL	NA	无需手术，外观可见，外耳道堵塞	是的，除非采用开放耳
传统数字CIC助听器	在CIC设备外侧尾端的外部麦克风	声音，作用于鼓膜	是	NA	NA	轻度至中度CHL或SNHL	NA	无需手术，外观影响较小，外耳道堵塞	是
Esteem (Envoy Medical)	压电式，耦合到锤骨或鼓膜	压电式，作用于镫骨	FDA、CE	全植入	经乳突，必须切除部分砧骨	见图30-9	否	功率很大，需要部分砧骨切除	否
Carina (Cochlear)	皮下麦克风	压电式，作用于砧骨	CE，FDA Ⅱ期临床试验阶段	全植入	经乳突	中度到重度	否	高功率输出，完全植入，听骨链保持完整，对听小骨异常者可做调整	否
振动声桥 (MED-EI)	外部BTE麦克风	电磁式，作用于砧骨	FDA、CE	部分植入	经乳突和耳内	见图30-4	否	首先获得FDA批准，最大的使用人群	否
Baha (Cochlear)	外部麦克风	电磁振动器，耦合在融合于颅骨的钛钉	FDA、CE	部分植入	皮质颅骨螺钉	CHL，无法耐戴传统助听器者，SSD	是	植入简单，耳及耳突均无需放置物体	否
Ponto (Oticon Medical)	外部麦克风	电磁振动器，耦合在融合于颅骨的钛钉	FDA、CE	部分植入	皮质颅骨螺钉	CHL，无法耐戴传统助听器者，SSD	是	植入简单，耳及耳突均无需放置物体	否
Alpha 2 (Sophono)	外部麦克风	电磁振动器，经皮耦合到结合的植入物	FDA、CE	部分植入	皮质颅骨腔和螺钉	CHL，还能耐受传统助听器者，SSD	否	无需穿皮连接	否
振动骨桥 (MED-EI)	外部麦克风	电磁振动器，经皮耦合到结合的植入物	CE	部分植入	皮质颅骨腔和螺钉	CHL，无法耐戴传统助听器者，SSD	否	无需穿皮连接	否
SoundBite (Sonitus Medical)	外部BTE麦克风	压电式，作用于上颌骨白齿	FDA、CE	NA	NA	CHL，无法耐戴传统助听器者，SSD	NA	无需手术	否

BTE. 耳背式；CE. 欧盟；CHL. 传导性听力损失；CIC. 全耳道式；FDA. 美国食品药品管理局；MRI. 磁共振成像；NA. 不适用；SNHL. 感音神经性听力损失；SSD. 单侧耳聋

声音的感知，使其具有人工或机器的特征。尽管数字信号处理可以减轻助听器放大电路中的失真效应，但扬声器在空气中生成巨大声音所产生的失真仍然是传统助听器的基本限制。

5. 堵耳效应

为了最大限度地减少反馈，大多数传统助听器都会与外耳道壁形成气密密封，助听器的扬声器被隔离在封闭的耳道中。堵塞耳道有几种不良影响：①由于耳道皮肤上的压力，会引发不适感，②由于对耵聍排出和空气流通的干扰，增加了发生外耳炎的可能性，并且一些患有慢性化脓性中耳炎的患者由于流脓加重而不能耐受助听器，③会引起自听增强和听觉饱满感，并随着环境气压的变化可能加重，④阻挡声音进入耳朵的正常通路，⑤破坏了外耳道共振所形成的频谱塑形。

6. 外观影响

许多患者拒绝使用助听器的原因，是被视为老年人或体弱者的社会耻辱感。即使是那些佩戴不太引人注目的 ITC 助听器患者，也有 8% 将外观影响作为他不使用助听器的主要原因[4]。在秃顶或短发的患者身上，助听器很难隐藏。电子设备的小型化将在这方面持续改进助听器，而 CIC 助听器对于不经意的观察者来说基本上是不可见的。较新的开放耳式助听器使用小型 BTE 处理器和透明管将声音引入耳道而不需堵塞耳道。这些开放耳式助听器几乎与 CIC 型号一样不显眼[5]。然而，小型化往往以降低增益、反馈更多和更高成本为代价。最终，电池尺寸成为限制因素，因为较小的电池成本更高，需要更频繁地更换或充电。

7. 传导效率差

由阻抗不匹配和转换损耗引起的能量损失是传统辅助设备的另一个固有缺点。充满空气的外耳道机械阻抗（一定的位移引起的压力变化）不同于充满液体的耳蜗机械阻抗。如果没有中耳结构，撞击镫骨底板的大部分声能将反射回空气中。当鼓膜和听骨链功能正常时，它们通过鼓膜和镫骨底板的相对面积比以及听骨链的杠杆作用起到阻抗匹配器的作用[6]。空气对鼓膜的相对大位移、低压力的运动被转换成底板的相对小位移、高压力的运动。除了骨传导装置之外，所有传统助听器都使用扬声器将（放大的）声波输出到外耳道的空气中。当中耳结构功能异常时，如耳硬化症、鼓膜穿孔或已行耳道后壁切除的乳突切除术，传统助听器就不得不克服阻抗不匹配的问题。结果是降低有效增益或增加失真，或两者兼而有之。

即使听骨链功能正常，声能从传统助听器输入处的空气传导到镫骨底板也是不完美的。每当信号从一个物理区域（如扬声器中的电流）转换到另一个物理区域（如空气中的声波）时，一些能量就会丢失（如变换为热量），并且原始信号中会增加噪声或失真等。在传统助听器中会发生若干转换步骤，包括从环境空气中的声波，到麦克风中的电流，到扬声器或压电驱动器中的放大的电流，再到外耳道内空气中的声波，再到鼓膜和听骨链的运动，外淋巴中的声波，毛细胞静纤毛的偏转和去极化等。除人工耳蜗通过直接蜗神经的刺激绕过了这些步骤外，大多数设备都是不可避免的。通过听觉装置的直接耦合来驱动听骨链的运动可以减少某些转换步骤，使增益提高，失真减小。目前，几乎所有的植入式助听装置都采用了这种方式。

（二）人为因素

对 SNHL 来说，通过声音的放大来补偿听力损失范围受到了额外的限制，这一特点并非传统助听器所特有。在评估是否值得为特定的患者追求技术改进（如增加放大增益）时，必须考虑这些因素。

1. 重振和动态范围的压缩

SNHL 患者的主要问题之一是言语清晰度的降低。他们最常抱怨——"我能听到，但我无法理解"，就强调了这一点。这个问题涉及异常的频率分辨率和响度增长模式，将降低噪声环境下的言语可懂度[7,8]。

SNHL 所感知声音的动态范围受到了严格的限制。对于听力正常者而言，从可感知的最小声音到最大可容忍噪音的动态范围超过了 100 dB。在这种宽听觉动态范围内，言语声的动态范围约为 35 dB。相比之下，SNHL 患者的动态范围通常因听觉阈值的增加和对高强度声音耐受性上限的降低而缩小。这种动态范围的压缩将导致重振，即声音强度增加时响度的异常快速增长[9,10]。听力正常的人听起来适宜的声音可能对于重振的人来说太轻了，对听力正常的人来说太大的声音对于重振的人来说也太大了。实际上，重振患者可以忍受的声强范围要窄得多。重振现象也在听力最易受影响的高频区被观察到，这一区域同样含有言语理解的关键信息。

因此，重振仍然是助听器康复的主要挑战之一，并且它导致了大多数治疗听力损失的临床医生目睹到的一个普遍现象：在平均言语水平上，重振患者可能会要求发言人说话更大声些，但是声音强度只要稍微增加，又会变得无法忍受，并且发言被告知不要喊叫。尽管许多助听器可以通过编程来防止声音被放大到不舒适的范围，但即使是最先进的助听器也无法完全复制健康耳蜗的复杂非线性响应模式[10]。

2. 音调失真和音源定位

传统助听器面临的另一个挑战是音调分辨率和音源定位能力受损。虽然简单的放大策略可以弥补听敏度的损失，但它们对于恢复耳蜗在组织音调信息方面的精确选择性几乎没有作用。正常听觉系统提供的大部分功能基于双耳，它们独立地对声音环境进行采样并将信息发送给大脑进行比较和分析。声音感知是听觉中重要的第一步，它可以通过一个敏感的耳朵相当好地完成。然而，当通过双耳进行声音输入时，额外的听觉益处是显著的。当只有一耳起作用，或当双耳之间的听力水平差异很大时，声源定位能力会降低，背景回声抑制和背景噪音消除的能力也会降低。

上述所有因素在不同程度上作用于患者，并增加了助听器使用者的不依从性。对于大多数人来说，这些是助听器不可接受的原因[11]。由于传统助听器面临着所有这些挑战，许多助听器用户在助听器未能达到预期时感到失望并不奇怪。

二、植入式助听装置的前景

传统气导助听器的这些局限性，构成了研发新一代植入式助听设备背后的驱动力，但是新的可植入设备是否能够解决这些问题还有待观察。可植入式助听设备除了要面对与传统助听器相同的大多数挑战外，还增加了两个难题，一是可能成本更昂贵，二是需要手术安置的额外障碍。而它们的吸引力包括改善信噪比、更大的放大/增益潜力、不可见性、失真和反馈得到改善的可能性，无需从耳道内获益从而解决了堵耳效应，更大的动态范围，以及提高了美观度。对于因潜在的医学问题或极度不适而无法佩戴助听器的患者来说，植入式助听装置可能是唯一的选择。

人们普遍认为，植入式助听装置应该明显优于传统助听器，包括更好的外观、更高的保真度、更广泛的频率响应、更少的失真、减少或消除了声反馈，以及更好的言语理解，而不会影响残余听力，限制患者的活动或易诱发感染[12,13]。换句话说，他们至少应该不次于可获得最好的非侵入性听觉重建方法：双耳选用最好的和最适合的助听装置来聆听[14]。

尽管在许多领域已经取得了重大进展，但植入式助听装置尚不能实现所有这些特性。关于植入的适应证和患者对价格和手术风险的接受度仍存在问题。正如 Junker 及其同事[15]所指出的那样，相当典型的听力受损人群中被视为实际候选人的患者人数有限，约为 0.09%。因此，植入式助听装置的市场可能不足以支撑当前的设备制造商群体。Symphonix 公司是第一家获得美国食品药品管理局（FDA）的批准在美国销售植入式中耳助听装置的公司。2002 年，该公司财务状况糟糕，由于这一原因，他们逐步取消了 Soundtec 和 TICA，以及围绕 Carina 设备（OTOlogics，Boulder，CO）的财务计划，该设备的技术特性我们会在下面做介绍。

本章其余部分的重点将是批判性回顾每一个正在开发或临床已经使用的植入式助听装置的优缺点。最后，也会讨论骨融合的骨导助听设备（OBHP），包括最常用的 Baha（Cochlear，Lane Cove，澳大利亚）、较新的 Ponto（Oticon Medical，Askim，瑞典）以及 Alpha 2（Sophono，Boulder，CO），这些装置都被广泛用于某些特定适应证的听觉重建。

三、中耳植入设备

所有中耳植入式助听装置都包括一个压电的或电磁的换能器，并且通过某种方式耦合到三个听骨中的一个，以直接驱动听骨链的运动。某些设计也直接耦合到圆窗。

基本设计特点

1. 换能器设计

传统的助听器通过麦克风接收声能，以模拟或数字方式处理和放大信号，并通过与鼓膜相邻的扬声器传输信号。然后，这种放大的声音通过鼓膜和听小骨的振动传递到内耳。植入式中耳助听装置和传统助听器一样，仍然具有感知声音的麦克风和放大并处理声信号的处理器。它们和传统助听器的主要不同之处在于：植入式中耳助听装置通过某一种独有的机制，将电信号转换为机械能，然后直接耦合到听骨链（图30-1）。这些系统的关键部件是换能器及换能器与听小骨的耦合机制。换能器使设备能够将信号输出到听小骨，换能器与听小板耦合的机制，包括直接或间接的接触[16]。设计不同类型的植入体主要就在于这些核心部件的区别（图30-2）。Goode及其同事[12]概述了植入式中耳助听装置的发展历史。

植入式中耳助听装置主要包括两种基本类型的传感器——压电式和电磁式。压电式装置通过使用压电晶体振动器将放大器与听小骨相连接。压电材料是具有耦合电学特性和机械特性的介电材料。在设计适当的压电杆上施加电压将使其弯曲或变长，并且基于所施加的电压具有可预测的偏转变化。在植入体内，由麦克风拾取的声音被信号处理器转换为电信号，并被发送到压电杆。压电杆与听小骨直接相连，并随声音信号的变化而做相应振动。以这种方式，声波直接传递到听小骨，并沿着正常的听觉通路传导。因此，使用压电换能器的植入体的关键特征是压电单元和听小骨之间的直接接触。

电磁式装置使用线圈来产生磁场。线圈中的电流编码了麦克风的输出信号。然后来自线圈的磁场可以引起附近铁磁物质的运动，从而使其振动[16]。这类中耳植入装置，由麦克风接收声音信息，经信号处理器的转换及放大，发送到电磁换能器。然后通过电磁场振动直接耦合到听小骨的铁磁单元。与听小骨直接接触的压电单元相比，电磁换能器只需靠近听小骨，附着在听小骨上的铁磁装置就可以将听觉信号传递给听小骨。

这两种类型的放大器在植入式助听装置中具有不同的优点。压电装置一般较大并且直接耦合到听骨链，这种类型换能器的优点是它能够直接向听骨链提供更强的无失真的放大信号[16]。相反，电磁换能器不直接接触听小骨，而是依靠电磁传输到附着在听小骨上的铁磁单元。此外，电磁换能器可以封装在较小的外壳中，这是进行中耳植入的重要因素。在任何一种情况下，为了适应55～90 dBHL范围内的中度至极重度SNHL患者，任何植入体，无论是机电还是压电，都应能够提供相当于120～130dB声压级的最大机械刺激输出[17, 18]。下面将介绍每种植入体如何达到这一输出水平。

2. 听骨链耦合

正如Hüttenbrink所说[19]，为了获得最佳效率，植入式听力设备必须适应中耳和听骨链的力学。作为链中的第三个小骨和与内耳连续的小骨，镫骨以活塞式方式移动[20]。理想情况下，由假体驱动的镫骨运动应采用活塞式方式，并且植入物直接驱动镫骨的设计考虑到了这一目标[21, 22]。

不同的植入物利用多种方式将振动刺激耦合到内耳。一些人使用压电传感器直接接触镫骨头[如来自Envoy Medical的Esteem设备（以前由St. Croix Medical开发的Envoy），St.Paul，MN）或砧体（如Carina）]。其他人通常使用连接到砧骨的电磁换能器（Vibrant Soundbridge，Med-El，Innsbruck，Austria），但有时使用接触镫骨头状镫骨、镫骨足板或圆窗膜。将分别更详细地描述这些系统中的每一个。

3. 总体与部分植入式听力设备

可植入的中耳听力装置可以是完全或部分植入的。部分可植入设备包括外部麦克风和连接到发射器的语音处理器，外部线圈将电能经皮传输到内部设备，其方式与现在为人工耳蜗植入的方

第 30 章 植入式助听装置

式非常相似。电池供电的系统包含在外部设备中,这减小了植入部件的尺寸。内部装置由内部接收线圈组成,该线圈为连接到听骨链的机械驱动器提供电能。

相反,完全可植入系统将所有上述部件容纳在装置的植入部分内,包括电池组。虽然这增加了植入部件的尺寸和复杂性,但是它也降低了设备的可见性,这是助听器用户期望的特征。由于可充电电池的寿命有限,到目前为止,在临床环境中使用的完全可植入设计,需要每隔约5年进行一次手术以更换电池。

四、电磁中耳植入式听力装置

振动声桥

迄今为止,具有最多临床数据的可植入中耳听力装置是振动声桥(VSB)。该设备最初由 Symphonix 公司制造,2002 年,当 Symphonix 公司解散时,该技术由 Med-El 公司购买,并于后来重新发布,2004 年恢复销售。因为它是第一个商业化的 FDA 认可的中耳听力设备,透彻研究这个设备很有启发性。

VSB 是一种半植入式听力装置,于 1997 年首次引入(图 30-3)。自推出以来,已在全球范围内植入了 8000 多名患者[23]。该装置于 1998 年在欧洲和 2000 年在美国获得批准用于商业供应。电磁换能器利用专有的振动听骨链重建假体(VORP),通常附着于砧骨的长脚。VORP 包含一块磁铁、环绕磁铁的线圈、调制解调器,一根信号导线和专有漂浮质量传感器(FMT)[24, 25]。传感器由 Ball 开发,其前驱的概念性工作由 Goode 及其同事完成[12, 24, 26]。VORP 通过电连接到内部接收器[27],这些内部元件通过遥测技术与音频处

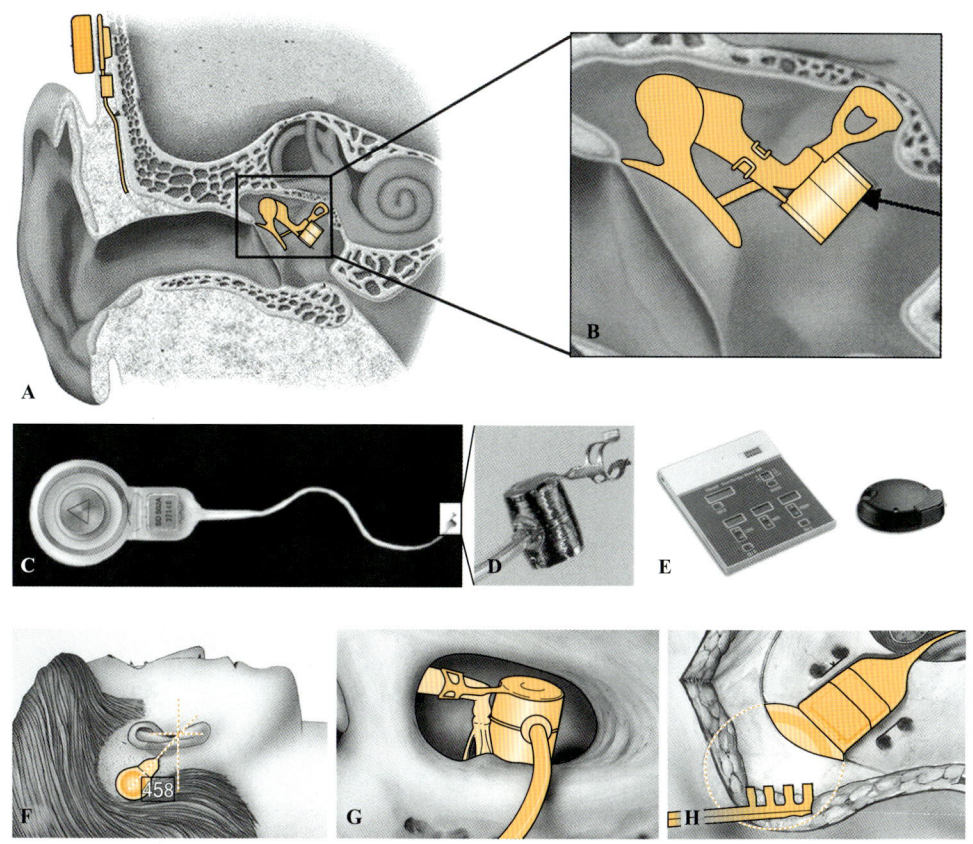

▲ 图 30-3 Med-El 振动声桥半植入式听力设备

A 和 B. 外部麦克风通过感应经皮链路耦合到执行器,振动听骨假体(VORP)耦合到砧骨长脚(B)。C. 器件的植入部件。D. VORP 执行器。E. 编程单元和外部电路。F 和 G. 感应连接植入乳突部的皮质骨,类似于人工耳蜗(F 和 H)。通过面隐窝入路将 VORP 夹在砧骨上(G)

理器相耦合，此技术类似于人工耳蜗。该处理器佩戴在耳后，包含麦克风、音频处理电子设备、磁铁、遥测传输设备，以及用于为植入物供电的标准 675 锌电池仓。

外部佩戴处理器的功能类似于传统助听器的功能。声音由麦克风拾取，并由外部接收器通过电子设备处理。然后通过遥测将信号发送到内部接收器。信号从接收器再发送到调制解调器，解调器起到了安全防护作用，可以限制最大功率输出并防止过度刺激。调制解调器产生一个电流来编码声音，这个电流传播到 FMT，这导致 FMT 通过与磁铁的相互感应作用而振动，由于 FMT 通过钛夹牢固地附着在砧骨上，所以放大的声音直接传递到听骨链。因为 FMT 包括磁性部件，所以应防止植入该装置患者在没有移除装置的情况下进行磁共振成像（MRI）。Todt 及其同事[28]在尸体研究中证实了植入物的位移，该研究涉及重复的 1.5-T MRI 扫描。

VSB 适用于中度至重度 SNHL 患者，是除了声学助听器的另一种选择（图 30-4）[25]。研究表明，它可能适用于听力损失纯音平均听阈（PTA）在 70 dB 以下的患者[29]。首次推出时，外部佩戴的音频处理器是一种模拟设备，其中包含宽动态范围压缩。由于增益不足，特别是在较低的频率和较低的声级时[30]，1999 年推出了更强大的数字音频处理器。引入后不久进行的研究未能证明与传统助听器相比具有优异的听力效果。患者首选该设备部分原因是它可以长时间佩戴而不会感到不适[29]。

该装置通常使用标准的经乳突面隐窝入路进入中耳。VORP 放置在砧骨的长脚；内部接收器放置在耳后几厘米的乙状窦后骨表面的骨槽中，位于与人工耳蜗植入期间放置的接收器类似的位置。该设计的一个潜在缺点为 VORP 的尺寸。由于鼓膜和砧骨之间的狭窄空间，FMT 的尺寸和质量受到限制，这限制了其输出[31]。第二个潜在的缺点是由于夹子附着部位的缺血导致的砧骨长脚的侵蚀。典型的修改手术方法允许通过将 VORP 直接放置在镫骨上部结构，圆窗或卵圆窗上来治疗由于耳硬化和（或）听骨侵蚀或发育不全导致的混合性听力损失[32-35]。

由于其在监管审批流程和患者可用性方面的首要地位，VSB 可获得的临床数据多于所有其他中耳植入物。三期临床试验 53 名患者的结果足以让 FDC 批准该项设备[25]。该研究中的患者使用传统模拟助听器、数字助听器和 VSB 进行对比分析。标准听力测试包括纯音气导和骨导阈值（250～8000Hz）、功能增益、言语识别率测试、助听器性能分析和听力设备满意度量表。重要的是，尽管一名患者在植入后听力下降 18dB，但植入对残余听力的影响并不显著（在 500～2000 Hz 时＜10 dB PTA）。这证实了早期的研究显示 FMT 的存在对听力敏感性几乎没有影响[36]。与术前常规助听器测试分数相比，植入助听器在所有频率和更大频率下的功能增益均显示出统计学上显著的改善，在 2kHz、4kHz 和 6kHz 时改善超过 10dB。在术前言语识别 [西北大学听觉测试第 6 号（NU-6）单词表] 方面助听器和 VSB 间没有显著差异。在噪声下言语识别率方面，7 名患者（13%）显著提高，70% 患者没有变化，17% 的患者的分值降低。从整个组来看，传统助听器和植入组测试分数之间在言语识别率上没有显著差异。

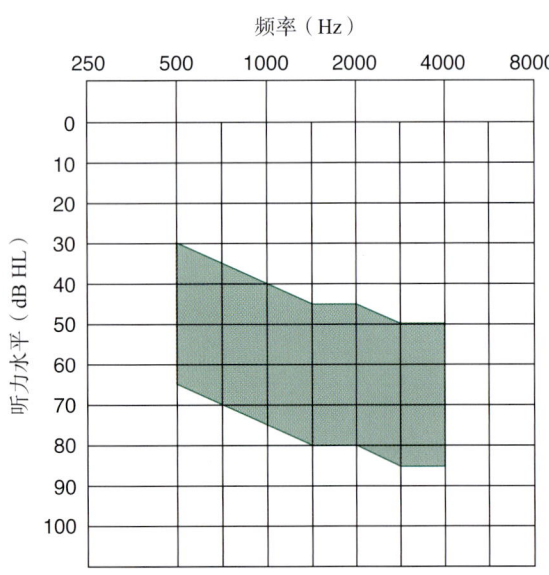

▲ 图 30-4　声桥的听觉选择标准，适用于 70dB 纯音平均听阈中度至重度感音神经性听力损失的患者。该图的阴影区域对应于纯音听力测量植入标准。该装置的临床适应证为：①选择标准内的纯音气导阈值，②中耳解剖正常，③言语识别率得分在 50% 以上，④没有逆行性耳蜗或中枢受累，⑤患者年龄≥ 18 岁。HL. 听力损失

植入组在两份自我评估问卷（助听器性能和听力设备满意度量表）评估量表结果中有较大改进。因此，从该Ⅲ期研究的结果可以看出，与传统助听器相比，VSB 在听觉评分中获得了一些客观的收益，并且患者对植入物的感知优于传统助听器。VSB 佩戴者的主观益处大部分集中在能够整天佩戴该装置而不会出现常规辅助装置的不适。

欧洲对于 VSB 的经验与美国的经验类似[26, 27, 37]。来自欧洲的包括 63 名患者的一项多中心研究，重点关注植入物提供的增益，并试图评估放大的语音的质量[27]。然而，与 FDA Ⅲ期研究不同，欧洲研究没有将结果与传统助听器进行比较，而是以无辅助条件作为对比。该研究指出每位患者的收益差异很大。对于大多数患者而言，最大的增益是在 1～2kHz 的区域，在这个频率段换能器具其共振[24]。作者推断，某些患者的低效耦合（如松散的 FMT）可能是造成个体差异性的原因。并强调了将 VORP 有效放置在砧骨的重要性。当作者比较阈值增益和正常语音增益时，只注意到一个小的差异（6 dB），这表明增益在正常语音水平上有效。作者还得出结论，来自 VSB 的放大声音具有足够的语音清晰度。总的来说，作者认为 VSB 提供了明显的好处，但是一部分患者由于放大信号的有限带宽而降低了增益。来自同一个多中心欧洲小组的其他工作表明，与传统助听器相比，VSB 使各种聆听条件下的交流有了显著改善[26, 37]。

Tysome 及其同事[38]对所有关于中耳植入物的文章进行了系统分析，发现了 17 项研究，其中包括 643 名中耳植入患者，其中大部分为 VSB 使用者。他们认为中耳植入物是安全的，因为大多数患者的听力稳定，并且包括再植入手术在内的其他轻微并发症的风险较低。他们报道说，功能增益至少与常规助听器一样好，并且在噪声中对言语的感知可能有所改善。即使听力没有得到改善，中耳植入也会在整体满意度和生活质量方面优于传统助听器。选择偏倚被确定为一个问题，但这一发现确实突出了这样一个事实：对于许多对传统助听器不满意的患者，中耳植入物是一种有吸引力的替代方案。

第 30 章 植入式助听装置

VSB 的使用已扩展到不止在 SNHL 患者中直接耦合到听骨链上。如在欧洲和美国，将 VSB 直接放置在圆窗膜上或与听骨链假体组合（称为振动成形术），用于治疗传导性和混合性听力损失已经很普遍，并且正在两大洲对疗效进行评估和研究。

Luers 及其同事[23]最近对混合和传导性聋中 VSB 的使用进行了综述。他们发现，放置 FMT 最常见的非传统位置是在圆窗龛处。虽然由于 FMT 和圆窗之间的尺寸不匹配而在技术上具有挑战性，但他们报道说，与传统的听骨链相比，振动成形术可提供显著的听力改善（28～55dB）。FMT 也可附着在镫骨足弓上，或者在没有足弓结构的情况下附着在镫骨足板上。据报道 FMT 附着到镫骨或卵圆窗时，听力增益为 30～35dB。另一种替代方案是在耳硬化或成骨不全的情况下，将 FMT 与镫骨活塞组合放置在砧骨上。在广泛的鼓室硬化患者中，卵圆窗和圆窗口都消失，FMT 甚至被放置在人为创建的耳蜗第三窗上[39, 40]。新设计的振动成形术耦合器已被创建，以标准化 FMT 与中耳结构连接。

VSB 为将来所有潜在的可植入设备提供了警示，特别是那些由相对较小的、新的或资本不足的公司创建和销售的设备。2002 年底，在 MedEl 最终收购 Symphonix 之前，Symphonix 公司网站突然宣布解散该公司。该公告激起了令人痛心的医疗和道德问题，不仅针对已经植入 Symphonix 设备的 600 多名患者，而且针对中耳植入式听力设备领域。当新的植入式技术被依赖风险资本的小公司所支持以持续操作时，必须考虑到植入物候选者的治疗计划，因此必须考虑设备的企业支持的持续时间。在这种情况下，幸运的是，一家拥有良好记录的成熟公司购买了该技术并提供了患者支持。如果其他中耳植入式听力设备公司倒闭，是否会发生类似的救援？在没有产品可靠性和财务稳定性记录的公司购买并植入中耳听力装置之前，外科医生和患者必须考虑这些问题。

五、压电中耳植入式听力装置

（一）CARINA

Otologics Carina 完全植入式听力装置是既

往中耳传感器发展的产物，该传感器是一种压电式中耳听力装置，其使用机制最初由 Storz 仪器公司与华盛顿大学圣路易斯医学院的 John M. Fredrickson 博士领导的研究人员合作开发。随后由 OTOlogics LLC 制造并商业化，该技术后来由 Cochlear, Ltd 公司收购[17]。尽管原始的中耳换能器是半植入式的，但目前该设计已经被称为 Carina 的完全植入式版本所取代（图 30-5）。

Bruschini 及其同事描述了 Carina 植入技术[41]。该手术需要进行耳后切口和约 2cm 的鼓室上隐窝切开术以暴露砧骨体和锤骨。用骨螺钉将安装支架固定到乳突上，并使用磷酸氧钛钾激光在砧骨体内打一个约 0.75mm 的孔。在开放的鼓室上隐窝的后上方钻孔，用于放置电子设备和麦克风，然后将压电传感器尖端放入砧骨的孔中（图 30-6）[41]。

除了充电器和遥控器外，CARINA 完全植入式听力设备不需要任何外部组件[42]。它使用皮下麦克风，而不是外部麦克风，电池设计可够每天的工作时间使用，充电时间需要 1h。美国的 I 期临床实验结果显示，术后 3 个月的测试听力频率有 10～20dB 的功能增益[43,44]。骨导平均听阈较术前值略微改变。该装置植入后早期的气导纯音平均阈值和单音节字识别率分数略差于植入前，但患者报道植入装置具有更大的主观益处（图 30-7）。在术后 12 个月内，观察到较高的装置失效率，这导致 20 名成人研究受试者中 5 名患者的植入物被移出。故障形式包括部分设备挤压、无法与外部组件通信及充电机制失效。即使在不需要移除的装置中，听力性能的降低通常发生在植入后约 6 个月，并且归因于皮下麦克风的移动。这些观察结果导致手术技术的重新设计和修订，强调创建足够深的骨槽以防止设备挤压和阻止麦克风迁移的束缚机制。术中监测和听骨链耦合压缩的优化，使得换能器与听小骨更一致和更好的耦合效率[45,46]。

CARINA 获得了欧洲临床使用的认证（CE）标志，并且在 2012 年被 Cochlear 收购之前在美国开始了 II 期试验。鉴于此次收购，未来临床研究的状况尚不清楚。超过 50 名患者植入了重新设计的装置，并且在 I 期试验中发现了失败的案例[43]。听骨耦合的大小和长度的变化扩大了 CARINA 在外耳道闭锁和听骨链畸形患者中的应用，可将 CARINA 通过器械直接连接在镫骨上、镫骨足板和圆窗上[45,47]。

在 2012 年，Klein 及其同事[48]对完全植入式听力装置进行了系统评价，他们发起了 8 项共包含 68 例 CARINA 植入体并发症报道的研究。尽管总体上认为安全，但 CARINA 在 17.6% 的患者中出现故障，并且并发的传导性聋的发生率为 20%。共有 71 名患者进行了 10 项研究，使用助听器获益量表（APHAB）将 CARINA 植入与无助听状态进行了比较，CARINA 植入患者在功能增益、言语识别、言语感知和生活质量方面均有所改善。三项共有 21 名患者的研究将术前助听设备与使用 CARINA 植入进行了比较，结果显示 CARINA 植入功能增益更差、言语感知更差、言语识别结果不一致。然而，与术前助听状态相比，使用 CARINA 植入提供了显著更好的生活质量指标。

（二）ESTEEM

放置在锤骨头上的压电双晶片可以有效地将鼓膜用作麦克风，这为皮下植入的麦克风提供了可行的替代方案。对尸体颞骨的研究表明，这种装置在 1000Hz 时具有 80dB 的动态范围，精确

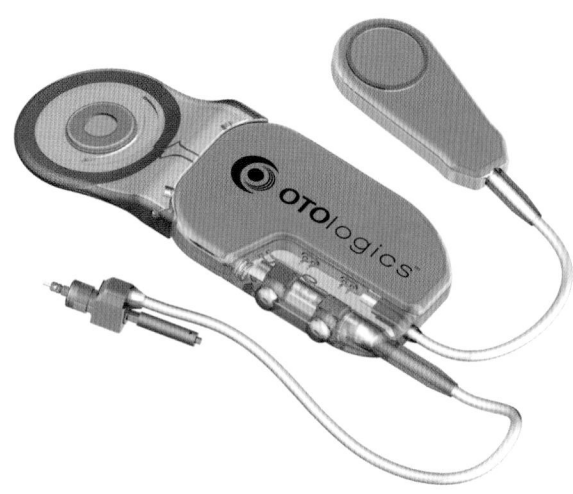

▲ 图 30-5　CARINA 完全植入系统
（由 OTOlogics，Boulder，CO 提供）

第30章 植入式助听装置

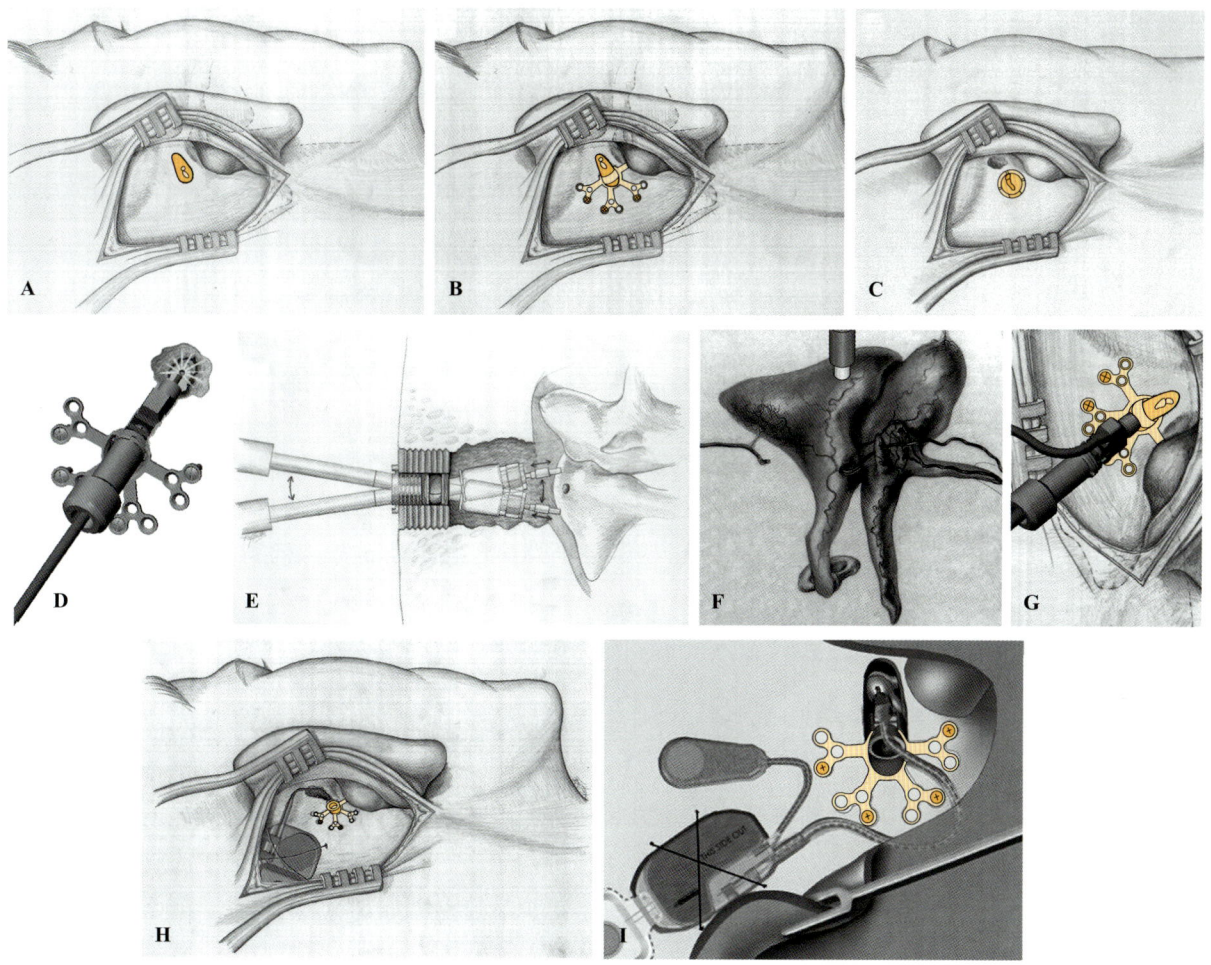

▲ 图 30-6　耳科中耳换能器（MET）或 CARINA 的外科植入首先耳后切口暴露乳突（A），再分离一部分骨皮质以用于放置金属板（B 和 C），金属板主要用于稳定激光（D），在砧骨后上方打一个小洞（E）。移除激光并用 MET 制动器替换，其尖端插入打的洞内（F）。将制动器固定到平台（G），并且植入装置的其余部分固定到皮质骨（H）。在该装置（I）的 CARINA 完全植入式版本中，乳突的皮肤下方的皮下麦克风取代了 MET 中使用的外部麦克风和感应连接，但植入过程在其他方面相似

的听骨链追踪到 4000Hz[49]。Envoy 医学的 Esteem 装置是一种使用这种方法的完全可植入的压电装置（图 30-8）。它于 2006 年在欧洲获得 CE 标志，并于 2010 年获得 FDA 批准。

与所有无源换能器类似，压电装置是双向的。Esteem 使用压电晶体将撞击在鼓膜上的声波的锤骨振动转换为电压编码声音。放大后，将该电信号施加到压电元件上的输出传感器，将施加的电压转换为耦合到镫骨的机械振动。电源由不可充电的锂碘电池提供，该电池设计可以使用 5 年[50]。设备的编程和控制是通过射频通道连接到手持设备或笔记本电脑来完成的。

通过使用在锤骨处测量的声学输入，Esteem 应该保持耳廓频谱的形状及声源定位特点、外耳道通畅和鼓膜完整。然而，植入 Esteem 需要部分去除砧骨以防止从致动器到传感器的反馈。除非进行听骨链成形术，否则在设备失效或移除时会导致较严重的传导性聋。这个缺点已经成为接受该装置的重大障碍。此外，内部电池大约每 5 年更换一次，这需要反复手术。

Esteem 专为中度至重度听力损失患者设计。适应证包括植入耳 500～4000Hz 轻度至重度（35～85dB）感音神经性听力损失，植入耳听力损伤与非植入耳朵相当或更差，具有正常咽鼓管

第六篇 听力修复刺激、设备与听力康复学

的健康耳朵，通过计算机断层扫描（CT）和鼓室图正常评估中耳有足够的器械植入空间，在18岁或18岁以上的患者中言语识别率＞60%（图30-9）。2003年美国和德国的Ⅰ期试验完成。植入后1年，7名受试者中有3名继续使用植入物，3名接受了再次手术，其中1名正在等待修复手术。对于具有功能的3名受试者，未观察到骨导阈值的显著变化，并且四个频率（500Hz、1000Hz、2000Hz、3000Hz）平均功能增益为（17±6）dB，这与传统助听器相当。仅在3000Hz时 Esteem 的表现不如传统助听器。性能下降归因于传感器中水分的逐渐渗入[51]。

2012年，Klein 及其同事[48]对完全植入式听力装置进行了系统回顾，他们发现了5项共87例有关 Esteem 植体并发症的研究报道。虽然整体判断安全，但 Esteem 植入确实导致8%患者的面神经功能损伤（2例患者表现为永久性）和30%植入患者（大多数是暂时的）的味觉障碍。12例患者再次手术，主要是因为设备故障或增益不足。对88名患者进行的5项研究将 Esteem 与无辅助条件进行了比较。结果发现在功能增益、言语识别及言语感知方面均有改善，使用 Glasgow 量表和 Client-Oriented 量表评估的生活质量也有了较大的提高。包括67名患者的3项研究将 Esteem 与术前辅助状态进行了比较，发现功能增益、言语感知和言语识别率的结果不一，但使用APHAB研究的 Esteem 用户的生活质量更高。

六、骨融合的骨传导助听装置

传导性和混合性听力损失是非常普遍的疾病，通常可以使用标准的外科技术进行有效治

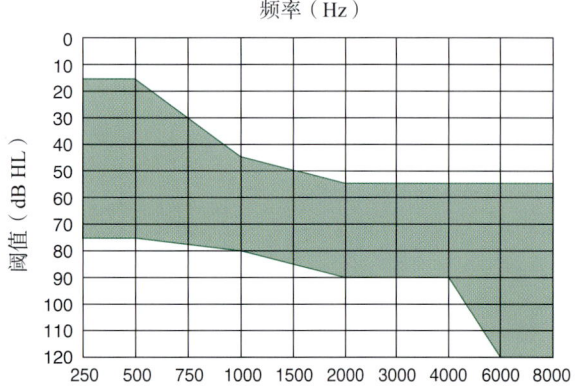

▲ 图 30-7 耳科中耳传感器和 CARINA 的听力选择标准
该图的阴影区域对应于纯音听力测量植入标准。HL. 听力损失

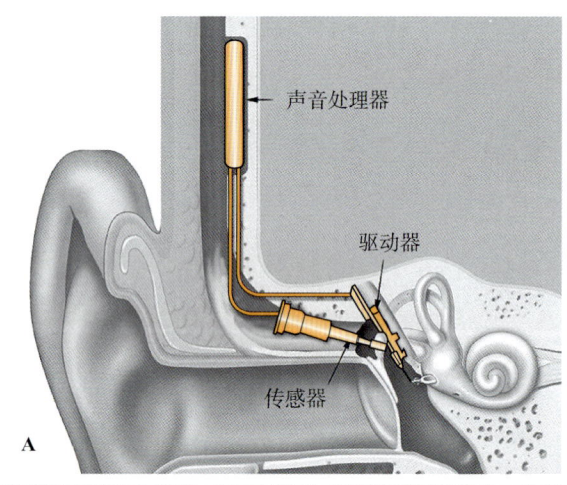

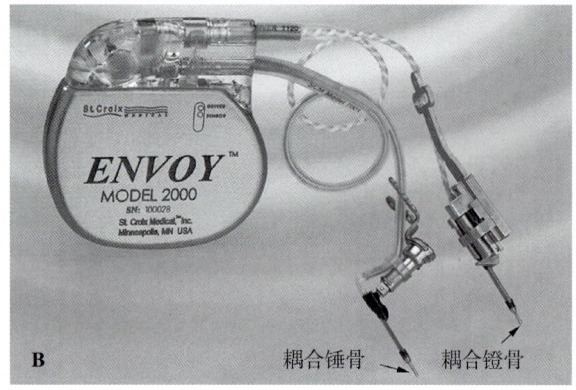

▲ 图 30-8 Envoy Esteem 压电完全植入式听力设备
A. 植入示意图。声音通过耦合到锤骨和鼓膜的压电换能器而不是麦克风拾取声音。压电驱动器产生放大的镫骨运动，去除砧骨以防止声反馈。B. 完整的设备

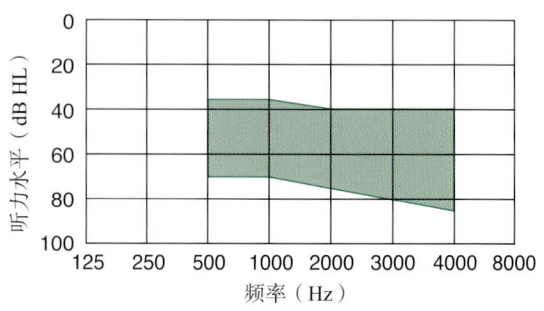

▲ 图 30-9 Envoy Esteem 的听力入选标准，设计用于植入耳500～4000Hz 的中度至重度听力损失（35～85dB）的患者，如鼓室图正常、言语识别率≥60%时，选取听力损失相对较重侧患耳进行植入。该图的阴影区域为符合植入标准的纯音听阈范围

第30章 植入式助听装置

疗，或者患者可以使用传统的助听器进行康复治疗。然而，仍旧有一大批患者由于各种原因而不适合成为外科手术的候选者，或者难以忍受传统的助听器，包括尽管经过多次治疗仍旧患有长期耳流脓的患者，因传统助听器所需的声音水平而带来不适的患者，以及因耳部手术后形成大乳突腔或耳道而无法忍受助听器的患者。此外，患有鼓室硬化、鼓膜穿孔及外耳道闭锁等有外科手术相对禁忌证的患者也可能属于这类患者。在广泛的颅底手术后，发生外耳道闭锁的患者也不适合传统的助听器康复治疗。正是由于这些患者而开发了 OBHP[52-54]。这些装置也广泛用于单侧耳聋患者，且效果良好，具体将进一步讨论[54]。由于 Baha 经皮植入物的成功，2009 年 Oticon Medical 也开发了经皮 OBHP，叫作 Ponto[55]。Baha 已被更广泛地使用，因此关于该装置的资料也更多的在文献中被报道，但从特定角度来看，这两种设备是相似的。因此，本节的其余部分将主要集中在 Baha 已发表的结果上。

传统的、非植入式的、骨传导式助听装置已经提倡作为不能从传统助听器中受益的具有传导性或混合性听力损失患者的替代方案。然而，这些装置的实用性受到若干物理因素的限制。由于骨传导助听器必须通过发带或眼镜对乳突皮质施加稳定的压力，因此患者在接触部位经常会出现疼痛、头痛和皮肤刺激症状。此外，声音保真度受到软组织衰减、振动器位置的变动，以及固定装置（通常为眼镜框架）松弛的限制[56, 57]。由 Tjellström 以及他的团队[57] 于 1977 年在瑞典应用生物技术研究所首次将骨振动器与骨融合植入物耦合，规避了许多这些缺点。新一代的 OBHP 为听力障碍患者提供了有效的听力康复替代方案。

（一）骨融合背景

在 20 世纪 60 年代，来自瑞典哥德堡的 PerIngvar Brånemark 发现钛具有独特的能力——可以牢固地固定在骨骼中而不会诱发软组织增生，同时实现植入物不会发生皮肤外渗反应[58]。在这些永久性固定装置中，Brånemark 预见性地预估了植入钛支撑功能性假体的能力，并称这种状态为"骨融合"，如果植入物能刚性锚固在邻近的骨中而在种植体与骨界面没有反应，则认为这是成功的[59]。这个概念最初应用于口腔种植体，但在 1975 年，Brånemark 的团队开始研究创造穿皮植入物的可能性。到 20 世纪 80 年代，Brånemark 及其同事，其中包括 Albrektsson、Jacobsson 和 Tjellström，开发了一项临床项目，使用经皮钛种植体为面部假体（耳廓、眼睛或鼻子）提供锚点，并研发了骨锚式听力装置[60]。

（二）骨整合生物物理学原理

1. 植入材料

骨融合成功的一个初始决定因素是植入物的化学成分。钛在骨融合的长时间测试中表现了良好的生物相容性，现在代表了测量所有其他生物材料的标准。钛作为"纯"钛（99.75% 钛）或钛合金（含 90% 钛，6% 铝和 4% 钒）在商业上可用。与所有其他金属一样，钛在暴露于氧气时会形成几种类型的氧化物。然而，与许多金属对应物不同，钛具有在植入物表面上形成紧密结合，且有耐腐蚀氧化物层的能力。正是这种氧化物涂层与宿主组织接触，这在确定钛的生物相容性方面最为重要[61, 62]。由于植入物可能会磨损数十年或更长时间，因此氧化物涂层的毒性和致癌性尤为突出[59]。报道显示，钛优于不锈钢，并且缺乏钢的高腐蚀潜力和其成分的毒性[62]。迄今为止，纯钛并未显示出这些不良后遗症，因此它继续代表理想的植入材料[61]。

2. 植入物设计

植入物微结构和宏观结构也影响骨融合的可能性。虽然粗糙表面的植入物理论上可以更好地分布承重负荷，但是 100μm 以下的粗糙多孔表面将大大增加表面积并且还会增加植入物腐蚀的风险，即使使用相对无腐蚀的材料，如钛。根据 Eriksson 的说法，重要的是植入物表面的微结构具有适合细胞膜和大型生物分子尺寸的微观形貌[59]。这有利于植入物氧化物表面与骨基质的直接结合。参数研究还表明，螺纹形状的螺旋形植入物具有更大的骨融合可能性，并且看起来比 T 形或圆柱形植入物更有效地分布应力[59, 63]。螺纹设计的成功可能是其稳定性在初始愈合阶段中起了至关重要作用。如果植入物在放置后不是绝对稳定的，植入物和骨之间可能会形成结缔组织，从而阻碍了足够的骨融合。

（三）骨融合生物学和组织学

各种研究已经解决了骨融合的生物学相关性。最重要的是，必须在骨基质和种植体之间进行直接接触，而不要放入纤维或软组织[58]。如纯钛（99.75%）已经在组织学上显示出这种能力，但钛合金没有这种能力，尽管有一些临床成功报道。此外，为了成功进行骨融合，植入部位不应出现炎症反应，其中包括植入物周围的浸润或骨质流失的骨溶解现象[64]。与合金钛相比，纯钛也已显示出这方面的优越性[57, 61]。最后，理想情况下，应该没有关于种植体表面结缔组织囊的证据，尽管研究表明，厚度 < 30μm 的结缔组织包绕的植入物可以实现骨融合[65]。通过上述所有标准，与合金钛相比，纯钛在成功骨融合的每个方面都表现出色，并且通过几项临床研究已经证实了这一点[56, 66, 67]。因此，大多数作者继续推荐纯钛用为植入材料。

（四）放射学意义

任何金属植入物的主要缺点是干扰随后的放射学检查。例如，由于肿瘤摘除引起的手术缺损或其他医学原因需要通过反复术后 CT 或 MRI 扫描进行长期监测的。许多骨质植入物也被考虑作为植入的候选者。由于植入物存在，通过消除回声伪影而提高这些扫描的质量变得越来越重要。纯钛在 CT 或 MRI 上产生相对较少的图像伪影。由于可能导致相长干涉和相消干涉的阴影和散射效应，诊断或治疗过程中的有效辐射剂量可能在骨膜植入物附近变化[68]。这种散射效应对 CT 图像质量的影响相对较小。类似地，MRI 检查不是钛植入物的禁忌。但是，必须在扫描之前去除所有的连接组件。

（五）骨融合操作技术

Baha 和 Ponto 骨融合植入物的完全植入通常在一期手术中完成（图 30-10 和图 30-11）[69]。

尽管大多数外科医生在手术室中行 Baha 手术，但有报道称，该手术在门诊完成[70]。由于植入物表面与骨面融合的重要性，外科医生必须使用细致而精确的插入方法。这为骨融合奠定了基础，周围组织损伤最小。骨锚式听力装置仅需要单个植入物。根据 Brånemark[71] 的原始研究，植入物的插入必须尽可能轻柔地进行，以尽量减少对周围骨骼的热损伤，这是通过使用低速的（1500～3000r/min）、高扭矩的、尖锐钻头进行实施的，并且使用一次性钻头避免了有可能对植入床切割面的损伤。磨骨时大量冲水用于防止温度过高。以前的研究表明，将组织加热至 47℃后 1min 会损害骨融合，因为骨细胞会丢失。通常用于手术的高速钻孔将导致温度升高到 89℃[72]。

在手术期间，必须准备围绕植入物的耳后皮肤，以便用于经皮附着。最初由 Brånemark 构思的皮肤植入物界面基于身体其他部位和整个自然界中发现的生物学原理。像在其他物种中发现的爪子、牙齿和钳子一样，人类的牙齿和指甲与薄而牢固的皮肤或黏膜边界相连，几乎没有头发。这种安排可以限制组织的移动性并增加该区域的稳定性，同时抑制微生物的渗透以及随后的炎症或感染[73, 74]。

传统上人们一直认为，为了手术重建无反应的植入物，皮肤交界面应该满足两个前提条件：

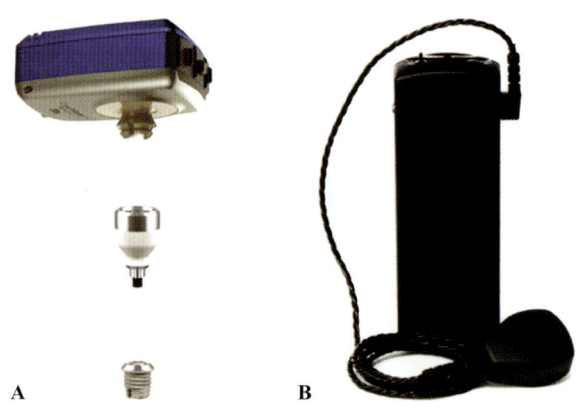

▲ 图 30-10 Baha 骨融合
A. Baha 4 连接系统及其与基座和钛植入物的连接示意图；B. 对于具有更严重的感音神经成分的患者，Cordelle II 提供更大的放大倍数（由 Cochlear Americas 提供）

第30章 植入式助听装置

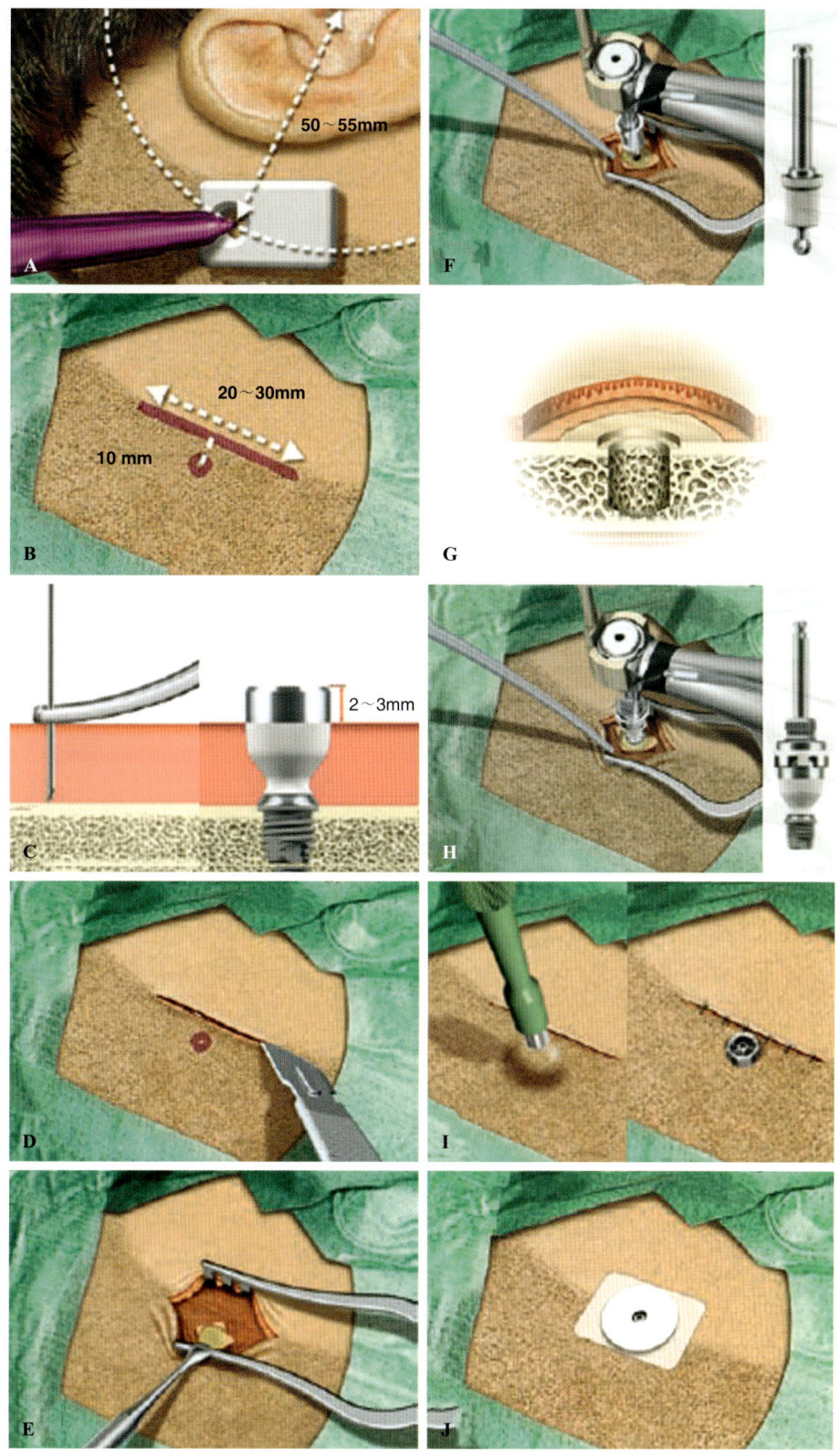

▲ 图 30-11 Baha Dermalock 的微创植入手术技术

A. 植入物一般放置在耳道至耳廓顶点连线 50～55mm。B. 在基座部位前方 10mm 处设置 20～30mm 长的切口。C. 用针测量软组织厚度，并选择正确的基座尺寸。D. 皮肤切开至骨膜。E. 在切口后 10mm 处确定植入物位置，将骨膜十字切开，并从骨皮质表面掀起。F. 在乳突表面或乳突后方皮质中钻一个 3～4mm 的孔。G. 扩孔钻将前孔扩大以适宜钛钉的植入。H. 将钛钉以低扭矩转入植入孔，固定基座。I. 用打孔器在切口后方 10mm 处开孔，以穿透基座，然后缝合切口。J. 放置治疗帽（由 Cochlear Americas 提供）

①植入物穿透的皮肤必须是无毛发的，以便于保持植入部位清洁；②皮下组织应该是逐渐变薄以减少与植入物相关的皮肤移动性，这样可以使真皮层直接在乳突骨膜上愈合，为植入物创造一个牢固固定的基础[69]。为在颞骨中实现这些目的，其先决条件是，覆盖植入物含毛发的皮肤瓣应被削薄，并且毛囊从真皮水平移除。一些作者最初提倡去除皮肤并由全层皮肤移植物替代，但这与植入物周围皮肤破损的发生率增加有关[75]。目前，专门开发了一种皮瓣用于与 Baha 一起使用，减少了皮肤坏死的发生率[76]。植入部位和邻近区域的最终皮瓣或移植物厚度应＞ 1mm。然后将周围皮瓣的边缘缝合到骨膜上，以使皮瓣上的张力最小化。

已经研究出新的微创技术，其需要很少或不需要软组织去除或皮瓣削薄（图 30-11）。这些包括使用较小的线性切口，最小或没有软组织去除以及皮肤打孔技术。据报道，这些技术显示出最小的软组织反应，改善美容效果但不脱去毛囊，以及更短的手术时间[77, 78]。

在皮肤切开之后，使用一次性 3 ～ 4mm 钻头在颅骨中钻出对应于皮瓣的中心区域的孔，该孔位于距外耳道后面 50 ～ 60mm 位置处。可以针对特定的解剖变异或在先前颅底手术中存在修复板块的情况下改变钻孔部位，以确保基座的放置不接触耳廓。在钻孔之后，使用适当深度的锥口钻，再次大量冲水，在低扭矩下将具有附接基座的钛植入物钻入头骨中，直至其固定。

接下来，在植入物上方皮肤上直接打孔，并将基座拧入植入物中。然后将愈合帽放在基座上，用抗生素软膏浸泡的纱布包裹在下面，这有助于通过将瓣或移植物锚固到乳突皮质来防止愈合期间的血肿形成。待 12 周（成人）或 16 周（儿童）进行骨融合后，将外部装置简单地卡在基座上。

（六）BAHA 在幼儿中应用

Baha 的制造商建议对 5 岁以上儿童进行骨融合手术。对于需要骨传导听力的 5 岁以下儿童，可以使用软带 Baha[79]。类似于传统的骨传导听力装置，软带 Baha 通过将标准 Baha 装置连接到软带，提供几乎相当于骨融合装置的听力。

一些人提倡在这个较小年龄组中进行传统的骨融合植入手术[80, 81]。然而，必须克服的一个并发症是，这个较小年龄组的不融合发生率较高，据报道高达 15%[82]。为避免这种并发症，已提出了几项建议：首先是采取二期植入，一期将植入物放入骨，并且皮肤直接覆盖在其上方[80, 81]。在稍后的第二阶段（如果头骨特别薄，最多 6 个月后），皮瓣重新抬起，放置基座，手术的其余部分与一期一样完成。外科医生也可以在一期将基座留在原位[80]。在第二期提升皮瓣时，使用手术刀而不是皮刀，当皮肤由愈合螺钉拉紧或渗入皮瓣时，在使用之前用局部麻醉药使其球囊化。最后的建议是在愈合期间制造一个极薄的皮瓣，以预防蜂窝织炎[80]。研究表明，在 5 岁以下的儿童中应用这种分期方法可以获得与成人相等的听力结果[81]。

（七）骨融合的并发症

与骨融合相关的最常见并发症是经皮植入部位的软组织反应。在骨融合技术的最初发展阶段研究了与皮肤附着相关的软组织和皮肤反应。在一项较大的专门解决这一问题的研究中，Holdgers 及其同事[83]监测了 67 例接受骨融合植入术患者的软组织反应。平均随访 3 ～ 96 个月，67 名患者中的 14 名最终发生了组织不良反应。1 名患者因感染需要移除基座，5 名患者在基座部位出现红肿和潮湿，需要二次手术（通常是皮下组织变薄），2 名患者发红有渗出液但仅需要局部治疗，13 名患者出现轻微红斑需要临时局部治疗。

Jacobsson 及其同事[84]还发表了一份病例报道，该报道指出一名患者在基座部位发生软组织感染，最终需要移除植入物。有趣的是，尽管存在持续感染，植入物显示出骨融合的组织学证据。Niparko 及其同事[67]报道了美国关于 14 例患者首次采用口外骨融合种植体的结果，并指出 3.5% 的症状性软组织反应没有植入物挤压。在迄今为止最大的一系列研究中，Tjellström 和 Håkansson 报道了 456 名患者的植入结果，并发现组织不良反应发生率为 3.4%，3 名患者因感染需要移除植入物，3 名患者因持续的红肿和渗出需要再次手术，23 名患者因组织反应仅需要局部治疗[69]。在美国首次对 Baha 装置进行的大型调查中，软组织并发症很少，包括经皮植入物连接处的局部炎症（3名患者）[52]。最近一项对 149 例病例的连续研究表明，皮肤过度生长是最常见的并发症（7%），平均发生在手术后 1 年[85]。

除皮肤不良反应外，其他并发症相对罕见。骨融合失败是该技术的第二个最常见的并发症。在 Tjellström 和 Håkansson 对 149 名患者的研究发现[69]，有 5 名被认为是失败，4 名未发生骨融合，第 5 名植入患者因直接创伤而丢失。美国第一个大型系列研究发现，仅有 1 例骨融合失败的患者[52]，但 House 和 Kutz[85] 最近的一项研究显示，植入物挤压率为 3.4%，另一个很少报道的并发症是脑内脓肿[86]。

最近 Kiringoda 和 Lustig[87] 对涵盖 2310 个骨膜移植物的 20 项研究进行的 Meta 分析显示，总体并发症发生率较低。皮肤反应范围归类为 Holgers 2～4 级发生率为 2.4%～38.1%，骨融合失败发生率为 0%～18%。在成人和混合人群中，需要再手术的发生率为 1.7%～34.5%，在儿童中需再手术的发生率高达 44.4%。作者报道，研究的总体质量较差，这可能解释了报道的并发症较广泛的原因。这些研究的观察结果表明，通过削减软组织和将真皮附着于下方骨骼等保障实现植入体不移动，患者定期对基座部位进行常规清洁，并通过密切监测植入物与基座的皮肤反应，可以最大限度地减少经皮植入物的软组织反应。然而，总体研究一致表明，当遵循 Brånemark 的手术指南时，骨融合植入手术成功率较高，移动发生率和随后的并发症发生率较低。在考虑骨融合植入物替代其他选择时，应考虑这些并发症的成本[88]。

（八）Baha 的效果

在一个大型的长期系列研究中，Håkansson 及其同事[89] 报道了他们在接受 Baha 装置的 147 名患者中的 10 年经验。根据患者的骨导平均阈值（PTA）将患者分为三组：0～45dB、46～60dB、> 60dB。作者指出 PTA 与成功康复之间存在较强的相关性。在具有最佳听力（PTA < 45dB）组中，89% 的患者通过植入物获得主观听力改善，而仅有 8% 的患者认为听力更差。相反，在听力逐渐变差的组中，PTA 为 46～60dB 和 > 60dB 时，分别有 61% 和 22% 的患者有了主观听力改善。此外，平均而言，言语识别率从裸耳的 14%，使用传统助听器的 67%，提高到佩戴 Baha 的 81%。如果排除 SNHL > 60dB 的患者，则该数字可增加至 85%；如果排除 PTA > 45dB 的患者，则该数字增加至 89%。基于这些结果，作者建议考虑到 Baha 的"高成功率"，患者的 PTA 应该低于 45dB，尽管对于 PTA > 65dB 的患者仍应预期会有听力改善（表 30-2）。在描述 Birmingham 的经历时，Stevenson 和同事[90] 报道了 7 例儿童植入 Baha。与之前的助听器相比，4 名儿童 PTA 的改善 ≥ 5dB，其中 4 名儿童的阈值变化 < 5dB。尽管该组的平均言语识别率得分约为 90%，但与之前的助听器相比，只有 1 例儿童术后言语识别率有显著改善。Liepert 和 DiToppa[91] 引用 Edmonton 15 名患者的经验，报道了使用 Nobelpharma 听觉系统骨锚式听力装置与无助听器相比，言语察觉阈值平均提高 30dB。在所被询问的 10 名患者中，所有人都报道说，在任何情况下，他们认为使用植入物的听力比以前佩戴或不佩戴助听器时均"较好"或"更好"。因此，Baha 似乎为患有 PTA 低于 45dB 的

表 30-2 Baha 的适应证和禁忌证

适应证	禁忌
任何使用传统骨传导助听器的患者	年龄 < 5 岁
任何气导助听器用户伴有慢性耳漏	情绪不稳定、药物滥用、发育迟缓
任何气导助听器用户因慢性中耳炎或外耳炎而感到不适	PTA 骨导阈值（0.5～3.0kHz）大于 65dB HL, SDS > 60%
任何气导助听器用户经较大乳突切除术而发生的难以控制的声反馈	
耳硬化症、鼓室硬化症、外耳道闭锁等修复的相对禁忌证（如唯一听力耳）	

PTA. 纯音平均听阈；SDS. 言语识别率得分

患者提供了较好的听力康复，并且该装置报道了极好的患者满意度。

在美国对 Baha[52] 经验的初步回顾中，最常见的植入适应证包括慢性分泌性中耳炎或耳漏、外耳道管狭窄或闭锁，还包括接受过颅底手术并封闭外耳道的患者。总体而言，使用 Baha 时，每位患者听力的平均改善为（32±19）dB。在 80% 的患者中，气骨间隙缩小至术前骨传导阈值的 10dB 以内，而缩小至 5dB 以内的发生率为 60%。

这些早期研究所依据的 Baha Compact 和较旧的 Baha Classic 300 使用模拟技术。较新的设备 Baha 3（BP100）声音处理器使用数字分析进行处理。较新的声音处理器完全可编程，并具有定向麦克风。Pfiffner 及其同事[92]最近完成了一项研究，该研究将 BP100 声音处理器与较旧的 Divino 模型进行了比较，发现对噪声的语音理解能力提高了 1.0～2.3dB，在 APHAB 方面也有改进。

无论是头戴式 Baha 3 还是体佩式的 Baha Cordelle Ⅱ 均可提供动力处理器，都能为那些耳蜗储备受损较重的人提供额外的收益。传统 Baha（Classic、Compact、Divino、Baha 3）推荐听力损失水平（HL）包括 500Hz、1000Hz、2000Hz 和 3000 Hz 的 PTA 骨导听力损伤＜40～45dB HL。Baha 3 推荐用于骨导听力损伤＞55dB，而体佩式的 Baha Cordelle Ⅱ 是最强大的处理器，推荐用于 PTA 骨导听力损失低于 65dB HL 的患者[93, 94]。

七、骨融合骨传导助听器治疗单侧感音神经性听力损失

在治疗单侧 SNHL 中，OBHPs 越来越受欢迎[54,95,96]。在患耳上使用这些装置可以改善患者声场阈值，并提高患者在噪声环境下对语音的理解，就像 CROS 助听器或经颅 CROS 系统一样。Niparko 及其同事对单侧耳聋使用骨导助听器患者进行了一项前瞻性研究，包括益处调查、声源定位和噪声下言语识别率[95]。该研究包括 10 名单侧耳聋成人（PTA＞90dB，标准偏差＜20%），其病因各种各样，包括听神经瘤、脑膜炎、突发性 SNHL 和慢性化脓性中耳炎引发的 SNHL。患者使用 CROS 装置 1 个月，并比较使用 CROS 装置测试结果与使用植入式骨导助听器的测试结果。结果显示，对 OBHP 植入和放大作用患者满意度均一致，但对 CROS 助听器的接受性差。Baha 和 CROS 的声音定位都很差。与不佩戴助听装置相比，在大多数情况下，CROS 和 Baha 在噪声中产生了明显更好的言语识别率。在安静和噪声条件下，Baha 比 CROS 能够显著提高言语识别能力，这一结果可能与 Baha 避免将噪声信号传送到更好的耳朵造成干扰有关。该研究表明，当 Baha 置于聋耳一侧时，对单耳听力正常的受试者的益处比 CROS 更大。

Wazen 及其同事[96]的另一项报道也研究了 Baha 在单侧 SNHL 中的应用。这项前瞻性研究包括 9 名患者，病因包括先天性耳廓闭锁、继发于伴或不伴胆脂瘤的慢性耳部感染的乳突切除术后或颞骨肿瘤切除术后。作者表明，将佩戴 Baha 与不佩戴进行比较，与不佩戴 Baha 相比所有患者音调阈值及海绵阈值较前均有改善。佩戴 Baha 条件下的言语识别率与患者在不佩戴助听设备条件下的最佳得分相当，患者主观佩戴 Baha 条件下听觉评分显著改善。

Lin 及其同事[97]对单侧 SNHL 患者的研究表明，患者对 Baha 比较满意，但对 CROS 的接受程度较差。此外，使用 CROS 辅助设备时，声源定位能力更差，但使用 Baha 时仅仅不会提高对声源的定位能力。此外，与先前的研究一致，Baha 在噪声条件下表现出的言语识别率明显更好。其他研究也证实了类似的发现[98]。

这些研究表明，OBHPs 是单侧 SNHL 康复的有用工具，比 CROS 助听器更有优势，主要益处是改善噪声环境下的言语识别率，但 OBHP 在声音定位中助益甚微。

经皮骨传导植入装置的替代品

1. 经皮骨锚式助听装置

虽然 Baha 和 Ponto 已被证明是治疗 CHL 和单侧 SNHL 的有效方案，但已经开发了一些新技术来解决现有装置的局限性。

Alpha 2 和骨桥（Med-El）是一种经皮骨传

导听力装置，它避免了经皮基座带来的不良反应，包括皮肤破裂、日常维护和不良外观。Alpha 2 于 2006 年首次在德国使用，并于 2011 年获得 FDA 批准。骨桥已获得欧洲 CE 标志，但仍在临床试验中，等待 FDA 的批准[99]。骨桥与 Alpha 2 之间存在许多相似之处，但骨桥[100,101]还缺乏可用的数据及 FDA 批准，本节以下内容将重点关注 Alpha 2。

Alpha 2 系统使用一个外部组件，包含一个声音处理器和骨传导振荡器以及一个植入的钛包裹的双磁性植入物，用五个钛螺丝固定在颅骨上。植入物通过磁力与外部振荡器耦合，并将振动传递到颅骨，而不需要经皮基座。Alpha 2 可以在局部麻醉或全身麻醉下植入。该技术采用 7cm 弯曲的切口，切口向上至耳廓的上方和后方。钻一个至少 2.6mm 的骨质凹槽以容纳磁铁。然后用五个 1.5mm 的微型螺钉固定植入物。在成人中，如果需要获得 4～6mm 厚的皮瓣，皮肤将会被削薄[102,103]。由于植入物含有磁铁，植入 Alpha 2 的患者不适合进行 MRI 检查。

Alpha 2 适用于 5 岁以上的患者，患有传导或混合性听力损失，骨导听力损伤在 45dB 以下；也适用于单耳聋患者，骨导阈值在 20dB 以下。Sylvester 及其同事[102]评估了 18 例佩戴 Alpha 2 患者的听力和生活质量，结果发现双侧 CHL 患者的效果最佳，增益为 21.9dB。对于双侧混合性听力损失患者，增益为 6.2dB；对于单侧混合性聋患者，增益为 5.5dB。对于单侧耳聋或单侧传导性聋的患者，声源定位能力和辨别力没有得到改善。在生活质量方面，言语、空间和听觉量表得分没有表现出明显的提高。

Hol 及其同事[104]最近比较了 12 名患有先天性单侧听力损失的儿童，适用 Alpha 2 经皮骨传导听力装置和 Baha 之间的差异。他们发现，Baha 组在声场助听听阈、言语察觉阈值和 65dB 下言语理解能力等听力学结果均有改进。他们还测到 Baha 经颅骨刺激器比 Alpha 2 的输出高 10～15 dB。Baha 的这些优势应与它经皮刺激引起的并发症相平衡。

2. 基于牙科器械的骨传导系统

基于经皮骨传导系统的成功，开发了一种非手术骨导牙传导助听设备，Sound-Bite（Sonitus Medical, San Mateo, CA）。虽然 Sound Bite 是非手术的，但它确实是通过与牙齿发生生物学骨集成后通过骨传导将声音传递到耳蜗。2011 年，FDA 批准该装置用于治疗传导性聋和单侧耳聋。该设备使用 BTE 接收器和声音处理器将信号发送到与上颌臼齿颊面相连的定制、可拆卸的口内压电换能器。由振动而带来的对牙齿的损伤被认为微乎其微，因为与咀嚼力相比，声音引起骨传导所需的力量很小[105]。最近，Gurgel 和 Shelton[106]对 34 名单耳聋患者进行的一项研究表明，使用 Sound Bite 与无辅助状态相比，APHAB 方面有了显著的改善。100% 的患者表示他们可能会向单侧耳聋的人推荐该装置，91% 的患者表示他们更喜欢佩戴该装置。尽管 1 名患者报道了与器具相邻的口腔疼痛，但没有关于牙齿并发症的报道。最大的不满意是 35% 的患者进行问题反馈，尽管这些患者中有 50% 是通过微小调整即解决了问题。Murray 及其同事[107]一项对 22 例患者随访了 6 个月相似的研究，发现没有并发症且 APHAB 持续改善，再次表明 Sound Bite 对单侧耳聋患者是一种安全、有效的非手术疗法。

八、结论

技术为 SNHL 和传导性聋患者的治疗带来了新的、革命性的方法。与传统助听器相比，完全植入和半植入设备有可能提供更好的声音质量、更大的放大率、更少的失真、更好的定向能力，以及更好的美容外观。这种潜力是否能够完全实现取决于设计的进一步完善、患者和第三方支付者的接受程度，以及促进此类设备研发公司的财务支持。虽然经济和财政方面的缺乏使其中一些设备的短期前景不明朗，但这种技术无疑将继续发展，并可能最终证明是用于听力损失康复设备的关键部分。

第六篇 听力修复刺激、设备与听力康复学

推 荐 阅 读

Barbara M, Bandiera G, Serra B, et al: Digital hearing aids for high-frequency sensorineural hearing loss: preliminary experience with the RetroX device. *Acta Otolaryngol* 125: 693 – 696, 2005.

Chen DA, Backous DD, Arriaga MA, et al: Phase 1 clinical trial results of the Envoy System: a totally implantable middle ear device for sensorineural hearing loss. *Otolaryngol Head Neck Surg* 131: 904 – 916, 2004.

Colletti V, Soli SD, Carner M, et al: Treatment of mixed hearing losses via implantation of a vibratory transducer on the round window. *Int J Audiol* 45: 600 – 608, 2006.

Davids T, Gordon KA, Clutton D, et al: Bone-anchored hearing aids in infants and children younger than 5 years. *Arch Otolaryngol Head Neck Surg* 133: 51 – 55, 2007.

Goode RL, Rosenbaum ML, Maniglia AJ: The history and development of the implantable hearing aid. *Otolaryngol Clin North Am* 28: 1 – 16, 1995.

Hol MK, Cremers CW, Coppens-Schellekens W, et al: The BAHA Softband. A new treatment for young children with bilateral congenital aural atresia. *Int J Pediatr Otorhinolaryngol* 69: 973 – 980, 2005.

House JW, Kutz JW, Jr: Bone-anchored hearing aids: incidence and management of postoperative complications. *Otol Neurotol* 28: 213 – 217, 2007.

Jenkins HA, Niparko JK, Slattery WH, et al: OTOlogics Middle Ear Transducer Ossicular Stimulator: performance results with varying degrees of sensorineural hearing loss. *Acta Otolaryngol* 124: 391 – 394, 2004.

Jenkins HA, Atkins JS, Horlbeck D, et al: U.S. Phase I preliminary results of use of the OTOlogics MET Fully-Implantable Ossicular Stimulator. *Otolaryngol Head Neck Surg* 137: 206 – 212, 2007.

Jenkins HA, Atkins JS, Horlbeck D, et al: OTOlogics fully implantable hearing system: Phase I Trial 1-Year Results. *Otol Neurotol* 29: 534 – 541, 2008.

Kiefer J, Arnold W, Staudenmaier R: Round window stimulation with an implantable hearing aid (Soundbridge) combined with autogenous reconstruction of the auricle: a new approach. *ORL J Otorhinolaryngol Relat Spec* 68: 378 – 385, 2006.

Kiringoda R, Lustig LR: A meta-analysis of the complications associated with osseointegrated hearing aids. *Otol Neurotol* 34: 790 – 794, 2013.

Klein K, Nardelli A, Stafinski T: A systematic review of the safety and effectiveness of fully implantable middle ear hearing devices: The Carina and Esteem systems. *Otol Neurotol* 33: 916 – 921, 2012.

Kompis M, Krebs M, Hausler R: Speech understanding in quiet and in noise with the bone-anchored hearing aids Baha Compact and Baha Divino. *Acta Otolaryngol* 127: 829 – 835, 2007.

Lin LM, Bowditch S, Anderson MJ, et al: Amplification in the rehabilitation of unilateral deafness: speech in noise and directional hearing effects with bone-anchored hearing and contralateral routing of signal amplification. *Otol Neurotol* 27: 172 – 182, 2006.

Luetje CM, Brackman D, Balkany TJ, et al: Phase III clinical trial results with the Vibrant Soundbridge implantable middle ear hearing device: a prospective controlled multicenter study. *Otolaryngol Head Neck Surg* 126: 97 – 107, 2002.

Lustig LR, Arts HA, Brackmann DE, et al: Hearing rehabilitation using the BAHA bone-anchored hearing aid: results in 40 patients. *Otol Neurotol* 22: 328 – 334, 2001.

Niparko JK, Cox KM, Lustig LR: Comparison of the bone anchored hearing aid implantable hearing device with contralateral routing of offside signal amplification in the rehabilitation of unilateral deafness. *Otol Neurotol* 24: 73 – 78, 2003.

Siegert R, Mattheis S, Kasic J: Fully implantable hearing aids in patients with congenital auricular atresia. *Laryngoscope* 117: 336 – 340, 2007.

Snik AF, Mylanus EA, Proops DW, et al: Consensus statements on the BAHA system: where do we stand at present? *Ann Otol Rhinol Laryngol Suppl* 195: 2 – 12, 2005.

Todt I, Seidl RO, Gross M, et al: Comparison of different Vibrant Soundbridge audioprocessors with conventional hearing aids. *Otol Neurotol* 23: 669 – 673, 2002.

Tysome JR, Moorthy R, Lee A, Jiang D, et al: Systematic review of middle ear implants: Do they improve hearing as much as conventional hearing aids? *Otol Neurotol* 31: 1369 – 1375, 2010.

Venail F, Lavieille JP, Meller R, et al: New perspectives for middle ear implants: first results in otosclerosis with mixed hearing loss. *Laryngoscope* 117: 552 – 555, 2007.

Yellon RF: Bone anchored hearing aid in children: prevention of complications. *Int J Pediatr Otorhinolaryngol* 71: 823 – 826, 2007.

人工耳蜗植入的患者评估和设备选择

Cochlear Implantation: Patient Evaluation and Device Selection

第 31 章

P. Ashley Wackym　Aline Tran　著

罗建芬　译

要点

1. 人工耳蜗植入通过外部处理器提供电子听力,该处理器可传导声学信息并将编码信息输入植入式接收器刺激器,然后电激活听神经的残余纤维。
2. 语前聋儿童通过听觉刺激引起的听觉皮质重塑获得言语和语言。
3. 语后聋儿童和成人以及那些从助听器获得边际益处的重度至极重度听力损失人群可从人工耳蜗植入中受益,可以通过重新感知声学语音来识别语言。
4. 每 1000 名儿童中,约 1 名发生先天性耳聋,其中至少 60% 的先天性聋儿是由遗传性原因导致的。
5. 听神经病 / 非同步性(AN/D)的诊断,被认为是一种特殊的听力障碍,患者通常存在外毛细胞功能,但听神经反应异常,这些患者中可能有人工耳蜗植入的候选者。
6. 术前进行计算机断层扫描和(或)磁共振成像对于指导电极放置手术策略至关重要。
7. 在最近临床试验中,成人筛选标准包括:①重度或极重度听力损失,纯音平均听阈 70dB(HL),②配戴合适助听器或其他助听装置效果不佳,③助听后开放式句子测试得分＜ 60%,④没有中枢听觉损害或听神经缺失的证据,⑤没有手术禁忌证。
8. 随着双耳听力的益处越来越被认可,现在包括双侧植入、单侧耳聋患者和低频残余听力较好患者均成为人工耳蜗植入候选人。
9. 成人人工耳蜗植入评估的转诊标准包括:①即使在 250Hz 和 500 Hz 的听力水平较好,但在 1000Hz 及以上频率时,较好耳的听阈为 70dB HL 或更差;②未助听下单词识别率＜ 60%;③尽管使用了助听器,但患者的交流困难仍然存在。
10. 儿童人工耳蜗植入评估的标准包括:①即使在 250Hz 和 500Hz 的听力水平更好,但是好耳裸耳听力在 2000Hz 及以上频率时听阈＞ 90dB HL;②较好耳朵的助听听阈＞ 35dB HL,特别是在 4000Hz 时;③双耳听觉脑干反应测试没有发现反应,或者一只耳朵没有发现反应,在另一只耳听觉脑干反应阈值处于较高水平。

第六篇 听力修复刺激、设备与听力康复学

> **要点**
> ④父母对孩子的听觉和（或）沟通技巧的发展明显落后；⑤在2000Hz及以上频率有渐进性听力损失，且听力损失程度接近极重度听力损失；⑥存在严重AN/D的证据。虽然食品药品管理局的指导方针规定了1岁的年龄限制，但临床判断很重要，并且没有建立评估的年龄下限。
> 11. 信号处理策略可能影响特定患者的设备选择（如音乐爱好者可能对精细结构策略更感兴趣，而其他患有神经系统处理问题的患者可能会从具有较低刺激率的策略中受益）。

人工耳蜗（CI）的改进已经改变了对严重听力损失的儿童和成人的治疗。不断更新的候选标准和植入技术的进步已经使更多的患者受益于人工耳蜗植入。同样，在美国市场的三家设备制造商加速了这些设备的研发和更新。在本章中，着重讲述了对儿童和成人人工耳蜗植入的评估和预期，以及在美国市场上三家制造商产品之间的异同。

一、一般背景

人工耳蜗是听觉假体，体外设备通过与听神经相连接的体内设备，将声学信息使用特定的语音编码策略转换为电刺激信号。大多数耳聋的原因是，听觉毛细胞丢失或功能障碍，但双极螺旋神经节神经元及其初级传入树突保持完整，可被CI的电刺激直接激活。电极通常位于鼓阶内并朝向蜗轴，耳蜗的感音机制通过沿电极阵列的走行将频率分配给特定电极来模拟，使得对应于高频的电刺激被传送到耳蜗的基底区域，低频传递到耳蜗顶端区域。电脉冲绕过功能缺失的毛细胞，直接去极化初级传入神经元。

通过听觉装置刺激引起的听觉皮质重塑使语前聋孩子可以获得言语和语言。一些经过精心挑选的语前聋成人是合适的CI受助者，但是他们听觉皮质的可塑性有限，这是获得言语和语言所必需的。语后聋的儿童和成人，以及那些重度到极重度听力损失者，从助听器获益有限的是合适的CI候选人。此外，人工耳蜗植入术用于单侧耳聋患者抑制耳鸣和双耳听力的恢复，在欧洲已经获得CE标志认证，并且也正在成为美国的超适应证治疗方案。

二、患者评估

医学与影像学评估

医疗评估从详细收集患者的病史开始，然后进行体格检查。耳科病史包括听力损失的发病年龄和进展情况，听力损失的可能病因（如噪音暴露、耳毒性药物史、创伤）、感染和手术史。可能的前庭功能障碍的病史，包括行走延迟、骑自行车困难，或在闭眼或在黑暗中行走时难以保持平衡。完整的听力损失家族史也很重要。

1. 遗传听力损失

听力损失的病因是一个重要的考虑因素。在遗传因素中，已经描述了超过400种综合征性听力损失，非综合征性现在超过80种[1]，大多数在本书中已经讨论过。

在每1000名儿童中约有1名发生先天性耳聋，并且这些儿童中至少有60%患有遗传性耳聋[2]。据估计，所有遗传性听力损失中有70%是非综合征性的，其中近80%的非综合征性耳聋是以常染色体隐性遗传方式遗传的[3]。迄今为止，非综合征性感音神经性听力损失（SNHL）已经发现54种常染色体隐性遗传，24种常染色体显性遗传，8种X-连锁遗传[1]和几种线粒体DNA变异[1]。研究表明，高达50%的非综合征性SNHL病例是由于编码间隙连接蛋白26（Cx26）的单个基因发生突变所致[4]。编码Cx26（间隙连接蛋白β-2或GJB2）的基因位于人染色体13q12上的DFNB1基因座。蛋白质的编码序列包含在单个外显子中，

第31章 人工耳蜗植入的患者评估和设备选择

可以很容易用测序方法分析[5]。如果早期植入人工耳蜗，非综合征性遗传性听力损失的儿童，通常表现出优秀的听觉康复效果。

遗传性综合征性耳聋在所有严重的听力损伤中占比例很小，然而，当评估这些人是否需要进行人工耳蜗植入时，通常还要考虑其他因素。虽然超过400种遗传综合征可表现为听力损失，但常见的仅有几种[6]。最常见的2种常染色体隐性遗传综合征性耳聋：Pendred综合征（耳聋、前庭水管扩大和甲状腺功能障碍）和Usher综合征（耳聋、视网膜色素变性失明，伴或不伴前庭功能障碍）。Jervell和Lange-Nielsen综合征（耳聋和由于QT间期延长导致猝死综合征）发生在有明确家族病史的人群中。对于有耳聋和心源性死亡家族史的孩子来说，进行人工耳蜗植入手术准备时需要慎重考虑。不幸的是，心电图对这种综合征并不完全敏感或有特异性[7]；然而，对于有QT间期延长家族史的聋儿和在晕厥发作时心电图中表现出QT间期延长的聋儿，转诊给心脏病专家进行评估和治疗是非常重要的。2型神经纤维瘤病通常在10—30岁被诊断，这些个体可以表现出双侧听神经瘤的症状，这种患者的干预方案需要慎重选择。如果其中一个肿瘤在小的时候被切除，并且耳蜗神经在失去功能性听力的情况下仍然保留，随访几年后发现复发的肿瘤没有压迫蜗神经，则可以进行人工耳蜗植入。否则，听觉脑干植入是合适的选择。

上述的4种综合征在出生时通过病史和体格检查不容易被诊断出来。导致耳聋最常见的显性遗传综合征是Stickler综合征、branchio-oto-renal综合征和Waardenburg综合征。当体格检查或病史怀疑有综合征性耳聋时，可以通过在线资源帮助医师进行综合评估[8]。

2. 听神经病/同步不良

过去20年来，越来越多的证据表明，存在一种不符合传导性、混合性或感音神经性听力损失标准的听力障碍。最终，这种听力障碍被命名为听神经病/同步不良（AN/D），表现为耳蜗外毛细胞功能存在与听神经反应缺乏或异常的听觉障碍，听神经同步性差[9]。据报道，AN/D症状发生率占可疑听力损失人群中的0.5%[10]～1.3%[11]，其中有15%的人群缺乏听觉脑干反应（ABR）[11]且伴有重度至极重度SNHL。行为测听阈值可能在或不在正常范围内，并可能随时间而波动。AN/D患者的言语识别通常比行为阈值预测的要差得多。听神经同步性差的原因很多，包括耳蜗内毛细胞功能障碍、内毛细胞/螺旋神经节神经突触或听神经功能障碍，及其他未知原因。

各种不同病因导致AN/D患者临床表现各异。Starr[12]报道了70例AN/D患者，其中40%为遗传性，通常伴有进行性神经性腓骨肌萎缩症（Charcot-Marie-Tooth病）；20%为混合病因，包括代谢因素（即缺氧症、高胆红素血症）、免疫因素和感染性因素；40%为特发性。在某些严重疾病中，也曾被记录到存在随体温波动的一过性AN/D[13, 14]。另外，AN/D可能与周围神经病变共存，在某些AN/D患者的腓肠神经横断面发现髓磷脂和神经纤维丢失[12]。

AN/D患者佩戴助听器可能无法为交流提供足够的益处，因为助听器增加了声音强度，但不能改善神经同步性的问题。经过仔细评估后，使用CI的电刺激有望成为伴有严重听力障碍AN/D患者的治疗选择[15, 16]，并且在我们的临床经验中已经取得了成功。然而，当神经功能明显受损或听神经发育不良或缺失时，人工耳蜗植入可能效果不佳[17]。

3. 后天性耳聋

在幼儿中，许多后天性耳聋不能轻易与遗传性耳聋进行区分。所谓的TORCH微生物（弓形虫病、梅毒、风疹、巨细胞病毒和疱疹）的产前感染通常与耳聋有关。这种感染可导致神经节细胞计数减少，认知功能障碍和面神经位置异常，这些后果均限制了人工耳蜗植入的有效性或增加了CI手术的风险。早产和低体重儿，低Apgar评分和高胆红素血症都可能与耳聋有关，由于这些情况可导致听觉中枢处理异常，应该降低对人工耳蜗植入后康复效果的预期。同样，对于这些多重残疾儿童需要考虑各方面康复的问题。

自身免疫性内耳疾病（见第一分册，第12章）通常进展快速，接受CI的语后聋患者通常具有较好的康复效果，这可能是与初级传入神经元保存完好，且耳聋时间较短有关系。虽然双侧梅尼埃病伴有双侧听力下降需要人工耳蜗植入的患者并不常见，但这类患者通常表现出良好的植入效果，可能是因为他们有较好的残余听力和听觉记忆。

许多遗传或后天性疾病会影响颞骨发育，并且会导致重度至极重度耳聋，需要人工耳蜗植入。耳硬化、Paget 病，Camurati-Engelmann 病[18] 以及脑膜炎伴发继发性迷路骨化是耳蜗植入手术面临挑战的一些疾病。除了电极插入存在困难之外，耳蜗骨密度的降低常常导致不良后遗症，例如由于电流扩散到耳蜗外部导致面神经刺激，这会影响耳蜗装置的术后编程。

因双侧颞骨骨折所导致的耳聋比较罕见，通常可以通过人工耳蜗植入得到康复，应尽早植入以避免耳蜗纤维化。如果影像学结果表明听神经受到创伤，那么通过鼓岬电刺激记录电诱发的听觉脑干电位来确定听神经功能是否正常非常重要。在欧洲已报道了在这种临床情况下使用听觉脑干植入[19]，同时这项技术于 2006 年在美国首次应用。

最后，在欧洲经过 CE 标识认证，人工耳蜗植入已经用于成人和儿童单侧耳聋的康复中。在美国，已获得美国 FDA 批准人工耳蜗植入用于超适应证单侧耳聋治疗[20-22]。

4. 体格检查

所有极重度耳聋的成人和儿童都应该进行完整的体格检查。在第一分册第 12 章及本分册第 22 章第 23 章第 26 章和第 27 章中讨论了 SNHL 特定病因的临床相关性。

5. 慢性化脓性中耳炎

由于存在潜在感染的风险，慢性化脓性中耳炎（CSOM）最初被认为是幼儿人工耳蜗植入的禁忌证[23]。然而，回顾性研究表明，人工耳蜗植入后中耳炎（OM）的患病率和严重程度并未增加[24, 25]，因此外科医生主张如果是干耳可同时进行人工耳蜗植入。

一些外科医生主张进行分期手术，一期手术包括根治性乳突切除术、咽鼓管闭锁和乳突腔封闭伴外耳道封闭。通常在一期手术后 2～6 个月进行二期手术，即人工耳蜗植入术[26]。乳突封闭的主要风险是形成胆脂瘤，必须长期随访。部分专家主张采用个体化治疗策略：①干性鼓膜穿孔患者接受一期鼓膜成形术，3 个月后进行耳蜗植入；②伴有胆脂瘤或乳突腔病变的患者接受根治性乳突切除术和外耳道封闭，数月后接受二期人工耳蜗植入术；③乳突腔无病变的患者可进行一期乳突腔封闭和电极植入[27]。还有部分专家提出一期手术同时进行乳突根治、耳蜗植入及外耳道封闭，而不填塞乳突腔[28, 29]。Luntz 及其同事[30] 描述了一种多步骤治疗策略，旨在解决干耳问题。使用这种策略，任何步骤完成后，只要干耳，都可以进行人工耳蜗植入。对于伴有 CSOM 的 CI 候选人，多种方案的存在反映了这种疾病发展过程的复杂性。不管治疗策略如何，目前所有患者都应在植入前预防性应用抗生素。

微生物生物膜是一种自然界中常见的，但是不正常的现象，然而，在临床领域，生物膜形成与发病率和死亡率增加有关[31, 32]。生物膜的特点是具有复杂的三维结构，由水通道连接的贴壁细胞网络，并被封装在细胞外基质中[33]。生物膜难以被抗生素、防腐剂和工业杀菌剂破坏，可能的机制包括：①药物渗透入基质受限，②由于生长速率降低或营养限制导致的表型变化，③表面诱导的抗性基因的表达。虽然关于细菌生物膜的文献报道很多，但是对医学相关的真菌生物膜的关注却很少。事实上酵母菌是导管相关感染的第三大主要原因，并且具有第二高的定植感染率和最高的原始死亡率。移植手术、免疫抑制、慢性留置导管的使用，以及长时间重症监护病房停留是真菌疾病的主要危险因素[34]。各种生物医学装置包括支架、分流器和假体（心脏瓣膜、膝盖等）、植入物（乳房、晶状体、假牙等）；气管内导管、心脏起搏器和各种类型的医用导管，均被证明有假丝酵母的定植和生物膜形成[35]。单独使用抗真菌治疗不足以治愈，往往需要取出生物医学装置[36]。

自 20 世纪 40 年代抗生素出现以来，许多作者报道了真菌在抗菌治疗后出现过度生长[37]。尽管细菌通常会导致 CSOM，但真菌感染或过度生长却非常普遍。一项针对 CSOM 患者的前瞻性研

第 31 章 人工耳蜗植入的患者评估和设备选择

究报道，10% 的化脓性中耳炎患耳中有念珠菌属生长，35% 的患耳在局部使用环丙沙星滴耳治疗 3 周后有念珠菌属生长[38]。此外，另一项研究表明，局部应用氧氟沙星滴耳液或口服阿莫西林/克拉维酸盐治疗前和治疗 10d 后，分别培养带有通气管和耳漏耳朵中的分泌物，在阿莫西林/克拉维酸盐组中有 5% 的念珠菌感染发生率，但是在氧氟沙星组的发生率可忽略不计[39]。这些结果证实了早期研究的发现，与局部应用氧氟沙星治疗组相比，应用阿莫西林/克拉维酸盐治疗的患者念珠菌发生率显著增加。我们有一例白色念珠菌真菌定植于 CI 的病例[40]。目前还没有针对植入后早期中耳炎发作的指南，在这一阶段，由于耳蜗造口处的纤维组织处于形成物理屏障的过程中，电极提供了直接进入内耳的通路，在此期间中耳感染可沿电极进入内耳，诱发听神经损伤，并且可能导致生物膜形成，这种情况如果确认，则应立即移除植入物。此外，这将使感染进一步扩散到颅内和发生脑膜炎的风险增高[41]。在 2006 年，已经证实慢性 OM 中细菌生物膜具有高发生率[42]。在 CI 感染的病例中也证实了细菌生物膜的存在，而且需要手术取出植入物[43]。

6. 影像学

所有 CI 候选人术前均需要进行高分辨率颞骨计算机断层扫描（CT），以确定内听道是否狭窄、耳蜗是否正常、是否存在影响耳蜗的原发性或继发性骨病，以及是否存在扩大的前庭导水管。许多先天性耳聋患儿会出现相关的耳蜗畸形，通常是前庭扩大、前庭导水管扩大、耳蜗发育不全或共腔畸形[44]。当术前 CT 扫描发现先天性或后天性内听道狭窄时，可能缺乏初级传入神经支配，要谨慎进行人工耳蜗植入[18, 45]。另外，如果发现存在前庭导水管扩大，则需要进行术前磁共振成像（MRI），因为扩大的前庭导水管使脑脊液和耳蜗之间有异常交通。临床上，常与术中"外淋巴井喷"相关，需要在术中用筋膜密封耳蜗造口以避免急性化脓性 OM 后的脑膜炎。发育畸形的耳蜗，包括共同腔畸形和耳蜗不完全分隔等，均需要选择不同长度的电极进行植入。对于患有听神经不同步性疾病的儿童，应进行 MRI 检查，因为尽管 CT 显示内听道大小正常，但多达 18% 的儿童可能伴有耳蜗神经缺失或发育不良[17]。对于单侧耳聋儿童也应该接受 MRI 检查，以确定耳蜗神经的发育情况。同时也可以发现其他异常，例如面神经异常走行或圆窗龛位置异常。除了听神经缺失或内听道缺失外，大多数畸形的耳蜗可植入足够数量的电极，为患者提供开放式（无限单词或句子可能性）的言语感知（图 31-1）。

脑膜炎后易发生骨化性迷路炎，特别是肺炎链球菌是主要感染微生物时[41]。尽管颞骨 CT 能够很好地显示完全骨化，但 MRI 可以在发生部分骨化时提供补充信息，T_2 加权 MRI 序列在确定部分骨化或纤维化的鼓阶是否包含外淋巴时特别有用。

高分辨率颞骨 CT 扫描还可以帮助我们找出与人工耳蜗故障相关的问题，或者寻找人工耳蜗效果不好的原因。图 31-1 显示了含有 MED-EL C40+装置的颞骨，该患者患有耳硬化和面神经刺激症状，这是由于进行性耳蜗硬化导致耳囊周围的骨密度和透明度降低，从而使电流从耳蜗扩散到面神经。图 31-2 显示了一个小孩的颞骨，其耳蜗植入后效果出乎意料地差，并且使用 CI 时会出现面神经刺激症状。在他转诊到我们的中心进行高分辨率颞骨 CT 评估后，显示畸形耳蜗，在

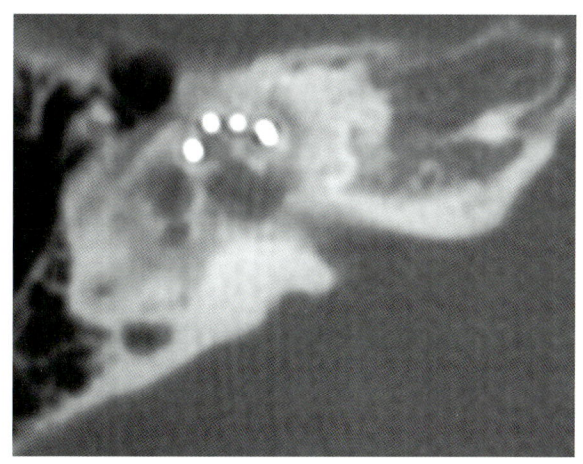

▲ 图 31-1 对耳硬化患者右耳使用骨窗算法的高分辨率颞骨轴向计算机断层扫描（CT）显示右耳耳蜗内，电极阵列（MED-EL C40+）位置良好

注意耳囊的骨密度降低和耳囊周围的透光度（中心，右上）。由于电流通过耳囊向面神经传播，该患者在使用人工耳蜗时出现面神经刺激现象（由 P.A. Wackym, MD. 提供）

第六篇 听力修复刺激、设备与听力康复学

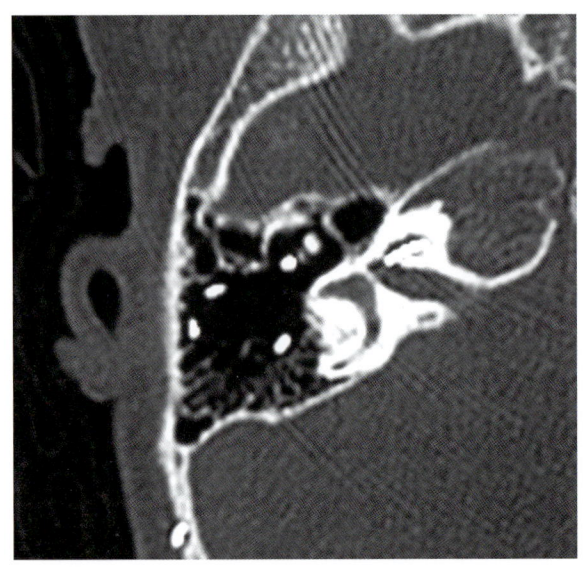

▲ 图 31-2 使用骨窗算法的高分辨率颞骨轴向计算机断层扫描（CT）显示，右耳耳蜗植入电极，该电极已穿透耳蜗/蜗轴壁并进入内听道（具有 HiFocus 1j 电极的 C Ⅱ 仿生耳）。另一家机构的植入外科医生没有意识到孩子在耳蜗顶端有一个不完全分隔畸形。这种畸形可能与耳蜗和蜗轴之间的薄骨壁有关。这个孩子人工耳蜗植入后的表现低于预期水平，并且在使用时出现面神经刺激症状，因此采用 CT 扫描评估电极位置。孩子的第二侧植入了 HiRes 90K 装置，第一侧耳蜗被移除并替换为 HiRes 90K 装置，这解决了他的面神经刺激问题（由 P.A. Wackym, MD. 提供）

耳蜗顶端有一个不完整的分隔，电极尖端离开耳蜗并延伸到内听道。这种耳蜗畸形通常在蜗轴和内听道之间存在薄的分隔。

三、成人人工耳蜗植入者评估标准

在过去的 25 年，由于人工耳蜗技术的进步和植入指征的扩展，人工耳蜗植入术的益处大幅增加。通常要从以下几点仔细评估成人 CI 候选资格：①确定植入前助听器的效果；②比较候选人植入前助听效果与当前植入者的表现；③提出支持或反对人工耳蜗植入的意见或建议；④选择进行植入的耳朵；⑤确定适当的期望值，提供患者咨询，以提高用户满意度。

（一）现行的成人筛选标准

FDA 批准的人工耳蜗植入指南因不同的临床试验而有所不同，取决于制造商提交的材料。指南也随时间变化而改变，部分原因是因为 CI 植入者听力或言语识别能力的平均分数高于较好的个体。最近的临床试验中成人选择标准包括：①重度或极重度听力损失，纯音平均值（PTA）为 70dB 或更高（HL）；②使用合适的助听器或其他助听装置效果不佳；③助听后开放式句子评分 < 50%；④没有听觉中枢损伤或缺乏听神经的证据；⑤没有一般手术或特别是 CI 手术的禁忌证。此外，通常建议至少使用 1～3 个月的助听器，患者和家属对此有着切合实际的期望，并愿意遵守植入后的后续程序。

1. 成人听力检测流程

对于成年人来说，可以应用纯音测试和言语识别能力测试来进行评估。植入后经常会重复术前检测，以纵向随访患者的表现。由于 CI 候选人和用户群体内的个体差异很大，所以在临床试验中通常采用单一受试研究设计。

植入前的听力学测试包括纯音和啭音下的裸耳和助听听阈。裸耳下纯音测听需要分别测试两只耳朵，助听后的听阈测试可以测单侧或者双侧。尽管助听后听阈水平尚没有建立统一的标准，但助听后听阈测试可以判断助听器是否为最适状态，并且可以与术后助听听阈相比较，以判断植入的效果。另外，助听后测试还可以帮助那些（对大声高度敏感性）不能很好地受益于助听器增益作用的患者，帮助他们决定是否要进行耳蜗植入。

根据患者助听器的佩戴情况，对单耳或双耳进行助听后言语识别能力测试。言语识别测试是在声场中进行的，通常在 60dB 声压水平（SPL）下进行，并且在安静和噪声中记录开放式的单词和句子。在最好的助听条件下，评估单个耳的效果，以确定植入哪个耳朵。此外，无论是单耳还是双耳，都应为候选者调试至最佳助听状态，以获得助听下的最佳效果，来与 CI 表现进行比较。

许多 CI 中心都使用最小言语测试组（MSTB）来评估成人 CI 植入效果。最小言语测试组是一组光盘录音，提供单词和句子测试，分别于植入前和植入后进行言语识别评估。

辅音 - 元音 - 辅音（CNC）[46] 单音节单词测试评估单音节词识别。一个 CNC 列表包含以开放

第31章 人工耳蜗植入的患者评估和设备选择

式格式呈现的 50 个单音节单词。CNC 词表是西北大学听觉测试 6 (NU6) [47] 单音节单词测试所采用的原始词表之一。

"噪声听力测试"(HINT) [48] 中呈现的听觉短句列表用以评估每位患者在安静或背景噪声下理解句子的能力。每个列表都是音素平衡的,并且包含由男声录制的 10 个句子,其句子长度、可理解性和自然度等同。当在噪声下测试时,通常使用的信噪比为 +10dB,也可以调整信噪比以增加或减少测试难度。对于在术前具有一定单词和(或)句子开放言语识别能力的患者,可以采用 Bamford-Koval-Bench (BKB) 句子[49]以自适应程序 [即 BKB SIN (噪声中的句子)] 进行测试。在这种情况下,句子以固定声强(如 65dB SPL)呈现,噪声在信噪比 +20dB 和 -5dB 之间波动。临床观察表明,在测试成人时开放式单词和句子测试的得分,特别是在有噪声的情况下,更能反映患者对助听器的满意度,与裸耳和助听听阈测试相比,对于确定 CI 候选人更有用。

AzBio 测试使用多位说话者(男性和女性)以平均语速评估每位患者在安静环境下理解言语的能力。最近,这个测试已被证明对日常聆听能力的检测更具代表性,个体之间的分数差异更大,并且不太可能产生天花板效应[50]。

在对声音感知和言语识别进行评估之后,其他评估可能包括前庭测试、耳鸣评估和心理评估。

2. 成人 CI 的预期结果

几乎所有患者 CI 检测结果与术前助听器的检查结果相比均有改善,这在高频范围尤其明显。对于从 250～4000 Hz 的频率,术后应用啭音刺激,检测的平均声场阈值为 25～30dB HL[51]。

在确定患者对 CI 的期望以及在植入前进行患者咨询时,了解 CI 接受者的平均言语能力和表现的范围非常重要。在一项对 78 名成人 CI 使用者的研究发现,其中使用 Clarion、Nucleus 和 MED-EL 设备的各有 26 名患者,他们在 70 dB、60 dB 和 50dB 的声压级下,平均 CNC 词汇评分分别为 42%、39% 和 24%[51, 52]。在同一组受试者中,在 70dB、60dB 和 50dB SPL 刺激强度下,平均 HINT 评分分别为 72%、73% 和 57%。如果在信噪比为 +10dB 的语音噪声下,以 60dB SPL 呈现 HINT,则该受试者样本的平均得分为 48%。这些结果代表了平均表现,单个患者分数有很大的变化,变化范围从 0～100% 不等。一般而言,与单句测试相比,患者在单音节单词测试中表现较差,并且在噪声情况下表现较安静时差。许多 CI 用户可以在没有唇读线索的情况下理解句子,因此可以进行电话交谈。尽管语言编码策略的主要目标是对言语的识别,但一些患者也可以欣赏音乐。

大多数语后聋成年人在接受植入 1 个月后,对开放式言语识别测试比术前有明显改善。与语后聋成年人相比,一些语前聋的成年人(定义为在年龄 3—6 岁或更低龄时,出现重度或极重度听力丧失)表现出开放式言语识别,尽管百分比较小且实现此目的所需的时间通常较长。虽然所获得的开放式语言识别较低,但与术前相比,该组患者的言语识别得分仍有很大进步[53]。因此,重度至极重度听力损失的语前聋成年人也可能作为人工耳蜗植入的候选人。

假如老年患者的健康状况相对较好,目前没有限制人工耳蜗植入年龄的上限。对于 65—80 岁的 CI 使用者,他们术前、术后听力学结果显示有明显的改善[54, 55],各种言语识别能力也有显著改善[51, 52]。

(二)成人耳蜗植入适应证的发展趋势

1. 声电联合刺激

对于植入前残余听力较好的个体,通常也会有更高的期望值。此外,部分患者在较低频率(250Hz 和 500Hz)下具有相当好的残余听力,但 1000Hz 及以上频率听力较差。这些患者术前听力在低频为正常到中度听力损失(500Hz 及以下频率阈值低于 60dB HL),在频率高于 1500 Hz 为重度至极重度听力损失(2000Hz、3000Hz 和 4000Hz 平均阈值 ≥ 75dBHL)[56, 57]。

目前的 FDA 试验认为,CI 候选者植入耳的 CNC 言语识别率应在 10%～60%,其对侧耳,要等于或优于要植入耳,但言语识别得分不超过 80%。对于这些人来说,在保证低频适宜增益的情况下高频很难通过助听器获益。因此,言语理解能力由于无法检测和（或）区分重要的高频声音而受到影响。此外，低频声音也有被高频率声音放大后所掩盖或失真[58]。这促使了对声电联合刺激（EAS）的研究，即使耳蜗的基底端接收耳蜗电信号刺激，耳蜗顶端部分接收声刺激。要使用EAS，电极植入耳蜗后，必须保留低频残留听力（图31-3），通常通过使用插入鼓阶的短电极（MED-EL 20mm电极，Nucleus 10mm Hybrid电极）以及尽可能减少创伤的特定手术技术来保留低频残余听力。保留残余听力的方式包括减少耳蜗开放时间和不直接吸引外淋巴液，避免血液和骨粉污染外淋巴液，在插入期间使用非耳毒性局部用抗生素，皮质类固醇和润滑剂（透明质酸），并在插入后使用筋膜立即密封耳蜗造口。迄今为止，报道的言语识别结果表明，与单独的电刺激及和术前情况相比，EAS下的言语识别表现改善更明显[59]。此外，最近的数据表明，在噪声存在的情况下（包括多人言语声）进行言语识别测试，与传统CI用户相比，EAS测试结果更优秀[60]。将来的适应证选择中可能包括较多低频残余听力好的患者，因此这在患者评估过程中是一个考虑因素。

2. 不对称性听力损失和单侧耳聋

过去，单耳听力丧失不是传统的CI适应证。这些患者好耳的听力存在差异，其范围从正常听力到严重听力损失伴有限助听效益。随着越来越多残余听力较好的人群进行人工耳蜗植入，以及非植入耳同时佩戴助听器，均可获得良好受益[59]，人工耳蜗植入用于非对称性听力损失康复的概念已成为主流[20-22]。

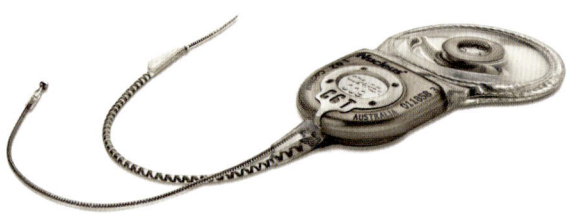

▲ 图31-3 用于声电联合刺激的Nucleus Hybrid设备
接收器/刺激器、可移动磁铁、环形天线、单独的接地电极和19.5mm电极阵列。插图显示了阵列的细节，旨在最大限度地减少电极插入创伤并保护残余听力（由Cochlear Americas提供）

3. 双侧人工耳蜗植入

在历史上，早期CI仅仅植入单耳。但随着临床研究证实双侧植入的优势，双侧人工耳蜗植入已经被迅速接受，现在的患者如果适合，通常会选择双耳植入CI，而不是单耳植入，双侧植入在声音定位和噪声下聆听的优势已经得到证实[61]。研究表明，双侧植入在存在噪声或竞争性说话者的情况下，能够为聆听言语提供"头影"效应。当言语和噪声来自不同的方向时，一侧耳由于声影而免受噪声影响，从具有更好的信噪比来聆听。当双耳信息结合起来时，其他双耳优势也会显现。已有报道，当言语和噪声位于前面时，双耳总和效应可以使双耳聆听比单耳聆听效果更好[62]。迄今为止，双耳降噪效应的报道不多见，但在某些情况下，通过将耳朵贴近噪声源可以提高效果[63]。双耳总和效应和双耳静噪效应都依赖于良好的双侧脑干和听觉中枢系统的相互作用，而头影效应仅仅是听者头部产生的物理现象。我们发现，在复杂困难的听声环境下，患者在双耳条件下获得的益处与单耳CI相比，获得的益处更大[64]。

（三）成人耳蜗植入的推荐标准

以下为成人CI推荐标准。转介到CI中心并不意味着个人可以获得CI植入。该标准是：①即使在250Hz和500Hz的听力水平更好，但好耳在1000Hz及以上频率裸耳听阈为70dB HL或更差；②裸耳单词识别率<70%；③即使使用适当的助听器，患者仍存在沟通困难。

四、小儿人工耳蜗植入者的评估

自1990年以来，人们已经可以为2—17岁的儿童植入人工耳蜗。最初，人工耳蜗植入的儿童选择双侧极重度SNHL，其PTA阈值为100dB HL或更高，通常伴有岛状听力图。这些儿童还显示出助听后声场阈值远低于平均对话声强的范围，言语识别阈在60dB及以上。在早期临床试验中，即使使用高增益助听器和合适的耳模，这些儿童患者的裸耳听力也无法理解单词。随着适应证标准的拓展及技术的进步，人工耳蜗的效果

第31章 人工耳蜗植入的患者评估和设备选择

也不断提高。与成人一样，人工耳蜗植入前仍需要仔细评估①确定植入前助听器的使用和植入前表现，②比较候选人植入前表现与当前植入用户的表现，③提供接受或不接受人工耳蜗植入的建议，④选择合适的耳朵进行植入，⑤确定适当的期望值，并提供未来植入家庭的咨询。

（一）现行儿童植入标准

儿童的植入标准，FDA 批准的临床试验和（或）CI 中心推荐的标准略有不同。一般而言，主要选择标准包括：① 12 月龄至 17 岁，②极重度 SNHL（裸耳 PTA 阈值 ≥ 90dB HL），③从助听器获益较少，定义为单音节单词测试低于 20%～30%，对于年幼的儿童，通过父母量表来确认儿童缺乏听觉发育的典型标志行为，④没有听觉中枢损伤或缺乏听神经的证据，⑤没有一般手术或 CI 手术禁忌证的证据。此外，CI 中心通常建议：①至少使用 3～6 个月助听器，除非发现或预测可能出现耳蜗骨化；②家庭成员的合理期望值；③参加术后听觉言语康复训练；④家人愿意遵守中心规定的后续程序。

1. 小儿听力检测流程

与成人一样，术前用一系列听力检测和言语测试评估儿童佩戴助听器的效果，并与 CI 平均效果进行比较。对于儿童来说，言语测试可以评估从感知声音到识别单词和句子的各种听觉技能。应根据孩子年龄，言语发育水平和听觉能力选择合适的测量方式。尽管听力评估在儿童 CI 选择中发挥关键作用，但其他因素也可能会影响植入选择和（或）后期治疗结果，因此建议采用多角度的评估。

在 CI 评估之前，大多数儿童将通过 ABR 测试来评估外周和脑干听觉系统的状态。通常采用 Click 声刺激 ABR 评估每只耳朵的听觉敏感度。CI 候选儿童通常在测试设备的限制下对声学刺激没有反应，这提供了极重度听力损失的证据，而患有听神经病变的儿童可以显示 ABR 波形缺失或异常[9]，但单纯的正（密波）和负（疏波）极性刺激可引出耳蜗微音（CM），并且 CM 波峰倒置，CM 是 ABR 波形的早期潜伏电位，代表外毛细胞的功能。耳声发射也可以用作测试外毛细胞功能。由于 AN/D 儿童的患病率[15]以及接受 CI 的儿童数量增多[65]，我们目前的电生理评估方案包括耳声发射和 ABR 测试，这些方法分别针对性评估耳蜗和听神经功能。听神经病变不是 CI 候选人的绝对禁忌证。

通过一系列标准临床检测方案，获得患儿的裸耳纯音听阈，双耳助听听阈，甚至单耳助听听阈。对于不能进行言语测试的幼儿，裸耳听阈和电生理测试成为人工耳蜗植入的重要标准。因为助听器存在客观局限性，如果裸耳听阈的检测结果可靠，我们就能够准确预测助听器的最终效果。使用助听器时，声场听阈测试以及言语识别能力测试可以为裸耳听力结果提供佐证。虽然儿童 CI 候选人的一个标准是极重度听力损失，但已发表的报道和临床经验都表明，重度听力丧失的成人 CI 植入后表现良好。因此，我们可期望类似听力损失的儿童获得相同的结果。对于 AN/D 儿童，裸耳听阈水平差异很大，难以预测助听后听阈及言语识别能力。

一系列语言识别测试依赖于儿童听觉能力和语言水平。封闭式测试会为孩子提供少量选择，既可以使用物品也可以使用图片 [如早期言语感知（ESP）测试][66]。单独使用扬声器（无视觉提示）说出单音节，扬扬格词和（或）单音单词，要求孩子选择相应的对象或图片。开放式词和句子识别测试，不提供选择项，孩子在安静或噪声下复述听到的单词或句子。如使用相邻词汇测试（LNT）[67]，提供 50 个单音节词，这些单词要么是"容易的"，在英语中出现频率高且相邻词汇很少，要么是"难的"，在英语中出现频率较低，相邻词汇较多。对于词汇水平接近 5 岁的儿童，可以进行音位平衡的幼儿园测试[68]。它包括 50 个字，并已在临床使用多年。BKB[49]和 HINT-C 语句[48]测试通常对具有语言和听觉体验的儿童进行评估。对于年龄太小的、不能参加言语测试的孩子，可以采用家长问卷的评估方式。有意义听觉整合量表[69]向家长或家庭成员询问孩子对声音的自发感知，以及在家庭、学校或其他自然环境中区分有意义声音的能力。

第六篇 听力修复刺激、设备与听力康复学

2. 儿童人工耳蜗植入的其他评估

对于儿童来说，言语评估结果在一定程度上代表了儿童听力下降的病史，以及是否很好地利用了他（她）们的残余听力。语言的评估也很重要，因为人工耳蜗植入的最终目标是形成有效沟通。这些评估方法都不能明确 CI 候选资格，但是它们有助于确认 CI 候选者的听力水平、交流能力与预期的听觉发展相一致。测试结果还用于随着时间的推移，随访植入前与植入后的表现，为教育工作者、临床医生和家长制订康复目标。

通过心理学评估来测试孩子的言语和非言语智力，注意力和记忆能力，以及视觉运动整合能力。当为孩子考虑 CI 植入时，事先为家人提供咨询，并在规划术后可能的康复需求时，了解孩子的认知能力很重要。例如，如果孩子有天赋，那么期望孩子达到平均 CI 表现可能低估了孩子的能力。同样，如果孩子发育迟缓，这将影响植入后的表现和最终水平，甚至要针对更差的期望值进行咨询。除耳聋和人工耳蜗植入外，要注意其他残疾或疾病带来的影响，如发育迟缓、自闭症、注意力缺陷障碍或学习障碍将给儿童带来额外的康复困难。这些问题在植入前的心理评估中要进行关注，在决定植入或不植入人工耳蜗时一并考虑，并为家庭提供咨询指导，协助康复计划的制订。

与 CI 儿童一起工作的个人（父母、教育工作者和治疗师）的合作程度会影响到 CI 植入成功与否。团队的合作最好在植入前就开始，并为 CI 团队中的参与者与 CI 孩子的治疗师和家庭之间搭建后续沟通的舞台。早期沟通的重要性体现在各个方面，包括确认孩子的测试结果和残余听力利用情况，讨论关注的领域，分享有效的测试和康复策略，设定期望值，确定后期康复策略和目标。

3. 儿童植入的预期效果

CI 术后的听觉检测结果与成人相似，250～4000Hz 听阈约为 25dB HL。这些结果为听觉技能和沟通发展提供了重要的信息。与成人一样，在确定期望值时，了解 CI 儿童听能的平均值和范围非常重要。

在 Geers 及其同事[70]发表的一篇文章中，报道了 181 名 5 岁以前植入 CI 的语前聋患儿，他们使用 CI 超过 5 年，分析了他们的语言识别、发音、口语、总计语言和阅读能力。报道的平均得分，ESP 扬扬格词为 85%、ESP 单音节为 79%、简单 –LNT 为 48%、复杂 –LNT44% 和 BKB 句子为 57%。言语理解能力好的儿童也是那些在语言清晰度、语言和阅读方面表现出色的儿童。一半的孩子参加了口头交流课程，另一半参加了全面交流的课程。在强调听觉和口语发展的教育环境中学习的儿童，在言语识别，发音和语言测量方面得分最高。在这项研究中，受试者在 1992—1994 年之间植入 CI，主要使用 Nucleus 22 和 SPEAK 编码策略，因此不代表目前的 CI 技术和植入者标准。

对儿童进行的研究表明：①在植入后的特定时期内，早期植入者有更好的效果[71]；②植入前的残余听力影响植入后言语能力的表现和发展[72]；③随着时间的推移，术后效果稳步增加，在使用后最初的 3～5 年内不会出现平台期[73]。

本部分描述了 1 岁以内的儿童发生耳聋并进行 CI 植入的一般预期。在 2 岁或以前植入的儿童的期望值包括：①具有与听力正常同伴相似的交流技能的发展潜力，②言语容易被陌生人理解的可能性，③语言发育延迟改善或消除，④在幼儿园或一年级仅需较少的额外帮助，可以就读于附近学校，⑤成为听觉/口语交流者的可能性较大。对 4 岁以前植入儿童的期望包括：①言语识别的实质性改善；②在术后早期阶段的发声和口语均会增加；③试之前产生明显的听觉行为；④发音能力开始与听觉水平相一致；⑤语言发育延迟改善。对于 4—5 岁植入的儿童期望包括：①语音感知的改善，具有出色的闭合式言语能力和不同程度的开放式言语能力；②发音改进；③使用听觉进一步改善语言发育；④减少沟通时对视觉线索的依赖。对于在 6 岁或 6 岁以后植入的儿童预期结果是：①提高听觉察知能力；②言语识别改善，获得良好的封闭语言能力但开放言语能力有限；③可能会改善发音；④可能会继续依赖视觉线索进行交流。一般来说，植入年龄较大的儿童比那些年龄较小的儿童需要更多的时间来充分发挥其

第31章 人工耳蜗植入的患者评估和设备选择

设备的潜力。

此外，对于患有进行性或突发性听力损失的儿童，我们可以期望在人工耳蜗植入后短期内取得良好进展，实现这些目标。同样，对于在植入人工耳蜗之前有残余听力的儿童，我们也可以期望在相对较短的时间段内获得更好表现。正如关于成年人所讨论的那样，重要的是根据他们的既往听力水平和病史、植入年龄和非听力因素，将期望与儿童的合理结果相匹配。

（二）当前儿童耳蜗植入的趋势

双侧人工耳蜗植入

现在，在证实双耳的优势之后，大多数儿童进行了双侧人工耳蜗植入。与单侧植入儿童相比，双侧植入在识别噪声中的言语和定位声源的能力方面具有优越的性能。例如，在较大的空间变化中定位演讲者的能力，可以转化为在课堂环境中学习的关键技能，这就是在较小空间中（如在学校中的小组环境中或在家中多个谈话者的环境）跟随演讲者空间快速变化的能力。在口语交流发展的关键时期的幼儿，尤其适合双侧植入。

（三）影响儿童耳蜗植入表现的因素

影响儿童表现最常见的植入前因素包括：①植入年龄；②听觉经验，包括如严重听力损失的发病年龄、残余听力的状况、听力损失的进展、助听器的使用及佩戴时长等因素；③在有残余听力的情况下进行助听语训；④是否合并其他残疾；⑤父母和家庭的支持。影响植入后表现的因素包括 CI 使用的时间、康复训练和家庭支持。交流模式也是一个影响植入术后效果的因素，那些专注于口语发展的家庭和机构中儿童的表现高于那些没有专注口语发展机构中的儿童[70]。在学校和家中使用全面交流儿童可以取得较好的成绩，但如果仅使用手语，不注重对听觉技能和口语交流的发展，那么这种成绩就不太理想。

（四）儿童耳蜗植入耳的侧别选择

对于父母选择让孩子接受单侧 CI 的少数儿童，侧别选择可遵循与成人相同的逻辑。儿童人群与成人的不同之处在于，与先天性双侧听力损失（65%）或突然发生双侧听力损失（13%）相比，患有进行性听力损失的儿童较少（22%）。通常，这导致儿童听力不对称的情况较少或听力随时间发展而变化的情况较少。因此，只有少数儿童有双耳听力间差异。我们鼓励植入后对侧尽可能使用助听器，所以通常选择助听效果更差的耳朵作为植入耳。在所有条件相同的情况下，我们选择右耳，来捕捉对侧（左大脑半球）对语音识别的可能优势[74]。

（五）儿童耳蜗植入评估推荐

儿童 CI 评估的转诊标准如下。如果孩子符合下列一项或多项标准，建议进行评估。标准是：①即使在 250Hz 和 500Hz 的听力水平较好，在 2000Hz 及以上频率处好耳未助听听阈在 90dB HL 或更差；②好耳助听听阈 > 35dB，特别是在 4000Hz；③双耳 ABR 测试没有反应，或者一只耳朵没有反应，另一只耳朵在强声刺激下有反应；④父母察觉孩子听觉和（或）沟通技巧的发展明显落后；⑤进行性听力损失，在 2000 Hz 及以上频率检测听力水平为极重度耳聋或接近极重度耳聋；⑥严重 AN / D 的证据。评估没有年龄下限，植入时的年龄是影响植入后表现的一个关键因素，虽然对于手术来说有的儿童年龄可能太小，但是对于评估来说，没有因为年龄太小而无法评估的。不对称听力损失和单侧耳聋的患者，如果他们有严重的耳鸣，也应该考虑植入前评估。

五、设备选择

所有的 CI 系统包括外部和内部设备。外部设备包括麦克风、声音处理器和传输系统。内部设备包括接收器 / 刺激器和电极。

通常，外部麦克风从环境中拾取声音和语音，并将信息发送到体佩式或耳背式言语处理器。言语处理器将声音转换成电信号，电信号通过射频透皮传输到内部接收器 / 刺激器。当发射器中的外部磁体成功地与接收 / 刺激器中的内部磁体耦合时，信号发生传输。接收器 / 刺激器对信号进行解码并将它们传送到位于耳蜗内的电极。电极

第六篇 听力修复刺激、设备与听力康复学

刺激听神经，信号沿听觉通路传递到听觉皮质。以下是美国患者使用的每个 CI 制造商的最新可用设备说明。

（一）内部接收/刺激器和电极

1. N6 预弯电极

带有预弯（CA）电极 [CI24RE（CA）] 的 N6 设备包括一个内部接收/刺激器，该接收/刺激器使用围绕钛金属外壳的柔性硅胶舱。带有 CA 电极的人工耳蜗植入体如图 31-4 和图 31-5 所示，磁铁可更换，可以在移除磁铁后进行 1.5T 的 MRI 检测（也有报道植入体加压包扎固定磁铁后，直接行 1.5T MRI 检测，以及取出磁铁后，直接行 3.0T MRI 检测）。电极为预弯抱蜗轴设计，在该电极内有一个导丝，可以保持电极在植入前处于笔直的状态，在植入过程中再将其移除。电极阵列是弯曲的，由 22 个间隔不等的半环铂电极组成，总长度 15mm 以上。耳蜗内电极的直径为 0.5～0.8mm。总的来说，电极阵列的长度从电极的尖端到三个硅胶标志环中最外面一个是 24mm，但是电极的设计插入深度是 22mm，并且在该位置存在铂带当作插入深度的标志。半环电极面向蜗轴，宽度为 0.3mm，几何面积为 0.28～0.31mm^2。在市场上所有可用的电极中，这是最硬的电极，因此相对容易插入。这种电极设计的最大缺点是，一旦拔除了导丝，就无法重新插入。如果由于解剖学变化导致电极插入困难，可能会需要备用装置。电极镊夹持电极，将尖端定位于耳蜗造口处或打开的圆窗膜内，用电极镊推进电极至鼓阶内。电极上的白色标记用于确定进极止芯的位置，即固定住导丝不再前进，仅仅是电极向前推进直到完成插入。预弯电极阵列在电极阵列外部具有三个硅胶环（Dow Corning, Midland, MI），表示近端极限，这三个硅胶环应保持在耳蜗造口之外，当电极达到此水平后，导丝的剩余部分将被抽出，导丝可丢弃，这样电极就保持在抱蜗轴的位置上（图 31-6）[75]。

2. HiRes Advance

Advanced Bionics 公司的人工耳蜗系统包括 HiRes Advance 接收/刺激器（图 31-7）和三种电极选择：① HiFocus 1j 电极，② HiFocus Helix 电极，③ HiFocus Mid-Scala 电极。HiRes Advance

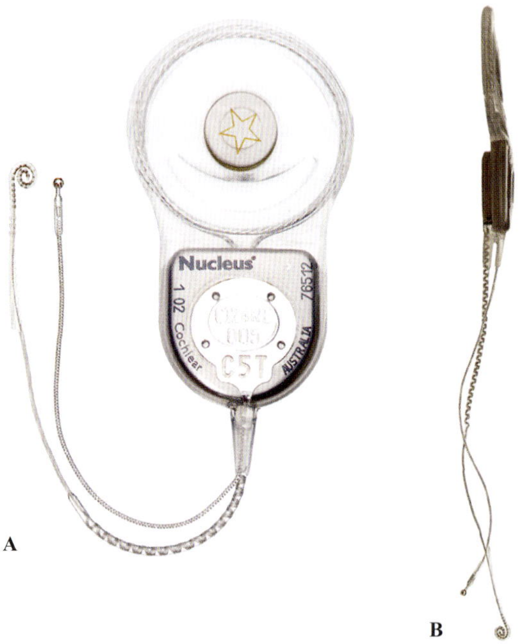

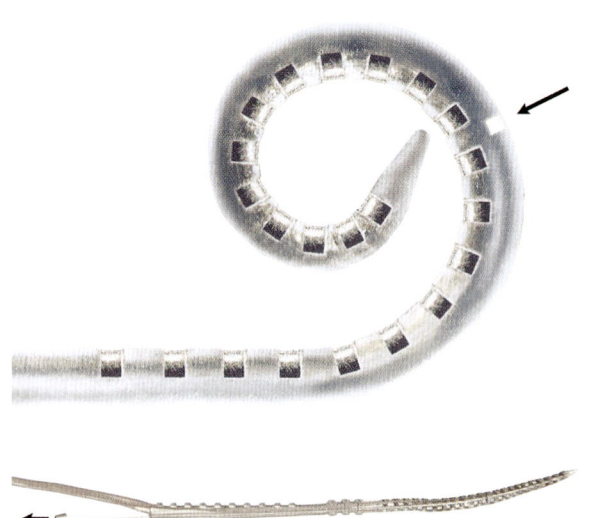

▲ 图 31-4　A. 带有预弯电极的 N6 设备。注意接收/刺激器，可移除磁体、环形天线、单独的接地电极和电极阵列。B. 从侧面图中可以了解植入物的厚薄（由 Cochlear Americas 提供）

▲ 图 31-5　N6 预弯电极在拔除导丝之前（底部）和之后（顶部）

在去除导丝之前，电极阵列呈直线。推进电极直到白色标记（长箭）位于耳蜗造口的水平，然后通过用钳子固定导丝并将电极继续推入耳蜗，去除导丝（短箭）电极回到预弯状态，电极处于抱蜗轴的状态（由 Cochlear Americas 提供）

第 31 章 人工耳蜗植入的患者评估和设备选择

系统有一个可拆卸的磁铁，经过 FDA 的批准，可以在磁铁被拆除后进行 1.5TMRI 检测。HiFocus 1j 电极系统如图 31-8 所示。这个电极是香蕉形的，朝向蜗轴弯曲，它由 16 个触点组成，在 17mm 长的电极上间隔 1.1mm 进行排列。插入耳蜗电极阵列的长度为 23mm。电极面向蜗轴，宽度为 0.4mm，长度为 0.5mm。HiFocus 1j 电极系统使用插入工具通过插入管推进电极。插入管包括一根金属（外径 1.5mm）插入管和一根（外径 2mm）Teflon（DuPont, Wilmington, DE）插入管，如何选择基于外科医生的偏好。通常金属管提供了更好的稳定性。插入电极时通过拇指驱动的推进系统施加平和的推进力，如果在电极插入期间发生错误，则电极可以重新导入到插入管中，并且可以重复进行电极插入直到插入成功。

HiFocus Helix 电极系统如图 31-8 所示。该电极是预弯抱蜗轴设计，由 16 个触点组成，在 13mm 长的电极上间隔 0.85mm 进行排列。耳蜗内电极的直径范围为 0.6 ~ 1.1mm。插入耳蜗的电极阵列的长度为 24.5mm。电极片面向蜗轴，宽度为 0.4mm，长度为 0.5mm。HiFocus Helix 电极系统通过预加载的导丝进行植入。如果在电极植入期间发生错误，电极可以重新导入植入组件中，重新进行电极植入，直到成功。这是比 Nucleus 预弯抱轴电极先进之处，后者在去除导丝后不能重新导入导丝。

HiFocus 中阶的电极系统如图 31-8 所示。

3. MED-EL Concert

MED-EL Concert 植入物的接收器 / 刺激器外壳为钛合金外壳，宽 25.4mm，长 45.7mm，接收器外壳厚 4.5mm，传输线圈和磁铁区域厚 3.3mm

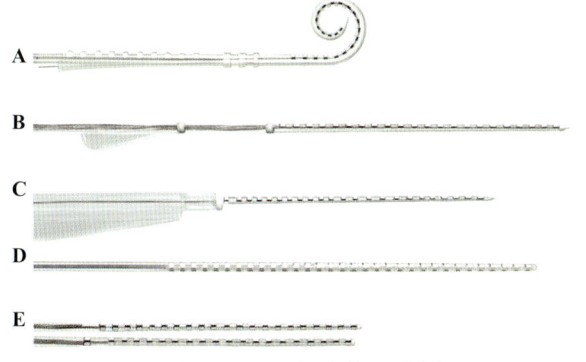

▲ 图 31-6　N6 设备的可用电极
A. 预弯抱蜗轴电极。B. 精细直电极将 22 个半环电极触点分布在 20mm 的电极阵列上。C. 声联合刺激电极将 22 个半环电极触点分布在 19.5mm 的电极阵列上，该电极未经 FDA 批准在美国使用。D. 直电极将 22 个全环触点分布在 16.3mm 的电极阵列上。E. 用于耳蜗骨化患者的双电极，两个电极分别长 8.2mm，各包含 11 个全环电极触点（由 Cochlear Americas 提供）

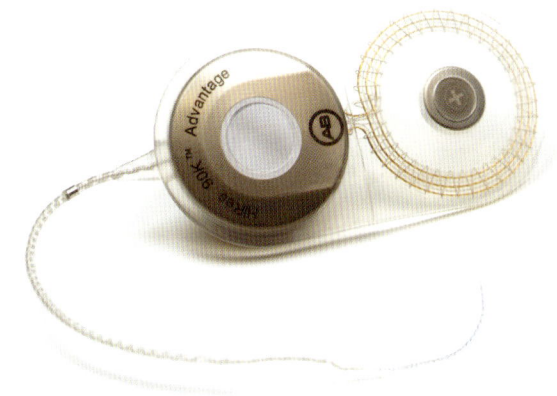

▲ 图 31-7　带有 1j 电极的 HiRes 90K Advance 设备。注意接收 / 刺激器的前部边缘为锥形，具有可移除磁体、环形天线和电极阵列（由 Advanced Bionics Corporation 提供）

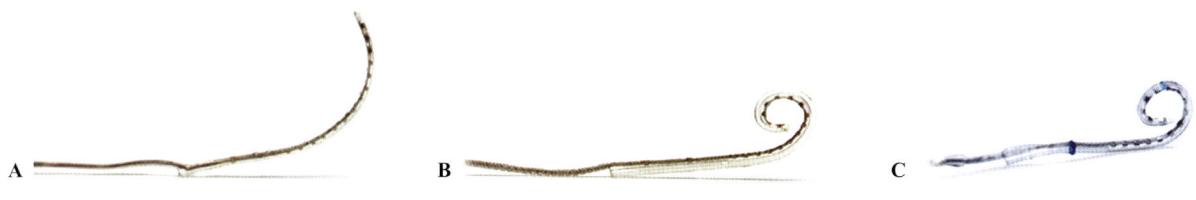

▲ 图 31-8　HiFocus 1j、Helix 和 Mid-Scala 电极
A. 1j 电极是香蕉形的，具有朝向蜗轴的扁平触点。如图所示，在电极触点之间凸起的隔板设计用于减少电极间相互作用。B. Helix 电极同样使用凸起的隔板相隔的扁平触点，但预弯曲设计，可在插入后使电极阵列处于抱蜗轴状态。C. Mid-Scala 电极总长度较短，但由于具有预弯曲设计，插入深度可达到 420°（由 Advanced Bionics Corporation 提供）

第六篇　听力修复刺激、设备与听力康复学

（图 31-9）。所有 MED-EL 植入体均获得 FDA 批准，可在 0.2T 下用于 MRI，并且不会对患者造成额外风险，除了内部磁体引起的伪影外，对设备或图像质量没有显著影响。Concert 植入体最近被 FDA 批准用于 1.5T 的 MRI 检测。在国际上，MED-EL 植入体已经安全地接受了 1.0T 和 1.5TMRI 检测[76]。MED-EL 系统设计有 6 种电极（图 31-10 和图 31-11）。它们最新的电极为 FLEX28 和 FLEX24。FLEX 电极设计了 12 个通道，尾端为 7 个成对电极电极，顶端为 5 个单电极，并具有薄的锥形结构。这些设计特性以及波形布线增加了电极的柔软性，旨在与微创手术技术相结合，保护残余听力。标准电极是市场上最长的电极，电极设计为逐渐变细。十二对电极分布在 31.5mm 电极阵列长度上。每对电极之间的间距为 2.4mm，均匀分布。在中等长度电极和短电极中使用了相同的设计，电极对间的间距与插入深度相当（中等长度电极长 24mm，有效刺激长度 20.9mm，电极对间的间距为 1.9mm；短电极长 15mm，有效刺激长度为 12.1mm，电极对间的间距为 1.1mm）。短电极用于明显的耳蜗畸形。对于严重骨化的耳蜗，可以使用双电极。目前，双电极仅在陶瓷外壳的 Pulsar 植入体才配置，该植入体与 MED-ELConcert 植入体的功能相同。

如果在耳蜗开窗时发现耳蜗骨化，可以使用 MED-EL 测试装置或电极帮助确定应该使用哪种电极。测试电极是真实电极的复制品，而测试装置是一种测量工具，如果它可以插入距离尖端 17.8mm 的小突起处，则应使用 FLEX28 或标准电极；如果小于此值，则应使用 FLEX24、中等长度电极或短电极。为避免因电极长度选择错误而引起的插入失败，如何精确测量蜗管长度正在成为研究热点。

对于耳蜗骨化更严重的患者，可以使用有 2 个短电极的 MED-EL 电极（PULSARGB），这两个短电极分别有 5 对和 7 对电极触点（图 31-10），通过 2 个耳蜗造口插入。电极的直径从尖端到固定环为 0.5～0.6mm，长度分别为 8.3mm 和 6.1mm；当 2 个电极均插入耳蜗内时，可以比未完全插入耳蜗的单个标准电极提供更多的潜在刺激点。第 6 种电极适用于具有共同腔畸形的患者（图 31-10 和图 31-11）。电极间间距及有效长度与短电极类似，但电极触点位于整个阵列的中部，该电极通过双迷路开窗植入。

（二）外部声音处理器

每个制造商都提供耳背式（BTE）处理器，并且已经推出了一体机言语处理器，不需要挂在耳朵上。也有制造商提供了防水的体配式处理器。大多数处理器都有几种可选的程序、音量和（或）灵敏度控制、电池（可充电或碱性）和

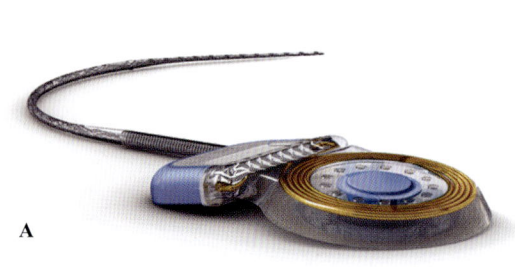
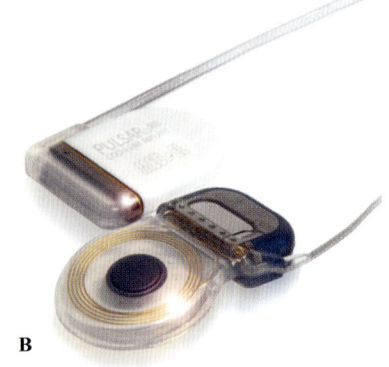

▲ 图 31-9　A. MED-EL Concert 设备的一般外观。内部设备采用硅胶封装，与 N6 和 HiRes 90K Advance 设备的接收器/刺激器、内部磁铁和环形天线具有相似的配置。B. MED-EL Pulsar Cl100 设备（陶瓷外壳，上方）和 MED-EL Sonata Tl100 设备（钛外壳，下方）的总体外观（由 MED-EL 公司提供）

第31章 人工耳蜗植入的患者评估和设备选择

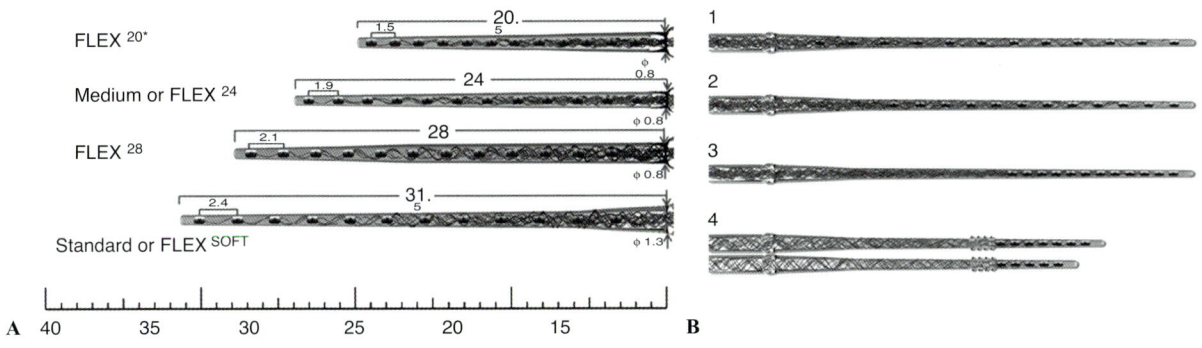

▲ 图 31-10 MED-EL 耳蜗植入体的各种电极设计

A.4 种 FLEX 电极设计。FLEX[23] 20mm 电极间的间距为 1.4mm，有效刺激长度为 15.4mm，FLEX[27] 24mm 电极间的间距为 1.9mm，有效刺激长度为 20.1mm，FLEX[31] 28mm 电极间的间距为 2.1mm，有效刺激长度为 23.1mm。FLEX^{SOFT} 31.5mm 电极间的间距为 2.4mm，有效刺激长度为 26.4mm，以上电极均未获 FDA 批准在美国使用。B.4 种电极均可用于正常、畸形和骨化的耳蜗。存在耳蜗骨化时，使用测试装置来确定使用电极的长度或者使用双电极。1. 标准 31.5mm 电极，电极触点间隔 2.4mm，分布在 26.4mm 上；2.24mm 电极，电极触点间隔 1.9mm，分布在 20.9mm 上；3.15mm 短电极，电极触点间隔 1.1mm，分布在 12.1mm 上；4. 双电极有一个 7.1mm 电极阵列，5 对电极，间隔 1.1mm，分布在 4.4mm 上，另一个有 7 对电极，间隔 1.1mm，分布在 6.6mm 上。对于严重耳蜗畸形，如共同腔，可以使用定制的共同腔电极。该电极阵列使用短电极或其他长度的电极阵列，电极尖端的硅胶继续向远端延伸，止于一个铂球，通过双迷路开窗技术植入，如图 31-11 所示（由 P.A. Wackym，MD. 提供）

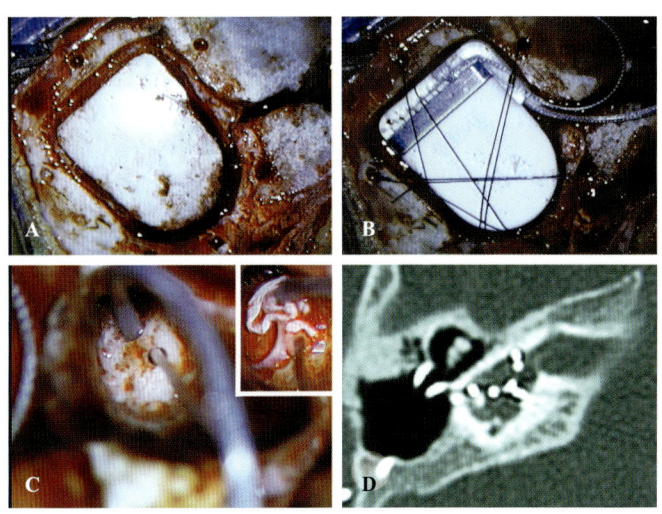

▲ 图 31-11 人工耳蜗植入于共同腔畸形

A. 采用骨岛技术磨出颅骨骨床。B. MED-EL 内部接收 / 刺激器用三根 3-0 尼龙缝合线固定。C. 通过双迷路开窗术插入共腔电极。如图所示筋膜密封两个迷路开窗处。D. 术后计算机断层扫描显示电极在共同腔内的位置（由 P.A. Wackym，MD. 提供）

各种附件。某些处理器可以使用遥控器进行调节。外部处理器佩戴方式因设备而异，如使用外置电池盒佩戴在耳朵以外的地方或使用可充电电池佩戴在耳朵上。处理器一般有各种功能，例如指示灯警告父母低电量或头件连接中断。外部信号输入可以直接连接到处理器，例如辅助麦克风、电话适配器、录音机、电视音频放大器或调频（FM）系统。如今大多数处理器包括内置的电感线圈、私人警报功能，以及某种类型的安全功能，如果处理器耦合到错误的植入体（如混淆处理器的双侧植入用户），则禁止刺激。其他外观配件包括各种处理器和传输线圈的色彩及装饰帽。由于外部设备会定期更换，一旦建议患者进行人工耳蜗植入时，在设备讨论和选择时，要对每个制造商的

第六篇 听力修复刺激、设备与听力康复学

具体情况进行综合考量。

（三）影响设备选择的因素

1. 需要特殊电极阵列

当患者的听力损失符合人工耳蜗植入标准时，根据听力损失的病因，可能存在耳蜗畸形。这包括不同程度的 Mondini 畸形，存在耳蜗圈数减少或发育不良。耳蜗可能会不同程度地骨化，这可能与脑膜炎、Paget 病或耳硬化有关。此外，有些类型的听力损失可能需要保留残余听力，在这些情况下，可能需要特殊电极，如短、双或定制阵极，所有这些都已在前面描述过。

2. 言语编码策略与电极设计上的技术差异

设备选择还受到技术设置的影响，对于特定个体而言，这可能使得一个设备比另一个设备更具吸引力。如强调时间线索和频域线索的言语编码策略，对于喜欢音乐的患者可能更具吸引力。根据个人的工作或其他日常生活环境，某些降噪功能可能会更加有用。如前所述，在某些情况下，患者由于受限于自身的耳蜗解剖结构而需要使用特定电极，并以此来选择不同的装置。最近有产品将先进的助听器技术融入了 CI 声音处理器中。N6 处理器包括数据记录系统，能够使听力师掌握患者接触的声音环境类型和比例，使用的程序以及使用的持续时间、持续开机时间、使用的何种配件，以及使用配件的时间长度。这些数据均可以随时间的推移而呈现，这些功能都可以为患者提供更好的咨询服务，并更好地了解患者的编程需求。

3. 磁共振成像兼容性

MRI 是一种强大的非侵入性诊断工具，利用磁场和无线电波的脉冲来产生图像。MRI 单元组成包括静磁场（0.5～4T），切换梯度产生的磁场（在大约 5Hz 时，为 0～20T/s）和射频能量 [在 64MHz（1.5T）时为 0～6kW 峰值][77, 78]。MRI 在临床应用范围不断扩展，所以这种诊断工具应该能够用于 CI 植入者。Cochlear 公司的 N6、CI24M、CI24R（CA）和 CI24ABI 设备，以及 Advanced Bionics 公司的 HiRes Advance 和 HiRes 90K 设备，都经过精心设计，可以拆卸和更换内部磁铁，以完成 MRI 检测。

使用 MED-EL Combi 40/40⁺ 和 Advanced Bionics Clarion 1.2 CI 进行的研究已经描述了 CI/MRI 相互作用的许多因素[79, 80]，包括退磁、伪影、感应电压、温度升高、扭矩和力。这些研究利用了 0.2/0.3 和 1.5T MRI。由 MRI 单元施加在 CI 植入物内部磁体上的力和扭矩尤其值得关注。植入体上的这种力量如果过大，可能损伤颅骨，并对大脑施加压力，所以需要对 CI/MRI 兼容性进行全面研究。先前的研究认为，0.2T MRI 评估，力和扭矩保持在"可接受的限度内"[79, 80]。在欧洲使用 1.0T MRI 进行了几项在体研究[76]。在 30 例的 MED-EL 设备植入患者群中，进行了 1.0T 下各种 MRI 序列的评估，没有患者出现疼痛、灼热、听觉、听觉能力下降或其他不良后遗症。目前，植入超过 6 个月 MED-EL 设备的患者，被 FDA 批准用 0.2T 或 1.5T 进行 MRI 研究，前提是依照 MED-EL 批准的方案。

我们已经完成了确定引起 CI 植入床底壁骨质骨折所需力的大小研究[81]。该研究方案建立了最接近体内条件的物理环境。要实现这一目标有几个方面的考虑，CI 植入床通常都磨制打薄得很均匀，而不是钻得足够深以容纳 CI。通常选择不锈钢模板与样品相接触，因为其边缘的弧度与体内 CI 与颅骨接触的模式最接近。此外，线性荷载系统能够比点荷载系统更逼真地模拟体内条件。选择样品的中心与模板接触，这样使模板能够接触到除 CI 植入床的底壁之外任何表面的风险最小化，另外还有助于使每个样品和模板的放置相同。最后，这种放置使模板用最不坚固的部位与样品接触，从而模拟了最坏的情况。在体内，植入床是与颅骨相连的磨薄骨骼，在 CI 磁体/MRI 磁体相互作用期间该区域接收矢量力，所以在该界面处引发故障所需的生物力远远大于上述研究中测量的力[81]。在早期的 CI/MRI 兼容性研究中，0.3～1.0N 被用作 MRI 评估期间对 CI 施加的可接受的应力水平[79]。这个推荐范围代表了在 CI 植入者的正常生活中可能经历的外力。具体地说，这是当移除外部发射器和磁体时施加在 CI 的内部磁体上力的大小。这些在先前的研究中，测得的

第31章 人工耳蜗植入的患者评估和设备选择

矢量范围为 0.17～0.42N。使用这些已知的数据，再进行适当的几何计算得到在最坏情况下 1.5T MRI 施加在 CI 上的最大力为约 8N。我们的生物物理学研究结果表明，新鲜冷冻人颅骨标本的 CI 植入床的承载能力，骨厚度为 0.3～0.6mm（标准差 0.11mm），比这个力大一个数量级以上（平均 134.13N）[81]。在体外实验中，当将植入体放置到暴露硬脑膜的骨岛上时，用钛或可再吸收的网状物在 CI 下方可以提供更大的机械支撑，这种方法还具有提供即时支撑的优势[82]。此外，我们已经证明，在 1.5T MRI 进行 15 次连续 MRI 扫描后，内部磁体不会发生退磁[83]。有必要对患者进行进一步的研究，以证明这种做法对保留内部磁铁是否安全。然而，对于所有候选者，尤其是那些需要频繁 MRI 扫描的候选者，应该讨论每个设备的选项和限制，以便患者能够做出明智的决定。

4. 外部语言处理器的大小、重量和美观度

通常，外部组件（特别是语音处理器）的设

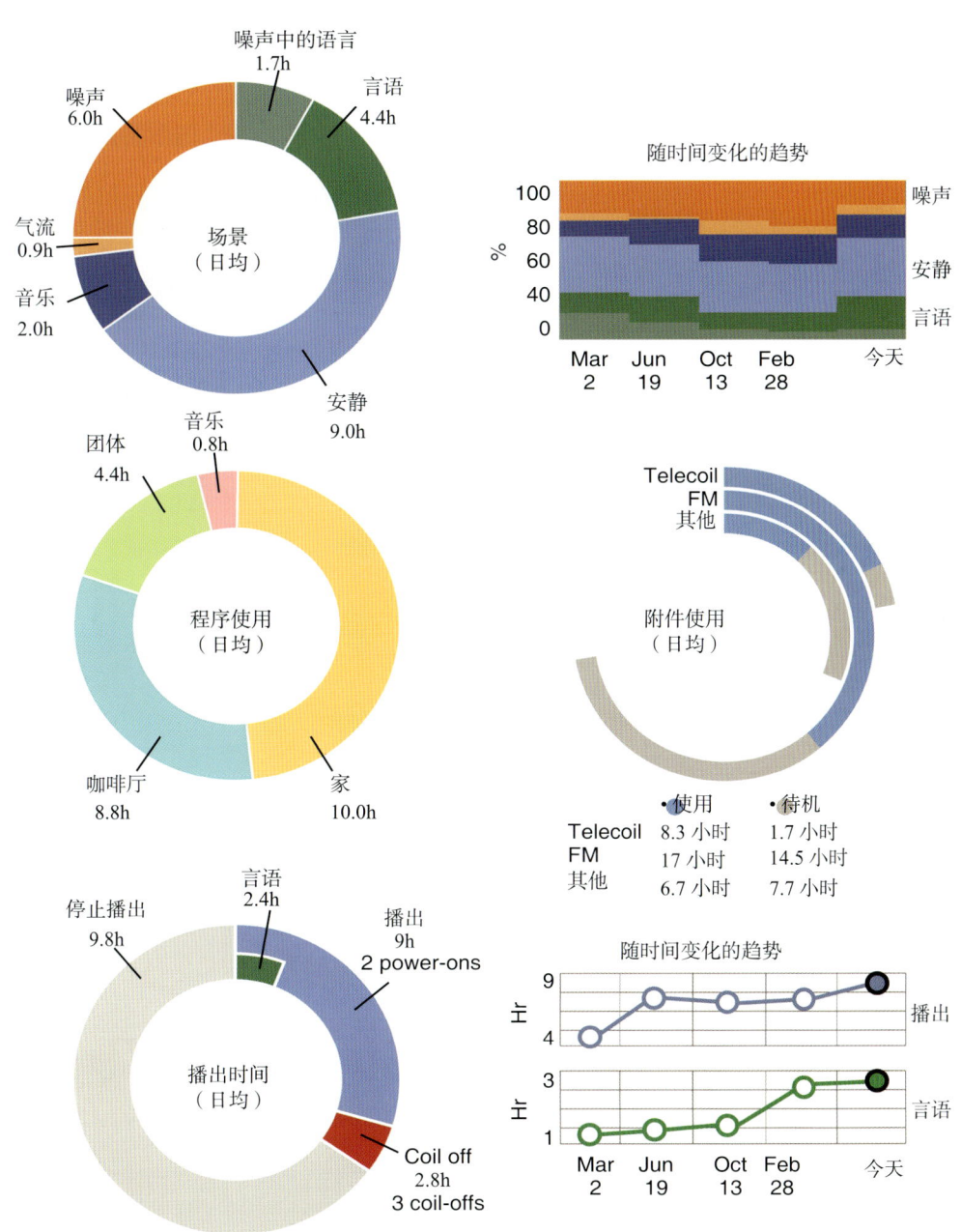

▲ 图 31-12 在 N6 声音处理器内集成数据记录
（由 Cochlear Americas 提供）

第六篇　听力修复刺激、设备与听力康复学

计和美观对设备选择有很大影响（图 31-12 至图 31-15）。有些 BTE 处理器对于孩子的耳朵来说可能会过大或过重。现在，一些制造商已经推出了专为儿童设计的更小、更轻的 BTE 处理器。运动不灵活或有视力问题的患者，通常选择更大、更易于操作或远程控制的处理器。外部组件的颜色选择也是考量因素之一。有些人喜欢匹配头发和（或）肤色，有些人喜欢有趣的设计或颜色，用来匹配他们的衣服。

5. 电池

在选择设备时，电池的类型、成本和寿命对于某些患者来说很重要。BTE 处理器使用一次性大功率 675 助听器电池或专有可充电电池，具体取决于设备制造商。电池寿命可能受特定处理器、言语编码策略、个人编程需求和皮瓣厚度的影响。可达预期的电池寿命和更换电池的便利性也可能促使患者或家庭选择某一种植入体。

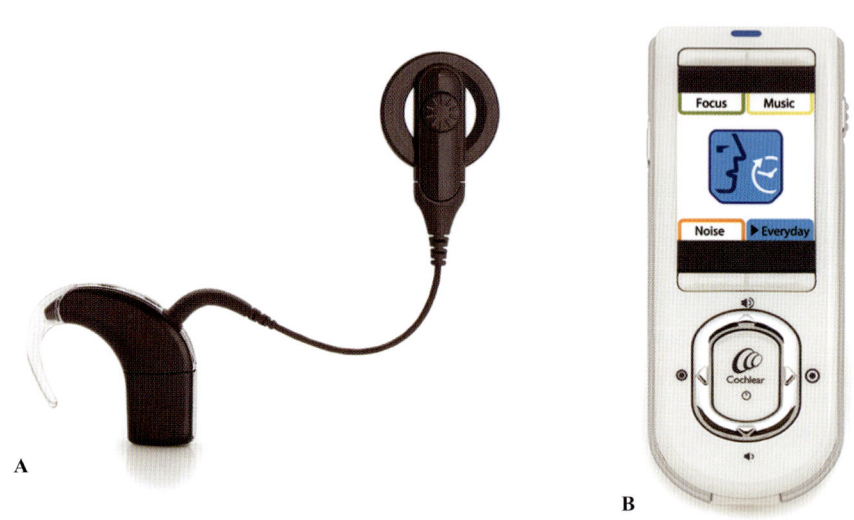

▲ 图 31-13　A. N6 系统的耳背式声音处理器，含有耳钩、麦克风和磁铁 / 发射器线圈。有多种颜色可供选择。如果患者希望在游泳时佩戴声音处理器，可以使用一次性防水塑料套。B. 手持遥控器（由 **Cochlear Americas** 提供）

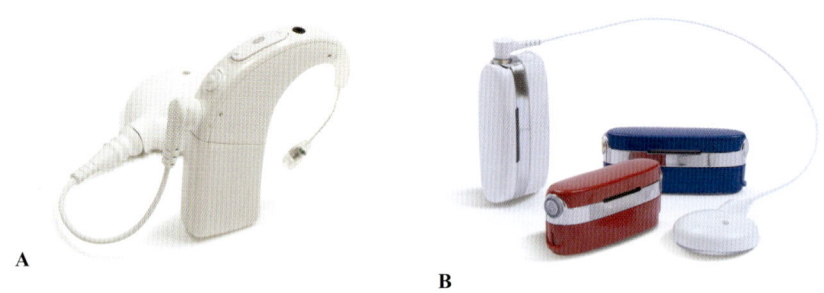

▲ 图 31-14　A. Naída 耳背式声音处理器。B. Neptune 防水声音处理器适用于希望在游泳或洗澡时佩戴声音处理器的患者（由 Advanced Bionics Corporation 提供）

第31章 人工耳蜗植入的患者评估和设备选择

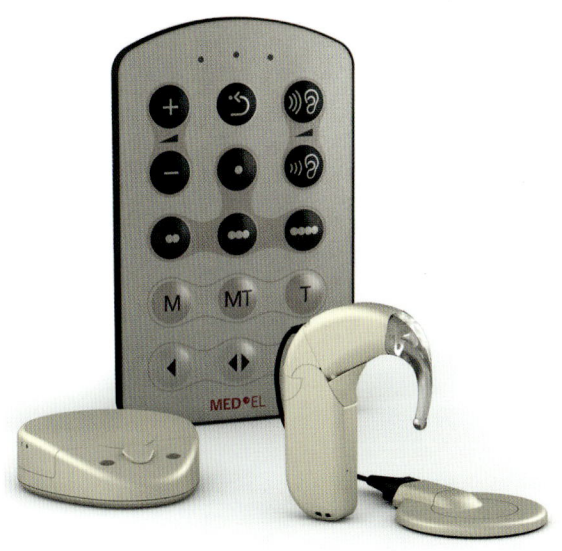

▲ 图 31-15 用于 MED-EL 人工耳蜗系统的耳背式声音处理器

位于左侧的为 RONDO 一体机，直接佩戴在内部接收/刺激器上，没有单独的发射器线圈、耳钩、耳挂式声音处理器和相关电缆。图片中心位置是 Fine-Tuner 遥控器。小型 OPUS 2 XS 耳背式声音处理器采用符合人体工程学设计的无开关设计（右）。声音处理器有多种颜色可供选择。可分离的体配式电池盒也可用于婴儿人工耳蜗植入，以及其他佩戴选项（由 MED-EL 公司提供）

推荐阅读

Balkany T, Hodges A, Telischi F, et al: William House Cochlear Implant Study Group: position statement on bilateral cochlear implantation. *Otol Neurotol* 29: 107 – 108, 2008.

Brown KD, Balkany TJ: Benefits of bilateral cochlear implantation: a review. *Curr Opin Otolaryngol Head Neck Surg* 15: 315 – 318, 2007.

Chorost M: *Rebuilt: how becoming part computer made me more human,* Boston, 2005, Houghton Mifflin, pp 1–232.

Geers AE: Factors influencing spoken language outcomes in children following early cochlear implantation. *Adv Otorhinolaryngol* 64: 50 – 65, 2006.

Jöhr M, Ho A, Wagner CS, et al: Ear surgery in infants under one year of age: its risks and implications for cochlear implant surgery. *Otol Neurotol* 29: 310 – 313, 2008.

Karen Pedley K, Giles E: *Adult cochlear implant rehabilitation,* Malden, MA, 2005, Wiley–Blackwell, pp 1–330.

Nelson HD, Bougatsos C, Nygren P: 2001 US Preventive Services Task Force. Universal newborn hearing screening: systematic review to update the 2001 US Preventive Services Task Force Recommendation . *Pediatrics* 122: e266 – e276, 2008.

Niparko JK: *Cochlear implants: principles and practices,* Philadelphia, 2000, Lippincott Williams & Wilkins, pp 1–396.

Papsin BC, Gordon KA: Bilateral cochlear implants should be the standard for children with bilateral sensorineural deafness. *Curr Opin Otolaryngol Head Neck Surg* 16: 69 – 74, 2008.

Wackym PA (guest ed): Cochlear and brainstem implantation. *Oper Tech Otolaryngol Head Neck Surg* 16: 73 – 163, 2005.

Wilson BS, Dorman MF: Cochlear implants: a remarkable past and a brilliant future. *Hear Res* 242（1–2）: 3 – 21, 2008.

第32章 人工耳蜗植入术的医疗和外科考虑

Medical and Surgical Considerations in Cochlear Implantation

Thomas J. Balkany　Kevin D. Brown　著
刘学铭　徐磊　译

要点

1. 对重度至极重度听力损失的儿童进行人工耳蜗植入之前，诊断性治疗（包括用合适的助听器进行听觉言语治疗）至关重要。
2. 磁共振成像与计算机断层扫描相比有更多的优势，包括直接观察蜗神经、评估耳蜗内部情况，以及评估小脑脑桥角和脑干有无其他的异常。
3. 根据免疫接种委员会的建议，儿童和成人都应该在植入前接种针对肺炎链球菌的疫苗。
4. 听神经病不是人工耳蜗植入的禁忌证。
5. 先天性耳聋患儿的最佳植入时机是12个月之前。
6. Michel畸形和高危并发疾病是人工耳蜗植入术的绝对禁忌证。
7. 患者再次植入的效果与第一次相同。
8. 同时或分次进行双侧耳蜗植入术，能够改善声源定位和噪声下的言语识别率。

　　人工耳蜗植入是听障患者重建听力的标准化治疗手段，选择人工耳蜗植入是由医生和患者共同考虑并决定的。如何选择适合植入的患者，适宜的人工耳蜗设备及术后的康复规划都较其余的耳科手术更为复杂，需要一个专业的人工耳蜗植入团队。通过详细的病史和体格检查，实验室和影像学的检查来决定是否行人工耳蜗植入术、手术耳的侧别和人工耳蜗设备型号。

　　由于不同厂商生产的接收器/刺激器的物理特性和电极排列都不相同，因此需要不同的手术技巧以减少术中并发症的产生[1-4]。耳蜗的解剖结构及病理情况也是选择电极类型和耳蜗造口方式的标准之一。所有的耳蜗手术均推荐使用面神经监测仪，以防止术中电钻过热或开放面隐窝时对面神经的损伤。

　　随着技术及适宜患者评估的进步，人工耳蜗植入术在近30年中也得到了很大的发展。在这段时间里，已经开发出各种技术改进，包括如何减少并发症，如何安全地在小于12月龄的儿童中植入耳蜗，如何给耳蜗骨化或耳蜗发育不良的患者植入耳蜗，如何更换损坏的人工耳蜗设备等。手术步骤主要在常规中耳乳突手术的基础上，增加

第 32 章　人工耳蜗植入术的医疗和外科考虑

了耳蜗造口、固定接收/刺激器和电极植入。

一、医学和外科评估

人工耳蜗植入术前适宜患者的评估，既包括对患者听力测试的分析、言语基础和手术期望等，也包括全身情况及是否能耐受全麻等多方面的评估。完整的病史、体格检查及实验室检查和影像学检查的采集，都是十分必要的。如有必要，需请相关专业的专家进行多学科会诊（图 32-1）。

对于几代同堂的家族性耳聋家庭而言，咨询聋人文化成员尤为重要。许多大龄儿童和成年人并不是理想的耳蜗植入适宜者，家庭成员可能担心人工耳蜗植入团队是因为歧视才建议不要植入。聋人文化的倡导者可以帮助他们区分描述最佳结果而不是典型结果时所产生的夸张成分，这将使得他们合理地调整期望值。聋人咨询师应该给所有的人工耳蜗适用者和他们的家庭提供咨询意见。

在体格检查中，尤其要注意耳朵和中枢系统的检查。过于广泛的实验室检查，如甲状腺功能检查、血脂检查和病毒检查并没有太多必要，除非既往史或体格检查提示患有相关疾病。

裸耳和辅助助听的听力检查都必须要完善，并且要确保助听器调试到了患者的最适状态。对语前聋的儿童，单个或单一序列的检查均难以准确评估患儿的听力水平。对婴幼儿，听性脑干反应（ABR）、多频稳态诱发电位（ASSR）和行为测听都是诊断听力水平的必要检查。ABR 对获得频率特异性听阈的能力有限，ASSR 使用了周期性调幅调频的持续调制声。类似于 ABR，ASSR 从头皮电极记录，但记录显示的主要能量在载波频率及通过调制频率分离出载波的 2 个边带频率处。最新的研究证明了纯音测听和 ASSR 对 500Hz、1000Hz、2000Hz 和 4000Hz 听力损失程度相关性[5]。

6 月龄前的儿童由于伴有髓鞘延迟形成，而导致诱发电位测试和行为测试的异常，因此诊断性治疗对于重度、极重度感音神经性听力损失患儿的早期诊断是有帮助的。在诊断性治疗中，听障儿童会佩戴合适的助听器，并进行数月的言语康复训练。在此期间，患儿通常能够获得一些言语功能，这些将与人工耳蜗植入的预期收益进行比较。父母是诊断性治疗的重要部分，他们必须了解儿童的日常基础和促进儿童的语言习得，孩子们也被训练对声音有所回应。

基因检测已经成为诊断听力损失的一个重要辅助手段。据估计，每 1000 个出生的婴儿中有 1 个是双侧重度至极重度感音神经性听力损失，其中约 50% 与遗传因素有关。现已确定 46 个以上的基因与耳聋有关，其中编码间隙连接蛋白 26 的常染色体隐性遗传基因 GJB2，是导致遗传性耳聋的重要基因。在特定人群同时筛选 GJB2 和 GJB6（间隙连接蛋白 30）突变的基因，能够确定 50% 患有双侧极重度感音神经性听力损失患者的病因。基因检测有 4 方面的益处[6]：首先，鉴定特定的遗传病因可以避免进一步的昂贵检测；其次，它还可以确定其耳聋的遗传学病因及遗传方式；再次，它向父母证明孕期并没有因为其他原因导致患儿听力损失，从而减轻父母的内疚感；最后，它能够帮助预测听力康复和其他医学问题的发展，例如人工耳蜗植入[7]。

高分辨率计算机断层扫描（HRCT）和磁共振成像（MRI）可用于人工耳蜗植入患者的术前评估（框 32-1）。虽然 MRI 并不能看到听囊的骨性结构，

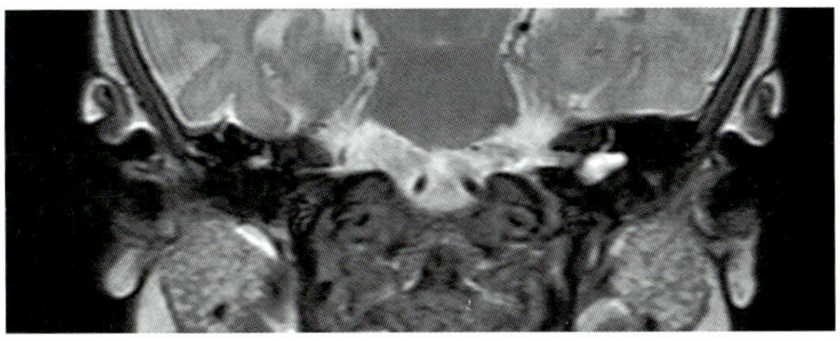

▲ 图 32-1　耳蜗发育不良、蜗轴缺失和骨性间隔缺失
该冠状位 MRI 显示了一个无蜗间隔的囊状耳蜗，与前庭融合，伴随一个宽大粗短的水平半规管

框 32-1　计算机断层摄影术和磁共振成像信息
• 内耳形态 • 耳蜗通畅 • 面神经管的位置 • 蜗神经是否存在 • 面隐窝的大小 • 大乳突导静脉的位置 • 颈静脉球的高度 • 顶骨厚度

但是它对评估耳蜗是否有纤维化、评估蜗神经是否存在及直径粗细等方面（尤其在内听道矢状位 T_2 像）具有重要意义，另外还可以提供脑干和脑皮质的信息[8]。最近的一项研究比较了 HRCT 和 MRI 识别耳蜗和蜗轴异常的能力，发现 MRI 更加优秀[9]。由于上述原因，它也成为了许多机构进行人工耳蜗植入儿童术前评估的首选方法。

HRCT 有助于内耳形态的评估，包括耳蜗形态、面神经的位置、大乳突导静脉的位置、面隐窝的大小、顶骨的厚度和颈静脉球的高度。在显示有外耳道、半规管或前庭畸形时，由于多伴有面神经走行异常，应行 HRCT 检查[9]。当显示有迷路畸形或 MRI 显示耳蜗骨化时两种检查都应进行（图 32-2）。

目前，功能性 MRI 是正在研究的一种非常有用的检查。它可以分辨哪只耳朵更好地刺激听觉中枢，从而使单侧植入的选择更为合理，它也可以揭示是否应该植入人工耳蜗。这可能在患有神经病变的患儿中有重要作用，例如先天性巨细胞感染的患儿[10]。

儿童人工耳蜗植入术后的康复对其获得口语能力至关重要。最近的研究表明，手语的使用对人工耳蜗进行口语训练具有负面影响[11]。此前一直有人主张口语／听觉语言可以建立在手语的基础上。然而，越来越多的报道表明，如果植入儿童曾经接受过手语或综合交流的教育，在植入后通常难以达到他们的预期效果，而且常常被主流与聋人两种文化所困扰[11, 12]。

音乐治疗也是协助人工耳蜗植入儿童康复的重要手段。在大多数情况下，音乐辨识比言语识别更具挑战性[13]。音乐与口语相比具有更广泛的强度和音调，而人工耳蜗能够传输节拍、节奏和语言，但难以区分音符和旋律[14]。使用人工耳蜗进行音乐识别也受到难以对音调、音色等音乐的整体特征进行识别的阻碍。

二、术耳的选择

对个体来说，选择哪个耳朵进行人工耳蜗植入术是一个复杂的过程，接下来我们会讨论要考虑的相关因素。

（一）基本特征

术耳的基本特征包括耳蜗和听神经的发育情况、耳蜗发育不良的程度、耳蜗骨化的程度、之前手术的情况（如：改良根治乳突切除术）、面神经走行异常和慢性中耳炎。

（二）残余听力水平

目前植入电极时残余听力的损失风险达到 50%～70%，最新的技术能将其降至 20%[15]。因此，如果助听器能够使好耳获得较大收益，那通常会选择差耳进行手术。另一方面，人们普遍认为，好耳行人工耳蜗植入术能够获得更好的术后效果。由于该原因，如果患者长期耳聋，会更倾向于选择好耳手术。图 32-3 提出了一个流程图，可能对术耳的选择有一定帮助。

如果一个耳朵全聋超过 10～15 年，通常会选择好耳植入，因为耳聋时间长短与术后效果有关。如果患者一直佩戴助听器接受声音刺激，可以保留好耳佩戴助听器，以改善术后声音的定位及噪声下的言语识别。

三、脑膜炎疫苗接种

2003 年，《新英格兰医学杂志》的一篇文章强

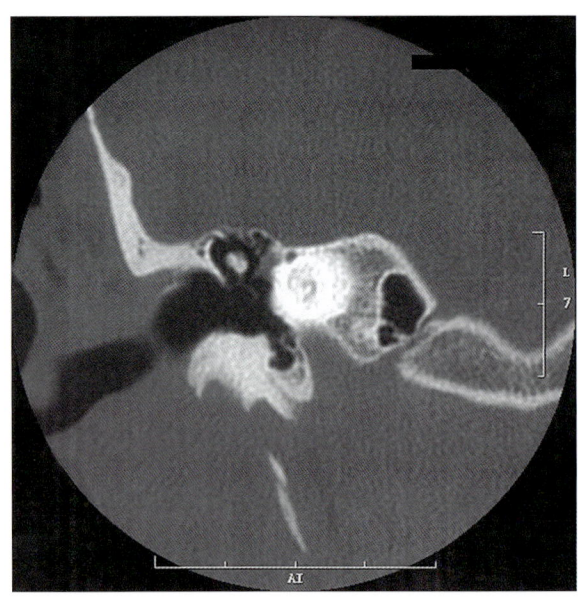

▲ 图 32-2　HRCT 显示几乎完全骨化的耳蜗和迷路
仅顶转的一小部分可见，请注意，骨化通常始于底转并逐渐行至顶转

第 32 章 人工耳蜗植入术的医疗和外科考虑

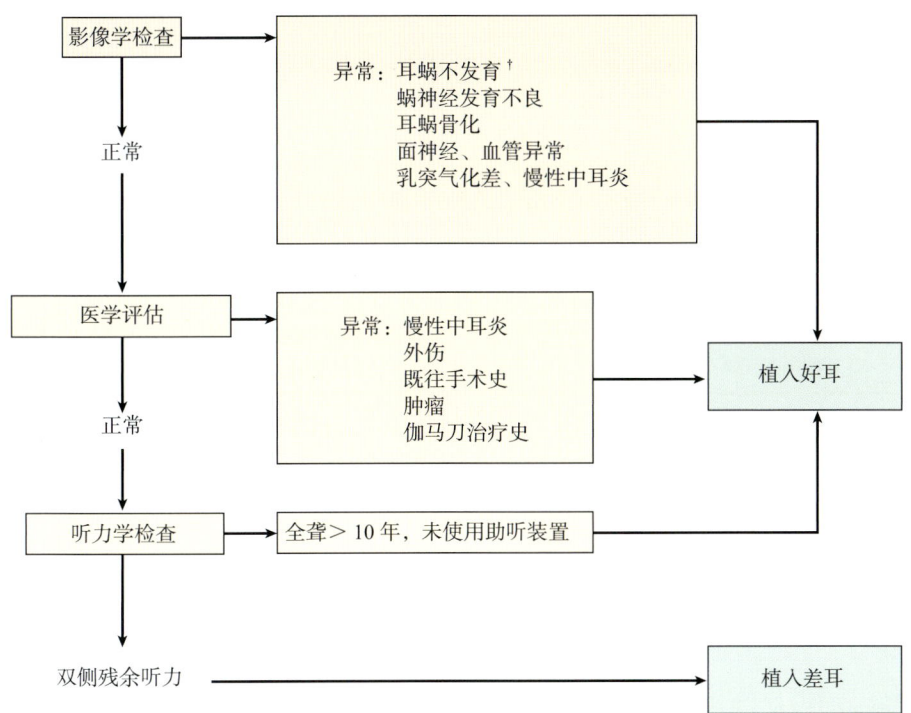

▲ 图 32-3 人工耳蜗植入侧别的选择*

选择人工耳蜗植入术的术耳必须针对每个个体进行个性化评估。三个参考因素分别是影像学、耳科病史和残余听力水平。个人因素也要纳入考虑，如生活方式（是驾驶员或乘客）、习惯（放置体外机的方式）、患者的偏好等。符合植入条件的患者应该对手术抱有适当的期望值

†. 绝对禁忌证；*. 在候选人符合植入标准并具有适当的期望值及康复方案之后进行

调，与同年龄正常儿童相比，人工耳蜗植入术后的患儿患肺炎球菌脑膜炎的概率增加[16]。该文一共随访了 4264 名术后儿童，其中 26 名（0.6%）被确诊患有脑膜炎，此概率是正常儿童样本的 30 倍。这项研究有两个局限性，一是 11.5% 行耳蜗植入术的儿童既往患有脑膜炎，这可能会增加他再次感染的概率。二是 8.5% 行耳蜗植入术的儿童患有迷路发育不良，可能会导致其患脑膜炎的风险增加。因此，要研究是人工耳蜗植入还是其他高危因素（例如既往脑膜炎病史、内耳发育不良）增加患脑膜炎的概率，需要增加正常聋儿作为对照，而不是像之前的研究那样，选择正常儿童作为对照。

为了验证该风险本质上是理论上的还是实际存在的，有学者进行动物实验以明确植入人工耳蜗是否会增加患脑膜炎的风险[17]。在该实验中，行人工耳蜗植入的大鼠在体内不同部位（腹膜内、中耳、内耳）接种肺炎链球菌后，患脑膜炎的概率较对照组大大提高。在后续试验中，对大鼠接种了 23 价肺炎球菌荚膜多糖疫苗（PPV-23），在腹膜内接种肺炎链球菌后未患脑膜炎，在中耳接种肺炎链球菌后患脑膜炎的概率较之前大大降低，在内耳接种肺炎链球菌后患脑膜炎的概率较之前无明显差别。这表明 PPV-23 可以保护健康的大鼠免受疫苗有效的肺炎链球菌引起的脑膜炎[18]。

目前有两种疫苗可产生针对肺炎链球菌荚膜多糖的抗体，包括 PPV-23 疫苗，一种由纯荚膜抗原组成的 23 价疫苗，另一种新的 13 价肺炎球菌结合疫苗，其含有 13 种与白喉毒素无毒变体（PCV-13）结合的肺炎球菌血清型，PCV-13 取代了 PCV-7。PCV-13 和 PPV-23 都产生抗体应答，但由于免疫系统的不成熟可导致对纯荚膜抗原的潜在不良反应，PPV-23 不推荐用于 2 岁以下的儿童[19]。根据免疫实践咨询委员会对高危人群的定义（框 32-2），疾病控制和预防中心目前建议确保接受人工耳蜗植入的成年人和儿童根据

第六篇 听力修复刺激、设备与听力康复学

> **框 32-2 免疫实践咨询委员会对接受耳蜗植入物患者的建议**
>
> - < 2 岁的儿童行人工耳蜗植入应该接种 PCV-13
> - 先前接种过 PCV-7 的儿童应根据先前接种 PCV-7 的剂量决定接种 PCV-13 的剂量。即使接种过足量剂量的 PCV-7，也应至少接受一剂 PCV-13 的补充剂量。未接种过 PCV-7 疫苗的大龄儿童（2—5 岁）应接受两剂 PCV-13
> - 已完成 PCV-13 接种的 2 岁以上儿童应在接种疫苗后 2 个月或更长时间内接种 PPSV-23。接种 PPSV-23 5 年后应该进行重新接种
> - 初次接种肺炎球菌疫苗的成年人应接种 PCV-13，并在 8 周后接种一剂 PPSV-23。如果患者 > 65 岁，则应在首次接种 5 年后接受第二次 PPSV-23 接种
> - 已接受至少一次 PPSV-23 接种的成年患者应在最后一次接种 PPSV-23 1 年后接种 1 次 PCV-13
> - 如果可能的话，计划接受人工耳蜗植入手术的患者应该在手术前 ≥ 2 周内接受适合年龄的肺炎球菌疫苗接种

年龄接种 PCV-13 和 PPV-23 肺炎球菌疫苗[20, 21]。

四、手术方式

（一）术前准备和体位

在全身麻醉下，将患者置于仰卧侧关头，头部转向对侧 45°～60°。对于年纪较小的儿童，应避免头部过度转动，以防止在全身麻醉下儿童颈椎半脱位。术中应用面神经检测仪时应避免使用长效神经肌肉阻滞药。尽可能减少备皮的范围，以免造成心理上的影响。术耳做无菌消毒，用浸泡碘伏的纱布将耳廓翻向前方，封闭耳道并固定。植入商提供的植入指南，用甲基蓝在头皮上标记刺激器/接收器的位置。尽管尚未进行前瞻性试验，仍建议术前 30min 使用预防性抗生素。静脉注射类固醇通常用于保护耳蜗和减少术后恶心。

（二）切口与皮瓣设计

随着时间的推移，人工耳蜗植入切口已经进行了多种改良（图 32-4），但切口设计原则保持不变。皮瓣应覆盖植入物的边缘至少 1cm 且有良好的血供。切口需达到颞线、乳突尖、Henle 嵴，以防止皮瓣过度牵拉。

最初的单通道植入体使用耳后 C 形切口，并发症发生率低。随着多通道设备的投入使用，较大的接收器/刺激器（R/S）需要制备更大的皮瓣。由于较大的耳后 C 形切口并发症发生率高，易出现植入体脱出暴露，切口改良为向下的"倒 U"

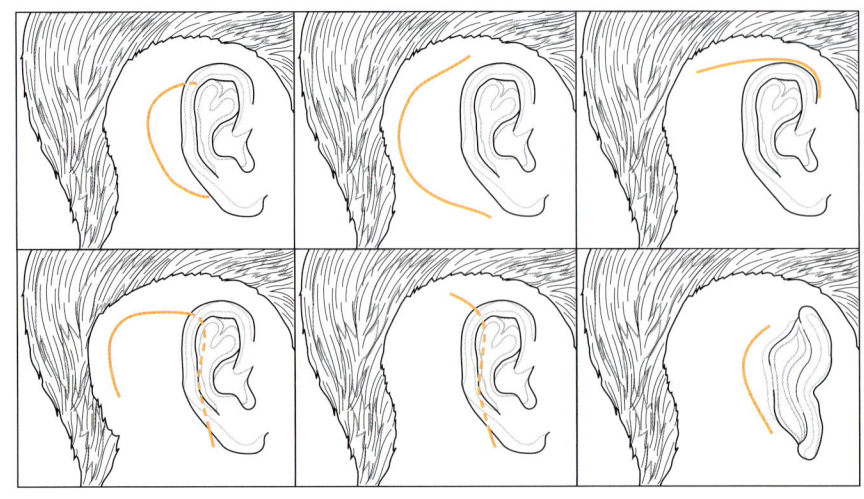

▲ 图 32-4 人工耳蜗植入切口

在过去的 30 年中，一些切口被用于人工耳蜗植入。最初的小 C 形切口用于相对较小的单通道人工耳蜗。当多通道人工耳蜗在 20 世纪 80 年代广泛使用时，C 形切口被简单扩大。那时，大部分的并发症都与皮瓣撕裂有关。大 C 形切口不得不上下延伸以获得充足的动脉和静脉血液供应。为了应对伤口问题，在欧洲广泛使用了延长的耳内切口，并在澳大利亚开发了一种 U 形切口，这逐渐演变为标准耳后切口的简单延伸。目前许多儿童中心使用的是微创小切口，有些成人也使用最小切口

第32章 人工耳蜗植入术的医疗和外科考虑

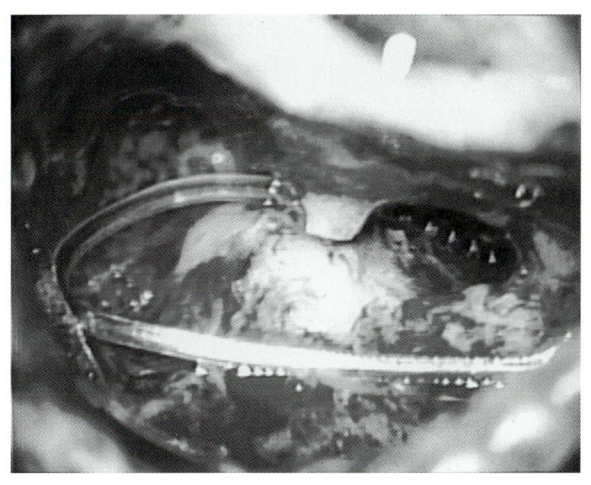

▲ 图 32-5　砧骨桥技术
在砧骨短脚前部和水平半规管之间用 0.5mm 的金刚钻将砧骨桥磨开，该操作将会损坏砧骨后韧带。人工耳蜗的电极放入砧骨桥内侧。这将较好地固定电极，防止脱出，并在需要撤回电极时防止损伤鼓膜和面神经管

形皮瓣。如图 32-5 所示，经过了进一步的改良，延长的耳后切口逐渐缩短并成为了目前最常用的切口。延长的耳内切口也被使用，但根据早期的经验，可能发生外耳道皮瓣破损的概率较高。

"小切口"也被用于人工耳蜗植入。该切口位于耳后折痕及发迹线间，3～4cm 长。这种切口的优点是只需要剃掉很少的头发，愈合速度快，肿胀小于大切口，并且在大多数情况下可以在 2 周内进行初始刺激。缺点包括需要进行额外的皮瓣的牵拉，术中可见度降低影响手术操作，特别是在磨除骨槽和用于固定植入体的固定孔时。

术前使用 1:100 000 肾上腺素皮下注射 1～3ml，能够减少术中出血。同样，单极电刀可用于切皮和完成皮瓣。然而，应当指出的是，在同时或顺序植入双侧耳蜗时，由于单极电刀可能与刺激/接收器形成电路，因此禁止使用单极电刀。在这种情况下，仅能在放置植入物之前使用[22]，或者利用其他设备进行术中止血，包括双极电凝及等离子刀[23]。

1. 皮瓣

将皮瓣连同皮下组织沿颞肌筋膜平面翻起，通过分离筋膜，皮瓣可以在无血管的层面被掀起，这个平面最易在皮瓣的上部区域被识别，可以从上向下进行操作。

由于刺激/接收器的位置与垂直方位的夹角为 30°～40°（幼儿会更加垂直），皮瓣通常不会低于附着在枕骨嵴顶的带状肌。如果手术低于这个部位，可能会遇到大的枕动脉和静脉分支，从而导致不必要的失血和手术时间延长。

由于外部处理器的信号必须穿过皮肤传输，因此皮瓣的厚度决定了信息传输效率，磁铁固定的外部发射线圈的稳定性同样受皮肤厚度的影响。目前的设备要求皮瓣厚度＜10～12mm，然而，当皮瓣变薄时，风险也将增大，建议不要将皮瓣变薄至 8mm 以下，在任何情况下都应该避免皮瓣过薄至毛囊暴露。当毛囊暴露时，刺激/接收器周围感染和脱出的风险将会增加。如果植入后皮肤仍然太厚，可以在皮下注射曲安奈德能使覆盖刺激/接收器的皮肤变薄。

皮肤/皮下组织瓣掀起后，制备基底在前的颅骨膜瓣并分离。该瓣从外耳道（EAC）上方沿颞线向后延伸，直到至少覆盖 R/S 的前部，长度应为 2～3cm。颅骨膜瓣切口向下至枕骨嵴上方，然后向前下至乳突尖，注意不要超出带状肌附着处上方。对于低龄儿童，应采取预防措施，避免损伤面神经。该瓣向前方掀起，用牵开器固定并显露乳突皮质和 R/S 骨床区及缝线固定区。向前解剖软组织以显露并磨薄骨性外耳道后壁很重要。对于低龄儿童，放置牵开器时必须小心，因为可能会撕裂外耳道皮肤，从而污染手术区域。

2. 固定刺激/接收器

可以用传统的方式制备骨床和打孔穿线将刺激器/接收器固定于颅骨表面，这种方法可以减少凸出的部分，使其不那么明显，还可以保护其免受损伤。磨制幼儿骨床和钻孔时经常会暴露硬脑膜，应小心避免防止出现并发症。文献曾报道过脑脊液漏（CSF）、硬膜下血肿、硬膜外血肿、静脉窦血栓形成和脑梗死等并发症[25a-25e]。此外，体内刺激器（ICS）移位也是相对常见的一种并发症。1998 年，Roland 和同事[26] 报道了 22 例刺激/接收器（相当于体内刺激器）移位。10 年后，Davids 和同事[27] 报道 5 例严重并发症中有 3 例与刺激/接收器移位有关。2009 年，美国食品药品管理局制造商和用户设施设备体验数据库的审查

显示，在最近报道的 100 例并发症中有 6 例是因为 ICS 移位。由于这些原因，一种避免磨制骨床和固定孔的手术技术应用于临床。

2009 年，在研究了 40 例尸头解剖和纳入 227 例植入患者的前瞻性研究验证术后未移位，骨膜袋技术正式被提出并在临床推广。此技术是根据 ICS 的尺寸在前方颞缝和后方人字缝之间制备骨膜袋，袋口部与前方的颅骨膜缝合。这种技术缩短了植入 R/S 的时间，省却了磨除骨槽和钻孔的时间。使用该技术还没有发现有 R/S 移位的病例[24, 25]。

R/S 的前缘应该至少在皮肤切口后方 1cm，此外，体内磁铁的位置应该向后足够远以避免影响患者佩戴体外机。每个制造商都提供了一种模拟植入物以帮助术中确定 R/S 的位置。如图 32-6 所示，在骨床上方和下方钻出固定孔。在幼儿中，固定孔通常位于硬膜外，需要将硬脑膜稍做保护以避免损伤。而后，用不可吸收线将 R/S 进行固定，用两把蚊式血管钳把结系到位置较低的固定孔处。

（三）乳突切除术

进行完整的乳突切除术。然而，与慢性中耳炎手术不同的是，乳突并未磨成一个袋状，而是略微向上、向后和向下伸出，以帮助固定和放置电极，同样，也没有必要完全暴露乙状窦和乳突尖。

充分开放面隐窝，面神经表面仅保留一薄层骨质，小心去除面神经管前内侧和锥隆起下方的骨质，以获得足够的空间探查圆窗，注意小心保留鼓索神经。由于圆窗龛位于中鼓室后方，应该尽量磨薄但不损坏外耳道后壁，能够使其前外侧和后内侧的镜下视野更好。

"砧骨桥"将砧骨窝从面隐窝隔开，它可以在砧骨短脚和水平半规管之间磨开（图 32-5）。这种方法只需要用 0.5mm 的金刚钻数秒钟就可以开放，电极从砧骨短脚的下方穿行到鼓室上隐窝，并固定于所需的位置中。该技术的另一个优势是，一旦需要取出电极或进行鼓膜切开时，可以使电极远离鼓膜[28]。但是这个技术可能导致轻微的传导性耳聋，在残余听力好的患者中应尽量避免。

（四）耳蜗造口术

关于耳蜗造口术的最佳方法，已有定论。一些人认为，圆窗膜（RWM）插入可以减少钻孔创伤，防止骨粉和血液进入内耳，减少外淋巴液的扰动，因此圆窗膜插入更为优越。一些人认为骨性耳蜗造口术更优，另一部分学者认为骨性耳蜗造口术更优，因为这种方式更接近鼓阶末端的蜗轴，而钻孔损伤、骨粉进入内耳，以及对外淋巴液的干扰等问题可以通过使用骨内膜保留技术加以避免。

然而，由于个体耳部的解剖差异和电极结构的不同，没有一种耳蜗造口术适合所有患者。耳蜗造口术的选择应该由患者的情况和选择的电极共同决定。纤细直电极适合于圆窗植入，而且当患者的解剖需要骨性耳蜗造口植入时也非常合适，包括 Med-El 系列（Durham, NC）和科利尔直电极（Centennial, CO）。相反，Cochlear 预弯电极和 Advanced Bionics 公司生产的 1J 电极（Valencia, CA）并不适用于圆窗植入，而应通过骨性耳蜗造口植入[29, 30]。最近研究证明，圆窗进入的环蜗轴电极会造成蜗内损伤加重[31]。在许多情况下，圆

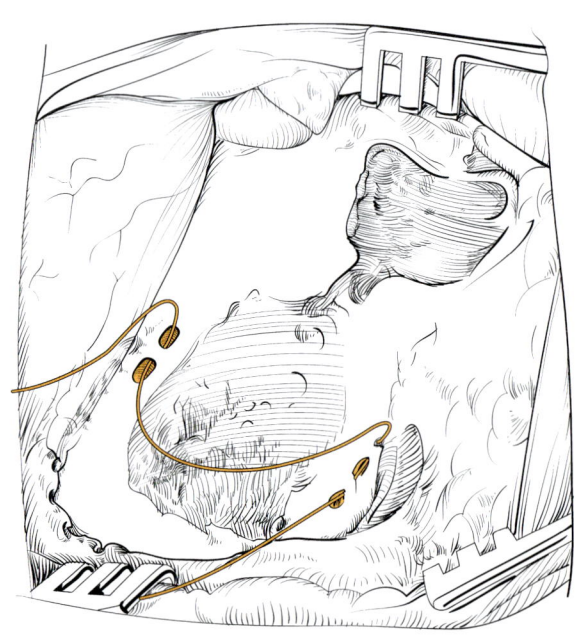

▲ 图 32-6 开放的乳突腔、植入物骨床和固定缝线

传统的骨床设计用于隐藏接收 / 刺激器，从而减少其外形凸起，一定程度下保护其免受创伤，减少移位的可能性。使用 2mm 金刚钻头在骨床上下方磨出固定孔，2-0 不可吸收线用于将设备固定于骨床内。另外磨出一个连接骨床和乳突腔的骨槽

第 32 章 人工耳蜗植入术的医疗和外科考虑

窗前下的骨质可能会阻碍电极的植入和在鼓阶的位置。15 例尸检的颞骨解剖研究证实，圆窗膜与矢状面的夹角在 27°～65°[30]。当这个角度＞45°时，可能会损伤蜗轴。因此，迈蜗轴弯电极最好都通过骨性耳蜗造口植入。在 90% 圆窗膜的角度＜45°的情况下，直电极适用于圆窗植入，不鼓励迈蜗轴弯电极进行圆窗植入。

经圆窗植入已被多个解剖学研究证实可以减少蜗内结构的损伤[32-34]。此外，颞骨研究表明，耳蜗打孔时对耳蜗造成了潜在的声损伤，内耳可暴露于高达 130dB 的噪声水平[35]。圆窗植入的技术也较骨性耳蜗造口术简单，能利用许多术中可见的标记[34]，圆窗植入的患者也能减少术后眩晕的概率[39]。

从骨性耳蜗造口将电极植入前庭、半规管和下鼓室气房的报道并不少见。识别圆窗对确保电极的正常植入是非常重要的。圆窗很少距离镫骨肌腱下方超过 1～1.5mm（图 32-7）。

至于手术的其他方面，耳蜗造口的位置和大小取决于所使用植入物的种类。一般而言，耳蜗造口术是在圆窗膜的前下方打孔，在开放耳蜗前，将该处黏膜剥开，使用含有肾上腺素的明胶海绵止血，防止血液进入耳蜗。如有必要可用大块的明胶海绵置于上鼓室或乳突腔，防止血液和骨粉进入耳蜗。

用 1.5mm 的金刚石钻磨薄圆窗膜前下部分，如有必要可以磨除圆窗龛以更好地识别圆窗膜的位置。用 1mm 的钻磨除内膜表面的骨质，要特别小心不要穿透内膜。鼓阶内膜的暴露应该像镫骨底板开窗术一样，因为如果穿透鼓阶将会使内耳暴露在高达 130dB 的声损伤中[35]。内膜被发现是圆窗膜的延续，用于指导钻孔深度。之后，仔细冲洗中耳，去除所有骨粉。当进行耳蜗造口时，一定要防止旋转的电钻杆接触面神经骨管，因为可能出现局部过热而导致术后即刻或迟发性面瘫。

耳蜗开窗的大小由制造商决定，通常为 1.0～1.4mm 不等，电极植入前切开内膜可用 25 号硬膜穿刺针头直钩或 59-10 白内障刀（Becton Dickinson, Franklin Lakes, NJ）。

最近有研究关注高频（言语频率）听力损失为主的患者，采用微创电极植入技术，保留低频残余听力的优势。低频听力可能会被保留下来，因为耳蜗的顶端主要产生低频听力，而电极通常不会延伸到该区域。使用短的声电联合刺激电极，可以提高患者的词汇理解能力，特别是有助于改善噪声下的言语识别和音乐感知能力。通过圆窗而不是经典的耳蜗开窗植入标准电极，在保留残余听力的效果方面也进行了探索[36, 37]。在一组非对照的病例研究中，大多数（5/9）的儿童在手术后被证明保留了低频听力，89%（8/9）证明了声电刺激联合的益处[38]。

（五）接收器 / 刺激器（R/S）

R/S 骨膜袋用稀释的杆菌肽溶液充分冲洗，并进行充分的止血。关闭单极电凝系统并撤除。如果采用了骨床磨制技术，则将 R/S 放入骨床中，并用缝线穿孔固定。如果没有，则将骨膜袋紧密缝合。

（六）电极植入

使用制造商提供的特殊电极镊将电极自尖端缓慢插入耳蜗，要使电极的自然弯曲度远离基底膜并靠近鼓阶的蜗轴。在电极插入过程中使用透明质酸或 50% 甘油可将血液从耳蜗中排出并润滑电极。植入过程中可使用制造商提供的特殊器械，缓慢、转柔地将电极推入耳蜗。

电极可使用砧骨桥技术固定，然后，用 1～2mm 的颞肌筋膜、骨膜或肌肉将电极在耳蜗

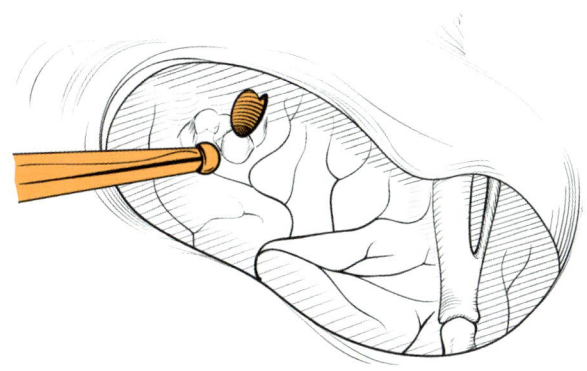

▲ 图 32-7　面隐窝和耳蜗造口术
如图可见通过面隐窝看到的耳蜗造口的位置，用 2mm 的钻磨除圆窗龛的部分，用 1～1.5mm 的钻在圆窗的前下来进行耳蜗造口

造口处 360° 环绕固定。或者，使用一个 3mm 大小的组织片，将电极从中间穿过，在接近完全植入后，将组织片滑向耳蜗造孔处，将电极向前推进 1mm。

术腔被充分清洗并逐层缝合，乳突轻度加压包扎，次日即可拆除，检查切口，通常情况下无需引流。

五、特殊注意事项

（一）儿童注意事项

众所周知，在儿童出生后早年的听力损失会引发语言发育迟缓，并导致后续严重的成长问题。在生命最初几年的言语敏感期时，丧失对周边声音的感知，已被证明会导致实验动物听觉中枢异常，并导致儿童听觉感知障碍[40-43]。对听觉系统处于发育期的耳聋动物直接进行电刺激的研究，已经证实了人工耳蜗植入的保护作用[44-46]。这些研究认为最初对 2 岁以上的儿童才能植入耳蜗的规定，可能会限制儿童的言语发育潜力与结果。2 岁时接受植入的儿童获得语言的速度与没有植入的儿童大致相同[47]。在这个年龄植入时，他们可能无法克服植入前几年缺乏听觉输入引起的原始语言差距。这导致了对早期植入耳蜗研究的增加。一些研究已经证明，对于 12 月龄以下的儿童，耳蜗植入的安全性和儿童对语前交流反应的益处[48-51]。一项研究评估了 12 月龄前接受耳蜗植入的儿童的语言理解能力和表达能力与正常听力的同龄人相当，明显优于 12—24 月龄接受植入的儿童，故支持早期植入[52]。因此，建议 6 月龄以上即可植入人工耳蜗（框 32-3），更小年龄的儿童则难以开展手术，因为诊断检测、医学评估、助听器试戴通常需要大约 6 个月来完成。

随着植入年龄降低，人工耳蜗适应证的残余听力水平提高。尽管人工耳蜗最初仅限于重度耳聋的儿童，但经验表明，有残余听力的儿童在植入后表现更好。植入前具有一定程度开放式言语识别能力儿童的术后效果优于无言语能力的儿童[53-57]。

由于出生时耳蜗即是正常大小，因此在年幼儿童进行耳蜗植入时不会出现植入困难。然而，术中对刺激器的固定、乳突切除和调整以适应头部的生长对成功植入非常重要。在年幼儿童中，通常是在骨床或缝线固定处需要小面积暴露硬脑膜。皮肤切口必须避免暴露茎乳孔处的面神经。电极应部分盘绕在乳突腔内以防止植入物脱出。

目前暂时未有报道年幼儿童植入术后特殊的并发症。

中耳炎

随着儿童中耳炎发病率的增加，中耳炎曾被认为是植入的相对禁忌证。然而，一些研究证明，在耳部感染通过药物或鼓室置管进行控制后可以进行植入。人工耳蜗植入与中耳炎的发病率以及迷路炎等并发症无关[57a, 57b]。一些证据表明，乳突开放术与开放面隐窝使中耳通气改善可能会降低中耳炎的发病率[58]。

中耳炎应积极治疗以免延误耳蜗植入。治疗包括预防性使用抗生素、鼓室置管，某些情况下还需要进行乳突切除并封闭外耳道。后者通常是慢性中耳炎患者进行人工耳蜗植入的前置手术。有人建议对持续性中耳积液的患儿进行鼓室置管，直至通风管自行脱出[59]。

最近研究的脑膜炎与人工耳蜗植入的关系已经改变了一些医生关于复发性中耳炎、渗出性中耳炎和鼓膜穿孔的看法。如果慢性咽鼓管功能障碍很严重，一些作者主张进行岩骨次全切除术以及封闭咽鼓管和外耳道。该手术应在耳蜗植入前 2~3 个月进行。

（二）听神经病

听神经病（AN）是一种外毛细胞功能尚可，但内毛细胞和（或）耳蜗神经功能失调的听力疾病。当耳声发射或耳蜗微音电位正常但 ABR 异常时，表明存在外毛细胞功能，可确诊为听神经病。对可疑听神经病患者的初步检查应包括声导抗、

框 32-3　儿童的纳入标准

- 双侧极重度感音神经性听力损失
- 助听器的益处小于耳蜗植入的益处
- 全身评估能耐受全麻
- 家庭支持，适当的期望值
- 为发展听觉语言、言语和听力提供康复和教育支持

第32章 人工耳蜗植入术的医疗和外科考虑

ABR、耳声发射、行为测听和言语识别率，还需要用MRI评估蜗神经的存在和使用HRCT以确认蜗管的存在[60]。对这一类患者提供助听器试戴和听觉言语治疗是至关重要的，因为尽管ABR结果异常，但有些孩子能从助听器中获得足够的收益。根据我们的经验，听神经病患者进行耳蜗植入，在成人和儿童中术后效果均较好[60-63]。最近的一项研究将患有听力损失的儿童与孤立性听神经病的儿童进行比较，发现听神经病的儿童与其他儿童植入耳蜗后的表现同样良好[64]。因此，听神经病的患儿也可以考虑进行耳蜗植入。不幸的是，许多儿童在诊断出听神经病后却延迟了接受人工耳蜗植入的时机。

（三）脑膜炎和耳蜗骨化

脑膜炎引起的耳聋与螺旋神经节细胞的减少有关，通常还伴有耳蜗骨化[41]。由脑膜炎引起的耳聋可能会恢复部分听力，因此不建议立刻植入耳蜗。然而，脑膜炎后数月耳蜗可能出现纤维化和骨化，因此应该每隔2～3个月做1次MRI，如果外淋巴/内淋巴信号消失，表明出现了纤维化和骨化。这种情况下听力不会恢复，应该考虑早期植入人工耳蜗。在某些情况下水平半规管可能会早于耳蜗开始骨化。

与其他患者相比，脑膜炎患者通常需要更高的刺激水平和更个性化的编程模式[65]。与耳硬化患者一样，该人群面神经刺激的风险增加，这可能是由于需要更高的刺激幅度所致，通常通过关闭责任电极或降低最大刺激水平而得到控制，但这可能会导致植入体的性能降低。尽管如此，脑膜炎后耳聋和耳蜗骨化的患者可以通过各种技术植入耳蜗[66, 67]，并且获得较好的预后[68]。在20世纪90年代，3%～9%的人工耳蜗植入患儿有某种程度的耳蜗骨化，但其中将近90%的骨化仅限于圆窗膜附近[67]。可以直接磨通而来到达底转，当鼓阶骨化范围更广，可以尝试从前庭阶植入，在这些情况下，都使用了标准的全长电极，效果与耳蜗未骨化的患者相似[67, 69]。

当鼓阶和前庭阶骨化超出底转升段时，需要完全磨除骨化区域或使用特殊电极[70-72]。Med-EI生产了一种10mm的电极，用于植入底转下段。Med-EI和Cochlear都生产了一种双电极，其中一列电极放置在底转下段，另一列电极放置底转上段或耳蜗中转（图32-7）。

（四）迷路发育不良

耳蜗畸形一度被认为是人工耳蜗植入的绝对禁忌证。现在耳蜗发育不良的耳聋患者通常可以进行人工耳蜗植入，并且术后效果随着耳蜗异常发育的程度而变化。大多数情况下，包括Mondini发育异常（不完全分隔）、前庭导水管扩大，以及其他不太严重的发育不良都具有较好的预后效果[73, 74]。

共同腔畸形有很大的变异性，其预后效果较正常耳蜗患儿差，耳蜗缺如（Michel畸形）和听神经缺如是植入耳蜗的绝对禁忌证。

内听道直径≤1.5mm的耳聋患者很可能患有蜗神经缺如。当发现有内听道狭窄时，使用T_2加权的高分辨率MRI来识别神经束的存在。正常情况下，应能看到蜗神经向前穿入蜗轴的基底。如果面神经功能正常，可见的其中一个神经束为第Ⅶ对脑神经。如果患儿的前庭功能正常，另一个可见的神经束可能为前庭神经，然而前庭神经可能与耳蜗神经混合，当不能确定时可用电刺激诱发ABR记录蜗神经的存在。在6岁及以上的儿童和成人中，可以在局麻下进行鼓岬电刺激试验可能获得相同的信息。

在所有迷路发育不良的患儿中都有可能出现"脑脊液井喷"。当井喷发生时，可以继续植入电极，也可以将头抬高15°，直到不再有脑脊液流出时植入。植入电极后，用肌肉和筋膜紧密填塞耳蜗造口处，以防止术后脑脊液漏。在封闭耳蜗造口处之前，不要进行腰大池引流，因为这将减低头部脑脊液的压力，而使得术中无法确定耳蜗造口处是否完全封闭。

（五）愈合不良的患者

不佳的医疗条件或使用免疫抑制药物而导致伤口愈合能力下降的患者，术后有很高的感染和植入体挤压的风险。一项回顾性研究分析了包括系统性自身免疫性疾病患者、接受过肝脏或肾脏移植术的患者、术区曾接受大剂量放疗患者，以

第六篇 听力修复刺激、设备与听力康复学

及接受相对较高剂量免疫抑制药物的患者，在接受耳蜗植入后，并未发生明显并发症[75]。

（六）老年患者

70岁以上的患者必须考虑一些与衰老有关的独特变化，包括整个听觉系统的退化、较长的耳聋持续时间、中枢听觉功能和沟通能力减弱及医疗和心理社会问题。

尽管如此，与年轻人相比，中老年行人工耳蜗植入的术后效果也是成功的[76]。根据我们的经验，年龄高达87岁的老人术后通过听力评估和生活质量检测已经获得了良好的效果。然而，80岁以上的患者术后效果不如更年轻的患者。围术期的身体检查和手术细节对术中安全植入和减少术后并发症很重要。

老年患者可能难以理解和回忆如何正确操作体外机。关节炎和精细运动能力下降可能会导致更换电池或操作设备困难的问题。如果老年人单独生活很少进行言语交流，则使用耳蜗的进步可能会更慢[76]，这需要额外的帮助来解决所有这些问题。在咨询过程中，必须牢记要让老年患者保留和使用相对大量技术信息的能力。

最近的证据表明，听力损失与痴呆可能存在关联[77, 78]。据推测，继发于听力损失的社交孤立可能会导致认知能力下降。也可能是由于更多的认知资源需要用于保障主体交流，从而损害其他认知过程，例如工作记忆[77]。

（七）双侧耳蜗植入

心理声学文献已证实，在听力正常与佩戴助听器的人群中，双耳聆听的听觉效果均更佳[79]。这一发现延伸到了双侧耳蜗植入，与单侧植入相比，双侧植入者在噪声下的言语识别更好[20, 80-83]。双耳优势主要是由于头影效应，由于言语和噪声在空间上是分离的，使得一个耳朵由于声影而被保护免受噪声影响，因此具有更好的信噪比。双耳的总和效应和抑制效应的影响效果可变[84]。由于我们的大部分语言环境都是出现在噪声背景下（教室、派对、忙碌的餐厅），所以这种优势对患者来说非常重要。

与单侧植入相比，双侧植入能明确改善声源定位。单侧植入的定位精确度为50°~67°，双侧植入的定位精确度为24°~29°[85-87]。声源定位对于避免潜在的危险情况（救护车在街头飞驰）至关重要，同时也使患者将注意力集中在声源和位置上，以提高日常情况下的信噪比。

William House人工耳蜗植入研究小组最近发表声明，建议在儿童和成人中植入双侧人工耳蜗，因为文献表示双侧植入比单侧植入表现更好[88]。

（八）单耳聋的耳蜗植入治疗

在低频听力较好的患者中，听觉皮质可以同时处理电信号（人工耳蜗）和声信号。2种信息的整合已被证明可以增强噪声下的言语识别、声源定位和旋律识别[36, 37]。因此，基于这一理论将耳蜗植入扩展至单耳聋患者。早期的结果令人鼓舞，与其他方式（如佩戴Baha）相比，患者表现出更好的噪声下言语识别率、声源定位和听觉质量[89]。此外，通过耳鸣评估量表，人工耳蜗可以抑制这些患者的耳鸣[89]。虽然只是初步研究，但令人鼓舞的是，大脑可以将植入体信息和正常声信息整合起来，使单耳聋患者受益。

（九）并发症

磨制骨床和固定孔有损伤硬脑膜或硬脑膜下血管的可能性。进行乳突切除术和开放面隐窝时，具有与其他乳突手术相同的风险。但是由于大多数没有其他疾病，术中风险有所降低。但是，对有先天性畸形的儿童进行手术时，由于面神经存在颞骨中走行异常，手术风险大大增加。

人工耳蜗植入还包括插入一个非常精细的电极，在过去的10年中，电极受损或植入位置异常的发生率从1.74%降至1.18%。术后面瘫的风险也由1995年的1.74%下降到0.41%[90]。

人工耳蜗再植入术并不少见，文献报道的成人再植入率为3.8%~7.0%[91-93]，儿童的再植入率更高，为8%~12.5%[91-94]。最近一份报道指出，最常见的再植入手术指征为设备故障，约占55%[93]。较故障指设备似乎工作正常但出现不明原因的听觉效果下降或其他异常，占23%[93]。其余医疗或手术原因，包括切口愈合不良、感染、电极移位、植入体脱出。一般来说，再植入的患

第32章 人工耳蜗植入术的医疗和外科考虑

者术后效果较之前一样[96, 97]。

当技术发展到使用的设备过时（如从单通道到多通道植入体的改变）时，再植入也是必要的。虽然报道过术后功能改善或减弱的情况，研究显示电极植入深度相同，术后效果相同[95, 96]。

推荐阅读

Arndt S, Aschendorff, A, Laszif R, et al: Comparison of pseudobinaural hearing to real binaural hearing rehabilitation after cochlear implantation in patients with unilateral deafness and tinnitus. *Otol Neurotol* 32:39–47, 2010.

Balkany T, Hodges A, Telischi F, et al: William House Cochlear Implant Study Group: position statement on bilateral cochlear implantation. *Otol Neurotol* 29(2):107–108, 2008.

Balkany TJ, Whitley M, Shapira Y, et al: The temporalis pocket technique for cochlear implantation: an anatomic and clinical study. *Otol Neurotol* 30(7):903–907, 2009.

Brown KD, Connell SS, Balkany TJ, et al: Incidence and indications for revision cochlear implant surgery in adults and children. *Laryngoscope* 119(1):152–157, 2009.

Budenz CL, Telian SA, Arndt C, et al: Outcomes of cochlear implantation in children with isolated auditory neuropathy versus cochlear hearing loss. *Otol Neurotol* 34(3):477–483, 2013.

Centers for Disease Control and Prevention:Use of 13-valent pneumococcal conjugate vaccine and 23-valent pneumococcal polysaccharide vaccine for adults with immunocompromising conditions: recommendations of Advisory Committee on Immunization Practices (ACIP). *MMWR Morb Mortal Wkly Rep* 61(40):816–819, 2012.

Cullen RD, Fayad JN, Luxford WM, et al: Revision cochlear implant surgery in children. *Otol Neurotol* 29(2):214–220, 2008.

Davids T, Ramsden JD, Gordon KA, et al: Soft tissue complications after small incision pediatric cochlear implantation. *Laryngoscope* 119(5):980–983, 2009.

Guldiken Y, Orhan KS, Yigit O, et al: Subperiosteal temporal pocket versus standard technique in cochlear implantation: a comparative clinical study. *Otol Neurotol* 32(6):987–991, 2011.

Kosaner J, Kilinc A, Deniz M: Developing a music programme for preschool children with cochlear implants. *Cochlear Implants Int* 13(4):237–247, 2012.

Lin FR, Ferrucci L, Metter EJ, et al: Hearing loss and cognition in the Baltimore Longitudinal Study of Aging. *Neuropsychology* 25(6):763–770, 2011.

Lin FR, Metter EJ, O'Brien RJ, et al: Hearing loss and incident dementia. *Arch Neurol* 68(2):214–220, 2011.

Nuorti JP, Whitney CG, Centers for Disease Control and Prevention: Prevention of pneumococcal disease among infants and children: use of 13-valent pneumococcal conjugate vaccine and 23-valent pneumococcal polysaccharide vaccine—recommendations of the Advisory Committee on Immunization Practices (ACIP). *MMWR Recomm Rep* 59(RR-11):1–18, 2010.

Proctor RD, Gawne-Cain ML, Eyles J, et al: MRI during cochlear implant assessment: should we image the whole brain? *Cochlear Implants Int* 14(1):2–6, 2013.

Roland JT, Jr, Coelho DH, Pantelides H, et al: Partial and double-array implantation of the ossified cochlea. *Otol Neurotol* 29(8):1068–1075, 2008.

Shapira Y, Eshraghi AA, Balkany TJ: The perceived angle of the round window affects electrode insertion trauma in round window insertion: an anatomical study. *Acta Otolaryngol* 131(3):284–289, 2011.

Souter MA, Briggs RJ, Wright CG, et al: Round window insertion of precurved perimodiolar electrode arrays: how successful is it? *Otol Neurotol* 32(1):58–63, 2011.

Teagle HF, Roush PA, Woodard JS, et al: Cochlear implantation in children with auditory neuropathy spectrum disorder. *Ear Hear* 31(3):325–335, 2010.

Ting JY, Bergeson TR, Miyamoto RT: Effects of simultaneous speech and sign on infants' attention to spoken language. *Laryngoscope* 122(12):2808–2812, 2012.

Todt I, Basta D, Ernst A: Does the surgical approach in cochlear implantation influence the occurrence of postoperative vertigo? *Otolaryngol Head Neck Surg* 138(1):8–12, 2008.

Weiss JP, Bernal B, Balkany TJ, et al: fMRI evaluation of cochlear implant candidacy in diffuse cortical cytomegalovirus disease. *Laryngoscope* 122(9):2064–2066, 2012.

第33章 人工耳蜗植入的结果、预后、康复和教育

Cochlear Implantation: Results, Outcomes, Rehabilitation, and Education

Charles J. Limb　Howard W. Francis　John K. Niparko　著

王睿婕　王　敏　译

要点

1. 人工耳蜗植入术后患者的预后反映了基本影响因素、设备性能和术后经验对其的影响。在受试者资格的评估中，多学科组合带来多方面的评估。这种方法对于评估受试者实现最佳预后的需求和动机是至关重要的。

2. 言语识别是衡量人工耳蜗受试者和其表现的标准。言语识别的结果有很高的可变性，然而，越来越多意识到，与植入相关的负面效果和植入后的经验会影响受试者的表现。

3. 提高人工耳蜗植入效果就要求我们不断修改受试者的入选标准。在20世纪80年代，入选资格要求纯音听阈平均值≥100dB的完全或接近完全的感音神经性听力损失；助听听阈值达不到60dB；尽管使用了大功率的、最适合的助听器，仍没有开放的言语识别结果。植入者的平均言语识别得分逐渐超过了损伤较少患者的助听结果。因而，基于言语识别的听力学标准逐渐放宽。

4. 虽然人工耳蜗带来更可靠的灵敏听力，但实际"听"的能力则不太容易被描述，特别是噪声环境下，以及单侧对比双侧的聆听模式下。

5. 对于儿童来说，植入体辅助口语发展到何种程度，是学习进步准化的有效反映。早发性聋的孩子缺乏听觉记忆的基础，植入之后需要进行理解，而且他们可能有其他残疾，会阻止本能的语言学习。这种情况会导致广泛的个体差异性，尤其当人工耳蜗干预延迟的时候。

6. 早期关于儿童的研究表明，早发性耳聋的患者在3岁以前植入比后期植入有明显的优势。近期更多的数据表明，言语识别和语言技能在幼儿期和婴儿期的植入得到了促进。早期人工耳蜗植入术后的教育成效、生活质量的影响和成本效益的结果，通常与儿童获得口头语言的能力有关，这是听觉敏感性和言语识别能力增强的结果。

7. 人工耳蜗植入的成年人也有同样广泛的结果，通常归因于设备本身以外的因素。

8. 筛查其他缺陷情况，特别是会影响接受和沟通能力的缺陷，可帮助确定手术对象和指导康复策略。

第33章 人工耳蜗植入的结果、预后、康复和教育

> **要点**
> 9. 对人工耳蜗效果文献的分析结果表明，在没有缺陷的情况下，超过85%的人工耳蜗植入者能够通过设备在有声世界中获得有意义的交流。
> 10. 人工耳蜗植入术后的康复对一些成人耳蜗植入者是很重要的，但对孩子来说，调试植入体才是至关重要的。通常认为有效的互动技巧和语言理解能力直接来自于通过人工耳蜗设备感知声音的敏感度。然而，听力并不是这些高级技能的充分条件，应该优先考虑听觉康复，以增强言语识别能力，这利于言语交流。

听觉能力是语言意识和处理的关键，维系人类的语言和言语能力，它对一系列的交际行为和认知功能至关重要，比如阅读和写作。本章节探讨了人工耳蜗在成人和儿童中的广泛效果。超过30年的关于人工耳蜗植入的临床经验表明，简单的"成功"或"失败"的观念无法捕获到人工耳蜗植入后评估效果的复杂性。事实上，人工耳蜗植入的效果非常广泛，包括交流、社会心理和认知结果。在这篇综述中，我们从临床结果和患者的调查报道中提取信息。同时叙述了听神经刺激的基本生理反应、接受和产生效益的测试和生活影响的调查问卷，如生活质量与经济影响的调查。

尽管我们叙述了植入物本身的效果，但康复听力损失患者的临床医生明显意识到，与人工耳蜗植入相关的临床实践，尤其与受试选择和康复相关的临床实践，显著影响了预期和研究结果。重度到极重度感音神经性听力损失（SNHL）的明显表现是语言处理时无法编码言语中包含的复杂信息。人工耳蜗能可靠地帮助听力受损个体克服言语识别障碍。我们假定通过人工耳蜗恢复听觉能为儿童提供足够的输入来获得正常的发展学习轨迹，或者使成人重新获得充分的言语交流技能。然而，对重度到极重度感音神经性听力损伤的孩子来说，相比人工耳蜗术后基本感知能力的恢复，发展性学习能帮助获得口语交流能力；成人或者儿童的人工耳蜗使用者必须尝试处理由假体设备通过因后续产生的感觉剥夺而发生变化的神经系统传递的信息。在植入效果方面，环境和发展经验即便不是决定性因素，也起着重要的作用。通过对人工耳蜗成功和失败原因的全面了解，临床医生可以深入了解手术入选标准和寻找促使作为交流工具的人工耳蜗的最佳应用因素。

一、人工耳蜗植入结果

（一）听觉功能测试的相关因素

术前评估为评估患者提供了依据，术后评估显示了患者的进步，并且允许临床医生监测可能影响长期随访结果的设备相关因素和环境因素。与听觉测试相关的测量变量应该尽可能地标准化。临床医生可以选择闭合式测试（如，从4个答案中强制选择1项）和开放式测试（没有上下文的单独听觉）的单词或句子。闭合式测试比开放式测试更容易，并且易受"天花板效应"的影响，表明当词和句子存在时，有大量可用的上下文信息[1]。呈现方式会影响言语感知得分[2]。现场陈述比录音陈述会产生更高的正确率。随着植入技术的更新和植入经验的不断丰富，开放式言语识别率的上升趋势促使需要更严格的评估，来限制基于简单、日常短语更容易测试可能产生的"天花板效应"。这种方法也具有分数分布统计标准化的效果，从而需要对测试结果进行更强大的统计分析。

1. 植入体性能测试

最小言语测试组（MSTB）是为成人耳蜗植入者开发的。MSTB是一组高保真录音，提供了一组标准化的用于术前和术后言语识别的综合测试[3]。为了使学习和记忆的影响最小化，MSTB的句子和词汇测试有至少6个测试的不同列表。人工耳蜗植入者的平均和不同表现对于定义人工耳蜗受试者的听觉表现程度是至关重要的。

MSTB 的主要组成部分是噪声下听力测试（HINT）和辅音 / 元音 / 辅音（CNC）测试。HINT[3] 提供了安静下和噪声下的句子识别能力的测试。滤过后的背景噪声用来匹配句子的长期平均频谱。在 MSTB 中，HINT 语句表列安静状态是 70dB，在 10+ dB 的信噪比（如 60dB 噪声）下显示。更小的信噪比（如 5+ dB，或者 0+ dB）可用来避免天花板效应。尽管正常听力听者可以理解句子的有效信噪比为 3+ dB，但当信噪比降低超过 10dB 时，人工耳蜗植入者通常言语识别能力会降低。

CNC 由具有相同音位分布的单音节词的列表组成，每个列表具有与英语相似的音位分布[4]。这样的列表提供了性能测试的材料，其更可能代表言语刺激的日常体验。这些测试测量单词的正确识别率。开放式单音节词识别对人工耳蜗植入者来说是最困难的挑战，这些测试有助于与成人结果相比较[5]。修订的 CNC 词表[6] 是用来消除不常见的单词和专有名词。作为 MSTB 流程的一部分，一个 CNC 和一个 HINT 词表应该在 70dB（A）的安静环境下测试。另外，如果患者在安静环境下的表现超过 30%，HINT 句子应该在 10+ dB 信噪比下测试。

2. 成人植入性能

人工耳蜗植入的最初目标是提高言语识别能力。虽然最初临床上一系列判断植入体的性能主要取决于对环境声感知和闭合测试的性能，但现在更强调开放式言语理解的测试。Gantz 和其同事[7] 在一组非随机单通道和多通道植入用户中，提供了早期的比较数据来评估对环境声音和言语的感知。多通道人工耳蜗在所有测试中都表现出明显高水平的性能。Cohen 等[8] 通过美国退伍军人管理医院系统进行了人工耳蜗植入的第一次前瞻性随机试验。该试验为开放式语音识别提供了高质量的临床数据和令人信服的证据，并确定了多通道相比单通道设计的明显优势。这项研究首次报道了在不同植入经验的多中心习得语言之后的耳聋患者的低并发症和高可靠性得分从多个中心与不同程度的先前编程植入经验。

Cohen 和 Waltzman[9]、Skinner 及同事[10, 11] 以及 Wilson 及同事[12] 评估了改变外部处理器设备的结果。他们比较了通过言语处理器的高速率脉冲刺激来增加信息传递速率的患者表现。不同的研究评估不同的处理器和处理策略，并有不同的研究设计。尽管存在差异，但在所有研究中使用更复杂的言语处理器都显著地提高了开放式言语识别的表现，从早期便强调了技术创新对于改善人工耳蜗植入效果的重要性。

临床观察表明，目前植入超过 6 个月以上的人工耳蜗佩戴患者，开放式单词测试的平均得分约为 25%～40%，最高达 100%[8, 13-15]。使用最新的言语处理策略在相同的范围内句子识别得分超过 75%。虽然受试者在单音节词测试上的表现非常差，但随着言语编码策略的发展，这些平均分数不断提高[11]。使用当前的植入系统，植入者的电话言语识别能力[16] 和对音乐的欣赏[1] 经常被观察。通过使用最近开发的处理策略，这些优点得到进一步增强。Sparhr 和同事[17] 观察到植入体设计的差异会影响性能，特别是在复杂聆听环境下。输入动态范围和实施压缩的方法似乎是影响在复杂聆听环境下结果的主要因素，通过当前处理策略增加动态范围来改进性能。

Gifford 及同事[18] 报道了成人人工耳蜗植入者术后言语识别特性，同时进行了 HINT、AzBio、CNC 和噪声下 Bamford-Kowal-Bench 测试。这些测试不同于上下文、频谱分辨率和处理（自下而上与自上而下）来实现言语识别。该报道强调了 HINT 测试的天花板效应。此外，HINT 句子得分与其他言语识别的测试结果不一致。在避免天花板和地板效应方面上，CNC 提供了人工耳蜗植入前后的最佳测试方法。然而，不同的言语测试往往是彼此不一致的，这强调了由多个测试组成的测试组能够更好地显示言语识别性能，并减小由于程序改变、受试者疲劳和认知能力差异而导致的可变性。

3. 成人获益的预期

成人人工耳蜗植入的言语识别的评估为开发效益预测模型提供了机会。随着研究者识别出显著的预测因素、入选资格、设备和处理策略，以及必要的术后听力康复，患者可以更好地了解哪些期望是

第33章 人工耳蜗植入的结果、预后、康复和教育

合理的。这些因素对性能差异的影响（多变量分析）已经在几个大型研究中得到解决[7, 8, 13–15, 19–21]。

评估以下因素。

- 受试者变量：发病年龄、植入年龄、耳聋持续时间、病因、术前听力、螺旋神经节细胞存活和位置、鼓膜的完整性、认知技能、个性、视觉注意、动机、参与程度、沟通方式和听觉记忆。
- 设备变量：处理器、植入体、电极形状、电极数目、植入体使用时间和模式以及言语处理策略。

尽管以上列举的因素在不同人群中的意义不同，多元回归分析发现了对语言理解具有较高预测价值的变量。植入体使用的时间长短对术后语音感知方面产生较大差异。术前听力水平，尤其是言语识别水平，也与差异性相关。耳聋持续时间、植入年龄、耳蜗完整性、受试者参与治疗方案和处理器类型对言语理解也具有较高的预测价值。

对于单侧病例，选择哪只耳朵进行植入可能比较困难[14]。然而，一些研究显示，在听力好的耳朵植入和在听力差的耳朵植入后，效果没有显著差异性。图 33-1 显示了每个患者术后预测单词评分的回归图，通过植入差耳和好耳来模拟[19]。

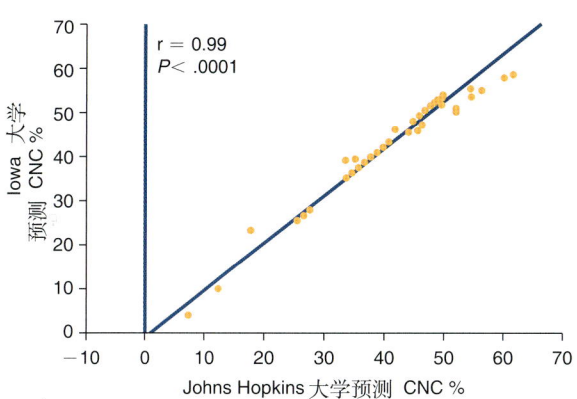

▲ 图 33-1 由 Johns Hopkins 大学（植入较差的耳朵）和 Iowa 大学（植入较好的耳）的公式建模，对每名患者的术后单词评分的回归曲线

根据每个患者的耳聋持续时间和术前的句子识别得分预测出几乎相同的分数。这些数据表明，听力较差侧耳蜗植入获得的结果与植入听力较好侧的结果相当。通过两种方法获得结果的相似性表明，植入体对中枢听觉通路发展可能具有有益的影响，与侧别无关。CNC. 辅音 / 元音 / 辅音测试

根据每个患者的耳聋持续时间和术前的句子识别分数，来预测得到实际相同的分数。这些数据表明，通过听力较差耳植入人工耳蜗获得的结果与植入听力较好耳所获得的结果具有统计学上的一致性，因而一些患者可以在好耳佩戴助听器。通过这两种方法获得结果的相似性表明，植入后的性能可以反映中枢听觉处理能力是与植入侧别无关的。

言语感知的进步与信号处理策略、言语处理器和电极序列[22]的更新换代相关联，但也可以反映临床趋势的变化，如人工耳蜗植入准则的不断扩大[14]。随着植入标准的相对放宽，残余听力更好的人工耳蜗植入经验越来越多，他们可能比那些有严重听力损伤的患者表现出更好的结果。然而，使用早期的多通道人工耳蜗植入体（Cochlear，Sydney，Australia）的单音节词识别率平均为 16%[7]，而使用当前技术在同样的测试下，性能超过 50%[11, 17]。早期的研究试图比较不同品牌设备的性能。然而，在性能上的差异上似乎与患者群体、使用的测试方法和植入体使用时间的一般人口统计学差异更密切相关，而不是植入装置本身特性的差异[23, 24]。

4. 成人保留听力的人工耳蜗植入术

在临床策略中，越来越多的兴趣集中在将残余的声学听力与由耳蜗植入体提供的电刺激相结合。根据基线听力状况，已经发展了两种策略，即双模式和混合模式。双模式是指一侧耳朵使用人工耳蜗，一侧耳朵佩戴助听器[25]。混合模式是在同一侧耳朵上同时使用人工耳蜗和助听器[26, 27]。

将对侧耳的助听设备与人工耳蜗相结合的目的是保留听觉固有的感知优势（低频优势），以用来获取双耳信息。事实上，已在一些患者中观察到双模式聆听的优势[25]。在噪声中的言语感知测试显示，根据噪声来源的方向，识别单词的双耳优势趋于明显，尤其当助听器侧有噪声时，优势将消失。两种设备都能提高定位能力。这些研究结果支持使用人工耳蜗时对侧同时使用助听器。

使用鼓阶植入电极在听力保留[28, 29]中成功促进了单耳刺激混合模式的发展，称为声电联合刺激。已经采取各种手术策略，试图减少鼓阶电极

插入过程中的耳蜗损伤，以提高残余听力保留（通常 < 1kHz）。听力保留目的在于防止基底膜破裂和伴随的螺旋神经节细胞的损失。优化的听力保留方式是处理耳蜗造口位置（远离基底膜），同时谨慎地插入较短的电极，最小化减少对内膜和基底膜表面的损伤[30]。

声电联合刺激在言语识别和音乐聆听中具有独特的优势[27, 31]。噪声识别和旋律识别能力改善与通过保留的低频声学听觉区分细微音高差异的能力有关。扩展频谱显示了随着时间推移高频听力的情况[32]。这些研究表明，在选定的患者中要考虑保留低频残余听力。观察声电联合刺激的优势可以扩大人工耳蜗植入的候选标准。

对于具有低频残余听力的患者而言，声电联合刺激的确是一种有希望的治疗方法，但是最大程度保留听力的情况下，也会有听力损失。这样的患者可以使用声电联合刺激模式获得预期的获益水平。对于不能在低频听力损失的情况下从声电联合刺激中获益的患者，重新植入标准电极可以获得更高水平的言语识别[33]。

5. 儿童植入性能

自 1985 年以来，儿童人工耳蜗植入术已有大量的临床资料[34, 35]。儿童人工耳蜗植入始于 1980 年的 House-3M 单通道植入体。多导人工耳蜗植入的研究开始于 1985 年，对象为 10—17 岁的青少年，1986 年 11 月，开始为 2—9 岁的儿童植入。2 岁以下婴幼儿的植入开始于 1995 年[36]。

用一组听力测试来评估儿童的听觉表现，以显示重度极重度感音神经性听力损失儿童表现出的广泛的感知技能。虽然在植入的儿童中有明显的听觉改善，但可量化的改善范围在儿童中差别很大，并且在很大程度上取决于装置的使用时间、术前条件、纵向经验及训练效果。出于这个原因，测试应该涵盖一系列的言语识别水平，包括简单的声音感知、模式感知（辨别时间和发音强度的差异）、闭合式（多选择）言语识别和开放式（仅听觉）识别。

当试图客观地评估耳蜗植入对聋儿言语感知发展的影响时，必须考虑方法学变量。客观评价幼儿的交流能力是很困难的。年龄较大的儿童可能会更具优势，因为其独立于感知技能测试的环境熟悉程度更高。客观评估要求一个结构化的环境，这种环境并不总是有利于激发孩子的最佳配合。研究人员有必要在长期随访中解释年龄相关的不一致性[35]。Kirk 和他的同事[37]详细研究了儿童植入体评估独特的方法学挑战和发展考虑，将下列变量归类。

• 内部变量：年龄、语言发展和认知发展。

• 外部变量：受增强和记忆任务影响的能力和反应意愿。

• 方法学变量：陈述声音的过程、测试指导和可选项。

通常用于儿童评估的言语感知测试已经详细地[2, 37-39]进行了描述，通常包括闭合式测试，该测试在一组有限的选项中利用听觉线索评估单词的识别；开放式测试，用单个单词的正确百分比来评分；父母使用的标准化的问卷式的结构化调查[40]来评估日常情况下对声音的反应和与口语沟通相关的行为。

6. 人工耳蜗植入儿童早期的言语

House 及同事[41]发现，人工耳蜗植入的儿童使用 House-3M 单通道人工耳蜗在听觉阈值、闭合式言语识别和有限的开放式言语识别中获得了实质性的进步。Miymoto 和他的同事[42]对儿童患者进行了系统的、控制良好的队列评估，并且显示出多通道植入体性能优于单通道。Fryauf-Bertschy[43]、Gantz[44]、Miyamoto[20]和 Waltzman 及同事[45]的早期研究观察到耳蜗植入的孩子在植入后 5 年获得了可观的言语感知能力。因为在这些研究中的许多植入儿童是先天性耳聋或语前聋的，有令人确信的数据表明人工耳蜗植入可以在发育关键期提供听觉通路，从而为口语发展提供了早期的基础。

对听力损伤较轻的儿童来说，一个重要问题是相对于未行人工耳蜗植入的对照组植入益处的研究。根据术前听力水平对儿童进行分类可以提供一个共同对比的基础。Miyamoto 及其同事[46]根据助听纯音听阈描述儿童的分级标准：黄金级助听器用户在三个频率（0.5kHz、1kHz 和 2kHz）中有 2 个频率为 90～100dB 的裸耳听力阈值，

第33章 人工耳蜗植入的结果、预后、康复和教育

平均为94dB，银级助听器用户在三个频率的两个频率上平均阈值为104dB（101～110dB），青铜级在三个频率的两个频率＞110dB的平均阈值，平均值大于110dB。

黄金级类别的助听器用户一般属于Boothroyd[47]类别的"相当多的残余听力"。在许多类似情况下，在这一级别的助听器用户表现出接近正常的言语和口头语言的实力。这组特殊的听力损失较重的儿童为言语感知能力设定了比较标准。银级助听器用户很少接收到频谱线索，严重依赖于言语感知的时间线索，而青铜类用户被认为是"完全聋"的，并且只接收有限时阈线索的低频感知。大多数接受耳蜗植入的听力受损儿童跌入或最终进入青铜范畴。植入2年后，植入儿童的平均言语可懂度分数超过了银级助听器用户的平均言语可懂度，接近黄金组用户的分数的10%，尤其是在更严格的言语理解测试中[46, 48]。植入儿童的纵向追踪没有显示言语理解的平均分数到达稳定期的证据。结合多变量分析的证据，这一观察表明植入体的使用时间是获益的主要决定因素。言语接收的持续改进也与言语可懂度相关[49]。尽管在植入后的前2年，所测得的言语熟练度仍然很低，但随后的可懂度得分明显增加，超过了银级分类中助听器使用者的水平[50]。这些观察结果与其他儿童群体中言语可懂度的增加变化一致[51, 52]。

7. 人工耳蜗植入儿童言语识别的近期研究

在过去的25年中，有报道显示使用多通道人工耳蜗植入体儿童在言语识别方面取得的进步越来越大，这已经成为全世界范围内的临床护理共识[20, 35, 53-55]。

不同群体言语感知的差异性被广泛认可并且与多个变量相关，包括植入的年龄[35, 44, 56, 57]、沟通模式[45, 58]、家庭支持[54]和耳聋持续时间[59, 60]。Miyamoto及同事[42]发现耳聋持续时间、交流模式、耳聋年龄和处理器类型约占闭合式测试变化的35%。植入体使用的时间在言语感知测试中有较大的影响。在5年的随访研究中，O'Donoguue及其同事[56]发现了植入时的年龄是最显著的因素，并且沟通模式是个体之间最显著的因素。后一项研究表明，植入年龄小和口头交流模式是最重要已知的影响幼儿人工耳蜗植入后言语感知的因素。

Waltzman及同事[45]以及Brackett和Zara[61]报道了儿童2—3岁植入人工耳蜗后的言语接受能力的进步与较大年龄孩子的比较，Osberger及同事[62]报道的多项临床数据显示2岁前植入人工耳蜗孩子的表现要优于2—3岁植入耳蜗的孩子。然而，作者还发现了一个存在于低龄植入儿童中的重要变量：他们更倾向使用口头交流的方式。这本身可能预示着更高的植入体性能。这项研究由Geess及其同事在全国儿童队列的早期研究中所证实[58]。

Osberger及其同事[62]还发现，与早期相比，有较多残余听力的儿童也进行了人工耳蜗植入。Gantz等[63]从多个中心收集数据，表明术前有一定程度的开放式言语识别能力的儿童在植入后获得了更高水平的言语理解能力。综上所述，这些研究表明，越小植入人工耳蜗，效果越好；越是早期干预，在进行性损失的情况下，在听觉输入完全损失以前进行人工耳蜗植入益处最大。

Cheng等[34]对2000年前人工耳蜗植入儿童的言语识别文献进行Meta分析。自1966年以来，关于人工耳蜗植入的1916份报道，44份包含足够的患者数据用来比较已发表的（N=1904个儿童）和未发表的（N=261）的言语识别结果[35]。Meta

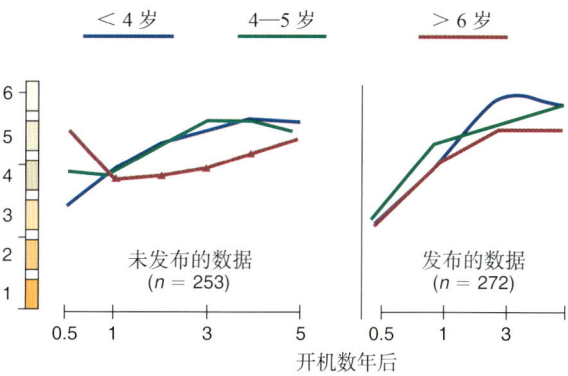

▲ 图33-2 儿童人工耳蜗植入后言语感知的Meta分析，显示了植入年龄对言语感知的影响

公布和未公布的数据显示，比较三组不同年龄组（＜4岁、4—5岁及＞6岁）的植入情况。分类量表代表了言语感知水平：1. 探测；2. 模仿；3. 有限闭合式；4. 大量闭合式；5. 有限开放式；6. 大量开放式

分析比较复杂，由于它需要强调人工耳蜗植入的儿童在全部频谱的言语特性的测试的多样性。一个扩展的格式的言语感知类别被设计为整合跨研究的结果[64]。Meta 分析的主要结论是：①早期植入与言语识别更快的增长曲线相关（图 33-2），②比较随着时间推移，先天性和后天获得性耳聋的不同表现，③未观察到随着时间推移言语识别到达平稳期。在经过同行评议的出版物中报道的有超过 75% 的人工耳蜗植入儿童在植入 3 年后获得了相当大的开放式言语识别能力。

8. 婴幼儿人工耳蜗植入术

更新的诊断方法和改进的治疗方案提高了现实生活的成效，并改变了治疗早发性听力损失的临床方法。目前，普遍的新生儿听力筛查常规可以识别听力损失，这种听力损失在孩子刚出生的头几年可能一直被忽视，直到孩子没有发展出语言技能才被发现[65]。这种早期识别在言语交流的神经发育的短暂和关键时期提供了临床干预的机会。

12 个月以下的儿童植入人工耳蜗已经被证明是安全的[66, 67]。已有数据证实，早期干预对先天性聋患儿的好处，为适合人工耳蜗植入儿童提供了手术动力。对植入时年龄影响的 Meta 分析表明，儿童在较小年龄时植入比年龄较大时植入，在言语感知技能方面取得更大的进步[35, 68, 69]。因为语言的发展和言语感知反应有相同的发展趋势，从而早期植入更有利于语言发展[70-72]。在某种程度上，语言能力的提高带来学校环境中更大的独立性[73]，早期干预被认为是提高了人工耳蜗的成本效益，在最近的经济分析中，已获得经验性的支持[74]。Nicholas 和 Geers[75] 表明，对于聋哑儿童的语言发育结果，出生后最初几个月内的干预远远优于后来的干预。他们指出，孩子生命中的前 3 年对于了解世界、与家人交流、发展认知和语言学基础至关重要，所有的进一步发展都会由此展开。Tait 和同事[76] 研究显示，在 2 岁之前接受人工耳蜗植入的儿童，与在 2—3 岁或 3—4 岁植入的儿童相比，言语能力发展得更快。Connor 及同事[77] 研究了潜在的生长曲线，并显示了早期植入的价值，因为它可以使结果更有利。澳大利亚的 Dettman 及同事[78] 和德国的 Lesinski-Schiedat 及其同事[79] 通过令人信服的纵向评估结果证实，在 12 月龄前植入的儿童的语言发展趋势优于 12 月龄后植入的语言趋势。

由于早期植入的安全性和早期语言干预的有效性，在 12 个月月龄的儿童植入人工耳蜗已获得美国食品药品管理局批准。然而，目前的批准植入 12 个月时间应谨慎解读。该批准的目的是基于制造商的公开市场应用，显示出对婴幼儿严重听力损失的诊断可能是有挑战性的，因此，应在每个个案中权衡延迟干预的结果和长时间听觉剥夺对发育产生的不良后果等风险。

（二）双侧人工耳蜗植入

为了扩大单侧人工耳蜗植入所带来的益处，越来越多的患者寻求双侧植入无论是同步的还是序贯的寻求。截至本书撰写之时，大约 20% 是双侧植入者，并发症低且有积极的主观体验[80, 81]。正常听者由于双耳听觉处理而拥有一系列听觉能力，其中包括以下几个方面。

① 定位：正常听力的人能够在水平面（耳水平）分辨出声音的准确度是 ±14°[82]。大脑利用两耳之间的强度差和时间差来确定声源的位置。为了将声音定位在垂直平面（上下），或者当两耳之间的时间和强度线索不明确时，频谱（音调）信息是重要的[83]。外耳和耳道的形状能改变到达耳朵的所有音高的强度，来确定垂直平面的声源位置[84]。

② 头影效应：当在噪声中聆听时，头部充当声音屏障，使远离讲话侧的噪声降低。当一只耳朵靠近噪声源时，增强另一只耳朵（远离噪声）的言语声，形成另一种听觉效果。

③ 降噪：当信号和噪声来自不同的方向时，大脑能够通过比较两个耳朵之间的时间、强度和音高差异来区分它们。产生的实际效果是大脑能够抑制听者不希望听到的信号。

④ 总和：当相同的信号出现在两只耳朵上时，用两只耳朵代替一只耳朵更有优势。大脑有特殊的能力，使用来自两耳的信号来产生这种双耳优势。

第33章 人工耳蜗植入的结果、预后、康复和教育

对单侧听力损失的研究表明，只有一只"好"耳朵的听者可能会遇到一些问题。背景噪声经常干扰安静和噪声环境下的单词识别，即便当讲话面向好耳朵时也是如此有报道显示，即使在相对安静的情况下，存在低噪声（包括汽车收音机、空调），他们在听取和理解言语声时存在困难[85]。单侧听力损失儿童不仅在噪声下聆听有困难[86]，而且与听力正常的人相比，语言发育和学习成绩也有所下降[87]。

除了双耳听觉的一般优势外，在年幼儿童中考虑双侧植入可能还有其他令人信服的理由。先天性聋儿童依靠耳蜗植入来学习口语。听力正常的儿童通过无意间的学习获得语言，即通过日常交流的参与和社会经验学习语言，这往往是无意识和偶然的。虽然研究表明，单侧人工耳蜗植入儿童语言的发展与早期使用助听设备有关[70, 88]，但这些孩子在掌握更复杂的语言结构方面仍然落后于正常听力的同龄人，而这些语言结构是学业成功的必要条件[89]。如果一个年幼的耳聋患者有两个植入体，无意间语言学习的速度很可能会加快，因为他们会更好地理解日常对话，其中大部分是噪声环境的，不仅如此，他们还能在环境中抓取到最重要的言语信息。年幼聋儿的双侧植入对语言习得、学业成功、教育和职业机会都具有重要意义。

在年幼聋儿中为两耳提供声音输入，确保声音在大脑两侧都被处理。右和左两侧听觉皮质可以在更正常的顺序中发展。如果一个孩子只植入一侧，大脑中被非植入耳刺激的部分可能无法获得正常发育。Ryugo和同事[90]报道，听觉系统的电刺激很大程度上可以阻止或者逆转先天性耳聋白猫的突触异常。

虽然"双侧植入的时代"已经来临，但对照试验相对较少[80, 81, 91]。关于成人和儿童患者双侧植入获益的报道也将会持续增加[72, 92-101]。很少有关于婴幼儿期接受双耳植入的前瞻性研究，虽然有初步结果显示扩大声场、响度总和和一些水平的声音定位能力；很少有关于双侧降噪功能的研究。相关研究结果显示了来自双耳电刺激的中枢整合，尽管没有精确的双耳输入的音调匹配。能够从双侧声场输入集成语音处理的系统在临床上尚未被引入。是否可以通过这样处理来扩大双侧植入的潜在益处，目前尚无定论。

1. 儿童语言发展

儿童植入的主要目标是通过使用语言来帮助表达和理解。语言被定义为一种为交流而构建和关联抽象概念的工具[102]。通过口语进行的信息交换涉及思想向语言的转换。这种转换依赖于语音体系（声音）和句法结构（措辞）的心理表征。语言发展的所有基本模式，都认为语言的习得是从最初未分化状态逐渐组织发展的结果。随着增量分化的出现，语言技能变得更加复杂和层次化。儿童首先必须学会形成声音语模式的内部特征（图33-3）。这些经验使儿童能够识别语音输入中的一致模式，并在语境和语义/句法模式之间形成关联。通过增加熟悉度，口语和实际对应语之间的关联建立了孩子的语义意识[103]。社会认知和情感需求有助于促进这种发展，如观察到婴儿变得"适应"到他们的语言环境，并形成"认知地图"（图33-4）[104]，他们与看护者一起表现出双向的典型语言行为[105-107]。

婴儿和看护者之间的早期沟通是发展的重要基础。这个基础为认知、情感和社会互动奠定了基础[108]。如果交流受到阻碍，发展则无法正常进行，在认知、行为和社会发展方面也会伴有不良后遗症。听力损失和随后的沟通障碍威胁着最佳

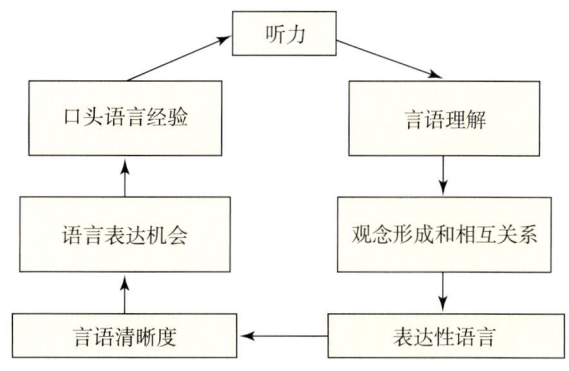

▲ 图33-3 语言交流的周期

听力是言语交流过程中至关重要的，它能使人理解言语。概念的形成产生了表达语言和言语清晰度的能力，这些语言在适当的场合被用作口头语言。言语交流的成功最终取决于听力（修改自 The Reynell Developmental Language Scales Manual. Los Angeles, 1990, Western Psychological Services.）

第六篇 听力修复刺激、设备与听力康复学

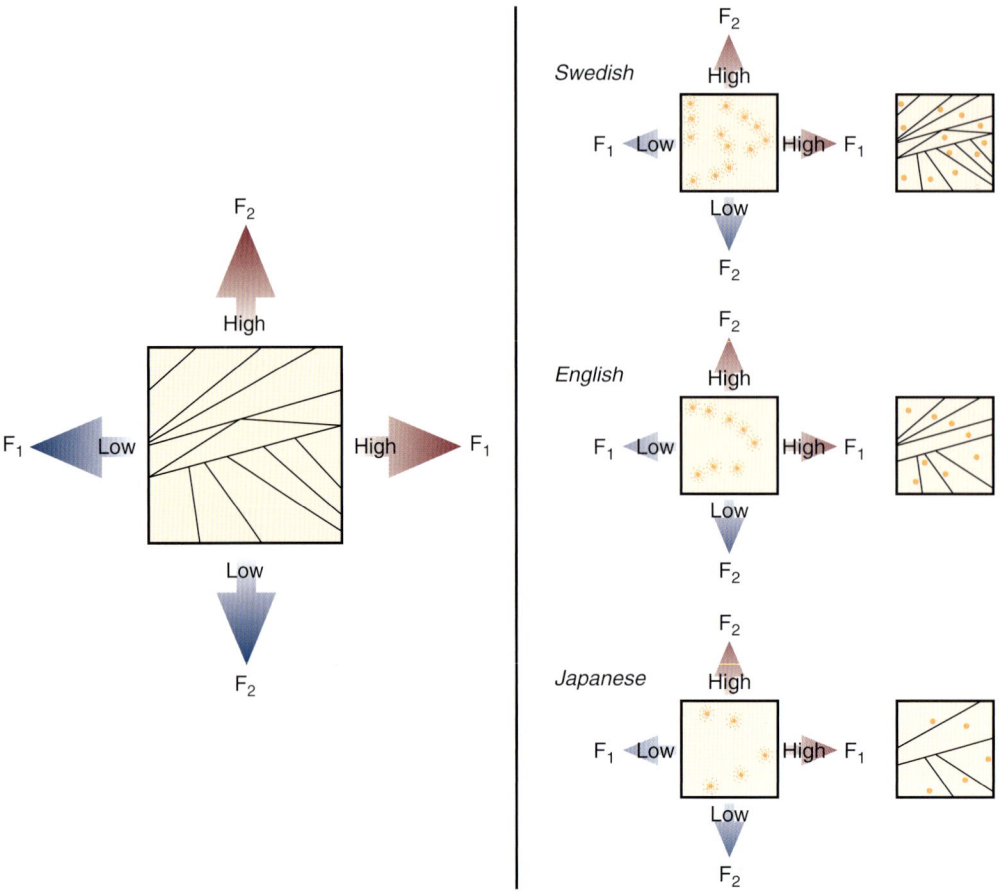

▲ 图 33-4 Left, Schematic figure shows natural auditory boundaries according to F_1 and F_2 formant frequencies. These boundaries are thought to provide a framework by which infants process incoming sound streams into broad categories. Intrinsic phonetic differences separate boundary regions from one another. Right, The ability to partition auditory input according to these boundaries is independent of linguistic experience and is present throughout various languages. Examples of vowel processing in three different languages (Swedish, English, and Japanese) are shown.
（Modified from Kuhl PK, Meitzoff A: Speech as an intermodal object of perception. In Yonas A，editor：Perceptual development in infancy，Hillsdale，NJ，1988，Lawrence Erlbaum Associates，pp 235-266；and Kirk KI: Challenges in the clinical investigation of cochlear implant outcomes. In Niparko JK，editor：Cochlear implants：principles and practices，Philadelphia，2000，Lippincott Williams & Wilkins，pp 225-259.）

发展[109-111]。因为大多数患有 SNHL 的孩子的父母听力正常，所以孩子和家长之间可能存在"不匹配"[112]，这会阻止有效的交流[113-114]。这样的不匹配会给父母造成压力，从而影响听力损失儿童的学习[115]。因为父母的手语技能往往是欠缺或基础的，这样的儿童具有进一步发展迟缓的风险[116, 117]。其他证据也证实，SNHL 儿童与父母进行语言交流会表现出年龄相符的认知、社会和行为发展[109]。最近的理论表明，将语言与认知、情感和行为联系起来的过程是动态的、双向的，而不是离散的或独立的[118, 119]。

为了家庭内成功进行双向交流，语言必须与认知、情感和行为联系起来。视觉注意力可以最早在 4 月龄时进行评估，这对于指导发展是至关重要的[108, 120]。数据表明，视觉注意与看护者的情感纽带、语言学习和感知信息处理的发展密切相关[121-124]。在正常发育中，大部分早期视觉注意的实际上是由声音引导的。婴儿听的时间越长，视觉注意也越长，时间节律会与听觉相匹配[125, 126]。当声音感知受损时，视觉和听觉的整合也会受到类似地破坏，这迫使 SNHL 的孩子依靠视觉线索进行交流并支配注意力的分配和转移[127, 128]。这一概念已在听障儿童使用计算机工作效能测量中被证实[127, 129, 130]。这些损害已被证

第33章 人工耳蜗植入的结果、预后、康复和教育

实会导致行为问题[118]。通过比较，两项研究发现，人工耳蜗植入的儿童比没有人工耳蜗植入儿童的表现更好[127, 129]。

除了视觉上的注意之外，其他类型的语前交流也是言语习得的基础。幼儿实质性的语前行为，包括眼神交流和转向[131]、自发性言语[132]，被观察到与早期植入效果及6个月内的发展相关[133]。Tait及其同事[134]发现植入后12个月的语前测量是后期言语感知表现的预测指标。他们观察到在植入前的自主性言语前测量值和随后的言语感知性能之间有显著相关性。后一个发现对理解语言发展有影响，并且建议在成人与儿童互动中促进自主性的干预可以改善结果。一旦发现耳聋，就可以引入这种干预。最近评估植入早期亲子互动的纵向研究，显示照顾者对于有效使用符号、双向交流、非定向和儿童鼓励的敏感性有显著影响[135]。

2. 儿童人工耳蜗植入后的语言习得

人工耳蜗植入后，语言习得和言语形成产生的益处是评估幼儿植入体有效性的关键措施。一种方法是比较标准测试中的语言表现。Raynyle发展性语言量表独立地评估理解和表达技能[136]。这些量表根据年龄在1—8岁的听常儿童的表现水平进行了标准化，并且他们已经广泛应用于聋儿群体中。未行人工耳蜗植入聋儿的语言学习率只有正常听力儿童的一半，但植入者的语言学习效率与正常听力儿童总体相当[136, 137]。在对23名3岁以前聋的儿童的研究中，Svirsky和同事[137]提供了人工耳蜗植入术后语言发育的早期综合研究（在这个队列中平均植入年龄约为4岁）。言语发育在植入前呈下降趋势，但植入后，植入儿童的语言发育与正常听力儿童的语言发育平行（图33-5）。这项研究的含义是，人工耳蜗植入儿童与正常听力儿童之间语言延迟的差异取决于植入前耳聋的初始阶段情况，而不是植入后的表现或进展。

Robbins等指出[136]，基于Reynell发展性语言量表，植入耳蜗可以提高儿童在口头交流和总体交流的语言学习率。Geers和同事[58]也评估了人工耳蜗植入儿童口头交流和总体交流的语言技能，虽然口头组在语言产生中表现出更好的可懂

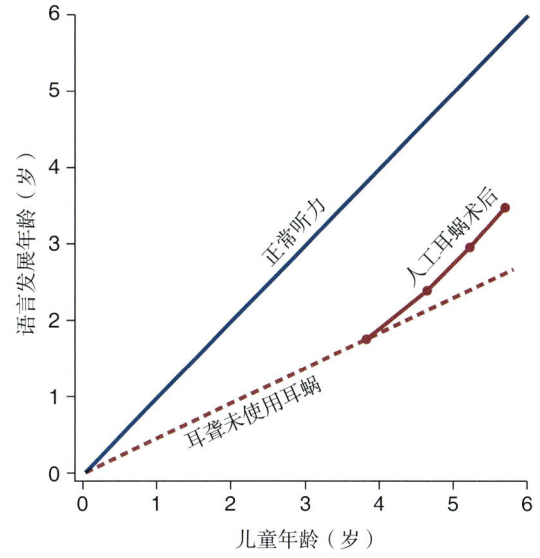

▲ 图33-5 儿童人工耳蜗植入对语言发育的影响

实线描述正常语言发展，因为它与年龄相关。虚线表示CI前耳聋的发育迟缓。在CI之后，语言发展的速度与听力正常的儿童相同。这表明语言延迟是CI之前累积的结果，而不是CI后受损的进展（改编自Svirsky MA, Teoh SW, Neuburger H: Development of language and speech perception in congenitally, profoundly deaf children as a function of age at cochlear implantation. Audiol Neurootol 2004;9:224-233.）

度，但是各组的语言水平没有显著差异。

既往有文献研究听力受损儿童的接受和表达语言能力的延迟，尽管这样的延迟与听力损失的程度没有很强相关性[72, 138, 139]。语言测量的结果受儿童交流方式的影响，这样的结果可能不能直接反映听觉感知或植入体干预的影响。然而，临床发现支持这样的假设，即一些聋儿能够使用由植入体提供的听觉语音线索，以减少正常听力儿童和聋儿之间的语言差距。

中枢神经系统处理是人工耳蜗植入术后言语、语言最终发展水平的主要决定因素[140]。Pisoni及同事[140]评估了两组儿童人工耳蜗植入者的表现："明星组"是指语音发展稳定，排名在幼儿园前20%。第二组，相比对照组，分数为后20%的儿童。比较两组在植入前和植入术后每年不同时间段的言语感知、言语识别、言语清晰度和语言水平。明星组相比对照组儿童，并没有在所有行为测试上都取得更好的成绩。各组之间的差异仅体现在特定的测试和任务需求上。植入效果良好的儿童在言语感知（即元音和辅音识别）、口语词识

别、理解、语言发展和言语可懂度方面均优于对照组。两组在词汇知识、非言语智力、视觉运动整合或视觉注意方面均无显著差异。得出的结论是，"明星表现"的口语处理和语音清晰度的表现不是因为整体性能的差异，而归因于处理人工耳蜗植入体提供的听觉信息任务中的差异。

作者还研究了人工耳蜗植入1年后，交流能力的各种行为测试方面的不同表现。相关强度揭示了语音识别、语言发展、语音清晰度在明星组的显著相关性，但对照组没有。明星组的表现似乎是源于言语处理能力的增强和语音词汇表达的发展。

表现优秀的植入者的口语识别与语音清晰度之间的较强关联性表明：①言语感知与产生之间存在知识转移；②言语感知和生产具有共同的内部表征系统。根据Pisoni和Geers[141]，明星组的出色表现似乎是由于他们从词汇记忆中感知、编码和检索有关口语单词信息的卓越能力。他们展现了处理任务的能力，这些任务需要将口语单词的音韵表征处理和转换为"工作记忆"。Pisoni和Geers[141]研究了工作记忆对语言前聋儿童言语感知、言语可懂度、语言加工和阅读能力测试的影响。研究者评估了儿童回忆口述数字列表的能力与其在这些测试表现之间的相关性。作者观察了听觉记忆和表现在每个结果区域内的相关性，这表明工作记忆在调节这些高级交流任务中起着重要的作用。

充满希望的临床研究普遍支持了人工耳蜗植入在儿童中的广泛应用。然而，儿童植入研究往往依赖于病例系列设计，在一个独立的中心，用不同代植入体的技术进行评估。很少有研究研究人工耳蜗植入对"整个"儿童的影响，特别是当考虑到认知、社会和行为发展的纵向测量的重要性时。从成本有效性的角度来看，缺乏儿童植入感知效益的可用信息。

这种信息必要性和重要性被强调的事实是，进行早期人工耳蜗植入的临床决策往往是由父母选择的。聋儿的父母在使用医疗、康复、教育和其他社会资源方面的不同选择有很大影响。从人工耳蜗植入后的早期受益到推广，再到植入年幼儿童是一个紧迫的问题。确诊为重度至极重度SNHL的幼童，是否应在确诊后数周内进行人工耳蜗植入？

在美国，一项正在进行的多中心研究，正在研究植入后发展结果的临床特点，包括口头语言习得、语音识别技能、选择性注意和解决问题的技能、行为和社会发展、亲子互动，以及美国6个植入中心接受植入儿童的生活质量[142]。该研究的目的是处理关键混杂变量，传统上与病例系列和交叉研究结果相关（如植入年龄和社会经济地位）。通过对前瞻性确认变量的统计调整，纵向评估有助于了解预测植入相关语言的因素[72]、儿童早期的沟通能力[136]、生活质量发展[143]、并根据相关成本测算早期人工耳蜗植入的经济价值[74]。

二、人工耳蜗植入术后的效果

儿童植入后的教育安置和支持

听力受损的儿童在教育成绩不佳方面存在相当大的风险[144, 145]，通过言语交流可以提高听障儿童的教育成就。传统的言语教学方法对有足够残余听力的儿童来说比较成功[146]。由人工耳蜗改进带来的语音感知提供了增加以口语为基础的教育和产生提高教育独立性的可能。

Francis[141]和Koch及其同事[148]利用教育资源矩阵描述教育和康复资源的使用，来追踪植入儿童的教育进展。该矩阵是在观察的基础上发展起来的，即课堂设置中的变化（如进入主流课堂）通常通过最初解释者增加言语、语言治疗来补偿。随访35名学龄儿童植入者表明，相对于具有等效基线听力与年龄匹配的助听器用户，耳蜗植入儿童效率高，尽管这种影响不是立竿见影的，需要康复的支持来实现。在植入后5年内，全部分配在主流课堂的比率从12%增加到75%（图33-6）。

1. 生活质量与成本效益

先前关于耳蜗植入体成本效用的研究已经评估了植入者的生活质量和健康状况，以确定人工耳蜗植入效果[21, 149, 150]。效用是反映商品或服务真实价值的概念。成本效用方法确定货币支出与效用变化的比率，这是由给定时期内生活质量的变

第33章 人工耳蜗植入的结果、预后、康复和教育

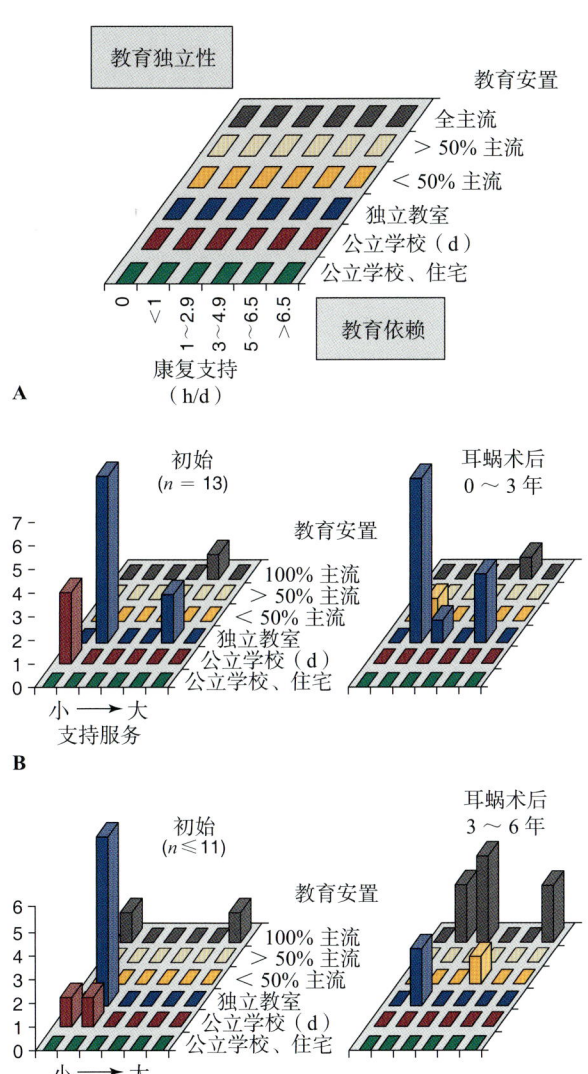

▲ 图 33-6 儿童人工耳蜗植入术的教育资源利用矩阵
A. 教育资源矩阵教室布局（纵坐标）与康复（语音和理解）支持（横坐标）对比。B. CI 的 3 年内儿童教育资源使用的变化模式。C. CI 后 3—6 岁儿童教育资源利用的变化模式。注意：随着人工耳蜗长期使用，支持服务的主流化程度提高，使用减少（A 引自 Koch ME, Wyatt JR, Francis HW, Niparko JK: A model of educational resource use by children with cochlear implants. Otolaryngol Head Neck Surg 1997;117:174-179; B 引自 Francis HW, Koch ME, Wyatt JR, Niparko JK: Trends in educational placement and cost-benefit considerations in children with cochlear implants. Arch Otolaryngol Head Neck Surg 1999;125:499-505.）

化所定义的。成本效用的评估依据如下所示。

成本效用 = 成本（美元）/ 质量调整寿命（年）
= 成本（美元）/[寿命（年）× 健康效用]

根据参与队列的预期寿命分析，生命年是植入经验的平均预期年数。健康效用的变化反映了植入前和植入后在测量仪器上得分的差异，这些测量仪器已被设计和验证来反映生活质量。在美国、英国和加拿大，成本效用低于 20 000 美元（美国美元）的健康干预措施代表了可接受的消费价值（即成本效益）[151-153]。

2. 成人和老年人的生活质量研究

使用人工耳蜗植入的术前、术后和手术阶段的成本数据来确定每个人工耳蜗植入物的每质量调整生命年（QALY）的成本[21, 150]，在功能状态和生活质量的基础上确定效益。精确的成本效用结果在研究中各不相同，主要是因为在确定利益、获得利益水平与干预相关成本差异方面的方法学差异。然而，这些评估一致性表明，成年人群多通道人工耳蜗植入的成本效用比，在 14 000～18 000 美元 /QALY 范围内，表明在成本效益方面非常有利（表 33-1）。

听力损害是影响美国老年人群的重要临床因素[154]。老年人听力损失中有 10% 是极重度听力损失，传统放大设备没有效果[155]。评估老年患者人工耳蜗植入的效果需要考虑听力学和心理社会因素。与老年人获得性听力损失相关的社会隔离[156]伴随着生活质量的显著下降和情绪障碍的增加，也是导致认知下降的独立风险[157, 164, 165]。听力损失人群的康复是这个弱势群体的重要目标，而且它为生活质量提供了功能和心理上的帮助。

年龄相关的螺旋神经节的变性[158, 159]和进行性中枢听觉功能障碍[160, 161]提高了潜在的对老年人人工耳蜗疗效的关注。已有报道关于老年组和年轻组植入者的言语理解有相似的进步[162]，而且这些功能性的提高对老年人生活质量的影响越来越显著[163]。听觉缺陷和生活质量的测量对任何老年患者成本效益的分析都是至关重要的，这可能有助于指导临床资源配置，特别是考虑到人工耳蜗植入作为非救生干预的费用。

老年人更易受到听力损失的影响，这些影响随着时间的推移而积累，并最终影响人工耳蜗植入后续康复工作的成功[164]。人工耳蜗植入后，有利的言语感知增益与生活质量结果之间的关系变得越来越非线性，需要了解个人、社会和

第六篇 听力修复刺激、设备与听力康复学

表 33-1 成人人工耳蜗植入的成本效用比

研 究	国 家	手 段	数 量	健康效用增益	成本效用比 ($/QALY)
Lee 等 (2006) [211]	韩国	HUI、VAS、EQ-5D、QWB	11	+ 0.36	17 387
Cheng 等 (2000) [149]	美国	HUI、VAS、TTO，儿童研究	78	+ 0.27	5197
Palmer 等 (1999) [212]	美国	HUI	37	+ 0.20	14 670
Wyatt 等 (1996) [150]	美国	HUI	229	+ 0.204	15 928
Wyatt 等 (1995) [213]	美国	VAS、除外 *	229	+ 0.304	9000
Summerfield and Marshall (1995) [21]	美国	VAS、除外 * VAS、以前 †	105 103	+ 0.41 + 0.23	7405 13 200
Harris 等 (1995) [214]	美国	QWB	7	+ 0.072	31 711
Fugain 等 (1998) [215]	法国	VAS	30	+ 0.22	6848
合计			511	+ 0.27	12 455

成人人工耳蜗植入术成本 – 效果研究的 Meta 分析，经计算，总成本效用比按质量调整寿命年（QALY）计算为 12 787 美元。在美国、英国和加拿大，25 000 美元 /QALY 或更低的阈值被认为是一个健康干预可接受的成本效用比。

*. 健康效用的患者评级"如果人工耳蜗被摘掉"
†. 患者植入前的健康效用评估
EQ-5D. 欧洲质量；HUI. 健康效用指数；QWB. 幸福感量表；TTO. 时间权衡；VAS. 视觉模拟量表

环境因素的变化如何影响后续的康复。越来越多的人认识到，认知[165, 166]和一般健康[167, 168]对老年 SNHL 的影响，这进一步强调老年人听力损失相关的残疾负担过重，是通过中枢神经系统的变化和成功康复的医学或心理社会障碍介导的观点。有效沟通所需的注意力增加所导致的认知负荷的减少可能会导致整体功能和社交参与下降[169, 170]。基于认知资源容量模型[161]，更好的言语感知可以通过增加注意力资源（如记忆、执行功能）来减少认知负荷。因此，阐明老年患者听力损失的后果可能更具挑战性，可能导致相对于年轻患者的生活质量的改善减慢。

关于老年人工耳蜗植入患者生活质量改善的报告是令人满意的[163, 173, 174]，但这些报道很难与功能和成本效用相关联。Francis 及同事[172]对 47 名年龄为 50—80 岁的患者进行了多通道耳人工耳蜗植入术，他们完成了 Ontario Health Utilities Index Mark 3（HUI3）调查问卷和生活质量调查。本研究评估植入前和植入后（植入后 6 个月和 1 年）对设备使用和生活质量相关问题的反应。与人工耳蜗植入相关的健康效用平均增加（标准差为 0.33 $P < 0.0001$，图 33-7）。听力和情绪健康属性的改善是健康相关生活质量指标增加的主要原因。术后 6 个月的言语感知评分显著增加（$P < 0.0001$，聋人中心研究所的句子和单音节词测试），且健康效用增加幅度与术后言语感知增强有显著相关性（$r = 0.45$，$P < 0.05$）。言语感知增加也与情绪状态的改善和每日植入体使用的时间相关。作者认为，人工耳蜗植入对老年聋患者的生活质量有统计学意义和成本效益的影响。

3. 儿童生活质量研究

儿童人工耳蜗植入体公布的成本效用分析通常使用从成人患者[21, 151, 175]获得的健康效用或从聋儿获得的假设估计效用[176-179, 180, 181]。这些研究产生了从 3141 美元到 25 450 美元 /QALY 的广泛的成本效用比率增益。来自成人患者调查的效用评估可能无法捕捉到儿童时期耳聋所特有的问题[34]。为了更严格地解决这个问题，Cheng 及同

第33章 人工耳蜗植入的结果、预后、康复和教育

事[149]调查了在 Johns Hopkins Hospital 接受多通道植入的 78 名儿童（平均年龄 7.4 岁且使用耳蜗 1.9 年）的父母，以确定每 QALY 的社会的直接和总成本。等待人工耳蜗植入的重度耳聋儿童的父母（n = 4）作为对照组，以评估其召回的有效性。使用时间权衡（TTO）、视觉模拟量表（VAS）和 HUI3 对家长进行评估，父母评价孩子的健康状态"现在""之前"和"1 年前"的人工耳蜗植入体。平均 VAS 评分在 0 ~ 1（从 0.59 增加到 0.86）的范围内增加了 0.27，TTO 得分增加了 0.22（从 0.75 增加到 0.97），HUI3 分数增加了 0.39（从 0.25 增加到 0.64，图 33-8）。折现直接医疗费用为 60 228 美元，使用 TTO 产生 9029 美元/QALY，使用 VAS 产生 7500 美元/QALY 和使用 HUI3 产生 5197 美元/QALY 的成本效用比。包括间接费用，如教育费用减少，人工耳蜗植入物计算出的净储蓄每名儿童为 53 198 美元。基于对来自一个中心的对这一群体的评估，儿童人工耳蜗植入在合理的直接成本上对生活质量产生积极的影响，并且可节省社会开支。

Francis[147]、Koch 及其同事[148]使用的教育资源矩阵为评估儿童人工耳蜗植入的总体成本效益比提供了依据。尽管所有植入儿的教育成本保持不变或最初有所增加，但大多数植入儿童的教育独立性最终实现了从每个孩子 30 000 ~ 100 000 美元的净费用，这包括与初始耳蜗植入与术后康复的相关成本。与人工耳蜗植入儿童的语言相关和教育相关的结果补充了父母关于生活质量的影响让步于成本效用率的观点[149, 175]。尽管假设较保守，但结果显示，相比其他医学或者手术干预，人工耳蜗对重度听力损失的孩子具

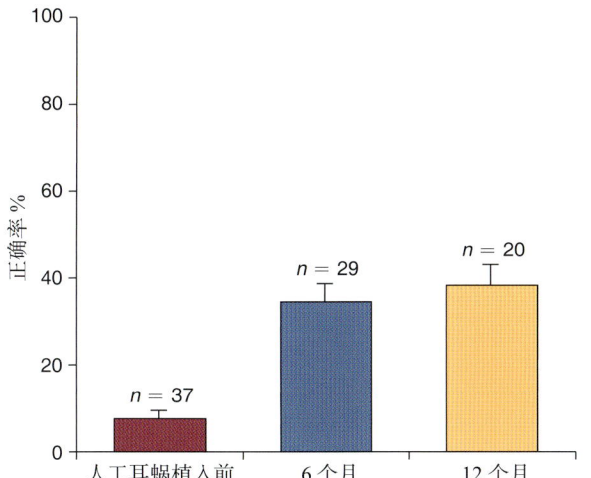

▲ 图 33-7 在人工耳蜗植入（CI）前和 6 ~ 12 个月后的老年人聋患者平均单音节词得分（误差 = 1 标准错误）。单音节词评分通常被认为是言语感知最困难的测试之一，在 CI 后的第 1 年明显增加

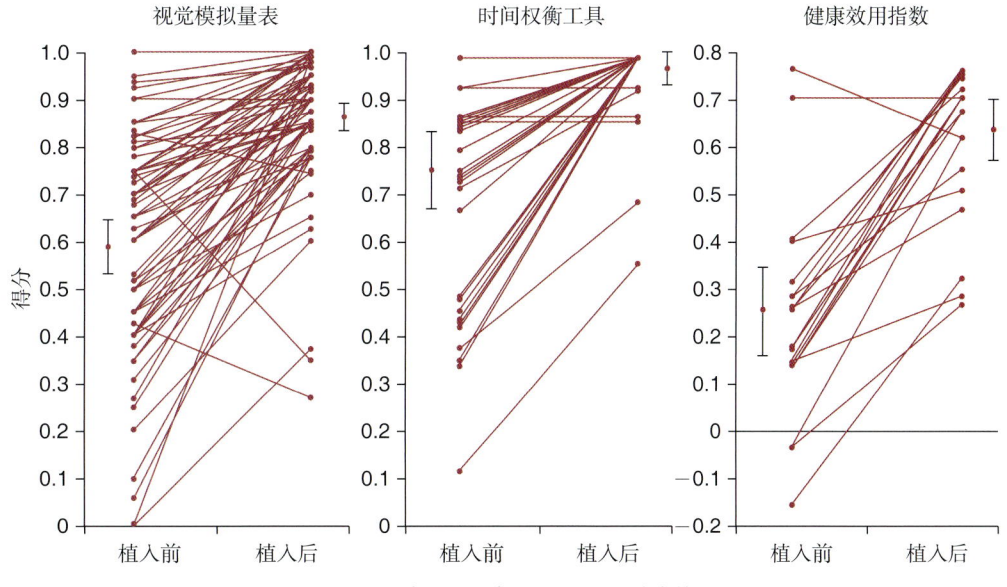

▲ 图 33-8 儿童人工耳蜗植入术后的健康效用评分
给出了三种不同的评估健康效用评分的方法。效用的平均变化（干预后 - 干预前得分）视觉模拟量表为 0.27，时间权衡工具为 0.22，健康效用指数为 0.39。每个图的边上的误差线显示平均置信分数为 95% CI

有较高的成本效益。

英国国家健康与临床卓越研究所（NICE）研究了英国早期植入成本效用的一系列因素[67]。403名植入儿童和1863名候选儿童的父母完成了健康效用问卷。健康效用越高，听力损失水平越低，听力损伤时年龄越大，女性，其他疾病较少，父母具有较高的职业技能水平，白人种族和人工耳蜗植入前等因素相关。在植入前听力阈值高和植入时年龄小的植入者中，与植入相关的健康效用的增益更高。在15年的时间里，对于一个术前损失115dB 6岁植入的儿童，估计可获得2.23个QALYs，而平均社会成本增量为57 359€。这些调查数据产生了一个高度可接受的成本效用率，每QALY的平均成本为25 629€。成本效益更优惠：①评估一个孩子的一生，而不是植入后15年；②儿童的术前听力水平较差；③植入年龄小。对听力损失最大的儿童和年龄较小的儿童给予最优先植入的策略在一定成本下最大限度地获益。

在美国一项研究中，进一步证实了早期植入具有更高的成本效用。Semenov及同事[74]提供了一个来自美国的6个中心在5岁前植入人工耳蜗的175名儿童的前瞻性纵向评估健康效用和教育早期的结果。回顾性地收集护理费用，并按术前、手术和术后费用分层。

在三个年龄组和非植入基线之间比较植入的增量成本和收益。18个月前植入儿童在其预期寿命中平均获得10.7个QALIs，而在18～36个月和36个月龄后植入的儿童的平均QALIs分别为9和8.4个QALIs。医疗和手术并发症的发生率三组间均无显著性差异。此外，平均寿命成本在三组间是相似的，大约每个孩子2000美元/年（77.5岁预期寿命），最小、中间和最老的植入年龄组每QALY产生成本为14 996美元、17 849美元和19 173美元。随访6年后，全主流课堂的整合率年轻组为81%，而中间年龄组和最老年龄组为57%和63%（$P<0.05$），年龄最小组明显整合率高。在纳入终身教育的成本节约后，在孩子的预期寿命内，植入治疗分别分最小、中等和最大年龄组带来31 252美元、31 252美元和10 217美元的社会净节约。这项研究的总体结论是，即使没有考虑到终生收益的改善，总的成本效用结果也显示出非常有利的比率。早期（<18个月）的植入干预与更高和更长的生活质量改善、类似的直接植入成本以及经济上有价值的改进课堂安置相关，与IM相比，没有更高的医疗和手术并发症发生率。

三、人工耳蜗植入术后的听觉康复

人工耳蜗植入听觉经验的独特性强调了与其他听觉康复策略相比，声音感知的产生方式存在质的差异。助听器对声音信号进行滤波、放大和压缩，将处理后的信号传递给耳蜗进行转换。相反，耳蜗植入物通过产生电场来接收、处理和传输声学信息。电刺激绕过无功能的耳蜗传感器直接去极化听神经纤维。植入系统传递一种在正常听者中对音素和词理解至关重要的语音特征的电子代码，而没有耳蜗机制处理声音提供的信号优势，听到和分辨复杂的声音。人工耳蜗植入的听力经验在开始时也与正常听力不同。

无论是通过儿童早期阶段形成的学习过程，还是通过成人的"听觉记忆"，大多数植入者有意义的聆听能力得到发展。一个核心的临床问题涉及专门感觉训练的潜在益处，通常称为听觉训练。这种训练能使人工耳蜗患者将潜在的技能和适应性策略，应用于消除听觉剥夺效应和人工耳蜗植入的局限性吗？

语言学习太复杂而不能单独通过教学的方法获得。持续、频繁地交谈可以为口语能力的培养提供最大的前景。通过跟踪声音的时间、频谱和强度参数，耳蜗植入体提供语音和发音模式的线索，而这些模式在视觉上是无法获得的。对于那些在语言能力发展上遇到困难的聋儿来说，早期植入所产生的可能性，在传入神经阻滞带来变化以前，似乎是实质性的。然而，实现这些结果的最佳方法尚待确定。

（一）听觉训练在人工耳蜗康复中的效果

听觉训练为植入患者恢复听觉提供了实用价值，必然是高度个性化的。也就是说，一个患

第33章 人工耳蜗植入的结果、预后、康复和教育

者的听觉、言语、语言和认知发展的目标，要依赖对个体的影响。因为这种个体化的需要，有较高的内部效度的听觉训练疗效研究难以构建。Carney 和 Moeller[182] 指出，早期的疗效研究针对治疗领域的特定目标，包括感知能力的发展、语言的发展、语音的产生、学业成绩和社会情感的发展。在不同治疗领域内的治疗目标常常是不同的，这限制了任何单一类别内影响的评估能力。

之前已有研究系统评估了训练耳蜗植入听者的言语感知能力的发展。Watson[183] 指出，复杂非语音的声音感知研究表明，通过选择性的培训，个体的部分频谱-时间波形可以更加突出。训练的结果之一是，同样的声音可以被完全不同地感知，这取决于早期的经验，因为它影响听者的期望与对任务地心态。听力正常者开始识别陌生语音的时间可为数月，甚至持续更长的时间，直到达到稳定的表现水平。如果植入者需要学习解释他们不熟悉的声音，就好比在研究中的正常听力者分辨非言语声，可能需要类似的漫长经验来达到最佳表现。

Watson[183] 提供了解释，言语感知可能在很大程度上取决于感官敏锐度或音调分辨率以外的能力。关于听觉时间和频谱分辨个体差异的研究还没有显示出这些能力的个体差异与言语感知个体差异之间有强相关性。有人认为，解释这一现象的一种方式是不同听觉能力的差异（如两个听力受损听者，具有相同的听力图）可能是中本区通路产生的从片段中推断原始刺激能力不同的结果。

Dawson 和 Clark[184] 在一组先天性耳聋、言语感知能力有限的患者中，测试了使用元音共振峰信息的能力是否会受到训练效果的影响。他们研究了电极位置差异与元音识别之间的关系。年轻的受试者用 HID、HAD、HAD、HOD 和 HUD 的合成版本单词进行评估。在非训练期的表现与 10 次训练后的变化进行了比较。4 名受试者中有 2 名表现出显著的改善，并且其进步与电极辨别能力一致。对于这些患者，差异最小的范围从一个到三个电极，另外两个患者，显示最小到没有改善。一个患者的最小获益可以部分地由较差的蜗尖电极位置差异阈来解释。作者的结论是，元音

感知在训练后显著增加，他们建议儿童在植入后一段时间内持续长时间进行听觉康复。尽管训练非常努力，有时会出现轻微的改进，但这种有限的进步并不总能归因于外周通路的局限性。

Svirsky 及其同事[185] 研究了人工耳蜗使用者元音识别纵向改善的两个可能原因，即改进了元音的标注和改进电极分辨。元音识别改进归因于标记的改进，这表明皮质学习效应是导致变化的原因，而不是电极分辨的增强。

1. 成人人工耳蜗植入术后的康复

植入体激活后，成人用户必须适应由言语处理器发送的新信号。植入者必须学会将电引发的声音模式与先前有意义的声音感觉相关联。在耳聋发病前，植入者的康复需求取决于他们的听觉经验。对于语前聋的植入者来说，听觉和言语（发音）训练对促进交流变化至关重要。对于语后聋患者来说，听觉训练通常关注更复杂的听力技巧——噪声下言语理解、电话使用和音乐欣赏[186]。

2. 人工耳蜗植入儿童的听觉训练

儿童植入者的听觉训练程序通常以分级的方式组织，通过该方法，儿童学会将意义与陌生的、可能不自然的声音联系起来[132, 187]。在表现出对声音的感知（察觉）之后，教孩子确定声音是相同的还是不同的（分辨），识别声音并将意义与它们联系起来（辨识），并在言语话语（理解）中适当地做出反应。在表达上，孩子学习模仿音素和音节，并协同发音产生越来越难的单词和短语。语音和单词的模仿是一种用于开发"听觉反馈回路"的策略——听觉感知和言语产生相互关联的功能。口语运用功能的使用取决于儿童自发产生有意义的语言和话语能力。这个过程从一个单词开始，经过一系列的阶段发展到复杂短语和完整故事[188]。Boothroyd[189] 强调了疗程指南的灵活性，并指出"这种结构需要存在于老师的头脑中，在与孩子的活动中不那么明显。"

Boothroyd 及其同事[190] 提供了一个听觉发育模型，该模型强调了发展的时间过程，并确定对儿童听觉感知效果至关重要的技能部分。他们将听觉感知定义为对来自声音感觉的解释，并对引

第六篇　听力修复刺激、设备与听力康复学

起声音的物体和事件进行反应。类似于其他知觉事件，听觉感知不仅涉及感觉证据，还包括上下文证据、先验知识、记忆、注意力和处理技能。听觉言语感知是特殊的，因为感知的事件往往是语言的事件。同样，聆听者的知识基础和处理技能必须与语言相关，尤其是口语。

正常的听觉系统在出生时是完整和功能性的，但髓鞘化在更高的听觉通路中持续数年。相应地，婴儿表现出越来越复杂的辨别和识别能力。心理声学表现数年都达不到成人水平，然而，6个月大的婴儿就开始进行音素分类。儿童的表现能力提高，包括语音对比感知、音素识别、噪声中的语音感知、选择性注意和语言语境的使用。因为经验在发展听觉感知所需的知识和技能中起着关键的作用，特别是对于听觉言语感知。因此加强在听力丧失和使用人工假体装置方面的经验在理论上具有吸引力。

Boothroyd 及同事[190] 提出，假设一个发育中的儿童的感觉能力仅由周围听觉系统的功能完整性决定，与听觉经验无关。然而，基础科学研究记录到听觉体验对听觉路径[191] 组织的影响，并且观察到通过经验更好的组织可以增加从耳蜗产生神经兴奋模式而获得的感觉的证据。

耳蜗植入体为重度聋儿童提供了一定程度的听觉敏感度，使他们即使是在低强度的情况下能够感知大多数的口语。康复实践就是在这种声音意识水平上建立起来的。在耳聋发病前建立了基于听力语言系统的儿童中，耳蜗植入物恢复了对口语的获得，在许多情况下，提高了音素的获得。在建立口语之前，从未听到或失去听力的儿童中，耳蜗植入体提供的声音最初缺乏有意义的联系。

目前的耳蜗植入技术也为聋儿提供了利用泛化和附带学习的潜力。听力的好处远远超出具有可预见性一对一问答的情景和可预测的话语。发病年龄、听力丧失程度、助听器史[49] 和亲子互动特征决定了植入前听觉刺激的数量和质量，也决定了解释声学信息的准备程度。一个从小就通过放大来使用残余听力的孩子比一个听力经验有限的孩子更容易适应植入物所提供的声音[190]。通过与听觉训练治疗师的密切定期交流，可以提供重新编程或植入系统部件故障的早期检测需要。

人工耳蜗植入儿童听觉训练的组成部分，旨在培养听觉和言语技能的发展，以模拟听觉儿童习得口语的方式，同时解决因早期发展中由于听觉剥夺而产生的补救需求[192]。与听力、言语和语言技能有关的康复策略应力求达到全面的交际能力[52]。理想情况下，康复策略不教授特定的、孤立的听觉、言语或语言次级技能。因为次级技能仅仅是达到多模式交际能力的一种手段，任何一个次级技能的训练都不应该被赋予太多的分量。当他们采取综合方法康复，避免死记硬背、以训练为导向的方法时，是最有效的。

（二）设备维护

发展听觉技能和使用人工耳蜗植入术中的重要环节是设备维护[176, 177]。这种维护包括保持所有外部部件处于良好的运行状态，并与专门从事人工耳蜗植入的听力专家合作，定期进行设备编程。在大多数人工耳蜗植入中心，听力学家充当患者在人工耳蜗植入过程中和植入后的病例管理者。

设备编程需要来自耳蜗植入体制造商提供的软件和硬件。对于成年患者，编程耳蜗植入涉及许多感知判断，如听力阈值、响度水平、响度平衡，以及在某些情况下音高排列。患者的听力史可以确定这些任务的难度。当用电刺激建立听力阈值时，可以考虑其他因素，如耳鸣。这些测量对确定患者人工耳蜗的动态范围是很重要的。这些设置是单独的、个体化的。保存到外部组件的程序被称为耳蜗程序。刺激水平的变化最常见于人工耳蜗开机的初始阶段。许多因素包含在开机过程中，与个体学习通过电输入去聆听的生理变化相一致。随着时间的推移，刺激水平变得更加稳定，主要是进行微调整。很少有研究可用来解释引起调机程序变化的生理变化。一些报道也可以表明，当患者正在经历激素变化，如怀孕、青春期或更年期时，需要各种程序的改变。

如果患者不能参与设定人工耳蜗程序图，则可以采取一些客观测试。人工耳蜗植入制造商已经创建了一种软件，该软件可以通过人工耳蜗

第33章 人工耳蜗植入的结果、预后、康复和教育

植入体测电诱发复合动作电位：神经反应遥测（NRT），由 Cochlear Corporation of Englewood, Colorado（N24 装置的制造商）和神经反应成像（NRI）组成，由 Advanced Bionics Corporation of Sylmar, California（Clarion/Hi-Res 设备制造商），NRT 被发现在程序图里面介于阈值和最大舒适值之间。然而，使用这些测试存在局限性[193, 194]。虽然直接神经反应在某些人群中似乎有价值，但是行为测试是最准确的编程方法。

另一个之前在设备编程中使用的客观测试方法是电声反射阈值。研究发现，电声反射阈值与人工耳蜗植入体的舒适度高度相关[195, 196]。然而，这个测试并不能在所有患者中测得，因此该测试并不总是可用的。当给孩子编程时，如果可以测试，则为听力学家提供有价值的信息。有些孩子对电刺激有很高的耐受水平，如果使用不适当高刺激量的程序，也不会有不舒服的表现。如果人工耳蜗程序刺激量太大，会阻止孩子听觉技能的发展或做出适当反应。

可以用听力图来检验程序的有效性。但是，在确定人工耳蜗植入程序的完整性时，使用听力图有局限性。听力图是显示患者对低刺激的反应。但是，它并没有告诉你程序是否处于适当的舒适水平，或者声音质量是否良好。大多数耳蜗植入听力图在 20～30dB 范围内。不适当的程序设置也有可能有好的听力图。听力图的一个优点是它可以提示设备故障或耳蜗程序设置所需的总变化。

了解人工耳蜗植入术后的成功结果需要加强随访。成年人工耳蜗植入患者应至少每年进行一次外部设备的重新编程。儿童患者至少应每半年进行 1 次。如果想了解孩子们的听力技能如何发展，并确保他们的程序合适，那么许多孩子每年会至少重新编程 2 次以上。定期检查也为听力学家提供了一个机会，可以使用先前解释的 MSTB 协议跟踪患者的语音理解分数的发展。定期进行言语感知测量可以为耳蜗植入听力学或治疗师提供关于患者听力和理解的宝贵信息。此信息可用于改变患者的程序或作为强化治疗目标的指示。此外，如果患者有突然性的表现方面的变化，这种变化可以通过言语感知能力降低来证实。这些过程证实了患者所关心的问题，并促使听力学和治疗师帮助患者恢复基本功能。

人工耳蜗不应被视为对重度到极重度听力损失的"修复"。该装置需要大量的改造，以有效地使用它，并且它需要定期的随访和维护。虽然人工耳蜗植入后的学习过程似乎是复杂和不可预知的，但人工耳蜗植入可以为耳聋患者提供一个听到用传统放大设备听不到声音的机会。尤其是对聋儿，他们可以使用人工耳蜗作为接受和表达口语能力的工具，最重要的是语言学习。

（三）人工耳蜗植入的儿童教育

聋人教育长期以来一直关注着克服聋哑对语言习得和教育破坏性影响的必要性。听力正常的儿童接受教育并通过与他们的看护人员互动的听力渠道获得语言的读写和计算能力的发展。对于聋儿从出生起，这个正常的过程就被破坏，从而对语言习得产生影响。聋人教育不仅涉及识字和算术教育的过程，而且涉及语言发展的过程，以及如何克服正常交际发展中听力不足的问题。

多年来教育工作者面临的两个主要问题是，在特殊学校或主流学校中，使用何种交流方式，口头语言或手语，以及在哪里教育孩子。视觉交流手段得到推广，一些人认为手语是解决问题的方法还有一些人认为口语语言使用唇读的视觉支持和其他其他线索是前进的方向。在 1880 年，米兰聋人教育会议颁布了口头语言优于手语的观点。这一声明，当放大设备可用的时候，开始在世界各地占主导地位的口语主义，并且在认为所有聋哑儿童应该通过口头语言与那些认为所有聋哑儿童应该用手语交流的个人之间，发生了两极分化的观点。

尽管口语观点在 19 世纪和 20 世纪的上半叶被强烈推荐，关于聋儿语言和教育水平及语言理解能力差的报道开始对该研究提出挑战。聋人越来越多的想要识别自己的语言和文化声音也开始被承认。许多国家的教育系统越来越多地采用了符号化的交流方法，通常采用全面交流或同时交流形式，即在手语支持下使用口语。然而，这种不使用手语的语法，在 20 世纪 80 年代，人们对

第六篇 听力修复刺激、设备与听力康复学

使用手语口语 2 种语法的兴趣越来越大，其中聋人群体和听常群体的语言被不同程度地使用和强调。在美国，"bi-bi" 经常是被用来描述双语和双文化的方法。虽然术语可能不同，交流方式可分为三大类。

- 仅口头 / 听觉口语。
- 同时使用语音和手语（全面交流）。
- 手语和口语双语。

每个类别都包含亚类，口语交流方法包括自然口语、线索化言语的使用和听觉言语方式。这些子范畴使不同沟通选择的效果比较复杂化，并对做出相应沟通选择的父母提出挑战。

父母的另一个主要选择是他们的听损子女应该受教育的环境。历史上，聋儿在聋哑学校接受特殊教育。这些学校通常是住宅区和偏远地区，要求孩子离开家，远离家庭教育。19 世纪，许多国家建立聋人学校，聋人文化和语言兴盛于这些机构。20 世纪下半叶，有适当支持的主流教育学校照看残疾儿童的趋势增加。对聋儿来说，更有效的助听器和频率调制系统，提供了更大参与主流学校教育的可能性。

许多聋哑学校的关闭已经成为一种世界性的现象，聋人群体可能会认为这是对他们文化和语言的威胁。随着更多的儿童进入主流学校，特殊学校的减少意味着对聋儿提供特殊教育支持的难度更大，在主流学校中接触聋哑儿童的人更难获得持续的职业技能，并获得他们所需要的知识和专长。目前教育安置的选择如下。

- 聋哑学校（住宿或仅日间）。
- 在主流学校中一个单位或资源基地，与非主流学校不同程度地整合。
- 一所主流学校，在质量和数量上都有不同程度的支持。

从历史上看，夸大聋儿教育一直是备受争议的话题，通常是由言辞而非事实引起的，很少有数据关于父母做出各种重要选择的各种备选方案的效果比较。在这个有争议的领域，人工耳蜗植入的出现，增加了另一个维度。

人们希望人工耳蜗植入能改善重度聋所带来的教育挑战[89]。在通过语言频率提供有用的听力时，通过与看护者的互动，人工耳蜗植入有助于早期通信技能和口语的发展。早期报道的口头语言感知和发展水平令人鼓舞，许多专家预测主流教育将为大多数聋儿提供可能性。人工耳蜗植入手术的成功常常是从获得主流教育的角度来衡量的，尤其是因为它被认为是测量人工耳蜗植入术成本效益的一种手段[147, 175]。人工耳蜗植入的儿童在植入后更多地进入主流学校[197]，这被认为与教育成本的潜在节省有关[175]。

植入儿童的需求是什么，它们是否不同于传统助听器使用者的需求？耳蜗植入的儿童需要植入设备工作良好，并且在良好的听力条件下坚持佩戴，以得到良好的交流机会。这些需求与助听器佩戴者的需求并没有太大的不同。人工耳蜗植入使重度聋儿童能够像中度聋儿童一样发挥功能，并且许多功能都是单侧丧失的，尽管有双侧植入的趋势。耳蜗植入使重度聋儿童通过听力获得语言[192]，可以听到语音的所有语法特征，并发展完整易懂的语言。人工耳蜗植入需要复杂的技术，这需要外科手术和长期维护。如何确保植入儿童从这项技术中获得最大的益处仍然是一个挑战。

聋哑儿童植入物的长期管理由儿童教育者掌握，而负责这些孩子的教育者，每天都需要对这些复杂的技术及其所能达到的期望进行培训和更新。在对欧洲的家长、社区植入式专业人员和植入专业人员的调查中[198, 199]，反应中最常见的线索是需要对植入系统进行长期的教育支持，并使教育服务在满足这种需求方面变得更加灵活，来满足成长中的儿童群体需求。父母们对他们的孩子没有得到他们所需要的支持表示极大的失望，特别是当他们进入中学或高中时，植入中心和当地教育服务之间没有更大的联系。

主流教育若想取得成功，必须确保课堂的环境是适当的，并具有良好的声学特征并在对该技术的使用有很高期望的情况下成功地管理该技术预期的技术。我们知道单侧聋或者中度听力损失在繁忙的主流教室环境中的教育特点[200, 201]，儿童会在噪声中误会或误解，并且不能跟随教室周围快速移动的话语。对于一些儿童，植入体可能工作得很好：语音清晰度可能使他们看起来像正

第33章 人工耳蜗植入的结果、预后、康复和教育

常听力的孩子，而他们的需求可能被忽视，对于这些孩子来说，他们很难表达需求。在这种情况下，误解会持续下去，孩子们不大可能实现他们的学术潜力。对于另外一些孩子，植入体有可能提供不了预期的结果，植入后的结果多样。对于这些儿童来说，听觉处理障碍或语言学习困难可能会影响口语的发展，正如所预测的那样，这些儿童的教育需求可能无法像预期的那样以主流的方式得到满足。

（四）教育成果

关于父母为孩子做出的教育决定，有证据表明人工耳蜗植入有一定的影响。相对于同龄使用助听器的重度聋的孩子而言，更多的聋儿孩子进入主流学校而不是聋哑学校[197]。这些孩子年龄为5—7岁，Thoutenhoofd[202]通过长期的主流学校安置，没有找到这样的趋势。另外有证据表明，植入儿童在中学或高中环境中面临挑战。Geers及同事[203]也发现了主流教育的趋势，但同样，这只是针对初级阶段的儿童。

关于植入后的沟通模式和沟通选择，有不同的证据表明口头和示意环境的影响。总体上，趋向于支持使用口头交流[203]，但长期来看其最佳方式仍存在争议，而且环境较为复杂。Archbold及其同事[204]表明，人工耳蜗植入3年，那些开始使用手语输入交流，然后改变为口头交流，以及那些只使用口头交流的儿童，在言语感知和发展方面没有不同结果。进一步的研究表明，在3岁前植入的儿童从使用书写交流转变为口头交流[205]，以及植入的年龄越小人工耳蜗的交流模式可更快地改变[76]。有证据表明，尽管年轻植入者发展了可理解的口语，但他们也重视使用手语或符号支持[206]。然而，如果孩子们要发展口语，他们需要在一个重视口语并促进使用的教育环境。

关于教育成就，Stacey及其同事[207]和Thoutenhoofd[202]表明，与使用助听器的儿童相比，使用人工耳蜗的儿童的教育成就有所提高。越来越多的证据表明，人工耳蜗植入的儿童比使用助听器[208]具有更好的阅读技能，而且年龄小的植入者的阅读速率继续提高[209, 210]。在通过听力提供口语语言的语法特征时，耳蜗植入使重度聋儿在书写单词之前对语言音韵有更大的感知。Spencer和Marschark[209]陈述到，"聋儿的口语发展可能比以往任何时候都更为可能，我们正处于一个似乎无限可能的门槛上。"这句话反映了人工耳蜗植入可以改变聋儿的教育机会。

推荐阅读

Cheng AK, Rubin HR, Powe NR, et al: Cost–utility analysis of the cochlear implant in children. *JAMA* 284:850–856, 2000.

Francis HW, Buchman CA, Visaya JM, et al: Surgical factors in pediatric cochlear implantation and their early effects on electrode activation and functional outcomes. *Otol Neurotol* 29:502–508, 2008.

Limb CJ: Cochlear implant–mediated perception of music. *Curr Opin Otolaryngol Head Neck Surg* 14:337–340, 2006.

Lin FR, Wang NY, Fink NE, et al: Assessing the use of speech and language measures in relation to parental perceptions of development after early cochlear implantation. *Otol Neurotol* 29:208–213, 2008.

Rubinstein JT: Paediatric cochlear implantation: prosthetic hearing and language development. *Lancet* 360:483–485, 2002.

Wilson B, Dorman M: Cochlear implants: a remarkable past and a brilliant future. *Hearing Res* 242:3–21, 2008.

第34章 中枢神经听觉假体
Central Neural Auditory Prostheses

Robert J.S. Briggs　Henrik Smeds　著
谢殿钊　晁秀华　译

要点

1. 听觉脑干植入的概念是由House耳科研究所的House与Hitselberger于1979年提出。
2. 实验研究及临床实践均证实了对听觉脑干直接进行电刺激具有生物相容性，能激活听觉通路所需电刺激的电量远远小于可以造成组织损伤的电量。
3. 听觉脑干植入（ABI）对Ⅱ型多发性神经纤维瘤（NF2）患者的部分听力重建是有效的。ABI可以使人觉察环境声，并可以辅助唇读。此外，ABI还可以实现开放式言语的感知。
4. ABI通常应用于NF2患者。在美国，ABI的应用对象是12岁以上的单侧或双侧前庭神经鞘瘤切除的NF2患者。
5. 因脑膜炎后导致耳蜗骨化或创伤后引起听神经损伤而行脑干植入的患者术后效果比NF2患者的效果好。
6. ABI可以使严重内耳畸形或蜗神经未发育的语前聋患儿在听觉上获益。
7. ABI手术将带有多个电极的电极片置于第四脑室外侧隐窝内耳蜗核的表面。术中测量电诱发脑干反应以调整和确认正确的电极位置。
8. 耳蜗神经核包含多种特殊的神经元，这些神经元向外或向内投射，产生兴奋或抑制作用。虽然可以通过表面电极来对不同的音高做出区分，但是耳蜗核神经元的空间频率分布对这种表面刺激是不敏感的。单个电极的电刺激可以激活大面积的神经元。此外，相邻的电极在激活的区域上可能会有重叠，所以电刺激提供的独立频谱信息是非常有限的。
9. 因为耳蜗神经核的频率敏感性空间排列结构并未与表面电极充分吻合，因此有人提议穿透式排列电极可能对耳蜗神经核进行有选择性的声音刺激。House耳科研究所进行了一项临床研究，在这项研究中10名NF2患者采用了标准穿透式与表面排列相结合的ABI方法。结果表明，在听觉感知的稳定性或言语感知水平方面，上述方法并未比单纯的只有表面电极的ABI有优势。在穿透式ABI不能有更大收益的情况下，表面电极的ABI在听觉获益上仍然是成功的。
10. 在上行听觉通路中，下丘脑是一个必经的突触终端。下丘脑的中央核有着清楚界定的频率响应分布，所以有人提议将其作为穿透式电极的刺激位置。然而，在5名患者中进行中脑听觉植入的临床研究并未使患者获得太大的听觉收益。

第34章 中枢神经听觉假体

对于遗传性和获得性感音神经性听力损失患者而言，多通道的人工耳蜗植入（CI）已成为一个有效的进行听力重建的外部干预方法。然而，若因耳蜗或蜗神经的原因导致来自外周经过耳蜗的刺激无效，一些患者就不能从人工耳蜗植入中获益。大多数情况下，上述情况发生在 Ⅱ 型多发性神经纤维瘤（NF2）患者身上，双侧前庭神经鞘瘤的增殖或手术切除使得他们蜗神经的功能丧失。这种情况下，应用听觉脑干植入（ABI）对耳蜗核进行直接的电刺激可能会产生听觉。虽然 ABI 的听力重建效果通常不如 CI，但是对某些患者而言，ABI 却是现阶段最精致、最成功的中枢神经假体。

对 NF2 患者应用 ABI 的重要经验，现已被发表。虽然 ABI 通常能给肿瘤患者带来听觉效益，但通常限定在对于环境声音的感知以及辅助唇读。即便如此，ABI 对于开放式语言理解也是有帮助的。

近年来，使用 ABI 治疗 CI 无效或有 CI 手术禁忌的非 NF2 患者的经验越来越多，尤其是脑脊膜炎后耳蜗骨化或颞骨骨折或崩裂造成的双侧第 Ⅷ 对脑神经损伤的患者。对上述患者进行 ABI 的实践使得对非 NF2 患者进行 ABI 积累了一些经验。与肿瘤患者相比，非肿瘤患者的 ABI 通常能获得更好的听力结果，有时可以与 CI 达到相似的水平。

通常 NF2 患者的 ABI 效果较差，其他原因可能与耳蜗核自身的功能障碍或与肿瘤移除过程中对耳蜗核的损伤有关。这使得研究者尝试通过听觉中脑植入来刺激听觉通路中更高水平的下丘脑。

随着非肿瘤患者的 ABI 获得更好的听力结果，严重耳蜗畸形或听神经发育不全的儿童虽然不适宜 CI，但可以从 ABI 中获得较好的听力收益。

一、生物相容性

对中枢神经系统进行直接的电刺激，需要充分考虑安全性的问题。电流直接刺激脑组织造成组织损伤的机制已经被深入研究[1-3]。电荷由电极传递到生物组织依赖于两个独立的电化学机制。第一个机制是一种简单的电流电容机制，在电极和组织之间存在一个相对高的电解质界面。在电解质界面处形成交流电压时，电荷会在电解质界面的两侧各自积聚，电荷的极性会在刺激的作用下发生翻转。一侧电解质界面的充电与放电可以引起生物介质中电荷的流动，而无需在电极与组织之间电荷载体的直接转移。第二个机制则没有电解质界面。由于氧化-还原反应，电荷载体在电极与组织之间进行转移。可逆的反应也存在于电极-组织界面中。然而，非可逆的反应会产生新的化学组分，从而进入到组织中引起损伤。

神经假体发送刺激的安全阈限取决于几个因素。Yuen 及其同事[4]的研究表明，当前可以直接产生刺激的电假体材料（electroprosthetic materials）所能造成的神经损伤程度与每个相位的电荷密度密切相关。电荷密度与刺激强度、刺激持续时间、电极末端的有效区域等直接相关。电假体作用的有效区域可以与其覆盖的几何学区域有所差异。Brummer 与 Turner[5]测量了电假体的真正有效面积，结果表明，表面差异系数（surface roughness factors）在 1.4～30 变化。

Agnew 与同事[6]的研究发现，对大脑皮质造成损伤的阈限是 320μA，相应的电荷密度是每相位 3200μcoul/cm^2。Niparko 及其同事[7]发现，穿透式电极对于耳蜗核造成组织损伤的阈限是 150μA，相应的电荷密度是每相位 600μcoul/cm^2。150μA 与 200μA（每相位 600μcoul/cm^2 与每相位 800μcoul/cm^2）强度的刺激可以在电极末端产生明显的组织反应，包括神经元损伤、神经纤维坏死、反应性细胞的出现。至少 5 个跨物种的研究证明，损伤阈值要大于激活阈值。

在中枢神经系统刺激器造成组织损伤的阈限方面，不同研究得出的结果不同，这可能与植入位置不同有关，也可能与对有效面积与几何面积的计算差异有关。研究结果的差异，也可能来源于微电极设计（如铱元素的百分比）与制造的差异，这会影响在同样刺激强度时电极末端真正的电荷密度。

二、临床治疗史

ABI 的概念是由 House 耳科研究所（HEI）的 House 与 Hitselberger 提出的。1979 年，他们

第六篇 听力修复刺激、设备与听力康复学

在一名听神经瘤切除的 NF2 女性身上植入了一个双球电极。第一例 ABI 是由改进的助听器来刺激的，患者获得了有用的听觉[8]。然而，该方法却带来了非听觉刺激，从而限制了这类电极的使用。随后，最初的电极由特殊设计的双电极表面阵列（two-electrode surface array）所替代，这类电极以涤纶网作为载体。这一电极与一个经皮基座连接器相连，由改进的 3M-House CI 言语处理器来进行刺激。这一患者可持续由电刺激来获得听觉感受，每天使用 10～12h[9]。1984—1992 年间，在 FDA 医疗器械临床试验豁免下，25 名 NF2 患者在 HEI 植入了单通道的 ABI，最初是 2 个电极，随后是 3 个电极 ABI。

第一例全植入 ABI 电极是由 Cochlear 公司基于 CI22 微型人工耳蜗（CI22 mini-cochlear implant）制造的。在 HEI、Cochlear 与 Huntington 医学研究所的合作下，将电极的排列改进为 8 个电极的电极板。在 HEI 的最初研究之后，北美地区的多中心临床研究相继开展。同一时期，在欧洲，Cochlear 发展出了 21 个电极的电极阵列，电极阵列与一个接收 / 刺激器同时使用[10-13]。这些尝试的临床经验催生了当前具有良好特性的电极阵列——Nucleus ABI 电极，该电极是有 21 个电极的电极阵列，并与 CI24M 接收 / 刺激器相连（图 34-1A）。

在欧洲，经 Communauté Européenne（CE）批准，Med-El 公司（Innsbruck, Austria）生产了 12 个表面电极的 CONCERTO ABI（图 34-1B 和 D）。Neurelec（Vallauris, France）也生产了 ABI 设备，称为 Digisonic SP（图 34-1C）。三个 ABI 系统均与人工耳蜗系统相似，有着全植入的接收 / 刺激器、外部佩戴的言语处理器与磁感线圈，主要的区别仅在于电极盘的尺寸及电极数量方面。在美国，经由 FDA 及 CE 批准，Nucleus 24 ABI 是唯一可以商业应用的 ABI。

HEI 对穿透式电极阵列进行了研究，但获得的成功微乎其微。最新的进展是 AMI 的应用，目的在于通过表面电极或穿透式电极刺激下丘脑。

在生物相容性方面，并没有临床证据表明长期的电刺激会造成神经损伤，但证据表明这种电

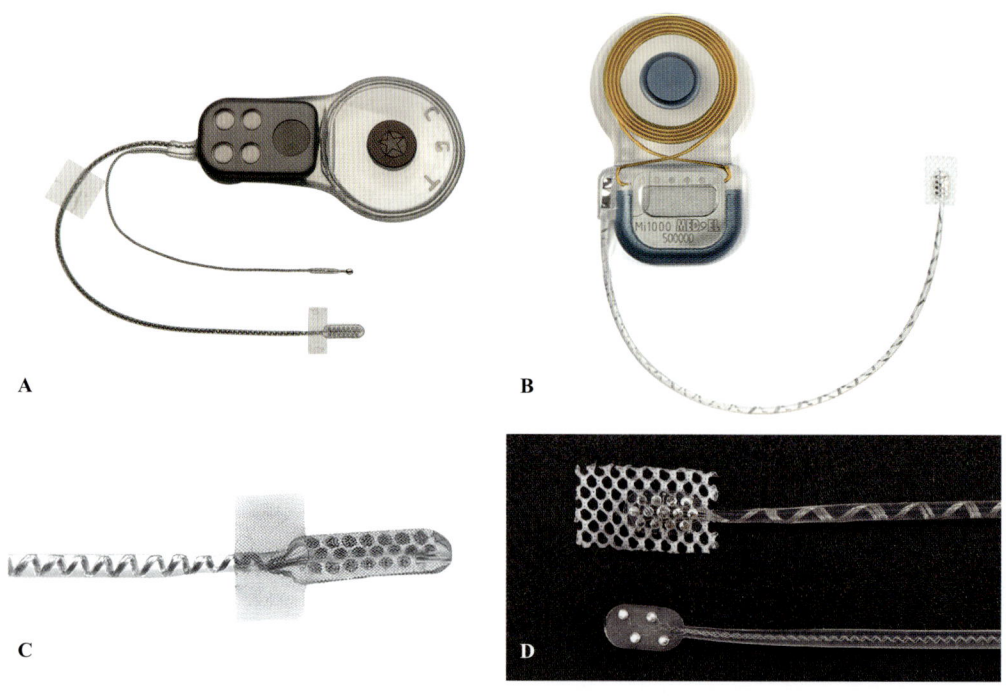

▲ 图 34-1 听觉脑干植入的电极阵列的刺激方式与 CI 电极的刺激方式类似，均通过经皮的射频发送与接收装置
A. Cochlear 公司 Nucleus 24 ABI 的植入体；B. Med-El 公司的 CONCERTO ABI；C. Nucleus 24 ABI 电极阵列的放大图；D. CONCERTO ABI 电极阵列及"定位"电极（由 Cochlear, Sydney, Australia, and Med-El, Innsbruck, Austria 提供）

刺激可以逐渐使患者在听觉上获益。

三、适应证

（一）Ⅱ型神经纤维瘤病

ABI 的常见的适应证是 NF2。在美国，ABI 只允许对 NF2 的患者施行。当前，在美国 ABI 适用于 12 岁以上的单侧或双侧前庭神经鞘瘤切除的 NF2 语后聋患者。此外，无其他的听力学标准。

前庭神经鞘瘤切除的 NF2 患者均应考虑 ABI，因为对他们而言拥有同侧的残余听力是不可能的。如果对侧听力丧失或受损，或者对侧的肿瘤可能导致可预见的听力损失，此时就更应该考虑 ABI。

通常，当双侧前庭神经瘤切除时，以及术前已有或术后将有重度至完全的听力丧失时，就可以进行 ABI 植入。有些患者在第一侧肿瘤切除时就选择植入 ABI，他们手术后同侧耳残余听力保留的可能性非常小，而对侧耳已有可预见的听损。在等待第二侧肿瘤切除期间，若患者有可用的对侧残余听力可以被及时的利用以提高交流能力，那就暂不使用 ABI。

在前庭神经瘤切除手术之后，ABI 可以作为第二阶段的治疗手段。如果较大的肿瘤压迫了脑干并使外侧隐窝变形或位移，则在肿瘤切除之后再行 ABI 植入较为有利。然而，在肿瘤切除之后，存在纤维化和脑干标记缺失的风险，这将使第二阶段 ABI 电极放置有一定难度。先前的立体定向放射治疗（尤其是伽马刀）是 ABI 植入的相对禁忌证，因为耳蜗核区域存在放射性坏死的可能，也可能造成组织纤维化以致不能恰当植入。有研究报道过这确实是一个难题，但也有放射治疗之后成功植入的案例[14,15]。

（二）非肿瘤患者

在部分国家，ABI 的应用不局限于前庭神经鞘瘤切除造成的听力丧失。对有些非肿瘤患者，对其耳蜗进行电刺激无效时，就可以考虑 ABI 植入。这些适应证包括脑膜炎后严重的耳蜗骨化、双侧颞骨骨折造成的听神经损伤、晚期耳硬化。有严重耳蜗畸形或听神经病的成人也有 ABI 植入的报道[16]。

先天颞骨畸形的儿童通常 CI 植入就能获得较好的效果。然而，严重的畸形，如耳蜗未发育、内听道未发育、耳蜗神经未发育等，使得用 CI 对外周神经进行电刺激变得不太可能。有一些研究中心报道过一些对语前聋儿童进行 ABI 植入的案例，结果表明，ABI 植入在技术上是可行的，进行听力康复也是可能的[17]。在当今美国，经由 FDA 批准，对语前聋儿童进行 ABI 植入的试验正在进行。

四、解剖与手术方法

早期 ABI 研究大多集中在了解耳蜗神经根、Luschka 孔、蜗神经的三维解剖结构，以及可能的手术入路[18-25]。第Ⅷ对脑神经在脑桥延髓交界处进入脑干，耳蜗核位于脑桥（即小脑脚中部）内，包含腹侧核和背侧核。腹侧核和背侧核的表面暴露于第四脑室外侧隐窝的前上壁，ABI 的电极就放置于该侧隐窝。Luschka 孔是隐窝的外侧开口，内含脉络丛。

外侧隐窝的表面标记与后组脑神经相邻。Luschka 孔位于第Ⅸ对脑神经（即舌咽神经）的起点的后部，第Ⅹ对脑神经（即迷走神经）的根部的后部，第Ⅷ对脑神经根入口区的下面，第Ⅶ对脑神经起点的后下部。隐窝从 Luschka 孔延后内侧方向进入第四脑室。

对于肿瘤切除的 NF2 患者进行 ABI 的手术大多采用迷路入路[10]。一些研究机构对于 NF2 与非 NF2 患者采用了乙状窦后入路行 ABI 手术[26]。迷路入路能更好地展示脑干的侧面，更好地观察 Luschka 孔。这一更好的视角可能有助于非损伤电极的安放。迷路入路与乙状窦后入路均是有效的。迷路入路可以减轻或避免小脑萎缩。如果采用乙状窦后入路或外侧枕下入路，暴露要尽可能地向前下方，使前乙状窦变小收缩，以便采用低位前入路，进而可以直接接触孔部区域并使小脑萎缩最小化。

顺着第Ⅷ和第Ⅸ对脑神经前行，进入第四脑室的外侧隐窝内就可以看到耳蜗核。絮状体的后端是可收缩的，Luschka 孔从第Ⅸ对脑神经起点的后部就可确认。蜗神经进入第四脑室的外侧隐

第六篇 听力修复刺激、设备与听力康复学

窝。解剖时要从第Ⅷ对脑神经与脉络丛之间进行，这需要用双极电凝将脉络丛去除或使其缩小。在外侧隐窝内，顺着蜗神经，围绕脑干尾端至脑桥延髓沟的前上方可以看到两个突出的结构。头盖结构是耳蜗核的膨隆，尾状结构是脑桥延髓体。两者之间，通常有一根小的直静脉，也是一个重要的标记。脉络丛的软组织带是位于第四脑室入口的纤维带。通常需要将这个纤维带分开，以便看到外侧隐窝并为电极的植入创造空间。外侧隐窝的位置通常可以通过像麻醉师采取捏鼻鼓气法一样的方法观察脑脊髓液的流动（CSF）来确认。

在外侧隐窝内安放电极阵列是成功进行听刺激的关键。如果电极位置太偏，就可能刺激舌咽神经和面神经，或其他后组脑神经和小脑小叶。如果电极植入太深，电极触点就会进入第四脑室从而变得无效。同样，电极阵列尾端或头端的扭转会显著影响其在耳蜗核上的位置。电极阵列的位置可以用生物蛋白胶予以固定，或者用软性材料填充隐窝，如明胶海绵（Pharmacia & Upjohn, Kalamazoo, MI）、氧化纤维素（Ethicon, BlueAsh, OH）、聚四氟乙烯（DuPont, Wilmington, DE）等。图 34-2 为电极阵列位置的图解。

五、术中监测

电极阵列的正确放置与调整需要使用术中听觉诱发脑干反应（ABR）来确认。在术中用电流刺激蜗神经诱发其短潜伏期听觉电位并予以记录的方法是由 HEI 的 Waring[27] 发明的。参考解剖上的标记，将电极阵列植入到外侧隐窝内后，刺激电极阵列上的电极就可以记录到诱发的 ABR 反应。开始时，刺激的是整个电极阵列。如果可以得到 ABR 反应，则将远端的、近端的、侧部的电极组合起来刺激并翻转电极极性，以将刺激伪迹从真实反应中分离出来。在不同电极组合的情况下，依 ABR 反应的有无可用来对电极阵列做调整，如更深地植入、将尾部或头部扭转，以确认最佳的位置并提高 ABR 反应。Med-El 提供了有 4 个活动触点的单独的"定位"电极来用于术中的定位。通过诱发的 ABR 确定最佳的位置之后，再用真正的电极阵列取代这些"定位"电极。

通常，术中 ABR 可以观察到两个或三个反应波形，如图 34-3 所示。ABR 反应波形的潜伏期很短（0.7～3.6ms）。如果观察到迟发电位大于 4ms，通常表明这是对于运动脑神经的刺激。在测试 ABR 时，也应对第Ⅴ、第Ⅶ、第Ⅸ对脑神经进行监测。这种监测有助于识别无意的非听觉刺激，并且可以进一步帮助电极定位。

六、结果

（一）听觉表现

1. Ⅱ型神经纤维瘤病患者

NF2 患者行 ABI 手术后获得的听觉方面的改

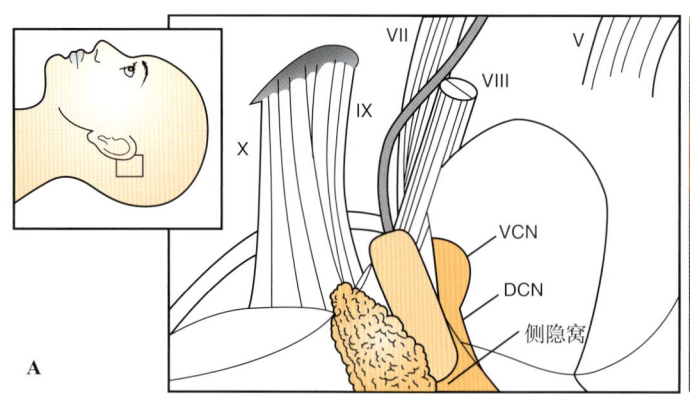
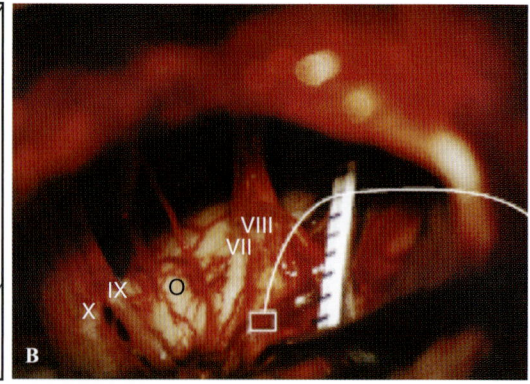

▲ 图 34-2 听觉脑干植入（ABI）的植入区域

A. 左侧脑干图解。ABI 电极盘置于外侧隐窝内。耳蜗前庭神经（Ⅷ）已被切断。B. 从枕下外侧入路来观察左侧脑干与耳蜗核区域的图像。矩形框区域为电极阵列的位置。DCN. 蜗神经背侧核；O. 下橄榄体；VCN. 蜗神经腹侧核。罗马数字Ⅴ代表第Ⅴ对脑神经即三叉神经，Ⅶ代表第Ⅶ对脑神经即面神经，Ⅷ代表第Ⅷ对脑神经即耳蜗前庭神经，Ⅸ代表第Ⅸ对脑神经即舌咽神经，Ⅹ代表第Ⅹ对脑神经即迷走神经

第34章 中枢神经听觉假体

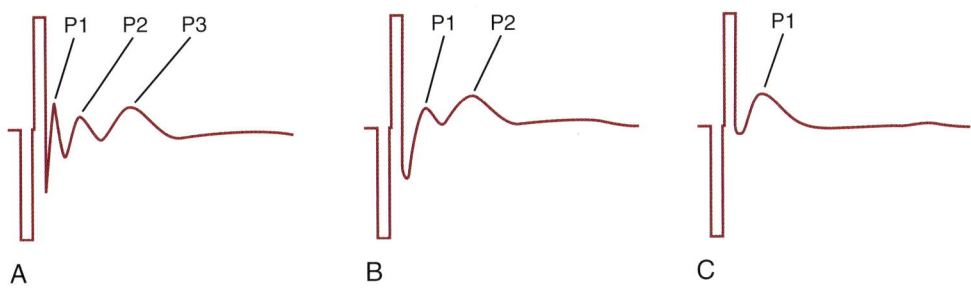

▲ 图 34-3 电刺激耳蜗核诱发理想的听诱发脑干反应

A. 三个波形的反应；B. 两个波形的反应；C. 一个波形的反应 [引自 O'Driscoll M, El-Deredy W, Atas A, et al: Brain stem responses evoked by stimulation with an auditory brain stem implant in children with cochlear nerve aplasia or hypoplasia. Ear Hear 2011;32（3）:300-312.]

善令人欣喜，不同的研究中心以及对不同群体进行的研究得到了相似的结果。植入者中有一小部分（8%，HEI）对于 ABI 的电刺激没有反应。然而，虽然植入者通常能获得可用的听觉感知能力，但其听觉水平一般不及当前人工耳蜗植入的患者。通过 ABI 患者能获得听觉感知能力，但听觉能力通常限定于感知环境声音，并将其作为唇读的辅助。2000 年，Ebinger 及其同事[28] 报道了美国多中心 ABI 临床研究的结果。在 92 名患者中，85% 获得了听觉感知能力，在获得听觉感知能力的患者中，与单纯使用 ABI 或单纯依靠唇读相比，结合 ABI 与唇读使得 93% 的人能获得言语理解上的提高。Schwartz 及其同事[29] 报道了 86 名患者的 ABI 结果，其中 13 人是无效者。在单独的试听条件（如使用电话）下，就能获得开放式言语理解能力是很少见的[29, 30]，但结合听觉与视觉可以使患者在"纽约城市大学句子测试"中得到 50% 的正确率。在此之前，在欧洲与澳大利亚多个研究中心也报道了类似的结果[11, 31-34]。最近欧洲的研究表明，即使在 NF2 的患者中，ABI 使患者获得了很好的言语识别能力，其表现接近人工耳蜗植入的患者。Behr 及其同事[35] 报道了 20 名 ABI 植入的患者，对其中的 14 人做了测试，其中很多获得了开放式言语识别能力。ABI 植入的另一个常见的重要影响是对耳鸣的掩蔽效应。与 NF2 相关的前庭神经鞘瘤也可能发生在儿童身上，虽然这种情况不常见，但这些儿童患者也可以通过 ABI 在听力重建方面获得较好的收益[36]。

多个因素可以影响 ABI 的术后效果，如肿瘤切除时使用的手术方法、发挥作用的电极数量的差异、不同 ABI 厂家所用信号编码策略的差异[37, 38]。然而，仍然不知道哪个因素对于患者听力结果的影响最大。植入时间是一个容易识别的因素，因为听力表现上的提高经常在几年之后才能看到[39]。

在言语感知方面，与人工耳蜗植入相比，ABI 植入的效果通常较差的原因仍然不清楚。在心理物理测试方面，ABI 电极阵列的不同电极或通道可以产生一定的音调变化[40]。这意味着 ABI 可以提供一定的频率刺激和一定的频谱信息。调试 ABI 的第一步是用听觉感知为电极做音调排序。对大多数 ABI 患者而言，随电极从阵列的侧部到中部，音调是逐渐上升的，也有一少部分患者是下降的，有些则是不规律的或平坦的。

耳蜗核内神经元的频率指向使应用表面电极刺激成为次优选择。耳蜗核的频率变化是从表面到深处，而非贯穿耳蜗核的表面。来自单个电极或通道的电刺激可以激活大量的神经元，此外，相邻的电极所激活的神经元具有重叠，因此通过电刺激提供独立的频谱信息是非常有限的。

耳蜗核由各种特殊的神经元组成，这些神经元具有外在和内在的投射，发挥兴奋性或抑制性作用。除了失去使用人工耳蜗植入带来外周性的听觉刺激外，用 ABI 直接刺激耳蜗核可能意味着耳蜗核内的特定神经功能丧失。

2. 语后聋的非肿瘤患者

虽然 ABI 植入主要用于 NF2 患者身上，但国际上对于非 NF2 患者进行 ABI 植入也越来越多，这些患者不适于人工耳蜗植入或植入失败。通常

第六篇 听力修复刺激、设备与听力康复学

这些患者是由脑膜炎而患严重的耳蜗骨化，或因颅底骨折或创伤而造成听神经损伤[41]。

这些患者的术后听力效果要明显好于 NF2 患者。有些非 NF2 的 ABI 植入者获得的言语感知能力类似于成功进行人工耳蜗植入的患者。Colletti 及其同事[39]报道，在成人 ABI 患者中，非肿瘤患者仅依靠听觉就能获得 59% 的开放式句子识别，而 NF2 患者仅有 10%。Grayeli 等也报道了类似的结果[42]。在这群非肿瘤患者中，因脑膜炎引起耳蜗骨化或进行性耳硬化导致耳蜗较难开放，又或因创伤导致听神经损伤的患者，ABI 术后效果较好；而患有严重耳蜗畸形或听神经病变的患者，植入 ABI 的效果较差[38]。

尽管近期研究报道显示，NF2 患者的术后效果比之前报道有所提高，但肿瘤与非肿瘤患者在表现上仍然存在差异。这意味着 NF2 与双侧前庭神经鞘瘤对耳蜗核的功能可能有着本质的影响，从而对电刺激诱发的言语感知带来负面影响。Colletti 与 Shannon[43]研究了两组 ABI 植入者，即 10 名 NF2 患者与 10 名非 NF2 患者。研究指标包括电刺激阈值、电极的选择性、振幅调制以及言语感知。其研究表明，与非 NF2 患者相比，NF2 患者在调幅探测（modulation detection）及言语分辨上均明显要差。两组在音高感知范围及响度感知范围上是相似的，所以研究者假设，NF2 患者的振幅探测能力（amplitude detection）较差可能是因为损伤了耳蜗核内特定类型的细胞或特定区域。可能由于 Chopper 细胞有较大的尺寸和较大的新陈代谢需求，使得其更容易受到损伤。或者，耳蜗核的小的细胞帽可能会受到特殊的损伤。这些细胞均接收来自前庭神经根的投射，并可能受到前庭神经鞘瘤生长或手术切除的影响。

目前还不清楚为什么前庭神经鞘瘤会产生不良影响。这可能与以下因素有关，如与进行性感音神经性听力损失相关的神经损伤，巨大肿瘤占位效应导致的脑干变形、直接的脑干损伤、血管分布的改变，或者与肿瘤切除手术相关的其他因素。限制了 ABI 效果的因素似乎不能简单地归结为肿瘤的占位效应或脑干的功能。一些 NF2 患者是由没有触及脑干的小肿瘤而失去听力。在作者的一项研究中（R.J.S.B.），这些患者在 ABI 植入后的表现并不比那些有大肿瘤和脑干压迫的患者表现得更好。

3. 先天性的语前聋儿童

由于非 NF2 的 ABI 植入者的治疗效果有所改善，因此有希望使患有严重耳蜗畸形或蜗神经未发育儿童的听力获得同样的提高，这些儿童不适宜进行人工耳蜗植入。诸多研究中心在对各种耳蜗发育异常和蜗神经未发育或发育不全的儿童进行 ABI 植入方面，仍然经验不足。Colletti 及其同事[44]的研究表明，对儿童进行 ABI 植入在技术上是可行的，对其进行听力康复也是可能的，这些儿童可以察觉环境声并有一定的言语感知能力。

尽管可以对 2 岁以下儿童进行 ABI 植入，但随后要 ABI 编程以使患儿获得声音感知能力，这一编程却面临巨大的挑战。正如前面所讨论的，成功使用 ABI 依赖于对设备进行编程，以使电极让患者产生听觉感受，同时不产生明显的非听觉刺激。还要在整个阵列中对电极进行音调排序。尽管 ABR 反应可以一定程度上提示哪些电极产生了听觉反应，但很难将听觉与非听觉反应区分开来，对无法给出有意义反馈的语前聋儿童进行电极音调排序是不大可能的。设备编程依赖于经验，需使用谨慎且费时的阶梯式编程。

关于儿童 ABI 植入后对声音探测及设备使用的报道是令人鼓舞的。Eisenberg 及同事[45]长期随访了一名儿童，这个孩子的听觉和言语能力与同龄的耳蜗植入儿童相当。Sennaroglu 及其同事[17]报道了 9 名在 2.5—5 岁进行 ABI 植入的语前聋儿童，其中大多数达到了与其发育和智力水平相对应的言语能力，只出现了一些与手术相关的小的并发症，且电刺激的不良反应也是可控的。我们还需要充分证明，语前聋儿童使用 ABI 获得的听力是否足以使其获得有效的语言和言语，但结果是很有希望的。可以假定，就像人工耳蜗植入一样，ABI 干预的年龄越小，听力的结果就越好。然而，潜在的听力获益还需要更充分的论证，且需要仔细权衡低龄儿童进行大手术的潜在风险。近期，经 FDA 批准的临床试验已经开始。

（二）并发症

ABI 植入通常是在前庭神经鞘瘤切除的时候进行，所以术后出现的问题，包括出血和脑神经受损（尤其是面部神经和小脑功能障碍）通常被认为是肿瘤切除造成的，而非 ABI 植入造成的。同样的，在前庭神经鞘瘤手术后脑脊液漏是较常见的，但是电极电缆或皮下接收/刺激器的存在并不会增加这种风险。然而，脑脊液经由伤口漏出以及由 ABI 植入带来的感染风险是一个潜在的严重问题。如同耳蜗植入一样，切口的位置及刺激/接收器的放置必须要精心处理，以免伤口破裂和感染。有文献报道手术及 ABI 植入后的脑积水可能是因为电极阵列阻碍了脑脊液流经第四脑室的外侧隐窝所致。

对于不需要肿瘤切除的非 NF2 患者，开颅术的潜在风险、小脑萎缩、脑干及后组脑神经的处理、电极的安置等，均需要与 ABI 的潜在听觉获益相权衡。Colletti 及其同事[46]随访了 114 名 ABI 植入者，并发症的发生率是很低的。尤其对于非肿瘤患者而言，严重的并发症是很少见的，轻微的并发症经过恰当处理也是可控的。非肿瘤组的成人及儿童的实际并发症发生率与耳蜗植入相似，或与微血管减压手术相似。

对于 ABI 植入者（尤其是最初的多中心临床试验中的患者）的长期随访研究，包含了广泛的神经系统检查，没有发现与 ABI 电极或电刺激相关的神经系统状态的改变。可能与 ABI 最相关的并发症是无法获得听觉刺激，无法获得听觉感受。第四脑室外侧隐窝的正常形态可以使得在填充隐窝后电极阵列能被牢固地固定。然而，电极阵列也可能发生位移。这种位移在脑干因大的肿瘤而发生变形的患者中更容易发生。Luschka 孔和外侧隐窝通常被大范围地抹去，稳固地定位电极阵列就变得困难。尽管有填塞，但在术后早期仍可能发生电极阵列的位移。如果电刺激没能诱发听觉感知，则非听觉刺激（尤其是面神经、三叉神经或后组脑神经）就可能产生。

即使外侧隐窝内电极的位置放置准确且稳固，至少有一些电极的刺激会有较高的概率产生非听觉感觉或躯体感觉。Otto 及同事[47]报道了一项多中心研究的结果，其中 42% 的刺激电极产生了明显的非听觉感觉。Colletti 及其同事[46]发现 73% 的 NF2 患者、32% 的非肿瘤成人、23% 的儿童产生了非听觉效应。最常见的非听觉性感觉是晕眩、同侧身体或面部的刺痛、喉咙不适或视野晃动的感觉。极少会产生手臂或腿部的运动反应（肌肉抽搐），也极少因电刺激产生心肺功能的变化。

据推断，非听觉感觉来自于对邻近解剖结构的刺激，尤其是小脑叶（视觉震颤）、面神经、舌咽神经（咽喉不适），以及小脑脚的逆行性激活（身体同侧的刺痛和肌肉运动）。通常，一个电极或一对电极产生的非听觉感觉与其听觉感觉是一同出现的。增加刺激的脉宽、改变接地电极、关闭电极等通常可以减少或消除非听反应[12]。随着时间的推移，非听觉感觉会减少，这可能是由于电极阵列周围的纤维化，或者，可能是由于切除了压迫性肿瘤后脑干形状的改变。

七、穿透性听觉脑干植入

因为耳蜗核的频率敏感性空间排列结构不能被表面电极充分利用，因此穿透性电极阵列可能会对耳蜗核进行更有选择性的频率响应刺激[48]。动物研究表明，在下丘脑使用近端记录可能对神经进行有选择性的刺激[49]。

人类的穿透性 ABI（PABI）的原型是由 HEI 开发的，已有两代更新，这些更新均使用了穿透性与表面性相结合的电极阵列（图 34-4）。第一代更新包含 8 个穿透性电极和 14 个表面电极；第二代包含 10 个穿透性电极和 12 个表面电极。与表面电极的放置相比，PABI 电极的放置要面临更大的手术挑战。电极需要精确地插入耳蜗核，以能成功产生听觉刺激。在 PABI 插入之前，使用刺激探针来产生 ABR 反应，以便确认耳蜗核的位置。在依靠刺激来确定耳蜗核的位置方面，这种探针并不能确保是足够精确的。为了避免手术过程中由于脑干的位移对神经组织造成剪切效应，穿透性电极阵列的插入要迅速。为了准确快速地植入电极阵列，现在已经开发出了气动插入工具（pneumatic insertion tool）。

第六篇　听力修复刺激、设备与听力康复学

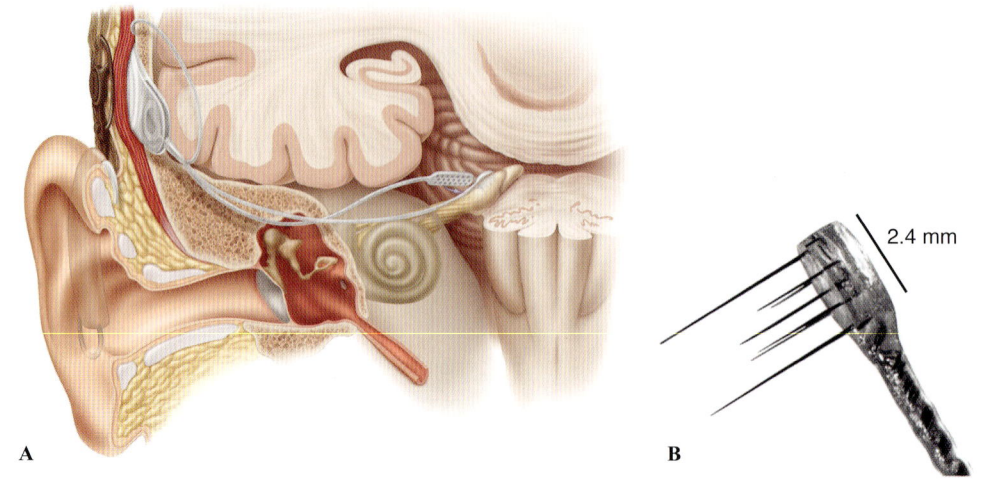

▲ 图 34-4　A. 结合表面刺激与穿透性刺激的穿透性听觉脑干植入图解；B. 穿透性电极阵列的放大图
（由 Cochlear, Sydney, Australia 提供）

HEI 曾进行了一个临床研究，该研究中 10 名 NF2 患者植入了上述两类更新换代后的 PABI[50]。结果表明，在听觉感知的稳定性或言语感知水平方面，PABI 并不比表面电极的 ABI 更好，此外，只有不到 25% 的穿透性电极产生了听觉刺激。在 PABI 提供的好处很有限的情况下，表面电极阵列能较成功地提供听觉获益。

八、穿透性听觉中脑植入

非 NF2 患者使用 ABI 可以产生更高水平的言语感知能力，大概可将 NF2 患者较差的术后效果归因于耳蜗核自身的功能障碍，这就增加了这样一种可能性，即刺激受损耳蜗核邻近的听觉中脑对 NF2 患者而言可能是一个更好的选择。Lenarz 及其同事[51]认为下丘中央核是潜在可选的区域。

Colletti 及其同事[52]报道了在 1 名 NF2 患者的下丘背表面植入电极阵列（Med-El ABI）的案例。由于先前对前庭神经鞘瘤的手术和放射治疗使得该患者不宜进行 ABI 植入。电极阵列是由中脑经幕下小脑上入路植入。阵列上 12 个电极均产生听感觉，且没有非听觉的反应。术后，一些电极的阈值明显升高，大概是因为电极阵列的位移。不同音调的声音可以激活 7 个电极，但只从其中的 3 个记录到神经反应。该患者可以在 5 个备选项测验中区分多音节单词，并且可以通过在听觉中脑获得的声音感觉辅助唇读。

为了通过多通道的听觉脑干植入获得可用的言语感知能力，有必要对电极进行音调协调。下丘是上行听觉传导通路的一个必经的突触终点，由中央核、外侧核和背核组成[53]。中央核有一个清楚界定的频率响应分布，并向同侧的听觉丘脑、皮质以及对侧下丘传导频率信息[54]。下丘的频率响应结构大多是延背外侧至腹正中轴分布的。Hannover 医科大学与 Cochlear 公司开发了一款穿透性电极阵列来获取下丘的音位分布。这一穿透性听觉中脑植入阵列长 6.2mm，宽 0.4mm，有 20 个铂金环电极。这一电极阵列的中间是一个可拆卸的不锈钢探针，此外，还有柔软的硅胶以便顺利插入下丘（图 34-5）。

Samii 及其同事[55]使用枕下外侧入路进行了前庭神经鞘瘤切除，并且使用这一通路由小脑上进入下丘进行了穿透性听觉中脑植入。在德国 Hannover 5 名 NF2 患者使用这一方法进行了植入，并且术中使用立体定位导引来确认电极植入的恰当路线。3 名患者获得了听觉知觉，然而，术后成像及非觉听感觉的出现表明只有 1 名患者的电极植入是适当的，另外 2 名患者的电极位于下丘的背侧皮质和外侧丘系的表面。所有患者都表现出对于音高、时间、响度和方向的不同程度的知觉。他们能够感知环境音并辅助唇读，但在 6 个月时，这些患者还不能获得对开放式言语的感知[56, 57]。随着时间的推移，他们的听力得到了明

第34章 中枢神经听觉假体

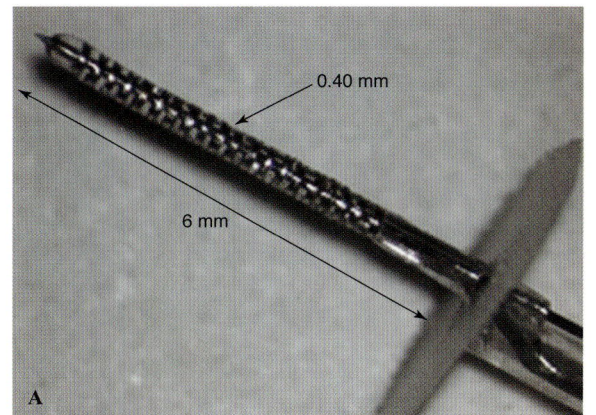

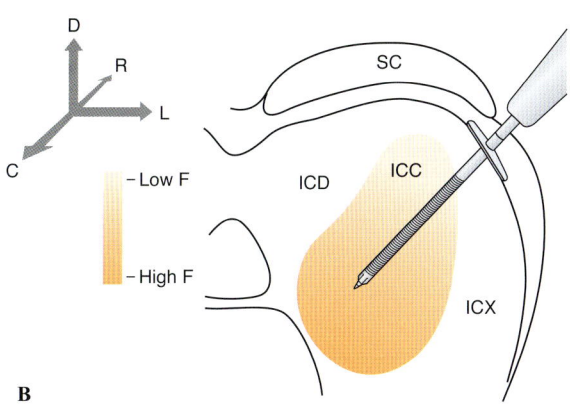

▲ 图34-5 A.人类听觉中脑植入电极阵列的模型图。B.听觉中脑植入电极位于下丘中位置示意图。**ICC.** 下丘中央；**ICD.** 下丘背侧；**ICX.** 下丘外侧；**SC.** 上丘；**C.** 尾侧；**D.** 背侧；**F.** 频率；**R.** 尖端；**L.** 侧面
（A 由 Cochlear, Sydney, Australia 提供，B 由 Medical University of Hannover, Germany 提供）

除后，成功地进行人工耳蜗植入的案例有所报道[58-63]。通过长期的立体定向放射治疗，前庭神经鞘瘤的生长在被控制后，耳蜗植入可以提高患者的开放式言语感知。有计划地部分切除肿瘤并保留蜗神经（如果必要可能需要进行放射治疗），并且进行人工耳蜗植入（而非 ABI），可能会在特定的 NF2 患者中获得更好的听力结果[61-63]。

十、磁共振成像

ABI 或人工耳蜗的存在为那些需要反复磁共振成像（MRI）的 NF2 患者带来了一个困难[64]。内部的磁铁会对 MRI 造成明显的干扰，它会扭曲图像，并在同侧内听道和桥小脑角的区域内形成一个伪影。虽然植入体兼容 1.5T 以下的 MRI，若患者有其他疾病需要反复成像，植入时通常需要取出内部磁铁，并由钛板代替。在植入体上方的皮肤表面用一个内有金属片的胶粘带来将传递线圈固定住。磁铁移除后，内部电子部件和钛板仍有一些干扰，然而，同侧内听道和桥小脑角能清楚地成像。Med-El 的设备可以与 1.5T 以下的 MRI 兼容，但是不能移除磁铁。

十一、总结

在 NF2 患者和非肿瘤患者中，ABI 现在已经被确定为一种有效的部分恢复听力的方法。ABI 可以帮助觉察环境声并辅助唇读，同时可以实现对开放式言语的感知，尤其是在非肿瘤患者中。穿透性 ABI 以及穿透性下丘 AMI 的临床研究并没有得到更好的听力结果。非肿瘤的 ABI 患者有更好的语音感知结果，这给了我们一个希望，即不适合耳蜗植入的孩子可能会从 ABI 中受益。

显的改善，如同在耳蜗植入和ABI植入患者术后几年中观察到的那样。

电极精确植入下丘中央核患者的听力结果要优于另外两名患者。下丘神经细胞的电生理特性与周围的听神经或耳蜗核不同。有必要修改刺激和语音处理策略，以更有效地激活下丘中央核中与频率和等率（isofrequency）相关的神经元，并优化语音感知的结果。

九、2型神经纤维瘤病患者的替代策略

由于听觉脑干植入和听觉中脑植入所获得的言语感知能力仍然有限，因此应该考虑完整保留耳蜗神经的肿瘤处理策略。在前庭神经鞘瘤切

推 荐 阅 读

Behr R, Müller J, Shehata-Dieler W, et al: The high rate CIS auditory brainstem implant for restoration of hearing in NF-2 patients. *Skull Base* 17（2）: 91–107, 2007.

Brackmann DE, Hitselberger WE, Nelson RA, et al: Auditory brainstem implant, 1: issues in surgical implantation. *Otolaryngol Head Neck Surg* 108: 624–633, 1993.

Colletti V, Shannon RV: Open set speech perception with auditory brainstem implant? *Laryngoscope* 115: 1974–1978, 2005.

Colletti V, Shannon RV, Carner M, et al: Progress in restoration of hearing with the auditory brainstem implant. *Prog Brain Res* 175: 333-345, 2009.

Colletti V, Shannon R, Carner M, et al: Outcomes in nontumor adults fitted with the auditory brainstem implant: 10 years' experience. *Otol Neurotol* 30 (5): 614-618, 2009.

Colletti V, Shannon RV, Carner M, et al: Complications in auditory brainstem implant surgery in adults and children. *Otol Neurotol* 31 (4): 558-564, 2010.

Colletti L, Shannon R, Colletti V: Auditory brainstem implants for neurofibromatosis type 2. *Curr Opin Otolaryngol Head Neck Surg* 20 (5): 353-357, 2012.

Ebinger K, Otto S, Arcaroli J, et al: Multichannel auditory brainstem implant: U.S. clinical trial results. *J Laryngol Otol* 114 (Suppl 27): 50-53, 2000.

Eisenberg LS, Johnson KC, Martinez AS, et al: Comprehensive evaluation of a child with an auditory brainstem implant. *Otol Neurotol* 29 (2): 251-257, 2008.

Grayeli AB, Kalamarides M, Bouccara D, et al: Auditory brainstem implant in neurofibromatosis type 2 and non-neurofibromatosis type 2 patients. *Otol Neurotol* 29 (8): 1140-1146, 2008.

House WF, Hitselberger WE: Twenty-year report of the first auditory brainstem nucleus implant. *Ann Otol Rhinol Laryngol* 110: 103, 2001.

Klose AK, Sollmann WP: Anatomical variations of landmarks for implantation at the cochlear nucleus. *J Laryngol Otol Suppl* 27: 8, 2000.

Lenarz T, Lim H, Reuter G, et al: The auditory midbrain implant: a new auditory prosthesis for neural deafness—concept and device description. *Otol Neurotol* 27: 838-843, 2006.

Lim HH, Lenarz M, Lenarz T: Auditory midbrain implant: a review. *Trends Amplif* 13 (3): 149-180, 2009.

McElveen JT, Hitselberger WE, House WF: Surgical accessibility of the cochlear nuclear complex in man: surgical landmarks. *Otolaryngol Head Neck Surg* 96: 135, 1987.

Otto SR, Brackmann DE, Hitselberger WE, et al: Multichannel auditory brainstem implant: update on performance in 61 patients. *J Neurosurg* 96: 1063-1071, 2002.

Otto SR, Shannon RV, Wilkinson EP, et al: Audiologic outcomes with the penetrating electrode auditory brainstem implant. *Otol Neurotol* 29 (8): 1147-1154, 2008.

Samii A, Lenarz M, Majdani O, et al: Auditory midbrain implant: a combined approach for vestibular schwannoma surgery and device implantation. *Otol Neurotol* 28: 31-38, 2007.

Schwartz MS, Otto SR, Shannon RV, et al: Auditory brainstem implants. *Neurotherapeutics* 5 (1): 128-136, 2008.

Sennaroglu L, Ziyal I, Atas A, et al: Preliminary results of auditory brainstem implantation in prelingually deaf children with inner ear malformations including severe stenosis of the cochlear aperture and aplasia of the cochlear nerve. *Otol Neurotol* 30 (6): 708-715, 2009.

Sennaroglu L, Colletti V, Manrique M, et al: Auditory brainstem implantation in children and non-neurofibromatosis type 2 patients: a consensus statement. *Otol Neurotol* 32 (2): 187-191, 2011.

Shannon RV, Fayad J, Moore JK, et al: Auditory brainstem implant, II: postsurgical issues and performance. *Otolaryngol Head Neck Surg* 108: 634, 1993.

Terr LI, Sinha UK, House WF: Anatomical relationships of the cochlear nuclei and the pontobulbar body: possible significance for neuroprosthesis placement. *Laryngoscope* 97: 1009, 1987.

Vincenti V, Pasanisi E, Guida M, et al: Hearing rehabilitation in neurofibromatosis type 2 patients: cochlear versus auditory brainstem implantation. *Audiol Neurootol* 13 (4): 273-280, 2008.

Waring MD: Electrically evoked auditory brainstem response monitoring of auditory brainstem implant integrity during facial nerve tumour surgery. *Laryngoscope* 102: 1293-1295, 1992.

助听器
Hearing Aid Amplification

Brad A. Stach　Virginia Ramachandran　著

张丽萍　译

第35章

> **要点**
> 1. 助听器技术迅猛发展，使得听损患者的适用范围扩大并能更有效地提升助听效果。
> 2. 现代助听器技术灵活多样，使得助听器使用的有效性更多的与患者沟通需求和所面临的交流困难有关，而较少取决于听力损失的性质和程度。
> 3. 数字放大技术在频率、调幅和时域的变化多样可控，并且能灵活地满足个人听损和交流的需求。
> 4. 接收声音的方向性麦克风可随聆听环境的变化而改变方向。声音信号同样可以通过各种无线发射/接收设备拾取。
> 5. 助听器的选配涉及让其技术参数、种类和性能与听障者的听损程度和沟通需求相匹配。
> 6. 助听器的验证需要通过近鼓膜处的言语声或其他信号声来测试。
> 7. 助听效果评估为助听效果的满意度和受益情况提供了重要信息。

治疗感音神经性听力损失最常见的方式是使用助听放大装置。尽管在人工听觉植入上取得了长足的进步，但助听器仍然是使用最广泛和适合绝大多数听力损失患者的治疗方案。纵然在1年内全世界植入的人工听觉装置成千上万，但仅在2013年，美国就使用了近300万名助听器[1]。

现代助听器包含数字信号处理、精细的噪声和反馈抑制、自适应方向性和无线连接，以适应患者的听力损失。这些特性使得助听器能够精确地适应不同性质和程度的听力损失，使声音的质量和听的性能显著提高。

这一章介绍了有关助听器的使用、放大技术和选择、验配调试及效果验证。

一、助听器的适应证

如果手术和用药这些治疗方法对患者的听力损失无效，是否佩戴助听器取决于听力损失的程度和性质、交流困难与否、患者改善交流的意愿以及对使用助听器的态度[2]。一般来说，大部分使用助听器的患者可以从中受益，即使助听器的效果是肯定的，是否选择助听器解决听障问题取决于患者是否有强烈的意愿。

（一）听力损失考虑因素

助听器选配最重要的考虑因素是听力损失的类型、程度和听觉曲线敏感度。即使没有确切的规定来预测什么程度的听力损失会影响助听器的使用效果，但仍然有一些规则可以指导预后。

第六篇 听力修复刺激、设备与听力康复学

为了真实地了解助听器使用者的特征，我们评估了 Henry Ford 医院 3 年间配备助听器的 1200 例 50 岁以上人群（约占 80% 的助听器使用者），其年龄分布如图 35-1 所示。在所有患者中，60 岁以上占 90%，70 岁以上占 73%，80 岁以上占 43%。这种比例在助听器使用人群中并非个例，随着年龄增长，听力损失的发生率逐渐增加，助听器的使用也越来越多。

在样本中，助听器使用者绝大多数是感音神经性听力损失（88%）或混合性听力损失（11%），只有不到 1% 的患者是传导性听力损失。

在听力损失人群中，轻微的听力损失的人数明显更多，而不是重度或极重度听损。在这组助听器使用者中，大多数选择使用助听器患者的听力损失至少是中度的。在使用助听器的患者中，听力损失的分布如图 35-2 所示。因此，有听力损失和使用助听器患者的比例随着听力损失的增加而显著增加。也就是说，助听器在中度听力损失患者中潜在市场较低，听力损失越重，市场越大。

听力损失的斜率是另一个影响助听器使用的因素。大多数患者的听力结构是平坦的或是陡降的，也就是说，他们的听敏度在不同频率上是相似的，或是低频比高频好些。对于某些听力损失，提供适当的听力补偿是非常有挑战性的。第一种是高频陡降型听力损失，例如，听力在 500Hz 以下是正常的，但在高频急剧下降。可能是由于耳蜗死区的存在，毛细胞功能彻底丢失，以至于无法传递声音[9]。根据损失发生的频率和损失的斜率，这种听力损失不适合使用传统的验配策略相

适应。一种可以被使用的方法是移频技术或频率降低技术，其中高频信息降低到患者可以听到的频率，语音频谱可以压缩到一个更小、使之可以听到的频谱[10]。另外一个极端是上升型听力损失，这是一种相对不寻常的听力走向，听力损失发生在低频而不是高频。在目前的样本中，只有不到 2% 是上升型的听力损失。尽管这种类型的听力损失很少会引起沟通问题，影响助听器的使用，但是当这种听力损失影响沟通交流时，助听器验配在某种程度会比较麻烦，尤其是与背景噪声相关的放大的调试。一些有上升型听力损失的患者同时也有随着年龄增加高频听力下降的情况。在这种情况下，尽管轻度的高频听力损失也比较麻烦，这些患者仍能从轻微的高频增益中获益。

尽管听力损失程度与助听器使用有关，但听力图只提供了决定是否使用助听器的一项信息，举个例子，大部分轻微听力损失的人都不使用助听器，这表明仅出现轻微听力损失不足以迫使患者使用助听器，但轻微的听力损失并不是不能使用助听器，重点要强调的是，即使是听力损失轻微的患者，也可以成功地佩戴小增益助听器。一般来说，如果听力障碍足以引起沟通方面的问题，建议患者使用助听器。

有些患者听力损失过重以至于助听器无法达到理想效果。即便是使用超大功率的助听器也对重度至极重度的助听效果不理想。在许多严重听力损失的情况下，助听器只能提供环境意识及一些基本的语音感知，许多患者不认为这种益处有足够的价值。在这些情况下，人工耳蜗植入通常

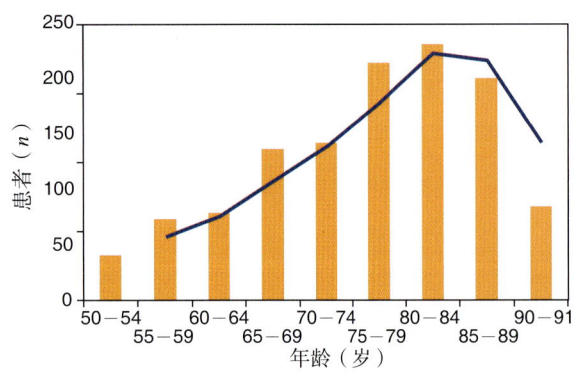

▲ 图 35-1 助听器使用者的年龄分布

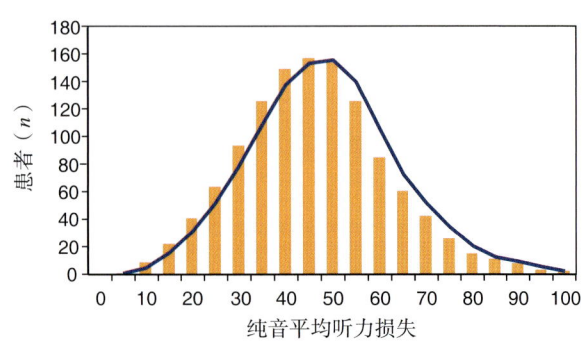

▲ 图 35-2 助听器使用者的听力损失程度分布

是最有效的治疗措施。

助听器使用的另一个指征是言语识别能力。在绝大部分患者中，言语识别与听力损失程度匹配，并且可以直观地体现在口语表达中，对于这些患者来说，声音的放大可以显著增强言语识别能力。然而，在其他患者中，言语识别能力比听力损失预示的要差，例如，由内淋巴囊积液引起的蜗性听力损失会引起严重的声音失真和很差的言语识别能力。如果它足够严重，助听器的放大将有助于提高可听度，但总体上助听效果可能并不令人满意。

儿童和老年人的中枢听觉处理障碍会降低传统助听器的助听效果，事实上，经常会遇到有些老年人曾成功地使用了助听器，但是由于年龄增加而引起中枢系统变化，从而导致助听效果变差[11]。这个问题很少极端到足以阻止助听器的使用，但是这些患者可能更多地能从助听辅件中获益，从而提升助听器的使用效果[12]。这些患者可预知的助听效果可以得到保证。

（二）沟通障碍和动机

特定的听力损失给患者带来的影响因人而异，并且也决定了是否会使用助听器。例如，一些患有慢性老年性聋的患者，即使听力损失程度达到中度，也不会觉得有沟通困难。这类患者有效利用了唇读和改善沟通环境来降低听力损失带来的影响。由于患者对自己听力损失的程度认识不足，助听器对他们的预后效果是有限的。另一些患者虽然听力损失相对较小，但对交流沟通要求高或交流策略使用不太成功，他们可能会感到交流困难，并过于担心自己的听力损失，希望通过助听设备改善现状。

患者的动机是预测验配成功与否的关键因素，自身拥有强烈的改善听力的意愿的患者助听效果更理想，这类患者可选择的助听方式更多。与此相反，通常情况下，由于配偶或其他家庭成员要求佩戴助听器，而自身并不情愿的这类由于外部因素而寻求听力治疗的患者，将会有各种理由觉得助听效果不理想。

助听器适用者的标准是明确的，如果患有感音神经性聋或其他无法治疗的听力损失而导致了沟通障碍，即符合助听器的适应证。如果听力障碍轻微但造成了沟通困难，并且患者有改善沟通的动机，也可以佩戴助听器并从中获益。

（三）耳科学和其他因素

其他因素也会影响助听器的选配，这些因素会极大可能地影响助听器的类型和风格的选择，而不是不适用助听器。例如，尽管进行性或波动性的听力损失也可使用助听器，但选择的助听设备必须允许对程序进行变更以适应患者不断变化的听力需求。再如有小耳畸形或其他耳部畸形，可能存在耳道和耳廓发育异常的患者不适用于传统助听设备和带有耳模的耳背式助听器。更常见的例子是，患者耳道的大小会限制某些耳内式助听器的使用。其他身体和医学上的限制会使传统助听器使用更加困难：有些听力损失的患者会伴有外耳炎或耳引流，不能在医学上立即控制住，而在这样的耳道式助听器会引发一系列的问题。此外，某些罕见的疼痛会限制助听器进入外耳道。

身体和认知上的局限性可能会限制助听器的使用，身体上的限制主要是关节炎和限制灵巧性的问题，这些问题会影响患者操纵某些助听器的能力。当患者难以记住如何操作助听设备及部件时，有限的认知能力可能成为使用助听设备的障碍[13]。对于那些既不能有效操作助听器又不符合听觉植入条件的患者，一个人的扩音器可能会提供一些帮助，这种类型的设备需要听力损失的患者使用耳机，而且他要求说话者直接与麦克风对话。尽管这种设备对特定场景的会话方式提出了挑战，但该设备可以在一对一的对话模式中提供较大的优势。

二、助听器技术

（一）助听器技术的发展

助听器技术进步日新月异，现代助听设备通过数字信号处理来实现高保真的声音放大、自适应的方向性、反馈抑制、降噪和低耗电量。这些功能为精确地验配提供了很大的灵活性。现代助听器设备拥有先进的放大策略，可以减少失真，提高舒适度[14]。

早期助听器技术的进步是组件的小型化。麦克风、放大器、扬声器，甚至电池都被缩小了。这使最精密的信号处理线圈也能被安装到完全耳道式助听器（CIC）和更小的深耳道式助听器中。它还允许更多的组件，如无线接收器，被组装到一个小尺寸的设备上。

助听器的可编程性允许灵活地调整助听器的参数。尽管听力损失的特征仍然决定着所选择的设备，但大多数助听器相对较宽的验配范围意味着一个特定的患者有许多的选择。一旦选定了合适的设备，就会根据患者的听力损失和需求进行编程和调整。可编程性还为一只助听器提供了多个存储程序，允许不同的听力状况下使用不同的助听参数。

在过去的 20 年里，助听器从模拟信号进步到数字信号处理信号。在模拟助听器中，声音信号遵循模拟控制的模拟路径，其中一个声音信号被麦克风收集，转换成连续变化的电能。在数字信号处理助听器中，声音信号从模拟信号转换成数字信号，然后再折回，对各种放大参数进行数字控制。数字信号处理消除了设计模拟电路时所面临的许多障碍，可适用于小型低电量的助听器。随着可编程性灵活度的提高，现代设备提供了更精确、更灵活的频率重塑、更复杂的压缩公式、更好的声反馈抑制和降噪技术[9,10]。现代助听器信号处理的复杂程度主要取决于助听器需要放大多少程度。

在助听器方面，最新的技术进步是助听器与助听器之间，以及其他电子设备和助听器的信号之间的无线连接[11]。

（二）听力设备的组成

助听器的声音放大装置由三个基本部件组成，即麦克风、放大器和接收器。放大器由电池供能。大部分助听器也有一些外部控制，比如机身或遥控器上的程序和音量控制按钮。基本组件的示意图，如图 35-3 所示。

助听器中最常见的传入设备是麦克风，它将声能转化为电能。当声源振动时，它会产生膨胀和压缩空气分子的压力波。麦克风隔膜在压力变化中产生振动，并产生与声波信号的振幅、频率和相位相对应的电流。

另一种常见的传入设备是感应线圈，它可以不通过麦克风让助听器直接接收电磁信号。这种感应线圈通常与电话一起使用，以减少背景噪声，并尽量减少在将电话靠近助听器麦克风时产生反馈的可能性。感应线圈可以通过助听器或遥控器手动控制开启，或者当助听器感应到电磁场时自动激活[12]。

感应线圈也可以为远程麦克风提供输入。来自远程麦克风的信号先转换到一组线圈中，再通过电磁波传输到助听器的感应线圈中[12]。这种技术经常被用于课堂教学，允许教师通过的远程麦克风发出的信号直接输入学生所佩戴的助听器中[13]。

助听器也具有其他形式的无线传感器，例如调频（FM）接收器、蓝牙或其他现代无线连接。FM 接收器可以固定于助听器上，也可以作为靴子安装在耳背式助听器上。调频接收器就像调频收音机，接收来自发射器的信号，并将其传输到助听器的放大器[14]。越来越多的现代助听器配备了这些无线连接方式，因此助听器放大器可以直接接收来自外部音频信号，如手机、电脑、个人

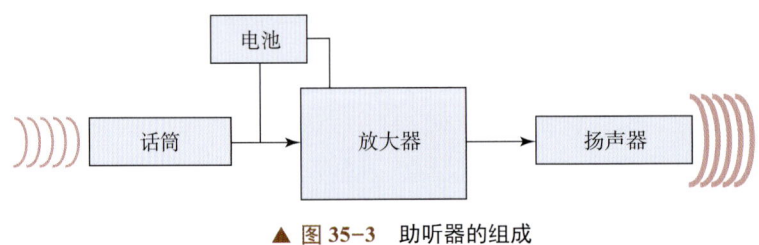

▲ 图 35-3 助听器的组成

音乐播放器、电视、固定电话和汽车导航系统。另一种形式的音频输入是由讲活者佩戴的麦克风，音频信号接收时不会受到距离、背景噪声和回音的影响，从而可产生更清晰的信号。通常，这些设备与中间设备一起使用，通过蓝牙技术将信号从外部麦克风发送到中间设备。然后，信号被中间设备转换成一个近场信号，将信号传输到助听器。

上述每种无线传输设备都是使助听器直接接收信号，不受距离、噪声、回音的影响。此外，在大多数现代仪器中，信号被提供给双侧助听器，这使得患者双耳声刺激而更好地感知声音。

助听器的主要功能是放大声音。这是通过助听器的放大器来完成的。放大器增加了传感器发出的电信号的增益。放大器可以对不同频率不同强度的声音进行不等地放大。它同时包含某种限制装置，这样就不会造成过度的放大。

助听器的输出设备是接收器或扬声器。扬声器接收到助听器放大器放大和处理的电信号，并将之转换为声信号。助听器接收器有一个广泛的、平坦的频率响应，以便准确地再现助听器放大器处理后的信号。

（三）电声特性

助听器的声学特性主要是频率增益、输入输出和输出限制。增益是输入信号增加，增益的大小随频率的变化而变化，以适应不同类型的听力损失。增益与频率的函数的关系是助听器的频率增益曲线，它代表了助听设备对所在频率范围内的一个特定强度水平信号的增益。因此，它反映了助听器输出强度与输入强度之间的差异。大多数调试助听器的方法都是基于患者的纯音听力图，在特定的频率上提供一定量的增益。增益的大小也随着强度水平的变化而变化。助听器的输入输出特性描述了这种关系，输入－输出函数可以是线性的或非线性的。

在线性放大中，不同强度的输入信号被相同程度的放大，低强度的声音被放大到与高强度声音相同的程度。图35-4中展示了一个线性输入－输出放大的例子。在图中，输入强度每增加一

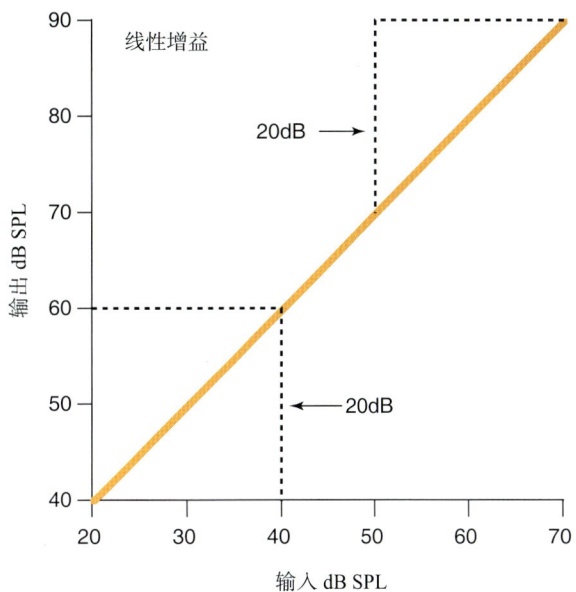

▲ 图 35-4 线性助听器中声音输入与输出的关系
无论输入声压级如何，增益始终保持在 20dBSPL

分贝，输出中增加相应的分贝。线性放大通常适用于传导性听力损失和一些轻度的感音神经性聋（SNHL）。线性放大的问题在于，它没有解决在感觉神经性听力损失中出现的非线性响度增长问题。许多 SNHL 患者听不到低强度的声音，但通常能听到高强度的声音。线性放大使得小声和大声被放大相同的程度，如果低强度的声音放大到可以被听到，那么高强度的声音对听者来说就可能太大了[15]。

在非线性放大中，输入和输出之间的关系是不成比例的，例如，低强度的声音被放大到比高强度声音更大的程度，如图 35-5 所示。其整体效果是使小声听得到，中声听起来舒服，大声不至于过大。

非线性放大是为了解决 SNHL 的两个问题：减小的听觉动态范围和响度增长，这两个问题不同于正常耳。听觉动态范围，在此是用来描述一个人的听阈和不适阈间分贝差异（dB）的术语。在正常听力者中，这个范围是从 0dB（HL）到 100dB。在 SNHL 中，这个范围缩小了。例如，一位阈值为 50dB，最大舒适阈值为 100dB 的患者，其动态范围只有 50dB。压缩电路被用来提高小声的增益，使得它能够被听到，同时限制了大

第六篇 听力修复刺激、设备与听力康复学

声的增益，所以它不会使人感到不舒服。图 35-6 展示了与 SNHL 和非线性响度增长有关的线性输出和动态范围压缩之间的区别。

为了解决动态范围的问题，已经研发了许多非线性放大策略，它们的方法和复杂性各不相同。大多数非线性放大是通过压缩技术实现的。压缩是一个术语，用来描述信号的放大是如何随着信号强度的改变而变化的。压缩技术既可以限制助听器的最大输出，也可以在广泛的输入范围内提供非线性放大[15, 16]。

压缩所解决的一个重要问题是限制助听器的最大输出。助听器的输出水平被限制在一定的范围内，因为高强度的声音既会对耳朵造成伤害，也会让听者感到不舒服。压缩限制，即当前的输出限制标准方法，允许放大器在输入信号到达预定的水平时变成非线性，从而使增益的在最大输出附近显著降低[15, 16]。

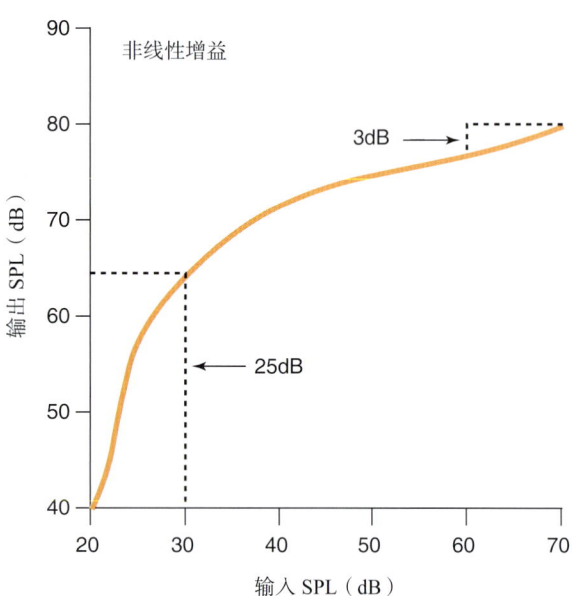

▲ 图 35-5 非线性助听器中声音输入与输出的关系
增益的量随输入电量的变化而变化。SPL. 声压级

非线性放大策略的另一个目的是使语音和其他重要的环境声音听得到并且听得舒服。这可以通过多种方式实现。一种方法是在动态范围的某一部分提供压缩。局部的动态范围压缩通常为低输入信号提供线性放大，并在输入达到一定水平后进行某种程度的压缩。其他策略的设计目的是在更大的动态范围内提供压缩。宽动态范围压缩作为其基础，增强了轻声和相对减少的大声放大，它将语音压缩到听众的剩余动态范围内。

另一种形式的非线性放大被称为扩张。在扩张中，非常低强度输入的增益是有限的。随着强度的增加，增益也会迅速增加。这种类型的非线性放大可以阻止小声音的放大，这些小声音主要是大部分听众会引起反感背景噪声。

压缩和扩张可以在多个频带上进行改变。这样，如果一位患者的动态范围在一个频率范围内减少，在另一个频率范围内几乎是正常的，那么压缩就可以根据患者需要的频率波段进行调整，而另一个频带可以更多地充当线性放大器[15-17]。此外，不同类型的非线性放大可以根据需要在特定的频带使用特定频率范围，所以依据输入信号的强度、扩张、动态范围压缩和输出限制压缩，可以使声音信号舒适地被聆听到。

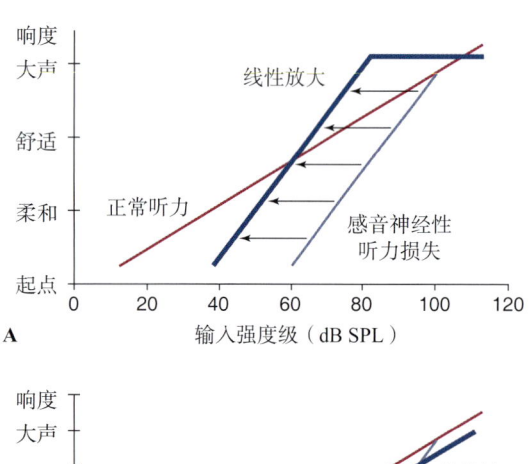

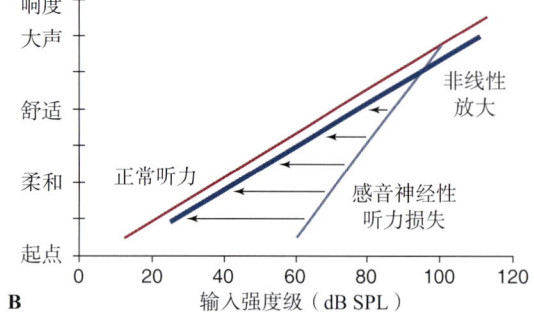

▲ 图 35-6 线性和非线性放大在感音神经性听力损失中的区别

SPL. 声压级（Stach B: Clinical audiology: an introduction, San Diego, 1998, Singular Publishing, p 486.）

(四)其他助听器特性

现今的助听器包含许多对成功调试助听器做出重要贡献的功能：方向性、降噪、反馈抑制、程序管理、自适应性和数据日志记录等。

对正常听力，声音信号经耳廓、外耳和外耳道的共振特性改变后到达鼓膜。这些对声信号的改变极大地改善了空间中声源的定位，并有助于在存在背景噪声时听到声音[18]。而在助听器中，声音的接收由鼓膜转移到了麦克风。因此，来自麦克风的信号不包括外耳提供的空间定位信号，这降低了在噪声环境中聆听的能力。

提高言语感知信噪比的最常用的方法是方向性麦克风技术。方向性是通过两个或多个麦克风共同实现的，这样就可以收集并比较麦克风前后的信号。大多数助听器都可以从全向性转向方向性设置。通常全向性麦克风在安静的环境中使用[19]。方向性麦克风对降噪有益，在噪声环境中，麦克风的灵敏度集中在一个理想的方向上。在一些设备中，方向性功能由患者手动激活。在大多数仪器中，它可以自动激活，这样当助听器感知到背景噪声时，方向性就会被激活，并且根据噪声的大小来改变定向的程度[20]。

大多数现代助听器都可以使用降噪功能，通过减少不必要的背景噪声来提高患者的舒适度及言语识别能力。降噪策略的复杂程度已经大大提高[21]，本章不对它进行详尽的描述。但这里用一个简单的例子说明这个问题。语音的频率和强度在短时间内是持续变化的，而一些背景噪声则是相对稳定的。数字助听器可以容易地检测到时间常数的差异，并且可以减少在恒定噪声的频率范围内助听器的增益。现代策略使用越来越先进的算法来提高噪声环境下的舒适度和可听性。

当从扬声器发出放大后的声音被同一放大系统的麦克风拾取到时，就会产生声音反馈。麦克风和扬声器的物理分离是减少反馈最有效的方法。另一种减小反馈的方法是反馈-抑制电路。在反馈抑制的状态下，助听器识别出基于频率、强度和瞬时特征的反馈。然后，降低了在此频率范围内的放大，通过反相位的信号抵消反馈信号来消除反馈或稍微改变频率校正输入和输出信号来消除反馈[22, 23]。

由于聆听环境各不相同，助听器可根据环境编程不同的聆听程序。例如，某个助听器模式适合特定的聆听环境，如接听电话程序，嘈杂的环境程序。大多数现代助听器都包含多个不同声音模式或程序的记忆。多种声音模式可以在同一个听力设备中应用。这些程序可以通过按钮或其他开关进行手动控制，也可以根据环境变化自动的进行切换。

最近助听器的发展趋势是减少用户对设备的手动控制，而支持由助听器的自适应控制。在这种情况下，该设备不断地对声环境进行采样，并根据其测量结果进行更改。这种功能的意义在于无需用户关注环境的情况下，可以做出改变。使用助听器各程序和功能的有效性，根据使用者的意愿和能力各不相同。因为助听器公式可以根据环境变化而自适应改变，所以这些差异可以通过设备的自适应功能来解决。在某些情况下，患者因为有非常具体的听力要求可能会选择保留对助听器的控制，即使是在有适应性特征的情况下。

数据记录是大多数现代数字助听器的一个特性。助听器上的软件用来跟踪和记录用户的设置以及变化，以提供助听器使用的相关数据。通常记录的信息包括患者使用助听器的时间，自动或手动控制的助听器程序和功能，以及对用户的听力环境进行分类。数据记录通常用于分析患者的助听器使用情况。例如，如果数据记录表明患者每天只使用一段时间的助听器，那么就可以建议患者增加使用助听器的时间以持续聆听。数据记录也可以用于解决患者使用助听器过程中的故障。此外，根据用户通常所做的更改和用户常处的聆听环境，可以对助听器编程进行更改。许多数据日志系统根据用户偏好和经验提出了建议进行更改[24]。一些数据日志系统允许根据这些因素和用户的输入自动对聆听程序进行更改[25]。

(五)助听器的类型

助听器有多种类型和各种功能可以选择。每种类型都有其特有的优点和缺点，必须与用户的需求和偏好进行权衡。最常见的助听器类型是耳背式助听器（BTE）和耳内式助听器（ITE）。

1. 耳背式助听器

耳背式助听器的麦克风和放大器位于耳后的外壳内。扬声器可以位于耳道内或耳后，放大的声音通过一个管道输送到定制的耳模，即一个标准的耦合腔，或是耳道内的接收器。患者可操作的音量控制和（或）程序按钮，位于耳后的外壳上。图 35-7 是一只 BTE 助听器。

将声音传送到耳道的方法之一是通过声管将声音从耳钩输送到定制耳模或非定制的耳塞。耳模可以根据需求进行定制，耳模和导声管的共振特性大大改变了放大声音的声学特性。助听器输出的频率增益特性可以通过耳模和声管的选择或其他方法来改变[26]。

另一种将耳背式助听器与外耳道连接的方法被称为开放耳技术。这种配件，耳道耦合腔通常是不封闭的，并不能完全填满耳道。它通常使用较细的管子，而不是传统的定制的耳模或耳道的接收器，它是一个标准而不是一个定制的耦合腔。开放耳技术适用于高频听力损失。低频的声音可以畅通无阻地通过耳道，实现低频自然聆听[26]。

另一个 BTE 变体是耳内式受话器（RIC）。RIC 受话器可以是开放式的，也可以是传统的耳模。与其他 BTE 不同的是 RIC 的导声管被一根细线代替，将放大输出传入受话器。

在过去的十年里，自从引进了开放耳技术和 RIC 设备之后，助听器的风格已经发生了巨大的变化。1997 年 BTE 验配率占助听器的 19%，到 2013 年这一比例提高到 74%[1]。

2. 耳内式助听器

ITE 助听器的所有部件都包含在一个可以装入外耳或耳道的定制的外壳里。一种填充外耳的装置被称为全耳甲腔式助听器，或者通常称为 ITE。一种体积更小、更适合耳道的装置，被称为"耳道式"助听器（ITC）。另一种被称为"完全耳道式"助听器（CIC）的装置，甚至更小，更深入耳道里。一种新型的、深入式的助听器完全深入耳道，称为深耳道式助听器。ITE 助听器如图 35-8 所示。

（六）类型的选择

助听器类型的选择有很多重要的因素。但通常首先考虑的是声音反馈。一般来说，输出的强度越大，声音就越有可能从耳道中逸出并引起啸叫。在助听器中，BTE 声音反馈的可能性是最低的，原因是麦克风和扬声器之间的距离最大。通过定制的耳模或助听器外壳将外耳道完全密封起来，也可以减少反馈[27]。尽管电路反馈抑制已经在一定程度上减小了这些问题[23]，但体积较小的 ITE 助听器通常仅限于较轻的听力损失。

耳道阻塞会也会影响到助听器类型的选择。耳道阻塞导致外耳道通气减少，这可能导致与外

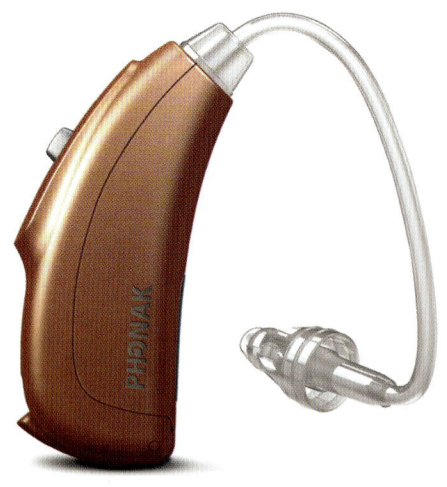

▲ 图 35-7　耳背式助听器
由 Sonova Holding AG, Stäfa, Switzerland 提供

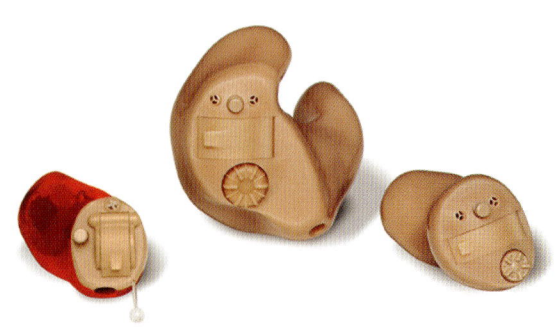

▲ 图 35-8　耳内式助听器
由 Sonova Holding AG, Stäfa, Switzerland 提供

耳道炎相关的问题。此外，当佩戴了助听器，耳道阻塞会导致一定程度的听力损失，即传导性听力损失。这实际上造成了低频听力正常患者的听力下降。耳道阻塞也会引起一种被称为堵耳效应的现象，即患者自己的说话声音更响并产生回声[28]。

堵耳效应的一个解决方案是打一个通气口，它是一条耳膜或助听器外壳上使空气和声音交换的通道。助听器的声学特性可以通过通气口的大小和类型来决定[29]。它可以消除低频放大，低频听力正常的患者听音更自然。一般来说，通气口越大，效果越明显。然而，通气口也为声反馈创造了机会，因为声音更有可能从耳道中逸出并被麦克风拾取到[26]。使用开放耳式助听器可以减少堵耳效应[30]，但同时也会面对与反馈有关的问题。

助听器的类型会影响麦克风的位置。我们可以通过耳廓和外耳对声源进行定位。另外，耳廓和外耳通过收集 2000Hz 以上的共振声音来增加高频听力。因此，麦克风离鼓膜的距离越近，助听器就越能从生理构造中获益[31]。相反地，麦克风越远，助听器就越需要弥补这些影响。在麦克风位置方面，完全耳道式和深耳道式助听器比其他类型更有优势[18, 32, 34]。把麦克风放在耳道深处，还包括减少风噪声、方便接听电话及可以使用头戴式耳机和听诊器优势。

助听器的类型也影响了方向性麦克风的有效性。当位于助听器上的麦克风之间有足够的距离时，定向效果是最佳的。因为更大的设备，如耳背式和耳内式助听器，麦克风离鼓膜更远，定向更好。体积大的助听器也有更多的空间来容纳麦克风最佳的位置，因此容易获得最佳的定向。

助听器的耐用性也是重要的考虑因素之一。耳内式助听器的所有电子元件都位于耳道内，受到排汗和耳垢的不利影响。因此，对于这类助听器来说，返修率和暂停使用的时间要大得多。与此相反，耳背式助听器将这些部件放置在远离耳道的地方，可以减少这些影响。

（七）助听辅件

除助听器以外，助听辅助技术可用于某些特定情况，包括辅助听力设备（ALD）、警报和指示装置，以及电话放大器。"ALD"包括个人放大器、FM 系统和电视监听器。这些设备设计目的是通过使用遥控麦克风忽略背景噪声，直接让听者接收到声音信号，而不会受距离和回音的不良影响[14]。

有几类患者可受益于使用辅助听力设备。一些听力损失严重的患者没有从助听器中获得足够的补偿，有必要使用 ALD。其他一些人也受益于 ALD，比如在工作场所或社交生活中有较高沟通需求的人。有些患者只有在特殊情况下才会有沟通的限制，例如，有些患者使用助听器的情况是不明确的；如只在看电视或参加会议时感到聆听困难的患者。在这种情况下，为特殊需要量身定做的 ALD 通常是更合适的解决方案。还有些患者有听觉处理障碍，这并不一定伴随着听力敏感度的丧失，这些患者的沟通困难主要表现为在有背景噪声时难以理解语言，对于这些患者来说，使用远程麦克风来提高信噪比比单纯使用助听器更适合。

个人调频系统是一种旨在将噪声和距离的影响最小化的 ALD。该系统由两个部分组成，即一个麦克风/发射机和一个放大器/接收器。麦克风和发射器是由说话者佩戴或接近说话者，一些发射器有方向性麦克风。信号通过调频无线电波传输到接收机。放大器和接收器由听者佩戴，通常被直接传递到助听器，或者通过耳机与听者的助听器相连[14]。麦克风和接收器这种新形式的无线耦合也成为提高空间听觉的解决方案[11]。

其他辅助技术可用于为特定的听力情况提供解决方案。有多种形式的电话放大器，可以增强患者在电话中听到的声音。另一种常用的辅助技术是电视节目的隐藏字幕，让观众可以通过字幕的形式看到口语对话。警报装置，如闹钟、火警和门铃，在发生上述情况时时闪光或震动。

三、选择和验配

助听器的选择和验配通常遵循选择、质量管理、编程、验证和微调的一系列过程。助听器是根据个人的听力损失程度、性质、沟通需求以及其他与种类相关的因素来选择的。在确定了助听器的选择后，下一步是定制机壳或耳模。一旦从制造商收到助听器，它将接受电声功能的质量检测。助听器是根据患者的听力测试结果和需求进行编程的。频率响应的验证通常是在鼓膜附近放置一个小麦克风，助听器对语音或类似语音的声音反应是由不同的输入水平决定的，对助听器进行调试使响应接近于预期的目标。通过对质量、响度和（或）语音感知的评估，进一步验证电声功能。如果预期的效果没有达到，再次调整助听器。

（一）目标增益

确定助听器验配的起点是根据听力测试结果确定特定频率增益[35]。目前已有许多规范性准则，有些是基于听觉阈值，通过指定增益，将平均会话语音放大到舒适或首选的听力水平的增益；简单的增益规则，如半增益规则，规定的增益等于听力损失的 1/2；第三个增益规则是规定收益等于听力损失的 1/3。大多数规则都由这种简单的方法作为基础，并且根据经验确定的效准因子对单个频率进行调整。这些规则根据固有压缩策略的不同线性而变化。其他确定所选目标规则的因素包括听力损失的类型、单侧或双侧佩戴、患者年龄、听力损失的发病时间、获得阈值的方法（行为测听或听觉脑干反应）、性别、所处听觉环境的类型（安静和嘈杂）、助听器使用史和最大不适阈[36]。使用最广泛的两种规则是最新版本的国家声学实验室（NAL），NAL-NL2[37]和期望感觉水平（DSL）方法、DSL 5.0 版本（DSLv 5.0）[38]。

（二）助听器的选择

助听器的选择过程首先涉及评估患者的沟通需求和其他可能影响助听器使用的因素。对患者使用助听器的适用性进行评估，并决定是否使用助听器。接下来是确定最适合患者听力损失和需求的助听器类型[39]。

助听器的验配范围用于确定一个助听器是否适合患者听力损失程度和类型。验配范围提供了放大器的响应曲线，用于确定特定助听器放大器的性能，以提供必要的增益。这种响应曲线可以通过软件控制来操作，减少或增强特定的频率范围，为特定的听觉灵敏度提供必要的增益。如图 35-9 所示的一个范例。由于现代助听器的数字信号处理平台具有灵活性，因此可以对助听器进行编程，使其适应各种程度和类型的听力损失。一般来说，区分助听器间不同之处的因素与功能和处理器算法有关，而不是助听器的频率增益响应。

1. 耳部注意事项

对大多数患者来说，最好利用助听器来实现双耳聆听。大脑依赖双耳间时间和信号强度的差异来定位声音的来源[40]。双耳对声音的处理提高了来自不同方向语音的可听性[41]，同时抑制了背景噪声，提高了专注于所需声音来源的能力[42]。双耳的使用也提高了声音质量[43]，增强了听觉灵敏度[44]。因此，相对对称的听力损失患者将从双侧助听器中获得更多的益处，而不是单侧助听器[42]。此外，有证据表明，单侧助听器将无助听器的耳朵置于相对不利的位置，这可能对无助听耳的语音感知能力产生长期的负面影响[45, 46]。

有些情况不能有效地实现双耳听觉。一般来说，这种情况下，在听力较好耳上佩戴助听器比听力较差耳更合适[47, 48]，因为配上较好耳会提供最好的辅助能力。例如，在一些少见的例子中，对较差耳的刺激会干扰双耳聆听效应，这种情况下言语识别率总体上下降[47, 49]。

如果只有一只耳朵有听力损失，而且它可以有效地使用助听器，这是单耳佩戴的指征。如果较差的耳朵不能有效地使用助听器，有几种方法将信号从受损的一侧传递到较好耳。第一种方法通常被称为对侧信号传导助听器（CROS）。在典型的 CROS 中，麦克风/发射器被戴在较差耳上，而接收器则戴在较好耳，声音通过扬声器传送。当听力在较好耳也减弱时，在较好的耳朵上的接收器装置可以与传统的助听器结合，这使得向较好耳发出的信号可以根据需要被放大。这就是所谓的对边信号传导（BiCROS）[50]。CROS 也可以通过骨传导来解决，这是第二种方法，它是使用传统的助听器，在较差的耳朵上，通过骨传导向较好耳传递信号。这种方法被称为经颅 CROS。另一种方法是一家叫作 TransEar 的商业

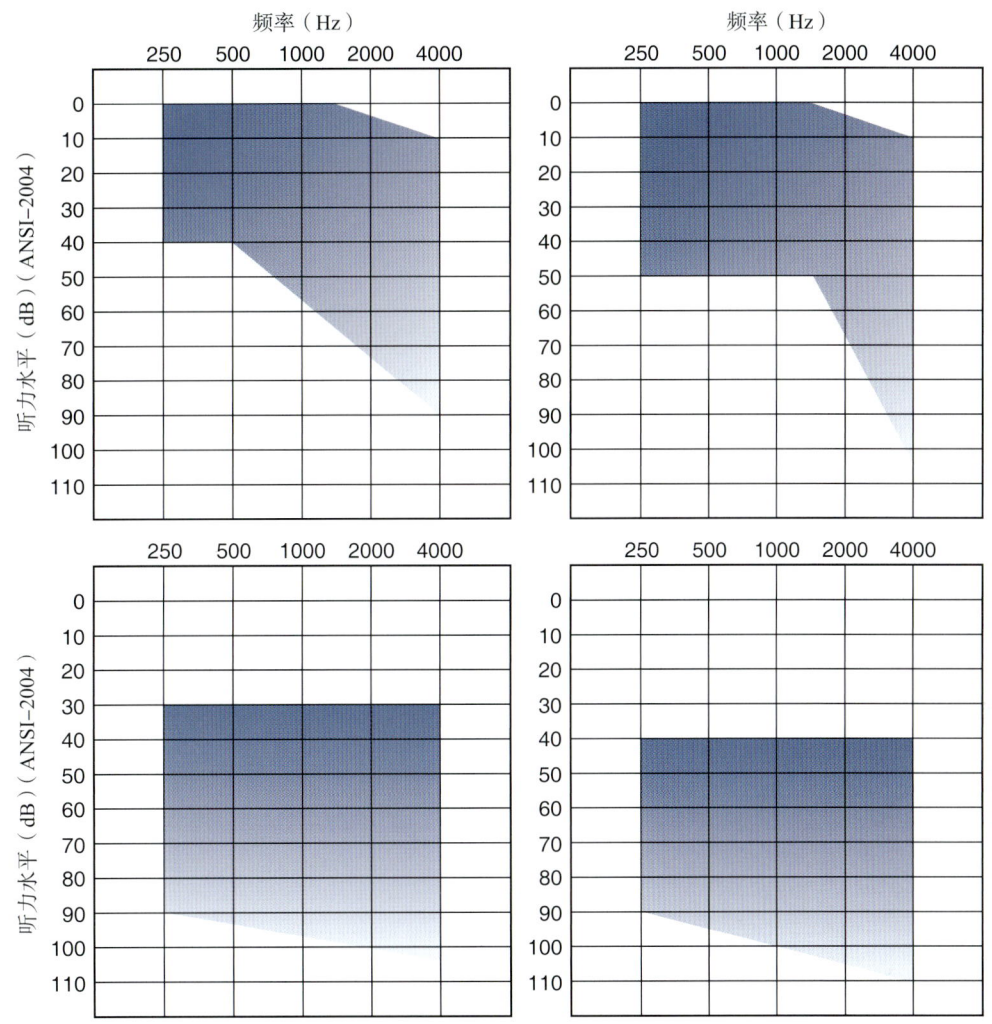

▲ 图 35-9　4 种不同类型助听器的验配范围，涵盖了从轻度到重度的听力损失
ANSI. 美国国家标准协会（由 Oticon, Smørum, Denmark 提供）

助听器公司（Ear Technology, Johnson City, TN）推出的，在较差的耳朵上使用麦克风，将一个骨传导装置嵌入耳模中[51]。第三种方法是将助听装置通过手术植入颅骨，Cochlear（澳大利亚）的 Baha，Oticon 医疗（瑞典）的 Ponto 和 Alpha 2（Sophono，Boulder CO）都是使用这种方法。第四种选择是在较差耳的耳道中放置一个接收器，并通过一个固定器将/刺激器连接到牙齿上，振动能通过牙齿到达较好侧的耳蜗。来自 Sonitus 医疗（San Mateo，CA）的 SoundBite 就是这样一个例子。

在考虑使用 CROS 听力设备时，必须谨慎地了解用户的听力环境。在一些高噪声环境下，CROS 设备的主要功能是将噪声传输到听力更好的耳朵上，从而导致更差的言语识别率。这种情况很可能发生在课堂情境中，而远程的麦克风/接收器可以与这些设备相结合，应该特别注意，患者在使用此设备时有没有比未使用时表现得更糟[52, 53]。

2. 其他考虑

在助听器选择过程中必须考虑的其他因素，包括助听器类型、方向性麦克风的使用、堵耳效应、反馈抑制、降噪、用户可调节的功能数量、远程控制和其他无线配件，以及设备成本[39, 54]。这些因素中有许多相互影响，因为助听器制造商倾向于将不同的功能组合到特定的技术水平。

选择过程通常从选择助听器的类型开始。在许多情况下，听力损失可能决定或至少影响这一选择。这一选择也受到患者偏好的影响，这种偏好通常基于外观、是否便利以及助听器佩戴史。

助听器的功能/技术也需要被考虑。在制造商之间及其内部，对助听器的分类也各不相同。当然，更多的功能会增加设备的成本。

一些助听器的选择是由临床医生做出的，而另一些则是由患者做出的。适当的功能/技术的选择涉及与患者沟通需求和各种解决方案的成本效益。沟通需求评估对特定患者选择听力辅助功能方面起着至关重要的作用。一旦所有的决定都完成了，选择的功能将会集合在一台助听器上，通过对比不同厂家设备的功能，最终决定患者需要的助听器。

（三）验配和验证

验配和验证的一般过程包括制作耳模、质量控制测试、设备编程、对验配的验证和功能验证。

1. 验配

验配的过程开始于取耳模。这种耳模被用来制作定制的耳模或耳内式助听器。这种耳模的性质决定了助听设备的物理特性。

取耳模前首先要进行耳镜检查以确保外耳和外耳道是适合于耳模材料的注入。对外耳道进行检查以排除外耳炎和鼓膜穿孔或其他炎症的迹象。检查还包括观察耳道内耳垢数量的多少，以确保取耳模不会因此而受到影响。

取耳模过程中必须注意保护鼓膜和中耳。有报道因为耳模材料进入到中耳或乳突腔而引发了严重的并发症，为了避免这些，泡沫或棉障被放置在耳道深处，作为鼓膜和耳模材料之间的屏障[55, 56]。制作完全耳道式助听器或极重度听力损失的耳模时，耳模材料将会注入的比较深，需要额外小心。耳模是混合性材料，注入后会填满耳道。有几种类型的材料可以被用来制造耳模，硅胶材料的黏性比粉末和液体的黏性更大，更强的黏度可以降低并发症发生的风险。当凝固后的耳模取出后，应对耳道再次检查，确保所有的材料都已取出，并且没有发生任何创伤。一种通过测量外耳道直接构建耳模的新方法是三维数字扫描。水基光学染料充满了耳道，并构造出符合它的形状。光学扫描仪捕捉整个耳道长度的图像用它来构造出耳道的三维成像。

如果用来制作耳背式助听器耳模，那么就需要确定耳模的样式、使用的材料，以及导声管和通气孔的样式和大小。耳模材料的柔软性和灵活性各不相同，有些材料是不引起过敏的。使用何种材料及样式是基于舒适性和声学反馈[27]。通气孔和导声管的大小将影响助听器的频率增益。

在编程之前，需进行助听器的声学分析，以确保它们的输出符合指定的参数。在助听器分析仪的测试箱里放置一个助听器，助听器的麦克风与 $2cm^3$ 耦合腔连接。测试箱内有一个扬声器，可以向助听器发出测试信号，放大后传输到分析仪测试[57]。

助听器分析仪是根据美国国家标准协会的标准来测量助听器的声音输出（ANSI S 3.2-2003）[58]。标准的助听器声电分析提供了助听器增益、最大输出和频率响应信息。还提供了线圈噪声、失真和电池消耗参数。分析结果与制造商提供的助听器规格相比较，以确保助听器的运行符合预期[57]。

助听器的编程是通过每个制造商专有的计算机软件来完成的。助听器的初始验配基于患者的听力图和目标增益得出。制造商通常使用与他们的信号处理策略相匹配的专属目标增益。然后根据指示调整响应参数。有些调整是基于患者的特征，比如年龄或助听器使用史。例如，初次使用助听器的用户倾向于实际增益小。对于有助听器佩戴史的用户，响应设置会根据过去使用的程序而有所不同。

在最初的验配阶段预设控制程序，例如，决定是否要为患者预设多个程序，以及这些程序如何设置。还需决定手动控制、远程控制、噪声和反馈抑制的激活，以及自适应技术的敏感性。此外，还会根据患者情况对增益响应、最大输出和验配公式进行评估。这些决定是基于助听设备的特征和患者因素，包括年龄和认知能力、听力损失的程度和类型、患者的助听器佩戴史，以及交流需求等。

编程之后，要对设备的物理特性进行评估，

确定设备是舒适和安全的，以及反馈程度和麦克风位置是否合适。如果不合适，助听器或耳模可以在一定程度上进行修改。对堵耳效应的评估通常是由患者对自己声音感知做出的，必要时也得做相应调整。患者是否能独立佩戴助听器和操纵助听器也是决定因素。

2. 验证

验证助听器验配是否合适的过程，包括对增益和频率响应的客观测量，调整参数以达到目标增益和频率响应的期望值，以及患者对声音质量的主观判断。

当声音从助听器中传出，它会被耳道的共振特性所改变。现有的验配公式考虑了物理特性的平均值，但必须根据个体的不同进行调整。不同的助听器之间也有些许变化，因此，助听器的输出必须通过真耳测试来验证。该测试评估了助听器在不同频率内是否达到了目标增益。

最常用的真耳测试是麦克风探管测量。它可以将不同类型的信号传送到靠近患者耳朵的扬声器里，并通过频谱分析仪来测量。在外耳道中插入一根细小的管子使其接近鼓膜，管子的另一端连接到一个灵敏的麦克风，记录耳道深处的声音，这就可以测量患者的耳廓和外耳道共振而发生的声学变化[59-61]。

放置好探测管后，在给定的强度水平上通过扬声器播放语音，并且在没有助听器的情况下，测量一个声音强度。这种测量被称为真耳无助听增益。接下来，在患者佩戴助听器时，播放同样的声音再测量一次，这种测量被称为真耳助听增益。助听增益和无助听增益之间的区别是真耳插入增益，它提供了助听器放大声量的信息。这个过程通常是测试小声、中声和大声。如果响应与预期目标不匹配，则对助听器进行编程微调，直到目标接近[59-62]。

另一种接近探测麦克风的方法是言语映射，在这种方法中，通过扬声器发出的信号是小、中、大的言语声。助听器的反应是在患者近鼓膜处测量的，调整增益以使目标增益接近语音输入强度。生活中的语音，例如配偶的声音，也可以用来检验助听器编程对特定声音的可听性。这是为了验证患者鼓膜处的放大信号是否达到了不同输入水平目标值。如果程序是合适的，当患者戴着助听器时，小声听得到，中声听得舒服，大声在可接受范围内[63]。

在客观的验证措施之后，通过主观判断和（或）功能可懂度程序来评估放大声音的质量。感知验证是通过多种方式进行的，包括非正式的和正式的。方法包括言语感知判断、响度判断评分、功能增益测量和言语识别测试。

（四）指导、咨询、随访

在完成助听器的验配和验证后，重点应放在指导患者认识助听器及其使用方面，通常包括组成及其功能、电池的使用，以及助听器的保养。听力指导最关键的方面是教会患者对助听器使用的合理期望以及适应不同听力环境的策略[64]。听力指导的目的是让患者学会如何有效地利用他们的助听器[65, 66]。

在指导和咨询结束后，通常会对患者进行随访。在随访时对助听器的满意度进行评估，并进行必要的调整。在随访中，通常会采取措施来确保患者的沟通需求得到满足，并帮助其做进一步的康复计划。

（五）评估指标

听力补偿的目的是减少听力损失带来的沟通障碍。我们通常将成功的验配定义为达到这个目标，主要是患者是否能更好地交流理解，是否减少了听力障碍带来的影响。评估的目的是了解助听器使用对交流的影响。自我评估量表可以在放大使用之前和之后分别填写，确定助听器是否对减少听力损失造成的沟通障碍有积极的影响[67]。评估也可以由受听力损失影响患者的配偶或其他人完成。

患者对听觉能力和挑战的感知是用自我评估工具来衡量的，比如老年人听力障碍量表[68]、助听器福利简表[69]和以客户为导向的改善量表[70]。生活质量量表用来评估助听器如何影响整体的幸福感。诸如通过格拉斯哥助听器效果评估[71]和国际助听器效果评估量表[72]了解听力治疗对生活质量的影响。

四、基于患者年龄的特殊考虑

（一）婴幼儿

出于多种原因，婴幼儿的助听器验配比成人更具挑战性[73-75]。由于婴幼儿外耳道的较为短小，外耳道末端与鼓膜之间的空间体积较小，导致婴幼儿比成人进鼓膜处的声压级更高。与成人相比，儿童也有不同的共振特征，不同的共振频率。此外，由于婴幼儿随着年龄的增长身体不断发生变化，这些物理因素也会发生变化，所以他们的助听器需要经常调试[76]。

婴幼儿助听器验配相较成人的另一个区别是，婴幼儿提供的可供验配信息通常比成人少得多[75]。这使得针对婴幼儿的助听器验配相较成人的要复杂得多。婴幼儿无法直接参与选择和验配的过程，或提供关于助听器音质和功能的有用信息。

儿童使用助听器，有一些重要的因素必须考虑[75]。首先，由于儿童仍处于言语和语言的学习过程中，因此提供连贯的、没有失真的听觉输入至关重要[77]。成人的言语和语言知识可以弥补语言输入的缺失或歪曲，而儿童通过听觉系统学习语言却没有语言基础。其次，在最大化可听度方面，儿童控制听力环境的能力不如成年人。他们对助听器的控制也比较少，因为大多数控制功能都是禁用的，以防止儿童意外、不适当地降低助听器的增益[76]。最后，由于波动性听力损失，如分泌性中耳炎，儿童的听力可能更加多变。

一些常用的指导方针适用于儿童助听器验配。孩子们总是配备有双耳助听器，以最大限度地提高听力，除非是由于医学因素或极端的听力不对称。婴幼儿大多数使用耳背式助听器，因为他们的耳廓和外耳道会随年龄增长而增大，这使得助听器的耳模部分会经常改变。软耳模与耳钩相连，以进行适当的验配[76]。此外耳背式助听器验配范围的灵活性更强，由于患者的年龄，无法得到关于听力损失的详细信息。如果听力损失是进行性的或是波动的，使用耳背式助听器会使编程更加灵活。BTE 助听器的另一个优势是，几乎所有设备都能从远程麦克风中获取信息。使用直接的音频输入、远程控制和其他无线技术对课堂和其他听力环境是很重要的，可最大限度地提高孩子在嘈杂的课堂环境中理解言语的能力[13]。

给婴幼儿取耳模是富有挑战性的。如果一个孩子测试听觉脑干反应或进行外科手术而处于麻醉状态，可在此状态下取耳模。

婴幼儿有特定的助听器验配公式，比如 DSLv 5.0 方法[38]，这些目标可以通过麦克风的测量来验证，这在儿童方面更重要，因为耳道的大小影响助听器的声学反应。考虑到在婴幼儿身上进行真耳测试的困难，可以使用一种不同的测量方法，即真耳耦合腔差异。在这种情况下，婴幼儿外耳道的共振特征是通过有助听器的声管测量来确定的。该方法与 $2cm^3$ 耦合腔的共振特性进行了比较。使用耦合腔进行测量，最大限度地减少了婴幼儿在验证程序上的不配合所产生的影响[76, 78, 79]。

对婴幼儿来说，验配后的评估需比成人更加频繁[80]。功能增益是裸耳阈值与助听听阈阈值之间的差值。另一个有用的测量方法是助听后言语识别率。言语识别可以在有背景噪声的环境下测得，孩子通过指认图片等方法识别言语。助听后的测试结果可以与未助听及同龄健听孩子在相同环境下的结果相比较。

（二）成人患者

在一些老年患者中，听力损失因中枢听神经系统功能的退化而加剧。导致的后果通常是言语识别力的降低，即使是在安静的环境下，言语识别会减少，瞬时听觉信息处理能力下降，并且在背景噪声中感知言语的能力下降，这是由于在空间上使用两只耳朵能力减弱的结果。听神经系统功能发生重大变化的患者无法像年轻人那样从助听设备中获益[81]。在为老年患者提供助听器的过程中，旨在提高噪声中的言语识别能力——如使用定向麦克风[82]、降噪处理和远程麦克风——可能会提高患者的疗效。

在老年用户中，另一个需考虑的重要因素是，由于关节炎或其他疾病，对助听器和电池进行物理操作的困难会更大[7, 83]。因此，可能需要特别考虑到助听器的大小和充电设备的使用。视力下降也会是一个问题[84]。另外，认知能力下降的患者可能难以记住如何有效地使用和（或）维护助听设备[85]，而且一般来说，即使是能通过助听器听到声音的情况下，也可能不理解其意思。

（三）耳鸣患者

那些因听力损失同时伴有耳鸣而来就诊的患者，通常可以通过声音放大来矫正听力损失。在听力损失伴有耳鸣的情况下，助听器可能会为患者提供一些缓解。耳鸣掩蔽治疗可以单独使用，也可以同助听功能一起使用。目前大量的声音掩蔽和其他疗法被用来治疗耳鸣，但这些超出了本章的范围。然而，对于那些从耳鸣中经历了严重痛苦的患者来说，这些疗法可以提供实质性的缓解。在大多数情况下，听力学家可以提供多种方法来治疗耳鸣。

五、助听器相关的经验法则

大多数耳鼻喉科医师在诊所里每天都会遇到有听力损失的患者。患者会寻问他们对设备是否合适的建议，但其中大部分人都没有机会了解到助听器技术和验配方法的变化。虽然细节变化得很快，但一些经验法则已经经受住了时间的考验。

1. 双耳聆听比单耳好。佩戴双耳助听器的绝大多数患者会对声音质量和噪声下的听力更加满意，并且拥有更好的整体效果。

2. 助听器体积越大越好。耳背式助听器比耳内式助听器更耐用，通常不显眼，佩戴更舒适，有更少的反馈问题，可以有更多的功能，有更长的电池寿命，并且更容易操作。

3. 交流比聆听的需求更大。如果一个患者因为感音神经性听力损失有交流方面的困难，并且有动力寻求解决方法，那他就是一位合适的助听器使用者。

4. 如果在过去2年内没有试用过新助听器，相当于从未戴过助听器。助听器技术正在飞快进步，其追求的目标是更高质量的设备，更灵活的配置，以及更好的生活质量。

推荐阅读

Aazh H, Moore BCJ: The value of routine real ear measurement of the gain of digital hearing aids. *J Am Acad Audiol* 18:653, 2007.

Byrne D, Dillon H, Ching T, et al: NAL–NL1 procedure for fitting nonlinear hearing aids: characteristics and comparisons with other procedures. *J Am Acad Audiol* 12:37, 2001.

Cornelisse LE, Seewald RC, Jamieson DG: The input/output [i/o] formula: a theoretical approach to the fitting of personal amplification devices. *J Acoust Soc Am* 97:1854, 1995.

Cox R, Alexander G: The International Outcome Inventory for Hearing Aids (IOI–HA): psychometric properties of the English version. *Int J Audiol* 41:30, 2002.

Dillon H: *Hearing aids*, New York, 2002, Thieme.

Dillon H, James A, Ginis J: The client–oriented scale of improvement (COSI) and its relationship to several other measures of benefit and satisfaction provided by hearing aids. *J Am Acad Audiol* 8:27, 1997.

Flamme GA: Localization, hearing impairment, and hearing aids. *Hear J* 55:10, 2002.

Jerger J, Silman S, Lew HL, et al: Case studies in binaural interference: converging evidence from behavioral and electrophysiologic measures. *J Am Acad Audiol* 4:122, 1993.

Kates JM: *Digital hearing aids*, San Diego, 2008, Plural Publishing.

Kricos PB: Audiologic management of older adults with hearing loss and compromised cognitive/psychoacoustic auditory processing capabilities. *Trends Amplif* 10:1, 2006.

Levitt H: A historical perspective on digital hearing aids: how digital technology has changed modern hearing aids. *Trends Amplif* 11:7, 2007.

Lewis DE: Hearing instrument selection and fitting in children. In Valente M, Hosford–Dunn H, Roeser RJ, editors: *Audiology: treatment*, New York, 2000, Thieme Medical Publishing, p 149.

Lybarger S: A historical overview. In Sandlin RE, editor: *Handbook of hearing aid amplification*, Vol I, Boston, 1988, College-Hill Press, p 1.

Moore BCJ: Dead regions in the cochlea: conceptual foundations, diagnosis, and clinical applications. *Ear Hear* 25:98, 2004.

Moore BCJ: Speech mapping is a valuable tool for fitting and counseling patients. *Hear J* 59:26, 2006.

Mormer E, Palmer C: A systematic program for hearing aid orientation and adjustment. In Sweetow R, editor: *Counseling for hearing aid fittings*, San Diego, 1999, Singular Publishing Group, p 165.

Revit LJ: Real–ear measures. In Valente M, Hosford–Dunn H, Roeser RJ, editors: *Audiology treatment*, New York, 2000, Thieme, p 105.

Ricketts TA, Hornsby BWY, Johnson EE: Adaptive directional benefit in the near field: competing sound angle and level effects. *Semin Hear* 26:59, 2005.

Sammeth CA, Levitt H: Hearing aid selection and fitting in adults: history and evolution. In Valente M, Hosford–Dunn H, Roeser RJ, editors: *Audiology treatment*, New York, 2000, Thieme, p 213.

Silverman CA, Silman S: Apparent auditory deprivation from monaural amplification and recovery with binaural amplification: two case studies. *J Am Acad Audiol* 1:175, 1990.

Stach BA: *Clinical audiology: an introduction*, San Diego, 1998, Singular Publishing Group.

第六篇 听力修复刺激、设备与听力康复学

Valente M, Valente M, Potts LG, et al: Earhooks, tubing, earmolds, and shells. In Valente M, Hosford-Dunn H, Roeser RJ, editors: *Audiology treatment*, New York, 2000, Thieme, p 59.

Venema TH: *Compression for clinicians*, San Diego, 1998, Singular Publishing Group.

Wilson C, Stephens D: Reasons for referral and attitudes toward hearing aids: Do they affect outcome? *Clin Otolaryngol Allied Sci* 28:81, 2003.

Wynne MK, Kahn JM, Abel DJ, et al: External and middle ear trauma resulting from ear impressions. *J Am Acad Audiol* 11:351, 2000.

Cummings
Otolaryngology
Head and Neck Surgery (6th Edition)
Otology, Neurotology, and Skull Base Surgery
Cummings
耳鼻咽喉头颈外科学（原书第 6 版）
第五分册　耳科学与颅底外科学

第七篇
前庭疾病

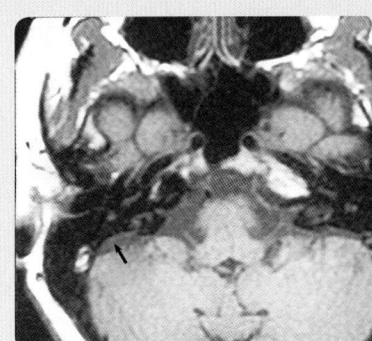

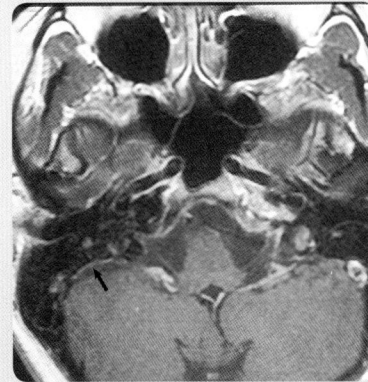

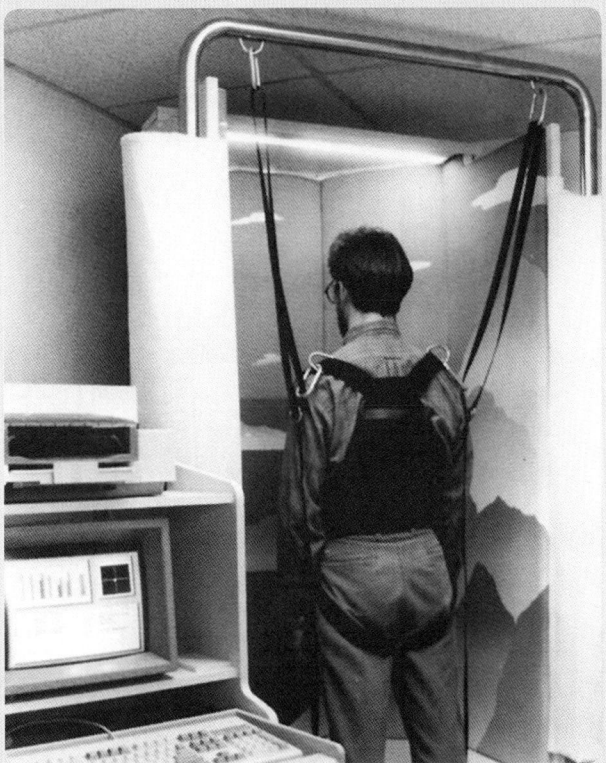

第36章 应用前庭生理学原则
Principles of Applied Vestibular Physiology

John P. Carey　Charles C. Della Santina　著
李霄飞　张道宫　译

> **要点**
> 1. 前庭系统主要驱动反射以维持视觉和姿势稳定。
> 2. 通过调节前庭传入纤维的精细放电率（非零），半规管感知头的旋转，耳石器感知直线加速度和倾斜。
> 3. 刺激半规管，可在该半规管所在平面产生眼球运动。
> 4. 一个半规管通常由头的旋转运动引起兴奋，可兴奋该运动平面的同侧半规管。
> 5. 任何使半规管传入纤维兴奋的刺激，都可以解读为在该半规管所在平面产生了兴奋性旋转。
> 6. 在头部旋转高加速度刺激条件下，对半规管兴奋性方向的刺激大于抑制性方向的刺激。
> 7. 对多个半规管同时进行刺激，产生的反应是各个半规管反应的综合结果。
> 8. 半规管功能障碍导致的眼球震颤，相对于头部有一个固定的轴和方向。
> 9. 脑干回路通过速度存储机制和神经整合机制，来增强低频前庭眼反射的表现，这些机制的异常提示中枢病变。
> 10. 椭圆囊用于感觉头部倾斜和平移，当单侧椭圆囊功能丧失，大脑将会认为头部向另一侧倾斜。
> 11. 球囊兴奋性的突然变化，可改变姿势张力。
> 12. 正常的前庭系统可以根据环境迅速调整前庭反射，但对单侧前庭功能丧失的适应，有可能缓慢且容易失代偿。

本章主要介绍了前庭系统的生理基础，为后面几章前庭疾病的评估和管理打下基础。本章主要围绕前庭系统功能的 12 个基本原则，回顾了每条原则背后的生理意义和对临床诊断的意义。这些核心原则可以帮助临床医师在前庭检查中快速发现问题并准确地判断是哪个前庭终器出现异常。前庭生理学的进一步解释可参考几篇综述[1-4]。

一、原则

（一）原则 1：前庭系统主要驱动反射以维持视觉和姿势稳定

1. 解剖和生理基础

前庭系统的主要作用是感知头部运动，尤其是无意识的头动，通过反射性眼球运动和姿势调整，产生稳定的视觉，从而防止跌倒。内耳迷路可以感知头部转动和直线加速度，并将这些运动信息传递到脑干前庭核的二级前庭神经元。这些信息经二级前庭神经元投射到中枢神经系统的其他区域，产生前庭反射。与头动相关的神经元在动眼神经核内形成突触，影响眼外肌的收缩和舒张，这是前庭眼反射（VOR）的基础，这对于稳定眼睛凝视（眼睛在空间的位置）非常重要。位于颈髓运动神经核的二级前庭神经元突触形成前庭颈反射和前庭脊髓反射。这些反射回路可以维持姿势和运动步态的稳定。前庭系统将信息尤其是姿势和重力的信息传入自主神经中枢，调节血流动力学的改变，以此保证脑血流灌注。最后，当前庭终器发生损伤或视觉改变（比如佩戴新眼镜）时，前庭和小脑的联系对于前庭反射的协调和适应尤其重要。

前庭的信息也传递到大脑皮质，介导对运动和方向的感知。然而，通常人们不会注意日常生活中的头部运动，这也是为什么前庭感觉不包含在俗语说的"五种感觉"里——视、嗅、味、触和听觉。但如果前庭功能丧失，将引起与以上5种感觉不同的通常很严重的症状。J.C. 是一位内科医生，由于应用氨基糖苷类抗生素而丧失了前庭功能。J.C. 对自己症状的描述可以为我们提供第一手资料"使用支撑物固定住我的头以后，我发现看东西跳动的现象可以最大程度避免。我仿佛有一种感觉，当我在走廊里，我感觉周围的物体是固定的，但是走廊远端的东西是摇摆的"[5]。

像其他大多数前庭功能障碍的患者一样，J.C. 不久就康复了，并且恢复了大部分的日常活动，并无视振荡（一种只要头动，整个世界都在动的感觉）。这种康复是源于中枢对异常前庭传入信息的代偿和其他感觉系统提供的运动和姿势信息的补偿。例如，本体感觉通过四肢本体感受器构成了身体垂直方向感[6]。位于颈部的本体感受器调节颈-眼反射可以补偿VOR缺陷[7, 8]。同样的，血管和内脏中的重力感受器可以提供姿势信息[9]。头部运动可以形成视觉眼反射，可以弥补VOR缺陷。比如，眼球的平滑跟踪可以将事物保持在视网膜上。视网膜上靶图像的运动引起眼球共轭运动，靶目标运动速度和眼睛运动速度之间的差异称作视网膜滑行速度，这种视觉差异由初级视觉中枢传递到中颞叶、顶叶和前额的大脑皮质，通过脑干和小脑引起视动信号。该反射回路涉及众多反射突触因此需要较长潜伏期（约100ms），当速度达到50°/s以上[10]、频率超过1Hz时[11]，该反射回路失效。视动性眼震是眼睛在观察移动物体时引出的眼睛旋转，该检查需要在一定的速度和频率以内进行，这与平滑跟踪类似[12]。这些特点使得视觉驱动的反射，在很多日常头部运动中不足以有效保持视觉稳定。比如，当行走时头部的上下运动频率约2Hz，速度约90°/s，而当跑步时，头部上抬谐波频率达到15～20Hz，头部相对于身体在水平面产生不自主的旋转角度能达到800°/s，也可以有15～20Hz的显著谐波频率[13]。

平滑跟踪和视动性眼震的局限性反映出视觉反射通路有最佳的作用范围，超出该范围视觉无法起作用。视觉平滑跟踪起作用的最佳范围是低频率和低速头部运动。而人体内部的重力感受器主要在静态和超低频条件下起作用。这些系统作用的最佳范围和前庭系统有部分是重合的，但当快速头动时，非前庭系统无法起到作用。因此，前庭系统对于在高频、高速和高加速度的头部运动中保持视觉稳定至关重要。

2. 临床意义

前庭系统反射的特点是理解前庭病理生理学的核心。当前庭出现问题，前庭终器将不对等的生理刺激信号传入脑干，可以引起反射性眼动和姿势改变。同样，脑干收到头部运动或倾斜或平移信号也会做出相应的反射性反应。因此，前庭系统疾病的主要体征是反射性眼球运动和姿势改变。前庭终器的适宜刺激可以快速判断这些运动是由哪个或哪几个前庭终器引出的，从而依据这种方式推断出在病理状态下受累的前庭终器。

在通过眼球运动和姿势改变寻找前庭方面的异常时应该注意，前庭的某些反射只有在某些特定分离条件下才可观察到。在很多情况下，其他反射系统可以补偿前庭功能缺陷，因此掩盖了前庭缺陷的存在。例如一位已经完全代偿的长期双侧前庭功能丧失的患者，当检查者缓慢转动患者头部时，患者的视觉仍然可以保持稳定，因为患者的平滑跟踪、视动性眼震和颈眼反射（在较小程度上）可以弥补前庭功能的不足。该患者的头动特点是慢速的，是可以被前庭系统感知的，但

第七篇 前庭疾病

并不仅仅只能被前庭系统感知，其他系统仍然起作用，因此可以很好地代偿，然而当检查者将患者头部突然快速转向一侧，前庭的缺陷因此就在快速头部转动的情况下暴露出来了。

（二）原则2：通过调节前庭传入神经纤维的静息放电率（非零），半规管感知头部旋转加速度，耳石器感知线性加速度和倾斜

解剖和生理基础

感觉传导。 内耳迷路中装有一组惯性传感器，可检测旋转和线性加速度。内耳迷路由膜迷路和包裹它的骨迷路组成。主要由三个互相垂直的半规管和两个接近互相垂直的耳石器（椭圆囊和球囊）组成（图36-1）。三个半规管主要感知头部旋转加速度，椭圆囊和球囊主要感知水平和垂直（上下方向）的直线加速度。

半规管的感知生理机制简单。当头部在半规管所在平面发生加速度的转动时，由于惯性作用，内淋巴液体的流动滞后于骨迷路的运动，就像杯子里的咖啡，当杯子刚开始产生旋转时咖啡还是在原来的位置。相对比骨迷路，内淋巴的流动方向与头部运动方向是相反的。半规管末端膨大的部位称为壶腹嵴，壶腹靠近椭圆囊，内淋巴传导的压力使壶腹横截面上的弹性膜（图36-2）偏转[14]，壶腹嵴前庭毛细胞被嵴帽覆盖，形成一个马鞍型的感觉上皮。毛细胞表面长有纤毛，纤毛束插入壶腹嵴帽中，当内淋巴与膜迷路产生相对运动，壶腹嵴帽偏移，与纤毛产生相对剪切力。

纤毛束的倾斜是所有毛细胞传导机械力的共同机制（图36-3），束体内静纤毛通过称为顶端链接 tip link 的蛋白质链相互连接，这些链接通常由较高静纤毛的一侧连接到相邻的较低静纤毛的顶面，顶端连接被认为是机械敏感离子通道的门控弹簧，这意味着顶端连接实际上是牵拉静纤毛中的分子门[15, 16]。这些门，即离子通道的开放或关闭，或者更准确地说，它们开放时间的长短，是由静纤毛向哪一侧偏斜决定的。当静纤毛向开放方向倾斜，即向最高的静纤毛方向倾斜时，阳离子（主要为内淋巴中的钾离子）进入细胞内部，膜电位变为正电位（图36-3B和C）。这反过来激活毛细胞基底外侧的电压敏感钙离子通道，导致大量钙离子的内流，引起兴奋性神经递质的释放，主要为谷氨酸，从毛细胞突触释放到前庭初

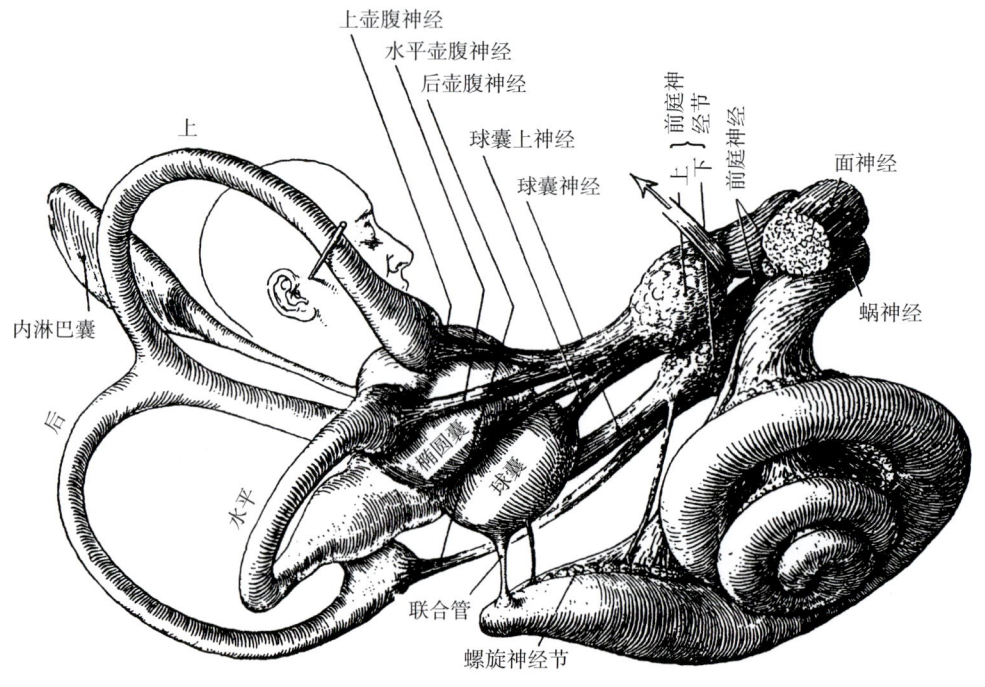

▲ 图36-1 前庭终器

引自 Brodel M: *Three unpublished drawings of the anatomy of the human ear*, Philadelphia, 1946, WB Saunders.

第 36 章 应用前庭生理学原则

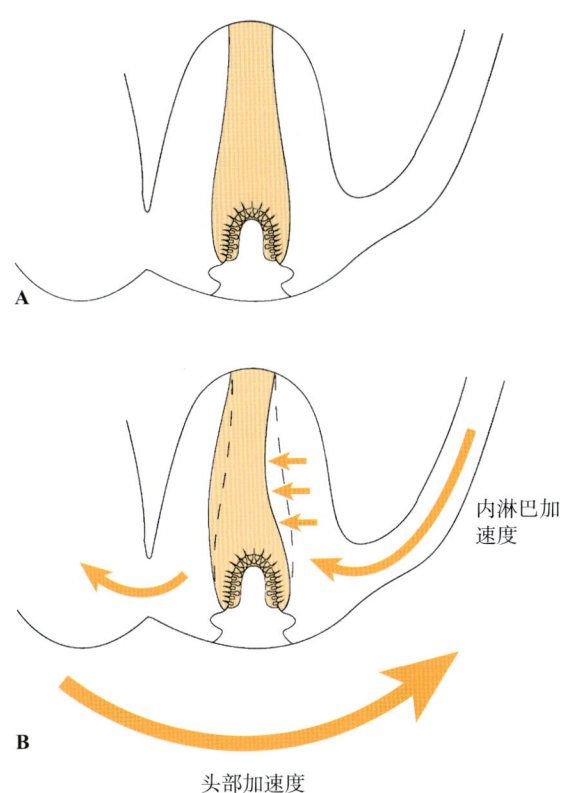

▲ 图 36-2 A. 壶腹嵴帽从壶腹嵴延伸到膜迷路，从而贯穿壶腹腔；B. 头部加速度超过内淋巴加速度。因此，管内的淋巴流动相对与头部加速度的方向相反。这种流动在壶腹嵴帽产生压力，使其偏转

级传入神经纤维的增加（图 36-3D）。同一个壶腹嵴上毛细胞的极性是相同的，也就是说它们的静纤毛方向朝向同一个方向，这样当一个毛细胞受到内淋巴运动的刺激时，其他的毛细胞也会同步兴奋（图 36-4）。

耳石器感受线性加速度，耳石器的感觉上皮称为囊斑，上面长有毛细胞（图 36-5），其上覆盖耳石膜，由许多碳酸钙颗粒组成，耳石嵌入耳石膜的表面。球囊位于前庭迷路内侧的球状隐窝，球囊斑是垂直的，所以当人类头部是直立状态时，重力作用将囊状耳石膜向下拉伸。椭圆囊位于前庭球囊上方的椭圆囊隐窝，囊斑的方向与水平半规管大致相同，但其前端向上弯曲。当头倾斜离开直立位置时，与囊斑相切的重力矢量分量对椭圆囊上的静纤毛产生剪切力。细胞的转化传导的过程与壶腹嵴是完全相同的，但是有一点不同的是，囊斑上的毛细胞与壶腹嵴部的毛细胞不同，并非所有的毛细胞都朝同一个方向极化（图 36-6）。相反，它们相对一个称为微纹的弯曲中心区域。椭圆囊的微纹是 C 型的，C 型开口指向内侧，微纹把椭圆囊斑分为内侧的 2/3，通过同侧耳向下倾斜使其极化，外侧 1/3 发生反方向极化。

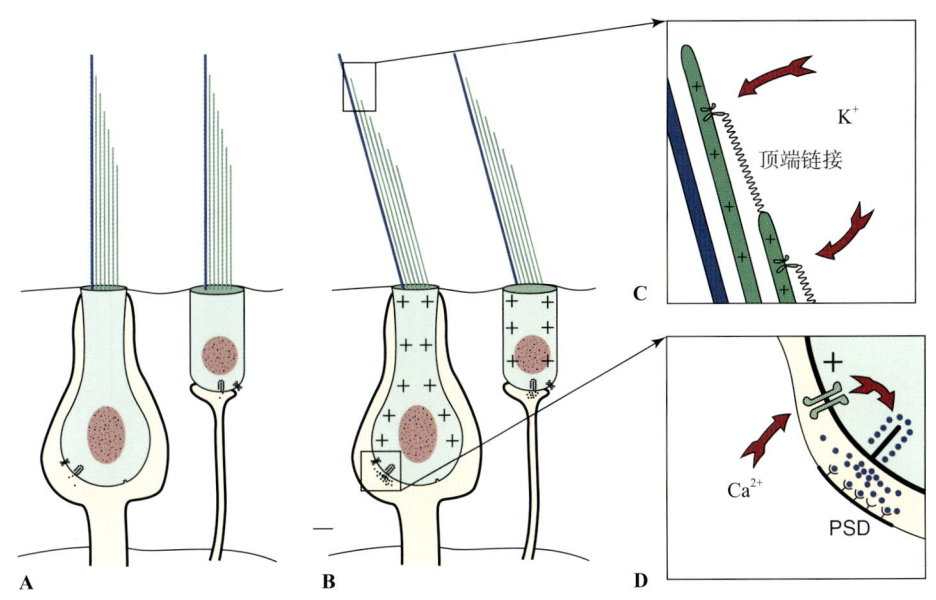

▲ 图 36-3 前庭毛细胞的感觉传导

A. 静息时毛细胞突触释放一些兴奋性谷氨酸到前庭传入神经。B. 当静纤毛向动纤毛（绿）偏转时，毛细胞去极化。C. 这是因为纤毛的尖端链接拉伸，离子通道开放。钾离子的流入提高了毛细胞的膜电位。D. 增加的膜电位激活细胞基底外侧膜中的电压敏感钙通道。突触中谷氨酸的释放增加，传入神经突触后斑（PSD）上的受体的膜电位增加，进而增加传入放电率

第七篇 前庭疾病

球囊的毛细胞背离微纹，微纹在上部像钩子一样弯曲。每一个囊斑其实都是线性加速度感受器，球囊斑感受矢状面（即沿鼻枕轴和上下轴）的直线加速度，椭圆囊斑感受轴向平面（即沿鼻枕和耳间轴）的直线加速度。一个给定的线性加速度可同时刺激两个囊斑，产生兴奋性和抑制性神经冲动（图 36-7），从而感知运动的方向和线性加速度的大小[17]。与此相反，三个半规管只能感知一个方向内的旋转加速度。

调节每个前庭末端感受器毛细胞释放的神经递质调节前庭传入神经纤维的动作电位频率、放电频率（图 36-8）。传入神经纤维存在一个基础放电频率，这可能是前庭毛细胞存在一个神经递质的基准释放速度。前庭传入神经电位改变并将动作电位信息传入脑干的二级神经元，基础放电率的存在使得前庭系统有了双向敏感性，即当兴奋时放电率增加而抑制时放电率减少[18]，所以一侧膜迷路损毁并不意味着失去感知头部一半运动的能力。

壶腹嵴帽的作用。半规管是如何编码头部运动的，可以用数学模型——充满液体的扭摆来理解头部旋转[4]。图 36-9 描述了通过半规管平面

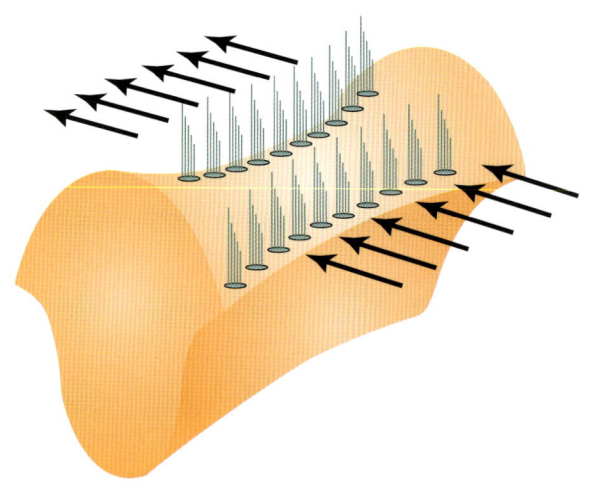

▲ 图 36-4　壶腹嵴内静纤毛束的极化形态
偏转的"开"方向总是向动纤毛方向，动纤毛紧靠最高的静纤毛。对于给定半规管壶腹嵴上的毛细胞，其静纤毛极化方向一致

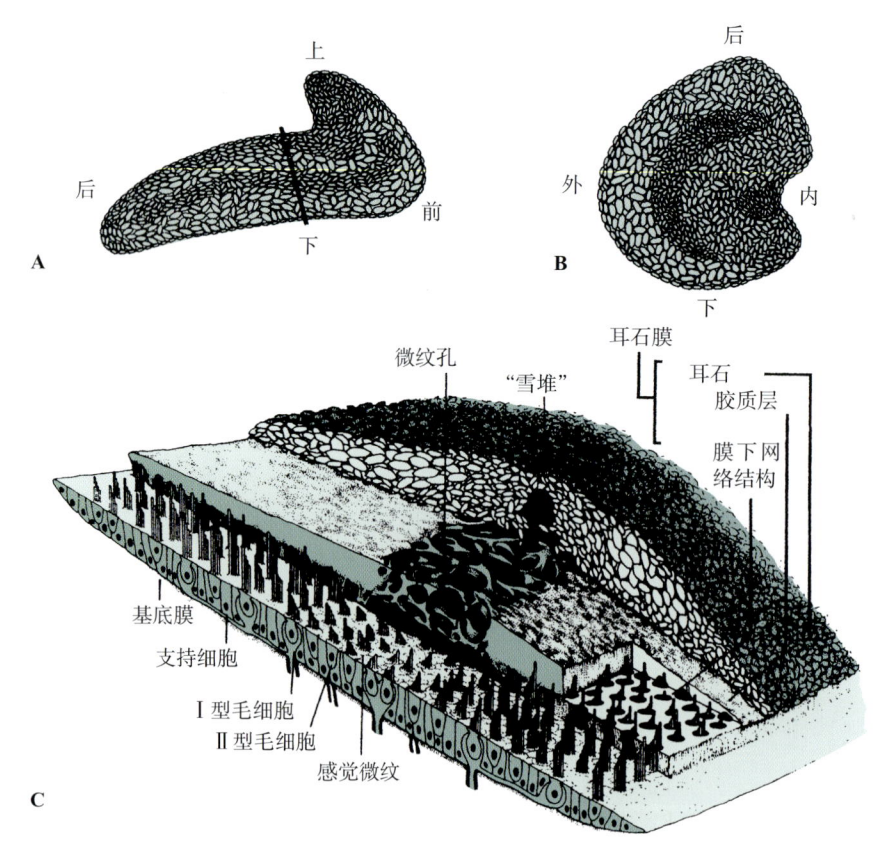

▲ 图 36-5　耳石在两个囊斑中的排列
A. 球囊；B. 椭圆囊；C. 在 A 所示层面，球囊耳石膜的切面（引自 Paparella MM, Shumrick DA, editors: Textbook of otolaryngology, Philadelphia, 1980, WB Saunders.）

第 36 章　应用前庭生理学原则

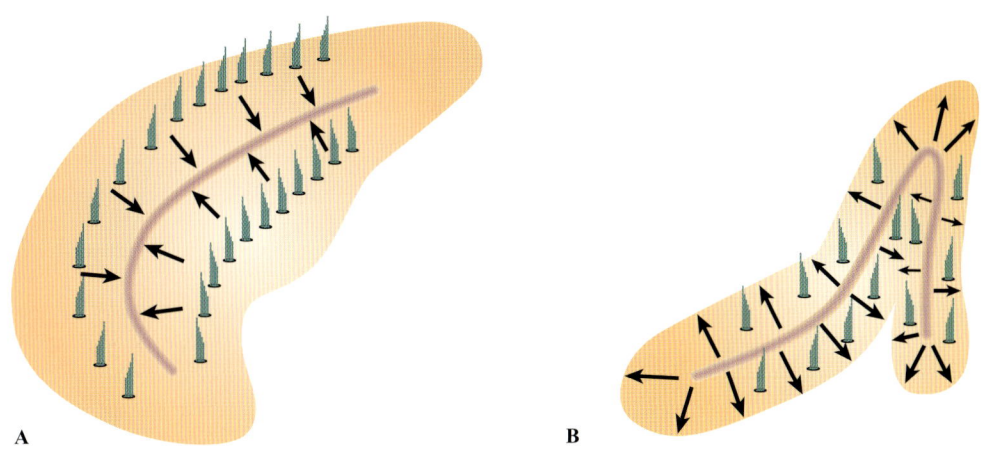

▲ 图 36-6　静纤毛束在椭圆囊斑（A）和球囊斑（B）的形态极化
箭表示静纤毛偏转的去极化方向。在椭圆囊（A）中，毛细胞因静纤毛向微纹（弯曲的中央区）偏转而兴奋。在球囊（B）中，毛细胞因静纤毛偏离微纹而兴奋

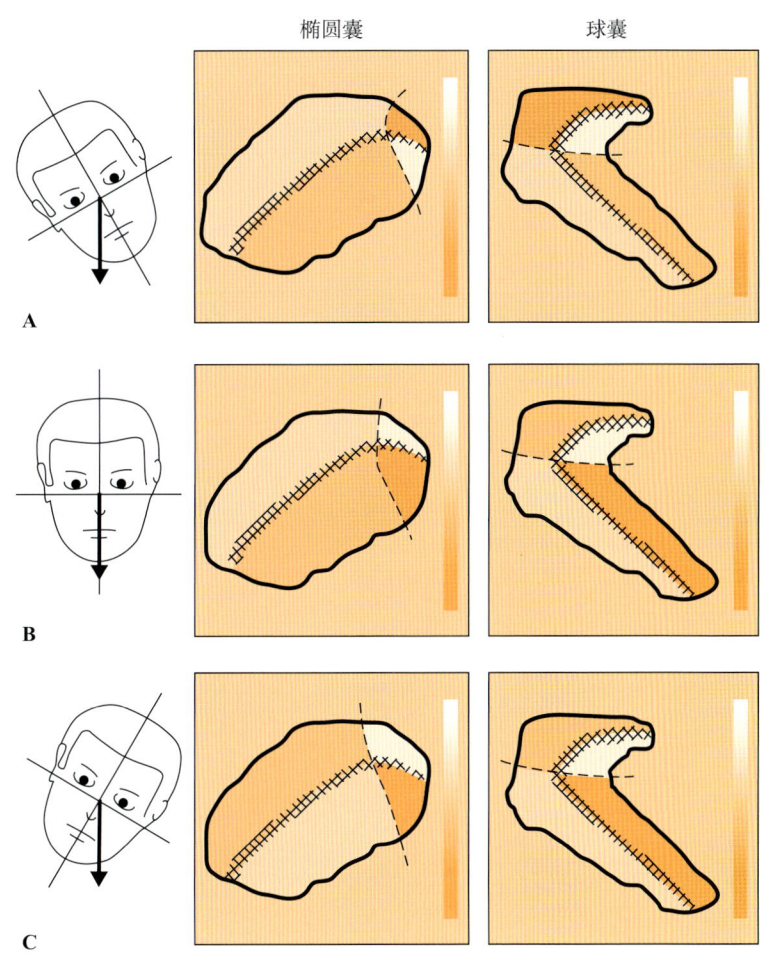

▲ 图 36-7　当头向右耳倾斜 30°（A），直立（B），向左耳倾斜 30°（C）时，左侧椭圆囊和球囊的兴奋和抑制模式
椭圆囊显示顶部视角，球囊显示左侧观察视角。颜色标尺的中点代表基础兴奋值，而最暗的橙色和最浅的橙色分别代表去极化和超极化（改编自 Jaeger R, Takagi A, Haslwanter T: Modeling the relation between head orientations and otolith responses in humans. *Hear Res* 2002;173:29.）

第七篇 前庭疾病

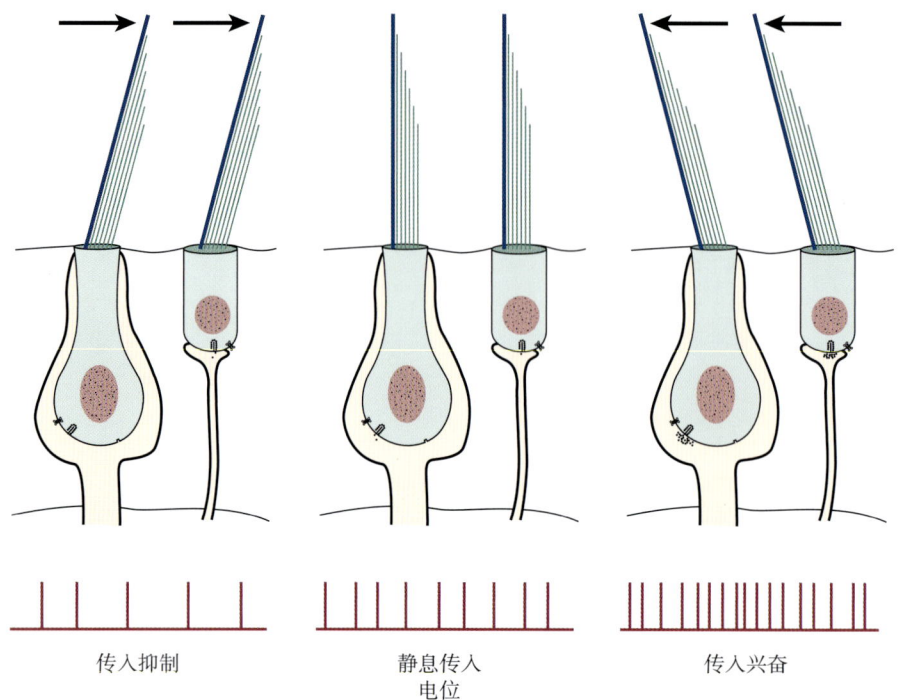

▲ 图 36-8 静息时（中）前庭传入神经以感觉传导调制的速率主动放电，当毛细胞的静纤毛偏离动纤毛的方向时（左）产生抑制，而当静纤毛向动纤毛的方向时（右）产生兴奋

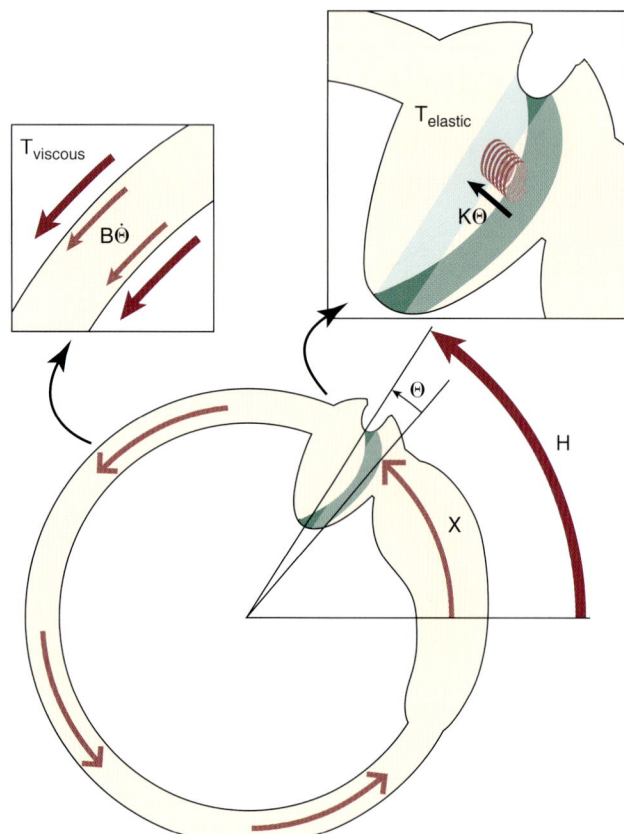

◀ 图 36-9 从上方观察的左向头部角加速度过程中，作用于左侧水平半规管的嵴帽和内淋巴的机械力的扭摆模型

头部在空间中转动 H 角度，淋巴液在空间中也转动了一个稍微小一点的角度 X，头和淋巴液之间的转动的角度差为 Θ，这个角度差就是嵴帽的偏转角度，这就产生了一个与偏转成比例的弹性扭矩，$T_{elastic} = K\Theta$，黏滞力矩或阻力力矩是由内淋巴液沿管壁的相对流动产生的，并且与内淋巴液相对于半规管的速度成正比，$T_{viscous} = B\dot{\Theta}$，这些力矩的和将等于嵴帽和内淋巴的惯性力矩乘以它们的加速度：

$$K\Theta + B\dot{\Theta} + I\ddot{X} = I\ddot{H} - I\ddot{\Theta}$$

第36章 应用前庭生理学原则

内的角度 H（t）逆时针旋转头部时，从上面看到的作用左侧半规管上的机械力，头的旋转带动膜半规管旋转，而内淋巴和壶腹嵴帽由于惯性会滞后于头部运动（就像杯子里的咖啡在杯子快速转动）。然而有两件事会加速内淋巴液，其方向和头部的转动方向是相同的，但通过较小的角度 $X(t)$：一是膨胀的壶腹嵴帽挤压内淋巴液的弹性（图 36-9）。二是与管壁作用时对内淋巴液的黏性阻力。

回想一下线性运动，牛顿第二定律为 $\Sigma F=ma$，ΣF 为外力的综合，m 为质量，a 为加速度。对于旋转运动，类似的公式为 $\Sigma T=I\alpha$，T 为扭矩，I 是瞬间惯性，α 是旋转加速度。对于旋转的半规管，公式如下所示。

$$\Sigma T = T_{elastic} + T_{viscous} = I\ddot{X}(t) \quad [公式 36\text{-}1]$$

公式 36-1 说明弹性力矩和黏性力矩之和作用于内淋巴和壶腹嵴帽的惯性惯性，以加速内淋巴通过空间 $\ddot{X}(t)$。上点代表时间的衍生，如 $X(t),\dot{X}(t),\ddot{X}(t)$，分别是内淋巴旋转的位置、速度和加速度。

嵴帽所产生的弹性力矩与嵴帽从其静止位置到偏转的角度成正比（图 36-9）。这种偏转是由头部在空间中移动的距离和内淋巴液在空间中移动的距离之间的差来给出的。

$$\Theta(t) = H(t) - X(t) \quad [公式 36\text{-}2]$$

所以弹性力矩表示如下。

$$T_{elastic} = K\Theta(t) \quad [公式 36\text{-}3]$$

黏滞力矩与相对于管壁的内淋巴速度成正比。公式 36-2 的微分给出了相对的内淋巴速度，如下。

$$\dot{\Theta}(t) = \dot{H}(t) - \dot{X}(t) \quad [公式 36\text{-}4]$$

所以，有以下公式。

$$T_{viscous} = B\dot{\Theta}(t) \quad [公式 36\text{-}5]$$

所以，为了获得淋巴液的加速度，我们把公式 36-2 写为下式。

$$\ddot{X}(t) = \ddot{H}(t) - \ddot{\Theta}(t) \quad [公式 36\text{-}6]$$

现在公式 36-1 可以写为以下公式。

$$K\Theta(t) + B\dot{\Theta}(t) = I\ddot{H}(t) - I\ddot{\Theta}(t) \quad [公式 36\text{-}7]$$

嵴帽的运动可以被描述为头部的加速度，如下。

$$K\Theta(t) + B\dot{\Theta}(t) + I\ddot{\Theta}(t) = I\ddot{H}(t) \quad [公式 36\text{-}8]$$

公式 36-8 的完整解在附录中被推导出来，但是在没有完整解的情况下，通过简单地插入公式 36-8 中物理常数的测量值并考虑特殊情况下的行为，可以获得非常多的启发。

例如，在一个恒定的、低加速度的头部旋转过程中（图 36-10A），嵴帽偏转最终达到一个稳态常数值。因为在这种情况下，嵴帽速度和加速度最终衰减为零，所以公式 36-8 简化为下式。

$$K\Theta(t) \approx I\ddot{H}(t) \quad [公式 36\text{-}9]$$

嵴帽的偏转（和传入神经放电率）大约与头部加速度成比例。在一个恒定的加速度作用下，嵴帽位移的时间过程近似于单指数增长，而嵴帽位移达到最大弯曲的时间常数大约为 10s，即嵴帽位移的时间常数（见附录）。当恒定加速度停止

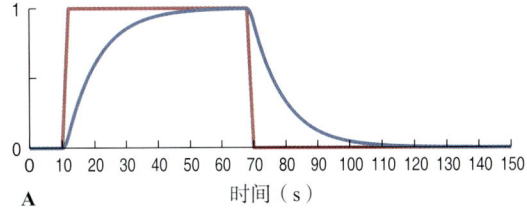

A

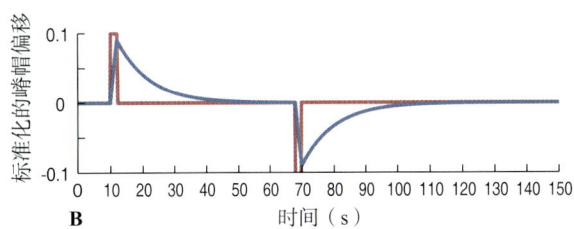

B

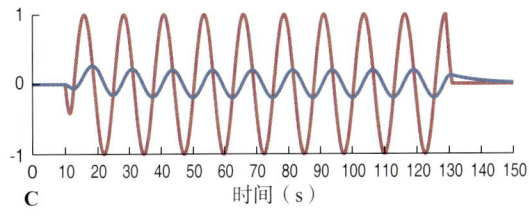

C

▲ 图 36-10 扭转摆模型预测旋头运动时壶腹嵴帽的位移模式

A. 头部的急速转动（红）导致嵴帽的瞬间偏转（蓝），这个指数增加的时间常数约 10s。B. 恒定速度的应变是由在一个方向的脉冲加速度和紧随其后的在相反方向的脉冲减速（加速脉冲以红色显示）。嵴帽在一个短暂移位后以大约 30s 的衰减时间常数返回到静止位置。C. 头部的正弦加速度（红）产生与头部速度相对应的相位响应

时，嵴帽以相同的时间常数返回到它的静止位置。

同样的时间常数支配着嵴帽对极短的头部加速脉冲的反应。图 36-10B 显示了预测的嵴帽偏转到一个加速度脉冲，使头部到一个恒定的速度平台，直到一个脉冲减速停止旋转。

速度急停常作为临床转椅测试的一部分。然而，在这种测试中 VOR 的时间常数的测量值通常比计算的嵴帽反应的预期值要长得多，因为大脑会进行进一步的处理。稍后将在原则 9 的讨论中提到这个问题。

在包含大多数自然头部运动范围（0.1～15Hz）的正弦头部旋转时，黏性摩擦主导了嵴帽的反应，公式 36-8 简化如下：

$$B\dot{\Theta}(t) \approx I\ddot{H}(t) \qquad [公式 36\text{-}10]$$

这提示下式。

$$\Theta(t) \approx \frac{I}{B}\dot{H}(t) \qquad [公式 36\text{-}11]$$

所以嵴帽的偏转与头速成比例。如图 36-10C 所示。请注意，嵴帽预测的反应与描述头部加速度（红色）的正弦波相位波不相同。相反，嵴帽运动比头部运动提前四分之一个周期达到峰值。这种 90°的相位提前可以用余弦波来表示，余弦波是正弦波的积分。因此，内淋巴和嵴帽作为输入头部加速度的机械积分器。加速度的积分是速度，所以这里重要的一点是嵴帽编码头部速度超过它的生理相关频率范围，即使作用于内淋巴的刺激是头部加速度。因此，由于视网膜图像滑移速度是视敏度的一个重要决定因素，临床和试验测试报告结果时通常头部的速度。

耳石膜的反应。 一种类似对壶腹嵴帽运动的分析，得出一个与之相关的方程式，预测耳石膜运动与头部加速度联系起来[4]。不幸的是，耳石膜是一种不均匀的复杂结构，其复杂性使得在不同的条件下预测其响应的模型中很难估计物理参数。耳石膜主要由上面的致密耳石颗粒、中间坚硬的网孔层和底部弹性凝胶层组成[19]。耳石膜覆盖在囊斑表面，它被认为是固定的。目前尚不清楚它如何与囊斑毛细胞紧密联系，这些不确定性导致了不同的模型——我们虽然可预测出耳石膜对线性加速度或速度的反应但具体机制仍然不清楚[17, 20]。

通过传入神经进行编码。从形态学上看，哺乳动物的前庭传入神经可以分为花萼样、哑铃样和两形纤维（图 36-11）[21-23]。花萼样纤维（图 36-11A 和 B）在一个或几个相邻的 I 型毛细胞上形成了酒杯样花萼突触。每个花萼将 I 型毛细胞的底和侧面全包裹，而哑铃状神经纤维（图 36-11H）在 II 型毛细胞多个部位形成 15～100 个小结状的突触，分布范围在 25～75μm 之间。两形纤维（图 36-11C 至 G）一般包含 1～4 个 I 型毛细胞花萼形突触，和 1～50 个 II 型毛细胞小结状的突触。这三种不同形态的传入神经末梢（图 36-11）在前庭感觉神经上皮内的空间分布是不同的。在壶腹嵴中，花萼样传入末梢是在中心区域（在壶腹嵴的顶部），在囊斑中，它们在微纹区域。哑铃状传入纤维末梢主要分布在壶腹嵴的边缘地带和囊斑的微纹外区域。双形传入神经末梢支配着前庭感觉上皮的所有区域并且是主要的纤维类型[22-24]。

在哺乳动物中，基于前庭传入神经纤维的生理反应特性，即自发动作电位间隔的规律性，将前庭神经传入神经纤维分为两类[25]（Goldberg 和 Fernández[26] 的综述）。规则放电的传入神经纤维（图 36-12A）在静止状态下每秒有 50～100 个尖峰脉冲，而对于给定的纤维，静息放电率几乎没有变化[27, 28]。一般来说，它们对前庭刺激的反应是紧张性反应；也就是说，它们可根据对毛细胞的刺激进行反应，对静息放电频率产生向上和向下的调节。对于耳石器官来说，被认为作用在毛细胞上的刺激是线性加速。囊斑部的规则传入神经纤维产生与线性加速度近似的放电频率[29, 30]。对于半规管，对毛细胞的有效刺激是旋转速度，而不是加速度，正如前面所解释的那样。对壶腹嵴神经支配的常规传入纤维与接近头部速度信号的加速度变化有关。规则放电纤维对头部旋转、激活传出通路和电流刺激的灵敏度相对较低（刺激改变时峰值率的变化）[27, 29, 31, 32]。规则放电传入神经纤维通常有中度或较蒋的轴突，在壶腹嵴或囊斑的外围区域形成哑铃状或双形突触[27, 33-35]。

与规则放电传入纤维相比较，不规则的传入纤维是厚到中等大小的轴突，在前庭终器的中心或微纹区域形成花萼样或双形突触终端[27, 32-35]。它

第 36 章 应用前庭生理学原则

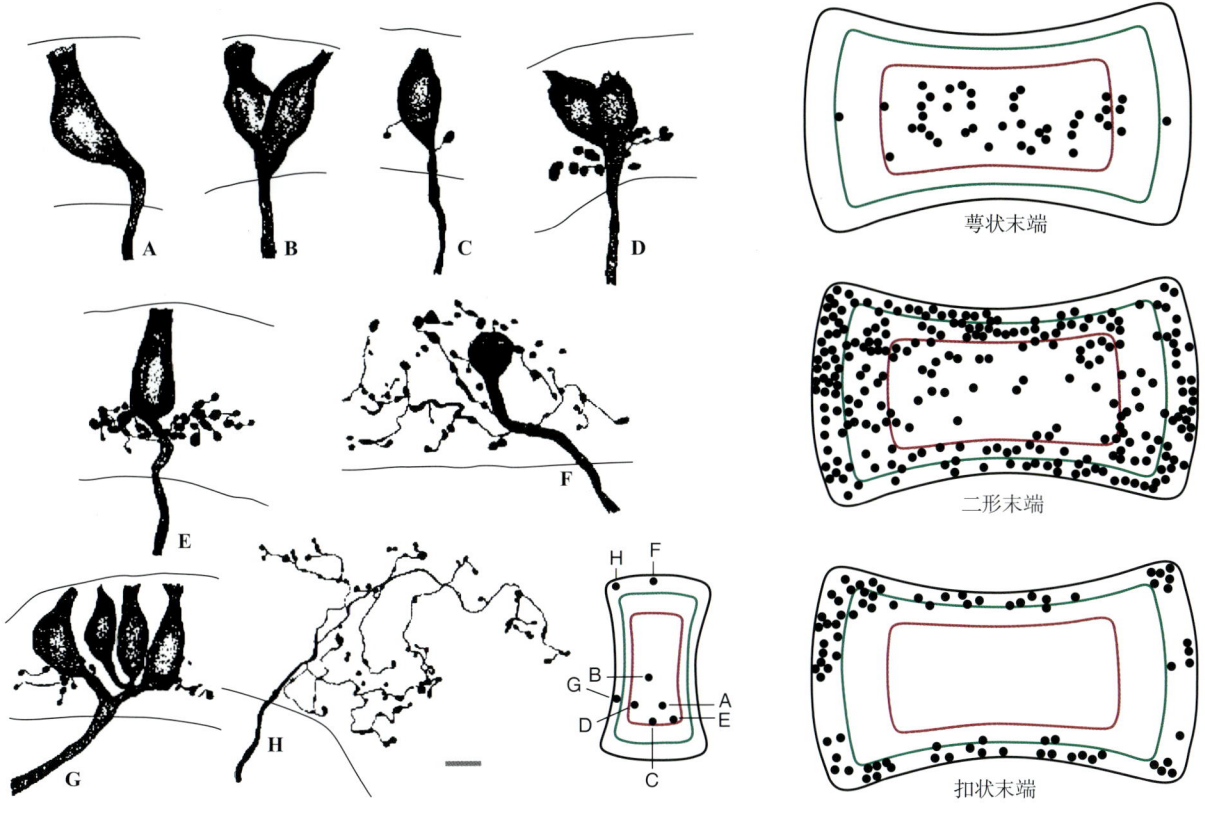

▲ 图 36-11 哺乳动物前庭传入神经的形态（辣根过氧化物酶标记，标本为南美栗鼠）

A. 萼状末端连接一个Ⅰ型毛细胞。B. 萼状末端连接两个Ⅰ型毛细胞。C 至 G. 二形末端连接Ⅰ型和Ⅱ型毛细胞。H. 扣状末端。插图中，这些传入神经的位置在壶腹嵴的示意图上标出。右图：三幅嵴的标准图，分为等高排列的中央（红边内）、中间和周边（绿边外）区域。所示为萼状、二形和扣状末端的位置；每个彩色点代表一根染色纤维。二形末端占 70%，扣状末端 20%，萼状末端占 10%（引自 Lysakowski A, Goldberg JM: Morphophysiology of the vestibular sensory periphery. In Highstein SM, Fay RR, Popper AN, editors: *The vestibular system*, New York, 2004, Springer-Verlag, pp 57-152.）

们之间的放电间隔的差异要大得多（图 36-12B）。作为一个群体，不规则的传入神经纤维比规则传入神经纤维有更大范围的自发放电速率。不规则纤维显示了对末端器官的刺激呈阶段性反应。也就是说，反应更短暂，它近似于刺激作用在最终器官上的变化速率，而不是简单地近似于刺激本身。因此，在壶腹嵴中不规则放电近似于头部的旋转加速度，即速度变化的速率[27, 29, 31]。在囊斑中，不规则放电类似于线性冲动，来源于线性加速度[29, 30]。不规则放电纤维可能对前庭刺激有非常高的敏感性，尽管在壶腹嵴中有一组独特的低敏感度的花萼样纤维分布，但其功能还不清楚[25]。对于不规则的传入神经，对传出神经的激活途径和电流刺激的敏感性通常更大[26, 36]。

Smith 和 Goldberg[37] 描述了一种前庭神经传入尖峰起始动力学的模型，该模型解释了在不同等级传入放电（图 36-13）之间观察到的差异。在一个由内向钠电流引起的动作电位峰值后，外向钾电流短暂地使前庭传入神经膜过度极化。钾电导以一种时间依赖的方式衰变，而膜电位又上升到可以产生放电的阈值电压水平。兴奋性突触后电位（EPSP）是突触神经递质释放的结果，叠加在复极化过程中。该模型假定不同传入神经之间的钾电导的不同解释了它们不同的放电规律。在规则放电过程中，该模型提出一个大的钾电导缓慢，但不可逆的衰减，这使得复极化以确定的方式继续，直到膜电位再次达到放电阈值（图 36-13A）。该模型认为，从毛细胞释放的神经递质量子在复极化轨迹上相对变化较小。这种复极化的确定性意味着，在每次尖峰脉冲中，细胞膜

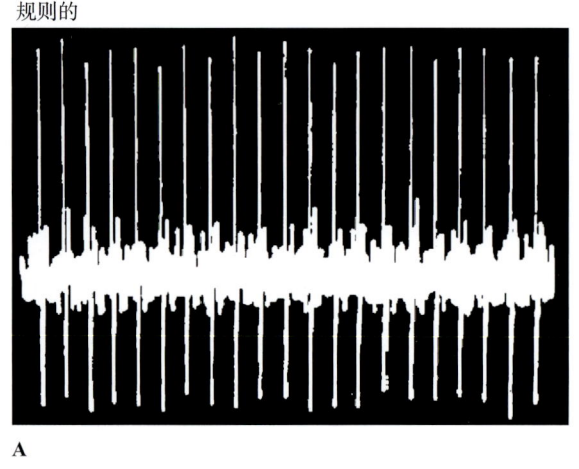
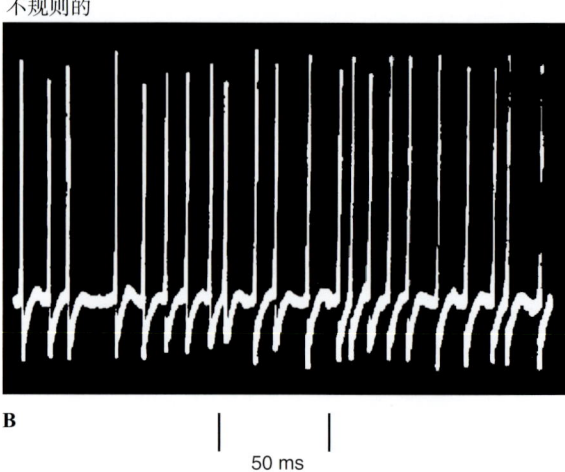

▲ 图 36-12 从松鼠猴的前半规管壶腹嵴的两条传入神经记录到的规则放电（A）和不规则放电（B）模式

引自 Goldberg JM, Fernandez C: Physiology of peripheral neurons innervating semicircular canals of the squirrel monkey. I. Resting discharge and response to constant angular accelerations. *J Neurophysiol* 1971;34:635.

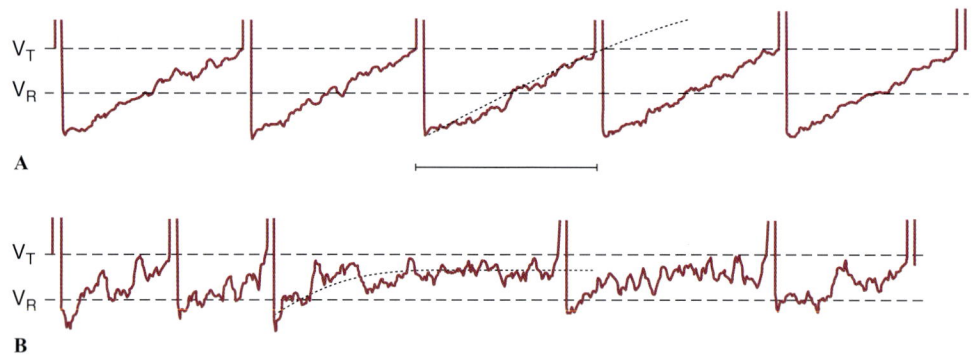

▲ 图 36-13 前庭传入反复放电的随机后超极化（AHP）模型

显示了 2 个模型单元及它们的峰间期轨迹（虚线）。A. 由于 AHP 深而慢，以及相对较小的微型兴奋性突触后电位（EPSP），顶部的单元有规则的放电。B. 底部单元是不规则的，因为它 AHP 特点是浅而快，而且它的微型 EPSP 比 A 中的大。规律的放电可以从超越 V_T 水平的放电轨迹观察。对于不规则放电，平均轨迹不穿过 V_T，只有在平均放电轨迹中累积足够多的 EPSP 时才超过 V_T。因此，正常单位的脉冲时间主要由平均轨迹决定，而不规则单位的脉冲时间主要由突触噪声决定。V_R. 静态电位；V_T. 放电尖峰阈值（改编自 Smith CE, Goldberg JM: A stochastic afterhyperpolarization model of repetitive activity in vestibular afferents. *Biol Cybern* 1986;54:41.）

达到另一个峰值阈值的时间是相同的。因此，放电的间隔都是相似的，单位神经纤维的放电是规则的。与此相反，在不规则放电的情况下，该模型认为一个高初始化的钾电导，但它会迅速衰减，这样它就不会将膜电位回升到自发放电的阈值（图 36-13B）。这些纤维位于阈值电压之下，直到由于 EPSP 的增加而被增加的电位所驱动。神经递质释放和 EPSP 是量子和随机的，因此细胞膜达到动作电位的时间在每个峰之间变化很大，单位神经的放电是不规则的。

不同种类传入神经的放电特性可以由其膜的形态和生化特性决定。放电规律的变化与传入神经上皮细胞末端的位置密切相关。不规则的放电来自于壶腹嵴的中心区域或者囊斑微纹区，而常规放电则来自于壶腹嵴外围区域或囊斑的非微纹区。这些不同可能是由于离子通道分布区域的不同，这些离子通道控制着放电间隔[25]。另一种情况是，传入纤维放电规则与其形成神经突触的毛细胞数量之间有密切关系，这提示放电规律性可能部分是由于结合了许多随机独立突触的输入[38]。

由于规则和不规则的前庭神经传入纤维在许多方面具有明显不同的特征，它们有可能调节不同的功能[25]。一种假设认为，规则和不规则的传入可能有助于补偿不同前庭反射的不同动态负荷。规则的传入信号与头部速度大致同步，即半规管力学的预期输出（如前所述，另见附录）。具有高增益的不规则放电纤维在与头部加速度同步，比速度快。用于低频头部旋转的 VOR，需要一个接近头部速度的信号，而规则的传入神经纤维似乎为这种反射提供了理想的输入[39]。与之相反的是，前庭脊髓反射涉及许多不同的机械负荷，而且需要迷路的信息输入，因为迷路可以更好地反映出头部的加速度，这是一种不规则放电纤维更适合的任务[40]。在解剖学上，规则和不规则的传入神经纤维在前庭核中央区的分布有很大的重叠[41-43]。然而，生理学证据表明，在向眼动中心和脊髓运动中心的投射之间，一些规则神经元和不规则神经元发生输入信号的分离[44,45]。不规则传入纤维的另一个作用是启动快速头动时非常短暂潜伏期的前庭反射[46]。最后，一些证据表明，当 VOR 增益需要迅速改变时，不规则的传入纤维更适合提供 VOR 的可改变成分，如当眼睛越来越接近目标时需更高增益[47,48]，适应放大或"缩减"的目标物体[49,50]，或者发生在另一侧前庭功能丧失时必须在一侧发生适应[51,52]。

除了超过 1 万个传入神经外，每个迷路还接收来自 400～600 个神经元的传出神经，这些神经元位于脑干的两侧，靠近前庭神经核的部分[53,54]。囊泡丰富的传出神经末梢与 II 型毛细胞形成突触，并与前庭传入纤维的轴突相连[55-57]。在哺乳动物中，兴奋的传出神经会增加前庭传入的背景放电，尤其是不规则前庭传入神经纤维[26]。哺乳动物的传出物可被高速头部运动激活[58]。在鱼类中，前庭传出神经在即将发生头部运动时激活[36]。根据这些观察结果可得到假说，即这些传出信号可能会提高传入信号的基础放电率，尤其是不规则的传入神经纤维频率放电，可以提前预测快速头部运动，从而防止抑制性沉默[26,36]。然而，Cullen 和 Minor[59] 发现，在警醒的猴子中，对主动和被动产生快速头-身体旋转，传入神经纤维的反应是一样的，在这样一个简短的运动中，这使得传出神经在这种短暂的运动中不太可能起作用。研究人员推测，前庭传出神经系统可能平衡两个迷路之间的放电，这对于单侧前庭功能一定程度丧失之后取得代偿显得尤为重要。

（三）原则 3：刺激半规管产生所在半规管平面上的眼球运动

这一重要的原则通常被称为 Ewald 第一定律。Ewald 对鸽子的单个膜迷路进行刺激，观察了内淋巴运动对身体、头部和眼睛运动的影响。Ewald 在前期工作的基础上提出了这一原则[60]，但之前的工作者，比如 Flourens 和 Mach[61]，已经认识到，干预实验动物某个半规管可以产生该平面的眼睛或头部的运动。

1. 解剖和生理基础

这一原则的解剖学基础从半规管的解剖开始。半规管的排列将流体运动传感器放置在相对较长、纤细并充满液体，呈"甜甜圈样"，置于半规管的末端，每一个半规管基本各自处于一个平面。在这样一个平面的半规管中移动液体最有效的刺激是旋转加速度，轴心位于这个半规管垂直的平面，并穿过"甜甜圈洞"的中心。

迷路的三个半规管是相互垂直的，所以一侧迷路可以感知三维空间中的任何平面的旋转。双侧迷路半规管作用是互补的、相对应的一对半规管是共平面的[62]。两条水平半规管大致在一个平面，当头部处于直立状态时，它几乎是水平的。左前半规管（left anterior canal）和右后半规管（right posterior canal）在同一个平面——左前-右后 LARP 层面，该平面离中央矢状面约为 45°。右前半规管和左后半规管基本在同一平面，称为右前-左后 RALP 平面，离正中矢状面约为 45°，垂直于 LARP 平面和水平面（图 36-14）。这些半规管所在的平面定义了前庭感觉的基本坐标系。

这一原理的力量超越了半规管平面只是为前庭感觉提供一个坐标系的概念。半规管还为 VOR（及前庭脊髓反射）的最终动力输出提供坐标系。

第七篇 前庭疾病

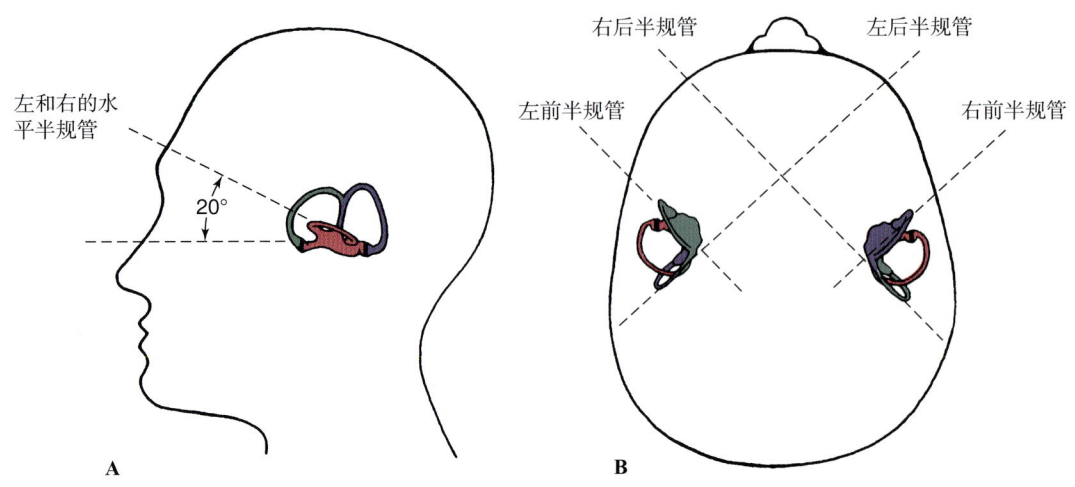

▲ 图 36-14 半规管的方向

A. 当头部直立时，水平半规管前端距离水平面向上倾斜约 20°；B. 垂直管的方向是与矢状面 45° 左右的平面。右前半规管（AC）和左后半规管（PC）位于同一平面，即右前左后平面。左前管和右后管位于左前右后平面（改编自 Barber HO, Stockwell CW: Manual of electronystagmography, St Louis, 1976, Mosby.）

这种由半规管确定的、头位确定的眼球运动协调系统的美妙之处在于，它减少了眼部运动输出所需的神经处理，能够精确弥补头部的运动。

这个坐标系是如何在协调前庭眼反射中发挥中心作用的？图 36-15 显示了当半规管兴奋时，左水平半规管如何介导前庭眼反射。我们已经看到了这一运动是如何兴奋半规管传入神经的，插图展示了放电频率在基础放电率的基础上开始增加。在身体同侧的前庭（内侧核和上核）神经核中的二级神经元接收到这些信号，并与动眼神经核团相联系，可以调节内直肌和外直肌，二者大致位于水平面上。二级前庭神经传递兴奋性信号到身体同侧的三级核团和对侧的第Ⅵ对脑神经，分别激活同侧内直肌和对侧外直肌。当头部向左侧转动时，这些肌肉使眼睛向右转，从而达到保持眼睛的视觉稳定性。其他二级前庭神经细胞传递抑制性信号到对侧三级神经核和同侧第Ⅵ对脑神经，可以放松拮抗肌肉，即对侧内直肌和同侧外直肌。这种眼外肌相对应的收缩和放松是眼外肌作用的特点[63]。

就像眼外肌是成对工作一样，共平面的半规管也是如此。就像左水平管一样，右水平半规管也会受到水平头部运动的刺激（图 36-16）。然而，由于右水平管的静纤毛束的极性是左侧排列的镜像，从上方看，其头部的内淋巴流动仍然是顺时针方向，对右水平半规管传入有抑制作用。从右前庭核到眼部运动核的连接与左侧相反。当从右边的镜像电路中产生相反的信号时，眼球运动核就会得到更大的控制右侧外直肌和左侧内直肌的兴奋刺激，更多的拮抗肌的抑制刺激。因此，头部的旋转产生的 VOR 信号中，一部分来自同一侧半规管的兴奋性，另一部分来自它的共平面半规管的抑制性信号。这通常被称为半规管的"推拉式"作用。由于前庭传入神经元的非零基线放电率，共平面的两条半规管都可以对该平面的旋转加速度进行编码。

就像水平半规管和外直肌、内直肌的关系一样，垂直半规管与垂直的眼外肌相连，这一事实有助于解释上斜肌和下斜肌的牵引方向和插入。图 36-17 表明，LARP 平面与左上、下直肌和右上、下斜肌的拉向方向一致。从二级前庭神经核的连接可以看到，如图 36-15 和图 36-16 所示。重要结果由图 36-17 中的对比编码表明，左前半规管（阴影）的刺激和右后半规管（阴影）的抑制导致肌肉收缩，使 LARP 平面上的眼睛向上拉，并使肌肉放松，使其向下拉。类似地，RALP 平面与那些在 RALP 上移动眼睛垂直眼球肌肉的牵引方向一致。

半规管平面和眼外肌平面的排列并不精确，

第36章 应用前庭生理学原则

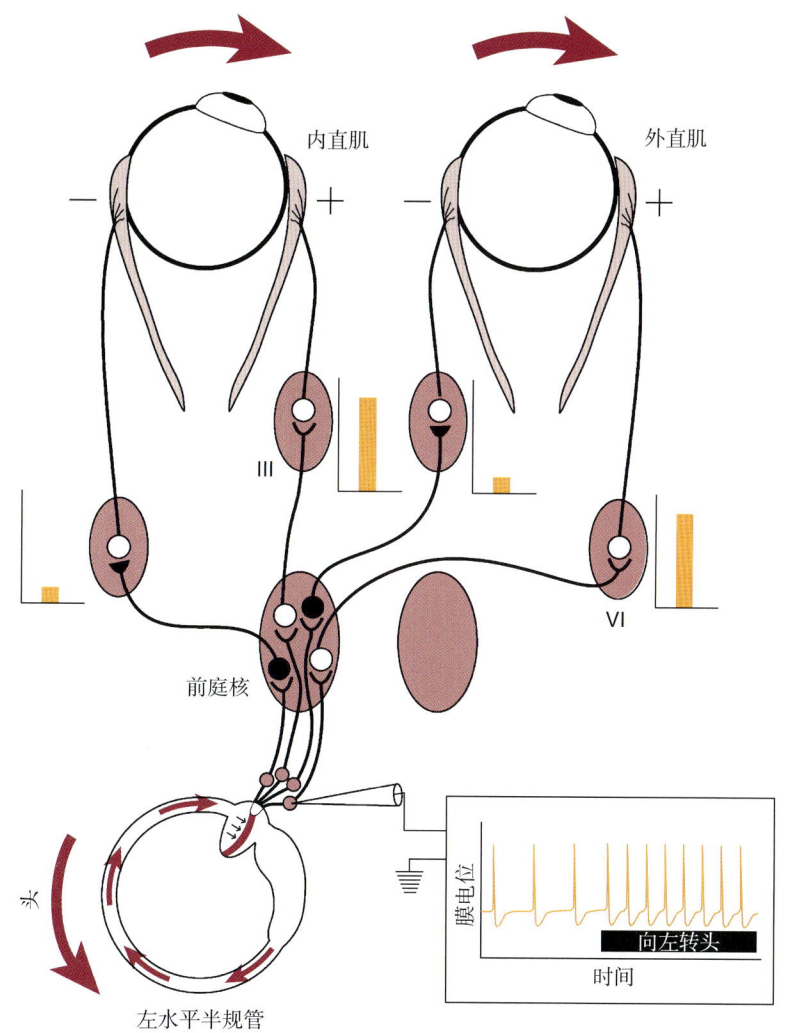

▲ 图 36-15 左水平半规管兴奋引起前庭眼反射的直接通路中的神经连接

如上所示，头向左旋转在左 HC 中产生相对的内淋巴液流动，为顺时针方向并朝向椭圆囊。壶腹嵴帽偏转刺激了左水平壶腹的毛细胞，使传入神经的放电速率增加（插图）。前庭核中的兴奋性中间神经元与同侧第Ⅲ对脑神经核的内直肌和对侧第Ⅵ对脑神经核的外直肌的运动神经元相连。这些运动神经元的放电频率增加（小柱状图）。双眼各自的肌肉收缩并向头部运动相反的方向顺时针方向拉动眼睛，产生眼震的慢相。前庭核中的抑制性中间神经元连接支配左侧外直肌和右侧内直肌的动眼核团。它们的放电率降低，这些拮抗肌肉放松，以促进眼球运动

单个半规管的兴奋并不仅仅在一对专门的眼外肌中产生活动。其他的肌肉必须被激活以补偿头部的旋转，即使它完全是在一个半规管的平面上。然而，在不同的脊椎动物之间，半规管和眼外肌之间的这种排列是非常稳定的，即使考虑到双眼长在两侧的物种（如兔子）和双眼长在前方的物种，比如人类之间的移动。因为前庭迷路在眼睛移动之前就已经进化了[64]，眼外肌可能是按照既存的半规管进行进化的。Robinson[65]认为，保持眼外肌与半规管相一致是一种进化优势。这样的排列使脑干的处理最小化，以激活适当的眼肌群来弥补头部的运动。尽量减少与反射有关的突触数量，使其潜伏期变得极短，约为 7ms[66]，从而在快速的头部运动中减少视网膜图像的滑动。

2. 临床意义

由于半规管主要决定了眼睛在前庭刺激下的运动方式，所以在一个半规管固定的参考框架中考虑前庭眼球运动是很有帮助的。这种方法的一个很好的例子是对良性阵发性位置性眩晕（BPPV）的研究。在最广为接受的 BPPV 模型中，从耳石

第七篇 前庭疾病

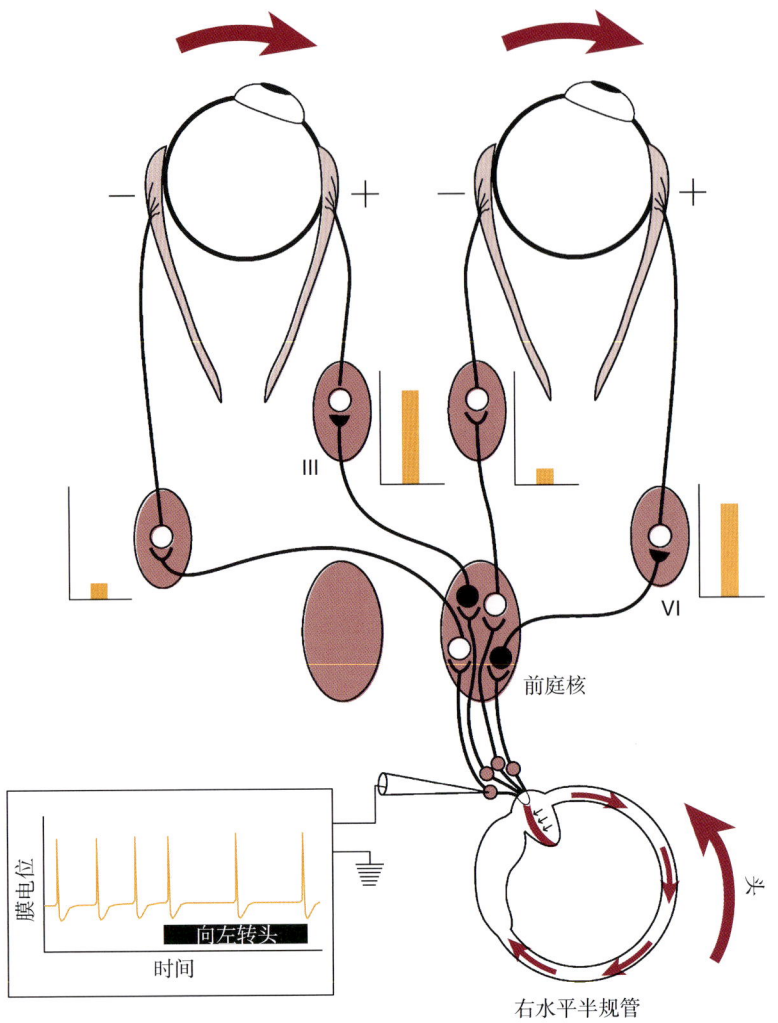

▲ 图 36-16 右水平半规管（HC）产生的抑制性前庭眼反射涉及的直接通路中的互补神经连接

如上所示，向左的头部旋转在半规管中产生相对的顺时针内淋巴液流。但是，对于右侧的水平半规管，内淋巴液体流动方向远离椭圆囊。右水平壶腹的毛细胞产生抑制性电位，传入神经的放电率降低（插图）。前庭核中的抑制性中间神经元逆转这种抑制，向同侧第Ⅲ对脑神经核的内直肌和对侧第Ⅵ对脑神经核的外直肌的运动神经元发送进一步的兴奋信号（小柱状图），这些肌肉的收缩增强。同时，前庭核中的兴奋性中间神经元（空心圈）向左第Ⅵ对脑神经核的外直肌和右第Ⅲ对脑神经核的内直肌的运动神经元保留并传递抑制（小条形图），抑制信号进一步放松这些拮抗肌

从椭圆囊耳石膜脱落到半规管中，通常是后半规管[67]。当患者躺下，把头转向患侧时，后半规管与重力的拉力（左 Dix-Hallpike 操作）结合在一起，耳石晶体掉落到了半规管的"底部"。当耳石掉落时，它们会将内淋巴推向前方，造成壶腹嵴帽的偏转和后半规管毛细胞兴奋。内淋巴液移动时就产生了眼震。Ewald 第一定律预测了眼震的方向，它将在患侧后半规管的平面上，不受瞳孔的位置或头部位置的影响。

试图将这一原理应用于后半规管（PC-BPPV）的 BPPV 时，这让许多新手感到困惑。相反，他们观察到，眼震似乎会改变方向，这取决于患者注视的位置。当患者向一侧看向受影响的耳朵时，检查者看到的是眼睛的主要扭转运动。当患者看向天花板远离受累的耳朵时，眼睛看起来是垂直移动（图 36-18）。眼球处于非中间位置（向前直视）时，眼震是垂直和扭转运动的混合。如果眼震改变方向，该原理如何有效？

事实上，眼球震颤在半规管平面上没有发生变化，这只是因为参考框架选择错误造成的。在

622

第 36 章 应用前庭生理学原则

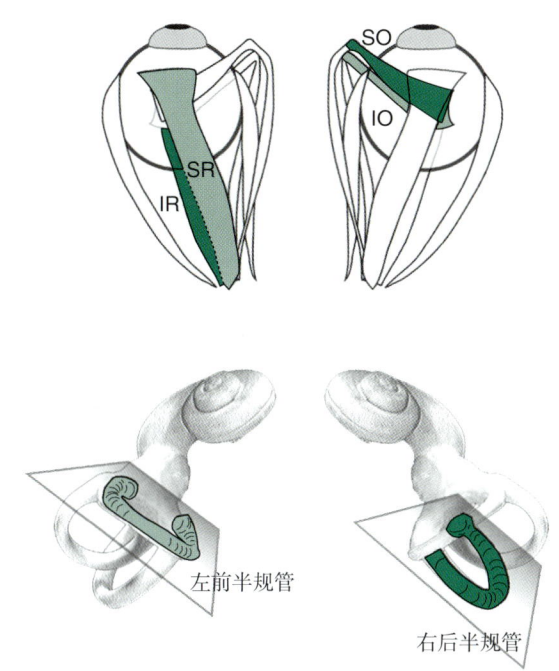

▲ 图 36-17 左前 – 右后半规管平面与左上直肌（SR）、下直肌（IR）、右上斜肌（SO）、下斜肌（IO）拉向一致
从阴影中可以看出，左侧前管的兴奋和右侧后管的抑制导致左侧 SR 和右 IO 的收缩，并且放松深绿色的拮抗肌。结果是使眼睛在 LARP 平面上向上运动。而右侧后管的激发则会产生相反的效果

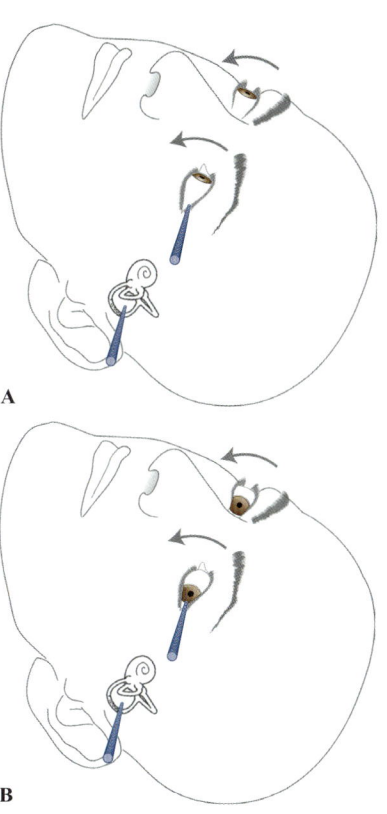

▲ 图 36-18 BPPV 患者中，耳石移动使得左后半规管兴奋，眼球震颤的慢相朝向受影响的后管平面的下方，眼睛绕着受影响的后半规管平面的中心轴旋转。当注视方向垂直于眼球旋转轴时，瞳孔在眼球固定参考系中呈现上下运动。当注视方向平行于眼睛旋转轴时，瞳孔在眼睛固定参考系中呈现扭转运动。在任何一种情况下，当考虑到在半规管固定的参考系中眼睛旋转的轴是相同的

检查眼球运动时，我们习惯于在一个固定的参考系中思考，在这个参考系中，视线（从瞳孔延伸的线）决定了该轴的上、下、左、右、顺时针和逆时针方向。但 Ewald 第一定律要求我们放弃这种以眼球为中心的参考体系，而是在以半规管为中心的坐标系中观察眼震。在这个视图中，瞳孔的位置并不重要，眼球旋转轴线与受刺激半规管所在平面的中心平行（图 36-18）。这个瞳孔仅仅是一个表面的特征，无论它发生在哪里，它都是被引导的。Ewald 第一定律指出，无论凝视的方向是什么，眼睛都将在受刺激的半规管平面上移动。事实上，在眼震中瞳孔移动的明显变化可以被用来判断在 BPPV 或任何其他导致单个半规管功能障碍的原因中哪个半规管受累。通过让患者在眼震期间观察平行和垂直于半规管的平面，应该观察到当瞳孔在受累的半规管的平面上时，瞳孔移动是最明显的。这是因为瞳孔在眼球的赤道处，在那里旋转会把它带到最远的地方。当患者的目光垂直于受累的半规管平面时，瞳孔就在旋转眼球的极点，而眼球运动则局限于旋转轴的扭转，不容易被观察到。找到这两个凝视方向可以识别并确认引起眼球震颤的半规管（或者至少是共平面半规管）。

（四）原则 4：半规管通常是由头部绕着半规管的轴线旋转，使前额朝向同侧而引起兴奋的

1. 解剖和生理基础

一个半规管壶腹嵴，被该平面的一个方向引起兴奋，被相反方向的旋转运动抑制。图 36-9 的另一个图显示，在水平半规管平面上，将头部向左侧旋转会产生相对于空间改变的向左边运动的内淋巴。但是这个内淋巴的旋转比头部旋转的角度 θ 要小。因此，相对于半规管，内淋巴是在向右旋转 θ，而壶腹嵴帽则偏向于椭圆囊方向。传入激活的模式是由在壶腹嵴上的毛细胞纤毛的极

化引起的。在水平半规管中，最高的纤毛束在椭圆囊一侧。内淋巴液（相对于头部）流向壶腹嵴，因此刺激水平半规管传入，当远离壶腹嵴运动产生抑制性传入冲动。因此相对于头部，当头部在水平方向的平面向同一方向旋转时，就会发生向壶腹的流动。

然而，垂直的半规管却有着与水平半规管毛细胞极化相反的模式。垂直半规管最高的纤毛束远离椭圆囊，所以离壶腹嵴流动的内淋巴液体产生兴奋性冲动。对于左前半规管，它的壶腹嵴在它的前端，将头向下，并在左前管的平面上滚动到左边，这是一种远离壶腹嵴的流动。对于左后半规管，它的壶腹位于其后端，在左后半规管的平面上向上转动头部并向左滚动，使其内淋巴远离壶腹嵴，兴奋传入神经。镜像旋转适合于右侧垂直半规管。

幸运的是，记住内淋巴液到底是流向还是远离壶腹嵴流是不必要的。相反，我们只需要回忆一下，每个半规管的刺激都是由绕着半规管轴的头部旋转成分所激发的，使前额朝向同侧。例如，在水平面上向右转，右水平半规管是兴奋的。头在前矢状面上向右偏离45°同时将鼻向下倾斜，右前半规管可以产生兴奋刺激。头在后矢状面上向右偏离45°同时将鼻向上倾斜，右后半规管可以产生兴奋刺激。对于右侧的每一个半规管来说，头部偏向右侧在任意一个半规管平面做旋转运动，都可以兴奋相对应的半规管。就水平半规管来说，如果要产生兴奋刺激，鼻子向右转。对于垂直半规管，头顶部向右转。

很明显的是，一个半规管可以被向对侧半规管平面上的旋转抑制。如前所述，同一个平面上的两个半规管，当头旋转刺激一个时，它会抑制与它共平面的另一个。因此，在上一段的解释中，相应的旋转将分别产生对左水平、后和前半规管的抑制。

2. 临床意义

记住这一原则，就没有必要再去记住静纤毛的方向，尤其是记忆兴奋给定半规管究竟是内淋巴液流向壶腹嵴还是远离壶腹嵴。事实上，从这一原理中推断出基本的解剖和生理学比反过来更容易。例如，根据原则4，将头部向左侧倾斜，并将鼻子向上抬起，刺激左后半规管。如前所述，相对于膜迷路，内淋巴液的流动方向与头部旋转相反。因此，当内淋巴在半规管内向上流向右时，左后半规管是兴奋的——也就是说，当淋巴液流动方向是远离后壶腹嵴时，该半规管的静纤毛最高端远离椭圆囊，产生极化和兴奋，大量的解剖和生理学被浓缩到这个简单的原理中。

（五）原则5：任何兴奋半规管的刺激都将被解释为在该半规管平面上的兴奋性旋转

1. 解剖和生理基础

也许是因为前庭眼反射对任何需要观察和在周围活动的脊椎动物生存至关重要，进化过程在维持头部旋转传感器和眼部肌肉之间的简约和快速的神经连接，给予了高度的优先。这允许VOR系统正常发挥作用并达到最优性能。然而，通过将专用的神经线路连接半规管和眼外肌肉，这实际上使眼睛成为了前庭神经系统的奴隶。这种进化过程的目的是为了快速而可靠地产生对抗头部运动所需的眼球运动，但当因为某些病理原因导致前庭传入神经放电频率变化时，该系统就无法正确保持眼球运动。同样地，调节姿势反射和空间定向感知的系统将对周围前庭神经传入的病理变化产生反应，就像它们对倾斜或平移运动产生相应的反应一样。重要的一点是，当前庭传入神经的放电频率产生任何变化，比如产生和头部旋转、倾斜或平移放电频率相似的变化，脑干（和患者）将把这些从前庭传入的信号误以为产生了类似的运动，二级前庭神经元将同样的错误信息传递给其他反射控制中心和更高的意识感觉区域，这导致了自主和姿势感知障碍，以及眩晕的有害感觉，一种自我运动的错觉。

在半规管共轭平面的输入中出现的病理不对称信号，导致眼睛转向一侧，为了补偿被感知的头部旋转。然而，由于眼外肌所施加的机械限制，眼睛不能按照半规管的要求继续旋转，而是产生快速的复位动作，让眼睛回到它们在轨道上的中间位置。这就是眼震，即一种有节奏的、缓慢向前运动并快速被拉回的眼球运动。快速复位运动

第36章 应用前庭生理学原则

类似于扫视，是眼震的快相，而前庭驱动的较慢的运动是眼震的慢相。但是，惯例规定眼震的方向是根据快相的方向来描述的，因为快相变化大，更引人注目。然而，重要的一点是，慢相是由前庭系统驱动的。通过观察慢相的方向，可以减少识别引起眼震的病理半规管的中枢倒置次数。

这一原则几乎普遍适用于在传入神经放电时发生的短暂、不可预测的变化，但对于持续稳定的变化来说，这并不一定是正确的。幸运的是在传入前庭神经系统中持续的不平衡导致的眼震最终会随着脑干和小脑神经回路的适应而减弱，如后文所讨论的（原则12）。尽管如此，这一原则对迷路活动中短暂变化的反应，提供了一个强有力的临床诊断工具，将疾病可以定位于某个半规管。

2. 临床意义

后半规管良性阵发性位置性眩晕。 在前面介绍的后半规管良性阵发性位置性眩晕（PC-BPPV）的例子中，我们看到当受累的后半规管在 Dix-Hallpike 试验中处于垂直于位置时，耳石和内淋巴是如何离壶腹的。正如在原则 4 中所述，这种内淋巴流动的方向刺激了后半规管的传入；根据原则 3，由后半规管兴奋所产生的眼球运动将在该半规管的平面上。原则 5 预测了这个平面上眼震的慢相的方向。后半规管传入神经的兴奋将被解释为在后半规管平面上头部的兴奋性旋转，而产生的眼震则是对感知旋转的补偿。对于左后半规管来说，兴奋性旋转包括将头部向左侧滚动，同时抬起鼻子。为了保持眼睛在空间上的稳定，前庭眼反射会产生慢相，使眼睛向下移动并顺时针方向旋转（对患者的头部）。眼震的快相是相反的，它们在患者让人用于观察向上和逆时针方向的扭转。

前半规管裂综合征。 在另一个导致单一半规管孤立刺激的例子中，一位年轻的女性主诉把左耳暴露在大的声音里"使世界上下晃动。"通过耳机向左耳发出响亮的声音会让她产生眩晕和眼震。当她被要求在左边看 45° 时，临床医生观察到她的眼震的慢相，使她的瞳孔上下移动。当她向右看 45° 时，慢相似乎是顺时针的旋转运动（从她的角度来看）。当她尝试向正前方凝视时，眼震变成垂直和扭转运动的混合。观察者必须在一个半规管固定的坐标系中思考，并且必须认识到在每一种情况下，眼睛在相同的轴上或同一平面上旋转。在这种情况下，眼睛在 LARP 平面上运动，在左前半规管的兴奋刺激或右后半规管的抑制的方向上移动。因为只有左耳接受了声音刺激，问题一定出在左前半规管。

这是一个典型的前半规管裂综合征的例子，它引起 Tullio 现象。Tullio[68] 给鸽子前半规管行开窗手术后，尝试用声音刺激鸽子迷路。他观察到，这导致了眼和头部的眼球在开窗半规管平面的震颤，这是 Ewald 第一定律的另一个例子。Huizinga[69] 提议，除了圆窗和卵圆窗外，开窗手术相当于在迷路中创造了第三窗。这扇窗开启了另一条迷路中声压消散的途径，这条新途径是沿

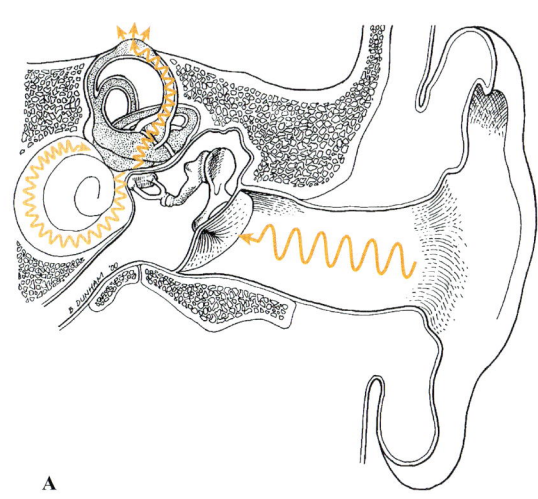

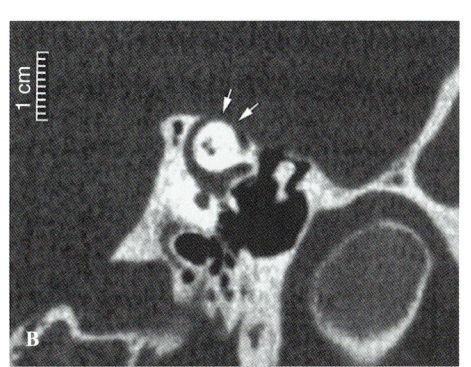

▲ 图 36-19 A. 在前半规管裂综合征中，声波可以刺激前半规管，因为裂口产生的第三窗使声压在传统的通过耳蜗的途径之外，还可以通过前半规管传播。B. CT 显示半规管裂（箭）（图 A 由 B. Dunham. 博士提供）

着受累的半规管，因此在圆窗或者卵圆窗上施加的声音或其他压力变化的影响下，内淋巴在半规管中移动（图 36-19A）。根据原则 5，暴露于响亮声响的前半规管，编码接下来的内淋巴液流动，就像在受影响的半规管平面上将头转向受累半规管一侧一样。前半规管裂综合征是最近才发现的[70]。正如所描述的那样，这是对眼震的观察，以及原则 1～5 所提出的推理路线，使得检查人员怀疑，前半规管是眼震的来源，后来经计算机断层扫描（CT）扫描确认（图 36-19B）。

双温试验导致的眼震。 在双温试验中，把热水或冷水灌入外耳道。通过乳突和鼓膜的热传递改变了水平半规管外侧的内淋巴的温度，从而改变了内淋巴的密度。此处的内淋巴比迷路其他部位的内淋巴变得更轻（通过加热）或更重（通过冷却）。当实验对象被置于仰卧位（头部抬高 20°），以便让水平半规管保持垂直平面时，在半规管的外侧，受热后内淋巴液密度变轻，向壶腹嵴方向上升，这就相当于头在水平平面上转动所引起的刺激。根据原则 4，这一操作使水平半规管兴奋。根据原则 5，补偿性眼球运动，眼震的慢相，在水平半规管平面向对侧。快相是指向同侧的。通过逆向推理，对于冷水灌溉，水平半规管被抑制，而快相则指向相反的一侧 [助记：COWS（冷的相反，热的同向，即"热同冷对"）可以用来回忆眼震的方向]。双温试验的一个主要优势是，它不像旋转测试，它应用了一个真正的单侧刺激。双温试验中反应降低往往有助于定位功能减退的迷路。关于双温试验的更多细节可以在第 37 章中找到。

不幸的是，双温试验有几个缺点。试验主要是刺激水平半规管，关于其他半规管和耳石终器的信息很少。从它产生的眼震来看，一个热量刺激相当于一个 $5\sim10°/s^2$ 的加速度，持续水平旋转 $50\sim100°/s$，眼震通常在一个方向上持续 120s 或更久。一个可比较的头部旋转是半个周期的正弦波，周期为 240s，或频率为 1/240s，或 0.004Hz。这个刺激远远低于半规管的理想工作范围（见附录）。尽管如此，双温试验仍然是前庭神经系统评估的基础之一，因为它提供了一个孤立的迷路信息，而低频旋转测试是不能做到的。

（六）原则 6：头部在半规管兴奋方向的高加速旋转比在抑制方向的相同旋转产生的响应更大

1. 解剖和生理基础

Ewald 在他的实验中做了第二个重要的观察，他移动了单个半规管中的内淋巴[60]。在一侧半规管的"兴奋"方向上，内淋巴的运动产生了更大的眼震，比相同的内淋巴移动在"抑制"方向上的眼震强度更明显。这个被称为 Ewald 第二定律的观察表明了一种兴奋-抑制不对称性。兴奋-抑制不对称性发生在前庭系统的多个层面。首先，在毛细胞中，在转导过程中存在着一种不对称性[71]。图 36-20 显示在前庭毛细胞中，在"兴奋"方向上的纤毛束偏转比在"抑制"方向上存在更大的受体电位反应。第二种不对称是由前庭神经传入导致的。回想一下，即使在头部处于静止状态时，传入神经也依然放电，而这种放电是在壶腹嵴和内淋巴将信号整合为一个代表头部速度的信号之后，由毛细胞对头部加速度的响应所调节的（原则 2）。哺乳动物的前庭静息放电频率范围为 $50\sim100/s$[25]。尽管这些放电频率可以上升至 $300\sim400/s$，但它们不会被减少低于零。这种抑

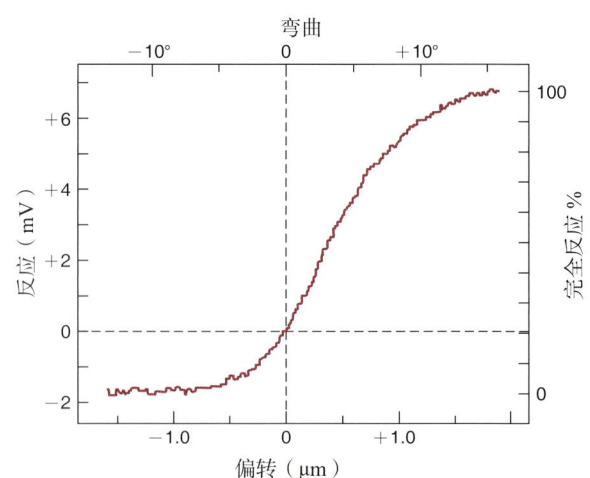

▲ 图 36-20　牛蛙球囊毛细胞受体电位的兴奋-抑制不对称性

静纤毛在向兴奋方向的偏转比向反方向的同角度偏转产生更大的感受器电位变化（引自 Hudspeth AJ, Corey DP: Sensitivity, polarity, and conductance change in the response of vertebrate hair cells to controlled mechanical stimuli. *Proc Natl Acad Sci U S A* 1977;74:2407.）

第36章 应用前庭生理学原则

制截断是前庭系统中最明显和严重的兴奋 – 抑制不对称形式。即使在没有抑制截断的范围内，对一些前庭传入的反应也显示了兴奋 – 抑制的不对称性，兴奋性旋转导致前庭神经的放电率比同等相反的抑制旋转更大。利用电流来刺激与毛细胞无关的前庭传入神经，Goldberg 及同事[28]发现这种不对称性更明显的是不规则传入。

这些外周的不对称性可能在中枢前庭神经连接中被消除，因为来自一侧的信号与另一侧的信号相互作用的特征。事实上，当双方都能正常工作时，在对称的前置运动系统上相互作用的非线性传感器的组合可以增加前庭反射的线性范围[72]。然而，当一侧迷路功能丧失时，前庭眼反射的非线性状态就会变得明显。

2. 临床意义

Aw 及同事[73]证明，在单侧迷路切除术后，快速、被动、旋转的头部运动引起了明显不对称的前庭眼反射反应。这些"甩头"动作是不可预测的，高加速度（$3000 \sim 4000°/s^2$），头部旋转为 $10° \sim 20°$ 的幅度。当头部在某一个半规管的平面上甩动，刺激健侧半规管时，结果提示前庭眼反射对头动运动的近乎完全补偿（图 36-21B）。相比之下，当头部朝患侧半规管甩动时，前庭眼反射反应明显降低了（图 36-21A）。虽然头旋转产生了来自同侧水平半规管的兴奋性作用和对侧的抑制作用，但在这些条件下，这些作用是明显不对称的。当头朝向受损侧快速运动时，正常侧半规管的抑制作用不足以驱动一个补偿性的前庭眼反射。注意，图 36-21 显示当头甩向受损的一侧，有一个小的前庭眼反射响应，这是健侧半规管的抑制作用的体现。另一方面，当头部被甩到健侧时，完整的半规管所获得的兴奋性贡献几乎足以驱动一个完全补偿的前庭眼反射。这种明显的不对称可能在低频、低速旋转中并不明显，它们的

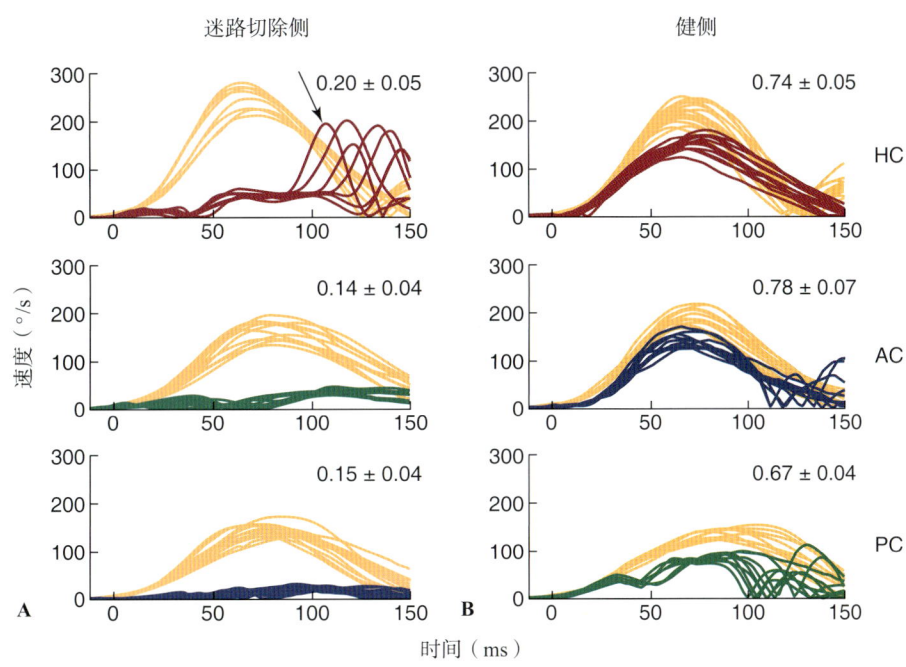

▲ 图 36-21 单侧迷路切除术后甩头试验角度前庭眼反射（aVOR）的结果

在每次试验中，检查人员都在某一个半规管层面上手动旋转受试者的头部。实验对象被要求盯住在他正前方 1.2m 的一个固定的小视觉目标上。用磁搜索线圈测量眼速度和头部速度。每个分图显示了同一个半规管的 8～15 个试验数据。例如，左上图包含水平管（HC）平面向术侧旋转的数据。头的速度轨迹显示为橙色，眼睛速度轨迹显示为红色。为了便于比较，所有速度都显示为正值。aVOR 的增益被定义为 30ms 时间窗口内的眼峰速度 / 头峰速度比。各管的增益在每个分图的右上角给出。值得注意的是，头部的甩动刺激了正常一侧的半规管，同时伴有代偿性的眼球运动。相比之下，头部向迷路切除侧的甩动在产生非常小的 VOR 值。大约 90ms 后，视觉系统记录下视网膜滑动，并触发视觉引导的眼球运动，重新注视目标（箭）。AC. 前半规管，PC. 后半规管（改编自 Carey JP, Minor LB, Peng GC, et al: Changes in the three-dimensional angular vestibulo-ocular reflex following intratympanic gentamicin for Meniere's disease. *JARO* 2002;3:430.）

第七篇　前庭疾病

动力不足以切断抑制神经的反应[74]。

甩头试验（HTT）已成为临床评价前庭功能的重要工具之一。在其定性的"床边"形式中，检查者简单地要求受试者盯着检查者的鼻子，而检查者则会快速地将患者的头转向一侧半规管的兴奋方向（图 36-22）。如果该半规管的功能减弱，则前庭眼反射不能将眼睛保持在靶标上，检查者将看到患者在头部运动完成后做一个重新矫正的扫视动作。如果患者的功能丧失已达到良好的补偿，那么当头部正在完成运动时，重新固定的扫视仍然会发生，甚至是在头部还在运动的时候，可能需要一些经验来发现扫视。相比之下，当头部甩向健侧半规管（和神经）的兴奋方向时，患者的注视在整个运动过程中保持稳定。

HTT 可以定位单个半规管的功能低下。图 36-23 显示了一个右前半规管裂的例子，半规管裂达 5mm，HTT 测试了患者的所有半规管，仅在受累的前半规管前庭眼反射增益降低，这可能是因为大的裂口使得大脑和硬脑膜完全压缩膜迷路，从而阻断了半规管内的内淋巴运动[75]。如图 36-19B 显示，CT 扫描发现如此大的半规管裂。

（七）原则 7：对同时进行的半规管刺激的反应约是对每一个半规管刺激的反应总和

根据这一原则，可以对半规管的任何组合的兴奋（或抑制）刺激引起的眼震方向和大小进行直观的判断。

1. 解剖和生理基础

从原则 3 和原则 4 的解剖和生理学基础上，应该清楚的是，在一个半规管平面上，头部的旋转会产生在那个半规管平面上的眼球运动。在现

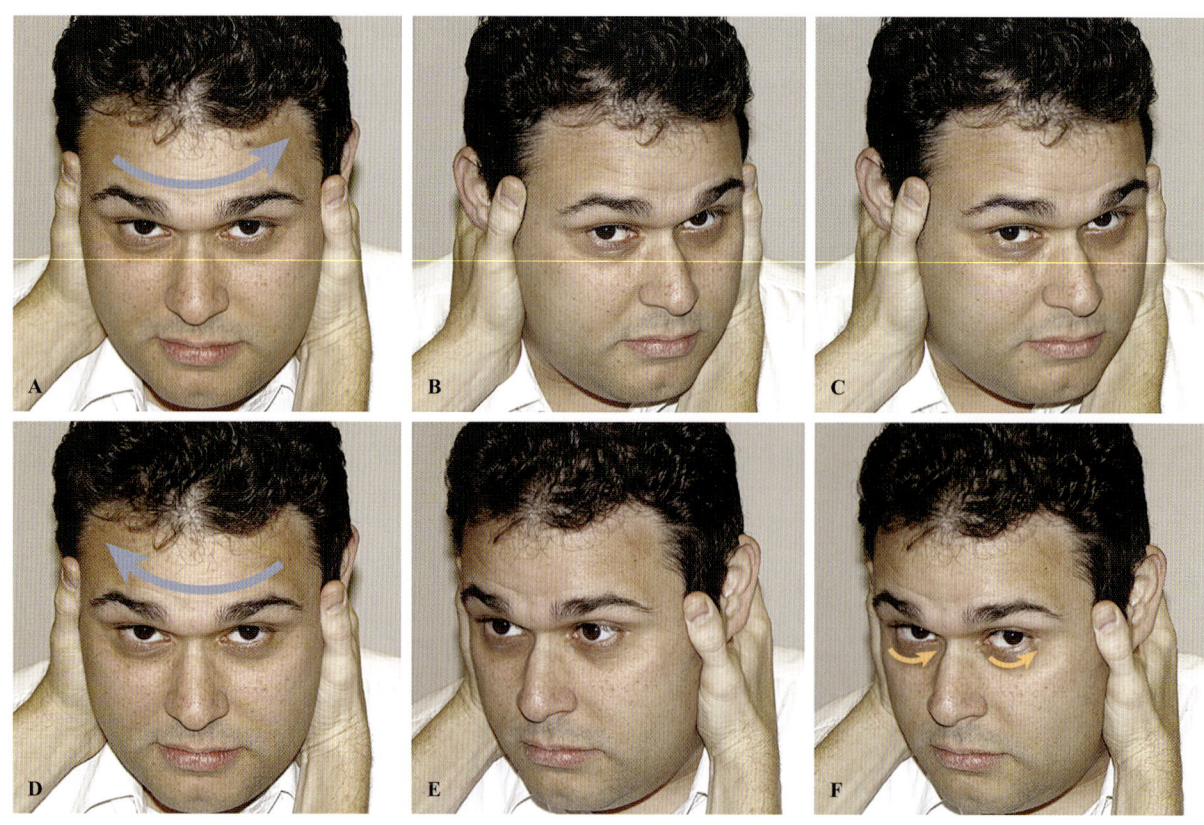

▲ 图 36-22　在甩头测试的临床实践中，检查者要求受试者将目光集中在检查者的鼻子上。检查者快速地转动被试者的头，角度为 10°～15°；较大的旋转角度是不必要的，可能会有颈部受伤的风险。加速度必须是 3000°/s，峰值速度必须是 150～300°/s，这意味着旋转必须在 150ms 内完成。从 A～C 表示头部向左甩动，刺激左侧水平半规管（HC）。在整个操作过程中，眼睛一直注视着检查者的鼻子，表明左 HC 功能正常。从 D～F 表示头部向右甩动，刺激右 HC。眼睛盯不住目标，耳石随着头的移动而移动（D 和 E）。头部运动完成后出现一个代偿性扫视，使得眼睛回到原来注视的目标（F）。这代表右侧甩头试验阳性，说明右侧水平半规管功能减弱

第36章 应用前庭生理学原则

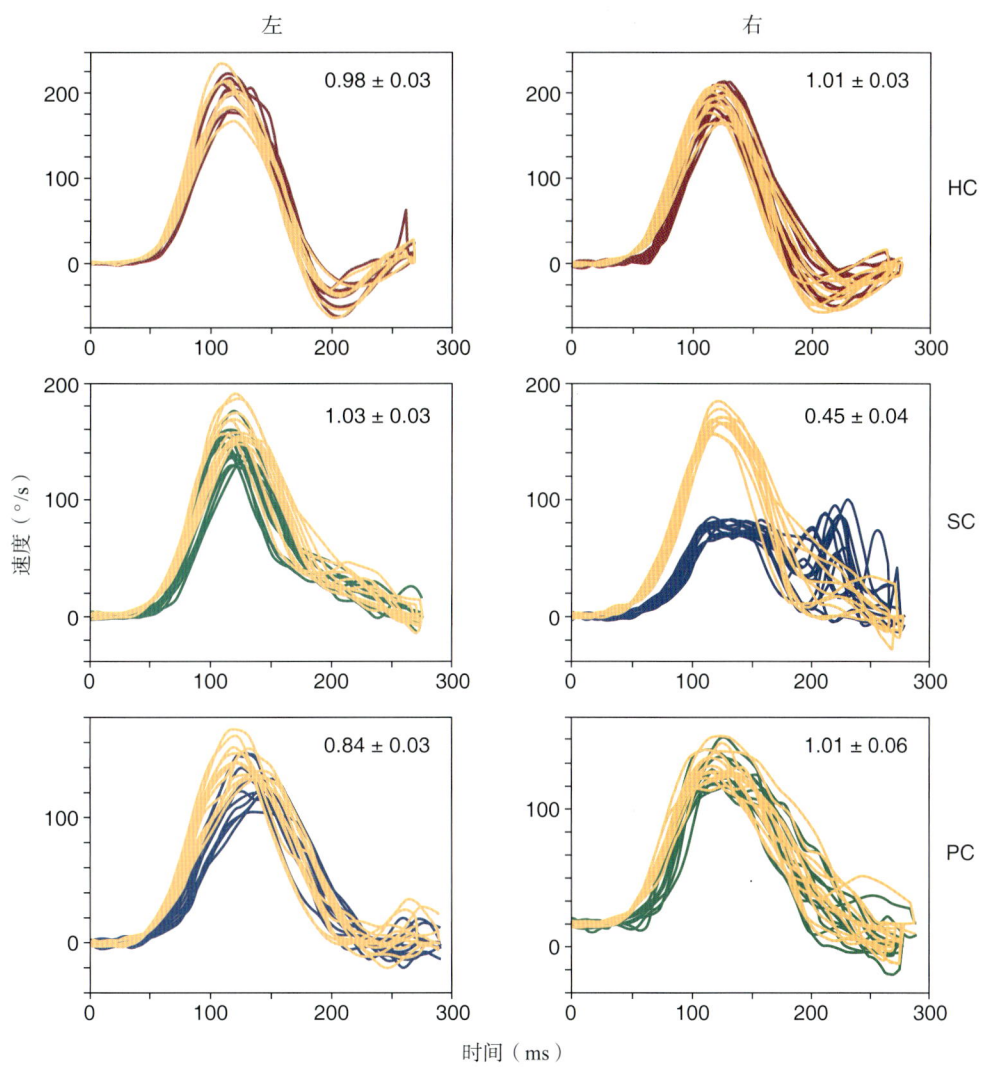

▲ 图 36-23 对右侧前半规管（SC）裂的患者进行甩头试验，观察角度前庭眼反射的结果

数据以图 36-21 所示的格式显示。注意右侧 SC 的功能丧失。这种功能异常可能是由于硬脑膜疝入管腔阻塞半规管所致，如 CT 所示。HC. 水平半规管；PC. 后半规管

实中，很少有自然的头部运动只在一个半规管平面上，而大多数的旋转会刺激两个甚至三对半规管。在这样的旋转中，每个半规管有多少刺激？内淋巴液相对于半规管的运动将决定该半规管里的毛细胞受到多大程度的刺激。每个管的内淋巴运动与在该平面上头部运动旋转的速度成正比。一种方便的方法是用矢量符号来描述旋转。

一个物体的旋转可以用矢量图形来表示，它的方向和大小是专门用来描述旋转的。这个矢量沿着其旋转的轴，矢量沿这个轴的方向可以由右手定则给出（图 36-24A）。如果右手缠绕在这个轴上，手指的末端指向物体的旋转方向，大拇指就指向矢量箭头的方向。矢量的长度描述了旋转的幅度（如角位移的度数或角速度的每秒度数）。

利用矢量符号，最大限度地激发每个半规管的旋转可以被描绘成图 36-24B 至 D。每一个旋转的轴都垂直于这个半规管的平面，被称为其敏感轴。在一个不局限于这些轴的头部旋转的情况下，在每个半规管上作用的头部速度分量可以图形化地将头部速度矢量投影到每个敏感轴上。例如，在图 36-24E 中，头部朝左旋转头部直立，头部旋转主要刺激左水平半规管。在水平半规管上运行的头部旋转组成部分，是在半规管的敏感度轴上的投影。然而，请注意，在上和后半规管

第七篇 前庭疾病

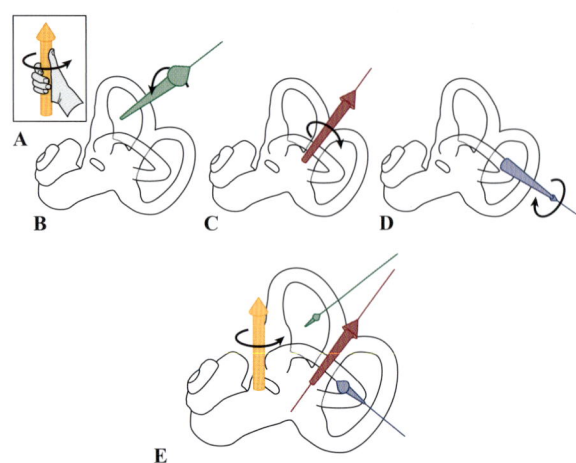

▲ 图 36-24 矢量表示的刺激相应的半规管的头速

A. 右手法则。描述旋转的矢量是沿着旋转轴方向的，如果手指缠绕在旋转轴上并指向旋转的方向，矢量的方向就是右手拇指指向的方向，矢量的大小表示旋转的量度，角位移或速度。B. 左上管（SC）的敏感轴垂直于该管所在平面。引起兴奋性的头部运动在这个平面上向左向下的旋转并且沿敏感轴的向量。C 和 D. 为水平半规管和后半规管的敏感轴，每个轴上都有一个向量，表示最大程度刺激其旋转。E. 每个半规管对头部向左水平旋转的响应（黄向量）。大部分头部速度作用于水平半规管（HC），如图沿其灵敏度轴的投影（红向量）所示。HC 在这种情况下并不是真正水平的。因此，旋转也作用于 SC（绿向量）和 PC（蓝向量）。SC 收到一个小的兴奋性刺激。注意到 PC 的灵敏度轴的投影是在它的负方向，这意味着 PC 在这些情况下是被抑制的

的敏感轴上的投影，表明了一种兴奋刺激作用于同侧前半规管，对同侧后半规管产生抑制作用。从数学上说，在半规管的敏感轴上投射刺激的大小是头部速度矢量的大小乘以头部旋转的轴和半规管的敏感轴之间的夹角的余弦值。

因为半规管平面是相互垂直的，所以敏感轴也是近似垂直的。因此，在壶腹神经中产生的活动模式可以有效地将头部旋转沿着敏感轴分解成相互独立的同步分量。眼外肌群的动作也类似地结合在一起。眼外的肌肉是成对排列的，它们大约环绕眼眶旋转的轴，平行于半规管的敏感轴。同时激活眼外肌群的比例与半规管激活相似，这将导致眼睛绕着一个轴旋转，与头部旋转的方向平行，但方向相反。当然，这是角 VOR（aVOR）的目标。

鉴于迷路能够立即将传入的刺激（头部旋转）分类为空间独立的、毫不冗余的信息通道，它可以被认为是一个"智能传感器"，不仅能测量刺激，还能以最有效的方式对其进行编码，从而使其在驱动 aVOR 时能够以最有效的方式进行。在这方面，前庭迷路类似于耳蜗，它将声音分成不同的频率谱，像视网膜，在空间上将世界映射成一个视网膜位空间。

就像头部旋转很少只刺激一对半规管一样，迷路受损时很少只影响一个半规管。大脑感知到头部旋转时几个半规管被同时激活，这将产生沿着每个半规管敏感轴的相同激活成分。这些组件是线性组合的，产生一种眼球运动，以补偿感知到头部运动。通过观察眼震的轴线，观察者可以推断出哪些半规管的组合是兴奋或被抑制的。由 Cohen、Suzuki 及其同事进行的一系列实验证实了同时刺激多个半规管时，这些半规管信号出现线性叠加[63, 76-78]。这些工作人员使用了记录眼球运动的肌电图（EMG），在电刺激单个壶腹神经或者几个壶腹神经情况下，记录猫的眼外肌运动。他们观察到，即使是高度非生理的神经刺激，所引起的眼球运动和眼外肌活动，也可以被预测为对每个刺激反应的矢量总和（图 36-25）。对左侧三个半规管单独进行刺激，引起了相对动物头部向右（左水平半规管）的眼球运动，向上和顺时针（左前半规管）的眼球运动，或向下和顺时针（左后半规管）的眼球运动。在一个以半规管为框架的参照系中，每一个眼球运动都在受刺激半规管的平面上，正如 Ewald 第一定律（原则 3）所预测的那样。同时刺激左水平和前半规管的运动引起了向右、向上和顺时针方向的眼球运动。在一个以半规管为框架的参照系中，这些眼球运动轴是受刺激的水平和前半规管反应的加权向量和。同时刺激左水平和后半规管，导致了向右、向下和顺时针方向的眼球运动——即在水平和后半规管的敏感轴上，这两个相等向量的和。同时刺激左前和左后的半规管，导致了顺时针方向的眼球运动，正如这两条半规管的敏感轴上的矢量所示的那样。最后，对左侧这三个半规管同时刺激引起了向右和顺时针方向眼球运动，这同样是这些半规管敏感轴上的矢量之和。

2. 临床意义

这是 Cohen 和 Suzuki[76] 的最后一个实验，探

第36章 应用前庭生理学原则

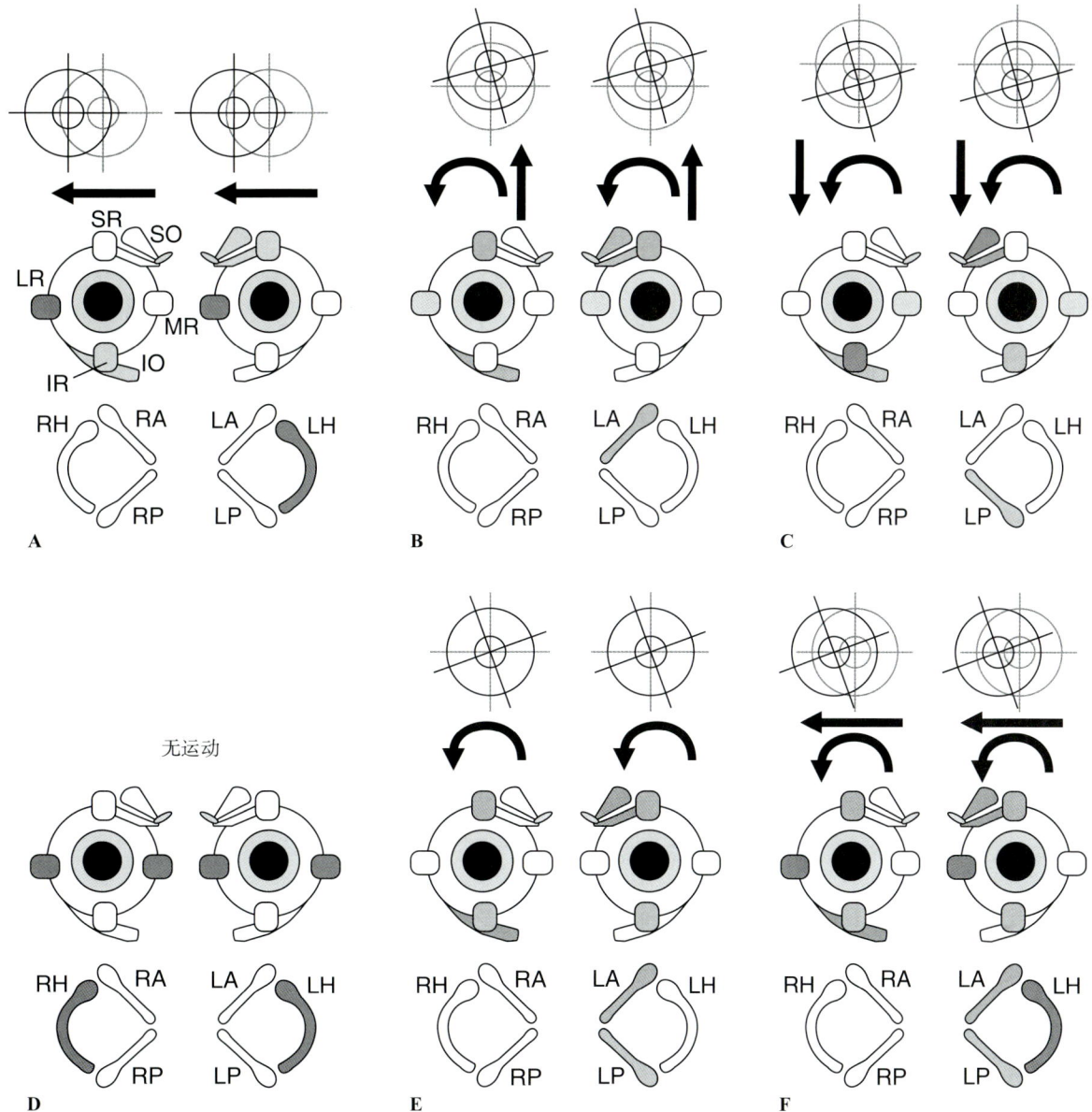

▲ 图 36-25 各个半规管兴奋时观察到的眼震慢相

在每个分图的底部一行，阴影表示兴奋的半规管。第二行是眼外肌的示意图，显示了哪些肌肉被激活（深色的阴影表示被激活程度较强）。A. 左侧水平管（LH）的兴奋引起右侧慢相主要是由于右侧外直肌（LR）和左侧内直肌（MR）的强烈激活。B. 刺激左前（LA）半规管引起向上、顺时针的慢相（从患者角度），因为右侧下斜（IO）肌和上直肌（SR），以及左侧上斜肌和上直肌的共同兴奋核作用。C. 兴奋的左后（LP）半规管引起向下、顺时针（从患者角度）的慢相，是由于右侧 IO 和下直肌（IR）以及左侧 SO 和 IR 的共同兴奋作用。D. 同等刺激左水平（LH）和右水平（RH）半规管可引起双侧 MR 和 LR 的拮抗性收缩，不产生眼球震颤。E. 左前、左后两个半规管的联合刺激等于分别刺激两个半规管引起的肌肉活动的总和；向上和向下的拉力相互抵消，导致纯顺时针方向的眼球震颤。F. 所有三个左侧半规管的联合同等刺激导致了一个向右顺时针的慢相，这是对每个单独的半规管的肌肉活动求和的预期结果。RA. 右前半规管；RP. 右后半规管（改编自 Cohen B, Suzuki J-I, Bender MB: Eye movements from semicircular canal nerve stimulation in the cat. Ann Otol Rhinol Laryngol 1964;73:153; data adjusted to human head frame of reference.）

索了动物模型一侧的所有半规管都因其静息放电率改变而兴奋时发生了什么。观察到的眼震的慢相有一个水平的部分朝向对侧，和一个扭转的部分，它将眼睛的上极向对侧移动。眼震的方向朝向同侧，包含水平和扭转成分，但没有垂直的成分。当迷路被刺激时，如梅尼埃病发作早期、镫骨切除术和病毒性迷路炎早期,可以看到这种刺激性的眼震。

同样两侧的放电率的静态不平衡可发生在单侧迷路功能低下的情况下。以左侧迷路切除术为例,在这种情况下,这一侧的三条半规管都被损毁了。右外侧半规管无对抗性活动是一个左向慢相的组成部分。右前半规管无对抗性活动导致向上和逆时针的慢相成分。最后,右后半规管无对抗性活动导致向下和逆时针的慢相成分。这些成分结合在一起,上下成分相互抵消,最终结果是一个向左和逆时针的慢相(向右和顺时针跳动)眼震。

这一原则的定量应用为前庭神经炎的病理生理学提供了重要作用。Fetter and Dichgans[79]在前庭神经炎发作后3~10d内,测量了16例自发性眼震患者的三维眼球运动。他们自发的眼震轴是在水平半规管功能减退方向和受累侧前半规管功能减退方向之间聚集。后半规管的功能减退似乎对眼震没有起作用,而在同侧后半规管平面上甩头试验显示功能得到保存。这些研究人员提出,前庭神经炎通常是由前庭上神经支配的器官功能异常——也就是水平半规管、前半规管和椭圆囊。支持这一假说的是前庭诱发肌源性动作电位(VEMP,可以检测球囊功能,原则11)通常保留[80]。此外,同侧PC-BPPV频繁(约21%)发生在这些患者中。因此推测后半规管仍然完好无损,因为椭圆囊的耳石颗粒掉入后半规管,仍可以引起BPPV反应[80]。

(八)原则8:半规管功能障碍导致的眼震相对于头部有一个固定的轴和方向

1. 解剖和生理基础

在原则3的基础上,已经证明了PC-BPPV患者刺激单个半规管眼震固定轴的概念。在这种情况下,眼睛总是围绕着受累的后半规管敏感轴旋转。让患者沿着后半规管敏感轴垂直注视,这表明在半规管固定的参考框架中眼震方向没有变化(尽管眼睛固定的参考框架发生了巨大的变化)。

这一原理将这个概念延伸到任何旋转轴,它是由任何半规管组合的刺激或抑制产生的。再次考虑所有右半规管急性单侧功能减退的患者,所有左侧半规管都有相对兴奋。正如前面所演示的,眼震将在水平方向和扭转方向上向左移动。改变注视方向并不能改变眼震快相的左向方向,因此,它是一个方向固定的眼震。一般来说,周围性眼震有一个固定的轴和方向。

2. 临床意义

这一原则有助于区分眼震是外周性病变还是中枢神经系统病变的结果。在后者的情况下,眼震的轴或方向可能会随着注视方向的改变而改变[81]。值得注意的是,眼震的强度不是随着注视而固定。其原因将在下一个原则讨论。

(九)原则9:脑干回路通过速度存储和神经整合机制提高低频前庭眼反射性能,这些机制的损伤表明中枢病变

到目前为止,VOR的描述,对脑干和小脑信号处理的作用介绍很少,除了介绍其将前庭信号传递给适当的眼部运动核团。这种"直接通路"是典型的三神经元反射弧。然而,脑干不仅仅是作为前庭传入信号的渠道。通过脑干回路的"间接途径"也能解释低频率的前庭末端器官的不良表现,以及进一步整合即将到来的头部速度信号以产生完全补偿性眼球运动的需要。脑干通过称为速度存储和速度-位置整合的过程来完成这些任务。这两个过程也导致了一些重要的临床现象,如旋转后眼震、摇头后眼震及Alexander定律。最后一个是,另一个区分周围性和中枢眼震的重要标志。

1. 解剖和生理基础

速度储存。 对于低于约0.1Hz的频率下,头部的旋转,前庭神经的放电率表现为对头速度反应较弱(见附录)。为了对恒定的速度旋转做出反应,壶腹嵴帽最初会偏转,但随后返回到它的静止位置,时间常数约为13s[82]。因此,在对恒速旋转的反应中,眼震将在大约30s后消失(图36-10B)。

事实上,情况会变得更糟,因为半规管传入神经反应也会因静态或低频反应而衰减。这种对传入神经放电的适应是神经元本身的一种属性,

它对于不规则的传入信号尤其明显。适应的作用是使传入的神经反应更短暂地发生在静态和低频的壶腹嵴位移上。因此，一些半规管传入神经最终会携带一个瞬态信号来响应低频和恒定速度的旋转。这个信号更能反映出速度的变化率——也就是加速度——而不是速度本身。

尽管这些外围前庭信号有过早衰减的趋势，但在人类身上的实验观察表明，恒定速度旋转aVOR衰减的时间常数大约是20s，比仅仅根据半规管性能特征来预测的时间要长[83]。脑干神经回路似乎能延长半规管信号，并及时将它们释放出来。这种效应的重要生理后果——历史上被称为速度存储，因为它似乎在一段时间内"储存"了头部速度信息——它允许前庭系统在低频时更好地发挥作用。由于速度存储，下限范围的角频率扩展到约0.08Hz，这使得VOR和较低频率的注视稳定系统（平滑追踪和视动性眼震）之间有足够的重叠，以避免出现系统运行空白的频率区域[12]。

Robinson[84]提出，速度存储可以通过在回路中运行的反馈回路来实现，该回路包括前庭神经核。在猴子身上的损伤研究表明，速度存储来自于内侧前庭神经核和下行的前庭神经核，其轴突穿过中线[85]。

速度和位置整合系统。第二个问题出现在来自半规管的信号与眼睛肌肉所需要的信号相匹配。对于所有的眼球运动，为了移动眼睛，眼外肌的收缩不仅要克服黏性阻力的力量（摩擦，摩擦力与眼速度成正比），还必须克服主要由与之配对的对抗性眼外肌的拉伸产生的弹性恢复力。这种弹性恢复力是很显著的，即使拮抗肌肉接收到抑制指令。这种力，类似于弹簧所产生的力，与眼睛的位移或位置成正比。实验证据表明[86]，眼球运动神经元接收到一个信号，该信号包含了所需的眼球速度的信号成分$\dot{E}(t)$和眼球的瞬时位置$E(t)$。

速率 = $kE(t) + r\dot{E}(t)$　　　［公式36-12］

例如，在产生水平的扫视时，一个速度指令是由旁正中网状结构的兴奋性爆发神经元产生的（PPRF，图36-26）。这个指令是神经活动的脉冲，它沿着一个直接路径送到外展神经核和动眼神经核。它本身只提供与期望眼速度成比例的信号，并且眼睛会滑回它在轨道上的中间位置，而无需克服肌肉的弹性恢复力。与眼睛位置成比例的持续拉力是通过一个间接途径获得，通过数学上的时间将脉冲（一个短暂的或相位的命令）结合起来产生一个平台（一个主音命令）。因此，眼球运动神经元所传递的最终信号是公式36-12方程式形式的脉冲阶跃（相位-主音）信号。

对于VOR来说，眼球运动神经元需要同时接收眼球速度和眼睛位置的指令（图36-27）。所需的眼睛速度$\dot{E}(t)$很容易获得，它只是头部大小相等、方向相反的速度$H(t)$，大约与半规管提供的信号等量。眼睛位置$E(t)$是由脑干速度-位置整合系统提供，整合了半规管提供的速度信号，并估计出眼球位置。所有类型的共轭眼球运动——VOR、视动性眼震、扫视和追踪——都是作为速度指令直接传递给眼球运动神经元，并通过这个共享的神经整合器间接传递的[87]。这种脑干整合器就像是一个循环连接的神经元回路，在这个回路中，信号会产生反射和突触变化，这是一种短期记忆[88,89]。在水平眼球运动中，整合的神经元位于脑桥区域的舌下前置核[90,91]。对于扭转和垂直眼球运动，它们位于Cajal的间质核中[92]。

2. 临床意义

旋转前和旋转后眼震。速度存储负责在一个方向持续恒定速度旋转后发生的长时间眼震（图36-28）。向一侧的旋转对于同侧传入神经会产生一个兴奋性的改变，对于对侧会产生抑制改变。由于半规管信号固有的兴奋信号和抑制信号的不对称性（原则6），脑干感受到传入神经放电率的最终结果不是零，而是同侧的净兴奋性信号。在壶腹嵴偏转回到零的时间之后，速度存储机制依旧能一直保持这种净兴奋性（图36-10B）。脑干因此感知到头部继续向同一侧旋转，并产生一个与感知旋转相对应的aVOR。眼震的慢相是指向对侧，而快相则是指向兴奋的同侧。当速度存储机制放电时，这个眼震就会呈指数衰减，时间常数约为20s。

摇头后眼震。如果正常人头部在水平平面上左右旋转，速度存储机制在两边都是相等的。不发生旋转性眼震，因为存储的速度在任何一边都

第七篇 前庭疾病

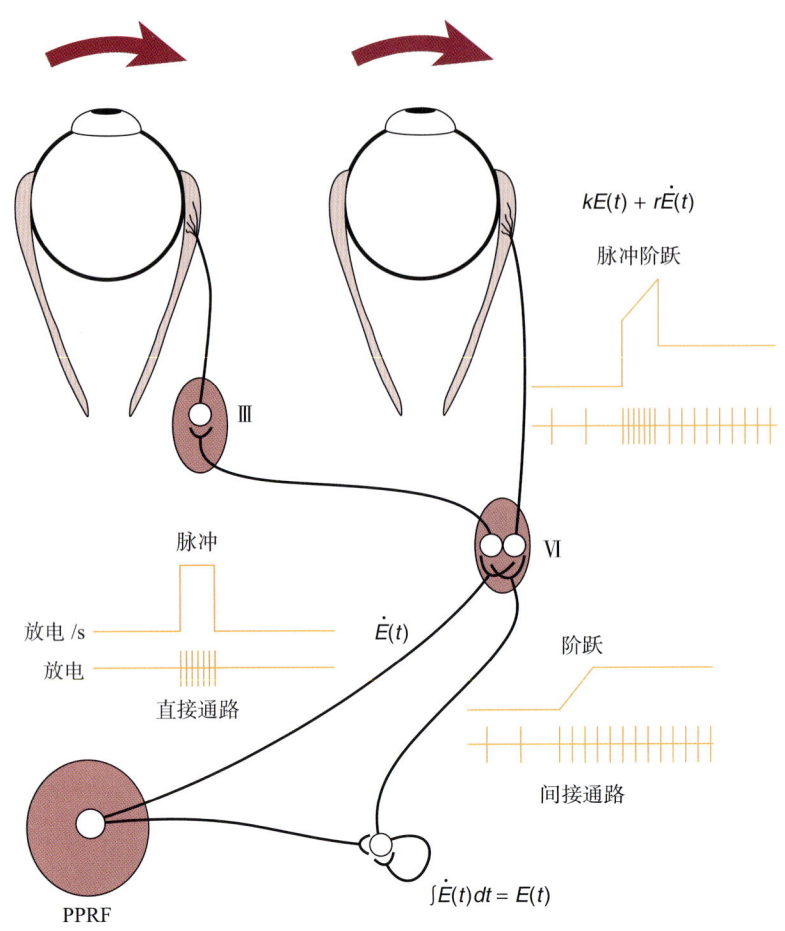

▲ 图 36-26 扫视的运动指令起源于桥旁网状结构（PPRF），它是一种神经冲动脉冲，这种活动以脉冲的形式通过一条路径直接传输到眼部运动核。脉冲也被整合到神经一系列放电中，并沿间接路径传送到眼部运动核。因此，最终的运动信号是一个脉冲系列放电的组合，这是眼肌的动力学所需要的

以相同的速率衰减。然而，在单侧前庭功能减退的受试者中，摇头后却发生了[93]。在临床摇头测试中，检查者使受试者的头部被动地以频率为 1～2Hz，周期为 10～20 次的水平旋转。一旦旋转停止，眼睛置于 Frenzel 镜下观察，以防止视觉固视抑制眼震。当头部从被损伤的一侧向完好的一侧摇动时，净兴奋性刺激被速度存储机制储存起来。事实上，净兴奋比正常人要大，因为没有任何抑制信号来自于受损侧的迷路。当转头向受损侧旋转时，这一侧就没有兴奋性刺激，只有一个很小的抑制性刺激从完整的迷路中发出。在反复摇头的多次循环之后，速度存储机制中出现了明显的不对称性，使得受试者产生错觉，以为仍在持续向健侧方向旋转。因此，当头部停止转动时，眼震就像预期的那样，继续旋转到健康的

一侧：慢相朝向损伤的一侧，而快相则朝向完整的一侧。这一模式甚至可能在几秒钟后发生逆转，大概是因为受速度存储影响的神经元适应了基本放电速率的长期改变。

摇头试验提供了另一种非常有用的方法，可以将迷路的损伤定侧，这是对双温试验和甩头试验的一种补充。如前所述，双温试验测量的是一个孤立的半规管在相对较低的频率下的功能。甩头试验使用快速、简单的旋转频率，在 3～5Hz 的范围内。而摇头试验可提供迷路在 1～2Hz 的功能的信息，补充其他两个测试中得不到的信息。

Alexander 定律。 脑干的整合中枢也表现出前庭病理学的特征。在单侧前庭功能丧失的急性期，整合器变得功能低下或"有漏洞"，在某种程度上，这可能是大脑的一种适应性策略，以减

第36章 应用前庭生理学原则

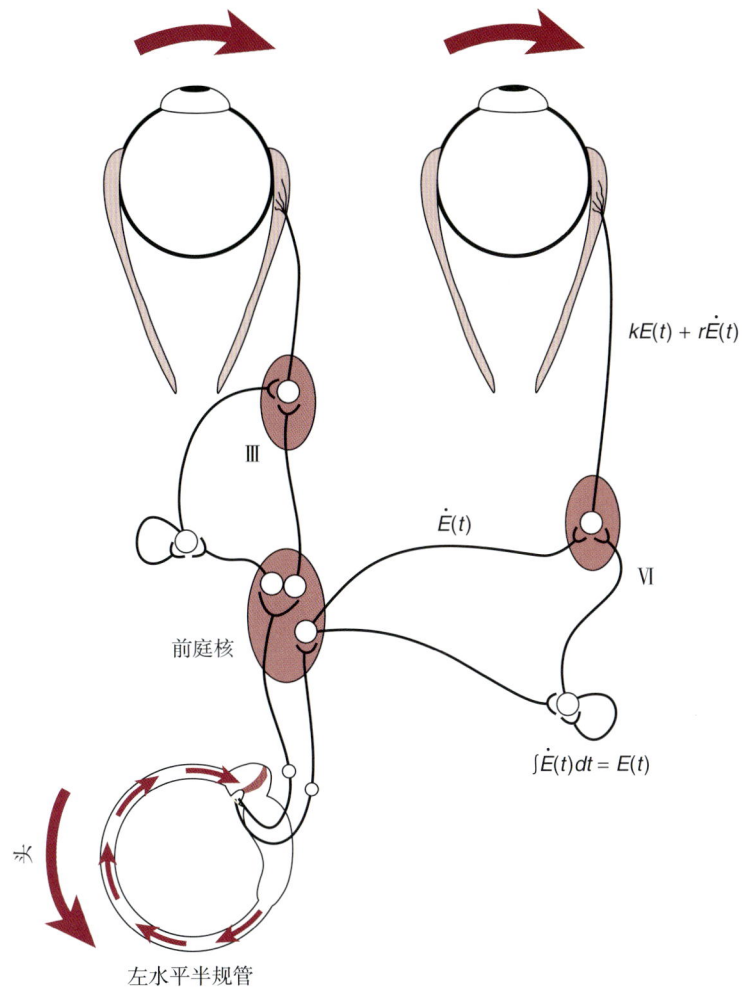

▲ 图 36-27 来自半规管的信号也通过直接和间接的途径到达动眼核团

图 36-15 详细描述了水平前庭眼反射的直接兴奋途径。间接途径通过速度—位置整合器提供最终的眼球运动信号，其分量与眼球位置成比例

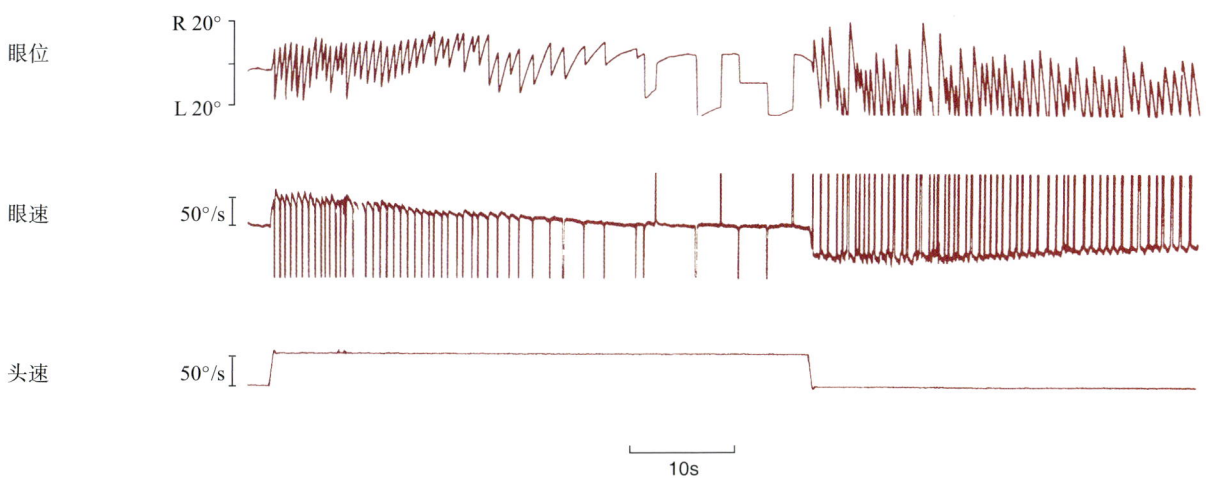

▲ 图 36-28 当头部速度达到 50°/s 时，猴子的旋转前和旋转后产生的眼震

当椅子继续以 50°/s 的匀速旋转时，最初的眼震衰减的速度比预测的壶腹嵴帽时间常数要慢。当椅子转动停止后，眼震再次出现，但方向相反。眼震后的衰减也比预期的要慢。旋转后眼震延长是速度储存机制的表现（改编自 Cannon SC, Robinson DA: Loss of the neural integrator of the oculomotor system from brain stem lesions in monkey. *J Neurophysiol* 1987;57:1383.）

少眼震。正如我们已经看到的，前庭信号的整合增加了对眼外肌肉的驱动，使眼睛朝着慢相的方向移动。通过关闭整合器，大脑可以降低眼震的慢相速度。然而，由于整合中枢是由其他的眼球运动系统共享的，包括扫视系统，当整合器存在漏洞时，使眼睛保持在眼眶偏心位置的能力就会受损。结果，眼睛倾向于回到眼眶的中心位置（图 36-29）。这个向心漂移对观察到的眼震有重要的影响。当眼睛注视着眼震的快相时，由于前庭不平衡而导致的"遗漏"的漂移增加了慢相速度，因此，眼震的慢相速度增加了。然而，当眼睛朝慢相的方向看时，由于前庭不平衡而导致的向心速度减慢，而眼震则会减少或消失。这一观察结果被称为 Alexander 定律[94]。尽管偶尔会出现在中枢性病变中，但周围性眼震通常会服从 Alexander 定律，使其成为一种重要的神经耳科学检查发现，可以鉴别中枢性或者周围性眼震。

转椅试验。在转椅试验的结果中也可以看到神经整合和速度存储的功能紊乱，转椅试验可包括恒定速度旋转或正弦谐波振荡的两个步骤，通常从 0.01～0.6Hz。速度可以通过突然开始从零速度加速到一个方向上的恒定速度（图 36-8，中）。或者，在另一个方向长时间的恒速旋转后，可以通过制动椅子来获得等效的刺激。水平半规管的内淋巴和壶腹嵴倾向于保持在椅子移动的方向上，这样刺激就相当于产生一个与椅子转动方向相反的速度阶跃。在单侧迷路功能丧失的情况下，与健侧迷路的速度平台相比，患侧迷路旋转后的眼震的幅度可能较低。然而，在完成代偿的单侧功能丧失的受试者中，眼震的衰减可能是无法检测到的，正如在原则 6 中所解释的那样，旋转椅测试中所涉及的相对较低的频率和加速度可能不会引起太多的兴奋 - 抑制不对称。相反，唯一的异常可能是旋转后眼震的时间常数缩短。继发于外周前庭功能丧失后，脑干速度储存机制的损伤，缩短了这一时间常数。对于双侧迷路功能丧失，眼震对旋转试验的反应，可能会表现出增益和时间常数都减少。

对单侧迷路功能受损的实验对象进行正弦旋转椅测试，当头部旋转到损伤的一侧时，VOR（眼速度 / 头部速度的比值，见附录）的增益可能会更低。然而，更常见的是，增益将是双侧降低的，甚至是正常的，特别是当个体单侧迷路功能损失已完成代偿时。然而，通常在低频率的情况下，VOR 的相位相对于头部速度来说仍然是提前的[95]。同样，这反映了半规管在产生低频头部速度编码的响应（见附录）方面存在局限性。这些局限性可通过速度存储和神经整合而减轻，当速度存储和整合由于周围前庭功能的丧失而被扰乱时，这些局限性就会显现出来。

（十）原则 10：椭圆囊感觉头部倾斜和平移，但是单侧椭圆囊功能丧失时大脑认为头部向另一侧倾斜。

1. 解剖和生理基础

椭圆囊可以感知与它曲面某些部分相切的线性加速度。大部分椭圆囊约在水平半规管的平面上，尽管它的上端向上弯曲。因此，在水平平面上的线性加速度——即前后或侧向加速度——对于椭圆囊的基础放电频率有最佳调节作用。椭圆

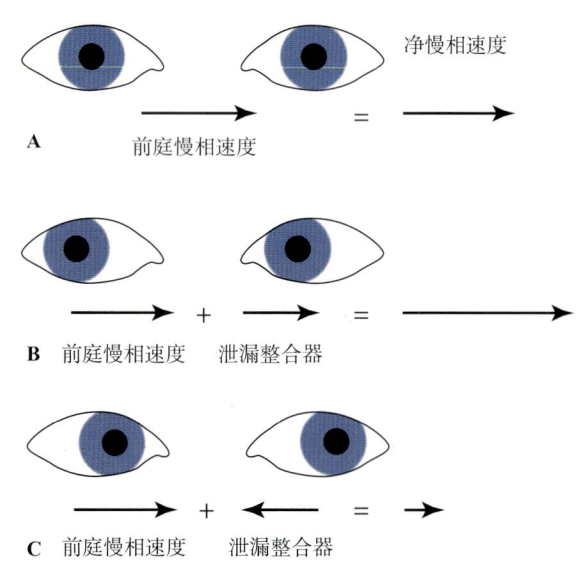

▲ 图 36-29 Alexander 定律

在一例急性左侧前庭功能减退的病例中显示了 SPV 和泄漏整合器（Int.）的相互作用。在原位凝视（A）中，可以看到前庭诱发的眼震慢相。当注视的方向朝向眼震快相时（右，B），泄漏整合器导致眼睛向左漂移。这种漂移增加了前庭慢相信号，使得净慢相速度增加。当注视朝向慢相（左，C）时，泄漏整合器导致眼睛向右漂移。这种漂移从前庭慢相信号中减去，净慢相速度就降低

囊中的毛细胞呈极化状态，面对微纹的纤毛束偏转使毛细胞兴奋，远离微纹的偏转则抑制它们。由于纤毛束的方向在胞体表面是不同的，器官对给定线性加速度的整体反应模式可能相当复杂（图 36-7）。在不同方向上的线性加速度可能会激活在椭圆囊中产生独特的活动组合，一些区域会被激活，而另一些区域则会被抑制。这些集合反应可以编码头部加速度的方向[17]。

在正常的前庭刺激条件下，不发生椭圆囊的兴奋或抑制。因此，预测大脑在病理条件下所感知到整个椭圆囊刺激，并不像半规管那样简单，因为半规管的毛细胞都是在同一个方向上极化的。然而，在猫[96]和猴子[97]上的研究表明，在椭圆囊内侧传入神经有 3∶1 的优势，它对由身体同侧倾斜产生的加速度很敏感。因此，当耳石器向一侧净加速时，大脑认为同侧椭圆囊放电增加。相反地，当耳石器向对侧或健侧净加速时，大脑认为这一侧椭圆囊放电减少或丧失。

尽管如此，大脑仍然必须决定如何解释这个信号，它代表了一个耳石器向一侧净加速度。这样的加速度可以由向同侧倾斜产生，或头部向反侧平移运动产生。耳石器官毛细胞纤毛在这两种情况下受到的剪切力只有很小差异，但前庭系统会做出不同的解释和反应：如果认为倾斜，会做出适当补偿眼睛和头部的偏差，如果认为平移，则适当的反应是水平的眼球运动。

大脑是如何区分来自于椭圆囊平移和倾斜信号的，在前庭生理领域这仍然存在争论。倾斜和平移的等价性为大脑提供了一种似乎无法解决的不确定性。然而，在正常情况下，大脑能够正确地解决模棱两可的刺激源，因此，一个两耳之间的平移运动可以产生水平的眼球运动，而很少或没有滚动动作。相比之下，当同样的净加速作用于头部的倾斜运动时，眼睛会对倾斜进行适当的调整，而不会水平地运动。区别这些不同刺激的一种方法可能是基于频率内容。在耳石器官上作用的低频或静态的线性加速度可能被解释为由倾斜引起的重力加速度，而瞬时线性加速度可能被解释为线性平移[98,99]。另一种假设是，中枢神经系统将来自半规管的信息与来自耳石器官的信息整合在一起，以区分倾斜和平移，因为倾斜也可以暂时激活半规管，而平移只能激活耳石器官。为了支持这一假设，在恒河猴的实验中，半规管被堵上了，证明了在没有半规管信号的情况下，通过头部倾斜导致了眼球运动，而这种眼球运动体现的是大脑感知到了两耳间的平移运动[100]。因此，大脑似乎需要来自半规管的额外信号区分倾斜和平移。

无论大脑是使用传入椭圆囊信号的频率内容还是接受随之而来的半规管信号内容，椭圆囊传入神经一侧静态放电率的降低应被认为是头向对侧倾斜，而不是向同侧平移。从频率内容的角度来看，速率变化的静态性质将模拟头部倾斜的静态（低频）变化。从半规管信号的角度出发，回想一下，单侧迷路的功能丧失相当于对侧垂直的半规管出现了相对多余的信号，这些信号会被认为是头部向完好的一侧滚动。这是预期的半规管的信号，使头部向完整的一侧倾斜。因此，单侧椭圆囊功能的丧失被大脑解读为向相反方向的倾斜。

2. 临床意义

单独的椭圆囊神经活动损失会引出一组典型的静态反应，被称为眼倾斜反应，包括：①头部向受损一侧倾斜；②眼睛出现非共轭偏差，正常侧的瞳孔升高，损伤侧的瞳孔下降（所谓的眼偏斜）；③静态共轭平衡的眼睛，每只眼睛的上极都远离正常侧椭圆囊（图 36-30）[101]。每一个迹象都可以被理解为大脑对被感知到的头部向完整椭圆囊倾斜的补偿反应，这种感觉来自于正常侧椭圆囊相对过量的倾斜信息。眼部倾斜反应也可能发生在中枢耳石通路的中断，例如在多发性硬化中[102,103]。在周围前庭病变中全眼球倾斜反应不常被观察到，因为脑干对某些方面的补偿非常迅速。然而，耳鼻喉科医师在切除了听神经瘤或前庭神经后，偶尔会遇到术后垂直复视的主诉。通过交替地遮盖眼睛，观察每只眼睛的垂直变化，眼倾斜很快就会显现出来。

尽管在急性损伤后，完全的眼倾斜反应可能不会持续很长时间，但在随后的几周至几个月内，每只眼睛向受损侧的静态滚转可能会被检测到[104,105]。这可以用仔细的眼底摄片来显示，但

第七篇 前庭疾病

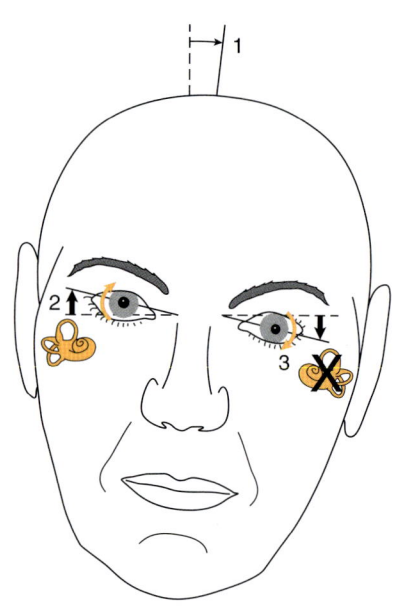

▲ 图 36-30 由于左侧椭圆囊功能丧失而引起的耳石倾斜反应包括：①头部向左倾斜；②右眼向上和左眼向下倾斜；③每只眼睛的上极向左侧转动

更实用的方法是对主观垂直视觉或主观水平视觉的测试。单侧耳石功能受损的患者，将会在黑暗的房间里不断地移动一条亮线，这样它就会偏离理想的垂直方向或水平方向，朝向受损侧。事实上，眼睛的绝对扭转偏差和垂直或水平线的角位移之间有密切的相关性[106]。在单侧前庭功能丧失后，主观垂直视觉或主观水平视觉的偏差通常会在几个月后下降，但对于严重的病变，如前庭神经切断，有些偏差会永久存在[104]。

（十一）原则 11：球囊兴奋性的突然改变引起体位张力的改变

1. 解剖和生理基础

球囊几乎是平面的，处于旁矢状面的方向。球囊毛细胞极性分布，当耳石颗粒远离微纹运动时，毛细胞可以感知兴奋，认为在前或后（沿着鼻枕轴）或上下移动。大多数来自于球囊的传入神经都有自己优先向上或向下的方向[97]。而且，只有球囊可以感知到上下的线性加速度，而鼻枕部方向加速会激活一些椭圆囊和球囊的传入神经。因此，球囊有一个独特的作用，可以感知向上或向下的加速度。

当头部在重力场中处于直立时，重力加速度（$9.8m/s^2$）不断地将球囊拉向地表。相较于球囊的上半部分，球囊下半部分的毛细胞因向下加速而兴奋，但放电率较低，对线性加速度的敏感度较低[97]。球囊上半部的传入神经会被相对向上的加速度所激发，如当头部突然下降时可能发生的，就像下落时那样。因此，在整个球囊斑上毛细胞的突然兴奋可能会被大脑理解为姿势稳定的突然丧失，就像坠落一样。适当的代偿反射将会激活躯干和四肢的伸肌，放松屈肌，恢复体位张力的反射。相应地，球囊传入神经投射的前庭细胞核外侧部分，主要形成前庭脊髓束，而椭圆囊主要投射到于前庭眼反射有关的区域[106]。

2. 临床重要性

球囊兴奋可能是 VEMP 测试的基础，即大的 click 声或纯音所引起屈肌活动的短暂减少。对耳朵足够响亮的声音刺激可以兴奋球囊传入神经[107, 108]。如前所述，预测的反射反应包括放松屈肌。肌张力收缩的屈肌在多个声音刺激的平均肌电活动显示，它是一个双相短延迟的放松电位。肌电活动可以在许多不同的屈肌肌肉中记录到，但胸锁乳突肌的反应被描述得最好[109]。由于球囊介导了正常迷路中的 VEMP 反射，所以如果 VEMP 没有反应可能表明球囊功能障碍。然而，VEMP 声刺激对中耳传导性聋（CHL）非常敏感，所以在 CHL 时，VEMP 通常是不存在的。有趣的是，面对 CHL 若 VEMP 仍然有反应，常意味着迷路的声阻抗异常低，如在前半规管裂综合征[110]或大前庭导水管综合征的患者[111]。

另一个可能与球囊活动有关的体位改变的例子是耳石危象。也被称为 Tumarkin 危象，这种猝倒常在梅尼埃病中发生，不受其他前庭症状的影响，反映了姿势控制的突然丧失[112]。目前还不清楚是什么原因导致了姿势的突然丧失，但认为与迷路积水导致的球囊突然功能丧失有关。

（十二）原则 12：正常的前庭神经系统可以根据周围迅速调整前庭神经反射，但对单侧前庭功能丧失的适应可能较缓慢，且容易失代偿

1. 解剖和生理基础

正如本章所强调的，前庭神经系统可以有效

第36章 应用前庭生理学原则

地提供典型的运动反射输出，以补偿头部的运动。然而，适合于某个环境的的典型输出可能是不适合另一个环境的。例如，注视的方向是通过先转动眼睛，然后朝向一个新的视觉目标来完成。在注视的过程中，有一段时间眼睛和头部都必须朝同一个方向移动。在此期间，必须关闭 VOR，否则，眼睛会一直停留在原始的目标上。当注视被重新定向时，VOR 增益降低，因此在次级前庭神经元上 VOR 取消是可测量的 [113, 114]。可以取消 VOR 的机制尚不清楚，但次级前庭神经元可能接收到眼睛肌肉的指令"传出副本"。通过抑制连接，这些眼球运动信号可能会减少参与 VOR 反射弧的次级前庭神经元的反应。

在其他情况下，可能需要增加 VOR 增益。例如，当眼睛观察靠近鼻子的目标时，它们必须旋转一个比头部转动更大的角度以盯住靶标。事实上，当头部旋转使一只眼睛靠近目标，并使另一只眼睛远离它时，每只眼睛都需要一个不同的 VOR 增益值。Viirre 及同事 [115] 发现，在这些苛刻的条件下，VOR 可以根据需要将视靶稳定在视网膜上，这发生在头部运动刚开始的 10～20ms 以内，快到不能用视觉反馈纠正 VOR 来解释。这些研究人员认为，耳石与半规管信号的相互作用可以提供给视觉系统，可以不断地更新空间中视觉目标的位置，从而调整每只眼睛的 VOR 增益。

前庭神经反射的其他背景变化发生得更慢，例当有人开始戴眼镜时，就需要根据视觉放大的变化来调整 VOR 增益。前庭反射作为一种运动学习的形式，其长期变化很大程度上取决于小脑，特别是小脑的绒球小结叶。小脑的基本连接与 VOR 反射弧有关，如图 36-31 所示。小脑皮质的输出来自于浦肯野细胞，它对前庭神经的目标神经元有抑制作用。浦肯野细胞有两种截然不同的激活模式：简单的放电速率较高，由许多平行纤维的输入触发。这些平行的纤维由颗粒细胞产生，而颗粒细胞又会接收来自苔藓纤维的输入。后者传达了各种各样的运动和感觉信号。来自许多平行纤维的输入，每一个都有微弱的神经突触连接到浦肯野细胞，导致了来自浦肯野细胞简单尖峰脉冲的高强度输出。相反的，下橄榄核发出的攀

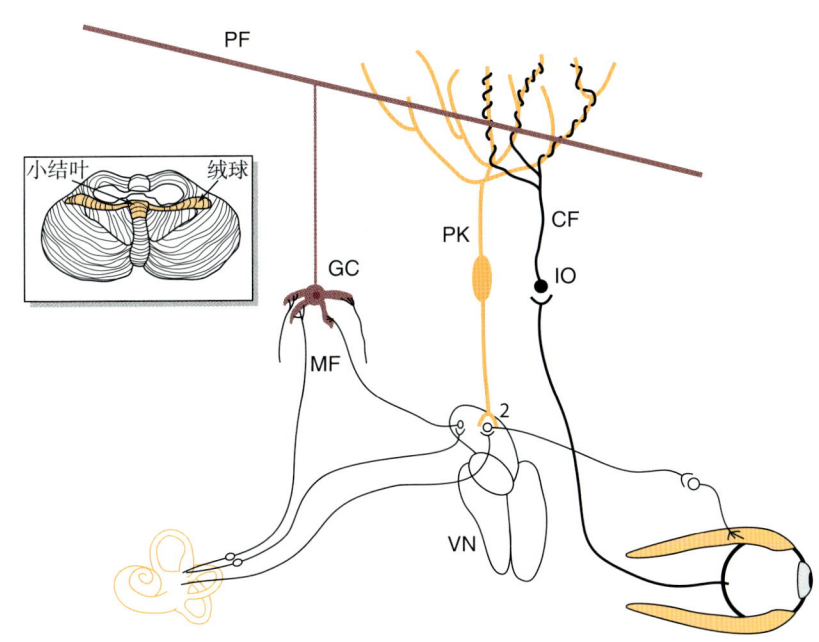

▲ 图 36-31 参与调节前庭眼反射（VOR）的小脑通路

来自初级前庭传入的信号和来自次级前庭神经元（VN）的信号由苔藓纤维（MF）输入到小脑颗粒细胞（GC）。起源于这些突触的平行纤维（PF）与浦肯野细胞（PK）有微弱的联系，导致浦肯野细胞向控制 VOR 的次级前庭神经元产生高强度的单峰值抑制输出。来自下橄榄（IO）的攀爬纤维（CF）传入携带着视网膜滑动等感觉运动错误信息。攀爬纤维在浦肯野细胞上形成广泛而强烈的突触；攀爬纤维的活动导致浦肯野细胞中复杂的放电，这可以改变平行纤维突触对浦肯野细胞的效能——这是一种学习的形式

第七篇 前庭疾病

爬纤维携带着感觉运动的错误信号——例如，视网膜滑动的信号。每一个攀爬纤维都与浦肯野细胞的树突形成无数的突触，这样一来，一个攀爬纤维就会对浦肯野细胞产生强烈的影响，产生低频率的复杂放电。在小脑学习的经典模型中，重复性和同步激活的攀爬纤维和平行纤维输入导致平行纤维逐渐降低与浦肯野细胞的突触联系，即所谓的长期抑制[116]。在 VOR 的背景下，削弱了平行纤维的输入，可以减少浦肯野细胞对二级前庭神经元的抑制。当需要修正由攀爬纤维携带的错误信号时，VOR 增益会增加。在小脑中学习过程中，可能要比这复杂得多，在多个突触上发生变化。重要的一点是，像视网膜滑动这样的错误信号可能是驱动运动学习的必要条件，而运动学习是前庭系统的一些代偿性变化的基础。这一现象是许多物理治疗干预单侧前庭功能丧失的基础。

在单侧前庭神经功能丧失（如迷路切除术）后，在前庭神经的放电率上出现了严重的不平衡，同侧的大多数二级神经元进入静默状态[116-125]。这种静态不平衡导致了先前描述的眼震和眼部倾斜反应，这种不平衡在豚鼠的迷路切除术后的 1 周内得到纠正[122]，猴子在 3 周内得到纠正[126]。在次级前庭神经系统中静态代偿一部分是内在的[127]。另一方面，在中枢神经系统的其他部分如脊髓[128]或下橄榄[129]，会引起暂时性的失代偿，以及静态不平衡症状的复发。根据观察可以得到两点：第一，前庭失衡可以逐渐静态代偿，但需要数周时间；第二，这个代偿可被后期中枢神经系统的其他改变扰乱，静态平衡再次被打破导致症状复发。值得注意的是，尽管静态的中枢前庭不平衡恢复了，但对头部运动的动态反应不对称性仍然存在，在单侧前庭功能丧失后，这种不对称在某种程度上是永久性的。原则 6 中讨论的 HTT 就是一个例子。

2. 临床意义

随着时间的推移，前庭神经的代偿需要一个稳定的（尽管减少）的周围前庭功能。补偿机制也必须有感官错误信号，它们感知和处理这些信号的能力不能被破坏，这些要求有三个重要的临床结果。

前庭功能的静态丧失可以得到代偿，但波动性损失则不能。 前庭神经系统缓慢地适应单侧功能的丧失，而在中枢神经系统的其他部位发生变化，或者前庭功能的进一步变化，会导致失代偿，这与观察结果有重要的临床相关性。导致周围前庭功能静态、稳定丧失的疾病状态通常比在几分钟到几小时内波动的损失要轻得多。当固定的单侧前庭功能丧失时，如迷路切除或前庭神经切除术或病毒性迷路炎，患者通常会有几天的眩晕和眼震。大多数具有正常对侧功能的患者在 1~2 周内对单侧损失完成补偿[130]。自发性眼震在几天内消退，虽然摇头引起的眼震可能会持续更长时间（原则 9），如果受损侧没有恢复，突然快速的旋转头部朝向受损侧，VOR 常会出现异常（原则 6）。在急性单侧丧失功能后的 2 周内，大多数患者在休息时不再有眩晕感，他们可以行走，尽管他们可能需要帮助。1 个月后，大多数人都可以独立行走，恢复正常的日常活动。

与永久性、全部、单侧前庭功能丧失后相对良性且可预测的预后相反的是，梅尼埃病和 BPPV 典型的功能波动会引起强烈的眩晕和眼震。这些紊乱会导致周围前庭功能的波动，数分钟到数小时不等。在这个时间框架内，大脑不能在外周前庭功能恢复正常之前，完成它的代偿工作，代偿机制实际就像面对"移动目标"。

可能前庭神经功能丧失导致的最轻的症状发生于缓慢生长的前庭神经鞘瘤。当前庭神经被慢慢渗入或压缩时，大脑就会以不知不觉的方式代偿功能的逐渐丧失，而患者在快速转向肿瘤一侧时，可能没有任何症状，这是一种自然的相当于 HTT 的感觉。周围前庭功能丧失的患者术后可能轻微眩晕，而那些在去除肿瘤切除前庭神经前尚保存前庭功能的患者，经常会出现严重的眩晕、眼震和眼倾斜反应[130]。

对稳定和波动性损伤典型反应之间的差异，是破坏性方法如鼓室内注射庆大霉素、前庭神经切除术和迷路切除术等治疗难治性梅尼埃病的基本原理。在经过最初的代偿期后，以前经常出现眩晕症的患者通常有相对较少和可耐受的前庭症状，只要对侧功能完好和稳定（见 Blakley 评价[131]）。

稳定和波动损失之间的差异也具有重要诊断价值。因为稳定的前庭神经功能损失通常不会引起持续的眩晕，反复出现的眩晕应该被看作是前庭功能进一步波动的标志。这种波动可能是由于重新激活了一种静止的疾病过程，例如梅尼埃病，或者它可能预示着一个新的迷路问题出现。一个比较常见的例子是，在先前患有前庭神经炎的患者中，有 15%～30% 的患者出现了 PC-BPPV[132, 133]。正如原则 7 的临床意义所指出的，前庭神经炎通常累及前庭上神经和它的末端器官，一般不累及前庭下神经支配的球囊和后半规管。有人认为，对迷路的损伤会导致椭圆囊耳石的脱落，耳石落入后半规管中，表现出后半规管的 BPPV。典型的后半规管 BPPV 在前庭神经炎发作后几个月后仍然可以出现。

抑制药物对前庭神经代偿的影响。 患有单侧前庭功能减退急性综合征的患者通常会给予药物来缓解他们的痛苦症状，苯二氮䓬类药物（如地西泮）、抗胆碱药物（如敏克静）和镇吐药（如异丙嗪）。尽管这些药物对于缓解这些令人痛苦的症状是有用的，但如果持续太久，它们可能会对前庭神经的代偿产生反作用。回想一下，中枢代偿是由错误信号驱动的，如当 VOR 失败时，前庭信号和视觉信号不匹配。一旦静态症状减轻，这些感觉不匹配会导致患者在开始运动时出现眩晕感。持续使用药物来抑制这种眩晕，会延长甚至抑制前庭神经中枢的代偿。Peppard[134] 研究药物对猫单侧迷路切除术后前庭代偿的影响，发现常用前庭症状抑制药地西泮、东莨菪碱和茶苯海明可能阻碍代偿的速度和程度。敏克静可能也有类似的影响。相反，兴奋剂（安非他命）和一般止吐剂（曲美苄胺）的组合对促进前庭代偿有益，也许是因为活动的增加使头部活动增加，对系统提出挑战而推动了代偿。

前庭康复的基础。 人们已经建立了各种各样的康复方案，其原理是，前庭代偿是由感觉不匹配引起，特别是在视觉和前庭系统之间。这些不匹配不仅会导致残留的前庭反射增加，还会在其他运动系统中产生代偿性的改变，以取代失去的

前庭功能。例如眼球运动和姿势反应的中心预编程序，颈眼反射的增强，以及眼球扫视运动的调整。对失去的前庭神经信号视觉和本体感觉信号感觉的替代，也可能有助于整体的代偿[135]。

尽管对前庭神经康复的对照研究很难进行，但前庭康复通常能改善固定前庭功能损失患者的主观平衡感，还可以改善平衡测试的客观表现，并让患者恢复他们的日常活动[136-138]。

二、附录

实验和临床前庭测试通常使用不同频率的正弦谐波头部旋转作为刺激，报道结果包括 VOR 增益、相位和时间常数。这些术语描述了系统的频率响应，这个概念对于任何在立体声系统上使用过图形均衡器的人来说都很熟悉（图 36-32A）。设置滑块确定传入信号对每个频带的衰减程度。结果输出可以用 Bode 图进行图形化描述（图 36-32B）。如图 36-32 所示，均衡器设置为低通滤波器，其允许通过低频但衰减高频。以下的分析目的是推导出半规管 Bode 图的频率响应。

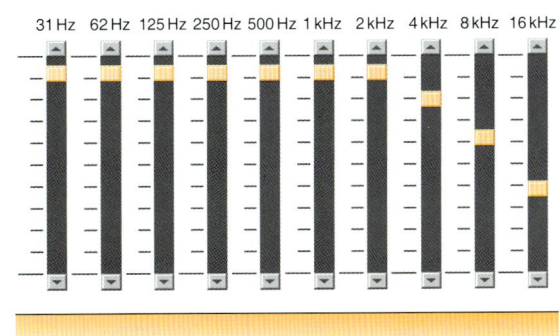

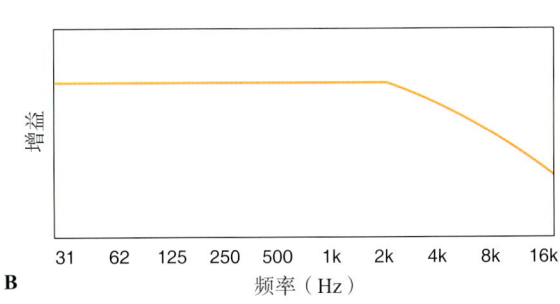

▲ 图 36-32 A. 图形均衡器提供了一种跨频率设置信号强度（增益）的方法；B. 解析表达式是 Bode 增益图

公式 36-8 描述了壶腹帽的运动，可以写成下式。

$$\ddot{\Theta}(t) = \ddot{H}(t) - \frac{B}{I}\dot{\Theta}(t) - \frac{K}{I}\Theta(t) \quad [公式\ 36\text{-}13]$$

这个微分方程表示为时间的函数，或者说是时域的函数。虽然它可以作为时间函数来求解，但我们的主要兴趣是确定这个系统频率的依赖性。因此，将该方程转换为频域是有意义的。法国数学家 Pierre-Simon Laplace（1749—1827）提出了一种将时域微分方程变换为频域代数方程的方法。后者更容易解决，一旦得到了解决方案，如果需要可以使用表查找时域等价物。然而，Laplace 技术的优点是，它能立即以频域传递函数形式给出系统的频率响应。传递函数是听觉系统和前庭系统研究的基础，它描述了系统在不同频率下的输入输出特性。

Laplace 变换如下。

$$f(s) = L\{F(t)\} = \int_0^\infty e^{-st} F(t)dt, \text{ where } s = \sigma + j\omega \quad [公式\ 36\text{-}14]$$

Laplace 变换本质上是用复指数把时间变化的信号转换成频率变化的信号。这是可行的，因为大多数自然信号可以被表示为一些具有指数增长或衰减和正弦振荡的函数的组合。方程的形式 $F(t) = Ae^{\sigma t}$ 描述指数增长或衰减。这些表单的 $F(t) = Ae^{j\omega t}$ 描述正弦振动，这是因为下式。

$$Ae^{j\omega t} = A(\cos\omega t + j\sin\omega t) \quad [公式\ 36\text{-}15]$$

因此，复指数表达式 $e^{-(\sigma+j\omega)t}$ 包含大多数信号。Laplace 变换的下列两个特点使它在将微分方程转化为代数方程时具有实用价值。如果 $L\{Y(t)\} = y(s)$，那么得出下式。

$$L\{\dot{Y}(t)\} = sy(s) - Y(0) \quad [公式\ 36\text{-}16]$$

也就是说，导数的 Laplace 变换只是函数的 Laplace 变换减去函数在 0 时刻的函数值。时刻 0 的值通常是 0。因此，在时域中微分变成了在频域中乘以 s。

$$L\{\int Y(t)dt\} = \frac{y(s)}{s} \quad [公式\ 36\text{-}17]$$

也就是说，一个积分的 Laplace 变换就是这个函数除以 s 的 Laplace 变换，所以时域的积分变成了在频域的除以 s。

利用这些特征，公式 36-13 现在可以在频域中写出以下公式。

$$s^2\Theta(s) = s\dot{H}(s) - s\frac{B}{I}\Theta(s) - \frac{K}{I}\Theta(s) \quad [公式\ 36\text{-}18]$$

或者为以下公式。

$$\frac{\Theta(s)}{\dot{H}s} = \frac{s}{s^2 + s\frac{B}{I} + \frac{K}{I}} = \frac{1}{K} \times \frac{s}{\frac{1}{K}s^2 + \frac{B}{K}s + 1} \quad [公式\ 36\text{-}19]$$

结合不同的常数得到下式。

$$\frac{\Theta(s)}{\dot{H}s} = \frac{\tau_1\tau_2 s}{(\tau_1 s + 1)(\tau_2 s + 1)} \quad [公式\ 36\text{-}20]$$

在 $\tau_1\tau_2 = 1/K$ 和 $\tau_1 + \tau_2 = B/K$。这些时间常数的值已经被估计为 $\tau_1 \approx 0.006s$ 和 $\tau_2 \approx 13s^{[82]}$。

注意，公式 36-20 给出了内淋巴运动（输出）和头速度（输入）之间的理想关系。这种输入输出关系就是半规管的传递函数。该传递函数的频率响应由标准工程数学得到，如图 36-33 所示。这幅图表明，预期的内淋巴运动确实与头速度相一致，并且在 0.012～27Hz 的宽频率范围内具有恒定增益。因此，在这个频率范围内，半规管近似地编码头速度。

虽然这个范围包括大多数自然的头部运动，但应该注意的是，对于非常低频的旋转来说，半规管并不是一个特别好的头部速度编码器。例如，

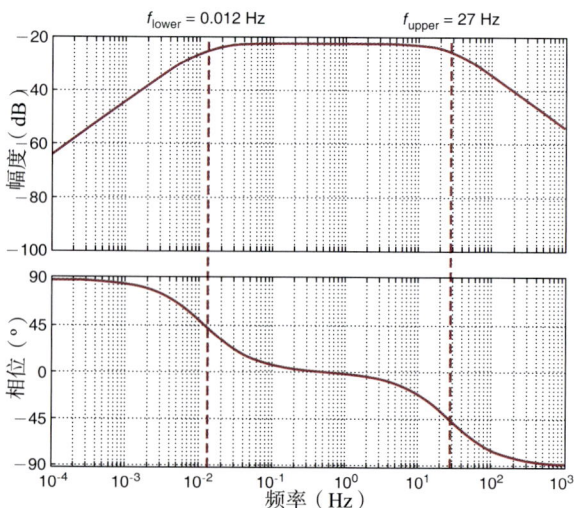

▲ 图 36-33 半规管转换函数相对于头速度的增益（上）和相位（下）图，如公式 36-20 所示。给出了上、下角频率（f）

在 0.02Hz 时慢转被感知到衰减很小（比平台期的中频增益低 1.4dB），而相移大约是 32°。这种半规管在低频时的效率是通过速度储存中心机制得到改善（原则 9）。

致谢

我们感谢 Philip Cremer 博士（Sydney，Australia）启发我们用一些基本原理来解释前庭生理学。原则 4 直接归功于他。我们也感谢 Thomas Haslwanter 博士（Linz，Austria）对手稿的评论。

推荐阅读

Aw ST, Halmagyi GM, Haslwanter T, et al: Three-dimensional vector analysis of the human vestibulo-ocular reflex in response to high acceleration head rotations. II. Responses in subjects with unilateral vestibular loss and selective semicircular canal occlusion. *J Neurophysiol* 76: 4021, 1996.

Aw ST, Todd MJ, Aw GE, et al: Benign positional nystagmus: a study of its three-dimensional spatio-temporal characteristics. *Neurology* 64: 1897, 2005.

Baloh RW, Halmagyi GM: *Disorders of the vestibular system,* New York, 1996, Oxford University Press.

Baloh RW, Honrubia V: *Clinical neurophysiology of the vestibular system,* New York, 2001, Oxford University Press.

Carey JP, Minor LB, Peng GC, et al: Changes in the three-dimensional angular vestibulo-ocular reflex following intratympanic gentamicin for Meniere's disease. *J Assoc Res Otolaryngol* 3: 430, 2002.

Crawford J: Living without a balancing mechanism. *N Engl J Med* 246: 458, 1952.

Cremer PD, Minor LB, Carey JP, et al: Eye movements in patients with superior canal dehiscence syndrome align with the abnormal canal. *Neurology* 55: 1833, 2000.

De Zeeuw CI, Yeo CH: Time and tide in cerebellar memory formation. *Curr Opin Neurobiol* 15: 667, 2005.

Fetter M, Dichgans J: Vestibular neuritis spares the inferior division of the vestibular nerve. *Brain* 119: 755, 1996.

Goldberg JM: Afferent diversity and the organization of central vestibular pathways. *Exp Brain Res* 130: 277, 2000.

Goldberg JM, Fernández C: Physiology of peripheral neurons innervating semicircular canals of the squirrel monkey I. Resting discharge and response to constant angular accelerations. *J Neurophysiol* 34: 635, 1971.

Highstein SM, Fay RR, Popper AN, editors: *The vestibular system,* New York, 2004, Springer.

Highstein SM, Rabbitt RD, Holstein GR, et al: Determinants of spatial and temporal coding by semicircular canal afferents. *J Neurophysiol* 93: 2359, 2005.

Leigh RJ, Zee DS: *The neurology of eye movements,* New York, 1999, Oxford University Press.

Murofushi T, Curthoys IS: Physiological and anatomical study of clicksensitive primary vestibular afferents in the guinea pig. *Acta Otolaryngol* 117: 66, 1997.

Robinson DA: The use of matrices in analyzing the three-dimensional behavior of the vestibulo-ocular reflex. *Biol Cybern* 46: 53, 1982.

Vibert N, Babalian A, Serafin M, et al: Plastic changes underlying vestibular compensation in the guinea-pig in isolated, in vitro whole brain preparations. *Neuroscience* 93: 413, 1999.

Welgampola MS: Evoked potential testing in neuro-otology. *Curr Opin Neurol* 21: 29, 2008.

Wilson VJ, Melvill Jones G: *Mammalian vestibular physiology,* New York, 1979, Plenum Press.

第37章 眩晕患者的评估
Evaluation of the Patient with Dizziness

Timothy E. Hullar David S. Zee Lloyd B. Minor 著
李霄飞 张道宫 译

> **要点**
> 1. 失衡可能是由于周围或中枢前庭系统的功能障碍。
> 2. 仔细询问临床病史对于确定失衡的原因至关重要，确定症状持续时间和诱发因素是关键。
> 3. 床旁检查常常为诊断提供线索，即使是在就诊时没有症状的患者。
> 4. 眼球运动的评估是体格检查的核心部分。
> 5. 定量试验必须根据特定检查对象，临床病史和床旁检查谨慎选择。
> 6. 治疗方案的确定取决于准确的诊断。
> 7. 前庭反应的适应性允许通过特定的训练来减轻长期平衡障碍。

一、背景

头晕是导致患者就医的第九大常见症状，在 65—75 岁的患者中上升至第三位，在 75 岁以上老年患者中排名第一[1,2]。头晕的症状对于患者来说很难描述，对于医生来说也很难分类。不平衡、不稳定、眩晕和头晕是用来描述患者感觉的术语。来自外周前庭神经传入、视觉系统、听觉系统、躯体感觉和本体感受受体平衡信号的评估，通常发生在患者的意识水平以下，这使得症状特别难以描述。

本章概述了一种评估头晕患者的方法，该方法建立在对前庭生理学理解基础上，使用一系列的方法进行病史记录和体格检查，从而识别特定的异常。本文首先简要介绍了前庭异常症状和体征的一些生理学和功能原理（第 36 章）。基于这些考虑，我们将介绍包括病史、体格检查和前庭功能定量测试在内的临床评估方法。最后，对前庭系统的适应能力和前庭康复的原则进行了综述。

二、前庭功能基础

（一）外周解剖和生理学

前庭感受器位于迷路，由三个近似互相垂直的半规管和两个耳石器官组成。历史上，前庭疾病的诊断主要依赖半规管功能的评估。共轭半规管大致平行排列：两个水平半规管，左侧上和右侧后半规管，右侧上和左侧后半规管。水平半规管有时称为外半规管，前半规管有时称为前半规管。每侧迷路中半规管的互相垂直几何形状使得三维旋转头部运动可以表示为每个半规管平面运动的矢量和。

当头部和半规管在空间移动时，惯性使膜迷路内的内淋巴保持静止。这会引起壶腹两侧的压力差，导致壶腹发生偏转。前庭神经的活动是前庭神经核感觉输入的主要来源，在人类中，从每侧迷路到脑干的传入神经大约有 3 万个[3]。大多数前庭神经传入神经有一个自发放电率，速度在 10～100spikes/s。当头部静止时，左右前庭外周的初级传入神经以相同的速率进行放电。在头部旋转加速度过程中，壶腹嵴的偏转导致放电速率的改变。壶腹嵴偏向的方向决定了传入的速度是快还是慢，而半规管的成对排列保证了一侧放电率的增加，另一侧则放电率的降低。例如，头部在水平面向左旋转时，左侧水平半规管传入神经放电速度较快，右侧较慢。在剧烈的头部旋转时，受抑制一侧的许多传入神经和中枢前庭神经元则完全沉默[4,5]。

头部运动具有特定的频率特征，如在走路时，头部根据步态速度在 1～2Hz 之间移动[6]。迅速回头的动作频率可高达 15Hz，不太剧烈的头部活动频率一般在 0.1Hz。在典型的头部运动范围内，壶腹嵴的运动与旋转角速度一致。在较低的频率下，壶腹嵴的运动反映了旋转的角加速度。单个传入神经纤维的放电率可根据头部加速度或速度而变化，也可能介于两者之间，这为中枢前庭神经元提供了一系列头部运动相关信号[7]。前庭神经核内的神经元通常从共轭的半规管接收双侧输入信息（来自同侧传入神经纤维的直接投射和来自对侧中央前庭神经元的连合投射），同时刺激外周传入神经纤维，从而导致同侧前庭神经核神经元放电频率增高。

（二）眼球运动

头晕的患者可能表现出特征性的眼部运动。所有的眼球运动都是为了保证最佳的视觉敏锐度（图 37-1）。扫视、跟踪和辐辏等眼球运动会改变凝视（空间中眼睛的方向），从而将感兴趣物体的图像带到或保存在视觉分辨率最高的中央凹处。眼睛扫视将图像带到中央凹上，而追踪则将在视野内移动的图像保持在中央凹上，辐辏运动是在头部运动或物体运动时，会使眼睛向相反的方向运动，将图像在头部运动或物体移动时都能将其置于中央凹中（表 37-1）。

如果图像在视网膜上以 2～3°/s 的速度滑动，视敏度就会下降[8]。反射性眼球运动通过旋转眼睛来保持视网膜上的视觉目标稳定，从而起到防止视敏度下降的作用。这些眼球运动包括一个慢相，即眼睛注视目标的运动和一个快相，即眼睛达到其旋转极限后回位的运动。这些运动通常由临床医生根据快相的方向来描述，尽管慢相的方向实际上与生理学更相关。视动性眼球运动是移动的视野在视网膜上的反射性反应，就像在缓慢的头部旋转时发生的一样。眼睛自然地跟随视野的移动来稳定视觉靶标。前庭眼反射（VOR）在较短的头部运动过程中负责维持双眼屈光和稳定双眼中央凹图像。VOR 通常是由它的增益来量化的，也就是眼球运动与头部运动的比率。

VOR 有两种类型：角 VOR 和线性 VOR[9]。角 VOR 是通过激活半规管启动的。半规管与三对眼外肌[10]的牵拉方向一致，激活一个半规管，如良性阵发性位置性眩晕或前半规管裂，导致眼睛围绕与半规管所在平面一致的轴线运动（图 37-2）。

线性 VOR 由耳石器传入驱动，根据眼动反应分为两类（图 37-3）。头部侧向倾斜会产生眼反转，这是眼球在视线上的扭转运动。眼睛的扭转偏差并不能完全补偿头部的倾斜，尤其是与垂直方向偏差较大时。例如，对于 60°～75° 的静态头部倾斜，眼睛的转动只有 6°～8°[11]。头部直线运动产生平移 VOR，维持双目注视点。耳石器传入信号仅仅是线性加速度，不能区分倾斜和平移。来自半规管的信息负责让大脑决定发生了哪些动作，从而决定适当的代偿性眼球运动[12]。

（三）头部运动

与移动每只眼睛的 6 块肌肉相对简单的任务相比，移动脖子的 20 块肌肉必须与头部的巨大惯性以及伸展反射和肌肉共收缩的效果相抗衡。这个问题甚至更加复杂，因为躯干和下肢都与保持姿势和直立有关。两种反射对稳定头部很重要，即前庭颈反射支配颈部肌肉对前庭输入的反射[13]和颈颈反射支配颈部肌肉对拉伸感受器的反射[14]。颈颈反射是由颈部本体感觉引起头对体旋转过程中眼球代偿性运动构成。它对健康人群的注视稳定性贡献甚微，尽管在失去迷路功能时候，它可能会变得更重要[15,16]。对丧失前庭功能患者头部运动的研究表明，头部稳定性可以通过头颈肌肉的力学特性来实现，而不是通过神经反射来实现[17,18]。

眼睛和头部运动的联合用于获取和跟踪感兴趣的目标，并在身体受到扰动时稳定注视。眼-

第七篇 前庭疾病

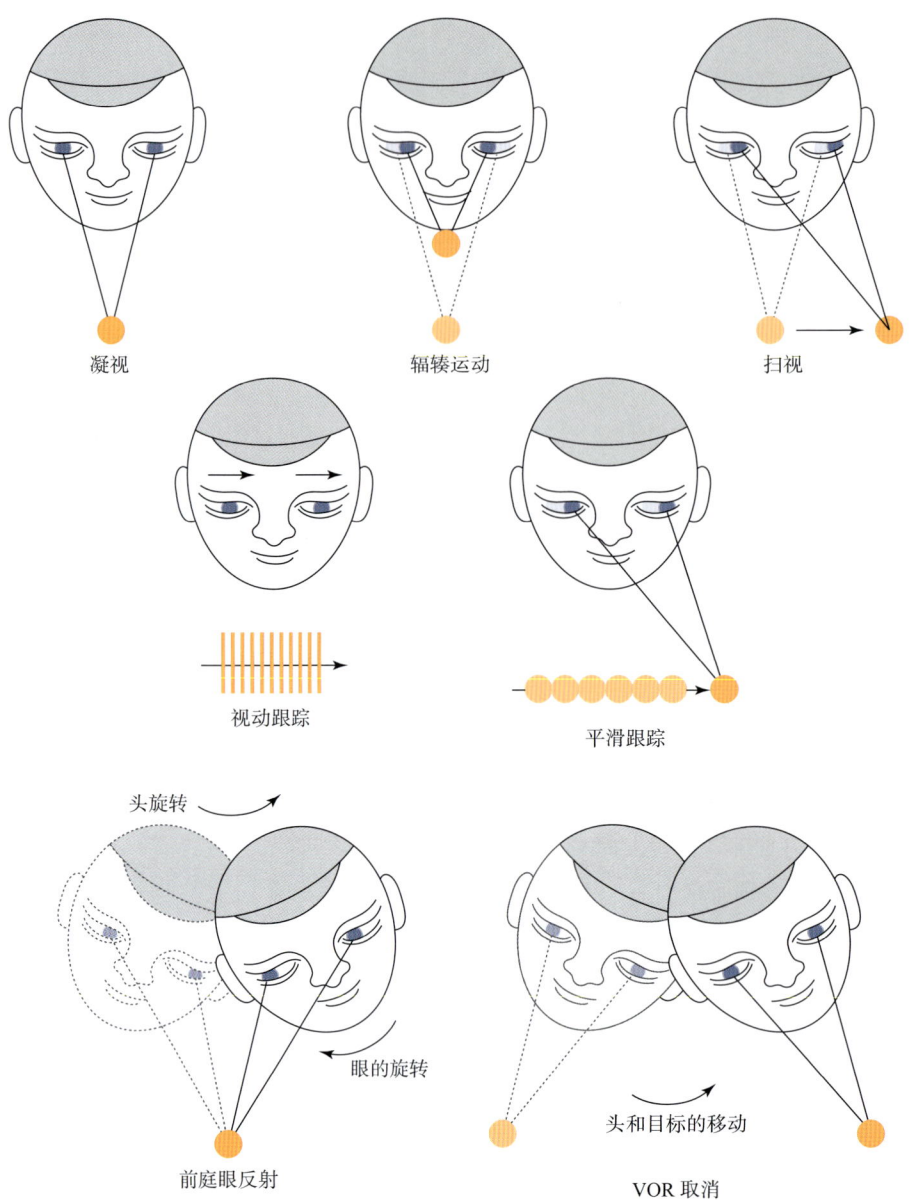

▲ 图 37-1 眼动的功能分类示意图

眼动控制的神经生理学基础研究和眼动障碍的临床研究已通过识别功能上不同的子系统而得到加强。研究显示了七种眼球运动

表 37-1 人类眼球运动的功能分类

眼睛运动类型	主要作用
固视	保持中央凹上静止物体的图像
前庭	在短暂的头部旋转期间,保持视网膜上所见图像的稳定
视动	在持续的头部旋转过程中,保持视网膜上所见图像的稳定
平滑跟踪	保持一个移动目标的图像在中央凹上
眼震	眼睛的代偿性慢相和快相复位运动的重复;在快速的阶段,注视朝向迎面而来的视觉场景
扫视	将感兴趣的物体的图像带到中央凹
辐辏运动	使眼睛向相反的方向移动,使单个物体的图像同时放在两个中央凹上

第37章 眩晕患者的评估

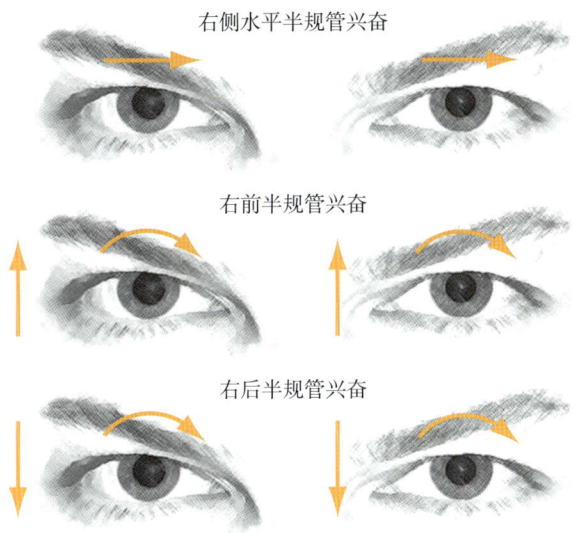

▲ 图 37-2 每个半规管与眼球运动的关系

每个半规管的激活会导致相应的眼球运动。水平半规管在水平面被头部旋转激活，而单纯的后半规管激活可在良性位置性眩晕中看到；单纯的前半规管激活可见于前半规管裂综合征。所有箭代表慢相眼球运动方向；快相眼球运动为相反的方向（引自 Hullar TE, Minor LB: The neurotologic examination. In Jackler RK, Brackmann DE, editors: *Neurotology*, ed 2, St Louis, 2004, Mosby, pp 215-277.）

头的随意运动在本质上可以被认为是扫视或跟踪。在小角度的眼－头扫视（<30°）时，视线的转移可以通过内部扫视命令与 VOR 的叠加来实现[18]。对于较大角度的眼－头扫视（>40°），VOR 似乎被"关闭"或"断开"。然而，由头部运动引起的前庭信号仍然可用，因此可以实现准确的注视变化[19]。在平滑眼－头跟踪过程中，可能会有多个机制参与，覆盖 VOR，使视线平稳跟随移动目标。有证据表明，一个内部平滑追踪信号部分抵消了 VOR，另外一个机制可能是在这种眼－头跟踪过程中 VOR 的活动减少或部分抑制[20, 21]。引起平滑跟踪障碍的疾病，常常（但并非总是如此）也会导致平滑、联合的眼－头跟踪障碍[22]。另一方面，丧失前庭功能的患者，往往表现为眼球－头部联合跟踪优于视觉追踪[21]。

（四）姿势

姿势控制的目的是在不同体位和活动的稳定极限范围内保持摆动。前后摇摆极限大约为倾斜 12.5°。稳定性的侧向极限取决于受试者相对

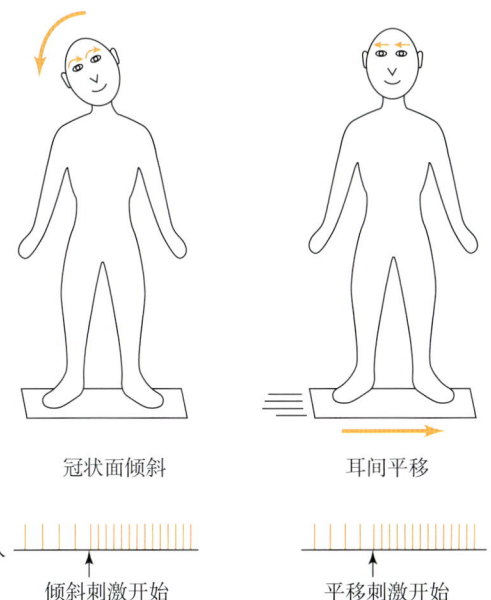

▲ 图 37-3 耳石感受线性加速度

头部相对于重力方向的倾斜（滚动倾斜）和线性平移运动（双耳平移）都可以引起相同的耳石传入放电。但是这两种头部运动引起的眼球代偿性运动有很大差异（引自 Minor LB: Physiological principles of vestibular function on earth and in space. Otolaryngol Head Neck Surg 1998;118:54.）

于两足间距的高度。对于一个身高 70 英寸，两脚相距 4 英寸的人来说，在保持稳定的同时，最大的侧向摇摆度大约是 16°。

对扰动（支撑面或身体的运动）的姿势反应体现在脚踝和臀部的离散模式。任何模式都取决于支撑面的结构和相对于稳定性极限的重心位置。踝关节策略是围绕踝关节移动身体，当重心移动缓慢且在稳定范围内，以及当支撑面长于足部且足够结实以抵抗踝关节周围的扭力时，该策略是有效的。当无法在踝关节周围施加足够的扭矩时，健康受试者会采用髋关节策略，该策略包括通过在围绕髋关节反向移动腿和躯干，在支撑面上施加水平剪切力。当重心快速移动或接近稳定性极限时，髋关节策略也是有效的。

（五）脑干和小脑的贡献

在旋转加速度作用下，半规管壶腹嵴以一个时间常数向原位置（中间位置）返回，即为到达中间位置 63% 的时间，大概为 6s；然而，由于

速度存储过程的影响，正常人的眼球运动逐渐消失的时间接近 15s [23]。负责这一过程的神经中枢位于脑干，负责提高半规管信号的准确性，半规管信号编码头部旋转，以确定前庭眼反射对重力的反应方向 [12]。在急性单侧前庭功能丧失的病例中，速度存储（暂时）丢失，并且在长时间内仍会处于低下水平。

神经整合器是另一种脑干机制，对眼球的正常运动至关重要 [24]。由于眼眶组织的弹性恢复力，脑干神经整合中枢可以对眼外肌产生一种稳定的控制眼球偏心的指令，而不是让眼球漂移回中立的注视位置。为了使 VOR 具有与头部旋转相对应的相位（时序）关系，适当功能的神经整合也是必要的。神经整合中枢在急性单侧去传入时不能适当地保持注视。

小脑在即时和长期的自适应眼球运动控制中起着重要的作用 [25]。小叶病变破坏了平滑追踪和 VOR 消除功能，正常情况下，这两种功能使得眼睛可以随着头部旋转跟随目标移动 [26]。小叶病变可引起水平凝视性眼震、下跳眼震、回弹眼震、VOR 振幅（增益）增加或减少、扫视漂移或滑移。

前庭小脑对于确保眼睛在平行于头部平面上旋转也很重要，这样才能在视网膜上适当地稳定图像 [27]。背侧蚓核和下顶核是控制扫视幅度和平滑跟踪的重要部位；该处病变产生扫视不准确（辨距不良），并损害对扫视准确性进行长期适应性调整的能力 [28]。其他不能精确定位的"小脑"眼征包括方波颤动、辐辏缺陷、离散性眼震和交替侧方凝视性斜视 [29]。

三、眩晕患者的问诊及检查

（一）病史

在许多情况下，仅凭准确的病史就可以确定患者头晕的具体原因。询问有头晕症状的患者的病史必须以开放式的方式开始，允许患者尽量不在患者的指引下进行描述症状。这个过程可以通过要求医生在第一次预约前完成并返回一份关于症状的问卷来完成。

根据病史，临床医生将大致了解这些症状是否可归因于前庭系统异常，如果是，这种异常是起源于中枢性的还是周围性的。图 37-4 显示了基于症状和体征诊断的流程图。

询问病史时需要确定的关键问题包括以下内容。

- 患者是眩晕吗？眩晕是一种虚幻的运动感觉，患者可以感觉到运动是内在的，或者周围的物体在移动或倾斜。运动的感觉可以是旋转的或线性的，也可以表示相对于垂直方向的方位变化。眩晕表明前庭系统有问题，虽然这种异常可以定位在周围或中枢。头重脚轻，而不是眩晕，可能表明晕厥前期。虽然常与神经因素有关，如血管迷走神经性晕厥，但它也能反映心脏病，尤其是老年患者。全身的不平衡可能反映更多的中枢过程，包括 mal de debarquement 综合征或偏头痛。有些病症，如偏头痛，除了急性眩晕外，还会表现出非特异性的失衡症状。

- 第一次出现头晕时发生了什么？用力时出现头晕可能提示以下疾病，如半规管裂开或外淋巴瘘。紧张也会导致血管迷走神经性反应中的晕厥前期。在女性中，症状与月经周期的关系可能预示着偏头痛。症状与大量盐负荷的相关性应引起对梅尼埃病的怀疑。脑外伤后症状的出现可能提示良性阵发性位置性眩晕 (BPPV) 或脑外伤。

- 这些症状是间歇性的还是持续性的，如果是间歇性的，会持续多久？大多数前庭病引起波动或发作性症状，尽管除了症状复合体中变异较大的因素外，还可能存在持续的不平衡感。偏头痛往往是发作性的，每次发作持续数小时至数天。BPPV 是发作性的，持续时间较短，患者可能会注意到他们在数周内易受头部运动的影响，然后在其他时间不受影响。持续的症状可能反映出一种情况，如 mal de debarquement 综合征、偏头痛或精神源性眩晕。

- 什么诱发了眩晕？某些前庭疾病的诊断强烈建议从诱发症状的事件或运动中进行。

- 头部的运动。后半规管 BPPV 通常开始于在床上翻身或头部向后倾斜并朝向受累的耳朵。仰卧头部转向一侧，可引起水平半规管 BPPV。前庭功能减退在头部快速旋转时表现为视震

第37章 眩晕患者的评估

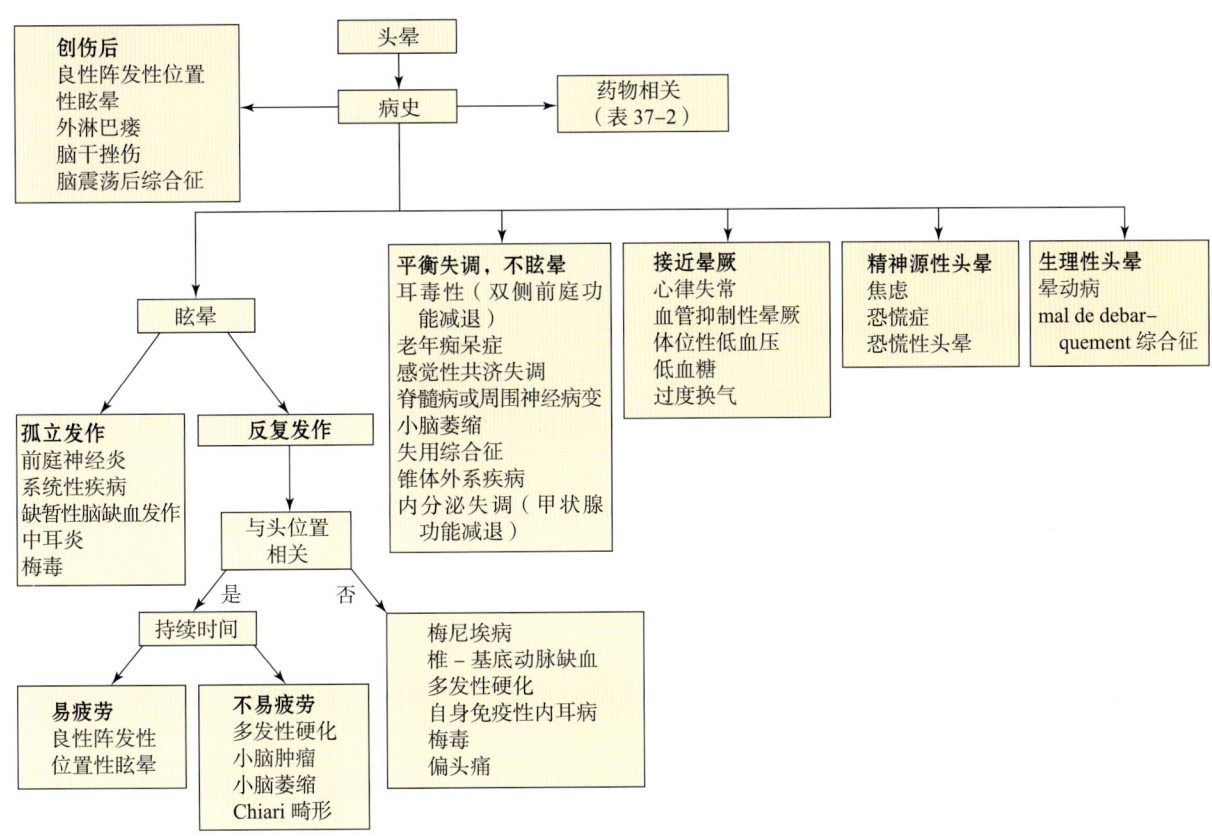

▲ 图 37-4 基于病史信息的头晕鉴别诊断算法

改编自 Baloh RW, Fife TD, Furman JM, Zee DS: The approach to the patient with dizziness. In Mancall EL, editor: Continuum: lifelong learning in neurology, Cleveland, 1996, Advanstar Communication, pp 25-36.

荡，表现为对侧已知静止物体的运动错觉。短暂（5～10s）的眩晕，有时是自发的，有时是由某些头部运动引起的，可能是第Ⅷ对脑神经复合体压迫血管引发的。

- 生活方式。前庭性偏头痛患者可能诉说某些食物，如咖啡因、奶酪、葡萄酒和其他食物会引起症状。这些症状也可能由压力或睡眠不足引起。

- 环境。天气或运动刺激的变化，如吊扇或电子游戏，都可能会诱发前庭性偏头痛患者症状。荧光灯也可能会引起问题。在前半规管裂患者中，大的声音或改变中耳或颅内压的动作可引起症状。季节的变化也可能引起梅尼埃病或偏头痛患者的症状，这可能是过敏的结果。

- 压力。半规管裂、外淋巴瘘或前庭导水管扩大的患者在进行 Valsalva 动作、咳嗽或用力导致急性压力改变时诱发症状。

- 头晕或眩晕还有哪些其他伴随症状和体征？梅尼埃病患者可在眩晕发作之前出现耳闷胀感和耳鸣。出汗、呼吸困难和心悸常伴惊恐发作，但也可能提示晕厥前兆的心源性原因。偏头痛性眩晕可能伴有先兆或头痛。其他神经体征可能提示中枢问题或血管病变。

- 是否有头晕或头痛的家族史？偏头痛性眩晕可在家族中传播，梅尼埃病可能也是如此。耳硬化可能伴有平衡障碍，也有遗传因素。一些先天性疾病，如 CHARGE 综合征（即结肠瘤、心脏异常、后肛门闭锁、生长发育迟缓、生殖和耳异常），具有显著的前庭表型。

- 是否存在可能导致患者症状的精神疾病？焦虑障碍、恐慌综合征和广场恐惧症可导致发作性眩晕，类似于前庭病。这些情况常见于头晕患者。心源性眩晕患者通常描述长期存在的全身失衡。

- 是否存在可能导致或加重患者症状的潜在其他疾病？甲状腺疾病、糖尿病、贫血、自身免

第七篇　前庭疾病

疫性疾病、梅毒或莱姆病等感染、体位性低血压引起的脑灌注不足和心律失常都可能导致头晕或眩晕。偏头痛患者比没有偏头痛的患者更容易患BPPV。此外，一些药物可以引起类似前庭异常的症状（表37-2）。

（二）体格体检

体格检查是有目的的，旨在检验根据病史提出的假设。每位医生将制定一个个体化检查方案，根据患者病史描述症状定制检查内容。仔细床边检查获得的信息对于诊断一般的前庭疾病是足够的，在某些病例中，实验室检查和（或）前庭功能评估的定量方法对于帮助诊断或记录临床过程中的病理生理变化或恢复非常重要。

1. 床边检查

临床试验不能直接测量前庭周围的功能。相反，必须根据"下游过程"的表现来推断前庭功能。其中最重要和研究最深入的是眼球运动，下面将按照典型临床检查的顺序介绍几种眼球运动的具体检测方法。

自发性眼震：眼震有多种类型（表37-3）。在前庭疾病中最常见的类型是急跳性眼震，它由慢相（代表眼球运动的前庭信号）和快相（代表使眼睛回到眼眶中心的复位动作，但与诊断目的无关）组成。眼震的方向通常以快相的方向命名，因为其在临床检查中更为明显。慢相的运动轨迹应仔细观察各个慢相的特点：①速度的增加，这是先天性眼震常见的现象；②速度下降，如小脑病变患者；③速度恒定，这是前庭障碍的典型特征。

自发性眼震的前庭起源是由调节VOR的张力水平不平衡引起的。单侧前庭功能减退引起的自发性眼震，即使在头部静止的情况下也会出现，并因视觉固视而减少，而在使用Frenzel镜片时，固视抑制消失时则会增加或变得明显。水平扭转性眼震通常在单侧前庭功能丧失后出现。水平分量向前庭功能较好的耳朵方向跳动，扭转分量包括眼睛上极向前庭功能较好的耳朵方向。

检查眼震时，眼睛在远离中央位时更容易获得额外的诊断信息。要求患者保持视线水平和垂直的偏心位置（距中心方向约30°）。外周病变引起的眼震和有些中枢病变引起的眼震在向快相方向转动时，表现得更为强烈（慢相速度较高）[30]。这种效应被称为Alexander定律（图37-5），是由于眼球引起的眼震与前庭眼震相结合的结果，前者是由周围病变后神经整合中枢异常引起的，后者是由病变本身的静态不对称引起的。这两个因素在眼球向远离损伤侧注视时互相叠加，向损

表37-2　常用药物引起头晕的类型及机制

药　物	眩晕类型	机　制
氨基糖苷类，顺铂	眩晕，不平衡	损伤前庭毛细胞
镇静药	中毒	中枢神经系统的抑制
抗癫痫药	平衡失调	小脑毒性
降血压药物，利尿药	几乎晕厥	体位性低血压，血压低导致的大脑供血不足
胺碘酮	平衡失调，振动幻视	未知机制
乙醇	中毒，平衡失调，位置性眩晕	中枢神经系统抑制，小脑中毒，内淋巴和嵴帽的密度改变
甲氨蝶呤	平衡失调	脑干和小脑毒性
抗凝血药	眩晕	脑和内耳的出血

引自 Baloh RW, Fife TD, Furman JM, Zee DS: The approach to the patient with dizziness. In Mancall EI, editor: Continuum: lifelong learning in neurology, Cleveland, 1996, Advanstar Communications, pp 25-36.

第37章 眩晕患者的评估

表 37-3 眼球震颤的临床观察及病因分析

观 察	原因和治疗
无快速相位的正弦振荡，或钟摆性眼震	多发性硬化、甲苯中毒或脑干梗死伴下橄榄体肥大（腭裂综合征） 获得性悬垂性眼球震颤：常失共轭，甚至一只眼是水平的，另一只眼是垂直的 可能对美金刚胺有反应
纯扭转眼震	内源性脑干累及前庭核提示脊髓空洞症
下跳眼震	小脑 Arnold-Chiari 畸形或退行性病变 可用 4- 氨基吡啶治疗
上跳眼震	在桥髓或桥脑交界处或第四脑室内的病变
大约每 2min 改变方向的水平抖动眼球震颤，或周期性交替眼球震颤	小脑结节的病变 使用巴氯芬治疗
试图偏心凝视时的眼球震颤，有缓慢的相位，显示出指数递减的时间进程	某些药物特别是抗惊厥药、安眠药和镇静药的不良反应，以及前庭小脑或其脑干连接在前庭内侧核和舌下前置核的疾病患者的不良反应
缓慢期加速，因试图固定而加重，因收敛或主动闭眼睑而减少，伴有转头，有时伴有反向平滑追踪，也称为婴儿或先天性眼球震颤	可能与中枢或外周缺陷有关 可能与白化病、视网膜疾病和早期视力丧失有关 可能对加巴喷丁或美金刚胺有反应
由注视引起的眼球震颤可能减弱并改变方向（向心性眼球震颤），当眼睛回到最初的位置时，通常会出现反弹性眼球震颤（慢速阶段指向先前偏心凝视的位置）	周围前庭病变、药物中毒、小脑病变 反跳性眼球震颤与许多小脑病变有关，包括橄榄小脑萎缩
符合指数增长的波形慢相	先天性眼球震颤和后天性小脑病变
强眼球震颤或仅存在于外展眼，或游离性眼球震颤	常发生于核间眼麻痹（INO）患者，其外展性眼球震颤机制不明
一只眼往上，另一只眼往下，或称跷跷板式眼球震颤	中脑病变 可能与耳石迷路器官接收投射的结构活动不平衡有关
慢相指向中心，眼球收缩进入眼眶，或会聚-缩回性眼球震颤	中脑病变 可能是扫视或辐辏的失败 通常与上视性麻痹（中脑顶盖综合征）并存
眼垂直视轴的偏差与眼倾斜反应（半周期的拉锯式眼球震颤）	发生于急性周围前庭（耳石器官）病变，伴有髓质、桥脑和中脑病变常伴有头部倾斜
眼球震颤发生在前庭刺激以外的平面上，或反常眼球震颤	中枢前庭障碍；多发性硬化

伤侧注视时相互抵消。Bruns 眼震是桥小脑角肿瘤患者常见的一种凝视诱发性眼震，Bruns 眼震（Bruns Nystagmus）是一种双向眼震。Bruns 眼震的特点是，向患侧注视时，出现低频率大振幅眼震。向健侧注视时出现高频率小振幅眼震[31]。眼震的凝视稳定成分可能是对由前庭不平衡引起震颤的一种适应[32]。水平凝视诱发眼震是前庭内侧核及舌下前置核复合体病变的标志之一。低振幅凝视诱发眼震通常是包括催眠药、镇静药和抗焦虑药在内的多种药物引起的不良反应。许多健康的人可能会表现出一些生理上的、水平的、终末凝视性眼震。然而，当目标再次进入两只眼睛的视野时（在偏心度 < 30° 时），它通常会消失。

斜视的影响是值得注意的，因为斜视可能加剧或引起前庭眼震某些中枢形态的方向改变，也可能抑制先天性眼震。

第七篇　前庭疾病

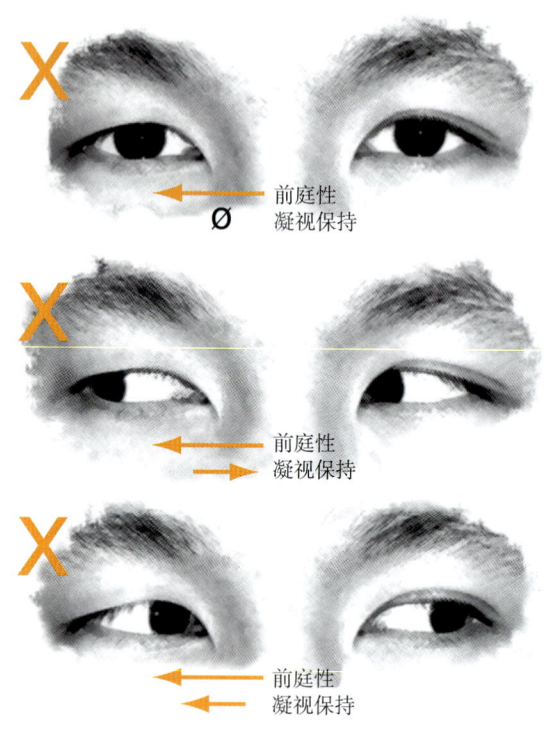

▲ 图 37-5　Alexander 定律

当右侧迷路急性功能丧失时，前庭输入驱动眼睛向右移动（眼球震颤的慢相）。由单侧丢失引起的中枢整合器缺陷会使眼睛回到中间位置。当眼睛朝向病变时，这两种效应就会消失；当眼睛远离病变时，它们会相互加强。X 为迷路损伤侧，箭头为前庭输入提供的眼球运动信号（引自 Hullar TE, Minor LB: The neurotologic examination. In Jackler RK, Brackmann DE, editors: *Neurotology*, ed 2, St. Louis, 2004, Mosby, pp 215-227.）

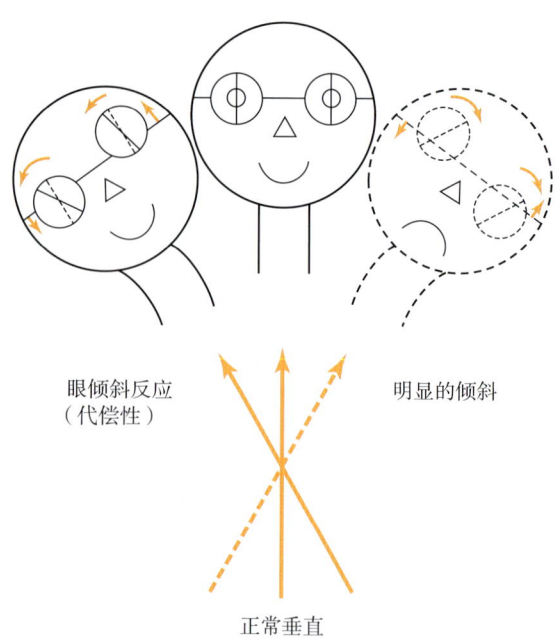

▲ 图 37-6　眼倾斜反应描绘的运动代偿，由损伤导致的明显的眼头倾斜（虚线）

代偿性头部倾斜与明显头部倾斜方向相反（实线）。眼睛和头部不断调整到大脑计算的垂直方向（引自 Brandt T, Dieterich M: Pathological eye-head coordination in roll: tonic ocular tilt reaction in mesencephalic and medullary lesions. *Brain* 1987;110:649.）

眼反向偏斜和眼倾斜反应： 眼反向偏斜是一种眼睛的垂直错位，不能用眼肌麻痹来解释（图 37-6）。它标志着在调节耳石-眼反射的周围或中枢通路的活动张力水平不平衡[33]。反向偏斜患者常表现为垂直复视，有时表现为扭转复视（一幅图像相对另一幅图像倾斜）。交替遮盖测试用于检测反向偏斜。检查人员用卡片盖住患者的一只眼睛，然后把盖子移到患者的另一只眼睛上，同时寻找垂直矫正动作，作为垂直失配的指标。用红色玻璃（Maddox 棒）遮盖一只眼睛，将两只眼睛看到的图像分离，并询问患者是否看到其中一张图像高于另一张图像，也可以检测到反向偏斜，这表明垂直失配。

反向偏斜位置较低的眼位于周围或前庭核病变一侧。耳石-眼通路在前庭核水平交叉，交叉上方的病变导致较高的眼位于病变一侧（与引起核间眼麻痹的内纵束病变一样）。头部通常向位置较低的眼的一侧倾斜。小脑病变也可能发生反向偏斜。

眼睛在眼眶的位置和左右头部倾斜对眼偏斜的影响也应该检查。第Ⅳ对脑神经麻痹导致垂直错位，在受累的眼睛向下和内侧时最明显（Bielschowsky 试验）。耳石-眼不平衡的反向偏斜往往与眼和头的位置变化没有明显的关系，尽管当患者仰卧时，它们可能减少或消失[34]。

扫视： 从一个目标到另一个目标的快速变化是通过扫视来实现的。扫视的神经信号包括一个活动脉冲，将眼睛带到它的新位置，以及一个平台期，这是一个稳定的神经信号，将眼睛保持在它在眼眶的新位置（图 37-7）。扫视检查是要求患者头部保持静止，在检查人员的鼻子上，手指所示不同位置（约 15° 远离初始位置）交替进行。测量扫视的指标，如准确度、速度和稳定性，代表了神经脉冲、平台期和脉冲与平台期匹配的效果[35]。脉冲振幅的错误造成过冲或欠冲畸变，这

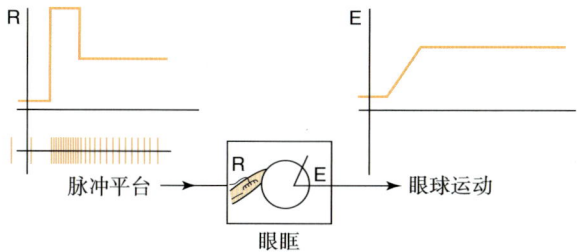

▲ 图 37-7 左侧是发送到眼外肌肉产生眼跳的神经信号的放电率 R。它显示了神经编码脉冲（速度命令）和阶跃（位置命令）。右侧为眼睛在眼眶中的位置 E；横坐标表示时间

第 37 章 眩晕患者的评估

是小脑背蚓核或顶核紊乱的特征，尽管它也可出现在神经系统的其他部位病变。Wallenberg 综合征产生一种特殊的扫视性辨距不良：①向病变侧扫时过冲，离病变一侧则欠冲；②当要求患者进行完全垂直性扫视，常显示向病变一侧的异常水平成分。小脑上脚的病变产生的结果刚好相反，当离病变一侧扫视时，扫视过冲[36]。

通常，扫视遵循峰值速度和振幅之间相对不变的关系，称为主序列[37]。扫视脉冲高度的降低会引起缓慢扫视。缓慢的水平扫视通常意味着脑桥疾病，如橄榄体桥脑小脑萎缩（2 型脊髓小脑萎缩）。缓慢的垂直扫视通常意味着影响中脑的疾病，如进展性核上性麻痹、亨廷顿病或 Niemann-Pick 病。脉冲大小和平台之间的不匹配会产生短暂的（几百毫秒）扫视后漂移或滑动，小脑绒球病变常出现扫视后漂移。眼核间肌麻痹、动眼神经麻痹、重症肌无力和眼肌病患者也会出现缓慢、扫视和眼球后漂移。

伴有大振荡（关于目标位置的大扫视）的超距扫视通常出现在中线、小脑核深部病变的患者中[38]。没有扫视间隙（前后扫视）的扫视振荡称为眼扑动，当它们被限制在水平面和视性眼阵挛时，它们是多向（水平、垂直、扭转）的。任何一种振荡可能发生在各种类型脑炎或感染后免疫介导过程的患者中，作为神经母细胞瘤或其他肿瘤的副肿瘤效应，或与毒素有关。眼扑动也可能是一些正常人主观引起的[39]。

正常的扫视潜伏期约为 200ms，但这种潜伏期会因扫视起始障碍而增加，例如在以下各种情况下，包括额叶病变、先天性或后天动眼性失用症、亨廷顿病、进行性核上性麻痹和阿尔茨海默病。双侧额叶病变或帕金森病患者在两个静止目标之间快速交替注视也有困难。亨廷顿病的患者更多的是在启动自发性而不是反射性扫视方面表现出典型的缺陷。它们在预测跟踪方面非常困难，无法抑制对视觉目标的不适当扫视[40]。

不适当的扫视破坏固视稳定性[41]。包括方波颤动，这是一种小幅度的扫视（≤5°），它能使眼睛偏离目标后在 200ms 内进行矫正扫视。健康老年人或脑半球病变患者可出现方波颤动，但进行性核上性麻痹和小脑疾病患者尤为突出。方波颤动可能是健康人在固视过程中发生的微扫视的夸大，当患者通过检眼镜被要求用另一只眼睛固视看到的目标时，最容易发现。在多发性硬化和小脑橄榄核萎缩的患者中，可观察到巨大方波颤动（振幅为 10°~40°，间隔较短）。

平滑跟踪：用于跟踪物体在视野范围内移动的眼睛跟踪运动，由物体的运动或观察者的运动引起，由平滑追踪系统调节。这就要求抑制其他稳定视线的输入，如前庭或视动输入。平滑追踪是通过让患者跟随不超过 20°/s 的目标来测试的。水平跟踪中的不对称，表现为在一个方向上存在更多的校正扫视，这种表现在识别异常方面比平滑跟踪中的整体对称下降更有帮助，除非下降得很严重。

颞枕区病变的患者不能准确平稳的追踪或准确的眼球运动[42]。后皮质病变患者表现为单向性（同侧）难以平稳追踪，对侧半球运动检测也存在缺陷[42]。实验性损伤桥脑后外侧核也会引起同侧的平滑追踪障碍[43]。前额叶损伤损害了眼球的追踪运动[44]，而小球绒球内的病变损害平滑跟踪，尤其是同侧追踪。小脑绒球投射至同侧前庭核，该区域病变，包括与 Wallenberg 综合征相关的病变，主要损害对侧的平滑跟踪[45]。

除了在局灶性病变中可能出现的不对称追踪缺陷外，多种损伤可能会损害双侧的平滑跟踪。抗惊厥药和镇静药等药物的作用是导致平滑跟踪障碍的常见原因。老年人平滑跟踪表现较差，同时在帕金森病、进行性核上性麻痹、阿尔茨海默

病和精神分裂症等各种神经系统疾病患者中。在先天性眼震患者中，平滑跟踪可能出现"逆转"，即慢相与目标的运动方向相反[46]。

视动性眼震：视动系统驱动眼睛在低频率（持续）头部运动时跟随视觉环境。视动性眼震（OKN）是对整个视野运动的反应，而不是对某一特定目标（使用平滑跟踪系统）的运动反应，它负责诸如从移动的汽车上自动视觉追踪看到的相对移动的栅栏等。使用床边视动胶带是诱发OKN的一种简便方法。由于平滑跟踪有助于产生视动反应，许多导致平滑跟踪缺陷的异常也会导致OKN受损[47]。

VOR取消：由于VOR的取消，患者能够稳定地注视与头部同时移动的目标。医生指示患者盯住一个跟随患者头部运动的物体，例如检查者手指。VOR取消结果异常可以在与评价VOR振幅的结果联合起来解释。

辐辏运动：眼球辐辏运动，存在于眼位于正面的动物当中，如人类，是注视中双眼向相反方向变化的反应。例如，当一个目标被拉近到离观察者越来越近，两只眼睛的注视会聚在一起，使它的图像在两个视网膜上保持一致时，它们是必要的。辐辏可以是主观的，也可以是自发的，是用来观察近距离物体的三种反应之一（另外两种是瞳孔收缩和晶状体调节）。眼球辐辏受到几组动眼神经核附近神经元的控制[48]。近距离视物辐辏不足导致复视的原因可能是由于年龄、压力或头部外伤[49]。辐辏性痉挛可能是功能性的，与外展性麻痹被误诊为双侧外展神经麻痹，外展性麻痹也被描述为颅内高血压[50]和低血压[51]、中脑[52]和小脑病变，或与药物有关[53]。

眼头协调：单侧迷路功能丧失可能导致头部倾斜和眼反转[33]。引起头部不稳定的其他疾病包括震颤，如帕金森病引起的震颤，以及肌张力障碍和斜颈引起的姿势异常[54]。先天性眼震患者有时会有头部震颤。这种头部震颤通常不能补偿眼球的颤动，而且两者都可能是由相同的潜在疾病引起[55]。

间歇性头部震颤是一种痉挛症状，常发生在婴儿和幼儿。这种情况的其他特征包括头部倾斜和转动以及眼震。眼震的特点是间歇性的、振幅小、频率高、典型的双眼不对称[56]。任何患有单眼性眼震的儿童，都需要进行全面的眼科检查，并考虑影像学检查，以排除前视觉通路的肿瘤。

眼-头扫视障碍包括伴有局灶性癫痫发作的不自主转头和继发于一个大脑半球的急性损伤的伴有共轭注视性麻痹的自发性转头麻痹[57]。眼球运动失用症的特征是眼球自主运动能力受损，其特征是可以通过甩头运动转移注视。这些头部运动在先天性眼球运动失用症中更为明显，先天性运动失用症只影响眼球水平运动[58]。后天性眼运动失用与双侧额顶叶半球运动障碍有关，影响头部水平和垂直运动[59]。引起平滑跟踪异常的损害通常（但不总是）引起异常的眼-头联合平滑跟踪[29]。另外，前庭功能丧失的患者，由于不需要VOR取消，往往表现出联合头眼跟踪优于平滑眼球追踪[21]。

低频前庭眼反射：异常VOR是指在灯光下旋转头部时出现矫正性（追赶）扫视。通过以频率0.5Hz平稳地左右摆动患者的头部（侧歪角度），然后上下摆动（俯仰），接着再（滚动）从右耳在下到左耳在下，就可以识别出这些特征。由于视觉刺激很少能够产生扭转的慢相，所以对头部转动的反应主要反映的是来自迷路的刺激，也可能是颈部传入的刺激。在侧滚平面头部旋转方向没有扭转快相，表明喙状内侧纵束间质核有病变[60]。

摇头后眼震：摇头后眼震是一种动态前庭功能失衡的测试。戴好Frenzel眼睛，患者被要求大约水平摇头30次。突然停止摇头，检查者观察有无眼震。健康人通常不会出现或偶尔出现1～2次摇头后眼震。然而，一侧迷路功能丧失的患者，强烈的眼震是典型的，最初是慢相指向病变的一侧，然后慢相反向，指向对侧[61]。在头部高速旋转过程中，相对于患侧，向健侧旋转时产生的刺激更多，由于头部高速旋转过程中外周输入的不对称，导致了摇头眼震的初始阶段。在摇头时，这种不对称信号被中枢速度存储机制所保存。摇头后眼震反映了速度存储机制的释放。

摇头后眼震初期的振幅和持续时间取决于速度存储机制的状态。由于速度储存通常在急性单侧前庭丧失后的短时间内丧失，在这种情况下，摇头性眼震的初级阶段可能不存在或减弱。摇头性眼震的反向期反映的是短期适应，可能起源于前庭神经和中枢通路，在急性功能丧失时仍存在[62]。对于单侧周围病变，垂直摇头可能导致低振幅水平眼震，慢相指向健耳。中枢病变，如小脑功能障碍，也可能导致摇头眼震，通常在水平摇头后出现垂直性眼震。摇头眼震也有可能是由于迷路内的机械紊乱（如碎片黏附在半规管上）或壶腹嵴异常引起的。

振动：振动诱发眼震已被用作诊断前半规管裂的工具。将振动器应用于患侧的枕下区，可引起明显的垂直扭转眼震，与存在裂隙的半规管的平面一致[63]。在前庭疾病或梅尼埃病而导致单侧前庭功能丧失的患者中，振动也可诱导快相向健侧的眼震[64]。

头脉冲试验（HIT）：头部脉冲试验是唯一能够检查单个半规管，并测试其对高加速度、高频率运动的反应，其病理可能在原因和效果上与双温试验检测的低频率损失有显著不同[65]。人的角反射潜伏期约为 7ms，这就保证了在正常情况下，眼睛对头部运动的反应几乎没有困难[66]。简要来说，要求患者盯住检查者的鼻子，并在半规管所在平面也就是最大兴奋方向上做短暂的、高加速度的水平头部脉冲运动（图 37-8）。这种运动速度太快，无法通过平滑跟踪机制得到补偿，这使得它可以在光线下进行。当头部朝向损伤的迷路快速甩动时，会引起异常低振幅的慢相。在这种情况下，可以看到快速矫正眼动，以使眼睛回复到预期的固视点。对迷路的全面检查包括在水平、左上/右后、右上/左后三个平面的头脉冲运动。通过头脉冲试验检测出前、后半规管功能减退比水平半规管功能减退更困难一些。

对头脉冲测试的不对称性是因为前庭神经元产生兴奋性刺激的放电率比抑制性动作电位最多可以高 3 倍（兴奋性电位从基础放电率到最多 300spikes/s 或更多，而抑制性电位只能从基础放电率降到 0）。当双侧功能正常时，快速的头部运动可能会使一个半规管功能受到抑制放电率降到 0，但兴奋侧半规管会有更快的放电率。然而，在

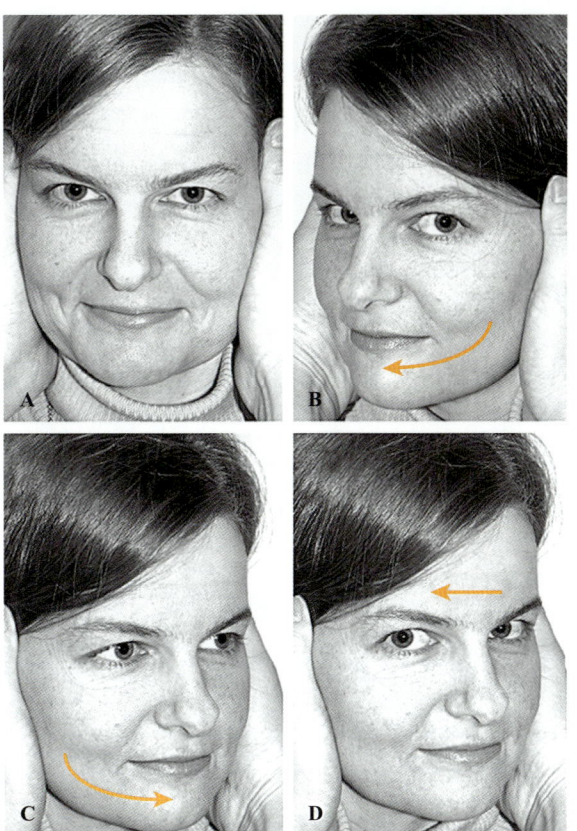

▲ 图 37-8　左侧水平半规管功能减退患者的甩头试验结果

从一个中间的位置（A），迅速向右甩动头部，诱发同时的眼球向左的运动，使得患者的眼睛盯住检查者鼻子（B）。而向左甩动头部，导致实现离开目标（C），出现代偿性扫视重新盯住视靶（D）。D. 方向的箭头表示追赶扫视的方向（引自 Hullar TE, Minor LB: The neurotologic examination. In Jackler RK, Brackmann DE, editors: *Neurotology*, ed 2, St Louis, 2004, Mosby, pp 215-227.）

向一个较弱的半规管旋转时，较好的一侧会受到抑制，而较弱的一侧难以提供足够的兴奋性刺激来驱动眼球产生适当的运动，这就需要进行快速扫视补偿。

变位试验：位置性（持续性）和变位性（暂时性）眼震在佩戴 Frenzel 眼镜的患者中观察效果最好。Dix-Hallpike 变位试验可对后半规管 BPPV（PC-BPPV）进行定位鉴别。首先患者笔直地坐在检查台上，为了检测右 PC-BPPV 的存在，将头部向右旋转 45°，使下巴朝向右肩，然后迅速将患者变换到垂头位置（图 37-9）；至少保持这个姿势 30s。BPPV 的眼震特征通常在潜伏期 2～10s 后开始（虽然有时较长），在大约 10s

第七篇 前庭疾病

内振幅增加，在接下来的 30s 内速度下降。PC-BPPV 导致垂直扭转眼震，垂直快相向上，扭转快相从眼睛上极朝向地面。由于斜肌和直肌牵拉方向的不同，眼震相对于眼眶的平面特征随着注视方向的不同而变化：当注视偏向患侧也就是较低侧的耳朵时，眼震表现出更多的扭转，当注视朝向较高侧的耳朵时，眼震表现出更多的垂直成分。

标准的 Dix-Hallpike 手法在水平半规管 BPPV 中一般不会引起眼震。水平半规管眼震可以通过使患者向后仰卧，然后将头向左转 90° 或者向右转 90° 来识别。与 PC-BPPV 相比，水平半规管 BPPV 的眼震持续时间更长。这类患者在直立坐着时也可能表现出少量自发眼震，这种眼震随着头部向前或向后倾斜而变化。前半规管 BPPV 也有报道，但相对少见。持续的水平的位置性低速眼震，通常提示中枢或周围性的前庭损伤，也可能存在于无症状的人群[67]。当位置性眼震是完全垂直或完全扭转时，或当患者表现出持续的单向水平位置性眼震，其强度足够大，无需 Frenzel 透镜即可观察到时，最可能存在中枢病变。位置试验也可能加剧自发的眼震。

动态视敏度： 动态视敏度的定量分析显示，视网膜滑移速度低至 2~3°/s 就会导致振动幻觉，从而失去视敏度[8]。前庭功能正常的人在头部运动时，在 Snellen 图上通常表现为视力下降不超过一行，而那些前庭功能减退的人，尤其是双侧功能减退的人，在头部运动时，视力下降可达五行[16]。为了验证这一效果，我们将患者在头部静止的情况下阅读 Snellen 图表的能力与头部以 2Hz 水平振荡时的视敏度进行比较。佩戴矫正眼镜的患者在测试期间应继续佩戴眼镜或隐形眼镜。垂直动态视敏度也可以测试。动态视敏度也可以在快速头部运动时测量，在某些情况下，可以作为定量测量快速头动时角 VOR 增益的衡量手段。动态视敏度测试可以通过使用计算机显示器来加强，这可以防止患者在每次摆动结束时，头部运动已经减速到低于临界速度时，看到 Snellen 图[68]。

由声音或中耳压力的变化引起的眼球运动： 内耳压力的改变可通过关闭声门（增加颅内压）或使用鼻夹（通过耳咽管增加中耳压力）的 Valsalva 手法诱发。在前半规管裂综合征（SCDS）患者中，使用这些改变内耳压力的动作可以诱发眼震。声门关闭的 Valsalva 动作增加了颅内压，并在裂的部位直接施加压力，导致前半规管的壶腹嵴帽连同壶腹偏移。压力释放后，壶腹向其原位方向偏转，引起刺激性眼震（图 37-10）[69]。眼震出现时眼球运动的平面通常与受累的前半规管平面

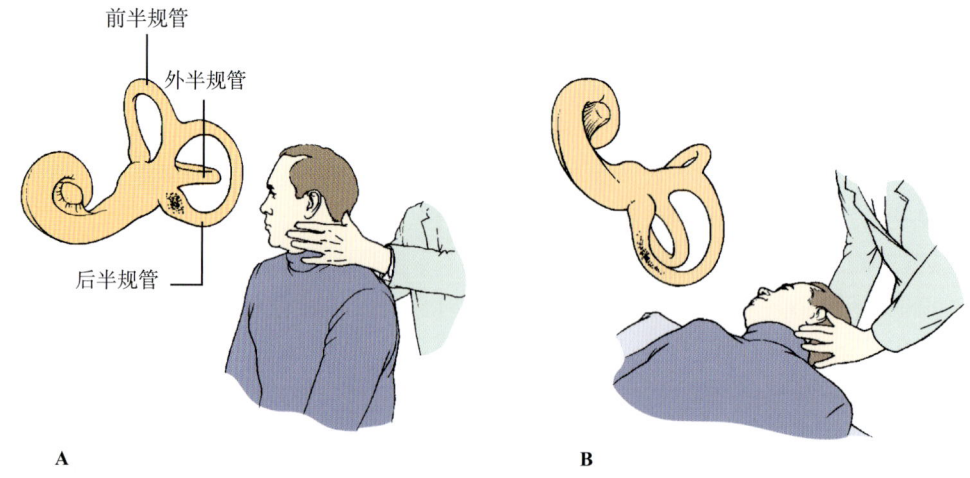

▲ 图 37-9 Dix-Hallpike 手法

将患者的头向后侧向下放，使得后半规管中的耳石（A）下降到最低位置，从而激活后半规管，引起眼球运动和眩晕（B）（引自 Hullar TE, Minor LB: Vestibular physiology and disorders of the labyrinth. In Glasscock ME, Gulya AJ, editors: *Surgery of the ear*, ed 5, Toronto, 2003, BC Decker.）

一致。颅颈交界处异常（如 Arnold-Chiari 畸形）、外淋巴漏，以及涉及听小骨、卵圆窗、半规管或耳石器官的其他异常也可随 Valsalva 动作引起眩晕。

Tullio 现象是指接受声刺激后出现的前庭症状和眼球运动。在耳梅毒、外淋巴漏和半规管裂的患者，鼓膜和听骨链的运动可诱发眩晕和眼震（Hennebert 征）。每一种都代表存在可移动的"第三窗"病变。SCDS 是由于前半规管骨质缺损而引起的，其特点可能是声诱发或压力诱发眩晕和传导性听力丧失[70,71]。如果怀疑这些疾病，应通过按压耳屏或使用 Siegel 镜吹进空气使鼓膜移动。纯音测听可以在 100～110dB 的强度下，提供 250～4000Hz 的范围。前半规管特征性眼震是一种垂直扭转性眼震，特点是在垂直平面上缓慢向上运动，在扭转成分上眼球上极远离受累耳。在 SCDS 中，由声音或压力刺激引起的眼球运动通常是共轭的。由于刺激敏感程度和半规管裂大小不同，每个患者表现可能不同，所引起的眼球运动可能是短暂的非持续性眼震。

过度换气：患有焦虑障碍或恐惧障碍的患者有时会出现过度换气症状，但通常不会出现眼震症状。前庭神经脱髓鞘病变，如听神经瘤或小血管压迫，或呈中心分布，如多发性硬化，可因功能恢复而表现为兴奋性过度换气引起的眼震[72]。在周围病变的情况下，慢相远离受累耳。过度换气引起的眼震通常是一种麻痹性眼震，仅前庭末端器官病变的患者很少有慢相朝向受累耳的情况[73]。

前庭脊髓功能：前庭脊髓反射的静态不平衡由 Romberg 试验、加强行走试验、过指试验和踏步试验确定。Romberg 测试是用来评估双脚并拢、双眼同时睁开和闭上时的摇摆。加强行走试验时摔倒提示水平管功能障碍。过指试验为闭眼时手臂指向先前看到的目标也可能是前庭脊髓不平衡的迹象。最好的诱导方法是让患者重复地将双臂举过头顶，伸出示指，然后闭上眼睛，朝位于检查者腰部水平的示指放下。在踏步测试中，患者闭上眼睛，伸出双臂，原地踏步至少持续 30s[74,75]。急性迷路不对称的患者可能会转向眼震慢相的功能较弱弱侧。这个测试有时会由于冷热刺激而更加明显激[76]。动态前庭脊髓功能的评估是通过观察快速转弯时姿势的稳定性或对检查者施加外部干扰的反应（比如向前、向后或向侧面轻轻推一下）。全面检查：①步态；②腿部的力量、反射和感觉；③小脑功能是姿势不稳定和

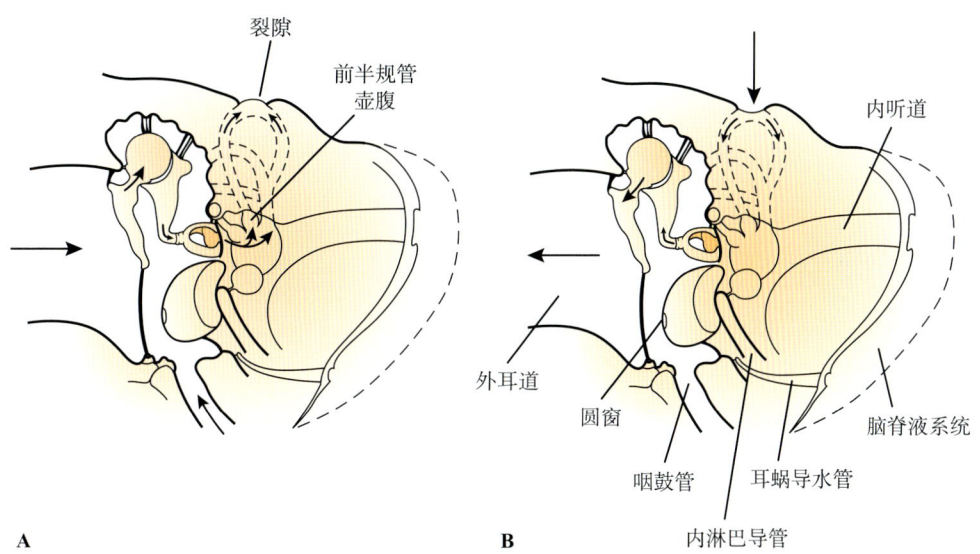

▲ 图 37-10　**A.** 前半规管裂综合征的压力变化引起眼球运动。正压力在外耳道导致膜半规管膨胀进入颅腔，并导致淋巴液流向壶腹（箭）。**B.** 外耳道的负压导致颅内容物向前半规管膨出，导致淋巴液离开壶腹（箭）

引自 Minor LB, Solomon D, Zinreich J, Zee DS: Sound- and/or pressure-induced vertigo due to bone dehiscence of the superior semicircular canal. Arch Otolaryngol Head Neck Surg 1998;124:249-258.

平衡失调的重要原因。

感觉统合：平衡依赖于前庭、视觉和本体感觉信息的收集，也依赖于它们适当的中枢整合。感觉整合与平衡的临床试验是一系列简单的床旁检查，旨在评估这些过程[77, 78]。本试验模拟动态姿势图的试验条件（见下节姿势图），患者站在泡沫上干扰本体感觉，头顶大纸灯笼模拟姿势图的摇摆参考条件。试验结果与动态姿态图吻合较好[79]。

2. 定量检测

前庭控制下生理过程的定量检测可用于确定患者症状的原因，结合临床资料，制定治疗计划和监测治疗反应。

记录眼球运动的方法：当临床表现为单侧或双侧前庭功能减退时，定量测量眼球运动是有帮助的；眼动控制障碍，如平滑追踪、扫视或视动性眼球运动障碍；梅尼埃病或内淋巴水肿，BPPV，复发性前庭病或偏头痛相关的头晕，它还可以使临床医生监测累及前庭眼反射疾病的进展或恢复。

眼球运动可以通过三种主要方式量化。从历史上看，眼电图描记法（EOG）是最主要的方法。它是基于角膜视网膜电位，也就是角膜和视网膜之间电荷电位的差异。眼睛就像一个沿长轴方向的电偶极子；这个偶极子相对于表面电极的运动产生与眼睛位置相对应的电信号。水平眼动通常可以精确到 0.5°。然而，即使在最佳记录条件下，EOG 的灵敏度也低于直接目测（约 0.1°）。垂直对齐的电极能够感知眼球和眼睑运动相关的电压，这限制了 EOG 在垂直眼球运动定量评估中的应用[80]。眼扭转运动不能用 EOG 测量。因此，在定位测试中，检查人员直接或带着 Frenzel 镜头观察患者的眼睛是非常重要的，这样就不会错过 PC-BPPV 引起的垂直扭转性眼震。

磁探测线圈技术的原理是，在振荡磁场中运动的线圈会感应电压的变化[81]。一个微小的金属丝被植入一个塑料环中，这个环被植入角膜周围，但实际上并没有接触到角膜。眼睛在水平、垂直和扭转三个方向上的运动可以精确到大约 0.02°（1min 圆弧），速度为每秒 1000 个样本或更多。这项技术也可以用来测量眼睛和头部的联合运动。线圈的主要缺点是，与其他技术相比，设置设备和进行记录需要非常专业水平的技术人员。其他的缺点是线圈带来的不适和角膜擦伤风险。

视频眼震电图越来越受欢迎，在许多中心已经基本取代了 EOG。它使用红外摄像机直接测量眼球运动。它可用于三维记录眼球运动，而且是无创性的，设置时间短，且与 EOG 中看到的需要重复校准的位置漂移无关。

眼震：闭上眼睛和睁开眼睛观察静止的视觉目标时记录下眼球运动。从而确定了自发性眼震以及固视抑制对该眼震的影响。然后，通过让患者看左、右、上、下进行评估眼球位置对眼震和注视诱发眼震的影响，就像之前描述的床边检查一样。

扫视试验：患者被要求在一系列随机显示的以 5°～30° 为中心的点或光上移动眼睛，保持头部静止。在出现目标后，扫视的潜伏期一般为 180～200ms，扫视速度随振幅线性增加，最高可达 20° 左右，但在较高振幅时，其速度相对稳定（图 37-11）。健康人的扫视始终低于目标 20° 以上。

平滑跟踪：要求患者观察一个低频（0.2～0.7Hz）水平正弦移动的目标，每个方向的位置振幅为 20°（图 37-12）。所谓的补偿性扫视通常出现在跟踪反应减弱的时候。扫视性跟踪的特征是"阶梯式"的模式。这种模式在小脑疾病中可见，也可能随着年龄的增长而出现跟踪增益降低。

视动性眼震检测：测试通常是在受试者被一个以 30°～60°/s 的速度朝一个方向移动的视觉场景包围的情况下进行。视动跟踪反应是视觉场景平面运动中的眼震。一般来说，视动的慢相异常与平滑追踪试验的慢相异常平行，而快相异常与扫视异常相关。

视动性继发性眼震（OKAN）是指引发眼球运动的视觉刺激消失后，眼球运动在黑暗中持续存在的现象。视动性眼震是由中枢视觉回路和前庭神经回路共同产生的，但 OKAN 并没有受到视觉输入的干扰。如果视动反射受损，即使平滑跟踪保存也不会产生 OKAN。OKAN 的特征是其初始眼速、衰减期眼速的时间常数、累积眼位

第37章 眩晕患者的评估

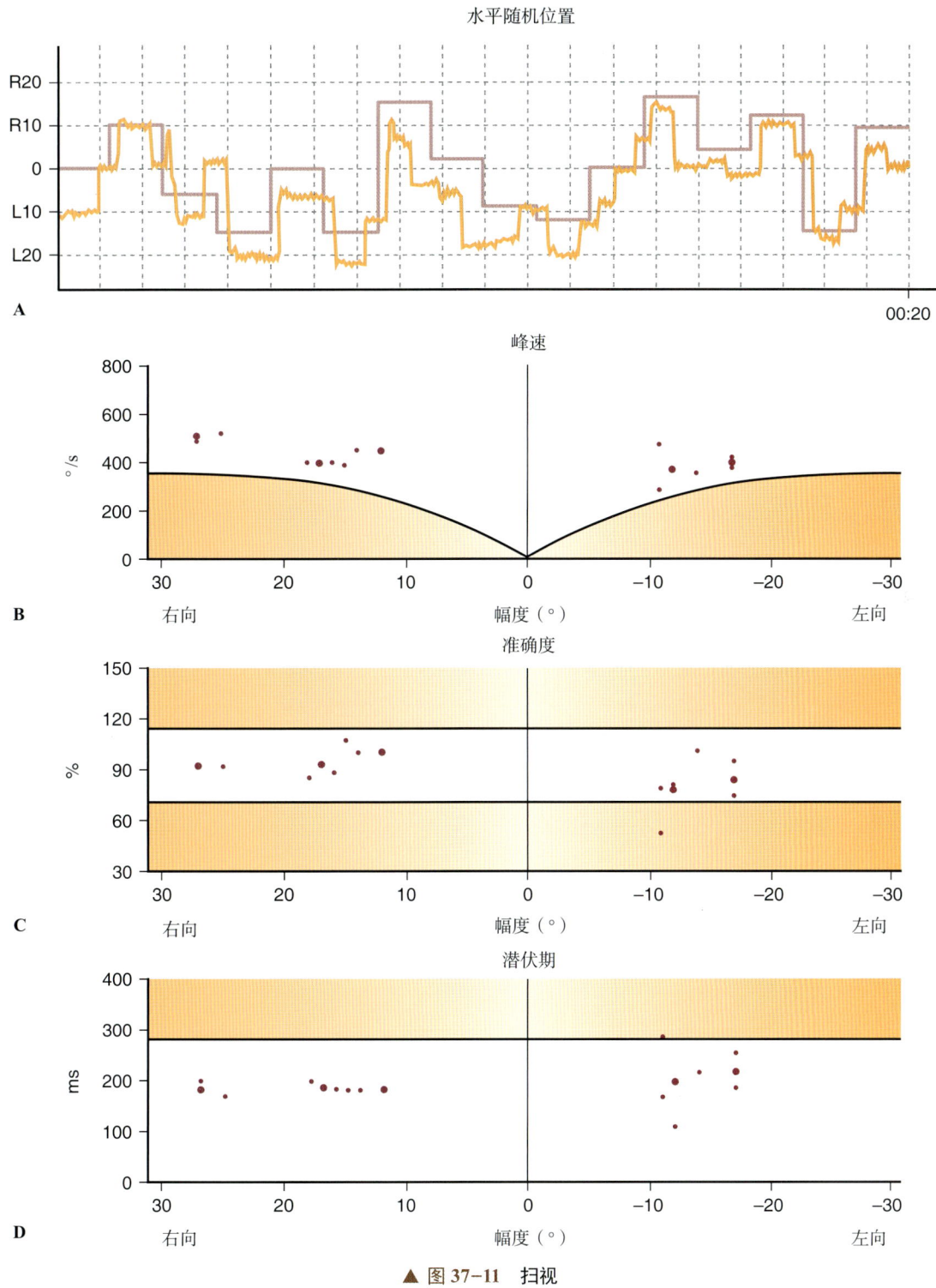

▲ 图 37-11 扫视

A. 眼睛的轨迹。红色轨迹为视觉目标，黄色轨迹为眼睛位置。B. 速度与振幅的关系图。C. 准确性。D. 延迟。黄色区域表示异常反应区域

和对称性异常[29]。速度存储机制被认为是在视动刺激后维持眼震的神经机制。双侧前庭外周功能丧失的患者缺乏视动反射，但在一些正常受试者中也可能存在缺陷。OKAN 随着年龄的增长而下降[82]，随着前庭刺激引起速度存储效应的影响，随着重复次数的增加，OKAN 的时间常数降低[83]。

第七篇 前庭疾病

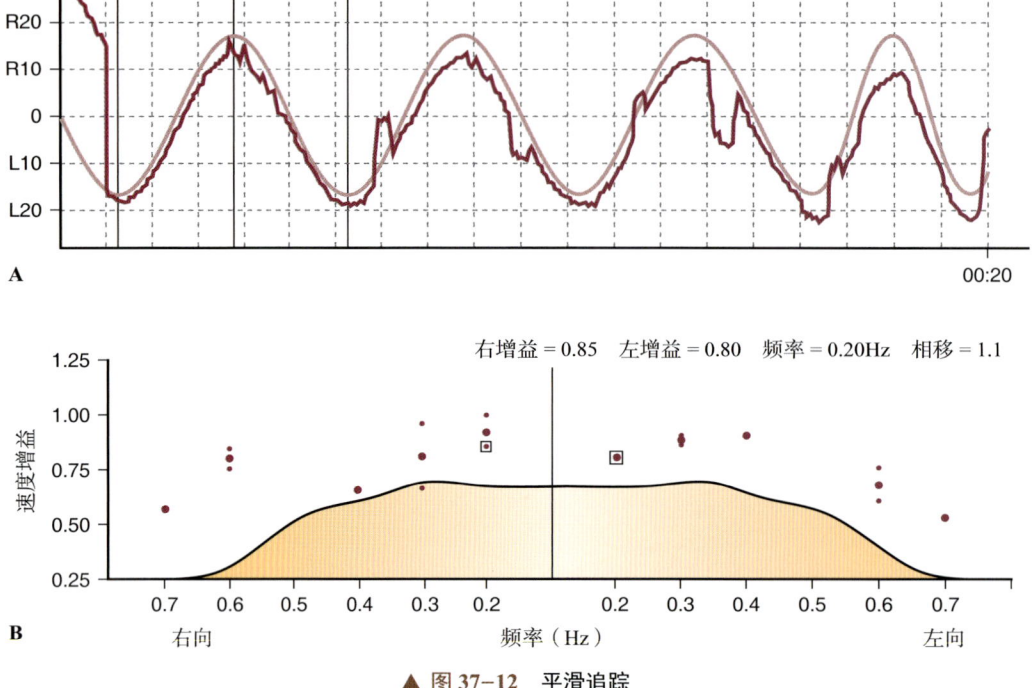

▲ 图 37-12 平滑追踪

A. 平滑正弦，目标运动；不规则的轨迹，眼球运动。B. 在不同频率下对运动目标的响应增益。黄色阴影区域表示异常低响应。L. 左；R. 右

OKAN 在微重力环境下发生改变，其持续时间通过倾斜头部而缩短，这意味着耳石器官对其形成很重要。OKAN 的不对称性在单侧前庭功能低下的患者中有报道。当眼球向病灶一侧移动时，反应的幅度更大，持续时间更长 [84]。

双温试验：双温试验仍然是最有用的检查，以确定迷路的反应性。它允许一侧迷路独立于另一侧迷路进行研究。冷热试验依赖于刺激（热刺激）或抑制（冷刺激）前庭系统，通过交替改变外耳道的水或空气的温度（如鼓膜穿孔，只能使用冷热空气进行刺激）。水平半规管选择性地受到这种温度变化的影响，因为水平半规管位于最靠近外耳道的位置，并且是在用水冲洗产生的颞骨温度梯度平面上。

双温试验通过两种方式引起反应：第一种是对流成分，通过水平半规管内的温度梯度导致半规管内淋巴的密度差（图 37-13）。当水平半规管垂直面向地面（通过将头部从仰卧位抬高 30° 从直立位向后抬高 60°），密度较轻的淋巴液上升到半规管的上部，较重的淋巴液下沉到更低的位置。在重力作用下，内淋巴液从较冷、密度较大的区域流向较热、密度较小的区域。这种迷路内流体的运动（对流）使壶腹嵴发生偏转，从而导致前庭神经传入放电的变化。对于热刺激，内淋巴液流向壶腹，导致前庭神经传入兴奋性刺激增加；对于冷刺激，内淋巴液远离壶腹流动，导致神经冲动减少。这种效应取决于头部的位置（图 37-14）。

第二种成分不随头部位置变化，在耳受热刺激时引起水平半规管兴奋，在耳受冷刺激时引起水平半规管抑制。这种非对流成分可能是毛细胞或前庭神经传入受到温度直接影响的结果 [85]，也可能是膜迷路压力变化导致的壶腹嵴位移的结果 [86]。非矢量分量存在的直接证据来自于在没有对流的情况下，在轨道空间飞行微重力环境下，可引起冷热试验的眼震 [87]。在常规测试位置，对流分量占冷热试验反应的 75%。

冷热试验眼震测试是在黑暗中、佩戴 Frenzel 眼镜或在灯光昏暗的房间里进行的，患者可以看着全视野或非模式的背景。同时保持觉醒，可以做一些使注意力集中的任务，如心算等。灌气或者水时保持在外耳道合适的位置，可以提高结果

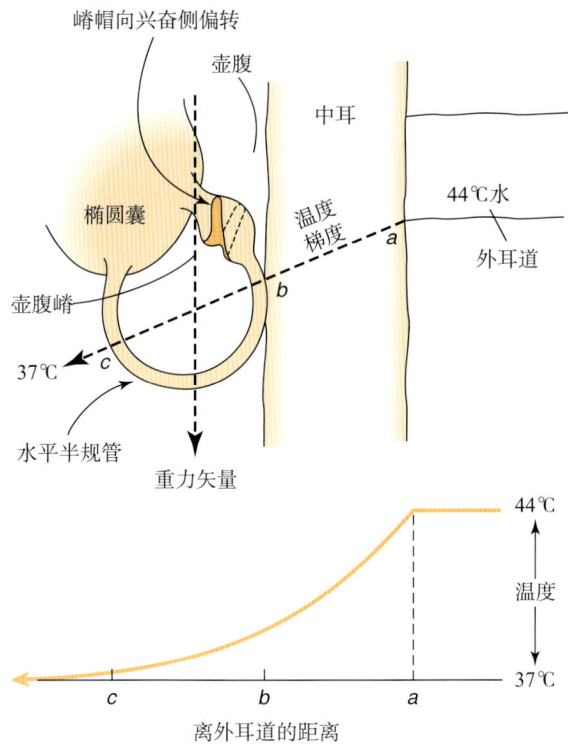

▲ 图 37-13 双温试验的机制

用温水或冷水（或空气）灌注会在水平半规管上造成温度（温度）梯度。由于水平半规管朝向地球垂直面，重力诱导内淋巴液从较冷的管内淋巴液密度较高的区域对流到较暖的管内淋巴液密度较低的区域。对于图中使用的热水灌注，内淋巴液的流动造成壶腹的偏转。支配水平半规管的前庭神经传入被激活，并产生水平眼球震颤，其慢相成分指向对侧耳。冷水刺激会导致相反方向的反应，抑制水平管传入，以及慢相成分指向被冷水灌注的耳朵的眼震。下图 .a、b、c 位置的温度，如上所示（引自 Baloh RW, Honorubia V: *Clinical neurophysiology of the vestibular system*, ed 2, Philadelphia, 1990, FA Davis）

第 37 章 眩晕患者的评估

的可重复性。

交替双耳、双温测试是最常用的方案[88]。将冷水（30℃）和热水（44℃）按一定顺序（右热、左热、右冷、左冷）分别注入每只耳朵 60～90s。这种刺激会在颞骨产生持续 10～20min 的发热效应，尽管由于适应的影响，眼震通常会在较短的时间内（2～3min）消退[89]。要求连续两次灌注之间至少间隔 10min。冷热交替刺激可以减少患者的恶心，并缩短刺激之间的等待约 2min，用 43.5℃温水灌入 45s，30.5℃水灌入 65s，43.5℃温水灌入 23s[90, 91]。应去除耵聍，使鼓膜清晰可见。

在冲洗前，冲洗中和直到眼震结束前，都需要记录眼球运动情况。标准的计算机算式用于区分眼震的快相和慢相分相，以及确定每个慢相的角速度。检查前要检查眼球的实际运动，定好标，以确保电脑系统的自动识别准确性，这是非常重要的。执行此步骤失败是导致错误结果的常见原因。

最后形成慢相角速度曲线图（图 37-15），并根据最高速度的 3～5 个慢相确定最大慢相角速度。根据 Jongkees 及其同事所描述的公式，将数据解读为单侧减弱（UW）和优势偏向（DP）[92]。公式 UW = [(LC+LW)–(RC+RW)]/(LC+LW+RC+RW)，它测量左右水平半规管反应的相对强度。DP 是将向左的直接慢相或者向右的直接慢相之间的总眼速之差：DP=[(LC + RW)–(LW +RC)]/(LC + LW + RC + RW)。

每个实验室应建立自己的正常值。UW 值＞20% 和 DP 值＞25% 通常被认为是异常的。UW 是水平半规管或提供其神经支配的壶腹神经反应减弱的一个指征。DP 通常是归因于潜在的自发性眼震。例如，右向自发性眼震通常会导致测试中右向反应的 DP。自发性眼震仅仅是增加或减少对冷热灌注的反应，这取决于它的方向。在没有自发性眼震的情况下，DP 也可能是中枢神经对抑制－兴奋性刺激的不对称敏感性，或这些中枢神经对眼外运动神经元输入的不对称。梅尼埃病患者可以出现患耳对热反应升高和对冷反应降低，也可以导致 DP。

在健康人群中，双温产生的眼震可以通过视觉固视来抑制。固视抑制失败可在中枢疾病如小脑疾病中看到。

转椅测试：与双温试验不同，旋转试验同时测试两个半规管的反应。他们需要一个高扭矩的电机驱动的椅子和专门的软件来分析结果。转椅测试在评估怀疑双侧前庭功能低下的患者、接受前庭毒性药物治疗的患者以及可能无法忍受双温试验儿童的前庭功能检查是有用的。对儿童的测试可能有助于确定未能达到正常发育标准的部分原因是前庭功能缺失；它还可用于评估脑膜炎后前庭功能，并确定在进行听力损失遗传评估的患者中是否存在前庭功能。旋转试验不受外耳道大

第七篇 前庭疾病

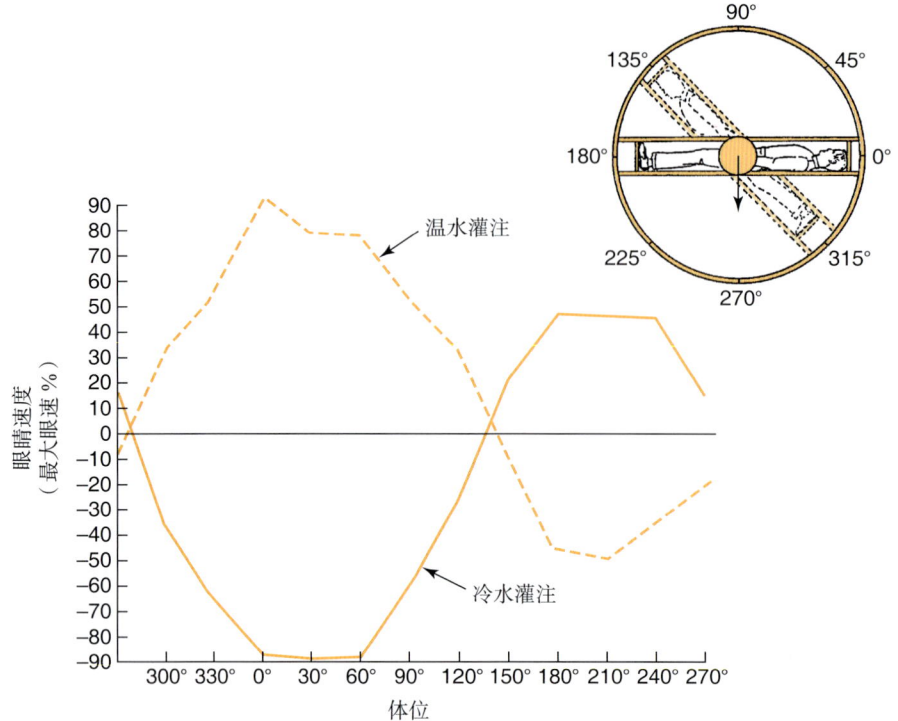

▲ 图 37-14 研究对象在不同体位上对温暖（44℃）和寒冷（30℃）灌注反应的平均慢相眼速度

有 4 个观察结果是明显的：①面朝上姿势的热量反应始终比面朝下姿势的热量反应强烈；②面朝上的响应比面朝下的响应覆盖 360° 圆弧的一段更大；③曲线近似正弦函数；④暖灌注和冷灌注的结果相似 [引自 Coats AD, Smith SY: Body position and the intensity of caloric nystagmus. *Acta Otolaryngol* (*Stockh*) 1967;63:515.]

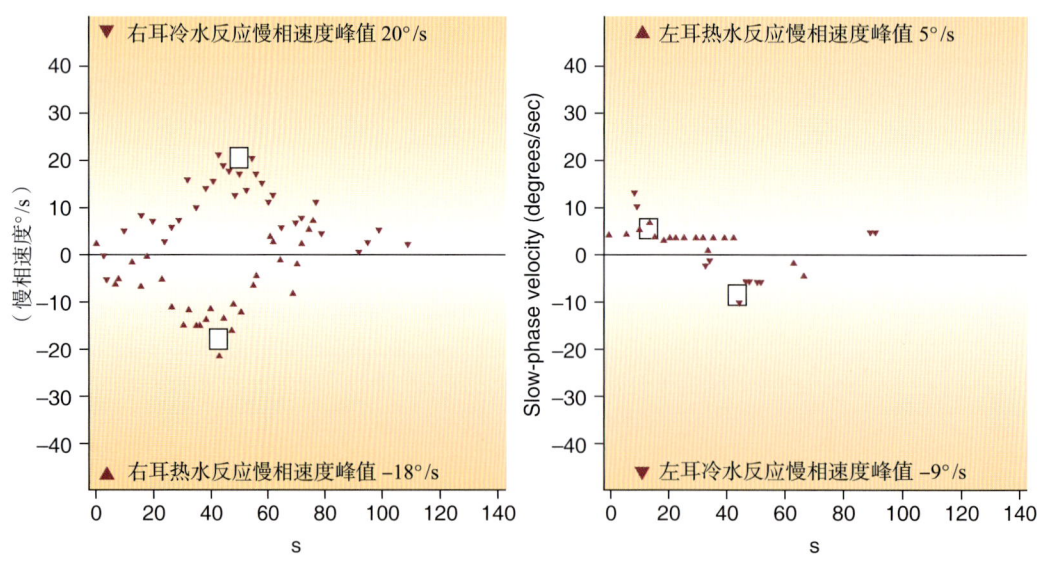

水左侧热量反应减弱 46%
右耳优势偏向 4%

▲ 图 37-15 单侧迷路功能减退患者的双温试验结果，患者左耳无反应，右耳正常

第37章 眩晕患者的评估

小或形状等变量的影响，通常比双温试验更简单。

在这个测试中，患者的头部与下颌成一条直线，下颌向下倾斜30°，使水平半规管处于水平旋转平面。在黑暗中，给予大约10个周期的不同频率的正弦头速刺激，通常在 0.01～0.7Hz 的范围内。与双温测试一样，必须仔细检查眼球运动轨迹，以确保结果可靠性。通过计算周期内平均值得出，并计算增益、相位、不对称性和偏位速度。增益为最大慢相眼速幅值除以最大刺激速度幅值。相位是眼睛速度相对于头部速度的时间位移。前庭功能减退的患者在低频段通常增益降低，相位超前。

方向相关的不对称有时表明一侧迷路相对于另一侧迷路的功能减弱[93]。对于右侧前庭功能缺失的患者，头部向左旋转仍能引起正常 VOR，而向右侧旋转可能产生较弱的响应，尤其是在较高速度时。这和头脉冲试验中表现出的不对称性可能是由相同的机制导致的。然而，与头部脉冲测试不同的是，在标准的转椅正弦测试中，患者可能表现出最小的不对称，如果他们的大脑补偿了这种损失（图37-16），他们可能会有正常的增益和相位[94]。这种差别可能是由于头脉冲试验比转椅试验更突然，频率也更高，转椅试验可能太慢，无法消除旋转之外的大多数传入信号。进一步表明前庭功能的单侧缺陷被视为对正弦旋转反应的速度偏倚。自发性眼震通过在正弦刺激的反应中增加眼震的慢相速度而引起速度偏倚。这种偏倚甚至在自发性眼震消失后仍可观察到。仅凭偏倚的方向并不能确定受累的耳朵，因为梅尼埃病、浆液迷路炎、迷路瘘管、听神经瘤等刺激性病变

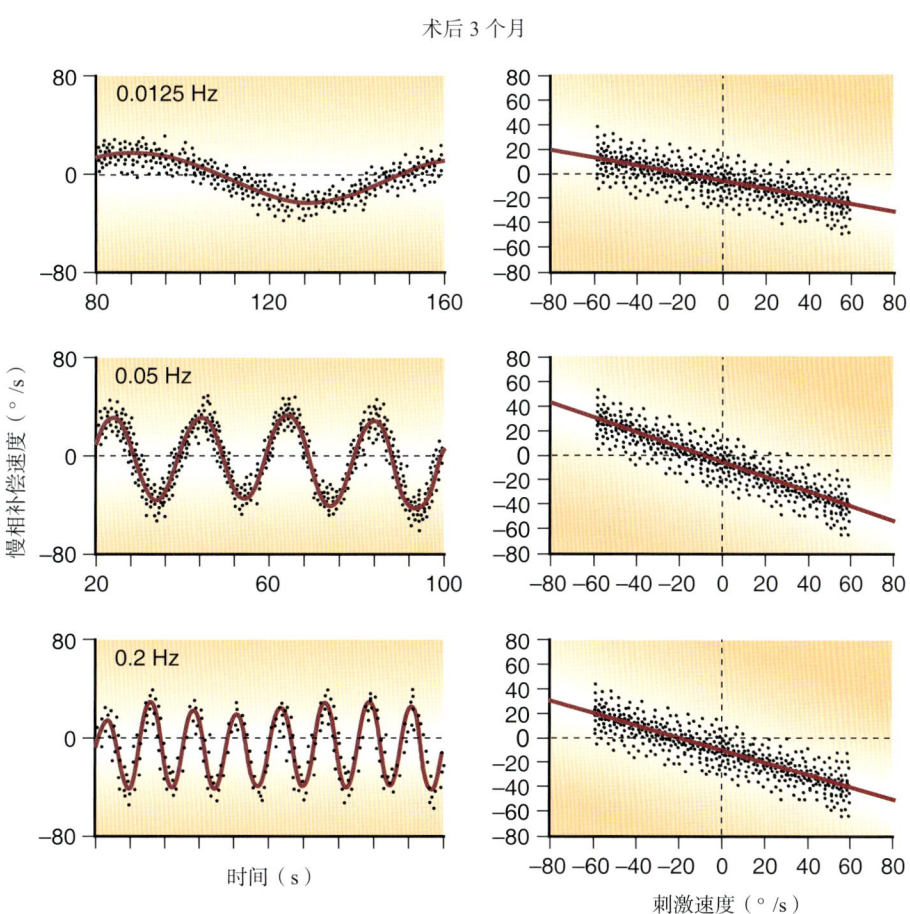

▲ 图 37-16 单侧前庭神经切除后 3 个月转椅反应

纵轴显示眼睛反应。请注意，在低频率测试中，患者的反应（点）紧密跟随椅子的运动（实线），这表明损伤得到了补偿。在这一阶段的头脉冲试验仍为异常。底部的刺激 - 速度曲线显示出轻微的偏差（即直线并不完全通过原点）（引自 Jenkins HA: Long-term adaptive changes of the vestibulo-ocular reflex in patients following acoustic neuroma surgery. Laryngoscope 1985;95:1224.）

第七篇 前庭疾病

和破坏性病变均可引起偏倚，但方向相反。

头部速度的阶跃变化可以代替正弦旋转来识别前庭功能减退。旋转椅快速向右或向左加速，并在 1 秒内达到其峰值速度（通常为 60°/s 或 240°/s）。记录下水平性眼震。测量反应增益和 VOR 时间常数（慢相眼速降至初始值的 37% 所需持续时间，图 37-17）。另一种可以检测单侧前庭功能减退方法：患者头稍低下巴约 30°，使得水平半规管平行于地面水平位置，以 240°/s 进行旋转[95]。旋转刺激对水平半规管的影响随半规管与旋转平面夹角的余弦值而变化。因此，当头部处于 30° 俯仰位置时，刺激只会导致大约 60% 的最大激活。前半规管和后半规管在这些倾斜的位置更多地进入旋转平面。在单侧前庭功能低下的患者中，抑制性中断效应导致的增益不对称更容易在水平管沿旋转平面排列的情况下出现。

小脑异常会引起反应的特殊变化，可以通过旋转椅测试来评估。在健康人中，当旋转后眼震产生时，头部倾斜向下可以对速度存储机制产生直接抑制。但舌叶和小结叶附近的中线小脑病变患者的 VOR 时间常数在直立位置时正常，同时不受旋转后倾斜影响[96]。其他小脑病变，如 Arnold-Chiari 畸形引起的小脑病变，其倾斜抑制程度介于健康人与中线小脑病变之间。在小脑萎缩的病例中，旋转试验的异常高增益也被注意到[97]。然而，本试验诱发旋转后眼震存在受前庭功能和速度储存机制状态的影响，可通过视觉刺激抑制眼震。由于涉及的过程很多，测试结果被证明是多变的，难以与特定的病理过程相关联。

耳蜗电图：耳蜗电图（ECOG）在梅尼埃病的诊断中可能是有用的，尽管其对结果的解释仍是一个有争议的话题。耳蜗通过听觉诱发电位对声音的重复呈现作出反应，听觉诱发电位可表示为动作电位（AP）和总和电位（SP，图 37-18）。两者（SP/AP 比值）> 0.4 和 AP 持续时间 > 3ms 可能提示内淋巴积水[98]。这种效应被认为是，在这种情况下基底膜的物理性质发生了改变。ECOG 可以通过短纯音或短声来执行。经鼓室 ECOG 可能优于单纯将电极放置于外耳道[99]。

主观视觉垂直：主观视觉垂直测试（SVV）测量耳石功能。患者坐在黑暗的区域，调节面前

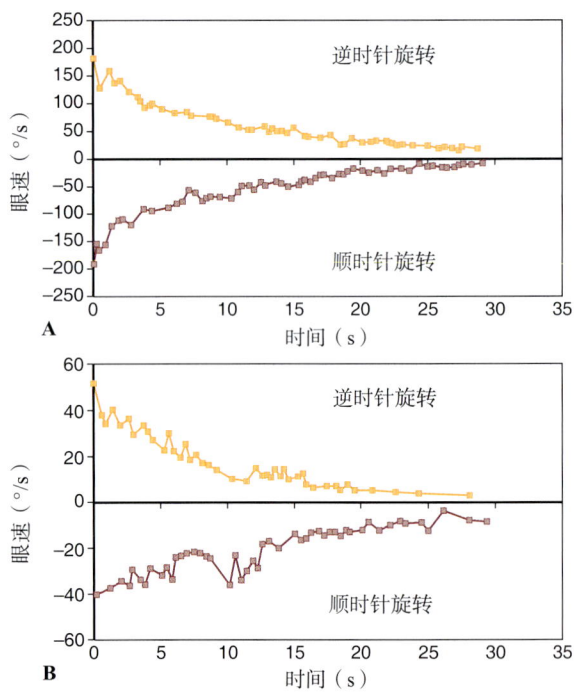

▲ 图 37-17 眼震慢相的水平速度分量，速度分别为 240°/s（A）和 60°/s（B）

主题是坐在转椅头定位在平面近似水平半规管平面（下巴向下倾斜 30° 的位置 A）和在从水平半规管向上 30° 的头部位置 B。测试是在黑暗中进行。椅子在逆时针方向旋转（CCW）引起慢相向右，而在顺时针方向旋转（CW）引起慢相向左。增益由 A 中的响应决定，通过将响应刺激的第一个慢阶段的速度除以头部速度。在这些数据中，增益测量大约为 0.80，并且对于顺时针和逆时针旋转是对称的。时间常数被测量为慢相速度下降到其初值的 37% 所需的时间

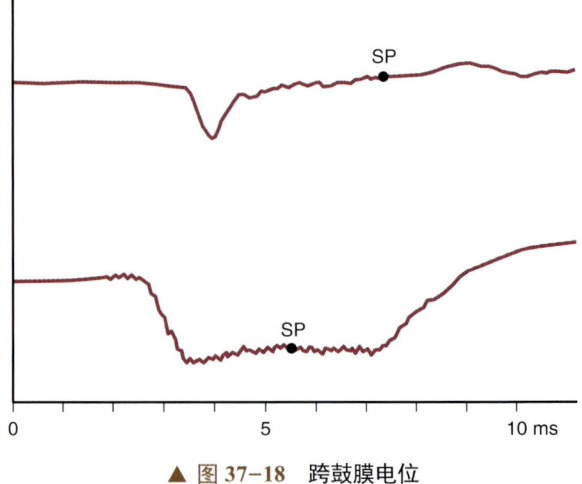

▲ 图 37-18 跨鼓膜电位

顶线：对音脉冲刺激的正常反应。底线：病理反应，与基线相对的和电位（SP）线移位

的一条线，直到他们感觉它是垂直的。急性椭圆囊病变的患者通常会将这条线向病变一侧倾斜10°～15°。SVV 异常也见于脑干梗死患者[100]。这项测试并没有将两侧耳石器官的功能相互隔离；然而，偏轴 SVV 可以做出区分[101]。在偏轴 SVV 试验中，患者在黑暗中以恒定的速度旋转。身体稍微横向移动，使一侧迷路正好位于旋转轴上，另一侧迷路在旋转轴外。两侧振幅的差异表明耳石功能不对称。

定量头脉冲测试：定量头脉冲测试可以记录反应，以便日后分析和检测在床旁条件下可能错过的短潜伏期或细小眼动[102]。该试验比双温测试或旋转测试的速度要快得多，这就确保了头脉冲测试可作为评估患者的一项重要补充测试（图 37-19）。高速视频眼动记录系统使得这项测试被广泛应用。定量头脉冲测试可以精确地测定庆大霉素治疗顽固性梅尼埃病[103,104]，并显示前庭神经炎常常不易累及支配后半规管的前庭下神经[105]。这些方法还表明，用于治疗前半规管裂的前半规管阻塞通常会导致前半规管功能下降，而其他半规管的功能保持不变[106]。

主动头部运动分析技术：主动头部运动分析技术已经被开发出来，用于评估 VOR 对更高频率头部旋转的响应，通常不是用于旋转座椅测试。这种更大范围的刺激频率是可能的，因为受测者用他们自己的颈部肌肉组织来转动头部，从而使头部积极地运动。在这种情况下，头速度是由直接安装在头上的传感器测量的。在一种更常用的商业系统中，前庭自旋转测试（Western systems Research，Pasadena，CA）是一种由计算机生成的节拍器，它能在 2～6Hz 的扫描频段内发出 18s 长的头部运动信号（图 37-20）。宽带交叉光谱分析用于确定在每个频率出现的所有谐波组成。计算结果为 2～6Hz 范围内 12 个选定频率的增益和相位值。测试在室内照明情况下进行，而患者需要固视在不随头部移动的固定目标上。测试的频率范围超过了平滑追踪通常活跃的频率范围，因此反映的是 VOR 的结果。不同年龄的患者均获得了正常值[107,108]。垂直 VOR 也可以用类似的方式进行评估。

VOR 的主动头部运动测试已应用于监测接受顺铂等前庭毒性药物治疗的患者[109]。单侧迷路切除术患者的反应不对称性已被证明与病变侧相关，和听神经瘤患者的反应不对称与病变侧相关[108]。许多梅尼埃病患者在应用这些检测程序时也发现有异常[110]。主动测试（如前庭自旋转测试）的灵敏度可能略低于被动测试（如头脉冲测试），这是因为患者在主动头部运动时能够对自己的眼球运动进行预编程[111]。

前庭诱发肌源性电位：对前庭系统的刺激会引起不同肌肉群张力的变化。测量这些前庭诱发肌源性电位（VEMP）成为实验室诊断前庭问题的基础。健康受试者在听觉刺激下表现出同侧胸锁乳突肌松弛（100～200ms 的疏密 click 声，95dB SPL 或短纯音）[112]。这些颈前庭诱发的肌源性电位（cVEMP）反应发生潜伏期相对较短，

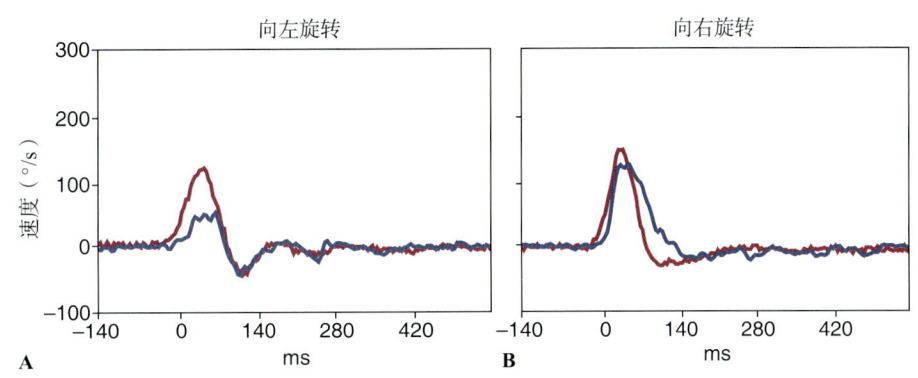

▲ 图 37-19　定量头脉冲检测患者左侧水平半规管功能丧失

红色，头部动作；蓝色，眼球运动。A. 头部向左转动时的头部和眼睛运动轨迹。眼球运动跟踪不能达到与头部运动跟踪相同的幅度。B. 向完好的一侧旋转时，头和眼同时移动（由 GN Otometrics, Schaumburg, IL 提供）

第七篇 前庭疾病

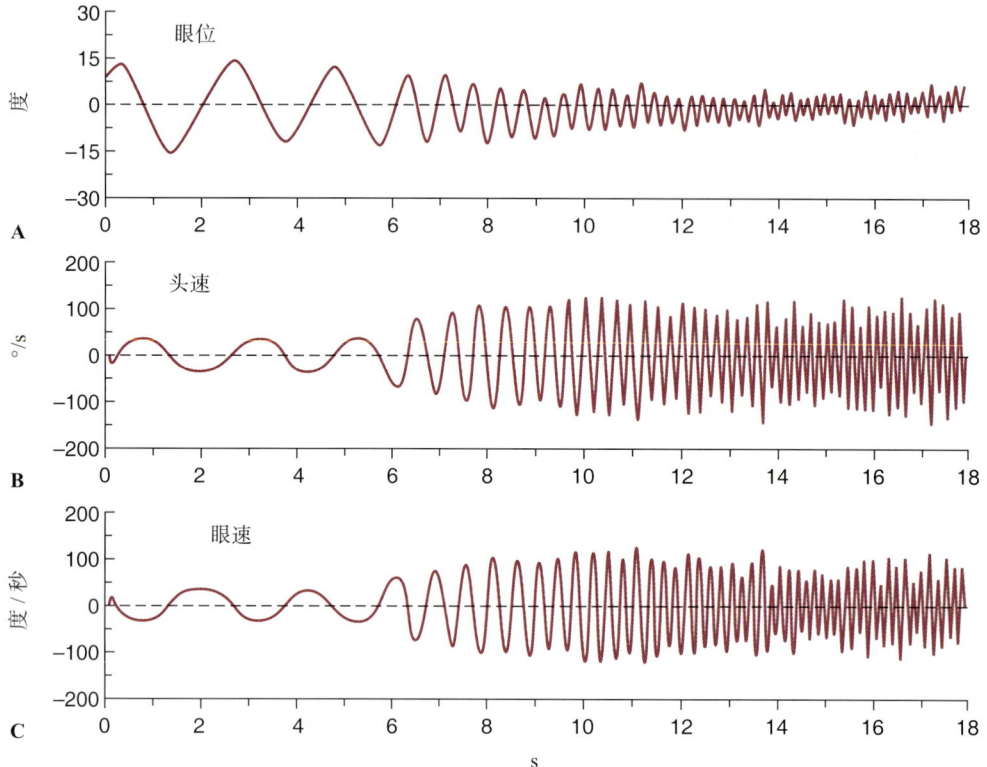

▲ 图 37-20 采用前庭自旋测验进行主动头动测试时的水平眼位（A）、头速度（B）和眼速度（C）

引自 Fineberg R, O'Leary DP, Davis LL: Use of active head movements for computerized vestibular testing. *Arch Otolaryngol Head Neck Surg* 1987;113:1063.

大约在 click 声刺激后 12ms（图 37-21）。cVEMP 反应是选择性激活支配球囊的前庭神经传入纤维的结果[113]。它们独立于耳蜗功能，只要前庭系统不受影响，即使是患有严重感音神经性听力损失的个体也可以记录下来。前庭功能丧失的患者反射消失[114]。前半规管裂患者的阈值较低，波幅增大[115]，而梅尼埃病患者对 cVEMP 的反应阈值可能较高[116]。测试也可以用骨传导的刺激来进行[117]，这种刺激可以绕过传导损失，可能比空气传导的声音更敏感[118]。骨传导刺激甚至可以是通过反射锤在患者的前额上发出尖锐的敲击声[119]。

眼肌源性 VEMP（oVEMP）是眼外肌群对声音刺激的反应。它们是由垂直放置在眼睛周围的电极记录下来的，通常是骨传导刺激诱发；在检测前半规管裂方面，它可能优于 cVEMP[120]。

姿势描记：姿势评估提供了一种在静态和动态条件下维持直立姿势所涉及的前庭、视觉和本体感受输入定量测量。临床姿势评估最常用的系统是计算机动态姿势图（CDP，例如 Equitest、Natus，San Carlos，CA）。受试者站在计算机控制的可移动平台上，该平台有一个可移动的视觉环境，该环境可以被固定或独立移动，也可以与姿势摇摆同时移动。随着时间的推移，压力中心的位置由位于平台每个象限的压敏表记录下来（图 37-22）。标准 CDP 测试包括平台运动的自动姿势反应评估、运动控制测试（MCT）、视觉和躯体感觉信息处理对站立平衡影响的测定、感觉统合测试（SOT）。

在 MCT 中，平台会产生脚的突然线性前后运动，或"脚趾向上"和"脚趾向下"平台围绕踝关节旋转。应计算以下数值：①重量分布的对称性，或在运动过程中双脚的重量分布；②幅度，平台运动过程中通过腿的力分布；③潜伏期，平台运动对运动幅度的响应和关系；④适应性，反应幅度与刺激可重复性。

姿势描记术更常用来执行 SOT。SOT 测试由

第37章 眩晕患者的评估

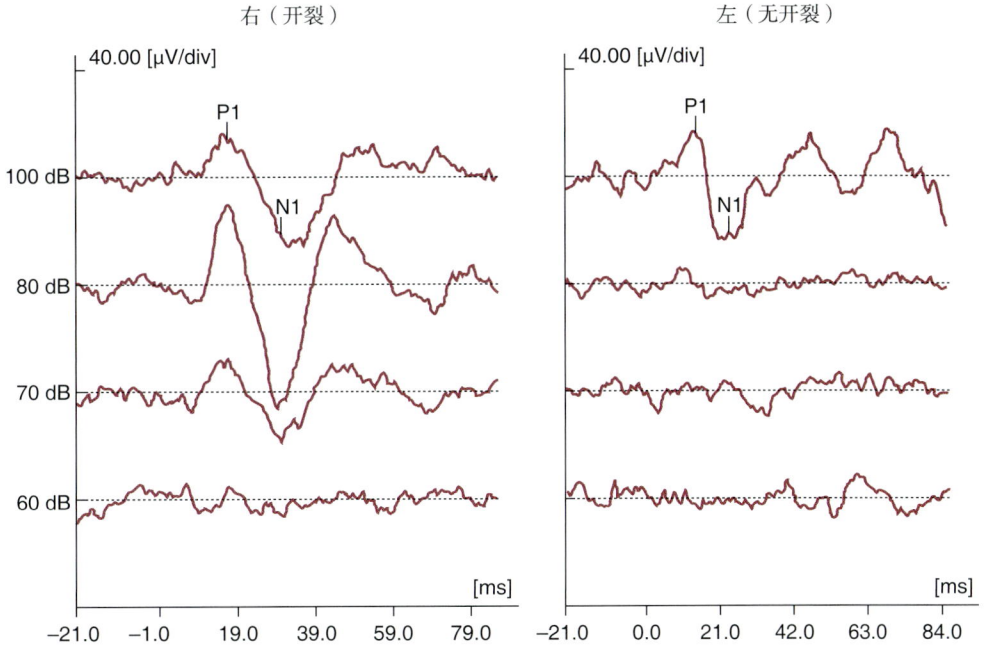

▲ 图 37-21 单侧半规管裂患者的颈前庭肌源性电位（cVEMP）对 click 声有反应

刺激出现在时间 = 0ms。诱发电位峰值约出现在 16ms，双边明显为 100 dB（顶部追踪）。在开裂的一侧（右），70dB 可以引出，但在正常的一侧（左），cVEMP100dB 以下均不能引出。N1. 第一个负波；P1. 第一个正向波

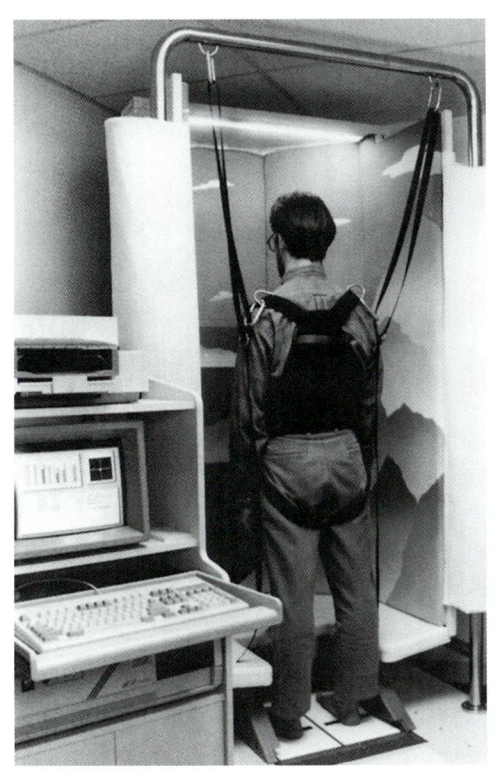

▲ 图 37-22 姿势描记仪平台

在平台下方的压力传感应变测量在有或没有前庭或本体感受反馈的情况下压力中心的运动。患者身上要系上安全带，以防失去平衡。平台表面和视觉环境能够独立或同步移动

六种测试条件组成（图 37-23），平台在三种测试条件下保持固定状态，为患者提供稳定的本体感觉信息参考。在测试条件 1 中，视觉环境保持不变，使其成为最佳稳定性的条件。试验条件 2 中，患者闭上双眼，前庭和本体感信息控制前后摇晃（AP）。在此试验条件下，平衡主要本躯体感觉信息的控制，因此在本体感觉功能正常的情况下，前庭功能缺损患者一般表现为最小限度的不稳定。

在测试条件 3 中，可视环境参照前后体位摇摆移动。视觉环境的摇摆参照会导致控制平衡系统的视觉输入失真。保持平衡需要大脑忽略这些不准确的视觉输入，选择前庭和本体感觉线索来保持平衡。与条件 2 一样，在这些情况下，本体感觉输入对姿势控制最为重要，因此前庭功能障碍但本体感觉正常的患者往往表现良好。

在测试条件 4、5 和 6 中，平台跟随患者的前后摇摆，从而向大脑提供扭曲的本体感觉输入。在这些病例中，必须抑制不准确的本体感觉线索，使用前庭和视觉输入来维持姿势稳定。条件 4 视觉环境保持不变状态，允许视觉和前庭输入用于

第七篇 前庭疾病

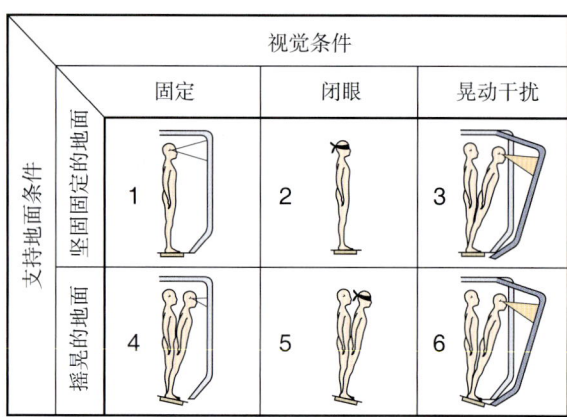

▲ 图 37-23 感官组织测试方案显示了 6 种测试条件
引自 Nashner LM: Computerized dynamic posturography. In Jacobson GP, Newman CW, Kartush JM, editors: *Handbook of balance function testing*, St Louis, 1996, Mosby, pp 280-307.

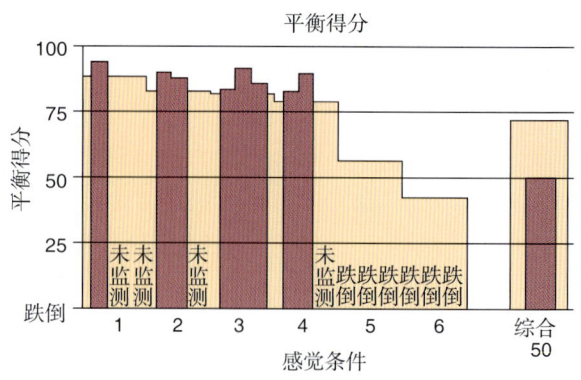

▲ 图 37-24 前庭功能障碍（5～6）型
躯体感觉线索的扭曲（条件 5 和 6）和扭曲（条件 6）或视觉线索的消除（条件 5）迫使患者依赖前庭信息来保持平衡和姿势。这种模式见于急性单侧或双侧前庭病变，对周围前庭病变代偿性差的情况下，偶尔也会出现中央前庭系统疾病。代偿性单侧外周前庭病变患者在感觉组织测试中表现正常。在实际的测试条件下，如果刺激的先前呈现出一个正常的反应，刺激重复可能会被推迟。"摔倒"这个标签是指在试验中，由于对刺激的反应而产生的摇摆超出了稳定性的范围，如果患者没有被安全带固定住，就会导致摔倒

保持平衡。如果前庭障碍患者的视力完好，在这种情况下，他们往往表现良好。患者在条件 5 下，闭上眼睛，同时平台摇摆。在这种情况下，只有前庭线索才能维持平衡，双侧前庭功能低下或单侧前庭功能未完成代偿的患者会过度摇摆。在条件 6 中，参考平台和视觉环境均摇摆。为了在这种情况下保持平衡，现在必须选择前庭输入，而不是不准确的本体感觉和视觉信号。对每种情况的反应进行定量评估，并与与年龄相关的参考值进行比较。平衡策略（髋关节策略和踝关节策略）也可以进行测量。SOT 结果如图 37-24 所示。

3. 姿势描记图使用

可用于单侧或双侧前庭功能减退、脑干卒中、小脑共济失调、锥体外系紊乱、前庭神经鞘瘤和桥小脑角肿瘤等临床情况。在这种情况下，姿势描记图可能有助于前庭康复计划，其有效性是根据患者的特定损伤来个性化定制康复训练方案而提高的[121]。例如，单侧前庭功能丧失后出现平衡失调的患者可表现出对本体感觉或视觉信息的依赖，以维持平衡。本体感觉依赖患者进行的运动包括在不平坦的表面行走，以促进视觉或前庭线索的使用以保持平衡，而视觉依赖患者进行的运动则包括间歇性地闭眼，以促进本体感觉和前庭线索的使用。

根据从姿势描记图获得的数据来组织的锻炼计划已被证明对功能恢复有好处[122, 123]。对损伤前和损伤后 CDP 的评估，也有助于预测每个患者前庭康复的预期结果和终点[124]。

对于一些由于脑脊液增加而引起的不平衡或步态障碍患者，姿势描记图也可以帮助确定是否需要腰穿或分流[125]。

最后，姿势描记图可以记录一些怀有特殊目的人群的姿势反应，如装病、夸大希望得到残疾赔偿，或转换障碍。CDP 可以识别症状和表现参数之间的不一致性，这有助于识别装病或转换障碍[126, 127]。这些患者可能在 CDP 上表现出一种非生理学的模式（例如，在 SOT 条件 1 和 2 上的表现比在 SOT 条件 5 和 6 上差）。对这些患者的识别可能有助于对残疾状态和精神干预的必要性提出建议。

听力图：听力测量结果可以提示失衡的原因，并有助于指导治疗。感音神经性听力损失可伴随梅尼埃病或氨基糖苷类药物前庭毒性引起的周围前庭损伤。Stenger 试验可能有助于识别诈病行为。传导性听力损失可能伴随活动的第三窗，如前半规管裂或前庭导水管扩大。声反射测试有助于区分以上疾病与其他情况，如耳硬化症，可能有类似的平衡相关症状，但听骨活动度不同。

第37章 眩晕患者的评估

高分辨率颞骨CT：放射技术的进步使许多耳科疾病的诊断得到明确。前半规管裂综合征（SCDS）的特点是由于前半规管骨性结构未完全覆盖而引起的声源性或压力性眩晕和（或）明显的传导性听力损失。在受累的患者中，眼睛在前半规管平面的运动常常是由大声和改变中耳或颅内压动作引起。最好通过高分辨率扫描（0.5mm或更薄的切片厚度）在半规管平面上重建来识别裂隙，而不是简单的冠状面视图[128]。然而，即使使用最优的重建程序，CT扫描往往会高估裂隙的存在[129]。所以CT可能会出现假阳性，但是，一些患者有症状但没有令人信服的影像学证据支持，仍然可能从前半规管堵塞手术获益[130]。

磁共振成像：在椎-基底动脉不通畅的病例中，伴随眩晕可出现构音障碍、复视和感觉异常。其他神经系统症状，包括颅内神经病变和癫痫发作活动，可能提示原发性颅内疾病。

血清学检测：血清学异常在平衡障碍的患者中很少见，但在某些情况下，可能预示着严重的疾病。梅毒、莱姆病或Susac综合征可表现为听力丧失或失衡。近年来，抗磷脂综合征与内耳疾病有关，治疗可预防明显的栓塞事件[131]。Cogan综合征是一种以严重视觉和前庭症状为特征的炎症性疾病。在某些情况下，可能会发展成危及生命的全身性血管炎[132]。伴乳腺或卵巢恶性肿瘤、霍奇金淋巴瘤或小细胞肺癌的副肿瘤性小脑变性可伴头晕。血清学可用于鉴定特异性致病抗体，如抗Yo和抗Tr抗体[133]。

四、前庭系统适应能力

临床医师在评估前庭测试结果时，必须考虑适应性变化。单侧前庭功能丧失产生了两种需要纠正的常见类型障碍：一种是与前庭核神经元紧张活动水平差异相关的静态失衡，另一种是与运动反应性相关的动态平衡障碍。对于VOR来说，头部静止时的自发性眼震是前者的一个例子，而头部转动时眼球转动幅度减小和不对称是后者的例子。对于稳定的（非波动）单侧前庭功能丧失，静态症状（如自发性眼震和眼倾斜反应）的消退通常在数天内发生，但动态过程在数周内恢复到基线水平。一些过程可能永远无法恢复，比如速度存储功能，以及受损侧迷路对高频率、高加速度头运动的反应。

自适应机制最可能涉及前庭中枢神经元对其从完整的前庭神经接收到的信号敏感性增强，或调节连接前庭核的神经元敏感性增强。实验证据表明，一旦获得这些适应性和代偿性的变化，需要持续的感觉暴露来维持适当的反应。除迷路或中枢损伤后促进前庭过程正常化的中枢机制外，大脑还可以应用其他策略来替代产生涉及感知和控制运动的反应。这些替代可以包括驱动相同运动反应的其他感觉输入（如用颈眼反射或视动反射替代迷路诱发的VOR）；其他策略可以基于对预期运动行为的预测，如在迷路缺陷患者眼和头的联合运动中，可以通过预先编程的代偿性慢相和减少扫视来防止注视过度。这种适应能力的结果是，只有在前庭功能发生变化后立即进行病史采集和患者检查时，前庭障碍才能反映病变的"纯"效应。

推荐阅读

Baloh R, Honrubia V: *Clinical neurophysiology of the vestibular system*, ed 2, Philadelphia, 1990, FA Davis.

Furman JM, Cass SP: *Vestibular disorders: a case study approach*, ed 2, New York, 2003, Oxford University Press.

Goebel JA: *The practical management of the dizzy patient*, ed 2, Philadelphia, 2008, Lippincott Williams & Wilkins.

Highstein S: *The vestibular system*, New York, 2004, Springer.

Leigh R, Zee D: *The neurology of eye movements*, ed 4, New York, 2006, Oxford University Press.

第 38 章 外周前庭疾病
Peripheral Vestibular Disorders

Benjamin T. Crane Lloyd B. Minor 著
张道宫 吕亚峰 译

要点

1. 外周前庭系统感知头部运动，是视觉稳定、维持平衡和运动感知的基础。
2. 眩晕症状的特点为疾病的诊断及其病理生理学提供依据，首要的是鉴别外周与中枢前庭疾病。
3. 良性阵发性位置性眩晕的特征性症状是头位变动诱发的短暂眩晕，通常可通过耳石复位（如 Epley 复位法等）得以有效治疗。
4. 突发眩晕伴自主神经系统症状而无脑卒中及其他中枢病变的体征，提示诊断为前庭神经炎。
5. 梅尼埃病患者尸检总能发现内淋巴积水，但内淋巴积水也可见于无梅尼埃病病史的患者。
6. 梅尼埃病的诊断基于每次持续 20min 至 24h 的发作性眩晕史，伴波动性感音神经性听力损失、耳鸣和耳胀满感。
7. 多数梅尼埃病患者有眩晕症状缓解期。治疗包括低盐饮食、利尿药和鼓室内注射地塞米松或庆大霉素。对于基础疗法无效的顽固病例，可采取前庭神经切断术或迷路切除术。
8. 前半规管裂综合征缘于前半规管骨管的缺损。其症状包括由强声或压力诱发的眩晕、传导性聋、搏动性耳鸣及自听过强。
9. Cogan 综合征的特征为间质性角膜炎、听力损失和前庭症状。推荐系统性类固醇治疗。
10. 双侧前庭功能减退可表现为视振荡及步态不稳。氨基糖苷类抗生素使用是最常见的原因。

一、外周前庭生理学基础

外周前庭器官是感觉受体，用于感知头部空间运动和位置，并将这种感觉刺激转化为信号，传导至中枢神经系统（CNS）。

前庭感受器感受特定方向或平面上的头部运动。三对半规管用于感知旋转运动。头部水平旋转由水平半规管感知，头部前后或左右晃动由前半规管和后半规管感知，后两者又合称为垂直半规管。直线加速运动（如重力），以及直线轨迹运动，由位于椭圆囊和球囊的耳石器感知。

在静息状态下，第Ⅷ对脑神经内的前庭神经持续产生自发性动作电位。随着头部的运动，这种自发性电活动被上调或下调。例如，直立位向右转头会引起来自右侧水平半规管神经的电位增强，而向左转头将来自同一半规管的电位降低至静息电位以下。这些成对的迷路结构分别位于双侧内耳,以这种增强-抑制的方式运行。中枢神经系统整合来自双耳的传入信号:当双侧对称时,人体是平衡的,未感知到运动;当双侧不对称时,中枢神经系统感知为一次头部运动,同时产生代偿性眼球运动和姿势调整,所有这些都会导致有意识的头部运动感觉。

在外周感受器受损时,中枢神经系统有自身调整进行代偿的能力。这一作用是通过将前庭信号与视觉、本体感觉等其他感觉的对比,识别前庭信号的误差和重新调整中枢反应等方面来实现的。结果是平衡点被重新调整。在其他方面均正常的个体,即使单侧前庭功能全部丧失,中枢代偿也可达到接近正常的临床恢复效果。然而,代偿的过程需要一定的时间,通常为数天。

由迷路切除造成的突发前庭失衡可导致严重的眩晕、恶心和共济失调,并在随后的数天内逐渐缓解。另一方面,逐渐进展的前庭系统损伤,如听神经瘤,极少引起眩晕。尽管前庭功能被破坏,但由于这一过程发展缓慢,不断进行的中枢代偿掩盖了双耳间不断发展的不对称性。

与急性单侧外周前庭损伤相反,双侧前庭功能损伤,如耳毒性药物中毒的患者,引起永久性临床功能障碍。由于缺乏外周前庭信号传入,中枢神经系统不能对头部运动做出相应的调整。如果损伤是同时并且对称的,不会有明显的眩晕。患者反映平衡能力变差,尤其是在暗处,任何头部运动都会引起固定物体的跳动错觉(视振荡)。这些症状来自于前庭视觉系统和前庭脊髓系统的功能不足。需要注意的是,即使在前庭活动完全缺失的情况下,只要前庭传入信号没有不对称性,就不会产生眩晕感。

二、临床相关性

前庭性眩晕的终身发病率为7.4%[1],而前庭功能失调可见于超过1/3的40岁以上成年人[2,3]。在80%的受累患者中,眩晕可导致就诊、日常活动受限,或者病假。在不明原因跌倒至急诊室就诊的患者中,80%有前庭功能障碍,40%有眩晕症状[4]。因此,外周前庭疾病是一类重要的医学问题。

外周前庭功能失调的诊断主要基于临床表现和病史。患者用于描述前庭相关症状的词汇可以有多种,因此要注意分辨患者的确切感受。眩晕是一种运动错觉,可以是自身的(主观的),也可以是环境的(客观的)。尽管本章节没有介绍完整的神经耳科学查体,简略的眩晕病史应包括以下几方面:①单次发作的持续时间(数小时 vs. 数天);②发作频率(每天 vs. 每月);③头部活动的影响,是否可加重、减轻眩晕,或者无影响;④诱发眩晕的特定位置(如向右侧滚转);⑤相关的耳部症状,如听力损失和耳鸣;⑥伴发的耳部疾病(耳漏、手术史、创伤等)。

外周前庭疾病最重要的一项临床特点是眩晕的持续时间。基于这一指标,可将外周前庭疾病分类如下。

1. 眩晕持续数秒(良性阵发性位置性眩晕)。
2. 眩晕持续数分钟至数小时。
- 梅尼埃病。
- 偏头痛相关眩晕(第39章)。
- 耳梅毒。
- Cogan 综合征。
3. 眩晕持续数天至数周(前庭神经炎)。
4. 眩晕持续时间不定。
- 内耳瘘管。
- 迷路振荡。
- 爆震伤。
- 气压伤。
- 家族性前庭病。
- 前半规管裂综合征。
- 双侧前庭功能减退。
5. 持续性眩晕。
- 提示中枢性病因。

三、历史背景

在19世纪60年代以前,头晕和平衡障碍被认为仅由中枢疾病产生,通常叫作"大脑堵塞"或与癫痫混在一起。早在19世纪20年代,在用于控制精神病患者发作的滚笼治疗过程中,人们已经注意到旋转后眼震现象。Jan E.Purkinje 猜测这一现象源于中枢。这一时期的眩晕症状多以清洗、淋洗和拔罐治疗。就在这一时期，人们发现了平衡系统有外周成分参与的迹象。Pierre Flourens[5] 注意到，半规管毁损的鸽子会沿着相同的方向环形飞行。

1861 年，Prosper Meniere[6] 提出了外周前庭疾病的存在。Meniere 是巴黎一家大型聋哑学校的负责人，他注意到一些患者在受到耳外伤后立即出现眩晕和耳聋的症状，他由此推断这两个症状均源自耳部[7]。为支持这一结论，他提供了一名患突发性聋伴急性眩晕年轻女性患者的尸检报道。在尸检中，Meniere 发现她的脑部是正常的，但内耳广泛出血。具有讽刺意味的是，这名患者可能患有白血病，而非内淋巴积水。然而，由于这项发现，在 20 世纪人们普遍相信梅尼埃病是由出血导致的。在 1940 年以前，梅尼埃病是用于所有外周性眩晕疾病的普遍代称，尤其是伴有听力损失的情况。对于此疾病的真正病理生理学的首次研究，出现于 Meniere 首次报道 10 年之后，Knapp 提出内耳积水与青光眼类似假说[8]。

针对外周前庭疾病的早期治疗集中于破坏前庭终器。1904 年，第Ⅷ对脑神经切断术[9] 及迷路切除术[10, 11] 问世。1926 年 Portmann[12] 最早提出内淋巴引流的概念。Dandy[13] 在 20 世纪 30 年代提出经枕下入路选择性前庭神经切断术，并治疗了超过 600 例患者。在这一时期，这些治疗手段造成了耳聋和面瘫的高风险，以及相当高的死亡率。直到 1938 年，在对两例死于神经切断术围术期的患者进行尸检后，Hallpike 和 Cairns[14] 报道了梅尼埃病患者内淋巴系统的扩张。Yamakawa 的一项独立研究发现，这一现象可能缘于内淋巴重吸收机制的紊乱[15]。

针对梅尼埃病致力于逆转内淋巴积水的治疗措施目前仍在不断改进中。针对 Portmann 分流术已经出现数种不同的改良术式，如经乳突减压术[16]、蛛网膜下腔引流术[17] 和耳蜗球囊切开术[18]。所有这些手段都不能确保眩晕症状得以完全控制，并且有听力损失的风险。一项随机对照试验发现，上述手术方式与安慰性手术疗效相当[19]，而更新的一项研究表明，内淋巴分流术有轻度的疗效[20]。尽管如此，分流术确实能够缓解积水的组织学表现[21]。因此，尽管不断有争论，这些手术方式仍然在临床上开展并不断演变发展。

良性阵发性位置性眩晕（BPPV）是最常见的外周眩晕疾病。1921 年，Bárány[22] 首先描述了这一疾病并将此归因于耳石病变。在 Bárány 首次提出之后，零散出现了关于 BPPV 互相矛盾和令人不解的报道[23]。直到 Dix 和 Hallpike[24] 于 1952 年提出诱发特定眼震的经典头位，这一疾病的临床诊断才得以确定下来。然而，如 Bárány 一样，他们也认为这主要是耳石病变的结果。值得注意的是，此病可通过化学迷路切除[25] 和第Ⅷ对脑神经切断术治愈[26]。Schuknecht 在颞骨标本的后半规管壶腹帽观察到颗粒状沉积物，从而提出嵴帽结石症理论以解释其病理生理学机制[27]。这一理论为理解该疾病奠定了基础，但更新的研究表明，颗粒悬浮于半规管的情况（管结石症）较嵴帽结石症更为常见。Gacek[28] 提出后壶腹神经切断术治疗 BPPV，证实了病变源于后半规管。尽管如此，多数患者可通过 Epley 耳石复位法恢复[29]，而不必手术治疗。

最近认识到的一种外周前庭疾病是前半规管裂综合征[30]。这类患者通过表现出 Tullio 现象（强声诱发的眩晕和眼震）或 Hennebert 征（外耳道压力诱发的眼球运动）。此种裂隙作为颅中窝的第三窗，可经颅中窝入路予以封闭[31]，也可以乳突入路封闭[32]。

尽管在外周性眩晕的发病机制和治疗手段方面研究已取得重大进展，但即使现在，眩晕作为一个症状仍常常不能归因于某一已知的单一疾病。毫无疑问，随着我们对前庭疾病认识的逐渐深入，外周前庭疾病的药物和外科治疗手段也会不断改进。

四、良性阵发性位置性眩晕

BPPV 被普遍认为是最常见的外周前庭疾病[33]。此病的特点是特定头部活动后出现时间短暂（数秒种）的通常较为严重的眩晕。最常引发症状的头部活动为床上翻滚和头部过度后伸，如更换电灯泡或在水槽下观望时。对此病的认识经过了一个演变的过程，最终发展出特异性疗法并已证实其在症状控制方面的有效性。

这一疾病是由 Bárány 于 1921 年首先进行了描述[22]。他观察到 BPPV 的几项主要临床表现，包括眼震的垂直和扭转成分、眼震的短暂性以及眼震和眩晕的疲劳性。然而，Bárány 未能将眼震的发作与位置试验联系起来。他错误地将观察到的症状和体征归因于耳石器对于头部位置编码的异常。1952 年，Dix 和 Hallpike[24] 对这类患者进行了大样本的报道。他们描述了用于诱发经典眼震及其相关症状的 Dix-Hallpike 操作法。他们还观察到 BPPV 眼震的重要特点，包括眼震的潜伏期、方向特性、持续诱发头位时眼震时间短暂、患者恢复坐位时眼震方向逆转以及反复诱发时的疲劳性。他们准确识别出了引起问题的内耳，但错误地归因于耳石器障碍引起。

Schuknecht[34] 回顾了关于 BPPV 的前期研究，包括数位此病患者的颞骨组织标本。他注意到这些患者有广泛的椭圆囊破坏，并且有前庭前动脉供血区域其他结构的损害。这一观察结果以及在实验动物上以电刺激椭圆囊或球囊未能引发离散性眼震的现象使得 Schuknecht 得出结论，耳石器的异常刺激与此病无关。他提出后半规管壶腹嵴是可能的病变位置。根据 Schuknecht 的观点，BPPV 是由自椭圆囊脱落的耳石颗粒引起的，在特定的头位下这些颗粒使后半规管壶腹帽产生了位移。作为 BPPV 的另一机制，Schuknecht 随后提出了嵴帽结石症，即耳石在后半规管壶腹帽的沉积[27]。然而，这一机制不能很好地解释眼震的短暂性特点，以及恢复坐位时眼震方向的反转。Hall、Ruby 和 McClure[35] 重新研究了 BPPV 发生的机制可能为后半规管内耳石碎片的移动带动了壶腹帽的弯曲变形这一理论，他们提出，症状持续的类型可以缘于耳石碎片在壶腹帽的沉积，而症状短暂的类型缘于后半规管管腔内自由漂动的颗粒移动。大多数 BPPV 患者可表现出眼震，并可由后半规管管腔内颗粒的移动来解释。

Hall、Ruby 和 McClure 等的理论与后半规管 BPPV 的五项特征一致：①半规管结石症理论解释了眼震的潜伏期是由于后半规管内耳石颗粒在重力作用下的运动需要一定的时间；②眼震的持续时间与半规管腔内致密物质到达半规管腔最低点所需的时间相关；③眼震的垂直成分（上跳性）和扭转成分（眼球上极转向低位耳）与动物实验中刺激后半规管神经诱发的眼球运动一致；④当患者恢复直立坐位时出现的反向眼震是由于后半规管管腔内物质向壶腹倒退运动引起了壶腹嵴向内弯曲；⑤反复 Dix-Hallpike 试验诱发的眼震疲劳现象可由耳石颗粒物在管腔内的分散来解释。

（一）发病率

BPPV 是耳鼻喉科最常见的眩晕疾病，占外周前庭疾病的 17%～40%[33, 36]，接近梅尼埃病发病率的两倍。鉴于其良性特点以及特征性自限性病程，其实际发病率较难估计。有报道，在日本发病率为 10.7/10 万～17.3/10 万[37]，而在美国明尼苏达州约为 64/10 万[38]。

平均发病年龄在 30—50 岁，但 BPPV 也可发病于儿童[39]。在一项 BPPV 儿童患者的研究中，发现与偏头痛存在相关性。由此引发猜测，偏头痛诱发的缺血可能是部分患者耳石脱落的原因[40]。总体来讲，BPPV 的发病率随年龄增长而增加[41]，女性发病率约为男性的两倍[39]。

（二）诊断

1. 病史

BPPV 患者通常出现与头位变化相关的剧烈眩晕。最常见的诱发动作为侧翻、躺倒以及采取仰卧位。通常情况下，患者会指出特定的方向："当我向右侧翻身时头晕出现，而向左翻身时则没有。"患者在美容院做美容时会感受到类似的症状：如从弯腰状态直立，抬头从架子上取物，剃须时向后仰头，或快速转身。

症状突然发作并持续数秒钟，极少超过 1min[39]。然而，发作时患者的主观印象通常更久。

眩晕发作通常是在时间上比较集中的，缓解期可为数月甚至更久。患者也可能反映在疾病发作期有持续性头重脚轻的感觉，并在头部活动时加重[42]。这些慢性平衡障碍可能自早晨睡醒后就立即出现并恶化。

第七篇 前庭疾病

大多数BPPV病例没有可识别的病因。在一项由Baloh等进行的调查中[39]，48%的患者没有明确的病因。已知的最常见原因是闭合性头部外伤，其次是前庭神经炎。据我们的经验，将近15%的前庭神经炎患者将来会出现BPPV。其他有报道的致病因素包括感染和手术，如镫骨切除术[39]以及耳蜗植入术[43]。长期卧床以及梅尼埃病也是诱发病因。

2. 体格检查

在提示性病史的基础上，进行Dix-Hallpike试验发现特征性眼震可做出BPPV的诊断。进行Dix-Hallpike试验时，患者坐于检查床上合适位置，以便仰卧时头部可悬垂于床边之外（图38-1）。将患者头部转向一侧45°并向后仰卧。仔细观察眼部运动，如果未见异常眼部运动，将患者恢复坐立位。将头部转向另一侧，重复上述动作，最后检查平卧位[44]。

特征性反应如下：①眼震包括垂直向上运动成分以及扭转相结合的成分，向下耳运动，纯粹的垂直性眼震不是BPPV[39]；②眼震的出现通常有数秒的潜伏期；③眼震的持续时间较短（<1min）；④眩晕总是伴随自主神经症状；⑤反复检查时眼震消失，即疲劳性；⑥当头部恢复直立位时通常症状再现并且眼震方向逆转[42]。

后半规管结石症是BPPV最常见的原因。后半规管BPPV（PC-BPPV）也可为双侧，但极少见[45]。如果检查过程中头位摆放不当（即健侧检查时头位未置于后半规管平面内）患侧半规管内的碎片可远离壶腹移动从而激发出健侧的兴奋性眼震[46]。水平半规管受累的比例约为12%，其中相当一部分是由PC-BPPV复位操作造成的[47]。水平半规管BPPV（LC-BPPV）可通过Dix-Hallpike试验的改良试验得以检测。患者首先仰卧位，头部置于检查床上正中位（不可过伸低于床面）。头部快速转向右侧使得右耳贴于床面。通过Frenzel眼镜记录眼震情况30s。然后患者头部回到正中位并快速转向左侧使得左耳贴于床面。再次记录眼震。

LC-BPPV的眼震是水平方向的，而且可表现为朝向低位耳（向地性）或远离低位耳（离地性）。与PC-BPPV垂直扭转性的眼震相比，它的潜伏期通常较短，头部保持在检查位置时眼震幅度增强，且反复检查时不易于疲劳。水平性眼震幅度及持续时间的增加可能反映了中枢速度储存机制（重复外周前庭传导信号，尤其是来自水平半规管的信号）的作用。嵴帽结石症，不管是独立发病或是与管结石症并发，与PC-BPPV相比都更常见于LC-BPPV。嵴帽结石症有别于半规管结石症的特点为眼震潜伏期极短或无潜伏期。嵴帽结石症的症状可持续数分钟甚至在诱发位置持续存在[48]。如果眼震是向地性，耳石颗粒可能位于水平半规管长臂内相对远离壶腹的位置。如果

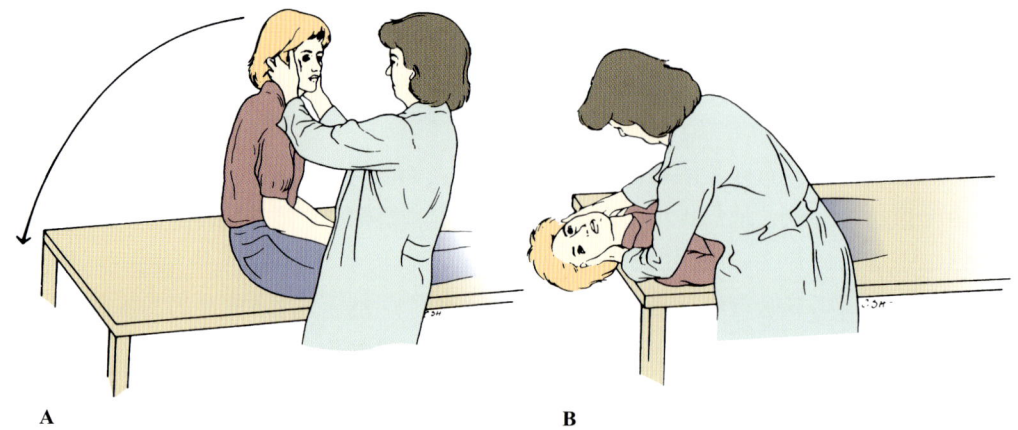

▲ 图38-1 右侧Dix-Hallpike试验用于检查后半规管良性阵发性位置性眩晕引发的眼震和眩晕。首先将患者头部向右扭转45°。然后嘱患者后仰平卧于检查床上，头部悬垂于检查床边缘以下。观察患者的眼震并询问其眩晕症状

引自 Herdman SJ, editor: *Vestibular rehabilitation*, Philadelphia, 1994, FA Davis.

眼震是离地性，耳石颗粒可能位于水平半规管长臂内相对靠近壶腹的位置或者位于壶腹的另一侧，亦或者漂浮于内淋巴液中或黏附于壶腹帽上。

所有BPPV患者中，前半规管受累的比例仅为2%[49]。前半规管BPPV的眼震应为下跳性以及扭转性。此种眼震可由标准的Dix-Hallpike位置试验引出。一侧后半规管大致与对侧前半规管位于同一平面。因此，右侧Dix-Hallpike试验使得左侧前半规管和右侧后半规管处于重力平面。在此位置下，左侧前半规管BPPV表现出扭转下跳性眼震，扭转成分的方向为眼球上极转向高位耳。需要注意的是，这一眼震在垂直和扭转方向上均与右后半规管BPPV的眼震特点相反。

3. 检查结果

床旁Dix-Hallpike试验[24]结合提示性病史是得以诊断的最重要依据。标准的眼震电图以及众多视频眼震图仪并不能记录BPPV相关的扭转性眼震。这些在临床上应用的眼部示踪设备仅能反映眼部运动的垂直和水平成分。Frenzel眼镜的应用有助于这些类型的观察。

（三）治疗

1. 复位治疗

BPPV的一线治疗方法为耳石复位，在半规管结石症主要是通过重力的作用将耳石碎片自受累半规管移入前庭。对于PC-BPPV，Epley[29]复位法效果显著（图38-2）。具体操作为，先将头部置于Dix-Hallpike检查位以诱发眩晕，在此头位下患侧后半规管位于垂直平面上。在起初的眼震消失后，将头部向对侧扭转180°，并在每个90°时停留至眼震消失。之后使患者恢复坐立位。如果复位过程中的每个动作均能诱发出眼震，表示耳石碎片持续向远离壶腹方向移动，提示复位效果将较好。反复进行复位治疗，直至不再诱发出眼震。Epley复位法对于超过80%的BPPV有效[50]。常规不应用药物治疗，但如果患者异常焦虑或者恶心呕吐反应明显，可提前1h应用小剂量的敏克静或苯二氮䓬类药物。有许多患者通

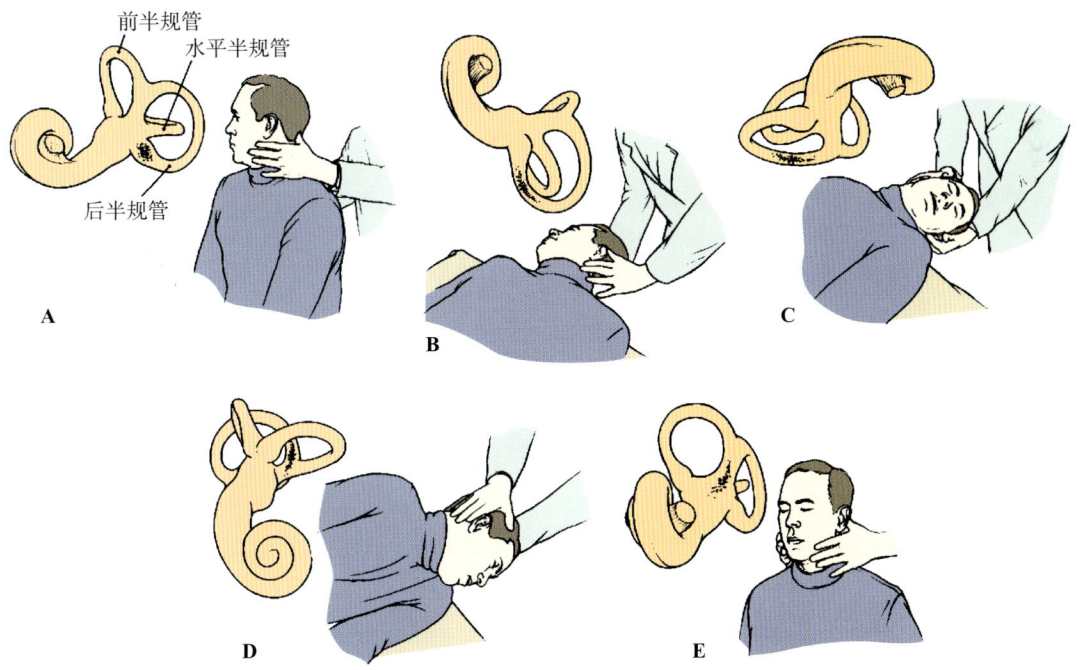

▲ 图38-2 耳石复位法治疗后半规管良性阵发性位置性眩晕

A. 右侧后半规管BPPV患者。首先将患者头部转向右侧。小图显示耳石碎片聚集于后半规管靠近壶腹处。B. 将患者置于仰卧位，头部悬垂于检查床边缘以下。头部后仰的同时，耳石碎片向总脚方向移动。C. 保持颈部后伸和头部悬垂状态，向头部向左侧扭转约180°。耳石碎片进入总脚。D. 嘱患者向左侧翻身，使头部继续向左侧扭转直至面朝下方。耳石碎片开始进入前庭。E. 使患者坐起。耳石碎片聚集于前庭中（引自 Hullar TE, Minor LB: Vestibular physiology and disorders of the labyrinth. In Glasscock ME, Gulya AJ, editors: Surgery of the ear, ed 5, Hamilton: 2003.）

过阅读互联网上的说明也能成功进行 Epley 复位操作[51]。

Semont[52] 复位法也对于 PC-BPPV 有效[53]，但与 Epley 复位法相比，较难操作且效果相对较差[54]。患者被快速置于诱发眩晕的头位并保持 4min，随后患者被迅速转向对侧耳朝下的位置并保持一段时间直至缓慢坐起。

对于 Epley 复位法和 Semont 复位法来说，都是利用重力带动耳石碎片的移动，因此颈部的转动不是必需的。尽可能头部和身体的整体转动是更好的方式。有些医生使用小型手持式乳突振荡器并声称取得了更好的效果，但与不应用振荡器的结果相比并没有显著性差异[50, 55]。对于罹患视网膜脱落的患者或者因高度近视而易于视网膜脱落的患者，应该避免使用乳突振荡。有学者推荐，复位后睡眠时保持头高位 1d 或 2d，但同样未见显著性效果[56]。

下列观察结果支持这些复位法对 PC-BPPV 治疗的有效性：①病史数年的患者可被治愈；②在治疗的过程中以及治疗后，BPPV 的一种类型可转变为另一半规管的类型；③治疗侧别错误的患者以及仅告知其治疗后注意事项的患者症状未得以改善；④多项随机试验已经证实这些复位方法的有效性。由于 BPPV 通常在数周至 1 个月内自行缓解，对于未筛选的 BPPV 患者来说，耳石复位的效果也许并不优于安慰剂。然而，在更为顽固的病例中，耳石复位几乎均显示出其有效性。

耳石复位法也被推荐用于水平半规管 BPPV。对于表现出向地性眼震的患者，有报道称患耳朝上侧卧位 12h，对于绝大部分患者有效[57]。

对于前半规管 BPPV 的复位方法也应该遵循相同的原则。先将头部置于前半规管壶腹位于上部的位置，随后旋转 180°，最后恢复至起始位置。由于此种类型 BPPV 相对罕见，有关前半规管 BPPV 治疗的数据尚未有报道[58]。

耳石复位过程中可能出现的一些情况值得进一步探讨。Epley 复位过程中，PC-BPPV 可转变成 LC-BPPV，LC-BPPV 通常在数天内缓解。PC-BPPV 偶尔可转变成可疑的前半规管 BPPV（患耳朝上时症状加重）。Epley 复位过程中，耳石碎片可堵塞在总脚的位置，从而引起持续性单纯扭转性眼震（前半规管和后半规管同时兴奋，因此垂直方向上相反的成分抵消，扭转成分叠加）。

有些学者建议，Epley 复位治疗后限制姿势，如嘱患者保持直立位 48h，以降低复发率。近期的一项 Cochrane 综述认为，这些姿势限制尽管作用非常有限，但仍可能有显著性益处[50]。这种有效性轻微提高，是以患者舒适性显著降低为代价，因此这些姿势限制并不被广泛推荐。

2. 手术治疗

绝大多数患者可通过耳石复位法治愈，对于极少数表现为持续性致残性症状的患者来说，手术治疗也是一种选择，但这种方式极少采用。

Gacek 推荐单孔神经切断术治疗顽固性 BPPV[28]。在其问世后的前 30 年中，这一手术共实施了 342 例，并且其中 252 例是由 Gacek 本人完成的[59]。尽管这一手术普遍有效，但技术难度较大，且听力下降的风险高达 41%[60]。

1990 年，后半规管阻塞术被应用于治疗 BPPV[61]。这一技术阻断了半规管腔，使之对角加速度不再有反应。文献共报道了 97 例此种手术。尽管术后会出现短暂的眩晕，97 例中 94 例患者均得以治愈[62]。有也报道对极少见的持续性 BPPV 患者行双侧后半规管阻塞术[63]。术后出现听力下降，一般均在数周内得以改善，并可出现永久性平衡功能障碍。

五、前庭神经炎

前庭神经炎的典型表现为突发的严重眩晕伴自主神经症状[64]。一般来讲，头晕持续数天，并于病程中逐渐得以改善。平衡相关的症状，特别是那些由快速头部运动诱发和（或）与快速头部运动相关的的症状，可能会在急性症状缓解后数月的时间出现。小比例的患者会伴发阵发性位置性眩晕[65, 66]。前庭神经炎可以复发，有些患者反映在数年内出现相似的表现，但通常程度较轻的发作[66]。也有报道双侧发病的病例，但应与双侧前庭功能低下相鉴别。前庭神经炎不引起主观听力的变化，也不引起局灶性神经系统症状[24]。尽管在历史上前庭神经炎和迷路炎的名称可互换使用，但目前认为对于不伴有听力损失的患者前庭神经炎的命名更为准确。历史上也曾使用流行性眩晕的名称，为前庭神经炎的同义词。这一名称反映了眩晕之前经常有上呼吸道感染史这一现象[66]。

主观上，听力保持正常。当突发感音神经性听力损失伴有前庭神经炎样眩晕发作时，应考虑为突发性聋。在这种情况下，应实施适于突发性聋的治疗措施，评估方面应包括蜗后病变的检查（如听神经瘤）。

有记录的温度试验反应减弱或甩头试验阳性可用以判断患肾的侧别[64]。半规管平面上的甩头试验有助于定位病变位于前庭上神经或前庭下神经[67]。然而，下前庭神经受累并不常见，因此前庭诱发肌源性电位（VEMP）极少有帮助[68]。也有报道应用磁共振钆增强造影确定侧别[69]。

来自前庭神经炎患者的颞骨病理研究显示前庭神经变性，但外周感受器结构正常[66]。对于罕见的表现为更慢性或者反复发作症状的患者，人类病理学研究也显示出更慢性的炎症反应，因此提出感染后综合征的概念。一般观点认为，前庭上神经较前庭下神经更常受累，推测这可能是由于前庭上神经穿过的骨性管道更为狭长而更易遭受肿胀压迫的影响[70]。也可能是由于正常的甩头试验和温度试验结果，使得单独的前庭下神经炎未得以诊断[71]。

退行性变性的原因尚未查明，然而，感染嗜神经性病毒，如疱疹病毒，可能与此相关。有些病例中也发现有 Borrelia 感染，但在大多数病例中，并未查到相关的病毒。

历史上治疗主要是支持性及针对眩晕和相关自主神经症状的对症处理。近来，一项安慰剂对照的双盲研究关注于甲泼尼龙和伐昔洛韦[72]。伐昔洛韦并未显示出疗效，但此项研究及另一项研究证实类固醇可改善温度试验的结果[73]。然而，将几项研究的结果整合后发现，类固醇对于改善前庭功能的作用有限，也没有证据支持其可改善症状[74]。类固醇可能仅在疾病的早期有效，因此有人推荐仅在症状出现的前3天内应用[75]。目前，只有较弱的证据支持类固醇在前庭神经炎的应用。与所有急性外周前庭功能损伤相同，鼓励患者早期活动。

六、梅尼埃病（特发性内淋巴积水）

梅尼埃病是一种内耳疾病，主要症状包括自发性、发作性眩晕，感音神经性听力损失（SNHL），通常为波动性，耳鸣以及通常伴有耳闷胀感。尽管这一症状综合征已被熟知，对于梅尼埃病仍然有争议。通常诊断困难，难以确定其病理机制，并且难以选择适宜的治疗方式。部分原因为这一疾病的特点，即变化多端。这里主要介绍关于梅尼埃病的主流观点以及部分有争议的观点。

（一）历史

Prosper Meniere[6] 首次于1861年描述了这一以他的名字命名的疾病症候群，并且提出其病变部位为迷路。有趣的是，他最早描述的患者可能患有白血病而不是现在以他名字命名的这种疾病[7]。Meniere 和 Flourens[5] 发现，眩晕症状可能来自于内耳，但他们错误的将此归因于内耳出血，Meniere 本人相信这是梅尼埃病发病的病理生理机制。Knapp 提出了进一步的假说，他认为存在与青光眼类似的积水[8]，直到1938年这一学说才在组织学上得以证实[14, 15]。在这之前，梅尼埃病是用于所有外周性眩晕疾病的通用名称。对于此病的了解已经有了显著的进步，然而经过70年的研究，积水的原因仍然未明并存在争议。

（二）发病率

已报道的梅尼埃病发病率差异较大。日本人的报道为 10.7/10 万[37, 76]，在芬兰南部人群中的报道为 513/10 万[77]。其他几项研究报道的发病率在此两者之间。部分差异缘于诊断标准以及医疗条件的不统一。最新的数据表明在美国的发病率约为 1/500[78]。此病在白种人中更为普遍[79]，性别分布无明显差异。发病高峰年龄为 30—50 岁，尽管该病可发于任何年龄。

双侧梅尼埃病发病率尚不清楚，已有的报道为 2%～78%[80]。这一概率与随访的时间以及诊断标准相关。最近，这方面的研究均在1980年之前，当时尚没有严格的诊断标准。真实的发病率可能在 19%～24%[79, 80]。双侧疾病可能在单侧症状出现以后数年甚至数十年出现[81]。有些双侧梅尼埃病患者伴有相关的自身免疫性疾病[82]和偏头痛[83]。

据报道，家族性梅尼埃病的发病率为 10%～20%[84]。有人提出常染色体显性遗传模式[85]，但遗传模式并不尽相同。家族性梅尼埃病与偏头痛显著相关[86]，近来报道谷蛋白敏感是可能的病因[87]。对携带特异性主要组织相容性复合物的患者进行统计，发现其发病率升高。人类白细胞抗原 B8/DR3 和 Cw7 与梅尼埃病相关[88, 89]。这些患者的病因可能是自身免疫反应[90]，但除了几个候选基因外，尚未确定相关的基因[91]。

（三）发病机制

梅尼埃病的主要特点为反复发作的眩晕、感音神经性听力损失、耳鸣以及在部分患者中表现出波动性耳闷胀感。间歇性急性发作的同时，患侧表现出进行性感音神经性听力损失，通常早期以低频损失为主。随着病程的发展，患侧出现外周前庭系统反应的降低。

这些表现的病理基础可能是膜迷路的变形。这一认识的里程碑是内淋巴积水的提出[14]。这反映了由内淋巴积聚引起的膜迷路解剖结构的变化，外淋巴间隙因而被压缩（图 38-3）。

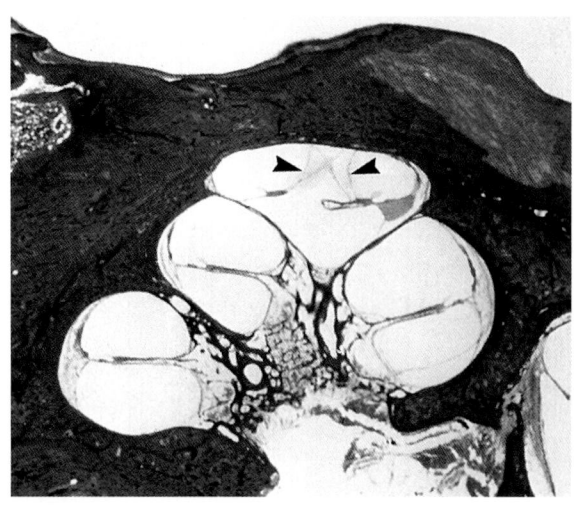

▲ 图 38-3　一例梅尼埃病患者耳蜗断面显微图片显示内淋巴积水

箭头指示耳蜗顶转前庭膜向鼓阶弯曲（由 Drs. J. Rutka 和 M. Hawke, University of Toronto 提供）

传统观点认为，内淋巴由耳蜗血管纹和前庭暗细胞产生，并以涡流和纵流的方式循环流动[92]。对于积水的情况，其病理生理学基础仍存在争议，但主流观点为内淋巴囊对内淋巴的吸收不足[93]。内淋巴导管可能起到调节内淋巴稳态阀门的作用[94]。通过破坏内淋巴囊已建立起内淋巴积水的动物模型，可支持上述理论[95]。

对积水患者内淋巴囊的病理研究存在争议。有球囊周围纤维化[96]以及内淋巴导管体积缩小的报道[97]。然而，这些组织学发现的深层次原因尚不清楚。

梅尼埃病患者的影像学研究也发现内淋巴引流系统的异常。这些研究发现，内淋巴囊和淋巴导管发育不全，表现为 CT 成像上前庭导水管显影缩小和导水管周围气化减少[98]。梅尼埃病患者的内淋巴引流系统明显更小、更短，表现为 MRI 上后半规管与颅后窝之间距离缩短[99]。这些解剖学上的变化发生于 3 岁以后，提示这些个体可能发展为梅尼埃病。钆增强造影 MRI 成像已证实内淋巴囊（图 38-4）[100]和外淋巴间隙的增强[101]。数项进行中的研究已经利用钆造影和高场强 MRI 显示出人类患者的积水，但此项检查的标准程序尚未建立[102]。由于个体间显著的解剖学差异，目前的影像学技术对梅尼埃病既不能够诊断也不具有预测价值。影像学检查有助于梅尼埃病的诊断以及排除其他可能引起眩晕和单侧耳聋疾病，如前庭神经鞘瘤。

在梅尼埃病患者中，均一致性检查出内淋巴积水。然而，发现有积水的患者并不都有梅尼埃病病史[103, 104]。在迷路炎、中耳炎、头部外伤、腮腺炎和脑膜炎患者的尸体标本中，也发现有积水存在。也有关于无症状性积水的报道[105]。

梅尼埃病患者膜迷路的破裂被认为是其病理生理的显著特点，而且也已经发现在内耳各个结构中存在膜迷路的破裂。也可见到可能因破裂形成的愈合性瘢痕[106, 107]，这些现象的发现支持了该病病理生理机制的学说之一。Schuknecht[108]推测膜迷路的破裂导致富钾的内淋巴流入外淋巴，而第Ⅷ对脑神经和毛细胞的侧部正浸润其中。高浓度的细胞外钾导致神经细胞去极化从而急性失

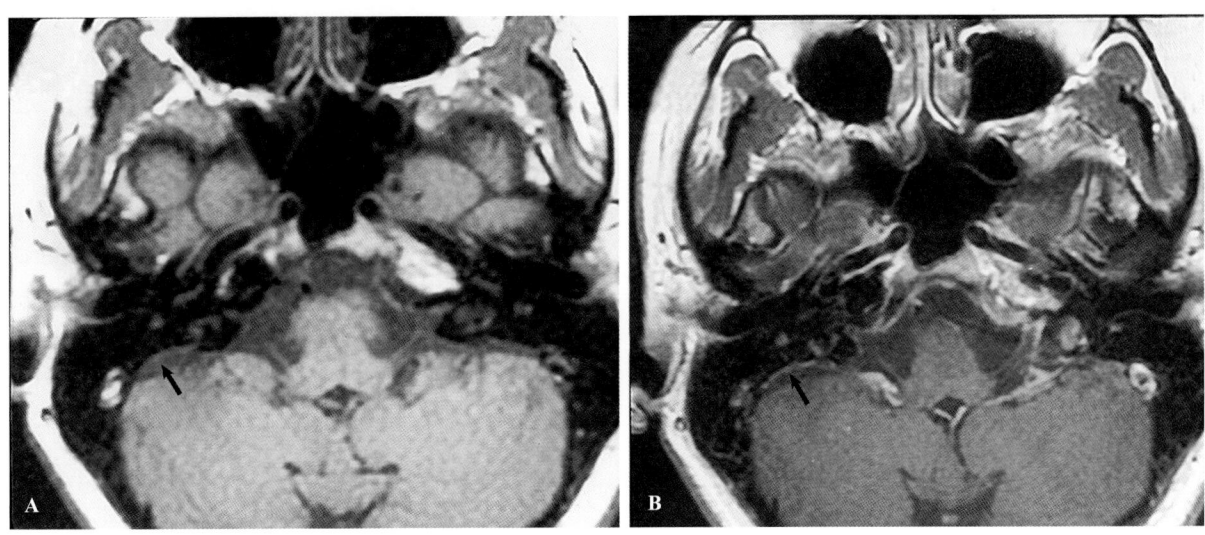

▲ 图 38-4　A. 一例梅尼埃病患者非增强轴位 T_1 加权 MRI 成像显示右侧内淋巴囊无增强。B. 同一患者的钆增强 T_1 加权 MRI 成像显示右侧内淋巴囊增强（由 Dr. D. Fitzgerald 提供）

活，最终导致听觉及前庭神经元放电的降低，这与典型发作中听力损失和急性前庭失能的表现一致。膜结构的修复可能引起正常化学环境的恢复，表现为眩晕发作的结束和前庭和听觉功能的改善。内耳功能的慢性损伤可能缘于钾离子的反复作用。然而，这一理论也存在一些争论，有学者提出这些破裂极少出现，并且不足以解释观察到的症状[109]。

（四）梅尼埃病的病因

梅尼埃综合征包括听力损失、耳鸣和眩晕三联症。如果原因不明，应称为梅尼埃病[110]。然而，如果一种可引起内淋巴积水的疾病与此综合征相关，其诊断应为继发性内淋巴积水的一种（如耳硬化可引起机械性内淋巴阻塞）[111]。在动物实验中，阻断内淋巴水管是积水发生的基础。这可源自于引起导水管功能障碍的任何病变，包括机械性阻断、化学性纤维化、病毒感染、免疫反应引起的炎症及缺血[112]。然而，这些动物模型不能被用于解释人类疾病的急性病因，而且它们也不能完全重现人类患者的临床和病理表现。

也有学者提出针对正常内耳成分的抗体学说。梅尼埃病患者有更高的概率携带特殊类型的人类白细胞抗原[84, 113]。然而，多数自身免疫反应，包括发生在内耳部位的，如 Cogan 综合征，其组织学表现为白细胞浸润和细胞结构破坏。如果自身免疫机制存在，发病过程应更为缓和与间歇性，并且组织取样时应已经没有自身免疫疾病的证据。有些梅尼埃病患者对脱敏治疗有反应，这也进一步证实了部分患者中存在免疫性病因[114]。

病毒感染也是梅尼埃病发病的可能机制之一[106]。迟发性内淋巴积水，即在原因未明的耳聋多年后出现症状性积水，表明亚临床病毒感染可能在数十年后引起积水[115]。然而，并没有一种病毒被最终确定，而且梅尼埃病患者与对照组相比在对单纯疱疹病毒的反应上也没有明显差异[116]。

也有学者提到内淋巴囊或内耳的缺血可能是梅尼埃病的潜在发病机制[117]。这一共同的血管性机制可能是梅尼埃病和偏头痛相互联系的原因[86, 118, 119]。

许多因素都可能与梅尼埃病发病相关。尽管这一方面反映了我们对梅尼埃病了解匮乏，但另一方面也表明梅尼埃病可能源于多因素或者代表了一组损伤或者解剖异常的共同结局。我们已经认识到多种病理状态包括外伤、急性中耳炎、迷路炎、先天性内耳畸形和特发性疾病都可能与积水的发生相关，但它们并不总是表现出症状[103]。一种可能的理论是，梅尼埃病由一系列病变引起，包括自身免疫、病毒、外伤、血管/缺血，甚至先天性解剖或分子病变，这些病变是最终发展成症状性积水的诱发因素。

（五）诊断

没有一种单独的检查可诊断梅尼埃病。尽量进行详尽的病史采集，包括对疾病表现的详细描述和定量检查都是必需的。该病的最新定义由美国耳鼻咽喉头颈外科学会听力和前庭委员会（AAO-HNS）制订，概括性介绍见框 38-1[120]。

1. 临床表现

典型的临床表现包括反复发作的眩晕（96.2%）伴耳鸣（91.1%）和单侧听力损失（87.7%）[121]。

框 38-1 美国耳鼻咽喉头颈外科学会制定的梅尼埃病诊断标准

主要症状

眩晕
- 反复发作，旋转感
- 持续时间 20min 至 24h
- 发作时可见眼震
- 眩晕时伴恶心、呕吐（常见）
- 不伴随神经体征

耳聋
- 波动性听力障碍
- 感音神经性听力下降
- 进行性听力下降，通常为单侧

耳鸣
- 多变，常为低调，发作时加重
- 通常为单侧
- 主观感觉

诊断标准

可能的梅尼埃病
- 发作性眩晕，不伴听力下降。或者
- 感音神经性听力下降，波动性或固定性，伴不平衡感但无确切的眩晕发作
- 排除其他病因

可疑的梅尼埃病
- 1 次确切的眩晕发作
- 至少 1 次听力检查证实有听力下降
- 患侧耳鸣或耳闷胀感
- 排除其他病因

肯定的梅尼埃病
- 2 次或以上确切的自发性眩晕发作，每次持续至少 20min
- 至少 1 次发作时听力检查证实听力下降
- 患侧耳鸣或耳闷胀感
- 排除其他病因

确定的梅尼埃病
- 肯定的梅尼埃病加上组织病理学证实

发作前常有耳闷胀感、耳鸣增强和听力下降等前兆。然而，发作也可以很突然不伴或伴轻微前兆。典型的急性发作持续数分钟至数小时，通常为 2～3h[122]。超过 1d 的发作不常见，如果出现，应谨慎审视诊断的正确性。

患者并不总是能够描述出梅尼埃病经典的临床表现，尤其是在疾病早期更是如此。回顾疾病的发展，往往其表现侧重于前庭或者听觉症状的一方面[123]。在一项由 Kitahara 及其同事开展的研究中[124]，50% 的患者就诊时同时有眩晕和听力下降，其中 19% 仅有眩晕，26% 仅有耳聋。这些多变的初期表现引出了耳蜗型梅尼埃病和前庭型梅尼埃病的说法，然而这些亚型并未得以广泛应用，美国耳鼻咽喉头颈外科学会听力和前庭委员会[120]也认为这一分型并不恰当[124]。另外，这些亚型也没有相关的病理基础[103]。复发性前庭病以及不典型梅尼埃病的名称曾被用于那些不表现为经典的听力损失、眩晕、耳闷胀或耳鸣三联征的患者。

梅尼埃病的临床病程高度不一致。患者通常会有短时间内连续的发作，间隔以长时间的缓解期。Silverstein 及其同事[125]发现 57% 的患者在 2 年内眩晕自行缓解，71% 的患者在 8.3 年内自行缓解。眩晕通常呈聚集性发作，症状的严重程度从轻度不便到完全失残障不等，AAO-NHS 也给出了相应的分期指南（框 38-2）[120, 126]。除了致残性的临床表现，如眩晕、平衡失调、听力损失、耳鸣和耳闷胀外，梅尼埃病也会带来情感上的障碍[127]。

2. 病史

患者最痛苦的感受是失能性旋转性眩晕，通常为水平轴向的旋转[110]。如同典型的外周前庭功能障碍表现一样，任何头部运动均可导致症状的加重，通常伴有恶心、呕吐、腹泻和出汗。在发作间期，患者的症状可完全消退，或者表现为阵发性平衡障碍、头重脚轻和偏斜。

偶然会出现不伴有意识障碍或相关眩晕的突发不明原因跌倒。Tumarkin[128]将此现象归因于急性椭圆囊、球囊功能障碍，因此称为 Tumarkin 耳石危象，或跌倒发作。可能是由于耳石器传入信号的急剧变化引起了错误的垂直重力参照。这经

> 框 38-2　美国耳鼻咽喉头颈外科学会制定的梅尼埃病严重程度标准
>
> 1996 年，听力和平衡委员会对 1985 年指南进行了重新修订和进一步阐明，增加了起始分期和报道指南
>
> **眩晕**
> a. 任何治疗措施的评估不应短于 24 个月
> b. 定量评估眩晕的公式。评估值 =（治疗后平均每月确切眩晕发作的次数）/（治疗前平均每月确切眩晕发作的次数）×100。每月眩晕发作次数的平均值是以 24 个月为周期计算的
> c. 评估值分级
> 　　0：A 级，完全控制
> 　　41～80：B 级，部分控制
> 　　81～120：C 级，未控制
> 　　＞120：D 级
> 　　E 级：使用其他治疗措施
>
> **残障**
> a. 无残障
> b. 轻度残障：间歇性或持续性头晕 / 不稳，妨碍在危险环境中工作
> c. 中度残障：间歇性或持续性头晕，导致只能选择久坐的工作
> d. 严重残障：症状过于严重以至于不能工作
>
> **听力**
> a. 听力是以 500Hz 和 1Hz、2Hz、3kHz4 个频率的纯音听阈平均值（PTA）进行评估
> b. 治疗前听力水平：治疗前 6 个月内最差的听力水平
> c. 治疗后听力水平：治疗开始后 18～24 个月内最差的听力水平
> d. 听力分类：
> 　　a) 无变化：PTA 增加或降低 ≤ 10dB，或者言语识别率增加或降低 ≤ 15%
> 　　b) 改善：PTA 改善 ＞ 10dB，或者言语识别率改善 ＞ 15%
> 　　c) 恶化：PTA 恶化 ＞ 10dB，或者言语识别率恶化 ＞ 15%
>
> **起始听力水平**
> PTA(dB)
> 1 期：≤ 25
> 2 期：26～40
> 3 期：41～70
> 4 期：＞ 70
>
> **功能水平分级**
> 1. 头晕对活动没有任何影响
> 2. 头晕时，需要暂停正在进行的工作，但头晕很快消失能恢复工作。继续进行工作、驾驶和参加任意活动而不受限制。并没有因头晕而改变计划或活动
> 3. 头晕时，需要暂停我正在进行的工作，但头晕能够消失能恢复工作。继续进行工作、驾驶和参加大多数活动而不受限制。因为头晕需要对计划或活动进行一些调整
> 4. 能够工作、旅行、照顾家人和完成大多数重要的活动，但需要付出相当大的努力。需要不断地调整活动安排和精力。仅能勉强做到这些
> 5. 不能胜任工作、驾驶或照顾家人。不能完成大多数以前的工作。甚至连基本的活动都受限。残废
> 6. 已经残废 1 年甚至更长时间，并且 / 或者由于头晕或平衡问题而接受救助

由前庭脊髓通路引起了不恰当的姿势调整，从而导致突发跌倒[129, 130]。发作过于突然从而导致受伤，患者常常感觉被猛推或整个世界在移动。整个过程非常短暂，几乎没有相关的眩晕。据报道，跌倒发作在梅尼埃病患者的发生率为 2%～6%，常呈聚集性发作并自发缓解。

Lermoyez 描述了另一种不常见的临床表现，先出现耳鸣及听力损失并逐渐加重，随后眩晕发作，眩晕出现时，耳鸣及听力损失戏剧般地缓解。一例患者的颞骨研究发现，局限于耳蜗底转和球囊的积水和膜破裂[131]。

医生通常很少能够观察到梅尼埃病的发作。

主要表现为水平性眼震，但发作的不同时程眼震方向不同，因此不足以判断受累侧别。

3.听力损失和耳鸣

典型梅尼埃病的感音神经性听力损失为波动性及进行性，通常伴发耳闷胀感。有一种类型的听力损失为低频波动性伴高频持续性，表现为尖顶型或帐篷样听力图，其尖顶通常位于2kHz。随着疾病的进展，听力损失逐渐变为平坦型并不再波动[123]。仅有1%～2%的患者会进展到重度耳聋。

另外一个特点为复听，即双耳对同一声音的感知不同（43.6%），以及重振（56%）[110]。

耳鸣通常为非脉动性的，描述为不同样式的吹哨样或怒吼样。可为持续性或者间歇性的。耳鸣出现后通常逐渐增大，并随着发作的邻近，而改变声调，常有不同长度的改善期。

4.相关检查

视频眼震图：在温度或者旋转刺激后记录眼部运动为普遍应用的可靠检测前庭功能的方法。温度试验通常可定位受累耳，在梅尼埃病患者中，48%～73.5%的患者可出现显著的温度试验反应减低[132]。6%～11%的患者表现为温度试验无反应。在大多数病例中，温度试验非对称性仅轻度异常[133]。

甩头试验：由Halmagyi和Curthoys[134]推广的甩头试验是一种对于单侧前庭功能障碍非常敏感的检查方式。然而，在梅尼埃病，非对称性常较轻微，仅见于29%的患者[135]。

耳蜗电图：在梅尼埃病患者中，记录到的总和电位（SP）更强。这被认为反映了基底膜向鼓阶的扩张，从而导致了基底膜振动非对称性的增加。最常使用的指标是SP与第Ⅷ对脑神经动作电位（AP）的振幅比值，即SP/AP比值。这是基于SP振幅的可变性并考虑到记录技术及电极安放等参数的影响。SP/AP比值可用于降低测试间变异，从而形成线性响应。在积水情况下，SP相对增大，因此SP/AP比值相应增大[136]。但这并不是一个确诊性检查，因为比值增大见于62%的梅尼埃病患者和21%的对照人群。难点在于获取可重复的记录结果、与年龄相关波幅的可变性、听力损失和疾病的分期，以及如何获取更加可靠、更加非侵袭性的诊断方法。这些都影响了耳蜗电图的广泛应用[137, 138]。

脱水剂试验：缘于内淋巴积水对膜迷路的影响部分造成了梅尼埃病听力损失和前庭功能障碍这一理论，提出了应用脱水剂（如尿素、甘油、呋塞米）进行试验的想法。目的是通过降低异常的内淋巴容量而产生可测量的反应变化。容量的改善可通过听力测定、SP幅值的降低或者旋转刺激下前庭眼反射增益的变化来测量改善情况。报道该检测的敏感性和特异性差异较大。Klockhoff[139]报道在已知梅尼埃病中的敏感率为60%。精神因素对此也有显著作用，因此部分学者对此检查的有效性产生质疑[137, 140]。

前庭诱发肌源性电位：前庭诱发肌源性电位（VEMP）是通过强声刺激引发镫骨足板的运动，从而刺激球囊产生的。这是双突触通路的开始，经由前庭神经核到支配胸锁乳突肌的突触。球囊是第二位的最易受到积水影响的结构，因此VEMP也成为一种可能的诊断工具[141]。在正常耳，最佳反应位于500Hz附近。梅尼埃病患耳VEMP阈值增高，波形低平，双耳间幅值差可作为梅尼埃病分期的依据[142]。最可靠的反应为cVEMP幅值降低[143, 144]。尽管这些检查在不同人群间有差异，但个体反应的较大差异限制了其诊断价值。

（六）治疗

治疗目的为减轻症状，最佳的治疗手段应该能够阻止眩晕发作、消除耳鸣和逆转听力损失。然而不幸的是，长期的听力损失往往难以治疗[127]。目前，几乎所有被证实有效的治疗方法，都是针对控制眩晕发作的，这也正是最令患者痛苦的症状。

评价治疗手段对于控制梅尼埃病患者头晕发作的疗效并不容易，因为梅尼埃病的自然病程中有60%～80%的患者会自行缓解，而且许多治疗方式有显著的安慰性效果[113, 145, 146]。进一步的证据，包括拒绝手术的患者其症状改善率为71%[125]，内淋巴囊手术[19, 147]和药物治疗的安慰剂对照研究的结果，也证实了这一点[148]。梅尼埃病治疗方式的多样性也正是由于其临床表现的多样性和治疗效果的不尽如人意。

1. 饮食调整和利尿药

限盐和利尿可能是用于梅尼埃病的最佳初始治疗方式[149, 150]。限盐和应用利尿药的目的是通过减轻液体负荷和（或）减少产生来减少内淋巴容量。尽管这些治疗方式应用广泛，但不管是限盐[151]或是利尿药[152, 153]的疗效都未经过双盲、安慰剂对照研究的证实。由于碳酸酐酶存在于暗细胞和血管纹，因此碳酸酐酶抑制药被推荐使用，如乙酰唑胺。然而，相对于其他利尿药，尚未证实其具有更好的临床疗效[154]。尽管缺少有力证据证明其有效性，但我们认为低盐饮食结合利尿治疗是适于梅尼埃病的有效治疗措施，且不良反应较少。

2. 血管扩张药

基于梅尼埃病源于血管纹的缺血的理论，血管扩张药得以应用。倍他司汀就是一种此类药物，它是一种组胺的口服剂型，其在治疗梅尼埃病方面的作用已得到安慰剂对照研究的证实[155, 156]。然而，由于这些研究本身存在缺陷，因此对倍他司汀是否具有优于安慰剂的疗效仍值得怀疑[157]。在欧洲，这一药物广泛用于梅尼埃病的治疗[158]，在美国，也可通过药店获得，但由于未纳入保险范围，因此处方量不多。

3. 对症治疗

据报道，抗眩晕药、止吐药、镇静药、抗抑郁药和精神疗法在缓解眩晕和自主神经症状的严重程度，以及提高对梅尼埃病症状的耐受性方面有效[159]。尽管这一治疗策略应用广泛，但患者对疗效往往并不满意。

4. 局部加压疗法

中耳脉冲压力疗法是一种相对较新的用于减少积水的方法。早在30年前，已有报道中耳加压治疗能够减轻梅尼埃病急性发作期的症状[160]。其减轻眩晕的机制尚不清楚，可能是通过促进内淋巴的吸收发挥作用[161]。自2000年起，Meniett装置（Medtronic, Minneaplis, MN）通过美国食品和药物管理局的批准。这一装置是一个手持的空气压力生成器，患者可以自行实施压力脉冲治疗。压力呈混合脉冲，最高压力为20cmH$_2$O，持续时间5min，并且需要将一通气管预置于鼓膜处。一项随机对照研究证实，Meniett装置在最初的3个月内显著降低眩晕症状，但之后它的效果与安慰性装置（未激活因而不能产生压力）类似[162]。Meniett装置的长期疗效与梅尼埃病的自然病程接近[163]。

需要注意的是，有报道显示单纯放置通气管能够控制许多梅尼埃病患者的眩晕症状[164, 165]。

鼓室内注射：鼓室内注射通常是应用地塞米松或者庆大霉素以控制眩晕症状。鼓室内注射庆大霉素通常又称为化学迷路切除，但并不能恰当地反映滴定疗法中庆大霉素对迷路的作用。中耳氨基苷类抗生素治疗最早起自1957年，Schuknecht[166]使用一个微导管穿过鼓膜将链霉素注射入鼓室。这些患者眩晕得以控制，但多数患者同时出现治疗侧严重听力损失。尽管链霉素仍在一些诊所中应用并取得不错的眩晕控制疗效[167]，严重听力损失的风险使得多数人转为使用庆大霉素和地塞米松。

庆大霉素对前庭的毒性作用强于其耳蜗毒性，因此可被用于控制前庭症状，同时避免损伤听力。庆大霉素可通过鼓膜通气管给药，或可直接通过鼓膜穿刺注射。即使小剂量庆大霉素也可引起外周前庭功能缺损，表现为甩头试验的异常（图38-5）[168]。各项研究使用的药物浓度和注射频率不同，听力损失的风险也差别很大。Lange[169]报道92例患者中眩晕控制率为90%，但未说明听力损失的发生率及前庭功能水平。Beck和Schmit[170]研究了眩晕的控制是否需要完全毁损前庭功能，前庭功能以冰水试验来评价。他们发现事实并非如此，并且完全的前庭功能毁损，在58%的患者出现重度至极重度听力损失。Wu和Minor[171]报道了90%的眩晕完全控制率，只有3%的严重感音神经性听力损失。Nedzelski及其同事[172]报道83%的患者眩晕得以控制，其余患者也得到明显改善，受治耳严重听力损失的发生率为10%。目前的趋势是尽量避免庆大霉素的多次注射，而是选择单次注射疗法，仅在必要时追加剂量（滴定

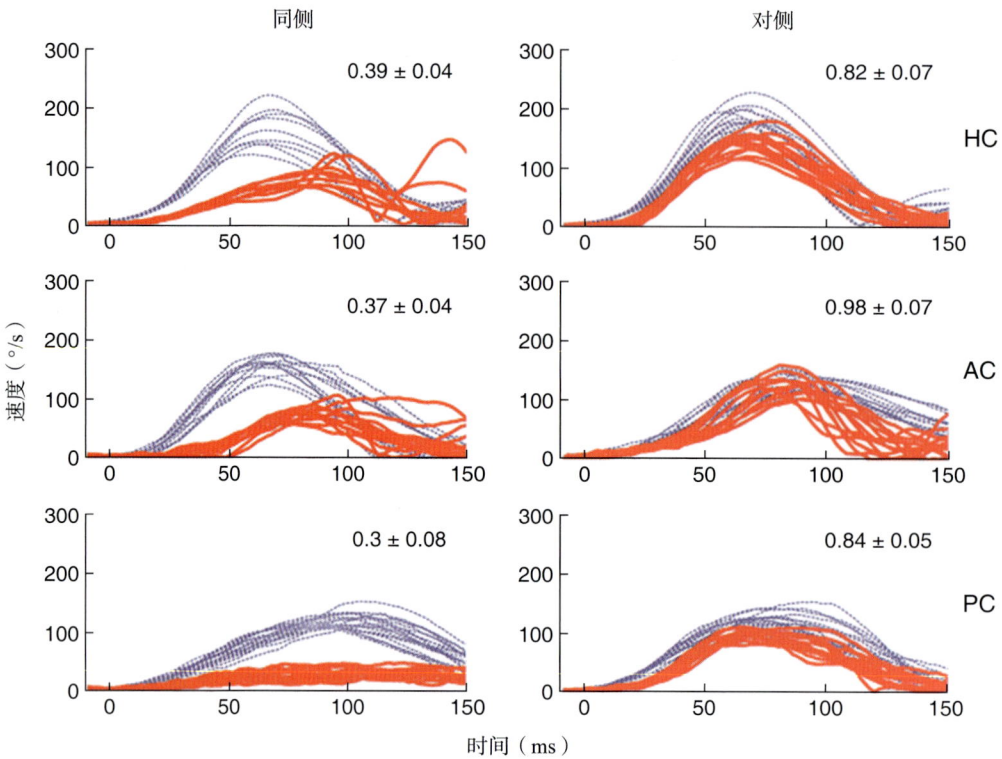

▲ 图 38-5 一例右耳单次鼓室内注射庆大霉素后 49d 患者的典型甩头试验结果

蓝线显示头动轨迹，红线显示眼动轨迹。AC. 前半规管；HC. 水平半规管；PC. 后半规管 [改编自 Carey JP, Minor LB, Peng GC, et al: Changes in the three-dimensional angular vestibulo-ocular reflex following intratympanic gentamicin for Meniere's disease. J Assoc Res Otolaryngol 2002;3(4):430-443.]

法）。目前使用庆大霉素的多种疗法导致听力损失的危险性与梅尼埃病自然病程中发生率相当[149,171,173]，而且近期的一项 Meta 分析发现听力损失的风险微不足道[174]。一项随机对照试验表明，在控制眩晕方面庆大霉素的作用优于地塞米松[175]。对于庆大霉素无效的病例，可能是由于药物并未进入内耳[176]。

当存在难治性眩晕但患者仍有可用听力时，多数学者认为鼓室内注射地塞米松是较为可取的方法。类固醇控制眩晕的机制目前仍然不明，但有些证据表明梅尼埃病存在自身免疫反应的因素，因而类固醇有效。有一些研究已经报道了鼓室内注射地塞米松对于控制梅尼埃病眩晕发作的积极作用[177-180]，但其对听力损失和耳鸣的作用轻微，类固醇注射引起听力损失或者其他并发症的风险极小。一项小规模随机试验表明，在接受地塞米松治疗的患者中，82% 的眩晕症状完全缓解，而在接受盐水注射的患者中仅为 57%[181]。地塞米松

注射可能需要每 3 个月重复 1 次，以避免眩晕疾病反复发作，然而最适宜的剂量、频率仍未确定。使用的药物浓度为 2～24mg/ml，但常规使用剂量为 10mg/ml。已出现用于治疗梅尼埃病的缓释剂型地塞米松[182]，但是否优于普通剂型仍有待于进一步观察。

5. 内淋巴囊手术

1926 年，Portmann[12] 最先提出对梅尼埃病实施内淋巴减压手术。在开始实施这一技术的前近 3/4 个世纪里，出现了基于这一概念的许多种不同形式。尽管对内淋巴减压技术有了深入的研究，但作为梅尼埃病的病理生理机制一部分，对于内淋巴积水的原因仍然存在争议。已有的理论包括，内淋巴囊的外在压力、球囊区域血管新生、内淋巴的被动扩散和内淋巴囊外渗透梯度的形成等[183]。然而，组织学研究发现引流术后积水并未得以改善[21]。

内淋巴囊手术也有一些改良术式。已报道的

单纯减压，包括乙状窦区域的广泛减压[184]、内淋巴管套管插入术、内淋巴囊蛛网膜下腔引流、乳突引流和内淋巴囊骨外切除[185]等都被提倡。也有一些关于手术环节的改进，从单纯的橡胶引流条到引流管和单向阀门的设计，使得引流保持朝向乳突或者蛛网膜下腔的方向。

Thomsen 及其同事[19]开展了一项双盲安慰剂对照研究，30 例患者随机分为两组，单纯乳突切除术的疗效与内淋巴分流手术一致[19]。这一方法的有效性仍存在争议，其他学者重新分析了其试验数据后提出，如果使用不同的有效标准[186]或者统计学方法，两组的疗效可有显著性差异[20]。

6. 神经切断术

前庭神经手术的入路有多种，最早的是乙状窦后入路，由 Dandy 在 20 世纪 30 年代开展了最早的大规模系列研究[13]。乙状窦后入路和枕下入路的名称仍在并行通用。William House[187]发明了针对内听道和前庭上神经的颅中窝入路，后来经过改进应用于前庭下神经切断术[188]。也有报道使用迷路后入路[189]。

前庭神经切断术眩晕完全控制率可达 85%～95%，而且 80%～90% 的患者可保留其术前听力[190-192]。这一手术的眩晕控制率明显高于内淋巴分流手术，但其破坏性更大，技术难度更高。前庭神经切断术与庆大霉素注射相比，其听力损失的风险较低[191]，但庆大霉素所致听力损失的风险主要见于大剂量的应用。

7. 迷路切除术

迷路切除术是梅尼埃病治疗中最具破坏性的方法，听力和前庭功能破坏是一致的。理想的适应患者应没有实用听力，并且庆大霉素注射等保守治疗无效。尽管具有上述高破坏性，这一方法较前庭神经切断术仍具有更高的眩晕控制率[193]，也有报道称其可改善 98% 患者的生活质量[194]。这一手术通常经迷路操作，但也可经外耳道实施。

七、前半规管裂综合征

前半规管裂综合征（SCDS）[30]由前半规管骨质缺损造成（图 38-6）。这一骨质缺损造成了

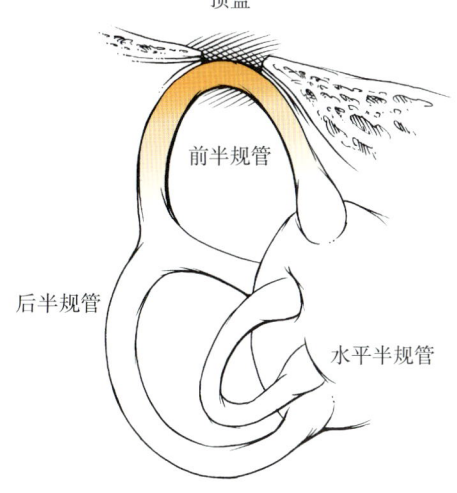

▲ 图 38-6 前半规管裂模式图

"第三窗"效应，即强声刺激时异常的内淋巴流动（Tullio 现象）[195]，也见于耳屏压迫、擤鼻或其他可增加内耳与颅中窝压力差的因素。强声或压力常诱发与患侧前半规管平面一致的眼震[196]。如 Ewald 第一定律预测的那样，其眼震综合了垂直和扭转成分，并与前半规管平面平行[197]。当向患侧凝视 45°角时，瞳孔会在垂直方向上移动。当向对侧凝视 45°角时，眼球会沿通过瞳孔的轴旋转。并非所有 SCDS 病例中均出现 Tullio 现象。除了头晕和眼震以外，SCDS 也可表现为自听过强（对自己的声音感觉增强）、非源于中耳病变的传导性听力损失和（或）搏动性耳鸣[198]。诊断的确定需依据高分辨率 CT 并沿平行及垂直方向行前半规管重建。

SCDS 的病理生理可通过裂隙对内耳造成的"第三窗效应"来理解。在正常情况下，声压通过卵圆窗的镫骨足板进入内耳，在通过耳蜗后经圆窗离开。前半规管裂的存在使前半规管对声音和压力刺激产生反应。诱发出的眼球运动支持了这一机制。外耳道内的强声、正压及捏鼻 Valsalva 动作，引起前半规管内淋巴液远离壶腹流动，从而导致支配此半规管传入神经的兴奋。诱发的眼震其慢相向上，眼球上极扭转远离患耳。相反，外耳道内负压、闭气 Valsalva 动作以及颈静脉压迫可引起前半规管内淋巴液向壶腹流动，从而导致支配此半规管传入神经的抑制。诱发的典型眼球

第七篇　前庭疾病

运动在前半规管平面内，方向与前者相反（垂直向下，眼球上极扭转向患耳，图38-7）。

患者症状的严重程度以及这些症状对其生活的影响是决定其是否进行手术治疗的主要因素[198]。有些 SCDS 患者只是在 CT 扫描时发现，并没有临床症状，另外一些患者仅有自声过强和传导性听力损失。做出阻塞前半规管以减轻症状的决定，必须基于这些症状对患者生活质量的影响以及充分考虑到手术的风险。

颞骨高分辨率 CT 扫描已证实有症状患者存在前半规管骨质的裂隙[31, 199-201]。传统的颞骨 CT 扫描采用 1.0mm 准直，图像以轴位及冠状位呈现。这种扫描由于存在部分容积效应，因而在发现前半规管裂方面特异性较低（较高的假阳性率）。当采用 0.5mm 准直螺旋 CT 扫描并行前半规管重建时，其特异性和阳性预测值得以提高[201, 202]。扫描也可以在垂直于前半规管的平面上沿半规管放射性扫描，从而检查半规管的断面（图 38-8）。需要注意的是，即使是最优秀的 CT 扫描也可能出错，因为非常薄的骨质可能低于扫描的分辨率，因此绝不能单纯依据 CT 扫描做出诊断。

CT 研究发现，单侧裂患者的完整前半规管的骨质厚度显著小于非前半规管裂患者[203]。这一发现以及一项包含 1000 例颞骨标本的组织学研究结果提示[204]，这一疾病的发生存在发育上或先天性异常的因素。这一疾病临床表现通常发生于成年人。若骨质未发育到正常厚度，异常菲薄的骨质可能因外伤破坏或因上方颞叶的长期压迫而逐渐吸收，从而引发此综合征。

VEMP 的反应有助于检测 SCDS[205-208]。在这项检查中，由短声或短纯音诱发的短潜伏期松弛电位经安放于同侧胸锁乳突肌表面的肌电描记电极记录，检查时胸锁乳突肌处于收缩状态。这些反应源自于前庭终器，最可能的是球囊[209, 210]。SCDS 的患耳其诱发 VEMP 的阈值低于正常耳[205, 207]。

有些表现出 SCDS 前庭症状和体征的患者同时也表现出听觉症状。Weber 音叉试验通常偏向患侧，患者也可听到放置于外踝部的音叉声音[198, 211]。患者可能出现一些比较古怪的症状，如可听及眼球活动的声音或听到脉搏的声音。听力图上骨导阈值可低至 0dB 以下，因此当气导阈值正常时也可表现出一定的气骨导间距[212]。这种传导性听力损失可能由于裂隙形成的第三窗造成了

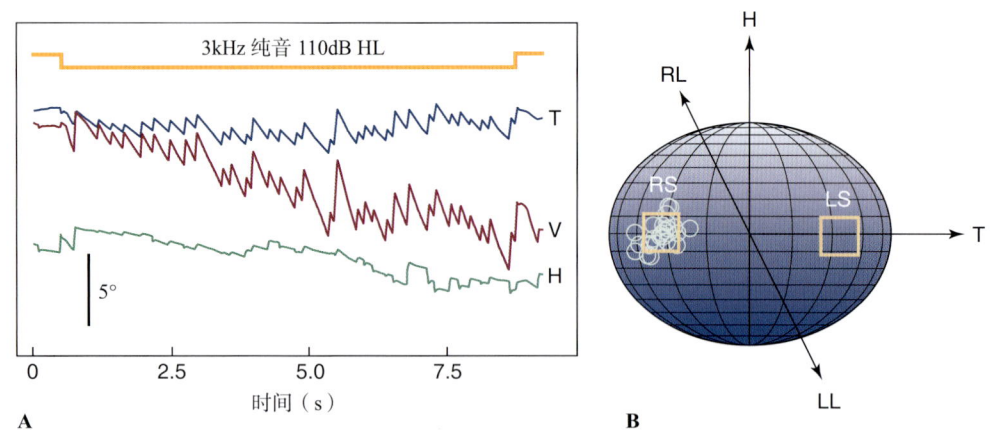

▲ 图 38-7　前半规管裂综合征（SCDS）声刺激下的眼动反应

一例 33 岁女性，右侧 SCDS 患者。右耳给予 3kHz，110dB 纯音时诱发的眼震。A. 右眼巩膜检测线圈记录到的眼球位置。T. 扭转方向；V. 垂直方向；H. 水平方向。水平方向向左，垂直方向向下，扭转方向为顺时针（患者视角，眼球上极向右侧转动）。在右耳声音的刺激下，患者出现垂直向上，逆时针的慢相眼球运动，这与右侧前半规管兴奋的表现一致。B. 与 A 图中眼震相应的慢相眼动轴。球体代表自右侧观察的患者头部。水平轴（H）的正向自头顶向上，扭转轴（T）位于患者鼻部正方前，垂直轴（被球体遮挡）从患者的左耳穿出。RS、LS、RL、LL 分别代表右上、左上、右水平、左水平半规管轴线。每个前半规管周围的方框表示该轴的定位（均值 ±2 倍标准差）。每个浅色圆圈代表每个慢相眼动的平均轴向眼速（引自 Minor LB, Cremer PD, Carey JP, et al: Symptoms and signs in superior canal dehiscence syndrome. Ann N Y Acad Sci 2001;942:259-273.）

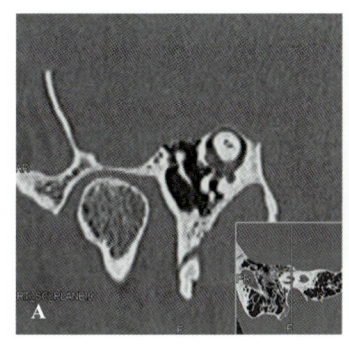 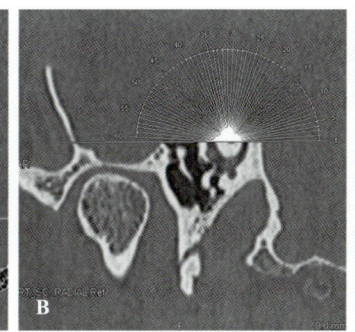 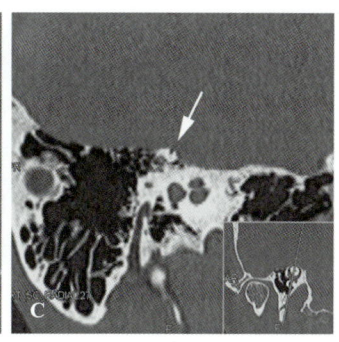

▲ 图 38-8　右侧前半规管 CT 显示半规管裂

A. 右侧前半规管圆环面重建图像。B. 确定前半规管的中心，以 3 度的间隔进行放射状正交重建。C. 沿前半规管走行依次检查重建的图像。如果骨质未完全覆盖半规管即可确定前半规管裂。A 图和 C 图中的小图显示其垂直面

经由空气传导的听能损耗[213]。对部分患者来说，自听过强或自听干扰可能是其主要症状[214, 215]。SCDS 的临床表现在部分患者为前庭症状和体征，另一些患者为前庭和听觉功能异常，还有一些为单纯性听觉异常。

对于症状较轻的 SCDS 患者，可能仅需要避免相应的刺激而不需特异性治疗。对于部分主要由压力诱发症状的患者来说，放置鼓室通气管有助于控制症状。对于那些不堪症状折磨的患者来说，经颅中窝入路前半规管裂阻塞修补术有助于减轻，甚至去除其前庭症状和体征[31, 216]。

八、Cogan 综合征

Cogan 综合征最早报道于 1945 年，其主要特征为间质性角膜炎、梅尼埃病样听力损失和前庭症状，以及梅毒试验阴性[217]。该综合征后来又基于特异性眼部表现分为典型和非典型两种[218]。典型类型包括间质性角膜炎，而非典型类型表现为巩膜炎、巩膜外层炎、视乳头水肿和视网膜脱离[219]。Cogan 综合征患者中有 10% 为非典型类型。多系统受累包括中枢神经系统和血管炎性疾病。对于这两种类型，系统性表现更多见于非典型性 Cogan 综合征。对于典型类型，心、肺是常受累的部位，包括主动脉炎、胸膜炎、心包积液、冠状动脉炎和心肌梗死。在非典型 Cogan 综合征，系统性损害主要是来自系统性血管炎（如结节性多动脉炎、关节炎、肾小球肾炎、胃肠道疾病等）。

眼部和内耳病变同时发生或在 6 个月内相继发生。眼部症状包括畏光、视物模糊、流泪和疼痛。这些症状可为单侧或双侧。起病通常较急并逐渐缓解，但症状在数年内可反复发作。眼部的病理改变包括角膜淋巴细胞和浆细胞的浸润，以及角膜血管新生。

平衡相关的症状与梅尼埃病类似，包括突发的真性眩晕伴共济失调和自主神经症状。也常见完全的前庭功能损失，表现为共济失调和视振荡。

听力损失为感音神经性，且 44% 的患者为双侧[220]。听力损失是进行性的，无自行缓解且常发展为重度。在双侧受累的病例，听力损失常先开始于一侧。

通常认为，Cogan 综合征存在自身免疫性基础。这一可能的病因是基于淋巴细胞转化试验、内耳组织转移抑制、伴发风湿性疾病、存在于耳部和眼部的淋巴细胞和浆细胞，以及临床上对全身应用类固醇有效。

临床上，通常 Cogan 综合征患者在发病前 7～10d 有上呼吸道感染史[218]。据报道，衣原体 IgG 和 IgM 滴度的升高与活动性 Cogan 综合征相关。而且，疾病的缓解伴随着抗体滴度的降低。因此，有人提出，是急性感染（可能是衣原体）促进了免疫系统对自身的敏化作用，从而导致免疫介导疾病的发生[218]。

系统性皮质类固醇治疗是广为接受的疗法。通常建议起始剂量每天泼尼松 1mg/kg，然后逐渐减量。早期应用类固醇有助于听功能的改善[219]。

另外，有些学者建议在存在系统性血管炎的情况下，可应用环磷酰胺和甲氨蝶呤。

九、耳梅毒

梅毒是一种性传播疾病，具有传染性并可累及身体各个系统。尽管现代以来这一疾病已较罕见，但其确诊仍有困难，许多病例被误诊为其他疾病[221]。先天性梅毒中 30% 的患者以及 80% 的有症状的神经梅毒患者会出现明显的听力损失[222]。

累及耳部情况可被分为两种类型：早期梅毒，暴露后 2 年内出现症状；晚期梅毒，2 年后出现症状。早期梅毒少见前庭症状，多数表现为突发性聋。晚期梅毒的表现类似梅尼埃病，即发作性眩晕，伴进行性听力损失和耳鸣，多为单侧[219, 223]。晚期耳梅毒，无论后天性或先天性，可发生于暴露后 50 年，甚至更长时间。全身性症状（如脑膜炎）表现常常掩盖了耳部症状。对于早期先天性梅毒，全身性损伤可能是致命的。

无论先天性或后天性，90% 的晚期耳梅毒表现出间质性角膜炎。Hutchinson 三联征，即感音神经性听力损失、间质性角膜炎和门齿缺口，是晚期先天性梅毒的特征性表现[222]。

Hennebert 征表现为由耳部压力诱发的眼震和眩晕，可由梅毒性耳囊异常软化变形引起。Tullio 现象为强声诱发的眼震和眩晕。这两种症状常见于梅毒，但并不是该病特征性的表现，也常见于 SCDS。

性病相关实验室检查和非密螺旋体快速血浆反应素试验均易于操作并相对便宜，但其敏感性因疾病分期不同而异。考虑到耳部症状发生于疾病晚期，非密螺旋体试验仅能检测出 70% 的患者[224]。然而，该试验可通过滴度的改变和反应的消失，反映其治疗效果。另外，密螺旋体试验 [如荧光密螺旋体抗原吸收试验（FTA-ABS）和梅毒螺旋体微血球凝集试验（MHA-TP）] 可直接检测生物体，其敏感性远高于前者，可检测出超过 95% 的晚期患者。FTA-ABS 或 MHA-TP 试验以及它们的衍生试验，都是可用于检测耳梅毒的可选试验[224]。腰穿检测并不是必需的，因为仅在 5% 的耳梅毒病例中检测为阳性[219]。

耳梅毒的治疗方法各有不同。有些学者认为，在疾病的早期单纯抗生素治疗 [如青霉素 240 万 U（im）] 可达到治愈并改善听力[222]。也有人建议，同时应用 10d 的类固醇。尽管对于晚期患者的药物治疗仍缺乏一致性意见，但普遍认同需要长疗程的抗生素及类固醇治疗。足量抗生素治疗仍无法根治的感染，主要为晚期疾病中梅毒螺旋体分裂时间延长所致。不同病期应采用不同的抗生素治疗方案。用于神经梅毒的治疗方案包括每天 1 次肌内注射青霉素 180 万 U，1 天 3 次口服丙磺舒 500mg 连用 3 周。有研究认为，耳梅毒与神经梅毒的治疗基本一致[222]。泼尼松（40～60mg/d）至少连续应用 2 周，然后逐渐减量。在梅毒早期治疗中类固醇应用的部分原因是为了将炎症反应对耳部的影响降至最低。35%～50% 的病例可得到听力功能特别是言语识别率的改善，同时伴有前庭症状的改善[222]。

十、外淋巴瘘

内耳瘘管是指迷路与附近结构间的异常通道。迷路通常由密质骨覆盖。迷路瘘管可分为三大类：①自内耳向中耳的瘘管；②骨迷路被病变破坏，如胆脂瘤；③特发性半规管骨裂（如前半规管裂综合征和后半规管裂）。这些异常尽管病因不同但表现出相似的症状，即听力损失和发作性眩晕[225]。由于特发性半规管骨裂如前半规管裂等仅造成压力传导的异常而没有液体的混合，这一类疾病已在前面章节中进行讨论。

内耳瘘管的临床表现从轻度和无症状性至重度和致残性各有不同。感音神经性听力损失可表现为单纯高频下降、单纯低频下降或平坦型。言语识别率检查不具特异性。纯音听阈和言语识别率均可波动变化，也可见单纯轻度传导性听力损失[226]。在一项由 Glasscock 及其同事[227] 开展的对一系列瘘管的探查研究中，证实瘘管组与未证实瘘管组间的听力功能无显著差别。前庭症状也是多样的，包括类似梅尼埃病的发作性致残性眩晕、位置性眩晕、运动不耐受或偶发平衡失调。也可见擤鼻或举重物等原因引起的脑脊液压力增

第 38 章 外周前庭疾病

加所致平衡失调（Hennebert 征），以及强声刺激诱发的眩晕（Tullio 现象）。

确定的由内耳向中耳的外淋巴瘘可由外伤引起[228]，也可由镫骨切除术造成[229]。自发性瘘管较罕见，仅见于 Mondini 畸形或其他先天性畸形[230]。CT 可显示迷路积气（图 38-9）[228]。虽然对于确诊的病例，以移植组织修补瘘口可达到保存听力和缓解眩晕的目的，但即使是确诊的病例，也可有通过保守治疗解决的可能性[228]。然而，许多眩晕和听力损失的情况，可能是术中不易发现的可疑外淋巴瘘管引起[231-233]。

可能的瘘管区域有前窗小裂或起自圆窗龛经由后半规管壶腹的裂隙。这些区域的裂隙较为常见，但其临床意义仍然不明[234]。难以完全确定的是，术中探查发现的少量液体是否为外淋巴。$β_2$-转铁蛋白是一种脑脊液特异性蛋白，它的检测有助于外淋巴的确定，但在液体剂量较小的情况下其敏感性较低[235]。

术中未见漏液的情况被认为没有瘘管，但瘘管也可能是间歇性的，或者瘘管太小难以发现。对于探查阴性的情况，尚不清楚圆窗和卵圆窗的修补是否有用。目前仍难以建立关于中耳探查时机的标准，因为尚没有确诊性实验，而且各个研究的结论一致性较低[236]。通过外耳道加压观察是否诱发眼球运动（Hennebert 征），可用于瘘管检查，也有人提出在外耳道加压的同时测量姿势的摆动作为瘘管试验[236]。即使存在自发性瘘管，也可出现自发性缓解。近来，许多起初被诊断为瘘管的患者被证实为 SCDS[225]。

耳部慢性疾病可造成真正的瘘管。长时间的中耳炎可导致胆脂瘤形成，胆脂瘤可侵蚀迷路外周的密质骨。患有瘘管的患者通常有多年的慢性中耳疾病史，有时需要多次手术治疗。在近期的一项包含 375 例慢性中耳炎手术的研究中，29 例发现存在迷路瘘管，其中 25 例接受了开放式乳突切除术[237]。开放式乳突切除术后瘘管的总体发生率为 13%，所有患者均表现出前庭症状。然而，在 19 名受检者中，只有 14 例表现为 Hennebert 征阳性。水平半规管是瘘管最常发生的部位（76%），其次是卵圆窗和鼓岬。对于这些病例，建议行手术修补瘘口，可使用软骨、骨粉或筋膜。

十一、外伤

眩晕和共济失调是头部外伤的常见后遗症，前庭相关症状可缘于颈部或中枢神经系统损伤，以及外周前庭损伤。本章节只介绍后者。可造成损伤的原因包括钝性震荡伤、穿刺伤、爆震伤和气压伤。不同的外伤形式可造成类似的内部损伤。比如，迷路震荡可继发于钝击伤和气压伤。

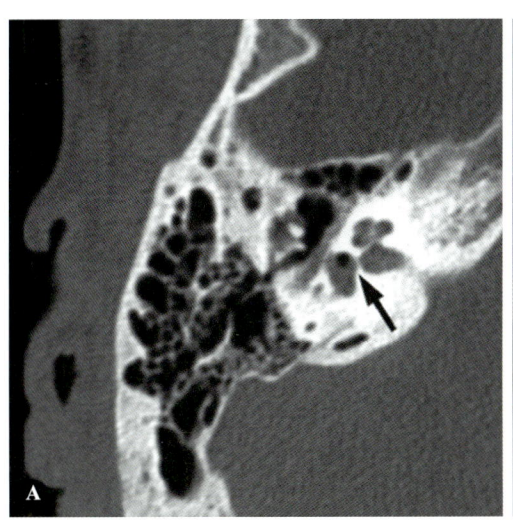 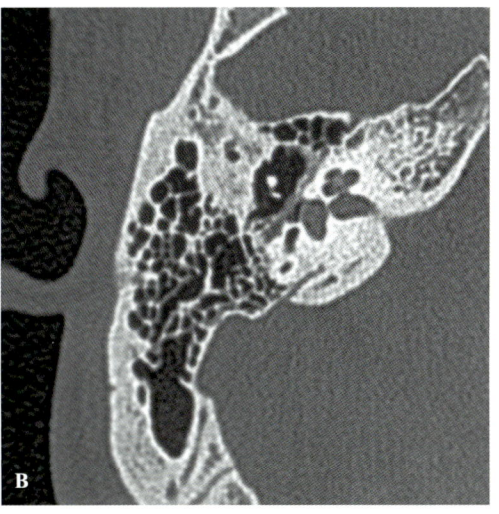

▲ 图 38-9　A. 一例右耳穿刺伤的 15 岁患者的伤后即刻轴位 CT 扫描图像显示迷路积气（箭）。该患者就诊时伴有眩晕、恶心、呕吐和混合性听力下降。前庭和听觉症状在保守治疗后缓解。伤后 4d CT 上未见积气。伤后 5 个月，感音神经性聋改善 40dB。B. 症状缓解后 CT 检查显示迷路内气体的消失。这一病例是由 Lao 和 Niparko 报道的[228]

（一）非穿透伤

迷路震荡

那些不造成耳囊或膜迷路显性破坏的迷路损伤可归类为迷路震荡。前庭相关症状表现多样且不具特征性，一般包括轻度眩晕、不平衡、视物模糊和自主神经症状（如恶心和呕吐）。通常这些症状持续时间较短并在数天至数周内逐渐消散。对于有明显症状的患者的检查可发现，急性期（数小时内）为朝向患侧的眼震，随后转为更具代表性的朝向健侧的眼震。也有报道朝向眼震慢相方向的指向或者跌倒。前庭试验可表现为温度试验反应减弱以及旋转试验增益和相位的异常[238]。

良性阵发性位置性眩晕也是头部外伤后一种常见的后遗症[238]。这一疾病的诊断和治疗已在本章的之前部分讨论过。听力损失和耳鸣也多见于头部外伤后。最常见的听力损失类型类似噪声性聋表现，即4kHz频率时显著下降[239]。

前庭和听觉症状通常均短暂，可在数天至数周内自行缓解[238]。但也有报道症状持续随时间推移而加重。

（二）爆震伤

爆震冲击可造成超过200dB声压级的声波[240]。耳部由于能够接收并放大这一能力，因此常常受损。爆震伤的原因包括耳部掌击以及真实的爆炸。可出现鼓膜穿孔和（或）听骨链破坏。然而，如果传导系统保持完整，更易出现内耳损伤。听力功能损失较为常见并常可自行恢复，但也可表现为永久性损伤[241]。15%的患者表现出头晕症状[242]，耳石器可能也是较易受累的部位[243]。

（三）穿刺伤

急性的眩晕和感音神经性听力损失提示内耳损伤。由于患侧急性损伤，可见朝向健侧的眼震。通常伴有自主神经症状，眩晕常在随后的数天至数周内逐渐减轻。听力损失的程度可从轻微和短暂性到严重和永久性变化。

（四）气压伤

引起内耳损伤的压力变化称为气压伤。这一病症既往被认为较为罕见，但目前认为在潜水员中较为常见。内耳功能障碍可由快速变化的气压造成；也可由中耳压力的增加或不对称造成，如变压性损伤；或由迷路内或其供应血管内气泡形成引起，如内耳减压病（IEDS）和等压气体逆向扩散病。

变压性眩晕最常见于潜水员潜出水面时或飞行员向上爬升时。这两种情况均造成周围气压的降低。中耳和环境气压平衡后（如潜水员下潜数米后）眩晕缓解。多达26%的潜水员和10%～17%的飞行员曾体验过变压性眩晕[244]。

对变压性眩晕的易感性与个体间开放咽鼓管所需中耳压力的差异有关。影响咽鼓管开放的因素，如上呼吸道感染时黏膜的肿胀，与此相关。变压性损伤对内耳的影响是暂时性的。多数情况下，会出现眩晕、听力损失和耳鸣并在10～15min内缓解。以下措施可降低变压性损伤的发生率，潜水过程中频繁的中耳复压，潜水前局部应用减充血药以及避免在上呼吸道阻塞严重时（如上呼吸道感染以及鼻窦炎）潜水等[245]。

由中耳极端压力或其急剧变化引起的气压伤可损伤中耳和内耳结构。对后者的损伤表现为听觉和前庭功能障碍。与变压性损伤相反，气压伤的后果通常是持续性或永久性的。听力损失和耳鸣是常见的表现，而眩晕较为少见（35%）且极少为主要表现[246]。即使未经治疗，眩晕症状也可在数周内缓解。听力损失可为轻度高频感音神经性听力损失至全聋不等。内耳气压伤的推荐疗法与外淋巴瘘的推荐疗法类似：卧床休息、抬高头位、密切注意听力和平衡相关症状的变化。在保守治疗的情况下，症状通常在数小时至数天内自行缓解[247]。

由于在深潜中氦氧混合气体的使用，IEDS已经变得更为常见。尽管这一病症造成的损伤并不局限于内耳，但这一病症代表了大多数潜至100m以下个体的减压损伤[248, 249]。在一项研究中发现，这一病症占潜水相关耳部损伤的33%[250]。在IEDS中，眩晕几乎总是最主要的症状，听力损失通常为单侧并多在眩晕开始改善后延迟发生[246]。耳部症状通常是减压病的唯一表现，尤其是使用混合气体（如氦氧混合）的情况下。当内耳受累时，前庭和听觉障碍常常是永久性的，特别是在治疗不及时的情况下。一项研究表现，只有在 68min 内开始高压氧治疗时，才能取得显著的改善[251]。然而，也有报道称，损伤 24h 后进行高压氧治疗仍然有效[246]。

十二、家族性前庭病

家族性前庭病是一种少见的疾病，主要特点是突发眩晕继以慢性平衡障碍。这是一种常染色体显性遗传病。眩晕通常持续数分钟，随后出现数小时的平衡障碍。数年内反复发作，间隔时间不定，部分患者反映压力可诱发其发作。由于前庭功能下降，患者逐渐出现慢性平衡障碍及视振荡[252]。没有耳鸣等听觉症状。值得注意的是，所有患者均表现出偏头痛，但头痛与眩晕发作无关。

定量检查包括影像学检查正常，温度试验双侧前庭反应异常和旋转试验中时间常数缩短增益降低，这些与外周前庭系统的损伤一致。

在所有的患者中，乙酰唑胺可有效控制眩晕发作。其机制仍然未明，但在另一种可能相关的疾病——家族性周期性眩晕及共济失调中，认为乙酰唑胺的作用可能是由于其降低了脑内的酸度。

近来还发现了另外一种与偏头痛相关的家族性综合征，特发性震颤及眩晕[253]。在这各种情况下，眩晕持续数分钟至数小时。与上述病症一样，头痛与眩晕发作无关。压力、运动和睡眠不足可诱发其发作。家族性前庭病中可见的持续性进展性前庭功能障碍未见于本病。与前述病症一样，乙酰唑胺对减轻眩晕发作和偏头痛有效。尽管许多家族中表现出偏头痛结束后眩晕聚集发作，但寻找单一基因的研究仍未有突破。可能的理论是，多个基因和环境因素共同作用导致此病发生[254]。

偏头痛本身可导致前庭终器的永久损伤，偏头痛相关眩晕将在第 37 章和第 39 章中介绍。然而，这一疾病也可能在某些患者中表现出外周损伤。偏头痛患者中温度试验半规管轻瘫的发生率为 15%～35%[254, 255]，可能的机制为血管痉挛和小动脉梗死[256]。

十三、双侧前庭功能低下

双侧前庭功能损伤导致头部运动时视振荡和不同程度的步态不稳，这些都与生活质量下降密切相关[257]。双侧前庭功能低下最常诱发于氨基糖苷类药物的前庭毒性作用。1952 年，一名医生报道了一例经典的前庭功能低下病例，发生于肌注链霉素用以治疗右侧膝部感染后 2.5 个月[258]。该患者突然出现视振荡和平衡障碍并在 2～3d 内加重。在当时，他必须将他的头部靠在柱子上以进行阅读，因为即使是脉搏跳动都能引起其头部晃动从而导致视振荡。随着他学会利用视觉和本体感觉以弥补其前庭功能的不足，平衡得以逐渐改善。

据估计，接受庆大霉素治疗的患者中，3% 的患者会出现前庭损伤[259]。前庭毒性通常在患者出院后才得以表现，而且与用药的剂量无关[260, 261]。一种线粒体核糖体蛋白的突变导致了遗传易感性，即对氨基糖苷类毒性敏感性增加[262]。因此，在有其他选择的情况下，不推荐使用氨基糖苷类药物。如果需要使用氨基糖苷类药物，应每天进行床旁前庭功能检查，包括视敏度检查和甩头试验，从而可以在前庭毒性损伤发生的第一时间终止其使用[263]。然而，由于前庭病的症状在庆大霉素使用约 1 周后才表现出来，因此这一方法仅能在发生严重损伤后才能检测出前庭病变。

其他可引起双侧前庭功能损伤的情况，包括小脑退行性疾病、脑膜炎、系统性自身免疫性疾病、外伤和双侧梅尼埃病。约 20% 的患者找不到明确的病因[264]。

目前对于双侧前庭功能低下的治疗主要集中于前庭康复训练，未来有望可行前庭植入治疗[265, 266]。

十四、前庭导水管扩大

前庭导水管是位岩骨后缘的一个孔隙，其内容有内淋巴导管和内淋巴囊。这一结构的扩大可能是由于胚胎形成时期内淋巴导管的扩大[267]。患者通常因童年早期出现听力损失而就医，并常因轻度头部外伤而逐渐进展。前庭症状通常出现于

第七篇 前庭疾病

成年，表现为发作性眩晕，每次持续 15min 至 3h[268]。童年时期也可出现前庭症状[269]，而且此类患者有较高的概率发生 BPPV[270]。检查时，患者表现为前庭眼反射功能的异常和 VEMP 阈值的降低[271]。诊断基于 CT 图像上前庭导水管中点宽度＞1.5mm，在多数患者中，这一宽度与水平半规管宽度相当（图 38-10）。相较于影像学检查，SLC26A4 基因型与其听力损失症状更具相关性[272]。对于前庭导水管扩大相关的前庭症状，目前的治疗经验有限，建议对症及支持治疗。

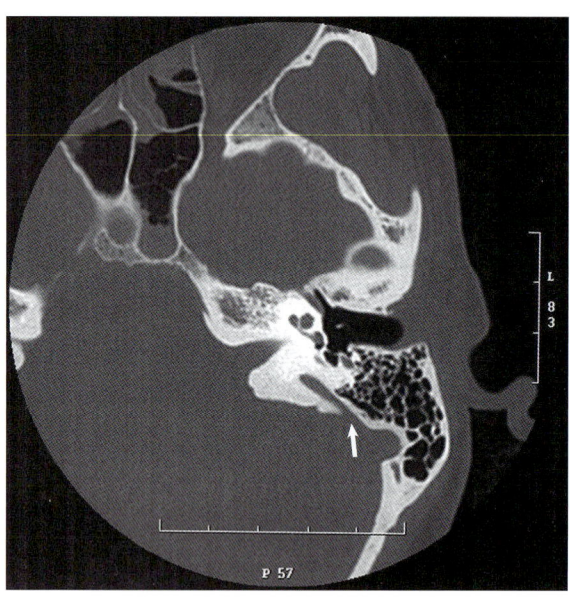

▲ 图 38-10 大前庭导水管综合征患者的轴位 CT 扫描图像
白箭指示前庭导水管（由 Dr. Howard Francis 提供）

推荐阅读

Baloh RW: Charles Skinner Hallpike and the beginnings of neurotology. *Neurology* 54: 2138, 2000.
Baloh RW: Prosper Ménière and his disease. *Arch Neurol* 58: 1151, 2001.
Baloh RW: Clinical practice: vestibular neuritis. *N Engl J Med* 348: 1027, 2003.
Carey JP, Minor LB, Nager GT: Dehiscence or thinning of bone overlying the superior semicircular canal in a temporal bone survey. *Arch Otolaryngol Head Neck Surg* 126: 137, 2000.
Cha YH, Kane MJ, Baloh RW: Familial clustering of migraine, episodic vertigo, and Ménière's disease. *Otol Neurotol* 29: 93–96, 2008.
Chung JW, Fayad J, Linthicum F, et al: Histopathology after endolymphatic sac surgery for Ménière's syndrome. *Otol Neurotol* 32: 660–664, 2011.
Fishman JM, Burgess C, Waddell A: Corticosteroids for the treatment of idiopathic acute vestibular dysfunction (vestibular neuritis). *Cochrane Database Syst Rev* 11: 5, 2011.
Garduño-Anaya MA, Couthino De Toledo H, Hinojosa-González R, et al: Dexamethasone inner ear perfusion by intratympanic injection in unilateral Ménière's disease: a two-year prospective, placebocontrolled, double-blind, randomized trial. *Otolaryngol Head Neck Surg* 133: 285, 2005.
Glasscock ME: Vestibular nerve section. *Arch Otolaryngol* 97: 112, 1973.
Grasland A, Pouchot J, Hachulla E, et al: Typical and atypical Cogan's syndrome: 32 cases and review of the literature. *Rheumatology (Oxford)* 43: 1007, 2004.
Halmagyi GM: Diagnosis and management of vertigo. *Clin Med* 5 (2): 159–165, 2005.
Halmagyi GM, Curthoys IS: A clinical sign of canal paresis. *Arch Neurol* 45: 737, 1988.
Hamill TA: Evaluating treatments for Ménière's disease: controversies surrounding placebo control. *J Am Acad Audiol* 17: 27, 2006.
House JW, Doherty JK, Fisher LM, et al: Meniere's disease: prevalence of contralateral ear involvement. *Otol Neurotol* 27: 355, 2006.
Hunt WT, Zimmerman EF, Hilton MP: Modifications of the Epley (canalith repositioning) manoeuvre for posterior canal benign paroxysmal positional vertigo (BPPV). *Cochrane Database Syst Rev* 18: 4, 2012.
Minor LB: Gentamicin-induced bilateral vestibular hypofunction. *JAMA* 279: 541, 1998.
Minor LB: Labyrinthine fistulae: pathobiology and management. *Curr Opin Otolaryngol Head Neck Surg* 11: 340, 2003.
Minor LB: Clinical manifestations of superior semicircular canal dehiscence. *Laryngoscope* 115: 1717, 2005.
Minor LB, Carey JP, Cremer PD, et al: Dehiscence of bone overlying the superior canal as a cause of apparent conductive hearing loss. *Otol Neurotol* 24: 270, 2003.
Minor LB, Solomon D, Zinreich JS, et al: Sound- and/or pressureinduced vertigo due to bone dehiscence of the superior semicircular canal. *Arch Otolaryngol Head Neck Surg* 124: 249, 1998.
Pierce NE, Antonelli PJ: Endolymphatic hydrops perspectives 2012. *Curr Opin Otolaryngol Head Neck Surg* 20 (5): 416–419, 2012.
Strupp M, Brandt T: Vestibular neuritis. *Semin Neurol* 29 (5): 509–519, 2009.
Strupp M, Brandt T: Peripheral vestibular disorders. *Curr Opin Neurol* 26 (1): 81–89, 2013.
Thomsen J, Bretlau P, Tos M, et al: Placebo effect in surgery for Ménière's disease: a double-blind, placebo-controlled study on endolymphatic sac shunt surgery. *Arch Otolaryngol* 107: 271, 1981.
Walker MF: Treatment of vestibular neuritis. *Curr Treat Options Neurol* 11 (1): 41–45, 2009.

中枢前庭疾病
Central Vestibular Disorders

第39章

Benjamin T. Crane　Scott D.Z. Eggers　David S. Zee　著
张道宫　吕亚峰　译

> **要点**
>
> 1. 确定眩晕为中枢性而非外周性，除体格检查以外，还需要评价其具体症状和发作情况。
> 2. 偏头痛通常会表现出前庭症状，在到耳鼻喉科就诊的患者中，偏头痛是引起头晕的常见原因。了解这些特点，有助于为疾病的诊治提供一个有价值的临床工具。
> 3. 偏头痛相关眩晕的诊断主要依据病史，通过对饮食控制和药物治疗效果的持续性观察，有助于确诊此病。
> 4. 针对偏头痛相关眩晕确切、有效的治疗，有赖于患者了解调整生活方式的重要性，以提高其依从性。药物治疗包括β受体阻断药、三环类抗抑郁药、5-羟色胺再摄取抑制药，以及抗惊厥药。
> 5. 梅尼埃病和良性阵发性位置性眩晕通常与偏头痛相关。
> 6. 在老年人群中，血管性疾病是引起眩晕的常见原因。
> 7. 有些类型的脑卒中可表现为眩晕，早期的影像学检查可能表现为正常，也可能没有明显的神经系统症状。床旁检查如HINTS（头脉冲、眼震、偏斜检查）在检测血管性原因方面有较高的敏感性和特异性。
> 8. 肿瘤患者也可因眩晕症状就诊。最常见的是前庭神经鞘瘤，但位于脑干和小脑的肿瘤也可引起眩晕。对于有进行性症状的患者，应注意筛查肿瘤，特别是已出现其他脑神经或中枢神经系统症状的患者。
> 9. 颅椎交界处的病变也可引起眩晕，因此当颈部活动受限或怀疑有神经根病变时，应注意排查。
> 10. 耳鼻喉科医生应该了解多发性硬化、正常颅内压脑积水、局灶性癫痫病和小脑共济失调综合征等，也可引起眩晕。

病理性头晕可依据病因可分为几类，即外周前庭性、心血管性、神经性、精神性和代谢性[1]。除此之外，当健康人处于乘船、乘车等非正常运动模式时，也可出现头晕，多见于晕动病。极度痛苦症状的心理效应可表现为各种类型的头晕，反之亦然。头晕也可以是精神疾病的症状，如惊恐和焦虑综合征及抑郁。许多中枢性疾病可引起任何一种类型的头晕。

耳鼻喉科医生在检查头晕患者时首要任务是确定其症状的来源为中枢性还是外周性（表

第七篇 前庭疾病

39-1)[2]。有些急性眩晕的中枢病因可能是致命的，因而需要即刻的处理[3]。通过体格检查几乎都能进行鉴别，包括眼震类型、头脉冲试验结果、失衡的严重程度和神经体征的有无。

外周性自发性眼震通常在某个半规管平面内，因此其方向为水平性或水平伴扭转成分，且眼震不会随着注视方向而改变。中枢性自发性眼震也可为纯水平性，但更常为纯垂直性或扭转性，并且改变注视方向时眼震方向也随之改变[2]。

在进行头脉冲试验时，检查者握持患者的头部并施加一个短暂快速的头部扭转，双侧分别进行[4]。患者注视检查者的鼻子，检查者观察有无眼部纠正性快速运动（扫视），这是前庭反应降低的标志（眼随头部运动而不能保持注视）。如果在向一侧甩头后出现所谓的追赶性扫视而另一侧没有，表明阳性侧存在外周性损害，包括迷路及第Ⅷ对脑神经（译者注：原书似有误，已修改）颅外段。床旁检查时可能难以发现追赶性扫视，但通过随机改变甩头的幅度可将不可见的扫视变为可见，并可增加其敏感性[5]。

患有急性外周前庭病变的患者，通常仍可站立，但可出现向患侧的偏斜。相反，中枢性眩晕患者通常可不借助辅助站立。相关的神经症状如构音障碍、不协调、麻木或乏力等，提示中枢性起源。

头晕和眩晕可由多种中枢神经系统（CNS）病变引起。为将这些病变与来自外周迷路的病变进行鉴别，耳鼻喉科医生需要了解中枢神经系统病变的相关症状和体征，其自然病程以及其临床表现。确切的诊断和治疗通常需要与神经内科或神经外科医生的配合协作。引起前庭症状的中枢神经系统疾病可分为化脓性中耳炎的颅内并发症、血管性病变、肿瘤、颅椎交界处病变、多发性硬化、家族性共济失调综合征和局灶性癫痫等。

一、中耳炎颅内并发症

硬膜外或硬膜下脓肿，以及发生于颞叶、岩尖或小脑的脓肿可引起前庭症状。这些病变通常伴有其他感染性症状，如发热或败血症，但在抗生素广泛应用的现在已很少见。

（一）前庭性偏头痛

偏头痛的主要特点是头痛反复发作，伴恶心、呕吐和对光线、声音、气味的过于敏感[6]。尽管偏头痛经常被认为是一种以头痛为主的疾病，但值得耳鼻喉科医生注意的是，这些患者也可能因头晕而就诊[7]。1/3 的偏头痛患者可出现神经性先兆症状。偏头痛影响近 25% 的女性，15% 的男性[8,9]和 5% 的儿童[10]。在青春期前，男孩的发病率略高于女孩，但在青春期，男孩的发病率降低，女孩的发病率升高。在成年人中，女性发病率显著高于男性，其比例约为 2∶1[11]。偏头痛通常出现于年轻的成年人中，40 岁后开始发病者仅占 10%。

偏头痛和其他头痛疾病的诊断和分类仍存在争议。国际头痛学会头痛分类委员会（IHS）[6]最近颁布了相关的标准，以利于各中心间研究数据

表 39-1 中枢和外周眩晕的鉴别

特　点	中枢性	外周性
失衡	严重	轻至中度
神经症状	常见	罕见
眼震	侧向凝视时改变方向 固视时无变化	单向性 固视时减弱
听力下降	罕见	常见
恶心	多变的	严重
恢复	慢	快

的比较。IHS 将最常见的偏头痛分为伴和不伴先兆的偏头痛（框 39-1）。也有关于偏头痛的其他分类，但并不在此章节中涉及，因为耳鼻喉科医生极少遇到。

前庭性偏头痛（VM）是目前最广为接受的名称，但也有其他名称如偏头痛相关眩晕/头晕、偏头痛相关前庭病和偏头痛性眩晕等。在本章节中，即使被引用的作者使用了其他名称，这类疾病仍统一称为前庭性偏头痛。VM 的诊断标准历来饱受争议，也将不断演变。Neuhauser 及其同事[12]提出了确定性 VM 的诊断标准并仍被广泛应用。这些标准包括，①中度以上的阵发性前庭症状（旋转性眩晕、其他自身或物体的运动错觉、位置性眩晕、头部活动不耐受）；②符合 IHS 标准的偏头痛；③有至少两次的眩晕发作期间出现下列偏头痛症状之一：偏头痛、畏光、畏声、视觉或其他先兆；④相关检查排除其他病因。对于不符合确诊标准，但仍最可能被诊断为 VM 者，使用可能性 VM 的诊断。这需要满足标准 1 和 4 并至少符合下列情况之一：①符合 IHS 标准的偏头痛；②眩晕时伴有偏头痛症状；③偏头痛相关的眩晕诱发因素（如特定的食物、睡眠不规律、激素水平变化等）；④抗偏头痛药物治疗有效。关于偏头痛的最新诊断标准[13]由 IHS 分类委员会和巴拉尼协会前庭疾病分类委员会共同制定（框 39-2）。近来，一项关于偏头痛患者的长期随访研究发现，经过平均 8.75 年的随访，确诊率为 85%[14]。然而，VM 的病理生理机制仍然未明，而且其诊断标准也未经过治疗结果的验证[15]。尽管在一般人群中，偏头痛和眩晕均较常见，但其共病的发生率远高于随机事件的发生率，因此提示两者存在相关性[16]。

（二）其他前庭症状

1. 非特异性头晕

非特异性头晕经常出现在紧张性头痛或偏头痛患者中，两者间头晕的表现并无特异性差别，但偏头痛患者的头晕更为常见且更严重。这一症状有时又被称为慢性主观性头晕[7]。

2. 眩晕

在偏头痛患者中，眩晕症状是极其常见的表现。在 Kayan 和 Hood[17]的研究中，偏头痛患者中眩晕的发病率高达 26.5%，而在紧张性头痛患

框 39-1　偏头痛的诊断标准

无先兆的偏头痛
A. 至少 5 次发作，符合 B 至 D
B. 未治疗情况下，头痛持续 4～72h
C. 头痛具有下列特点中的至少两项
　1. 单侧
　2. 搏动性
　3. 程度为中度或重度
　4. 体力活动时可加重
D. 头痛时出现恶心、呕吐或畏光
E. 不能归因于其他疾病

典型先兆伴偏头痛
A. 至少 2 次发作，符合 B 至 D
B. 完全可逆的视觉、感觉或言语先兆症状，无运动无力
C. 至少符合下列特点中的两项
　1. 同向阳性特点或者单侧感觉症状
　2. 至少一项症状逐渐进展超过 5min
　3. 症状持续时间 5～60min
D. 先兆后出现头痛，无头痛症状的间歇期 < 60min
E. 不能归因于其他疾病

引自 Silberstein SD, Olesen J, Bousser MG, et al: The International Classification of Headache Disorders, 2nd Edtion (ICHD-Ⅱ)—revision of criteria for 8.2 Medication overuse headache. Cephalalgia 25(6):460–465, 2005.

框 39-2　前庭性偏头痛诊断标准

前庭性偏头痛*
A. 至少 5 次前庭症状发作，中度或重度，持续时间 5min～72h
B. 依据国际头痛疾病分类（ICHD），目前或既往偏头痛病史
C. 至少 50% 的前庭症状发作时伴有一个或多个偏头痛特点，包括偏头痛性头痛、畏光或畏声、视觉先兆
D. 不能用其他前庭疾病或 ICHD 诊断来解释

可疑的前庭性偏头痛
A. 至少 5 次前庭症状发作，中度或重度，持续时间 5min～72h
B. 满足上述标准中 B 和 C 中的一项（例如偏头痛病史或者发作时偏头痛特点）
C. 症状不能用其他疾病来解释

*. 前庭症状中的"中度"是指影响但不妨碍日常活动，"重度"是指日常活动受限
引自 Lempert T, Olesen J, Furman J, et al: Vestibular migraine: diagnostic criteria. J Vestib Res 2012;22(4):167–172.

者中仅为 7.8%（$P < 0.01$）。其他的研究表明，典型偏头痛患者中眩晕的发病率为 42%[18]。偏头痛患者伴眩晕症状较紧张性头痛伴眩晕患者更为严重。因眩晕症状而就诊的偏头痛者为 5%，但在紧张性头痛患者中不到 1%[17]。

了解眩晕发作与偏头痛之间的时间相关性是很重要的。眩晕并不总是头痛的前驱症状。在 Kayan 和 Hood[17] 关于眩晕和偏头痛患者的研究中，53 例患者中仅有 15% 的患者眩晕紧邻头痛之前发作，47% 的患者眩晕在头痛期间发作，36% 的患者眩晕发作于头痛缓解期。在一项关于基底性偏头痛的研究中，Olsson[19]、Cutrer 和 Baloh[20] 也发现眩晕更常见于头痛缓解期。

3. 晕动病

关于偏头痛和晕动病的关系已有深入的研究[21]。在一项包括 9000 名瑞典小学生的研究中，Bille[22] 对比了伴有严重偏头痛的儿童与不伴偏头痛的儿童。伴偏头痛儿童中严重晕动病的发生率为 49%，但对照组中仅为 10%。Barabas 及其同事[23] 的研究发现，60 名偏头痛儿童中 45% 的儿童体验过至少 3 次晕动病发作，其发作均以呕吐告终。而在相似样本量的其他 3 项研究中，包括非偏头痛性头痛、癫痫和学习障碍或神经感知损害，其发生率为 5%～7%。在成年人，伴有典型偏头痛的患者与紧张性头痛和丛集性头痛患者相比，表现出与上述结果类似显著更高的晕动病发病率[18]。在 Kayan 和 Hood[17] 的一项包括 200 名随机挑选的偏头痛患者研究中，51% 的患者曾发生晕动病，而在紧张性头痛患者中仅为 20%。

有一类偏头痛患者可表现为致残性晕动病。由于这些患者将其头部运动限制在最小的幅度，故影响到日常活动，他们经常在日间休息，当有症状时，需要保持不动状态达 1 小时之久，直至症状缓解。他们如果不能避免前庭性刺激，将诱发强烈的偏头痛。这些患者温度试验常为对称性，并且反应活跃，发作常以呕吐告终。如果治疗效果显著，患者常惊讶于治疗如此简单，以至于感叹因日常生活受限而损失了太多。患者和医生常常均未在意偏头痛是否与其他症状相关。患者常常仅关注其前庭症状，而忽视或低估了其他潜在

问题的作用。偏头痛的预防性治疗，常常能显著改善症状。

（三）听觉症状

在 Kayan 和 Hood 的研究中[17]，20% 的患者出现听力损失、耳鸣或声音变调；这 20% 的患者中，有 1/4 的患者表现出多种听觉症状。这些症状发生的时机，按频率从高到低依次为头痛发作期间、头痛缓解期和紧邻头痛发作前。这一研究中，听觉症状与头痛的时间相关性类似眩晕与头痛的时间相关性。

1. 听力损失

据报道，听力损失与偏头痛的相关性约为 7%[17]。在基底性偏头痛患者中，听力损失是更为突出的症状。在 Olsson 的研究中[19]，作为紧邻偏头痛发作前先兆症状，52% 的患者出现听力变化，50% 的患者出现波动性低频感音神经性听力损失。有报道称，偏头痛患者中听力损失的发生可能是由于血管的痉挛[24] 所致。

2. 耳鸣

15% 的偏头痛患者和超过 60% 的基底性偏头痛患者有耳鸣[19]，但紧张性头痛患者未见耳鸣[17]。

3. 失真

在 Kayan 和 Hood 的研究中[17]，尽管失真的发生率仅为 4%，但其真实发生率可能更高。这是因为患者可能关注于更严重的症状，而听觉失真则因为不重要而被医生和患者忽略。

4. 畏声

厌恶强声是区别偏头痛与其他类型头痛的重要特点。紧张性头痛患者中只有 12% 出现畏声，但偏头痛患者中 81% 的患者有此症状[17]。Olsson[19] 研究了基底性偏头痛患者中畏声的发生率，头痛发作期间畏声的发生率为 70%，头痛缓解期间为 76%。另外，他记录到在这些患者中，78% 的患者出现异常响度不适，而只有 14% 的患者出现异常言语接收阈值。

（四）伴神经症状的偏头痛

1. 基底性偏头痛

Bickerstaff[25] 描述了一种归因于基底动脉供

血区域缺血的偏头痛。这种综合征目前称为基底性偏头痛，在较早的文献中还可偶尔见到基底动脉偏头痛和颅后窝偏头痛的名称。这一类型的偏头痛与经典偏头痛相似，均在一先兆后出现严重的头痛。然而，多数患者为青春期女性，偏头痛常发作于月经前。后来的观察者又提出了其他临床特点，如意识恍惚[26]、意识丧失[27]、神经症状[28]、听力损失和眩晕[29]。这些症状可能由于病变累及脑干、小脑、脑神经核和枕叶皮质所致[30]。

2. 不伴头痛的偏头痛

不能因为没有头痛而将偏头痛排除在眩晕原因之外。在 Whitty[31] 的系列研究中，有些患者出现偏头痛先兆症状，但没有头痛，他们有时会在以后某个时间出现典型的头痛或出现不总是与头痛相关的先兆症状。其他的研究者们也提出过类似的病例，他们称为等同偏头痛[32-34]或伴随偏头痛[35]。这类患者通常有晕动病、月经前聚集发作或有些发作时伴有头痛等病史。个人或家族偏头痛病史有助于诊断。

病因：历史上，偏头痛性头痛被认为源自颅内或硬脑膜动脉的扩张，引起了动脉壁中痛觉神经纤维的牵拉。然而，与偏头痛相关的复杂表现并不能完全由血管理论来解释。因此，有人提出基于神经的抑制传播理论[36-38]，但这一理论也不能完全解释这一疾病。其他理论提出，代谢的变化会导致去甲肾上腺素和多巴胺生成的过量[39]。

有 40%～90% 的患者存在偏头痛家族史，而非患者中仅为 5%～20%。当分别分析伴有及不伴有先兆的偏头痛患者时，伴有先兆的偏头痛患者更有可能累及家庭成员。当将双胞胎作为研究对象时，依据国家的不同，偏头痛的一致率仅为 10%～34%，这提示遗传和环境因素均在其中发挥作用[40]。

家族性偏瘫性偏头痛是一类罕见的偏头痛，在一般人群中的发病率仅为 0.01%[41]。然而，其潜在的细胞学机制已相对明确。与多数偏头痛不同，家族性偏瘫性偏头痛具有清晰的常染色体显性遗传模式。迄今为止，已发现位于三个不同基因上的部分突变，这些基因决定了神经兴奋性。

治疗：历史上，偏头痛的治疗主要针对于头痛症状。对偏头痛性头痛的治疗可分为两类：症状性和预防性。一些措施有助于缓解急性发作的症状，另一些措施用于降低发作的频率和程度。症状治疗包括止痛药、止吐药、止晕药、镇静药和血管收缩药。对于许多患者来说，非处方止痛药，如布洛芬、阿司匹林或对乙酰氨基酚等药物足以缓解头痛症状。偏头痛发作期间或间期可出现胃活动降低，从而减弱了口服药物的吸收并可引起恶心和呕吐[42]。甲氧氯普胺可促进胃活动也可改善口服药物的吸收。

膳食可能对偏头痛性头痛和偏头痛相关头晕的频率和程度产生重大影响[43,44]，饮食调整可作为控制症状的有效方法。有研究证实，核黄素（维生素 B_2）在降低偏头痛发作频率方面优于安慰剂，其使用剂量为每天 400mg[45]。大剂量镁也可对偏头痛有治疗作用，其可能的机制，包括抑制血小板聚集、对抗血管痉挛、稳定细胞膜和抗炎[46]。已证实有偏头痛症状的患者体内镁水平较低，输注镁能够缓解症状[47]。每天口服镁 600mg 也可减轻头痛症状[48]，但这可能引起腹泻的不良反应。款冬提取物可能有治疗作用，但也存在中毒的风险[49]。

在相当多偏头痛症状的患者中，食物敏感性可能是偏头痛的诱发因素[46]。尽管有些患者注意到进食某一特定食物会稳定诱发头痛发作，但饮食的作用通常更为微妙。需要避免的食物包括，红酒、久置的奶酪、啤酒、巧克力、咖啡和酸奶[50]。酒精本身可能并非诱发因素，因为伏特加酒并不诱发头痛发作[51]。饮食调整可作为预防偏头痛的一线疗法，但仍未有确实的数据支持这一观点（图 39-1）。

前庭性偏头痛（VM）症状通常不与头痛症状直接相关，而且在有些病例中，头晕可近乎持续性存在。VM 的治疗类似对传统偏头痛症状的治疗，而且用于减轻头痛症状的药物也对眩晕症状有效[52]。然而，由于偏头痛相关头晕通常较头痛更加常见，因此有必要进行预防性治疗，并且也已有一些预防治疗的方法[53]。

舒马曲坦是一种 5- 羟色胺受体 1D 激动药，

第七篇 前庭疾病

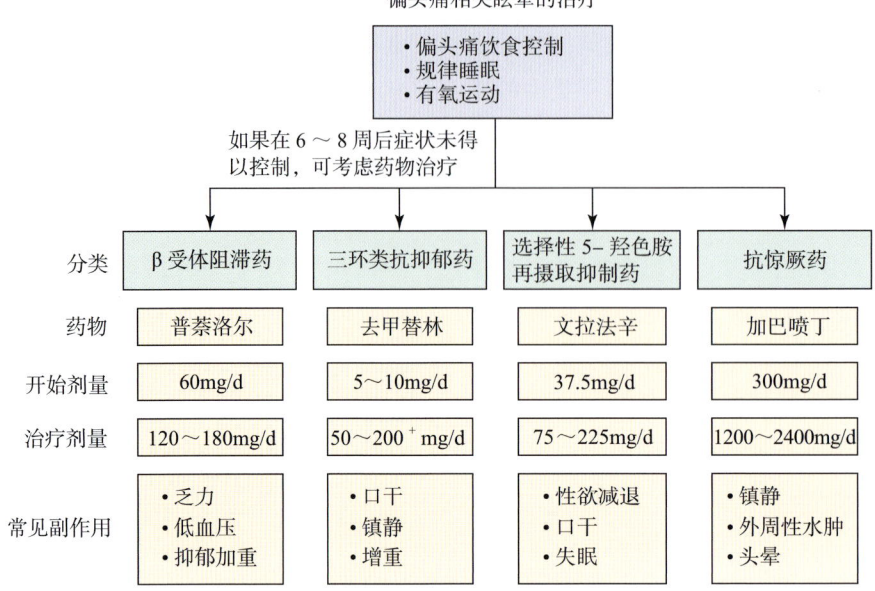

▲ 图 39-1 偏头痛治疗推荐流程

生活方式的调整通常是不错的首选方法，因为其不会带来副作用，同时对大多数患者可带来症状的改善。在更保守的方法无效的情况下，应该考虑药物治疗。SSRI. 选择性 5- 羟色胺再摄取抑制剂

是目前主要的用于治疗偏头痛性头痛的药物。初步研究表明，对于 90% 的患者，此药物皮下应用可在发作后 1h 内有效减轻偏头痛性头痛症状。在 2h 内应用对于 70%～85% 的患者有效[54]。常见的不良反应包括沉重感和胸部压迫感，冠状动脉痉挛较为少见。虽然舒马曲坦对于缓解早期偏头痛性头痛有显著疗效，但进展性头痛常见，而且该药对同时出现的前庭症状作用有限。

普萘洛尔是最常见的用于预防偏头痛发作的药物。有 50%～70% 的头痛症状者从预防性普萘洛尔治疗中获益，而且这一治疗也可能对眩晕症状有效[28]。此药物禁忌证包括哮喘、充血性心力衰竭、外周血管疾病、糖尿病和甲状腺功能低下。主要的不良反应包括乏力、嗜睡，以及通常发生的体位性头晕。为将不良反应降至最低，应从较低的起始剂量开始逐渐增加剂量，通常有效剂量为 80～180mg/d。只有在药物以最大可耐受剂量连续应用至少 2～3 个月无效的情况下，才能认定治疗失败。停药应逐渐进行，剂量在数天内逐渐减量。也有一些 β 肾上腺素受体抑制药用于偏头痛的预防。阿替洛尔、美托洛尔、纳多洛尔和噻吗洛尔，与普萘洛尔作用相当，但一些 β 肾上腺素受体抑制药如醋丁洛尔、氧烯洛尔和阿普洛尔对于预防偏头痛无效。有学者认为，有效的治疗需要不伴有拟交感作用的单纯 β 肾上腺素受体抑制药作用。

也有报道钙通道阻滞药（硝苯地平、维拉帕米）可降低偏头痛发作的频率，但其作用较弱[55]。地尔硫䓬对预防偏头痛无效。

也有报道称，三环类抗抑郁药可降低偏头痛发作频率和严重程度。阿米替林是这类药物中研究最多的一种，已有多项研究证实其有效性[56]。起始剂量通常为 10～25mg，常于睡前服用，以避免其不良反应（如镇静及抗胆碱能作用）的影响。在有些人群中，体重增加是导致患者依从性下降的不良反应。治疗剂量通常为 50～100mg，但伴有抑郁症状的患者需要增加剂量。去甲替林较阿米替林的镇静作用弱，使用剂量与阿米替林相当。

选择性 5- 羟色胺再摄取抑制药（SSRIs）在治疗偏头痛方面的作用仍存在争议。一些证据表明，它们对于头痛症状的作用弱于三环类抗抑郁药[57]。然而，对于以慢性主观性头晕为主要症状的患者，SSRIs 似乎有效[58]。

临床试验证实加巴喷丁在 1200～2400mg/d 分三次使用的剂量下有效[59]。头晕、外周性水肿和嗜睡是常见的不良反应。

丙戊酸衍生物，如双丙戊酸钠对预防偏头痛有效。然而，由于需要监测药物水平和不良反应，包括恶心、疲乏、体重增加、致畸性、肝脏毒性和震颤等，其使用较少。

在同时患有特发性震颤家族中，乙酰唑胺也被证实对预防偏头痛性头痛和眩晕发作有效[60]。对于数量更大的偏头痛性头痛患者人群，它并未表现出有效性[61]。但乙酰唑胺可能有助于减轻偏头痛患者中运动诱发的前庭症状。

（五）偏头痛相关的前庭疾病

1. 良性阵发性位置性眩晕

良性阵发性位置性眩晕（BPPV）是最常见的外周性眩晕的原因（第38章）。这一疾病可能是由自由漂浮于半规管内的颗粒造成（管结石症），最常见于后半规管，因为其相对于重力来讲位置最低。典型的症状包括短暂（<1min）的眩晕发作，其由头部后仰或在床上翻身诱发。对此常见疾病诊断和治疗的深入讨论，不在本章的范围之内。然而，BPPV在偏头痛患者中更为常见[62]。而且，偏头痛和晕动病在BPPV患者中的发病率比在普通人群中高3倍，而且59%的患者有偏头痛家族史[63]。

2. 梅尼埃病

梅尼埃病的典型表现为单侧低频波动性听力损失、耳胀满感和持续数分钟至数小时的头晕[64]。然而，这些症状的出现和严重程度多变，而且可与偏头痛部分重叠[65]。非选择性偏头痛患者中，听力损失的发生率为7%，眩晕的发生率为26%[17]。在梅尼埃病患者中，偏头痛的终身发病率为56%，而在对照组中仅为25%[66]。梅尼埃病和偏头痛共病的高发性，提示两者存在病理生理性联系[67]，但也有学者认为两者的共病仅为偶然[68]。可能的情况是，梅尼埃病和偏头痛都不是一种均质同种的疾病，均是由一系列遗传和环境因素造成。这两种疾病潜在的关联性可能至少部分取决于如何定义这两种人群。

（六）与偏头痛有关联的前庭疾病

1. 儿童良性阵发性眩晕

Basser[69]描述了一类发生于4岁以内儿童的临床疾病，称其为良性阵发性眩晕。注意不要混淆于临床上更为常见的良性阵发性位置性眩晕（BPPV），也称为良性位置性眩晕。这类儿童通常出现突发惊恐、哭喊、抓紧父母、醉酒样蹒跚，并表现出苍白、出汗和频繁呕吐。头部运动会使症状加重。发作时间<5min，之后儿童恢复正常。症状通常出现于2—3岁，并逐渐减轻，直至8岁之前完全消失。如果其临床特征足够清晰，不必要治疗。从长期随访来看，这些患者中有高达6/7的比例最终发展成为典型的偏头痛[70]。

2. 发作性斜颈

Snyder[71]报道了12名婴儿，在8个月大之前出现反复头部偏斜发作。发作时间持续数小时至3天不等，并偶尔伴有苍白、呕吐和躁动。后序的研究者们提出，其有家族性发作[72]，症状同样也可累及躯干和四肢[73]。发作通常在5岁之前消失，不需特殊治疗。

（七）血管性疾病

前庭系统血流异常是引起前庭症状较为常见的原因，通常难以与已知的前庭终器病变相鉴别。许多原因导致其临床表现各异。功能缺失可能局限于单侧或双侧前庭终器的全部或部分，也可累及前庭神经核或其他中枢或外周区域。不同的病理改变可导致永久性或暂时性功能损伤；永久性损伤通常来自于动脉栓塞或出血性梗死；短暂的损伤可能伴发于动脉狭窄、血管痉挛、灌注压不足或因分流所致的动脉血流逆转（如锁骨下动脉盗血综合征）。可能出现许多症状群，但多为确定的临床实体。

供应内耳、脑干和小脑的血流来自于椎－基底动脉系统。眩晕的发生可能来自于椎动脉或基底动脉三大主要分支其中任意一支的栓塞：小脑后下动脉、小脑前下动脉和小脑上动脉（图39-2）。

1. 初始评估

急性前庭综合征（AVS）是发生于数小时甚至更短时间内突发的眩晕、恶心及呕吐、步态不

第七篇 前庭疾病

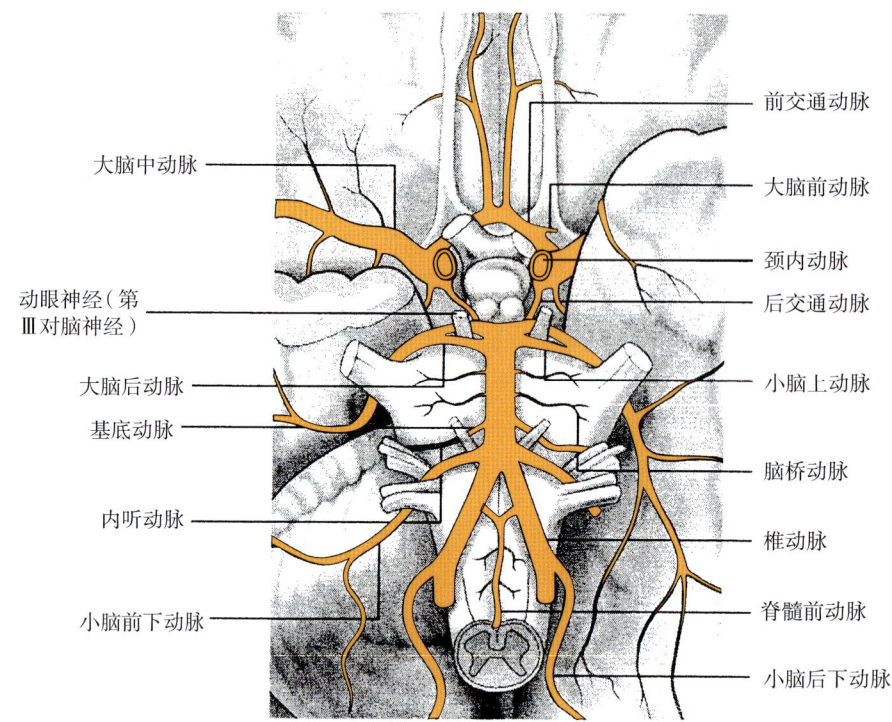

▲ 图 39-2 供应脑部的血管

脑干由椎动脉和基底动脉的分支供应。需要注意的是尽管图中显示内听动脉直接起自基底动脉，但它通常是小脑前下动脉的一个分支（引自 Kandel ER, Schwartz JH, Jessell TM: Principles of neural science , New York, 2000, McGraw-Hill, p 1303.）

稳、头动不耐受和眼震。这种表现最常见于前庭神经炎这个外周性病变。在急诊诊断为眩晕的患者中，不足 1% 的患者会在随后的 6 个月内发生重大血管事件[74]。然而，因眩晕住院的患者中，其发生卒中的风险比一般人群高 3 倍[75]。尽管绝大部分 AVS 病例并不是由血管性原因引起，但快速鉴别血管源性眩晕和前庭神经炎等外周性眩晕还是相当重要的。神经症状表现的存在，如共济失调、构音障碍等，可提示血管性病因，但在超过半数的 AVS 病例中均不存在这些表现[76]。早期的影像学检查，如计算机断层扫描（CT）与磁共振成像（MRI）对于急性梗死敏感性较低[77]。

近来，有学者提出 HINTS 检查法（头脉冲、眼震、偏斜检查），与早期 MRI 检查相比，具有更高的敏感性[78]。另有一项研究发现，在 AVS 中，如果水平头脉冲检查结果正常（比如未出现纠正性扫视），但出现偏斜、垂直平滑跟踪异常或者中枢性眼震（如单纯垂直性或扭转性眼震，与注视方向无关的眼震和方向可变的眼震），对卒中认定的敏感性可达 100%、特异性可达 90%[79]。

2. 椎–基底动脉供血不足

椎–基底动脉供血不足是老年人群中眩晕的重要原因[80, 81]。椎–基底动脉供血不足引发的眩晕起病突然，通常持续数分钟，并常伴有恶心和呕吐。单纯表现为眩晕症状的情况极其少见，仅见于不到 1% 的患者[82]。通常会出现多种症状，包括头痛、复视、共济失调、麻木、乏力和吞咽障碍等。反复发作性眩晕但不伴其他症状，提示其他诊断。

椎–基底动脉供血不足通常是由锁骨下动脉、椎动脉或基底动脉硬化引起。大动脉粥样硬化的分布因种族、性别差异而不同[83]。欧洲男性多于靠近锁骨下动脉的椎动脉起始部位出现动脉硬化。颅内大动脉粥样硬化更多见于黑人、亚洲人和女性。高血压增加了这些血管脂质透明变性的风险，从而增加了梗死的风险。

少见于椎动脉起始部近端的锁骨下动脉或无名动脉闭塞或狭窄引起锁骨下盗血综合征。这一综合征患者的椎动脉供血不足，是由于虹吸作用所致椎动脉血流逆行以满足上肢血供引起。眩晕和其他症状可由上肢的活动诱发。

如果怀疑患者发生了卒中，需要进行 CT 检查以排除出血可能性。如果患者在症状出现 3h 内就诊，国家神经疾病和卒中研究院的指南推荐静脉应用组织纤溶酶原激活药。然而，这方面的指南更新很快，而且急性患者应该由熟悉卒中的神经科医生处理。

对于大多数非急性起病患者，治疗包括控制糖尿病、高血压、高血脂等危险因素。对于有症状的颅内血管狭窄达 50%～99% 患者，阿司匹林和华法林有效性相当，但华法林发生出血事件的风险更高[84]，因此应选择阿司匹林进行治疗。如果患者既往出现过心源性栓塞性卒中应考虑使用华法林进行抗凝治疗[80]。椎动脉狭窄的支架置入已有研究，但结果不尽相同。颅外椎动脉病变的动脉内膜切除术也已成功开展，但其适应证尚不明确。

3. 延髓外侧综合征

引起延髓外侧综合征（Wallenberg 综合征）梗死区域位于橄榄核后方的延髓背外侧楔形区域（图 39-3）。这一综合征通常是由同侧椎动脉闭塞导致，罕见于小脑后下动脉闭塞[85]。其典型症状，包括梗死对侧躯体及四肢引起感觉障碍和梗死同侧面部和脑神经的运动及感觉障碍。特征性表现有眩晕、同侧面部疼痛、复视、吞咽困难和构音困难。神经系统检查可发现同侧 Horner 综合征、同侧辨距不良、心律失常、自发性眼震和对侧痛觉及温度觉缺失。因为病变部位位于蜗神经入颅区及蜗神经核的尾侧，故而未见有听力损失的情况。

有些患者出现明显的运动异常，其躯体和四肢向患侧偏斜，如同被不可见的外力牵拉[86]。这一所谓的侧向力同样影响到动眼神经系统，产生朝向患侧非常大幅的扫视和朝向健侧的异常细小的扫视。多数 Wallenberg 综合征患者在急性梗死数月甚至数年后，仍有后遗神经功能障碍。

4. 脑桥延髓外侧综合征

小脑前下动脉供应区域的缺血导致脑桥延髓背外侧区域和下外侧小脑梗死[87]。小脑中脚通常位于损伤区域中心（图 39-4）。由于 80% 的患者迷路动脉起自小脑前下动脉，因此通常会伴有膜迷路梗死。最初症状常为严重眩晕、恶心和呕吐。其他症状包括同侧听力损失、耳鸣、面瘫和小脑协同不能。自发性眼震也很常见。对侧痛觉和温度觉缺失可能是由于脊髓丘脑束交叉纤维损伤所致。症状出现急骤，随后逐渐缓解。由于中枢代偿机制的损伤，眩晕可能持续达数周。

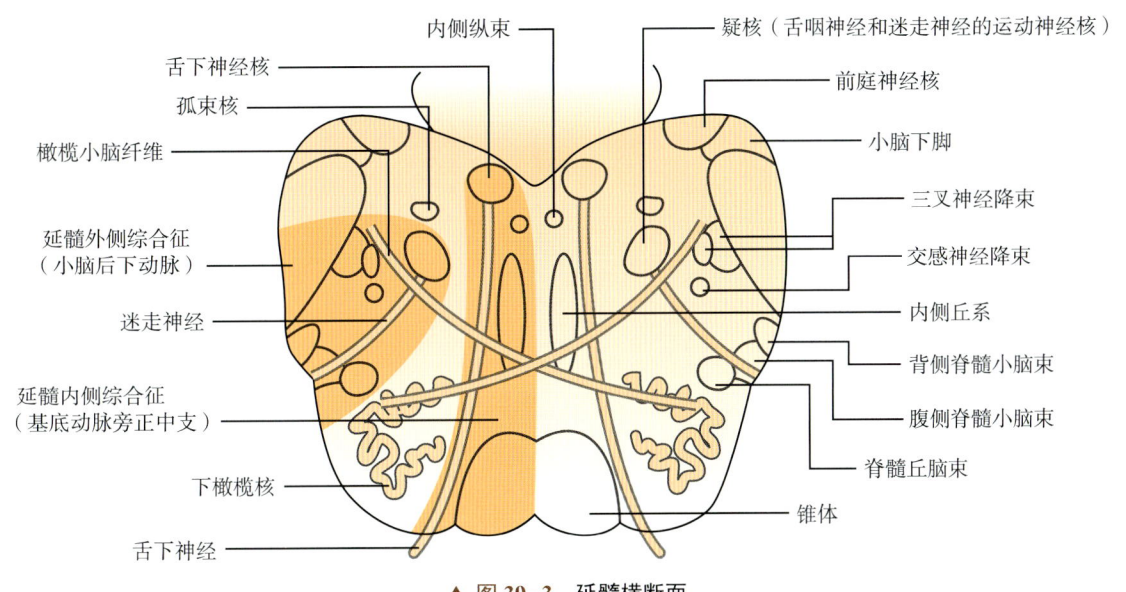

▲ 图 39-3 延髓横断面

左侧标示一些血管病变的常见部位（引自 Kandel ER, Schwartz JH, Jessell TM: Principles of neural science, New York, 2000, McGraw-Hill, p 1303.）

5. 小脑梗死

椎动脉、小脑后下动脉、小脑前下动脉或小脑上动脉的闭塞，可导致局限于小脑梗死而不累及脑干（图 39-5）[88]。最初症状为严重眩晕、呕吐和共济失调。由于缺乏典型的脑干症状，可能误诊为急性外周前庭病变。诊断的关键是出现明显小脑体征，如步态共济失调和麻痹性眼震。MRI 可以确诊，但在急性期可能没有阳性发现[77]。在 24～96h 的潜伏期后，部分患者出现因小脑肿胀压迫所导致的进行性脑干功能障碍。若不及时实施手术减压，可能发展为四肢麻痹、昏迷，以及死亡。

6. 结节性梗死（中枢性阵发性位置性眩晕）

良性阵发性位置性眩晕（BPPV）是一种常见的导致头晕的原因，主要表现为与头位相关的短暂发作性眩晕，常发生于头部后仰或向患侧翻身时（第 38 章）。相似症状也可见于第四脑室背外侧或小脑蚓部等部位的中枢性损伤[89]。这一综合征常称为中枢性位置性眩晕或中枢性阵发性位置性眩晕。提示中枢性阵发性位置性眩晕的临床特点包括异常的眼震表现，如潜伏期短、方向不典型、无疲劳性和 Epley 复位法无效[90]。这一情况通常由孤立性梗死灶引起[91-94]，但也可能有其他的原因。上述症状常在数天内自行缓解[94]。

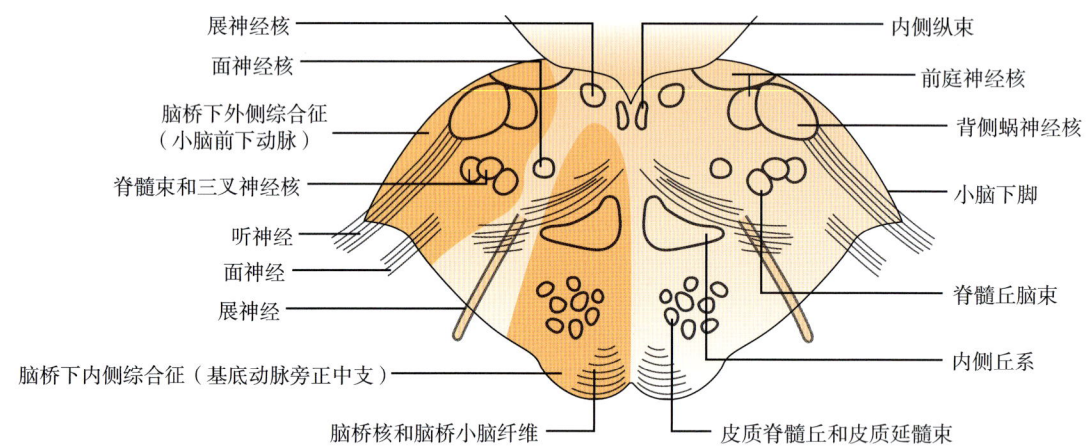

▲ 图 39-4 脑桥下部横断面

左侧标示一些血管病变的常见部位（引自 Kandel ER, Schwartz JH, Jessell TM: Principles of neural science , New York, 2000, McGraw-Hill, p 1303.）

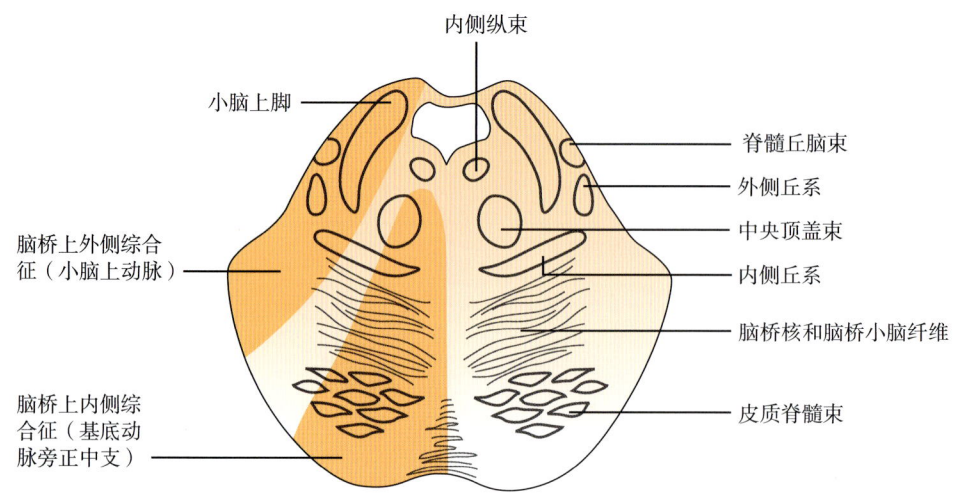

▲ 图 39-5 脑桥上部横断面

左侧标示一些血管病变的常见部位（引自 Kandel ER, Schwartz JH, Jessell TM: Principles of neural science , New York, 2000, McGraw-Hill, p 1303.）

7. 小脑出血

发生于小脑实质内的自发性出血可引发神经系统症状，并常进展迅速，很快发展到昏迷或死亡[95, 96]。起始症状为严重的眩晕、呕吐和共济失调。与小脑梗死类似，起初可能并没有脑干症状，从而易与外周前庭疾病相混淆。然而，其与小脑梗死不同的是，小脑出血极少引起 AVS。现代影像学技术如 CT 和 MRI 的应用使这一诊断发生了彻底的变化（图 39-6）。死亡率为 20%[97]。手术治疗的价值和适应证仍存在争议，可能要综合考虑血肿大小、位置，以及患者的症状[95]。

8. 椎动脉夹层

由于临床表现的非特异性，椎动脉夹层（VAD）常被误诊，其表现包括头晕、颈痛、头痛和恶心呕吐。在这些症状中，头晕是最常见的症状，可见于 58% 的患者[98]，但没有任何症状者，并不能排除 VAD。事实上，大部分 VAD 患者不表现出颈痛症状[98]。这一情况的发生是由于椎动脉血管壁撕裂，导致血流进入动脉壁内假腔并使其分层，这可引起血管的狭窄或扩张，约有 2/3 的患者可发生卒中。它可以在已知患病风险的患者身上看到，如近期发生外伤或患有结缔组织

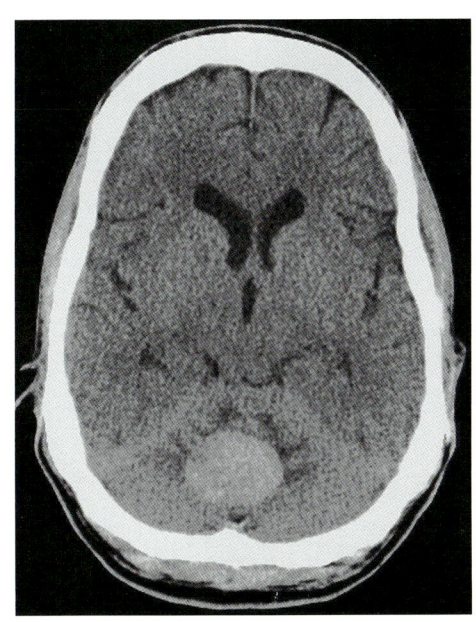

▲ 图 39-6　小脑蚓部血肿非增强 CT 图像
可见周围水肿和第四脑室上部消失。脑脊液外流受阻可导致脑积水（由 K.D. Flemming 提供）

疾病，但也有很多患者并未发现相关的危险因素。因此疾病最初被误诊为偏头痛或肌肉骨骼疾病的情况常有发生。年发病率[99]约为 1/10 万，约占缺血性卒中的 2%。然而，这一情况在年龄＜ 45 岁的患者中占有相当大的比重，平均发病年龄为 46 岁[98]，比一般卒中人群的发病年龄约低 20 年。

VAD 可借助于 CT 或磁共振血管成像（MRA）得以诊断，但影像学上的表现常缺乏特异性[100]。抗血小板和抗凝治疗是可行的一线治疗方法，也可采取血管内治疗措施[101]。

9. 影像学

在评估急性自发性眩晕患者时，接诊医生应注意排除脑血管疾病，尤其是其具有血管性危险因素时。对于 AVS 患者，最初的床旁检查应包括 HINTS，如同之前提到的，其敏感性优于早期的 CT 和 MRI 成像[78]。当怀疑有血管事件发生时，影像学检查必不可少。由于其应用的广泛性及其在显示脑实质和蛛网膜下腔出血方面的价值，脑部非增强 CT 通常为首先进行的影像学检查。出血可类似缺血性卒中综合征的症状，需要通过薄层 CT 对小脑、脑干以及四脑室部位进行检查。MRI 和 MRA 在显示椎－基底动脉血管及其供应区域方面的效果优于 CT，小脑或脑干梗死的患者 CT 扫描常正常。MRI 可早期发现脑干和小脑部位的缺血性卒中，并可显示水肿。MRI 弥散加权成像目前可在缺血发生的 1h 内发现梗死灶（图 39-7）。在某些情况下，MRA 已开始取代传统的血管造影检查。通过颈部血管 MRA 检查，VAD 和椎动脉或基底动脉狭窄或闭塞，一般均可得以识别（图 39-8）。

二、肿瘤

占位性病变可通过压迫或破坏位于颞骨内、小脑脑桥角、脑干和小脑中近轴线处的神经组织，引起前庭症状，也可因血管压迫引起或加重症状。

（一）前庭神经鞘瘤

前庭神经鞘瘤中表现出前庭症状者仅不到 20%[103]，但部分患者症状严重，甚至是致残性

第七篇　前庭疾病

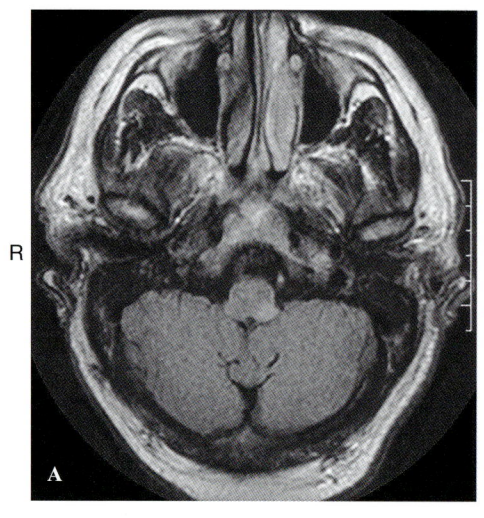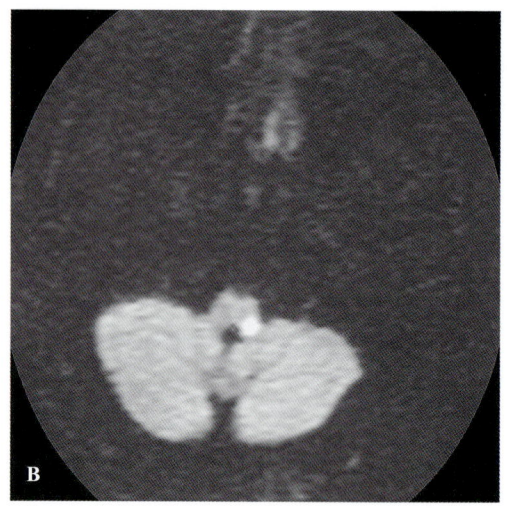

▲ 图 39-7　一例延髓外侧梗死的磁共振扫描图像
A. Flair 成像。B. DWI 成像。均显示累及左侧延髓背外侧的急性梗死（由 K.D. Flemming 提供）

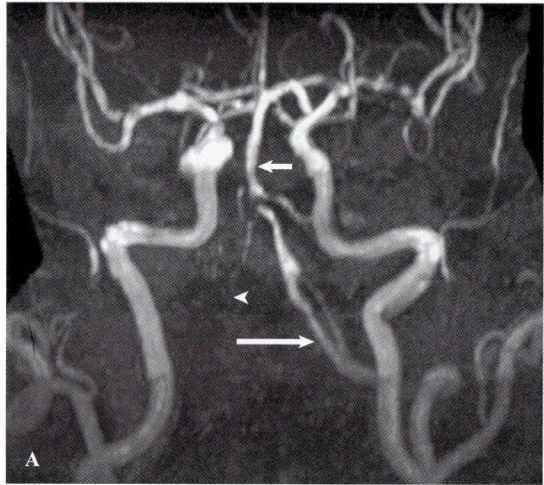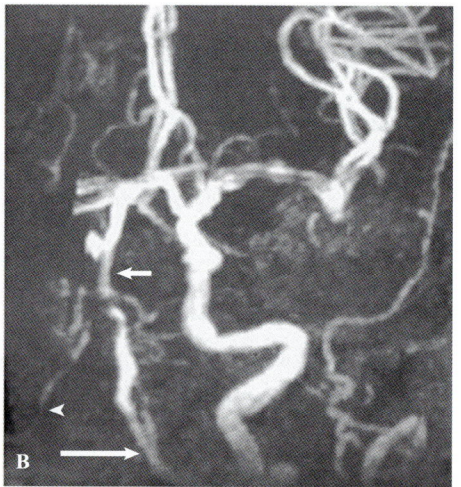

▲ 图 39-8　磁共振血管成像
A. 前面观。B. 侧面观。左侧椎动脉（长箭）和基底动脉（短箭）交界处可见严重狭窄。右侧椎动脉远端闭塞（箭头）（引自 Lee H: Sudden bilateral simultaneous deafness with vertigo as a sole manifestation of vertebrobasilar insufficiency. J Neurol Neurosurg Psychiatry 2003;74:540.）

的[102]。在这些患者中，眩晕症状是决定其生活质量的主要因素[104]。尽管平衡障碍也经常出现，但其对患者的影响相对较小[105]。这些肿瘤也可表现为过度通气诱发的眩晕而不伴听力损失[106]。前庭神经瘤的诊断和治疗将在本书的其他章节进行深入的讨论。

（二）脑干肿瘤

脑干的神经胶质瘤通常生长缓慢，并侵犯脑干的神经核和纤维束，产生进行性症状和体征。典型的病史为逐渐依次侵及各脑干中枢，常由于破坏延髓心肺生命中枢而致死。这些肿瘤在儿童中发病率较成年人高 5～10 倍。约半数患者出现前庭和耳蜗的症状和体征，但其系列临床表现明确提示脑干源性。现代以来，CT 和 MRI 等影像学检查通常于首发症状时就已实施，这使其诊断得以明确。

起源于脑桥或中脑的肿瘤最初很可能引起传

导束体征、脑神经功能障碍和共济失调。起源于延髓的肿瘤易于引起反复眩晕和呕吐，但这类肿瘤并不常见。放射治疗通常是首选，因为该区域手术切除与致死率有显著相关。

起源于四脑室并压迫其基底部前庭神经核的肿瘤也可引发前庭症状。髓母细胞瘤是一种生长快速、高细胞性肿瘤，主要发生于儿童和青少年，其起源于小脑中线后部或蚓部并侵及四脑室和邻近的小脑半球。由于梗阻性脑积水和相关的颅内压升高，早期出现头痛和呕吐症状。头位变化时可产生短暂的脑脊液梗阻，从而引起头痛、眩晕、呕吐和视力下降的发作，称为 Bruns 综合征，位置性眩晕和眼震可能是其症状和体征[107, 108]。其他可产生类似临床症状的第四脑室肿瘤包括室管膜瘤、乳头状瘤、畸胎瘤、表皮样囊肿和囊尾蚴病。第四脑室占位可通过 MRI 和 CT 扫描得以诊断，但通常情况下，肿瘤的具体性质只能通过手术探查和活检得以确定。应尽量完全切除肿瘤，髓母细胞瘤对放疗特别敏感[109]。

（三）小脑肿瘤

在颅后窝肿瘤的临床表现中，81% 的患者可见头晕，44% 的患者见于眩晕[110]。颅后窝肿瘤患者中有半数出现自发性眼震，1/3 出现温度试验反应减弱。小脑肿瘤的其他常见症状包括耳鸣、听力损失、头痛、恶心呕吐和共济失调。小脑的神经胶质瘤可能相对症状较轻，除非其增大到阻塞脑脊液循环或者压迫脑干的程度[111]。位置性眩晕偶尔是小脑肿瘤的起始症状[112, 113]。当存在阵发性位置性眩晕时，其表现是不典型的，因为它可由几个不同的位置所诱发，而且没有疲劳性。可引起这些症状和体征的肿瘤包括神经胶质瘤、畸胎瘤、血管瘤和血管母细胞瘤。这些类型的肿瘤在 MRI 和 CT 扫描上有各自特征性表现，但仍有个别情况下，肿瘤的具体类型需要手术活检来确定。

三、颈性眩晕

由颈部和颈椎疾病引发的头晕相对少见，而且目前所知较少。已知颈部的传入信号在协调眼部、头部和身体空间定位方面发挥作用。对头部转动的感知可由前庭、本体感觉或视觉传入信号来驱动。颈性眩晕在本质上必须是本体感觉性的，因为其他两种传入机制并不存在于颈部。已有人类试验证实，通过暗室阻断视觉传入和通过固定头部阻断前庭传入后，躯干的运动可引起转头的感觉[114]，然而，这一结果尚未在普通的情况下得以证实。有数项研究提供了有限的证据支持颈性眩晕的存在。单侧颈部神经根的局麻可在动物中引起共济失调和眼震，在人类中可引起共济失调但没有眼震[115]。患有慢性颈臂性颈痛的患者其姿势描记图检查的结果也较差[116]。这些结果很难解释，因为引起颈痛的外伤也能引起脑部损伤和对外周耳石器的损伤。在临床实践中，正式考虑颅椎交界病变之前，应排除神经源性、前庭性和精神躯体性疾病。颈性眩晕的诊断目前大多仍处于理论阶段[117, 118]。

四、颅椎交界病变

颅椎交界病变是一类严重的疾病，相对较为少见，目前所知较少。由于脑干或后组脑神经的症状和体征，如耳鸣、眩晕、听力损失、咽部功能障碍、声音嘶哑或气道梗阻等，患者常被转诊给外科医生。体格检查可能较为困难并且具有误导性，而放射学检查通常不足以确定诊断。了解这些疾病有助于适宜地评估和防止不恰当地处理，如中耳探查和内淋巴囊手术。

这些疾病的共同病理基础是对于脊髓上部和延髓的生理性压迫（颈延髓压迫）[119-121]。压迫的头尾部位各异，可以为腹侧或背侧，或者腹背均受压（较罕见）。其次的机制是由于成角、牵拉或外在梗阻造成脊髓前部或椎动脉供血不足，但这些情况并不常见[122, 123]。

分类

1. 颅底凹陷

颅底凹陷是斜坡或颅后窝底的向上凹陷[119, 124]，由于颅底在头部重力的作用下塌陷，引起上颈髓向头端脑干的方向移动。疾病、外伤或先天性畸形可改变枕骨大孔、齿突和第 1、2 颈椎（寰椎和枢椎）正常的解剖结构。当颅底变软时，颅骨朝向脊柱和齿突下移，而齿突向颅内突出，压迫了延髓的腹侧。

枕部髁和寰椎的侵蚀性改变加重了齿突的突出，使得枕骨大孔和椎管管腔狭窄，这是导致背侧颈延髓压迫的机制。齿突不仅向枕骨大孔上方突出，而且它本身也占据了周围相当大的面积。

能够引起颅底凹陷的疾病，包括 Paget 病、类风湿关节炎、软骨病、成骨不全症、呆小症和佝偻病[119]。诊断依据是颅骨侧位 X 线片显示，齿突上缘向上超过 Chamberlain 线（自硬腭后缘至枕骨大孔后缘的连线）[125] 或者向后到达 Wackenheim 斜坡—管线。有些学者使用颅底扁平症这一名称来形容基底动脉凹陷（basilar artery impression）。尽管这两种情况可以并存，但颅底扁平症不引起任何症状。

2. 寰枕融合

寰枕融合，也称为寰椎的枕骨化，是发生在第 1 颈椎和颅骨之间的骨性融合[126]。融合的程度各异，但两者间没有相对运动。因此，齿突常突入枕骨大孔的前后径。枢椎与第 3 颈椎的融合也是常见的情况。这一情况通常源于发育异常，并与腭裂、下颌畸形、耳廓畸形、颈肋和泌尿道畸形相关[127]。Klippel-Feil 综合征是引起颈椎融合的最常见的原因之一。

这一综合征的症状和体征表现多样，通常发病较晚，并进展缓慢。症状可能涉及脑干、小脑、脊髓、低位颈神经根或这些结构的血液供应。通常这些症状使得患者首次就诊于神经科医生，但眩晕、面瘫、吞咽困难、听力损失和舌萎缩等症状常使患者首诊于耳鼻喉科医生。尽管这一疾病也可通过 CT 重建诊断，但诊断的关键常为 MRI，可直接进行冠状位和矢状位扫描[128]。

3. 寰枢关节脱位

在颈部屈伸的过程中，枕骨与寰椎的先天性融合增加了那些将寰椎活动限定在枢椎上的结构张力，尤其是在颈椎融合的情况下。正常情况下，横韧带将齿突固定于寰椎的前弓，上述张力增加可能削弱其固定作用，韧带松弛导致在颈部屈曲时齿突向后移动至枕骨大孔管腔中。因此，颈部屈伸可引起不同的临床症状，这取决于主要的神经压迫是来自于前方的齿突还是后方的第 1 颈椎后弓。当出现寰枕融合或者先天性颈椎融合时，齿突横韧带有时发育不全，从而更易引起松弛和寰枢关节脱位。

寰枢关节不稳定与许多先天性或获得性疾病相关。在 Down 综合征中其发病率为 10%～30%，可通过影像学检查上寰齿间隙超过 4～5mm 得以诊断[129, 130]。这一疾病也与脊椎骨骺发育不良、Hurler 综合征、Morquio 综合征和软骨发育不全性侏儒症相关。在类风湿关节炎患者中寰枢关节不稳发病率较高，主要是因为炎症组织破坏了其正常稳定机制[131]。同样，韧带松弛可由累及咽后软组织或颈部骨结构的炎症引起，如骨炎、咽后脓肿或淋巴腺炎。与咽部感染相关的寰枢关节不稳称为 Grisel 综合征[132]，但在成人中罕见，并伴有疼痛和吞咽困难。

大多数发育源性寰枢关节不稳患者是无症状的，而且不会随时间推移而加重[130]。Down 综合征患者中，只有 1%～2% 的患者会出现症状的进展，通常在 5—15 岁就诊，其症状包括颈痛、感觉缺失和膀胱控制障碍。更加细微的症状包括，活动耐受性下降、步态变化和反射亢进。

4. Chiari 畸形

Chiari 畸形是一组后脑和脊髓的发育性异常，其特征是颅后窝内容物向下经枕骨大孔疝入上段颈髓。患者可因前庭系统相关症状就诊，如共济失调、眼震或眩晕[133]。Chiari 畸形可分为 I 型和 II 型两型。I 型 Chiari 畸形更常见，程度也较轻，其症状通常在 25—35 岁以后出现。患者通常表现轻度的神经症状，并不伴有其他发育性缺陷。诊断依据通常为 CT 扫描或 MRI 矢状面重建，可显示小脑扁桃体向枕骨大孔内下移超过 5mm（图 39-9）。II 型 Chiari 畸形由于相关的脑积水和其他中枢神经系统畸形，如脑脊膜脊髓膨出等，在最初的几个月内就出现症状。

典型的 I 型 Chiari 畸形首发症状包括下肢无力、感觉缺失和疼痛，因咳嗽、喷嚏、弯腰或举重物等加剧的枕部头痛也很常见。共济失调和眼震见于 24% 的患者中，但眩晕仅见于 8% 的患

第39章 中枢前庭疾病

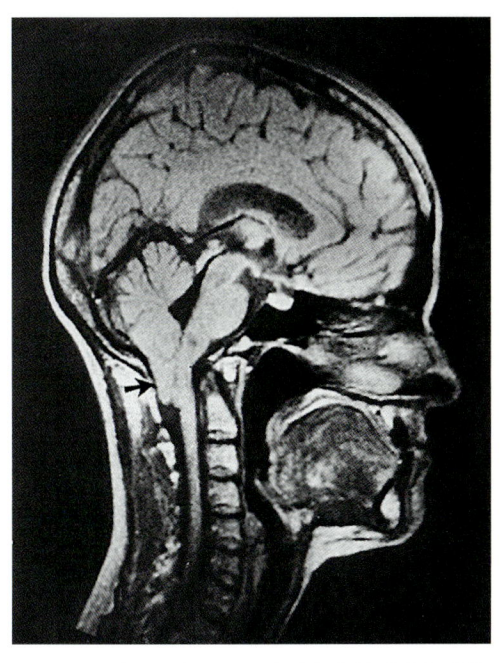

▲ 图 39-9　一例 I 型 Chiari 畸形患者的磁共振成像显示小脑扁桃体（箭）低于枕骨大孔

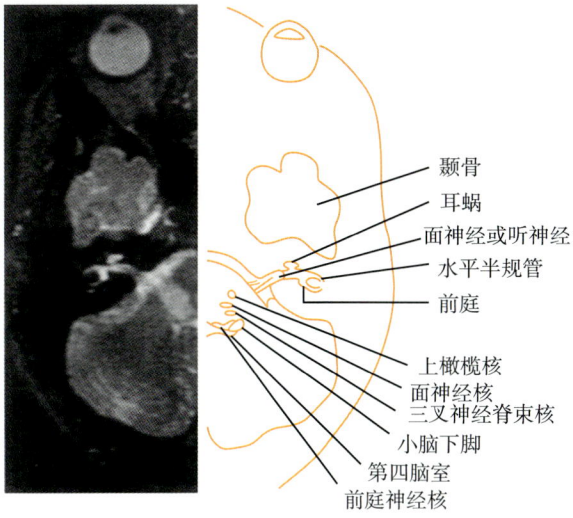

▲ 图 39-10　轴位 T₂WI MRI 成像显示听神经根入脑区高信号

注意前庭神经核未受累及。对比的素描图显示主要的解剖结构（引自 Furman JM, Durrant JD, Hirsch WL: Eighth nerve signs in a case of multiple sclerosis. Am J Otolaryngol 1989;10:376-381.）

者[134]。患者的前庭功能检查结果也可能表现为外周功能障碍，但无明显症状[133]。这些患者也可能因后组脑神经（第Ⅸ至第Ⅻ对脑神经）受累而引起的误吸、吞咽困难或声音嘶哑等原因就诊于耳鼻喉科医生。尽管针对这些症状可尝试手术治疗，但约有 1/3 的患者术后症状无明显改善[135]。

5. 多发性硬化

多发性硬化（MS）是一种炎症性脱髓鞘性特发性中枢神经系统病变，发于成年早期。该病女性发病率是男性的 2 倍。诊断的关键是出现中枢神经系统功能障碍的散在体征，并呈交替性缓解和加重的病程特点。根据病变的部位不同，可以出现许多不同的症状。仅有约 5% 的患者首发症状为眩晕[136]，但在整个病程中有多达 60% 的患者出现眩晕[137]。据估计，MS 占中枢源性急性前庭症状的 10%[138]。MS 患者中引起眩晕最常见的部位是前庭神经核和第Ⅷ对脑神经入颅段的脱髓鞘病变（图 39-10）[138, 139]。在大多数病例中，脱髓鞘改变不只局限于第Ⅷ对脑神经，因此患者会出现其他神经系统体征，如眼动问题。这有利于鉴别 MS 和外周性眩晕疾病，如前庭神经炎。然而，BPPV 仍是 MS 患者中眩晕的最常见原因[140]，

与一般人群的发病率相当。

MS 的诊断主要基于临床表现而没有确定性的影像学和实验室检查标准[141]。多达 90% 的 MS 患者在其疾病某一病程中会检测出脑脊液的异常。发现包括 γ 球蛋白水平升高、γ 球蛋白寡克隆带和髓磷脂碱性蛋白的升高。超过 90% 的患者 MRI 检查显示白质病变，但同样的病变偶尔也见于非 MS 患者[142]。

MS 的治疗是一个快速更新的领域[143]，大部分不在本章的讨论范围之内。类固醇可用于急性加重期的治疗，常规治疗包括免疫调节性细胞因子（如干扰素 -β）。二线治疗包括通过嵌入 DNA 发挥作用的米托蒽醌，以及抗整合素抗体——那他珠单抗。治疗方案的确定需要决策人综合考虑症状的严重程度、不良反应和治疗措施的潜在效能。

6. 小脑性共济失调综合征

反复发作的或进行性共济失调，是多个已知的遗传性和散发性退行性疾病的主要神经系统缺陷。异常眼震是常见的症状，其表现形式多样，如注视麻痹性眼震和回弹性眼震。由于步态不稳、构音障碍、震颤和动作迟缓等中枢性特点，几乎

总是很明显，这类患者极少就诊于耳鼻喉科。前庭功能的损伤通常是无症状的，但临床检查可以发现。

Friedreich 共济失调是最常见的遗传性共济失调，是一种常染色体隐性遗传病，通常是由共济蛋白基因上 GAA 的重复扩增引起。起病常在 20 岁之前，但也可在 50 岁后。Friedreich 共济失调的典型特点包括轴突性感觉神经病伴反射消失、巴宾斯基（Babinski）征、构音障碍、糖尿病和心肌病，但基因检测已经扩展了其表型范围。常见前庭眼反射增益的降低，扫视性侵扰（方波跳动）具特征性。隐性共济失调较为少见的原因，包括共济失调毛细血管扩张症、β- 脂蛋白缺乏症（Bassen-Kornzweig 综合征）和 Refsum 病。共济失调是许多先天性代谢性和线粒体性疾病的特点。

脊髓小脑萎缩包括了一组疾病，其中小脑性共济失调是一个突出的特征。基于遗传连锁分析技术，已发现许多不同基因遗传的亚型[144]。然而，眩晕极少是其突出的症状。

小脑萎缩的特点是进行性共济失调不伴其他体征。该病可为遗传性或散发性，前庭检查可显示回弹性眼震和自发性垂直性眼震[145]。

家族性发作性共济失调是一种不常见的显性遗传的共济失调，其特征是反复眩晕和共济失调。共济失调的发作常由应激诱发，可持续数分钟至数小时，发病于儿童早期到成年早期。乙酰唑胺可显著改善或消除其症状[146]。

副肿瘤性小脑变性典型表现为亚急性、快速进行性小脑综合征。伴未诊断或无症状恶性肿瘤患者体内抗浦肯野细胞抗体的出现导致了副肿瘤性小脑变性综合征的发生，其通常发病急剧，并在数月内快速进展，表现出小脑型眼动和前庭异常、构音障碍，以及严重的四肢和步态共济失调。肿瘤并未直接侵及小脑，但肿瘤可能通过免疫介导对小脑产生间接作用。副肿瘤性小脑变性最常见于患有肺癌（小细胞）、乳腺癌、卵巢癌和霍奇金淋巴瘤的患者。然而，神经症状通常出现于癌症被发现之前[147]。

7. 局灶性癫痫发作

眩晕可以是局灶性癫痫发作的前兆症状之一。

Smith[148] 研究了一组以前庭症状为其部分先兆症状的患者。最常见的前庭症状为旋转的感觉，见于 55% 的患者，其次是直线移动的感觉，见于 30% 的患者。然而，以眩晕发作为其唯一表现的癫痫发作极其少见，或者没有。

8. 正常压力性脑积水

特发性正常压力性脑积水典型表现为痴呆、尿失禁和步态或平衡障碍三联征。然而，这些症状只发生于晚期严重病例，轻型病例可只表现为轻微的步态或平衡症状[149]。认知性症状也较为常见但可能比较轻微。患者通常在 60 岁以后出现症状，诊断需要通过影像学证实存在与脑萎缩不成比例的非梗阻性脑室扩张。

五、生理性头晕

生理性头晕是指因前庭、视觉或者躯体感觉系统受到生理性刺激而发生于正常人的一种现象。感觉信号间的不匹配引起了定位障碍、失衡和自主神经症状。

（一）晕动病

晕动病是生理性头晕的一种常见形式。主要的症状有头晕、乏力、苍白、冷汗、泌涎，最终是恶心、呕吐。它通常由长时间的前庭刺激引起，但也可由视觉刺激诱发。其主要症状"恶心"来自于希腊文"naus"，意思是"船"。事实上，晕动病可发生于船上、汽车上、飞机上、太空中或者模拟器中。晕动病的发病率差异很大，与刺激信号和既往经历有关，但可能高达 41%[150]。当人们不能注视于静止的物体时，其症状通常更重，因为这产生了视觉—前庭冲突。在船上时，站于甲板上并注视于地平线或者陆地而不是坐于封闭的船舱内可使症状减轻。当乘车时，坐于后排或者阅读与坐于前排和向远处观望相比可使症状加重。个体间的易感性差异极大。患有偏头痛的患者更易患晕动病，而且儿童期晕动病可能是偏头痛的首发症状。

物理疗法可能有助于预防晕动病。长期来看，反复的逐渐的运动刺激可引起保护性习服，这可能是最有效的治疗措施。通过限制不必要的头晕活动以达到最小化传入信号冲突的做法常常有助于改善症状，如将头部紧靠于汽车靠枕上。

抗晕动病药物的作用在于调节组胺能、胆碱能和去甲肾上腺素能神经递质，这些神经递质被认为在晕动病的中枢处理过程中发挥重要作用。这些药物通过阻断呕吐反应、促进习服，以降低感觉错配的程度或者阻断冲突信号传入来发挥作用。

（二）mal de débarquement 综合征

mal de débarquement 综合征（MdD）来自于法语，意思是登陆后的不适，用于描述被动运动后出现不适当的运动感觉。尽管这一少见的综合征通常在海上航行后出现，MdD 也可发生于长时间乘火车、飞机或者汽车之后[151]。其特征性症状为一种身体持续性摇摆或晃动，没有旋转性眩晕。模糊的不平衡感或不稳感也可能出现。这些症状在登陆后极为常见，但 90% 的个体在 6h 内缓解[152]。MdD 与晕动病不同，因为绝大部分患者在运动过程中无症状。鉴于许多正常人在经历长时间被动运动后出现长达 48h 的类似症状，多数人将 MdD 定义为一种持续至少一个月的综合征。在症状期，患者通常反映在运动的汽车中或者行走时症状减轻，但停止运动后症状再次加重。MdD 主要影响女性，平均发病年龄为 30—40 岁。症状可持续数月至数年。有些学者猜测 MdD 是由对一个新的或者异常的运动环境中多感觉运动系统的适应和习服造成。这一情况极其难以治疗。苯二氮䓬类药物如氯硝西泮、地西泮或阿米替林可能有效，但敏克静和东莨菪碱无效[151]。有些近期的数据表明反复经颅磁刺激可能对这类患者有效[153]。

推荐阅读

Baloh RW: Clinical practice. Vestibular neuritis. *N Engl J Med* 348（11）: 1027–1032, 2003.

Baloh RW, Foster CA, Yue Q, et al: Familial migraine with vertigo and essential tremor. *Neurology* 46（2）: 458–460, 1996.

Bikhazi P, Jackson C, Ruckenstein MJ: Efficacy of antimigrainous therapy in the treatment of migraine-associated dizziness. *Am J Otol* 18（3）: 350–354, 1997.

Buchholz D, Reich SG: *Heal your headache,* New York, 2002, Workman Publishing.

Cha Y: Mal de debarquement. *Semin Neurol* 29（5）: 520–527, 2009.

Chen CC, Cheng PW, Tseng HM, et al: Posterior cranial fossa tumors in young adults. *Laryngoscope* 116（9）: 1678–1681, 2006.

Choi KD, Lee H, Kim JS: Vertigo in brainstem and cerebellar strokes. *Curr Opin Neurol* 26（1）: 90–95, 2013.

Darnell RB, Posner JB: Paraneoplastic syndromes involving the nervous system. *N Engl J Med* 349（16）: 1543–1554, 2003.

Fenstermacher N, Levin M, Ward T: Pharmacological prevention of migraine. *Br Med J* 342: d583, 2011.

Halmagyi GM, Curthoys IS: A clinical sign of canal paresis. *Arch Neurol* 45（7）: 737–739, 1988.

Harker LA, Rassekh CH: Episodic vertigo in basilar artery migraine. *Otolaryngol Head Neck Surg* 96: 239, 1987.

Harker LA, Rassekh CH: Migraine equivalent as a cause of vertigo. *Laryngoscope* 98: 160, 1988.

Hotson JR, Baloh RW: Acute vestibular syndrome. *N Engl J Med* 339（10）: 680–685, 1998.

Kahmke R, Kaylie D: What are the diagnostic criteria for migraineassociated vertigo? *Laryngoscope* 122（9）: 1885–1886, 2012.

Kattah JC, Talkad AV, Wang DZ, et al: HINTS to diagnose stroke in acute vestibular syndrome. *Stroke* 40: 3504–3510, 2009.

Kentala E, Pyykko I: Vestibular schwannoma mimicking Meniere's disease. *Acta Otolaryngol Suppl* 543: 17–19, 2000.

Kim HA, Lee H: Recent advances in central acute vestibular syndrome of a vascular cause. *J Neurol Sci* 321（1–2）: 17–22, 2012.

Lempert T, Bronstein A: Management of common central vestibular disorders. *Curr Opin Otolaryngol Head Neck Surg* 18（5）: 436–440, 2010.

Millen SJ, Schnurr CM, Schnurr BB: Vestibular migraine: perspectives of otology versus neurology. *Otol Neurotol* 32: 330–337, 2011.

Murdin L, Golding J, Bronstein A: Managing motion sickness. *Br Med J* 343: d7430, 2011.

Neuhauser H, Leopold M, von Brevern M, et al: The interrelations of migraine, vertigo, and migrainous vertigo. *Neurology* 56: 436–441, 2001.

Radtke A, Lempert T, Gresty MA, et al: Migraine and Ménière's disease: is there a link? *Neurology* 59（11）: 1700–1704, 2002.

Thomsen LL, Olesen J: Sporadic hemiplegic migraine. *Cephalalgia* 24: 1016–1023, 2004.

Viirre ES, Baloh RW: Migraine as a cause of sudden hearing loss. *Headache* 36: 24, 1996.

第40章 前庭疾病的手术治疗
Surgery for Vestibular Disorders

Steven A. Telian　Gregory J. Basura　著
吕亚峰　张道宫　译

要点

1. 耳科医生应该识别出难治性眩晕患者，避免他们接受未经证实的治疗，并争取引导他们选择最有效的手术治疗。
2. 有些手术尽量通过保留或恢复内耳功能，以纠正存在于特定疾病中某一独特的病理过程。这一手段的成功取决于精确诊断和有效治疗方式的选择。
3. 如果迷路病变的性质不稳定或快速进展，不可能形成中枢性前庭代偿，除非通过药物或手术的方式使疾病在早期得以控制。
4. 对保守治疗措施无效的顽固反复发作性眩晕患者，适于采取毁损患侧残余前庭功能的治疗方式。
5. 迷路切除术和前庭神经切断术可确切地毁损外周前庭功能，可用于治疗任何不稳定的外周前庭疾病。然而，如果患者反映眩晕发作伴有健耳的听觉症状，说明另一侧耳可能也已受累，不建议采取手术的方式。
6. 单侧波动性或进行性感音神经性听力损失，强烈提示内耳功能不稳定，有助于患侧的判断。
7. 如果不确定患侧，或者疑似前庭相关偏头痛，不建议采取毁损性手术。
8. 内淋巴囊位于颅后窝硬脑膜内一个特定位置，其内含有吸收性上皮。对有些患者来说，内淋巴分流和（或）内淋巴囊减压手术可取得较为满意的效果，但其疗效相对较弱。
9. 目前尚不确定内淋巴囊手术后观察到的疗效是来自于手术非特异性作用还是减压作用。因此，如果术中识别内淋巴囊困难，有经验的手术医生应中止手术，而非勉强操作以增加并发症的风险。
10. 经乳突迷路切除术是治疗内耳病变引起眩晕的金标准。一般仅用于那些患侧听力较差或者其听力有可能进一步下降，从而将失去有效听力的患者。
11. 如果需要保留听力，选择性前庭神经切断术可取得确切的眩晕控制效果，但应谨慎选择适应证。
12. 如果患者反映最初发病时前庭症状剧烈，但其后发作时症状减轻，可能是一种未得以代偿的稳定前庭病变。这类患者最好给予前庭康复治疗。

第40章 前庭疾病的手术治疗

耳鼻喉科医生常遇到被要求评估那些有严重眩晕症状或平衡障碍的患者，他们尝试过多种治疗措施但无效。那些认为眩晕使他们残疾的患者常对病症缓解较绝望。尽管对这些患者可考虑手术治疗，但医生应该了解一次不成功的手术体验只能进一步加剧患者对治疗的沮丧，也可能使其从此疏远外科治疗，甚至是整体医学行业。考虑到这类患者的脆弱心理，精明的临床医生应尽量寻求精准诊断，引导患者选择合理有效的手术方式，并避免他们接受未经证实的药物或手术治疗。本章总结了用于治疗前庭疾病的手术方式，重点讲述其原理以增进对其临床合理应用和局限性的理解。这些原理在患者选择中的临床应用将在高比例的头晕外科手术中产生令人满意的疗效。

一、手术原理

如果眩晕源于外周前庭系统的急性失调，患者将出现严重的症状，并逐渐缓解。如果病变是自限性和稳定的，如急性病毒性迷路炎，将不会出现波动性或进行性前庭功能障碍。在这种情况下，中枢前庭代偿过程将通过调整外周传入信号使得大多数患者的头晕症状得以缓解。同样，进行中的前庭代偿也可以将那些隐匿性进行性病变引起的前庭损伤症状降到最低，如前庭神经鞘瘤。然而，如果病变性质上不稳定或快速进展，将不可能形成中枢代偿，除非通过药物或手术的方式将病变稳定下来。梅尼埃病是这类疾病的典型代表，其耳蜗和前庭功能在正常与显著异常之间波动。因此，通过清除活动性病变或者毁损患耳的功能以达到稳定患耳功能可能是前庭系统手术最有效的两种方式。

有些手术方式仅适用于个别特定的疾病诊断。有些手术因其合理性和有效性被广泛接受，如前半规管裂修补术或用于顽固性良性阵发性位置性眩晕的半规管阻塞术。其他的疾病特异性手术，如梅尼埃病的内淋巴囊（ELS）手术，外淋巴瘘修补术，以及第Ⅷ对脑神经微血管减压术，大多不再受到推崇或仍存在争议。这些手术有个共同的目的，即在纠正疾病特异性病理变化的同时，保留或重建内耳功能。这一手段的成功取决于精确的诊断和有效治疗方式的选择。另一方面，迷路切除术和前庭神经切断术等措施可毁损单侧前庭功能，可用于任何外周前庭疾病的治疗。在这种情况下，病因诊断就相对不那么重要了。重要的是，医生必须确定问题来自于波动期的或快速进展性的迷路功能障碍，并且准确地判断患侧。

二、良性阵发性位置性眩晕的手术治疗

良性阵发性位置性眩晕（BPPV）最常累及后半规管。但BPPV可见于任一半规管，其各种不同的亚型在第37章和第38章中有介绍。BPPV看来是由膜迷路中耳石碎片移位造成。最初的致病假说认为耳石碎片附着于后半规管壶腹上（嵴顶结石症），使得壶腹对重力敏感。在20世纪90年代早期，越来越的证据提示耳石自由漂浮于膜半规管内（管结石症）[1-3]。头位变换后，这些半规管内的颗粒引起内淋巴的短暂流动，从而导致壶腹嵴的弯曲，并引发前庭神经放电率的改变。大脑将这一变化解读为在该半规管平面内旋转，因而出现眩晕和眼震。耳石复位疗法以及后半规管阻塞术的良好效果，是这一理论正确性的有力证据。这一理论也更好地解释了许多年前最初由McCabe和Ryu提出的BPPV生物机械学概念框架[4]。嵴顶结石症引起不同形式的前庭症状，而且其发生率明显较低。

在对BPPV采取手术措施前需要了解的是，这一疾病的自发缓解率很高，并且对物理疗法具有高度的反应性。极少需要手术，手术应该限于顽固性或多次复发的病例。非手术疗法[5]包括传统的习服练习、Brandt-Daroff练习、Semont耳石解脱法，以及由Epley和Parnes推广的耳石复位法。这些疗法的详细介绍见第37章和第38章。

（一）单孔神经切除术

单孔神经切除术由Gacek和Gacek[6]提出用于治疗BPPV。这一操作主要是选择性切断支配后半规管壶腹的前庭下神经分支。后壶腹神经于内听道的后部至后半规管壶腹之间走行于单孔内。尽管这一操作是对于顽固性后半规管BPPV非常理性的选择，但这一技术要求很高，外科医

生需要在颞骨解剖实验室熟练掌握其入路才能进行实体操作。世界范围内文献报道中，这类手术的绝大部分都是由 Richard Gacek 完成的，其手术后患者的听力保留率为 97%，但其他学者报道的听力保留率较低[7]。在 Gacek 的技术中，经耳道入路掀起鼓膜耳道瓣，去除圆窗龛的骨边以显示圆窗膜。于圆窗下钻孔以显露单孔，理想情况下，于邻近神经进入壶腹部位将其切断。操作过程中，壶腹本身和前庭有受损的风险，任一结构的损伤都将导致严重的眩晕和感音神经性听力损失（SNHL）。一项研究提出，在圆窗膜后内侧缘后下方约 0.7mm 处钻孔是定位神经的最佳位置[8]。这项研究报道，神经的深度平均为 1.5mm，但需要注意的是，后半规管壶腹、耳蜗导水管和耳蜗下静脉也在钻孔点周围 2mm 的范围内。另一项研究发现，神经总是距离显露的圆窗膜边缘 0.7mm 以上，其平均深度为 1.3mm[9]。此路径仅在 20% 的标本中可直接到达目标部位，在 28% 的标本中不能到达目标部位。这些研究凸显了这一入路的风险。因此可以理解，这一术式已基本上被技术上更简单的半规管阻塞术所替代。

（二）后半规管阻塞术

Parnes 和 McClure[2] 提出了手术阻塞后半规管治疗 BPPV 的概念。这一手术阻塞后半规管圆顶处的骨性管腔，但不破坏膜迷路（图 40-1）。首先行完整的乳突切除术，确定骨迷路。在水平半规管和颅后窝硬脑膜之间定位后半规管圆顶。以金钢钻磨除后半规管骨壁，直至出现仅余薄层骨质的"蓝线"。随后去除残留的薄层骨质以开放管腔，这一过程中需要精细操作，小心避免损伤膜迷路或吸入外淋巴间隙的液体。通过在迷路切开位置附近放置一条吸收性材料以轻柔地去除外淋巴，从而使膜半规管塌陷向骨性管腔的底壁。之后以小块骨膜填塞管腔，分别填塞壶腹方向和总脚方向。以湿骨粉填充切开处骨管，表面以骨蜡或结缔组织片覆盖固定。

患者在术后可能出现轻度到中度不稳定感，但通常均可于 24~48h 内出院。开放骨迷路时，不可避免地会引起小概率的反应性迷路炎和感音

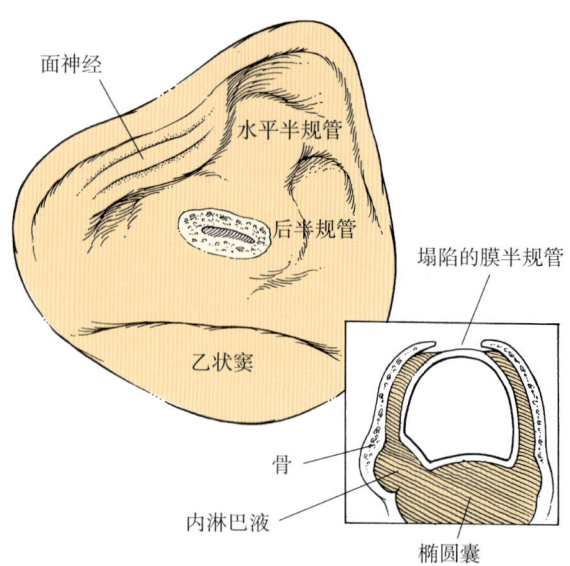

▲ 图 40-1 后半规管阻塞
经乳突显露后半规管后，在骨管上开窗并将其堵塞，仔细操作以避免破坏塌陷的膜半规管

神经性听力损失。大约 15% 的患者术后出现迁延的不平衡感，但眩晕控制率可达 100%，而且听力损失少见[10]。头晕残障问卷（DHI）的评分显著降低，患者满意率为 85%[11]。

三、前半规管裂的手术治疗

Minor[12] 最先于 2000 年描述了前半规管裂（SSCD）综合征，之后逐渐形成了对其临床表现的特征性描述和治疗规范[13]。形态测定方面的证据表明，SSCD 可能与颞骨鳞部骨质的普遍变薄有关[14]，使得患者易于出现颅中窝前半规管缺陷，也可解释其与鼓室盖和乳突部位自然裂隙的密切相关性。耳内压力和对骨导声音的异常敏感是常见的表现。患者常常反映自听增强，因此经常被误诊为咽鼓管异常开放。前庭症状通常是短暂性的，由强声或任何可导致颅内压短暂升高的活动引发。有些患者也出现慢性不平衡感或自发性无诱因的头晕发作。通过施加正压刺激可观察到前半规管兴奋的特征性眼动表现，即远离患侧扭转向上的眼部运动。在这类患者，颈性前庭诱发肌源性电位阈值降低，幅值升高。眼性前庭诱发肌源性电位的检查结果可能对于其诊断具有更高的敏感性和特异性[15]。听力学检查的发现包括

第 40 章 前庭疾病的手术治疗

传导性或混合性听力损失，常常出现显著的低频传导性听力损失。普遍认为明显的传导性听力损失（CHL）是因为半规管的裂隙发挥了活动性第三窗的作用，从而使传导至耳蜗基底膜的气导声能被减弱[16]。对于本病在听力学上与耳硬化症的鉴别来说，骨导测听阈值"超正常"（通常＜0dB）和声反射的存在是必不可少的[17]。这类患者耳蜗电图结果通常是不正常的，表现为 SP/AP 比值升高，通常症状越明显结果越异常。事实上，手术形成的裂隙确实会引起该比值的升高，而完善的半规管填塞后比值会立即得以纠正[18, 19]。

如果临床症状和检查结果均支持 SSCD 的诊断，应行高分辨率颞骨 CT 检查以期显示位于颅中窝底硬脑膜面的半规管裂隙。检查应该在与前半规管正交的旁矢状面进行（图 40-2）。在近似裂隙的情况下，即使利用薄层 CT 也可能无法在术前明确诊断。在这种情况下，应更多关注患者的听力学和前庭功能检查，以及其症状特点。对于症状非常明显的患者，通常通过颅中窝入路行裂隙的修补。有证据表明，半规管阻塞与单纯修复缺损相比具有更可靠的效果[20]。SSCD 阻塞能够有效缓解眩晕症状并且使前半规管的角度前庭眼反射（aVOR）增益平均降低 44%，但同时使同侧后半规管降低约 10%[21]。这一手术可缓解多数听觉症状，但在改善听力方面仍存在较大不确定性。在手术过程中应该注意避免自裂隙内吸取外淋巴液。可通过将带有骨片或骨屑的骨膜组织置入管腔中以达到阻塞的目的。对于特定的患者，尤其是对那些不太适合开颅手术的患者来说，可经乳突入路修补裂隙[22-27]。

四、外淋巴瘘修补术

外淋巴瘘（PLF）的概念仍存在争议，其诊断近年来日益减少。许多之前诊断为外伤后或自发性 PLF 的患者可能是未确诊的 SSCD 或其他疾病。PLF 源于外淋巴液经卵圆窗、圆窗或骨迷路上的异常裂隙自内耳渗漏入中耳[28]。可证实的 PLF 可能继发于镫骨切除术、穿透性中耳外伤、头外伤或气压伤[29]。这一疾病诊断标准的不确定性和手术中可能无法发现的微瘘管，导致了这一

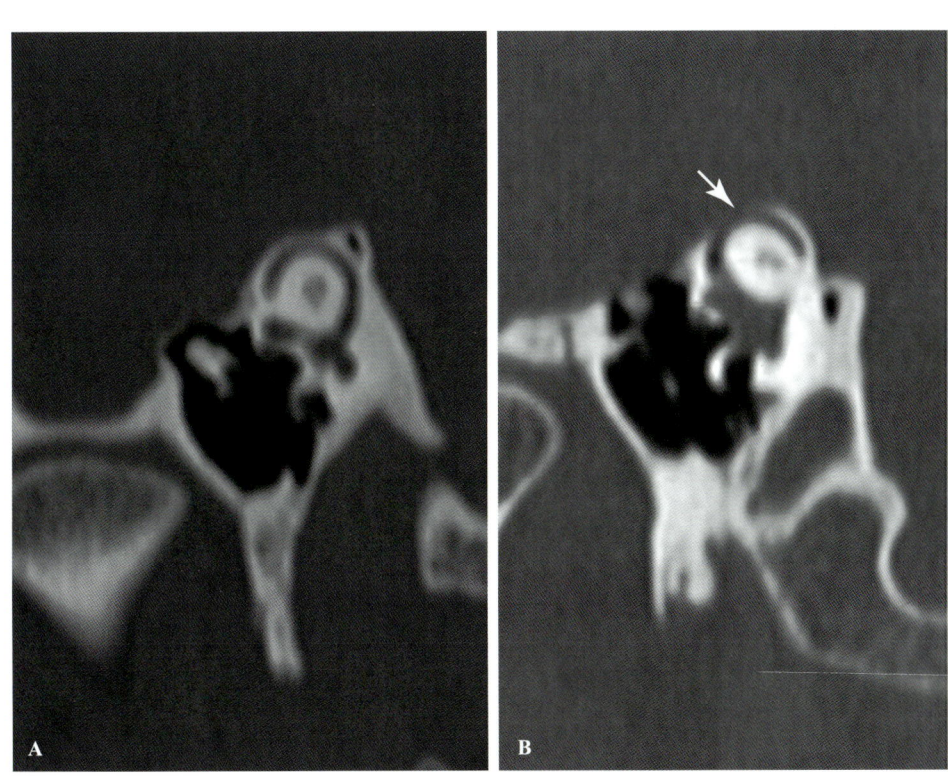

▲ 图 40-2 CT 旁矢状位图像显示前半规管裂
A. 正常半规管；B. 半规管裂（箭）

疾病性质的不确定性[30]。多数学者认为，急性 PLF 可自愈，因此最初 2～3d 的卧床休息并保持患侧朝上是适宜的。对于穿透性外伤后的可疑瘘管伴可疑镫骨半脱位，早期可行中耳探查有助于保留残余听力。对于可疑的慢性病例，当诊断不确定时可于探查前试行前庭康复治疗，尤其是在听力稳定的情况下。

有研究者试图通过与检测脑脊液（CSF）漏相似的办法检测中耳渗液中的 β2- 转铁蛋白，以证实 PLF 的临床诊断，但用这一蛋白作为检测外淋巴的标记物时结果并不一致[31, 32]。来自我们实验室未经发表的数据表明，在仅仅 1～2μl 的外淋巴液中检测 β2- 转铁蛋白不够敏感。另一方面，过于敏感的检测可检测到血清中的微量成分，因此可导致假阳性结果。因此，并不推荐使用这一技术进行确诊。

PLF 的鼓膜切开探查术应尽量于局麻和轻微镇静的情况下进行，从而使患者能做出 Valsalva 动作，以助于判断外淋巴液漏出。鼓膜耳道瓣被掀开后，去除骨性外耳道后上壁的骨质，直到可完整显示卵圆窗。同样，应尽量去除圆窗龛周围的黏膜和骨性突起以便于更好地显示圆窗膜。在常规的 PLF 探查中，极少会发现卵圆窗或圆窗有明显的缺损。可将龛中的液体吸除以观察其是否再次积聚，但这一现象是很常见的，而且也不能证实存在外淋巴瘘。Poe and Bottrill[33] 指出，卵圆窗和圆窗中清亮液体的积聚通常是由于中耳内镜手术时局麻药溶液的渗出或积聚所致。中耳内镜手术在诊断此疾病中的作用可替代正式的鼓膜切开术。同时也要考虑是否存在骨迷路异常明显裂隙，尤其是卵圆窗前方和圆窗下方。对任何可疑的缺陷，都应去除周围黏膜，并以结缔组织予以修补。对于探查为阴性的情况，常规封闭圆窗龛是合理的选择，但更保守的策略是加固卵圆窗以避免医源性传导性聋。

五、梅尼埃病的特异性手术

梅尼埃病的临床特点包括反复发作性眩晕、波动性感音神经性听力损失、耳鸣和耳闷胀感。如果诊断不明确，则不宜直接手术。一般的做法是在药物治疗无效后顽固性眩晕患者才手术治疗，然而，经验表明耳科医师对于评价药物治疗无效的标准存在显著差异。有些医生要求患者在手术前经历 6～12 个月的频繁和严重的眩晕发作，而其他医生则愿意更早进行手术。在评价关于手术效果的非对照临床研究时应考虑这些差异，尤其是考虑到这一疾病有自发性缓解的特点。

鼓室内庆大霉素注射是梅尼埃病治疗一种创伤更小的方式，目前已成为切除手术外广为接受的治疗方式[34-36]。越来越多的非对照临床研究报道证实了鼓室内类固醇注射的有效性，但还需要更高质量的有效性研究加以证实[37]。Meniett 装置（Medtronic，Minneapolis，MN）是一种新型的中耳低压治疗装置，有一项安慰剂对照的随机临床研究证实，其可显著降低手术适应证患者的眩晕发作[38]。这种治疗需要在患耳经鼓膜插入一小管，其后施加自主控制的间歇性脉冲正压，每次 5min，每天 3 次。通常会带来持续性症状缓解，2 年内仅有 24% 的患者需要接受进一步的手术治疗[39]。

当确定手术治疗后，面临的选择是何种手术方式问题。尽管前庭神经切断术和迷路切除术能够可靠地缓解梅尼埃病相关眩晕，但这些方式完全毁损了患耳的残余功能。梅尼埃病的理想治疗应该是，能够在稳定其病变的同时恢复其正常功能，或者至少保存其残余功能。接下来，我们将介绍两种能达到这一效果的手术方式：耳蜗球囊造瘘术和内淋巴囊手术。

（一）耳蜗球囊造瘘术

耳蜗内淋巴分流术，通常称为耳蜗球囊造瘘术，其目的是为积水的内耳建立一个永久性通道，以平衡内淋巴和外淋巴的压力[40]。其目标是在耳蜗底转骨螺旋板上制造一个小的永久性瘘管。这一手术是在掀起鼓膜耳道瓣，以及显露圆窗龛的情况下实施的。将一个 3mm 直角的锄状物通过圆窗膜插向卵圆窗龛，紧靠内耳外侧壁（图 40-3），穿透骨性螺旋板。如同可预计的那样，此手术可引起 25% 的高频感音神经性听力损失和 10% 的极重度耳聋[41]。尽管有报道称，其远期眩晕缓解率

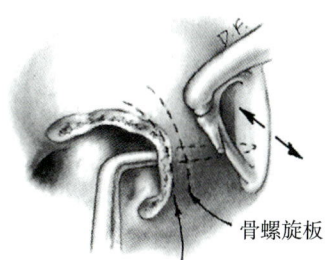

▲ 图 40-3 耳蜗球囊造瘘术

去除圆窗龛突出的骨质，将一长 3mm 的直角钩子插入耳蜗底转骨螺旋板。可去除镫骨底板以观察钩子尖端的穿入

达 70%，但此术式应用范围有限。在一项有关老年梅尼埃病患者的研究中，几乎每个患者都有眩晕控制的记录，但其听力几乎一致性地下降[42]。该研究者建议，这一手术只针对已有严重听力损失的老年患者，并可替代迷路切除术。

（二）内淋巴囊手术

尽管引起梅尼埃病的特异性病理机制尚不明确，但许多非对照研究表明针对梅尼埃病患者的内淋巴囊手术可取得有益的效果。首次内淋巴囊手术是由 Portmann 完成的[43]。其后出现了许多改良术式，包括 Shambaugh 提出的内淋巴囊骨性减压术[44]，House 提出的内淋巴囊蛛网膜下腔分流术[45]，以及 Shea 提出的内淋巴囊乳突分流术[46]。内淋巴囊手术的并发症包括听力损失、脑脊液漏和面瘫，但其发生率均较低。

内淋巴囊手术的有效性曾受到广泛的质疑和争论。有些研究者认为，这一手术设想有误，报道的结果可能有偏差，或者反映了手术的非特异性影响或是这一具有自发性缓解特点疾病的自然病程[47, 48]。Gates 提供了麻醉对于治疗梅尼埃病的非特异性效果的证据[49]，他在一项前瞻性观察研究中发现，对于多数药物治疗无效的患者，应用一种强力的神经抑制性镇痛药（依诺伐）可取得持续缓解眩晕的效果。内淋巴囊手术的拥护者认为，在患者自然病程的基础上，该手术的成功率可提高 50% ～ 70%，从而使内淋巴囊手术比立即行毁损性手术更可取[50]。一项非对照的观察性研究认为，广泛内淋巴囊和乙状窦减压后 2 年，90% 的患者可取得眩晕和前庭功能的明显改善

[51]。在 20 世纪 70 年代，丹麦有一项重要的随机双盲临床研究，它比较了内淋巴囊减压术与安慰性乳突切除术的作用，并最终发布了为期 9 年的随访报道[52]。两种手术组均表现出症状的改善，但无显著性差异。因此研究者们的结论是内淋巴囊减压手术组所观察到的临床改善是由于手术的安慰性作用。这一研究结论也受到了广泛的质疑：内淋巴囊手术的支持者们认为其样本量太小，不足以检测出有临床意义的差异，并且他们指出两组均有改善，这也支持了手术的效果，尽管其效果是非特异性的。后来，Welling 和 Nagaraja[53] 利用更加复杂的现代统计学方法重新分析了这一研究数据。尽管样本量较小，但他们从原始数据中得出结论，内淋巴囊手术组与对照组相比，在术后眩晕、恶心呕吐和耳鸣方面表现出更显著的控制率。但不幸的是，由于该研究没有设立非手术对照组，无法评价疾病的自然病程对其疗效的可能影响。Danish 研究组对内淋巴囊减压术和鼓膜造孔置管术进行了一项规模较小的对照研究，证实两组的改善效果相似[54]。但同样，该研究也没有设立非手术对照组。这一争议也显现了研究间歇性发作疾病（如梅尼埃病）的困难，因其存在自发性发作和缓解。对于任何有效的临床试验来讲，对照组的设立都是不可或缺的，但在一项手术研究中设立一个真正的对照组在患者的征集上是非常困难的。另外，那些同意参加这一疾病手术研究的患者多为症状正在加重的患者，因此不管采取何种治疗措施，他们更倾向于症状的改善。这一现象的存在使证明临床治疗有效所需要的样本量显著增加。此外，时间、与专家建立联系带来的乐观情绪和安慰性效果，仍然是可能的重要影响因素，这些仍需要进一步阐明，并可能改善梅尼埃病的预后。因此，对于如何评价梅尼埃病保守性治疗方法的作用仍然是一个挑战。

内淋巴囊手术相对于鼓室内庆大霉素注射的化学消融疗法理论上的优势是听力损失风险较低。一项比较内淋巴囊分流术与鼓室内庆大霉素注射疗效的大规模回顾性研究表明，内淋巴囊分流术患者取得更高比例的眩晕控制率和听力保留率[55]。另一项来自日本的研究表明，内淋巴囊手

第七篇 前庭疾病

术时行内淋巴囊内类固醇注射的患者与拒绝手术的患者相比，12年后其眩晕控制率更高[56]。尽管这些非随机研究证实了内淋巴囊手术相比于鼓室内庆大霉素注射和药物治疗的优越性，但Cochrane的一项综述报道称，仅进行两项关于内淋巴囊手术的随机对照试验，共包括52例患者，都未显示有显著性差异。他们的结论是，此篇综述"在内淋巴囊手术治疗梅尼埃病的有效性方面证据不足[57]"。

评价眩晕疗效的研究存在的困难之一是缺乏用于评价疗效的有效方法。SF-36是经过验证有效的生活质量评价工具，已有研究表明其与美国耳鼻咽喉头颈外科学会提出的1995年版疾病报道分类[53]具有很好的关联性[58]。这些研究表明，术前患者评分明显低于人群中的正常值，而那些取得A级或B级眩晕控制效果的患者，其评分也恢复正常。也有一些其他对梅尼埃病更有特异性的评价工具，可用于未来的前瞻性研究[59,60]。在缺少完善对照临床试验的情况下，耳科医师在推荐进行内淋巴囊手术之前必须进行必要的文献回顾。鉴于研究的回顾性质，必须明确非对照性观察研究中报道的内淋巴囊手术有效性是否被夸大。另一种可能的情况是，多数观察到的疗效是由于其安慰性效果或手术的另一种非特异性影响。在数十年的临床应用之后，上述问题仍然存在不确定性，也表明需要前瞻性多中心的临床试验，以明确内淋巴囊手术在梅尼埃病中的作用。

内淋巴囊手术以乳突切除术开始。鼓窦开放之后，应该彻底冲洗术腔并临时性堵塞鼓窦入口以免骨粉积聚于中耳内，从而造成因听骨链固定而引起迟发性传导性聋。在去除颅后窝硬脑膜表面骨质之前，应清楚识别骨迷路，尤其是后半规管。内淋巴囊是颅后窝硬脑膜的一个特殊部位，其中含有膜迷路的吸收性上皮。它与前庭通过内淋巴管相连，内淋巴管走行于骨迷路中的前庭导水管内，随后平行于后、前半规管的总脚。内淋巴囊进入前庭导水管的入口有助于确定内淋巴囊的手术标志。它大致位于水平半规管延长线（Donaldson线）与后半规管交点处。在识别内淋巴囊的过程中，应牢记这一关键标志，因为内淋巴囊总是位于这条线下方。内淋巴囊减压术失败后进一步手术的经验表明，颞骨的这一区域通常并未被正确的解剖，因此内淋巴囊通常未被识别或未被减压。

内淋巴囊上界为Donaldson线，后界为乙状窦，前下方为颈静脉球，侧面为面神经垂直乳突段。颞骨的这一区域可能气化不良，因为梅尼埃病可能与乳突内这一区域发育不良相关。这不仅使内淋巴囊的准确识别变得困难，也增加了面神经和乙状窦损伤的风险。为避免损伤这些结构，手术者应该广泛去除乙状窦后方和侧面的骨质。下方的二腹肌嵴应予以准确识别并依据其定位茎乳孔。这使手术者可开放任何面后气房以识别面神经。在准确识别这些结构后，应以大的金刚钻对乙状窦后方的颅后窝硬脑膜进行减压。随后手术者可将乙状窦压缩，以便于在骨性脑膜板与乙状窦前颅后窝硬脑膜之间从容操作，因内淋巴囊就位于其中。在乙状窦和脑膜被安全地压缩以后，可去除Donaldson线下方至颈静脉球的骨性脑膜板。减压可向前内方延伸至面后气房，直至后半规管内侧内淋巴导管进入骨质的入口处被显露。使用磨钻在这一区域操作时，应小心避免伤及面神经内侧面或后半规管顶。已完成的硬脑膜减压有助于这一区域的解剖。在识别内淋巴囊后，手术者应决定是否仅进行广泛的减压或者打开囊壁置入分流管。已有的报道中，广泛减压[61]不行分流的手术效果与进行分流手术相比是有利的。有些专家推荐，在内淋巴导管内放置一个压力敏感性活瓣[62]。但其他手术者未能取得起初报道中的效果[63]。识别内淋巴囊内的一个主要囊腔，通常是困难的或者是不可能的，而且已证实置入囊内的异物可很快被纤维组织包绕。尽管有以上考虑，但大多数手术者仍选择放置内淋巴囊乳突分流管（图40-4A和B）。另一方面，放置内淋巴囊蛛网膜下腔分流管[45]（图40-4C）存在较高的脑脊液漏的风险。除了这个顾虑外，这一手术似乎存在概念上的缺陷，因为即使在显著内淋巴积水的情况下，蛛网膜下腔的压力也总是大于内淋巴囊内的压力。一般来说，对内淋巴囊的手术操作越多，术后脑脊液漏的风险越高。当识别内淋巴囊

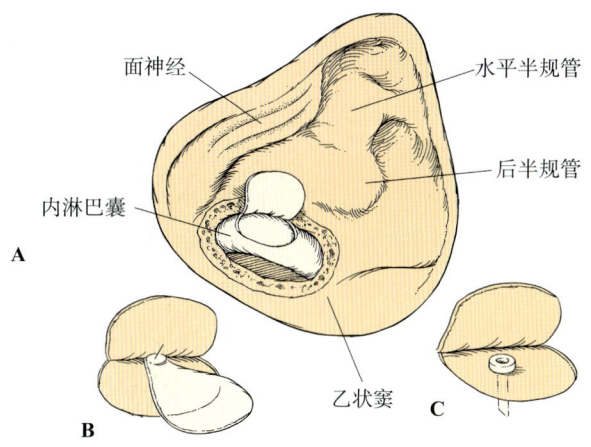

▲ 图 40-4 内淋巴囊手术
A. 经乳突入路显露并切开内淋巴囊；B. 内淋巴囊乳突分流需要将硅胶片或分流管置入内淋巴囊腔内；C. 内淋巴囊蛛网膜下腔分流需要将分流管穿过囊腔的内侧壁置入蛛网膜下腔

或其囊腔有困难时，睿智的手术者总是毫不犹豫地停止手术，而不是冒着严重并发症的风险继续手术。

六、毁损性前庭手术的患者选择

对于药物或者保守性手术治疗无效的复发性眩晕患者，可行毁损性手术，以清除患耳的残余前庭功能。在这种情况下，其目的是去除由病变内耳产生的波动性传入信号引起自发性眩晕发作。经乳突迷路切除术是解决由内耳病变引起眩晕的手术金标准。由于不可避免的术后出现残余听力完全丧失，这一手术仅适用于患侧听力较差的患者。当必须保留听力时，可行选择性前庭神经切断术。尽管存在高风险和轻微不可靠性，但在恰当选择的患者中，前庭神经切断术是消除眩晕的有效外科手段。这两种手术理想地完全消除了病变的外周前庭传入信号。尽管它们最常用于梅尼埃病，但可适用于任何不稳定性外周前庭疾病[64, 65]。

（一）不稳定性迷路疾病代偿不良的鉴别要点

在前庭康复方案出现以前，对任何症状持续且可定位为一侧外周前庭疾病的患者均可应用。其设想是毁损单侧前庭功能以有效缓解任何迷路病变引起的症状。然而，如果未识别患者症状是在稳定的前庭病变恢复后中枢代偿不良的结果，那么手术干预的结果通常是不成功和令人失望的[66]。因此，有研究证实，在治疗未代偿的前庭神经炎的慢性症状方面，前庭康复的效果显著优于前庭神经切断术（表40-1）。对于迷路切除术或鼓室内庆大霉素注射来说有同样的结论，而且在评估这些治疗方式的不成功案例时，也经常观察到这一情况。在针对稳定性未代偿病变制定治疗方案时，外科医生和患者需要了解其手术治疗的效果远低于那些具有波动性或进行性特点的单侧迷路病变。对这类情况是不适宜进行手术治疗的，而且绝对不应该在有效的前庭康复治疗之前进行手术治疗。

稳定性前庭病变的未代偿患者和不稳定性迷路病变患者的鉴别，需要识别其临床病史的关键特点，前庭检查，以及必要时的前庭康复治疗。鉴于这一鉴别过程的重要性，接下来将详细介绍上述相关因素。

（二）临床病史的特点

一个被广为接受的观点是，完整的神经耳科学病史是诊断平衡疾病的最重要因素。这也同样适用于患者代偿状态的评价。病史中的某些线索可提示患者的不完全代偿状态，尽管其前庭病变可能是稳定的。如果患者描述了一种起病时严重的急性前庭危象，但没有类似程度的症状，可能是一种未代偿的病变，这类患者最好给予前庭康复治疗。代偿不良很可能是在前庭危象之后持续性不稳感或可预测性短暂运动诱发性眩晕的原因。然而，如果当前自发性眩晕的严重程度等同

表 40–1 密歇根大学未代偿前庭神经炎的治疗效果

结 果	前庭神经切断 ($n = 16$)	前庭康复 ($n = 59$)
完全改善	无	25%
显著改善	25%	47%
中度改善	45%	13%
无改善	25%	15%
症状加重	5%	无

甚至超过最初发作的状态，高度提示为一种不稳定性或进行性前庭病变。梅尼埃病是这类疾病中最常见的、也是最具代表性的一种。在这种情况下，一旦排除中枢性病变的可能性，最好采取药物或手术的方式以稳定其迷路功能。波动性或进行性感音神经性听力损失的记录，也可强烈提示存在不稳定的内耳功能。有时患者对伴随听力损失的性质并不确定。在这种情况下，可采取连续听力图检查的方法以明确其性质。有时可以在眩晕发作期间行听力图检查以确定眩晕发作是否与听力变化相关，因为其听力变化可能是患者不可察觉的。

（三）前庭检查的作用

全套前庭功能检查可能有助于评价代偿状态，而且也可能通过发现中枢神经系统的病变来解释代偿不良的原因。有助于做出鉴别诊断的特异性结果，见框40-1。

通过眼震电图或视频眼震图反映出显著的自发性眼震、位置性眼震或优势偏向提示前庭眼反射（VOR）生理性代偿失效。转椅试验的相位或增益异常可能识别VOR系统的病理变化，但不能评估中枢神经系统的代偿情况。另一方面，多个检测频率上VOR反应持续的强烈不对称性提示其外周病变未得到代偿。在这种情况下，向功能减弱侧的头部旋转会导致最大眼动速度低于正常值，从而产生可测量的VOR增益不对称性。这一不对称性通常随着代偿过程的进行而逐渐缓解，至少在转椅技术可测量的亚生理范围（0.01～1.28Hz）内是这样。头脉冲试验的检测范围在2Hz以上，在良好代偿的患者中也通常可检测出持续性VOR不对称性。

动态姿势描记图可提供关于平衡系统附加功能性信息。有些主诉疑似与前庭系统相关的患者可能在视频眼震图和转椅试验时检查结果是正常的。姿势描记图可在相对正常的生理性反应情况下，显示持续性功能障碍。有研究显示，患者年龄和术前姿势描记图评分与术后头晕残障量表评分高度相关[67]。在姿势控制检查中，任何伪病的表现可提示患者既往存在未发现的心理社会性问题，从而对患者的评估和治疗造成困扰。

（四）前庭康复治疗试验

即使是具备了最好的临床病史和前庭功能检查能力，临床医生在治疗头晕患者时也可能会面临诊断的不确定性。举个极端的例子，一个头部外伤的患者同时表现出自发性和运动诱发性症状，可能提示其同时具有中枢和外周前庭功能障碍，也可能存在慢性或复发性头痛、认知功能障碍和反应性抑郁。对于这些患者，目前重点可能是无法确定持续性症状的主要原因。在这些情况下，监督前庭康复计划有助于诊断[5]。患者可能进步显著，提示其主要问题在于前庭系统稳定性病变的代偿不良。如果患者没有改善或经过4～6周的治疗后症状加重，那么提示迷路内不稳定病变的可能性较大。这些结果可显著增加临床诊断的可信性，如外伤后内淋巴积水或外淋巴瘘。

（五）患侧迷路的识别

如果不确定是哪侧耳部引起的眩晕，就不应该考虑毁损性手术。判断侧别的可靠方法包括波动性或进行性单侧感音神经性听力损失以及可重复的温度试验单侧反应减弱。不对称性听力损失是反映患侧的最佳指标[68]。既往存在长时间的听

框40-1 前庭功能检查的临床用途

外周迷路功能异常的证据
- 单侧温度试验减弱
- 眼动正常但出现自发性或位置性眼震
- Dix-Hallpike试验诱发的快速位置性眼震
- 转椅试验相位异常或不对称
- 转椅试验增益减低（双侧减弱）

中枢神经系统病变的证据
- 垂直性或反常眼震
- 眼动检查异常
- 眼震固视抑制失败

未代偿状态的证据
- 持续性自发性或位置性眼震
- 摇头后眼震
- 转椅试验不对称
- 动态姿势描记图显示感觉统合试验异常

治疗后代偿状态改善的证据
- 眼震消失
- 转椅试验不对称消失
- 姿势描记图结果改善

力损失不妨碍对引起眩晕患侧的判断[69,70]。为证实这一点，有一项对13例迟发性膜迷路积水患者进行迷路切除术的研究，其成功率为100%，但首发眩晕时间距离听力下降的时间可长达60年[71]。可靠性稍差的侧别特点包括耳鸣、耳闷胀感、自发性或位置性眼震的方向和转椅试验不对称。尽管听力学和前庭功能检查结果在判断患侧方面通常是可靠的，但需要根据其总体的临床表现进行解读，以避免出现严重误诊。例如，如果有明显的单侧感音神经性听力损失而且同侧表现为单侧前庭功能减弱，临床医生对患侧的判断通常是有把握的。然而，如果患者反映眩晕发作伴有听力较好侧的咆哮性耳鸣或听力波动，很可能受累的是听力较好侧。在这种情况下，对听力较差耳进行手术是不恰当的。

（六）颅内病理学的鉴别

听神经瘤和其他颅后窝病变可能表现出与经典眩晕综合征类似的临床特征[72]，因此，在实施任何前庭手术之前，进行确切的放射影像学检查是可取的。颅后窝的钆造影磁共振成像是检测任何大小的肿瘤、鉴别任何阶段的脱髓鞘病变和识别脑干或小脑的细微缺血性病变的可靠手段。

（七）其他治疗措施

尽管迷路切除术或前庭神经切断术可应用于任何不稳定性外周前庭病变，但有些患者可通过更简单的方法进行有效治疗。应用鼓室内注射氨基糖苷类药物对迷路功能进行抑制或消融已经是诉诸毁损性手术之前的常规步骤，尤其适用于达不到手术适应证的梅尼埃病患者。对于特定的疾病如SSCD或BPPV，可采取稳定或恢复其功能的方式予以治疗，这些内容在本章的前部已有介绍。另外，据Brackmann及同事[73]的报道，他们在十年间对20名眩晕患者进行了25例第Ⅷ对脑神经微血管减压术。这一手术仅限于那些非发作性眩晕，但经前庭康复训练或传统药物治疗无法缓解的严重运动诱发性眩晕患者。当放射影像学检查提示，有一血管襻与前庭神经关系密切时，才考虑该手术，报道中80%的患者有显著改善。

（八）残余听力与治疗方式选择

一般来讲，迷路切除术仅用于患侧残余听力极差的患者。当面临决定行前庭神经切断术而非迷路切除术时，不应只是设定一个特定听阈或言语识别率作为前庭神经切除的标准，而应对每个患者从整体上进行评价。最终，患者对其残余听力实用性的评价是选择手术方式的决定性因素。对于医学界通常认为无实用价值的听力，有些患者坚持认为他们可以通过佩戴助听装置获益。有些患者拒绝接受任何功能性耳部辅助装置，即使通过助听器可得以改善听力。显然，这些患者的感受必然影响手术方式的选择。前庭神经切断术适用于患者认为其患耳听力有实用价值的情况，尤其是当希望近期内其听力不再继续恶化时。然而，由于耳蜗传出纤维与前庭神经伴行，必须了解前庭神经切断术可能加剧梅尼埃病患者的听觉症状。即使纯音测听和安静环境下言语识别率可能不受影响，但噪音下声音不耐受和言语识别率可能明显下降[74]。有些研究者认为，只要有残余听力就不应该进行迷路切除术，以防较好耳将来可能出现比患耳更严重的听力损失。如果这种可能性极小的情况发生，对新近出现耳聋的耳进行耳蜗植入，几乎可确定患者能恢复。对于无实用功能的患耳坚持保留其极小残余听力是不可取的，尤其是考虑到前庭神经切断术的附加风险，如颅内出血、脑膜炎和脑脊液漏。除此之外，已有证据表明，其保留的听力会继续下降，并最终对患者无益[75,76]。有些医生开始在迷路切除术同时进行人工耳蜗植入术，以取得即时听力恢复，即便其对侧耳听力很好[77]。这反映了过去十年间言语处理技术的进步，如果表现出对单侧耳聋产生较好的效果，那么在未来这一模式可能成为常规。

七、控制眩晕的毁损性手术

用于控制眩晕症状的手术事实上总是可选的。患者需要权衡眩晕对其生活的不利影响是否超过了手术可能的风险。不受家庭和医生的影响，独立做出这一决定的患者已经有足够的准备积极面对手术及其恢复过程。

第七篇 前庭疾病

(一) 迷路切除术

任何原因的反复迷路症状可归因于一侧耳的功能障碍并伴有重度至极重度感音神经性听力损失时，可以施行迷路切除术。这一术式将牺牲所有的残余听力。手术可经耳道入路或乳突入路。经耳道入路的迷路切除术，也称为卵圆窗迷路切除术，目前仍拥有一些支持者。经外耳道路径可快速完成手术，而且相对有效，但通常不能做到前庭神经上皮成分的全部切除[78]。手术首先从掀起鼓膜耳道瓣进入中耳开始，去除卵圆窗上的镫骨后到达骨迷路前庭。有些手术医生主张去除卵圆窗下方和圆窗之间鼓岬的骨质，以充分暴露前庭（图 40-5A），识别球囊和椭圆囊并予以切除（图 40-5B）。可以尝试去除水平半规管和前半规管的壶腹，但这一步骤需要使用一直角器械伸入面神经内侧进行非可视下操作。在这一手术的基础上，增加选择性后半规管壶腹神经切断可避免后半规管功能的残留。为达这个目的，可在圆窗附近扩大前庭的骨窗，直到出现并分离出后半规管壶腹神经。许多手术医生为增加手术的成功率，以浸有耳毒性氨基糖苷类抗生素的可吸收材料填充前庭。尽管这一手术可有效地消除眩晕发作，但超过 60% 的患者可出现术后平衡障碍，这一概率几乎超过老年患者中经乳突迷路切除术的 3 倍[79]。

经乳突迷路切除术是手术毁损前庭功能的金标准。经乳突入路可以完全显示并切除三个半规管壶腹、椭圆囊和球囊，从而保证了眩晕缓解的高度可靠性[80, 81]。其成功几乎是普遍的，而且对于适宜选择的患者来说，其生活质量改善也很显著[82]。这一经颞骨的手术需要精准掌握骨迷路和颞骨中位于面神经鼓室段和乳突段内侧的其他结构解剖知识。熟悉经颞骨手术路径神经耳科学手术医生的熟练操作，并可以安全、快速地完成一个完整的经乳突迷路切除术。不太熟悉颞骨深部解剖的手术医生在开展临床手术之前，必须先在颞骨解剖实验室掌握其手术入路。

手术开始是经耳后入路行乳突皮质切除术。应特别注意切除颅中窝硬脑膜和窦脑膜角表面的骨质，否则面神经内侧的视野可能不足以安全显露前庭和后半规管壶腹。个别情况下，对于气化较差的乳突，需要对颅中窝硬脑膜或乙状窦进行有限减压。完整的乳突切除术后，在术腔深部可见水平半规管隆凸。应选择适用于颅中窝硬脑膜和水平半规管隆凸之间的最大尺寸钻头（通常 4mm）。恰当持续的吸引-灌洗可避免损伤周围的软组织，如脑膜、岩上窦和面神经。磨除迷路时，在开放任一管腔之前，应不断加深三个骨性半规管之间的"立体角"。手术者可按顺序依次开放三个骨性半规管，不断向深部磨除半规管并最终形成一个又深又宽大的骨性术腔。一般来讲，水平半规管管腔最先开放，并作为识别和保护面神经鼓室段的标志。旋转的钻头不得超过水平半规管骨管的下缘，否则可能导致对面神经损伤，当对右耳进行手术并且钻头顺时针旋转时尤为危险。有些手术者在右耳手术的这一部位进行操作

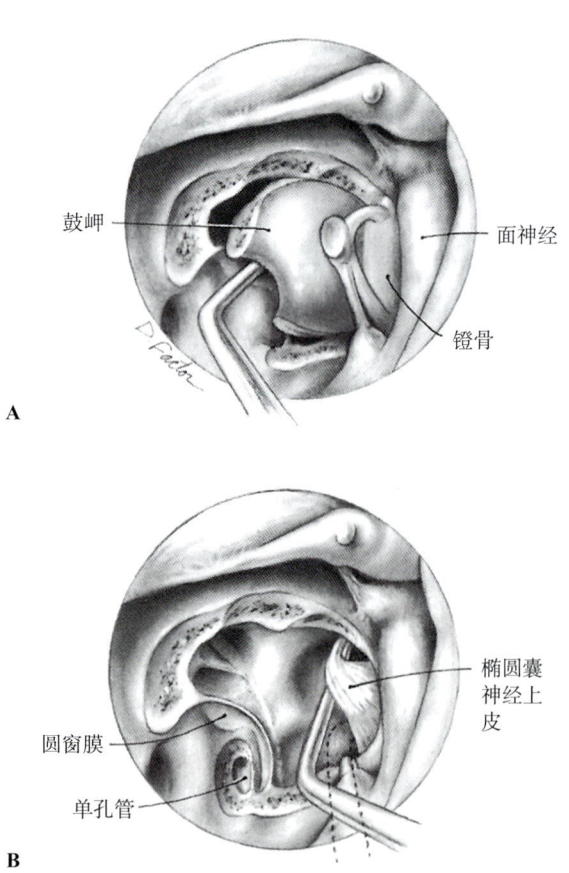

▲ 图 40-5 经耳道迷路切除术
A. 切除镫骨和鼓岬的骨质以充分显露前庭。B. 将前庭椭圆隐窝中的椭圆囊神经上皮去除。打开单孔管，分离通向后半规管壶腹的神经

第40章 前庭疾病的手术治疗

时，选择反转钻头的旋转方向。

在识别水平半规管管腔之后，操作向其后方的非壶腹段转移，直至显露后半规管顶部。对后半规管的操作可一直追踪到总脚，在此处可识别出前半规管管腔的非壶腹段。通过不断加深和扩大骨腔，可追踪至前半规管壶腹段。在进行这一部位的操作过程中，可能出现弓下动脉的出血。前半规管开放以后，可进行确切的止血，而不需要反复停下来止血。前半规管壶腹邻近水平半规管壶腹，并相继进行开放。为接近后半规管壶腹段，应广泛磨除水平半规管非壶腹段，直至前庭的后部被打开。手术者的操作应保持在骨腔内，而且沿着后半规管管腔的内侧面到达面神经第二膝的深部。磨除过程中应注意避免损伤面神经的内侧面。为避免这一损伤，手术者应该使骨腔在面神经第二膝上方呈斜形延伸，不要让突出的骨质影响视野。安全而且可能的必要步骤是透过薄层完整的骨质仔细辨识出神经髓鞘，这一过程称为神经的轮廓化。这使手术者可掌握神经的位置以保证安全。当进行神经的轮廓化时，重要的是使用抛光钻顺着神经走行进行操作，并给予大量灌洗，使神经髓鞘在显露和损伤之前予以识别。通常需要使用更小的钻头（通常3mm）在轮廓化面神经与颅后窝硬脑膜之间操作，以保证安全。在后半规管壶腹开放之后，通过贯穿三个半规管的壶腹部可去除前庭表面的骨质。这为完全清除膜迷路结构提供了足够的空间。在清除神经上皮的过程中，应仔细避免破坏位于内听道外端的薄层骨质。

迷路切除术的缺点，包括单侧听力完全损失和术后暂时眩晕。眼震起初较明显，并可能持续数天。一般来讲，患者可在术后第2天或第3天独立行走。尽管前庭代偿绝大部分在术后2个月完成，但在随后1年中仍可有缓慢改善。有些患者会出现持续性显著的不平衡感。需要向患者讲明的是，少见的并发症包括面神经损伤、脑脊液漏和严重的慢性不平衡感。对于熟练的手术者来说，手术并发症的总体发生率并不高。由于手术不损伤颅后窝硬脑膜和内听道，因此发生脑膜炎或脑脊液漏的风险极低。

（二）前庭神经切断术

所有入路的前庭神经手术控制眩晕的成功率在80%～95%之间，明显低于迷路切除术。对于大部分患者来说，选择前庭神经切断术的目的是为了缓解眩晕发作的同时保留患者的残余听力。然而，要完整介绍这一话题必须至少提到两种在前庭神经切断术中极少用到的入路，这两种入路像迷路切除术一样，确实会牺牲患者的残余听力。这两种术式是经迷路前庭神经切断术（图40-6）[83]和经耳蜗前庭蜗神经切断术（图40-7）[84]。这两种术式在传统的迷路切除术基础上增加了内听道内第Ⅷ对脑神经硬脑膜内切除。在完成迷路切除术后增加前庭神经切断术的原理在于去除内听道内Scarpa神经节近端的前庭神经。对于经迷路前

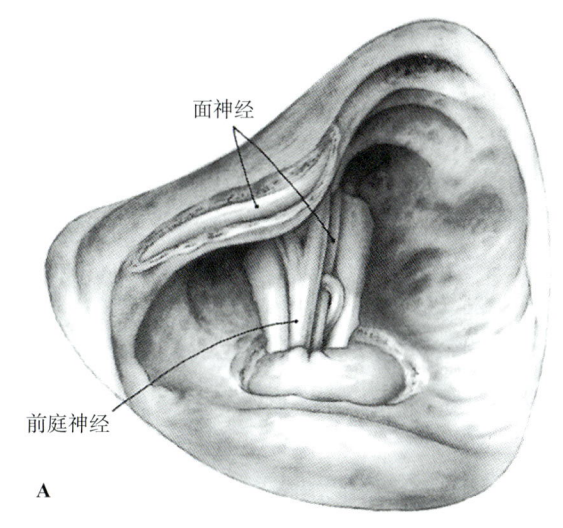

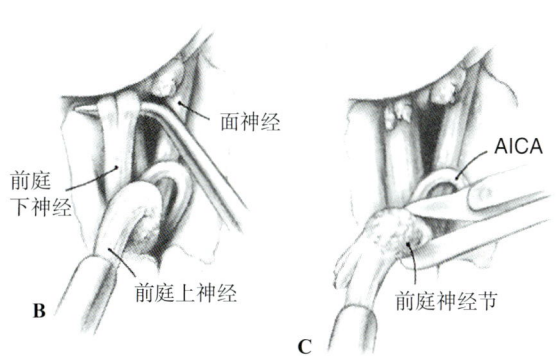

▲ 图40-6 经迷路前庭神经切断术
A. 显露内听道内神经。B. 牵开前庭神经上支的断端有助于显露前庭神经的下支。C. 在前庭神经节近端切断神经主干以切除前庭神经元。有时可见小脑前下动脉（AICA）

第七篇 前庭疾病

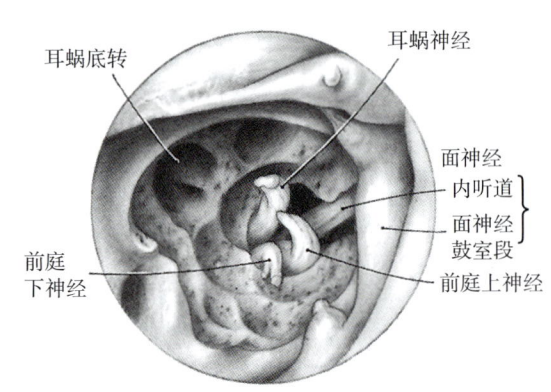

▲ 图 40-7 经耳蜗前庭神经切断术
切除前庭内侧壁和耳蜗外侧壁以显露内听道的远端。在耳蜗神经和前庭神经的远端将其切除

庭神经切断术,首先进行经乳突迷路切除术,之后识别并打开内听道硬脑膜以显露其中的神经。前庭上神经和前庭下神经可于远端予以识别并于近端予以切断。同样,经耳蜗前庭蜗神经切断术是在经耳道迷路切除术的基础上开放了耳蜗,扩大内听道的远端,以切断耳神经和前庭神经。增加蜗神经切断术的目的是为了降低术后耳鸣。这一术式的支持者很少,而且大部分关于以蜗神经切断术治疗耳鸣的报道效果不佳,因此不足以弥补开放内听道的附加风险。这些手术的原理值得怀疑,因为单独的经乳突迷路切除术已经能够获得很好的疗效[85],何况硬脑膜内神经切断的操作也增加了脑脊液漏和脑膜炎的风险。

应用前庭神经切断术最常见的情况是为了清除病变的前庭功能,同时保留患侧的可用听力。在这种情况下,前庭神经切断是其主要目的,同时尽量保留其迷路、听神经和耳蜗血液供应。这些目标可通过颅中窝入路、迷路后入路或乙状窦后入路来实现。

颅中窝入路是在 20 世纪 70 年代由 Fisch[86]、Glasscock 和 Miller[87] 推广的,是技术要求最高的入路。通过这一入路可特异性识别内听道外侧的前庭上神经和前庭下神经,从而确切地将其切断。在这一部位,前庭神经在解剖上与听神经分离(图 40-8)。尽管这一入路很好地避免了损伤蜗神经纤维,但存在损伤耳蜗血供的风险,因为迷路动脉通常在内听道远端分出并与前庭下神经极

为贴近。如果手术者选择通过不横断该神经以避免此风险,那么就存在再出现发作性眩晕的可能性。另外,这一手术在所有传统前庭神经切断术入路中面神经损伤风险最高,短期面瘫发生率高达 33%,明显高于迷路切除术[88, 89]。

颅中窝入路是在外耳道水平以上进行颞骨开颅术。在颞骨表面将颅中窝硬脑膜掀起,从硬膜外将颞叶牵开。显露内听道硬脑膜的轮廓,小心避免损伤耳蜗、前半规管和面神经迷路段。应尽量分离内听道周围的结构,从而在将其打开以后可准确识别其内的结构(图 40-8A)。虽然面神经迷路段位置的确定有助于周围结构的定位,但没有必要将其完全暴露。使用术中面神经和听觉诱发电位的连续监测,可在切开硬脑膜时通过电刺激准确识别面神经。前庭上神经可从其外侧面附着处进行分离并切断(图 40-8B)。可对前庭下神经进行同样的操作,同时小心避免损伤耳蜗血供和邻近来自耳蜗底转的听神经纤维(图 40-8C)。

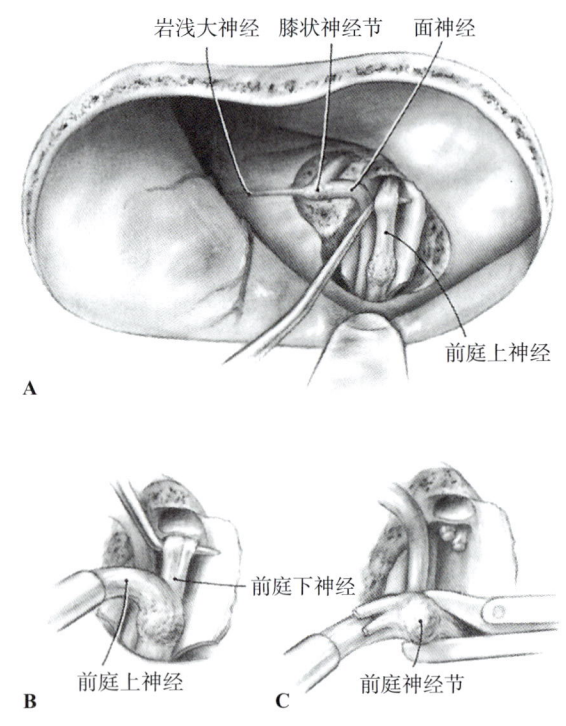

▲ 图 40-8 前庭神经选择性切断术,经颅中窝入路
A. 于内听道上部显露前庭神经和面神经。使用直角钩子将前庭上神经抽出。B. 以吸引器牵引前庭上神经远端可显露前庭下神经。C. 将前庭下神经切断后,于前庭神经节近端切断神经主干

第40章 前庭疾病的手术治疗

在20世纪80年代，一些耳科医生报道了迷路后入路前庭神经切断术，认为这是一种听力损失和面神经损伤风险较低的可靠入路[90-92]。迷路后入路在技术上也比颅中窝入路更加简单。其主要缺点是第Ⅷ对脑神经的显露仅限于脑桥小脑角，即耳门与脑干之间，在这一部位进行前庭神经纤维和蜗神经纤维的准确分离可能较为困难。另外，经迷路后入路第Ⅷ对脑神经的显露有不同程度的受限，特别是当手术者未注意与显露相关的技术要求时。

理想的迷路后显露需要颅中窝和颅后窝硬脑膜的广泛减压。应该显露乙状窦后1.5cm范围的硬脑膜，以便于后期进行充分的硬脑膜外牵拉。要去除乙状窦前的骨质，直至骨迷路得以轮廓化，并且整个内淋巴囊得以显露。颈静脉球是解剖的下界。因为下方的骨质去除是满意显露颅内结构的关键，手术者应该尽量开放面后气房并显露内淋巴囊，直至颈静脉球得以轮廓化。进行磨钻操作时应小心避免骨粉进入中耳，因为这可导致迟发性听骨链固定。平行于乙状窦切开乙状窦前硬脑膜和内淋巴囊，将硬脑膜瓣翻向前方以显露颅后窝。轻柔地牵开小脑，切开蛛网膜释放脑桥小脑角的脑脊液。通常，需要牵开小脑的绒球以方便显露第Ⅷ对脑神经。应识别三叉神经和小脑幕以方便定位，第Ⅷ对脑神经复合体就在其下方。由于视角平行于岩骨的后面，内耳门是不可见的。在下方的骨质显露特别好的情况下，可见第Ⅸ、Ⅹ对脑神经的颅内段。应通过电刺激准确识别面神经，一般需要轻微牵开第Ⅷ对脑神经。前庭神经纤维位于第Ⅷ对脑神经的上半部分，应与其下半部分进行分离并将其切断。理想情况下，前庭神经可以完整地分离而不损伤其下方的中间神经或面神经。最后将硬脑膜进行对位关闭，可使用颞肌筋膜进行加固。明智的做法是在乳突切除时预留一骨片，将其放置于乳突与听骨之间，以防移植物脱垂进入中耳。另取一片筋膜封闭鼓窦入口，取腹部脂肪填充乳突残腔。

迷路后入路的一个缺点是不易确定蜗神经纤维和前庭神经纤维的分界平面。因此，这一入路存在前庭神经切断不完全和无意中损伤蜗神经元的风险。然而，这一入路的听力保留率与其他方式的报道相当。由于乙状窦前硬脑膜的关闭存在困难，这一术式脑脊液漏的发生率稍高。

两位神经外科医生，Dancy[93]和McKenzie[94]，在20世纪30年代均报道了以外侧枕下入路进行第Ⅷ对脑神经切断以治疗眩晕的手术方式。Dandy前庭神经切断术的长期随访结果显示眩晕完全缓解率为90%[95]。目前，这一入路称为乙状窦后入路，几乎可以取得与迷路后入路同样部位进行选择性前庭神经切断。许多神经耳科学医生偏爱这一入路，因为不需要去除颞骨以显露第Ⅷ对脑神经复合体，从而改进了手术速度和安全性。另外，由于可以将乙状窦后硬脑膜进行防水性关闭缝合，脑脊液漏的发生率可能较低。其缺点包括对于神经的操作距离更长，增加了硬脑膜内小脑的牵拉和术后头痛的明显高发。通过避免脑膜内磨钻操作、骨粉在蛛网膜下腔的播散和颅底深部肌肉组织与乙状窦后硬脑膜的粘连，可一定程度地减轻头痛症状。

一组神经耳科学手术医师报道了一种乙状窦后入路的改良术式，术前通过腰椎引流脑脊液以减轻颅后窝压力[96]。通过这一方式，他们可以通过大小仅为2cm的颅骨开窗完成手术，并且手术时间更短，未发生脑脊液漏，术后头痛的发生率也更低。有些手术者更喜欢乙状窦后入路或乙状窦后和迷路后联合入路，因为这样可以去除内听道后方的骨质，以便更好地区分听神经纤维和前庭神经纤维，从而可更可靠地消融前庭功能[97,98]。

迷路下入路[99]极少用于前庭神经切断术。手术者要首先完成后半规管轮廓化，然后通过迷路下方的面后气房到达内听道。这一入路的优点有高选择性前庭神经切断、面神经更安全和局限于内听道远端的硬脑膜内切除。然而，这一技术上要求较高的操作只能在颞骨气化良好的情况下完成。另外，也需要硬脑膜的充分减压和乙状窦向下牵拉，而此处的乙状窦壁相对较薄弱。

尽管用于控制眩晕的颅内入路都存在潜在灾难性并发症的风险，但总体并发症的发生率较低。已报道的并发症有卒中、硬膜下血肿、面瘫、脑膜炎和刀口感染。术后面瘫并不常见，尤其是经颅后窝入路时。在大多数的报道中,感音神经性听力损失的发生率低于10%。不能寄希望于前庭神经切断术可以消除内淋巴积水引起的听觉症状。同时进行内淋巴囊减压术也不能改善听力的预后[100]。

在前庭神经切断术后2~4个月,大多数患者可恢复正常生活。所有入路前庭神经切断术的眩晕控制率为80%~95%,明显低于迷路切除术。如果颅后窝入路前庭神经切断术未能缓解眩晕,理论上可经颅中窝入路于内听道外侧段进行更高选择性神经切断术。一项研究报道显示,其有效率仅为55%,再次强调了鉴别前庭功能紊乱与代偿不充分的重要性[101]。

八、术后前庭代偿

任何针对前庭的毁损性措施之后总是有一段必不可少的前庭代偿期。在对待手术患者进行术前咨询时,应着重向患者指出前庭代偿是多变的,并且在某种程度上是不可预测的。并非所有患者都能达到对单侧前庭损失的完全代偿,高达30%的患者可能会遗留显著的慢性不平衡感或者运动诱发的眩晕。不完全或者迟发的术后代偿解释了大部分前庭手术后不尽如人意的结果。有项研究发现,尽管大部分迷路切除术后的患者眩晕得以缓解,但仅有50%的患者重返工作岗位[102]。这表明功能的恢复比单纯的缓解眩晕发作更加复杂。在有些手术者长期以来的印象中,前庭神经切断术后的恢复与迷路切除术相比,更加缓慢,不完整的情况也更多见[88]。一项研究表明,前庭神经切断术后的患者与迷路切除术后的患者相比,出现术后迁延性共济失调的概率更高(11% vs. 2%),其重返工作岗位所需的时间也更长[88]。Eisenman及其同事[75]选择这两种手术后眩晕缓解效果满意的患者,对其进行了3~10年术后的长期代偿效果比较。两组间无论是在平衡能力或是功能性平衡表现方面的自我评价都没有显著差异。两组都有大部分患者表现出不完全的生理性代偿,这提示在看似成功的毁损性手术之后前庭功能恢复并不像以往认为的那样全面。

在任何可引起单侧迷路功能损失的手术之后,常规的前庭康复训练可能有助于优化平衡功能。康复治疗师适合于在一般训练项目中为所有术后患者提供咨询和指导,对任何恢复不佳的患者应立即制定个体化治疗方案。恢复不佳的高风险人群,包括伴有其他感觉缺失或其他神经系统病变的患者、应用中枢性镇静药物的患者和任何对于康复心理社会性动机不足的患者。对这些患者,应鼓励其术后尽早进行个体化前庭康复训练。如果在恢复的急性期之后出现前庭症状复发,可能很难区分疾病进展、对侧耳受累或者中枢失代偿。任何外周前庭损伤最初满意的恢复后都可能发生失代偿,包括前庭手术。

迷路切除术后早期失败的最常见原因包括诊断不准确、手术未完全切除神经上皮和初始时前庭代偿不足。晚期失败可能是由于中枢失代偿所致,中枢失代偿对前庭康复反应灵敏,应及时进行前庭康复[66]。前庭神经切断术后的失败也可能是由于前庭神经纤维分离的不完全。对于这种情况,可能需要进行迷路切除术或者二次神经切断术。然而,如果存在失代偿或者不完全代偿,在考虑额外的手术之前进行前庭康复的试验性治疗总是可取的。

推荐阅读

Agrawal SK, Parnes LS: Transmastoid superior semicircular canal occlusion. *Otol Neurotol* 29: 363, 2008.

Bretlau P, Thomsen J, Tos M, et al: Placebo effect in surgery for Meniere's disease: nine-year follow-up. *Am J Otol* 10: 259, 1989.

Eisenman DJ, Speers R, Telian SA: Labyrinthectomy versus vestibular neurectomy: long-term physiologic and clinical outcomes. *Otol Neurotol* 22: 539, 2001.

Garcia-Ibanez E, Garcia-Ibanez JL: Middle fossa vestibular neurectomy: a report of 373 cases. *Otolaryngol Head Neck Surg* 88: 486, 1980.

Gates GA, Green JD, Jr, Tucci DL, et al: The effects of transtympanic micropressure treatment in people with unilateral Meniere's disease. *Arch Otolaryngol Head Neck Surg* 130: 718, 2004.

Kemink JL, Telian SA, El-Kashlan H, et al: Retrolabyrinthine vestibular nerve section: efficacy in disorders other than Meniere's disease. *Laryngoscope* 101: 523, 1991.

Kemink JL, Telian SA, Graham MD, et al: Transmastoid labyrinthectomy: reliable surgical management of vertigo. *Otolaryngol Head Neck Surg* 101: 5, 1989.

Langman AW, Lindeman RC: Surgery for vertigo in the

nonserviceable hearing ear: transmastoid labyrinthectomy or translabyrinthine vestibular nerve section. *Laryngoscope* 103: 1321, 1993.

Leveque M, Labrousse M, Seidermann L, et al: Surgical therapy in intractable benign paroxysmal positional vertigo. *Otolaryngol Head Neck Surg* 136: 693, 2007.

McKenna MJ, Nadol JB, Jr, Ojemann RG, et al: Vestibular neurectomy: retrosigmoid–intracanalicular versus retrolabyrinthine approach. *Am J Otol* 17: 253, 1996.

Minor LB: Clinical manifestations of superior semicircular canal dehiscence. *Laryngoscope* 115: 1717, 2005.

Nadol JB, Jr, Weiss AD, Parker SW: Vertigo of delayed onset after sudden deafness. *Ann Otol Rhinol Laryngol* 84: 841, 1975.

Parnes LS, McClure JA: Posterior semicircular canal occlusion in the normal hearing ear. *Otolaryngol Head Neck Surg* 104: 52, 1991.

Poe DS, Bottrill ID: Comparison of endoscopic and surgical explorations for perilymphatic fistulas. *Am J Otol* 15: 735, 1994.

Schuknecht HF: Transcanal labyrinthectomy. *Oper Tech Otolaryngol Head Neck Surg* 2: 17, 1991.

Shea JJ: The myth of spontaneous perilymph fistula. *Otolaryngol Head Neck Surg* 107: 613, 1992.

Shone G, Kemink JL, Telian SA: Prognostic significance of hearing loss as a lateralizing indicator in the surgical treatment of vertigo. *J Laryngol Otol* 105: 618, 1991.

Silverstein H, Norrell H, Smouha EE: Retrosigmoid–internal auditory canal approach vs. retrolabyrinthine approach for vestibular neurectomy. *Otolaryngol Head Neck Surg* 97: 300, 1987.

Silverstein H, Smouha E, Jones R: Natural history vs. surgery for Meniere's disease. *Otolaryngol Head Neck Surg* 100: 6, 1989.

Telischi FF, Luxford WM: Long–term efficacy of endolymphatic sac surgery for vertigo in Meniere's disease. *Otolaryngol Head Neck Surg* 109: 83, 1993.

Welling DB, Nagaraja HN: Endolymphatic mastoid shunt: a reevaluation of efficacy. *Otolaryngol Head Neck Surg* 122: 340, 2000.

第41章 前庭和平衡康复的方案概要

Vestibular and Balance Rehabilitation: Program Essentials

Jennifer L. Millar   Michael C. Schubert   Neil T. Shepard   著
吕亚峰   张道宫   译

> **要点**
>
> 1. 前庭康复对于治疗中枢或外周前庭病变相关的头晕症状是一个有价值的手段。
> 2. 本章中，"前庭代偿"指中枢神经系统对外周或中枢前庭病变的适应过程。
> 3. 前庭适应性训练是基于通过触发视觉错觉信号的原理，以达到改善注视不稳的目的，这一过程可能是通过前庭中枢实现的。
> 4. 感觉刺激，如静态和动态平衡任务，对前庭代偿是至关重要的。
> 5. 建立准确的诊断，是制定合适的个体化前庭康复方案的关键。
> 6. 良性阵发性位置性眩晕是一种机械性病变，已有 Meta 分析证据表明，耳石复位法的疗效优于药物或自行恢复。
> 7. 对于单侧前庭功能低下，经 4～6 周的渐进性前庭康复训练，可取得最佳预期效果。而对于双侧前庭功能低下或者中枢前庭病变的情况，需要康复的时间更长，并且可能效果不佳。
> 8. 前庭抑制性药物的长期使用，可能会延迟代偿过程。
> 9. 由不稳定性病变引起的眩晕和头晕，如梅尼埃病、前半规管裂、外淋巴瘘、前庭性偏头痛的特殊类型，以及多发性硬化等中枢性病变，前庭康复训练可能无效。
> 10. 所有因头晕和（或）平衡问题就诊的患者，都应该接受多系统的检查（如听觉、前庭、本体感觉、视觉、力量和运动幅度等）。
> 11. 多病灶性步态失调可以通过个体化康复，以恢复功能并将跌倒风险降至最低。

对异常前庭功能的认识已经有数百年了，但直到近几十年才正式形成有效治疗手段。在20世纪40年代，Cooksey 和 Cawthorne[1] 首先描述了用于治疗与前庭病相关的术后头晕的习服练习。近年来，大量的前瞻性对照研究已经证实了前庭康复的有效性和成本效率[2]。因此，这一治疗已经得到广泛应用，而且是大部分表现为不平衡感和头晕患者的主要治疗手段。前庭康复的目的在

第41章 前庭和平衡康复的方案概要

于：①鉴别症状来自于外周前庭或中枢前庭病变；②检查有可能影响患者康复的并发症（包括视觉、本体觉、心血管系统、代谢功能等多系统检查）。前庭康复的设计围绕三个主要目标：①通过合适的练习加速中枢前庭代偿过程（图41-1）以恢复头动过程中的注视稳定性，改善静态和动态姿势稳定性，减轻由头部或视觉运动引起的症状，以及恢复患者的运动能力和步态；②降低跌倒的风险；③消除良性阵发性位置性眩晕症状。

为达到上述目标，可使用诸多练习技术。每项技术对于整体的前庭康复方案来讲，都有其亚目标，但并不是每个患者都要用到全部的技术。以下是不同练习技术及其目标。

- **适应性练习**：改善前庭眼反射的功能性表现（VOR，图41-2）[2-4]。
- **习服练习**：通过反复暴露于一种感觉冲突环境来降低或消除某一特定刺激的焦虑反应和症状[5,6]。

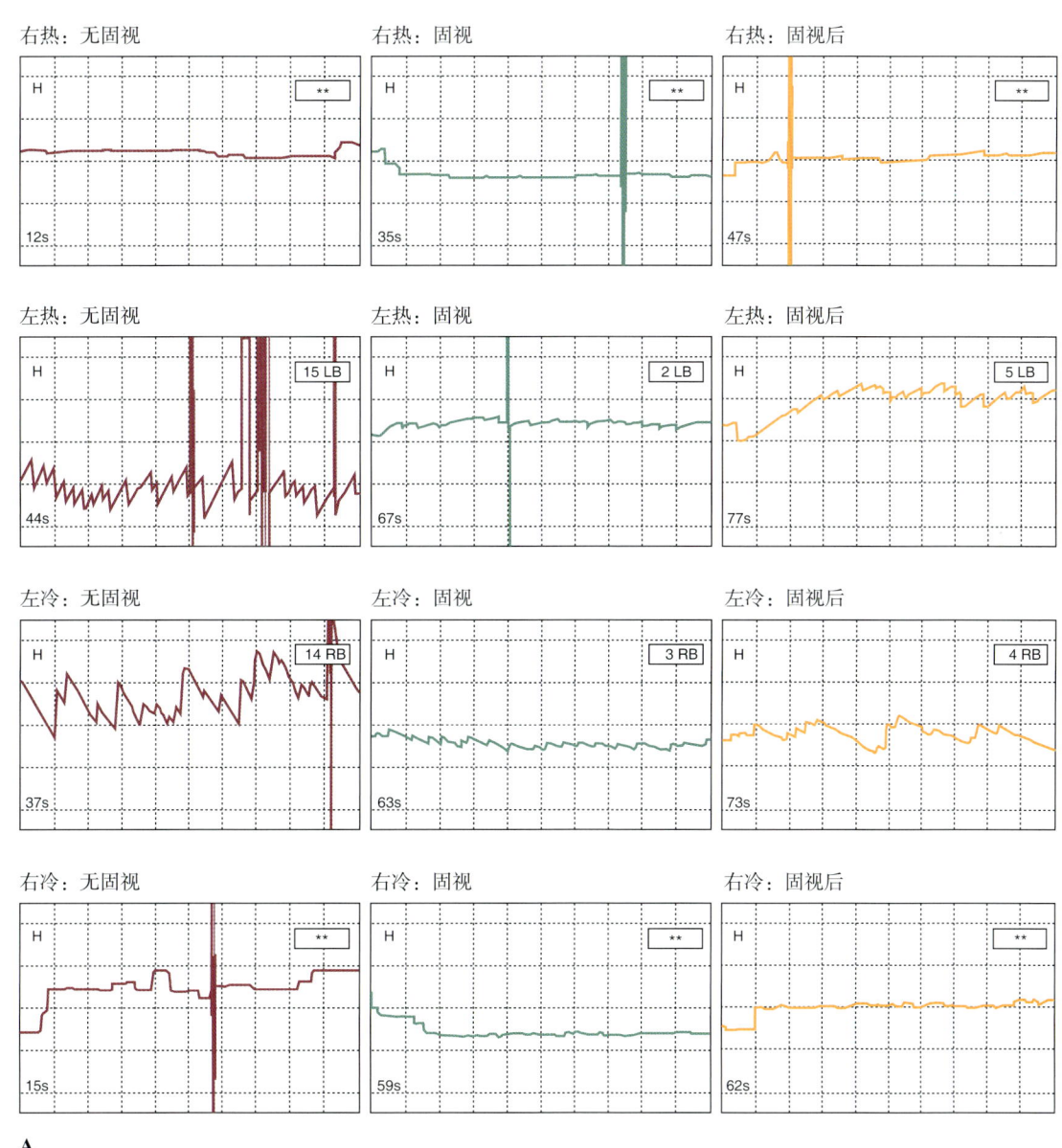

▲ 图41-1 1例未代偿的右侧前庭功能减弱患者的视频眼震电图检查结果

A. 冷热水灌注试验结果。左侧列分别显示右热、左热、左冷、右冷灌注时的最大眼震，中间列显示固视抑制结果，右侧列显示抑制结束后眼震的恢复

第七篇 前庭疾病

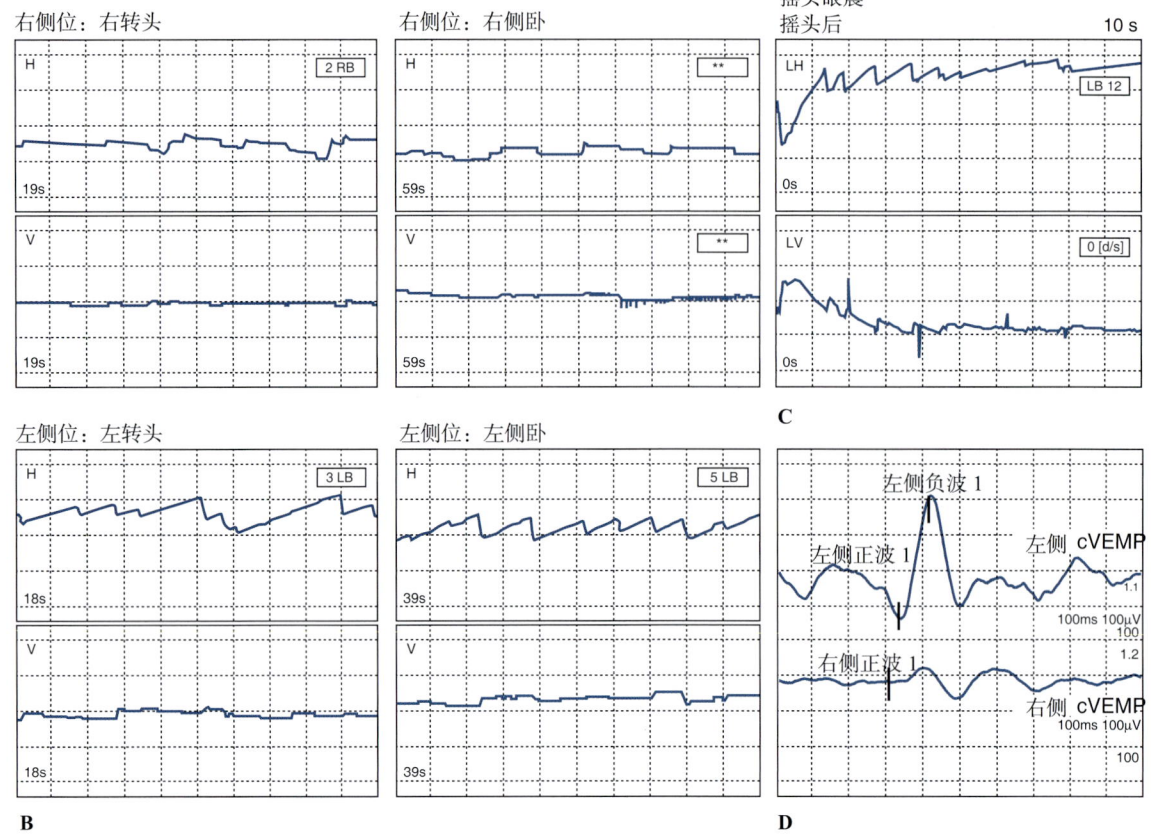

▲ 图 41-1 （续）1 例未代偿的右侧前庭功能减弱患者的视频眼震电图检查结果
B. 位置试验结果。上面一行分别显示平卧右侧位和右侧卧位时的眼动轨迹。其中上方的图显示水平方向的眼动，下方的图显示垂直方面的眼动。下面一行分别显示左侧头和左侧卧位时的眼动轨迹。左侧位时可见慢相速度为 3～5°/s 的左向眼震。C. 摇头眼震检查结果。上图显示水平摇头后显著的左向眼震。下图可见轻微的上跳性眼震。D. 一例右侧前庭功能减弱患者的颈性前庭诱发肌源性电位 (cVEMP) 检查显示右侧无反应。注意左侧幅值高于右侧

- **感觉替代练习**：利用替代性感觉传入或中枢神经系统预编程和运动传出通路获得对头动过程中注视稳定性和姿势步态的控制[7-11]。
- **平衡练习**：改善静态和动态姿势控制的表现，太极、瑜伽或其他类似的整合头部和身体活动运动的活动，可能是这类练习的有效补充，特别是对于站立时有持续不平衡感的患者。
- **步态练习**：利用短程和长程练习改善行走，随着患者在此练习中的进步，这些步态练习可与习服和适应性练习进行整合，如在行走过程中不断转动头部。进一步练习还可以纳入环境因素，如在双重任务等认知能力挑战之外，可以练习在不平整的地面上行走，户外穿越或黑暗中行走。
- **一般性调节**：调整生活方式以提高活动性和健康水平。患有前庭或平衡疾病的患者可能会感觉疲劳。与正常人相比，具有平衡障碍的人要花费更多的精力用于在长距离行走或在社区中穿行时保持动态姿势稳定性。对有前庭功能障碍的人来说，耐心训练对于消除疲劳感至关重要。
- **维持计划**：持续性练习活动，不需要像正式方案那样严格，以维持在主动治疗期取得效果。这对于部分中枢神经系统疾病的患者尤为重要[12]。
- **复位治疗**：将异位的耳石从受累半规管解脱出来，使其进入前庭，从而使耳石活动不再影响半规管。

上述这些元素构成了本章讨论的方案基础。对于前庭康复方案所有方面深入、全面的介绍，见 Herdman 的专著[13]。

一、前庭平衡康复的生理基础

中枢神经系统的一个独特之处在于其可以调

第 41 章 前庭和平衡康复的方案概要

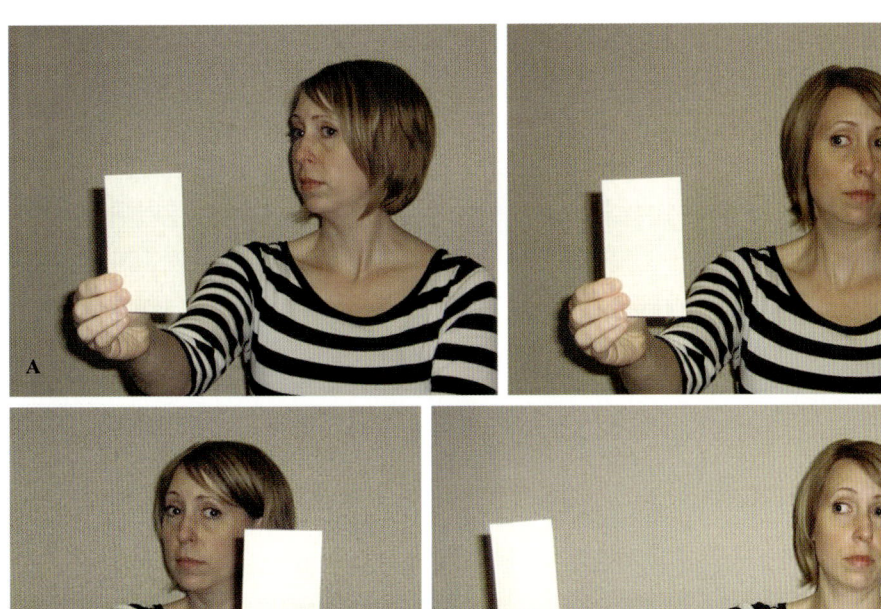

▲ 图 41-2　图 41-1 的患者进行适应性练习

A. "一倍"适应练习。目标保持固定，患者注视卡片上的字母，在保证目标视觉清晰的前提下尽可能快速地在水平方向上小幅度摇动头部。B. 进阶至"两倍"适应练习。目标不再保持固定，头部转动时，目标向相反的方向移动，这使眼动幅度较"一倍"练习时加倍

节外周前庭传入信号的不对称性，并在较小程度上修复中枢前庭通路的损伤[14]。这一调节过程被称为前庭代偿。对于前庭损伤的患者，只要其采取积极的生活方式，绝大部分患者都可以取得前庭代偿。这种适应的可塑性需要小脑和脑干核团在面对中枢或外周前庭疾病带来的感觉冲突时采取主动的神经元性调整。在大多数情况下，只要病变处于稳定状态或仅为缓慢的进行性恶化，前庭代偿和中枢适应过程都可以有效地缓解前庭症状。这一过程中的潜在生理学机制是前庭康复的基础。前庭代偿中至少有 4 种成分：一种静态代偿和三种动态代偿过程。静态代偿的出现与运动无关。三种动态代偿过程包括适应、习服和感觉替代，每种方式都由旨在促进前庭康复的多种训练技术来驱动。

（一）外周前庭病变的静态代偿

急性眩晕常伴有眼震和多种自主神经症状，如恶心、呕吐。这一症状群是由前庭传入信号的持续不对称性造成的，常见于毁损性手术治疗或外周系统急性损伤之后。恢复的急性期或静态期是由前庭神经核内静息活动张力再平衡介导的。这些改变将使位于神经核的二级神经元紧张性放电率的双侧差异最小化，而且其发生不需要头部或视觉运动[14-18]。这一活动通常使最严重眩晕和呕吐症状在 24～72h 内缓解。然而，患者仍会感觉到相当明显的不平衡感，因为这一系统尚不能对由正常头部运动引起的动态前庭传入信号做出适宜的反应。因此，即使在严重眩晕得以控制后，运动诱发眩晕仍常见，直到完成动态代偿。

（二）动态代偿

为消除前庭损伤之后持续性不平衡感和残余的运动诱发眩晕，系统必须对头部运动进行预判并产生准确的反应。动态代偿期可能是通过脑干

和小脑通路重组完成的,而非调节外周前庭至前庭神经核的传入信号[14]。这一过程比静态代偿慢得多,通常需要对头部运动状态下眼部运动和姿势控制反应的再编程。这一必要的再编程过程,是通过暴露于考验注视稳定性和姿势控制系统的感觉刺激来实现。由于脑干的交叉纤维可以连接双侧前庭神经核,来自一侧功能性迷路的传入信号可产生适宜的中枢前庭反应。这一代偿过程特点对于广泛损伤或前庭手术(如迷路切除术或前庭神经切断术等)后的恢复来说至关重要。下面会介绍动态代偿过程中的三个主要方面:①适应;②习服;③感觉替代。

前庭适应是允许神经元对头动诱发的注视稳定性反应产生长期变化的一种神经机制。诱发适应的神经信号主要来自于视网膜上视觉影像的注视差异。这一现象由异常的 VOR 反应产生,发生于视觉环境下因头部运动产生的一种固定物体感知运动时。由此产生的错觉信号可以引起 VOR 功能表现上相当快速和长期的变化[4]。这一由注视差异产生的适应过程,可能是内容依赖性的,因此必须针对头部运动的不同频率、方向,眼球在眼眶中的位置和距离视觉靶点的距离做出特异性调整[3, 19]。适应过程的复杂性解释了即使是代偿相当好的患者,也几乎不可避免地存在残余症状。通过降低由注视差异引起的异常视觉对姿势控制机制的影响,姿势稳定性也可得到改善。

前庭习服是指对因反复暴露形成不良刺激的长期反应减弱[20]。这种现象可能是内容依赖性的,在不同的头部运动之间兼容性较差,其机制对许多产生头部运动或视觉环境运动敏感的情况都是至关重要的。尽管外周不对称性是引起这些症状的常见原因之一,但其他常见的原因也包括中枢性病变、焦虑症和偏头痛性疾病[5]。尽管由习服产生的调整是相当快速和准确的,但中枢系统习服的产生需要传入信号的一致性。由于这个原因,对于不稳定性前庭病变(如梅尼埃病),其"代偿"本质上是不可能的。

前庭适应和前庭习服的主要目标是改善静态和动态条件下的注视稳定性和姿势稳定性。注视和姿势稳定性反应频率范围非常不相同。为达到注视稳定性,相关的机制需要在静态和相当于头部运动频率10Hz的运动范围内正常运行。而姿势稳定性主要的反应频率低于4Hz[21, 22]。

除了适应和习服外,动态代偿的另一个重要方式是感觉替代。这个过程需要采取注视和姿势控制的替代方案,以替代受损的感觉功能。例如,双侧前庭功能损失的患者主要依靠视觉或本体觉传入信号来保持姿势稳定。尽管这些机制可能需要纳入治疗方案,但许多患者在就诊前就已经出于必要开始了代偿。虽然感觉替代可能有帮助,但在有些环境下可能会出现适应不良。例如,患者可能过度依赖视觉,因而不能在黑暗环境中利用本体觉和残余前庭功能进行有效的引导。除了通常的视觉和本体觉传入信号替代外,前庭功能损失后也可能唤醒其他机制,包括①颈眼反射激活,这一反射在健康人[10]或头部运动频率0.5Hz以上的情况下并不特别活跃;②平滑追踪系统的启用[11];③补偿性扫视的使用。单侧和双侧前庭缺陷的患者利用补偿性扫视以调整头部运动后VOR诱发眼球运动减弱[23]。通过由暴露于特定眼—头协调运动形成的中枢预编程,在 VOR 缺陷时,这些眼球运动可以自动启用,来帮助维持注视稳定性[7, 8]。

研究发现,提示针对某一外周病变的中枢前庭代偿可以通过头部运动得到增强,但也可以因缺少活动而延迟[24-27]。代偿也可以因各种原因的中枢前庭功能障碍而受阻[28]。通常那些用于眩晕急性症状的药物,如氯苯甲嗪、茛菪碱、苯二氮䓬类药物,均可导致镇静和中枢神经系统抑制。尽管它们在急性迷路病变的起始阶段有助于症状的缓解,但对前庭代偿来讲它们会起到潜在的反作用,尤其是在长时间使用的情况下[25, 29]。另外,慢性焦虑或其他精神障碍可能会延迟或干扰代偿的过程[30, 31]。

尽管前庭代偿的作用非常可靠,但在某种程度上仍是一个脆弱、依赖能量的过程。即使是在明显的完全代偿以后,也可能因失代偿而出现多次症状复发。一段时间的不活动、极度的劳累、药物的改变、全身麻醉或者中途出现的其他疾病,都可能导致这些复发。这一过程中前庭症状的一次复发并不意味着现有的、进行性的或新发的迷路功能障碍。

前庭代偿的这些特点表明，避免引起眩晕的运动或体位，以及传统上开立前庭抑制药的做法，可能是不恰当的。由于恢复所需要的刺激信号似乎来自于反复暴露于运动产生的感觉冲突，一旦患者的急性症状缓解，就应该停止用药，并且鼓励他开始积极的康复计划。对大多数患者来说，恢复是快速且接近完全。但对有些患者来说，前庭功能障碍的症状可能会持续。尽管后者是进行前庭康复的最佳候选者，但对于那些症状表现提示很可能从中获益的患者来说，尽早开始正式的前庭康复计划可能有助于避免症状的持续存在。

二、前庭代偿功能的评估

（一）临床病史的作用

对于平衡障碍的患者来说，完整的神经耳科学病史可能是唯一最重要的诊断依据。平衡功能检查的结果必需依据当前的症状和用药史进行解读[32]。一般来讲，信息采集需要包括起始症状及其特点，症状的演变，典型发作的性质和持续时间，病史中可能的诱因如高血压、糖尿病和椎管狭窄等，用药情况和其他处理措施。一些复杂的情况如视觉障碍（复视）、焦虑、抑郁或过度依赖药物等也应予以说明，也应该花些功夫评价其前庭症状对于其职业和社会活动的影响程度，同时也应该评估患者心理支持系统的稳定性和保证。

外周前庭损害以后持续性不适提示代偿不完全。既往和目前的症状用于评定这些持续的感觉是否是波动性或进行性迷路病变的结果。对于不稳定病变的情况，出现代偿不佳是因为中枢神经系统不能对不可预估的外周传入信号做出反应。在病史中，如果是自发性起病，则考虑是不稳定的外周病变。对于稳定性病变，症状更可能由头部或眼球运动而持续诱发；具有稳定病变的患者更可能从前庭康复中获益；具有不稳定病变的患者可以将前庭康复作为其治疗方案的一部分，但不可能是其治疗的主要方式。

（二）前庭功能测试的作用

前庭功能测试的最重要目的是进行病变部位的定位，以明确产生症状的可能环节，如感觉传入、运动传出和神经通路。其次平衡功能检查也能评估患者在整合条件下运用感觉传入系统的能力，如在诱发摇摆前后保持站姿和注视过程中头眼的协调。第三个评估目的是在有限的范围内评价当前生理和功能代偿的程度[33]。

尽管在最广泛的意义上有多种多样的检查可用于平衡系统的评估，但那些用于确定前庭病变程度和部位的检查不能预测前庭症状的类型、前庭症状的强度和个体功能受限的水平。对于慢性头晕患者，回顾其前庭系列检查的预测性作用时，发现检查结果与其高水平日常活动表现无显著相关性。因此，无论前庭检查的结果如何，治疗师都可以并且必须对这些因素继续进行评估。

尽管视频眼震图（VNG）、转椅、姿势控制和前庭诱发肌源性电位（VEMP）测试的特异性检查能够反映代偿的状态，但这些检查的作用在某种程度上是有限的。一般来讲，从这些检查所获得的信息更多地反映了静态代偿的状态，而非动态状态。有临床意义的自发性眼震、位置性眼震和视频眼震图上的一侧优势偏向提供了眼部运动控制生理性代偿失败的证据。转椅试验在宽幅频率和加速度范围内刺激水平半规管及其信号传入。尽管这更倾向于生理性检查或非功能性评估，但它可以提供视频眼震图不能反映的前庭眼动系统信息。一般来讲，尽管 VOR 产生的眼动时间（相移）或幅度（增益）的异常提供了外周前庭功能障碍的证据，但这些生理性检测不能评估中枢系统的代偿水平[14]。另一方面，双侧旋转产生的慢相眼动速度持续不对称性（偏差）强烈表明外周病变生理上未代偿。

动态姿势描记图提供了其他前庭检查不能反映的平衡系统功能信息。动态姿势描记图的感觉统合部分主要是一种功能检查，而非病变部位的评估。通过多种检查状态下，姿势摆动程度的测量，这项检查可以确定患者是否能够有效利用来自视觉、前庭和躯体感觉系统的传入信号，以维持稳定站姿。通过识别一项或者数项传入参数的异常，可获知关于功能性代偿的定量评估。对于仅表现为运动诱发性症状而无病理性眼震或转椅试验明显不对称性的患者来说，感觉统合试验结果正常并不奇怪。相反，在有些患者，虽然其更多生理性检查（初步眼震图和转椅试验）提示合理的完全生理性代偿，但其姿势控制可提示明显的异常，反映了其不充分的功能性代偿。

动态姿势描记图的运动协调部分可用于评价针对于站姿扰动的中枢神经系统自动运动输出的反应。检测到的异常可能有助于解释感觉统合试验中的发现，尤其是躯体感觉和前庭功能的异常。这也可能提示既往未诊断的外周神经病或来自已知肌肉骨骼系统病变的生物力学方面的缺陷[34, 35]。但这不能提供关于代偿状态的任何信息。

近来，在前庭诊断性检查方面的进展已经扩展了可识别病变部位的范围，将耳石器纳入进来。颈性 VEMP（cVEMP）检查得到了广泛的临床应用[36]。在检查中给患者施加一系列强短声（95dB）刺激。在施加声音的同时，检测同侧胸锁乳突肌的肌源性电位。在前庭功能正常的人中，会出现一个起始的抑制波（出现于给声后 13ms）和随后的一个兴奋波（出现于给声后 21ms），这一反应被认为来自于球囊。

三、前庭康复的患者入选标准

（一）前庭康复作为主要治疗方式

前庭康复在 BPPV 中的应用，已被广泛接受。不管是否使用红外线眼罩以阻断固视抑制，基于特征性眼震做出的受累半规管识别，极大地改善了康复的精准性。非个体化方案的应用，如 Cawthorne 练习，在处理这类问题上有悠久的历史[19, 24, 37]。然而，对许多患者来说，通常的 Cawthorne 方案强度太大，常常诱发强烈的前庭症状，甚至有时伴有恶心或呕吐。这降低了患者坚持训练的积极性。Brandt-Daroff 方案对 BPPV 来说，是更易被接受的一种非个体化方案[24]。当这些方法都不足以缓解病情时，患者应该被转至前庭康复师进行个体化训练[6]。表 41-1 对管结石症的眼震和受累半规管做了简要的总结。要详细

表 41-1 不同半规管受累时的眼震形式

受累半规管	眼　震
后半规管	上跳并扭转向患侧
前半规管	下跳并扭转向患侧
水平半规管	向地性或离地性

了解 BPPV 和耳石复位法，见第 38 章。

对于任何稳定性外周或中枢前庭病变，当患者的自然代偿过程未完成时，都适宜选择前庭康复作为主要的治疗手段。这是一种症状驱动的指标，由患者当前的症状所决定。自发性症状或有据可查的听力或前庭功能波动提示存在不稳定性病变。如果患者的检查未发现进行性或波动性（不稳定性）病变，前庭康复可能能够带来满意的症状缓解。这种疗法肯定比长期应用前庭抑制药更可取。对于大多数稳定外周病变的患者，没必要长期应用前庭抑制药。然而，在前庭康复的起初可能有助于将患者在一定程度上控制症状，从而使患者能够完成预计的练习方案[38, 39]。

以前庭康复作为主要治疗手段的最终适应证是以多因素平衡障碍为特征的疾病，比如老年人的某些疾病[40]。这些患者可能极大地获益于姿势控制练习和个体化训练方案。通常，治疗师会根据需要对安全运动策略、家庭环境改进和辅助器具的使用提出建议，以保证活动时的安全性。

（二）前庭康复作为辅助治疗方式

某些情况下，前庭康复可以作为辅助性治疗方式。常规或者选择性前庭康复有助于改善前庭手术的预后，如前庭神经瘤切除术、迷路切除术或前庭神经切断术，也可改善鼓室内注射氨基糖苷类药物治疗梅尼埃病的预后。当一个具有不稳定性前庭功能患者经历了毁损性治疗之后，会产生更为严重但更稳定的单侧前庭损伤。这时，急性和慢性代偿过程必须重新开始。许多前庭手术预后不佳的情况，可能是由于不完全或延迟的术后代偿。任何接受毁损性前庭手术的患者都需要认识到中枢代偿对于治疗成功的重要性。对于那些由于中枢神经系统并发症、镇静药物或康复积

第41章 前庭和平衡康复的方案概要

极性较差而导致预后不佳风险较高的患者，应该鼓励他们在术后早期进行个体化的前庭康复方案。

前庭康复也可能在有平衡问题的其他状况中发挥作用[5,41]。有头外伤病史的患者经常会因前庭和视觉障碍而明显致残。由于这些状况经常包括认识方面、中枢前庭方面和外周迷路障碍，前庭康复技术最好作为综合性、多学科头外伤康复方案的补充，而不是作为主要的康复方式。用于治疗头外伤后复视和转向不足的视觉疗法可能刺激了视觉和前庭功能。在存在与前庭病相关的功能障碍和同时给予适当偏头痛治疗的前提下，前庭康复应用可能有助于偏头痛相关头晕的治疗[5,13]。

梅尼埃病患者在典型发作的间歇期可能出现位置性眩晕或其他慢性前庭症状。尽管这类患者也可进行前庭康复，但他们需要了解，如果典型梅尼埃病严重发作频率＞每月1次，那么慢性症状长期缓解的预后将变差。如果发作极少，或者梅尼埃病处于非活动期，其预后将得到明显改善。

前庭康复的习服技术的具体应用，是整体治疗的一个组成部分，可针对有焦虑症的患者，特别是那些表现出慢性主观性头晕综合征的患者。慢性主观性头晕综合征是一种条件化反应，与焦虑和偏头痛性头痛高度共病。这一综合征的患者对自身运动、视觉运动、复杂视觉和专注的视觉任务比较敏感。除了药物治疗以外，习服练习形式的前庭康复，可用于降低对头部运动和视觉刺激的敏感性。对于慢性主观性头晕和前庭康复在其治疗中的作用超出了本章的范围，感兴趣的读者可参考其他已发表的文献[42]。

（三）前庭康复作为试验性治疗

有时，医生可能不确定一个患者的问题是来自于稳定性前庭疾病不充分代偿还是不稳定迷路病变，如外淋巴瘘或前半规管裂。在这种情况下，如果听力是稳定的，可试行前庭康复治疗，而且也可以通过这一重要的区别帮助诊断。前庭康复治疗的失败可进一步增加不稳定性或进行性疾病诊断的可信度。从而可以比较明智地采取适宜的手术治疗，只要其症状已足够严重并且确信其来自于终末器。这一保守性治疗措施特别适用于对有争议的病症施用外科治疗之前，如自发性外淋巴瘘[43]。

有时难以确定一次术后前庭症状复发是由于疾病的进展还是只是中枢失代偿的结果[44]。失代偿可能是任何外周性病变在起初完全代偿之后出现的一种迟发现象，包括前庭手术。例如，许多医生将经乳突迷路切除术视为外周性眩晕治疗的最终手段。因此，有理由解释为什么会出现无效情况。早期无效多可归因于诊断不准确、手术中未完全去除神经上皮或最初不充分的中枢神经系统代偿。晚期无效被认为来自于"迷路切除术后神经瘤"[45,46]。尽管没有理由认为这些病变可引起症状，仍有一些手术者主张对这种情况实施前庭神经切断术。对于这些发生于完全的迷路切除术后复发性症状另一种解释是，后期中枢失代偿，这种情况应该对前庭康复治疗反应较迅速。任何情况下，存在不完全代偿或者失代偿的可能性时，前庭康复训练试验性治疗，都比进一步手术治疗更可取。

1. 不适宜的患者

那些症状表现为完全自发性、间断发作性特点的患者，如梅尼埃病患者，不能从前庭康复中获益。如果未发现有确实地诱发症状的运动或身体姿势，也没有姿势控制的异常，该患者最好采取药物治疗或手术治疗。然而，应该鼓励这些患者保持积极的心态，并通过从事与其年龄和一般状况相适应的身体锻炼，以优化其整体健康状况。

2 平衡功能研究在患者选择中的作用

前庭康复是一种症状驱动的治疗方案。提示以前庭康复作为主要或辅助治疗手段的主要特征，是运动诱发症状或平衡和步态功能障碍。平衡功能研究是否有助于确定哪些患者更适宜从事前庭康复？这些检查是否有助于监测方案的结果？

在主要的前庭功能检查中，动态姿势描记法最有可能提示前庭康复是否合适并指导其治疗。有些患者的症状表现不提示使用康复治疗，然而其在动态姿势描记图上清晰地表现出复杂情况下保持直立姿势的缺陷。这样的患者特别适合进行前庭康复，以改善其平衡并降低其跌倒的风险。

对于准备进行前庭康复的患者来说，动态姿势控制的评估，有助于个体化前庭康复方案的设计和监测[19, 34, 39]。

VNG 和转椅试验不能用于鉴别哪些患者适合进行前庭康复。然而，如果已经确定某个患者适合进行前庭康复，那么这些检查可用来选择治疗方案中特定形式的练习。VOR 障碍提示可进行适应性练习，改善 VOR 增益，进而提高 VOR 的功能性表现。这些检查在监测前庭康复方案的进展方面都没有显著的作用。然而，如果患者没有达到预期的改善效果，再次的 VNG 或转椅试验可能有助于确定前庭系统病变的发展是否影响患者的恢复[47]。

四、客观平衡功能检查的作用

功能性平衡检测有助于临床上适宜治疗方案的决策。常见的客观检查包括动态步态指数（DGI）、Berg 平衡评分（BBS）、起立行走试验（TUG）、平衡评估系统测试（BEST）和步态速度试验。DGI 用于评估前庭功能障碍患者的动态姿势稳定性和步态。它包括八个项目，分别检测不同头部和身体转动过程中的平衡功能。24 分中评分低于 19 分的与社区中老年人跌倒相关[48]。BBS 是另一种有效的平衡功能检测方式，主要用于检测静态和动态姿势稳定性。BBS 包括了 14 个项目，有正常值，可用于不同的神经性疾病患者群体，均表现出可靠和确实的效果[49]。TUG 检查用于评估多功能技巧，包括从坐姿至站姿的转换、行走 3m 和转向等。尽管 TUG 的评分与年龄相关，但一般认为评分低于 10s 是正常的，而评分 > 11s 提示跌倒风险的增高和（或）显著的活动受限或功能障碍，因不同的神经性病变而异[50]。BEST 整合了通常使用的有效检测方法如 DGI、BBS 和 TUG，同时包含了双任务的认知挑战。BEST 被设计用来帮助临床医生特异性地识别影响平衡控制的故障系统，从而可指导治疗[51]。频率速度是另一个常用的功能性检测方式，近来认为其与生存率相关。2011 年，发表在《美国医学会杂志》上的一项研究，分析了九个队列研究的结果，其数据来自于 34 485 名社区老年居民。有些作者认为，步态速度 > 1m/s 提示健康程度更好，而步态速度 < 0.6m/s 则更多提示健康和功能状况较差[52]。

五、主观平衡功能检查的作用

常用的主观检查手段包括头晕残障量表（DHI）和活动平衡特异性自信评分（ABC）。DHI 是一种对前庭疾病患者的头晕和功能进行主观评价的方法，具有良好的评分者间和评分者内信度。共 25 项的问卷中包括了情感性、功能性和生理性 3 个方面。总分为 0 表明无残障，100 表明严重的自觉残障[53]。ABC 评分是一种在避免跌倒情况下，进行步态活动自信的主观性评估方法。得分 100% 表明完全自信，得分低于 85% 提示潜在的跌倒发作。ABC 评分和 BEST 之间有很好的相关性[54]。

六、前庭康复的常用技术

前庭康复师在为患者提供个体化方案时需要用到许多种技术（表 41-2）。要对诊断和治疗师采用适宜的治疗方法有个全面了解，感兴趣的读者可进一步阅读其他资料[13, 55]。本章的这一部分介绍用于个体化前庭康复方案的一般常见练习技术。

（一）前庭适应练习

适应练习的主要目的是针对表现出生理性 VOR 缺陷，以及出现头部运动诱发可预见症状的患者，改善其 VOR 的功能表现和伴随的视觉稳定性。VOR 缺陷的证据包括 VNG 温度试验的反应不对称性和（或）转椅试验时间常数异常。生理性 VOR 缺陷的功能性影响可通过动态视敏度得以反映，这一检查检测头部运动时准确识别视觉目标的能力[13]。其动作包括主要的眼 - 头协调运动，包括一倍 VOR 注视练习和两倍 VOR 注视练习（图 41-2）[5, 13]。对于单侧功能低下的患者，通过记录甩头试验中眼球的运动，测试试验数据表明 VOR 增益的升高与患者功能的改善相关，这与动态视敏度的结果相似。然而，主动甩头（患者发动的）与被动甩头（检查者出其不意发动的）相比，其增益更能够得到一致性提高[56]。这一研

第41章 前庭和平衡康复的方案概要

表41-2 前庭康复常用技术

前庭病变	康复策略
未代偿的急性单侧前庭病变 例如：术后即刻状态或近期损伤	• 先进行一般性前庭康复 • 若效果不佳可采取个体化康复
未代偿的稳定单侧前庭病变 例如：既往损伤后遗留持续性症状	• 适应性和习服性练习 • 若检查时发现存在姿势异常应进行姿势控制训练
双侧外周病变	• 以视-前庭交互作用进行感觉替代训练 • 若检查时发现存在姿势异常应进行姿势控制训练 • 筛查其他可能加剧平衡障碍的伴发疾病
良性阵发性位置性眩晕	• 耳石复位治疗 • 若复位治疗失败可进行习服练习
• 眩晕性偏头痛 • 焦虑诱发的症状 • 头部外伤	• 感觉替代训练可能对眩晕性偏头痛相关的慢性头晕有效 • 前庭康复辅助治疗可作为综合性治疗策略的一部分

究的作用在于，对于评价系统生理性增益的真实变化来说，其任务必须与患者直接相关。这是反映前庭康复适应性练习所引起机械性变化的首次研究。有意思的是，尽管VOR适应性练习的潜在机制尚未得到很好地解释，但该练习确实能够带来VOR功能的可衡量变化[1, 13, 14]。

（二）前庭习服练习

对于大多数具有位置诱发性症状的患者来说，首要的目标是鉴别不完全或异常代偿后残余的病理性反应[57]。治疗师识别引发最显著症状的典型动作，并为患者提供有限但渐进性练习方案，以再现这些动作。一般来说，这些练习每天要进行2~3次，其持续时间和重复次数因其引起恶心或头晕的严重程度而异。患者会被告知，起初练习时症状会加重，但随后会逐渐改善。在练习的最后，患者通常会因体验到短时的习服效果而获得鼓励。如果他们能够坚持下去，大多数人会在2~6周时，位置性眩晕症状会有显著缓解。

显然，这些练习和适应性练习之间存在明显的重叠。它们在技术的细节如速度、视觉目标、动作数量和重复次数方面存在区别。习服练习的基本原则是短暂的反复暴露。这一技术也可用来减轻对视觉运动诱发的症状敏感性，尽管其更为困难。

（三）替代练习

顾名思义，替代练习帮助患者使用替代性策略和感觉传入以弥补其他方面的不足或缺失。对于多少视觉或本体感觉可以替代前庭系统，多少前庭信息可以替代本体感觉，显然都存在一个限值。这些限值来自于频率范围的差别，这些传入信号和诸多运动和知觉传出信号都在不同频率范围内运行[21, 22]。尽管存在局限性，这一技术可通过中枢预编程有效地改善注视稳定性和姿势控制的表现变化[9, 58]。

（四）姿势控制和步态练习

当在评估中发现有姿势控制异常时，可在给出的练习方案中做出特异性安排。在方案中可以设计用于纠正负重不对称性、重心活动受限和感觉传入选择等问题的部分。例如，如果患者有准确的视觉功能但仍依赖于躯体感觉的传入，方案中可以包含在厚海绵垫上保持平衡的练习。实践中，起初可以睁眼练习，最后做到闭眼练习。

虽然静态平衡也是治疗的一个方面，但经常进行的是短距离内（例如10~20ft）更复杂的步态活动，并联合其他更复杂的运动形式。这些可能包括一些特定的活动，如跨过障碍物或合并反向头部运动，也可能会让患者在不同的地面上行走，如可伸缩的柔软地毯或不规则的碎石停车场，或合并双任务。这些活动是设计用来增强日常活动的稳定性。具有双侧前庭功能减退的患者可能会被要求从事有助于感觉替代的练习。这些可能包括在逐渐加重的昏暗环境中行走，以促进体感替代，以及在更加复杂的地面上保持平衡，以促进视觉替代[13]。

（五）调节和维持活动

大多数眩晕和平衡疾病患者已经形成一种静态的生活方式，以避免诱发其症状。尽管这一反应是可理解的，但活动的减少加重了其现有的残障，并延迟了其康复。因此，所有进行个体化前庭康复的患者，同样也应该接受一般练习方案的建议，其方案主要依据其年龄、健康状况和兴趣制定。对于大多数患者，方案中至少包含渐进性行走项目。对许多患者，建议进行难度更大的练习，如慢跑、跑步机的使用、有氧运动或骑自行车。那些需要头、眼和身体协调的运动，如高尔夫、保龄球、手球或球拍类运动也是适宜的。应该慎重选择游泳，因为许多前庭功能障碍的患者在水里相对失重的环境中，会出现定向障碍。

（六）初期效果的维持

一旦患者完成了初期治疗方案，就已经取得了相应的进步和调整。那些不再引起症状的练习将被从方案中去除，替之以不出现在起始方案中的低优先级项目。这一过程持续进行直到其效果进入稳定期。当达到稳定期之后，重要的是为患者提供指导和维持性练习方案，以巩固主动治疗方案取得的成效。维持性方案一般包括继续身体素质练习和必要的特异性姿势控制练习。如果症状复发，患者会被指导重启练习。对于涉及小脑的中枢神经系统病变，主动练习方案需要无限期的进行，以维持其效果[12]。

（七）治疗师在患者教育中的作用

治疗师在平衡障碍患者管理中的一个关键作用是对患者进行相关影响因素的健康教育[12]。患者经常存在很多已有的错误观念亟待纠正。而且，治疗师的作用在于对可能影响整体恢复的其他有关方面对患者进行指导。例如，那些包含渐进性复杂视觉刺激的治疗，可能对那些视觉损伤加剧，其整体多源性步态障碍的患者有益，比如脑外伤的情况。对于那些预后效果较差的患者的来说，治疗师的支持作用尤其重要。那些在前庭或平衡障碍方面得到良好教育的患者，可以理解前庭康复的原理。在有些情况下，患者可以意识到前庭康复对于基础的缺陷来讲，更像是一种管理技术，而不是治疗方法。不管其整体预后如何，患者必须以积极的态度投入其自身的康复。

七、前庭康复的预期效果

一项针对所有在密歇根大学进行为期 2 年前庭康复治疗的患者前瞻性临床试验表明，约 85% 的患者会出现症状减轻。在这项研究中，80% 的患者在治疗后会取得残障等级评分改善[39]。随后的一项随机、对照临床试验证实，针对患者特异性需求进行个体化设计的前庭康复方案，其效果优于一般性治疗方案[59]。近来，来自于 Cochrane 协作网的一项综述评估了 21 项针对单侧前庭功能障碍进行前庭康复的随机试验。总体上看，其结果强烈支持前庭康复是一种用于单侧前庭功能障碍的有效工具，其效果优于药物、安慰剂或假干预及不干预[60]。Whitney 和 Rossi[2] 也对多项已发表的关于前庭康复效果的研究进行了有益的回顾。在综述中，他们根据是否有对照组和前瞻性或回顾性研究进行分组。总体来看，所回顾的研究显著支持前庭康复作为主要手段治疗平衡和前庭障碍患者的效果。这一总结也表明前庭康复非常有益于单侧前庭功能手术性毁损后的恢复。在治疗固定的单侧病变，如前庭神经炎和迷路炎时，也可有相似的预期效果。使用耳石复位法治疗经典的 BPPV 管石症时，其有效率 > 90%，但多达 30% 的患者会出现复发。有报道称，习服疗法可产生相似的疗效，但其效果没有那么立竿见影。双侧前庭病的患者应用前庭康复治疗与对照组相比，在行走速度、阶梯通行、姿势稳定性和行走距离方面，均有显著改善。

一般来说，前庭康复预后效果较差的情况，包括双侧严重外周病变、合并中枢和外周前庭缺陷以及头外伤后头痛综合征和已经形成的长时间残障。对于那些症状主要来自于偏头痛或焦虑疾病的患者来说，在治疗其原发病的基础上，前庭康复治疗可表现出其效果[5]。尽管有些老年患者可能因为多感官的功能障碍而改善不佳，但对这一老龄患者的总体经验来看仍然是有效的。

有证据表明，同时使用前庭抑制药或其他中枢作用药物，可延迟前庭康复的恢复时间。只要可能，这些药物都应该逐渐减量或完全停用。另一方面，在复杂的医疗状况下或为了缓解前庭康复治疗过程中的症状，可以使用这些药物，似乎不会降低最终效果的满意度。

推荐阅读

Baloh RW, Honrubia V: *Clinical neurophysiology of the vestibular system,* ed 2, Philadelphia, 1989, FA Davis.

Brandt T, Daroff RB: Physical therapy for benign paroxysmal positional vertigo. *Arch Otol Rhinol Laryngol* 106: 484, 1980.

Cawthorne T: The physiological basis for head exercises. *J Chart Soc Physiother* 30: 106, 1944.

Cooksey FS: Rehabilitation in vestibular injuries. *Proc R Soc Med* 39: 273, 1946.

Crane BT, Demer JL: Human gaze stabilization during natural activities: translation, rotation, magnification, and target distance effects. *J Neurophysiol* 78: 2129, 1997.

Grossman GE, Leigh RJ: Instability of gaze during locomotion in patients with deficient vestibular function. *Ann Neurol* 27: 528, 1990.

Grossman GE, Leigh RJ, Bruce EN, et al: Performance of the human vestibuloocular reflex during locomotion. *J Neurophysiol* 62: 264, 1989.

Herdman S, editor: *Vestibular rehabilitation,* ed 3, Philadelphia, 2007, FA Davis.

Herdman S, Tusa R: Assessment and treatment of patients with benign paroxysmal positional vertigo. In Herdman S, editor: *Vestibular rehabilitation,* ed 2, Philadelphia, 2000, FA Davis, p 451.

Hillier SL, Hollohan V: Vestibular rehabilitation for unilateral peripheral vestibular dysfunction. *Cochrane Database Syst Rev* 4: CD005397, 2007.

Horak FB, Nashner LM: Central programming of postural movements: adaptation to altered support surface configurations. *J Neurophysiol* 55: 1369, 1986.

Igarashi M, Ishikawa M, Yamane H: Physical exercise and balance compensation after total ablation of vestibular organs. *Prog Brain Res* 76: 395, 1988.

McCabe BF, Sekitani T: Further experiments on vestibular compensation. *Laryngoscope* 82: 381, 1972.

Peppard SB: Effect of drug therapy on compensation from vestibular injury. *Laryngoscope* 96: 878, 1986.

Schubert MC, Migliaccio AA, Clendaniel RA, et al: Mechanism of dynamic visual acuity recovery with vestibular rehabilitation. *Arch Phys Med Rehabil* 89（3）: 500–507, 2008.

Schwarz DWF: Physiology of the vestibular system. In Cummings C, Fredrickson J, Harker L, et al, editors: *Otolaryngology—head and neck surgery,* Vol 3, St Louis, 1986, Mosby.

Shepard NT, Asher A: Treatment of patients with nonvestibular dizziness and disequilibrium. In Herdman S, editor: *Vestibular rehabilitation,* ed 2, Philadelphia, 2000, FA Davis, p 534.

Shepard NT, Telian SA: Programmatic vestibular rehabilitation. *Otolaryngol Head Neck Surg* 112: 173, 1995.

Shepard NT, Telian SA, Smith-Wheelock M, et al: Vestibular and balance rehabilitation therapy. *Ann Otol Rhinol Laryngol* 102: 198, 1993.

Shumway-Cook A, Horak FB: Rehabilitation strategies for patients with vestibular deficits. *Neurol Clin* 8: 441, 1990.

Smith-Wheelock M, Shepard NT, Telian SA, et al: Balance retraining therapy in the elderly. In Kashima H, Goldstein J, Lucente F, editors: *Clinical geriatric otolaryngology,* Philadelphia, 1992, BC Decker, p 71.

Smith-Wheelock M, Shepard NT, Telian SA: Physical therapy program for vestibular rehabilitation. *Am J Otol* 12: 218, 1991.

Suarez H, Arocena M, Suarez A, et al: Changes in postural control parameters after vestibular rehabilitation in patients with central vestibular disorders. *Acta Otolaryngol* 123: 143, 2003.

Telian SA, Shepard NT, Smith-Wheelock M, et al: bilateral vestibular paresis: diagnosis and treatment. *Otolaryngol Head Neck Surg* 104: 67, 1991.

Whitney SL, Rossi MM: Efficacy of vestibular rehabilitation. *Otolaryngol Clin North Am* 33: 659, 2000.

Yardley L: Overview of the psychologic effects of chronic dizziness and balance disorders. *Otolaryngol Clin North Am* 33: 603, 2000.

Ylikoski J, Belal A: Human vestibular nerve morphology after labyrinthectomy. *Otolaryngol Head Neck Surg* 99: 472, 1988.

Zee DS: Vestibular adaptation. In Herdman S, editor: *Vestibular rehabilitation,* ed 2, Philadelphia, 2000, FA Davis, p 77.

Cummings
Otolaryngology
Head and Neck Surgery (6th Edition)
Otology, Neurotology, and Skull Base Surgery

Cummings
耳鼻咽喉头颈外科学（原书第6版）
第五分册　耳科学与颅底外科学

第八篇
面神经疾病

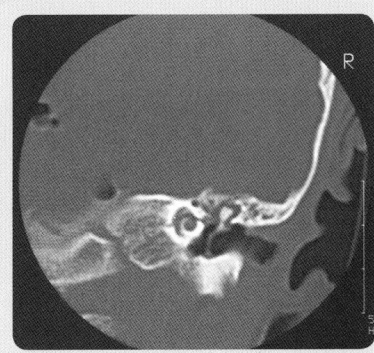
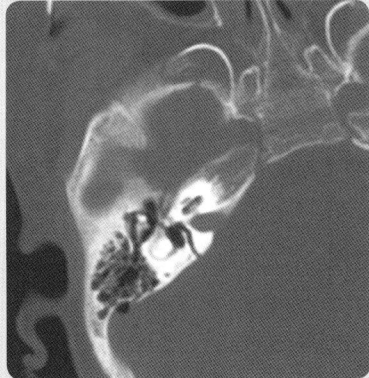
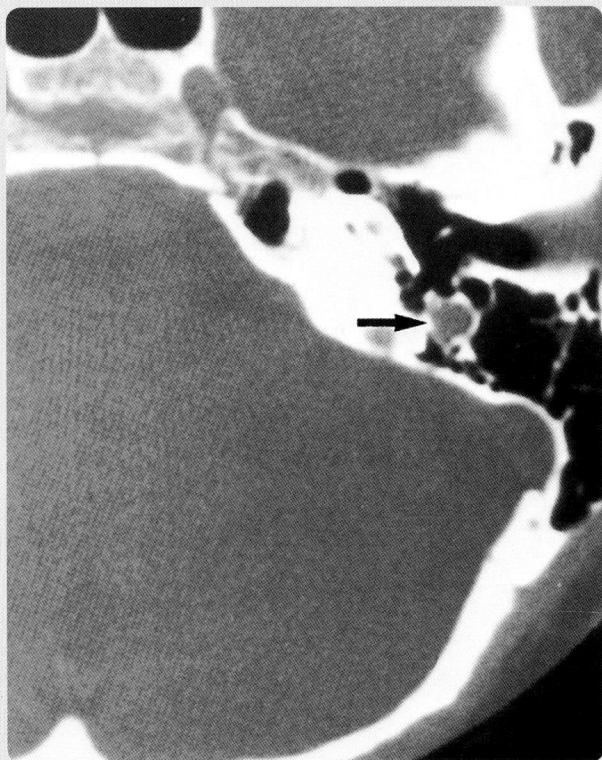

第42章 面神经功能检查
Tests of Facial Nerve Function

Rodney C. Diaz　Shannon M. Poti　Robert A. Dobie 著
姜振 译

要点

1. 病史和体格检查是评估面神经功能和诊断面神经功能障碍最重要的方法。
2. House-Brackmann 分级是在损伤、外伤或手术后，分类和评估远期面神经功能的最常用方法。
3. 尽管定位试验已经被电生理检查和影像技术所取代，但它仍能鉴别相应解剖分支的功能缺陷，以便于确定面神经的损伤部位。
4. 4 种不同类型的电生理检查分别是神经兴奋性刺激强度检查，最大刺激强度检查，神经电图（也称神经电图学）和肌电图，每一种都有其优缺点。
5. 面神经的电生理检查可以区别神经变性引起的神经失用，但不能区分神经变性的不同程度。
6. 电生理检查可以帮助判断面神经是否预后良好；而提示预后较差的面神经诱发阈值，常作为进行面神经手术探查和减压的标准。
7. 与腮腺复发性多形性腺瘤手术中神经监测一样，术中面神经监测在听神经瘤和其他小脑脑桥角肿瘤手术中很有价值。但可以影响神经监测精确度的因素较多。因此，术中监测设备的反应不能取代手术医生常年积累的知识和经验。
8. 对于评估术中面神经的完整性，非常规形式的面神经监测可能会提供比常规术中监测更多的信息。

像大多数疾病那样，面瘫患者的病史和体格检查通常会比辅助检查提供更有用的信息。然而，有时候对面神经功能进行更客观的评估，是为了及时发现面神经损伤，评估其损伤程度，定位损伤部位是在颅内、颞骨内或颞骨外，对预后进行预判，帮助制订治疗策略，或进行监测以避免手术损伤，因此，现在仍用定量检查对面神经功能进行评估。

有用的诊断方法可以提供额外的信息，可以影响其治疗策略，并最终改善临床效果[1]。本章主要讨论几个评估面神经功能有价值的检查，还有一些在不同的临床病例中没有证明其价值的检查方法也将被讨论。术中对面神经支配肌肉电活动的监测，是迄今为止评估面神经功能最完善、最有效的评估方法。面神经功能试验有助于临床中面神经修复或减压的选择，如颞骨骨折及 Bell 麻痹。然而，值得注意的是，本章所描述的大部分试验在临床中应用价值都是非常有限的。

面神经影像学也在本章中简略讨论。尽管当怀疑肿瘤是引起面瘫的原因时，磁共振是常规的检查方法，但在 Bell 麻痹中似乎没有什么用处。

第 42 章　面神经功能检查

一、体格检查

面部的运动缺陷是非常微妙的，只有受过训练的医师才能观察到，对面瘫患者也是如此。当患者面部进行轻微的运动时，单侧轻度面瘫通过与健侧对比才能发现。快速重复的眨眼可以发现轻度面瘫，表现为眨眼频率比健侧减慢和降低。相比之下，当面部全瘫或接近全瘫时则很容易诊断，因为在动态或静态的面部表情变化是显而易见的。面部运动缺陷可以在功能上、社会上和心理上对患者造成影响。

已有学者尝试用简单的方法来评估面部功能，如同用手持卡尺进行测量一样简单，但数字摄影和视频交互式计算机系统则比较复杂[2-4]。用卡尺测量的方式有较高的可变性，相比而言，数字摄影方法在识别脸部联带运动方面更加可靠[5, 6]。

评估面神经功能理想的临床评价体系不仅要有普遍性和可重复性，而且在不同患者间还要有较小的差异性。这种分类方法包括面部静态和动态分析，以及面神经各个分支的功能差异，而且它还应该足够敏感，能够随着时间的推移或治疗干预而检测到面神经功能的变化。最后，它还要既方便又便宜，且完成检查所需时间更短[7]。

目前，已经开发出了数个面神经功能的临床评价系统，但自 20 世纪 80 年代中期以来，House-Brackmann 分级系统得到了美国耳鼻喉 – 头颈外科学会（AAO-HNS）的广泛接受和认可[8]。在 House-Brackmann 分级系统中，Ⅰ级没有面瘫，Ⅵ级完全面瘫，Ⅱ～Ⅴ级是中间分级（表 42-1）。

在完全面瘫或正常的情况下，House-Brackmann 分级系统是准确的，但在其中间等级（Ⅱ～Ⅴ级）之间则容易产生误差，在这种情况下，用一个标准描述面部运动的多个区域就可能相互交叉重叠，这可能导致面瘫等级区分不准确。在面神经功能不同的患者中，一个单一的总体等级量表可能不足以描述整个面部功能，而倾向于主要反映眼睛的情况[9]。因此，一些人建议每个单独的区域（前额、眼睛、鼻子和嘴唇）应该单独进行分类，以更准确地反映面部的功能。另一些建议，在当前 House-Brackmann 分级系统框架内利用 House-Brackmann 分级系统的主要功能标准（运动正常，联带运动、闭眼、静止时不对称和完全面瘫）来创建一个明确、不重叠，与各级面瘫相关的改良分级系统（图 42-1）。

即使在使用相同的面神经功能评价体系时，检查者也很难达成完全一致。在两项研究中，每个检查者都对超过 100 个不同程度的面瘫患者进行评估，检查者一致同意用 House-Brackmann 分级系统的有 80%（一项研究中有三名检查者），很少用的有 33%（在另一项研究中有五名检查者）[10, 11]。当然，随着更多的检查者应用分级系

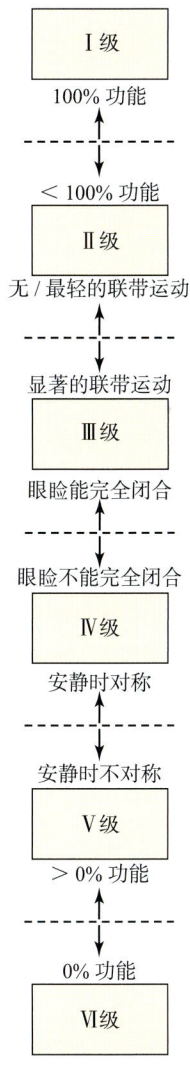

▲ 图 42-1　改良 House-Brackmann 分级系统的示意图，该分级系统是以完全运动、静止时联带运动、闭眼、不对称，分布不清晰的完全面瘫和面瘫的不重叠分级等主要功能标准制订的

第八篇 面神经疾病

表 42-1 House-Brackmann 面神经功能分级系统

分级	描述	特点
Ⅰ	正常	所有区域面肌功能正常
Ⅱ	轻度功能障碍	大体：闭眼时有轻度减弱，可能有轻度的联带运动 安静：正常对称，张力正常 前额运动：轻度或正常 闭眼运动：轻轻用力可闭合 口角运动：轻度不对称
Ⅲ	中度功能障碍	大体：双侧面部明显不对称但不破相，无严重的联带运动、挛缩或半面痉挛 安静：正常对称，张力正常 前额运动：轻至中度 闭眼运动：用力闭眼可闭合 口运动：用最大力也感觉减弱
Ⅳ	中重度功能障碍	大体：双侧面部明显不对称和（或）破相 安静：正常对称，张力好 前额运动：无 眼运动：不能完全闭合 口运动：用最大力也感觉不对称
Ⅴ	严重功能障碍	大体：只有轻度可察觉的运动 安静：不对称 前额运动：无 眼运动：不能完全闭合 口运动：仅存轻度运动
Ⅵ	完全瘫痪	没有任何运动

统，出现分歧的可能性会增加，任何两个检查者意见不一致的概率都低于13%（假设在所有三名检查者意见不一致的情况下，两个人选择一个等级，第三个选择另一个等级）[12, 12a]和高达40%（假设检查者在House-Brackmann分级系统中判断的最大分散度）[13]。有趣的是，要想知道这些可变性有多少是由于个别检查者反复评估的变异性造成的（如检查者倾向于在重复的检查中给同一个患者分配不同的分数），以及有多少是由于检查者之间的评估差异造成的（如"严格"和"宽松"的分级差异）。

尽管House-Brackmann分级系统已经被广泛接受，但也有局限性：①无法区分功能障碍细微的差异；②与面神经功能的客观评估相比，这一主观性评估会造成不同的检查者对同一患者面瘫等级产生差异；③对由于异常面神经修复引起神经功能紊乱中的分级不充分、不完善，这些异常修复包括联带运动、挛缩、半面痉挛、听觉过敏和味觉障碍。尽管如此，House-Brackmann分级系统仍然是最有效的分级系统，因为它更注重面部肌肉的最大运动力，大多数人认为最大运动力是面部神经功能评估的最佳指标，而不是次要指标[14, 15]。

由于临床中对面神经功能的评估很难有一个统一、普遍被接受的分级系统，因此有学者提出了新的分级系统，如Burres和Fisch[16]提出了一种需要在面部不同部位进行反复评估的方法；Croxson及同事[10]研究了42名患者在Burres-Fisch分级系统和House-Brackmann分级系统之间的相关性，在House-Brackmann分级系统中的Ⅲ、Ⅳ级与Burres-Fisch分级系统分级会有相当大的差异。Murty及其同事[13]提出并测试了Nottingham分级系统（对面部几个点中每一个点运动的主观评估），这种分级系统比Burres-Fisch

分级系统更好地与 House-Brackmann 分级系统相关联，而且它的操作更简单。较新的评价系统对运动程度的主观评价存在极大的差异[18, 19]。

Neely 及同事[20]展示了计算机辅助图像分析用于评估面部运动的可行性。Johnson[21]和 Jansen[22]及其同事也提出其他客观分级系统。Poumonery 及其同事[23]利用数字成像软件来测量面部不对称性，而 Hadlock 和 Urben[14]开发了通过计算机（FACE）进行面部评估，比数字成像软件更快地评估静态和动态面部运动。这些研究很有前景，特别是对于研究和分析局部区域面部运动（如前额、下唇）。

应用 House-Brackmann（HB）分级系统评估急性面瘫可能会有容易被忽略的局限性。HB 等级Ⅱ、Ⅲ、Ⅳ和Ⅴ级的区别部分取决于后遗症存在与否及严重程度，如联带运动、挛缩、半面痉挛和静态时面部不对称性，所有这些都是长期面神经功能障碍的后遗症，在急性面瘫时都不会出现。这种固有的局限性也存在于大多数其他可供选择的分级系统中。

严格意义上说，House-Brackmann（HB）分级系统非常适合于长期面神经功能障碍的评估，而不适合急性面瘫[24]。尽管如此，HB 分级仍可粗略地评估急性面瘫，在面瘫分级方面：Ⅰ级，正常或 100% 功能正常；Ⅱ级，轻度功能缺陷或 75%～99% 功能正常；Ⅲ级，中度功能缺陷或 50%～75% 功能正常；Ⅵ级，中重度功能缺陷或 25%～50% 功能正常；Ⅴ级，重度功能缺陷或 1%～25% 功能正常；Ⅵ级，完全瘫痪或无正常功能。这个分级系统明显的缺点是分级粗糙且不准确。尽管此分级不规范，但临床仍广泛使用这个分级系统来评估从急性发作到长期随访的面部神经功能。

理想的分级系统是可靠且易于使用的，它与患者的自我评估密切相关。Kahn 及同事[25]开发了一份 15 项条款的问卷，用于面瘫患者的自我评估，且对 76 名面瘫患者的调查问卷结果显示，与 House-Brackmann 分级系统和 Sunnybrook 面部评分系统相当吻合[17]。AAO-HNS 面神经障碍委员会一直在开发面神经功能的标准化分级系统，但还没有正式确定[26]。目前，House-Brackmann 分级系统仍是最合理和最广泛使用的分级系统。

二、定位试验

定位试验的目的是明确面神经损伤部位，面神经分支在离开主干点以下的面神经主干的损伤不会影响该分支的功能。因此，面部神经末端损伤不会影响到流泪、唾液分泌、味觉或镫骨肌反射。相反地，面瘫患者出现泪液分泌减少，从理论上讲只能由神经部分损伤引起，这些损伤的神经支配着泪腺分泌（例如，从小脑脑桥角到膝状神经节）。

完全性面瘫常由创伤引起，定位试验往往是可靠的，但又是不必要的，因为临床检查和影像学检查可以定位损伤的部位。如果面神经多处或广泛的损伤，定位试验只能预测邻近病变，几乎不能提供面神经远端损伤信息[27]。因此，许多研究人员应用定位试验对 Bell 麻痹患者的评价中出现了许多自相矛盾和误导性的结果。与创伤性损伤不同的是，Bell 麻痹中面神经损伤通常是一种混合性和局部性的损伤，因为面神经主干不同的神经纤维和纤维束中存在不同程度的神经传导阻滞和退行性病变。因此，定位试验不能提供关于病变部位的精确信息。目前，对于 Bell 麻痹患者耳科医师很少选择定位试验。

（一）泪液分泌试验

泪液分泌试验具有简单、快速和经济等优点：医师将一张折叠的无菌泪液试纸放置在每只眼睛的结膜上，比较两侧泪液分泌的速度。通常情况下，试纸刺激结膜产生眼泪，泪液沿着试纸向下流动。通常在 5min 后测量试纸的浸湿部分的长度，其与泪液分泌量成正比。传入神经纤维（三叉神经眼支或 V1）或传出神经纤维（面神经分支中的岩浅大神经）的反射缺陷可能导致泪液分泌减少。这种反射是交互的，也就是说，任一眼睛的单侧刺激可以使双眼泪液分泌，而任一眼睛单侧麻痹都会减少双眼泪液分泌量。然而，单侧角膜麻痹可引起不对称的泪液分泌，使麻痹侧分泌明显减少。因此，当存在泪液分泌减少时，应考

第八篇 面神经疾病

虑双侧角膜麻痹的存在，这种情况下可通过其他有害刺激物（如吸入氨气）刺激泪液分泌来替代常规的泪腺分泌试验[12]。

当患侧泪液量少于健侧泪液量的一半时，通常认为泪腺分泌试验阳性。这与 Fisch 的研究数据相吻合[28, 29]，他们发现 95% 的健康个体有相对对称性的反应（较低反应是较强反应的 54%）。Fisch 还指出，在 Bell 麻痹患者中会出现双侧泪液减少，可能是因为其他脑神经的受累及。因此，反应对称性及它的绝对值都很重要，< 25mm 的总反应（双眼浸湿的泪液试纸长度总和）被认为是不正常的。

一些医师建议用棉线代替泪液试纸来改进泪腺功能试验。用荧光素标记细棉线的一端插入结膜囊外上方 5～20s，然后测量其浸湿的长度，然后比较双眼的结果。这个改良的泪腺分泌试验最主要优势是用时更少（5～20s），而传统的泪腺分泌试验需要 5min，因此在儿童泪腺分泌试验时更方便[30]。

Fisch[28] 将 Bell 麻痹及耳带状疱疹性面瘫的泪腺分泌试验和神经电图（ENoG）检查（见下文电生理检查）的结果进行对比，发现在神经电图检查中神经变性≥ 90% 的患者，其泪腺分泌试验均显示异常。然而，结果显示泪液分泌试验异常而神经电图正常。而且，在泪腺分泌试验异常的一些病例中，神经电图正确预测了较好的自发性恢复。

May[31] 在唾液腺流量实验和最大刺激实验（MST）等一系列提示预后的试验中增加泪腺分泌试验。当泪腺分泌减少到正常情况的 25% 时，提示有 90% 的可能预后较差。

在 115 名急性面瘫患者中（Bell 麻痹或 Hunt 综合征），Kawamoto 和 Ikeda[32] 通过软腭电味觉测量法（EGM）测量岩浅大神经有关味觉和刺激分泌的功能，并与泪腺分泌试验相比较。在这些患者中，28% 的患者软腭中可发现异常 EGM（表明阈值水平> 6dB），然而，其中只有 8% 的患者，泪液分泌功能异常。这种结果显示面神经的损伤对于岩浅大神经的感觉神经纤维和促进分泌的神经纤维有不同的影响。软腭的 EGM 反应异常患者的面神经功能好于泪腺分泌试验异常反应的面神经功能[33]。

（二）镫骨肌反射

镫骨肌支在面神经垂直段第二膝处从面神经主干上分出。在听力下降的患者中，声反射检查被用来评估听觉反射的传入支，但是在面瘫患者中被用来评估传出支（面部运动）。反射未引出或反射幅度<对侧 1/2 都是异常的。最近的一份病例报道激发面瘫患者的镫骨肌活动时出现了同侧听力下降[34]。

这种反射可以由同侧或对侧声刺激引起，也可以通过触觉或电刺激引起。Fisch 报道称 69% 的 Bell 麻痹中没有引出镫骨肌反射（其中 84% 的是完全面瘫），这种反射恢复的时间与临床观察到的运动差不多同时发生[35]。最近一项针对 30 名周围性面神经麻痹患者的研究表明，镫骨肌反射有助于预测面神经恢复的预后。在这项研究中，面瘫 2 周内出现镫骨肌反射的患者在 12 周内完全恢复了面神经功能，而那些在 4 周内恢复了镫骨肌反射的患者在 24 周内恢复了面神经功能。因此，镫骨肌反射对面神经损伤的预后可能有预测作用[36]。

（三）味觉试验

因为鼓索神经支配舌前 2/3 的味觉，许多研究人员研究了 Bell 麻痹患者的味觉改变。心理物理评估可以通过自然物刺激来进行，例如用氯化钠溶液（咸味）、蔗糖（甜味）、柠檬酸或盐酸（酸味）、奎宁（苦味）等液体浸泡的滤纸放于舌前 2/3，或用舌电刺激（EGM）评估[37]。后一种方法具有快速和易量化的优点[38, 39]。EGM 包括双极或单极电刺激，以 4μA（-6dB）～ 4mA（34dB）不等的电流刺激舌体。EGM 以这两种方式中的一种引起味觉：要么以电流直接电刺激味蕾周围的神经末梢，要么通过从刺激中释放氢离子创造局部的酸性环境[40]。临界阈值是由电流水平表示，在健康个体中，舌头两侧有类似的电刺激阈值，差异很少有超过 25%[41]。以前的研究表明，味觉试验没有效果，因为几乎所有处于 Bell 麻痹急性期的患者味觉都是不正常的，因此，EMG 不能用来判别预后不良的患者[42, 43]。一项新的研究表明，该试验有较好的预测价值：在一组 50 名完全性面瘫的患者中，18 名患者 EGM 反应异常（这种异常定义为无反应或阈值差异 > 20dB），7 名患者显示在神经兴奋性测试中无反应（NET），这 7 名患者均属于 EGM 异常反应组。在这 7 个人中，经过长期随访，5 个面神经功能不完全恢复[43]。在某些情况下，味觉功能的恢复会早于面神经功能的恢复。因此，如果第 2 周或之后 EGM 的结果是正常的，面神经功能就会逐渐恢复。

（四）唾液流量测试

唾液流量测试通过计算副交感神经支配的下颌下腺的分泌量来评估鼓索神经。这需要对下颌下腺管进行插管，并通过唾液分泌的放射性示踪剂来比较两侧受刺激后唾液的分泌量。对患者来说，这个测试是费时且不舒服的，尤其是需要反复进行；导致它未被广泛使用，下颌下腺分泌量的减少意味着鼓索神经在离开面神经主干处或近端有损伤。鼓索神经离开面神经主干的点是不固定的，可以在面神经垂直段的任一点。唾液流量测试异常提示神经变性早期，然而，面部电刺激测试——EMG 或 NET，至少在神经变性后 3d 才能检查出，这是由于 Wallerian 变性从颞骨内病变部位到面部检测部位发展出现延迟的结果[44]。May 和 Hawkins[45] 注意到特发性面瘫的患者中，唾液流量的减少要早于 NET 中阈值的改变（见下文，电生理测试）。他们认为，较正常侧的唾液流量减少 25% 或更少时，是手术的一个指征。

Ekstrand[46] 指出唾液分泌的减少（用 6% 的柠檬酸刺激后，较健侧少 45%）与 Bell 麻痹预后相关，用这种方法使预测完全或不完全恢复的准确率达到 89%。同样地，Taki 及其同事[47] 对 78 位急性面瘫患者进行了下颌腺闪烁显像，并测量了峰值计数密度（PCD）和冲洗比（WR），比较了患侧和正常侧的分泌量后发现，患侧和健侧的 PCD 和 WR 均 > 0.8 为正常。在面瘫后 14d 内出现正常的 WR，预示面神经有 94% 的可能完全恢复。反之，面瘫后 14d 内出现异常 PCD 和 WR（均 < 0.8）的患者，在长时间内面神经功能都不能完全恢复。作者指出，这些下颌下腺闪烁显像的结果对需要手术干预的患者提供了有用信息。然而，目前尚不清楚这些数据是否来源于唾液流量测试，是否是在患者面瘫后 10～14d 内收集的数据，是否比下面介绍的电生理检查提供更早、更可靠的信息。

（五）唾液 pH

Saito 及其同事[48] 的研究显示，在 Bell 麻痹的病例中，下颌下腺分泌的唾液 pH 为 6.1 或更小时，预示着面神经功能不能完全恢复。这可能只是在患侧唾液腺导管插管的结果，因为在这项研究中，所有对照组 pH 都是 6.4 或更大。这种方法预测的总体准确率为 91%。Ristic 及其同事[49] 证实，在 53 名周围性面瘫患者中，唾液样本的 pH 和渗透压与面神经恢复有关。但是，关于唾液 pH 的有关研究非常有限，而且目前还不知道这个检测是否比其他检测提供更早的预后信息。

三、影像学

磁共振成像检查时静脉注射钆造影剂给桥小脑角肿瘤和颞骨肿瘤的诊断带来了革命性的改变，也是目前可疑面神经肿瘤时需要做的检查（例如在缓慢进展或长期持续的面瘫病例中）[50]。然而，在大多数 Bell 麻痹和带状疱疹病毒性面瘫病例中，面神经也会强化，通常是在膝状神经节处[51, 52]。Fisch 和 Esslen 首次提出面神经最可能受压的位置，由此导致传导阻滞，Bell 麻痹中最容易受压迫的位置是面神经骨管的入口处，有研究表明 94% 的面神经减压案例术中监测发现的传导阻滞的位置在面神经骨管入口处[73,74]，面瘫恢复后，面神经仍可能出现强化，约持续 1 年以上，因此磁共振不能提示预后。Sartoretti Schefer 和 Brandle[54] 对 6 名急性周围性面瘫患者反复进行 MRI、ENoG 及临床检查，面神经强化程度并不能预测炎症过程中临床表现或电生理检查的严重程度。面神经功能恢复后仍会出现长时间强化可能是因为在神经变性和再生过程中存在血液外

第八篇 面神经疾病

周神经屏障的破裂[54]。

CT 对于胆脂瘤和颞骨骨折引起面瘫的手术治疗是很有价值的，但是在非典型特发性面瘫患者中可能比 MRI 用的少[55]。

MRI 对判断腮腺肿瘤的位置和深度最有效，但传统上并未把它作为诊断腮腺恶性肿瘤的方法。目前对扩散加权 MRI 成像的研究表明，这种明显的扩散系数是区分良性（主要是多形性腺瘤）与腮腺恶性肿瘤的有效指标[56]。恶性肿瘤的 MRI 表现是病变与腮腺实质边界不清，但其恶性肿瘤的阳性预测值仅为 0.48，因此，细针穿刺细胞活检仍是术前腮腺包块评估的金标准[57]。

四、病理生理学

Sunderland[58, 59] 根据 Seddon 提出的原理，把周围神经损伤的组织病理学分类表现分为 5 级（图 42-2）[60]。后来，MacKinnon 及其同事将这一分类扩大为 6 个等级，即增加了第 6 级混合性损伤[61]。这种面神经总干损伤程度的分类有助于解释电生理测试结果。

第 I 级：神经干受压，可导致传导阻滞，称为神经失用[60]。轴突的连续性未发生中断，结缔组织仍保持完好。当压迫或其他损害（如局麻药的浸润）解除，神经可以迅速恢复。在传导阻滞时，没有任何冲动可以穿过病变区域，但在损伤远端给予电刺激仍会产生反向的动作电位，而且在损伤后的任何时候都可见到肌肉抽搐。

第 II 级：神经轴突中断，神经内膜保持完整。神经发生 Wallerian 变性，并从损伤部位向运动终板和郎飞结传播。在 II 级损伤中，结缔组织仍保持活性，所以再生轴突仍可能精确地恢复到最初状态。因此，再生神经分布形式与原神经分布一致，这表明神经在功能上也能精确恢复。去除最初的损伤因素可以使神经完全恢复，但这是相当缓慢的，因为轴突在功能恢复前从病变部位到运动终板的再生速度非常慢，大约为每天 1mm。

第 III 级：神经内膜损伤也会发生神经变性，但再生的轴突可能错向进入神经内膜小管，或者根本不进入神经内膜小管；这种异常再生可能与不完全恢复有关，表现为面部个别区域运动时伴

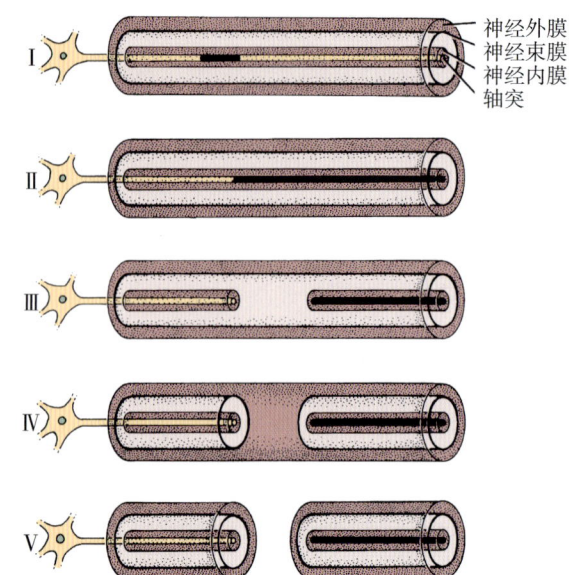

▲ 图 42-2 外周神经损伤后 Sunderland 组织病理学分级。 I ~ V 表示 Sunderland 分级中神经损伤的程度

随另一个区域不自主运动，这种异常被称为联带运动。Sunderland 分级中 III ~ V 级神经损伤会发生异常再生，称为神经内膜中断。

第 IV 级：神经束膜离断，这意味着神经遭受了更严重的破坏，在这种损伤中，神经功能不能完全恢复、轴突异常再生的可能性更大。神经内瘢痕修复可能阻止大多数轴突到达肌肉，这不仅导致更多的联带运动，还会造成运动功能不能完全恢复。

第 V 级：神经完全离断，包括神经鞘膜，几乎没有再生的可能性，除非断端非常靠近或跨接修复。

第 VI 级：面神经总干损伤（无论是压迫性、炎症性，还是外伤性）是不均匀的，不同神经束间的损伤程度并不相同。这种混合性的损伤也是一类神经损伤，包括神经失用和不同程度的神经变性都被认为是一种额外损伤。

I 级神经损伤的患者的面神经轴突完整，且出现暂时性的传导阻滞，面部肌肉虽然不能自主运动，但可通过经皮电刺激引起面部肌肉抽搐。这种面部抽搐可以直接观察到，也可以记录到。因为没有发生 Wallerian 变性（因为轴突完整），在单纯的 I 级损伤中，电刺激损伤部位远端没有明确的反应。

第Ⅱ～Ⅳ级神经损伤也意味着一旦发生神经变性就不会有动作电位传播和肌肉运动。然而，在轴突变性前，电刺激远端可以产生兴奋。神经损伤后虽然立即发生 Wallerian 变性，但是进展较慢，在神经损伤的远端观察到变性大约需要 1 周，且持续 1～2 个月[62]。对于面神经来说，这种变性缓慢传播导致在面神经损伤后 3～5 天内远端仍有兴奋性[63]。因此，在神经损伤的前几天，任何形式的电生理检查都无法区分神经失用和神经变性。

神经发生 Wallerian 变性后，电生理检查可以区分轴突完整的神经失用性损伤（Ⅰ级）与轴突中断的神经变性损伤（Ⅱ～Ⅴ级），然而，它不能区分不同级别的神经退行性变（Ⅱ、Ⅲ级、Ⅳ级和Ⅴ级）。但是，电生理检查很难区分自行完全恢复的Ⅱ级损伤和自行恢复效果差的Ⅴ级损伤。轴突再生与功能恢复是有区别的，再生的轴突不会呈束状生长，而是在神经外及远端神经末梢同样生长。此外，再生的运动轴突有时可随着感觉神经内膜小管生长，反之亦然，这就产生了运动 - 感觉相交叉现象。

同样重要的是，大多数面神经损伤不是单一的，很可能是多种损伤混合在一起，一些纤维出现传导阻滞，而另一些纤维因有不同程度的损伤而发生离断。因此，大多数面神经损伤[无论是压迫性、炎症性、还是外伤性（完全横断除外）]都可能是Ⅵ级，神经发生变性的比例与电刺激阈值相匹配。

五、电生理检查

电生理检查的原理是电刺激神经和肌电反应的记录，可用于判断预后和作为选择手术治疗的一个指标。但是它们对于鉴别诊断方面很少有帮助。在 Bell 麻痹和外伤性面瘫中，电生理检查最常用于神经开始变性的患者，因为这些患者可能需要面神经减压治疗。从这个意义上说，只有当神经发生变性，医生建议进行面神经减压术时，才需要对面瘫患者进行电生理检查。通常用 EMG 进行面神经功能的术中监测，这已广泛应用于颅内、颞骨内和颞骨外外科手术中。

（一）神经兴奋试验

最简单和最著名的检查面神经变性的方法是由 Laumans 和 Jonkees 报道的神经兴奋试验（NET）[64]。刺激电极放在茎乳孔表面的皮肤上或神经外周分支上，接地电极贴在前臂上。由健侧开始，电刺激每次持续 3s，且刺激强度逐步增加，直到发现面部抽搐，引起面肌抽搐的最小刺激强度为兴奋性阈值。接下来，在患侧重复这个过程，并计算出两边的阈值差。此测试缺点是患者对侧面神经功能必须正常。

在单纯神经传导阻滞中，Sunderland 分级Ⅰ级（用利多卡因在刺激点近端的周围组织浸润麻醉周神经）两侧的神经兴奋性是没有差别的。麻痹的神经与健康的神经一样容易刺激损伤部位的远端。严重的神经损伤后（Sunderland 分级Ⅱ～Ⅴ级）轴突末梢发生变性，电刺激兴奋性 3～4d 内逐渐消失；因此，研究发现神经兴奋试验和其他所有电刺激试验，包括远端刺激，总是在神经损伤后几天进行[65]。

完全性面瘫的 Bell 麻痹患者中，大多数都会有不同程度的神经变性，并在 1～2 周内逐渐加重[66]。因此，NET 倡导者强烈建议经常、甚至每天都要进行检查，这样能尽早发现严重的变性。两侧阈值有 2～3.5mA 的差异就被认为是严重变性的可靠信号，并被用作进行面神经减压术的一个标准。使用这个标准，判断神经功能完全或不完全恢复可以使精确度达到 80%[64]。一些研究人员坚持要进行连续两次的测试，且差异＞ 3.5mA，以降低检查错误的概率。Lewis 及同事[67]报道了超过 10 000 个 Bell 麻痹的神经兴奋试验，这些试验中涉及面神经主干及其支配眼睛、额部和口唇的分支。

NET 只有在完全性面瘫最初 2～3 周才有用。在不完全瘫痪的情况下，这种试验是不必要的，不完全面瘫的预后总是很好。在这些情况下，当神经末梢受到刺激时，电刺激试验结果是正常的。如果是完全性瘫痪，则试验可以确定是否存在单纯的传导阻滞，或者是否发生了变性，这表明兴奋性会逐渐消失。完全面瘫时间超过 1 个月几乎总是伴随着兴奋性的完全丧失。一旦确定兴奋性丧失，那么进一步的兴奋性测试是没有意义的，因为明显的临床恢复总是在明显的电兴奋性恢复前就开始了。这种差异性结果产生的原因是：再生轴突变得更小，尺寸更不规则，而且数量比病变前减少。电刺激通常在再生早期阶段引起同步化、可见的抽搐是无效的。当这些早期神经纤维再生时，它们可能会单个纤维重新获得电刺激反应的功能，但是神经束功能恢复仍然不明显，神经束有功能的临床表现是电刺激可以引起面部明显抽搐。这种现象叫作早期解锁，或面神经的非同步放电。同样的，对于完全瘫痪，如果临床恢复在神经变性之前就开始了，那么没必要继续测试，因为恢复是快速和完整的。

部分变性并不等同于恢复差。在 Sunderland Ⅱ级损伤中，几乎可完全恢复而不发生严重并发症。Laumans 和 Jonkees[64] 指出即使是那些表现出神经变性的患者（阈值差异 > 3.5mA），也有 38% 的患者可能自行完全恢复，剩下的则会出现并发症，其中以永久性面部不对称（非完全瘫痪）和联带运动最典型。

面神经兴奋阈值的个体差别相当大，因此用比例关系来表示 NET 的结果，而不是用绝对阈值差异，可能更合适。例如，Mechelse 及其同事[68] 认为与健侧相比阈值增加 150% 可作为减压标准。

Psillias 及同事[69] 对 350 名急性周围性面瘫的患者进行回顾性分析发现，其中包括 250 名 Bell 麻痹患者，100 名外伤性面瘫患者，来判断 NET 对长期预后的判断价值。对每一个患者来说，反复进行 3 周的神经兴奋试验，数据结果被记录为正常、减少或无反应。第 14 天的神经兴奋试验净值与第 1 年内的 HB 分级相比较。所有在 14d 内拥有正常神经兴奋性的患者，都有良好恢复，1 年内 HB 等级为 Ⅰ～Ⅱ级，而那些对神经兴奋性无反应的患者则很难恢复正常神经功能。

（二）最大刺激试验

最大刺激试验（MST）与神经兴奋试验（NET）相似，都是对电刺激诱发面部运动的主观评价。MST 使用的是最大刺激强度（可见面部最大运动幅度时的电流）或超高的刺激强度（强于前面的电流），而不是测量阈值。电极类型、放置部位和神经的刺激设备与神经兴奋试验是一样的。在健侧，刺激强度在阈值水平上逐渐增加，面部抽搐的强度也会逐渐增加，直到达到最大刺激强度。超过这个强度的刺激不会进一步增加面部抽搐幅度。用这种最大刺激强度刺激患侧，与健侧相比，面部抽搐程度则被主观地评价为相等、轻微减少、明显减少或无反应。May 及其同事进行 MST[70] 认为周围分支是刺激的首选部位，患侧的运动则表示成健侧运动的百分比（0%、25%、50%、75%、100%）。

May 和同事[70] 分析了 15 只面神经不同程度损伤（从完全损伤到不完全损伤）的猫的面神经功能。他们的研究显示，在不完全损伤组，损伤后第 2 天，MST 结果异常，而 NET 结果异常要等到损伤后 3～5d 才出现；同样地，在完全损伤组，损伤后第 1 天 MST 结果异常，而 NET 结果异常要等到 2～3d 才出现，这意味着面神经损伤时 MST 异常出现得更早。MST 的理论基础是，通过刺激所有完整的轴突，可以评估变性的神经纤维比例，这些信息要比神经兴奋试验获得的信息更可靠地指导预后和治疗。然而，尽管存在动物实验，但还没有在人身上获得有效的试验数据用于比较同一患者各种电生理检查的差别。因此，MST 的理论基础并没得到证实。

根据 May 及其同事的研究[71]，当 Bell 麻痹患者 MST 结果正常时（与健侧相同），92% 的患者能完全康复。然而，那些 MST 明显减少或缺失的患者，面神经功能约有 86% 的不完全恢复。

MST 检查过程对一些患者来说是痛苦的，Molina[72] 建议刺激持续时间 < 0.4s（而不是 May 及其同事[71] 提出的 1s）可以消除这种不适，尽管在某些情况下需要更强的电流。

（三）神经电图

与 NET 一样，在神经电图（ENoG）检查中，经皮电刺激茎突孔时需要使用双极刺激电极。与 MST 一样，其也是对比双侧最大刺激强度下的反

第42章 面神经功能检查

应,但它是通过放置在鼻唇沟处的第二对双极电极以一个更客观的形式记录诱发性复合肌肉动作电位(CMAP)。通常使用超大的刺激强度,用mV来度量峰顶之间的振幅。据报道在健康者中,面部双侧反应振幅的平均差仅为3%[73]。神经电图这一术语实际上是用词不当,因为它测量、记录的是面部肌肉复合动作电位。一些工作人员将诱发肌电图等同于神经电图。

很明显,这种方法在对电诱发反应的客观记录上具有潜在的优势,面瘫侧反应的幅度以占健侧的精确百分比来表示。例如,如果面瘫侧的振幅仅为健侧的10%时,那么估计有90%的神经纤维变性。然而,这种方法在应用中有一些困难,必须克服这些困难,才能得到可靠的结果[74, 75]。尽管采用电极位置标准化和更细的导线,Raslan和同事[76]报道的重复测量误差仍约为20%。虽然这可以通过在同样设置下反复试验取平均值来克服。大多数研究人员认为,30%或更大的不对称性(或变动性)才能认为结果异常。

在Bell麻痹中使用ENoG判断预后已经很普遍,尽管Gates[77]指出仍缺乏ENoG比NET或MST更有效的研究。Esslen和Fisch[67, 73]证实,当95%神经变性并无刺激反应时,面神经功能恢复的可能性大大降低,并且有50%的可能恢复较差。Coker及同事[78]指出ENoG和NET之间有良好的相关性(当NET双侧阈值相差2mA时,瘫痪侧ENoG振幅通常<正常侧的10%),但此研究没有提供该试验的临床数据。

支持应用ENoG最有效的证据是来自于对完全面瘫病例的研究,因为不完全面瘫都会预后良好。在37例完全面瘫病例中,May及其同事发现[70],当严重的ENoG振幅减少至<健侧的10%时,会出现不完全修复,而在发病后10d内的神经变性<25%,就会有98%的概率恢复良好。同样的,Wang[79]对22名患者进行研究发现,神经电图反应降至健侧90%或更少时,有83%的概率完全恢复面神经功能。然而,当变性>90%时,不完全修复的概率差不多达70%。Linder及同事[79a]随访了196名急性周围性面瘫患者12个月,发现ENoG低于90%的患者中,有94%的面神经功能在1年后正常或接近正常。

对于电刺激时肌肉反应的记录也提供了测量潜伏期的可能性,即刺激和反应的时间间隔,但对该变量的关注比较少,虽然缓慢的神经传导速度可能是早期变性的标志,但现有的可用依据却是矛盾的。Joachims及其同事[80]认为,在任何可见的阈值或反应之前,最初的72h内潜伏期的延长提示预后较差。然而,Esslen[73]报道说,在45名患者中,潜伏期在第5天前从未增加,而潜伏期改变也从来不会优先于诱发电位振幅的变化,他推断潜伏期测量没有临床价值。Danieliders[66]和Ruboyianers[81]及其同事也认为,潜伏期的延迟与神经功能的不完全恢复有关,但是没有增加任何由ENoG振幅或MST提供的信息。

NET的局限性与MST和ENoG相同,换句话说,在临床修复开始和神经兴奋性丧失之后的部分面瘫中不适用。在急性面瘫中,所有这些试验都只适用于完全性面神经瘫痪的早期,直到临床恢复开始或神经表现为完全丧失兴奋性。

Esslen[73]应用ENoG来研究Bell麻痹的发展进程,发现急性期很少超过10d。10天之后的ENoG振幅减少与潜伏期延长有关,这是由于存活神经纤维不同步所致,而不是变性增加。因此,在对ENoG结果的解释中,应该考虑面瘫开始的时间。在2周内达到95%变性(反应振幅等于健侧的5%)的患者,有50%的概率恢复较差,而那些ENoG振幅表现为逐渐减少的患者,预后则要好得多[82]。

大多数ENoG的倡议者认为,ENoG主要用于在急性面瘫(Bell麻痹或外伤性面瘫)判断预后,或作为进行神经减压手术的标准。Gantz及同事[83]用ENoG和EMG作为神经减压手术的标准,进行了一项多中心前瞻性对照研究。所有14d内神经纤维变性不超过90%的完全面瘫患者,面神经功能可恢复到正常或接近正常,89%恢复到HB-Ⅰ级,11%恢复到HB-Ⅱ级。对ENoG中超过90%神经纤维变性的患者进行的EMG检查发现,那些在自发肌电图上没有动作电位的患者,可实施经颅中窝入路面神经减压术。选择手术治疗的患者面神经功能在统计学上有明显改善,

91% 的患者恢复到 HB-Ⅰ或Ⅱ级，而对照组只有 58% 达到这个水平。

Kartush[84] 指出 ENoG 也可以用于评估肿瘤造成的面神经损伤，尤其是听神经瘤。有研究表明听神经瘤患者的面神经损伤后 ENoG 出现异常，即使临床表现为面神经功能正常的患者，都有可能术后出现面神经功能异常或进一步加重。然而，由于 ENoG 振幅减少与肿瘤大小密切相关，肿瘤越大术后面神经功能越差，在已知肿瘤大小的情况下，ENoG 是否能够增加判断预后的信息仍未可知。Selesnick[85] 强调 ENoG 也是一种对长期面神经功能预测有统计学意义的方法，可用于面神经完整保留的听神经患者 CPA 术后面神经功能的预后判断。ENoG 也已可以用于累及面神经的腮腺恶性肿瘤的术前检查，即使在临床检查中没有发现面瘫[86]。

最近，一项针对 86 名神经科医生的研究显示，对于治疗 Bell 麻痹，是否进行面神经减压术仍存在分歧。此研究中的绝大多数患者（超过 90%）在面神经麻痹开始后 10d 内就诊，并进行了面神经电生理学检查，但当被问及在达到面神经减压的标准（ENoG 检查显示患侧面神经功能为正常的 10% 以下，10d 内 EMG 检查未发现有自发的动作电位）而是否被推荐进行面神经减压手术时，仅有 67% 的患者表示被建议进行手术。有趣的是，在过去的 10 年里，34% 的被调查者没有进行面神经减压术，要么是因为患者不符合标准，要么是因为外科医生不相信手术减压是有效的[87]。表 42-2 总结了电生理检查的 3 种类型，并提供了进行面神经减压术治疗完全性面瘫公认的阈值标准。

（四）肌电图

肌电图（EMG）是用刺入肌肉的电极记录自发和诱发肌肉电位。它在 Bell 麻痹早期阶段的作用有局限性，因为它不能对神经变性的程度进行定量评估（例如纤维变性的百分比）。然而，肌电图在某些情况下可能有帮助。一些支持对 Bell 麻痹进行减压手术的研究者，根据 NET 或 ENoG 检查来决定是否手术，但也需用肌电图进一步证实以上两种检查结果[64, 74]。尽管神经干兴奋性消失，但肌电图显示有自主活跃的面部运动，那么自发性恢复预后极佳[39]。在 Bell 麻痹病例中肌电图检查可能没得到充分利用，最近一项对 86 名耳科医生调查中发现，其中 97% 的医生会进行 ENoG 检查，但只有 17% 的医生在 ENoG 检查反应很小或没有反应时做肌电图检查[87]。

当神经失去兴奋性后，NET 和 ENoG 等需要电刺激的检查将失去作用，这时候肌电图检查就可以为预后提供有用信息。10～14d 之后，可发现纤颤电位，这就证实了运动单元变性的存在，如果患者肌电图检查发现 81% 的纤颤电位，就会出现不完全恢复[88]。更有用的则是多相神经再支配电位，这种电位在面瘫开始后的 4～6 周内出现。如果这些电位的出现早于临床可观察到的恢复，预示恢复效果较好[73]。Grosheva 及同事[90, 91] 注意到，面瘫 14 天后，肌电图检查对于预后的预测价值较大，这种预测要比在 14 天前使用 75% 变性临界标准的 ENoG 检查，有更高的特异性和阳性率，但是他们的研究对象还包括许多不完全面瘫的患者。因此，他们认为肌电图检查是一种更精确的检测方法，可以发现面瘫恢复的迹象，而不仅仅是临床评估面神经功能的一种方法，因为电刺激试验记录结果通常不能被清晰归类为神经失用症、轴突中断、神经断裂或混合病变（包括神经失用症、轴突中断、神经断裂）。

因为很少有外科医生提倡在 Bell 麻痹后期做减压手术，所以 EMG 使用比较少见。它可能有助于评估长期面瘫，以及肌肉或组织检查，并判定能够恢复面部运动的面神经移植或跨接手术成功的可能。EMG 还可以帮助评估神经恢复（如在 CPA 中）是否成功。如果临床表现没有恢复，EMG 在 15 个月（或最近 18 个月）中不会显示多相性神经再支配电位，当神经吻合术失败，应该考虑另一种手术，如舌下神经 - 面神经吻合术。

六、面神经监测

在 20 世纪 80 年代，听神经瘤手术中面神经功能的肌电图监测在多个医学中心成为一种常规，

第 42 章　面神经功能检查

表 42-2　电反应诊断标准

试　验	考虑面神经减压的标准
神经兴奋性试验（NET）	两侧的阈值差异＞ 3.5mA
最大刺激强度试验（MST）	最大刺激强度下患侧没有反应
神经电图（ENoG）	面瘫后 14d 内＞ 90% 的神经变性

它的应用已扩展到其他手术领域，比如面神经和其他脑神经风险的评估[92]。尽管外科医生或助手可以观察到神经受机械或电刺激所引起的面部运动，但单纯的观察很难发现一些小肌肉收缩，这就需要时刻保持警惕。相比之下，在面部肌肉或靠近面部肌肉电极上记录到的 EMG 电位可被放大，并可通过扬声器发生声音。因此，外科医生的耳朵可听到监测面神经时的声音，同时手和眼可以进行手术。Harner 及其同事[93]指出，这项技术不是真正的新技术，只是最近才流行的。

面神经监测可以通过不同方式进行。一种方法是依据所用监测仪器的不同，监测神经活跃还是抑制[94]。在腮腺手术中，可以让助手观察患者的面部抽搐，虽然这种方法是粗糙和不稳定的，但这也是面神经监测的一种形式。通过针状电极插入面部肌肉并记录 CMAPs，这样就能监测到面神经的兴奋性，这是一种更标准化、更精确、更敏感的方式。这两个例子都是被动面神经监测，即面部肌肉运动只有通过对面神经直接机械、拉伸、热量刺激或其他非电刺激来激活。尽管四通道的电极阵列也可以使用，但面神经监测电极通常为双通道电极，包括眼轮匝肌和口轮匝肌。

当电刺激面神经与面部 CMAPs 测量一起使用时，这项技术被称为主动面神经监测。电刺激是通过单极或双极电极（类似于双极电凝）传送的，除尖端外，其余部分都是绝缘的。市场上可用的单极电极其尖端是钝的，且可以弯曲，这使其能够便于进入狭窄的区域。此外，有绝缘杆的导电手术器械也是可以使用的，形状采用的是传统耳显微剥离器，如弯针、镰状刀、圆刀或其他分离器。在双极刺激中，电流主要局限在带电尖端之间的组织中，如果尖端分离过宽，这种刺激与使用单极相似，但是在尖端距离较近时，就会发挥刺激的作用，如果使用者了解这些差异，这两种刺激方法都会令人满意。

电刺激能激活周围组织，激活组织的面积是与电流强度相匹配的，而电流强度的调节可以为外科医生在面神经定位和探查时提供更好的灵敏性。在面神经解剖研究的早期，在观察到面神经支配的肌肉运动之前，高强度的初始电流刺激允许外科医生从远处刺激神经而不需要直接接触神经。当解剖到更靠近神经时，低电流水平就可以更精确地确定神经位置。一旦识别出面神经或其分支，低电流刺激直接作用于神经上即可确认神经确实被找到。

当外科医生用电流刺激神经时，从被监测的面部肌肉中记录 CMAP（例如眼轮匝肌或口轮匝肌），可以在示波器上显示（如果安装了显示器），并通过扬声器发出一种特殊的重击声。像用手术器械触碰神经这种温和的机械刺激，也会产生类似的声音。机械拉伸刺激或热刺激会产生一系列持续的不规则放电，听起来就像爆爆米花的声音。Prass 及其同事[95]将这两种特殊的声音称为"爆破音"和"火车声"，学会识别这些声音很容易，并且可以立刻提供关于面神经定位和伴随手术操作的即时反馈，"爆破音"意味着近乎瞬时的神经刺激，"火车音"意味着持续的神经刺激，这时候的手术操作可能非常危险。

Kartush[84]指出，手术中过度的、活跃的"火车音"预示着比较坏的后果，Prell 及同事[96]将总"火车音"的时间和总监测时间相关联，在此期间，"火车音"记录时间超过 10s，其面神经功能发生即刻和长期问题的可能性更大，但 Hone 及同事[97]不同意此观点。相反，如果在手术结束时能够在脑干附近通过低电流（0.05～0.1mA）

第八篇 面神经疾病

成功地刺激神经引起兴奋，所有研究人员都认为，术后神经功能的预后良好[98-102]。在 Bell 麻痹或外伤性面瘫患者中，听神经瘤切除术后面神经功能立刻恢复的患者，尽管随后可能会出现迟发性的面瘫，但仍要比术后马上出现面部不对称或面瘫的患者预后好[85]。

与任何辅助性技术一样，一些技术缺陷也应该为大家所知道。听不到面神经反应所发出的声音可能是由以下错误导致：电极分离或短路、电极接线错误、神经监测仪或刺激仪故障、不小心将局麻药注入茎乳突孔导致的面神经麻痹、麻醉治疗中使用诱导剂造成药物性肌肉麻痹、甚至一个微不足道的扬声器故障，以及一些包括非功能性神经并发症在内。麻醉医师研究报道面部肌肉比躯体肌肉更难受到麻醉药的影响，中度瘫痪[103, 104]（导致小鱼际肌电位下降50%或拇指完全性神经肌肉阻塞）[105]并不一定会影响面部神经监测。

刺激三叉神经偶尔会引起电流混乱或串扰，刺入面部肌肉电极可以从附近咬肌获得 EMG 信号。同样地，刺激邻近前庭神经或耳蜗神经有时也会兴奋面神经，这就会导致假阳性结果。

电极位置是否正确应该通过随意运动、经皮电刺激检查，以及常见的比较简单方法是在手术部位被覆盖前通过敲击监测区域附近的肌肉来检查。术中面神经监测中在监测设备上显示的最有用的是刺激电波或是颤音，它因电刺激极面神经支配的肌肉而产生。标准神经监测设备可设置成产生一个听觉信号，例如一个颤音，或者一个能确认电流传导的动词性短语。这个听觉信号证实了刺激器是在传导电流，电极已放在正确的位置，扬声器就会发出声音，且能把可听到的"爆破音"与"火车音"区别开来，进而确定真正的面神经刺激和面部肌肉收缩。

可听到的肌电图监测使听神经瘤手术更简单、快速，而且成功保留面神经可能性更大，这使得它被大多数人接受，一些研究人员发现术中进行监测的患者术后面神经功能更好，至少在大肿瘤切除手术中是如此[106-108]。这些研究似乎使用了历史对照组（即所有患者在特定时间点进行监测，而在此之前没有对患者进行监测）。这种局限性使我们很难确定这些改善是否是由外科医生技能不断改进造成。事实上，有团队报道，监测组也从外科技术的演变中获益（更多使用锐器解剖）[109]。这一发现强调了神经监测器作为指导者的角色，外科医生迅速学会了当肿瘤与神经粘连紧密时，首选从中间到侧面解剖，而不是从侧面到中间解剖，并且知道了尖锐的手术器械要优于钝的器械。尽管大部分外科医生使用的是 EMG 监测，但也有一些人用运动感受器连接一个电子回路监测面部肌肉的收缩，从而产生一个可听见的信号，或者通过缝合到皮肤上的小铃铛发出声音进行监测[81, 110, 111]。

美国耳科学会的一个讨论小组已达成共识，即电刺激面神经监测在听神经瘤手术中很有价值，且有助于颅底手术中面神经移位[112, 113]。由美国国立卫生研究院发起的听神经瘤共识会议上，也得到类似结论，即明确提出在听神经瘤手术中要进行面神经监测[114]。

目前，电刺激面神经监测为美国大多数耳鼻喉医师在腮腺切除术中应用，尽管这一监测并没有使腮腺切除术后面瘫概率有所改善[117-119]。Meier[118] 对 37 名术中持续面神经监测的腮腺切除术患者进行回顾性研究结果显示，术中 EMG 监测异常并不预示着术后面神经损伤。另外，Grosheva 及其同事[118a]在腮腺切除术中进行了一项前瞻性、双中心 EMG 监测试验研究，100 例腮腺切除术中，50 名患者进行术中连续面部 EMG 监测。他们发现术中 EMG 监测对术后即刻或最终面部功能结果并没有显著的影响。值得注意的是，该小组确实报道了术中面神经监测患者进行腮腺切除术的手术时间显著减少，但并不是所有患者手术时间都会减少。然而，Makeieff 及其同事[120]进行的另一项回顾性研究显示，当术中持续面神经监测时，术后面瘫的发生率会降低，32 名进行了全腮腺切除的多形性腺瘤患者中，有 14 名患者术中持续性的面神经监测。

术中面神经监测已被证实对于初次和再次中耳及乳突手术都具有非常大的价值，与未进行监测相比，其预后更好，平均花费较低[121]。

七、面神经功能的非传统检测

（一）听觉诱发电位

Hammerschlag 及同事[122]研究发现，给予对侧声刺激可以在头皮电极记录到潜伏期为 12～15ms 的电位，并将其归因于面部运动通路的激活。作者建议可将此用于术中面神经功能的监测。然而，这种反应非常小，振幅比听性脑干反应更低，这使得记录变得困难且缓慢，需要增加叠加次数。这种反应似乎不太有用，因为听得到的 EMG 监测本质上是对面神经功能术中评估的即时反馈。

（二）逆向电位

如果在神经纤维细胞体和突触之间的一些点刺激运动神经，动作电位将向两个方向传播，一个顺向传导或顺行脉冲将向远端肌肉传播，而逆向或逆行脉冲将向细胞体靠近。顺向脉冲会穿过神经肌肉结合点，并且产生可观察到的肌肉收缩和可记录的 CMAP。M 波同样在 ENoG 中记录下来。尽管逆向脉冲不会通过突触，但它可以被邻近神经的近端（靠近监测区）或远端（远离监测区）的电极记录下来。电生理检查，如 NET、MST、ENoG 和 EMG，可以对颞骨外面神经进行评估，因此面神经损伤只能在 Wallerian 变性后传导到颞骨外才能确定。另外，逆行电位可以对颞骨内面神经进行分析，并有早期发现面神经损伤的可能。因此，在急性面神经瘫痪患者中，逆行面神经电位可以作为一种早期识别面神经变性的方法，这要比传统的电生理检查更有优势[123]。

Tashima 及同事[124]刺激豚鼠茎乳孔处面神经的同时，膝状神经节处记录到电信号。这种相近部位的逆向传输可被刺激电极和记录电极之间的手术损伤改变。其他改进方法是在逆向电流产生中提高其稳定性和可靠性，包括面神经颊支的刺激，这种对面神经分支的刺激是通过 Stensen 管而不是经皮进行的[125]。Nakatani 及同事[125]证实通过 Stensen 管获得的面神经逆行电位可达到超过 90% 的检出率，并且反复测试之间的差异最小。通过将外耳道口与鼓环处的参考电极信号相减，可以从同一电刺激引出的 CMAP 分离出逆行电位。

靠近茎乳孔给予电刺激后，头皮上可以记录到远场的逆行电位，希望这可以作为对面神经颞骨内或颅内部分损伤的非侵入性检查。但是这些反应很难记录和解释。Metson[127]在对猫的研究中发现颅内神经是主要的场电位源，但 Kartush 及同事[128]在对狗的研究中发现面神经乳突段起主要作用。

如前所述，逆行脉冲不会比面神经核运动神经元传播得更远，但是它可以沿着神经元轴突顺行方向反射回来，最终到达肌肉，并且刺激肌肉产生动作电位，也就是 F 波，相对于最初的 M 波延迟。这些 F 波的波形在半面痉挛中比较大[129]，这表明面神经核团的过度兴奋在这种紊乱中起一定作用。即使是轻度的面部瘫痪，F 波也很容易受到影响[130]。在临床上看起来面神经功能正常的听神经瘤患者，其 F 波通常是异常的[131]。然而，如果将肿瘤的大小考虑进去，它们并不能预测术后的面神经功能[132]。

对面神经外周分支的逆向刺激已经引入到术中监测中，用于持续记录脑干附近面神经的近场电位[133]或面部肌肉产生的 F 波[131]。Wedekind 和 Klug[131, 134]认为，F 波监测要比持续的 EMG 监测提供了更早、更好的预后信息。Colletti 和 Fiorino[133]选取了 22 名经乙状窦后入路听神经瘤切除的患者，刺激其下颌缘支进行逆向面神经监测。这种逆向面神经监测能够及时识别出对面神经有潜在伤害的操作。有研究人员认为，用 EMG 进行术中面神经监测不应该被替换成逆向电位，因为 EMG 能够识别进行电刺激的面神经。但是术中用逆向电位监测确实克服了 EMG 监测的一些局限性：即使在神经肌肉阻滞的作用下，监测仍有效，而且面神经的病理生理状态可以实时监测。此外，面神经的全程，从茎乳突孔到面神经根入脑干处，都可以被监测到。因此，在 CPA 病变中可以通过比较潜伏期来帮助识别神经的传导阻滞或损伤[135]。

（三）瞬目反射

瞬目反射是面神经完整性监测的另一种方法，

这种方法不需要在术中使用监测设备。电或机械刺激三叉神经的眶上支可引起眼轮匝肌的反射收缩（瞬目反射），这是由面神经支配的。两项研究发现，一些听神经瘤患者通过 EMG 可记录到瞬目反射异常，远高于 ENoG 的发现[136,137]。尽管这项研究表明，临床症状不明显的面神经疾病比临床症状明显的更常见，没有证据表明瞬目反射检查能够增加肿瘤大小的预后信息。

（四）磁力刺激

放置于皮肤表面线圈中的电流激增可产生快速变化的磁场，将引起脑组织的电活动，这种过程被称为经颅磁刺激（TMS）。这种方法比传统面神经电刺激有两个潜在的优势：①理论上神经可以获得最大限度地刺激，而没有疼痛或不舒服；②如果线圈放在颞顶区域给予经颅刺激，膝状神经节或内听道段的面神经兴奋。这种功能与茎乳孔的面神经电刺激相结合时，至少在面瘫早期阶段，损伤末端失去兴奋性之前确定损伤部位有明显的帮助作用。研究表明，面神经对 TMS 的低兴奋性发生在症状出现几小时内，并可持续几个月[139-143]。

在 Bell 麻痹发作后 4d 内，磁刺激能够引起神经兴奋的患者的预后比那些反应消失的患者要好[144]。但是，一旦把临床评估面瘫的严重程度考虑在内，这项检查是否会增加预后信息尚不清楚。Schriefer 及同事[144]对两个患有 Bell 麻痹的患者进行连续随访，没有发现他们对 TMS 有任何反应，即使是在快速和完全恢复之后也没有反应（分别是 2 周和 3 周），这表明这项技术在发病几天后进行检查可能对预后没有价值。对 TMS 早期研究表明，在发病的初始阶段中面神经孤立性的传导阻滞是 Bell 麻痹的一个敏感和特异发现，但 Nowak 和 Topka[145]、Happe 和 Bunten 并不同意这种观点[146]。Rosler[147]和 Duckert[148]及其同事发现，在听神经瘤患者中，当肿瘤大小成为面神经预后的最主要预测因素时，磁刺激并没有提供额外的预后信息。

（五）光学刺激

不与组织直接接触，就能进行面神经刺激的另一种方法是光刺激。无接触光刺激作为神经刺激的一种，具有独特的潜在益处，这种方法没有机械性损伤或通过组织中电流传播的非选择性刺激，后者常见于诱发性 EMG。这种方法可以使外科医生在看到神经之前定位面神经，并不需要直接接触神经，从而减少面神经损伤的风险。但是，使用紫外线波长的准分子激光进行光刺激神经的早期研究，只在能量密度方面取得了成功，发现刺激阈值与光消融阈值相当[150]。Wells 及同事[151]利用短波和中波红外线激光成功的在老鼠和青蛙坐骨神经上进行了光刺激试验，当能量密度是神经兴奋阈值的 2.5 倍时，神经组织会发生损伤。最近，Teudt 及同事[152]利用短波红外脉冲激光成功地刺激了颞骨外面神经，在组织学检查中也没有发现神经损伤。Wells 及同事[151]报道神经组织损伤发生在能量密度是神经兴奋性阈值为 1.3～3 倍时。

光学刺激技术在神经定位方面有明显的优势，但这些定位面神经解剖的位置必须保持在最低限度内，比如在 CPA 处面神经并没有神经外膜作为支持的保护层。这个特殊的应用还没有学者报道过。目前，光刺激的局限性是，在一些外科径路中，无法轻易地将光束照射到听神经瘤或内层的表面，要克服这一限制，需要将刺激光束的方向与间接手术视野方向一致，例如目前正在使用的切皮激光和内镜，但这还没有相关报道。

（六）经颅电刺激面部运动诱发电位

当前术中面神经监测方法是允许手持刺激器对神经进行主动刺激。尽管这项技术有利于识别和确认面神经解剖远端各点的完整性，但它不能识别神经近端的完整性，当面神经根入口很难确认时，这种神经近端的完整性对颅底肿瘤切除是至关重要的。面神经的逆向刺激和 F 波监测理论上可以克服这个缺点。最近开发另一种的方法是对皮质面神经运动通路的经颅电刺激，并测量相应的面部运动诱发电位（MEP）。

术中经颅电刺激，螺旋电极放置在 Cz 和 C_3/C_4 上，覆盖在远离受损一侧的面神经运动皮质上。这些面部皮质延髓神经元的电刺激被传播到

第42章 面神经功能检查

锥体交叉上，刺激同侧的面神经核团的神经元传播到患侧。下级运动神经元刺激传播到面部肌肉组织，之后产生的肌肉动作电位以标准方式记录下来。这个皮质延髓衍生的 CMAP 叫作 MEP。因此，整个面神经运动传导通路的完整性可以通过此技术进行测试，而不需要直接看到面神经。MEP 的记录在肿瘤切除（基线）之前进行，在术中每隔一定时间进行，并在完成切除（最终）后立即进行。计算出的最终与基线 MEP 振幅比是为了确定面神经运动通路是否完整[153]。

面神经运动皮质经颅刺激依赖于多脉冲刺激，与面神经刺激相比更具特异性。Matthies 及同事[154]的研究表明，不仅面部 MEP 振幅与 CPA 肿瘤生长呈负相关，而且手术结束时 MEP 和 MEP 振幅的比值与面神经功能成正相关。同时，Acioly 及同事[155]还一步证明了面神经功能与肿瘤切除时，面部 MEP 振幅比值有明显的相关性。MEP 可以在没有见到面神经的情况下，检查面神经的完整性（如肿瘤遮盖面神经），与 EMG 相比有独特的优势。

然而，经颅电刺激技术的应用存在多个限制条件，包括不能使用非挥发性麻醉药（只有异丙酚和麻醉药注入用于维持麻醉，因为挥发性物质会影响皮质延髓束的可刺激性），还需要使用高刺激性电压（设置在 100～400），最后在 MEP 记录期间需要暂停手术，以及在皮质刺激下癫痫发作的可能[156]。

尽管如此，也已经由一些团队成功使用了这项技术[157-159]。大约 50% 的终末至基线 MEP 振幅比似乎与良好的术后即刻面部功能有关（报道为 HB Ⅰ级或Ⅱ级）。比值＜50% 的比率与术后恢复不好的面神经功能相关（报道为 HB Ⅲ～Ⅳ级）。目前这项技术还处于初级阶段，还没有成为神经外科的常规工具。

推荐阅读

Akagami R, Dong CC, Westerberg BD: Localized transcranial electrical motor evoked potentials for monitoring cranial nerves in cranial base surgery. *Neurosurgery* 57 (1 Suppl): 78, 2005.

Beck DL, Atkins JS, Jr, Benecke JE, Jr, et al: Intraoperative facial nerve monitoring: prognostic aspects during acoustic tumor removal. *Otolaryngol Head Neck Surg* 104: 780, 1991.

Brauer M, Knuettgen D, Quester R, et al: Electromyographic facial nerve monitoring during resection for acoustic neurinoma under moderate to profound levels of peripheral neuromuscular blockade. *Eur J Anaesthesiol* 13: 612, 1996.

Brennan J, Moore EJ, Shuler KJ: Prospective analysis of the efficacy of continuous intraoperative nerve monitoring during thyroidectomy, parathyroidectomy, and parotidectomy. *Otolaryngol Head Neck Surg* 124: 537, 2001.

Coker NJ, Fordice JO, Moore S: Correlation of the nerve excitability test and electroneurography in acute facial paralysis. *Am J Otol* 13: 127, 1992.

Esslen E: *The acute facial palsies: investigations on the localization and pathogenesis of meato-labyrinthine facial palsies,* Berlin, 1976, Springer-Verlag.

Fisch U: Maximal nerve excitability testing vs electroneuronography. *Arch Otolaryngol* 106: 352, 1980.

Fisch U: Prognostic value of electrical tests in acute facial paralysis. *Am J Otol* 5: 494, 1984.

Harner SG, Daube JR, Beatty CW, et al: Intraoperative monitoring of the facial nerve. *Laryngoscope* 98: 209, 1988.

Hone SW, Commins DJ, Rames P, et al: Prognostic factors in intraoperative facial nerve monitoring for acoustic neuroma. *J Otolaryngol* 26: 374, 1997.

House JW: Facial nerve grading systems. *Laryngoscope* 93: 1056, 1983.

Jessell TM: Reactions of neurons to injury. In Kandel ER, Schwartz JH, Jessell TM, editors: *Principles of neural science,* ed 3, Norwalk, Conn, 1991, Appleton & Lange, pp 1108 – 1112.

Kartush JM: Electroneurography and intraoperative facial nerve monitoring in contemporary neurotology. *Otolaryngol Head Neck Surg* 101: 496, 1989.

Kartush JM: Intra-operative monitoring in acoustic neuroma surgery. *Neurol Res* 20: 593, 1998.

Laumans EP, Jonkees LB: On the prognosis of peripheral facial paralysis of endotemporal origin. *Ann Otol Rhinol Laryngol* 72: 621, 1963.

May M, Blumenthal F, Klein S: Acute Bell palsy: prognostic value of evoked electromyography, maximal stimulation, and other electrical tests. *Am J Otol* 5: 1, 1983.

May M, Hardin WB, Sullivan J, et al: Natural history of Bell's palsy: the salivary flow test and other prognostic indicators. *Laryngoscope* 86: 704, 1976.

National Institutes of Health: Acoustic neuroma. *Consens Statement* 9: 1, 1991.

Prass RL, Kinney SE, Hardy RW, Jr, et al: Acoustic (loudspeaker) facial EMG monitoring. II. Use of evoked EMG activity during acoustic neuroma resection. *Otolaryngol Head Neck Surg* 97:

541, 1987.

Seddon HJ: Three types of nerve injury. *Brain* 66: 237, 1943.

Sittel C, Stennert E: Prognostic value of electromyography in acute peripheral facial nerve palsy. *Otol Neurotol* 22: 100, 2001.

Sterkers JM, Morrison GA, Sterkers O, et al: Preservation of facial, cochlear, and other nerve functions in acoustic neuroma treatment. *Otolaryngol Head Neck Surg* 110: 146, 1994.

Sunderland S: Some anatomical and pathophysiological data relevant to facial nerve injury and repair. In Fisch U, editor: *Facial nerve surgery,* Birmingham, AL, 1977, Aesculapius Publishing.

Wedekind C, Klug N: Facial F wave recording: a novel and effective technique for extra– and intraoperative diagnosis of facial nerve function in acoustic tumor disease. *Otolaryngol Head Neck Surg* 129: 114, 2003.

Wilson L, Lin E, Lalwani A: Cost–effectiveness of intraoperative facial nerve monitoring in middle ear or mastoid surgery. *Laryngoscope* 113: 1736, 2003.

面神经临床疾病
Clinical Disorders of the Facial Nerve

第43章

Douglas E. Mattox 著

姜 振 译

要点

1. Bell 麻痹应该称为无明确病因的，突发性特异性面瘫。
2. 渐进性的面瘫不是 Bell 麻痹，应该建议影像学检查，以便排除肿瘤作为面瘫的病因。
3. Bell 麻痹的原因是单纯疱疹病毒的再激活。
4. 是否增加抗病毒药物的研究争议较大，目前 Bell 麻痹的主要治疗方法是应用皮质类固醇药物。
5. Ramsay-Hunt 综合征（耳带状疱疹）由水痘 - 带状疱疹病毒引起。
6. Bell 麻痹在怀孕期间很常见，治疗方法与其他面瘫患者一样，但要与产科医生合作。
7. 双侧面瘫暗示可能有代谢病或传染病的存在，包括莱姆病。
8. 当慢性中耳炎（化脓性或胆脂瘤性）合并面瘫时，首先应该治疗耳部疾病，随后面瘫往往能够恢复，这种情况较常见。

本章介绍的是面神经临床疾病，其中大部分讨论的是特发性面瘫（Bell 麻痹）。另外，也介绍了导致面神经功能紊乱的其他疾病，同时还介绍了电诊断、药物、手术治疗面瘫的有效性。

一、Bell 麻痹：自发性特发性面瘫

Bell 麻痹是一种症状和体征都有特异性的面瘫，其原因不明。面瘫有多种病因，包括皮肤或转移性恶性肿瘤、面神经肿瘤、颅内肿瘤、感染或中枢神经方面问题（图 43-1）。除 Bell 麻痹外，这些疾病需要不同的治疗方法。所谓的"不是所有的面瘫全是 Bell 麻痹"这句话怎么强调都不为过。

虽然较早的文献将 Bell 麻痹的诊断归为排除性诊断，但 May 和其他人[1] 仍强调特殊的临床表现仍是诊断依据。Taverner[2] 概述了 Bell 麻痹最可能的诊断标准：①一侧面部所有肌肉群的完全瘫痪或不完全瘫痪；②突然发病；③排除中枢神经系统（CNS）疾病；④排除耳颞部或桥小脑角疾病。面瘫的鉴别诊断见表 43-1。

（一）发病率

Bell 麻痹的年发病率为 20～30/10 万，在 1992—1996 年，英国统计的发病率是 20.2/10 万[3]。65 岁以上的老年人（59/10 万）的发病率较高，13 岁以下儿童（13/10 万）的发病率较低[4-6]。男女发病率大致相近，但在 20 岁以下的女性和 40 岁以上的男性发病较高[4]。面部两侧发病率无差别。30% 的患者表现为不完全性面瘫，70% 的为完全性面瘫[7]。0.3% 的患者出现双侧面瘫，9% 的患者有严重面瘫的病史[4]，8% 的患者有 Bell 麻痹家族史[4]。

第八篇 面神经疾病

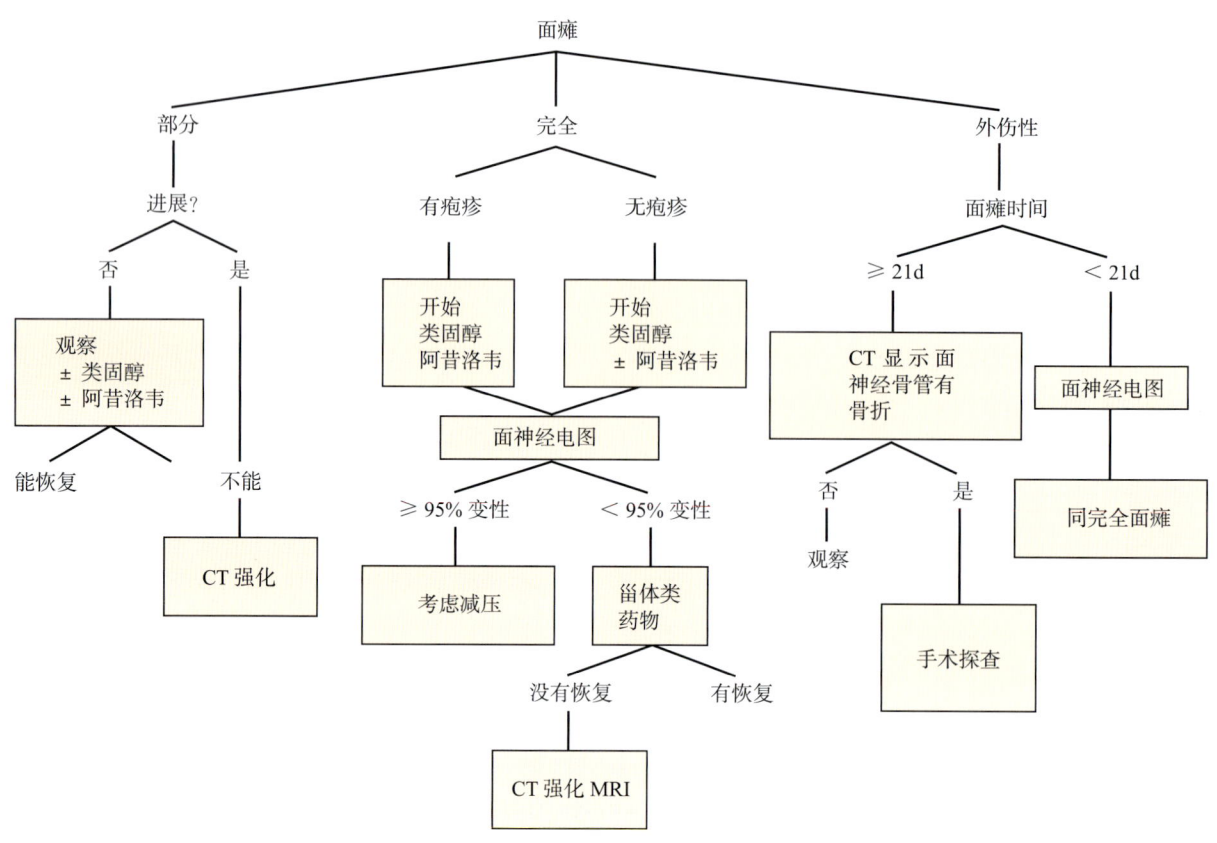

▲ 图 43-1 面瘫的治疗原则

病因学

Bell 麻痹的可能病因，包括神经微血管的微循环障碍[8, 9]、病毒感染、缺血性神经病变和自身免疫性疾病[10, 11]。其中以病毒感染被广泛接受[4, 12]，尽管没有从 Bell 麻痹患者血清中分离出病毒[13]。因此，病毒假说的依据是间接的，主要依靠临床表现和病毒抗体滴度的变化。此外，虽然根本原因可能是病毒感染，但引起面瘫本身的直接病因仍处于争论中，它可能仅仅是病毒性神经病变，也可能是病毒感染后引起的缺血性神经病变[14]。

急性面瘫可能是许多病毒性疾病的一种表现，包括腮腺炎[15]、风疹[16]、单纯疱疹病毒感染性疾病[17] 和 EB 病毒感染性疾病[18, 19]。Bell 麻痹常常是脑神经多神经炎临床表现的一部分，其中面瘫是最明显的症状表现，并支持病毒感染引起 Bell 麻痹。仔细的神经系统检查会发现超过一半 Bell 麻痹患者的其他脑神经功能异常[20, 21]。Adour[22, 23] 在大多数患者中发现了一些异常的脑神经（表 43-2）。

尽管 Bell 麻痹和病毒感染之间的直接联系很难确定，但目前最好的证据表明，潜伏期单纯疱疹病毒再激活是最有可能的原因。从血清转化和抗原两方面对 Bell 麻痹患者血清进行研究，特别是单纯疱疹病毒和水痘 - 带状疱疹病毒。其结果是相互矛盾的，并且依赖于所使用的技术和研究人群[24, 25]。这些研究失败的一个原因是，在 Bell 麻痹发作初期就急于寻找急性感染迹象。然而，考虑到没有季节性或流行性暴发，Bell 麻痹更有可能是由潜伏的病毒再激活而不是直接的传染性病毒引起。Morgan 及同事[26, 27] 和 Vahlne 及同事[28] 支持这样一种假说，即 Bell 麻痹是带状疱疹病毒的再激活，它可能是由一些应激引起，例如异生病毒（除了疱疹病毒以外的病毒）或生理、代谢应激所致。

单纯疱疹病毒的再激活作为 Bell 麻痹发病机制的最好证据是来自于对膝状神经节和面神

第43章 面神经临床疾病

经的一些研究。Futura 等[29] 和 Takasu 等[30] 在随机尸检标本上的三叉神经和膝状神经节中发现了 HSV-1DNA。Burgess 等[31] 报道了一位患 Bell 麻痹后不久去世的患者，在其面神经膝状神经节中发现 HSV-1 染色体 DNA，对照组的病毒 DNA 是阴性的。迄今为止最重要的一项研究中，Murakami 等[32] 取出 Bell 麻痹、Ramsay Hunt 综合征和对照组神经内膜液体及耳后肌肉，利用聚合酶联反应检测 HSV-1 DNA 和 VZV DNA，其结果与印迹法结果相同。在 14 名 Bell 麻痹患者中，有 11 人发现 HSV DNA，而 VZV DNA 则没有找到。相反，VZV DNA 在所有患有 Ramsay Hunt 综合征的患者中找到，而没有发现 HSV-1 DNA。对照组没有任何一种病毒的 DNA。这项研究表明 Bell 麻痹和 Ramsay Hunt 综合征之间有明显区别；但是，其他研究显示有更多的重叠。

Futura 及同事[33] 对 142 名 Ramsay Hunt 综合征和急性面部瘫痪的患者的研究中发现。13 名患者初诊时即具有 Ramsay Hunt 综合征的表现，8 名以上患者在最初的评估后出现水疱状病变。在无水疱状症状的 121 名急性面瘫患者中，35 名患者唾液中检测到 VZV DNA，或者有 VZV 再激活的血清学证据。Yamakawa 和同事[34] 证实这些研究技术是非常敏感的，利用两种不同的聚合酶链反应技术，他们发现在 Ramsay Hunt 综合征患者中检测出 VZV DNA 比率较高，但存在差异。

更让人困惑的是 Bell 麻痹和 Ramsay Hunt 综合征之间的区别是在 Bell 麻痹患者的无疱疹性带

表 43-1 面瘫的鉴别诊断

急性面瘫	慢性或渐进性面瘫
多神经炎 • Bell 麻痹 • 带状疱疹感染 • Guillain-Barré 综合征 • 自身免疫病 • 莱姆病 • HIV 感染 • 川崎病 外伤 • 颞骨骨折 • 气压伤 • 产伤 中耳炎 • 急性细菌性感染 • 慢性细菌性感染 • 胆脂瘤 结节病 Melkersson-Rosenthal 综合征 神经系统病 • HIV 感染 • 脑血管疾病，中枢或外周	恶性肿瘤 • 原发腮腺肿瘤 • 转移性肿瘤 良性肿瘤 • 神经鞘瘤 • 血管瘤 胆脂瘤

改编自 Adour KK, Hilsinger RL Jr, Callan EJ: Facial paralysis and Bell's palsy: a protocol for differential diagnosis. Am J Otol 1985;Nov(Suppl):68.

表 43-2 Bell 麻痹中的多发性神经病

症　状	百分比（%）
三叉神经或舌咽神经感觉减退或感觉异常	80
C_2 感觉减退	20
迷走神经运动功能障碍	20
三叉神经运动功能障碍	3
面部和耳后部疼痛	60
味觉障碍	57
听觉过敏	30
泪液减少	17

引自 Adour KK: Current concepts in neurology: diagnosis and management of facial paralysis. N Engl J Med 1982;307:348.

状疱疹（ZSH，无疱带状疱疹）。Lee 及同事强调了两者之间的临床区别[35]。ZSH 的诊断依据是在体格检查时有深部肌肉疼痛（硬化）和（或）表面刺痛（皮肤）的受试者。Lee 及同事研究了 Bell 麻痹、ZSH、典型的 Ramsay Hunt 综合征和正常对照组，并评估抗 HSV、抗 VZV IgG 和 IgM。抗 VZV IgG 和抗 HSV IgG 存在于所有组中，包括对照组，但在带状疱疹和 ZSH 患者中，抗 VZV 的水平是正常的 4 倍，而在 Bell 麻痹或对照组中则不存在。为进一步支持 ZSH 的临床诊断，这些患者被随机分成使用泼尼松治疗组和使用泼尼松和抗病毒药物治疗组。结果发现联合用药组的恢复好于单纯泼尼松组[35]。

尽管 Bell 麻痹很可能是病毒性多神经病，但存在的问题仍是为什么面神经损伤会如此严重，而对其他脑神经损伤相对较小且短暂。面神经和其他脑神经的解剖上的主要区别是面神经行程长且有骨管。Fisch[36]测量了颞骨内的面神经骨管的直径，发现最窄处位于内听道段和迷路段的交界处，称之为"面神经骨管入口"。面神经骨管入口的平均直径为 0.68mm，而面神经骨管的其余部分是 1.02～1.53mm。Fisch 认为，面神经骨管狭窄处神经水肿可能导致神经内轴浆运输的损伤。Bell 麻痹患者中骨管狭窄处的损伤已通过临床观察[37,38]和术中对神经的检查[39,40]证实。在耳带状疱疹病毒感染患者中，通过电生理学发现了一个类似的病变部位[41]。

（二）组织病理学

Fowler[16]报道了 Bell 瘫痪发病后不久死亡患者的尸检结果。整个颞骨内神经肿胀，小静脉和微静脉充血。在内听道内发现新鲜出血，它包围着面神经，并延伸到膝状神经节。Fowler 认为，局部缺血是由微血栓引起，而不是血管痉挛。

Reddy 等[42]检测了自发性面瘫患者发病 17d 后的面神经，发现了髓鞘和轴突的分散变性。10%～30% 的面神经纤维被巨噬细胞所包围，而血管周围区域也表现出炎症反应和出血。

Proctor 等[43]检查了一位瘫痪 13d 后死于 Bell 麻痹的患者，发现面神经的颞骨内段全程表现为淋巴细胞浸润和巨噬细胞吞噬作用。最初，这个案例被解释为病毒原因所致。然而，当 McKeever 等[44]重新审视此案例时，他们发现在面神经骨管周围炎症细胞是最突出的，尤其是面神经骨管迷路段，而内听道内没有。他们推测组织病理学显示的是一种挤压式损伤，没有血管阻塞的证据。

O'Donoghue 和 Michaels[45]发现髓鞘和轴突的变性遍及整个面神经的颞骨内段。面神经在面神经骨管入口处受压，而骨巨细胞反应引起膝状神经节周围骨头的吸收。这些研究者将他们的发现解释为与病毒原因一致，但正如 Jenkins 指出的一样[38]，这些发现并不能排除面神经水肿和受压是最终导致瘫痪的原因。

Podvinec[46]发现面瘫后 6 个月内，在面神经颞骨内仍有部分炎性浸润，还发现了 Wallerian 变性和神经再生的迹象。他认为持续炎性浸润的原因可能是由于面神经骨管血液循环不畅造成。Jackson 等[47]报道说，在带状疱疹感染的患者完全面瘫 1 年后，在其面神经迷路段有组织病理学发现，面神经内听道段的一部分基本健康，但是面神经管入口处发现，神经变成混合纤维和坏死的无细胞成分。

Michaels[48]对发生 Bell 麻痹 11d 后死亡的患者进行了尸检，他发现在靠近面神经的迷路段出现脱髓鞘、神经压迫、骨质吸收和淋巴细胞浸润。他告诫人们不要过度解读内听道远端神经的肿胀，因为健康和病理方面都有发现。

Bell 麻痹组织学评价的另一种方法是术中取活检标本，包括鼓索神经和岩浅大神经。急性 Bell 麻痹的鼓索神经活检标本显示，有髓鞘纤维变性，但没有炎性反应[49,50]。Fisch 和 Felix[14]检查了在颅中窝面神经减压术中获得的岩浅大神经活检标本，他们发现了较大轴突的变性、脱髓鞘和淋巴细胞浸润。发现这些结果与 Wallerian 变性一致，都是开始于接近膝状神经节处，可能来自于面神经骨管入口处。

总之，大多数组织学研究显示，面神经的脱髓鞘存在于面神经颞骨内段，最明显的是在迷路段和面神经骨管入口处。

（三）中枢神经系统变化

听觉症状，通常表现为听力减退，可能出现在 30% 的 Bell 麻痹患者中[51]。导致这些听觉症状的原因尚不清楚。McCandless 和 Schumacher[52] 的研究没有发现引起面瘫患者耳蜗神经损伤的证据。许多学者把听力减退归因于镫骨肌功能障碍对于声音的抑制降低。然而，大多数研究并没有发现对侧镫骨肌阈值降低，这表明镫骨肌抑制作用的缺失并不是原因[53]。

在这些发现的基础上，许多作者得出结论，听觉减退是由中枢神经系统参与造成的[52]。与相同年龄的对照组相比，一些 Bell 麻痹患者的听觉脑干反应异常。这些异常包括波 1~5 波间的间距增加，和双耳间 5 波的差异。这些变化通常是双侧出现的，并随着面瘫的恢复而得以恢复[54]。这些发现表明，脑干异常与 Bell 麻痹有关，研究者假设 Bell 麻痹与 HSV 的再激活有关。应该谨慎理解这些发现，其他研究者并没有证实这种听性脑干的发现[53, 55]，而且这些研究并没有被躯体感觉诱发电位或视觉诱发电位所证实。

一些研究人员通过研究脑脊液（CSF）来研究急性面瘫的中枢神经系统变化，结果再一次自相矛盾。Bell 麻痹患者脑脊液中发现髓鞘基础蛋白[56] 和脑脊液细胞增多[57] 支持中枢神经系统参与了 Bell 麻痹的发生。Weber 等[58] 发现，在大多数 Bell 麻痹患者中都发现了总细胞数、总蛋白浓度、血液 - 脑脊液渗透性和脑脊液/血清免疫球蛋白比都是正常的。这些患者中只有大约 10% 的脑脊液呈病理特征，包括血液 - 脑脊液渗透性和脑脊液细胞的轻微增加。Weber 等[58] 认为，他们的发现并不支持 Bell 麻痹是脑多神经病变的一部分的假设。

磁共振检查也提示 Bell 麻痹患者中枢神经系统的变化。Jonsson 等[59] 发现 19 名 Bell 麻痹患者中有 5 名患者的大脑或脑干有变化。这些信号增加的区域与面神经脑干核团或核上通路没有关联，被解释为不相关血管疾病的象征。

（四）电生理与测试

面神经的许多分支，包括岩浅大神经、镫骨肌支、鼓索神经，以及许多肌肉的分支——指引了用于面神经损伤定位试验的发展。Schirmer 试验通过测量放在眼睑下方滤纸的泪液分泌量来评估岩浅大神经的功能[60]。镫骨肌反射用来评估面神经镫骨肌支的功能。可以用味觉试验或 Magielski 和 Blatt[61] 描述的颌下腺唾液流量实验来评估鼓索神经的功能[61]。不幸的是，局部定位性诊断试验的准确性令人失望[40]。在 Bell 麻痹患者中，遍及神经的弥散性脱髓鞘损伤并不是一个令人惊讶的发现。但是，在肿瘤患者中局部定位性诊断试验同样令人失望，虽然肿瘤有边界清楚的病变部位[62]。

面神经运动分支的电诊断试验，也可以用来评估面神经的功能和预后。所有的这些试验都有一个类似的缺点：刺激和记录都在神经损伤的远端进行，而不是在损伤部位的两侧[63]。因此临床医生需等到神经变性到达刺激部位才可以检测到，通常需 4~5d 后电诊断试验才会异常。

1. 神经兴奋性阈值

1892 年，Duchenne 描述了以电流刺激为依据的电诊断试验，之后 Laumans 和 Jongkees 将其应用于面神经上[64]。Hilger 神经刺激器是耳鼻喉科医师最常用的评价面神经方法。用一个小脉冲直流电刺激面神经的颞骨外段。面部产生肉眼可见的肌肉抽搐时的最小电流。虽然两侧阈值差超过 3.5mA，被认为是神经变性的标志，但 Gates[65] 发现，如果进行仔细测试，经皮刺激可以得到较低阈值。随着年龄和体重增加，阈值增加速度变缓慢，但是神经兴奋阈下线低于 1.25mA，上线高于 2mA，在统计学上是不正常的。

2. 最大刺激强度试验

通过对最小兴奋试验修改，最大刺激强度试验试图确定通过超强电刺激引起面部肌肉收缩强度和总量的差异[66, 67]。然而，最大刺激强度试验很难定量，而且比最小刺激强度试验更容易受个体差异的影响[63]。

3. 神经电图

神经电图（ENoG）在使用表面或针状电极刺激测试中增加了面部肌肉动作电位的记录。Esslen[68] 介绍了使用双表面电极进行刺激和记录。

这两个电极是独立的，以产生最大的响应幅度，通过比较面部两侧所获得的最大响应峰值来进行评估。

4. 肌电图

肌电图（EMG）测量的是肌肉不自主的和自发产生的动作电位。它与电诊断测试不同，在这种测试中，活动是通过对神经主动刺激产生。在瘫痪后 10d 以上时间，才可以看到失神经电位，因此，对于面瘫早期的诊断有局限。然而，面瘫后 3～4d 内自主运动电位丧失表明预后不良[63]。相反地，面瘫 7d 后自主性运动存在表明完全变性是不会发生。Sittel 和 Stennert[69] 发现，在面瘫后的 10～14d，如果通过 EMG 可以记录到自发性肌肉纤颤电位，则有 80% 的可能预后较差。糟糕的是，这种预测太晚了，以至于不能在决定是否手术方面发挥作用。

5. 神经传导速度

神经传导速度可以在茎乳孔和面神经的下颌缘支之间测量。面瘫后 2 周内，通过神经电图测量可见到神经传导速度减少与复合动作电位减小密切相关[70]。正常面神经传导速度为 37～58m/s，在此范围内的传导较好。如果传导速度为 20～30m/s，则有 50% 可能遗留轻度面瘫或联带运动，而 < 10m/s 的则表示预后很差。

6. 电试验的解读

所有的电刺激测试都有相同的根本性缺点，即所有结论都是建立在对颞骨内神经损伤部位远端进行测试的基础上。因此，从神经损伤部位开始到神经远端充分变性需要一定的时间，即会出现延迟。仅在术中对最接近神经损伤的部位进行刺激，才能提供关于损伤部位最直接的信息。逆向刺激和磁刺激等新技术有望克服这一缺点。

当 ENoG 测量的复合动作电位（CAP）下降不超过 90% 预示着面部功能的良好恢复，且达到这种变性程度患者 50% 有很好的结果[71,72]。Ryu 和一些研究者[73] 研究了与 Bell 麻痹和 Ramsay Hunt 综合征相关的预后因素，并在面瘫后 4d 进行了测试，发现无论怎样治疗，仅有对侧反应 10% 以内的两组患者中预后都很差。问题是如何辨别那些不能很好恢复的患者，ENoG 和标准 EMG 的联合应用已经给出了部分答案。尽管 CAP 下降严重，但保持可记录的自发运动电位患者仍预后良好[72]。这可以解释为运动单元的严重去同步化可引起 CAP 的减少或缺失。

（五）面神经的电磁刺激

有学者已经开展了用电磁场对面神经进行刺激从而检测面神经功能方面的研究。Benecke 等[74] 用皮质（核）电磁放电方式刺激神经，说明神经可通过突触被兴奋。然而，目前还不清楚磁刺激是否会成为有用的预测性测试，因为磁场刺激和临床检查之间存在显著差异。Nowak 及同事[75] 对 65 名面瘫患者进行了经颅对面神经进行电刺激和磁场刺激。Bell 麻痹和带状疱疹病毒感染患者肌肉动作电位的严重降低与面瘫的临床分级之间并无关系。根据目前的临床资料，电刺激似乎对面瘫的诊断似乎并没有什么作用。

（六）面神经成像

钆增强强化磁共振用于 Bell 麻痹患者周围面神经的研究。正常人的面神经通常也会强化，因此用 MRI 评估面神经是很困难的。在 Bell 麻痹和疱疹性面瘫中，一致的增强区域是面神经远端和迷路段[75,77]。然而，增强的部位及程度与面部运动的恢复并没有关系[77,78]。随着技术的进步，面瘫的影像学检查也得到了发展[79]；然而总的来说，这些文献都支持 Jun 及同事[80] 提出 MRI 并不是面瘫患者诊断中必不可少检查的观点。

（七）预后和统计

大多数 Bell 麻痹患者的预后都比较好：80%～90% 可完全康复[6,51]。Peitersen[7] 报道说，在 1505 名没有治疗的随访患者中，并没有人出现永久性的完全面瘫，17 人有中度到重度后遗症（挛缩、联带运动、麻痹）。为了确定对治疗效果有显著影响的预后因素，学者们对 Bell 麻痹患者进行了一系列研究。最重要的是面瘫是完全的还是不完全的。对于那些从未出现过完全面瘫的患者来说，预后非常好：95%～100% 会恢复，而没有留下明显的后遗症[6,81]。

因为不同文献中使用不同诊断标准和结果评

估，因此它们之间是无法比较的。Stankiewic[82]从9份报道中收集结果，其中包括Park和Watkins[83]和Peitersen的一系列研究[84]。其最后结果为53%的完全恢复，44%的部分恢复，只有3%的没有恢复。一般人群的结果可能比这项研究结果更好，因为早期自发性恢复的患者并不会去寻求治疗。

与预后不良结果相关的其他因素，包括听觉过敏、泪液减少、年龄超过60岁、糖尿病、高血压，以及严重的听力下降、面前部或神经根疼痛[4, 85]。然而，Abraham-Inpijn及其他研究者[84]用一些潜在的影响预后的因素比较了200名患者的治疗结果，这些因素包括面瘫的严重程度、平均动脉压、年龄、临床或药物性糖尿病，以及有高血压病史的患者。只有面瘫程度达到最严重和平均动脉压有统计学意义。Peitersen[7]注意到，后遗症（联带运动、挛缩）与面瘫和开始恢复之间的时间长短有关系。

（八）治疗

Bell麻痹的治疗经历了一段漫长而复杂的演变过程，至今尚未完成。目前推荐的治疗方法包括观察、皮质类固醇、抗病毒药物和减压手术。

Rothender首先提出应用皮质类固醇治疗Bell麻痹[87]。自此以后，皮质类固醇成为治疗Bell麻痹最常见的方法[88]。对于应用皮质类固醇治疗Bell麻痹的有效性，进行了许多前瞻性和回顾性研究。在一项Meta分析中，Ramsey等[89]进行了两个研究，这两个研究中都有足够多的患者和采用了严谨的分析方法，最后认为接受治疗的患者比服用安慰剂或未经治疗的患者完全康复的概率高17%。他们对大量资料研究分析后认为，接受类固醇治疗的患者恢复概率为49%～97%，而未接受治疗的患者则为23%和64%。关于类固醇治疗剂量和持续时间，目前还没有达成共识。Axelsson及其同事[90]对829名患者进行的一项多机构前瞻性双盲研究表明，如果在面瘫后的48h内接受类固醇治疗，则会提高恢复率和减少联带运动。

儿童使用皮质类固醇治疗的情况不明。无论是Unüvar[91]还是Pavlou等[92]都没有发现用皮质类固醇治疗儿童Bell麻痹有什么好的疗效。

Bell麻痹患者除了应用泼尼松治疗外，通常还会使用抗病毒药物[90]，尽管这一研究仍缺乏有效的明确证据。尽管最初的热点是围绕着类固醇和抗病毒药物的联合应用[93, 94]，但最近的研究显示效果并不好。Sullivan及同事[95]发起了一项关于泼尼松、阿昔洛韦、联合应用及安慰剂的多中心研究。两项包含泼尼松治疗的研究结果显示有明显改善，而抗病毒治疗中并没有发现这种效果。Kawaguchi及其同事的一项研究也发现类似的结果[96]。其他一些大型随机试验也得出同样的结论。美国神经病学会指导发展小组委员会在2012年的一份报道中指出，增加抗病毒药物不会使面部功能恢复的可能性提高超过7%[97]。接受抗病毒药物治疗的患者应该知晓抗病毒药物的效果并不确定，而且即使有效果那也是微乎其微的。各研究之间的一些差异可能是由于在Bell麻痹患者中包括/排除了无疱疹型带状疱疹患者。未来研究需要增加血清学研究，分析抗病毒药物对面瘫患者亚群的治疗效果[35]。

与药物治疗相比，手术治疗能够带来额外的损伤，因此手术治疗变得更有争议。早期狂热的经乳突进行面神经垂直段和鼓室段的减压术则逐渐减少[98]，因为随机试验显示无任何好处[1]，并且有证据表明病变部位多接近面神经迷路段，这是经乳突无法到达的部位[36]。

神经电图显示，预后较差的患者在面神经骨管入口和迷路段进行减压是有希望的，但在随机试验中很难集中大量、足够多的样本，以确定其疗效。Fisch[36]将面瘫开始后3周神经电图显示神经变性超过90%的14名手术患者，与13名拒绝手术的患者进行对比。他发现在手术组的长期面部恢复过程中，有一种微妙但有显著统计学意义的改善。Sillman及其同事[72]发现，将神经变性超过90%且经手术减压的患者，与仅用类固醇激素治疗的患者相比，前者神经功能恢复多更能达到面神经功能分级Ⅰ级和Ⅱ级。在对Bell麻痹患者进行颅中窝入路面神经减压术的研究中，Gantz等[99]评估了当ENoG显示超过90%以上变性时的减压手术结果，这些患者在面瘫开始2周内EMG没有自发的运动单元电位。与仅使用类固醇药物治疗的患者，有 42% 的达到 HB Ⅰ级或Ⅱ级相比，91% 的手术患者可以达到 HB Ⅰ级或Ⅱ级。Graham 和 Kartush[100] 报道了 6 例复发性面瘫患者，其中一名 Melkersson-Rosenthal 综合征患者，所有患者均行从茎乳孔到内听道的面神经减压术，之后未再有患者出现面瘫。因此，面神经减压术仍然有必要存在于面瘫治疗选择中，但是手术时间和手术患者的确定仍很困难。

（九）面瘫的修复

1. 肉毒杆菌毒素

对于许多从面神经严重变性中恢复过来的患者来说，无论什么原因，顽固的联带运动都是一个问题。Chua 及同事[101] 进行了一项剂量递增的研究，以确定眼睑联带运动的最佳治疗方法，并找出最低剂量（40 个单位注射到眼轮匝肌中）以最好地减少联带运动，同时避免眼睑下垂。Borodic 及同事[102] 在一项多机构研究中也发现了类似的结果。

2. 物理治疗

大量的物理康复措施被应用于改善面瘫患者的恢复和功能，包括各种形式的电刺激、模拟疗法、生物反馈和神经肌肉再生。在最近的两项 Meta 分析中，一项没有发现任何证据表明物理治疗有效[103]，另一项研究发现对模拟治疗有 C 等级的支持[104]。

二、面瘫的特殊案例

（一）Ramsay Hunt 综合征

Ramsay Hunt 综合征，又称为带状疱疹性面瘫，与 Bell 麻痹不同，因为它与 VZV（表现为 VZV 抗体滴度的升高）和耳廓、耳后、面部皮肤和口腔的黏膜出现水疱相关。与 Bell 麻痹相比，Ramsay Hunt 综合征通常会引起更严重的症状，患者有更高的风险发展为完全性神经变性[105]。Ramsay Hunt 综合征的最初症状不典型可能造成诊断不足。大约 10% 的患者面瘫之后会出现水疱状皮疹，许多患者即使没有皮肤或黏膜水疱状病变，也会出现 VZV 抗体的上升，也就是所谓的无疱型带状疱疹，就像之前的讨论一样。

水痘是水痘-带状疱疹病毒在非免疫性宿主中引起原发性感染的表现。带状疱疹感染是同一种病毒在部分免疫宿主中产生感染的表现。血清和流行病学资料强有力证明，水痘-带状疱疹病毒表现为潜伏病毒的重新激活，而不是再感染。在初次感染后，病毒可能通过神经纤维传播到髓外脑神经节背根，在重新激活之前一直处于休眠状态。重新激活通常发生在细胞介导的免疫降低时期。水痘-带状疱疹病毒是导致面瘫的第二常见原因。在周围面瘫患者中，带状疱疹病毒导致的面瘫占 4.5%～9%[106]。Mayo 诊所的一项研究估计[107]，带状疱疹病毒的年发病率为 130/10 万。60 岁以上老年人的发病率显著上升，其中有 10% 的患者有细胞免疫降低的危险因素，包括癌症、创伤、放疗或化疗。老年人发病率增加是由于与年龄相关的对水痘带状疱疹病毒的细胞免疫应答降低导致[108]。

与 Bell 麻痹相比，带状疱疹性面瘫的程度更严重，预后更差。Peitersen[109] 报道称，只有 22% 的患者完全康复，而 Devriese[110] 发现只有 16% 完全康复。就像 Bell 麻痹一样，面瘫的严重程度预示着疾病的严重程度。面神经功能完全丧失的患者中，只有 10% 完全康复，在面神经功能部分丧失的患者中，完全康复的比率约为 66%[106]。

疱疹出现的时间可能具有判断预后的意义。在大多数情况下，疱疹和面瘫同时发生。在大约 25% 的患者中，出现疱疹先于面瘫，这些患者恢复的可能性更高[106]。Ramsay Hunt 综合征的患者比 Bell 麻痹患者更容易出现脑神经功能异常症状，如听觉敏感、听力下降和疼痛[111]。

眼带状疱疹可能发生严重的眼部并发症。这些并发症包括葡萄膜炎、角膜结膜炎、视神经炎和青光眼，并且总是与三叉神经的眼支有关。眼带状疱疹与单纯疱疹病毒感染导致的局部皮疹很难鉴别。尽管这两种情况都可能导致角膜炎，但把它们区分开也很重要，因为局部皮质类固醇可用于治疗带状疱疹病毒感染，但禁用于单纯疱疹病毒感染。根据活检、染色、细胞学研究、病毒研究，请眼科会诊可能会区分这两种疾病[112]。

Adour[113]认为，除了关注所涉及的眼睛症状外，泼尼松治疗前或治疗后的皮肤疱疹发展并不禁止类固醇的应用。

包括头部带状疱疹在内的带状疱疹病毒感染患者的治疗，是全身应用皮质类固醇药物[114]。皮质类固醇治疗的一个特殊好处是减轻带状疱疹感染遗留的神经痛。皮质类固醇在促进面瘫康复方面的有效性存在争议。然而，尽早应用皮质类固醇治疗似乎可以减轻急性疼痛，减少眩晕，并降低神经痛的发生率[115, 116]。

抗病毒药物阿昔洛韦也用于治疗带状疱疹性面瘫[117, 118]。阿昔洛韦是一种核苷酸类似物，它能够干扰疱疹病毒DNA聚合酶，并抑制DNA复制。这种药物优先用于HSV感染的细胞，对未被感染的细胞几乎无作用。现在一致认为，带状疱疹病毒感染性面瘫应该同时使用类固醇药物和抗病毒药物[35, 73]。

（二）先天性面瘫

新生儿面瘫的发生率大约占活产儿的0.23%[119]。治疗先天性面瘫的第一个难题是鉴别面瘫是先天性的还是产伤引起的。先天性面瘫的鉴别诊断见框43-1。出生时创伤引起的面瘫通常是孤立性的，其他外伤性的表现包括面部肿胀、皮肤瘀斑或鼓室积血。如果其他脑神经功能异常或脑干听力测试异常（Ⅰ～Ⅲ波或Ⅰ～Ⅴ波间隔的延长），提示先天性面瘫而不是创伤性的可能[120]。

在婴幼儿面瘫病例中，78%与出生时创伤有关。这些病例通常分为产钳分娩导致、阴道分娩加剖宫产所致[121, 122]，这表明在出生时由于骶骨突出压迫婴儿面部导致面神经损伤。继发于颅内出血的核上性面瘫也有报道[123]。

先天性面部功能障碍最轻微的表现是先天性单侧下唇麻痹，仅限于抑制降下唇肌活动的缺失，它与脑干损伤有关[124]。

Möbius综合征表现为广泛的临床和病理症状，从孤立的单侧面瘫（通常伴有第Ⅵ对脑神经麻痹），到双侧面部瘫痪和外展神经功能障碍。另外，还有多种脑神经功能障碍症状，包括舌咽、迷走神经，以及舌下神经和其他眼外运动神经也

框43-1 先天性面瘫与后天性面瘫

先天性
- 一侧面神经发育不全
- 先天性面瘫
- 先天性单侧下唇瘫痪
- 面瘫合并其他功能障碍
- Möbius综合征（脑神经Ⅵ和Ⅶ，双侧）
- 半侧面部肢体发育不良
- 眼-耳-脊椎发育异常
- Poland综合征（胸大肌发育不良）
- 继发于致畸原
- 沙利度胺
- 风疹

后天性
- 产伤
- 产钳损伤
- 母体骶骨压伤
- 胎儿肩压伤
- 颅内出血
- 特发性
- Bell麻痹
- 系统性或传染性疾病
- Melkersson-Rosenthal综合征
- 脊髓灰质炎
- 传染性单核细胞增多症
- 水痘
- 急性中耳炎
- 脑膜炎

改编自 Harris JP, Davidson TM, May M, Fria T: Evaluation and treatment of congenital facial paralysis. Arch Otolaryngol 1983;109:145.

受影响[125]。43%的Möbius综合征患儿有明显子宫内异常的病史[126]。与上睑相比，大多数患有Möbius综合征患儿下面部的症状要比上面部症状重。Verziji及其同事[127]对11名Möbius综合征的患者进行电生理测试发现，该综合征并不是面部肌肉组织的发育障碍，而是包括运动神经核和横向长神经束在内的菱形脑区功能障碍。MRI检查表明，第Ⅶ对脑神经在内听道内缺失意味着面部下方接受来自于其他神经的异常神经支配，包括三叉神经、舌咽神经和舌下神经。

多发性脑神经麻痹（包括面瘫）与CHARGE综合征（结肠、心脏疾病、鼻后孔闭锁、发育延迟、生殖器发育不全、耳畸形和耳聋）有关。在与该综合征相关的病例中，75%的人至少一种脑

神经功能障碍，58% 的人有两种或更多的脑神经功能障碍。最常见的是听神经（60%）、面神经（43%）、舌咽、迷走神经（30%）[128]。

（三）儿童自发性面瘫

Bell 麻痹在儿童中并不常见，Peitersen[84] 报道只有 8% 的患儿年龄＜ 10 岁，而 Adour 等[4] 报道仅占 2%。Manning 及 Adour[129] 和 Prescott[130] 发现女性占多数。

儿童 Bell 麻痹的预后是不确定的。Peitersen[84]，Taverner[2] 和 Prescott[130] 报道称，儿童 Bell 麻痹有很高的治愈率，部分原因是不完全面瘫的概率较高。Inamura 等[131] 发现 58 名患者中有 97% 完全康复，并认为皮质类固醇对神经康复没有影响。然而，Alberti 和 Biagioni[132]，以及 Manning 和 Adour[129] 报道称，相当多的儿童并没有从面瘫中恢复过来。Jenkins 等[38] 和 Prescott[130] 认为，预后与电生理测试显示的神经变性量相关，而具有相似电生理测试结果的儿童和成人，也有相似结果。但皮质类固醇在治疗儿童特发性面瘫的疗效也不像成人那样疗效确切[92]。

（四）家族性面瘫

Adour 等[4] 研究称，8% 的 Bell 麻痹患者有家族史，Willbrand 等[133] 报道称约 6% 者有家族史。此外，还有零星报道称一些受影响的家庭成员通常会经历过几次 Bell 麻痹发病。Cawthorne 和 Haynes[134] 报道了患有 Bell 麻痹的两个兄弟，其中一个有 5 次 Bell 麻痹的发作，另一个是 3 次。DeSanto 和 Schubert[135] 报道了一个家族在 83 年内发生了 10 例 Bell 麻痹病例。Willbrand 等[133] 报道了一个家族在 40 年里有 29 例 Bell 麻痹的病例。Samuel[136] 报道了经历 4 次 Bell 麻痹的儿童患者，包括双侧面瘫，其父亲经历了 6 次单侧 Bell 麻痹。Amit[137] 描述了一个家系，其中只有女性患者，包括患者、患者的母亲、姨妈，以及祖母患均有 Bell 麻痹史。这个家系中有 3 人开始于青春期，这表明性激素是个重要的影响因素。这些散发病例不足以确定面瘫的遗传因素。然而，这些病例发病年龄通常非常年轻，并且反复发作，但预后良好。

（五）复发性瘫痪

Adour 等[4] 发现，9.3% 的 Bell 麻痹患者有瘫痪病史。同样的，Hallmo 及其同事[138] 报道称 10.9% 的患者曾有过面瘫病史，同侧或对侧概率相等。Prescott[130] 报道称年龄＜ 18 岁的 228 名 Bell 麻痹患者中，有 20 名（11.4%）发生过同侧面瘫，8 例有对侧面瘫病史。两次面瘫的间隔时间通常超过 1 年[139]。复发性面瘫记录可能是一位接触消毒剂氯甲酚后出现 50 多次单侧面部下方瘫痪的女性患者[140]。复发性面瘫患者的年龄分布与 Bell 麻痹[4] 患者的总体年龄分布相同，除了那些具有同侧复发性面瘫的患者，这可能与发病年龄较年轻有关[139]。有几份报道指出，复发性面瘫中女性多见[139, 141]。在一项研究称[4]，39% 的复发性面瘫患者有糖尿病病史[4]，但在另一项研究中，只有 4% 的患者有糖尿病病史[138]。

关于复发性面瘫的预后，在随后的发作中是更好还是更差，仍存在争议。一些研究者认为，再次面瘫的预后较差，可以作为手术减压的依据[142]。然而，大多数研究者发现，在首次面瘫和再次面瘫之间预后没有差异，并且再次发作是发生在同侧还是对侧也没有差别[138]。

面瘫复发提示，应该对患者进行仔细地检查。May 等[1] 在 40 名同侧再次出现面瘫的患者中，有 8 名患者（20%）发现了肿瘤。

（六）双侧面瘫

双侧特发性面瘫比单侧面瘫更少见，只有 0.3%～ 2% 的患者出现[143]。双侧面瘫在有系统性疾病的患者中要比单侧面瘫发生率高，而且应该促使医生更积极地寻找可能的病因[144]。最常见的与双侧面瘫有关的疾病是 Guillain-Barré 综合征、Bell 麻痹、多发性特发性脑神经炎、脑干脑炎、良性颅内高压、梅毒、白血病、结节病、莱姆病和细菌性脑膜炎[145, 146]。此外，还应排除脑桥内和桥脑前肿瘤的可能性[146]。这些症状大多数与其他系统或神经系统症状有关，提示有恰当的诊断。

Guillain-Barré 综合征是一种病毒感染后出现进行性加重的运动瘫痪，通常会影响下肢。然而，罕见的延髓型、脑型、脊髓型并不影响四肢。

在脑神经中，主要累及舌咽神经、迷走神经和面神经[97]。诊断依据是典型的临床表现和脊髓液蛋白-细胞分离现象。其他与双侧面瘫有关的疾病包括流感[147]、传染性单核细胞增多症[148]、其他病毒感染[149]和糖尿病[150]。Heerfordt综合征（腮腺肿大、虹膜睫状体炎、脑神经麻痹）相关结节病可导致双侧面瘫。

双侧面瘫患者的检查包括仔细的神经系统检查，以确定其他脑神经病变、进行细胞学检查的腰椎穿刺、血液检验、培养、性病研究实验室（VDRL）梅毒检测，以及排除颅内占位性病变的MRI检查[151]。

双侧面瘫引起的残疾比单侧瘫痪所引起的要严重得多。通常需用软膏、胶带或手术修复来进行积极的眼部保护，但这种方法会严重干扰视觉功能。双侧下唇瘫痪时会导致典型的言语障碍、口腔功能不全和流口水。在严重的病例中，口腔后遗症可由唾液流通不畅引起[152]。心理影响也会是毁灭性的，因为这些患者无法自主情感表达[153]。尽管一侧面瘫的恢复先于另一侧，但是双侧Bell麻痹的恢复与单侧Bell麻痹相似[154]。

（七）进行性瘫痪

缓慢进行性面瘫并不是Bell麻痹。鉴别诊断包括原发性面神经肿瘤（图43-2），面部和头皮黑色素瘤或鳞癌转移，偶尔也会有肾脏、乳腺、肺或前列腺的远处转移[155]。进行性面瘫也可发生在其他原发性颞骨和桥小脑角病变及颈动脉瘤[156]。在所有这些进行性面瘫病例中，都应该排除肿瘤，首先是对面神经周围分支进行体格检查，并进行颞骨高分辨率CT检查和面神经颅内段和颞骨内段的强化MRI检查。如果这些检查的结果是阴性的，那么这些患者就需要连续观察和影像学检查来尝试寻找病因。

（八）外伤性面瘫

颞骨内面神经损伤的最常见原因是颞骨骨折、穿透性损伤（枪伤）和医源性损伤。颞骨骨折导致的面神经损伤可能是由于碎骨片压迫、神经内血肿、卡顿和神经不连续所致。在纵向和横向颞骨骨折中，面神经迷路段末端和膝状神经节是最容易损伤的部位（图43-3）[157]。这部分面神经尤其危险，因为它比较细和缺乏纤维支持组织，受伤时颞骨的前部和后部暂时分离导致岩浅大神经和膝状神经节之间张力增加引起神经损伤[157]。除了神经直接损伤，Grobman等[158]还报道了1种更严重的压迫、脱髓鞘和靠近损伤部位的面神经水肿，最严重的损伤发生在面神经骨管入口处。作者指出，尽管神经最初损伤是不同的，但是面神经的组织学变化与Bell麻痹相似。颞骨的高分辨CT是识别面神经损伤可能部位的最有效方法（图43-4）。

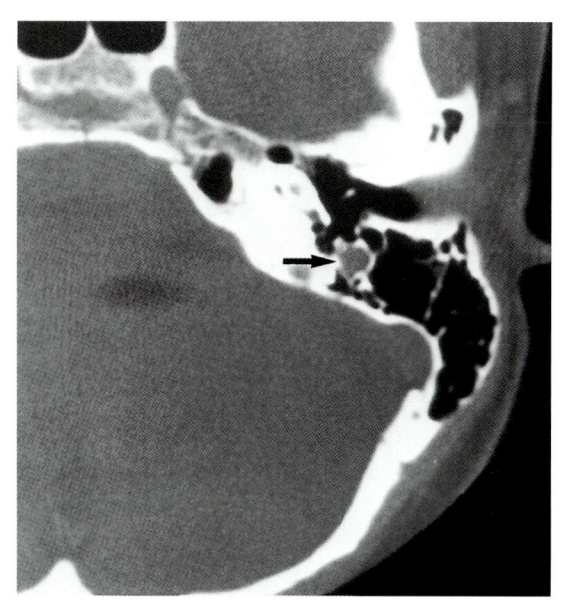

▲ 图43-2 右侧颞骨CT轴位显示，进行性面瘫的儿童面神经乳突段扩大（箭）。这种改变由面神经肿瘤造成

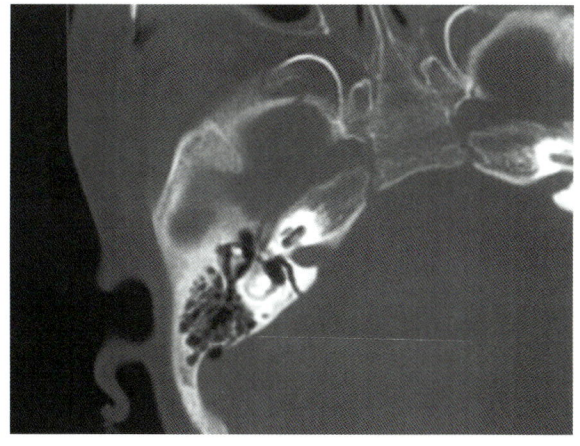

▲ 图43-3 颞骨轴位CT显示，颞骨横断骨折，骨折线通过前庭和膝状神经节

颞骨骨折导致面神经损伤的治疗一直备受争议。一些学者仅推荐观察和对症治疗。Maiman 等[159]随访了 45 名非手术治疗的外伤性面瘫患者，其中 29 人损伤较重，可在断层扫描中看到。45 名患者中，44 人有比较满意的恢复，65% 的患者完全康复。McKennan 和 Chole[160] 报道称迟发性面瘫患者的非手术治疗可以获得良好恢复。

特殊病例的手术减压治疗中，习惯上将患者分为受伤后即刻出现的面瘫和迟发性面瘫，受伤后立即出现的面瘫预示着严重的神经损伤和较差的预后[160]。相反地，Adegbite 等[161]发现，预后是由面瘫的严重程度决定，而不是面瘫开始的方式。然而，Fisch[71]提倡在以 ENoG 的结果为依据进行手术干预，而不是瘫痪开始的方式。他提出面瘫开始后 6d 内神经变性超过 90% 作为手术标准。然而，手术不一定 6d 内完成。事实上，即刻面瘫后把手术时间推迟 3 周可以使神经水肿和血肿得以缓解，从而使手术效果更加明显[37]。Chang 和 Cass[162]仔细分析了有关颞骨骨折引起面瘫的手术治疗和观察治疗的文献，认为在颞骨的非穿透性损伤中，面部减压术的真正疗效是要通过自然病史、适当时机和报道标准综合判断。

长期持续性瘫痪也是一个治疗问题，因为电生理试验无效。在这种情况下，除非 CT 显示面神经骨管的严重破坏，否则建议观察 12 个月，如果没有明显的临床或 EMG 恢复迹象，就可以手术治疗。

穿透性损伤，如枪伤，通常伴有严重的创伤，包括硬脑膜撕裂、脑脊液漏、耳囊损伤和血管损伤。评估方法包括高分辨 CT、颈动脉造影和面神经电测试。Telischi 和 Palete[163]强调，颞骨外面神经冲击型损伤可能不会引起面神经横断，他们建议继续保守治疗，即使神经出现严重出血和挫伤。

医源性面瘫是耳部手术中令人畏惧的并发症。它可以归类为手术中对面神经完整性的担心和出现意外面瘫的病例。在前一组，神经应该通过远离假定损伤部位的解剖标志来确定。追踪神经损伤部位，进行神经减压，重新复位破坏的神经纤维。如果神经组织损伤严重，可以进行神经移植。如果这些解剖标志不能辨认，那么应在损伤发生前终止操作，并且咨询有经验的同事。在医源性损伤的情感和法医学领域，会诊通常对所有人都有好处。如果面瘫为意料之外，那么最好由最初的手术医师去治疗这个患者。面瘫发生后应立即松开绷带，并取出填充物，直到局麻药效消散。如果面部没有恢复，就应该马上进行紧急的神经探查和减压手术。

创伤后面神经手术探查需要外科医生熟悉整个颞骨的解剖，并能够进行经乳突、迷路、颅中窝的神经探查和修复。颞骨损伤后经颅中窝进行面神经探查需分非常谨慎。Jones 等[164]报道称，15 名 CT 显示颞骨骨折的患者中 14 人 MRI 也显示颞骨损伤。

三、面瘫与其他相关疾病

（一）妊娠

自 1830 年，Bell[165] 第一次提出特发性面瘫和怀孕之间存在联系以来，关于激素和体液在 Bell 麻痹发病机制中可能的作用一直有争议。怀孕期女性 Bell 麻痹的发生率比同年龄非孕女性要高 3.3 倍[166]，最常发生于妊娠晚期或分娩后不久[4, 166]。反复妊娠的复发性面瘫和怀孕期间双侧面瘫也已有报道[167]。

在对 18 名患者的一系列研究中，Falco 和 Eriksson[168] 报道称，在面瘫患者中先兆子痫的发病率是正常妊娠的 6 倍。妊娠期面瘫与早产儿、低体重儿、先天性畸形或其他产前畸形无相关性。

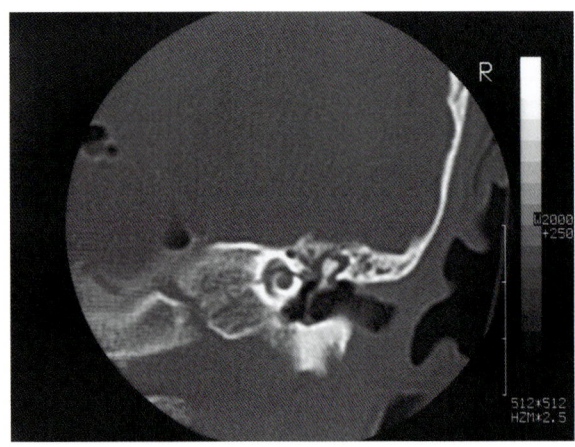

▲ 图 43-4　颞骨冠状位 CT 显示，颞骨横断骨折，骨折线通过耳蜗和面神经骨管鼓室段

与年龄匹配的非怀孕妇女相比，关于预后和结果统计是不确定的。一些研究表明，预后和结果并没有什么不同[169]；而另一些研究表明，妊娠期面瘫病情明显更差[170]。Gillman 及同事[170]对比了77 名在怀孕期间或分娩后不久就患有 Bell 麻痹的女性，与年龄匹配的非孕期女性和男性相比较。与对照组相比，怀孕患者的治疗效果明显较对照组差，并且有统计学意义。在患有 Bell 麻痹的孕妇中，主要应用泼尼松治疗面瘫，尽管 Gillman 等的研究没有发现是否应用泼尼松治疗会对治疗效果产生明显的影响。泼尼松显然对胎儿发育的风险最小，尤其在怀孕后期[171]。

（二）Melkersson-Rosenthal 综合征

Melkersson-Rosenthal 综合征是一组症状，即复发性口面部水肿、复发性面瘫和皱裂舌（裂纹舌）。口面部水肿是其特征性表现，皱裂舌和周围性面瘫各占 50%。只有 1/4 患者会同时有这三种症状。这种情况通常出现在出生后 20 年，这些症状通常是连续发生的，但很少同时出现。

主要的诊断标准是持续或反复发作的非凹陷性面部水肿，不能用感染、恶性肿瘤或结缔组织病来解释。口腔肿胀通常包括嘴唇和颊部，但牙龈、上腭和舌头也会受影响。肿胀可以延续到眶上和眶下组织[172]，但通常是短暂的，也可能会定期复发。水肿的嘴唇呈一种皲裂、裂缝、红褐色外观。

在多次复发后，嘴唇会永久变形。而且可能出现慢性裂纹引起疼痛，并且愈合缓慢[173]。面部肿胀的程度从单侧下唇肿胀到双侧面部肿胀[173]。慢性肿胀可影响美观，可能会影响说话和进食。水肿的慢性和复发性区别于短暂的血管神经性水肿。唇部的活检显示，非干酪样上皮细胞肉芽肿，周围由组织细胞、浆细胞和淋巴细胞[173]。虽然 Melkersson-Rosenthal 综合征病因尚不清楚，但组织水肿是由肉芽肿引起的淋巴和血管破坏造成[174]。

面瘫是三联征中最不常见的症状，它通常突然发作，与 Bell 麻痹类似[175]。双侧相继面瘫和初次恢复后面瘫复发是常见的，而面瘫部位通常与面部肿胀的区域相一致[173]。对面瘫进行治疗很有必要，尝试了多种治疗方法，包括类固醇、甲硝唑、氨苯砜、阿昔洛韦和甲氨蝶呤，但这些药物并没有一致的治疗效果[174]。尽管面神经减压术治愈复发性面瘫已有报道，但是还没有进行皮质类固醇或外科手术的随机对照研究[100]。

（三）人类免疫缺陷病毒

急性面瘫可发生在人类免疫缺陷病毒（HIV）感染的任何阶段。面瘫可能是感染的直接结果，也可能是继发于 HIV 感染，例如带状疱疹病毒继发感染引起面瘫。在 HIV 感染的早期，大多数面瘫的病例与 Bell 麻痹相似，因为他们都是突然发病，没有确切的病因。这些患者也有可能是 Guillain-Barré 综合征的颅脑期。

HIV 具有噬神经性，在 HIV 感染的所有阶段都能从脑脊液和神经组织分离出来[176]。急性和慢性 HIV 感染的急性面瘫可能无法同没有 HIV 感染的 Bell 麻痹相区别。然而，也应该考虑到晚期 HIV 感染的继发症状，包括淋巴瘤和感染[177]。

AIDS 患者的特发性面瘫的预后与一般人相似[178]。在 AIDS 患者中，其他病因引起的面瘫的预后取决于不同的病因和病理。

（四）莱姆病

莱姆病（欧洲的 Bannwarth 综合征）是由蜱传播的 Burgdorferi 疏螺旋体引起。莱姆病的载体是几种硬蜱，主要感染源是白足鼠和白尾鹿。这种疾病发生在美国的所有地区。

莱姆病与梅毒相似，其发展也有几个阶段。它始于游走性皮肤红斑、流感样症状，局部淋巴结病和全身不适。游走性红斑是一种扩大、环状、红斑性皮肤损伤，可能是多发性，并不局限于咬伤部位[179]。第二个阶段发生在数周至数月之后，出现神经系统功能异常，包括脑膜炎、脑神经和其他周围神经疾病。早期症状包括头痛、颈强直和脊椎痛。第三个阶段发生在数月至数年后不等，主要表现为慢性关节炎、神经功能受损、复发性脑膜炎，以及轻度精神障碍[180]。未治疗的莱姆病患者中，有 18% 出现慢性神经系统并发症[181]。

面瘫是蜱传播疾病相对少见的临床表现，只

有 0.9%～4.5% 的概率发生，它可能是单侧或双侧面瘫，也可能是唯一的神经异常[182, 183]。Halpern 和 Golightly[184] 强调，面瘫可能先于感染的血清学证据之前出现，也可能出现在没有游走性红斑或确定蜱叮咬的情况下。莱姆病逐渐成为面瘫的一个重要原因，尤其是在儿童患者中。在流行地区，儿童面瘫患者中有 50% 是由莱姆病导致[185]。

莱姆病的诊断可能很困难。在一项研究中，89% 的患者有游走性红斑病史，5% 的有关节炎，3% 的有早期神经功能异常症状[186]。实验室诊断也比较困难。早期阶段抗体的血清学测试可能是阴性的，只有在恢复期血清学水平才可能是阳性的。没有游走性红斑的非典型病例应采用酶联免疫吸附实验法，结合 IgM 和 IgG 免疫印迹方法进行评估[187]。

莱姆病可以联合口服多种抗菌药物治疗，如强力霉素（100mg，每天 2 次）或阿司匹林（500mg，每日 3 次），持续 14～21d[187, 188]。

（五）川崎病

川崎病是一种主要发生在婴幼儿身上的多系统疾病，也被称为小儿急性皮肤黏膜淋巴结综合征，除累及黏膜、皮肤、淋巴结和心脏系统（冠状动脉瘤）外，有多达 30% 的患者出现了神经系统并发症[189, 190]。无菌性脑膜炎和易激惹是最常见的神经并发症，但是也有作者报道了面瘫也是一种并发症[191-193]。有人认为面瘫是川崎病加重的一个标志[194]。

川崎病的治疗包括支持疗法、心力衰竭的恰当的治疗和大量的阿司匹林。

（六）结节病

结节病是一种慢性非干酪性肉芽肿性疾病。全身受累通常包括肺（肺门或外周腺病）、多关节痛、无反应性肝功能异常，以及血清钙水平升高。Heerfordt 综合征（葡萄膜腮腺炎），是结节病的一种变异型，其特征为非化脓性腮腺炎、葡萄膜炎、轻度发热和脑神经瘫痪，其中最常见的是面神经麻痹。虽然只有 5% 的结节病患者有脑神经受累，但面神经受累最普遍[195]。与此相反，有 50% 的葡萄膜腮腺炎患者出现面瘫，在腮腺炎开始后数天至数月内突然出现。面瘫发生的原因是肉芽肿直接侵蚀神经所致[196]，而不是腮腺肿胀压迫神经引起[197]。当双侧面瘫时，应将结节病纳入鉴别诊断[143]。

通常在结节病中，血管紧张素转化酶的水平升高。经皮质类固醇治疗后，血管紧张素转化酶的水平有望恢复正常[198]。

（七）中耳炎

中耳炎引起的面瘫比较少见，但可发生在急性或慢性病例中。在一系列病例研究中，中耳炎引起面瘫只占急性面瘫的 3.1%[199]。在这 50 例病例中，急性中耳炎患儿有 5 例；其余为成人病例，可以平均分为慢性化脓性中耳炎和胆脂瘤。另外 3 例是结核性中耳炎。大多数是不完全面瘫。几乎所有经过手术的患者，发现其面神经骨管均有裂缝，通常是在鼓室段，这可能会使炎症从中耳蔓延到面神经。与急性中耳炎有关的面瘫，特别是婴儿和儿童患者，应使用静脉抗菌药物和充分的鼓膜切开排脓治疗。急性中耳炎伴面瘫不建议进行面神经减压治疗。Adour[117] 还建议在鼓膜切开术和抗菌药物治疗的同时，增加 10d 的皮质类固醇治疗。

慢性中耳炎引起的面瘫提示胆脂瘤发生率较高，比较适合手术治疗。胆脂瘤相关面瘫的发病机制可能是压迫或炎症。Djeric[200] 研究了患有慢性中耳炎患者的尸检标本，但并没有发现面瘫的证据。20 人的面神经中有 2 人的面神经脱髓鞘的核心区域，这表明邻近的炎症可能比压迫更重要。胆脂瘤引起面瘫的最重要特征是进行性加重，这与 Bell 麻痹不同。通过清除胆脂瘤和面神经减压而不打开神经外膜治疗，可以使大多数的面瘫恢复[201]。

（八）耳气压伤

一些研究者描述了一种奇怪的现象，即复发性面瘫和气压变化的关系。Woodhead[202] 报道了一名反复面瘫的 50 岁男性患者，在飞机上爬升到 8000～10 000 英尺高时，会出现反复面瘫和同侧味觉丧失。高度下降后症状减轻。商业航班[203]

和潜水后也有类似病例报道[204, 205]。用力擤鼻涕后会有短暂的面瘫[206]。气压性面瘫似乎与中耳的压力变化有关，它通过面神经骨管的自然裂隙直接传递给面神经，可以通过压力平衡管或其他改善咽鼓管功能的方法缓解面瘫症状[202]。

（九）良性颅内压升高

良性颅内高压最常见的症状是头痛和视觉障碍，但偶尔也会有脑神经麻痹，这也错误地暗示了病变部位。其中外展神经最易牵涉（占10%～60%）[207]。在一些良性颅高压病例中，单侧和偶尔双侧面瘫也有报道[208]。这些脑神经麻痹症状在通过医学手段或分流使颅内压恢复正常后迅速好转。

（十）代谢紊乱

Adour 等[209]报道称，40 岁以上的 Bell 麻痹患者中，有 17% 的患者葡萄糖耐量试验异常，并得出结论：糖尿病患者比非糖尿病患者发生 Bell 麻痹的可能性高出 4.5 倍。然而，最近的一项病例对照研究发现，只有年龄是面瘫的危险因素，而不是糖尿病[210]。另一个有关可逆性面瘫的报道称与缺乏维生素 A 有关[211]。

四、中枢性面瘫

中枢性面瘫是由顶叶运动皮质或大脑皮质和面神经核之间的连接受损引起。这些区域的病变通常伴有中枢神经系统的其他神经症状。核上性面瘫最严重的是影响面部下半部分。另一个重要的特征是，即使自主运动受到严重影响，但面部表情仍可以保持完好无损。

推荐阅读

Fisch U, Felix H: On the pathogenesis of Bell's palsy. *Acta Otolaryngol* 95: 532, 1983.

Gronseth GS, Paduga R; American Academy of Neurology: Evidencebased guideline update: steroids and antivirals for Bell palsy. Report of the Guideline Development Subcommittee of the American Academy of Neurology. *Am J Neurol* 79: 2209, 2012.

Kawaguchi K, Inamura H, Abe Y, et al: Reactivation of herpes simplex virus type 1 and varicella-zoster and therapeutic effects of combination therapy with prednisolone and valacyclovir in patients with Bell's palsy. *Laryngoscope* 117: 147, 2007.

Lee HY, Kim MG, Park DC, et al: Zoster sine herpete causing facial palsy. *Am J Otolaryngol* 33: 565, 2012.

Peitersen E: Natural history of Bell's palsy. *Acta Otolaryngol Suppl* 492: 122, 1992.

Ryu EW, Lee HY, Lee SY, et al: Clinical manifestations and prognosis of patients with Ramsay Hunt syndrome. *Am J Otolaryngol* 33: 313, 2012.

Sittel C, Stennert E: Prognostic value of electromyography in acute peripheral facial palsy. *Otol Neurotol* 22: 100, 2001.

Stanek G, Wormser GP, Gray J, et al: Lyme borreliosis. *Lancet* 379: 461, 2012.

Teixeira LJ, Valbuza JS, Prado GF: Physical therapy for Bell's palsy (idiopathic facial paralysis). *Cochrane Database Syst Rev* (12): CD006283, 2011.

第44章 颞骨内面神经手术
Intratemporal Facial Nerve Surgery

Bruce J. Gantz　Rick F. Nelson　Jay T. Rubinstein　Ravi N. Samy　Samuel P. Gubbels 著
姜 振 译

要点

1. 面神经功能障碍恰当的治疗需要全面的面神经疾病病理生理学的专业知识，神经影像学和电生理学检查方面的经验，面神经相关的神经耳科学方面的专业知识。
2. 颅中窝入路手术提供了接近面神经颅内段、迷路段、膝状神经节段、鼓室段近端的手术路径，颅中窝手术能保留听力，但是技术上具有挑战性。该术式适用于面瘫患者的面神经减压术、肿瘤切除或减压术、内听道内神经移植术、颞骨横断骨折手术中的面神经损伤的治疗。
3. 经乳突路径手术适用于治疗面神经鼓室段和乳突段的疾病，同时保留内耳的功能。经乳突路径联合经颅中窝路径手术适用于面神经的全程减压。
4. 在没有实用听力的情况下，经迷路手术适用于颞骨内面神经减压、移位或移植。
5. 迷路后入路和乙状窦后入路手术提供了保留听力的同时，达到面神经桥小脑角段的路径。这两种入路适用于血管减压，也可以联合其他入路进行颅内段面神经移植。
6. 就像Fisch A 型入路一样，从膝状神经节到颞骨外段的面神经前移位，可能保持术后正常的面神经功能。
7. 影响成功的面神经修复最重要因素是无张力神经吻合。耳大神经或腓肠神经移植可以用于所有不能进行无张力神经端-端吻合的面神经修复。
8. 一般来说，面神经功能分级在HB Ⅰ级或Ⅱ级的面神经肿瘤患者应该随访观察。手术减压适用于面神经肿瘤HB Ⅱ级或Ⅲ级的患者。肿瘤切除联合面神经移植适用于面神经肿瘤造成的面神经功能HB Ⅳ级或分级更差的患者。

　　手术设备的发展和手术方式的改进，使耳科医生能够安全地暴露从脑干到颞骨外段面神经的全程。然而，面神经疾病的外科治疗，仍然像Cawthorne和Kettel所处时代一样备受争议。成功治疗导致面神经功能障碍的疾病过程，需要对疾病发展过程的病理生理学和神经损伤的程度有精确的评估和深入了解。新的诊断工具，如ENoG、HRCT、MRI提供了有关神经损伤更精确的评估和定位。这种进步使医生能够在手术的最佳时机获得更精确的术前规划和选择，以便能以最快速的手术入路到达面神经损伤部位。

　　本章详细的介绍了常用的手术入路和每种手术的优点和缺点。

第 44 章 颞骨内面神经手术

一、手术解剖

深刻理解面神经复杂的走行及其与其他重要结构的毗邻关系，对计划从事面神经手术的外科医生来讲必不可少。面神经在前庭 - 耳蜗神经（CN-Ⅷ）前方约 1.5mm 处从脑桥延髓连接处穿出脑干。面神经的直径（约 1.8mm）比椭圆形的前庭耳蜗神经（最大直径约 3mm）小。直径更小的神经是中间神经，走行于面神经和前庭耳蜗神经之间，最终汇入面神经的髓鞘。面神经离开脑干后向外侧穿过小脑脑桥池（长 15～17mm），进入颞骨的内听道口（图 44-1）。小脑脑桥池其他的重要结构包括小脑前下动脉 (AICA) 和小脑中脚的静脉。小脑前下动脉在面神经和前庭 - 耳蜗神经附近或它们之间穿过，小脑中脚的静脉在位置和数量上变化更大。进入内听道后，面神经位于整个管腔的前上 1/4，长 8～10mm，然后在内听道的底部进入面神经骨管。内听道在前半规管平面的前方，与前半规管形成约 60°夹角。

在面神经骨管的入口处面神经的直径最小，为 0.61～0.68mm[1]。因为硬脑膜终止于内听道底，在这里仅有软脑膜和蛛网膜形成髓鞘包绕面神经。有些学者认为[2, 3]面神经骨管入口处直径小是某些疾病引起面瘫的一个重要病理因素，如 Bell 麻痹、Ramsay Hunt 综合征，因此，面神经骨管入口处和迷路段的减压是 Bell 麻痹手术治疗的主要目的。

面神经在颞骨内的走行，有 3 个明显的解剖分段，即迷路段、鼓室段和乳突段。迷路段最短（约 4mm），从内听道口延伸到膝状神经节，这一段向前、向上、向外走行，与内听道形成一个朝向前内侧的 120°夹角。在面神经迷路段的前下方，耳蜗的底转和面神经骨管关系密切。膝状神经节在迷路段的外侧终点，面神经在这里急转向后改变方向，形成一个约 75°锐角。在膝状神经节前方，岩浅大神经从面神经骨管裂隙处穿出颞骨，面神经骨管裂隙与膝状神经节的距离个体差异较大，向膝状神经节区域供血的血管也在此面

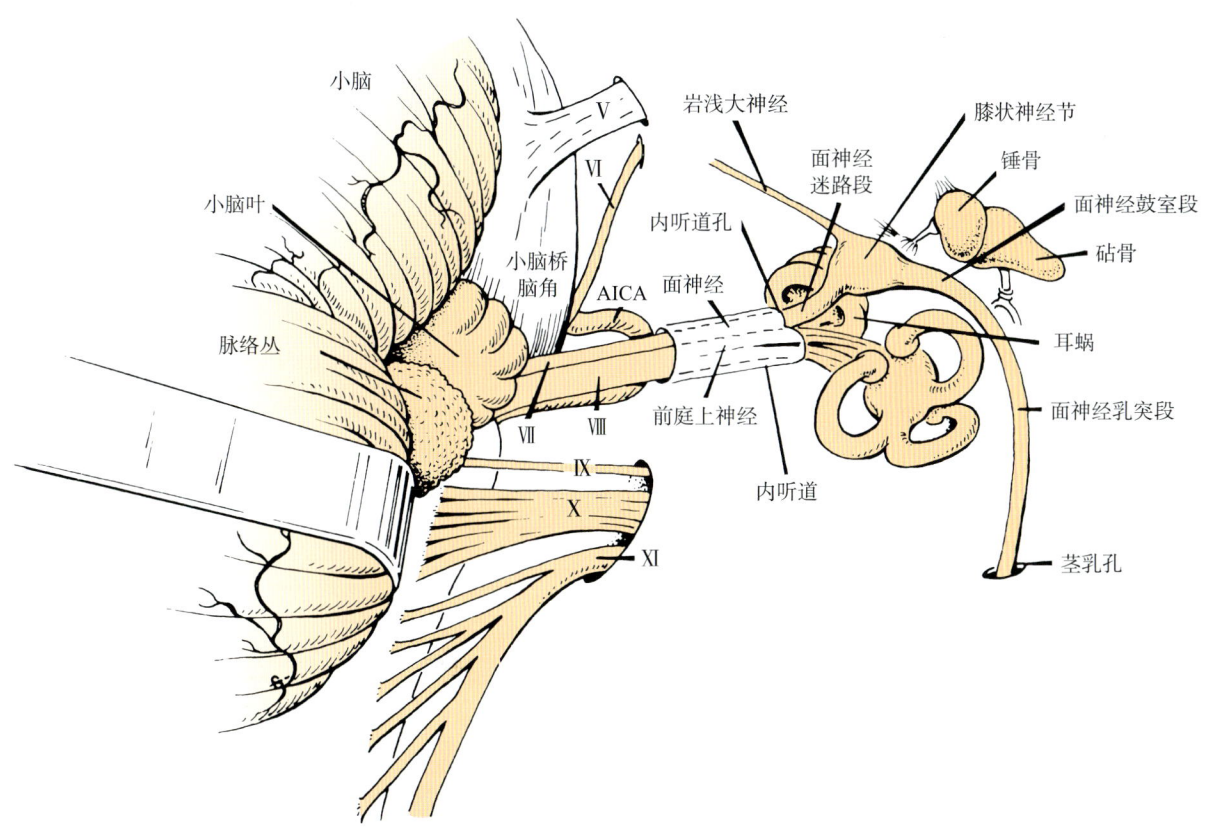

▲ 图 44-1　右面神经从桥小脑角到茎乳突孔的走行
罗马数字表示相应脑神经。AICA. 小脑前下动脉

第八篇 面神经疾病

神经骨管裂隙中穿过。

面神经鼓室段长约 11mm，走行在上方的水平半规管和下方的镫骨之间，形成卵圆窗窝上缘。在鼓室段和乳突段之间，神经略向下弯曲 2～3mm。

面神经乳突段，也叫垂直段，是颞骨内面神经最长的一段（约 13mm）。在二腹肌前缘茎乳孔穿出颞骨，之后被致密含血管的结缔组织纤维鞘包绕，茎乳孔动、静脉就在这个鞘内。

二、手术的一般原则

无论何时术中暴露面神经时，都必须遵循几个手术原则。手术过程中应该用面神经监测仪监测面神经功能[4]。最简单的监测方法是在手术关键步骤用肉眼观察面神经，也可以用针式肌电图。无论使用那种监测技术，都需要将患侧的面部以一种在术中直接看到的方式覆盖起来，以便术中观察面部运动。能够看到患者的前额、眼睛、口腔和下巴。气管插管应该固定在对侧，不要粘住被观察侧的口角。手术单覆盖术区后、上、下边缘，第四块手术单覆盖对侧面部，腹部透明塑料薄膜覆盖面部和手术区域（图 44-2）。因此，观察者在手术全程中可以看到整个面部，以确定面部任何一块肌肉的运动在面神经手术中的反应。如果术者要求在手术关键步骤观察面部情况，那么巡回护士是最好的观察者。

商用针状肌电图系统可作为更精确的术中监测仪（图 44-3）。肌电图仪的电极放置在眼轮匝肌和口轮匝肌上（图 44-4）。如果疾病或先天性

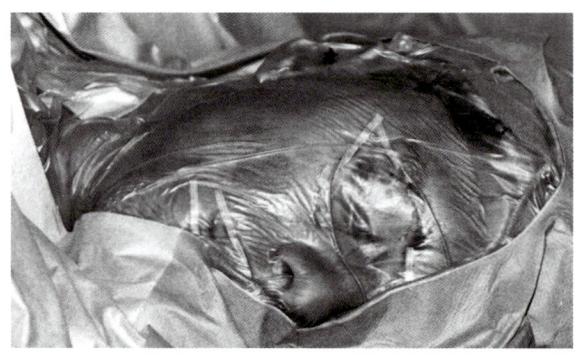

▲ 图 44-2 患侧面部覆盖塑料膜除了利于术中肌电图监测外，还可以直视下观察患侧面部的运动

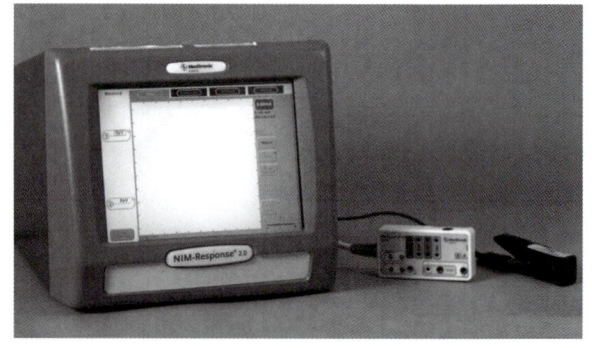

▲ 图 44-3 一个常用的神经监测系统。刺激电极强度及监测反应的灵敏度都可以调节

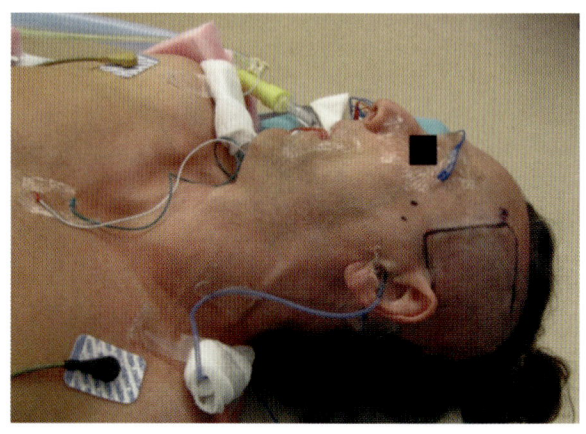

▲ 图 44-4 刺激电极放置在眼轮匝肌和口轮匝肌，接地电极放置在胸前

畸形使神经失去正常的解剖关系，术中对面神经的刺激能提供准确的神经定位。可使用恒流或恒压刺激仪。这种监测系统可以进行面神经兴奋性的监测，当神经受刺激时提醒术者。这种功能尤其适用于面神经邻近肿瘤的切除。

监测仪对于面神经的成功暴露至关重要。当术者接近面神经骨管时，应该适用手术区域能安全容纳的最大金刚砂钻。切割钻可能出现意外的停止或跳动，这可能会引起严重的神经损伤。持续的吸引-冲洗装置可以使钻头清洁，并冲散热量，钻头产生的热量也能造成神经损伤。

神经外骨质的最后一层应该用专门为此设计的钝剥离子去除。这些器械尽管纤细，但是足以去除这层薄层骨质，镫骨刮匙太大可造成神经的压迫损伤。如果要进行神经松解术，可以使用一次性显微手术刀片（Beaber No.59-10）。当必须

从面神经骨管中分离出面神经时，锐性分离要比钝性分离损伤小。面神经内侧面通常黏附在骨质上，而且有丰富的血供。在神经附近的烧灼只能用双极电凝和绝缘的显微镊。在显微镜下手术时对裸露的面神经频繁冲洗可以防止显微镜灯光对面神经的过度加热。

三、手术路径

（一）迷路后入路：脑干至内听道

手术

患者平躺在手术台上与乳突根治术体位相似。实施气管插管全麻，麻醉师在手术台的尾部，手术护士在术者的对面。剃除耳后及耳上 4cm 内的头发，患侧耳朵及左下腹象限（备取脂肪）做好术前准备并覆盖。开始作皮肤切口时静脉滴注甘露醇，0.5g/kg（约 250ml 20% 甘露醇）。在发际线后 3～4cm，沿耳廓后褶皱方向延伸至乳突尖做弧形切口（图 44-5）。切口后方的区域为切除枕骨提供了路径，这是乙状窦向后压缩所必需的[5]。

首先行充分的乳突切除，另外，去除乙状窦上方从窦脑膜角至其最下方区域的骨质。辨认颈静脉球顶部。一个大的金刚钻和吸引-冲洗系统是避免乙状窦和颅后窝硬脑膜损伤所必要的因素。磨除从乳突骨质到颈静脉球的骨质，去除小脑板。乙状窦前内侧可见后半规管，其下方即为迷路（面神经后方），显露内淋巴囊（图 44-6）。在气化型乳突中，用小的金刚钻在后半规管与小脑硬脑膜之间去除 2～3mm 骨质。如果后半规管不易辨认，可以先磨出蓝线来确认它的精确位置。

用显微手术刀和显微剪刀作一以前部为蒂的游离小脑硬脑膜瓣（图 44-7）。掀起皮瓣时不要损伤小脑蛛网膜下的血管。硬脑膜的开口应与骨缘、乙状窦、岩上窦相邻，并且将关闭时的缝合线放置于此。缝合线牵拉硬脑膜至前方固定，一个可延展的自身固定式牵开器向后推压乙状窦。受压后的小脑通常远离颞骨，如果不能远离，也应压缩到最低限度。除了渗透性利尿药外，对达到终末 CO_2 浓度为 30 的过度通气，对于脑组织收缩也是有用的。

平行于 Donaldson 线（从水平半规管平面向后方延伸）下方 2～3mm 可见到前庭耳蜗-面神经复合体。切开蛛网膜释放脑脊液，还可以见

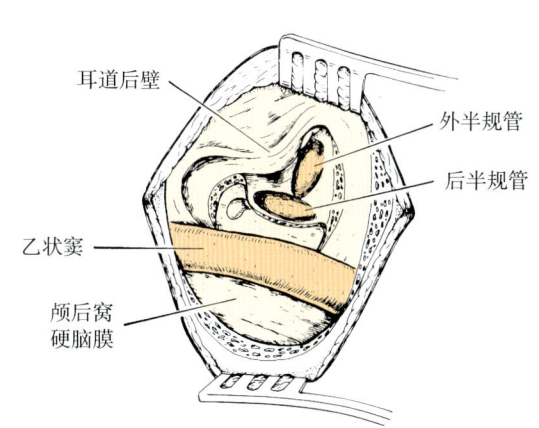

▲ 图 44-6　左侧迷路后入路在切开及掀起硬脑膜前外科医生所见重要结构

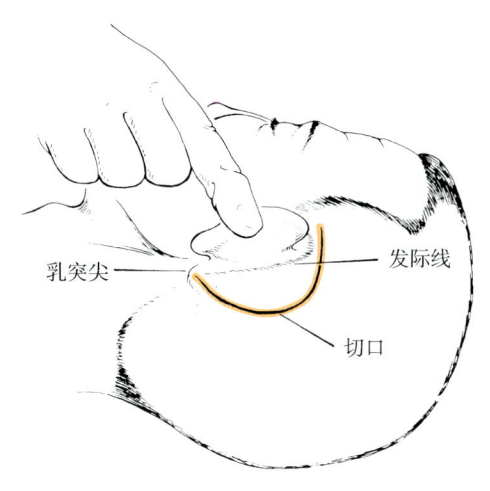

▲ 图 44-5　迷路后入路皮肤切口

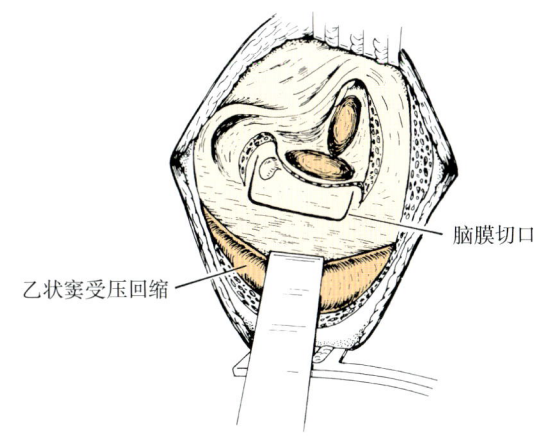

▲ 图 44-7　左侧迷路后入路手术硬脑膜切口

第八篇 面神经疾病

到上方的三叉神经和舌咽神经，以及下方的迷走神经（图 44-8）。舌下神经可能会完全被前庭耳蜗神经遮挡。第Ⅶ对脑神经通常在第Ⅷ对脑神经前方 1.5mm 穿出，Buckingham 镜像可以协助确定面神经，一个强度为 0.05mA 绝缘刺激器可用于确定面神经，例如 Prass 滴水 – 针状电极。小脑前下动脉喙部可能和静脉一起走行在面神经和前庭耳蜗神经之间。长度约 15mm 的神经可在小脑脑桥池中见到。

手术的最后，必须小心严密缝合硬脑膜。可以取条状下腹部脂肪（5mm×4cm），放置在硬脑膜下，用缝合线缝在其中。4-0 尼龙缝合线缝合硬脑膜，乳突内可以填塞脂肪，但不能堵塞或影响听小骨。逐层缝合皮下组织，敷料加压乳突区域。

（二）乙状窦后入路

1. 手术

对于从脑干到内听道暴露面神经的另一个办法是乙状窦后入路手术。术前准备及切口与迷路后入路相似（图 44-5）。所不同的是，不用进行充分的乳突切除术，而是去除乙状窦外侧的骨质显露乙状窦后方区域，向上显露横窦，乙状窦后 4cm 处制作骨窗以显露颅后窝硬脑膜（图 44-9），弧形切开颅后窝硬脑膜显露小脑（图 44-10）。切开硬脑膜时要特别小心，不要损伤小脑表面的动

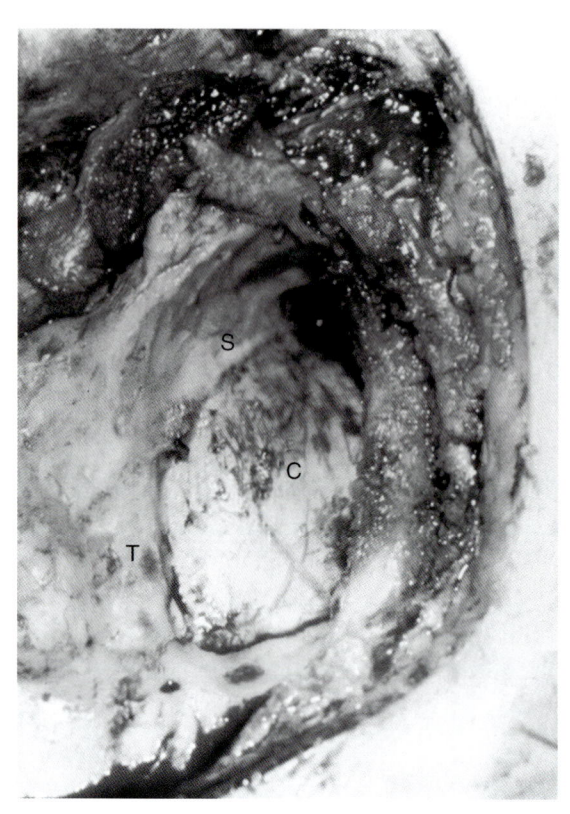

▲ 图 44-9 乙状窦后颅骨切开。向前掀起皮瓣显露乳突及小脑骨皮质。去除骨皮质（约 4cm×4cm）显露乙状窦前方（S）、横窦（T）和小脑膜（C）

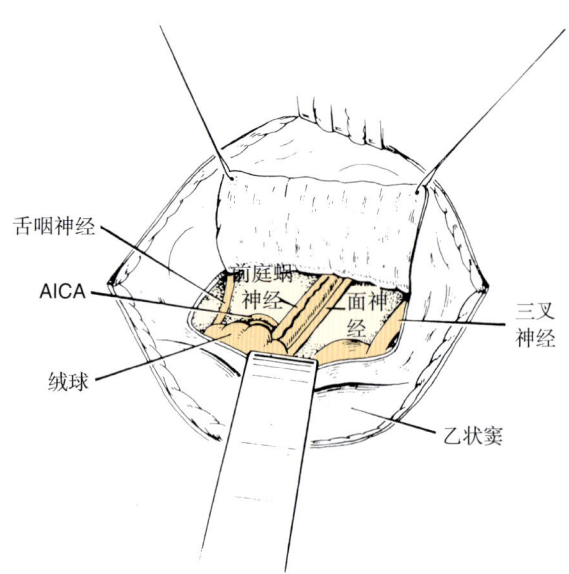

▲ 图 44-8 左侧迷路后入路打开硬脑膜瓣后所见重要结构 AICA. 小脑前下动脉

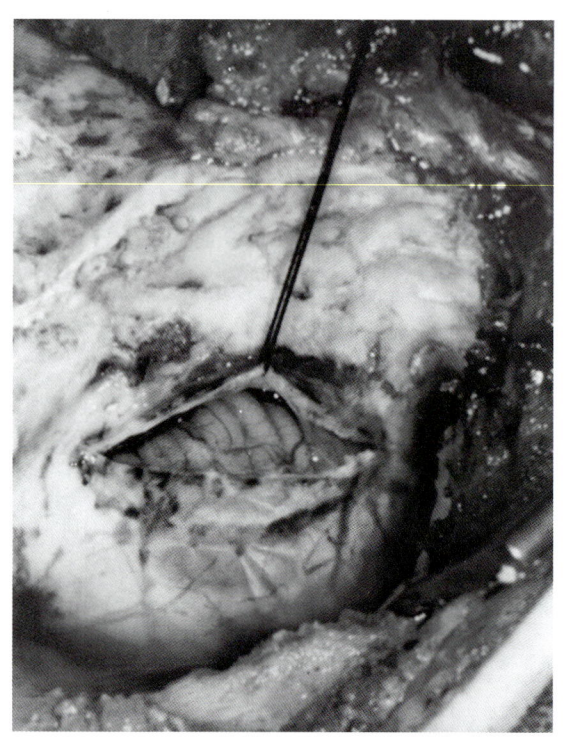

▲ 图 44-10 线形或曲线形硬脑膜切口（2～3cm）。4-0 尼龙线将硬脑膜切口前部悬吊

脉和静脉。在小脑上放置脑棉，在 5～10min 内缓慢、温和地推压小脑，以便暴露颞骨的后面和内听道。一旦小脑缩回就不需要再进一步施压。小脑应该远离颞骨，以便显露小脑绒球、脉络膜神经丛、面神经和前庭耳蜗神经束（图 44-11）。为了进一步暴露视野，内听道口后缘可以去除，但是后半规管及其与听神经孔后部的关系应通过 CT 确定。

2. 优点与应用

迷路后入路和乙状窦后入路手术提供了在不牺牲内耳功能的情况下，暴露面神经桥小脑角段的通路。因为不用压迫小脑或对小脑的压迫较小，所以这两种通路比平常的枕骨后入路更有优势。它们还可以联合颅中窝入路用于脑干附近肿瘤的切除和面神经移植。在面神经手术中，迷路后入路手术最适用于血管减压治疗半面痉挛，通过这种入路可以很容易对小脑前下动脉、小脑后下动脉及其静脉进行操作。

3. 局限性和潜在并发症

前庭耳蜗神经通常会遮挡面神经的暴露。即使用钝的器械熟练地分离神经，也可能增加听力下降或前庭损伤相关并发症的风险。因为暴露不充分，任何颅内血管并发症的处理都有局限性。如果出现颅内并发症，需要快速去除枕骨下骨质，与乙状窦后硬脑膜切口相结合，提供一个附加的通路。

脑脊液漏也是此入路的并发症，但紧密缝合硬脑膜后、硬脑膜下应用脂肪条可以降低脑脊液漏的发生率。

（三）颅中窝（经颞叶）入路：内听道段至鼓室段

当需要保留目前的听力功能时，可以选择颅中窝入路[6]暴露面神经内听道段和迷路段。颅中窝入路也可进行面神经膝状神经节和鼓室段的减压。

1. 手术

患者平卧在手术台上，术侧颞骨向上，剃掉耳上、耳前 6～8cm 和耳后 2cm 的头发。术者坐在手术台头部，器械护士在患者头部的前侧。在耳上部发际线处做 6cm×8cm 的切口（图 44-12）。

如果需要显露乳突，切口下缘可延伸到耳后方。将皮瓣掀起显露颞肌，制作一个 4cm×4cm 的颞肌筋膜瓣，用来封闭内听道硬脑膜缺失。作一个蒂在前方活瓣门形切口掀起颞肌和骨膜。将皮肤和肌肉切口交错可以在手术结束时，提供一个不透水的双层闭合。

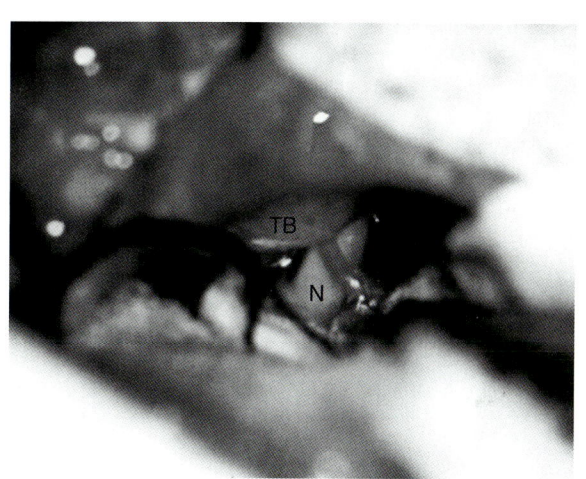

▲ 图 44-11　乙状窦后入路手术视野。自颞骨小脑板（TB）上压迫小脑，以暴露血管神经束（N）。面神经在其深面并朝向听神经

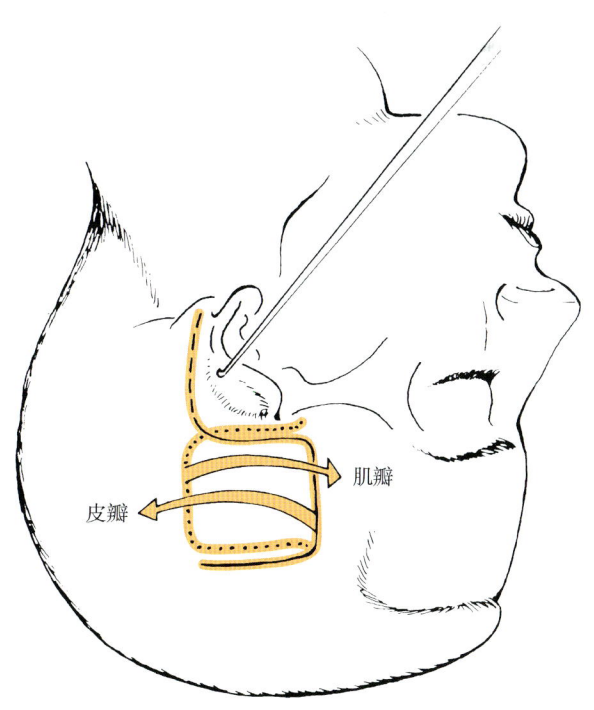

▲ 图 44-12　颅中窝入路皮肤切口（实线）。暴露面神经全程时需延长切口至乳突（虚线），图中虚线显示了肌肉瓣的范围

第八篇 面神经疾病

掀起颞肌，暴露颧弓根，其为颅中窝底部的标志，缝合线悬吊皮肤和颞肌瓣。中等大小的切割钻在颧弓根上方制备一个 4cm×5cm 的颞骨骨瓣。保持颅骨前缘后缘平行，这对于放置牵开器很重要。

脑膜中动脉分支偶然出现在颅骨内板上，因此掀起骨瓣必须小心谨慎。双极电凝和骨蜡可用于控制出血。从颅中窝硬脑膜底部掀起脑膜是最困难的步骤之一，钝性分离和显微技术极大地方便了硬脑膜的分离，硬脑膜从后向前掀起可以防止损伤裸露的膝状神经节和岩浅大神经。用剪刀横断岩鳞裂的硬脑膜前，先用双极电凝灼烧。

直到辨认出岩嵴并暴露出弓状隆起、内听道平面、岩浅大神经，硬脑膜的分离才能继续进行。脑膜中动脉及其伴随易出血的静脉，可以比较容易地辨认出。固定牵开器的尖端放置在岩嵴前方到弓状隆起。中号的金刚钻和吸引 - 冲洗装置可用来确认前半规管的蓝线。术前 CT 或 Stenvers X 线检查有助于确定前半规管水平和颅中窝底部的关系，及上半管上方的骨质情况。

从弓状隆起后方乳突气房上开始磨除骨质，直到出现耳囊的致密黄色骨质。慢慢磨除耳囊骨质直到看见前半规管蓝线。用前半规管蓝线、岩浅大神经和岩嵴作为标志，沿着岩嵴中部磨除骨质。在前半规管蓝线前方 60° 磨除骨质就是内听道的位置，继续磨除骨质直到大约 180° 内听道暴露（图 44-13）。由于前半规管壶腹和耳蜗底转靠近，在内听道外侧 5mm 处只有大约 120° 可以安全地去除。面神经占据内听道的前上部。外侧的垂直嵴（Bill's bar）是前庭上神经和内听道口之间的标志。

面神经骨管入口处是面神经分段中最狭窄、最易损伤的部位。在内听道口，面神经转向前方，之后微向上方。耳蜗底转在其下方 1mm，前半规管壶腹可能就在神经后方。膝状神经节后方是迷路段，鼓室盖被移除，必须注意的是避免损伤锤砧关节。可见到鼓室段突然转向，走行于水平半规管下方。在面神经全程确认前，最好保留面神经骨管的一薄层骨质。这层骨质用小钝剥离子去除。面神经在面神经骨管迷路段内活动受限，应避免使用较大的刮匙，以免损伤神经。

如果进行面神经减压，神经松解就是最后一步，用一次性显微手术刀（Beaver No.59-10）划开骨膜和神经外膜。

可能还需要其他方法定位面神经，特别是在外伤性面瘫中。如岩浅大神经后方可寻找到膝状神经节，或者鼓室盖骨折时可以通过骨折线看到面神经鼓室段。那么这时的鼓室段可定位膝状神经节和迷路段。

在手术的最后，制作一个骨瓣盖住鼓室盖的缺损和内听道（图 44-14），这样可以防止颞叶疝入中耳。将之前制备的颞肌筋膜放置在游离的骨片上，帮助修补内听道处的硬脑膜缺损。填回鳞部骨瓣，用可吸收线间断缝合颞肌，逐层关闭皮肤。不放引流装置，按乳突手术加压包扎。

2. 优点和应用

颅中窝入路是保留听力的情况下，唯一暴露整个内听道和迷路段的方法。结合迷路后和乳突

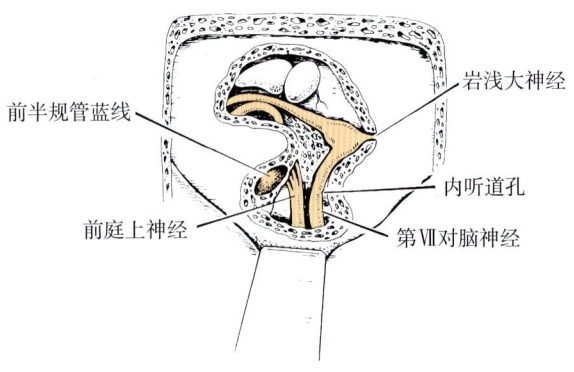

▲ 图 44-13 左侧颅中窝入路切除颅骨、颞叶硬脑膜后的手术视野，骨质完全暴露

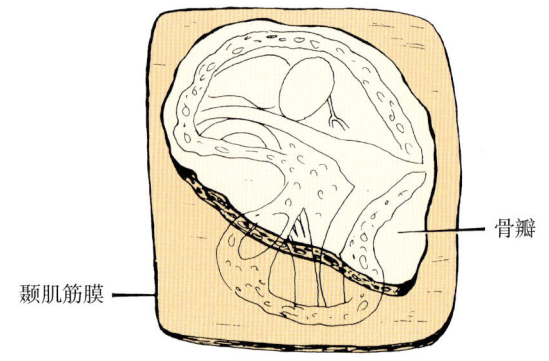

▲ 图 44-14 颅中窝入路中骨瓣和颞肌筋膜重建缺损和关闭硬脑膜

入路，能够观察到面神经全程，以及保留内耳的功能。颅中窝入路手术是 Bell 麻痹[7,8]和颞骨横断骨折患者的面神经减压最常用方法。

3. 局限性和潜在并发症

颅中窝底的解剖变异较多，在识别解剖标识方面比较困难。术者必须熟悉颞骨的三维解剖。在颞骨解剖实验室中多训练，从而能掌握这类手术所需的精细显微外科技术。

掀起硬脑膜有一定难度，特别是年龄超过 60 岁的患者。硬脑膜紧贴颅中窝硬脑膜底并且很薄。颞肌筋膜片用来修复任何硬脑膜裂口，以防脑脊液漏。

颅中窝入路面神经减压术后可能导致传导性或感音神经性听力损失。传导性听力损失可能是继发于颞叶疝或磨除上鼓室时听骨链断裂导致的。放置一个游离骨片可以防止颞叶疝的发生。感音神经性听力损失是内耳直接损伤导致，造成内耳损伤的原因有用钻磨除骨质暴露耳蜗或半规管、电钻碰触到听骨。内听道内的内耳血管损伤也可以导致内耳功能丧失，或引起前庭功能丧失。

顽固性脑脊液漏能导致脑膜炎，可以通过暂时性的腰椎引流控制。在腰椎引流治疗足够时间后仍有持续性脑脊液漏，则需要手术探查并修补脑脊液漏处。

失控性出血或损伤小脑前下动脉，是术中最严重的并发症。颅中窝入路不能提供进入桥小脑角足够的视野。小脑前下动脉和伴随静脉可能在内听道形成袢，控制这些血管的出血可能需要枕骨下入路暴露小脑脑桥角区。小脑前下动脉损伤可能会导致不同程度脑干和小脑梗死，取决于终末动脉供应的大小和面积。

（四）经颅中窝面神经减压术治疗 Bell 麻痹疗效

May 等[9]报道，经乳突入路面神经减压术治疗 Bell 麻痹是无效的。仅能通过颅中窝入路对面神经内听道段、迷路段和膝状神经节减压才能有效果。尽管颅中窝入路手术常用于听神经瘤和前庭神经部分切断手术，但即使对于经验丰富的主攻颞骨手术的外科医生来讲仍具有挑战性，并且可能产生严重、潜在的并发症。对于听神经瘤或顽固性梅尼埃病患者，30dB 的传导性听力损失是最低的并发症，但对于 Bell 麻痹在没有手术减压情况下，自发性完全的面神经修复概率高达 50%，这点有非常重要的意义。因此，即使有充足的证据证明减压有效，也仅在有丰富经验的中心进行颅中窝入路面神经减压手术。随着颅中窝入路面神经减压术治疗 Bell 麻痹技术的成熟，对提高面神经功能的价值和临床意义必须进行真实评估。面部对称性的轻微改善并不能弥补感音神经性或传导性听力损失或脑脊液漏发生率升高的事实，也不能证明手术花费和术后仍要日夜谨慎护理的必要性。

在对颅中窝入路面神经减压术的研究资料中，Fish[2]报道了有统计学意义手术结果的改进，但很难评估患者面神经功能的恢复情况，而用 HB 面神经功能分级则可以评估术后改进的程度。表 44-1 总结了可以获得的已出版数据[3,10]和 Iowa 大学医院和门诊自 1986 年以来进行颅中窝入路减压术的结果。对于选择颅中窝入路减压术应该满足的条件为在神经电图上显示超过 90% 的神经变性是在完全面瘫 14 天内发生及肌电图显示无自

表 44-1 Bell 麻痹患者颅中窝入路面神经减压术治疗效果*

HB 分级	爱荷华	密歇根	贝勒大学	总　计
Ⅰ	3	5	0	8
Ⅱ	7	2	6	15
Ⅲ	1	1	0	2
Ⅳ	0	1	0	1

*. 神经电图显示 90% 以上变性

第八篇 面神经疾病

发性电位。Fisch[2] 的前瞻性研究显示，当变性超过 90%，最多有 50% 的患者获得令人满意的自主恢复率[11]。Sillman 等[12] 和 Marsh 等[13] 用 HB 分级和验证 Fisch 的结果来研究神经电图的预测性，当神经电图显示变性超过 90% 时，不超过 50% 的患者面神经功可恢复到 HB Ⅰ级或Ⅱ级[12]。因此，对于适合颅中窝入路减压术的患者，术后面神经功能可恢复到 HB Ⅰ级或Ⅱ级，但是没有手术的患者达到这个效果的患者将不超过 50%。

经过至少 7 个月的随访，26 名患者中 23 名面神经功能恢复到 HB Ⅰ级或Ⅱ级（表 44-1）。用二项分布并假设 50% 患者可自发恢复到Ⅰ级或Ⅱ级，结果是有明显统计学意义的（$P < 0.00005$）。没有人报道过这一过程的发病率，也没有报道显示有统计学意义，但他们都提及了颅中窝减压术的效果。Iowa 州 6 名患者的数据出现在报道中[14]，在这些额外的病历中，颅中窝减压术患者的恢复率有显著统计学意义（$P < 0.06$）。表 44-2 显示单独用皮质类固醇药物治疗的结果。在这些患者中，8 名患者中的 5 名满足手术的电生理学条件，但没有立刻进行颅中窝减压手术，面神经功能并没有恢复到 HB Ⅰ级或Ⅱ级（表 44-1）。在 Michigan 的研究中，25 名患者中有 14 人没有进行减压手术，面神经功能只恢复到了 HB Ⅲ级或Ⅳ级。即使没有对照组，颅中窝减压术后的患者面神经功能达到Ⅰ级或Ⅱ明显多于单独用皮质类固醇治疗的患者（$P < 0.024$；Fisher 精确检验）[15]。因此，在完全性面瘫开始后 14 天内，神经电图示神经变性 > 90% 和无自发性肌电位的 Bell 麻痹的患者中，单独应用皮质类固醇激素治疗后面神经功能达到Ⅰ级或Ⅱ级的可能性为 42%，而经过颅中窝减压术治疗这种可能性达到 92%[15]。这不是一个前瞻性随机研究，但是 Bell 麻痹应该被认为是一个散发的疾病。Bell 麻痹不可能进行大规模随机实验。因为一个大规模随机实验需要能够获得足够的研究对象去执行随机选择，这样才能获得基础研究的 A 类证据。在手术治疗组和药物治疗组之间有显著差异可能是最好的证据，这些证据集中反应了关于神经功能障碍后神经减压的非常严格的指导原则。有颅中窝入路面神经减压术经验的外科医生，应该给予那些面瘫开始后 14d 内面神经电图显示有严重神经变性的患者一个手术治疗的方案推荐。

（五）乳突入路：从膝状神经节到茎乳孔

1. 手术

作一个耳后切口暴露乳突骨皮质，乳突充分轮廓化，识别水平半规管、乳突段面神经、乙状窦和二腹肌脊，其中水平半规管和二腹肌脊是识别面神经重要的解剖标识。面神经鼓室段紧邻上方的水平半规管。二腹肌嵴的前边缘定位茎乳孔的位置。识别砧骨短脚，注意保护，避免用器械或钻碰触。用小的金刚钻开放面隐窝（图 44-15），以利于用肉眼观察中耳腔内面神经鼓室段。用中号金刚钻和吸引-冲洗装置，暴露从水平半规管到茎乳孔的面神经骨管。在乳突内，磨除面神经骨管后 180°的骨质。如果需要增加术野，可以磨除面神经后气房。在鼓室内，用 1mm 的金刚钻磨除骨质直到暴露膝状神经节。再次强调，钻头不能碰触砧骨。最后，用钝的剥离子去除神经骨管最后的薄层骨质（图 44-16），如果需要可以行神经松解术。逐层缝合切口，乳突区加

表 44-2 Bell 麻痹患者皮质类固醇治疗效果*

HB 分级	爱荷华	密歇根	总 计
Ⅰ	0	5	5
Ⅱ	3	6	9
Ⅲ	5	12	17
Ⅳ	0	2	2

*. 神经电图显示 90% 以上变性

第44章 颞骨内面神经手术

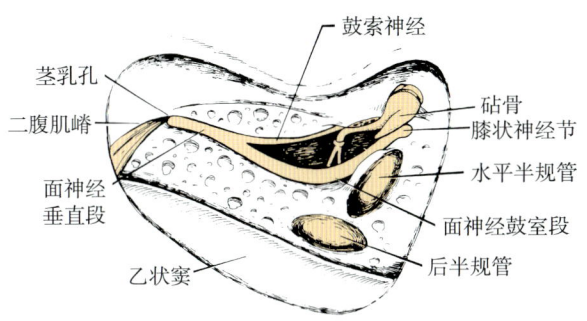

▲ 图 44-15 左耳乳突入路手术中开放面隐窝后显露面神经

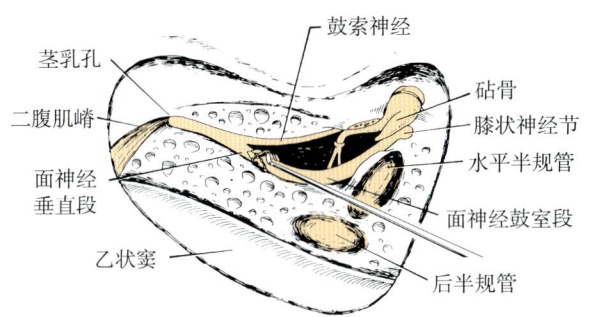

▲ 图 44-16 面神经骨管最后的骨壳要用显微剥离子去除

压包扎。

2. 优点和用途

经乳突面神经减压术为暴露面神经乳突段和鼓室段提供了一个极好的方法。膝状神经节的暴露需要移除砧骨，手术最后可以替换砧骨。这种操作可能会出现传导性聋，一般来说，如果没有颅中窝入路膝状神经节可能得不到充分地减压。除非牺牲前半规管壶腹，否则经乳突入路不能到达面神经迷路段。

当面神经减压用于面神经改道和恶性肿瘤或外伤性面瘫术中定位面神经垂直段时，经乳突入路可用来探查面神经。而且，最重要的是，这种入路可用于治疗因急、慢性中耳炎诱发的面瘫。炎症引起的面神经损伤最常见于面神经鼓室段（超过 25% 的健康人此段骨管缺失）和第二膝（由鼓室段转向乳突段的部位）。通常情况下，急、慢性中耳炎是不需要面神经减压的，只需清除脓液或胆脂瘤，患者还应该使用抗菌药和类固醇治疗。头颈部腮腺或咽旁肿瘤能够累及面神经，导致面瘫，可以用乳突入路沿面神经边缘进行神经减压和清除肿瘤。单纯的乳突颞骨骨折或包括远端膝状神经节和鼓室段的纵行颞骨骨折，可以经乳突进行适当的减压。但是，颅中窝入路手术可以使纵行颞骨骨折的手术视野更好。切除颞下窝肿瘤过程中，需要经常改变面神经的走行，移位面神经获得足够安全的通向颈静脉球和颈内动脉的路径。如果需要暴露面神经全程和保留内耳功能，经乳突入路可以联合颅中窝入路及迷路后入路进行面神经减压术。

3. 局限性和并发症

经乳突入路暴露面神经的主要缺点是对膝状神经节的暴露有限，并且不能暴露面神经迷路段。面神经迷路段通常是外伤性面瘫和 Bell 麻痹中神经损伤的主要部位。如果术中移位砧骨或转动的钻头碰到砧骨，可能并发传导性或感音神经性听力损失。

（六）经迷路入路：暴露面神经全程

1. 手术

患者平卧侧头在手术台上，准备并覆盖头部及下腹部。耳后沟后方 3cm 做切口，向下达乳突尖。分离乳突骨皮质表面的软组织，向前至外耳道。乙状窦后方枕骨部分也应该暴露，行扩大的乳突完全切除术。

磨除乙状窦表面及其后方 0.5～1.0cm 表面的骨质。去除砧骨暴露面神经鼓室段，其下方紧邻水平半规管，开放面隐窝，在鼓室和乳突中进一步确认面神经的位置。神经外侧保留一薄层骨质，切除整个迷路。在后半规管下方，磨除骨质暴露颈静脉球、颅后窝脑膜和内淋巴囊（图 44-17）。

在后半规管和水平半规管内侧，与周围黄色的耳囊骨质相比，内听道呈蓝色。磨除内听道周围 180° 的骨质暴露内耳门。在内听道的外侧缘，面神经位于内侧，在其上方可见到前庭上神经（图 44-18）。磨除迷路段上面的骨质，直到膝状神经节，然后继续磨除骨质直到远端二腹肌嵴前方的茎乳孔。最后一层骨壳用钝器取出。

打开内听道和小脑板上面的硬脑膜就可以暴

781

第八篇 面神经疾病

露小脑脑桥池和脑干。用 4cm×4cm 的颞肌筋膜片覆盖硬脑膜缺损处，以便将乳突与内听道分开（图 44-19）。最后取腹部脂肪填塞乳突腔。

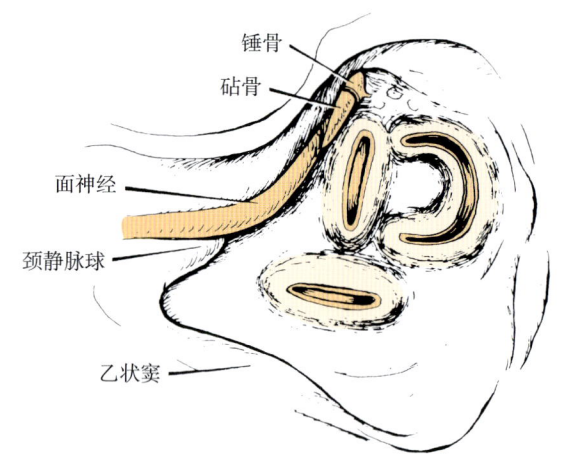

▲ 图 44-17 经左侧迷路入路手术显露半规管

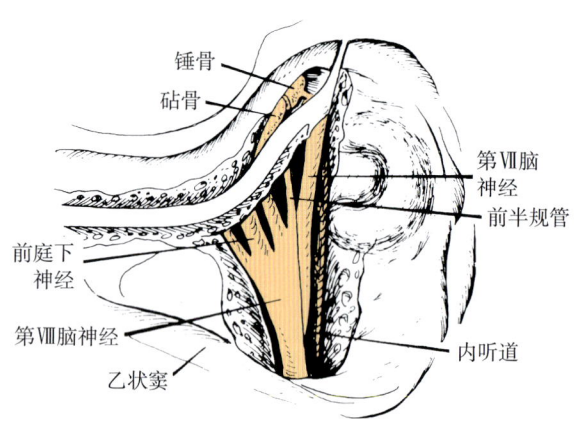

▲ 图 44-18 左侧迷路完全去除后

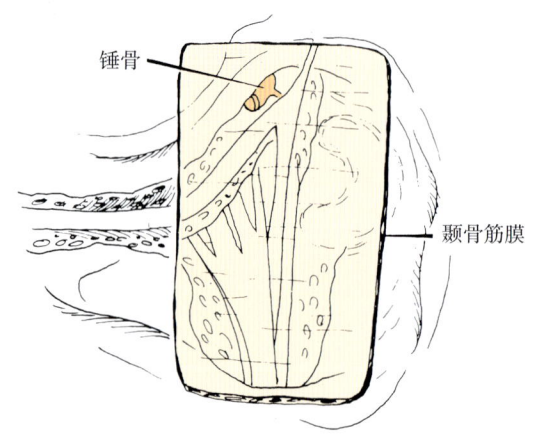

▲ 图 44-19 左侧迷路入路手术中关闭时颞肌筋膜的放置

2. 优点和用途

经迷路暴露面神经主要用于术前内耳及前庭功能丧失的患者。这种手术方式最大的优点是提供一个可以暴露整个面神经全程的路径。由颞骨骨折、面神经肿瘤、胆脂瘤造成的面瘫，经迷路入路进行手术是首选的手术路径。如果需要做神经间的移植，经迷路入路暴露面神经可以提供足够可用的空间用于脑干及其附近的神经吻合。

3. 局限性和并发症

这种术式最大的缺点是在暴露面神经全程的过程中，要牺牲掉听力和平衡功能。当耳蜗和前庭功能正常时，最好考虑其他的入路。但是，有学者正在进行迷路入路手术同期行人工耳蜗植入的研究，以改善患者的听力。对于本术式来说，脑脊液漏和感染是最严重的并发症。但是，如果用骨蜡、颞肌筋膜和脂肪在乳突内封闭咽鼓管，这种并发症的发病率 < 2%。

（七）联合入路

两种或多种入路可能需要结合使用，以达到所要求的病灶暴露。有时，面神经减压手术需要颅中窝和乳突联合入路以暴露面神经全段。通常首先显露颅中窝。首先，外伤性面神经损伤中，面神经受累的区域大多位于膝状神经节的内侧或其附近。如果远端面神经损伤，皮肤切口应向耳后延伸，行乳突段减压。放置颅中窝牵开器以显露整段神经。筋膜移植物修复内听道处的硬脑膜缺损，部分颅骨切开瓣置于鼓室盖上以预防颞叶疝出。这种联合入路也适用于面神经鞘瘤和先天性胆脂瘤。如果病灶向内听道延伸，也可以加入迷路后入路。在这个部分操作中，颅中窝牵开器应该被移除。联合入路在需要神经移植和额外手术入路的情况下是有用的。

在神经修复手术中，可能需要把面神经从骨管中分离出来，另外在切除邻近的颈静脉球和颈内动脉管处较大的肿瘤时，把面神经从骨管内分离出来是必不可少的。面神经膝状神经节的严重损伤可能发生在纵行颞骨骨折，并且可以通过切除膝状神经节并通过颅中窝入路暴露附近的神经迷路段和鼓室段，进行神经移植。膝状神经节上生长的小肿瘤可以用这种办法治疗。

为了能够获得需要的神经长度，面神经迷路段和鼓室段需要松解并分离出面神经骨管。在分离面神经迷路段时要特别小心，因为耳蜗底转在其下方<1mm的部位，而前半规管壶腹和水平半规管紧邻其后方。用小号金刚钻（0.4～0.8mm）磨除骨管上面的骨质。磨除迷路段前方的骨质比磨除其后方的骨质更安全，面神经骨管的末层骨质用钝的显微剥离子去除。当从神经的头端磨除180°骨质，用显微剥离子轻轻的把神经从骨管剥离出来。神经与骨管紧贴的部位用显微手术刀锐性分离（Beaver No.59-10）。面神经鼓室段以相似的方法分离。如果神经末端有一点张力，就要用神经移植的方法修复神经。

手术技术已经发展到能够暴露颈静脉球、颈动脉管和鞍区[8]。面神经垂直段、茎乳孔和颞骨外段走行在这些结构外侧。面神经移位极大地促进了术中的暴露，并消除了多数情况下横断面神经的可能。一般情况下，神经自起源处向前上移位，这需要去除中耳内的结构和磨除骨性外耳道后壁。

耳后作一大C形切口，以便暴露乳突骨皮质和腮腺。皮瓣向前分离至外耳道骨与软骨交界处，继续向前可暴露腮腺筋膜。以通常的方式在腮腺内暴露面神经颞骨外段。神经末端是面神经腮腺分支，其终末端在腮腺周围1～2cm游离。根据暴露的要求，也可以进行神经其他部分的解剖。

乳突完全轮廓化，磨除外耳道后壁至水平半规管和二腹肌嵴水平。去除鼓环、锤骨和砧骨，用金刚钻磨除骨质识别面神经鼓室段和垂直段（图44-20）。磨除神经周围180°的骨质，最末层骨质用显微剥离子去除，自残余的骨管中显微手术刀锐性游离并切开神经鞘膜。从骨管分离神经时经常会碰到丰富的供应血管。

在茎乳孔处，致密牢固的纤维鞘附着在骨头上，建议全部的纤维鞘膜和神经一起游离移动。从纤维鞘中分离神经可能会造成不必要的创伤，引起暂时性面瘫。因为面神经鼓室段邻近镫骨上结构，所以分离神经比较困难。镫骨足弓和镫骨头可以用镫骨剪刀去除。在颧弓根区做一个比神经还粗的骨槽，神经从鼓室上隐窝越过，向前上方膝状神经节水平移位（图44-21）。

（八）面神经的局部移位

面神经的部分移位适用于未累及前鼓室、内听道或咽鼓管的肿瘤。此技术可以用来保留中耳的功能。当尝试保留听力时，仅移位面神经乳突段是有限的。在骨和软骨交界内侧3～4mm处横断外耳道，手术最后可在横断处重建外耳道。完壁式乳突切除可以联合面隐窝开放。除了削薄外耳道后壁外，外耳道下壁或底壁也应削薄。鼓室

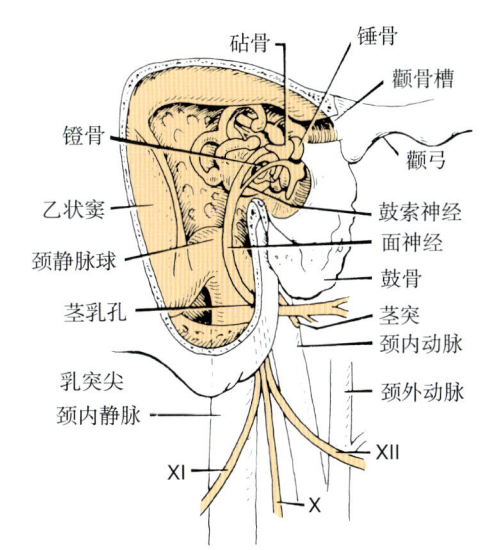

▲ 图44-20 面神经暴露以便进行面神经移位，如在颈静脉球瘤切除术中应用。罗马数字代表脑神经

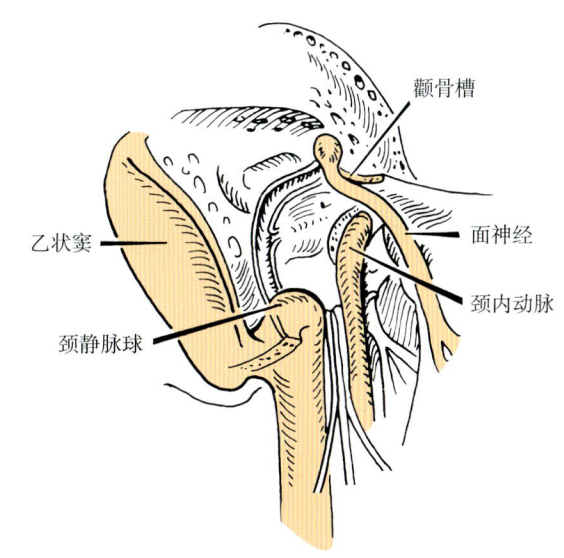

▲ 图44-21 面神经移位后的术野

段面神经纤细，可以用锐性分离的办法从面神经骨管中游离出来。与神经整体移位技术一样，神经连同茎乳孔处的软组织可以通过锐性分离。面神经暂时性的移位，以暴露颈静脉孔和后组脑神经，包括舌咽神经、迷走神经和副神经。肿瘤切除后，面神经回位到其原来近似的位置。然后用 1mm 的钻在骨性外耳道外侧钻孔（底壁 1 个，后壁 2 个，前壁 1 个）用于固定。3-0 缝合线在外耳道横断处缝合外耳道，必须缝合较厚的皮下组织，而不是缝合皮肤。外耳道用抗菌药软膏纱条填塞 1 周。超过 30 位面神经局部移位的患者，并没有发生外耳道狭窄。外耳道皮肤固定在骨性外耳道上，防止外耳道乳突瘘的形成。

四、神经修复

任何时候，面神经连续性受到外伤、医源性损伤或肿瘤侵犯破坏时，都应尽最大努力恢复它的连续性。在一些病例中，端 – 端吻合可以恢复面部的运动。但是，如果吻合处有张力，进行神经移植是面部修复更好地选择。所有的神经修复都能产生联带运动，口和眼的括约肌功能通常都可以恢复。更新的显微缝合技术和手术器械可提高功能的恢复。

一般情况下，受损的神经末端应该以 45°角斜行切开形成新鲜创面。实验证实，以这种角度切开神经可以获得更多的神经纤维接触面积，因此能够改善神经的生长[16]。此外，一种新的剃刀式刀片比手术刀或剪刀对神经造成的挤压更小。Milesi[17] 倡导在神经缝合前去除一部分神经外膜，以防止吻合处结缔组织生长。作者发现，面神经的束膜不能用 10-0 的线缝合，否则会增加神经纤维的损伤。如果将神经外膜切除约 0.5mm，仍可以缝合神经外膜。在桥小脑角处吻合时使用显微镊子或长手术镊（19cm，显微手术镊）打 3 个或 4 个 10-0 尼龙缝合线结。在脑干处手术时，打 1 个或 2 个线结。在神经骨管内，如果没有神经末端移位的可能，神经移植物就可以不缝合。

头颈部恶性肿瘤可以侵袭面神经，导致面瘫。面神经的逆行侵袭通常发生在茎乳孔处。经乳突入路面神经减压开始的部分是面神经垂直段。切除的肿瘤和神经要进行快速冰冻切片病理学分析，面神经骨管可以用来放置移植神经。

当需要神经移植时，耳大神经或腓肠神经是首选的移植神经。如果恶性肿瘤的切除范围不包括耳大神经，并且和面神经缺失部分直径相当，耳大神经最合适。耳大神经位于乳突尖和下颌角连线中点的垂线上。如果所需的神经移植物长度超过 8～10cm，使用腓肠神经最合适。应用腓肠神经还有另一个优点，是神经的外周有很多神经分支可以用来重建面神经的分支。切断腓肠神经很少会有不适的感觉，因为它仅仅控制下肢外侧小范围的感觉。腓肠神经紧挨外踝的后方有隐静脉伴行。神经移植物的直径要比面神经大 10%～20%，并且长度要能够保证一个无张力的吻合。

面神经肿瘤

不论是良性的还是恶性的肿瘤，都会影响面神经的颅内段、颞骨内段、腮腺内段。约有 5% 的面神经功能障碍是由肿瘤造成的。区别原发性面神经肿瘤与其他肿瘤累及面神经的不同是至关重要的（如原发性的面神经肿瘤、周围肿瘤累及面神经或转移性肿瘤）。其他肿瘤累及面神经引起的面瘫可能比原发性面神经肿瘤引起的面瘫更常见，颞骨内或颞骨附近都可能发生良性、恶性肿瘤。在颞骨内，颅底肿瘤、胸部和肺的转移癌，是成人肿瘤引起面神经麻痹的主要病因，而血液恶性肿瘤（白血病、淋巴瘤）是儿童的常见病因[18]。对这些疾病的治疗已经超出了本章的范围，也不可能列出所有的肿瘤，但是常见的肿瘤包括面神经鞘瘤、先天性胆脂瘤、血管瘤、球体瘤、前庭神经鞘瘤（听神经瘤）、鳞状细胞癌和腮腺肿瘤。下面的讨论主要关注的是靠近茎乳孔的面神经损伤。

肿瘤累及面神经的典型临床表现是进行性面瘫。在一些良性病变中，这种发展是非常缓慢的，数月或数年之后才出现面瘫症状。发病后 3 周内逐渐出现的面瘫，但是 6 个月内面神经功能没有恢复，在没有找到其他病因时，可考虑肿瘤所致。良性肿瘤通过压迫神经导致面瘫，但恶性肿瘤侵袭神经本身。因此，切除良性肿瘤时通常切除神经周围的大量组织，但不会损伤神经本身。治疗恶性肿瘤时，肿瘤和神经需要一并切除，然后再进行神经重建。

肿瘤导致面瘫的早期诊断，依靠临床怀疑的高度指引。除缓慢的、进行性的面瘫，一些其他的临床特征也应高度怀疑肿瘤累及面神经。并未在 Bell 麻痹中见到与面瘫相关面神经炎症与面肌抽搐。另外，复发性麻痹也可能与肿瘤有关。尽管 Bell 麻痹或 Ramsay Hunt 综合征的一个临床特征是反复发作的疼痛，但是疼痛也往往是肿瘤累及面神经的特征。除面神经之外的其他脑神经受累及也应考虑肿瘤的可能性。有报道证实，肿瘤经常好发于膝状神经节，可能是该区域组织胚胎学的多样性所致[3]。对于面瘫肿瘤病原学的评估应该包括医学影像检查（CT 或 MRI）。

听神经瘤是良性肿瘤，最常见于内听道和桥小脑角。面瘫是这些肿瘤不寻常的临床表现，通常表明肿瘤生长的晚期。实际上，听神经瘤极少侵袭面神经。听神经瘤患者可能同时伴有 Bell 麻痹从而表现出面瘫，这可能也是面部神经功能紊乱的真正病因。当神经鞘膜受损缺失时，面神经通常能够很好承受逐渐增加的压力。面神经功能紊乱的发生也可能来自血管压迫[19]。

面神经肿瘤中最常见的是神经鞘瘤和血管瘤，尽管它们比较罕见。这些肿瘤中不仅有典型的神经鞘瘤，还包括脑膜瘤、血管瘤和球体瘤[18]。这些肿瘤可能比较早的出现面部无力[19]。总体来说，面神经鞘瘤是来源于神经鞘膜的，少见、生长缓慢的肿瘤，可发生在从面神经桥小脑角段到终末分支的任何一处[20]。大部分面神经鞘膜瘤发生在颞骨内，累及迷路段和膝状神经节[20, 21]。回顾性研究表明，与累及一个分段相比，面神经鞘瘤更可能累及多个分段[21]。1994 年，McMenomey 等[22] 发表了其对大量面神经肿瘤的研究，这是病例数最多的研究之一。他们总结了从 1975—1992 年的 32 例原发性面神经肿瘤的治疗经验，其中有 38% 术前被误诊为听神经瘤。

面神经鞘瘤可能被误诊为听神经瘤，特别是当肿瘤没有进入到内听道口或面神经骨管，只局限于内听道内的面神经肿瘤[22, 23]。即使有高分辨率 MRI，术前也很难区分听神经瘤和面神经鞘瘤。除了临床检查和临床医师怀疑之外，没有任何有用的术前评估工具用于确定肿瘤起源于颅内哪个神经。这种局限性强调术前告知患者风险的重要性[23]。

制订治疗策略应该根据患者的期望值、年龄、面神经功能分级、肿瘤位置、听力状况而定[8, 24]。肿瘤治疗的目的为最大限度地保留面神经功能，同时尽量减少并发症。在大多数中心，最常用的治疗方法是肿瘤切除与面神经移植一起完成。对于没有出现面瘫或临床症状不明显（HB Ⅱ级）的患者，可以选择随访观察。随访观察或手术治疗都可能出现完全性听力丧失，特别是面神经迷路段和内听道段受累及时[25]。不幸的是，经历过肿瘤切除和神经移植的大多数患者，仍将会在术后马上出现另外的面神经缺陷，神经移植后一段时间，一般前额运动和大规模运动的恢复均不明显[26][面神经功能分级为 C 级（RFNRS）]。

针对 1977—1994 年，House 耳科研究所的病历资料研究发现，93 例患者诊断为面神经肿瘤，和 3031 例患者诊断为听神经瘤[27]。有 4 例患者是在术中诊断的，肿瘤并没有完全切除[27]。2 名患者经颅中窝或迷路进行了面神经减压术。2 例患者进行了乙状窦后开颅手术，其中有一个进行了减压，另一个术后治疗是观察肿瘤变化。随访这些患者 24～62 个月。在随访期间，有 3 例肿瘤患者经过 MRI 检查发现肿瘤未生长，另一个在这 5 年多时间内长大了 6mm。经迷路入路面神经减压术的患者中，有一个患者面神经功能由 Ⅴ 级恢复到 Ⅱ 级。

回顾分析 Lowa 大学医院与门诊从 1982—2002 年间的病例资料，其中有 21 名患者为面神经肿瘤。患者年龄从 13—76 岁不等，随访时间为 1 个月～22 年。

21 例患者中，有 2 名患者通过 MRI 发现肿瘤，他们面神经功能正常（HB Ⅰ 级），定期复查 MRI 即可，其中一个观察了 20 年，面神经功能仍然是 Ⅰ 级。对其他 19 例患者进行了 21 次手术。其中 11 次是切除术后马上进行神经间位移植，这组患者中的面神经功能分级是 HB Ⅳ 或更糟，所

第八篇 面神经疾病

有的移植物均是耳大神经。其余 10 次手术包括减压术和（或）减瘤术。面神经减压包括肿瘤所在部位及其远端和近端的面神经骨质磨除，不论内听道还是面神经骨管。减瘤术就是切除部分肿瘤，术中可以用面神经监测仪减少正常面神经损伤的可能性。最近，Lowa 大学的 Mowry[28] 研究显示，如果术中发现面神经肿瘤，经颅中窝或迷路入路手术可以切除肿瘤的 67%～99%，而且面神经功能保留较好，其中应用面神经监测仪是关键。研究还显示，10 例经历面神经减瘤术患者中有 9 名术后面神经功能达到 HB 分级 Ⅰ 级或 Ⅱ 级。

面神经肿瘤治疗策略的制定取决于肿瘤的骨性边界和面神经功能的情况。在 House 诊所的 Wilkinson[29] 提出了面神经肿瘤当前的治疗策略（框 44-1）。

对于观察组和减压-减瘤组，用 HB 量表分级评估面神经功能。但是，这种分级办法对于神经切除后的评估有局限性和不足，因此对神经切除和神经移植组的面神经功能评价应用了另一个分级办法（RFNRS）（表 44-3）。应用这种新分级方法的主要原因是面神经移植修复后前额运动不会恢复到以前，甚至达到 HB Ⅳ 级。但是，很多经历神经移植修复的患者，能够完全闭上眼睛并恢复口周括约肌的运动。在这些肿瘤中最常见的是面神经鞘瘤，所有 10 例进行减压-减瘤的患者，都是神经鞘瘤，肿瘤切除组中，有 7 例也是神经鞘瘤。肿瘤切除组中还包括 3 例血管瘤和 1 例脑膜瘤。在减压-减瘤组中，5 例面神经功能为 Ⅰ 级，3 例面神经功能为 Ⅱ 级，1 例面神经功能 Ⅲ 级，1 例面神经功能 Ⅳ 级，没有患者面神经功能达到 Ⅴ 级或 Ⅵ 级。

在切除和移植组中，6 例患者术后面神经功能最好达 C 级，大抵相当于 HB Ⅲ 级。3 例面神经功能达到 D 级，1 例面神经功能达到 E，1 例面神经功能达到 F。比较重要的是，没有患者面神经功能达到 A 级或 B 级。

原发性面神经肿瘤的观察是一种可能的选择，尤其对于面神经功能为 HB Ⅰ 级或 Ⅱ 级的患者，对于面神经功能 HB Ⅱ 级或 Ⅲ 级的患者手术减压也是一种治疗方法，肿瘤切除联合神经移植适用于面神经功能 Ⅳ 级或更差的患者。保守观察或减压联合常常是一种合适的选择，因为肿瘤切除和

框 44-1 面神经鞘瘤的治疗原则

- 对于肿瘤大小不变，骨质无破坏，面神经功能 HB Ⅲ 级或更好，可以观察随访
- 对于肿瘤逐渐增大，边界清晰，面部功能和（或）面神经电图进一步加重，考虑面神经减压术
- 对于肿瘤逐渐增大，边界不清，位于桥小脑角或颅中窝，面神经功能 HB Ⅲ 级或更好，考虑立体定向放射治疗
- 对于肿瘤逐渐增大，面神经功能 HB Ⅳ 级或更差或毗邻结构破坏、出现压迫性症状或立体定向放射治疗效果不佳，考虑肿瘤切除和神经移植吻合

表 44-3 面神经修复效果量表（RFNRS）

分 数	功 能
A	正常面神经功能
B	眼睑和口角独立运动，轻微的联带运动，轻微前额运动
C	眼睑和口角有力运动，中度的联带运动，无前额运动
D	眼睑闭合不全，大量联带运动，眼泪分泌正常
E	任一分支轻微运动，无眼泪
F	无运动

神经移植术后最好的面神经功能是 C 级，因为存在大量的面部联带运动。尽管如此，治疗仍是个性化的。

推 荐 阅 读

Angeli SI, Brackmann DE: Is surgical excision of facial nerve schwannomas always indicated? *Otolaryngol Head Neck Surg* 117: S144, 1997.

Chiang CW, Chang YL, Lou PJ: Multicentricity of intraparotid facial nerve schwannomas. *Ann Otol Rhinol Laryngol* 110: 871, 2001.

Fenton JE, Morrin MM, Smail M, et al: Bilateral facial nerve schwannomas. *Eur Arch Otorhinolaryngol* 256: 133, 1999.

Fisch U: Current surgical treatment of intratemporal facial palsy. *Clin Plast Surg* 6: 377, 1979.

Fisch U: Surgery for Bell's palsy. *Arch Otolaryngol Head Neck Surg* 107: 1, 1981.

Fisch U: Prognostic value of electrical tests in acute facial paralysis. *Am J Otol* 6: 494, 1984.

Fisch U, Pillsbury HC: Infratemporal fossa approach to lesions in the temporal bone and base of skull. *Arch Otolaryngol Head Neck Surg* 105: 99, 1979.

Gantz BJ: Intraoperative facial nerve monitoring. *Am J Otol* Nov (Suppl): 58, 1985.

Gantz BJ: Idiopathic facial paralysis. *Curr Ther Otolaryngol Head Neck Surg* 3: 62, 1987.

Gantz BJ, Gmur A, Fisch U: Intraoperative evoked electromyography in Bell's palsy. *Am J Otolaryngol* 3: 273, 1982.

Gantz BJ, Rubinstein J, Gidley P, et al: Surgical management of Bell's palsy. *Laryngoscope* 109: 1177, 1999.

Ge XX, Spector GJ: Labyrinthine segment and geniculate ganglion of the facial nerve in fetal and adult temporal bones. *Ann Otol Rhinol Laryngol* 90: 1, 1981.

Gidley PW, Gantz BJ, Rubinstein J: Facial nerve grafts: from cerebellopontine angle and beyond. *Am J Otol* 20: 781, 1999.

Glasscock ME, Shambaugh GE, Jr: Facial nerve surgery. In Glasscock ME, Shambaugh GE, Jr, editors: *Surgery of the ear,* ed 4, Philadelphia, 1990, WB Saunders, pp 434 – 465.

House W: Surgical exposure of the internal auditory canal and its contents through the middle cranial fossa. *Laryngoscope* 71: 1363, 1961.

Kertesz TR, Shelton C, Wiggins RH, et al: Intratemporal facial nerve neuroma: anatomical location and radiological features. *Laryngoscope* 111: 1250, 2001.

Marsh MA, Coker NJ: Surgical decompression of idiopathic facial palsy. *Otolaryngol Clin North Am* 24: 675, 1991.

May M, Klein SR, Taylor FH: Idiopathic (Bell's) facial palsy: natural history defies steroid or surgical treatment. *Laryngoscope* 95: 406, 1985.

McMenomey SO, Glasscock M, Minor L, et al: Facial nerve neuronal presenting as acoustic tumors. *Am J Otol* 15: 307, 1994.

Milesi H: Facial nerve suture. In Fisch U, editor: *Facial nerve surgery,* Birmingham, AL, 1977, Aesculapius Publishing.

Perry BP, Gantz BJ: Diagnosis and management of acute facial palsies. In Meyers EN, Bluestone CD, Bruckmann DE, et al, editors: *Advances in otolaryngology-head and neck surgery.* Vol 13, St Louis, 1999, Mosby, pp 127 – 162.

Rubinstein JT, Gantz BJ: Facial nerve disorders. In Hughes GB, Pensak ML, editors: *Clinical otology,* New York, 1997, Thieme Medical Publishers , pp 367 – 380.

Sillman J, Niparko J, Lee S, et al: Prognostic value of evoked and standard electromyography in acute facial paralysis. *Otolaryngol Head Neck Surg* 107: 377, 1992.

Silverstein H, Norrell H: Retrolabyrinthine surgery: a direct approach to the cerebellopontine angle. *Otolaryngol Head Neck Surg* 88: 462, 1980.

Yamamoto E, Fisch U: Experiments on facial nerve suturing. *Otorhinolaryngol Relat Spec* 36: 193, 1974.

第45章 面瘫的修复
Rehabilitation of Facial Paralysis

James M. Ridgway　Prabhat K. Bhama　Jason H. Kim　著

姜　振　译

要点

1. 面瘫康复至关重要的是全面理解神经损伤的本质、缺损的程度、剩余面神经节段的生存能力、潜在的神经供体和组织的完整性、患者总体的健康状况、患者的要求及对康复的期望值。
2. 详尽的病史及体格检查，包括面神经损伤过程的描述、面瘫开始的时间、面瘫持续的时间、是否进行过手术或放射治疗、眼部的症状、说话及吞咽功能、既往的治疗及康复。
3. 为了能更精确描述面神经损伤的临床表现和可能的治疗方法，将面部分为上、中、下三个区域。
4. 面瘫的治疗取决于引起瘫痪的具体原因。神经修复的选择包括：自发性神经再生（随访观察）、神经吻合、神经跨接、神经移植、肌肉转位、神经微血管转移，以及静态手术。
5. 肌电图可用于失神经支配或亚临床症状的诊断。肌电图是面瘫选择手术治疗的最重要的检查。
6. 神经电刺激方法只能用于面神经急性损伤时确定神经分支的断端。神经损伤的Wallerian变性发生在神经损伤后72h内，在这之后，医生只能依靠双眼鉴别。
7. 面瘫恢复的最主要来源是同侧面神经。
8. 面瘫后，早期保护眼睛是非常重要的。如果眼睑活动异常未能发现并治疗，会出现严重的眼部并发症，而这些并发症是可以避免的。
9. 神经的无张力修复是神经吻合成功的关键。当术中实际情况不允许端端吻合时，可以用神经移植或跨接的办法修复神经。
10. 当面神经近端不能用移植修复时，可以用肌肉转移修复（咬肌或颞肌）、舌下神经跨接，或神经肌肉移植等。
11. 静态技术可以用来治疗因身体条件差不适宜手术或神经肌肉不适宜手术的患者。
12. 面瘫未完全恢复的患者主要的临床表现为面部肌肉痉挛，面部不协调的大量运动，称为联动。肉毒素可以显著改善这种情况，也是一线治疗方法。

第45章 面瘫的修复

单侧面瘫在生理及心理上都对患者造成严重的影响。因为这些原因，面部对称性及运动的恢复是整形外科医生最有价值的技能之一。本章的重点是全面回顾面神经损伤与修复。许多诊断注意事项和手术技术适用于治疗耳源性面瘫，也可治疗第Ⅶ对脑神经支配的面部及腮腺部的疾病及损伤。

面神经一旦损伤，很少能够完全恢复其功能。对患者关于面瘫的质疑、询问，需要临床医生充分的思考及同情。切实的方法能够获得患者的依从、理解、满意和接受现实。一篇关于美国各州和联邦公民指控的医疗事故和面瘫民事审判回顾表明，除良好的医患关系和医生对患者的态度在预防诉讼中非常重要外，仔细解释和收集资料也很重要[1]。

一、患者评估

一份完整的患者病情评估是达到面瘫修复满意效果的关键。正确理解损伤的本质、损伤范围、近端和末梢面神经的生存能力至关重要，另外评估潜在供体神经及面部肌肉的生存能力也很重要。医生必须完全评估患者的健康状况和患者对修复的期望值，并且在必要时寻求其他医学专家的帮助。

框 45-1　面瘫的评估

病史
- 损伤的类型
- 损伤的时间
- 年龄、全身健康情况和生活期望
- 放射治疗（既往或正在进行的）
- 营养情况
- 既往手术记录

体格检查
- 既往手术切口及瘢痕
- 三叉神经、迷走神经和舌下神经的完整性
- 面部运动（部分或完全面瘫）
- 眼的状态（眼睑闭合不全、睑外翻）
- 面部外观、结构（如习性）

检查/影像
- 所有瘫痪超过1年的患者面肌电图检查
- 如果对瘫痪的原因有疑虑，可进行颞骨和腮腺的 CT、MRI 检查

对面瘫患者全面评估的内容见框 45-1。

（一）面瘫评估

体格检查包括完整的头颈部检查，要注意脑神经功能、咬肌及颞肌的临床症状。面神经功能分级评价通常用 House-Brackmann 面神经分级系统进行记录[2]（表 45-1）。尽管 House-Brackmann 面神经分级系统有良好的重复性及易用性，其在 1985 年被美国耳鼻咽喉头颈外科学会的面神经疾病分会采用，但仍有一些不同的面神经功能分级量表出现[2]。尽管这种分级对于面神经功能的整体评估有用，但并不足以精确评价面神经分支的损伤。另外，House-Brackmann 面神经分级系统也不能精确评价面部某一区域治疗的效果。针对以上原因，体格检查应该单独评价面部的上、中、下三个区域的面瘫。这种方法应能够更精确的描述病变的特征，为选择修复方法提供帮助，并且能够更精确的评估治疗效果。面部僵硬也应该被关注，就如同神经移植的存在一样。眼部症状也应该评估，包括视力、角膜完整性、眼睑闭合、流泪、Bell 现象、眼睑闭合不全、下眼睑松弛、泪腺位置、眉毛位置等。鼻部检查的重点是鼻翼或鼻中隔位置，以及是否有鼻塞症状。口语能力及说话时下唇的位置及高度应仔细描述。对于面神经麻痹超过 1 年的长期面瘫患者，在进行面神经移植前应做面肌电图（EMG）检查。有时，对面部肌肉的检查可以明确哪些肌肉在神经支配下能够活动。如果怀疑神经纤维化，偶尔可以进行神经活检。

另一个比较重要的评估是对患者微笑的评价。微笑是通过嘴唇的肌肉运动产生的，并且微笑可以分三种类型[3]。蒙娜丽莎的微笑是最常见的微笑（67%），其主要由颧大肌的运动完成：嘴角向一侧、向上移动，上唇轻微抬高。露尖牙似的微笑（31%）主要由提上唇肌支配，表现为上唇抬高、嘴角侧面抬高。最后一种是全口露齿的微笑，也叫露齿笑，是由嘴唇和嘴角抬高和下降的肌肉同时收缩引起。了解患者面部肌肉解剖及微笑形式，对于考虑神经移植恢复面部对称和获得对称性的微笑非常重要。最后，面神经损伤患者的评

第八篇 面神经疾病

表 45-1 House-Brackmann 面神经功能分级系统

等级	描述	特征
Ⅰ	正常	面部所有区域运动完全正常
Ⅱ	轻度	外观：靠近观察可见到面部不对称，可能有联带运动 安静：正常对称，张力好 前额运动：轻微到好 眼睑闭合：轻轻用力即可闭合 口角运动：轻度不对称
Ⅲ	中度	外观：面部两侧明显不对称，但无损面容；显而易见但不严重的联带运动、挛缩和（或）半面痉挛 安静：正常对称，张力好 前额运动：轻微至中度运动 眼睑闭合：用力即可闭合 口角运动：用最大力仍感觉肌力减弱
Ⅳ	中重度	外观：双侧明显不对称和（或）有损面容 安静：正常对称，张力好 前额运动：无 眼睑闭合：用力也不能闭合 口角运动：用最大力仍感觉不对称
Ⅴ	重度	外观：仅有轻度可察觉的运动 安静：不对称 前额运动：无 眼睑闭合：用力也不能闭合 口角运动：轻微移动
Ⅵ	全瘫	没有面部运动

引自 House JW, Brackmann DE. Facial nerve grading system. Otolaryngol Head Neck Surg 1985;93:146.

估应包括患者报道结果的测量表[4]。用一些经验证的量表，来评估面瘫后的生活质量，包括面部临床评估量表和联带运动调查问卷[5,6]。

（二）面神经修复的注意事项

在为面瘫患者选择治疗方案时，有许多因素发挥了作用。临床上治疗面瘫需要根据患者近端面神经是否可用。

在切除肿瘤同时一并切除面神经（如腮腺全切除术）时可立即进行面神经修复手术，通常采用面神经移植术。当面神经的持续性和活性出现问题时，如出现在桥小脑角肿瘤切除术中或术后，这种情况下最好先观察 9～12 个月，根据面瘫恢复情况再考虑是否手术治疗。以上两种情况也说明在面神经损伤治疗中没有一个治疗方法是普遍适用的。随访观察通常用于没有可行的神经移植条件，但是它也可以与手术治疗相结合，以尽快恢复面部对称。

对于面神经修复方法的选择，一般的顺序如下。

① 自发性面神经再生（观察）。
② 面神经吻合术。
③ 面神经跨接。
④ 面神经移植。
⑤ 肌肉转位。
⑥ 神经微血管移植。
⑦ 静态手术。

1. 横断时间

慢性、长期的面瘫可使面部肌肉完全退化变性，在进行神经移植手术中也会引起一些问题，因为面部肌肉可能会出现失神经萎缩。严重的肌肉萎缩预示着即使进行神经移植和吻合，正常的肌肉也会没有功能。这种萎缩通常发生在完全失神经支配 18 个月后，尽管在某些临床表现中，肌肉也会在失神经支配情况下，不明原因的保持功能而不发生萎缩[7]。肌电图检查不仅是评估面部肌肉萎缩的最有效方法，也是 12 个月或更长时间面瘫患者进行手术的必要检查。如果面瘫患者肌电图中出现新发的、多相或正常自发性动作电位，则预示神经可以再生。如果面瘫发生 12 个月后，并且趋于稳定，这时可以考虑进行手术修复。然而，面瘫后 12 个月内，出现一些动作电位可能预示着有神经再生。这时就要在后续几个月内观察面部运动变化，而通过手术修复面神经应延后。纤维性颤动或失神经电位说明电极放置在失神经肌肉上。当面神经近端不可用时，舌下神经 - 面神经跨接是面神经修复的最佳方法。

肌电图检查最重要的作用之一是可以看到静息，这反应面部肌肉的失神经萎缩。如果面部肌肉完全萎缩或失神经支配，神经移植或跨接是没有效果的，这时可以进行肌肉移位。

另一个随时间出现的影响是神经断端瘢痕化。目前还不知道神经断端瘢痕化是否阻止神经修复，但其与肌肉萎缩有一定联系，这可能会危害到神经移植或跨接。

2. 局部再生

神经的部分再生常常被忽略，但却对是否进行手术治疗非常重要。如果面神经已经进行足够的再生，神经轴突也已达到面部肌肉，这种局部的神经支配可能足够维持肌肉功能很多年，尽管肌肉已完全瘫痪。在这种情况下，舌下神经跨接比肌肉移位更好。

3. 面神经近端和远端情况

面瘫后修复的最好来源是同侧面神经。与没有同侧面神经供体的神经移植术移植、吻合、跨接后出现轻微感觉缺失或减退不同，有同侧面神经供体的术后可以有自发和非自发的控制。这条一般原则的例外情况是，患者需要立即从角膜暴露或流口水中得到缓解。如果需要立即解决可能需要肌肉组织的转移或悬吊技术。

近端面神经完整性对手术效果至关重要。与其他运动神经一样，没有可靠的检测来保证神经远端不连续时神经近端仍有活性。影响近端神经活性的因素包括：①神经损伤的性质，如清洁断面与粉碎断面相比；②损伤的部位是远端还是近端；③患者年龄，年轻患者神经的再生更快、更充分；④营养状况，这直接影响神经再生；⑤放疗病史，放疗会阻碍神经生长。

在神经吻合、移植或舌下 - 面神经跨接术后，面神经损伤后神经远端对于面部肌肉的神经修复起到管道作用。在急性期（神经损伤 72h 内），电刺激能鉴别神经损伤远端和远端末梢的肌肉神经分布。在这段"黄金时期"之后，医生必须依靠自己的观察鉴别远端神经和远端神经分支，因为电刺激后有反应的能力大约在 72h 后消失。由于这个原因，在外伤和肿瘤病历中横断的神经分支通过在每个神经分支周围放置一个彩色手术缝合线来标记。任何解剖或手术标记都应该在手术记录中被精确描述。如果没有手术缝线标记，并且所谓的黄金期已经过去，术中通过放大镜或显微镜也可能显露每个相关区域或找到面神经的分支，在进行解剖的过程中解剖图谱是必不可少的。Bernstein 和 Nelson 报道了面神经分支的变异情况，并列举出以下标记（图 45-1）[8]。

• 面神经腮腺丛距体表 1.5cm，在耳屏软骨前方 1cm，正下方 2cm。

• 上部分支是指从腮腺丛到眉毛侧面，向后上凸起（图 45-1）。Bernstein 和 Nelson 强调这些颞部分支可能是多样的，可深达到颞部血管表面[5]。

• 颊支向上走行，然后转向前内侧，在颧弓下方 1cm 处通过。

• 下颌缘支从面神经腮腺丛发出后越过下颌角，走行于下颌骨下缘 3cm。然后在面静脉水平穿过下颌骨。任何解剖变异都可能存在，所以在面神经移植中应小心谨慎。当面神经主干及腮腺神经丛完整时，神经移植（或舌下神经移植）应该缝合在主干部分。然而，某些损伤或外科手术可能牺牲神经的重要部分，这就可能需要选择性的将神经移植到特定区域。按最高优先级，面神经分支移植的优先顺序为：①颊支和颧支（无先后）；②下颌缘支；③额支；④颈支（此支可忽略或排除）。

作为选择路径的一个案例，当一个腮腺肿瘤

第八篇 面神经疾病

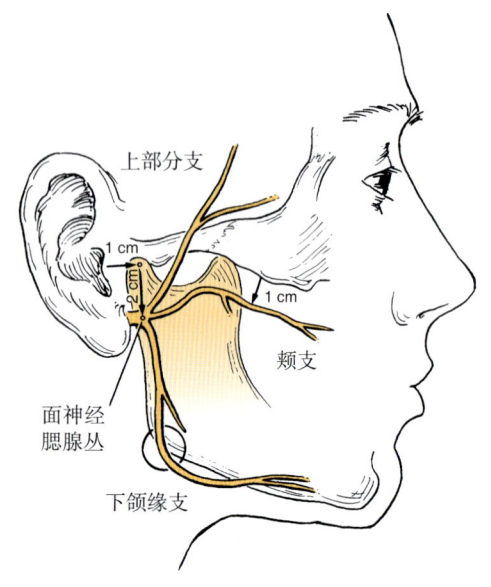

▲ 图 45-1 面神经末端解剖非常重要，可以作为神经移植中寻找神经的指导。面神经腮腺丛主干体表标志位于耳屏前方 1cm，正下方约 2cm 处。下颌缘支自主干发出后转向下颌骨。颊支平行于颧弓并在其下缘下方 1cm 处走行。面神经腮腺丛的上部分支向眉毛外侧端走行，越过颧弓走行

引自 House JW, Brackmann DE. Facial nerve grading system. Otolaryngol Head Neck Surg 1985；93:146.

手术需要切除面神经腮腺丛及近端面神经分支时，可能会将移植物移植到颧支或颊支上，也包括一些不重要的分支。Fisch[9] 建议剪断颈部分支，以便将神经支配传递到面部重要部位，但是这种作用非常有限。

如果没有找到神经分支，面肌电图显示面部肌肉失神经支配，那么神经移植可能要直接缝合在神经支配的肌肉上（肌肉 - 神经移植术）。在这些肌肉中，最重要的是面中部的肌肉（颧大肌、颧小肌和提上唇肌）和眼轮匝肌。神经再生不会像常规的神经移植那样完整，因为再生轴突必须与原来运动终板形成新的连接，否则它们就要创造自己的连接[10]。

4. 面部肌肉的可行性

4 种面肌电图的反应类型[11] 如下所示。

• 正常自发性动作电位表明功能性运动轴突与刺激有联系，并且刺激面部肌肉的运动单位。

• 多相电位在神经再生过程中可见到，可能是在可观察到运动恢复之前神经再生的证据。

• 失神经支配或纤颤动电位，表明有其他的正常失神经支配的肌肉存在。

• 静息电位：没有诱发电位，表明肌肉萎缩或先天性缺失，前提是肌电图仪的电极放置正确。

5. 供体后果

许多为了面部修复而设计的手术方法，会用到其他神经（如舌下神经和三叉神经）。牺牲供体神经的后果，也就是所谓的供体缺失，对患者的总体要求和健康规划非常重要。例如，如果患者存在对侧舌下神经损伤，仍然进行同侧舌下神经 - 面神经跨接术时，术后该患者就会成为"空腹功能缺陷"。显然，术者在术前必须全面的评估供体神经。舌下神经在被切断并与面神经吻合之前必须要有活力。同样的，三叉神经必须是完整，其支配的肌肉必须有功能，无论是咬肌还是颞肌，都被认为可以转化为面神经支配的肌肉系统。

理想的神经修复过程如下：①无供体缺陷；②面部运动马上恢复；③恰当自然的情绪反应；④正常的自发性运动；⑤面部对称。目前还没有任何手术方法能满足以上条件。事实上，即使是有无菌、整齐的面神经横断面，并且马上在显微镜下进行面神经修复，也不会使面神经功能完全恢复正常。因此，外科医生必须对所有的可能手术方法有个清晰地认识，包括可能出现的结果及并发症。

6. 供体神经的状况

舌下神经是用于神经跨接频率最高的神经供体。有研究表明舌下神经和面神经的神经反射和生理相似[12]。在舌下神经跨接进行神经移植之前必须保证舌下神经的完整性。脑干受辐射、颅底及舌下神经管损伤、上颈部手术都可能影响舌下神经的完整性及功能。

在一些情况下，三叉神经也被用来进行面部修复。目前，最常用的方法是咬肌或颞肌转移，并且需要保持三叉神经运动部分完整性。咬紧牙并按压上述肌肉可判断其是否有功能。

跨面部神经移植（面 - 面吻合术）最初被认为是最合适、最独特的面部修复方法[13, 14]。这是个特殊的过程，它借用正常侧面神经作为神经输入端，并与瘫痪侧相连接。这种手术方法需要对

侧面神经的完整。

7. 年龄

近端神经元的再生能力随着时间而下降，因此失神经支配与年龄相关。这种发病机制可能与神经细胞体再生能力降低有关，尽管外周神经的瘢痕化可能起一定作用。这就意味着面部修复手术应该尽快进行，前提是手术过程不妨碍或损伤现有的神经支配或正在进行的神经再生[15]。

8. 健康状况

众所周知，在糖尿病患者中，损伤的神经再生能力很差。微血管病变可能是影响神经移植的另一个因素。这些因素并不表示糖尿病患者不能进行神经移植术，但是考虑到放射治疗、年龄增长和其他因素，这些可能使术者更倾向与肌肉移位或悬吊来进行面部修复，而不是神经移植。

9. 放射治疗影响

放射治疗是治疗某些唾液腺恶性肿瘤的必要步骤，它似乎对神经移植产生了有害的影响，虽然 McCabe 已证实，在动物实验中，表现出了令人满意的移植后肌肉神经重建[16]。这些研究人员随后记录了 9 名接受移植后放疗患者的面部功能恢复情况。McGuit 和 McCabe[16]，以及 Conley 和 Miehlke[17] 等研究表明，面神经移植后即使进行辐射，神经也能有比较好的功能，并且证实神经是人体最抗辐射的组织。Pillsbury 和 Fisch[18] 回顾分析了 42 例神经移植患者，发现放射可以使神经功能恢复的平均比例从 75% 减少到 25%。放射可能通过降低组织床的血液供应来影响神经移植新血管形成，也可能损伤神经的远端和近端。脑干神经核是对放射最敏感的神经，应该评估确定其是否在辐射场内。

10. 先天性面瘫

在对 95 名先天性面瘫患儿的研究中，Smith 等[11] 发现 74 例是继发性子宫内损伤或分娩创伤，另外 21 例是先天性面瘫。这些婴儿应该早期进行神经性兴奋性和肌电图检测，以确定其神经和肌肉的状态。大部分外伤造成的新生儿面瘫恢复比较快，而与其他先天性畸形相关的面瘫则是永久性的。在后一种情况下，神经探查或移植是徒劳的。

二、面神经损伤的早期治疗

面瘫早期没有被认识到，而按急性的眼睑功能异常进行治疗，这样将会造成严重的眼部并发症。在其他更严重的并发症发生之前，预防、诊断、治疗面瘫引起的眼睑后遗症是治疗任何面瘫患者必不可少的过程。重要的一点是，眼睑麻痹的结果直接关系到患者的教育和依从性。

（一）保护眼睛：评估和治疗眼睑瘫痪

眼轮匝肌瘫痪会引起角膜暴露和干燥。暴露性角膜炎风险增加的患者可以通过以下方法确认，即 Bell 现象缺失、角膜感觉缺失、干眼症病史。眼睑闭合不全和睑外翻的结果是不能保护角膜。由于下眼睑无张力和泪点不能作用于球结膜，导致泪膜在眼球表面有效分布泪液的作用被破坏。溢泪可能是泪液无法流入鼻泪管造成的，也可能是因为眼睑外翻和眼轮匝肌泵泪机制丧失所致。角膜异常感觉的反应可能是泪液反射性分泌过多，这将进一步加重溢泪。

任何有不良 Bell 现象的面瘫患者，都有发生暴露性角膜炎的风险。眼痛可能是角膜炎的起始症状。但是，对于角膜感觉减退的患者，即使发展成角膜溃疡也可以没有临床症状。因此，所有眼轮匝肌功能减退的患者都需要眼科会诊。

眼睛护理的第一步就是要增加眼睛的湿润和预防角膜暴露。为了提高患者的依从性，要向患者解释角膜暴露可能导致的后果。如果眼睑暂时或部分瘫痪，这些局部的应对措施可能是充分保护眼睛所必需的。长期使用人工泪液是保持眼球湿润的一线方法。软膏也会被用来保护眼睛，但是白天很少使用软膏，因为它会造成视线模糊。

通常使用人工泪液、隐形眼镜、闭合泡沫保护眼睛，虽然患者的依从性可能会存在问题（图 45-2）[19]。眼睑可以用胶带贴上或眼罩盖上，如果这种方法使用不当，可能会导致角膜损害。胶带不应垂直贴在睫毛上，而是应该水平贴在上眼睑睫毛上方，或者支撑下眼睑的外眦部分[20]。如果使用眼罩，一定要确保眼睛不能张开，因为眼罩和角膜接触会损伤角膜。

第八篇 面神经疾病

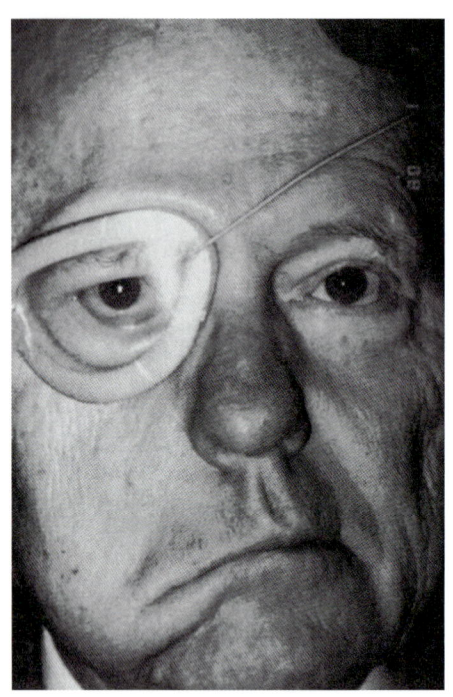

▲ 图 45-2 听神经瘤术后患者佩戴保护眼睛的泡沫样眼罩。这种眼罩由泡沫橡胶与玻璃透镜组成，与皮肤的贴合度较好，容易被患者接受（由 Moisture Chamber, Prooptics, Palatine, IL 提供）

护眼球的手术方法。用 7-0 的丝线或尼龙线从侧面水平褥式缝合，使上、下眼睑在中间形成一条线（皮肤和黏膜的结合点）。通过由橡胶导尿管做成的支撑物，睑缘缝合术的缝合线能保持更持久的效果。

为了更长久的保护眼睛，眼睑粘连的睑缘缝合术是首选。从外眦开始上、下眼睑的睑缘都裸露 4～6mm，并且用相似的缝合技术缝合上、下眼睑裸露的黏膜和皮肤连接处（图 45-3）。就像暂时的侧面睑缘缝合术一样，如果功能恢复，睑缘缝合的过程是可以翻转的。由于睑缘缝合术引起的外观畸形和有效性方法不断发展，可供选择的眼睑修复方法减少了睑缘缝合术的应用。

2. 睑外翻瘫痪：楔形切除和外眦成形术的治疗原则

下眼睑楔形切除术是一种比较简单、快捷的手术，但它能造成眼睑边缘凹痕的出现。治疗下眼睑松弛比较有效的方法是外眦成形术，这种方法很有效，并且很少有缺陷。已经出现一些眼睑缩短和悬吊的技术，它们的目的是消除外眦肌腱的松弛，这是通过缩短和（或）悬吊 whitehall 结节后方和上方肌腱实现的。改良后的 Bick 术式包括外眦切开术和下眦切开术，然后保守切除外眦肌腱，并在 whitehall 结节后方或上方固定于眶外侧壁的中间部分。

（二）下眼睑麻痹的治疗（睑外翻）

1. 睑缘缝合术

对于轻度眼睑闭合不全和轻度角膜暴露的患者，暂时性的患侧睑缘缝合术是一种快捷有效保

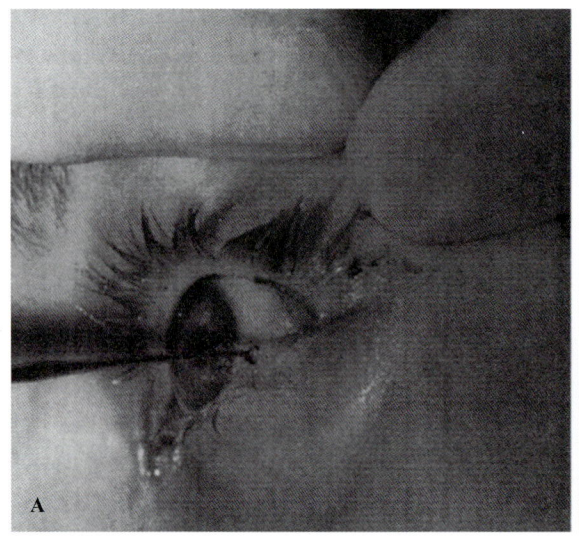 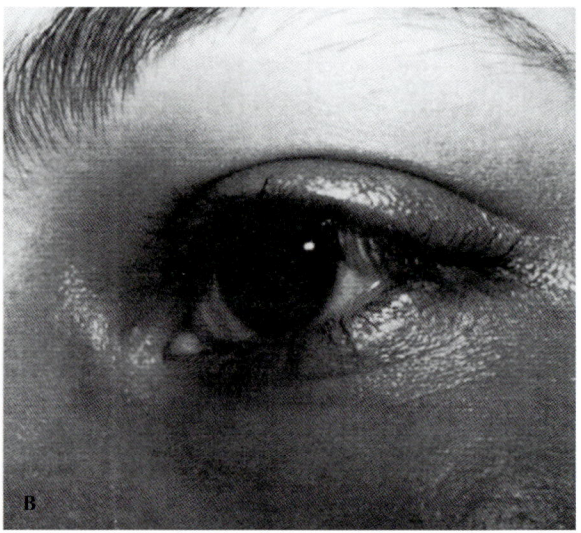

▲ 图 45-3 A. 微小的单侧皮肤钩用于下眼睑外翻，以便裸露"灰线"（皮肤黏膜交界处）。注意上眼睑"灰线"也会裸露。B. 睑缘缝合术后 4 个月。通过延长裸露和居中缝合可以增加眼闭合

第45章 面瘫的修复

正如Anderson和Gordy所描述的那样，眼睑软骨剥离手术改进了原来的技术，通过将结膜从外侧肌腱剥离，并将后膜和肌腱从前膜分离开[21]。孤立的眼睑软骨剥离是悬吊在眼眶外侧缘。在严重睑外翻的病案中，下眼睑点状突起可能会在外眦成形术后被翻转或横向移动。在这种情况下，可以用内眦成形术恢复点状突起与眼球的生理关系[22,23]。下眼睑也可以用耳廓软骨来增强，以解决内侧睑板不能单独支撑外侧肌腱悬吊的问题[24]。

（三）上眼睑瘫痪的治疗过程（眼睑闭合不全）

眼睑闭合不全的重量、弹簧和悬吊治疗

金属插入物非常有效和受欢迎，因为它的可靠性、最小的外观畸形和相对容易操作。使用植入体的重量是术前通过在上眼睑上贴一定重量的金属，同时评估眼睑闭合进行确定。选择的最小重量应能允许眼睑舒适的关闭，同时不会引起上睑提肌疲劳。

局麻下，在内眦和睑板上皱襞中间2/3之间延伸作切口，皮肤分离至睑板的上缘。在睑板表面做一个能容纳植入体的口袋。植入体放置后，其下边缘正好与睫毛水平平行，并刚好在其上方。直接在睑板上做口袋是非常重要的，护理应采取保护眼睑边缘袖口状的薄层组织，以防止植入物向下挤压，植入物用透明的尼龙线固定在睑板的上方和下方；缝合眼轮匝肌-上提肌复合体和皮肤[19]。

金属植入物也有一些缺点。例如，有报道显示在使用过程中，即使正确植入，也可发生植入物排异，但这种概率比较低。另外，因为重力的原因，当患者仰卧时金属物不能有效地保护角膜，因此，经常需要夜间在角膜上涂抹药膏。如果植入物太靠上，可能导致患者仰卧时眼睛反常的张开。最后，金属植入物可能会被旁人误认为是眼睑内的肿物。

眼睑用弹簧和硅胶（Silastic；Dow Corning, Midland, MI）悬吊物分别被Morel-Fatio和Arion描述，并且被用来治疗眼睑闭合不全的患者[25,26]。硅胶悬吊物比较少用，并可伴外侧睑外翻[27]。这两种植入物都有排异的风险，它们比眼睑金属物更难放置。目前，钛链环植入物的使用频率更高，能获得更好的效果。这些植入物与眼睑的形状相似，植入后能获得更好的外观。此外，已经证实钛植入物比经典的金属植入物更少引起角膜散光或角膜改变效应[28]。

三、面神经移植

神经移植是面部肌肉恢复神经支配的常用方法。这种手术最常见的应用之处可能是腮腺根治性切除和面神经切除相结合的手术。面神经移植的临床应用包括：①根治性腮腺切除并面神经切除；②颞骨切除术；③外伤性面神经撕裂；④小脑脑桥角肿瘤切除；⑤任何情况下出现：近端和远端面神经均可识别及缝合。无张力修复是神经吻合成功的关键。神经吻合处如果达不到无张力修复的条件，就要用到其他供体神经进行神经移植。

面神经移植术常用于一些严重疾病，如腮腺恶性肿瘤，这需要医生确认远端面神经的主干分支或用于远端面神经吻合的分支。神经修复应该即刻进行，除非有麻醉并发症或手术中紧急情况出现等，不适合立即移植[29]。如果神经移植不能修复损伤的神经，那么其他方式的修复应该在72h内完成，因为这段时间内面神经刺激仪能够确定面神经远端分支。当72h内不能进行移植修复时，面神经远端分支将变得没有刺激反应，因此就很难定位和识别。

（一）手术方案

在制订手术方案时，通常认为可在面神经腮腺丛内发现面神经近端横切面。但有时这种定位可能在技术上有困难，因为近端残存神经可能不能满足神经的无张力缝合。在其他情况下，可能在茎乳孔处横断面神经。在这种情况下，就需要进行乳突切开术。在乳突部远端，面神经鞘膜与茎乳孔及颞骨的骨膜融合在一起，使这部分面神经很难解剖出并进行移植。该解剖区域位于茎乳孔上下方各1cm之间。面神经乳突段的神经移植修复可能需要较长的腓肠神经或前臂内侧皮神经，

第八篇 面神经疾病

而不是耳大神经。

神经损伤的远端在某些情况下需要一些独特的手术技巧来修复。当远端神经吻合点在或靠近面神经腮腺丛时，单纯的神经端端缝合就能实现。但是，大多数腮腺切除术后，往往需要吻合几个分支或分段。在这种情况下，优先吻合颧支或颊支，有时会放弃其他一些不重要的分支。通常情况下，2 个分支的移植物可以从耳大神经或腓肠神经获得。这种情况倾向于将移植物的一个分支缝合到颊支，移植物的另一个分支缝合到颧支或主干。这样修复将使神经支配到重要的眼轮匝肌和口腔周围肌肉复合体（图 45-4）。

1. 供体神经的选择

最常用的 4 种供体神经是耳大神经、腓肠神经、颈丛和前臂内侧皮神经。每一种都有其独特的优点和局限性，术者应该熟悉每一种供体神经。

当选择耳大神经时，肿瘤因素要求不使用同侧神经。因此，在腮腺恶性肿瘤病例中，选用对侧神经，其颈部应备好并覆盖。神经很容易找到，起始于胸锁乳突肌表面的 Erb 点，斜行至耳部；手术标志是在乳突尖与下颌角之间划一连接线，并作通过中点的垂直线，此垂直线与胸锁乳突肌相交叉，并通过腮腺。沿神经的走行在上颈部皮

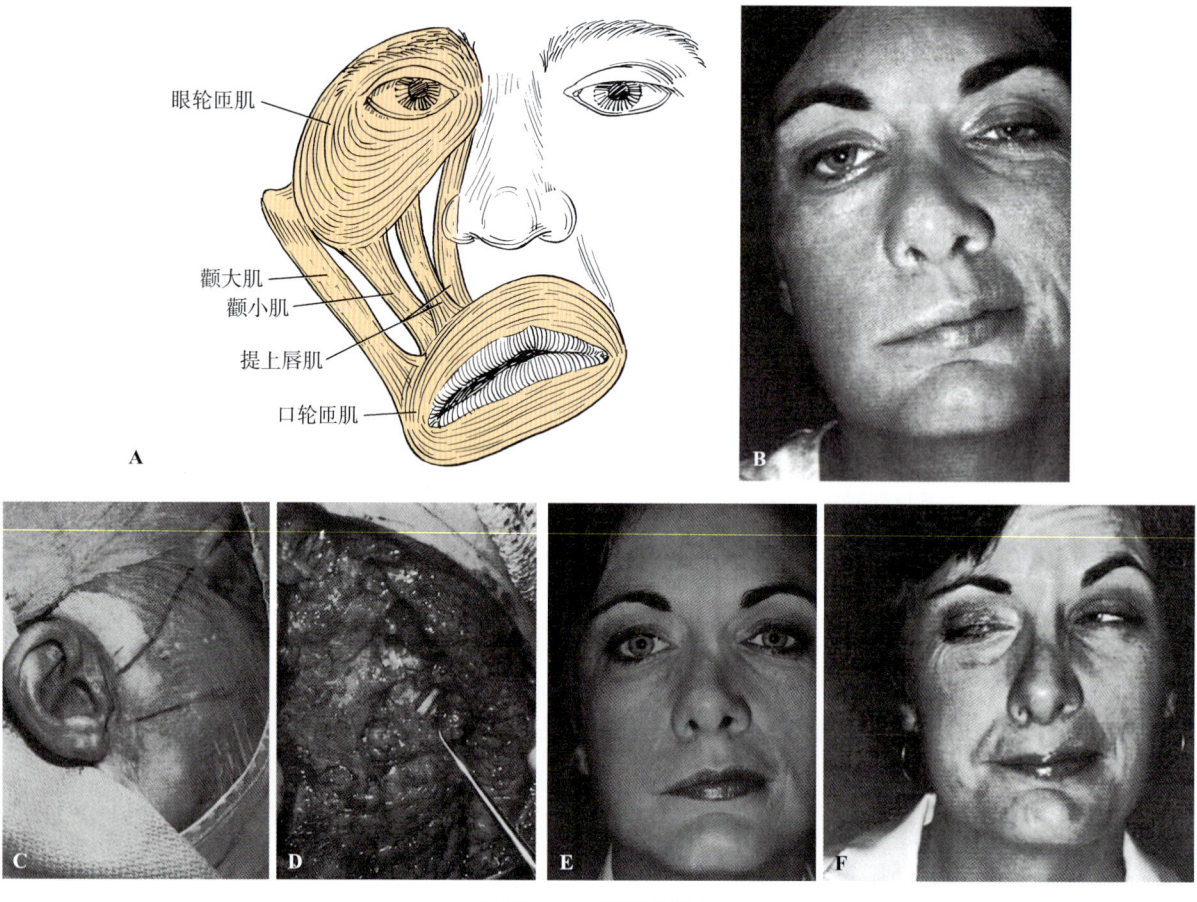

▲ 图 45-4　面部的肌肉

A. 对面瘫修复最重要的肌肉：提上唇肌可能是最重要的肌肉，它与颧小肌协同提上唇，颧大肌也很重要，其能有力提升口角。B 至 F. 因术中麻醉原因，仅切除肿瘤而未能进行一期神经修复的腮腺恶性肿瘤患者，之后二期进行了神经移植。B. 患者术后 9 个月进行了神经移植，注意颊 - 笑肌肉复合体（颧大肌、颧小肌、提上唇肌）的伸长和眼轮匝肌麻痹。C. 术前神经分支的表面标记，术后 9 个月神经监测仪并不能定位神经远端分支。根据图 45-1 所示标志和以前手术记录标记上部分支及颊支。D. 找到上部分支，制作横断面并与腓肠神经吻合（另一端为面神经乳突段）。E. 术后 1 年为二期神经移植修复的典型时期。眼轮匝肌和颊肌功能得到改善，但肌肉并不正常或不能完全受支配。F. 颧支和颊支出现联带运动，这种结果对大多数神经移植是比较典型的，因为颞支（支配枕额肌）并没有进行移植。注意这种发型是为了掩盖枕额肌瘫痪

肤褶皱处做一水平切口，在皮下组织中找到神经，之后越过腮腺解剖出三个分支中的每一个分支和胸锁乳突肌后缘的下方。耳大神经有一些优势：其长度和丛生长的形式与面神经相似，很容易得到，它的远端分支更有利于面神经移植。耳大神经的局限性在于，其可用于移植的长度最多只有10cm。

对于经历过颈部手术或腮腺切除术的患者，耳大神经并不是可行的选择，这时候可以选择颈丛作为供体神经。颈丛可以用获得耳大神经的方法获得，但是它需要更长的切口。颈丛位于胸锁乳突肌的后部深面。

腓肠神经也常用于面神经的移植修复。与耳大神经相比，腓肠神经是最长的供体神经，腘窝内的所有分支加起来约有70cm可用于移植。腓肠神经距离手术切除区域较远，因此手术需要第二组同时取腓肠神经。取腓肠神经处发生病变的概率很低，但是，当为糖尿病或周围血管病患者手术时必须小心谨慎，因为缺血性压力性坏死可以导致足外侧感觉缺失。腓肠神经的直径要比耳大神经或面神经大，其结缔组织明显多于耳大神经或前壁内侧皮神经。

腓肠神经在腓肠肌两头之间，是由内侧腓肠皮神经和外侧腓肠皮神经的腓侧交通支交叉形成。腓肠神经在小隐静脉深面和后方，其在外踝有多个神经分支。在大腿上使用气动止血带，马上在外踝后方做横切口。在取神经过程中，作"阶梯状"的横向切口以使神经适当的暴露。在移植前，神经要马上取出，去除任何小脂肪块或其他软组织后放在生理盐水中，因为这些脂肪或软组织可能会干扰植入物的血管再生。在手术过程中的任何时候，都应避免拉伸神经。

前壁内侧皮神经在外周神经修复的案例，整形外科文献中已有报道，连同原位的微血管皮瓣用于修复头颈部肿瘤重建中感觉神经的支配。这种神经的一些属性，在用于面神经修复时一定要注意：解剖位置固定，走行于二头肌沟，与基底静脉相邻[30]，神经直径与分支样式与面神经相似，并且取出神经后，供体的发病率较低。

前面提到的供体神经都是引导运动神经再生的感觉神经。这一点很重要，因为如果取运动神经作为移植物，那么将导致供体神经周围或肌肉有一定程度的并发症。尽管在使用感觉神经还是运动神经修复方面有不同的理论，但还需进一步的研究确定这是否具有任何生物学意义。

2. 手术方法

对于神经吻合术，用9-0或10-0的单丝尼龙线缝合神经断端。一个直的和一个弯的精细镊子、一个显微持针器就足以进行神经移植的手术。移植物的两端及面神经的近端和远端应当是清洁、无菌的新鲜创面。对于神经主干的吻合，4个单纯的神经外膜缝合将会使神经两端精确的对合。然而，断端与吻合端之间明显的粗细差异或神经外膜缺口需要通过另外的缝合关闭。缝合针应当穿过神经外膜缝合，只有这样才能避免损伤神经束。神经移植物应该在最健康的支持组织上，每一个吻合要留有8～10mm的额外长度。因此，移植物应当处于松弛的状态，以保证修复时张力最小。引流装置应远离任何神经移植部分。

如果面神经一段被切除或损伤，而神经的剩余部分完整，这样可以从面神经腮腺丛的一支移植到面神经远端分支。为了完成上述操作，需要用显微镊解剖出神经束支，并沿着神经束支进入面神经腮腺丛（图45-5）。颊支远端经常有很多小的分支，这就需要多个分支进行远端吻合术。

有报道称，可以用丙烯酸胶（Histacryl或氢基丙烯酸丁酯）使神经两端粘合在一起，随后的研究显示用组织黏合剂修复神经的效果和神经吻合相似[31]。这种技术在颞骨内有面神经骨管的情况下最有用，而不适用于远端面神经的吻合[32]。有其他学者报道了用可生物降解的神经管进行神经修复。

在颞骨切除后，面神经可能由鼓室或迷路通过颧弓根后方附近的骨窗直接到达面部。这将缩短神经移植术中所需神经的长度。但是，当用到这种技术时，如果颞下颌关节保留，就要确保颞下颌关节不会损伤神经移植物。Conley和Baker报道称用这种技术获得了极好的结果[33,34]。

Millesi[35]报道了束间神经修复，认为精确的神经束或神经束组的显微外科手术可以使联带运

第八篇 面神经疾病

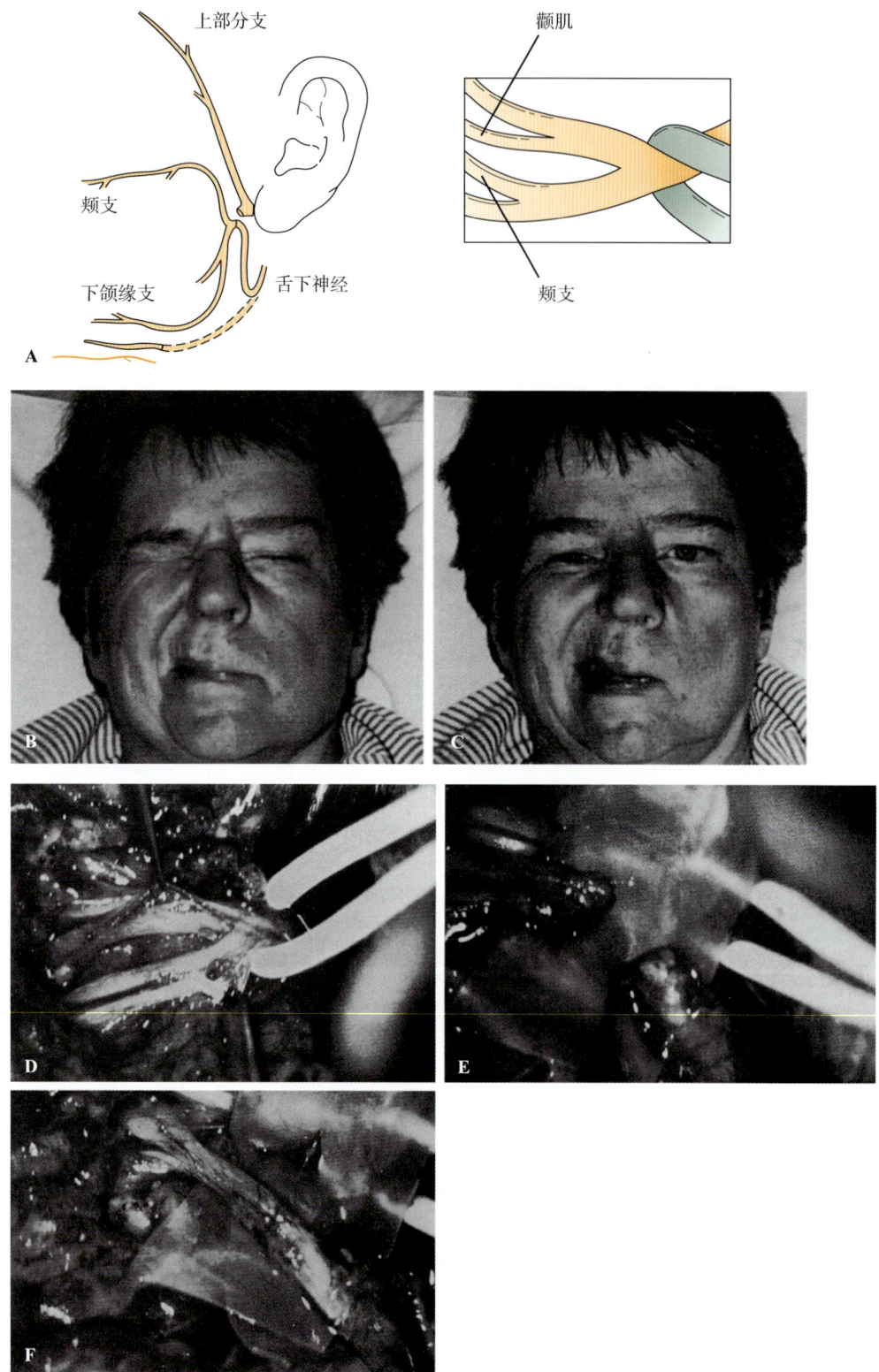

▲ 图 45-5　A. 舌下-面神经吻合术显示选择面神经下部分支（颈面干）进行移植，保持上部分支完整（颞面干）。图示吻合前神经的束状剥离（D 和 E）。B 和 C. 面神经支配面下部区域长期面瘫的术前照片。眼轮匝肌显示神经支配存在。D 至 F 显示的是术中照片。D. 切开腮腺显示颧支和颊支的神经束。E. 横断颊支和下部分支。硅胶膜保护切断的上部分支，可以与舌下神经吻合。F. 舌下神经与面神经颊支及下段分支完全吻合，上段保持完整与面神经近端相延续

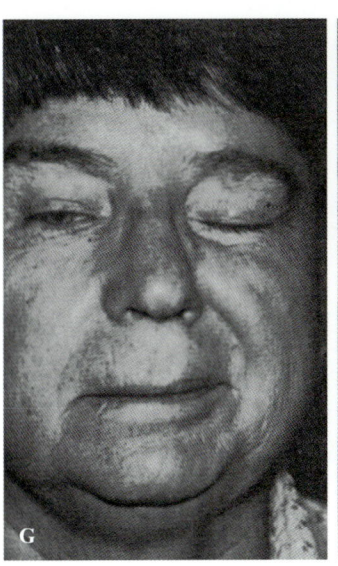
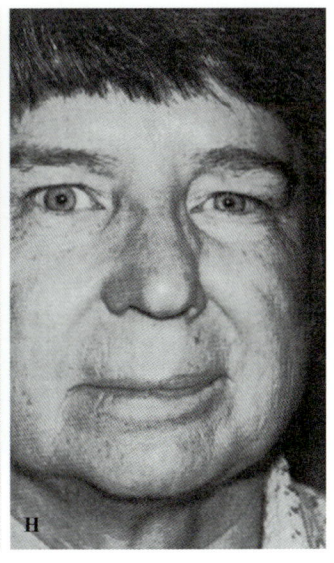

▲ 图 45-5 （续）G 和 H. 吻合术后 1 年，患者面部有明显的神经支配。G. 以舌下神经支配原颊支支配肌肉，以增强闭眼功能。H. 通过舌下神经支配嘴角运动，并没有引起其他运动或眼睛闭合

动或聚集运动最小化。众所周知，这种修复技术最常用于四肢神经损伤，而用于面神经还没有被普遍接受。一些原因造成了这种情况出现，在很多情况下，面神经的鼓室段和乳突段只有 1～2 个神经束，并且神经内的构成不同。面神经颞骨外部分很少有感觉纤维，即便有，这种感觉到感觉的神经束修复也是没有价值的。

与 May 和 Miehlke 一样，Crumley 最早报道了散在的、以空间为导向的神经束出现在茎乳孔附近的面神经中[36-38]。也有学者报道了有争论的观点，其中比较著名的是 Sidney 和 Tomander 等的报道，他们认为面部不同部分的运动在近端神经中以随机的形式表现出来[39, 40]。目前，当损伤神经能用神经束修复时，最好进行神经束修复（如清洁干净的贯穿面神经腮腺丛撕裂伤，分支神经移植需要找到腮腺中的神经束）。基础研究没有揭示神经近端末梢的神经结构。

（二）面神经交叉移植（跨接）

1. 概述

面神经交叉移植是一种创造性和符合生理特点的方法，这种方法使以前面部肌肉瘫痪的患者实现面神经再支配成为可能。这是唯一理论上有能力对面部肌肉群进行特定分区控制的方法（如颊支支配颊支分布区域的肌肉、颧支支配眼轮匝肌）。这种技术在 1971 年由 Scaramella[13] 和 Smith[14] 首次报道，但之后并没有被证实和最初的想法一样有效。Anderl[41] 报道了进行这种术式的 23 例患者中有 9 例达到了预期的效果，但是 Samii[42] 报道这种术式下只有 1/10 的患者面部运动改善较好。Ferreira[43] 最近报道称，面瘫患者在 6 个月内进行交叉面神经移植手术的恢复效果更好。然而，这些患者中可能出现了局部自发性神经再生，因为在 1 年观察期中，未完全瘫痪的情况下出现了损伤。

2. 手术方法

面神经交叉移植手术方法开始于一些神经束的横断，最常用于颊支，在健康侧通过鼻唇沟做切口。1～3 条腓肠神经移植神经与正常对侧神经分支相似，移植神经走行在皮下通道，通常在上唇皮下。眼睛周围的交叉面部移植神经常在眉毛上方进行。

大多数学者认为，首次手术应该在面瘫后 6 个月内进行，而且非永久性面瘫患者不建议用本手术方法治疗。因为面神经交叉移植中感觉神经纤维与运动神经纤维是伴随的，所以神经修复几个月后可能出现 Tine 迹象。面瘫患者的神经分支吻合术在首次术后 6～12 个月进行。术中探查交叉面神经移植神经，并将修复神经缝合到面瘫侧

合适的分支上。这种手术是通过作腮腺切除 - 整复手术切口，并在面瘫侧腮腺中进行。

面神经交叉移植技术缺乏足够的轴突和神经兴奋性。这种技术单独应用效果差，当与微血管肌瓣联合时，能够提供合适的神经支配。Conley[44] 和 Baker[45] 探讨了面神经交叉移植的缺点和疑问，认为当前面神经交叉移植只适合与微血管肌肉瓣转移联合应用，没有足够的证据证明其单独应用可以使面瘫患者的神经再生。

四、神经替代（转移）

通过连接有活性的面神经近端和同侧面神经远端的神经移植术，是面瘫修复的首选方法。只有当近端面神经残端没有活性或不可用，才考虑其他方法修复面神经，如肌肉或神经替代。

（一）舌下神经移位术

有多种神经可以与面神经吻合以修复面神经，其中舌下神经是最佳选择，因为在解剖和功能上这两种神经存在一定的联系；两者来自于脑干中相似的神经团，并且对三叉神经刺激的反应相似[12]。此外，舌下神经和面神经在解剖上距离较近，而且在面神经手术同时可以更容易获得舌下神经。舌下神经切断导致供体较轻的残疾，这要比牺牲其他用来修复面神经的神经（如脊副神经、膈神经或其他局部神经）造成的损伤轻。对舌下神经转移最常见的问题是可能引起自主情绪控制的缺乏。虽然这是存在的，但是同侧面神经吻合也常常会发生一个相似的修复缺陷，大量的运动或痉挛能阻止闭眼、微笑或其他情感运动的自主控制。在我们的研究中，使用舌下神经转移术对上或下方区域有选择的修复，这种修复是通过在面神经腮腺丛内进行解剖找到神经束并确定该特定的神经束需要神经移植（图 45-5）。

May 等[46] 尝试通过进行舌下神经的部分切断来降低舌萎缩的发生率，使用一个跳跃移植物从部分神经切断处到面神经远端。有研究发现，跳跃移植物部分神经断面的再生效率降低[47]。

单纯的面神经末端到侧面的吻合术或舌下神经供体的跳跃移植物已经被报道[48]，并在一小部分病例中应用[49]。研究人员做面神经吻合术时，从乳突或者面神经桥开始，通过插入移植神经连接到完整的舌下神经，而不切除神经外膜或神经束膜。这种技术的假定条件是轴突发育可以穿过完整的舌下神经外膜。一些证据表明，神经末端与侧面吻合后会出现轴突横向生长，并且动物研究也显示轴突能够穿透神经内膜、神经束膜和神经外膜[50-52]。这种技术是否适用于神经再生能力弱的人和那些比老鼠的神经束膜和神经外膜厚的人，还有待观察。神经外膜开窗可能更有效果，这样可以在不损伤神经纤维的情况下进行神经吻合，仍然能够诱导足够的轴突生长，以提供张力和功能。需要进一步进行动物和人的相关研究，以确定面神经修复中末端 - 侧面吻合术的作用和有效性。

1. 手术方法

舌下神经移位术，通常采用向舌骨方向延长的整形手术切口或腮腺切口作为舌下神经转移的切口。解剖腮腺并分离至胸锁乳突肌，确定面神经主干 - 面神经腮腺丛的位置，辨认二腹肌后腹，在其肌腱内侧即可找到舌下神经。再进一步找到舌下神经襻，必要时可以切断，舌下神经襻可以缝合在远端舌下神经的残端，这对肌肉组织的神经再支配有利。舌下神经应尽可能靠近远侧端切断，以便能够提供更长的神经用于神经吻合。神经两端准备好后，4～8 根 10-0 的单丝尼龙缝合线缝合神经外膜。

舌下神经 - 面神经跨接移植的手术方法与舌下神经 - 面神经转移的方法相似。耳大神经用于跨越转移，在面神经主干处切断面神经，斜行切开舌下神经，显露大约 30% 的神经纤维，耳大神经两端分别缝合在舌下神经近端和面神经远端的横断面。如果面神经能够从乳突段游离，就能直接与舌下神经横断面吻合，而不需要游离移植物。

2. 研究结果

迄今为止，最大的研究资料中，137 例进行舌下 - 面神经移植的患者中，95% 的患者获得了比较满意的发音和大规模的面部运动[53]。其中，15% 的患者面部 1/3 出现肌张力增高和痉挛的表现；但是，没有患者要求再次手术。面部的痉挛

第45章 面瘫的修复

会在术后 10～20 年间逐渐减轻。不过，Dressler 和 Schonle[54]，以及 Borodic 等[55] 选择性注射肉毒杆菌毒素成功治疗了面部过度运动。78% 的患者有中度至重度的舌肌萎缩，22% 的患者有轻度的舌肌萎缩。在其他的研究中，也证实了舌下神经切断后舌体表现的差异比较大（图 45-6）[56]。大多数患者中，应用移植物与部分舌下神经吻合的技术保留了舌体功能，获得了满意的效果。对患者随访，发现 20 名患者面部张力和对称性得到很好的改善，在这 20 名患者中有 13 名患者面部运动恢复良好，仅有 3 名患者表现出舌下神经缺失的症状[46]。

（二）其他神经转移

在舌下神经转移技术出现之前应用副神经转移技术。1879 年，Drobnik[12] 进行了副神经和面神经的第一次吻合术。膈神经也可用于神经移植，但是这种术式造成膈神经瘫痪，并且面部肌肉运动时引起不良的、不自主的吸气运动[57]。所以这种技术现在已放弃。

Tucker[58] 报道了神经肌肉瓣转移术式，这种技术是把带有舌下神经襻分支的小肌肉瓣转移到瘫痪的面部肌肉；但是这种技术仅适用于口周肌肉、降口角肌和颧肌。这种技术是将受神经支配的运动终板转移到失神经支配的面部肌肉上，并且没有在神经移植或神经转移中经常见到延迟期。因为供体神经中存在较少量的轴突，因此该术式提供的复苏活力有限。此外，尽管 Anonsen 等对这一术式发表了文章，但还是缺少该术式能够让神经再生的可靠电生理学证据[59]。在其他术者认为，其生理学证据并被证实之前，该术式仅具有潜力。

（三）神经营养因子

随着一些生长因子可促进神经元的存活被发现，这些因子的信息传递和用途形成了一种引人注目的理论，这种理论可用于神经损伤和手术修复。目前有关神经生长因子、胶质细胞源性神经营养因子、脑源性神经营养因子、胰岛素生长因子 I 和 II 的营养效果都在研究中[60]。在正进行

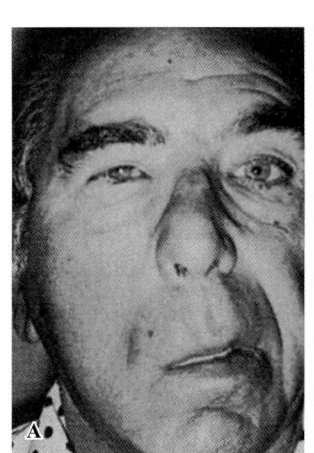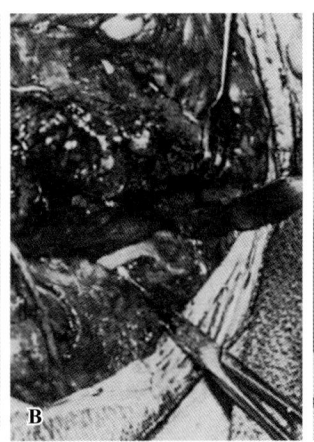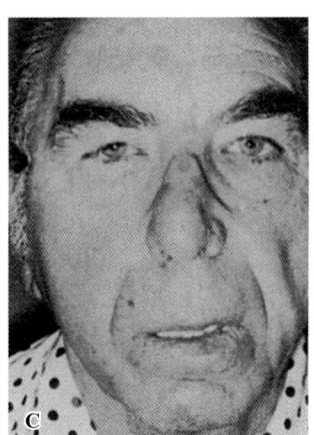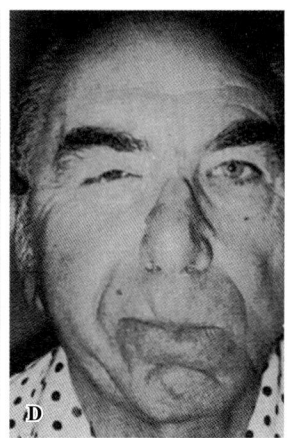
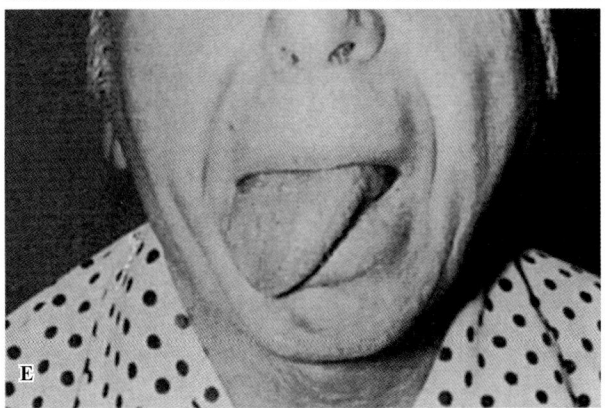

▲ 图 45-6　A. 听神经瘤术后面瘫患者，可行外侧睑缘缝合术。B. 显露舌下神经。注意颈支分出的位置，这可能切断颈支并与舌下神经吻合，虽然用这种技术保留舌的神经支配有缺陷。C. 平静状态下，可见到术后患侧嘴角上提，并出现鼻唇沟。D. 通过将舌尖抵在下颌骨门齿区域来完成鼓腮运动，这种动作是舌 – 面神经吻合术后能完成的最强运动。E. 手术后典型的伸舌偏向后遗症

中的动物实验中，为了恢复神经肌肉接头，胚胎干细胞被用来为宿主运动神经元提供营养支持因子[61]。这些初步的研究结果为运动单元的恢复提供了理论依据，并在神经麻痹的治疗上提供了一个潜在的治疗干预手段。但是，这些研究目前仅局限在老鼠上进行，仍需要进一步的基础和临床研究。

五、肌肉转移

（一）咬肌转移

尽管咬肌和颞肌转移修复手术是有效的，但通常它们也仅在同侧神经移植不能进行的情况下应用。对于大多数面部肌肉末端有活性的患者来说，像舌下-面神经吻合术这样的神经移植要比肌肉转移更好。然而，当面神经近端和舌下神经不能用时，或当面部肌肉因手术缺失或萎缩时，一种新的会收缩肌肉就应转移到面部。符合这种情况的患者有很多，且都是完全性面瘫，面瘫至少2年甚至更长时间。这些患者通常以面肌电图记录的严重肌肉萎缩为特征。在这种情况下，肌肉转移是面部修复的首选方法。

自1908年咬肌首先用于面瘫修复以来，进行了多次改良[62]。一些学者，尤其是Conley和Baker[33]，更喜欢用咬肌修复面部的中、下部。咬肌转移手术一般是对口角肌肉和颊-笑肌肉复合体肌肉下垂萎缩的修复。咬肌的上方起源于颧弓，这可以将面中部以下的肌肉向后上拉起。进行咬肌转移需要作皱纹切除术-腮腺切除术切口，也可在齿龈沟到下颌骨升支外侧的口腔内黏膜做切口（图45-7）。咬肌的血液供应在内侧和深部，其神经支配穿过了下颌骨髁突和冠状突之间的S型缺口到达咬肌上部深层表面，之后分叉，其行程远端终止于下颌角和下颌体侧面的骨膜附件附近。一般来说，首选外部切口，因为在口内的切口范围内所能达到的区域比较局限、肌肉活动差、血管供应较少。

扩大的腮腺切口是向乳突尖下方延伸。暴露腮腺和咬肌筋膜，咬肌的后缘从下颌骨升支和下颌骨下缘游离。神经沿着咬肌前缘和后缘中间的深层表面走行（图45-7）。在解剖肌肉从下颌骨游离时，保护深筋膜层是明智的；沿着肌肉下缘松解骨膜周围组织能够为缝合固定提供安全的组织，也能提供更长的肌肉用于转移。

然后在皮下平面用大的Metzenbaum解剖剪或整形剪解剖至鼻唇沟。外侧切口取在鼻唇沟中部附近、与口腔结合处的外侧、与下唇朱红色皮肤连接处。每个切口都与面颊隧道相通，以便于咬肌转位；将咬肌分成3部分，或肌肉末端全部骨膜被用来缝合从上唇外侧至与结合处的口轮匝肌及其下方残余部分。用3-0的清洁尼龙缝合线将肌肉缝合在真皮层和口轮匝肌上，手术效果与以下因素有关：①提高口轮匝肌时过度矫正；②支配咬肌神经的保留；③移位肌肉安全牢固的缝合；④胶带固定以维持口腔的过度矫正；⑤鼻饲进食以使咬肌运动减到最小。

咬肌修复的结果非常令人满意，而且能使面部高度对称。但是，咬肌的旋转弧度不能修复眼眶周围。因此，颞肌转移可以与咬肌转移相结合，或者眼眶区域的修复分别与眦成形术与眼睑金属植入相结合。

（二）颞肌转移

虽然Gillies[63]对应用颞肌修复面瘫的贡献值得称赞，但是Rubin[64, 65]对于手术目的和手术方法的改进更突出。与咬肌移位相似，颞肌的移位需要完整的三叉神经第三支。此神经在颞肌深面走行，供应血管为颈外动脉颞深部的分支。因此，在腮腺切除术、广泛的颈部切开、颞下窝手术中，其神经血管可能会变得脆弱。颞肌上缘是扇形的，附着在颞窝的骨膜上，其腹部附着在颧弓表面一短的肌腱上，并在冠状突进入深层。在耳廓上方做切口，向后延伸，形成前内侧弧线，能完全暴露颞肌上部（图45-8），这样使腱膜自颞窝骨膜表面分离比较容易。

在Rubin的手术中，颞肌及其筋膜自骨膜上游离出来，向下经眼睑到达口角。如果筋膜未游离，移位的肌肉就不会有足够的长度到达口角处。最近，Rubin[65]通过将咬肌的一部分缝合到口角和下唇改善了颞肌转移技术，这使咬肌的拉力提高，能够以更大的向后侧和外侧拉力来提高

第 45 章 面瘫的修复

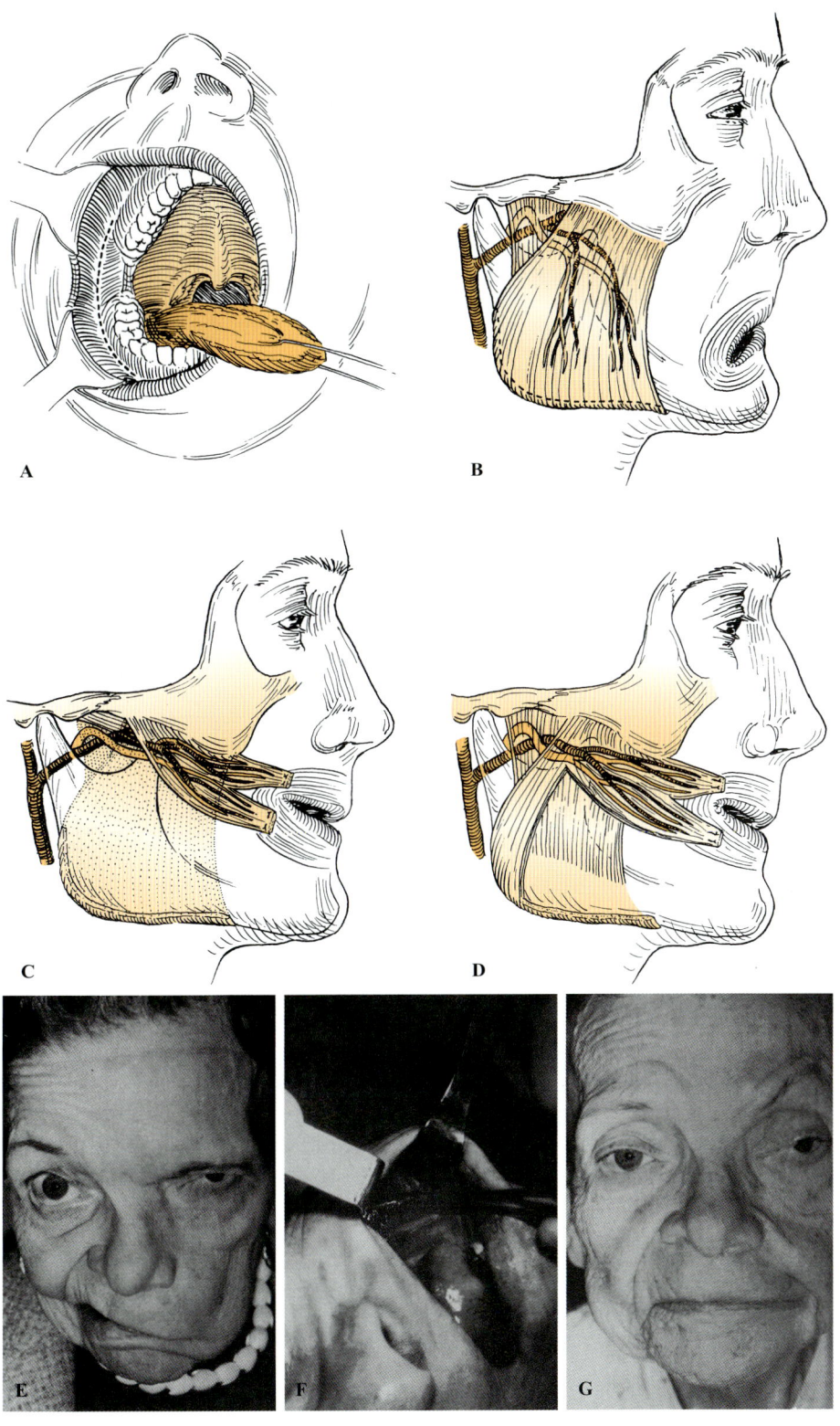

▲ 图 45-7 咬肌转移手术

A 至 D. 手术过程示意图。A. 咬肌口内入路，这种手术方式比较困难，最好采用外部入路。B. 如图显示的手术切口。骨膜必须包含在肌肉瓣下方，以使转移的肌肉组织能牢固缝合在口唇区域。C 和 D. 完整肌肉组织被转移以保证支配肌肉的神经转移至肌肉组织的腹部。E 至 G. 经口腔内咬肌转移术治疗左侧完全面瘫的老年女性患者。E. 图中可看到严重的眼睑下垂，眼内眦缝合，严重的左侧面颊、鼻旁、嘴角外侧凹陷。F. 术中照片显示：口内咬肌移位。用 Kelly 夹抓住咬肌，并经过面颊进入鼻唇沟切口。G. 患者行眉上提术后的照片（为了眼睛安全，保留了睑板缝合）。咬肌转移使嘴角及鼻唇沟提高。患者拒绝进一步修整鼻唇沟，以改善美观的建议

第八篇 面神经疾病

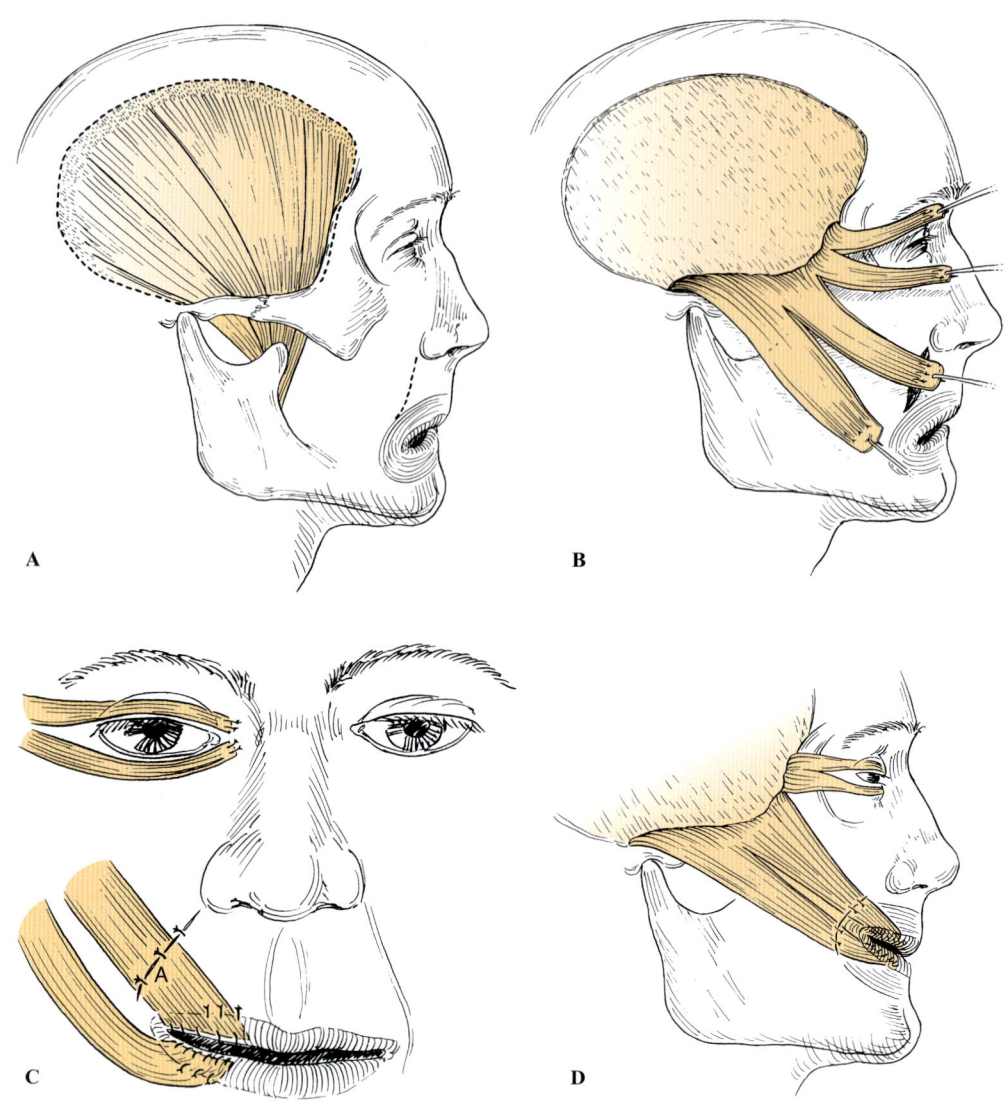

▲ 图 45-8 颞肌转移

A. 虚线显示的是颞部切口。需连同骨膜一并转移，以便能牢固的缝合，肌肉深层的神经没有显示出来。B. 取下的颞肌分为四部分肌肉瓣，注意每个肌肉瓣末端骨膜要缝合到缝合点，以增强缝合点的牢固性。颞肌筋膜表面到肌肉也要用这种方法。C. 转移的肌肉瓣缝合到口周肌肉上，在此手术过程中强迫性至关重要，过度矫正是强制性的。必须缝合至切口深部的皮下组织或口轮匝肌黏膜下部分。D. 肌肉组织在颧骨上方的通道通过，可以避免形成大量的肌肉膨隆。颞肌上拉力比咬肌向后外侧拉力好（图 45-7）

口角。

我们喜欢应用 Baker 和 Conley 的手术方法，因为这种手术方法保存了肌肉上部及筋膜的完整[53]。游离出肌肉上部，转向下方并缝合到口角。这就需要在颧弓根上做一个 1～1.5in 宽的隧道，以便肌肉能够转向下方，并且消除皮肤凸起。肌肉应缝合在鼻唇沟内侧，通过肌肉拉力形成自然的折痕。与咬肌移位的手术方法一样，颞肌移位也需要在术中进行过度矫正。一个软硅胶块或颞顶筋膜片可能用于填塞肌肉移位后形成的凹陷。Sherris[66] 对这种术式进行了改进，他将肌肉移位延伸到上、下唇的中心区，以减少随时间的推移嘴唇出现拉伸和变薄。

据报道，为了避免颞肌通过颧弓表面时发生折叠，已对颞肌转移术式进行了改善。Labbe 和 Huault 报道了通过抬高颞肌后部及上部使颞肌部分下移的技术[67]。将肌肉自喙突分离，向下移至上唇，自喙突游离的肌肉加固口周肌肉。

第45章 面瘫的修复

尽管金属植入－眦成形术是眼周修复的首选手术方式，但颞肌也可以被用来进行眼周修复。颞肌的前1/3移位到眼睑外侧（图45-8）。眼轮匝肌和眼睑皮肤之间的隧道可以使筋膜通过眼睑直达内眦，并在此处缝合。与任何重建手术一样，在术中应该仔细调整肌肉位置和缝合切口，以确保有一个完美的眼睑轮廓。

随着咬肌和颞肌转移的完成，面部肌肉运动兴奋性起源于三叉神经。患者需要通过录像、生物反馈或类似办法学习咀嚼或咬东西等练习肌肉正确的收缩方法。一些年轻的患者可能会学习怎样将这些动作融合到自己的面部表情中（如微笑、扮鬼脸等）。但是，患者应该在术前被告知肌肉转移手术不能恢复自主情绪的表达。当具体执行中，这些技巧提供了面部对称性和稳定性，并在尝试咀嚼时进行了学习和诱导运动。

（三）微血管神经肌肉瓣转移

20世纪70年代，有学者介绍了用微血管神经肌肉瓣转移修复微笑表情，并且联合跨面部神经移植修复面部的一些运动[68]。因为面部运动是高度复杂和相互关联的，潜在的用于转移的肌肉会激发术者对于游离肌肉转移的热衷，这些肌肉是能够提供单独或独立的节段性收缩，比如抬高口角运动。对于面部肌肉缺失的患者，如Möbius综合征造成的先天性面瘫，微血管神经肌肉瓣转移有巨大的潜力。

一些肌肉和支配肌肉的神经可能被用来微血管神经肌肉瓣转移。最常用的肌肉包括股薄肌、背阔肌和胸小肌[69]。同侧面神经近端可能被用于选中的病例，但这种情况通常是不可能的。在某种程度上，神经移植可以分两个阶段完成；在肌肉转移之前大约1年进行跨面部神经移植术，并通过在移植路径上记录Timel信号的进展，来监测神经移植物中神经向内生长情况。当神经再生发生时，往往是跨面部神经移植9个月后，之后就可以进行微血管神经肌肉瓣移位。这种技术有很多优点，包括出现情绪化微笑、避免同侧咬肌神经分离相联系的并发症发病率。尽管如此，与一次完成手术相比，分两阶段手术的方法的可靠性低。两个阶段手术成功率比较低的一个可能的原因是需要两个神经吻合点。

把带有神经血管的肌肉直接吻合到对侧面神经的一期手术方法已有报道[70-73]。一项对比研究发现，与传统的两阶段手术重建相比，一期手术重建具有更好的效果，但该研究受到样本的规模和主观结果评估的限制[73]。正在研究用植入式的肌肉刺激器来保护肌肉，这可能使神经移植时可以进行面部肌肉的保护[74]。这种技术也显示了在周围神经损伤的处理前景，并对面神经损伤进行了探索性研究。

当面神经输入端不能用时，有些神经可以用来作为输入端，包括三叉神经的咬肌支、颈襻或舌下神经[69, 75]。与跨面部面神经交叉移植相比，用同侧三叉神经咬肌支的肌瓣进行修复可以获得较高成功率。在另一项研究中，与跨面部面神经交叉移植肌瓣相比，已经证实用同侧三叉神经咬肌支肌瓣进行修复可以获得更大的肌肉运动[4]。供体神经可在关节结节前7～11mm的咬肌中被辨认出[76]。在过去10年中，复合组织异体移植手术已经引起了相当大的兴趣。Devauchelle[77]和Dubernard等[78]详细说明了首次移植手术后，人的面部初步功能改善：觉察到轻微触觉、能感知冷热和能够闭口。这些功能恢复的时间是术后10个月，术后18个月可以有正常的微笑。但是，与所有的组织移植一样，免疫抑制剂必不可少。一些患者移植后，出现两次急性排异反应，两次感染性疾病（Ⅰ型单纯疱疹病毒感染和软疣传染病）、肾衰竭、中度血栓性微病变、溶血性贫血。这些初步研究揭示了重建手术的新方向，也强调了在面部重建中自身组织的内在优势。

对于所选择的合适患者来说，微血管技术和一期手术微血管面部重建术的重要进步，极大改善了面部的功能。这些技术比较复杂，需要微血管和面部重建方面的专业知识。一般来说，缺失面神经远端纤维或面部肌肉的患者，他们获得面部运动的改善有一定的积极性，是这一技术的潜在候选者。对于临床医生来说，对于游离转移股薄肌手术所产生的效果评估非常重要，改良的游离肌肉技术并不意味着患者生活质量和满意度的

第八篇　面神经疾病

提高。尽管如此，得到更可靠的患者随访结果之前，解剖学的评估将会被充分利用。

六、静态手术

尽管神经移植术和动态悬吊（肌肉转移）通常能够获得较好的面部功能恢复，但是对于某些患者来说，一些静态手术仍然比较合适。静态手术适用于身体条件差的患者，其预后差，还适用于神经和肌肉不适用于动态手术的患者。静态手术主要优势是能立刻恢复面部的对称性。此外，外鼻坍陷的患者通常会立即从鼻翼的静态悬吊中获益。治疗的成功取决于几种手术的掌握和运用合理的临床判断选择合适的方法。静态悬吊依赖于口角和（或）鼻翼软组织的高度和位置，最常见的方法是植入移植材料，这些材料被抬高并固定于深层颞肌筋膜上。使用静态悬吊技术有以下好处：①可以立即实现静止时面部的对称性；②与口角下垂有关的问题得到了控制（如流口水、漏气和咀嚼困难）；③通过鼻翼周围复合体的悬吊固定，使鼻翼塌陷引起的鼻塞得到明显减轻。

有几种材料已被用于静态悬吊，其中最常见的是阔筋膜[79]和人造皮肤[79、80]。过去，膨胀聚四氟乙烯使用比较多[81]。使用人造皮肤和聚四氟乙烯的优点是避免了供体位置的损伤，使用异质材料的感染风险会更小，这是接受放射治疗患者最关心的问题。阔筋膜的使用需要在腿外侧做切口，可导致轻微的外观畸形，但在患者中有很好的耐受性。使用阔筋膜的益处能立刻体现出来，而且患者能在术后可以立即自行走动。

静态面部悬吊

悬吊式植入手术的切口在耳前或颞骨。对侧鼻唇沟正常的患者，可在患侧鼻唇沟做切口。另一个切口在上、下唇边缘，靠近嘴角。用一皮下隧道连接颞部和嘴角。对于鼻翼塌陷和软组织堵塞致鼻塞的患者，解剖区域应延伸至包括面部在内并接近鼻翼处。一种单片植入物材料足够用于手术。取合适大小的材料，在其末端分离开，分别到达上唇和下唇。另一种方法是使用宽度约1cm的单独组织片来在面中部进行更个性化的修复。将植入物永久性的缝合在口角和深层皮肤上。用可吸收缝合线缝合在真皮层的目的是为了将植入材料固定在鼻唇沟的内侧，如果有需要，也可以同样的方法固定到鼻翼。之后悬吊物被永久性缝合线固定在颞肌筋膜深层，或者颧弓或颧弓骨膜上。如果使用阔筋膜或人造材料，在固定之前要完成对微笑表情的过度矫正。现在的研究热点已经转到悬吊材料和悬吊系统上，连同鼻唇沟缝合固定到颞肌筋膜深层[82]。沿着多个点缝合形成张力达到与对侧一样有鼻唇沟的目的。

七、辅助方法

为了提高接受面神经修复手术患者的治疗效果，可以采用一些辅助治疗。面瘫患者最佳的康复需要全方位的手术技术。尽管神经移植术和保护眼睛措施是优先考虑的，但是有许多方法可以帮助允许对面瘫患者的治疗效果进行优化。这些方法可以细分为对面部上、中、下各部分的修复。最后，联带运动是一个关注点，可选的治疗方案也很多，如化学去神经、股薄肌转移等[83]。

（一）面部上 1/3 修复方法

面部上 1/3 瘫痪会造成明显功能损害和外观畸形。眉毛下垂可能会引起上方视野的缺失，也会引起面部的不对称性。这种不对称性可能会在下面部修复后进一步加重。与整形手术一样，可以采用眉上提的方法解决麻痹性眼睑下垂，这两种手术的不同点在于后者有运动限制，需要避免进一步加重眼睑不能闭合。直接、中前额、内镜和间接眉毛上提都有效。当面瘫不太严重时，眉毛上提术与眼睑重物植入和（或）下睑紧缩术相结合能够获得满意的外观和功能效果。与年老有关的眉毛下垂可能会因有意的提升单侧眉毛而加重，而在老年患者中，进行双侧眉提升术后会有改善[84]。

许多面瘫患者，特别是老年患者，会对眼周范围内的辅助手术比较感兴趣。这些患者有过多的眼睑皮肤，保守的眼睑整容术可以减少对上部视野的遮盖，同时从美容上来说解决了眼睑下垂和过多的皮肤褶皱。在眼睑整容术与眉上提术联合进行时，需要格外小心，可能会进一步加重眼睑闭合不全的风险而要求采取保守的治疗方法。一种常用的帮助评估安全去除皮肤量的方法用手将瘫痪的眼睑保持在正常位置，观察眼睑闭合不全的程度。同样，将过多的眼睑皮肤捏合在一起切除，同时保持眉毛在上方，并对观察眼睑闭合效果有帮助。

（二）面部中 1/3 修复方法

面部中 1/3 最常用的修复方法是神经移植术、动态悬吊术或静态悬吊术。许多附加的术式可用于优化 – 调整上述术式的结果。选择适当的附加术式由患者意愿和病变决定。

面瘫后鼻阻塞是由于邻近软组织下垂导致的鼻翼侧壁塌陷，鼻孔的内源性支撑丧失。如上所述，精确设计的静态悬吊手术可以解决这个问题，鼻翼铺板移植也可提供帮助。

面部软组织松弛、下垂，这些面部老化的表现会更加明显地出现在面瘫患者的面部。在有明显皮肤松弛的老年患者中，进行去皱整容手术可以提高其他方法治疗面中段畸形的效果。去皱整容手术可以与其他手术同时进行，无论是动态的还是静态的，一些患者会从中受益，会更喜欢双侧拉皮术（图 45-9）。

与老年患者一样，面瘫的患者也会获得上睑下垂所致的眼睑 – 颧骨沟和鼻 – 颧骨沟，会给这些区域造成凹陷。下眼睑脂肪可能凸起，类圆形眼部脂肪和面中段复合体下降，可能形成从侧面看是双凸的改变。在年轻患者中，典型的类圆形脂肪存在于眼眶下边缘，并在眼轮匝肌和骨外膜之间。面中段提升修复可以改变类圆形眼脂肪的位置。软组织的提升已经变成比较流行的面部整复手术，并且在面瘫患者的治疗方面也很实用。对于外眦成形术和下眦切开术，面中段提升手术可以通过经结膜切口入路进行。在眼眶边缘附近切开骨膜，分离骨膜至上颌骨下方，并在此处松解，同样重要的是对咬肌附件的松解，在此期间应该避免损伤眶下神经。分离骨膜及其上覆盖的软组织并固定到深层颞肌筋膜。

（三）面部下 1/3 修复方法

面部下 1/3 瘫痪的主要临床表现为口周功能不全，流口水、说话漏气、咀嚼困难可能是其主

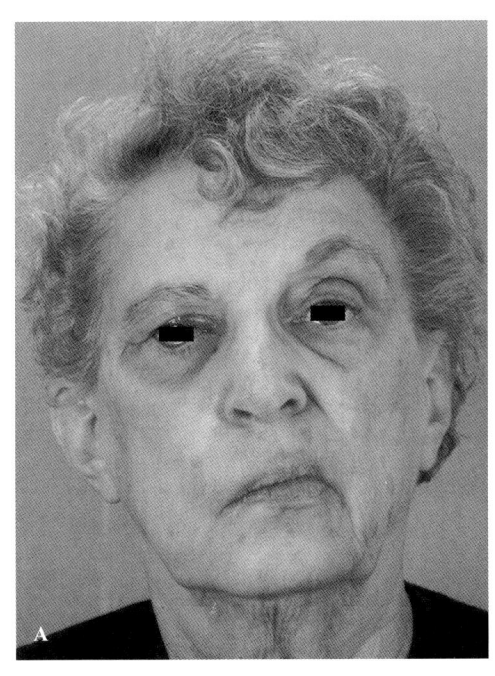
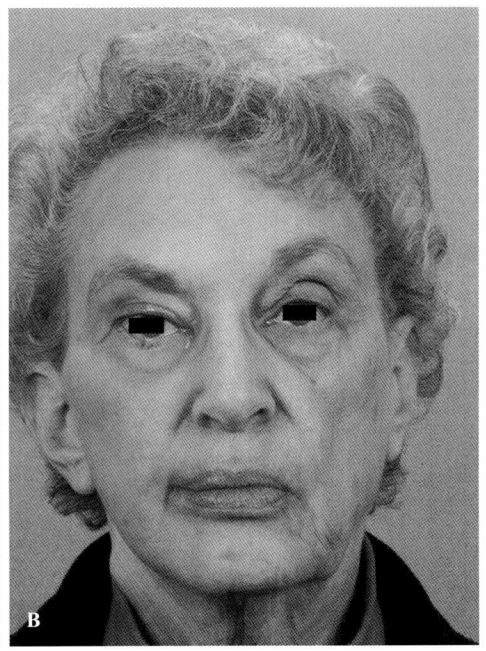

▲ 图 45-9　右侧面瘫患者行静态修复手术前后的照片，A. 术前，B. 术后，患者接受了眉上提术、经眶外眦固定术、面部悬吊术、重金属植入术

要临床表现。这种不对称也造成了明显的美学缺陷，这是由于笑肌功能缺失造成的（颧支功能缺失），而且降口角肌功能也丧失（下颌神经支配）。这种缺陷可在面部中 1/3 用静态悬吊治疗时加重，并在提高上唇时会在口角区域形成一个缺口。

神经移植术、游离组织转移、动态悬吊术和在一定程度上的静态悬吊术都可以修复口角，以达到重现对称的微笑。功能障碍导致的不对称性，也就是所谓的"边缘、下颌唇"，是非常麻烦和难以改善的。这种情况下最常用的方法是楔形切除和二腹肌后腹移位。Glenn 和 Goode 已报道了楔形切除术，这种术式伴或不伴唇成形术可用于改善对称性和口腔功能[85]。距口角外侧 7～10mm 切除 2～2.5cm 全层厚度（图 45-10）。

二腹肌转移是最常见的动态重建技术，这种技术首先由 Conley 等报道[86]。二腹肌肌腱可以用以下方法来定位。二腹肌后腹附着于舌骨，向后横过乳突尖，将其向前转位，通过切口到达口轮匝肌。小心保护下颌舌骨神经，以便二腹肌前腹能受神经支配。但是，肿瘤切除术后的患者二腹肌前腹可能无法找到[87]。

（四）联带运动的治疗

面瘫未完全恢复的患者主要临床表现是联带运动，或肌肉运动亢进和减弱造成的不自主面部运动，任何原因引起的面瘫患者都可能出现联带运动。这种不协调的集中运动可能在面瘫后几周内开始。尽管传统的观点认为，联带运动发病机制是异常轴突再生，但是目前已知的发病机制是复杂多样的，发生在脑干面神经核中的突触剥离，轴突之间的假突触（非突触的）信息传递也是联带运动的原因之一。对于联带运动的预防和治疗，未来的方向是定位每一个假突触传递的区域。联带运动的严重程度是从轻微、几乎不明显的抽搐难以忍受的大量面部运动不等。

对面部每个区域仔细的评估是必需的，这能够确定面瘫患者最主要的症状，然后确定哪些症状来自功能减退，哪些是联带运动引起的。最后，根据每个患者的需要制订个性化的治疗方案。传统上，神经松解术是治疗联带运动最主要的方法，但是因为安全性和保守性，这种术式很大程度上被放弃了。这些技术还包括注射 A 型肉毒杆菌毒

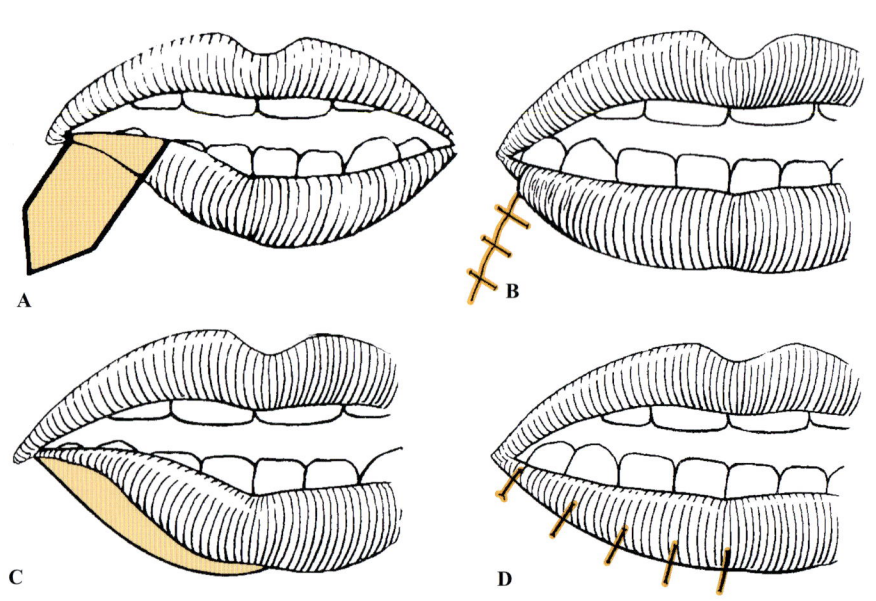

▲ 图 45-10 唇楔形切除和唇成形术

A. 下唇切除的范围，切除后会收紧下唇，并切除部分肌肉；B. 唇切除术后外观，注意在闭嘴的过程中唇边缘的不对称；C. 唇成形术的切口范围；D. 唇成形术后外观，注意下唇向下后向外旋转（改编自 Glenn MG, Goode RL. Surgical treatment of the "marginal mandibular lip" deformity. Otolaryngol Head Neck Surg 1987;97:464-465.）

素进行化学去神经和选择性的神经切除术，以治疗受影响的肌肉。

1. A 型肉毒杆菌毒素

A 型肉毒杆菌毒素是人类已知最有效的毒素。这种毒素已经用了 20 多年，治疗了有功能亢进紊乱症状的多种疾病，包括：斜颈[55]、眼睑痉挛[88]、痉挛性发音障碍[89]、斜视[90]、多汗症[91]、皮肤皱纹高张力性[92]、腭肌阵挛[93]、半面痉挛[94] 和面神经麻痹[95、96]。肉毒杆菌毒素通过阻断神经肌肉接头处突触释放乙酰胆碱来引起瘫痪，这可以造成肌肉瘫痪 3～6 个月。最大剂量是 200U，超过此剂量能够引起系统性损伤，它的致死剂量是 40U/kg[97]。

肉毒杆菌毒素能够明显的改善面部运动障碍患者的表现。它现在是治疗面部联带运动的一线药物。在大多数患者中，手术治疗并不是必需或期望的。面瘫后出现的联带运动可以发生在面部的任何一个区域，肉毒杆菌毒素能够使特定肌肉失神经支配。把引起联带运动的肌肉作为注射点。通常，每个点注射 1～5U。最初的治疗使用最小剂量，随后逐渐增加剂量。通常不需要麻醉，但是许多患者更喜欢用冰预处理或局部麻醉注射区域。注射后几天内可以首次看到药物注射的效果，5～7d 可以观察到最大治疗效果。如果初期治疗效果不佳，7d 后可以追加注射。

若毒素扩散至周围肌肉可以引起不良反应。有报道称眼周注射后出现上睑下垂，这种情况是不常见的，并且发生率不足 5%。这种情况可以用 0.5% 安普尼定滴剂治疗，每天 3～4 次，直到眼睑下垂症状恢复[98]。安普尼定可以使 Müller 肌肉收缩，以提升上眼睑。肉毒杆菌毒素治疗面瘫引起的并发症还包括复视、眼睑闭合不全进一步加重、下眼睑外翻、眉毛下垂和流口水。

在一些患者中，肉毒杆菌毒素治疗的效果随时间减弱。这种逐渐减弱的效果可能是由于运动终板的重新定位或中和抗体的发展所致，这种情况并不能通过增加毒素的剂量解决[99]。那些没有从肉毒杆菌毒素治疗获益或者逐渐出现耐药性的患者，还有期望有更长久治疗办法的患者，都可以考虑选择性肌肉切除术治疗。

2. 选择性肌肉切除术

肉毒杆菌毒素治疗的发展已经明显增加了医生对有联带运动患者治疗方法的选择。但是，有些患者更倾向于获得一个永久性的治疗方法，或者肉毒杆菌毒素注射治疗没有获得满意的结果，对于这些患者可能就需要选择性肌肉切除术的治疗。

多年来，神经松解术一直用于这些患者的治疗。尽管 Fisch[100] 报道了极好的治疗效果，但是其他的学者并未得到相同的结果[101]。麻痹性眼睑外翻、眼闭合不全、嘴唇轻度瘫痪、口腔闭合不全、僵硬的面部表情，以及其他的神经松解术的并发症都有报道[102、103]。肌肉切除术提供了一个更安全、更有效的用于解决面瘫后联带运动的长久治疗方法。对于那些不希望用肉毒杆菌毒素进行治疗或者肉毒杆菌毒素治疗无效的患者，可以选择肌肉切除术。选择性肌肉切除术可以用于治疗联带运动。

八、总结

面瘫后面神经康复治疗中有多种技术可以选择。手术医生应该熟悉各种技术的优缺点，并能为不同的临床情况选择合适的治疗方法。全面掌握神经肌肉的病理生理学知识也很重要，它能够让术者明白什么时候选择有效的康复方法。当正确的认识这些手术的局限性时，大多数患者能够得到康复，其中一些患者的临床症状能够改善。

推荐阅读

Barrs DM: Facial nerve trauma: optimal timing for repair. *Laryngoscope* 101: 835, 1991.

Bernstein L, Nelson RH: Surgical anatomy of the extraparotid distribution of the facial nerve. *Arch Otolaryngol* 110: 177, 1984.

Borodic GE, Pearce LB, Cheney M, et al: Botulinum A toxin for treatment of aberrant facial nerve regeneration. *Plast Reconstr Surg* 91: 1042, 1993.

Clark JM, Shockley W: Management of reanimation of the paralyzed face. In Papel I, Larrabee W, Holt G, et al, editors: *Facial plastic and reconstructive surgery,* ed 2, New York, 2002, Thieme Medical Publishers, p 660.

Conley J, Baker DC: Myths and misconceptions in the rehabilitation of facial paralysis. *Plast Reconstr Surg* 71: 538, 1983.

Conley J, Baker DC: The surgical treatment of extratemporal facial paralysis: an overview. *Head Neck Surg* 1: 12, 1978.

Fisch U: Extracranial surgery for facial hyperkinesis. In May M, editor: *The facial nerve,* New York, 1986, Thieme Medical Publishers, p 535.

Fisch U, editor: *Facial nerve surgery,* Birmingham, AL, 1977, Aesculapius Publishing.

Fisher E, Frodel JL: Facial suspension with acellular human dermal allograft. *Arch Facial Plast Surg* 1: 195, 1999.

Freeman MS, Thomas JR, Spector JG, et al: Surgical therapy of the eyelids in patients with facial paralysis. *Laryngoscope* 100: 1086, 1990.

Hadlock T, Lindsay R, Cheney M: Gracilis. In Urken M, Cheney M, Blackwell K, et al, editors: *Regional and free flaps for head and neck reconstruction,* Baltimore, 2012, Lippincott, Williams & Wilkins.

House JW, Brackmann DE: Facial nerve grading system. *Otolaryngol Head Neck Surg* 93: 146, 1985.

Jelks GW, Smith B, Bosniak S: The evaluation and management of the eye in facial palsy. *Clin Plast Surg* 6: 397, 1979.

Kumar PA, Hassan KM: Cross-face nerve graft with free-muscle transfer for reanimation of the paralyzed face: a comparative study of the single-stage and two-stage procedures. *Plast Reconstr Surg* 109: 451, 2002.

Levine R: Eyelid reanimation surgery. In May M, editor: *The facial nerve,* New York, 1986, Thieme Medical Publishers.

May M, Sobol SM, Mester SJ: Hypoglossal-facial nerve interpositionaljump graft for facial reanimation without tongue atrophy. *Otolaryngol Head Neck Surg* 104: 818, 1991.

Miehlke A, Stennert E, Chilla R: New aspects in facial nerve surgery. *Clin Plast Surg* 6: 451, 1979.

Patel BCK, Anderson RL, May M: Selective myectomy. In May M, Schaitkin BM, editors: *The facial nerve,* ed 2, New York, 2001, Thieme Medical Publishers, p 467.

Rubin LR: Reanimation of total unilateral facial paralysis by the contiguous facial muscle technique. In Rubin LR, editor: *The paralyzed face,* St Louis, 1991, Mosby, pp 156 – 177.

Rubin LR, Lee GW, Simpson RI: Reanimation of the long-standing partial facial paralysis. *Plast Reconstr Surg* 77: 41, 1986.

Shindo M: Facial reanimation with microneurovascular free flaps. *Facial Plast Surg* 16: 357, 2000.

Smith JD, Crumley RL, Harker LA: Facial paralysis in the newborn. *Otolaryngol Head Neck Surg* 89: 1021, 1981.

Wesley RE, Jackson CG: Facial palsy. In Hornblass A, editor: *Oculoplastic, orbital and reconstructive surgery, Vol I: Eyelids,* Baltimore, 1988, Williams & Wilkins.

Cummings
Otolaryngology
Head and Neck Surgery (6th Edition)
Otology, Neurotology, and Skull Base Surgery

Cummings
耳鼻咽喉头颈外科学（原书第 6 版）
第五分册　耳科学与颅底外科学

第九篇
颅　底

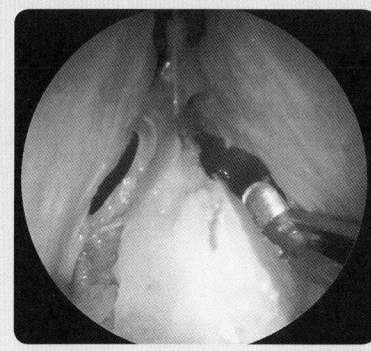

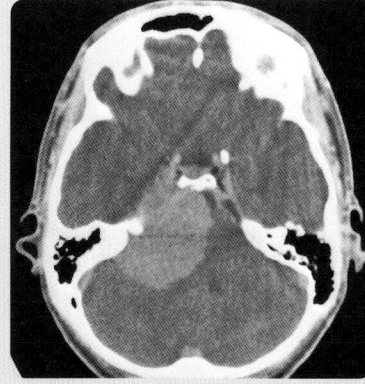

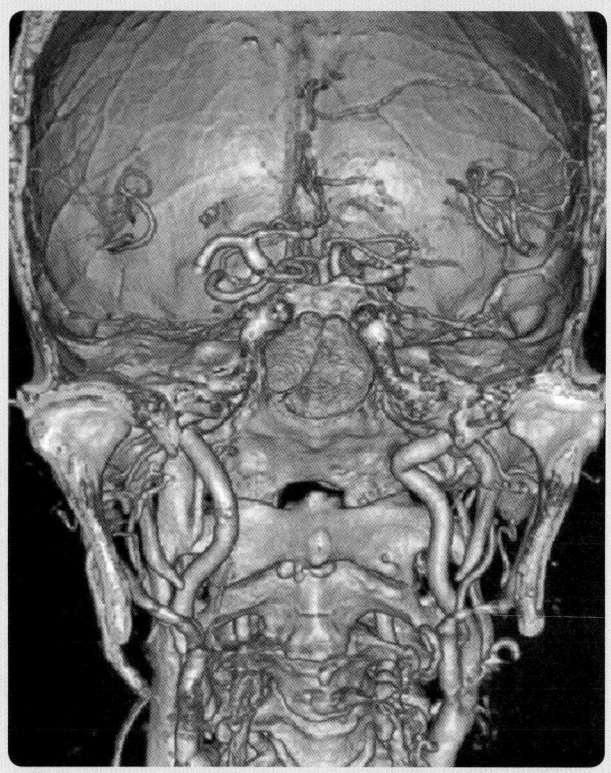

第46章 侧颅底手术解剖
Surgical Anatomy of the Lateral Skull Base

Oswaldo Laércio M. Cruz　Helder Tedeschi　Albert L. Rhoton Jr　著
孙鹏程　译

要点

1. 颞骨同其他五块颅骨相连、并形成许多骨缝和骨孔，其中穿行有重要的神经和血管。
2. 颞骨与蝶骨大翼、部分顶骨构成了颅中窝的外侧界。
3. 颞骨岩部是颅中窝和颅后窝骨性解剖结构的重要组成。
4. 在卵圆孔的内侧偏后方，脑膜中动脉由棘孔进入颅中窝，岩浅大神经位于脑膜中动脉内侧。
5. 岩浅大神经、鼓膜张肌、咽鼓管大致在一个前后平面上自上而下排列。
6. 岩浅大神经、膝状神经节和面神经迷路段形成一个约120°钝角，耳蜗就包含在这个夹角的骨质内。
7. 小脑脑桥角内有第Ⅴ对脑神经（上缘）到第Ⅸ对脑神经（下缘）穿过，并且小脑前下动脉的内听道前段、内听道段、内听道后段也从该区域穿过。
8. 内听道内侧由4条主要神经占据，即前上方的面神经、后上方的前庭上神经、前下方的耳蜗神经及后下方的前庭下神经。
9. 颈静脉孔位于岩枕区，其中包含数条重要的神经、血管。
10. 颞下窝通过眼眶下方的眶下裂与其交通；而颅中窝、翼腭窝分别以棘孔、翼突上颌裂与其相沟通。

侧颅底解剖结构复杂、抽象而具有挑战性。颞骨在支撑中枢神经系统结构的作用上具有重要而核心的地位，并与其他5块颅骨形成许多骨缝和骨孔，在这些结构中有脑神经和血管穿行。为了理解颞骨内、颅中窝、颅后窝内发生的病理过程，以及安全地开展颅底手术，熟悉这一区域的复杂解剖是必要的。

本章节分为侧颅底骨部解剖、颅中窝解剖、颅后窝解剖，以及颞下窝解剖4个部分。

一、侧颅底骨部解剖

颞骨在侧颅底占据中心位置，是侧颅底解剖中最重要的解剖标志[1,2]。

在侧面观，颞骨鳞部好像一个鸟张开的翅膀（图46-1）。在中央和尾侧，鳞部构成颧弓并形成外耳道上壁。鳞部和鼓骨在外耳道前上关节连接形成鼓鳞缝。颧弓根部分构成颞下颌关节窝的顶壁，鼓骨的前部构成关节窝的后壁。

颞骨同蝶骨大翼和顶骨的一部分共同形成颅中窝的外侧界（图46-2和图46-3）。颞骨鳞部的

第46章 侧颅底手术解剖

中间部分形成了岩鳞缝，它连接颞骨鳞部的尾侧和颞骨岩部的上外侧部分。在前方，蝶骨与鳞部的连接形成棘孔，其中有脑膜中动脉入颅。这条动脉所形成的沟很容易在颞骨鳞部的内侧表面识别（图46-2和图46-3）。

鼓骨位于颞骨鳞部的下方、乳突的前方，并同二者分别形成鼓鳞缝和鼓乳缝（图46-1）。较为常见的是，这些骨缝的边缘在外耳道内形成一个 1～3mm 的棘样凸起，尤其是鼓鳞缝[1,3,4]。

鼓骨形成外耳道前壁、下壁和后壁的一部分，是外耳道大小和形状的主要影响因素。如前所述，它也构成了颞下颌关节窝的后壁（图46-1）。

外耳道向内侧延伸终止于鼓沟，其中有鼓膜嵌入（图46-1、图46-4和图46-5）。在它的下表面，鼓骨与岩骨相连形成岩鼓缝，岩鼓缝也构成了颈内动脉管（垂直部，图46-4和图46-5）。颈内动脉的外侧鼓骨的下部突出可见茎突（图46-1）。在茎突的稍后方和内侧是茎乳孔，其中有第Ⅶ对脑神经（图46-5）。

骨性外耳道前壁与颞下颌关节相邻，前壁厚度存在变异。骨壁下部厚，与颈静脉球前部的后方和颈内动脉管的前面毗邻（图46-6、图46-1、图46-4和图46-5）。后壁将外耳道同乳突气房和面神经垂直段分开（图46-6）[3,5]。

颞骨后部和下部大部分为乳突，是一个气化

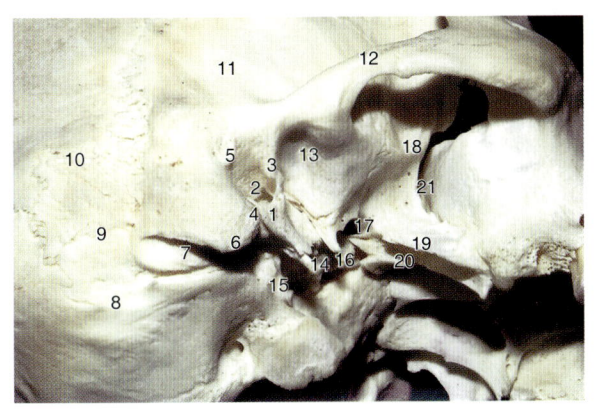

▲ 图46-1 颅骨，右侧下面观
1. 鼓骨；2. 外耳道；3. 鼓鳞缝；4. 鼓乳缝；5. 道上棘；6. 乳突尖；7. 二腹肌沟；8. 枕骨；9. 枕乳缝；10. 顶乳缝；11. 颞骨鳞部；12. 颧弓；13. 关节窝；14. 茎突；15. 颈静脉孔；16. 颈内动脉管；17. 蝶腭孔；18. 蝶骨大翼；19. 翼突外板；20. 翼突内板；21. 翼腭窝（由 Oswaldo Laércio M. Cruz, Helder Tedeschi, and Albert Rhoton 提供）

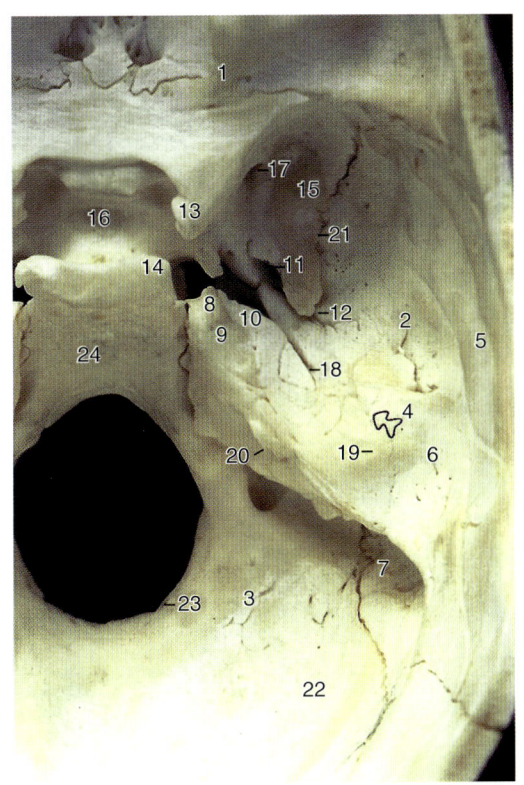

▲ 图46-2 颞骨岩部前、中、后窝的上面观
1. 颅前窝；2. 颅中窝；3. 颅后窝；4. 岩骨（箭）；5. 颞骨鳞部；6. 乳突盖；7. 乙状窦压迹；8. 岩尖；9. 三叉神经压迹（Meckel 腔）；10. 破裂孔；11. 卵圆孔；12. 棘孔；13. 前床突；14. 后床突；15. 蝶骨大翼；16. 蝶骨和蝶鞍；17. 圆孔；18. 岩浅大神经压迹；19. 弓状隆起；20. 内听道区；21. 岩蝶缝；22. 枕骨；23. 枕骨大孔；24. 斜坡（由 Oswaldo Laércio M. Cruz, Helder Tedeschi, and Albert Rhoton 提供）

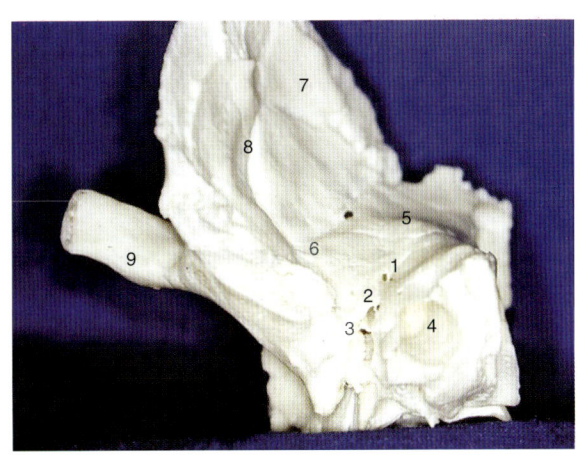

▲ 图46-3 颞骨前面观（右侧）
1. 面神经管裂；2. 鼓膜张肌半管；3. 咽鼓管骨部；4. 颈动脉管（水平部末端）；5. 弓状隆起；6. 岩鳞缝；7. 颞骨鳞部；8. 脑膜中动脉沟；9. 颧弓（由 Oswaldo Laércio M. Cruz, Helder Tedeschi, and Albert Rhoton 提供）

第九篇 颅 底

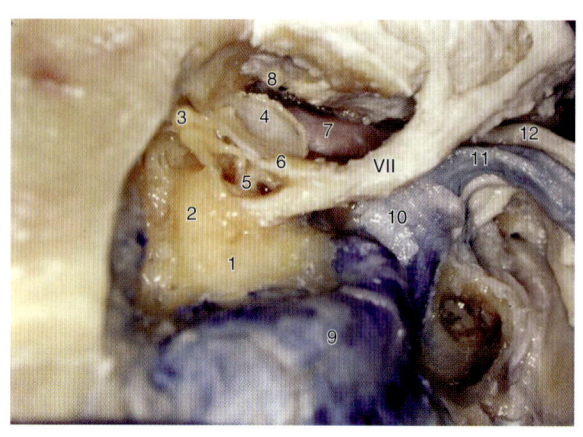

▲ 图 46-4　右颞骨切除鼓骨和乳突后暴露颈内动脉和颈静脉孔的外侧视图

1. 后半规管；2. 外半规管；3. 锤砧关节；4. 鼓膜；5. 面隐窝及圆窗龛、锥隆起、镫骨肌腱和砧镫关节；6. 鼓索神经；7. 颈动脉（垂直部）；8. 咽鼓管口；9. 乙状窦；10. 颈静脉球；11. 颈静脉（上颈部）；12. 第Ⅹ、Ⅺ对脑神经，出现于颈静脉内侧的颈静脉孔神经部；Ⅶ. 面神经（第Ⅶ对脑神经）（由 Oswaldo Laércio M. Cruz, Helder Tedeschi, and Albert Rhoton 提供）

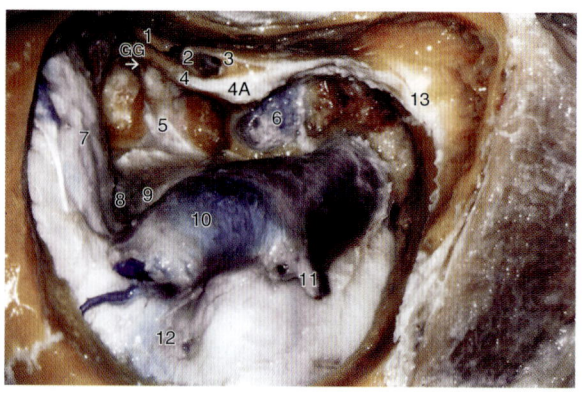

▲ 图 46-6　扩大乳突切除，切除半规管，暴露内听道后的颞骨外侧视图

1. 砧骨；2. 镫骨；3. 鼓索神经；4. 面神经鼓室段延续乳突段（4A）；5. 内听道后壁的硬脑膜；6. 颈静脉孔；7. 颅中窝硬脑膜；8. 岩上窦；9. Trautmann 三角（颅后窝）；10. 乙状窦；11. 导静脉；12. 横窦；13. 二腹肌嵴；GG. 面神经迷路段末端的膝状神经节（箭）（由 Oswaldo Laércio M. Cruz, Helder Tedeschi, and Albert Rhoton 提供）

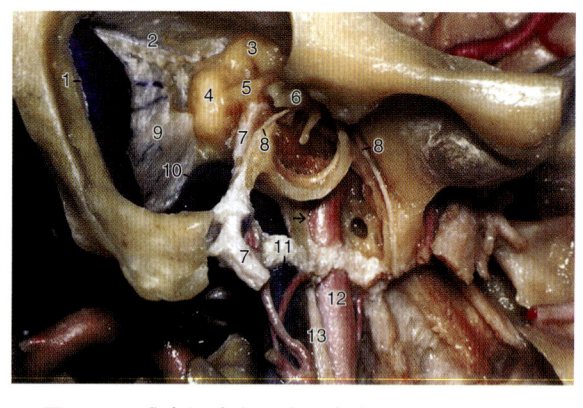

▲ 图 46-5　乳突切除术后并切除鼓骨、鼓膜和颞下颌关节窝的右侧颞骨外侧视图

1. 乙状窦；2. 岩上窦；3. 前半规管；4. 后半规管；5. 外半规管；6. 听骨链；7. 面神经；8. 鼓索神经；9. Trautmann 三角 - 颅后窝硬脑膜；10. 颈静脉球；11. 颈静脉；12. 颈内动脉：垂直段和前膝段（箭）；13. 第Ⅸ对脑神经（由 Oswaldo Laércio M. Cruz, Helder Tedeschi, and Albert Rhoton 提供）

骨，它是颞骨鳞部的延伸和岩骨向外侧的扩展（图 46-1 和图 46-2）。乳突外观类似一个顶点向下、底部向上的三角形。

在前方，乳突与鼓骨后部相连接形成鼓乳缝。在鼓乳缝的上方和外侧是一个大小不等的骨性凸起，称为道上棘，是非骨性外耳道和耳廓的分界点。紧邻这一骨棘的后方，颞线稍下方，有一个稍微下陷的多孔区域，称为筛区，是外科手术进入鼓窦的标志（图 46-1）。

在后方，乳突部分与上方的顶骨和下方的枕骨分别形成了顶乳缝和枕乳缝。这两个骨缝和枕顶缝相交汇的点，被称为星点，是颅后窝入路开颅手术的一个重要标志。

在乳突尖的内侧，二腹肌的后腹插入所形成的骨性凹陷或沟槽由前向后走行。在它前方的终点，是面神经垂直段和茎乳孔的标志（图 46-1 和图 46-6）。

从颅骨的上面观和内面观，岩骨是颅中窝和颅后窝骨性解剖的关键。它的外观呈三棱锥形（图 46-2）。三棱锥的底部构成它的外侧表面，并与颞骨鳞部、鼓骨，以及颞骨的乳突部分连接（图 46-7 和图 46-2）。三棱锥的两侧作为内侧部分可以被清晰地识别：上表面形成颅中窝底部的大部分，另一个侧面，面向颅后窝，形成颅后窝的外侧壁。岩骨下表面与枕骨相连接（图 46-2 和图 46-7）。岩锥的前内侧界称为岩尖，位于蝶骨大翼的外侧面、蝶骨体的内侧和上方、枕骨斜坡的内侧和下方（图 46-2 和图 46-7）。两个岩斜缝位于枕骨大孔中线的两侧。

岩骨的上表面形成颅中窝底的大部，并为耳

第46章 侧颅底手术解剖

神经外科手术提供了重要的解剖标志（图46-8、图46-9、图46-2和图46-3）。在最前面和内侧部分（岩尖）是破裂孔，其中有颈内动脉水平段末端由此通往海绵窦（图46-10和图46-4）。破裂孔内侧骨质边界有一个凹陷（三叉神经压迹），是第Ⅴ对脑神经纤维由此通往Meckel腔和半月神经节（gasserian ganglion）。在半月神经节和Meckel腔外侧稍前方，与蝶骨大翼交界处是三叉神经第三支出颅进入颞下窝的地方，被称为卵圆孔（图46-11、图46-2、图46-8和图46-9）。

棘孔位于卵圆孔的外侧和后方，其中有脑膜中动脉穿行，面神经管裂距棘孔内侧10～15mm，棘孔为一条骨沟，它接收由膝状神经节发出岩浅大神经纤维（图46-2和图46-3）。面神经管裂的

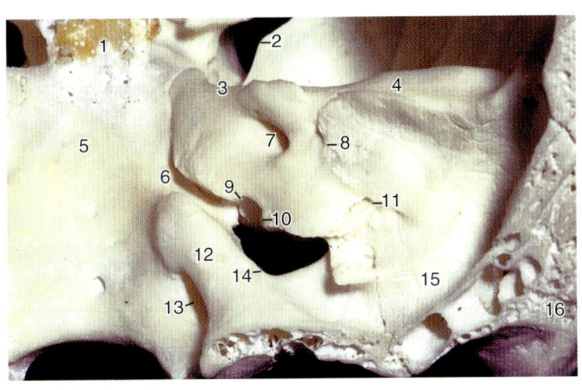

▲ 图46-7 颅后窝外侧内视图（右侧）

1.蝶鞍；2.眶上裂；3.三叉神经压迹；4.岩上窦压迹；5.斜坡；6.岩枕沟；7.内听道；8.弓状下窝；9.耳蜗导水管；10.颈静脉突；11.前庭导水管；12.颈静脉结节；13.舌下神经管；14.颈静脉孔；15.乙状窦压迹；16.乳突骨（由Oswaldo Laércio M. Cruz, Helder Tedeschi, and Albert Rhoton 提供）

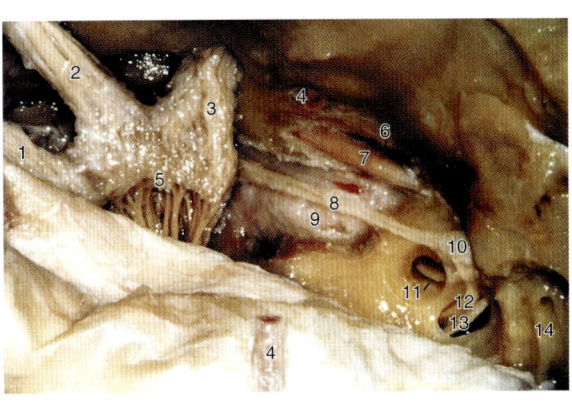

▲ 图46-9 半月神经节、脑膜中动脉、咽鼓管和鼓膜张肌的颅中窝入路手术解剖

1. V_1三叉神经眼支；2. V_2三叉神经上颌支；3. V_3三叉神经下颌支；4.脑膜中动脉；5.半月神经节；6.咽鼓管；7.鼓膜张肌；8.岩浅大神经；9.颈内动脉；10.膝状神经节；11.耳蜗；12.面神经；13.前庭上神经；14.前半规管（由Oswaldo Laércio M. Cruz, Helder Tedeschi, and Albert Rhoton 提供）

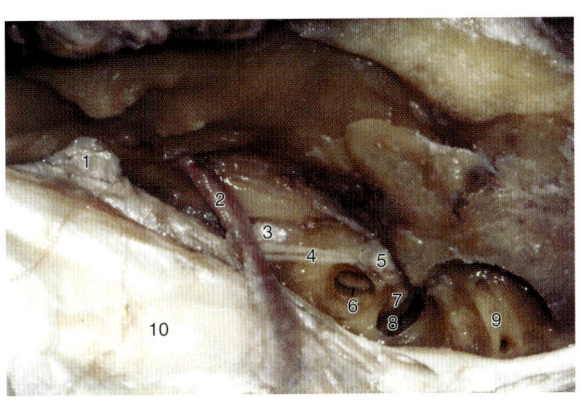

▲ 图46-8 右侧经颅中窝入路手术视图

颈内动脉水平段、耳蜗、内听道，以及前半规管的骨质均已被切除。1.进入卵圆孔的三叉神经第一支（V_1）；2.来自棘孔的脑膜中动脉；3.颈内动脉水平部；4.岩浅大神经；5.膝状神经节；6.耳蜗；7.面神经内听道段内侧部分；8.前庭上神经；9.前半规管；10.颅中窝硬脑膜（由Oswaldo Laércio M. Cruz, Helder Tedeschi, and Albert Rhoton 提供）

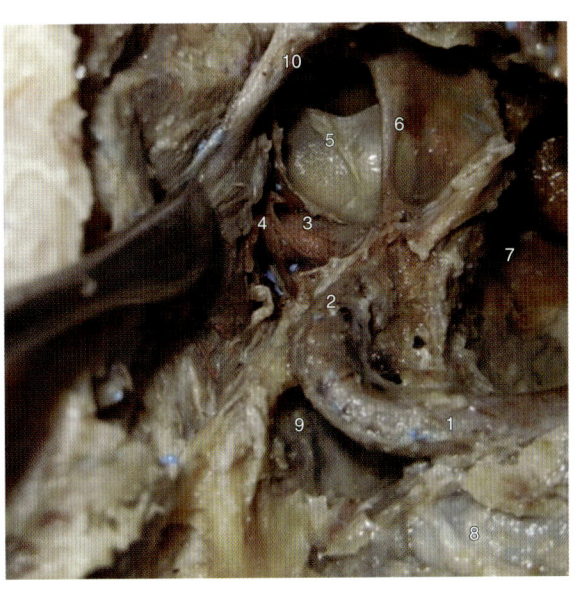

▲ 图46-10 切除脑膜中动脉和三叉神经第三支后向前扩展的颞下窝外侧视图，沿着颈动脉轨迹到达海绵窦

1.颈内动脉的垂直段；2.颈内动脉水平段；3.颈动脉穿过海绵窦；4.交感丛及其与海绵窦段颈内动脉的关系；5.蝶窦；6.翼管神经管；7.鼻咽；8.颈静脉；9.耳蜗下区，以及颈内动脉前膝部的内侧区域；10.三叉神经第二支

第九篇 颅 底

后内侧是弓状隆起，和前半规管最高处有关。弓状隆起通常高出周围骨质，但也存在例外，乳突和鼓膜位于其侧面（图 46-2 和图 46-3）。这一区域的神经、血管结构将在下一部分"颅中窝解剖"中进行阐述。

岩骨内侧面，也就是小脑面，形成了颅后窝的前外侧壁（图 46-2 和图 46-7）。内表面的上界和上表面的内侧界相交处有容纳岩上窦的骨沟，在海绵窦和乙状窦、横窦过渡区的中间。在岩枕交界处，内侧面的下界有另一个骨沟，通行连接海绵窦和颈静脉孔的岩下窦。

岩骨内侧面的重要结构是内听道口（听觉孔），是内听道的内侧界（图 46-7）。内听道向外侧终止于前庭内侧壁和蜗轴、耳蜗底转的下表面（图 46-12、图 46-6 和图 46-7）。内听道外侧界有一水平骨嵴将其分为上、下两个部分。上半部分同样被一个垂直骨嵴分为前和后两部，这一骨嵴通常被称为 Bill's bar，是为了纪念 William-House，是他首次提醒人们这一骨嵴存在和外科手术价值。这些骨嵴将内听道（IAC）的底分成四个象限，每个象限都有自己的脑神经：前上象限有面神经，前下象限为耳蜗神经，后上象限和后下象限分别是前庭上神经和前庭下神经（图 46-12A 和 B）[6]。

在内听道口上缘的后方、弓状隆起的下方是弓状下窝，它包含了一条通往弓下动静脉的通道（图 46-13 和图 46-7）。弓状下窝的后方尾侧有一

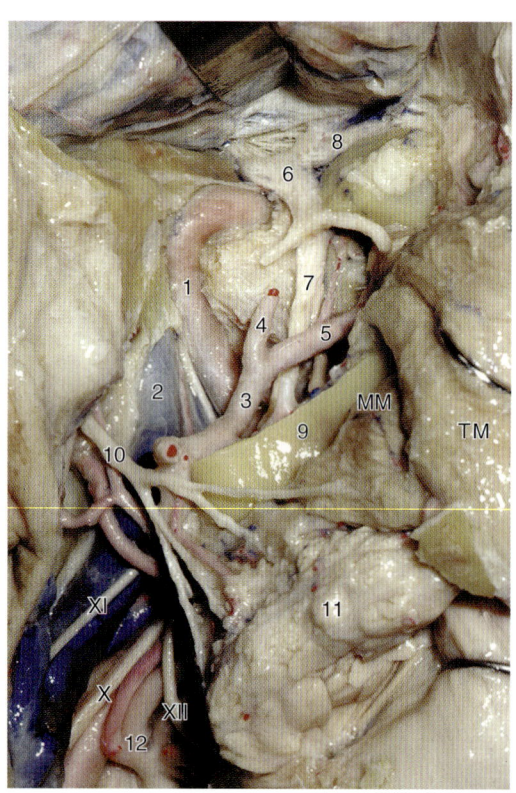

▲ 图 46-11 切除上颌骨升支的上部后颞下窝区的外侧视图

同咬肌、颞肌一样，腮腺的腺体和面神经被转移到下方。为显露下颌神经（V₃）翼外肌被切除。1. 颈内动脉；2. 颈静脉；3. 颈外动脉；4. 脑膜中动脉；5. 内侧的上颌动脉进入翼腭窝；6. 半月神经节；7. V₃（下颌神经）；8. V₂（上颌神经）；9. 下颌骨（升支）；10. 面神经干及其在腮腺的分支；11. 腮腺；12. 颈外动脉的下部；MM. 咬肌；TM. 颞肌。罗马数字表示脑神经（由 Oswaldo Laércio M. Cruz, Helder Tedeschi, and Albert Rhoton 提供）

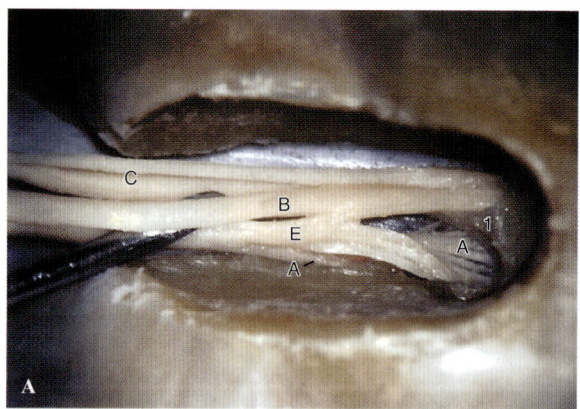

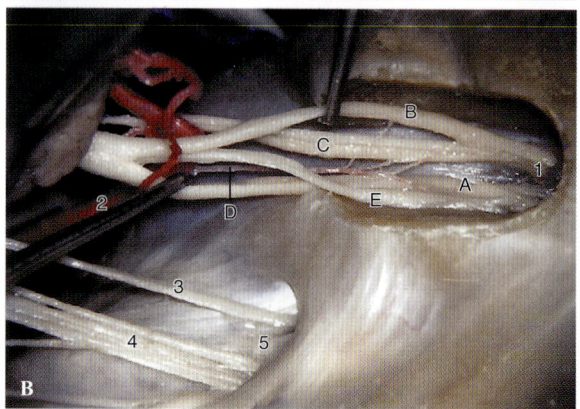

▲ 图 46-12 A. 经后方抵近观察内听道神经（右侧）；B. 经后方抵近观察，暴露岩骨和内听道内的神经解剖

1. 横嵴；2. 小脑前下动脉；3. 第Ⅸ对脑神经（舌咽神经）；4. 第Ⅹ对脑神经（迷走神经）；5. 硬脑膜间隔；A. 耳蜗神经；B. 前庭上神经；C. 面神经和中间神经；D. 内听动脉；E. 前庭下神经（由 Oswaldo Laércio M. Cruz, Helder Tedeschi, and Albert Rhoton 提供）

第46章 侧颅底手术解剖

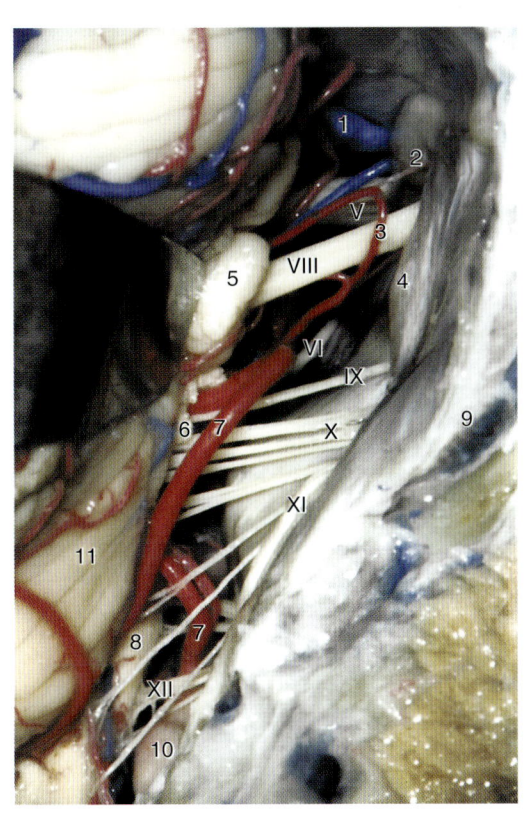

▲ 图 46-13 颅后窝和颞骨内表面的关系,如乙状窦后入路的后视图(右)

1. 岩上静脉;2. 弓下动脉;3. 小脑前下动脉(AICA);4. 内听动脉;5. 小脑小叶;6. 脉络丛;7. 小脑后下动脉(PICA);8. 小脑橄榄体;9. 乙状窦;10. 椎动脉;11. 小脑半球。罗马数字表示脑神经:Ⅴ.三叉神经;Ⅵ.外展神经;Ⅷ.前庭蜗神经;Ⅸ.舌咽神经;Ⅹ.迷走神经;Ⅺ.副神经;Ⅻ.舌下神经(由 Oswaldo Laércio M. Cruz, Helder Tedeschi, and Albert Rhoton 提供)

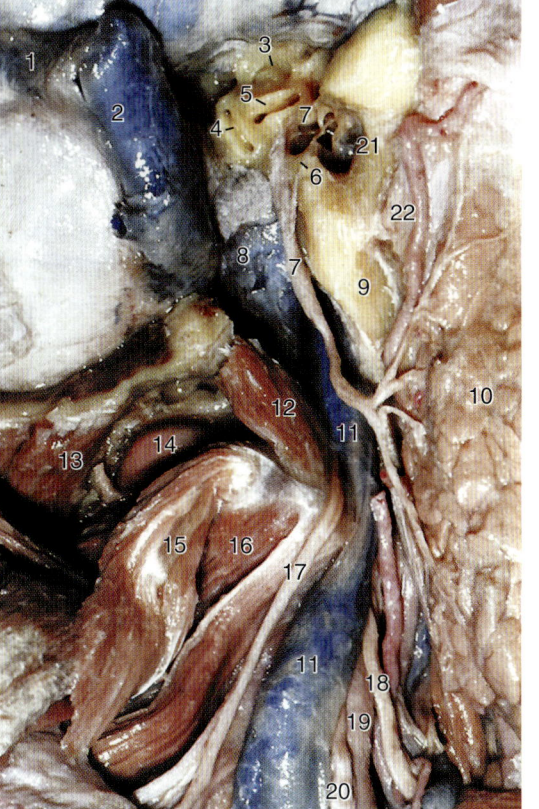

▲ 图 46-14 颈静脉孔区的外侧观

对颅后窝和颅中窝进行的颅脑切除术,并进行了广泛的乳突切除和面神经暴露。1. 横窦;2. 乙状窦;3. 前半规管;4. 后半规管;5. 外半规管;6. 鼓索神经;7. 第Ⅶ对脑神经(面神经);8. 颈静脉孔;9. 鼓骨;10. 腮腺;11. 颈静脉;12. 头外直肌;13. 头后大直肌;14. 椎动脉;15. 头上斜肌;16. 头下斜肌;17. 第Ⅺ对脑神经(副神经);18. 第Ⅻ对脑神经(舌下神经);19. 颈内动脉;20. 第Ⅹ对脑神经(迷走神经);21. 鼓膜;22. 颞动脉(由 Oswaldo Laércio M. Cruz, Helder Tedeschi, and Albert Rhoton 提供)

个小的骨裂或压迹,为前庭导水管开口和内淋巴囊在颅后窝的标志(图 46-7)。

岩骨下表面与枕骨连接形成岩枕缝,与枕乳缝、乙状窦沟接续。在这个区域里有蝴蝶形状的颈静脉孔,它的外侧界由岩骨构成,内侧界由枕骨形成(图 46-7)。颈静脉孔前方紧邻岩枕缝,其中含有岩下窦。岩下窦由前方汇入颈静脉孔。

第Ⅸ、Ⅹ和Ⅺ对脑神经也经静脉孔的前部出颅,硬脑膜形成的隔膜和纤维血管组织将神经与颈静脉孔血管部完全分离,下面将在颅后窝解剖中详细描述。(图 46-14、图 46-15、图 46-4、图 46-5 和图 46-13)。颈静脉球窝位于颈静脉孔后部的上方,其大小差异较大(图 46-4、图 46-5 和图

46-14)。耳蜗导水管的漏斗状开口位于颈静脉孔前部的上界(图 46-7)。舌下神经管紧邻颈静脉孔前部的下方,舌下神经通过其出颅(图 46-7)。

在岩骨与鼓骨连接处,颈内动脉管垂直段位于颈静脉孔前部的前外侧(图 46-1、图 46-4 和图 46-5)。其中通行有颈内动、静脉和交感神经丛。颈内动脉于鼓室前壁平行于鼓骨前部和颞下颌关节窝走行(图 46-4 和图 46-5),紧邻咽鼓管鼓室口的内侧和耳蜗的下方,颈内动脉管向水平方向弯曲,形成颈内动脉的"膝",水平在颅中窝通向岩尖、破裂孔和海绵窦(图 46-4、图 46-5、

第九篇 颅 底

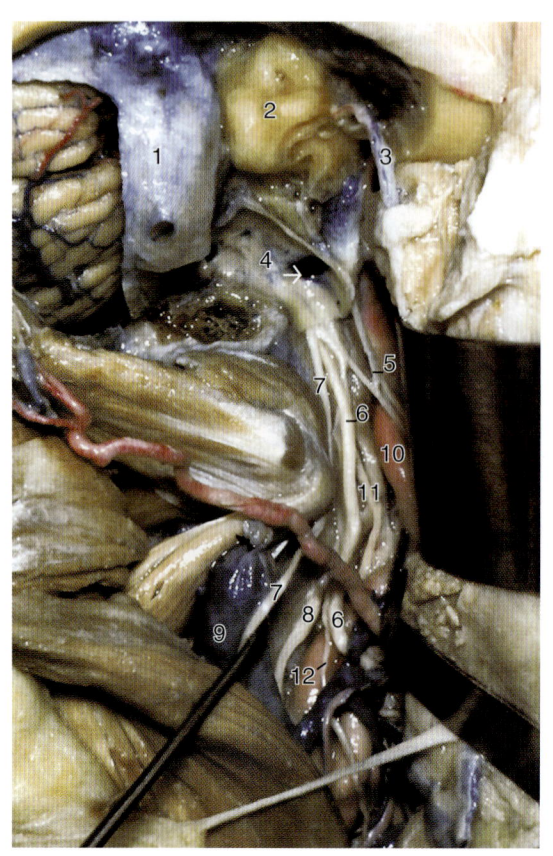

▲ 图 46-15 后颅底和颈静脉孔区的外侧观

颅后窝的硬脑膜已被打开，可以很好地看到乙状窦的位置。颈静脉孔外侧部分（乙状窦部分）在结扎颈静脉和切除乙状窦外侧壁后被移除。1. 乙状窦；2. 三个半规管；3. 前移位的面神经；4. 颈静脉孔的内侧壁，可见岩下窦开口（箭）；5. 第Ⅸ对脑神经；6. 第Ⅻ对脑神经；7. 第Ⅺ对脑神经；8. 第Ⅹ对脑神经；9. 颈静脉（已结扎）；10. 颈内动脉；11. 喉上神经；12. 第Ⅻ对脑神经颈支（由 Oswaldo Laércio M. Cruz, Helder Tedeschi, and Albert Rhoton 提供）

图 46-9 至图 46-11）。

从前方的角度来看，在颈动脉的外侧有两个小开口，上方的开口是鼓膜张肌半管，下方的是咽鼓管的骨部（图 46-3）。

从外下方的角度来看，颈静脉孔在茎突的后方和内侧，在颈动脉的后方和外侧，是由岩骨的内侧偏下部分和枕骨形成（图 46-1）。

二、颅中窝解剖

这一部分描述颅中窝入路的相关解剖。在切除颞骨鳞部开颅后，抬起颞叶硬脑膜暴露颅中窝底部（图 46-8）。半月神经节位于岩尖的前部（图 46-9）。第Ⅴ对脑神经（三叉神经）的眼支（V_1），向前通过眶上裂，上颌支（V_2）穿过圆孔，下颌支（V_3）穿过了卵圆孔。在卵圆孔的后面和外侧，脑膜中动脉通过棘孔进入颅中窝（图 46-2、图 46-8 和图 46-9）。岩浅大神经位于脑膜中动脉的后内侧。由于其位置稳定，与周围结构关系密切，而成为颅中窝入路主要的解剖标志（图 46-2、图 46-8 和图 46-9）[2]。

在岩浅大神经的外侧，鼓膜张肌半管位于脑膜中动脉的内侧（图 46-3 和图 46-9）。咽鼓管骨部在外侧平行于鼓膜张肌半管走行。因此，自上而下，岩浅大神经、鼓膜张肌和咽鼓管都是在一个类似前后的平面上走行（图 46-3 和图 46-9）。

颈动脉水平部位于岩浅大神经下方和内侧，在半月神经节的下方通向破裂孔和海绵窦（图 46-8 和图 46-9）。

岩浅大神经向后终止于膝状神经节。膝状神经节表面常有一层薄骨片，然而，在 16% 的病例中，这层骨质是缺失的。在膝状神经节的内侧和后部是由 IAC 延续而来的面神经迷路段。在去除 IAC 的上壁后，就可以看到位于前上部分的面神经和后上部分的前庭上神经（图 46-9）。岩浅大神经、膝状神经节，以及第Ⅶ对脑神经的迷路段形成一个大约 120° 钝角，耳蜗就包含在这个夹角的骨质内（图 46-8 和图 46-9）。

鼓室盖和乳突天盖位于膝状神经节外侧，如果将它们部分切除，则可以在前方看到鼓室上隐窝、面神经鼓室段和锤砧关节，在后方可以看到鼓窦和三个半规管。岩骨上内侧界的岩上窦沟是颅中窝入路的内侧界限，开放岩上窦后可以进入颅后窝。

三、颅后窝解剖

和颞骨相关的颅后窝解剖中，小脑脑桥角是最重要的区域，如图 46-16 和图 46-17 所示。第Ⅶ和Ⅷ对脑神经的颅内部分，以及其他许多重要的神经和血管结构都通行于此（图 46-13）。颞骨岩部的内侧部分也包含了 IAC 和颈静脉孔，容纳了很多神经、血管结构，所以熟悉它们的关系至关重要。

818

第 46 章 侧颅底手术解剖

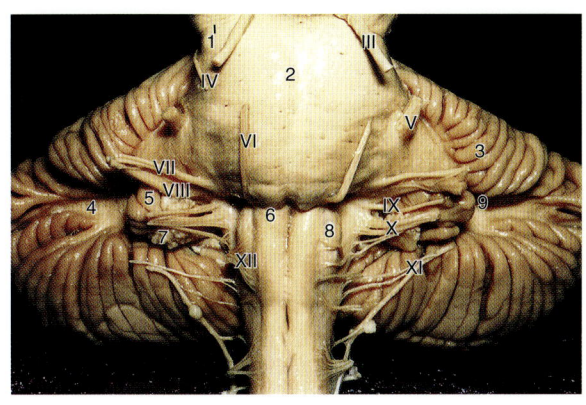

▲ 图 46-16 脑和小脑半球的前面观（嘴侧）
1. 脑桥 - 中脑沟；2. 脑桥；3. 小脑方形小叶；4. 小脑水平裂；5. 小脑小叶；6. 延髓脑桥沟；7. 第四脑室脉络丛；8. 小脑橄榄体；9. 小脑小叶。罗马数字表示脑神经（由 Oswaldo Laércio M. Cruz, Helder Tedeschi, and Albert Rhoton 提供）

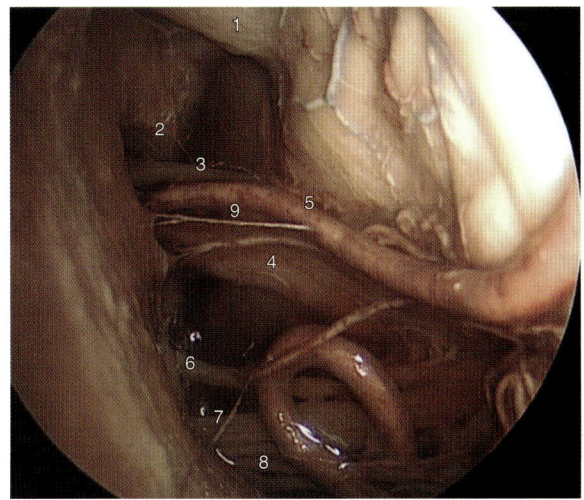

▲ 图 46-17 内镜经斜坡入路中小脑脑桥角的前面观和岩骨的内侧壁（右）
1. 第 V 对脑神经（三叉神经）；2. 内听道口；3. 第 Ⅶ 对脑神经（面神经）；4. 第 Ⅷ 对脑神经（前庭蜗神经）；5. 小脑前下动脉；6. 第 Ⅸ 对脑神经；7. 第 Ⅹ 对脑神经；8. 第 Ⅺ 对脑神经；9. 内听动脉（由 Oswaldo Laércio M. Cruz, Helder Tedeschi, and Albert Rhoton 提供）

（一）小脑脑桥角

小脑脑桥角的界限如下所示 [2, 6]。

- 向前到第 Ⅵ 对脑神经，外侧到达斜坡。
- 外侧界到岩骨的内表面。
- 内侧界为小脑中脚、脑桥和小脑腹侧面。
- 向上到达第 Ⅴ 对脑神经。
- 向下到第 Ⅸ、第 Ⅹ 和第 Ⅺ 对脑神经。
- 后方界限为小脑绒球。

这一区域内包含第 Ⅶ、第 Ⅷ 对脑神经，小脑前下动脉的内听道前段、内听道段、内听道后段，以及内听道口。第 Ⅶ、第 Ⅷ 对脑神经于脑桥延髓沟从脑干发出，第 Ⅶ 对脑神经位于第 Ⅷ 对脑神经前方 1～2mm；两条神经均向外、向上进入 IAC（图 46-13、图 46-16 和图 46-17）。从发出的地方到内听道的底，第 Ⅶ 对脑神经总是处于相对前上的位置（图 46-12）。

（二）内听道

内听道在岩骨的内表面向后、向外走行。从内听道口到进入内耳内听道底的长度为 1.2～1.4cm（图 46-6、图 46-7、图 46-9 和图 46-12）[6]。

内听道的外侧部分被横嵴（图 46-12）分为上、下两个部分。上部被垂直嵴（Bill bar）进一步划分为前、后两部分。这四个象限被 IAC 内的四个主要神经占据：前上面神经，后上前庭上神经，前下耳蜗神经和后下前庭下神经。

内听道的下部没有骨性结构，将耳蜗和前庭下神经分开，但耳蜗神经通过一个筛状的骨板进入耳蜗轴而离开内听道（图 46-12A）。在内听道的后下部分，一个小的筛状的骨板可见从球囊斑发出的前庭下神经纤维，紧邻的是穿行后半规管壶腹发出后壶腹神经（单孔神经）的单孔。

（三）颈静脉孔

颈静脉孔位于岩枕区，包含几个重要的神经和血管结构（图 46-1、图 46-4 至图 46-7、图 46-13 至图 46-15、图 46-17）。血管结构包括乙状窦、岩上窦、岩下窦、颈静脉球、咽升动脉及枕动脉的脑膜分支。神经组成包括第 Ⅸ 对脑神经（舌咽神经），第 Ⅹ 对脑神经（迷走神经）和第 Ⅺ 对脑神经（副神经）和其各自神经节。颈静脉孔也容纳了耳蜗导水管的开口，并紧邻舌下神经管与第 Ⅻ 对脑神经（图 46-7、图 46-13、图 46-15 和图 46-17）。

传统上，颈静脉孔被分为后方较大的血管部和前方较小的神经部。近来，有人提议将其解剖分为如下 3 部分 [7]。

- 乙状窦部：位于后部，容纳乙状窦。
- 岩骨部：位于前部，容纳岩下窦。
- 神经血管部：位于前两者之间，容纳神经和动脉结构。

第Ⅸ对脑神经在耳蜗导水管开口附近穿越硬脑膜向前、向下走行。在颈静脉孔区，第Ⅸ对脑神经形成两个神经节。下神经节产生耳支（Jacobson神经），它向上跨过鼓岬形成一个感觉神经丛和岩浅小神经。

在第Ⅸ对脑神经下方，第Ⅹ和第Ⅺ对脑神经通过硬脑膜与之分隔开。离开颅腔时，第Ⅹ对脑神经也形成一个神经节，迷走神经的耳支（Arnold神经）即起源于它。Arnold神经向上通过鼓乳缝，支配外耳道后壁的感觉。第Ⅹ对脑神经离开颈静脉孔出颅后在颈动脉后方、颈静脉前方垂直向下，离开颅腔后立刻与第Ⅻ对脑神经颈段平行，并密切相关（图46-4、图46-5、图46-14和图46-15）。

四、颞下窝解剖

- 颞下窝的解剖界限如下（图46-1和图46-11）。
- 前方到上颌骨后表面和眶下裂。
- 后方到颞骨乳突部和鼓部。
- 向上到蝶骨大翼和颞骨鳞部。
- 内侧界限为蝶骨翼突，斜坡外侧部分，第一颈椎和颞骨岩部下表面。
- 外侧到颧弓和下颌骨升支。
- 下方到二腹肌后腹的上缘和下颌角。

颞下窝通过眶下裂与眼眶相通，通过棘孔和颅中窝相通，通过翼上颌裂与翼腭窝相通（图46-1和图46-17）。颞下窝内有翼内肌和翼外肌，翼外肌分为上、下两部分，上部起于翼腭窝顶，下部起于翼突外侧板的外侧面，两部分均止于颞下颌关节。翼内肌起于翼突外侧板的内侧，并止于下颌角和下颌骨升支。

颞下窝同样容纳三叉神经下颌支（V$_3$）及其分支（图46-11），其运动神经支配颞肌、咬肌、翼内肌和翼外肌，通过耳颞神经、齿槽神经、舌神经和颊神经支配感觉。

上颌动脉于颈外动脉发出后，向前经过下颌骨升支，于翼外肌外侧进入颞下窝，弧状前行至翼上颌裂和翼腭窝（图46-11），于颞下窝内发出分支。其主要分支有脑膜中动脉、下齿槽动脉、颞深动脉、翼内外肌支、耳动脉和鼓室前动脉。

在脑膜中动脉和三叉神经第三支的前方为颅中窝底脑板和颈内动脉水平部，经颞下窝可达海绵窦、蝶窦和鼻咽部（图46-10）。

鼓索神经起源于面神经乳突段向上走行，于鼓室后上象限向前、向上跨越鼓室腔进入岩鼓裂中的鼓索小管。鼓索神经向前通过鼓索小管，垂直向下向内通过翼内肌加入舌神经（图46-4、图46-5和图46-6）。

颞下窝的静脉回流主要通过翼静脉丛向后汇入上颌静脉、向前汇入面静脉。翼静脉丛同海绵窦、眼静脉和咽静脉丛也相通。颞下窝内的感染有经血液播散的风险，尤其是感染累及眶内容物和海绵窦。

推荐阅读

Costa SS, Cruz OLM: Exploratory tympanotomy: operative techniques in otolaryngology. *Head Neck Surg* 7: 20–26, 1996.

Cruz OLM, Tedeschi H, Tzu WH, et al: Anatomia macroscópica do osso temporal. Section 1. In Cruz OLM, Costa SS, editors: *Otologia Clínica e Cirúrgica,* Rio de Janeiro, 2000, Editora Revinter, pp 2–33.

Duckert LG: Anatomy of the skull base, temporal bone, external ear, and middle ear. In Cummings CW, Fredrickson JM, Harker LA, et al, editors: *Otolaryngology—head and neck surgery,* Vol 4, ed 3, St Louis, 1988, Mosby–Year Book, pp 2537–2547.

Katsuta T, Rhoton AL, Jr, Matsushima T: The jugular foramen: microsurgical anatomy and operative approaches. *Neurosurgery* 41: 149–202, 1997.

Pait TG, Harris FS, Paullus WS, et al: Microsurgical anatomy and dissection of the temporal bone. *Surg Neurol* 8: 363–391, 1977.

Rhoton AL, Jr, Tedeschi H: Microsurgical anatomy of acoustic neuroma. *Otolaryngol Clin North Am* 25: 257–294, 1992.

Tedeschi H, et al: Anatomia microcirúrgica das fossas posterior e média relacionadas com o osso temporal. Section 3. In Cruz OLM, Costa SS, editors: *Otologia Clínica e Cirúrgica,* Rio de Janeiro, 2000, Editora Revinter, pp 7–33.

前颅底和中颅底手术

Surgery of the Anterior and Middle Cranial Base

Rohan R. Walvekar　Frank Culicchia　Daniel W. Nuss 著

孙鹏程 译

第 47 章

要点

1. 肿瘤及重建修复外科手术、麻醉学、放射医学，以及其他相关领域的进步使颅底手术在技术上的可行性和治疗有效性变得现实。因而，对于大多数既往被认为不可及、无法手术的颅底病变，手术切除可以被视为首选的治疗方式。
2. 前颅底、中颅底病变的症状多样，可以表现为头痛、脑神经受损和中枢神经系统功能障碍。这些异常往往表现隐匿，直到病变晚期，侵犯脑神经、主要血管或者颅脑时，才开始表现出来。早期缺乏症状给诊断带来了困难。
3. 去除这个解剖学上复杂区域病变的手术计划，需要充分发挥实验室检查、影像和血管介手术的作用，以指导外科和麻醉团队并给予患者合理的预期。
4. 手术入路需要达到以下几个主要目的：良好的暴露；保留神经血管结构；当手术切除受限于切口和移除正常组织时，可结合影像引导和内镜辅助来进行；手术设计时考虑功能和外观的重建。
5. 术后并发症可引起严重的后遗症，甚至死亡；控制术后神经系统并发症和其他并发症需要术前评估潜在的风险，并积极预防和治疗。

根据颅底与其上覆颅窝的颅内对应关系，颅底往往在概念上分为前、中、后三个解剖区域（图47-1）。由于下面的几个原因，从诊断和治疗的角度来看，将前颅底和中颅底合并起来考虑是有用的，它们构成了通常被称为的"颅面交界处"，脑颅和面颅相交汇的地方（图47-2）。两者均与眼眶、鼻腔通气道、鼻窦有解剖上的关联，并且两者也因此受相似病理过程的影响。传统上，前、中颅底的手术入路多采用颅面分离技术，但是，内镜下颅底手术在特定病例中，扮演越来越重要的角色，并且手术并发症发生率最低。此外，机器人辅助手术已经被研究出来，有希望应用在将来的前颅底和中颅底手术当中。后颅底和侧颅底在临床上被视为是一个单独的区域，经常由神经耳科和神经外科共同处理 [第 1、第 46、第 49 和第 50 章]。本章主要关注的是前颅底和中颅底病变的手术治疗。

一、外科手术解剖学

（一）前颅底

前颅底可以定义为颅底与颅前窝相毗邻的部分。前界为额骨，其中有两个重要的外科结构：额窦和眶上孔（图 47-3）。前颅底解剖在第 48 章中有详细描述，在这里进行简要的综述。眶上孔，如果是不完整的则被称为眶上切迹，其中通行眶上神经和血管。这些血管为额部帽状腱膜和颅骨

第九篇 颅 底

骨膜提供血供，它们的保留有利于随后颅底缺损的重建。

在上方，前颅底是由额骨、筛骨和蝶骨形成（图 47-4）。一个重要的可见标志是盲孔，这里有鼻腔静脉与上矢状窦起始部相通。下一个标志是于中线突出的鸡冠，与大脑镰相接。在鸡冠的两侧均有筛板的开口，其中有嗅神经纤维通过。在最后一个筛孔后面是一个被称为蝶骨平台的光滑区域，当蝶窦气化较好时，它形成了蝶窦的顶。前床突和蝶骨小翼构成前颅底的后方界限，并在此与中颅底分界。在两个前床突之间稍下方是两个视神经管和两个颈内动脉（ICAs）。

颅外，前颅底和颅外的鼻腔、筛骨、蝶窦和眼眶相毗邻（图 47-5）。颅前窝底凹凸不平，相对平坦的眶顶斜向下形成筛窦顶壁的内侧部分。因此，筛顶壁要低于眶顶壁。筛顶继续倾斜向下于中线区域延续为筛区（鼻腔顶壁），这通常是前颅底的最低点。筛板高度和筛顶的相对关系变化

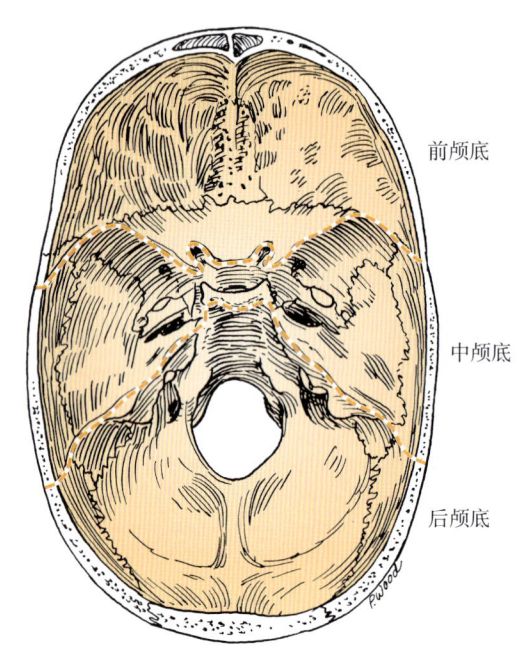

▲ 图 47-1 颅底的颅内视图，显示前、中、后颅底分界的界限

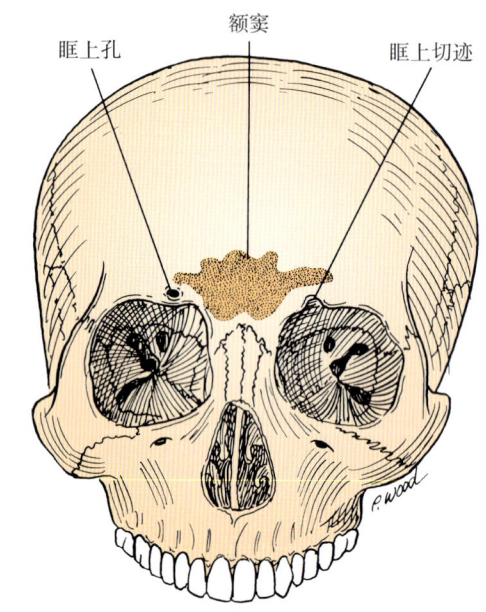

▲ 图 47-3 前颅底的前透视图，显示额窦的轮廓和眶上神经血管蒂离开眶上孔和眶上切迹的位置

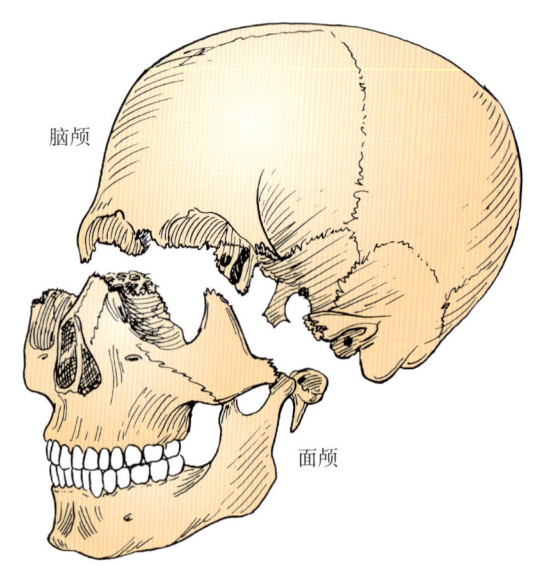

▲ 图 47-2 关节分离的头骨，显示脑颅与面颅的交界（颅面交界处）
前颅底形成眼眶和鼻腔的顶部，中颅底构成颞下窝、翼腭窝和鼻咽的顶部。前颅底区和中颅底区的手术方法经常穿过面颅

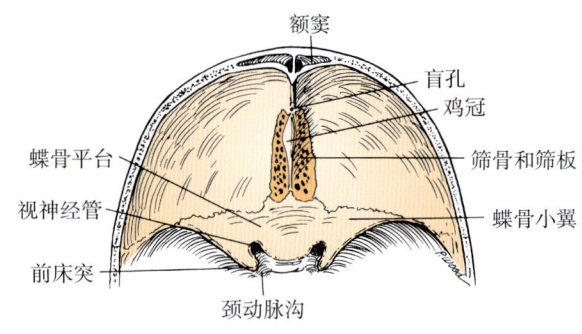

▲ 图 47-4 前颅底颅内视图及其重要标志

较大，Keros 将其分为 3 级：1 级筛板 1～3mm 高；2 级为 4～7mm；3 级是 8～16mm[1]。

这种非平面布置的筛状区域在颅外经筛骨入路治疗前颅底病变时非常重要。例如，如果沿筛窦顶部安全的轴向平面解剖，向内侧延伸以包围筛状板区域，则可能会损伤硬脑膜和额叶。

在颅底手术期间，眼眶包含的几个标志可以帮助手术定位（图 47-6）。眶上裂有动眼神经、滑车神经、眼神经、外展神经（脑神经Ⅲ、Ⅳ、V_1 和Ⅵ）和眼静脉通过，并与颅中窝相通。眶下裂包含上颌神经（V_2）并与翼腭窝相通，该裂隙的外侧是眶外侧骨切开手术的重要标志。视神经

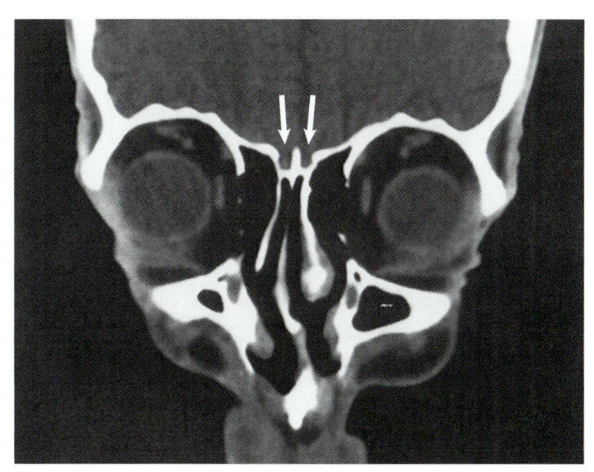

▲ 图 47-5　冠状位 CT 扫描颅前窝、眼眶和筛窦区域显示，颅前窝底与下方眼眶和鼻窦的关系
筛区（箭）明显低于筛顶和眶顶。对该区域的颅外入路应尊重此部位解剖结构，以避免对硬脑膜和大脑造成损伤

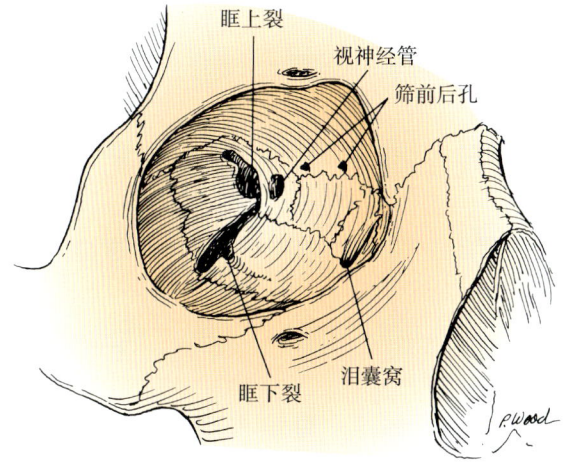

▲ 图 47-6　眶骨的重要手术标志

管有视神经和眼动脉通过。控制通过筛孔的前动脉和后动脉可以减少鼻前庭区域内的出血。更重要的是，这些筛骨孔标记了额筛缝的位置，其对筛顶和颅前窝底有重要的定位价值。筛后孔在视神经管后方 4～7mm，两者关系固定，具有额外的意义。

（二）中颅底

中颅底形成颅中窝的底部。从颅内视角（图 47-7），中颅底从蝶骨小翼的后缘开始，向后终止于颞骨岩部的后上缘。中颅底的颅内表面由蝶骨大翼和蝶骨体，以及颞骨的岩部和鳞部组成。因此，它形成颞下窝、中耳、乳突和髁窝，以及蝶窦外侧壁的顶部。

沿颅中窝底，从前方开始的孔有眶上裂、视神经管和圆孔（代表眶下裂的颅内端）。然后，下颌神经（V_3）经卵圆孔到下方的颞下窝，脑膜中动脉穿过棘孔。

中颅底的上内侧界，以包含岩骨水平段 ICA 和破裂孔的颞骨岩部为标志。这一骨孔接受岩浅大神经（GSPN，从面神经到泪腺的副交感神经纤维），并将其向下方导入翼腭窝。在手术过程中识别 GSPN、破裂孔和颈动脉管之间的关系，通常是有帮助的，因为 GSPN 易于识别，可以在其内侧寻找远端岩骨内的 ICA。

从颅外角度看，中颅底部从上颌窦的后外侧壁向前延伸至岩枕缝后方（图 47-8）。它由蝶骨大翼、蝶骨体和颞骨形成，包括髁窝。就其颅内表面而言，该区域还包含许多主要神经和血管的开口，包括卵圆孔、棘孔、破裂孔茎乳孔（第Ⅶ对脑神经）、颈静脉孔（颈内静脉，岩下窦，第Ⅸ、第Ⅹ和第Ⅺ对脑神经）和颈动脉管（ICA 进入颞骨的入口）。

该区域的手术方法经常穿越颞下窝。在这里，咀嚼肌如颞肌、咬肌、翼内肌和翼外肌从颌内动脉的分支接受血液供应。例如，当万能的颞肌被用作重建的组织瓣时，术中颌内动脉需要保留。翼外肌和翼内肌均起自蝶骨的外侧翼板，由于以下特征，它是一个极好的标志：①它是一个明确的外科手术定位；②通过沿着蝶骨大翼内侧进行

第九篇 颅 底

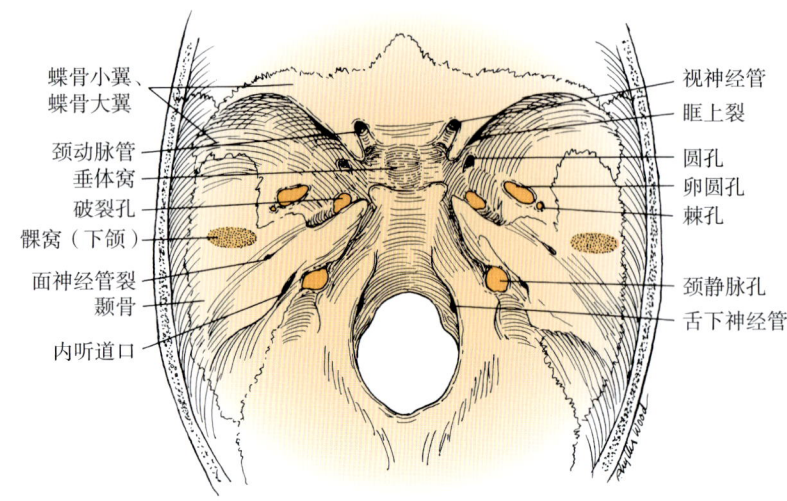

▲ 图 47-7 中颅底的颅内视图

解剖可以很容易地暴露出来；③在影像中很容易识别，特别是计算机断层扫描（CT）。该外侧翼板的根部位于圆孔后面和卵圆孔前方。它可以用作区分三叉神经上颌支（V₂）和下颌支（V₃）的位置（图 47-9）。在确定卵圆孔后，将在其后方发现棘孔（脑膜中动脉通过）。这引出了下一个关键的标志，即蝶骨嵴。

蝶骨嵴位于髁窝内侧，可提供一个明确、可通过放射线识别的标志，因其位于颈内动脉管外侧而变得重要（图 47-8）。它有助于外科医生找到颈部 ICA 的最高部分，进而可以向远端暴露和移位岩骨内的 ICA。由于蝶骨嵴仅位于髁窝的内侧，因此经常向前下移位或切除下颌髁突，以增加 ICA 进入颅底时的暴露。

通过颅骨、尸体解剖和影像的相关研究，可以获得对颅底的局部解剖全面、详细的理解。

二、术前评估

在本书的其他章节详细讨论了症状表现、体格检查[2]（见第 48 至 50 章）和影像诊断 [见第五分册（上）第 9 章和第 10 章] 的临床评估原则。

（一）血管造影

在许多情况下，获得给定颅底病变的血管分

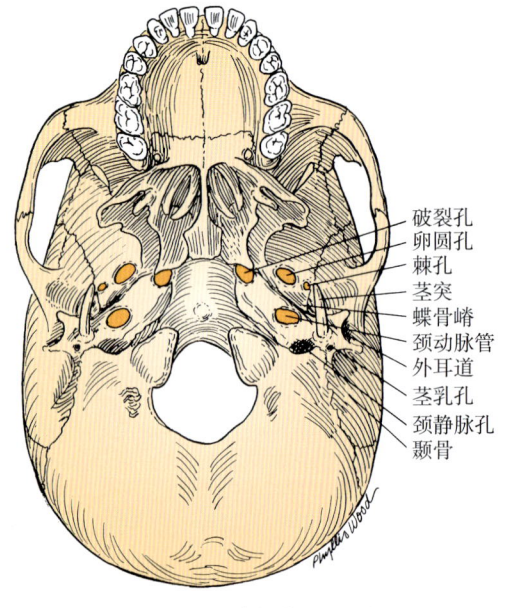

▲ 图 47-8 中颅底的颅外部分

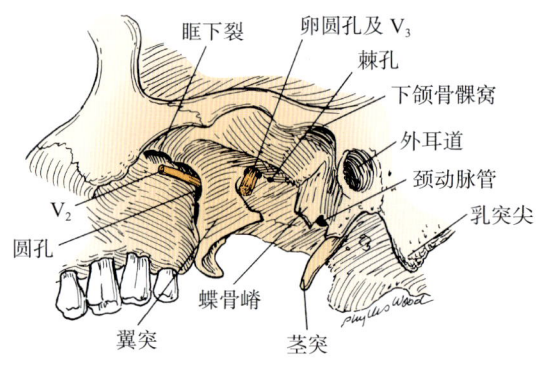

▲ 图 47-9 蝶骨（翼状板）的翼突侧视图，显示了与圆孔和卵圆孔相关结构关系
V₂. 上颌神经；V₃. 下颌神经

第 47 章 前颅底和中颅底手术

布信息,以及可能涉及的主要邻近血管很重要。因此,脑血管造影通常是影像诊断的一部分。这种类型的血管造影术可识别病变的血液供应及其自身的血管模式,同时也可以明确 ICA 或其他主要血管是否受累。

血管造影还提供关于 Willis 环的完整性、大脑半球的现有侧支循环,以及其他可能异常供血的解剖学信息,以指导手术入路或谨慎使用栓塞治疗[3]。

然而,单独的血管造影并没有提供足够的生理学信息来说明 Willis 环或其他侧支在为大脑提供足够的血液循环[4]。为了获得详细的生理信息,需要完成脑血流研究。

CT 血管造影、MRI 造影和三维重建技术,为常规成像和血管造影增加了相对无创的选择。这些方法的一个缺点是无法结合介入技术,包括作为术前检查、术前辅助程序的球囊闭塞试验和栓塞(下文讨论)。

(二)脑血流评估

如果颅底病变累及或侵犯 ICA,或者在手术过程中有操作 ICA 的必要,那么就应该考虑进行脑血流的研究。这些研究以定量方式给出了脑循环充分性的生理指标,并且可用于预测患者是否能够耐受 ICA 的闭塞而没有主要的神经学后果[5-8]。

该测试通过血管内的球囊导管充气膨胀使 ICA 暂时闭塞。就像常规脑血管造影一样,经皮股动脉穿刺放置导管,并在透视下被引导到颈部的 ICA。测试在患者清醒的情况下进行,并且在 15min ICA 闭塞期间进行持续的神经学评估。如果在测试期间出现神经功能障碍,则立即停止测试。如果有患者出现神经功能障碍,则认为他未通过测试,并认为对这一侧颈内动脉的血液供应高度依赖,因此,如果术中这一动脉损伤,则脑卒中的风险增加。如果患者耐受了 15min 的颈内动脉闭塞,没有出现神经功能障碍,则需要进一步的定量研究,这一测试中需要吸入惰性的氙气。吸入的氙气分布在整个循环中并进入大脑,在 CT 扫描中可见,通过它可以给出了脑血流分布图(图 47-10),这种氙气增强 CT 扫描是在 ICA 中球囊充气和放气的情况下进行的。使用来自 CT 扫描的数字化数据定量两个脑半球内摄取的氙(当

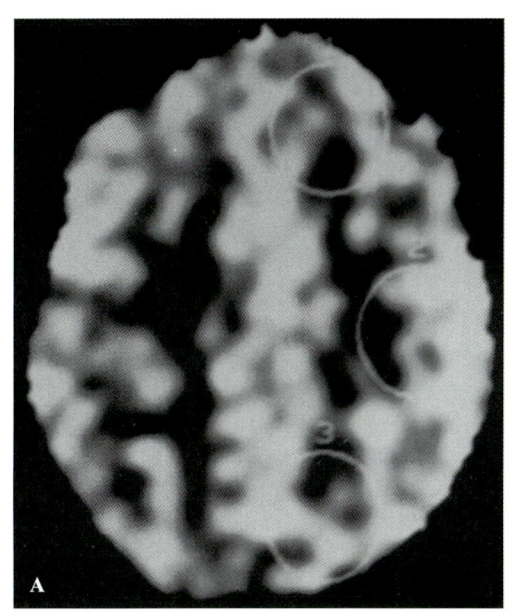 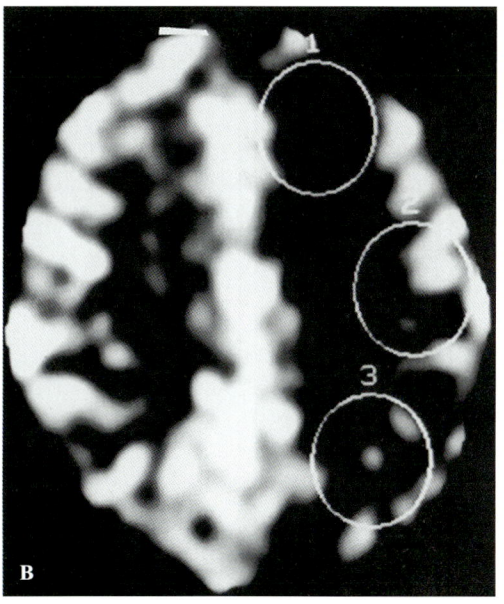

▲ 图 47-10 大脑半球水平氙增强 CT 扫描轴位片

A. 具有双侧对称氙摄取的正常脑血流分布(每个半球内的暗区代表侧脑室)。B. 在同侧颈内动脉内球囊充气后,半球氙摄取明显减少(右)。从这些研究中,可以定量特定感兴趣区域(圆圈)中的脑血流量。这些信息可用于预测患者在手术中耐受颈内动脉闭塞的能力

第九篇 颅 底

没有氙 CT 时，单光子断层显像可以给出类似的血流成像，尽管它不是定量的）。在 ICA 闭塞期间，同侧半球氙气吸收显著下降的患者，尽管在测试期间没有明显的神经功能障碍表现，如若手术中需要闭塞颈内动脉，仍被认为是发生神经后遗症的中等风险。这些患者将需要颅外-颅内动脉旁路搭桥术，以加强颅内的血液循环。ICA 球囊闭塞期间氙摄取没有下降的患者，尽管 ICA 被切除或永久闭塞，也被认为术后脑卒中为低风险。

（三）术前栓塞

术前血管造影的另一个优点是可以选择性栓塞肿瘤血管床，这有助于减少术中出血。此外，如果在术前决定必须牺牲 ICA，则可以使用可拆卸的动脉内永久性球囊选择性地栓塞 ICA。在某些情况下，进行上述操作才能切除恶性肿瘤。第五分册（上）第 10 章对这些内容有更详细的阐述。

（四）其他评估

对于眼眶附近的病变，应当定量评估视力，并进行视野测量。对于颞骨附近的病变，应检测听力和前庭功能、眼震电图和面肌电图（EMG）。这些评估可能有助于发现和量化一些患者的脑神经功能障碍，它们也可能有助于预测术后脑神经损伤的程度。

对于垂体窝附近的病变，应进行完整的内分泌评估。特别重要的是，要识别出术前患有抗利尿激素分泌失调综合征、尿崩症或甲状腺功能减退的患者，因为如果不进行纠正，会导致术后并发症。此外，作为脑垂体肿瘤的指标，催乳素、生长激素或促性腺激素的异常水平，可能具有诊断意义。明确的恶性肿瘤患者需要进行转移瘤的检查。

病理与诊疗计划

许多疾病都会累及颅底。手术对于颅底创伤、颅面畸形、先天性综合征（例如眼距过宽综合征、Crouzon 综合征）、自发性脑脊液漏、血管问题（例如岩骨内颈动脉瘤）、感染性疾病（例如岩尖炎、恶性外耳炎）和肿瘤等疾病的治疗，具有显著的作用。对于肿瘤，或许颅底手术已广泛接受和应用，而其他方式的治疗效果有限。

一些作者已经对影响颅底的良性肿瘤和相关病变进行了回顾，框 47-1 对此进行了总结[9-11]。一般来说，良性颅底肿瘤是通过外科手术治疗的。手术技术通常涉及"零碎的"切除，从一个外科标志到下一个标志小心进行，以允许最大限度地保留重要结构的功能。对于较大的肿瘤或那些切除后对邻近结构具有较高损伤风险的肿瘤，可以

框 47-1 颅底良性病变

颅外病变	原发性颅底病变
• 内翻性乳头状瘤	• 骨纤维结构发育不良
• 血管纤维瘤	• 骨瘤
• 唾液腺肿瘤	• 成骨细胞瘤
• 副神经节瘤（球体瘤）	• 软骨瘤
• 黏液囊肿	• 脊索瘤*
• 胆脂瘤	**先天性病变**
颅内病变	• 胆脂瘤
• 垂体腺瘤	• 皮样囊肿
• 颅咽管瘤	• 脑膨出
• 脑膜瘤	
• 神经鞘膜瘤	
• 动脉瘤	
• 动静脉畸形	

*.组织学为良性，但临床上是恶性的
改编自 Dickins JRE. Approach to diagnosis of skull base lesions. Am J Otol 1981;3:35.

考虑不完全切除，并进行术后放射治疗[12]。

颅底的恶性病变在框47-2列出[10]。（译者注：原著有误，已修改）除了一些明显的例外情况（即白血病、淋巴瘤、骨髓瘤、转移瘤），恶性肿瘤通常是外科手术治疗的，尽管在大多数情况下，手术并不是唯一方式。治疗计划中也常常包括辅助放射治疗（外照射、植入或近距离放射治疗）或化疗。单一的放射治疗，包括立体定向放射治疗，已经被某些研究者推荐为特定小病变的治疗方式[13]。恶性病变手术中，只要有可能，在广泛的周围组织暴露后，就要保证恶性病变被手术完整切除，切缘为未受累组织[14]。

当考虑手术治疗颅底肿瘤和瘤样病变时，首先回答的第一个问题是病变的生物学行为。正如之前提到的那样，通常可以根据病史、体格检查和影像学检查中获得的信息，进行准确的临床诊断。只要有可能，在进行最终治疗之前，应通过组织学诊断对临床诊断进行进一步的补充。

当肿瘤存在于鼻腔、鼻旁窦、中耳、乳突、口腔、咽或颈部时，可以直接活检。当直接活组织检查不可行时，对于特定的病例（如颞下窝的肿瘤），可选择CT引导下活组织检查。有时，任何一条通道都可能无法进入肿瘤，或者由于担心附近关键结构的损伤或病变的血管分布，可能会认为没有足够颅底暴露的活检是不安全的。在这些情况下，外科医生应该对颅底进行手术操作，以便在进行任何不可逆的消融之前，提供进入肿瘤的通路，以进行安全的活检。然后，如果冰冻切片结果提示切除手术不恰当或者有疑问，则需要制定替代治疗计划。在组织学标准的基础上，当存在以下一种情况时，通常不进行外科根治性手术：①恶性病变从远处转移；②恶性肿瘤是对其他治疗方式反应良好的类型（如淋巴瘤）。

框47-2 颅底手术的目标
1. 根治疾病
2. 保护重要结构
3. 恢复关键的解剖屏障
4. 重建功能和美观

（五）麻醉

麻醉管理是决定颅底手术结果的关键。神经麻醉技术的应用首要目的在于最大化神经元保留，以及同时手术环境控制的简化[15]。在任何相当长的时间内脑血流量不能低于临界水平，所以血流动力学的维持是该方案关键。因此密切监测动脉压、中心静脉压、心脏功能和尿量至关重要。

包括用于评估皮质功能的体感诱发电位和用于评估运动神经功能的肌电图在内的电生理检测，是实现神经保护的另一个关键因素。适当选择麻醉剂、限制使用神经肌肉阻滞药物将增加这种监测的可靠性。

脑水肿是颅内手术中的常见问题，可以通过术中使用胶体（白蛋白、血浆）而不是晶体液来减轻脑水肿。也可以通过过度通气来减轻脑水肿。过度通气可以通过降低动脉二氧化碳张力（PCO_2），引起轻度脑血管收缩和相应的颅内容量减少。通常将PCO_2控制在25～30mmHg。较低的动脉CO_2浓度会显著降低脑灌注，因而不推荐使用。另一项有助于减轻脑组织肿胀的技术是术前放置留置性腰椎引流管，通过引流脑脊液（CSF）来减压蛛网膜下腔。腰椎引流术在选定病例中也是重要的，因为短期降低脑脊液压力可以降低脑脊液漏形成的可能性。由于存在脑干脑疝风险，这些引流管不用于具有较大颅内占位性病变的患者。如果在术前即由于肿物引起脑水肿，及时应用糖皮质激素和利尿药可以减少脑水肿，效果良好。

麻醉团队同样负责输注血液制品，以补充术中失血，这在一些颅底手术中存在相当大的可能。在多次输注库存血后，可能发生血小板减少和凝血因子缺乏。通过以新鲜冷冻血浆和与红细胞成比例的血小板的形式替换凝血因子，可以成功地解决这些问题。由于担心与输血有关的传染病，包括提前捐献自体血液用于输血和使用"血液回收机"在术中采集血液并使其回输等些技术变得越来越重要。血液回收技术的一个限制是当存在从手术区域释放肿瘤细胞的风险时，应避免使用。

麻醉专家是颅底病变手术成功的关键。最佳

麻醉管理取决于麻醉专家和外科医生在手术前、手术中和手术后的密切沟通。

三、操作技术

（一）一般考虑因素

随着颅底手术的发展，越来越多的以前认为无法达到或无法切除的病变，现在可以通过外科手术解决。Donald[16]概述的颅底恶性肿瘤的外科手术禁忌证，包括解剖学因素、肿瘤因素和患者因素。绝对的解剖学禁忌，包括脑干、部分大脑、上矢状窦、双侧颈内动脉、双侧海绵窦和某些重要的桥静脉受累。肿瘤因素的切除禁忌证，通常为远处转移性疾病；虽然有些人提出对于孤立性远处转移，在切除主要肿瘤后可显著延长患者生存，但这在颅底肿瘤中尚未得到很好的证实。尽管进行了治疗，某些恶性肿瘤可表现出侵袭性行为，在扩大切除术之前必须考虑这种情况。患者应该在充分了解情况，没有禁忌证，并且积极主动的情况下接受手术[16]。

1. 手术入路概述

涉及前颅底、鼻腔和鼻旁窦病变的手术治疗，已演变为单一类型的颅面入路。已经开发了无数手术方法用于暴露前颅底区域和中颅底区域，范围从纯颅内到纯颅外。然而，大多数处理颅底病变的方法都是颅内和颅外的联合使用。对于前颅底病变，最常用的方法是将额部开颅术与某种形式的面部暴露（经鼻，经颌或经眶）相结合。最常见的是，由神经外科医生和耳鼻喉科医生来完成此入路手术，其结果是从上方可进行双侧额部开颅手术，从下方可进行经面部入路手术。经面部入路通常涉及面中掀翻和面部拆卸，这需要面部切口和面部截骨术。被用作达到前颅底的手段有鼻侧切开术、前组鼻窦切除、Le Fort Ⅰ和Ⅱ型截骨术，以及上颌骨裂开等。Janecka等[17]描述了面移位入路，该入路也涉及广泛的面部切口和面部拆卸，用于到达前颅底、海绵窦、斜坡和颞下窝的肿瘤。

自20世纪90年代以来，内镜鼻窦手术几乎取代了耳鼻喉科医生用于治疗鼻窦疾病的传统开放技术，这将在第48章中详细讨论。使用内镜作为手术辅助可以观察到隐藏在显微镜视野之外的区域，而减少面部切口。对于那些侵入前颅底的肿瘤，内镜通过观察蝶窦、筛窦、额窦和上颌窦，可以用作标准双侧额部开颅的一种辅助方法。从鼻腔或双侧上颌入口，内镜可以显示所有鼻旁窦。随着内镜光学和视频系统技术的改进，内镜颅底手术对当前的显微外科技术是一个增强和补充。眶内病变可通过额部开颅或颅下入路手术，常与经面部入路相结合[18]。

越来越多的内镜鼻内入路已成功应用于治疗前、中、后颅底病变，同时保持肿瘤切除的肿瘤学和手术原则。内镜颅底入路可进一步分类为用于切除前颅底的内镜鼻内入路，用于进入中颅底的内镜鼻内岩上入路，鼻内经斜坡、经齿突入路，以及用于后颅底的鼻内经岩下入路。鼻中隔黏膜瓣和颅骨膜瓣是用于重建前颅底缺损的带血管蒂组织瓣，这对于降低术后脑脊液漏和脑膜炎的发生至关重要，这两种并发症在常规使用这些组织瓣之前极为常见。对于内镜手术后的广泛缺陷，重建选择可包括双侧鼻中隔黏膜瓣或非血管化组织移植物与带血管蒂组织瓣组合使用。对于联合入路和（或）颅面缺损，重建选择多种多样，例如颞肌转移、颞顶筋膜瓣或游离组织移植[19]。对于中颅底病变，通常通过联合颞骨、额颞骨开颅术，与颞下窝解剖、经面暴露或者经颞部技术。此外，内镜辅助和影像引导方法的应用变得越来越多（第50章）。在前颅底和中颅底入路中，颅面拆卸技术已被广泛使用。

在颅面拆卸中，包含的是基于血供区域和功能解剖知识，对颅面部和面部软组织进行的系统、逐步解剖，然后是截骨术和颅面骨骼的拆除。这些技术中，一些最初由整形和重建外科医生开发的用于矫正先天性颅面畸形，在颅底手术中具有重要意义，因为它们允许通过颅骨的暂时性移位广泛暴露颅底[20, 21]。从神经轴下方增强的颅底暴露显著减少了脑回缩的需要，因而有助于最大限度地减少术后神经功能障碍。它还允许外科医生在摘除肿瘤期间提高肿瘤学的精准度，同时保留面部功能和美学单元，以进行重建[22]。

2. 手术入路设计

无论是针对良性肿瘤、恶性肿瘤或其他适应证（如炎症性病变、血管性病变、脑脊液漏），计划、实施手术入路时，以下4个目标适用于所有颅底手术。如框47-3所示。（译者注：原著有误，已修改）。

目标1：该方法的入路应提供足够的暴露，以便彻底根除疾病。在很大程度上，所需暴露程度是基于查体和影像检查中获得的信息。

目标2：手术入路的设计应考虑到保护病变附近的关键结构。传统上，保护关键结构的最安全方法是在病变边界之外实现外科手术，以便直接可视和控制所关心的结构。如扩大暴露肿瘤周围，以识别、解剖，并且可能移位附近的脑神经或颈动脉。虽然获得这种额外的暴露可能会增加手术时间，但它可能是降低术后并发症发病率的主要因素。

最近，影像引导技术和内镜技术，这两项主要技术的进步，为外科医生提供了保护关键结构的额外选择，这两项技术的运用通常无需增加手术暴露。

在特定需要广泛暴露的病例中，立体影像导航手术已成为一个非常有用的选项或者辅助手段[23-28]。术前影像可以基于CT或MRI，或者两者的"融合"，"导航手术"采用众多参考系统中的一种，将术前影像导入计算机算法中，使其转换为三维格式。这些三维格式化的影像成为了术中导航的基础。术中使用电磁或光学交互式探针通过信号传送器将空间定位信息回传至计算机，其通过发射器将空间定向信息发送回计算机。然后，计算机屏幕显示对应探针重叠位置的术前图像，从而"定标"感兴趣的区域（图47-11）。通过导航系统，可以精确定位解剖学上固定的结构，例如眶壁、颈动脉管和视神经管，并且可以最大限度地降低受伤风险。

文献报道的影像导航手术包括初次和再次内镜鼻窦手术、额窦开放成形手术、经蝶窦垂体切除术、内镜脑脊液漏和脑膜脑膨出修复术、内镜颅底肿瘤切除术、眼眶外科手术和内镜翼腭窝活组织检查[29,30]。

美国耳鼻咽喉-头颈外科学会赞成在以下特定手术或条件使用计算机辅助手术[31]。

- 再次鼻窦手术。
- 畸形、术后或创伤导致的鼻窦解剖异常。

框47-3 颅底的恶性病变

颅外病变
- 鳞状细胞癌
- 腺样囊性癌
- 黏液表皮样癌
- 恶性混合瘤
- 白血病
- 淋巴瘤
- 横纹肌肉瘤
- 神经源性肉瘤
- 未分化癌
- 血管外皮癌
- 滑膜肉瘤
- 腺癌
- 基底细胞癌

颅内病变
- 嗅神经母细胞瘤
- 恶性神经鞘瘤

原发颅底病变
- 软骨肉瘤
- 骨肉瘤
- 多发性骨髓瘤
- 组织细胞增生症X
- 脊索瘤*

转移性病变
- 乳房
- 肺
- 肾
- 前列腺
- 黑色素瘤

*.组织学为良性但临床上为恶性的

改编自 Dickins JRE. Approach to diagnosis of skull base lesions. Am J Otol 1981;3:35.

第九篇 颅 底

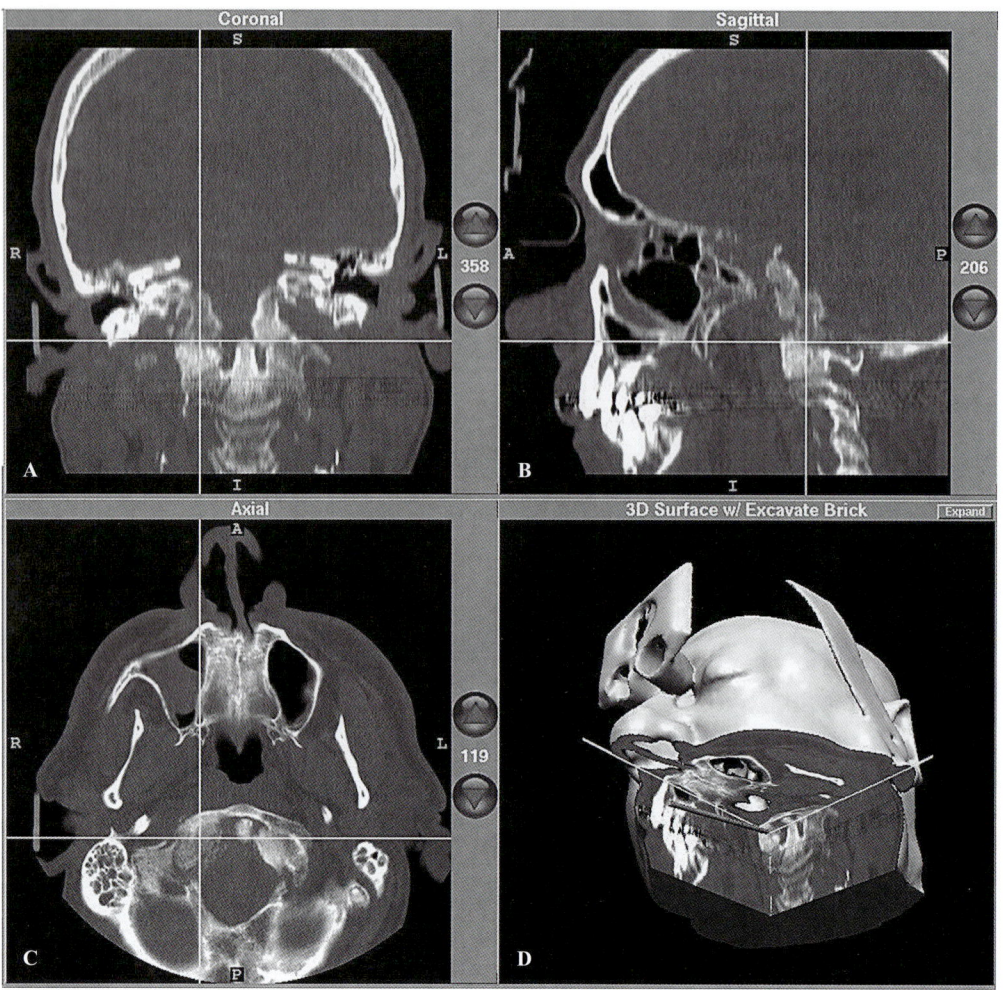

▲ 图 47-11 在术中计算机显示器上看到的引导图像

患者的 CT 图像显示在冠状位（A），矢状位（B）和轴位（C）平面上；同时还显示出了三维剖视图（D）。在每个图像上，十字准线的交点表示引导探针的位置。当探头在手术区域内移动时，图像会发生变化，以反映探头的精确位置。在这种情况下，通过鼻腔内镜接近枕骨髁内既有成骨又有溶骨性的病变，而不需要大量的移除正常组织。病变证实是先前肾细胞癌的转移

- 广泛的鼻窦息肉。
- 病理学涉及额窦、组筛窦和蝶窦。
- 邻接颅底、眼眶、视神经或颈内动脉的病变。
- 脑脊液鼻漏或以颅底缺损为特征的病症。
- 良性和恶性的鼻腔鼻窦肿瘤。

术中 MRI 或 CT 也被认为是颅底手术的有用辅助手段。支持者认为其能够提高术中发现残留肿瘤的能力，以及评估术中并发症的能力；然而，时间和成本的限制阻碍了它在某些医学中心之外的广泛使用[32]。随着对预后和生活质量的日益重视，以及使用的更多微创颅底手术技术，术中实时、精确的影像模式已变得越来越重要。传统的引导系统具有缺乏实时成像的局限性，并且在颅底目标定位和准确度之间存在差异，其范围从 0.9～2.4mm 不等。O 形臂是一种成像装置，可以在短时间内（＜30s）实时提供二维荧光透视图像和三维锥形束 CT 图像。Raza 及其同事[33]研究了颅前窝和颅中窝颅底手术 O 型臂的可行性和准确性，结构表明术中准确度为微米。这种方式的主要限制是软组织分辨率低，并且相对庞大，这需要更大的手术室空间来操纵 O 形臂。虽然尚未完成大规模的多机构专业研究，但较小的研究和个案报道证明了内镜辅助方法对于特定颅底病变的治疗效果，尤其是鼻腔鼻窦肿瘤、垂体肿瘤

和脑脊液漏[34-40]。

Stamm[41]将内镜颅底进行了如下手术分类。

① 经鼻入路。

② 经筛窦入路。

③ 经鼻中隔入路。

④ 经蝶骨平台入路。

⑤ 经蝶窦 - 翼突入路。

⑥ 经蝶窦 - 斜坡入路。

⑦ 经鼻 - 鼻咽入路（颅 - 颈交界处）。

⑧ 联合入路。

位置和所怀疑的病理决定了入路的选择。

基于内镜到达鼻腔、嗅沟、鼻咽、筛顶（前颅底）、眼眶和眶尖、蝶窦、鞍和鞍旁区、斜坡、海绵窦、视交叉、翼腭窝和颞下窝、咽旁间隙、颅颈交接区、岩尖和颈静脉孔的手术入路，均有文献报道。简而言之，现在可以使用扩大鼻内入路进入从额窦到C_2，以及从蝶鞍到颈静脉孔的中央颅底区域[42-46]。

已有将眶尖和视神经管的内镜手术用于纤维性结构不良、Graves眼病和压迫性或创伤性视神经病变的眼眶减压手术的报道。值得注意的是，减压仅适用于纤维发育不良伴有视力持续恶化或那些切除了邻近骨质的患者；但不作为预防性手术[47,48]。这种手术方法也用于处理斜坡病变、前颅底肿瘤和颅底血管畸形[49,50]。

Kassam及其同事[51]描述了一种在识别和逆行解剖Vidian动脉后识别颈动脉岩骨部分的方法。他们发现这是一个在影像和术中恒定的标志。

内镜下垂体手术提供了更好的术后外观、较短的恢复时间和较少的并发症。这三种方法是①经鼻 - 筛；②经鼻 - 鼻中隔；③直接经鼻。由于直接的经鼻方法避开了筛窦复合体、减少了手术时间，以及良好的视角而受到追捧[2]。尽管内镜颅底手术已经被更广泛地报道应用于前颅底，但也已经有内颅辅助中颅底手术的报道[52]。

包括术中体感诱发电位、听觉脑干诱发反应和肌电图在内的电生理监测的适当运用，可以加强对颅底部关键结构的保护[14]。已经证实鞘内注射低剂量的荧光素对于降低脑脊液漏发生率是一个有效的方法，并且在适当的药物治疗时，它已被证明是安全、没有明显的不良反应[53]。

目标3：手术入路的设计应当考虑到在切除阶段完成后，可以可靠地修复脑颅和面颅之间的关键屏障。这些屏障，特别是硬脑膜和下层软组织，通常用于有效地隔离颅内内容物和ICA免于暴露于鼻腔、鼻窦、咽鼓管和颞骨内的气房。在屏障破坏后，应予修复以降低潜在的脑脊液漏、脑膜炎和脓毒性颈动脉破裂等风险。此外，手术应当注意局部组织（即颞肌、颅骨和颅骨骨膜）的血供，然后可以用于重建。

这种带血供的局部组织瓣优于游离组织瓣或不带血管蒂的移植瓣，但其他使用从无细胞真皮到游离微血管移植材料，也显示出良好的闭合率[54,55]。通常，较小的缺损（< 2cm）不太需要带血供的组织来实现封闭[56,57]。

一些研究人员一直倡导机器人内镜颅底手术和经口机器人手术，以提高手术的可视化、可及性、精确性，并改善内镜颅底手术术后的水密闭合效果。尽管有希望，但在广泛接受这些技术之前，还需要进行更多的临床研究[58,59]。

目标4：手术方法的选择应考虑功能和美学重建，包括在自然皮肤纹理内切口，以尊重面部的美学单位。软组织闭合应遵循整形手术原则。为获得良好的颅底暴露，通常可以通过选择性的截骨和临时移除颅面骨来实现，这些骨质最后将被复位，从而保留面部轮廓[17,22,54,60,61]。即使在出于肿瘤原因应切除重要美学部分的病例中，通常可以通过审慎地使用骨移植物和软组织瓣或通过异体或假体材料进行手术闭合，来实现可接受的美容。

（二）前颅底入路手术

前颅底入路的手术方法，包括纯粹的颅外方法和联合使用颅外和颅内暴露的方法。颅外技术（鼻外筛窦切除术、额窦切除术和鼻内筛窦切除术）仅适用于处理散在、局部的良性病变，如脑脊液漏和一些非常局限的良性前颅底肿瘤。这些方法在其他文献中有充分的描述[62,63]。

大多数残留的前颅底病变最好采用联合颅内、颅外联合的技术，这主要有两种类型：经典的前

第九篇 颅 底

颅面切开和额下颅底入路。这两种方法都需要双侧额骨开颅以获得颅内暴露。除了先前手术或创伤瘢痕等特殊情况下，前颅底部手术最实用的切口是冠状切口。

1. 冠状切口的技术说明

冠状切口应位于耳轮顶部水平或其稍前方的真正冠状面（图 47-12）。可以在两侧制作一个耳前短的、前向的延伸，以增强皮瓣的旋转。这种冠状位置的切口保留了颞浅动脉的前分支，并增强了皮瓣的活力。此外，与沿着前额发际线、额纹或眉弓的切口相比，它显著增加了可用于重建的帽状腱膜和颅骨膜的长度。在分离和剥离颅骨骨膜瓣之前，通过向后剥离头皮皮瓣可以获得额外的长度。

如果使用颅骨周围皮瓣，则皮瓣前部的中央部分（即两个上颞线之间的部分）在帽状腱膜下平面剥离，如果不能使用，则在骨膜下平面剥离。在两条上颞线的外侧，它在颞深筋膜浅层平面剥离。因此，在颞骨线处，应锐性切开颅骨膜，使其与颞深筋膜的起源处分离（图 47-13）。将颅骨膜向后分离足够远，以便为皮瓣提供足够的长度，然后如前所述，在骨膜下平面中进行解剖。

颞深筋膜从大约眶上缘的水平开始，分为浅、深两层[64]。这些筋膜分层向下包裹颧弓的外侧和内侧面，两层之间是颞脂肪垫。面神经额部分支（颞支）沿颞浅筋膜（颞顶筋膜）的颧骨浅表走行，如果于这个层面解剖，则易于损伤面神经（图 47-14A）。通常将解剖平面保持在颞深筋膜深层的水平，则可以避免这一损伤（即在颞肌肌肉的表面）。深层的暴露本质上提起了脂肪垫，以及浅筋膜和深颞筋膜的浅层，从而保护面神经分支（图 47-14B）[65, 66]。在解剖达到颧弓水平后，触诊颧弓，通过锐性切开脂肪垫和骨膜直接暴露其上表面。

进一步向内侧，于前额区域向眶上缘分离皮瓣。应注意保持眶上缘帽状腱膜和颅骨膜的血供。这最好通过由外向内分离眶上缘骨膜来实现。首先使用剥离子触诊眶上孔（或眶上切迹），然后暴露其边缘。如果神经血管蒂被骨完全包围，则使用 3mm 的骨凿使眶上孔的下边界折断，从而使神经血管蒂与保留的颅骨膜和可能的眶骨膜一起完整分离（图 47-15）。如果整个头皮皮瓣难以向下旋转，切口的耳前部分可以延伸到与耳屏一样低的位置，对面神经干无损伤风险，或者向前延伸到颞部发际线，以进一步增强皮瓣的旋转。

2. 前颅面切除术

前颅面切除术（图 47-13）结合了双侧额部开颅术与鼻腔、筛骨、上颌骨和眼眶区域的面部暴露，通常通过改良的鼻侧切开、面中部揭翻或其他面部入路[67-69]。前颅面切除术最常用于切除起源于鼻腔鼻窦区域，并侵入颅前窝底的肿瘤，如鳞状细胞癌、嗅神经母细胞瘤和腺癌。对于肿瘤明确入侵的眶内软组织病例，手术入路应拓展到包括眶内容物的摘除[70]。

手术首先经面部暴露，然后由神经外科医生进行双侧额部开颅。如果患者的额窦较大，则需要骨瓣成形以避免前额部的钻孔导致外观上的不尽如人意。在这些病例中，额窦后方的薄层骨板需用金刚石钻头磨除以暴露硬脑膜。如果额窦较小，则使用开颅器，通过发际线上或颞区中的钻孔，来形成额骨瓣。在中线附近，注意将包含矢状窦的硬脑膜反折与颅骨分离，以避免开颅器穿过矢状面时损伤它。下方的颅骨水平切口应保持较低的位置（在眶上缘 1cm 以内），以减少

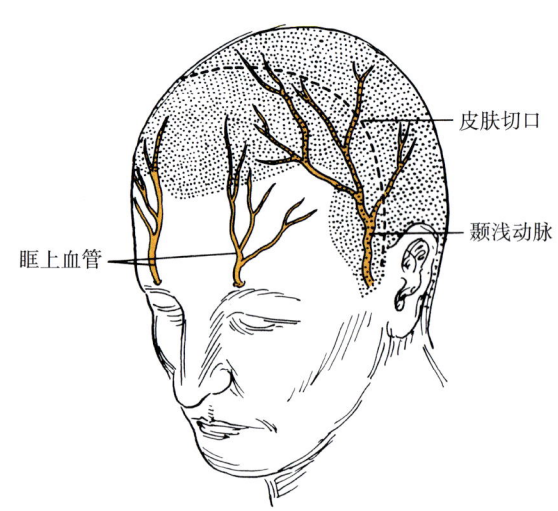

▲ 图 47-12 患者左侧冠状切口显示，适当定位以便允许保留颞浅动脉前支
这种切口设计允许使用长的颅骨膜瓣或颞肌筋膜瓣（基于眶上血管），这对于重建前颅底缺损是重要的

第47章 前颅底和中颅底手术

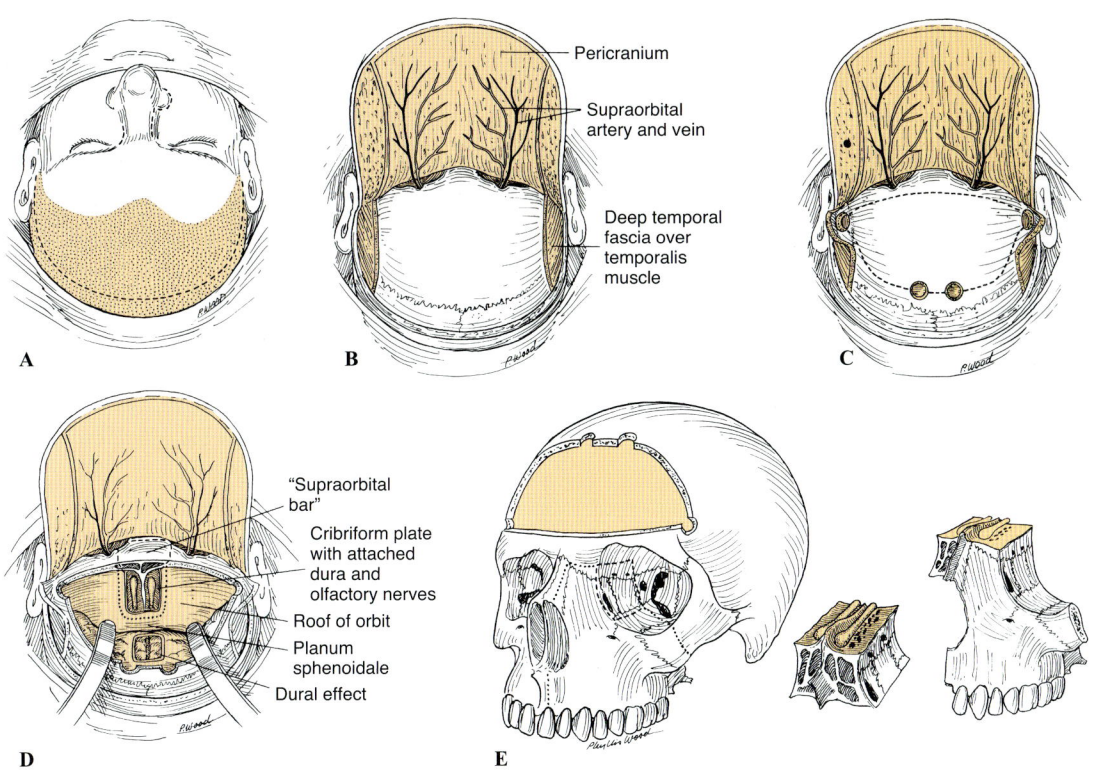

▲ 图 47-13 Anterior craniofacial resection. A, Incisions. High bicoronal incision preserves the optimal length of the galea and the pericranium for use as a reconstructive flap. Facial incisions usually include lateral rhinotomy and contralateral Lynch incisions, but these may be modified to suit the clinical situation. B, Elevation of the bicoronal scalp flap. The pericranium has been incised bilaterally at the superior temporal lines to separate it from the deep temporal fascia. Supraorbital vessels have been released from the supraorbital foramina to allow for the exposure of the superior orbital rims (zygomatic arches may be exposed using bicoronal incision by dissecting further laterally, as may be required for extended anterolateral craniofacial resections). C, Bifrontal craniotomy. Dashed lines represent the outline of the planned craniotomy. Temporalis muscles have been partially elevated so that bur holes may be placed below the temporal lines; superior bur holes are placed above the level of the frontal hairline. Such placement helps minimize postoperative cosmetic deformity. Paramedian positioning of superior bur holes aids in protection of superior sagittal (venous) sinus while the bone flap is being cut. D, Intracranial exposure. The frontal lobes have been retracted, and the dura has been incised, thereby leaving olfactory nerves and the margin of the dura to be resected en bloc along with the cribriform plate and the ethmoid labyrinth (dotted line). The amount of dura and anterior cranial fossa floor resected will depend on the extent of tumor. To enhance exposure and direct visualization, the supraorbital bar (dashed lines) may be included in the resected specimen; after resection margins have been verified, this portion of bone is detached from the tumor-bearing part of the specimen and is replaced. E, Osteotomies as seen from transfacial exposure. Dashed lines illustrate bone cuts used for en bloc ethmoidectomy, which result in the obtaining of a specimen (left). Dotted lines indicate additional osteotomies to be used when total maxillectomy (with or without orbital exenteration) also is performed, thereby resulting in the obtaining of a specimen (right). In both cases, resection encompasses part of the anterior cranial fossa floor. The extent of anterior fossa floor resection varies and should be modified as required by the extent of tumor.

后续脑部牵拉的需要。从腰椎蛛网膜下腔引流 25～50ml CSF，通过控制性过度通气降低 PCO_2，偶尔给予甘露醇或糖皮质激素将进一步减少额叶机械压迫的必要。

随后，通过切开硬脑膜并切断筛状板上的嗅觉神经，于颅前窝底抬起额叶。这常常会导致脑脊液漏，其可通过直接缝合硬脑膜或硬脑膜补片（来自颞肌筋膜、阔筋膜或颅骨）来控制。硬脑膜闭合应尽可能做到水密。进一步分离硬脑膜以暴露眶顶和蝶骨平台，并最终暴露前床突底部。

第九篇 颅底

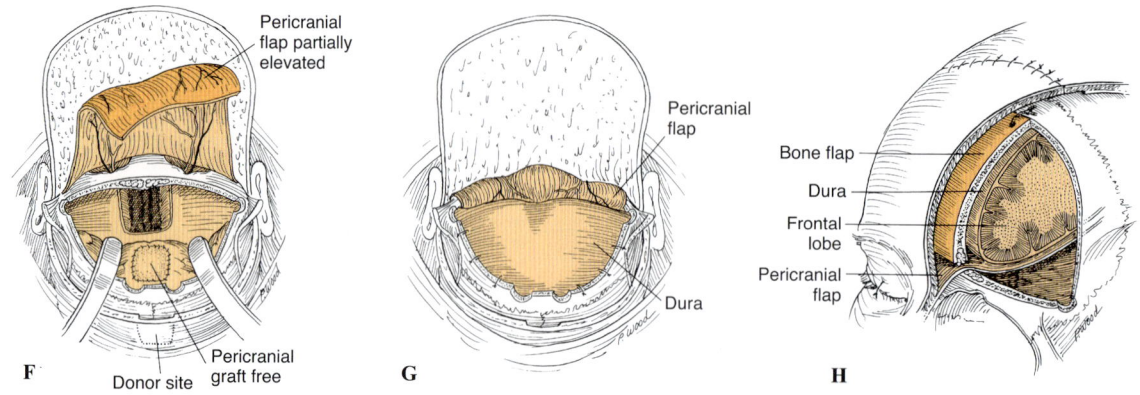

▲ 图 47-13 （续）F, Operative defect and preparation for closure. Large communication between the anterior cranial fossa and nasal cavity is closed by an inset of vascularized pericranial flap (shown here partially elevated from the galea). A dural defect created by resection of the olfactory nerves and surrounding dura has been closed with free graft of the pericranium taken from the posterior scalp (dotted lines). Frontal sinuses have been stripped of mucosa and filled with autogenous fat after obliterating the frontonasal ducts. G, Cranial base defect repaired. A pericranial flap has been turned intracranially to line the anterior cranial fossa floor. Release of the frontal lobe retraction and clamping of the spinal drain have allowed for reexpansion of the brain and obliteration of the epidural dead space. The frontal bone flap is replaced and secured, with care taken to avoid compression of the pericranial flap. H, Cutaway view of final closure shows the position of the pericranial flap relative to the brain and the cranial base. (A to G, Modified from Schramm VL. Craniofacial resection. In Sasaki CT, McCabe BF, Kirchner JA, eds: Surgery of the skull base . Philadelphia: JB Lippincott; 1984.)

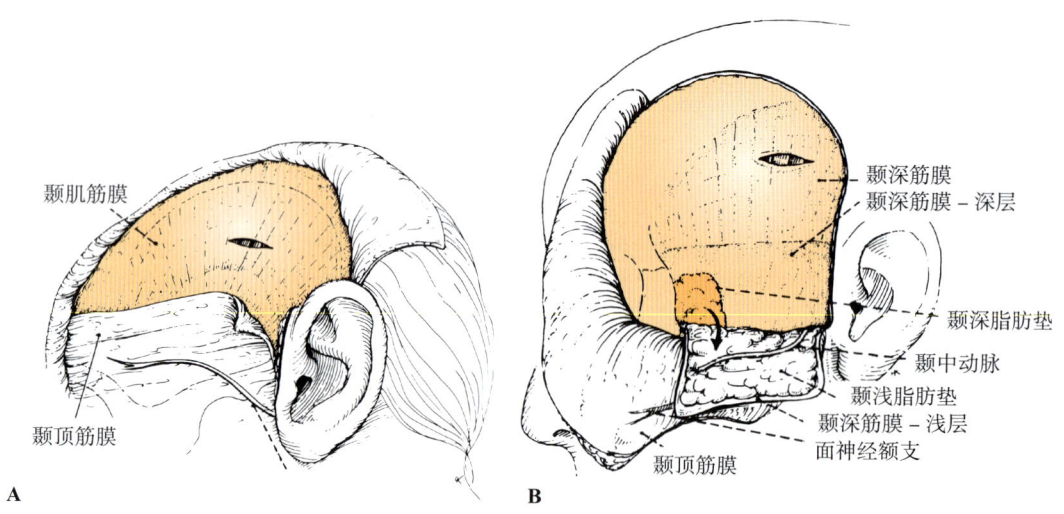

▲ 图 47-14 面神经额支与颞肌筋膜层的关系

A. 解剖学显示颞浅筋膜，内有神经穿行，术中尝试单独分离这一相对较薄的筋膜层可能会伤害神经；B. 手术解剖显示，更深的筋膜层面，在这一层面不太可能对面神经的额支造成伤害（引自 Stuzin JM, Wagstrom L, Kawamoto HK, Wolfe SA. Anatomy of the frontal branch of the facial nerve: the signifcance of the temporal fat pad. Plast Reconstr Surg 1989；83:265-271.）

如果切除病变需要去除蝶谷平台，则应去除视神经管的顶部，以暴露视神经的颅内部分，而在蝶骨截骨时保护它们免受损伤[14]。如果疾病局限于筛区，则可以通过切割钻或者骨凿[68]打开蝶骨平台以确立骨性后方边界，而无需视神经减压。

这样，就完成了前颅面切除术颅内部分的暴露。

经面部暴露通常涉及鼻侧切口的变化，很多时候需要横断上嘴唇，这取决于是否需要联合上颌骨全切除术。分离鼻骨和眼眶内侧和下部的骨膜，并于远端将鼻泪管横断。识别并烧灼或切除

第 47 章 前颅底和中颅底手术

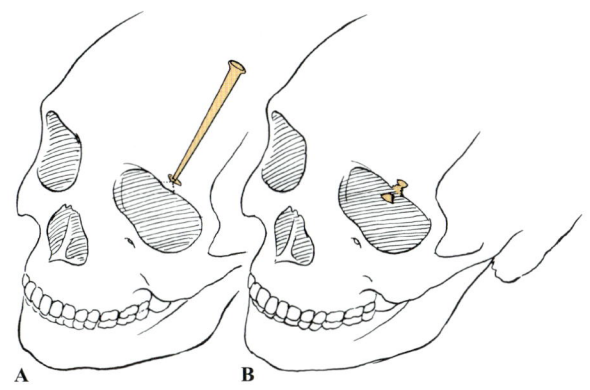

▲ 图 47-15 保留眶上神经血管蒂的技术
A. 确定眶上孔后，沿其下边缘插入一个 3mm 的骨凿。B. 沿着眶上孔的下缘将一小段骨头去除以松解神经和血管，这些神经和血管与冠状头皮瓣一起向下翻转

筛前动脉、筛后动脉。在大多数情况下，必须进行完整的整块筛窦除术。为达此目的，采用对侧 Lynch 切口，以分离对侧眶骨膜，烧灼筛前、筛后血管，并使用往复锯进行适当的截骨术。如果术前影像学检查或术中观察，确认眶内软组织内存在肿瘤，可以将皮肤切口延伸到包括眼睑的一部分之后进行眶内容物的剜除。根据肿瘤的性质和范围，还可以截除上颌骨的一部分或全部。

此时，需要往复锯或切割钻头用于颅底的骨质切开。通过插入适当的可延展牵开器使额叶抬起并保护，以免受切割工具的损伤。通过鼻腔和暴露筛窦引入往复锯或钻头，并且在直视下，沿着筛骨平台，从筛顶向前到筛板前部进行骨质切开。切骨可能包括也可能不包括两侧眶上缘之间，它是额骨一部分的眶上条形骨质（图 47-13D）。如果肿瘤向前延伸到很大程度，则需将此条形骨块作为单个样本取出，可以仔细检查。如果肿瘤未实质上累及，则可以将其从样本上分离，并在手术完成时替换以进行重建。

冰冻病理切片证实切缘阴性后，则开始进行重建。如上所述，硬脑膜以水密方式关闭至关重要。这通常需要移植一块颅骨骨膜、颞肌筋膜或阔筋膜，然后在颅前窝底缺损处放置一个带血供的颅骨骨膜瓣。颅骨骨膜瓣是从先前获得的头皮皮瓣进行锐利剥离而形成的（图 47-13F）[71]。将这个颅骨骨膜瓣分离直到下方眉间的水平，小心不要损伤它的血管蒂。然后将其向颅内旋转并定位，以形成穿过眶顶并返回蝶骨平面的软组织桥。必要时，为了安全起见，可以将颅骨骨膜瓣的远端缝合到蝶骨平面上的硬脑膜上，这在上方的硬脑膜和下方的鼻腔之间提供了带血供的组织屏障（图 47-13G 和 H）。除非切除大量颅前窝骨质，并且存在脑疝风险，否则通常不需要在骨质缺损处移植骨瓣。而且，没有必要在颅骨筋膜瓣的下表面（面向鼻腔面）移植皮肤，因为该组织容易在其鼻腔表面上黏膜化。在移植颅骨骨膜瓣后，则不再进行术中 CSF 减压，夹闭椎管引流有利于大脑逐渐重新扩张，以与颅骨骨膜瓣接触，从而消除残留的死腔。因为骨膜瓣穿过额窦，所以必须清除鼻额管和额窦内所有黏膜。可以在鼻额管中填充少量脂肪或游离肌肉，以消除下方的任何死腔。骨膜瓣覆盖了鼻额管管口和窦底，如果鼻窦很小，可以通过腹部脂肪来填塞它。然而，如果窦很大，则建议完全切除额窦后方骨板，并允许大脑组织和硬脑膜填充该空间（额窦颅骨化）。

在闭合面部切口时，识别内眦韧带并固定到残余的内侧眶壁。为防止泪囊狭窄，可在上下睑泪小管插入小管支架。在进一步关闭术区之前，将前额硬脑膜缝合固定到开颅部位的边缘，将有助于预防术后脑脊液漏和积血。然后，放回双侧额部开颅的骨瓣，并根据外科医生的喜好，用金属丝、金属板或缝合进行固定。

3. 额下颅底入路

除了经面部暴露没有那么广泛，额下颅底入路或经颅底入路（图 47-16）[14, 72] 在许多方面类似于前颅面切除手术。这是因为相对于前颅面切除的靶区域（筛骨和筛板），这种方法的靶区域相对靠后（蝶骨和斜坡）。因此开颅骨瓣、眶骨切口通常更大。这种方法用于涉及蝶骨体和上斜坡区域颅底骨质的病变（如脑膜瘤、纤维异常增殖、脊索瘤、软骨肉瘤、骨化纤维瘤）[65]。

该手术入路也使用冠状切口。在暴露眶缘后，从眶顶和内侧壁下方分离眶骨膜，准备截骨。识别双侧的筛前、筛后动脉作为解剖标志，但因为可以在这个水平之上进行轴向筛骨截骨，所以无需分离它们。然后进行双侧额部开颅，如上所述，

第九篇 颅 底

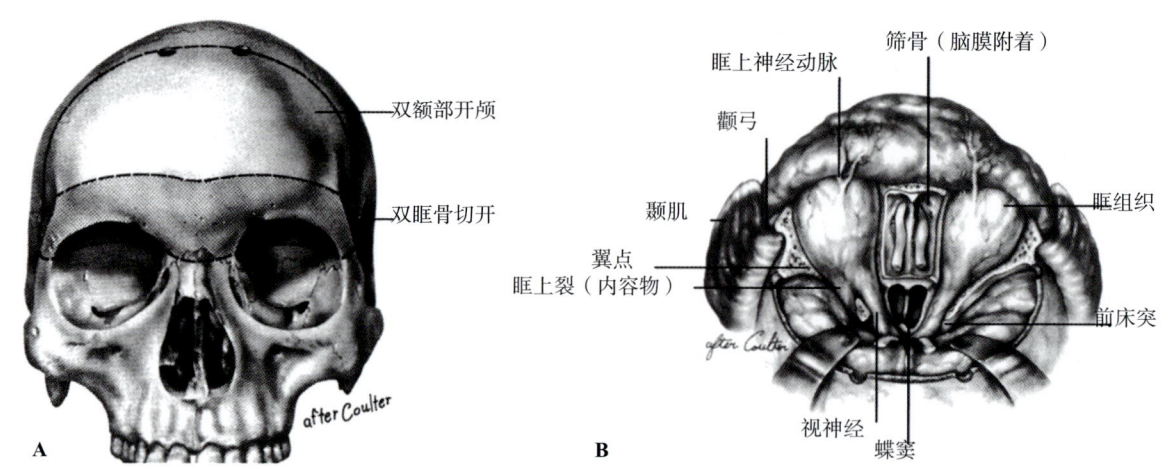

▲ 图 47-16 到达颅底的额下颅底入路手术
A. 双侧额部开颅术和双侧眶骨切开术的轮廓。B. 去除颅骨和眶骨后，外科医生的俯视图。切断嗅神经以允许足够的脑收缩，暴露颅前窝底和减压视神经。蝶窦已被充分开放（引自 Sekhar LN, Janecka IP. Intracranial extension of cranial base tumors and combined resection: the neurosurgical perspective. In Jackson CG, ed: Surgery of skull base tumors. New York: Churchill Livingstone；1991.）

从眶顶部和筛状区域上方分离硬脑膜。使用可延展的牵开器来保护眼眶内容物和大脑，往复锯用于截骨，从而暂时移除双侧眶顶和眶上条形骨质（图 47-16A）。

沿眶顶后部的冠状截骨术应尽可能向后进行，以简化重建，保护眼眶轮廓，并防止术后搏动性眼球突出。眼眶切口可以远至筛后孔，但应仅在颅内和颅外可直视的情况下进行。通过使用这些截骨术，实现了前颅底部的非常宽的基底暴露（图 47-16B）。

该入路在显微镜的帮助下，通过咬除或磨除少量骨质，可显露后部的视神经、眶上裂和蝶窦。根据需要切除肿瘤，然后进行重建，这与前颅面切除术相似。

Raveh 及其同事[73-75]描述并改进了一种方法，现在通常被称为颅底入路，结合了传统的前颅面切除术和额下颅底入路，与两者相比优势明显。在颅底入路时，不使用面部切口，换而言之，更加向前下分离的冠状头皮皮瓣，这样可以更完全地暴露眼眶和鼻颌骨架（图 47-17）。沿着整个前

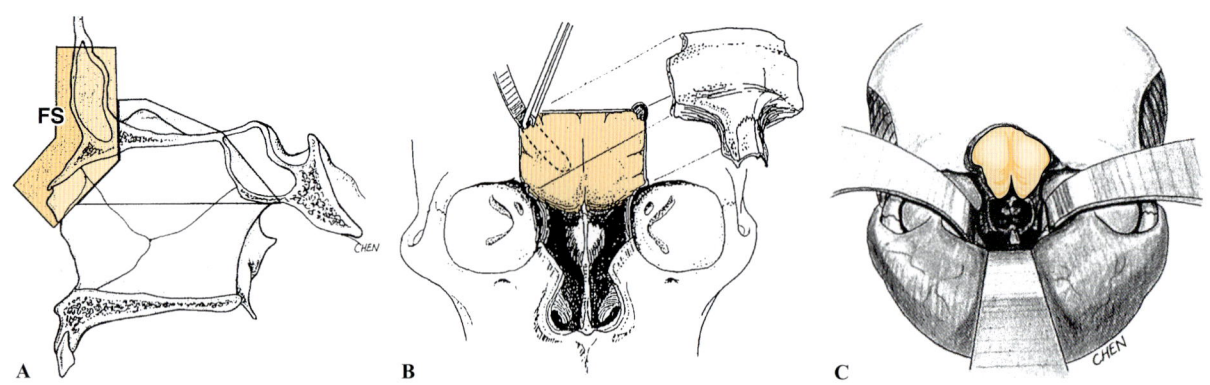

▲ 图 47-17 Raveh 描述的颅下入路到前颅底[71-73]
A. 矢状面示意图显示截骨的额鼻段（FS），其被移除以允许进入更深的结构，并且稍后被替换。B. 去除额鼻段骨质所产生的初始暴露，注意使用具有延展性的牵拉器保护硬脑膜。C. 摘除病变后的暴露程度，在创面深处可见蝶窦、蝶鞍和眶顶。注意，在避免面部切口的情况下，冠状头皮皮瓣已经沿着眶缘和鼻外侧和内侧相当广泛的分离，以允许进行前鼻窦截骨术，并补偿进入前颅底非常低的平面（引自 Raveh J，Laedrach K，llzukaT.Subcranial extended anterior approach for skull base tumors: surgical procedure and reconstruction. In Donald PJ, ed: Surgery of the skullbase. Philadelphia: Lippincott-Raven；1998.）

第 47 章 前颅底和中颅底手术

颅底的广阔通路可暴露远至蝶鞍、眶尖和上斜坡。颅底入路的优点包括大脑压迫轻、暴露广泛和没有面部瘢痕。

（三）中颅底入路手术

与前颅底相比，中颅底的外科手术入路多种多样。这反映了该区域的解剖复杂性和病变的多样性。本部分回顾了几种目前常用的方法和案例。

1. 中央部和侧部分区

当考虑中颅底手术入路时，将该区域细分为一个中央部和一对侧部是有益的（图 47-18）[76]。当从下视角观察颅骨时，中央部分可以被定义为从内侧翼板到两侧枕骨髁的两条旁矢状线之间的区域。这些线大致对应于通过颅底的 ICA 通路。中央部分由垂体窝、蝶嘴和蝶窦下部、鼻咽、翼腭窝和下斜坡组成。（下斜坡实际上是枕骨的一部分，技术上不是中颅底的一部分。但是，这个区域和颅颈交界及上颈椎的手术方法基本上都是靠近中央区的。）

侧部包括整个颞下窝、咽旁间隙和颞骨的岩部。这个区域很重要，因为内部和外部的神经和血管结构密度很高，包括颞骨外、ICA、颈内静脉，上颌神经（V$_2$），下颌神经（V$_3$），面神经（第Ⅶ对脑神经），第Ⅸ、第Ⅹ、第Ⅺ和第Ⅻ对脑神经，交感神经，颈外动脉的主要分支，以及颞骨内的耳蜗、前庭和第Ⅷ对脑神经。

区分中央区和侧区在某种情况下是有意义的，即它们各自边界内的特定病变显然更容易使用一种手术方式进行切除。但是，对于突破中央区和侧区的分界线的晚期病变并不可取。因此，应根据每种临床情况量身定制手术方法。

2. 中央区的手术入路

表 47-1 中列出了对于中颅底中央区的主要外科手术路径，以及它们提供有用暴露的解剖学区域。除垂体手术外，这些方法主要用于处理颅底的硬膜外病变。

尽管在文献中大多数中央区的手术入路可以提供蝶窦的暴露，但由于暴露不够直接或进入窦腔的角度倾斜而增加了神经血管结构受损的风险，而并非所有手术入路都适合垂体或鞍旁手

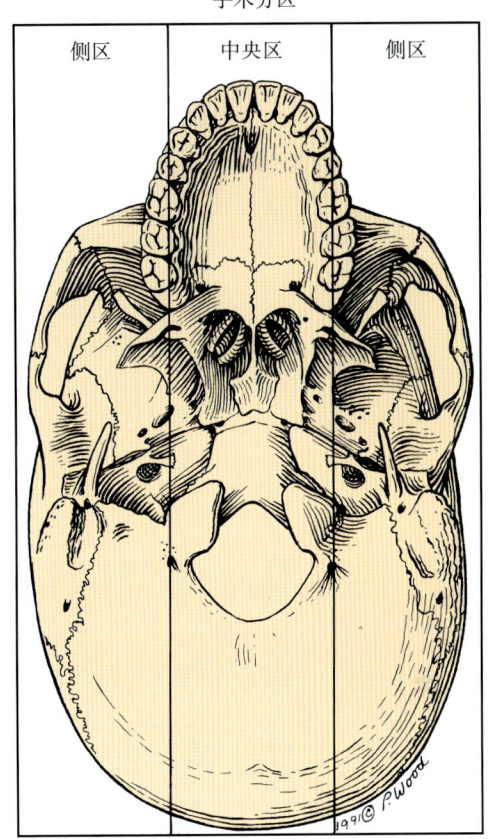

▲ 图 47-18 中颅底的分区
根据颈内动脉穿过中颅底区域的路径将该区域划分为一个中央区和两个侧区（引自 Krespi YP，Sisson GA .Transmandibular exposure of the skull base. Am J Surg 1984；148:534-538.）

术。当病变局限于蝶窦或垂体窝时，经筛蝶窦开放（图 47-19）[77, 78] 和经鼻中隔蝶窦切开术（图 47-20）[79, 80]，常常是安全、有效的、能获得令人满意的效果。这些方法可用于获得涉及该区域更广泛病变的活检标本。然而，对于涉及相邻区域更大的病变，由于手术区域深而窄，手术暴露不充分，因此在大多数情况下，需要使用手术显微镜。

随着微创外科技术的发展，内镜手术作为颅底手术的主要或辅助方法越来越受欢迎。对于腺垂体肿瘤，内镜下经鼻 – 蝶窦切除术是另一个有价值的选择。内镜下垂体手术的支持者的报道显示该手术面部肿胀、鼻中隔穿孔、鼻中隔偏曲或粘连形成、上切牙麻木等并发症较低，他们还报道该类手术的住院时间也缩短 [81, 82]。患者在全身麻醉下，仰卧位、头部抬高 10° 进行手术。在

第九篇 颅 底

表 47-1 中颅底手术入路：中央区

手术入路	暴露的手术区域							
	SS	蝶鞍	斜坡	NP	PPF	上颌骨	筛骨	C spine	ACB
经鼻中隔-蝶窦入路	+	+	−	−	−	−	−	−	−
经筛窦-蝶窦入路	+	+	−	−	−	−	+	−	+
鼻侧切开入路	+	NR	±	+	+	+	+	−	+
经上颌窦入路	+	+	±	+	+	+	+	−	+
面中掀翻入路	+	+	+	+	+	+	+	−	+
Le Fort Ⅰ型骨切开入路	+	+	+	+	+	+	±	+	−
经硬腭入路	+	+	+	+	−	−	−	−	−
经口入路	−	−	−	−	−	−	−	−	−
下颌骨切除入路	−	−	−	−	−	−	−	−	−
扩大上颌骨切开入路	+	±	+	+	+	+	+	+	−
面中裂开入路	+	+	+	+	+	+	+	+	+
颞下窝入路	+	±	+	+	+	±	−	−	−
面部移位入路	+	+	+	+	+	+	+	−	+

ACB. 前颅底；C spine. 颈椎；NP. 鼻咽；NR. 不推荐；PPF. 翼腭窝；SS. 蝶窦；±. 可能暴露但有限

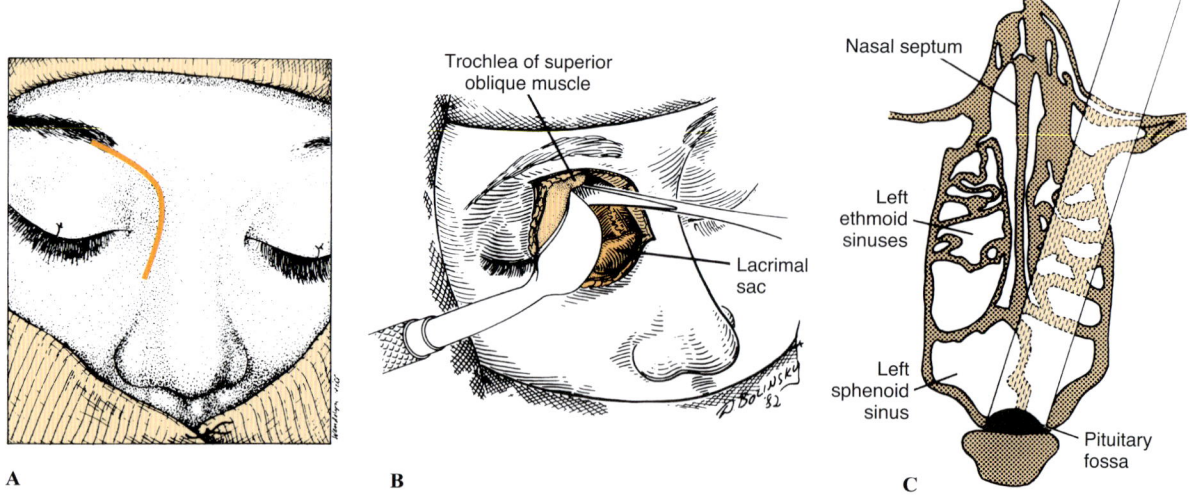

▲ 图 47-19 Transethmoidal−transsphenoidal approach to the cranial base. A, Incision. B, Retraction of orbital contents exposes the ethmoid labyrinth. C, Axial section at the level of the ethmoid and sphenoid sinuses. Progressive removal of ethmoidal air cells allows for entry into the sphenoid sinus and pituitary fossa. (A and C, From Sasaki CT. Pituitary ablation for carcinoma of the breast: transethmoidal approach to the sella. Otolaryngol Clin North Am 1981;14:391; B, from Kirchner JA. Transethmoidal approach to the sella. In Sasaki CT, McCabe BF, Kirchner JA, eds: Surgery of the skull base . Philadelphia: JB Lippincott; 1984.)

第47章 前颅底和中颅底手术

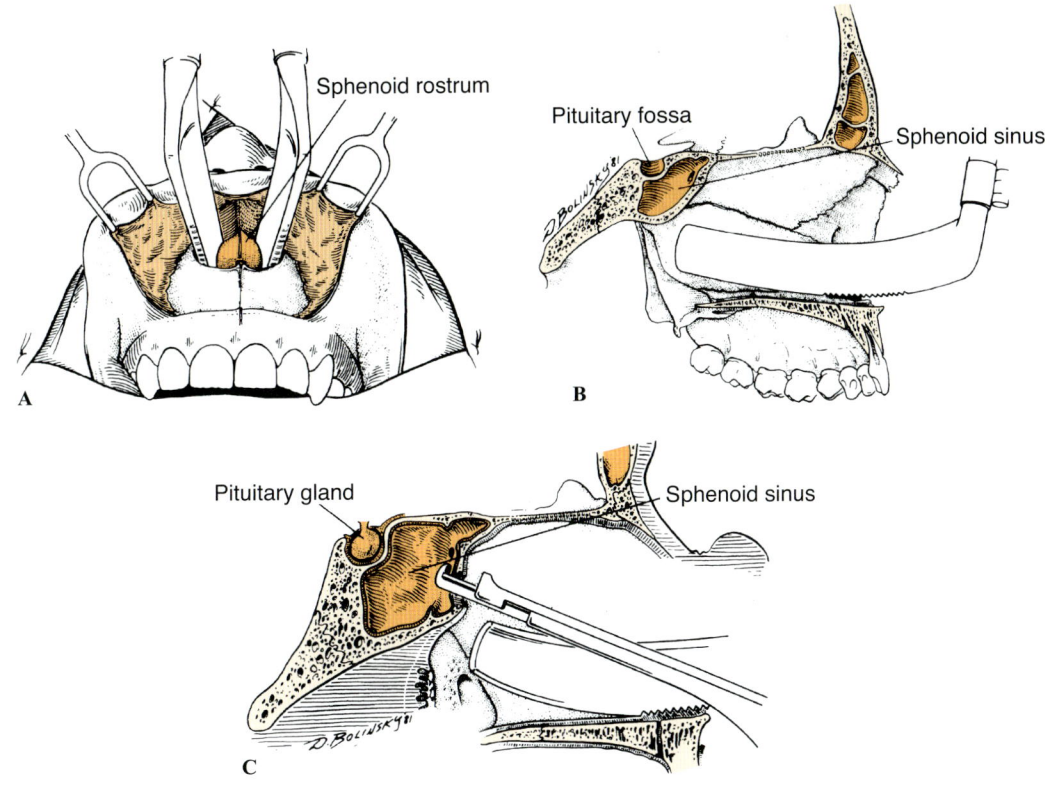

▲ 图 47-20 Transseptal-transsphenoidal approach to the cranial base. A, A sublabial incision is used to gain access to the premaxilla and to the nasal septum, which is exposed from the anterior nasal spine to the sphenoid rostrum in the subperichondrial-superiosteal plane. B, Lateral view of exposed area shows a self-retaining speculum in position at the sphenoid rostrum. C, Sphenoid sinus is opened. A transseptal-transsphenoidal approach may be used for pituitary fossa surgery, for the removal of limited lesions of sphenoid region, or for the biopsy of tumors that involve the area. (From Sasaki CT. Transseptaltranssphenoidal approach to the sella. In Sasaki CT, McCabe BF, Kirchner JA, eds: Surgery of the skull base. Philadelphia: JB Lippincott; 1984.)

大多数情况下，手术可以通过一个鼻孔进行，其选择依赖于鼻腔的宽度和垂体肿瘤的偏向。首先对鼻腔进行总体的收敛，减轻充血，然后通过用 1% 的盐酸利多卡因和 1 : 100 000 肾上腺素共同浸润蝶嘴、鼻甲、鼻中隔后部的黏膜，来收缩血管。

使用硬质零度内镜，识别蝶窦开口，并且可以通过使用 C 臂荧光透视或影像引导下确认其位置。可以将中鼻甲外骨折或移除，以增加对蝶嘴的暴露。对蝶窦口进行识别，向内、向下进行扩大，并使用 Kerrison 咬骨钳或 Hardy 凿以进一步扩宽并移除蝶嘴。可以咬掉鼻中隔后部，以扩大视野，包括对侧的蝶窦腔。将 30° 内镜插入蝶窦的两侧，用于识别视神经和颈内动脉隆突、视神经颈内动脉隐窝、斜坡切迹，以及蝶鞍前壁（图 47-21）[83]。去除窦内分隔后，就可以暴露蝶鞍和硬脑膜，进入标准的手术方式。对于大腺瘤的切除，插入 30° 内镜允许外科医生追踪鞍内和鞍外延伸的肿瘤，并识别和保护蛛网膜（图 47-22）[83]。相比于手术显微镜，能直视肿瘤和健康脑垂体是内镜的一个主要的优势。可视化程度的增加可以允许更加完全地切除肿瘤，同时减少盲目刮除所带来的上方和内侧鞍内容物所导致的相关潜在并发症。

鼻侧切开术（图 47-23）[84] 和经上颌窦手术（图 47-24）[85] 可以更广泛地到达蝶骨前部和邻近的鼻咽部、翼腭窝、上颌骨和邻近的鼻咽部和筛区。然而，除了最小的病变外，对于蝶骨 - 斜坡区域的任何病变，其效果往往不令人满意。面中掀翻入路（图 47-25）[86] 更适合处理较大的中央

第九篇 颅 底

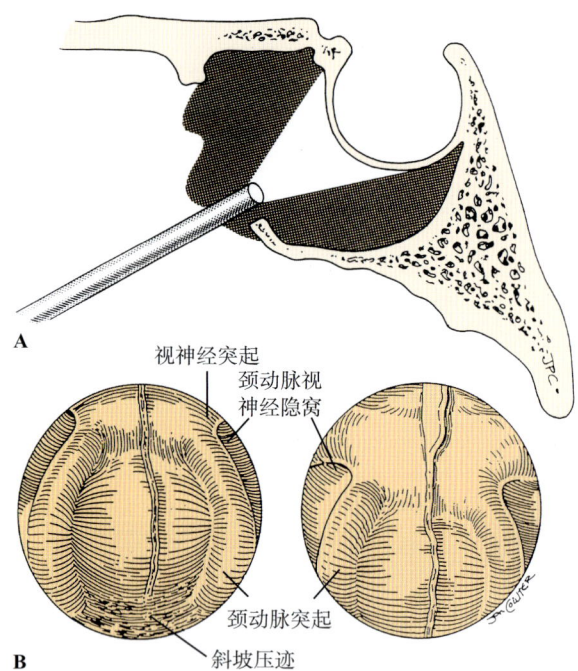

▲ 图 47-21 A. 前蝶窦切除术和蝶窦隔切除术后的蝶窦内镜观察。B. 左图为使用 0°内镜观察显示颈动脉视神经隐窝，颈动脉突和蝶鞍前壁的斜坡压迹；右图为 30°内镜提供了更好的视神经突、颈动脉视神经隐窝、颈动脉突和蝶鞍前壁上部的全景视图

引自 Jho HD，Carrau RL，Ko Y.Endoscopic pituitary surgery. In Rengachary SS, Wilkins RH, eds: Neurosurgical operativeatlas, Vol 5. Park Ridge, IL: AANS；1996. Copyright American Association of Neurological Surgeons.

区病变，因为它允许通过鼻子和双侧上颌窦增加中线的暴露。必要时，需要上颌骨内侧切除和腭骨升支切除，以使外科医生能够很好地观察鼻咽和邻近的颅底。Le Fort I 截骨术（图 47-26）[87, 88] 可以是从略微低的角度到达该区域的一个备选方法，或者它可以用作面中掀翻手术的一个补充，通过移动硬腭、软腭，提供额外的到达口鼻咽和斜坡的通路。

对于也涉及上颈椎（颅脊交界处）的斜坡病变，下颌骨劈开（图 47-27）[76, 89, 90] 将提供一个到达下部扩展区域的旁正中路径。经硬腭入路（图 47-28）[91, 92] 和经口入路（图 47-29）[93, 94] 同样可以用于处理颅脊交界区的病变，并且在需要的时候可以联合运用下颌骨劈开术。这种组合方法的一个显著好处是可以暴露咽旁间隙，从而安全地将 ICA 从颈部向上解剖至进入颞骨的入口 [76, 89, 90]。当切除主要位于中央区域而向外侧拓展的肿瘤时，上述优势非常重要。相反，对于起源于侧区而向中央区域侵犯的病变时，可以采用颞下窝入路或它的某种改良方法 [95]。这些入路和面神经移位方法 [17] 适用处于两个亚区域的病变，这将在下一节中讨论。近年来，已经开始研发机

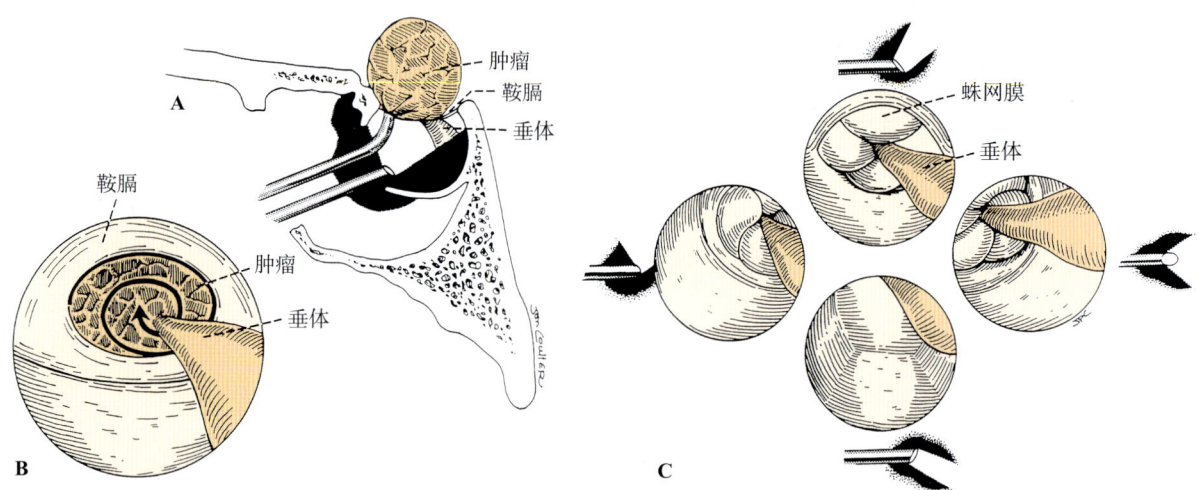

▲ 图 47-22 A. 蝶鞍的矢状面图。B. 鞍上肿瘤的 30°内镜观察。用弯曲的吸引器头移除肿瘤的鞍上部分，从包膜的边缘开始，由外周开始并逐渐朝向肿瘤中心分离。如果可能，保留健康的垂体腺组织。C. 当完全去除肿瘤鞍上部分时，蛛网膜将逐渐向下疝。花形蛛网膜的中心是垂体柄。保留任何健康的脑垂体组织。当将放置在蝶鞍内的 30°内镜旋转时，它将显示上方的鞍上区域，外侧的蝶鞍侧壁，以及下方蝶鞍的底部。通过旋转 30°内镜可以去除所有角落残留肿瘤

引自 Jho HD，Carrau RL，Ko Y. Endoscopic pituitary surgery. In Rengachary SS, Wilkins RH, eds. Neurosurgical operative atlas, Vol 5. Park Ridge, IL: AANS；1996. Copyright American Association of Neurological Surgeons.

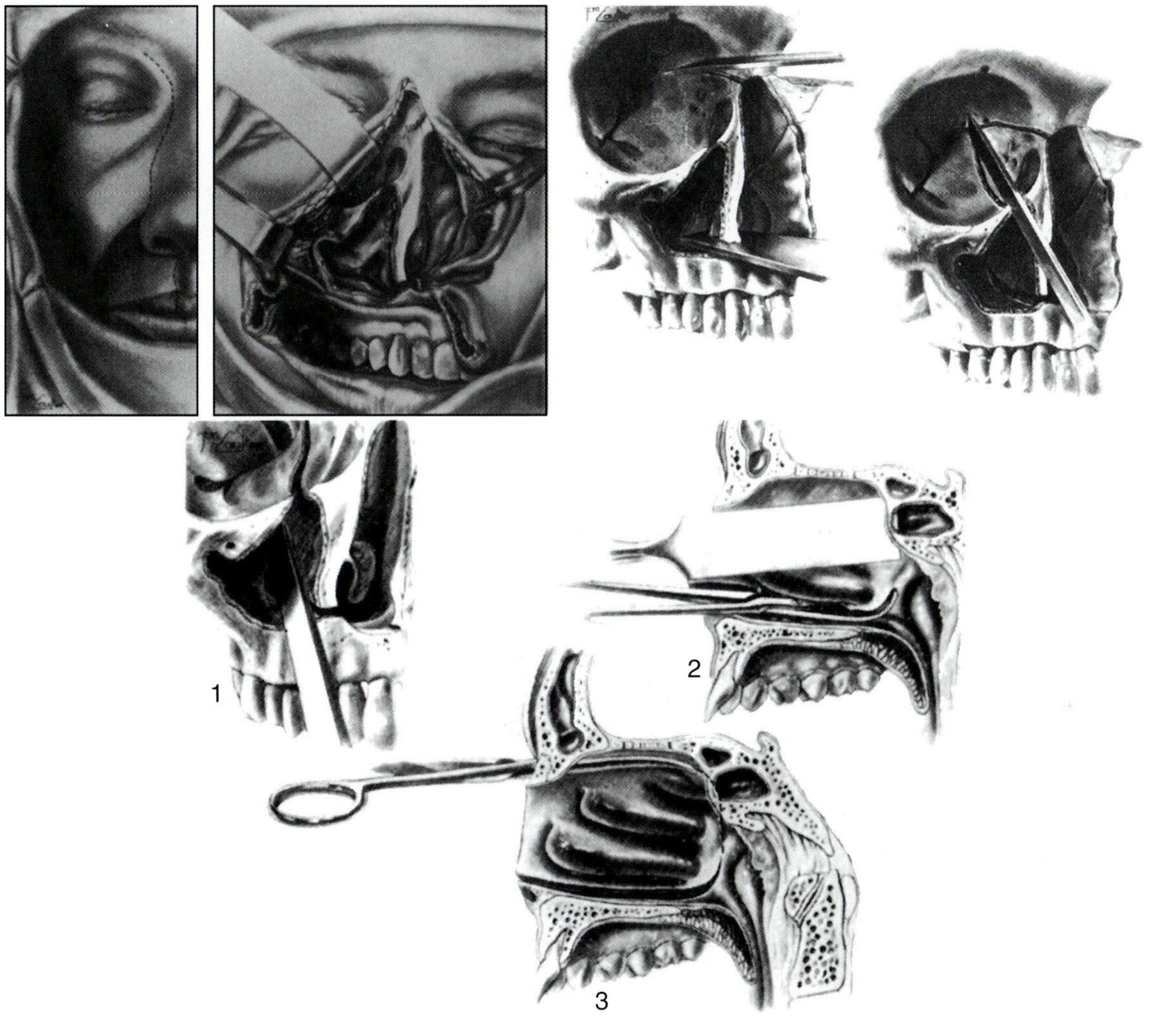

第47章 前颅底和中颅底手术

▲ 图 47-23 鼻侧切开术

左上：切口和软组织暴露，然后行上颌窦造口术。右上：眼眶和上颌骨的截骨术。底部：前部（1）和矢状（2和3）视图显示，后部截骨和软组织切口，以移除眼眶和上颌骨的内侧部分。这种暴露可以提供进入蝶骨、鼻咽、翼腭窝和筛窦区域（引自 Schramm VL, Myers EN."HowI do it" ——head and neck. A targeted problem and its solution. Lateral rhinotomy. Laryngoscope 1978; 88:1042-1045.）

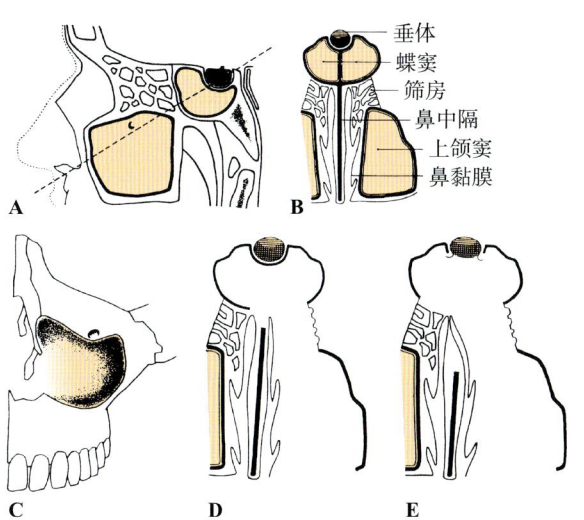

◀ 图 47-24 经上颌窦（经上颌窦蝶窦）入路到颅底，用于垂体切除术

A. 颅底和面中部近矢状切面显示通过上颌窦到蝶骨区的手术路径；B. A图中所示的虚线平面斜切面显示了上颌窦、筛骨气房和蝶窦之间的关系；C. 进行部分内侧上颌窦切除术以便于进入；D. 筛窦切除术和蝶窦前壁的切除；E. 黏膜下切除部分鼻中隔后蝶窦和垂体窝内暴露（引自 Hamberger CA, Hammer G, Norle n G, Sjögren B. Transantrosphenoidal hypophysectomy. Arch Otolaryngol 1961; 74:2-8.）

第九篇 颅 底

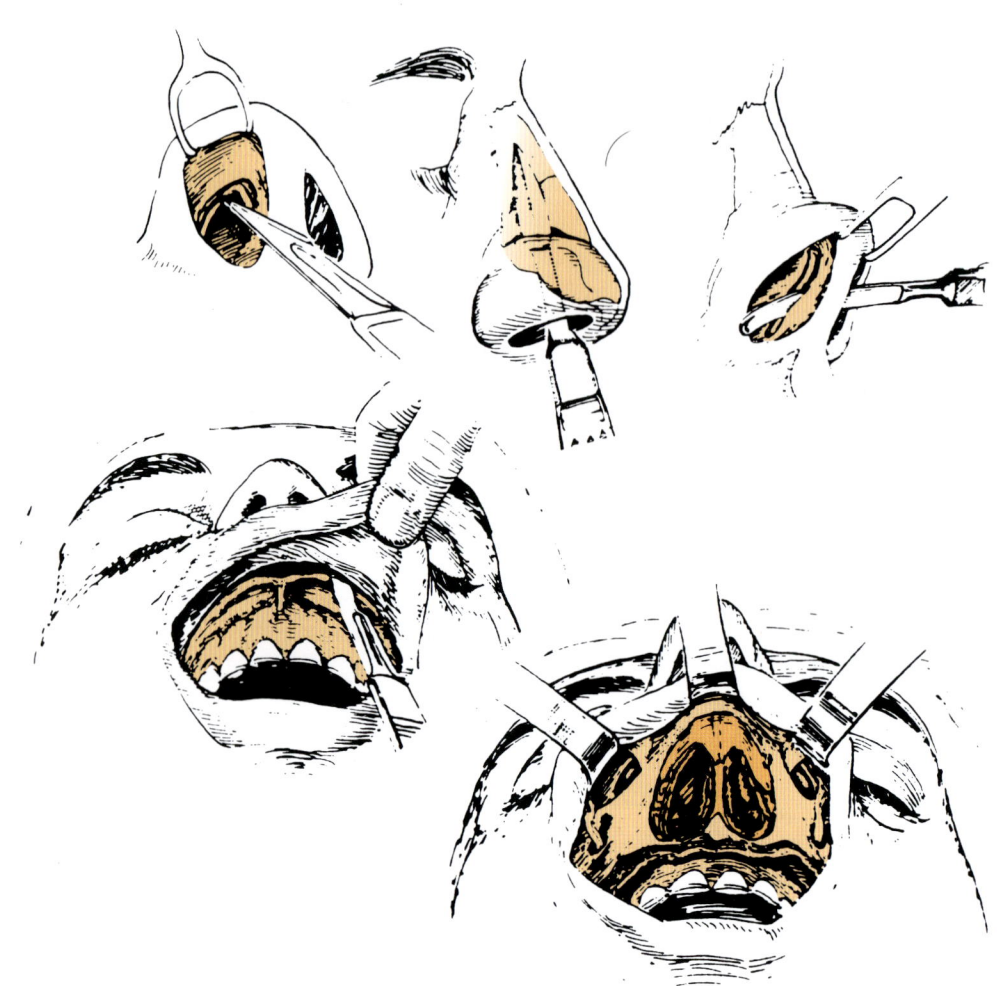

▲ 图 47-25 面中掀翻入路

鼻内和唇下切口用于从前部颅面骨分离皮肤和软组织（脱套）。随后的骨移除和颅底暴露类似于侧鼻切开术所示，并具有双侧进入的额外益处（引自 Casson PR，Bonanno PC，The midface degloving procedure. Plast Reconstr Surg 1974；53:102-103.）

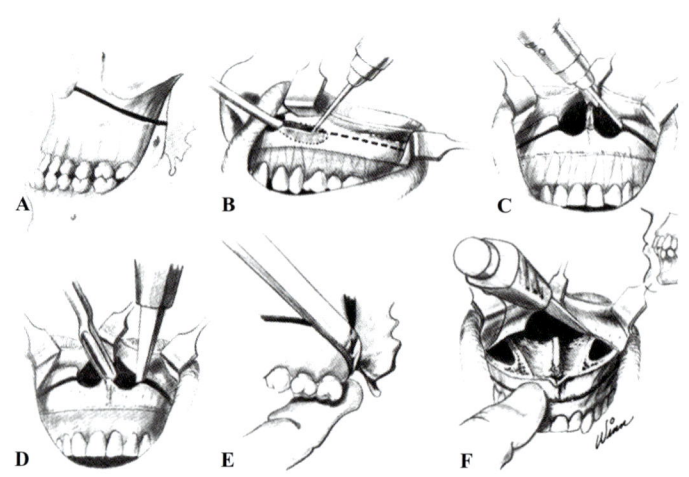

▲ 图 47-26 Le Fort Ⅰ型骨切开入路

A. 侧视图显示，建议骨切开术部位高于鼻底水平方向。B 和 C. 沿着上颌骨前外侧表面的切口和骨切口。D. 用骨凿分离鼻中隔。E. 用弯曲的骨凿从翼板分离上颌骨。F. 上颌骨向下骨折，允许进入上颌窦、鼻咽和邻近的颅底（引自 Bell WH. Le Fort I osteotomy for correction of maxillary deformities. J Oral Surg 1975；33:412-426.）

第47章 前颅底和中颅底手术

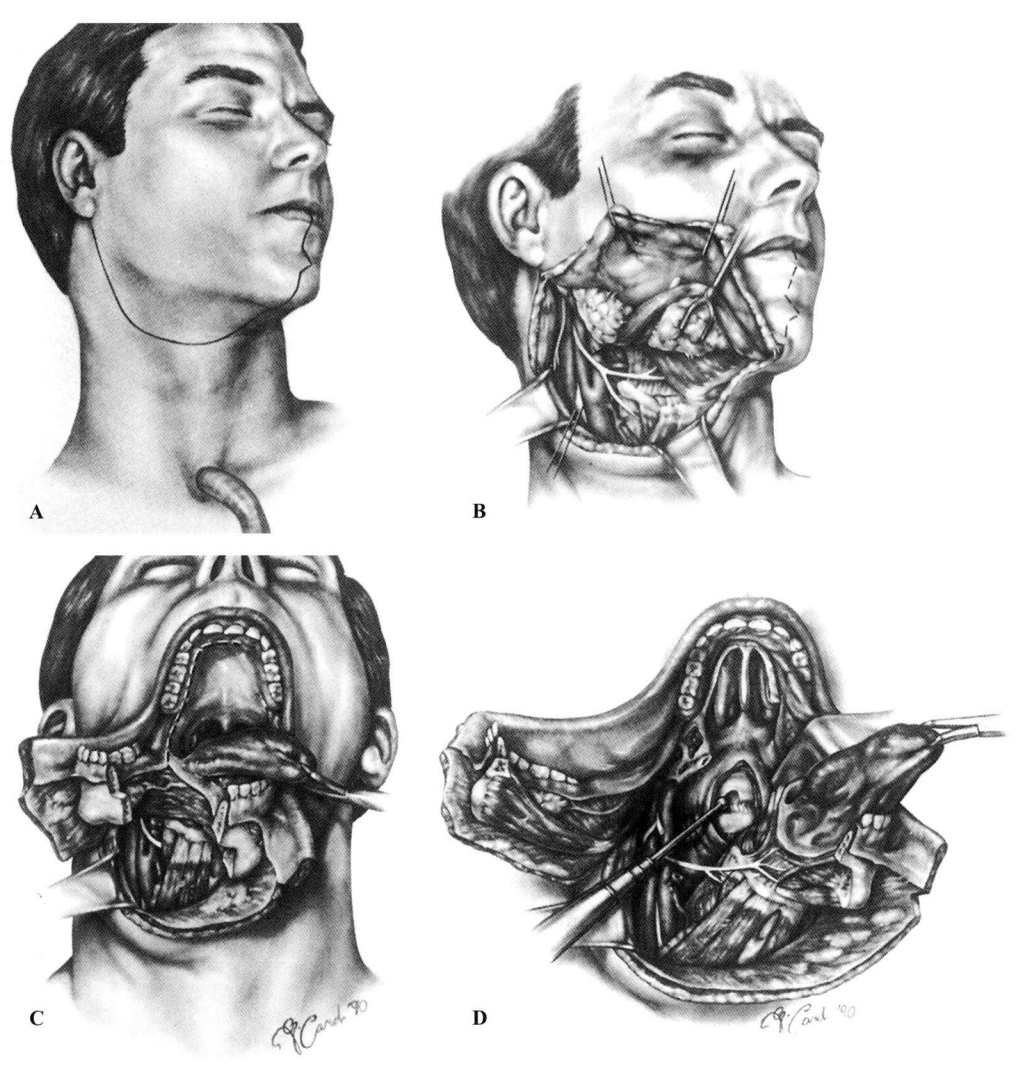

▲ 图 47-27　下颌骨劈开或颞下经下颌骨入路到达颅底

A. 切口。B. 识别颈部的主要血管和神经。C. 旁正中劈开下颌骨和牙龈区、腭区的口内切口。D. 在牵拉下颌骨、舌和舌骨上结构后，可将主要血管解剖到颅底。硬腭和软腭被移位以暴露鼻咽和斜坡，同样可以进入上颈椎。这种方法可用于处理咽旁间隙和颅颈交界部的肿瘤（引自 Krespi YP，Cusumano RJ. Transpalatal and transmandibular approaches to the skull base. In Jackson CG, ed: Surgery of skull base tumors. New York: Churchill Livingstone；1991:185-193.）

器人辅助技术，并且已被证明可以提供进入颅脊交界区的路径。报道中提到的主要优点是，达芬奇系统提供的出色视角，以及无需下颌骨劈开或咽后切开即可直接到达目标区域。Lee 和他的同事[96, 97]描述了第一个机器人辅助齿状突切除治疗颅底凹陷症的案例，该病例提供了使用机器人进行颅脊和颅底手术的可行性，并帮助识别潜在的缺点，包括当前机器人仪器的体积庞大，以及在进行骨质操作时需要额外的机器人专用控制方法，如手术钻或咬骨钳。

另一种切除斜坡和颅脊交界区的广泛病变的方法是扩大的上颌骨切开手术或其改良方法，即上颌骨次全切除术（图 47-30）[98]。一般来说，这些创新技术结合了许多方法的优点。它们通过单侧移除或切除上颌骨来提供中央区域的广泛暴露。

对于非常广泛的斜坡和颅脊交界肿瘤，当需要双侧经上颌入路时，可以采用面中裂开手术（图 47-31）[54, 60]。这种方法提供在一个手术区域内进入整个中央颅底，该区域可以从颅前窝底部垂直延伸到第 2 颈椎的水平（如果与下颌骨切开术相结合，则更低），并且在水平方向上由一侧颈

第九篇 颅 底

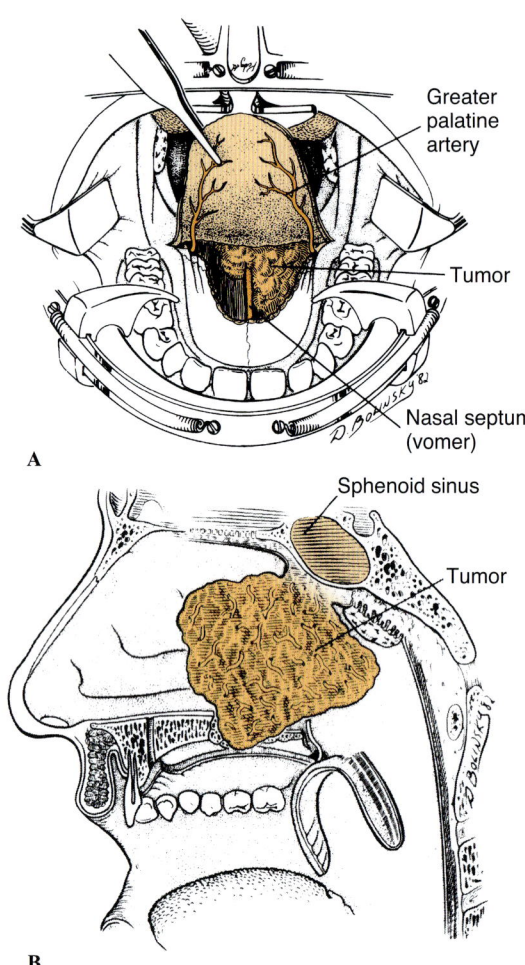

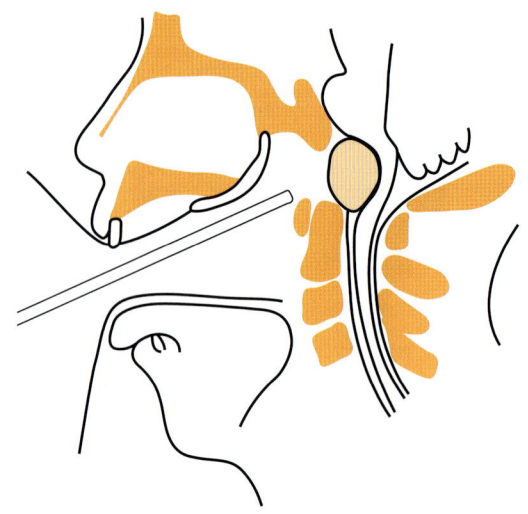

▲ 图 47-28 Transpalatal approach to the cranial base. A, A U-shaped incision has been made in the palatal mucoperiosteum, which has been elevated with care taken to preserve the greater palatine arteries bilaterally. The posterior portion of the bone of the hard palate has been removed to expose the nasal cavity and the tumor within. B, Sagittal view of the exposure obtained with a transpalatal approach. (From Jenkins HA, Canalis RF. Transpalatal approach to the skull base. In Sasaki CT, McCabe BF, Kirchner JA, eds: Surgery of the skull base. Philadelphia: JB Lippincott; 1984.)

▲ 图 47-29 通过抬起软腭、张口，颅底的经口入路进入颅颈交界区

浅橙色代表斜坡的肿瘤，并压迫脑干（引自 Crockard HA, Bradfo rd R. Transoral transclival removal of a schwannoma anterior to the craniocervical junction. Case report. J Neurosurg 1985；62:293.）

静脉窦延伸到对侧颈静脉窦。这种暴露是通过颅骨解剖来完全取代面中部骨骼，包括双侧上颌骨、眶底和腭骨。它对起源于中央区域并且还累及邻近的前颅底、颅脊交界处或侧区的大肿瘤处理尤其有用。

3. 侧颅底区手术入路

目前已经有许多用于侧颅底区域的手术入路被开发，并且被提倡使用。尽管呈现的技术多种多样，描述它们的术语有时也令人困惑，但这其中存在相当大的重叠。目前使用的大多数方法主要通过 4 个途径中的一个或多个到达颅底：①经颞骨；②经颞骨下；③经面部；④经颅内。上述这些路径指的是最终实现外科手术暴露的主要方向或定位。在大多数情况下，这种定向会影响手术的有效性和并发症发生率。颅底外科医生应该熟悉这 4 种路径中每一种的优点和局限性。对于广泛的病变，通常需要多种入路联合使用。

经颞骨入路：经颞骨的手术径路包括经耳蜗入路[99]，经迷路入路[15, 100]，乙状窦前、迷路后入路[2]和联合手术入路[101]。这些是侧颅底区的颅外手术技术，通过颞骨乳突和颞骨岩部提供岩尖、斜坡和小脑脑桥角的暴露。单纯经颞骨入路的前边界是 ICA 的岩骨内段，因此这些方法对于中颅底的暴露有限。因此，它们更常用于治疗后颅底肿瘤（如听神经瘤、岩斜区脑膜瘤、侵袭性胆脂瘤），这一部分在第 50 章中有更详细的讨论。在中颅底方面，经颞骨入路主要用作开颅手术、颞下窝入路，以及经面部入路的辅助。可以用于增加中颅底晚期病变的暴露，这些病变已延伸到

第47章 前颅底和中颅底手术

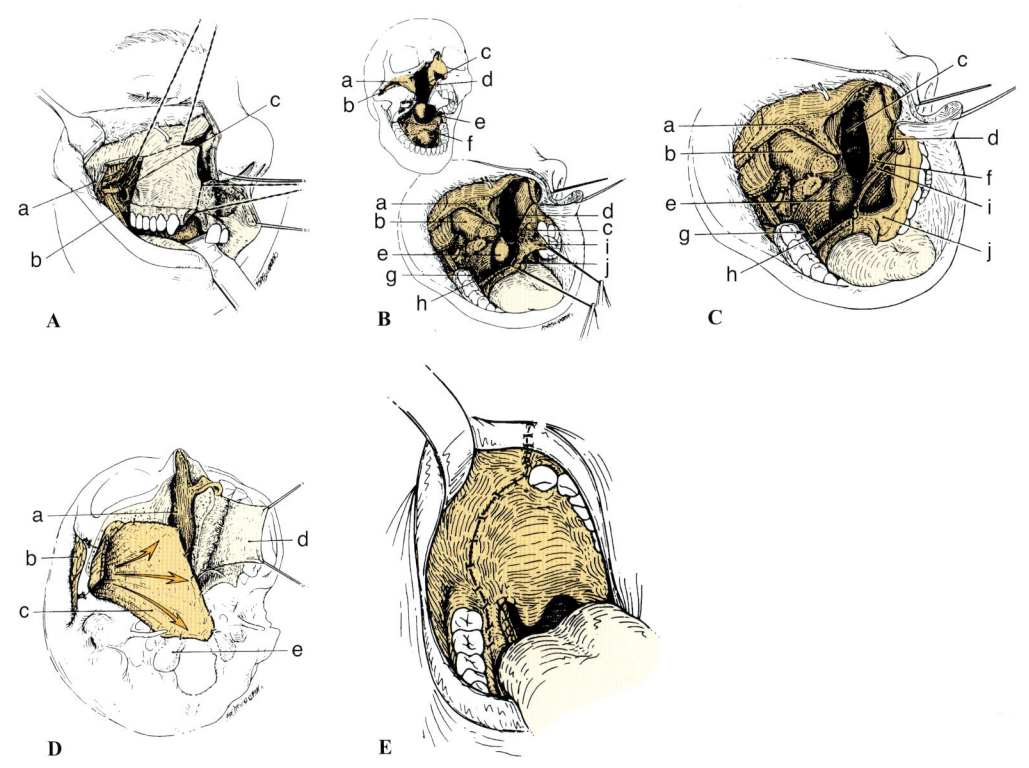

▲ 图 47-30 扩大的上颌骨切除术，上颌骨次全切除入路到达颅底

A. 上颌骨切除术的变化。改良 Weber-Fergusson 切口，然后切取取出一半上颌骨：a. 咬肌分开；b. 冠状突切除缺损；c. 翼外板。B. 上颌骨切除术，术区缺损：a. 上颌骨顶；b. 颞下窝；c. 鼻窦缺损；d. 鼻中隔；e. 斜坡肿瘤；f. C_1 椎体；g. 咽侧壁；h. 咽壁切口；i. 硬腭黏骨膜；j. 软腭。C. 上颌骨切除术的变化，保留一半上颌骨（j）但需要在硬腭黏骨膜水平暂时移位（有关其他字母所示结构，请参阅图例 B）。手术暴露在其他方面与上颌骨切除术相似。D. 转移颞肌修复手术缺损：a. 鼻窦缺损；b. 脂肪瓣；c. 颞肌瓣；d. 硬腭黏骨膜；e. 枕骨髁。E. 上颌骨次全切除术后闭合口腔和唇（引自 Cocke EW Jr, Robertson JH, Robertson JT, Crook JP Jr. The extended maxillotomy and subtotal maxillectomy for excision of skull base tumors. Arch Otolaryngol Head Neck Surg 1992；116:92-104.）

或超出岩斜区，并位于颈内动脉管的后方。术后并发症包括由于中耳或内耳结构的功能性丧失引起的伴或不伴有平衡失调的永久性单侧耳聋，以及由第Ⅶ对脑神经减压或移位引起不同程度和持续时间的面瘫。

颞骨下入路：颞骨下进入侧颅底区域的路径包括经颞下窝入路、经腮腺入路、侧方经颞 - 蝶颅底入路、面侧方入路和颞下 - 耳前颞下窝入路。

Fisch 及其同事[95, 102, 103]创建的颞下窝入路包括三种类型，用于特定的临床情况（图 47-32）。A 型入路提供了在乙状窦和髁窝之间的暴露，其设计可到达岩尖和迷路下区域。它对于处理该区域的胆脂瘤、脑膜瘤和球体瘤是最有用的。B 型入路允许从乙状窦进入岩尖，包括水平段 ICA 和卵圆孔等，以达斜坡病变，如脊索瘤、脑膜瘤和巨大岩尖胆脂瘤。C 型入路扩大了 B 型入路，包括了鞍旁区域、海绵窦、圆孔和破裂孔。在这种方法中去除翼板也有利于到达鼻咽。该方法用于切除小的鼻咽癌、腺样囊性癌和血管纤维瘤。颞下窝入路的所有类型变化都涉及乳突切开，面神经减压和移位，咽鼓管、中耳和外耳道封闭导致永久传导性听力下降。A、B、C 三型颞下窝入路都有基本的颞下入路特征，能良好地控制和暴露 ICA，向前延伸到中颅底（见第 49 章）。

有文献报道，面侧方入路（图 47-33）[104]和侧方经颞 - 蝶颅底入路（图 47-34）[105]处理累及颞下窝、上部翼上颌间隙、眶侧和眶尖的中颅底病变。这些手术通过在下方移位颧弓，并翻转颞肌，从稍高的方向到达颞下窝。如前所述，蝶骨大翼毗邻翼突外侧板，可被用作外科标志。这些方法还包括部分去除蝶骨大翼，这意味着它们包括颞下颅骨切开术和硬膜外剥离术。这些入路的

第九篇 颅 底

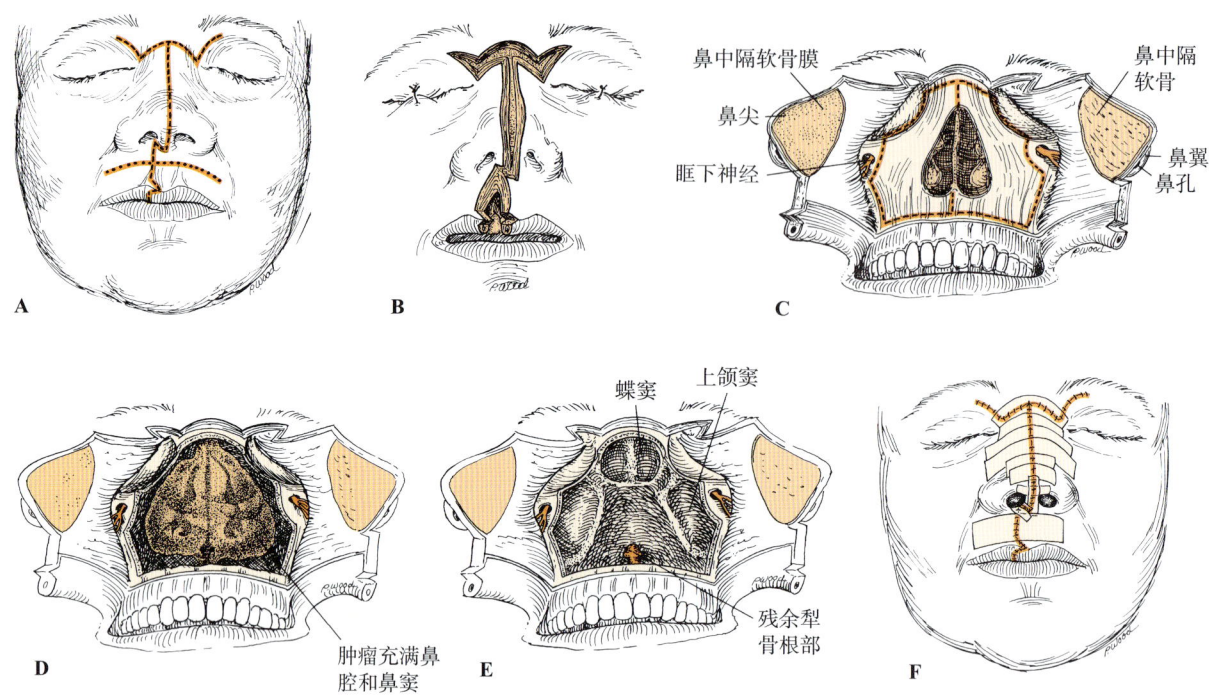

▲ 图 47-31 面中裂入路到达颅底

A. 切口。穿过鼻根的水平切口以进入眶上部。鼻中线切口分开皮肤并分离上下外侧软骨，以暴露鼻中隔，沿着人中的一侧向下延伸，分开上唇。唇龈切口（点状虚线）有助于双侧上颌骨暴露。B. 部分形成附有鼻软骨的面部软组织皮瓣。C. 软组织皮瓣完成，露出眼眶、鼻部，及上颌骨骨质。点状虚线显示骨切开的部位。D. 截骨术后，骨段暂时移位后的面中部暴露，包括眶壁内侧和下部，上颌骨前部和鼻部的骨质。必要时，骨切开范围也可能包括硬腭，这可以额外暴露口咽、鼻咽和斜坡。在这个例子中，肿瘤填充鼻腔后部和鼻咽并延伸到蝶窦。E. 切除肿瘤后，包括鼻中隔、内侧上颌骨和蝶嘴。F. 最后关闭术腔。骨段复位并固定，并且修复软组织。应用粘合带，术后 1 周内使用硅胶鼻支架固定

优点是它们不需要面神经解剖（第Ⅶ对脑神经的颞支同皮瓣一起翻向下方），并允许从颅内和颅外共同进入颅底。

面侧方入路是到达中颅底有限区域的有效路径。一旦良好的理解了解剖结构，其在技术上易于实施，并且相对的并发症发生率较低。它适用于颅内扩展受限的中小型良性肿瘤，如某些血管纤维瘤。相同方向的侧方经颞-蝶颅底入路可以进行拓展，因而相对于面侧方入路更复杂，但可提供额外的暴露，从而可以治疗斜坡、鞍旁区域、鼻咽部、岩尖部和颞下窝部位的病变。顾名思义，侧方经颞-蝶颅底入路意味着多种技术的组合。它类似于 Fisch 的颞下窝入路，但它不会导致传导性聋，也不需要进行面神经移位。

颞下-耳前颞下入路（图 47-35）[14, 106] 是经腮腺入路和侧方经颞-蝶的结合，外加颞部开颅术。它提供了大部分中颅底部的优良暴露，并允许在必要时改善颅内解剖的通路。由于该入路方向由侧方开始，并且向内侧发展，因而它可用于治疗蝶骨大翼、岩尖，以及中下斜坡的病变。这一方法被广泛用于切除脑膜瘤、软骨肉瘤、脊索瘤和岩尖胆脂瘤等。这一入路阐明了许多中颅底手术中使用的重要技术。

延伸到耳前和颈部区域颞部的半圆形或弧形切口以暴露颞肌、颧弓、腮腺和上颈部。(正如在冠状切口中所讨论的，颞肌筋膜和脂肪垫同皮瓣一起分离，从而保护面神经的额支）。拓展到颈部是为了增加 ICA、颈内静脉、后组脑神经（第Ⅸ～Ⅻ对脑神经），并帮助识别颞骨外的面神经。将腮腺与胸锁乳突肌分离，并将深面的茎突及其附着肌肉分离，以显示上颈段 ICA、颈内静脉和第Ⅸ至Ⅻ对脑神经。接下来，用往复锯将颧弓切

第47章 前颅底和中颅底手术

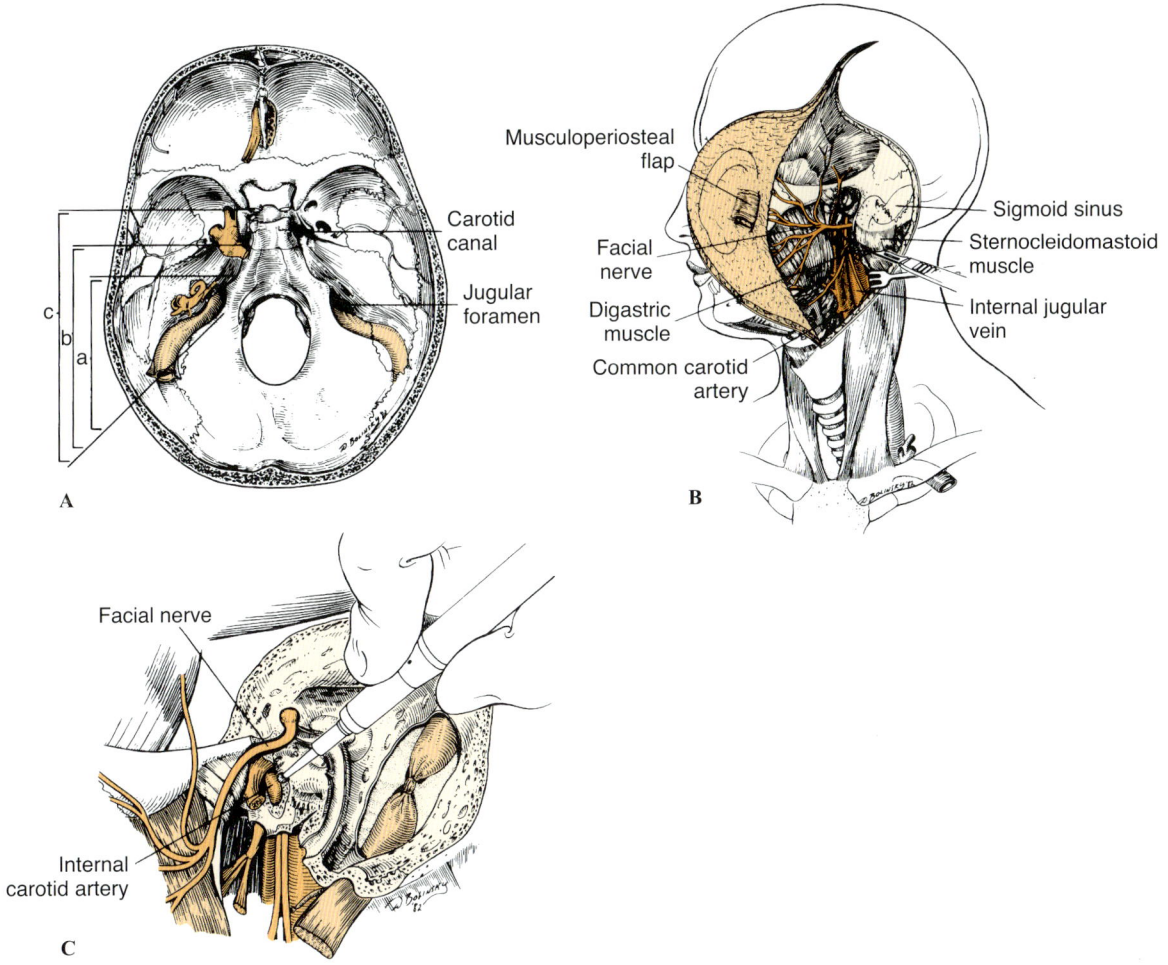

▲ 图 47-32 Infratemporal approach to the cranial base. A, Areas of the skull base accessible by each of the variations of the infratemporal approach: a, jugular foramen and petrous apex; b, clivus; c, parasellar and parasphenoid compartments. B, Postauricular incision with extensions into the scalp and neck. Sternocleidomastoid and digastric muscles have been divided at the mastoid tip to allow access to the carotid artery and the internal jugular vein. The facial nerve has been identified extratemporally; the external auditory canal has been closed by turning the musculoperiosteal flap. C, Radical mastoidectomy has exposed the sigmoid sinus, which has been ligated, and the middle fossa dura. The tympanic membrane and ossicles have been removed. The facial nerve has been unroofed and transposed anteriorly. By progressive drilling, the internal carotid artery can be traced distally through its petrous course to reach the cavernous sinus. Similarly, additional bone removal anteriorly will allow access to the parasellar region and the nasopharynx. (From Fisch U, Pillsbury HC, Sasaki CT. Infratemporal approach to the skull base. In Sasaki CT, McCabe BF, Kirchner JA, eds: Surgery of the skull base . Philadelphia: JB Lippincott; 1984.)

开并暂时移除，从而允许颞肌向下翻，以暴露蝶骨大翼和下面的颞下窝。当处理蝶骨翼突脑膜瘤等同时累及眼眶的病变时，眶外侧壁和眶缘也需与颧弓一并移除。下颌骨髁突可以回缩或切除，以暴露蝶骨嵴及其附近脑膜中动脉、三叉神经第三支和颈动脉管入口等重要结构。向内侧更进一步，在翼突内侧板的前方可识别三叉神经第二支。

进行低位的颞部颅骨开颅术，并通过硬膜外剥离，将颞叶从颅中窝底抬起，从而显示颅内标志，即 GSPN、脑膜中动脉和三叉神经第二支和第三支。

通过逐步移除蝶骨大翼，三叉神经第二支和第三支可以完全暴露。必要时，可以通过去除三叉神经第二、第三支和蝶骨翼板基底部之间的骨质来打开蝶窦。眶上裂可以用相同的方式暴露。

使用类似于面神经减压的技术，通过使用高

第九篇　颅　底

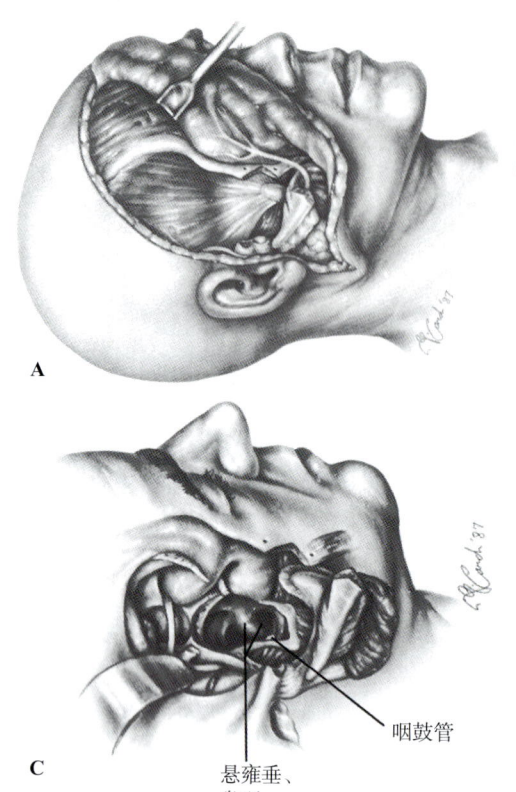

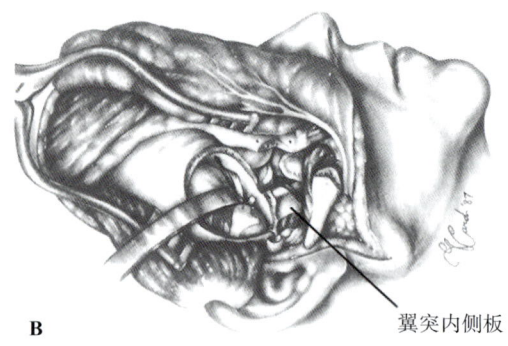

翼突内侧板

咽鼓管

悬雍垂、鼻咽

▲ 图 47-33　面侧方入路到达颅底
A. 颞部和耳前切口用于暴露颞肌和颧弓。将颧弓切片，以允许获得附着在下颌骨冠突的颞肌。面神经的额支保留在皮瓣内。B. 回缩颞肌，移除部分蝶骨大翼（颞下开颅）。回缩颞叶硬脑膜的显露三叉神经的分支和蝶骨翼突内侧板的附着。C. 分离上颌神经（V_2）和切除翼突内侧板暴露鼻咽（引自 Gates GA. The lateral facial approach to the nasopharynx and infratemporal fossa. Otolaryngol Head Neck Surg 1988；99:321-325.）

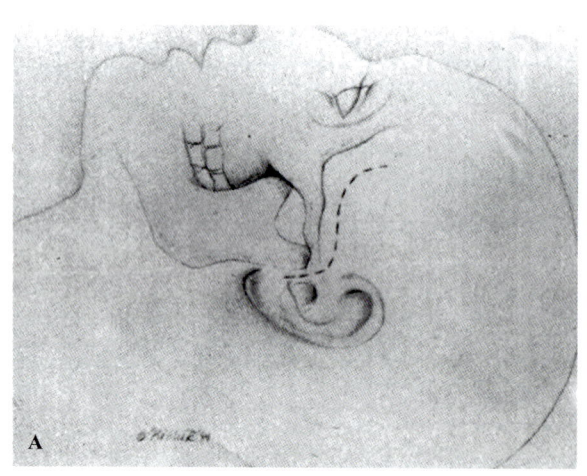

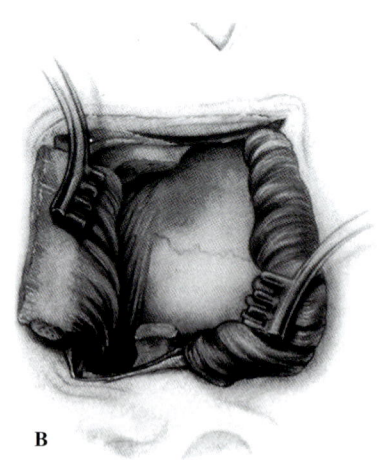

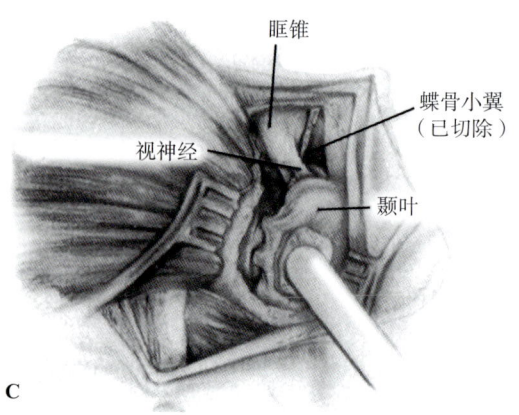

眶锥

蝶骨小翼（已切除）

视神经

颞叶

▲ 图 47-34　经侧方颞-蝶颅底入路到达颅底
A. 切口。B. 收缩颞肌，以暴露蝶骨大翼。如果预计需要颅底缺损的肌瓣重建，颞肌应保持完整并向下翻转。颧弓被暂时移除。C. 颞下开颅暴露眶尖和颅中窝底部（引自 Holliday MJ. Lateral transtemporal-sphenoid approach to the skull base. Ear Nose Throat J 1986；65:153-162.）

第47章 前颅底和中颅底手术

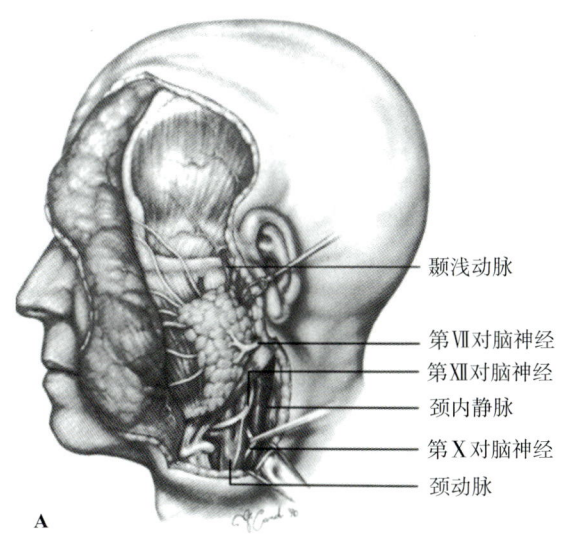

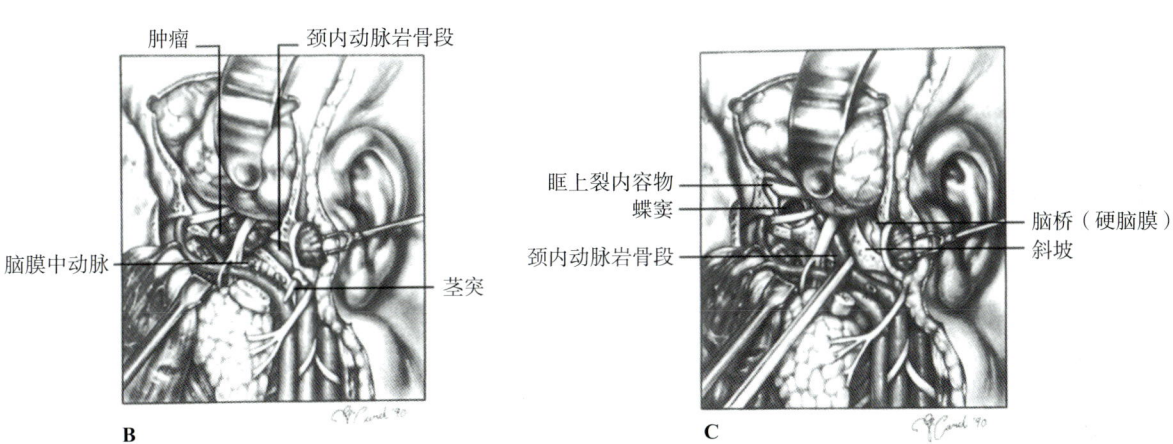

▲ 图 47-35 颞下 – 耳前颞下入路到达颅底

A. 初级暴露。面神经的远端分支仅用于示范显示，在大多数情况下，不进行面神经远端分支解剖。额支被包括在皮瓣中，并且向下翻转。B. 在暂时移除颧弓后，颞肌已被向下翻转（左下），切除下颌骨髁突，并进行颞下开颅。在分离茎突复合体后，通过颞骨内的部分向远端追踪颈动脉，以将其与肿瘤分离。不需要转移面神经，并且在这种方法中，中耳的传导机制保持不受干扰。C. 逐步解剖暴露斜坡、蝶窦、眶上裂，以及邻近的神经和血管结构（引自 Sekhar LN, Janecka IP.Intracranial extension of cranial base tumors and combined resection: the neurosurgical perspective. In Jackson CG, ed: Surgery of skull base tumors. New York: Churchill Livingstone；1991.）

速电钻和金刚石钻可以暴露 ICA 的岩骨内段，其开始于颈动脉管的颞下开口并且延伸到破裂孔正上方，也就是 ICA 进入海绵窦的位置。为了方便暴露，首先应分离脑膜中动脉、GSPN，通过去除茎突及其周围骨质，可以使高位颈椎 ICA 及其纤维鞘易于暴露。可将 ICA 向前移出其骨管，在病变累及 ICA 内侧的斜坡或 ICA 后方的岩骨时，这是有用的。海绵窦下方也可以通过这种暴露接近[7]。

颅底暴露的顺序和程度取决于要摘除病变的性质。可以取消或改变手术过程中的某些步骤，以适应特定患者的需要。例如，仅当手术将受益于 ICA 的近端控制或颈内静脉、第Ⅸ至第Ⅻ对脑神经的低位暴露时，则需要解剖颈部。除此之外可以避免手术向颈部延伸。

在病变摘除后，用抗生素溶液冲洗伤口并仔细检查。任何硬脑膜缺口都需经过精心修复，或者使用颅骨膜、颞肌筋膜或阔筋膜进行重建。除

第九篇 颅 底

了修复硬脑膜外，还需尽一切努力在颅内区和头颈部之间重建功能性屏障。但这通常不包括重建颅底的骨质。取而代之，只要有可能，就应致力于将带血供的重建软组织插入手术缺损区域。

任何与气道相通的通道都需识别，最常见的为蝶窦、鼻咽和咽鼓管。如果蝶窦已被打开，则其黏膜将被移除，并且以自体脂肪填塞或带血供的颞肌瓣向内侧翻转而封闭。如果已经进入咽鼓管，则剥离黏膜，包裹脂肪或肌肉，缝合闭合，并覆盖带血供的颞肌。如果鼻咽部被侵犯，则根据缺损的大小，缺损以带血供的颞肌瓣或游离的微血管瓣（如腹直肌）填充。特别注意确保 ICA 在其行程中被带血供的组织覆盖，特别是累及鼻咽部时。若不能以这种方式保护 ICA，可能导致动脉持续暴露于上呼吸道的细菌污染，继而引发颈动脉破裂。

最后，先前通过截骨术移位的颧骨和颅骨骨片返回其解剖位置并适当地固定。如果没有将颞肌用作重建组织瓣，则将其转移到颞窝。如果已

经被使用，则可以从腹部或大腿取自体脂肪填充颞窝，以减少颞窝凹陷。最后进行软组织闭合。

经面入路：经面部暴露颅底，特别是侧区（中颅底区域）并不是新概念。20 世纪 60 年代有数名作者报道了从该区域移除肿瘤的手术方法[107, 108]。这些早期的手术，最初用于恶性肿瘤根治性切除术，导致不可接受的高并发症率和死亡率，并且由于当时缺乏有效重建主要颅底缺损的方法，而遗留明显的畸形。随着颅面拆解技术和带血管蒂组织瓣重建的引入，拆除面部骨骼、消除深部病变已成为可能，并可进行比以往更大程度的功能重建。因此，侧区和中颅底区的病变手术较以往变得更容易。

由于将颅面骨骼作为手术暴露的障碍予以清除，从而打开整个颞下窝区域经面部手术是可行的，该区域包括整个颞下窝、鼻腔、鼻咽部、翼腭窝和蝶骨。经面部手术方法如图 47-36 所示[17]。

如图 47-36A 所示，在面部和头皮上形成切口。水平切口将鼻侧切开术和半冠状切口连接，

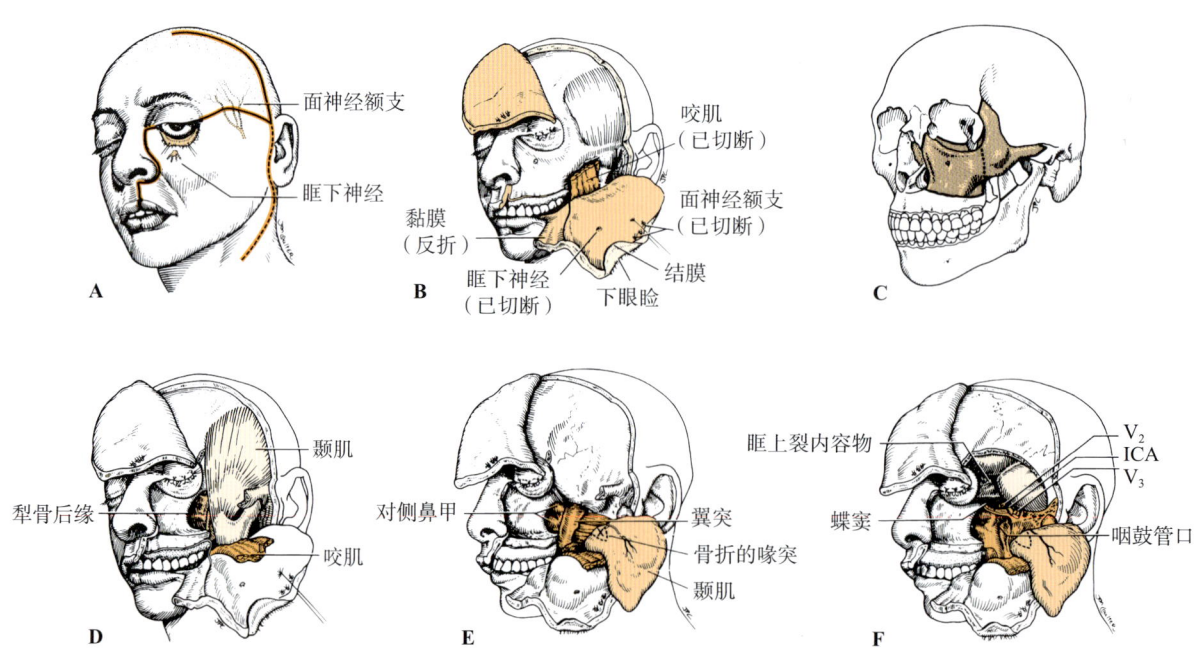

▲ 图 47-36 面部移位入路到达颅底

A. 切口。切口的眶下部分在结膜下穹窿部中。在不需要低位上颌暴露的情况下，可以省略唇部裂开。B. 面部软组织皮瓣完成并反折，以暴露颅面骨骼。C. 眶骨、颧骨、上颌骨切开的轮廓。D. 骨瓣暂时移除（易位）后的暴露。E. 通过骨折冠突增强颞肌的向下反折，以额外获得翼状肌和鼻咽部的暴露。F. 颞下开颅术允许暴露颅中窝底、蝶窦，以及相邻的神经和血管结构。ICA. 颈内动脉；V_2 和 V_3. 三叉神经的上颌支和下颌支（引自 Janecka IP, Sen CN, Sekhar LN, Arriaga M. Facial translocation: new approach to cranial base. Otolaryngol Head Neck Surg 1990；103:413-419.）

第 47 章 前颅底和中颅底手术

以形成上下两个软组织瓣。在这个过程中，使用诱发电位 EMG 识别面神经的额支，并且在手术期间对其进行标记和分离，以便在稍后的手术中重新连接。这种水平切口是暴露的关键因素，因为它允许一个单个、统一的手术区域，不受需要单独的头部和面部切口的限制，单独的头部和面部切口限制了外科医生在颅底部开展三维暴露的能力。切口之后将软组织瓣从颧骨和上颌骨的骨膜下平面分离抬起。同样从外侧、下方和内侧眶缘和眶壁上将眶骨分离。往复锯用于截骨，并且暂时移除眶颧上颌骨骨瓣。

将颞肌向下方翻转后，颞下颅底完全暴露，根据病变进一步进行解剖，使用与其他入路相同的颅底标志。颅内暴露较容易获得，如果需要，可以通过颞下颅骨切除术或通过额部、颞部开颅术暴露。同样，可以移除翼板及其附着肌肉，暴露鼻咽、蝶窦和斜坡。因此，像前面所提到的，面部移位可以用作中颅底中央区暴露，它提供了一个统一的手术区域，可以同时进入两个部分。

在切除完成后，同样的原则进行后续重建。硬脑膜修复后，颞肌用于填充颅底缺损。由于其明显的软组织体积，肌肉也可用于消除上颌窦窦腔。它可用作复位的游离眶颧上颌骨瓣带血供的组织床。通过缝合线或微型钛板实现骨质稳定。眶下神经在面部下软组织瓣形成过程中已横断，如果由于肿瘤学的原因未切除，则将上颌骨骨管内部分改道，并通过缝合神经吻合术重新将其连接到远端主干上。同样，也可以修复面神经的额支。为防止泪囊狭窄，应予以鼻泪系统支撑，并且内眦韧带固定在泪囊上。在术后早期，暂时的眼睑缝合有助于这种修复。缝合皮肤切口，术毕。

术后 1 周内可拆除眼睑缝合缝线，鼻泪管支架保留 6~8 周。在大多数患者中，眶下感觉在 3~6 个月内恢复，额肌功能在 6~9 个月内恢复。

当治疗侧区和中央区中颅底病变，尤其是病变大部位于颅外时，面部移位技术对于治疗较大病变或晚期病变时，所需的广泛暴露是有价值的。

颅内入路 颞部开颅术是一种传统的标准神经外科进入颅中窝的手术方法。对于颞叶的硬脑膜内病变或沿颅中窝外侧弯面的硬脑膜外病变，这是最直接的方法[109]。然而，对于颅底病变，单纯颞部开颅往往不太理想，因为它需要明显的由外上方向内下方压迫脑组织或者在某些情况下切除脑组织以达到目标区域。这种操作可导致术中和术后脑水肿，颞叶脑膜炎，言语、记忆和认知的缺陷，以及癫痫发作的长期风险。随着病变位置变得更向内侧，需要更多的颞叶压迫，这些风险相应增加。

单独颞部开颅术对于中颅底侧区的一些局限性病变依然有用，如蝶骨翼脑膜瘤。通过设计尽可能低的颅骨切开骨瓣，从而提供更加根本和直接的通路进入颅底，而不需要过多压迫大脑，可以最大限度地减少颅内并发症的风险，限制因素是颞骨岩骨嵴和颧弓。当术前影像学表明这些结构会阻碍充分暴露时，应选择更广泛的手术入路，如侧方经颞 – 蝶颅底入路、面侧方入路和颞下 – 耳前颞下窝入路。

House 的颅中窝入路[110]涉及使用颞部开颅、通过移除岩骨上表面的骨质到达 IAC 的初始步骤。因为这些区域中的大多数病变起源于第Ⅶ和第Ⅷ对脑神经，所以在第 44、第 49 和第 50 章中更详细地介绍了这种方法。

当颅底仅有较小程度的累及时，并且病变主要是颅内时，可以进行颞下颅骨切除术（图 47-33 和图 47-36）。在这个手术中，仅去除有限的颅骨，通常作为在切除术中建立安全上缘的手段，如翼突内外侧板基部及周围软组织。颞下颅骨切除术可以通过插入 Kerrison 咬骨钳或类似的咬骨钳，来咬除硬脑膜外卵圆孔内向圆孔方向的骨质。由此产生的骨窗允许在切除下部病变时在直视下保护颅中窝硬脑膜。

对于中颅底侧部的许多病变，颞部开颅术和颞下开颅术与经颞、经颞下或经面部暴露相结合使用。这些颅内入路提供了对该区域神经和血管结构的额外控制。耳鼻喉科医师和神经外科医生之间的密切合作是必要的，这对所有经颅手术的颅底病变都是如此[111]。

四、重建

如前所述，使用局部带血供组织瓣是颅底缺

损的主要重建方法。然而，当缺损过大、再次手术、局部区域组织瓣不可用时，这些缺陷的微血管重建支持技术正在发展[56, 57, 112]。

在一项回顾性研究中，Newman 及其同事[113]发现了前颅底和中颅底缺损的重建成功率为 95%。尽管整体并发症率为 30%，但没有颅内并发症脑脊液漏或死亡的病例与重建相关。其他作者的并发症发生率较高，包括组织瓣坏死和脑血管意外、抗利尿激素分泌失调综合征、脑膜炎、癫痫发作、颅腔积气和脑脊液漏等颅内问题，尽管大多数报道比回顾性研究设计还小[114]。

随着扩大的内镜手术的发展，同样需要开发非血管化材料进行颅底缺损的修复。脱细胞真皮、羟基磷灰石骨水泥、游离腹部脂肪、自体软骨和骨移植物可用于修复缺陷。重要的是，为避免感染和失败，不得让羟基磷灰石骨水泥接触鼻腔鼻窦黏膜[2, 115]。

五、术后关注点

（一）术后初期护理

所有患者最初都被收入由具有神经外科和头颈外科护理经验护士组成的重症监护病房。重症医学、内科和其他专业在适当的时候积极参与管理。通常，患者将持续心电监护、氧饱和度监测（通过脉搏血氧仪监测）和全身血压监测（由动脉导管监测）。在特定的情况下，Swan-Ganz 导管或中心静脉用于评估心血管状态和体液平衡。这些参数对于维持最佳的血管内容量、心输出量和脑血流量至关重要。

鉴于术中液体和电解质管理的复杂性，密切监测血液和化学参数是必要的（即血红蛋白、血细胞比容、血小板、凝血酶原和部分促凝血酶原激酶时间、钠、钾、钙、镁、磷，以及血清渗透压）。适当更换血液成分可维持氧气输送（红细胞）和预防凝血功能障碍（血小板、血浆）。电解质平衡尤其重要，因为偏离生理范围会导致电解质紊乱、躁动、昏迷或癫痫发作，这可能会被误认为与手术相关的神经损伤。

药物治疗在预防并发症中起着重要作用。在手术开始前常规给予抗生素，持续至术后 24～48h。术后持续给予抑制胃酸分泌药，以减少应激性溃疡和胃肠道出血的机会，直到患者能够耐受足够的肠内营养。当有明显的额叶或颞叶操作时，抗惊厥药用于预防癫痫发作是必要的。一旦实施抗惊厥药物治疗，应定期监测血清药物水平，并应在术后持续至少 6～12 个月。在大多数情况下，止痛疗法限于正确使用肌内注射可待因，其对精神状态和呼吸运动的作用温和、可控和可逆。通常避免使用更强的麻醉药和苯二氮䓬类药物，以及相关的镇静药，因为它们对这些功能的影响更大，更不可预测，可能会影响神经系统功能评估。

对于大多数打开颅骨的手术，在术后第 1 天进行 CT 扫描。该扫描作为基准，当出现神经系统并发症时，用于与后续影像进行比较。

预防深静脉血栓形成和肺栓塞，包括术中和术后使用弹力袜。此外，患者在手术后应尽快活动。

（二）并发症

颅底手术的许多严重并发症与大脑有关[14]，其预防和管理需要神经外科专业知识。首先，大脑操作，特别是过多的压迫回缩可导致脑水肿、硬脑膜下血肿和相应解剖部位的急性脑功能障碍。至于远期，则可能导致脑软化，以及言语、记忆、认知和智力功能的缺陷。脑损伤（手术挫伤）也可能使患者癫痫发作风险增加，特别是当颞叶受到累及时。通过颅底骨质移除和颅面拆解获得足够的手术暴露，从而减少对脑组织过重的操作需要，术中释放脑脊液、过度通气和糖皮质激素降低脑组织压力、过度通气和可以较好地预防这些问题。

颅内积气可能在术后早期突然发生。当患者试图擤鼻子后，气体会不经意间通过硬膜缺口进入颅内。这种快速发生气颅可能引起意识模糊、反应迟钝和进行性神经功能恶化等颅内占位效应（张力性气颅）。过度的引流脑脊液，由于其虹吸作用从鼻腔向上吸入空气，从而使颅内积气缓解得更慢。因此，预防性措施包括：①保持患者气管插管或气管切开通畅，直到他们足够清

第47章 前颅底和中颅底手术

醒，可以遵从指令；②脑脊液引流不宜过快，留置时间不宜过长。在颅底手术后的大多数患者中，允许每8h经腰椎引流排出25～50ml脑脊液，并在24～72h后移除。当怀疑有颅内积气时，需要及时进行CT评估。少量积气可以观察，而较大的积气可能需要通过针抽吸，也可以通过截骨部位或钻孔部位进行抽气减压，或者通过再次探查和加固重建。在急性发作的气颅，给予纯氧是增强颅内空气再吸收的有用辅助措施。在出现任何明显的气颅表现时，应停用脑脊液引流。

脑脊液漏是另一种与脑相关的严重并发症，因为它与脑膜炎有关。它通常表现为鼻漏，但也可能导致患者喉咙处感受到咸味。如果鼻腔排出物性状可疑，可以使用 β_2 转铁蛋白检测确认或排除脑脊液的存在[116]。对于最常见的少量脑脊液漏出，观察和持续脑脊液引流或连续腰椎穿刺通常就足够了。对于大量脑脊液漏出（明显的大量鼻漏）或持续性鼻漏，使用鼻窦内镜仔细检查或CT脑池造影检查将瘘口定位到额叶、筛窦、蝶骨、咽鼓管或颞骨，然后需要行手术修复。脑脊液漏也可表现为耳漏或切口漏，两种情况的治疗原则相似。在某些情况下，只需在初始部位进行修复；在其他情况下，可能需要额外的带血供组织瓣来封闭。此类组织可包括颞肌、颞肌筋膜或游离微血管皮瓣（如腹直肌、大网膜）。在特定的病例中，可以通过使用游离自体脂肪移植或纤维蛋白胶来加强闭合效果。如果使用带血供的局部组织进行初始修复，则重建失败的风险显著降低[71]。

包括脑膜炎和脑脓肿在内的中枢神经系统感染也有发生的可能。这些并发症可导致严重的神经疾病或死亡。如前所述，预防措施包括使用围术期抗生素、严格遵守无菌技术、尽量减少硬脑膜暴露于气道，以及对重建的细致关注。一旦发生，治疗包括抗菌药物（静脉内给药，有时是鞘内给药）和必要时手术探查，以排出脓肿或清除持续细菌感染源。

在围术期，脑血管并发症是需要格外关注的问题。脑血管意外可能有多种原因。颈动脉破裂可能由于感染、假性动脉瘤或过度的外膜剥离。这种并发症通常是突然和致命的，但有时可能会出现先兆出血，如果识别及时，可以提供干预的时间（即重新探查、血管旁路手术或永久性ICA闭塞）。ICA血栓闭塞或栓塞到远端血管可导致脑卒中和死亡。术中和术后严格维持全身血压可避免导致ICA血栓形成的低血压。在ICA附近手术操作时小心谨慎，并谨慎给予高危患者术后抗凝治疗，可能会减少术后血栓的发生。虽然中颅底手术中并发卒中的发生率很低，但确实有相当数量的卒中发生了。当颅底团队采取积极的干预和康复方法时，通常可以减少这种并发症率。脑卒中后的干预应包括严格控制影响脑血流量的血流动力学因素，以防止梗塞延长，它还应包括确保最佳内稳态，例如控制气道和氧合，维持液体和电解质平衡，以及营养支持。康复医学、物理治疗和作业疗法，以及言语治疗方面专业人员的投入极大地促进了卒中患者和其他原因引起神经功能缺陷患者的康复。

脑神经损伤值得特别考虑，因为它们对术后恢复和生活质量的深远影响。嗅觉神经（第Ⅰ对脑神经）的牺牲通常被认为是轻微的残疾，但它可能导致一些患者由于嗅觉不足不再进食而导致严重的营养不良。第Ⅱ、第Ⅲ、第Ⅳ和第Ⅵ对脑神经缺陷导致不同程度的视力残疾，这取决于手术创伤的程度和疾病过程本身的神经受累情况。眼外肌麻痹很少完全恢复。因此，对于可以预见这些损伤的患者，应当在手术开始前做好丧失双目视觉的准备。眼科医生的眼外肌手术有时可以帮助弥补这些缺陷。视力敏锐度的丧失是前颅底手术的潜在并发症，但除非视神经在术前受损，否则这种情况并不常见。在这些患者中，难以预测视神经功能的恢复[65]。

第Ⅴ和第Ⅶ对脑神经损伤是危险的，主要是因为角膜的感觉丧失（V_1）或保护丧失（V_2）。在这些病例中，睑裂缝合术和注意眼部润滑是预防角膜炎和视力丧失的重要手段。除了明显的感觉缺陷之外，第Ⅴ对脑神经功能障碍除明显的感觉障碍外，还可能导致咀嚼和营养方面的重大问题，因为翼状肌、颞肌和咬肌缺乏运动神经支配（V_3）。

第九篇 颅底

第Ⅶ对脑神经麻痹可以是一个巨大的社会和情感障碍，应该尽可能积极地恢复。第Ⅷ对脑神经损伤，虽然很少可逆转，但当单侧损伤时，通常可以通过听力学和前庭训练得到补偿。

第Ⅸ、Ⅹ和Ⅻ对脑神经缺陷，特别是当它们一起出现时，由于吸入和吞咽困难，以及随后的肺炎和营养不良可能危及生命。术前或术后预计存在这些缺陷的患者管理应包括颅底手术时或之后不久的气管造口术和胃造口术，以免这些并发症影响患者的康复。喉部成形术或将胶原或脂肪注射到单侧瘫痪的喉部也可能是有益的。患有多种双侧缺陷的患者是极难康复的。这些病例的管理几乎总是包括永久性气管切开术和胃造口术，有时还包括喉气管分离。

颅底手术的许多并发症与大脑无关（表47-2）并且可以影响任何生理系统。尽管内镜颅底手术的侵入性相对较少，但这些手术具有许多与传统的开放性颅底手术相同的风险。CSF漏出仍然是最常见的并发症，并且其他严重的并发症包括脑神经、脑膜、血管和静脉窦的损伤，并且可以在术后即刻出现。迟发的并发症包括脑膜炎、脑脓肿、张力性气颅、嗅觉缺失和粘连形成。视神经或视交叉或眼眶内容物的损伤可能导致视力丧失或改变，包括眼外肌组织。经蝶窦入路也可能导致垂体柄受损[41]。据报道，内镜手术后尿崩症发生率降低到50%[117]。

六、结果

尽管颅底手术中的许多技术进步和多专业合作方法，已经扩展了实现完全和安全的肿瘤切除能力，但问题仍然是患者从这些侵入性手术中受益的程度。1995年的一篇综述回顾了40年癌症和肉瘤的颅底手术，为这个问题提供了一些深刻的见解[118]。并通过一些结局和并发症发生率的趋势分析了这一领域发展过程中的三个时代。

20世纪60—70年代，外科先驱实现了3年、5年的生存率分别为52%和49%。在那个年代颅底入路的应用有限，如果肿瘤颅内扩张或进入翼腭窝，则肿瘤被认为不能手术。并有严重的并发症，总感染率为54%，31%的病例发生CSF漏出。20世纪70—80年代，颅底病例的数量和处理这些病例的外科医生数量增加了，主要进展是先前被认定为不能手术的肿瘤患者接受了完全肿瘤切除术的尝试。报道了包括颅内和脑内扩展，以及进入翼腭窝的肿瘤病例。3年生存率从57%略微上升至59%，有限的5年生存率报道在49%的范围内。感染率介于4%～48%之间，但脑脊液漏出的发病率降至3%～19%。20世纪80—90年代，引入了一种多专业合作的颅底手术方法，并发症显著下降，感染率从0%～28%不等，脑脊液漏

表47-2 颅底手术的非神经外科并发症

并发症类型	示 例
心血管	心肌梗死、低血压、充血性心力衰竭
呼吸	肺栓塞、肺炎、误吸、呼吸窘迫综合征、肺水肿
血液	输血后凝血功能障碍、贫血、深静脉血栓
肾脏	急性肾小管坏死、药物性肾病
感染	肺炎、脓毒症、血栓性静脉炎、伤口感染、病毒性肝炎、尿路感染
胃肠	营养不良、应激性溃疡、胃肠道出血
代谢	血清钠、钾、钙、鳞，以及其他矿物质紊乱
内分泌	尿崩症、抗利尿激素分泌失调综合征、垂体功能减退
肝脏	药物性肝炎、胆汁淤积

出的发生率降至 2%～4%。另一个重要因素是局部疾病控制得到了很大改善。3 年生存率增加至 67%～74%，5 年生存率增加至 56%～70%[118]。最近一项针对接受颅面切除术的患者进行的多中心研究显示，5 年总体生存率、疾病特异性生存率、无复发生存率分别为 48%、53% 和 45%。预后不良的指标包括手术切缘阳性和颅内、眼眶受累。黑色素瘤和未分化的癌症预后最差，嗅神经母细胞瘤和低级别肉瘤预后最好[119]。

手术技术、鼻内镜及相关手术、多学科手术团队等进步带来了更好的预后。因此，手术干预对生活质量（QOL）方面的影响变得越来越重要，而不再仅仅是疾病本身和功能预后方面。目前的重点是改进和测量 QOL，这也将有助于验证新的手术方法和干预措施。第一项专项问卷调查评估接受颅底手术的患者的 QOL 的研究由 Cavel 及其同事进行[120]，他们研究了 41 名接受颅底手术的患者，在术后 3 个月时利用新开发的 QOL 工具（前颅底问卷）进行研究。尽管存在一些局限性，如回顾性和 QOL 的单点横断面数据，该研究确实得出结论：大多数患者的生活质量良好，预测 QOL 不良的主要因素是恶性肿瘤、放疗和显著的并发症。Castelnuovo 及其同事[121]在术前 1 个月、术后 1 个月、术后 1 年时，使用前颅底问卷调查了 153 名患者。他们得出结论：根治性内镜下鼻内切除导致在手术的第一年内完全或部分恢复 QOL。年龄大于 60 岁、经鼻开颅的扩大入路手术和术后放疗与生活质量差相关。McCoul 及其同事[122]是第一组对于接受内镜颅底手术的患者，前瞻性研究颅底手术的 QOL。该研究结果表明，与术前 QOL 相比，QOL 在 12 周和 6 个月时有所改善。如果可以彻底切除肿瘤，短期改善会更大。利用鼻窦预后测试（SNOT-22）评估显示内镜鼻窦术后生活质量在术后早期可以预估的降低，但随后转变为术前值。

在一项大型颅面切除术患者的多中心研究中，术后并发症发生率为 36%。发现患有并发症、术前放射治疗和肿瘤浸润等使患者术后并发症的风险增加。整体伤口并发症发生率不到 20%[123]。

虽然文献中的报道令人鼓舞[124-126]，但仍需要对照研究和前瞻性临床试验。这项工作将非常困难。与大多数病例是鳞状细胞癌的头颈部癌症不同，颅底肿瘤不太常见，组织学类型更多样。除组织学多样外，在颅底这一复杂区域中肿瘤位置不同、肿瘤侵犯方向不同，增加了问题的复杂性。当将这些因素考虑在内时，既使进行足够多的患者调查也不太可能准确反映结果。可能需要多机构研究来规避这些困难，并提供有关颅底手术价值的重要信息。这种协作的努力，可以帮助建立颅底肿瘤基本治疗的一致性和辅助性疗法。

推荐阅读

Anand VK, Schwartz TH: *Practical endoscopic skull base surgery*, San Diego, 2007, Plural Publishing.

Barnes L, editor: *Surgical pathology of the head and neck*, ed 3, New York, 2008, Informa HealthCare.

Carrau RL, Snyderman CH, Vescan AD, et al: Cranial base surgery. In Myers EN, Eibling DE, editors: *Operative otolaryngology-head and neck surgery*, ed 2, Philadelphia, 2005, Elsevier.

Wenig BM: *Atlas of head and neck pathology*, Philadelphia, 1993, WB Saunders.

第 48 章 经鼻内镜辅助前颅底手术
Transnasal Endoscopic-Assisted Surgery of the Anterior Skull Base

Aldo Cassol Stamm　　Shirley S.N. Pignatari　　Leonardo Balsalobre　著
孙鹏程　译

要点

1. 前颅底和脑内病变有效而安全的治疗取决于多种因素，包括详细的临床病史、术前评估和影像学检查、对区域解剖及脑血管生理的熟悉和精细的手术技巧。
2. 高分辨率视频摄像头、增强的手术内镜、符合人体工程学的双极电凝、长手柄电钻、止血材料和影像导航系统等技术进步，促进了前颅底和脑内病变手术入路的改进。这些改进避免了过多的脑组织回缩和神经损伤，优化了手术暴露并降低了并发症发生的风险。
3. 对于颅底手术，多学科团队的使用可提高生存率并降低并发症发生率，如果没有这样的团队，这种手术是禁忌的。该多学科团队应包括神经外科、耳鼻喉科、麻醉科、病理科、内分泌科、重症监护室和熟悉有严重神经系统后遗症风险患者护理的辅助医务人员。
4. 带蒂鼻中隔瓣对于新的封闭硬脑膜缺损重建技术起到了协助作用，可以进行更广泛地切除，并降低并发症发生率。然而，感染、脑脊液漏出和控制硬膜内出血，仍然是一个艰难的挑战，坦率地讨论这些风险，给予患者知情同意至关重要。

过去十年技术的发展和其带来的见解彻底改变了医学界治疗颅底、眼眶和视神经病变的策略。医生的工作是从显微前颅底手术入路发展而来，旨在避免神经和大脑回缩，并沿着经口和经鼻两条基本的前中线路径发展 [1-3]。医生们通过这些方法扩大了手术范围，并拓展了实现切除后重建的医疗设备。然而，有效和安全的治疗颅底病变仍然存在重大挑战，因为尽管我们已经改善了术后重建，但扩大的手术范围增加了手术的风险。

一、手术解剖
(一) 颅前窝

颅前窝由前额骨眼眶部分、中央部的筛骨筛板、后部的蝶骨小翼和蝶骨体组成（图 48-1A）。筛板位于眶顶之间的中央凹陷处，并将颅前窝与鼻腔分开。它有 15~20 个小孔，穿行从上部鼻腔黏膜到嗅球的嗅神经。鸡冠在筛板的中央前部向上突出，并且有大脑镰附着。在鸡冠和额嵴之

第 48 章 经鼻内镜辅助前颅底手术

间，额筛缝的盲孔内有通向上矢状窦的导静脉。眼动脉的筛前、筛后分支通过筛孔出眼眶，分别通过的筛板前外侧和后外侧边缘入颅（图 48-1B）。在后方，筛板与蝶骨体连接，从前部到后部是蝶骨平面、蝶棱、视交叉沟、鞍结节、垂体窝和鞍背。蝶骨平面形成后组筛窦的顶部和蝶窦的前部，以及视神经管的后外侧边界[4]。

（二）鼻腔

鼻腔下方比上方宽，上限为颅前窝，在外侧边界为眼眶和上颌窦，下方边界为硬腭。鼻腔通过鼻中隔在矢状方向被分开，鼻中隔由筛骨垂直板向前和向上、犁骨向后向下、鼻中隔软骨向前向下形成（图 48-2）。鼻腔通过梨形的前鼻孔开口到面部，并且在后鼻孔处向后与鼻咽部连接。

每个后鼻孔的垂直长度约为 25mm，横向约为 13mm，上界为包含蝶窦的蝶骨体前方，下界为硬腭后缘（腭骨水平板），内侧界为鼻中隔（犁骨），外侧界为蝶骨内侧翼板。

鼻腔外侧壁通常有三个向内侧突出部分，即上鼻甲、中鼻甲和下鼻甲（图 48-3）。这些鼻甲

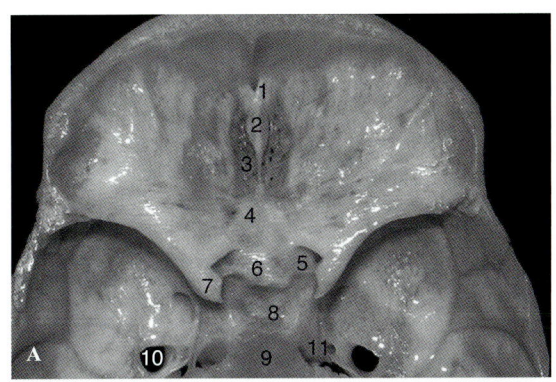

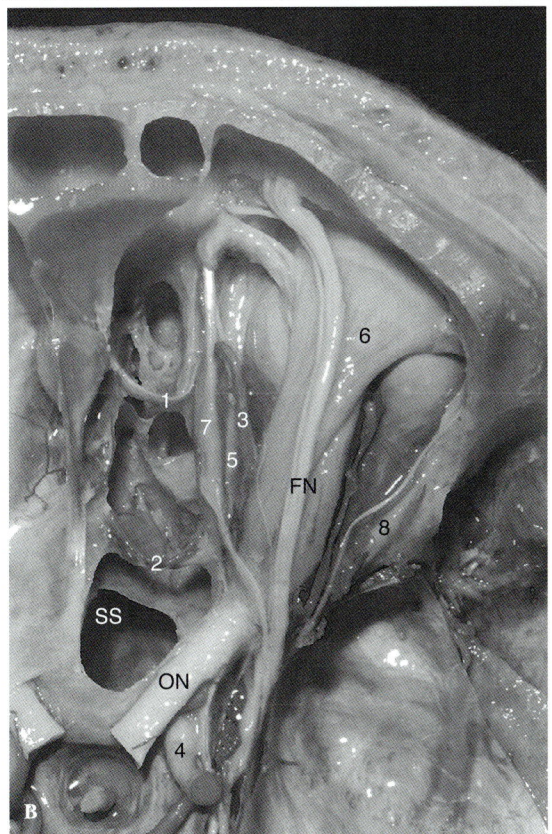

▲ 图 48-1　A. 颅底的颅内视图：**1.** 盲孔；**2.** 鸡冠；**3.** 筛板；**4.** 蝶骨平面；**5.** 视神经管；**6.** 视交叉沟；**7.** 前床突；**8.** 垂体窝；**9.** 鞍背；**10.** 卵圆孔；**11.** 破裂孔。B. 去除颅前窝底部后颅底的颅内视图：**1.** 筛前动脉；**2.** 筛后动脉；**3.** 眼动脉；**4.** 颈内动脉；**5.** 内直肌；**6.** 上直肌；**7.** 斜直肌；**8.** 外直肌。FN. 额神经；ON. 视神经；SS. 蝶窦

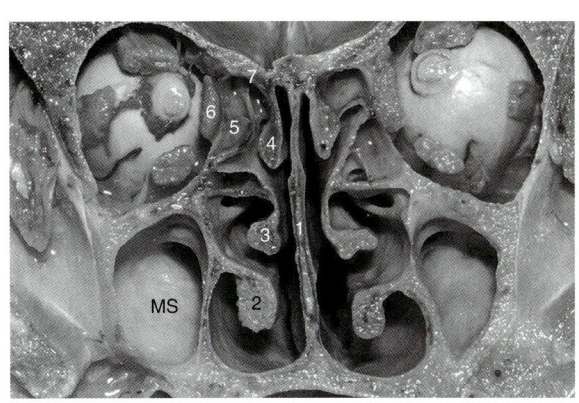

▲ 图 48-2　鼻腔和鼻窦冠状切面的后视图
1. 鼻中隔；2. 下鼻甲；3. 中鼻甲；4. 上鼻甲；5. 筛窦；6. 内直肌；7. 筛窦中央凹。MS. 上颌窦

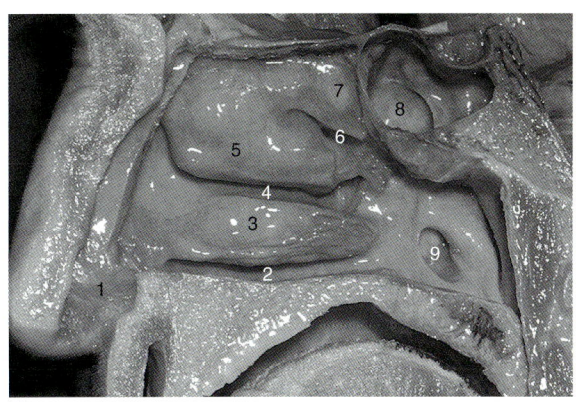

▲ 图 48-3　右鼻腔外侧壁
1. 鼻孔；2. 下鼻道；3. 下鼻甲；4. 中鼻道；5. 中鼻甲；6. 上鼻道；7. 上鼻甲；8. 蝶窦；9. 咽鼓管咽口

第九篇 颅 底

下方的气体通道分别被称为上、中、下鼻道。成对蝶筛隐窝在上鼻甲的后上方，并在蝶骨体前上方。它们是成对蝶窦口的位置，形成鼻腔和蝶窦之间的通道（图 48-4）。鼻腔外侧壁的上半部分对应于眶内侧壁。从前到后，它由上颌骨额突、泪骨和筛骨眶板（纸样板）组成，每个都通过垂直缝和下一个分隔开。极薄的泪骨和包含气房的筛骨将鼻腔与眼眶分开。泪囊和鼻泪导管所在的鼻泪沟和鼻泪管分别在中鼻甲的前部末端的前方向下通过，并于下鼻道开口。额筛缝位于鼻腔顶部和筛板的水平面上。

筛前、筛后动脉和神经分别穿行于筛前孔和筛后孔。筛前孔、筛后孔位于额筛缝线中或稍高处。这些动脉和神经离开筛孔后，进入筛板外侧缘的颅前窝。筛前动脉是眼动脉的末端分支，供应前筛、中筛气房黏膜、覆盖筛板和蝶骨平面的硬脑膜。筛后动脉通常小于前筛窦动脉，并且近 30% 的人群存在缺失[5]。它供血筛后气房黏膜和蝶骨平面硬脑膜。通常，从上颌骨额突的泪前嵴到筛前孔的距离为 22～24mm，筛前孔和筛后孔之间的距离为 12～15mm，筛后孔与视神经管之间的距离为 3～7mm。在面中入路中，筛前、后动脉可以沿着眶内侧壁的眶骨膜下平面分离。应注意防止损伤视神经，视神经有时直接位于筛后孔后方（图 48-1B）。

鼻腔外侧壁的下半部分，包括部分上颌窦内侧壁。它由前方的上颌骨、后方的腭骨垂直板形成。中鼻甲基板于眼眶和上颌窦接合处附近连接于鼻腔外侧壁。因此，上颌窦的内侧壁由中、下鼻道和下鼻甲的外侧壁构成。上颌窦于窦顶下方内侧壁的开口与中鼻道连通[4]。

翼腭窝位于上颌窦后壁前方和蝶骨翼突后方之间。翼腭窝包含翼腭神经节，它接收翼管内的神经（翼管神经）、离开圆孔的上颌神经、颌内动脉（颈外动脉的两个末端分支之一）、鼻后外侧动脉、鼻中隔动脉和上颌动脉的两个末端分支。这两个末端分支都通过中鼻甲的骨性末端（而不是软组织末端）尾侧上方的蝶腭孔进入鼻腔。鼻中隔动脉沿着鼻腔顶部到蝶嘴，并分成许多延伸到鼻中隔和鼻腔上壁的血管。在鼻腔的外侧壁中，鼻后外侧动脉分支供应鼻甲和鼻道营养（图 48-5）[6]。

（三）鼻旁窦

鼻旁窦包括额窦、筛窦、蝶窦和上颌窦。额窦由两个大气房组成，其中由窦内的隔板分开。其解剖关系主要与眶顶，鼻堤气房和颅前窝有关。它通过额隐窝与中鼻道沟通。筛窦由两组气房组成：前组开口于中鼻道，后组开口于上鼻道。

后组筛房可以过度向外侧气化，并且到达蝶窦上方，在这种情况下，它们被称为蝶筛气房（Onodi 气房）。视神经和颈动脉可能会在这些气房中，可能会在手术中受损。筛窦与眶内侧壁和

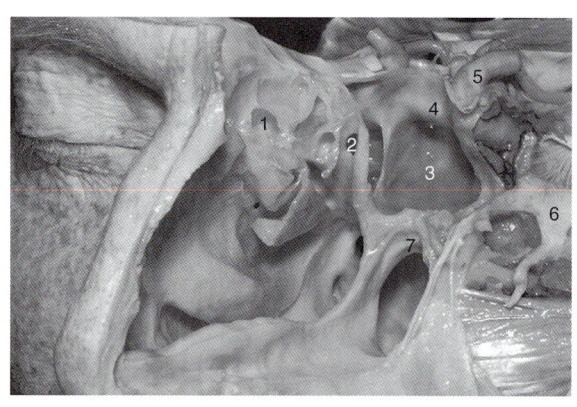

▲ 图 48-4 去除鼻中隔和蝶窦前壁后，右侧鼻腔外侧壁和蝶窦区的斜视图
1. 筛窦；2. 蝶窦口；3. 蝶窦；4. 蝶鞍前壁；5. 颈内动脉；6. 三叉神经；7. 后鼻孔上部

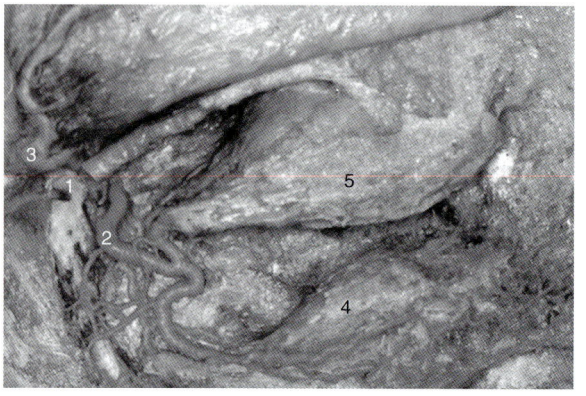

▲ 图 48-5 鼻腔外侧壁显示，上颌动脉的末端分支
1. 蝶腭孔；2. 鼻后外侧动脉；3. 中隔动脉；4. 下鼻甲；5. 中鼻甲（由 Joao Navarro 教授提供）

前颅底密切相关。

蝶窦的形状和大小变化较大，并且由不规则的隔膜不对称地分成两部分。当蝶窦发育良好时，其薄层外侧壁是海绵窦的内侧壁。颈内动脉（ICA）的海绵窦段是海绵窦内最内侧结构，并且在发育良好的蝶窦中，它在窦外侧壁形成被称为颈内动脉管突的骨性隆起。颈动脉管突分为鞍前段、鞍下段和鞍后段[11]。鞍前段对应于ICA海绵窦内部的前部垂直段和前部弯曲段。鞍下段对应于颈动脉的短水平段，鞍后段对应于后弯曲段和后垂直段（图48-6）。

视神经管通常被蝶窦部分包围，并在其外侧壁的前上部分形成骨性凸起。视神经管和颈动脉鞍前段突出部之间的骨性凹陷，被称为视神经颈内动脉隐窝，它到视束的距离延伸可变。ICA和视神经上的骨性蝶窦外侧通常非常薄，并且某些区域可能缺失。尽管Lang[7]观察到视神经管在6%的病例中裂开，但Seibert[8]发现57%的视神经凸出到蝶窦，1%没有骨管。Seibert[8]也指出，海绵窦颈内动脉的水平部分在67%的病例中明显突入蝶窦，并且6%骨管裂开。在他的标本系列中，48%的上颌神经在蝶窦突出，并有5%的骨管裂开，另外18%的出现翼管神经(vidian神经)突出。

在鞍结节下方，双侧颈内动脉彼此最接近，两者平均距离为13.9mm（范围在10～17mm）。在蝶鞍前壁，双侧颈内动脉分开约20mm（范围在13～26.5mm），在斜坡水平，它们之间的距离为17.4mm（范围在10.5～26.5mm）[9]。

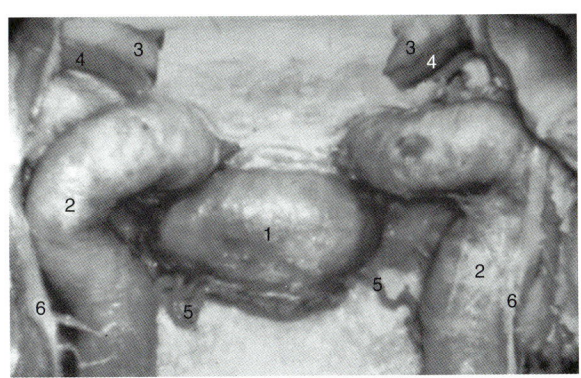

▲ 图48-6 去除蝶窦壁和硬脑膜后，中颅底前视图
1.脑垂体；2.颈内动脉；3.视神经；4.眼动脉；5.垂体下动脉；6.交感神经（由Drs. I. Inoue和A. Rhoton提供）

上颌窦有薄层骨壁，与内侧下部鼻腔、上方眼眶、后外侧颞下窝、后内侧翼腭窝和前外侧颊部软组织相隔。上颌窦为扩大中线手术入路提供了横向通道，以便更广泛地进行海绵窦和颞下窝外侧暴露[4]。

（四）鼻咽部

鼻咽位于鼻中隔和下鼻甲末端的后鼻孔后方。它通过软腭与下方口咽部分开。鼻咽的顶部由斜坡黏骨膜形成。鼻咽后壁由黏膜、咽上缩肌、椎前筋膜和头长肌延续形成。它与中下斜坡、枕骨大孔前部和寰椎前弓毗邻（图48-3）。咽结节是位于中、下斜坡交界处中线的小骨质突起，位于枕骨大孔上方约1cm处，并提供咽上缩肌咽缝部的附着。头长肌在咽结节侧面附着于斜坡。

咽鼓管，也称为耳咽管，通向内侧翼板后面的鼻咽侧壁。Rosenmüller窝（咽隐窝）位于鼻咽侧壁和后壁的交界处，并在咽鼓管咽口的后方横行。在Rosenmüller窝的后外侧深面，只有一层薄薄的纤维组织将黏膜与ICA分开。颞骨岩部ICA水平段位于咽鼓管的内侧和后方[4]。

（五）斜坡

斜坡将鼻咽与颅后窝分开。它由蝶骨体的后部（基蝶骨）和枕骨的基底部分（枕骨底部）组成，并进一步细分为上、中、下三部分。斜坡的上1/3位于蝶窦的水平，由基蝶骨形成，包括蝶鞍。中斜坡对应于枕骨底部的嘴侧部分，位于岩斜裂尾端连线的上方。斜坡的下1/3由枕骨底部的尾侧部分形成。斜坡的上2/3的颅内表面凹陷对应桥脑。

斜坡的颅外表面在中、下斜坡的交界处形成咽结节。上斜坡面向鼻咽顶部，鼻咽顶在中线向下延伸至咽结节的水平（图48-7）。

上斜坡和中斜坡由两侧颞骨岩部的岩斜裂分开。基底静脉丛位于上斜坡的两层硬膜之间，与蝶鞍和蝶窦的后壁相连。它在外侧的岩下窦、上方的海绵窦、下方的边缘窦和硬膜外静脉丛之间形成相互连接的静脉通道。基底窦是成对海绵窦之间最大的静脉通道。

（六）斜坡后区域

当蝶窦后壁和外侧壁的所有骨被移除后，只有骨膜覆盖下面的解剖结构（图 48-8）。这个膜性结构对中下斜坡的硬脑膜起到了保护作用。当打开硬脑膜的外层时，可以看到基底静脉丛和第Ⅵ对脑神经（外展神经）。两侧硬脑膜内外展神经之间的平均距离为 19.8mm[10]。

在打开内层斜坡硬脑膜时，通过 0° 内镜观察椎动脉、基底动脉及其分支（小脑上动脉、小脑前下动脉）、大脑后动脉、脑干、乳头体，以及第Ⅲ、Ⅳ、Ⅴ和Ⅵ对脑神经的硬膜内通路。在脑垂体上方，可以看到垂体柄、视神经和视交叉。插入 30° 或 45° 内镜，还可以观察小脑脑桥角，第Ⅶ、Ⅷ对脑神经，后组脑神经和两侧海绵窦（图 48-9）。

二、术前评估

任何颅底手术的成功，都取决于几个因素，包括详细的临床病史，仔细的术前评估，完善的手术计划和医患坦诚的意见沟通，沟通的内容包括诊断、手术计划、可能的并发症，以及医患双方在术后护理中起到的作用。

体格检查包括在半坐位时，对患者进行的鼻腔内镜评估。用含有血管收缩药的局部麻醉溶液做鼻腔的检查前准备。使用硬质 4.0mm 0°、30° 和 70° 内镜进行检查。在儿童中，优先选择 3.2mm 软质内镜，偶尔可以使用 2.7mm 直内镜。

适当的放射检查，常常包括诊断性 CT 检查，并且在评估所有颅底病变时都至关重要。计算机断层扫描（CT）可以评估手术过程中重要的关键解剖信息，包括颅底侵蚀与否，以及其侵蚀的程度；眶内侧壁的完整性；前颅底血管的位置；副鼻窦的完整性和通气程度（尤其是蝶窦）；窦内间隔的存在与否，及其位置；ICA、视神经和海

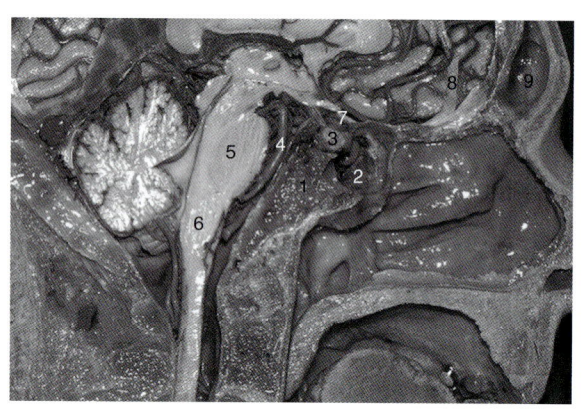

▲ 图 48-7 颅骨的正中矢状切面视图
1. 斜坡；2. 蝶窦；3. 脑垂体；4. 基底动脉；5. 桥脑；6. 延髓；7. 视神经；8. 额叶；9. 额窦

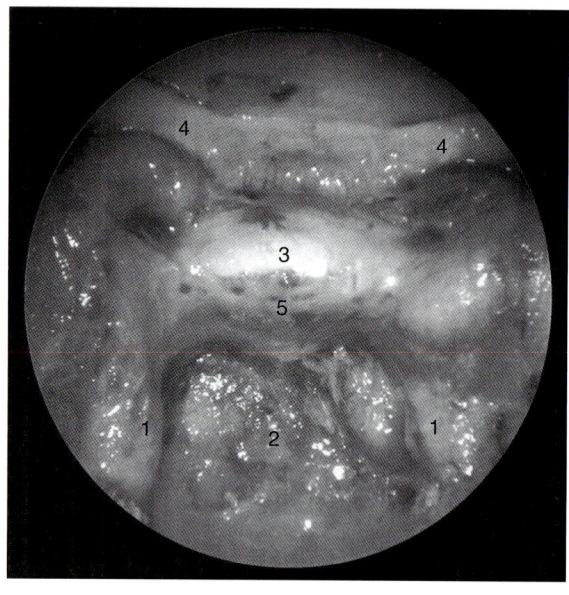

▲ 图 48-8 蝶窦后壁内镜视图
1. 颈内动脉管突；2. 斜坡；3. 蝶鞍前壁；4. 视神经；5. 海绵间窦

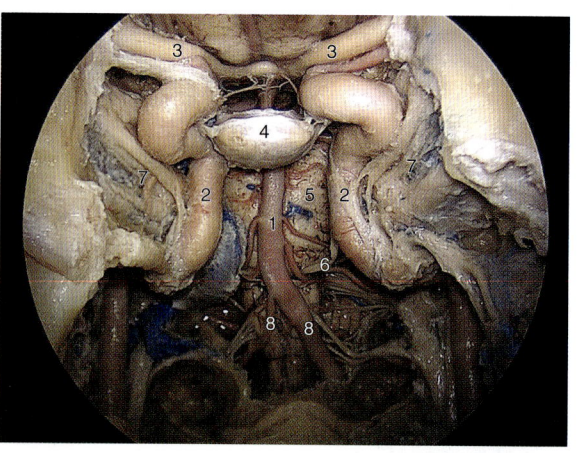

▲ 图 48-9 去除蝶窦后壁、蝶鞍、蝶骨平面和斜坡后，颅后窝和颅前窝内镜视图
1. 基底动脉；2. 颈内动脉；3. 视神经和视交叉；4. 脑垂体和垂体柄；5. 脑干；6. 第Ⅵ对脑神经；7. 海绵窦及其内容物（第Ⅲ、Ⅳ、Ⅴ和Ⅵ对脑神经）；8. 椎动脉（由 T. Scopel 提供）

第 48 章 经鼻内镜辅助前颅底手术

绵窦的位置；筛窦与眼眶和视神经之间的关系；筛顶与筛板之间的关系；是否存在 Onodi 气房等。在评估额窦时，重要的是要确认窦内间隔的存在，额窦和眶上筛房之间的关系，窦前壁和窦后壁之间的距离，眼眶、窦前壁或窦后壁（颅前窝）是否存在骨质侵蚀。

如果需要使用影像导航系统，则必须进行多层螺旋 CT 检查，但应尽可能接近手术当天进行。图像存储在光盘上，并在外科手术中用于患者颅底区域的三维重建。

CT 血管造影是一种强大的技术，可以同时显示骨质和血管结构。静脉和动脉结构可以在静脉期和动脉期直观地单独或同时显示。CT 血管造影在评估颈内动脉和椎基底动脉系统方面特别有用。特别值得注意的静脉结构包括海绵窦、海绵间上窦的下部和基底静脉丛。这项技术使医生能够更好地规划手术方案（图 48-10）[11]。

磁共振成像（MRI）对于显示软组织的形态和液体的存在很重要，但它对评估骨骼结构没有帮助。它有助于区分肿瘤或炎症组织和分泌物潴留，并且当怀疑脑膜脑膨出、脑脊膜膨出或鼻部胶质瘤时，MRI 检查有助于颅底结构变形的鉴别诊断。MRI 也有助于显示蝶骨外侧的侵蚀。

磁共振血管造影可以评估大、中型动脉的结构。当蝶骨外侧和后方有侵蚀时，应当考虑 MRI 血管造影，以观察基底动脉和 ICA 之间的关系。

虽然传统血管造影术不是常规检查，但它可以在某些特定情况下提供必要信息。如果怀疑病变累及、侵犯或使 ICA 移位时，外科医生必须准确了解 ICA 的位置及其与病变的关系，特别是在考虑经鼻-经蝶窦入路手术时（通过蝶窦的后壁和侧壁到达颅底）。血管造影也有助于验证 Willis 环功能的完整性和颈动脉狭窄或闭塞的程度，以及动脉瘤与肿瘤的鉴别。

三、操作技术

常规准备以进行鼻内镜辅助手术。患者于手术台上取仰卧位，背部抬高 30°，颈部稍微前伸，头部朝向手术医生。当需要导航系统时，要使其头部固定。

在常规控制性低血压麻醉下，对患者进行经鼻内镜辅助颅底手术（图 48-11）。将含有 1：2000

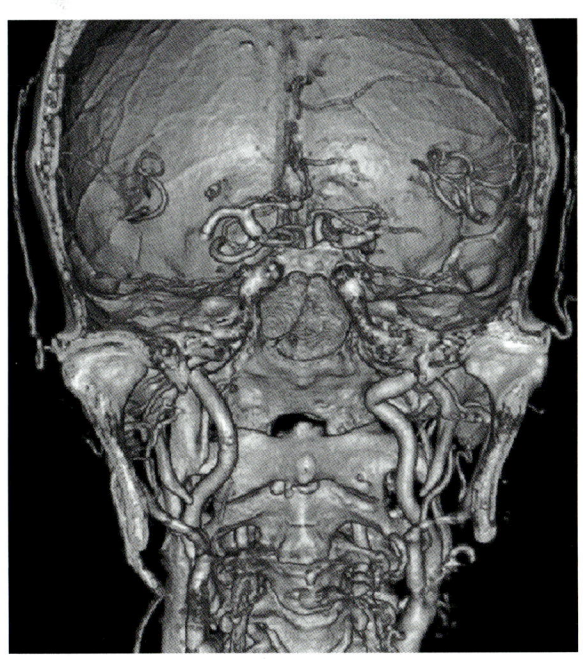

▲ 图 48-10　头颈部 CT 血管造影冠状位显示，颅底区域的主要血管。注意颈内动脉及其分支

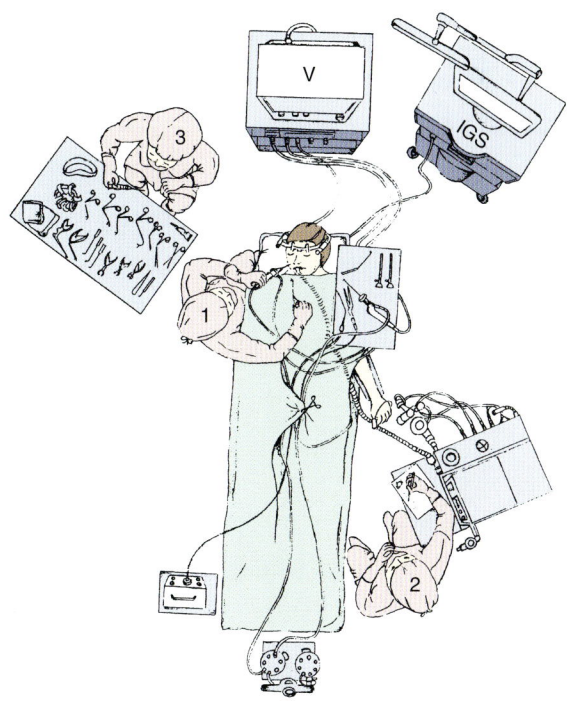

▲ 图 48-11　手术团队在手术室的布局
1. 外科医生；2. 麻醉医生；3. 护士。IGS. 图像引导系统；V. 视频系统

的肾上腺素压缩人造纤维外科海绵（棉球）置于鼻腔中，特别是在手术通路区域。在外科手术开始之前，将这些棉球保持在原位约10min。如果通过鼻中隔手术进入，则用利多卡因和1：100 000肾上腺素浸润鼻中隔。当手术包括翼腭窝、颞骨窝和蝶窦时，用25号斜角腰椎穿刺针在第一次抽吸后用约2.0ml相同浓度溶液在蝶腭孔区域浸润。如果需要，在手术期间可以使用肾上腺素浸润的棉球进行止血。如果怀疑是脑脊液（CSF）漏出，可以在外科手术开始时进行鞘内注射荧光素以精确定位[12]。如果考虑使用影像导航系统，需设置头架以校准。

四、仪器设备

大多数颅底外科手术都是在连接有内置相机和视频监控的内镜下进行的。可以使用角度为0°、45°和70°的内镜。与Karl Storz Endoscopy America（卡尔弗城，加利福尼亚州）合作，我们正在开发一种用于这些手术的5mm广角0°镜，以增加视野和照明。

虽然也可以使用常规外科手术器械，但大多数用于这些病例的显微内镜手术器械略长且更薄，同样坚固或更加坚固。大多数患者都有一个位于末端的关节，可以充分显示手术视野（Stamm Skull Base instruments set；Medtronic，Jacksonville，FL）。配套手术电钻的外部长手柄是必不可少的，并且几乎只用于各种尺寸的金刚砂钻头。吸引套管应边缘圆顿，以避免不必要的创伤和黏膜出血。我们建议使用Kerrison显微咬骨钳去除薄而纤细的骨板，如在眶内侧壁和视神经管附近的筛房。

单极和双极电凝可用于术中控制出血。对于筛前、筛后动脉分支出血，以及硬膜内出血，通过双极电凝更安全。基底静脉丛出血最好通过可吸收止血纱、明胶海绵和其他类似止血材料控制。当出血源自骨缝时，用金刚砂钻头或骨蜡封闭可以控制出血。

动力仪器最初是为软组织刨削而开发的，展现了经鼻内镜辅助手术的重大进步。这些仪器（显微吸切器或"刨削器"）具有多种功能，包括抽吸、切割和冲洗。目前，具有弯曲刀片和钻头的新型器械，能够去除诸如筛房之类的骨质，开放额窦，减灭肿瘤。因此，较新的显微外科吸切器还可以更精确地切割病变组织，以避免黏膜剥离，并提供连续冲洗，从而改善可视性，并减少失血。

新一代影像导航系统是精确的，并且在一些颅底手术中非常有用。这些三维引导系统提供关于手术区域中解剖结构位置的重要信息，并从术前螺旋CT中创建独特的解剖图。该系统的优点在于它描绘了手术中的确切解剖位置，从而减少手术并发症的概率。基于我们在颅底手术中使用此类影像引导系统（Evolution computerized image-guided tracking system，Medtronic）的经验，我们相信它们非常安全和精确，并且对于异常的、高风险的解剖变异患者，累及额隐窝、蝶窦，使颈内动脉和视神经处于危险之中，或病变广泛、复发的患者尤其有用[13]。目前在临床实践中，引导系统可以使用CT或者MRI，或者两者同时使用。这极大地提高了外科医生识别各种硬膜内和硬膜外病变的能力。

五、经鼻颅底手术入路

前文已经描述了几种经鼻颅底手术的路径。为每位患者选择合适的经鼻技术取决于病变的性质、位置和范围。我们目前正在使用以下扩大的经鼻手术入路。

- 经蝶：经蝶鞍和鞍旁，经斜坡和岩尖。
- 经筛。
- 经鞍结节 – 蝶平面。
- 经上颌窦/翼板/颞下。
- 颅颈交界区。

经蝶入路（经蝶鞍和鞍旁，经斜坡和岩尖）需要预先切除蝶窦，这可以通过4种方式实现：①直接经鼻通路；②经鼻中隔通路；③经鼻 – 鼻中隔通路；④经筛入路。无论选择哪种扩大的入路，该手术的第一步是在蝶腭孔创建一个带血管蒂的大鼻中隔瓣。该皮瓣的范围取决于所选择的入路[14]。

第48章 经鼻内镜辅助前颅底手术

（一）经蝶入路

绝大多数经鼻内镜颅底手术直接累及蝶窦，蝶窦是几种手术入路的焦点。尽管病变可能累及蝶鞍或鞍旁区域、斜坡区域或岩尖，病变的特定性质和位置将决定进入蝶窦的技术。选择包括直接经鼻、经鼻中隔（前切口、后切口）、经鼻-鼻中隔（双鼻孔）和经鼻联合经筛（去除中鼻甲）等方法。直接经鼻入路用于切除累及鼻腔顶部的病变，而不累及筛窦、鼻咽部病变和一些累及蝶窦的病变。经鼻中隔方法主要用于累及蝶窦和蝶鞍病变的切除，如垂体腺瘤[15]。经筛入路可用于局限在筛窦、筛顶、眼眶，或同时累及筛窦和蝶窦的病变。

1. 直接经鼻入路

该入路通过一个鼻孔进行。如果鼻腔非常狭窄，并且内镜和手术器械受限于鼻中隔偏曲而不能通过时，应先进行鼻中隔成形术。在确定中鼻甲和上鼻甲，鼻中隔后部和后鼻孔之后探查蝶窦口。如果病变组织（如息肉）妨碍进入蝶窦口，则先行切除。为了改善暴露，可以在识别上鼻甲后予以剪除。当外科手术通路非常狭窄时，中鼻甲的后部也可以通过显微剪刀切除。

蝶窦的初步开放是在开口处使用 Kerrison 显微咬骨钳。向下方扩大开放蝶窦，注意避免撕裂或烧灼到该区域穿过蝶窦前壁的中隔动脉（图48-12）。如果双侧蝶窦均需手术暴露，则前壁和蝶嘴的黏骨膜则需向外侧翻。通过电钻切除蝶窦前壁、蝶嘴和窦内所有的分隔，以使该窦广泛地暴露（图48-13）。

2. 经中隔入路

该方法目的是通过鼻中隔提供中线通路进入蝶窦区域，以避免损伤鼻腔结构，并避免蝶窦侧壁和附近的颈内动脉和视神经损伤。这种方法对于获得斜坡、蝶鞍和鞍旁区域等中线结构的暴露特别有用。

外科医生首先使用利多卡因（2%）和肾上腺素（1:100 000）进行黏膜软骨膜下和黏膜骨膜下浸润，这利于手术分离。在鼻中隔软骨尾侧行垂直切口，像鼻中隔成形那样完成鼻中隔

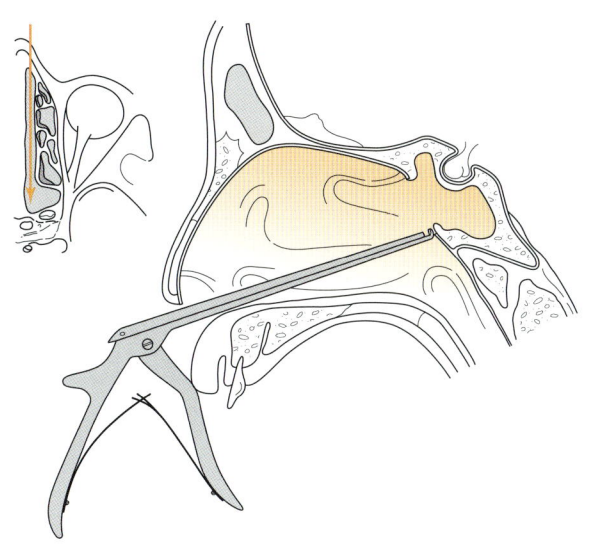

▲ 图 48-12　直接经鼻入路中（箭）通过 Kerrison 显微咬骨钳打开蝶窦前壁

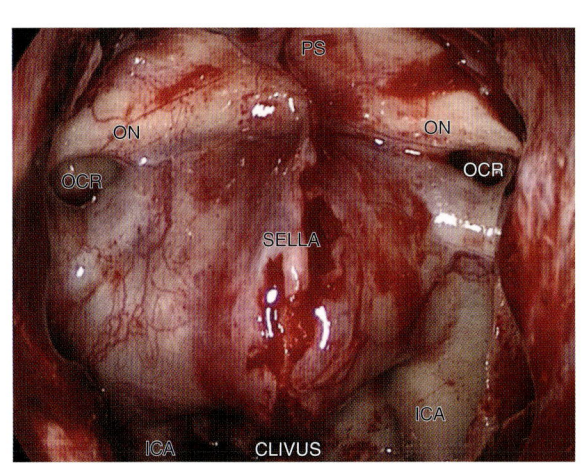

▲ 图 48-13　蝶窦间隔切除后，蝶窦后壁的内镜视图
ICA. 颈内动脉；OCR. 视神经颈动脉隐窝；ON. 视神经；PS. 蝶骨平面

瓣。使用吸引剥离子分离骨软骨连接（鼻中隔软骨、筛骨和犁骨），保留了最上部分骨软骨，以避免术后形成鞍鼻。将后方与筛骨垂直板附着的鼻中隔进行骨折。对于影响蝶嘴暴露的后部中隔骨质用 Jansen-Middleton 钳予以切除。剥离蝶窦前壁的黏骨膜，直到两侧的窦口可见。然后用 Kerrison 显微咬骨钳打开前壁，并用 5mm 金刚砂钻头扩大（图 48-14 和图 48-15）。蝶窦开放需做得足够大，以方便同时引入 4mm 内镜和手术器械。

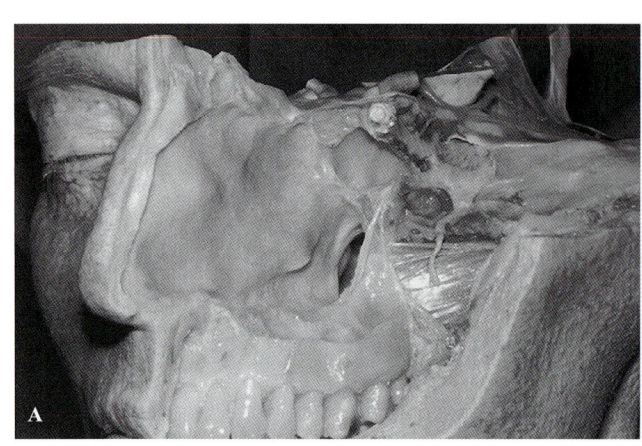
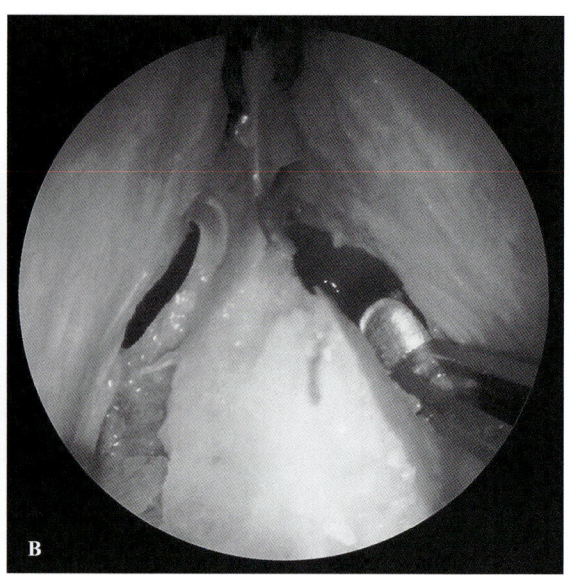

▲ 图 48-14　A. 鼻中隔的解剖斜视图及其与蝶窦的关系。B. 内镜下通过 Kerrison 显微咬骨钳去除蝶嘴

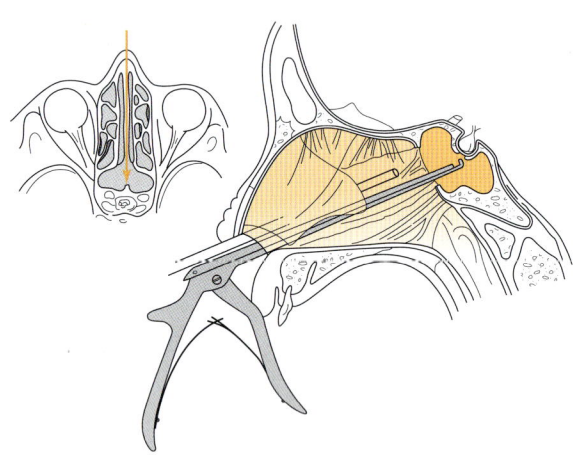

▲ 图 48-15　经鼻中隔入路（箭）到蝶窦和鞍区的示意图

3. 经中隔 - 鼻入路

Stamm 及其同事[16]在 2008 年描述了这种方法。该方法由两名外科医生四手完成，该方法在不导致鼻中隔穿孔的情况下进行，与直接双侧经鼻通路相比，此法对鼻黏膜的损伤更小。鼻中隔用 1% 利多卡因和 1 : 100 000 稀释的肾上腺素浸润。

中鼻甲在基部收缩并向外骨折移位。单侧进行鼻中隔半贯穿切口，行到达蝶窦前壁的软骨膜下 / 骨膜下切除术（经鼻中隔入路）。从前边缘向后 1cm 处进行软骨的垂直切口，并且同样在对侧的软骨膜下 / 骨膜下行切除术。软骨距离前部 1cm，距鼻中隔上部 1cm，保留了软骨的 L 形支柱。骨性鼻中隔需移除，而保留下部作为中线标志。如此，就完成了传统的内镜鼻中隔成形术。然后，基于蝶腭动脉的带蒂软骨膜 / 骨膜瓣在对侧半贯穿切口分离出来（经鼻入路）。沿着鼻中隔缺损的上缘，包含蝶窦口下部的连线，并丁鼻底上方 0.5cm 切开鼻中隔黏膜，当需要较大的黏膜瓣时，在下鼻道水平外侧制备。最后，距离鼻中隔最前方 1cm 和距离鼻中隔最上方 1cm 的黏膜保持完整，其覆盖了软骨残余的 L 形支柱。鼻中隔和鼻黏膜的这种 L 形切口可以保留嗅觉功能，并避免鞍鼻畸形。将黏膜瓣向尾侧旋转并放置在鼻咽部或鼻窦内，直到手术的切除阶段完成（图 48-16 和图 48-17A）。

接下来，使用切割钻或 Kerrison 咬骨钳暴露并移除蝶嘴，这种扩大的蝶窦切开术可以很好地观察视交叉、ICA、蝶鞍和斜坡等结构对蝶窦后壁的骨质压迹（图 48-13）。

4. 经筛入路

当病变累及或包含筛窦和蝶窦时，通常提示可以选择经筛手术通路。这些病变中最常见的是血管外皮细胞瘤、乳头状瘤、神经鞘瘤、脑膜脑膨出、脑脊膜膨出和恶性肿瘤，脑脊液漏也于该区域多见[17]。

第48章 经鼻内镜辅助前颅底手术

首先，从切除钩突过程开始完成筛窦开放，然后切除筛泡和残余的筛房。在切除后筛气房时，外科医生在术中必须将 CT 扫描和直接观察关联起来，以确定是否存在 Onodi 气房。如果存在，则需识别其与视神经管和 ICA 的关系[18, 19]。

其次，在蝶窦前壁的前方识别筛后动脉，其与筛顶形成大约 90° 夹角。使用精细刮匙或无创伤吸引器向下、向内初步打开蝶窦。然后用 Kerrison 显微咬骨钳扩大开放蝶窦，将开口包含自然窦口（图 48-18）。图 48-19 显示了视神经管的骨折。当病变位于筛窦或筛板的顶部时，可能需要移除中鼻甲，如在一些内翻乳头状瘤、骨瘤或神经鞘瘤病例中。在移除中鼻甲后，其黏骨膜瓣可以用作游离组织瓣来修复病变或切除病变所产生的硬脑膜缺损。

（二）经蝶鞍和鞍旁入路

在蝶窦开放后，下一步是打开垂体窝。必须在很大程度上暴露蝶窦的前壁，以便于识别该区域的主要解剖结构，如颈内动脉管、视神经管、斜坡、蝶骨平面以及蝶鞍底部（图 48-13）。任何窦间和（或）窦内的分隔都是通过强力咬切钳切除。覆盖蝶鞍底部的蝶窦黏骨膜周围向外侧分离并保留用于重建。下一步广泛切除蝶鞍骨质，通常使用金刚砂钻头和 Kerrison 显微咬骨钳将硬脑膜从一侧 ICA 暴露到对侧 ICA，从蝶骨平面暴露到斜坡。此后，小心地将硬脑膜四边形切开，以显示海绵窦、上、下海绵间窦和两个 ICA 的精确位置（图 48-17B）。

这些结构代表硬脑膜开口的解剖界限。移除硬脑膜及其附着的任何肿瘤碎片，并送病理学检查。开始使用 45° 内镜和弯头的吸引器切除外侧肿瘤，首先确定蛛网膜和 ICA 之间的夹角。蛛网膜是解剖的上限和下限，通常将其称为鞍膈。当完全摘除肿瘤后，蛛网膜经常下移，以填充肿瘤占据的空间。这会部分地阻碍手术视野，并且是肿瘤不完全切除的一个因素。在垂体腺瘤手术中，解剖比使用刮匙更重要。通过使用温盐水、可吸收止血纱填充和其他适当的措施来小心控制暂时的出血。

如果不存在脑脊液漏出，则复位蝶窦的黏骨膜，并且可以将鼻中隔瓣恢复原位。当存在少量脑脊液漏出时，用鼻中隔瓣封闭缺损。当脑脊液漏出较大时，使用脂肪、阔筋膜和组织瓣进行多

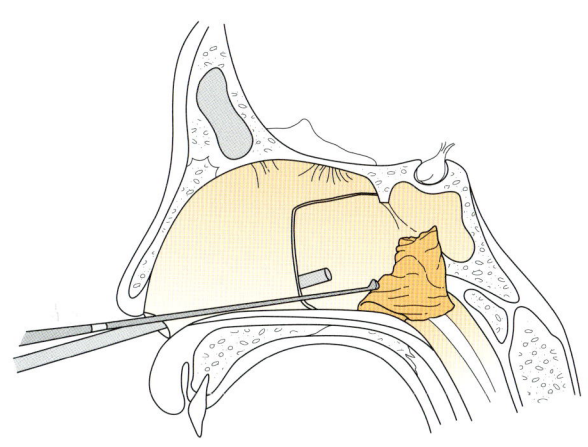

▲ 图 48-16 鼻中隔黏膜瓣
手术器械通过一个鼻孔进入，内镜通过鼻中隔进入，对侧鼻中隔黏膜完好无损、保存完好

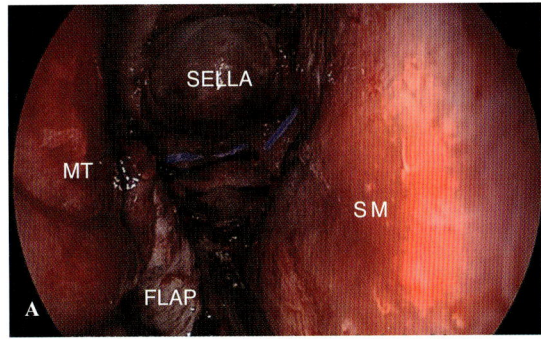
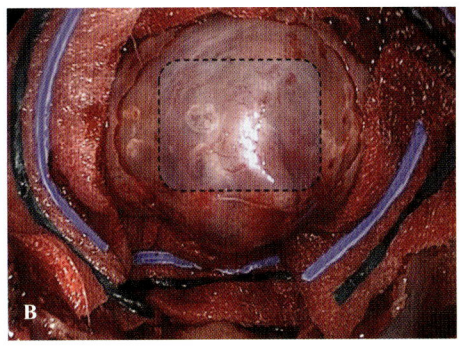

▲ 图 48-17 A. 经鼻中隔 / 经鼻入路的内镜视图。左鼻中隔黏膜（SM）保持完整，鼻中隔瓣在右侧获取并位于鼻咽。MT. 中鼻甲。B. 四边形硬脑膜切口的示意图

第九篇 颅底

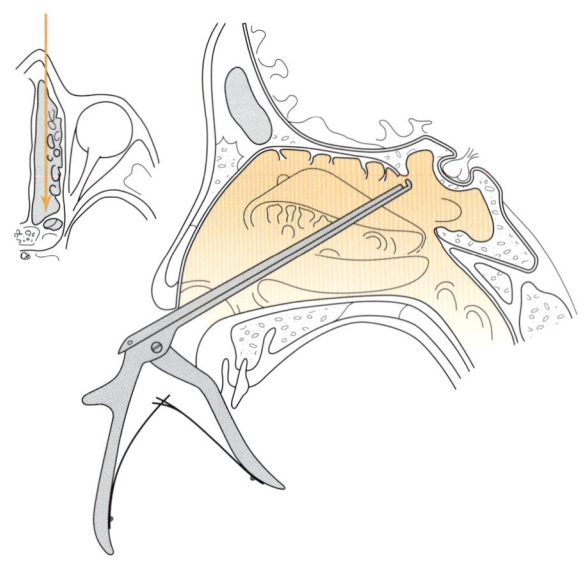

▲ 图 48-18 蝶窦的经筛入路（箭）

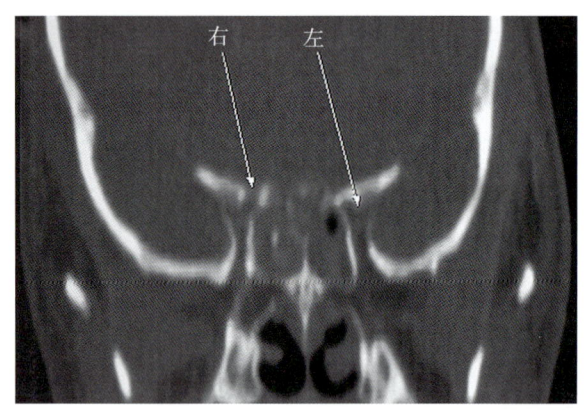

▲ 图 48-19 冠状位 CT 显示双侧视神经管骨折

直接的解剖学路径，但脑脊液漏出和感染的风险限制了大多数上述的硬膜外入路的使用，特别是穿过非无菌区域的方法[10]。面中入路的主要优点是通过鼻腔、鼻咽、口腔和鼻窦大空间直接进行前路手术。然而，中线受到如 ICA、视神经、海绵窦、脑神经和眶内容物等重要神经血管结构的限制[4]。

经鼻内镜辅助手术技术始于先前描述的经鼻中隔–鼻通路。使用 Kerrison 显微咬骨钳获得蝶窦前壁的开放。暴露鞍底、双侧颈动脉突、视神经管的内侧面和上斜坡。小心翻起斜坡上的蝶窦黏膜以暴露斜坡骨质。最初使用金刚砂钻进行骨质切除，如果需要，可以使用 Kerrison 显微咬骨钳（图 48-20）。斜坡骨质切除的极限是上方的鞍底，下方的枕骨大孔，第 VI 对脑神经骨管、ICA 和枕骨髁外侧骨管。为了获得硬膜内暴露，首先切开硬脑膜的外层，这样就接近了基底静脉丛和第 VI 对脑神经。静脉丛出血不能使用烧灼止血，通常可以用小片可吸收止血纱或明胶海绵颗粒控制。大的病变通常会侵犯并闭塞大部分血管丛，但如果病变不大，或者血管丛没有被完全压闭，则会发生大量而严重的静脉出血。控制这种出血需要准确填塞、时间、耐心和经验。

打开中、上斜坡水平处的硬脑膜内层必须非常小心，以免对下面基底动脉造成损伤。一旦打开硬脑膜，使用双极电凝控制轻微的出血，这样才可以将内镜小心地插入硬膜下腔，并识别颅

层重建，也就是所谓的 3F 技术去覆盖蝶鞍区域。建议使用明胶海绵颗粒和明胶海绵，以及浸有抗生素的纱布，来维持这一重建效果。最后，瑞纳凝胶快速止血气囊（Rapid Rhino）留置 3 天。

（三）经斜坡入路

1. 斜坡和海绵窦入路

经蝶骨–斜坡入路用于累及斜坡或斜坡后区域的病变。颅颈交界区和斜坡的前入路最早在 20 世纪 60 年代提出，用于治疗肿瘤和椎基底动脉瘤[20-23]。前路手术包括经鼻中隔、经蝶[24,25]、经上颌窦[26,27]、经腭和经口–腭[28,29]、经下颌[30]、经上颌–鼻[31] 和面部移位入路[32]。

尽管前路手术为斜坡以外的结构提供了更

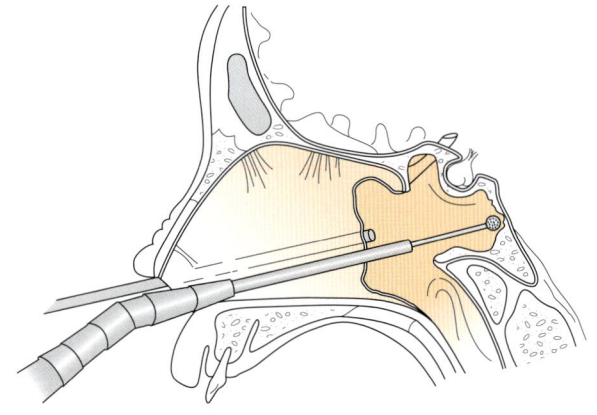

▲ 图 48-20 示意图显示了对蝶窦后壁（斜坡）的改良鼻中隔入路

使用具有长手柄和金刚砂钻头的手术电钻来移除上斜坡的骨质

第 48 章 经鼻内镜辅助前颅底手术

后窝的主要血管（基底动脉和分支、小脑前下动脉、椎动脉、小脑上动脉和大脑后动脉），第Ⅲ、Ⅳ、Ⅴ、Ⅵ对脑神经的硬膜内段，脑干和乳头体。小脑脑桥角，第Ⅶ至Ⅻ对脑神经和鞍后区域最好通过使用角度为 30°、45° 或 70° 的内镜进行观察（图 48-21）。

斜坡区的硬脑膜修复很困难。如果缺损很大，我们首先用脂肪封闭，然后移植阔筋膜覆盖缺损。使用一个前述的大带蒂鼻中隔瓣覆盖移植的阔筋膜。术后使用广谱抗生素 10～14d。

经蝶-斜坡入路的主要优点是避免脑组织受压和后组脑神经损伤率降低。此外，该方法没有外部切口，相对快速，并且最好地保留解剖结构。尽管内镜无法三维成像，但它们确实从各种角度提供了术野近距离视角。然而，由于关键的神经血管结构，如 ICA、视神经、海绵窦、基底窦以及垂体等，这种技术需要在一个狭窄的手术区域操作。硬膜内大量出血、脑脊液漏出和脑膜炎的风险不容小觑。图 48-22 阐明了斜坡脊索瘤患者的这种手术方法。

2. 岩尖入路

这种类型的外科手术入路可用于活检和引流目的。对于特定的岩尖胆固醇肉芽肿病例尤其有用，因为完全切除该类疾病是不必要的。虽然手术引流通常通过颞骨完成，但当病变邻接蝶窦的后壁和侧壁时，有经蝶内镜手术的指征。在这些情况下，使用影像引导系统可能非常有用，尤其是精确识别 ICA、视神经及病变。

完全暴露斜坡区域，并确定两条颈内动脉管。当解剖结构清楚明显时，这些骨管很容易识别。如果难以识别，使用带有冲洗吸引的金刚砂钻头可以帮助识别颈内动脉垂直段，特别是在 ICA 的海绵窦段和岩骨段的交界处。为了维持胆固醇肉芽肿引流至蝶窦，可以使用硅胶支架，或者也可以使用小的带蒂鼻中隔瓣插入腔内塑性，以覆盖边缘（图 48-23）。

经上颌窦-翼板通路还可以完全暴露翼腭窝和颞下窝，从而接近岩尖。首先，沿其整个硬膜外区域解剖翼管神经管、圆孔和眶上裂，以及三叉神经第二支。早期识别翼管神经是非常重要的，

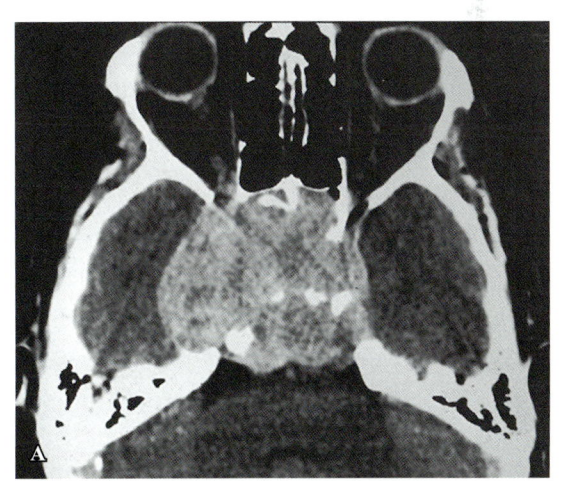

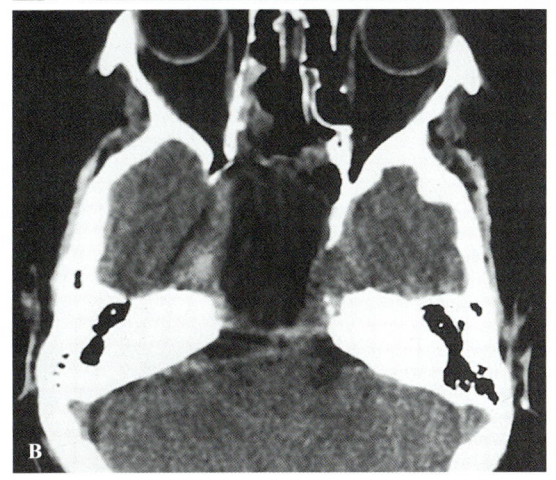

▲ 图 48-22 斜坡脊索瘤患者手术区域的术前（A）和术后（B）CT 图像

使用内镜辅助经鼻-蝶-斜坡入路手术

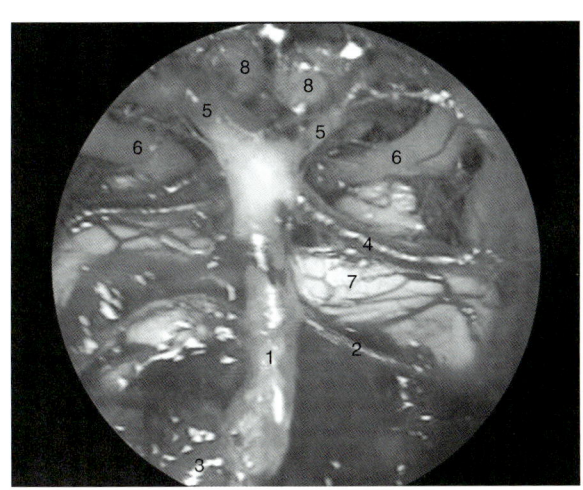

▲ 图 48-21 经中隔-斜坡入路时的内镜视图
1. 基底动脉和分支；2. 小脑前下动脉；3. 椎动脉；4. 小脑上动脉；5. 大脑后动脉；6. 第Ⅲ对脑神经的硬脑膜内部分；7. 脑干；8. 乳头体

第九篇 颅 底

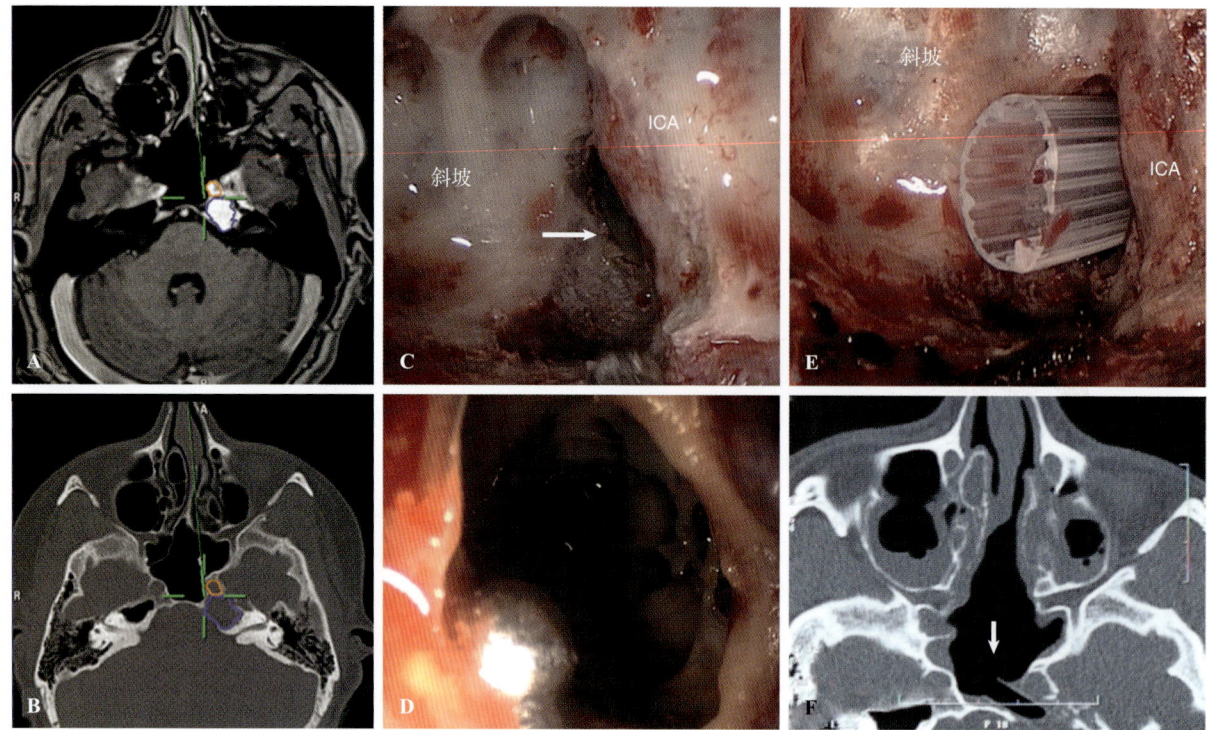

▲ 图 48-23 A 和 B. 左侧岩尖的胆固醇肉芽肿经蝶入路的术中引导（MRI 和 CT）。C. 0°内镜下在左颈内动脉（ICA）和斜坡之间磨骨之后的肉芽肿（箭）。D. 70°内镜下观察胆固醇肉芽肿术腔和岩尖的骨质。E. 术腔内插入硅胶"支架"。F. 术后影像显示引流（箭）

因为这可以很好地指导识别岩尖和斜坡旁区域之间的颈内动脉管[34]。暴露蝶窦外侧隐窝和海绵窦外侧部分后，使用金刚砂钻头向外、向下暴露岩尖。必须在仔细解剖和切除其骨管后确定 ICA 的岩骨段。通过向外侧移位动脉，可以完成岩尖的完全暴露。

（四）经筛板入路

筛板入路用于去除累及嗅沟、脑垂体或鸡冠的病变，它可以单侧进行，也可以双侧进行。使用经筛板入路最常见的手术有脑脊液漏出、脑膜脑膨出、脑脊膜膨出、脑膜瘤、鼻腔神经胶质瘤和恶性肿瘤。

1. 单侧经筛板入路

单侧筛板入路旨在去除筛板区域，并保护鸡冠，该入路可以切开硬脑膜，也可以不切开。手术开始于宽的中鼻道开窗术。将中鼻甲移除至颅底的水平，并进行完整的筛窦切除，其中包括移除眼眶外侧壁以暴露眶周。接下来，暴露额隐窝和额窦。这样就可以识别筛前动脉和筛后动脉，予以电凝和分离。去除筛顶的骨质以完全暴露硬脑膜。通过去除同侧鼻中隔的后部和上部来完成内侧解剖。对侧的软骨膜和骨膜予以保留，以用于重建。

特别是当恶性肿瘤病变累及硬膜内时，需要去除硬脑膜。用一层或两层阔筋膜实现硬脑膜缺损的重建，由对侧鼻中隔黏膜瓣覆盖。这种内镜辅助单侧经鼻入路保留了一侧的嗅觉区域，这是相对于传统颅面入路的巨大优势（图 48-24）。

2. 双侧经筛板入路

在双侧受累的病例中，病变的硬膜内受累非常常见。该入路在两侧以前述相同的方式进行。然而，在这种情况下，必须通过 Draf Ⅲ型手术入路制备一个大的额窦开口。根据病变范围，尤其是在恶性肿瘤中，鼻中隔上部也需被移除。

解剖界限向外侧是眶内侧壁，向前是额窦，向后是蝶窦。识别筛前、筛后动脉并用双极烧灼止血。

接下来，使用电钻系统和冲洗吸引去除该区

第48章 经鼻内镜辅助前颅底手术

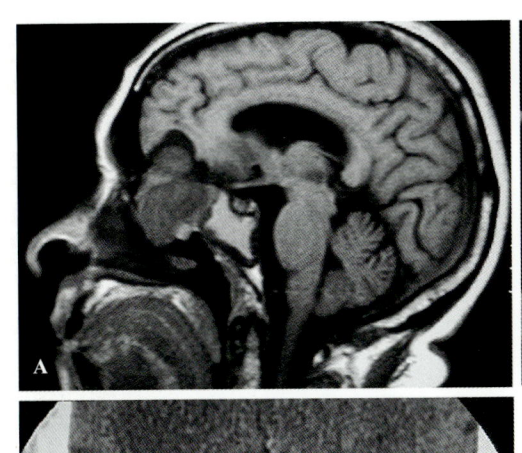
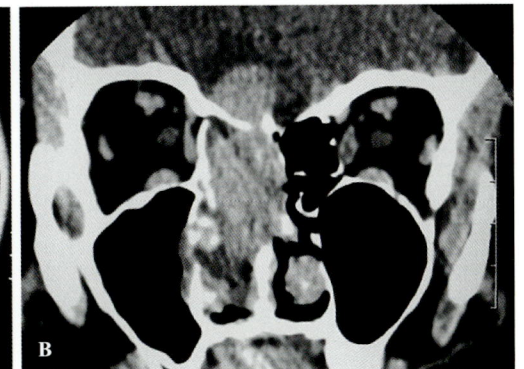
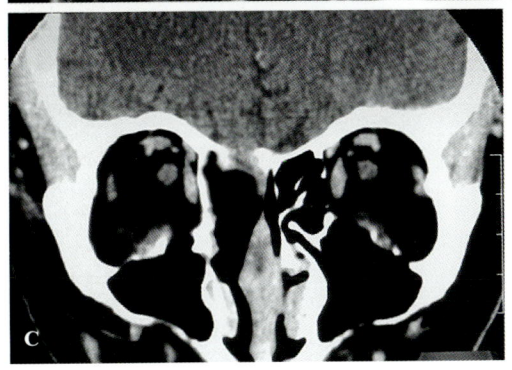

▲ 图 48-24　68 岁女性，筛窦区域的神经鞘瘤，伴有硬脑膜内扩展
A. MRI 矢状位；B. CT 冠状位重建显示病变范围；C. 单侧经筛入路术后冠状位重建 CT 表现

域颅底骨质。然后切除上述范围内的硬脑膜。在双极烧灼后，先用 11 号手术刀片打开硬脑膜，然后在电凝过的双侧大脑镰使用显微剪刀完成硬脑膜切开；如有必要，用可吸收止血纱填充矢状窦。将大脑镰横断并与鸡冠分开。当病变向脑膜下侵犯时，必须非常小心地进行解剖，并特别注意可能的大脑前动脉的分支（如额极动脉）出血。硬脑膜缺损可能很大，需要使用硬膜内和硬膜与颅骨之间两层阔筋膜进行细致的重建。用包括黏骨膜/黏软骨膜在内的鼻组织瓣覆盖移植物。如果由于恶性病变累及而无法获得这种组织瓣，则可以使用鼻腔外侧组织瓣。

（五）经鞍结节-蝶骨平面入路

使用鞍结节-蝶骨平面入路切除累及蝶骨平面和鞍结节的病变，最常见的是脑膜瘤，也可用于鞍上池区域和视神经前和视交叉后区域病变，如垂体微腺瘤、颅咽管瘤、Rathke 囊肿，甚至视神经胶质瘤。

该方法的第一步是在蝶腭孔处理鼻黏骨膜瓣，以用于重建。外科手术通路采用前面描述的经中隔-鼻（双侧鼻孔）入路。

蝶骨平面的所有骨头都是通过使用高速电钻在冲洗下暴露，直到骨薄如蛋壳，最后使用 Kerrison 显微咬骨钳完全去除最后一层骨质。

特别注意不要因使用钻头产生的过多热量而使视神经受损，术中持续钻磨的时间要短，并大量冲洗。鞍旁区域 ICA 上的"蛋壳"骨也用显微咬骨钳切除。

在完全暴露从鞍区到蝶骨平面前部并和纸样板侧方的硬脑膜后，使用双极电凝海绵间窦上缘，并予切断。电凝并切断筛后动脉后小心打开硬脑膜，避免对内侧附着血管的损伤。

颅内解剖至关重要，必须确定鞍旁区的 ICA、大脑前动脉（A_1 和 A_2）、前交通动脉，以及 Heubner 回返动脉。除了垂体柄外，还必须更清楚地识别视神经和视交叉。无论什么时候，高度推荐蛛网膜平面的解剖，避免过度凝血和牵拉，以减少对神经血管结构造成轻微手术创伤的可能性（图 48-25 和图 48-26）。

第九篇 颅 底

通过在鞍区和蝶骨平面逐层覆盖脂肪、游离阔筋膜和鼻中隔黏膜瓣，这一多层封闭方法（3F法）开始重建。明胶海绵颗粒用于在早期愈合过程中将组织瓣保持在适当位置，可以使用抗生素软膏浸泡的纱布，也可以不使用。不常规放置腰椎引流。我们用瑞纳凝胶快速止血气囊（Rapid Rhino）留置2～3天来保护重建结果。

（六）经上颌窦-翼突-颞下入路

经上颌窦入路非常适合去除累及上颌窦内侧部分的病变，也可以用于翼腭、颧骨或颞下窝的较大病变，如血管纤维瘤。这种方法也可以扩大到暴露海绵窦。

手术开始于前筛切除术，并继以进行广泛的中鼻道开窗术，以最大限度地暴露上颌窦后壁。有时需要移除下鼻甲，完全切除上颌窦的内侧壁，以获得窦壁后部和后外侧部分的充分暴露。在切除下鼻甲的过程中，必须特别注意避免损伤蝶腭孔处的上颌动脉末端分支和三叉神经第二支。

通过术前影像研究或通过手术时影像导航信息确定病变的位置和范围，从而决定要去除的后壁骨量。上颌窦的后壁可以通过用Kerrison显微咬骨钳扩大蝶腭孔并暴露翼腭、颧骨和颞下窝的骨膜来实现。重要的是要尝试保持骨膜的完整

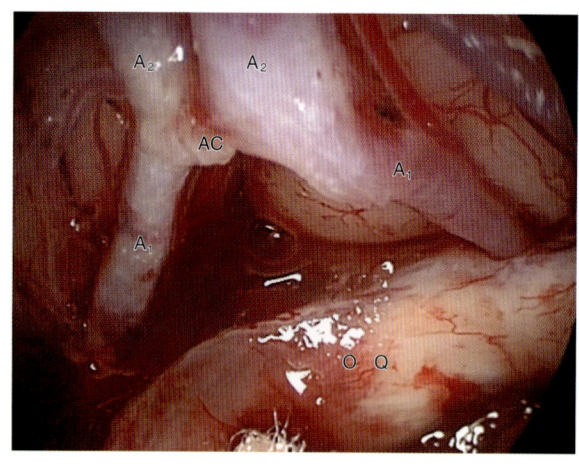

▲ 图 48-25 经鞍结节/蝶骨平面入路术中，内镜下颅前窝

A_1和A_2. 大脑前动脉的第一和第二部分；AC. 前交通动脉；OQ. 视交叉

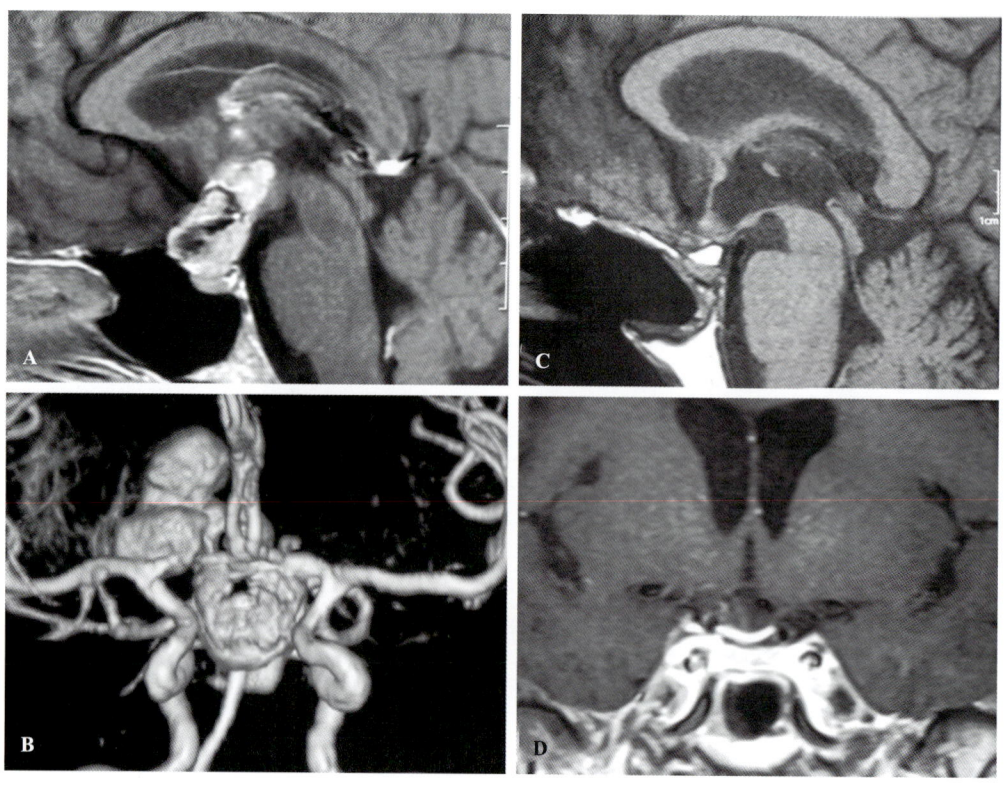

▲ 图 48-26 A. 63岁女性，鞍上和脑室内扩张型颅咽管瘤的MRI矢状位；B. MRI三维血管造影显示，肿瘤与血管之间的关系；C和D. 经鞍结节/蝶骨平面入路全切术后MRI（矢状位和冠状位）

性，并避免脂肪突出到手术区域。如果脂肪确定进入窦内，则可通过双极电凝来减少，其也可用于控制任何出血。早期识别供血血管是必要的，因为该技术在切除血管纤维瘤方面特别有用。图 48-27 说明了使用这种技术去除血管纤维瘤。

经翼突和颞下入路是上颌窦入路的延伸。在经翼突入路中，可以获得蝶窦（翼突）侧方以及累及翼腭窝和颞窝的暴露。这可能需要切除内侧翼突，必要时还需切除外侧翼突，以进入蝶窦外侧和翼区。在手术开始或手术期间进行广泛的蝶窦切开。这种入路可以处理累及海绵窦并且在 ICA 外侧面的病变。

颞下入路增加了内侧内镜下上颌骨切除术，其中包括鼻泪管切除（术后需要进行泪囊造口术）。在这种外科手术入路中，需切除上颌窦后壁，有时也切除上颌窦的外侧壁，特别是在病变向外侧扩展的情况下。

（七）颅颈交界区入路

颅颈交界区齿状突入路最常见的适应证是硬膜外压迫性病变，即颅底凹陷症，这可能继发于类风湿关节炎、外生骨疣、骨瘤或其他疾病（图 48-28）。枕骨大孔脑膜瘤，伴下部扩张的斜坡脊索瘤，以及转移，特别是在齿状突的骨瘤，也可以用这种方式进行。

该过程包含以下方面：①一般暴露；②骨质暴露；③切除病灶；④重建。手术过程常通过两个鼻孔（四手技术）完成，以允许使用多个手术器械，如吸引器、钻和引导系统设备。电钻系统必须薄、细，并且足够长，以允许其通过鼻腔，但不干扰内镜视野。在这些病例中，影像引导系统非常有用。

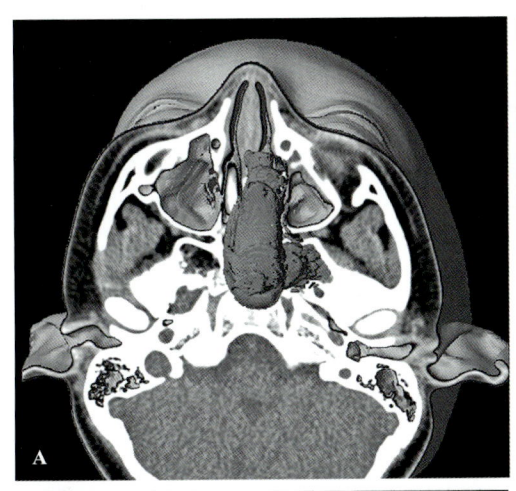
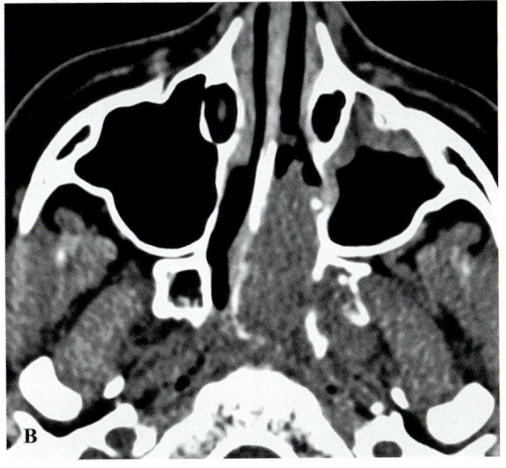
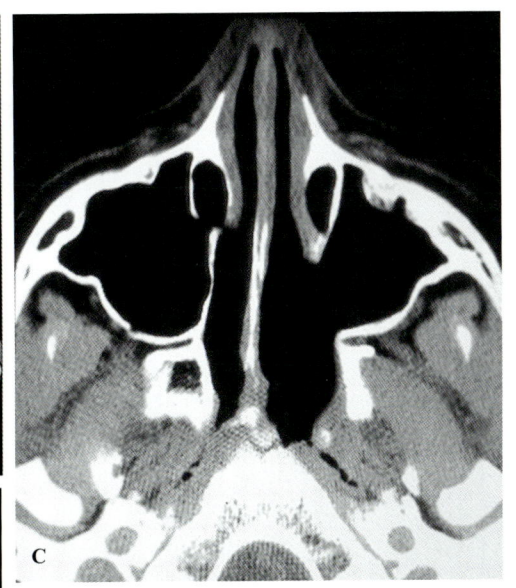

▲ 图 48-27 13 岁男孩的血管纤维瘤
A. 轴位的 CT 三维重建；B. 术前轴位 CT 扫描；C. 术后轴位 CT 扫描

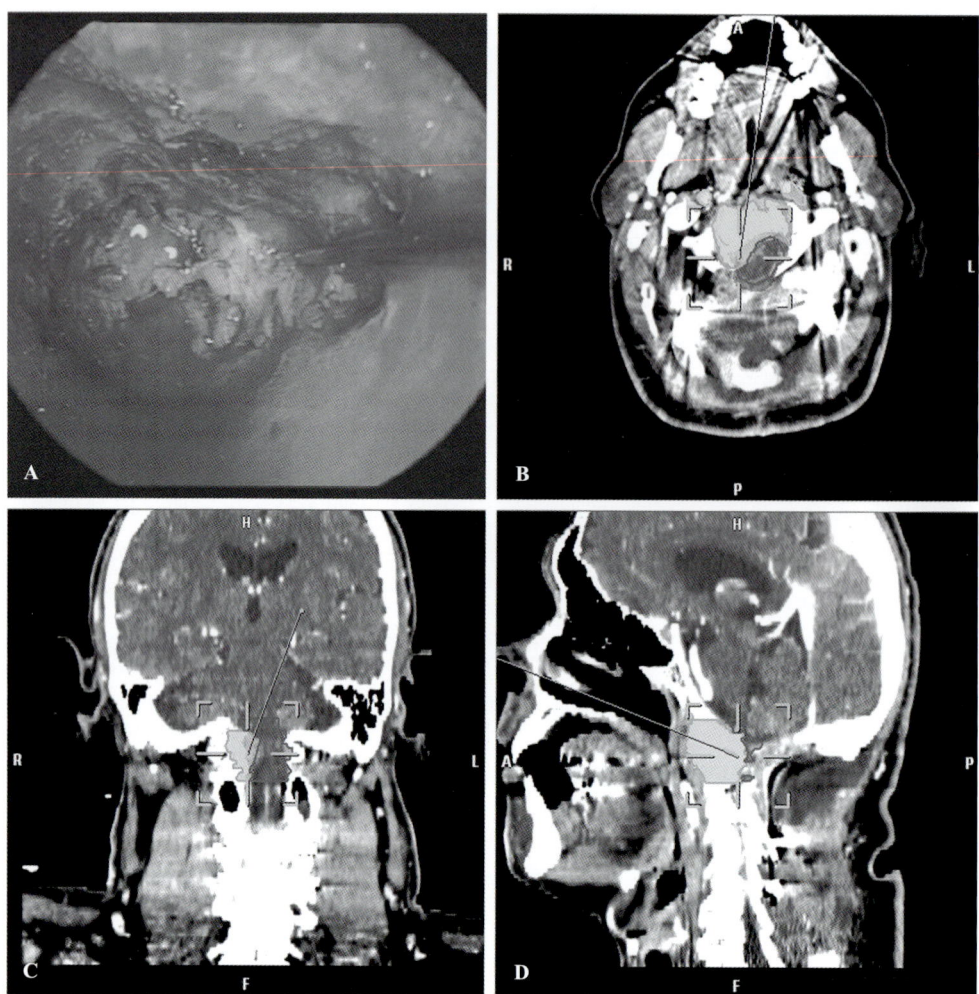

▲ 图 48-28 手术影像引导系统用于识别位于颅颈交界处的骨瘤

斜坡旁暴露产生从蝶窦延伸到 Rosenmüller 窝水平的单个术腔。为了暴露齿状突和枕骨大孔，需要额外切除软组织。鼻咽黏膜用单极电刀烧灼，然后从蝶窦斜坡连接处切至软腭水平。暴露并部分切除头长肌和颈长肌，以显露第一颈椎。应该注意保持在咽鼓管的内侧操作，特别是在使用电刀时，因为咽旁 ICA 直接位于咽鼓管的后外侧。在该过程的完成中，不需要再次抵近鼻咽组织。清理鼻腔通道血液，插入鼻中隔硅胶夹（Dow Corning，Midland，MI），以降低术后鼻腔粘连的风险。

（八）联合入路

不幸的是，许多病变的解剖学边界并不遵循先前概述中描述的理想方法。在许多情况下，有必要将先前的一些方法进行联合。如直接经鼻入路联合经筛入路，或者经上颌窦入路联合经筛入路。

六、重建

我们更喜欢"3F"重建，即脂肪、筋膜和组织瓣，其中游离脂肪移植物用于填充死腔并形成移植阔筋膜的支撑物，最后覆盖带蒂的鼻中隔瓣。明胶海绵颗粒和明胶海绵直接铺在组织瓣上，然后是由瑞纳气囊支撑的纱布填充。

七、术后护理

手术治疗的目的是确保彻底清除病变，并获得最佳的功能。令人满意的术后效果取决于适当的手术技术和细致的术后护理。

第48章 经鼻内镜辅助前颅底手术

术中给予广谱抗生素，并直至手术后10天或者直到鼻腔填塞被移除后。手术部位的充分术后护理需要适当的仪器，包括角度分别为0°，45°和70° 4mm内镜，直的和弯曲的无创吸引器，以及直的和弯曲显微镊。

对于扩大的内镜颅底和脑外科手术，根据手术类型和硬脑膜重建等级，鼻腔填塞物可以保留7～10d。小心地抽吸术腔，并去除任何残留的骨碎片。指导患者用0.9%或3%盐水溶液进行频繁的鼻腔冲洗。患者使用羟甲唑啉进行鼻血管收缩，直到术后第5天。如果该手术包括修复硬脑膜缺损，则指导患者约30d内避免中度或剧烈的身体活动、紧张、擤鼻和打喷嚏。为防止便秘，建议使用高纤维软性食物和通便药物。

患者每2周进行一次术后复诊。在每次就诊时都要对术腔进行清除，包括痂皮、肉芽组织、血凝块和分泌物等。当术腔愈合良好时进行影像检查，检查时间因临床过程而异。

八、并发症

每个颅底外科手术都有可能引起并发症。例如，美国1997年进行的一项针对经蝶手术治疗垂体病变并发症的调查显示，颈动脉损伤占1.1%，中枢神经系统损伤占1.3%，视力丧失占1.8%，脑脊液漏占3.9%，以1.5%的脑膜炎。死亡率估计为0.9%。这些数据来自几个中心，在这个手术部位使用了不同的经鼻方法，数据表明确实发生了严重的并发症[33]。在Kassan及其同事[34]的经验中，700例接受扩大的鼻内镜手术中，神经血管并发症率约为1.0%。

预防内镜辅助经鼻颅底手术并发症始于对患者进行充分的术前评估，包括用药史和既往手术史。高分辨率的冠状位、轴位、重建矢状位CT、MRI，有时还需血管造影检查，这些检查对于制订手术方案、降低手术并发症风险、实施安全的手术是必不可少的[35]。

并发症按严重程度可以分为轻微或严重，并按出现时间可分为即刻或迟发。轻微的并发症导致的后遗症较轻、较少，并且不会影响患者的生活，尽管它们可能令人感到烦恼和麻烦。大多数人经过保守治疗，随着时间的推移都会治愈。然而，严重的并发症是导致严重后遗症和增加死亡风险的原因。大多数眼眶并发症源于对视神经或眼外肌的直接损伤，或骨性眶壁内的动脉或静脉出血。这些损伤可导致复视、血肿、突眼、视力下降或失明，其可以是暂时的或永久性的。继发于眼眶血肿的失明是可逆的，要求迅速清除血肿，以减轻损害视网膜或视神经血液供应的压力升高。对视神经的直接或间接损伤，通常发生在蝶窦上外侧壁或筛后气房。视觉损伤的另一个原因与血管操作（垂体上动脉）有关，特别是在经蝶骨平面手术中。

颅内并发症可由直接损伤大脑、脑神经、脑膜、脑血管或静脉窦引起。脑神经结构受损的病例表现为功能丧失，关键区域血供丧失表现为中风，出血表现为血肿占位效应(mass effects)。此外，脑脊液漏出可直接引起症状，使患者易患脑膜炎，并且进入大脑的空气（气颅）的占位效应可引起相关症状。

出血在任何外科手术中都是一种风险，但很少有如此多的重要血管易受损。之前概述中提到的经鼻手术入路展现了处于危险之中的筛前、筛后动脉，蝶腭动脉和上颌动脉及其分支，颈内动脉、大脑前动脉、基底动脉、椎动脉和它们的分支，以及颅底的静脉窦，如海绵窦、基底静脉丛、海绵间窦[36]。

在手术中可当时就出现并发症。其中常见的有脑脊液漏出、术中出血、眼眶血肿、脑损伤和鞍内并发症，其中包括鞍隔、蛛网膜、垂体柄、蛛网膜内血管结构、下丘脑、视神经、视交叉，以及它们周围的血管结构损伤。在第Ⅲ和第Ⅵ对脑神经损伤不常见，除了经蝶－斜坡入路外。

迟发的并发症包括视力或嗅觉逐渐丧失、脑膜炎、出血、粘连和感染。外科医生还必须意识到可能由于垂体柄的操作、压迫或牵拉而导致的暂时性或永久性内分泌并发症的可能性。外科医生必须能够诊断急性垂体前叶功能不全，并能够处理这种情况，或者有合适的可以处理这些问题的顾问。

九、总结

技术上巨大的进步使内镜手术得以拓展，从鼻窦到所有三个颅窝，以及眼眶、翼腭窝、颧骨窝和颞下窝。视野出众、致残率更低、内镜颅底和脑手术的并发症，尤其是血管神经损伤、脑脊液漏出和感染的发生，与开放手术术后相同。

尽管有这些技术和手术的进步，但是广泛的硬脑膜缺损修复仍然是一个严峻的挑战。即使有眼花缭乱的技术进步，外科手术的成功还取决于其他因素，如外科医生必须具备相关解剖学的完善知识，广泛的内镜手术训练和经验，良好的外科技术和训练，以及技艺精湛的神经外科同事。只有这样，经鼻内镜辅助颅底手术才能充分发挥其作用。

推荐阅读

Bouche J, Guiot G, Rougerie J, et al: [The trans-sphenoidal route in the surgical approach to chordoma of the clivus.] *Ann Otolaryngol Chir Cervicofac* 83: 817, 1966.

Ciric I, Ragin A, Baumgartner C, et al: Complications of transsphenoidal surgery: results of a national survey, review of the literature, and personal experience. *Neurosurgery* 40: 225, 1997.

Drake CG: The surgical treatment of vertebral-basilar aneurysms. *Clin Neurosurg* 16: 114, 1969.

Ducasse A, DeLattre JF, Segal A, et al: Anatomical basis of the surgical approaches to the medial wall of the orbit. *Anat Clin* 7: 15, 1985.

Fujii K, Chambers SM, Rhoton AL, Jr: Neurovascular relationship of the sphenoid sinus. A microsurgical study. *J Neurosurg* 50: 31, 1979.

Haddad G, Bassagasteguy L, Carrau RL, et al: A novel reconstructive technique following endoscopic expanded endonasal approaches: vascular pedicle nasoseptal flap. *Laryngoscope* 116: 1, 2006.

Harsh GR 4th, Joseph MP, Swearingen B, et al: Anterior midline approaches to the central skull base. *Clin Neurosurg* 43: 15, 1996.

Hitotsumatsu T, Matsushima T, Rhoton AL: Surgical anatomy of the midface and the midline skull base. *Oper Tech Neurosurg* 2: 160, 1999.

Janecka IP, Nuss DW, Sen CN: Facial translocation approach to the cranial base. *Acta Neurochir Suppl (Wien)* 53: 193, 1991.

Kassan AB, Snydermann CH, Carrau RL, et al: *The expanded endonasal approach to the ventral skull base: sagittal plane,* Tuttlingen, Germany, 2007, Endo-Press.

Kennedy DW, Keogh B, Senior B, et al: Endoscopic approach to tumors of the anterior skull base and orbit. *Oper Tech Otolaryngol Head Neck Surg* 7: 257, 1996.

Lang J: *Clinical anatomy of the nose, nasal cavity and paranasal sinus,* New York, 1989, Thieme Medical Publishers.

Navarro JC: Surgical anatomy of the nose, paranasal sinuses, and pterygopalatine fossa. In Stamm AC, Draf W, editors: *Micro-endoscopic surgery of the paranasal sinuses and the skull base,* Heidelberg, 2000, Springer.

Puxeddu R, Lui MWM, Chandrasekar K, et al: Endoscopic-assisted transcolumellar approach to the clivus: an anatomical study. *Laryngoscope* 112: 1072, 2002.

Rabadan A, Conesa H: Transmaxillary-transnasal approach to the anterior clivus: a microsurgical anatomical model. *Neurosurgery* 30: 473, 1992.

Sandor GK, Charles DA, Lawson VG, et al: Trans oral approach to the nasopharynx and clivus using the Le Fort I osteotomy with midpalatal split. *Int J Oral Maxillofac Surg* 19: 352, 1990.

Sano K, Jinbo M, Saito I: Vertebro-basilar aneurysms, with special reference to the transpharyngeal approach to basilar artery aneurysm. *No To Shinkei* 18: 1197, 1996.

Sasaki CT, Lowlicht RA, Astrachan DI, et al: Le Fort I osteotomy approach to the skull base. *Laryngoscope* 100: 1073, 1990.

Sethi DS, Pillay PK: Endoscopic management of lesions of the sella turcica. *J Laryngol Otol* 109: 956, 1995.

Stamm AC: Transnasal endoscopic-assisted skull base surgery. *Ann Otol Rhinol Laryngol* 115 (Suppl 196): 45, 2006.

Stamm AC: Micro-endoscopic surgery of the paranasal sinuses. In Stamm AC, Draf W, editors: *Micro-endoscopic surgery of the paranasal sinuses and the skull base,* Heidelberg, 2000, Springer.

Stamm AC, Pignatari SNP: Transnasal endoscopic surgical approaches to the posterior fossa. In Anand VK, Schwartz TH, editors: *Practical endoscopic skull base surgery,* San Diego, 2007, Plural Publishing.

Stamm AC, Pignatari SSN, Vellutini E: Transnasal endoscopic surgical approaches to the clivus. *Otolaryngol Clin North Am* 39: 639, 2006.

Stamm AC, Pignatari SSN, Vellutini E, et al: A novel approach allowing binostril work to the sphenoid sinus. *Otolaryngol Head Neck Surg* 138: 531, 2008.

Yasargil MG: *Anterior approaches to the clivus: microsurgery applied to neurosurgery,* Stuttgart, 1969, Georg Thieme Verlag.

颞骨肿瘤与侧颅底手术
Temporal Bone Neoplasms and Lateral Cranial Base Surgery

第 49 章

Michael Marsh　Herman A. Jenkins 著

韩月臣 译

要点

1. 颈内动脉被肿瘤包裹，血管造影提示轮廓不规则或预期行颈内动脉切除术的患者，应该进行术前暂时性球囊栓塞试验（BTO），并进行神经功能监测，同时可进行脑血流定量评估。当术前 BTO 显示神经功能缺失或脑血流量低于 30ml/（100g·min）时，除非可以事先行颅外-颅内搭桥术，否则不能进行彻底切除。术前应做出是否需要血管重建或行永久球囊闭塞的决定。
2. 治疗外耳道癌的最基本手术通常是颞骨外侧切除术。如果预期术后需要进行放射治疗，考虑到照射开放术腔发生放射性骨坏死的高风险，应该封闭术腔。
3. 侵犯中鼓室的外耳道癌，最好采用伴岩尖切除的颞骨外侧切除术或颞骨次全切除术，以及术后放疗。
4. 高级别颞骨恶性肿瘤伴有岩骨外侵犯至岩尖、广泛硬膜受累、明显脑实质受累、半月神经节受累或沿颅底浸润时，几乎在所有病例中均预示着预后差。联合放、化疗等姑息治疗应予以考虑。
5. 颈内动脉颈段上部和岩骨段动脉的动脉瘤可以在血管造影和 BTO 的引导下，行血管内支架置入、球囊栓塞，根据造影和 BTO 的结果，确定是否同时行血管重建或颅内、外搭桥手术。
6. 如果透过鼓膜可清楚看到鼓室球瘤边界，可以经鼓室切除，否则推荐使用扩大面隐窝入路。
7. 颈静脉球瘤最好通过 Fisch A 型颞下窝入路切除。对于伴明显颅内侵犯的情况，分期手术可能是必要的。术前栓塞会极大减少术中失血。
8. 颈静脉球瘤的放射治疗建议用于复发、病变无法切除，或存在手术禁忌等情况。
9. 以颅内为主的颈静脉孔神经鞘瘤建议选择枕下入路。对于颈静脉孔内和复合型颈静脉孔神经鞘瘤，伴或不伴面神经移位的颞下窝 A 入路（Fisch A 型）是最安全的方法。
10. 面神经鞘瘤的典型病史表现为数月至数年缓慢进展的面瘫，而不是数天到数周，部分患者可能会出现瘫痪突然发作、波动性瘫痪和面部抽搐。建议面部功能恶化至 House-Brackmann Ⅳ 级时再行手术，因为这可能是面神经切除和再吻合后能达到的最好预期结果。
11. 胆固醇肉芽肿的引流可以通过迷路周围途径或者内镜引导下经蝶入路进行。
12. 累及岩尖的先天性胆脂瘤手术治疗需要完全切除胆脂瘤基质或永久性开放术腔。
13. 斜坡脊索瘤可以行颞下窝 B（Fisch B 型）或耳前外侧颞骨切除术。经鼻内镜辅助的方法也可实现彻底切除，与侧方入路或面部掀翻前入路技术相比，并发症发生率大大降低。

第九篇　颅　底

经外侧入路到达颅底需要解剖分离术区外侧组织，以便进入颅后窝和颅中窝内部，及周围的各个颅脑区域。术前评估、手术技术和围术期护理的进展，已使医生可以切除之前被认为不可切除的肿瘤。同时，伴随与这些手术相关的发病率和死亡率也显著下降。一个有凝聚力的颅底手术团队应为患者提供尽可能好的术前评估、计划和手术。该团队需要来自与神经外科医生合作的耳鼻喉科医生或神经学专家、神经放射学家、介入造影专家和麻醉师共同参与。重建外科医生可能会发挥重要作用，特别是如果需要游离皮瓣时。本章回顾了有关的解剖学，侧颅底手术的各种方法和选定的病例。

侵犯中耳和颞骨的良性和恶性病变（框49-1）位于身体中最难达到的区域之一。虽然在这些区域发现了多种组织学类型的肿瘤，但每一种都不常见，并且其诊断和治疗的临床经验也不容易获得。颅底手术入路很困难，遗留神经缺陷

框 49-1　颞骨肿瘤	
• 原发性良性肿瘤 　副神经节瘤 　神经纤维瘤/神经鞘瘤 　脑膜瘤 　腺瘤 　　耵聍腺瘤 　　小汗腺圆柱状瘤 　　多形性腺瘤 • 间充质肿瘤 　软骨瘤 　软骨母细胞瘤 　软骨黏液性纤维瘤 　血管瘤 　脂肪瘤 　黏液瘤 　纤维骨肿瘤 　　骨化性纤维瘤 　　纤维发育不良 　巨细胞肉芽肿 　动脉瘤样骨囊肿 　骨母细胞瘤 　骨瘤/外生骨疣 　单囊骨囊肿 　畸胎瘤 • 组织发育不良 　迷芽瘤 　内翻性乳头状瘤 　胶质瘤 • 转移性肿瘤 　前列腺 　乳腺 　胃肠道 　肾细胞 　肺 　多发性骨髓瘤 　淋巴瘤 　白血病（绿色瘤）	• 原发性恶性肿瘤 　• 表皮癌 　　鳞状细胞癌 　　疣状癌 　　基底细胞癌 　　黑色素瘤 　• 腺癌 　　耵聍腺癌（低级和高级） 　　腺样囊性腺癌 　　黏液表皮样腺癌 　　皮脂腺细胞腺癌 　　乳头状囊腺癌 　• 间充质肿瘤 　　横纹肌肉瘤 　　纤维肉瘤 　　软骨肉瘤 　　骨肉瘤 　　脂肪肉瘤 　　隆突性皮肤纤维肉瘤 　　纤维组织细胞瘤 　　血管肉瘤 　　破骨细胞瘤 　　脊索瘤 　　浆细胞瘤 　• 临近肿瘤侵犯 　　神经来源肿瘤 　　脑膜瘤 　　胶质瘤 　　神经纤维瘤/神经鞘瘤 　　脉络丛乳头状瘤 　　腮腺肿瘤 　• 耳周皮肤癌 　　垂体肿瘤 　　颅咽管瘤 　　脊索瘤 　　头皮肿瘤 　　鼻咽癌

第49章 颞骨肿瘤与侧颅底手术

的风险很大。供应脑和所有脑神经的主要动脉和静脉要么穿越颞骨，要么与颞骨毗邻。现代手术技术强调在治疗颞骨良性和恶性病变时，要尽量减少毁容和神经损伤。多年来，已发展出颞骨的不同入路用于治疗良性病变，并且正在扩大以用于恶性病变。尽管如此，丰富的颞骨解剖知识和足够的颞骨解剖训练经验是必不可少的，以使这些方法能适应于每个患者。许多肿瘤的组织学类型很少遇到，只存在于文献中很少的病例报道。将肿瘤分为良性和恶性，并结合特定肿瘤生物学的特点和术前的精心规划，有助于选择适宜的手术入路的和获得良好的结果。

一、颅底解剖

在第五分册（上）第1章和第五分册（下）第46章中有关于颅底解剖的概述。通向颅底的外侧入路，其操作不同于经典解剖教科书中的解剖过程，可以从一个优势点进入，这种方法旨在增强暴露，同时保留神经血管结构。Grant[1]描述的颞下窝的上界由蝶骨大翼和包含颞肌的颞窝组成。内侧界是翼突外侧板，外侧界是下颌支和髁突。上颌窦的后壁标志着前界，颞下窝的后方和下方开口进入咽旁间隙，筋膜和韧带再细分其封闭空间[2-4]。

面神经出茎乳孔进入腮腺，然后出现于腮腺前缘，包裹在浅肌腱膜系统的筋膜中[5]。关节窝可能会限制外侧入路时上方结构的暴露。

作为低压的无瓣膜血流通道，颅底静脉系统在外侧入路中起着关键作用。窦汇是横窦（外侧窦）、上矢状窦、直窦和枕窦的汇合处。Bisaria[6]在110例尸体解剖中发现，有24.5%没有窦汇。如果窦汇缺失，横窦的结扎可能导致大面积脑水肿[7]。Labbé静脉又称为下吻合静脉，连接大脑中浅静脉与横窦，并引流颞叶浅后部和顶叶下部。其在右侧出现的概率为66%，左侧为77%[8]。当它存在时，它会进入乙状窦近端的横窦。如果没有良好的侧支分流，Labbé静脉的中断可能导致颞叶水肿和梗塞[7, 8]。岩上窦沿岩骨后上缘自海绵窦到横窦和乙状窦的交界处，并接受来自鼓室、小脑和大脑下静脉的支流[9]。颈静脉球的平均宽度为15mm，通常通过骨质与鼓室分开，据报道它在6%的尸体颞骨中骨质不是完整的[10]。岩枕裂内颈静脉球和海绵窦之间的岩下窦，接受来自内听道（IAC）、桥脑、延髓和小脑下部的血液回流[9]。岩下窦，有时还有耳蜗导水管伴行静脉和枕窦一起汇入颈静脉球。脑神经Ⅸ、Ⅹ和Ⅺ穿过颈静脉孔的前内侧部分，可能会在岩下窦止血操作时受到压迫[11]。

颈内动脉（ICA）位于二腹肌和茎突肌深面，进入茎突内侧的颈动脉虹吸段，并通过垂直和水平段向上。在膝部附近的垂直段，动脉位于咽鼓管口深处，关节窝后内侧。骨性咽鼓管口与颈内动脉之间由平均约1.5mm的骨质分隔，其间可能有裂隙[12, 13]。动脉垂直段的中部位于耳蜗底转前内侧。到耳蜗的距离平均约为1.34mm[14]。垂直段的平均长度约为10mm（范围为5～15mm）[12, 15]。水平段由外至内从膝部斜行进入该血管在破裂孔处的颅内入口。它的平均长度是20mm（范围为14.5～26mm）[12, 15]。相关的淋巴系统解剖结构包括引流外耳的耳前和腮腺淋巴结，外耳道（EAC）的内侧更多地流入颈深和耳后淋巴结。中耳和乳突的黏膜引流入咽鼓管周围的淋巴管，然后流入颈深上和咽后淋巴结[16]。

二、颅底病变的评估

准确诊断和评估中耳和颞骨肿瘤的范围，需要适当的体格检查、听力学、前庭及影像学评估。体检中常可见中耳肿瘤。某些病变的病史结合其典型表现通常可提示肿瘤类型。侧颅底肿瘤常表现为脑神经功能障碍，包括听力下降、搏动性耳鸣和咽鼓管功能障碍等，因此应当进行针对脑神经的全面的病史采集和体格检查。测听对于手术规划是重要的，尤其是需要切除迷路时。影像评估可提供有关肿瘤的位置、扩展、周围结构关系和可能的组织学病理诊断等信息[17-25]。

（一）计算机断层扫描和磁共振成像

术前计算机断层扫描（CT）和磁共振成像（MRI）对于现代颅底手术是不可或缺的 [见第五分册（上）第9章]。Hirsch和Curtin[26]指出，

第九篇 颅 底

MRI 和 CT 在"颅底病变的初始评估中是互补的，而非可以互相替代的"。现代 CT 提供了精确的骨骼改变和相当好的软组织信息。CT 的优势在于显示肿瘤对颅底骨骼的影响。由于软组织电子密度范围狭窄，软组织鉴别仍然受到限制。具有卓越软组织敏感性 MRI 的出现，导致使用碘剂增强对比 CT 技术的适应证减少。虽然 MRI 也能够评估骨性结构的变化，但它只是间接的，因为皮质骨的移动水质子很少，因此几乎没有信号。由于这个原因，在评估细微的骨性改变时，MRI 不如 CT。这种特征是颞骨肿瘤的重要表现。通过静脉注射（IV）钆造影剂 MRI，改善了 MRI 的精细软组织鉴别能力。MRI 的另一个优势是它能够显示多个成像平面而不需要重新定位患者，这使得其更容易获取冠状、矢状，甚至离轴斜位图像。由于这些原因，在发现颞骨病变侵犯脑或脑膜时，MRI 优于 CT。由于潜在的危险磁效应，MRI 不适于某些具有心脏起搏器或瓣膜、铁磁性脑动脉瘤夹，以及一些腔静脉滤器和铁磁性眼内异物的患者。

通常对怀疑颞骨肿瘤的患者的评估始于非增强颞骨 CT。这项检查可以即刻显示大的病灶，并可提示小病灶的存在。即使颞骨 CT 结果可能为阴性，但如果临床表现强烈提示肿瘤，则建议进一步行 MRI。像 CT 一样，MRI 将重点放在感兴趣的区域，而不是仅仅提供整个头部的厚片成像。颞骨 MRI 几乎总是同时做钆强化成像。如果认为疾病是蜗后的，许多医师选择绕过 CT。如果需要精确的骨质细节，则可以在 MRI 检查之后补充 CT。

CT 和 MRI 都为计算机成像技术。出于这个原因，它们可以在任何数字显示器上进行重建。一种新的专业显示器可以显示三维图像，它可以帮助外科医生更容易理解病变的范围，但是这样的图像几乎不能提供比标准的轴位或冠状位片上更多的诊断信息。而且，三维显示处理非常繁重，并且在这样的处理中可能丢失重要的图像信息。目前，三维图像几乎仅用作补充显示，这取决于医生的偏好。

（二）颈动脉术前评估

在切除颅底肿瘤时，适当的颈内动脉处理仍然至关重要（图 49-1）。与颈动脉闭塞有关的并发症众所周知。第一次记录在案的颈动脉结扎是 Paré 在 1585 年处理剑伤时进行的，并且导致了中风[27]。文献综述显示，不加选择突然闭塞该血管可能导致 26% 的患者出现脑梗死（65/254），这些脑梗死患者死亡率为 46%（30/65）[28]。逐渐闭塞，比如使用银夹，似乎不能改变脑梗死的发病率。Berenstein 及其同事[29]指出，无论血管的直径如何，在达到 < 2mm² 的横截面积之前，血流量或压力都不会显著下降。由于远端血栓形成和栓塞导致的血流停滞，在颈部颈内动脉结扎数小时后可能会发生迟发的严重并发症。

（三）四维血管造影

所有进行广泛侧颅底手术的患者都应做包括静脉期的四维颈动脉血管造影 [见第五分册（上）第 9 章、第 10 章]。虽然血管造影只是定性检查，但也可提供重要的信息（图 49-2）。

Fisch 及其同事[30]认为，当血管造影提示颈内动脉轮廓不规则或狭窄时，应积极考虑选择性术前同侧颈动脉球囊闭塞。因为术中颈动脉闭塞伴有概率较高的永久性神经系统后遗症。

静脉期提供的关于侧支静脉回流的关键信息，在结扎横窦或 Labbé 静脉时是必需的。

（四）脑血流量评估

了解脑血流量（CBF），对颈动脉处理至关重要。正常人 CBF 接近 50ml/（100g·min）[31]。在高风险人群中，CBF 低于 20ml/（100g·min）会导致脑衰竭，并至少会导致暂时性轻偏瘫或半身不遂[32]。同时，脑电图（EEG）通常会显示突触传递异常的变化[31]。当 CBF 降低到 15ml/（100g·min）以下时，脑电活动将消失[33]。Jones 及其同事[34]发现，当长期缺血使猴子的 CBF 低于 17～18ml/（100g·min）时会导致脑梗死。而在人类中，不同 CBF 水平引起不可逆神经元损害的时程是未知的。

以下情况需进行 CBF 评估：①整块切除恶性肿瘤必需切除 ICA 时；② MRI 或 CT 可见肿瘤包裹 ICA 时；③肿瘤侵犯血管，造影显示的血管轮廓不规则或狭窄明显时。

第49章 颞骨肿瘤与侧颅底手术

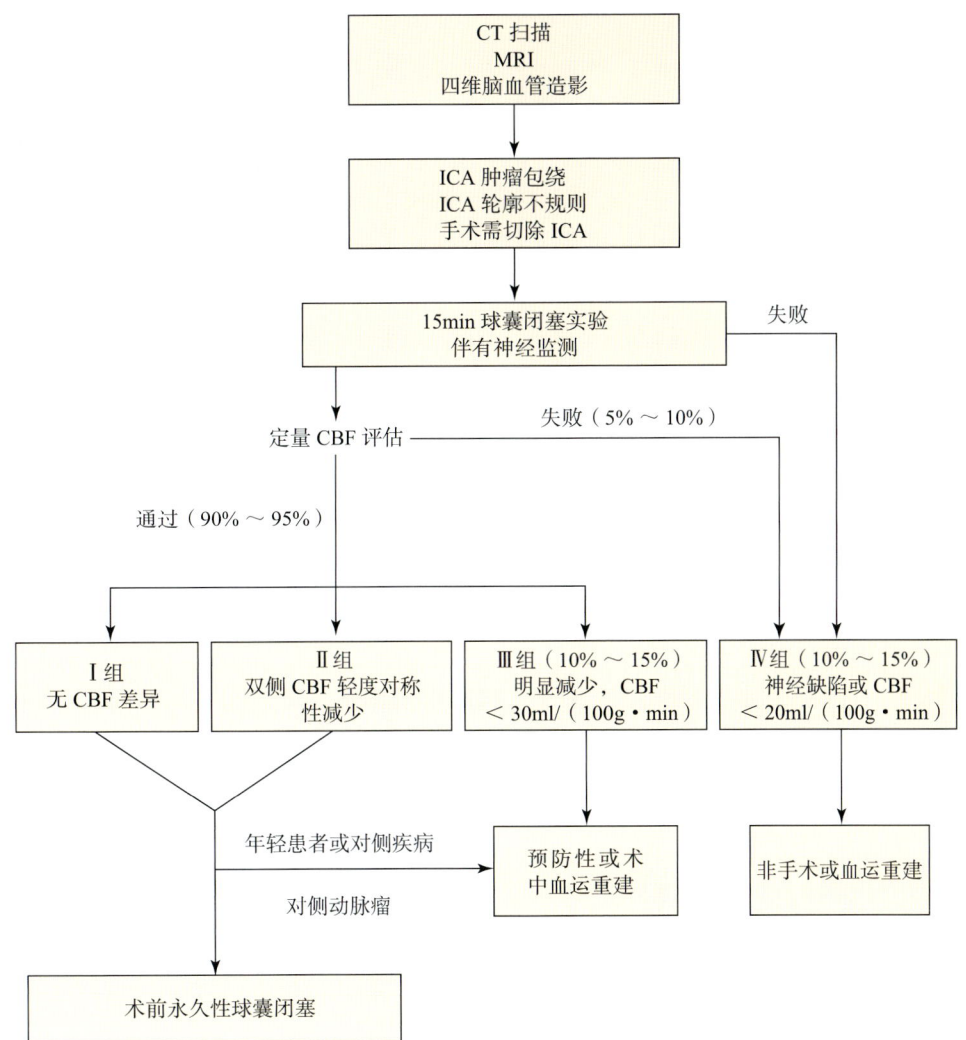

▲ 图 49-1　术前颈内动脉（ICA）/ 脑血流量（CBF）评估流程。CT. 计算机断层扫描；MRI. 磁共振成像

1. 脑血流量定性评估

很多方法已被建议用以评估 Willis 环的功能性侧支循环。其中最简单的是 Matas 试验，在检查者观察神经功能变化的同时，将同侧颈动脉压向脊椎横突[35]。交叉压迫颈动脉血管造影术将给同侧 CBF 一个定性的了解[36]。术中直接测量颈动脉残端压力可以估计侧支循环是否充分。50mmHg 的反流压提示 CBF 充足[37]，但残端压力已被证明是不可靠的[38, 39]。大脑中动脉的视觉体积描记法和经颅多普勒速度测量[40]也存在相似的理论局限性。在接受颈动脉手术的一系列患者中，发现术中 CBF 水平低于 20～24ml/（100g·min）的患者，有 18%～56% 脑电图没有发生变化，患者脑血流量也与麻醉药相关[41]。因此，对于经历 ICA 长期闭塞的患者，脑电图对于检测 CBF 异常可能不太敏感。

普遍认可的 CBF 评估均涉及球囊闭塞试验（BTO）的介入放射学技术。伴神经系统监测的 BTO 对 CBF 的评估可以是定性或定量的。Fisch 使用定性 BTO 作为评估侧支循环 CBF 的唯一方法，由有经验的神经放射学家进行定性判断，决定哪些患者应该接受永久性动脉闭塞[30]。在药物引起的低血压或乙酰唑胺给药的 BTO 期间，充分的侧支循环可能是重要的。此外，其他用于 CBF 评估的定性技术，如单光子发射计算机断层扫描和脑磁描记法，试图"量化" CBF[42-45]。

2. 脑血流量定量评估

定量评估 CBF 的目的是确定 10%～25% 的

第九篇 颅 底

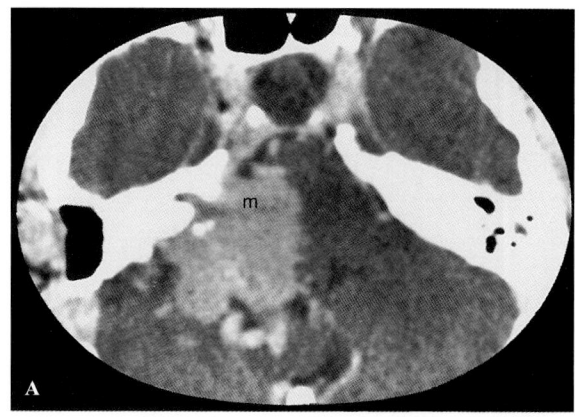

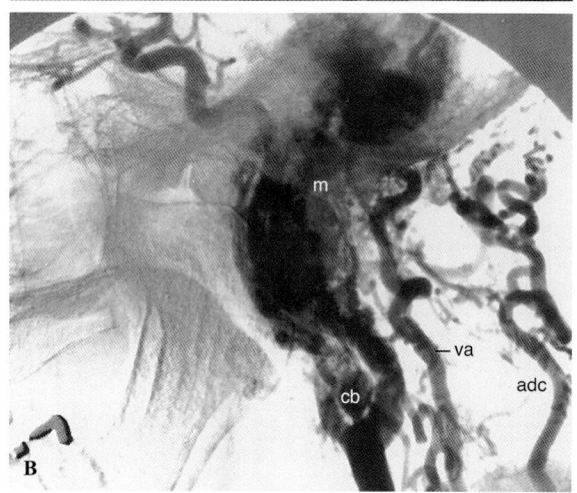

▲ 图 49-2 61 岁女性患右侧副神经节瘤

A. 静脉造影剂给药后的计算机断层扫描轴位视图。可显示致密、病理性对比增强肿块，且具有迂曲扩张的血管。这处病变已经从颈静脉球侵犯到小脑脑桥角池，累及内听道。B. 无名动脉血管造影，以颅颈交界处为中心的侧位减影图。证实了副神经节瘤的神经血管本质。肿瘤寄生于椎动脉（va）并且上升深入颈动脉（adc）。这些血管因所需的血流量增加而变得扩张迂曲。除了大的颈静脉球副神经节瘤（m）外，患者还有一个小的颈动脉体副神经节瘤（cb）

患者"通过"BTO 检查（见下文，颈动脉管理算法），但仍处于中等至高风险，ICA 闭塞仍可能导致不可逆转神经系统损伤。BTO 期间行 CBF 评估的定量方法，包括①正电子发射断层扫描（PET）；② MRI 技术；③脑灌注 CT；④氙 CT 或 ^{133}Xe 核素研究。

PET 具有同时测量 CBF 和代谢参数的优点[46]。$H_2^{15}O$ PET 是目前 CBF 活体内成像的金标准；然而，^{15}O 同位素的半衰期为 2min，这需要现场回旋加速器[47]。在伴 PET 的 BTO 之前或期间可以执行快速 PET 方案[48]。在所提及的测试中，PET 能够提供关于脑血流动力学最准确的信息，尽管设备昂贵，检查耗时多。

新进展表明功能性 MRI（fMRI）有可能取代氙血流动力学研究[49-53]。这种功能 MRI 已被用于评估颅内外旁路手术术前和术后的 CBF[54]。fMRI 的潜在优势在于它只需要对目前磁共振成像扫描仪进行软件升级。缺点为需要移除特殊软件及额外的能够耐受高功率磁场的特殊设备。

脑灌注 CT，无论是否使用乙酰唑胺，都可以在任何标准的螺旋 CT 上快速地完成，并通过软件生成灌注图[55,56]。还需要进一步的研究来验证，脑灌注 CT 可以作为一种可与氙 CT 媲美的定量检查技术。

在头皮特定区域中，使用闪烁记数器进行检测，发现 ^{133}Xe 闪烁与 CBF 的定量评估显示出极好的相关性[41]，并且也可以在手术中使用。

氙 CT 血流映射是研究 CBF 最好的临床定量测量方法[28,42,57-60]。吸入的氙作为造影剂，其从脑组织的摄取和扩散与血流成正比。在连续 CT 扫描期间，在 ICA 的 BTO 之前和之后使用专用计算机软件估算 CBF 分布，并从中计算血流图。一个以术前氙 CT 血流成像为基础具有临时颈动脉球囊闭塞的颈动脉管理策略已经被提出（图 49-1）。第 3 组患者（图 49-1）虽然"通过"BTO，但其 CBF 值在 20～30ml/（100g·min）之间，被认为是血流动力学失代偿，虽然没有神经功能障碍，但这完全依赖于全身血压[5]。众所周知，ICA 闭塞后术中或术后的血压波动可能会使这些患者濒临危险。据估计，在 ICA 永久性闭塞后，第 3 组患者中有 90% 会发生严重卒中[61]。

（五）颈动脉处理策略

关于 ICA 处理的决定最好在术前做出。术中颈动脉闭塞通常用于控制意外情况下的大量出血，这可导致更高的神经系统并发症发生率。如果颈动脉意外撕裂并且控制困难，可能需要进行术中球囊闭塞或血管转流术[62-64]。

在 ICA 的术前功能评估（定性或定量）之后，关于颈动脉处理方式的决定取决于：①功能评估的结果；②患者年龄；③对侧颅底肿瘤或血管疾病的情况。

无论 BTO 结果如何，特别是在年轻患者和对侧可能受累的情况下，静脉血管移植重建（而不是牺牲动脉）可能是一个选择，可以恢复生理循环并降低晚期颅内动脉瘤的风险[33, 42]。在可能的情况下，保存良性肿瘤所包绕的 ICA，或在无法保存时进行血运重建是有理论基础的[65]。

对于基于功能评估的 ICA 处理策略，意见不尽相同，正如在构成适当评估首要条件方面的意见分歧。临时 BTO 的结果可分为"通过"或"失败"。通过意味着不存在神经缺陷，且 CBF > 30ml/（100g·min）（如果已进行定量评估）；失败意味着神经系统缺陷明显或 CBF < 30ml/（100g·min）（如果已经进行了定量评估），或两者兼而有之。

对于 BTO 结果为"失败"的患者，可以明确切除是不可能的，或者应考虑在切除手术之前行颅内外血管桥接术[42, 66-68]。

根据是否进行了定性或定量测试，可以对"通过"的患者进一步细分。使用定性 BTO，如果神经放射学医生确认有足够的侧支循环并且在测试期间没有发生神经系统功能障碍，Fisch[30] 建议术前永久性闭塞 ICA。在 Zane 及其同事的一系列报道中，只有 5% 的患者（2/46 的患者，1 例术前和 1 例术后）使用该策略时，在闭塞后留有了永久性神经系统后遗症[30]。如果已进行定量检测，可考虑对第 1 组和第 2 组的待手术者 [CBF > 30ml/（100g·min），图 49-1] 进行经动脉永久性球囊闭塞，其指征与功能 CBF 检查相同。如果术前已作出闭塞 ICA 的决定，应在切除前 1～4 周行永久性球囊闭塞，以减少栓塞后遗症的发生。栓塞近端位置选在颈动脉分叉水平，远端位于眼动脉之前可最大限度的减少晚期血栓栓塞后遗症[69]。虽然 BTO 后的氙 CT 血流成像与中期神经系统预后有很好的相关性，但颈动脉闭塞的长期后遗症尚不清楚[28]。经定量 CBF 评估分为组 3 的患者 [CBF < 30ml/（100g·min）]，与据 Sen 和 Sekhar[66] 所述的双侧病变患者和患有良性肿瘤的年轻患者，行直接静脉移植血管重建，可以实现完整的肿瘤切除（图 49-1）。术中血运重建与手术时间增加、移植血管闭塞、输血需求和术后大出血可能性相关[30]。

长的移植血管患者的移植物闭塞风险尤其之高。

不考虑外科医生对血管重建或永久性球囊闭塞的偏好，颈内动脉处理的最佳选择是在术前受控情况下做出的。

三、手术入路

虽然累及颅底的肿瘤生物学行为可能不同，但在切除时应遵循某些一般原则。如果可能，术前确定病变的良、恶性很重要。透过鼓膜清晰可见的小的良性中耳病变，可以通过外耳道切除。当切除肿瘤时，术者应明确与血管畸形进行鉴别，因为其颞下部分的 ICA 损伤很危险，并且可能需要结扎颈内动脉以控制出血。针对局限于中鼓室且无法透过鼓膜看清边界的良性肿瘤，可通过经外耳道和面隐窝联合或扩大的面隐窝入路完成。有时，面隐窝很狭窄，这需要去除外耳道的全部或部分骨性后壁 [见第五分册（上）第 1 章、第 16 章描述的乳突和中鼓室的基本手术入路]。恶性肿瘤最好整块切除，而良性病变可以分次切除，这取决于肿瘤的生物学特性，切除可能需要留出正常组织的安全切缘。对于更深部位的颞骨病变，手术入路应为完全切除病灶提供充分的暴露，尽可能保留有用的残余听力、面神经和其他脑神经功能，并避免损伤脑干和 ICA，并闭合伤口以避免发生脑脊液（CSF）漏。

手术方法和操作技术应最大限度地提高安全性，并最大限度地降低并发症发生率。外科医生应该熟悉颅底各个区域的所有暴露方法。良性肿瘤的边缘充分暴露和恶性病变的整体切除技术，通过术前选择性栓塞和术中选择性血管结扎最大限度减少失血，肿瘤周围 ICA 的近远端控制，通过肌电图（EMG，见第 51 章）行术中脑神经监测，均是手术的成功的关键。

（一）外耳道的袖状切除术

外耳道的袖状切除术根据需要切除软骨部分和部分或全部骨性外耳道壁皮肤，但不去除骨质。中厚皮片移植用于耳甲腔和外耳道。一些外科医生将鼓膜包括在切除范围内作为袖状切除的内侧边缘，但这种类型的手术仅适用于外耳道软骨部

第九篇 颅 底

分的恶性肿瘤。而发生在或累及骨性部分的恶性肿瘤，至少需要行颞骨外侧（LTB）切除。

（二）颞骨外侧（部分）切除术

颞骨外侧切除[70-73]使用扩大的面隐窝入路同时完整切除外耳道骨和软骨部分（图49-3）。该手术适用于局限于骨性外耳道内且未侵犯中鼓室的恶性肿瘤。如果术前影像学或术中发现指征，可同时行腮腺切除术、颈部清扫术和下颌骨髁突切除术作为辅助术式。术中面神经监测很重要。

1. 切口

设计成一个包括耳屏和耳甲腔的软组织环形切口，并封闭外耳道。同时在耳后沟后方大约一指处，做耳后切口（图49-4A），该切口可向下延伸至颈部褶皱处，为根据需要行腮腺切除术做准备，然后放置牵开器。

如果围术期影像学检查或术中发现有指征，可以同期进行改良的颈部清扫术、全腮腺切除术和部分下颌骨切除术。

2. 乳突切除和面隐窝入路

图49-4B所示为一例完整的乳突切除术，上方切除至颧骨的根部，并注意不要穿透外耳道或鼓室盖的骨壁。鼓室上方切除应向前延伸到颞下颌关节。然后，通过将第二膝至茎乳孔的面神经垂直段"蛋壳化"来扩大面神经隐窝入路（图49-5A）。分离砧镫关节，面隐窝和砧骨窝之间的骨柱也被去除。鼓膜张肌腱使用Bellucci剪刀切断。并通过依据鼓索神经扩大面隐窝的方法行下鼓室切除。沿着下鼓室下缘，外至鼓环内至颈静脉球和颈动脉管，用金刚钻或切割钻持续磨除骨质，直至达到软组织，期间注意不要损伤腮腺内的面神经（图49-5B）。

3. 标本切除

下鼓室切除与上鼓室前部切除的连续性是通过沿中鼓室前部至颞下颌关节使用电钻或通过弯形骨凿去除骨质实现的（图49-5C）。使用电刀或锐性剥离将骨管前壁与颞下颌关节的软组织和腮腺的浅叶分离开。然后将整个标本送检行组织病理学检查（图49-5D）。

4. 闭合术区

如果不进行腮腺切除术或下颌骨切除术等辅

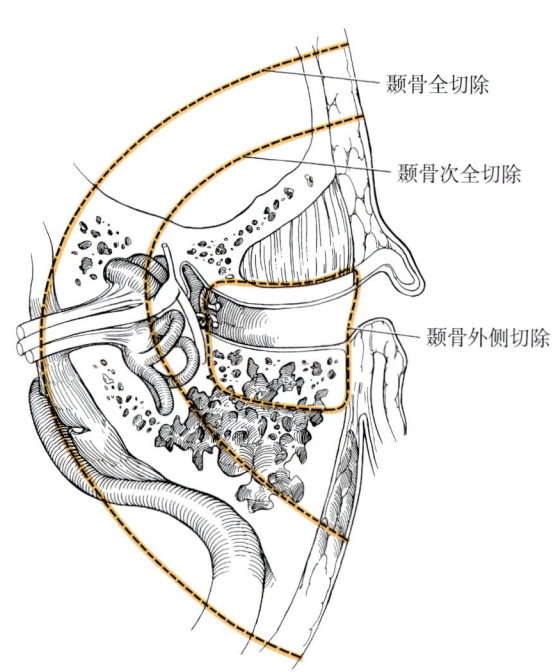

▲ 图49-3 颞骨外侧、颞骨次全和颞骨全切除术的边界

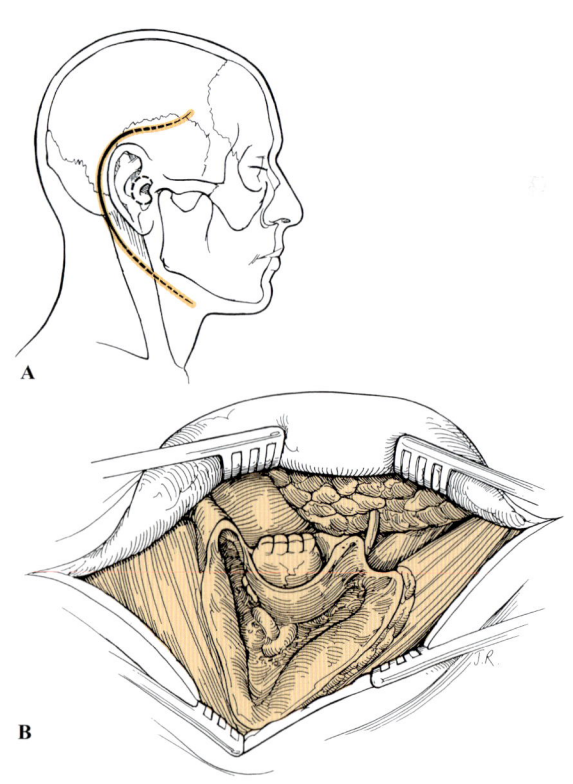

▲ 图49-4 颞骨外侧切除，切口和初始暴露
A. 外耳道位于切口中央，其已被闭合。根据颈部解剖和颞肌旋转皮瓣的需求延伸切口。请注意，可以保留耳屏以获得更好的美观效果。B. 耳道封闭、乳突切除术和上鼓室切除术已完成

第49章 颞骨肿瘤与侧颅底手术

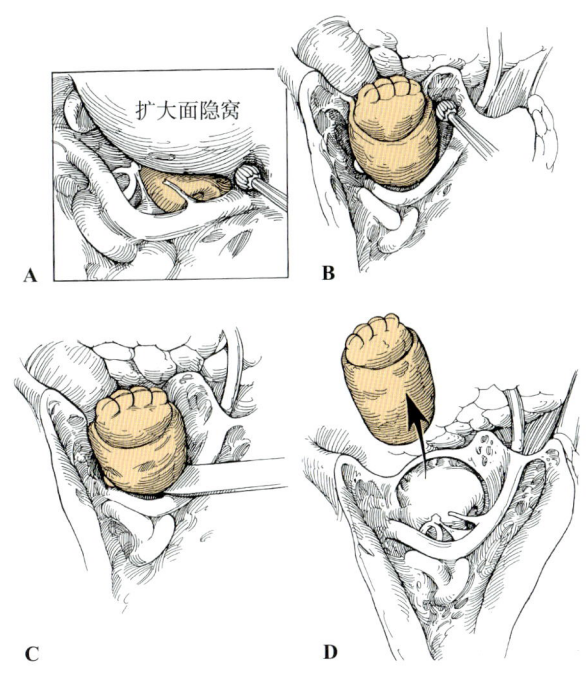

▲ 图 49-5 颞骨外侧切除标本送检
A. 扩大的面隐窝解剖。B. 下鼓室切除。C. 骨凿取下标本。D. 标本与软组织分离

部分骨迷路（图 49-3）。此类切除适用于恶性肿瘤侵及中耳的患者。

颞骨全（TTB）切除，涉及颞骨整块的切除，包括岩尖和乙状窦（图 49-3）。岩部的颈内动脉可包括在该切除术中。当高度恶性肿瘤侵犯岩尖部或 ICA，或者向颞骨外侧的皮肤及海绵窦延伸时，全颞骨切除术是否能增加获益并不确切。颞骨全切除适用于低度恶性肿瘤[85]。

1. 切口

环形切除外耳道以后，可以设计一个大的 C 形耳后切口或 Y 形切口（图 49-6）。或者，对于累及外耳道的病例可以采用耳前切口。切开时应注意保留耳大神经，以便用于面神经移植。同时，应注意不要伤害面神经的额支。

2. 面神经处理

当腮腺受累或面神经受累时，可以识别并切断面神经的远端分支或主干，并标记，以用于将来的神经移植。如果不存在这种情况，则在茎乳

助手术，且预期不会行术后放疗，则可以保留大的乳突腔。像在乳突根治术中一样，用颞肌筋膜填塞咽鼓管口。中鼓室和面神经嵴可覆盖颞肌筋膜移植物，以促进愈合。可能需要进一步切除耳甲腔软骨，以完成大的耳甲腔成型；然后将中厚皮片缝合到耳甲腔和前部面部皮肤或耳屏皮肤的边缘，以将其覆盖到乳突腔。继而，可以沿着软组织区域用可吸收缝线将移植皮片固定到位。植皮将减少术后耳道狭窄的发生[74]。之后，可以将可吸收的明胶填塞乳突腔，并用纱布包扎。

如果预期行术后放射治疗，应事先封闭乳突腔，以避免放射性骨坏死[75]。这可以通过使用腹部脂肪填塞和颞肌移植物旋转，以覆盖缺损来实现。或者，更好的方法是通过切开锁骨上的胸锁乳突肌来旋转枕动脉供应的胸锁乳突肌皮瓣。然后将皮瓣缝合到耳甲腔边缘并固定到下面的肌肉上。

（三）颞骨次全切除和颞骨全切除术

颞骨次全（STB）切除术[72, 76-86]基本上可以整体切除中鼓室的内侧面，并保留岩尖的气房和

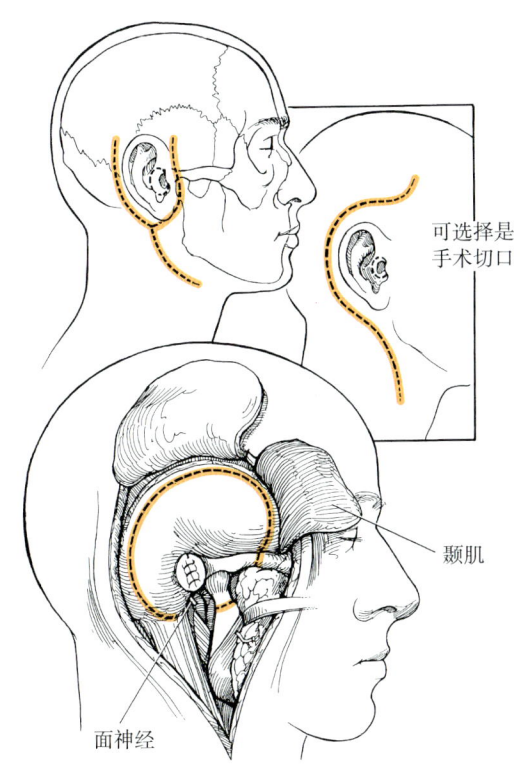

▲ 图 49-6 颞骨次全切除术
切口中央的外耳道，缝合封闭。请注意，可以保留耳屏以获得更好的美观效果。颞骨次全切除术的颞骨开颅范围小于颞骨全切除术。包含面神经主干的腮腺已被从咬肌分离

第九篇 颅 底

孔处识别面神经并横切。先从咬肌上小心地切除腮腺。之后再考虑近端面神经处理。

3. 近端血管控制，颈清扫

如果术前影像提示淋巴结转移，可以行改良肩胛舌骨肌上颈淋巴结清扫术。无论淋巴结是否受累，都可以获得颈动脉和颈内静脉的近端血管控制，并在这些血管周围放置橡皮条备用。随后优先处理后组脑神经、颈内动脉和颈内静脉。并将胸锁乳突肌和二腹肌与乳突尖分离。

4. 颞下窝解剖

分离附着在颧骨上的咬肌，并且从下颌切迹到下颌角进行下颌骨截骨术。将下颌髁突与关节窝分离，分离外侧和内侧翼状肌，注意不要损伤内部的上颌动脉。如果上颌动脉破损，快速的背侧出血表明来自翼丛的血供良好，这预示颞肌活性良好可用于重建。将颞肌以骨膜下方式从颅骨分离并反折向下，但仍与冠突相连。较好的颞下窝解剖应当可以显露棘孔和卵圆孔。

5. 颞骨开颅术

颞骨开颅术用来暴露岩骨的上表面，并且当行全颞骨切除时，应行扩大开颅范围，且从后到前将硬脑膜从岩骨上抬起。

6. 颞骨次全切除术

确认颈内动脉的岩部垂直段（图 49-7）。这是通过金刚石磨骨打开关节盂窝，并横跨咽鼓管口完成的。颈动脉活动只是在第一膝的远端。远端的咽鼓管口也应缝合或用自体组织封闭。

7. 乙状窦和颈静脉球的处理

如果选择颞骨次全切除术的患者，乳突气房系统未被病变累及。行乳突切除术以切割钻去除乳突皮质。用金刚石钻头仔细显露乙状窦和颈静脉球，并从颞骨上仔细解剖颈静脉球，识别其内下方汇入的岩下窦。乙状窦可能需要结扎或硬膜外填塞，以便在手术中进行控制出血。

8. 近端面神经处理

此时可以进行截骨术，切除病变时经常出血较多，可以识别近端面神经，术中可能会对面神经造成进一步牵拉伤。如果需要移植面神经，最好避免进一步牵拉伤。像常规的颅中窝入路神经减压一样，从迷路段到内听道段显露面神经，或者可以通过经迷路入路识别面神经（图 49-7A）。尽管如此，清洁的面神经的断面有利于间位移植和后期面神经功能恢复。

9. 截骨术

可以沿关节窝区域、内听道外侧和乳突后上颅中窝底部磨一凹槽。将骨凿插入第一膝远侧的颈动脉管并指向内听道（图 49-7B）。取出颞骨标本（图 49-7C），此时常会导致岩下窦出血，需要用止血纱布填塞岩下窦或颈静脉球和乙状窦，来控制出血。

10. 颞骨全切除术

分离颈内动脉至破裂孔（图 49-8），根据手术计划，血管可能已在术前被永久闭塞。结扎并切断颈内静脉，延伸跨越横窦和外侧颅后窝，行枕下开颅术。将硬脑膜从小脑上分离，在 Labbé 静脉和岩上窦之间结扎横窦。由岩上窦至下颌神经分布区下缘，做一沿颅中窝底部外侧的连续硬脑膜切口，将小脑幕与外侧窦分离。在颈内动脉

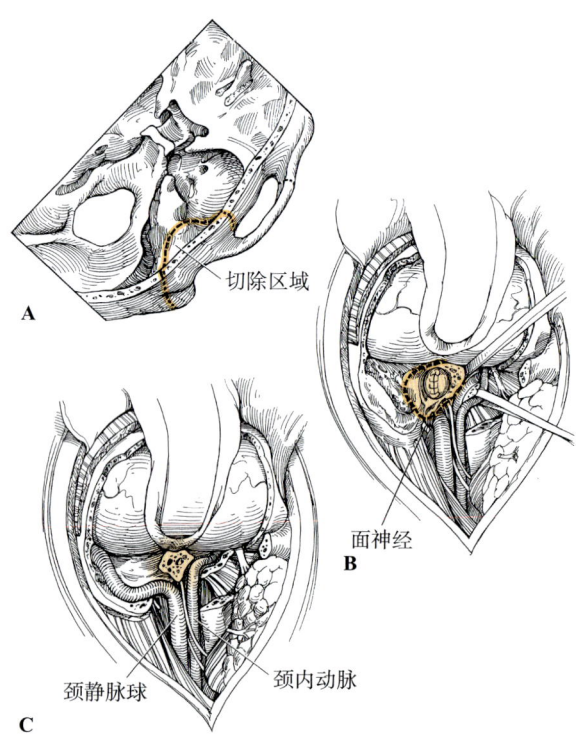

▲ 图 49-7 颞骨次全切除术
A. 拟切除区域俯视图。注意，可以在迷路段暴露面神经。B. 在颈动脉管第一膝处将骨凿指向内听道底部。C. 去除的标本显示剩余的岩尖和耳囊

第 49 章 颞骨肿瘤与侧颅底手术

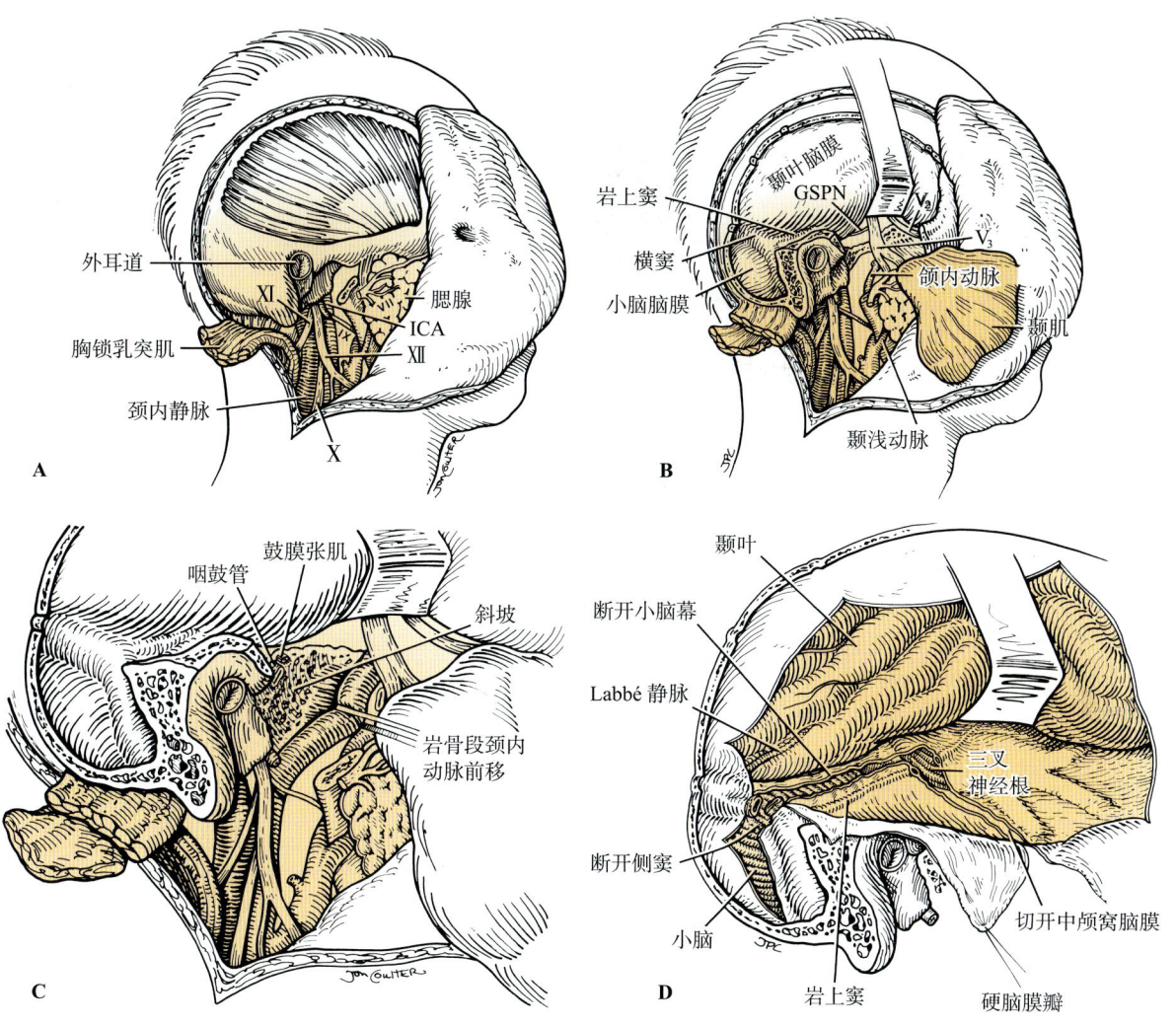

▲ 图 49-8 全颞骨切除的示意图

A. 额颞 - 耳后 - 颈部皮瓣向前旋转。外耳道已被切断，面神经在出茎乳孔处被横断。已经打开颞下颌关节，切除了下颌支。脑神经Ⅸ至Ⅻ，以及颈静脉和颈动脉血管暴露于颈部。B. 颞骨和枕下开颅术已扩展到横窦和外侧颅后窝。已经进行了颧骨截骨术和部分乳突切除术。颅中窝底部分骨质被切除，以暴露脑神经Ⅴ的第二（V_2）和第三（V_3）分支，以及岩浅大神经（GSPN）。脑膜中动脉已被切断。C. 继续切除颅中窝底骨质；咽鼓管和鼓膜张肌已被横断。岩部颈内动脉（ICA）的上行和横向段已经被打开，颈内动脉被拉向前方。D. 颞部和乙状窦后的硬脑膜已经打开，横窦在其与乙状窦的交汇处被结扎；小脑幕已沿下颌神经、三叉神经节下缘和岩上窦中段的上缘切开。如果岩上窦未受累，则可通过改变硬脑膜切口位置来保留其进入横窦的引流。硬脑膜在小脑上方被切开，横窦已结扎并横断，硬膜瓣从颞叶上方向下翻转。将小脑幕沿岩嵴后方窦前内侧从横窦横切处分开。该切口与岩部基底前面的颅中窝底部的硬脑膜切口相连。通过颅中窝硬脑膜可以看到三叉神经节和根的轮廓。罗马数字表示脑神经

处分离脑神经Ⅶ、Ⅷ，以及迷路动脉；在硬膜内分离脑神经Ⅸ、Ⅹ和Ⅺ。沿着斜坡的硬脑膜切口从 Meckel 腔尾部延伸到后组脑神经到达乙状窦后硬脑膜边缘。将骨凿插入卵圆孔后面，稍微指向后侧，以免进入破裂孔，此时可取下颞骨标本，偶尔还需要在颈静脉球上方进行截骨术，以分离岩枕结合处[86, 87]。或者，在直视下通过颅后窝

磨一个凹槽，以连接到岩部颈内动脉后面的外部骨槽[85]。

11. 重建

面神经和其他适合的脑神经可以进行间位移植，并且根据需要用筋膜或颅骨骨膜封闭硬脑膜缺损。颞肌可以旋转并缝合到周围软组织上，或者使用局部或游离皮瓣修复。用金属丝或微型固

第九篇 颅 底

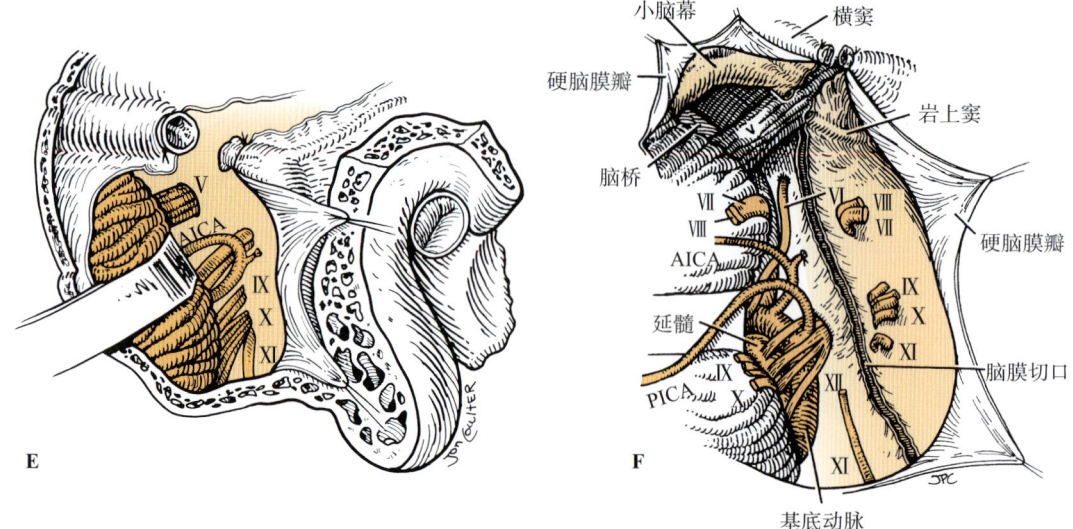

▲ 图 49-8 （续）全颞骨切除的示意图

E. 随着小脑向内侧缩回，可以看到脑神经 V、Ⅶ至Ⅺ。迷路（内听道）动脉在其起源于小脑前下动脉（AICA）处已被横断。F. 第Ⅶ至Ⅺ对脑神经已切断，其下的硬脑膜切开作为整块岩骨切除的后边缘。然后，将岩骨标本与周围残余的附件断开并切除。PICA. 小脑后下动脉（引自 Sekhar LN, Pomeranz S, Janecka IP, et al. Temporal bone neoplasms: a report on 20 surgically treated cases. J Neurosurg 1992;76:578-587.）

定器固定切开的颅骨和颧骨，并在皮肤切口关闭前放置一个负压引流器。

（四）颞下窝入路

可通过横跨颞骨和颞下窝的外侧入路解决各种颅底问题。如 Fisch[63, 88-90] 所描述的耳后颞下窝入路和耳前径路[91-94]提供了进入颈静脉球、ICA、岩尖、斜坡、翼腭窝和鼻咽部的通路。这些方法的践行者已经详细地撰写了相关内容，并且这里描述的技术已经根据他们的工作进行了完善。可以根据需要调整操作以利于肿瘤暴露和切除[95, 96]。或者，特别是对于累及斜坡、鞍旁区域、翼上颌窝、鼻咽部，偶尔累及颞下窝的近中线病变，应考虑内镜下经鼻入路（见第 48 章）[97]。

1. 颞下窝耳后入路

Fisch[63] 一直是颞下窝耳后入路的主要创新者，且他的工作值得肯定。他将这些技术分为三种基本方法：A 型需行根治性乳突切除术，面神经前移，探查颞下窝后部和颈部解剖，以接近颈静脉球、颈动脉岩部垂直段，以及颞下窝后部；B 型暴露岩尖、斜坡和颞下窝上部；C 型暴露鼻咽、咽鼓管周围间隙、腹侧斜坡、鞍旁区域、翼腭窝和颞下窝前上部。

切口和皮瓣：设计的切口应可以进一步扩展，且使掀起的皮瓣保持血供（图 49-9A）。颈部的暴露程度应可根据需要进行调整，朝向斜坡和鞍旁区域的解剖应可向前延伸。将切口的下缘保持在

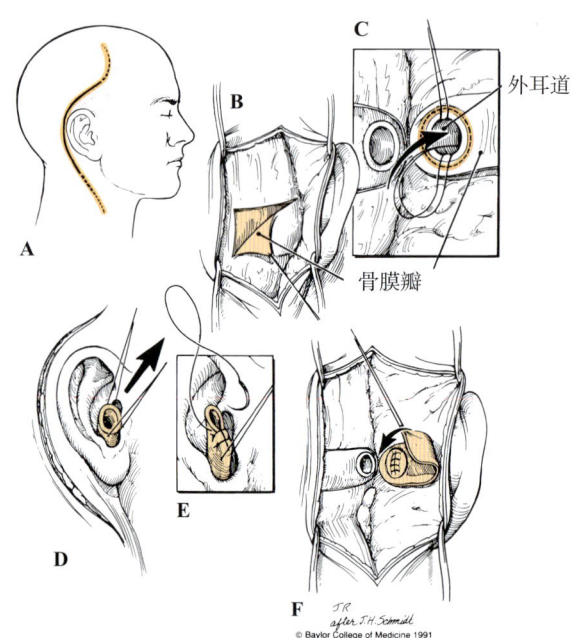

▲ 图 49-9 A. Fisch A 型颞下窝入路的皮肤切口；B. 骨膜瓣翻向前方；C 至 E. 软骨部皮肤分离并外翻，外耳道盲端闭合；F. 用骨膜瓣加强封闭的盲端

第 49 章　颞骨肿瘤与侧颅底手术

乳突尖的后下方，允许在保护下颌缘支神经的同时延伸到颈部进一步解剖。类似地，可以将切口向前上延伸到额部区域，使其越过颧骨以达眶缘。

皮瓣应在颞肌和耳后肌层面分离，留下基底位于外耳道的骨膜瓣（图 49-9B）。小心地横断外耳道，以保护前面的面神经分支。

向前的解剖平面位于颞部、腮腺和颈部区域的皮下组织中。在 A 型入路中，识别并保护面神经的三级分支，而在 B 型和 C 型方法中，暴露并保护外侧眶缘附近的额支。

关闭外耳道：将外耳道关闭为不透水的盲囊。使用剪刀将软骨部皮肤游离至大约耳甲腔水平。然后将软骨部皮肤外翻并用可吸收缝线缝合，并用乳突皮质处翻起的骨膜瓣加固内侧（图 49-9C 至 F）[98]。

外耳道壁皮肤和鼓膜切除术：外耳道壁骨性部分的皮肤环形向下分离至鼓环。在手术显微镜下，分离鼓环，分离砧镫关节，切断鼓膜张肌腱，剪断锤骨颈，以便完全切除外耳道皮肤、鼓膜和附着的锤骨柄（图 49-10）。

颈部解剖：根据需要进行颈部解剖以暴露肿瘤的下缘。大多数 B 型和 C 型入路都不需要这部分操作，除非需要对血管结构进行颈部控制。耳大神经应尽可能在腮腺远端切除，以便作为神经移植物使用。识别主要结构，包括颈总动脉、颈外动脉、颈内动脉、颈内静脉和脑神经Ⅸ至Ⅻ（图 49-11）。在乳突附近寻找二腹肌后腹这一标志，有助于识别这些结构直到入颅。当动脉造影上提示，枕动脉和咽升动脉为肿瘤提供血供时，应对其进行结扎。为跟踪颈动脉进入颅底常需切断舌咽神经。将橡皮条置于颈内动脉和颈静脉周围，以便在出血时快速识别血管和控制出血（图 49-11）。

颞外段面神经解剖：颞外段面神经可能位于耳屏和乳突尖连线中点的深处。当从胸锁乳突肌游离腮腺组织后，从内侧解剖耳屏软骨，识别耳屏下方的面神经。通过腮腺切口可以将面神经解剖到三级分支，并将其从下面的腮腺组织中游离出来。在 A 型入路中，面神经前移时需要暴露此处（图 49-11）。在 B 型和 C 型入路中，不需要面神经移位，只有额支需追踪至远端，以便在横断颧骨时保留它。术中需要从咬肌筋膜上钝分离腮腺，以减少下颌骨移位时对面神经的牵引力。

根治性乳突切除术：根治性乳突切除术需切除耳囊外侧和邻近的所有气房（图 49-12A）。所有气房的切除对于防止术腔闭塞后的长期并发症是重要的[98]。将镫骨上部结构去除防止内耳创伤，骨骼化面神经以准备前移位。然后用掺有骨粉的骨蜡和肌肉塞堵塞咽鼓管。外耳道、鼓膜、听小骨和听囊外侧颞骨气房的去除，构成了根治

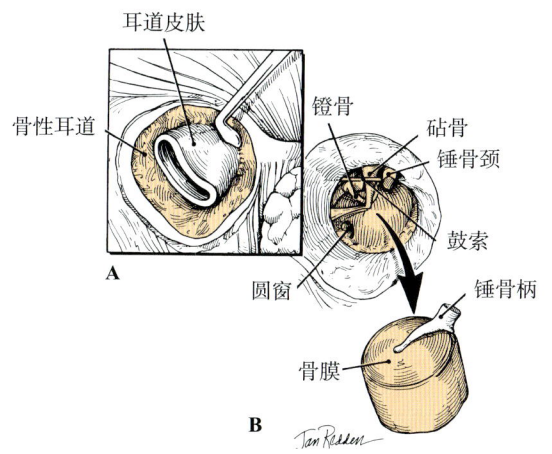

▲ 图 49-10　**A.** 骨性外耳道的皮肤被剥离至鼓环（注意已去除外侧皮肤）；**B.** 去除外耳道皮肤、鼓膜和附着的锤骨柄

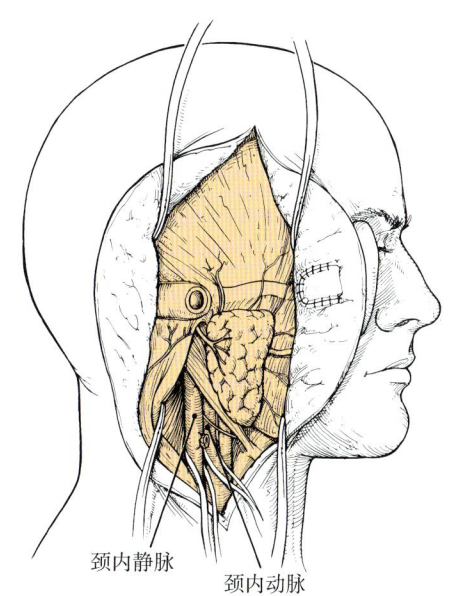

▲ 图 49-11　掀开皮瓣和控制近端血管的准备性解剖

第九篇 颅 底

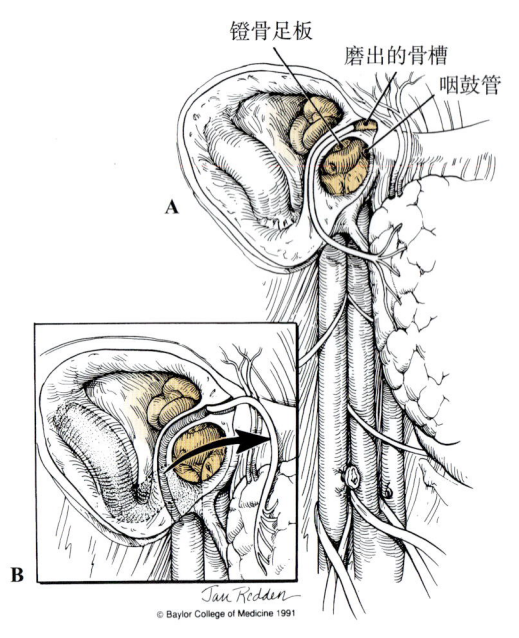

▲ 图 49-12 A. 根治性乳突切除术，同时行面神经骨骼化；B. 面神经的前移位术

性乳突切除术。

A 型入路

①面神经前移位：从膝状神经节至茎乳孔处骨骼化，并从开放 180° 的神经骨管中游离出面神经。位于第二膝附近的水平半规管存在意外损伤的风险，应仅去除面神经鼓室侧的骨质。切除二腹肌嵴外侧的乳突尖气房，在切开附着的二腹肌后，用咬骨钳去除乳突尖骨壳。在茎乳孔处，面神经与周围的纤维组织紧密粘连，并且这些组织需作为一个整体游离，以防血供阻断和神经拉伤。在上鼓室的前壁磨一个新的骨管以容纳神经。将膝状神经节至神经分叉处的面神经小心提起并转移到新的凹槽中，然后固定在腮腺软组织内（图 49-12B）。

面神经的精细处理降低了移位后永久性面神经功能障碍的风险。使用手术显微镜、金刚石钻头，以及持续冲水可以最大限度地减少直接神经损伤。神经外膜要保持完整。镫骨肌神经，茎乳孔处的软组织，包括骨膜和被包裹的面神经，以及内侧神经附着物等应行锐性分离，以防止牵拉伤。

术中应用肌电图行面神经监测，这在神经移位期间有很大帮助，可防止损伤（见第 51 章）[82]。

在手术操作期间，外科医生可以立即获得反馈，这有助于预防直接创伤和拉伤，后者是术后功能障碍的最常见原因。根据神经监测情况，外科医生可以更安全地去除面神经上的骨质。

②乙状窦闭塞：去除乙状窦前、后颅后窝硬脑膜上的骨质，以便结扎。勿损伤乳突导静脉，如果可能，可在其下方进行结扎。电凝硬脑膜血管，用硬脑膜钩将硬脑膜抬起，并在乙状窦前后将其切开，使用钝头动脉瘤针穿过，双层 2-0 的结扎丝线（图 49-13A 至 C）。此过程中可能发生小的脑脊液漏出，可通过缝合的肌肉填塞轻松控制。其他的乙状窦阻断方法包括腔内可吸收填塞材料（图 49-13D），其主要由 Jackson[99] 和 Holliday 及其同事[100] 使用。

③颈静脉球和颈内动脉的暴露：当去除骨质和附着肌肉时，为保护颈内动脉、血管钳应从茎突内侧操作。从鼓骨处切除腮腺，并将改良的自动椎板切除牵开器（D-7200，Karl Storz，Tuttlingen，Germany）放置在下颌支后面，以实现下颌关节向前半脱位。监测面神经肌电活动，以避免腮腺中面神经分支牵拉或压迫损伤。颞下窝的暴露可避开颈内动脉岩内垂直段。通过在颈动脉后方和耳囊下方移除骨质，暴露颈静脉，以便切除肿瘤（图 49-14 和图 49-15）。

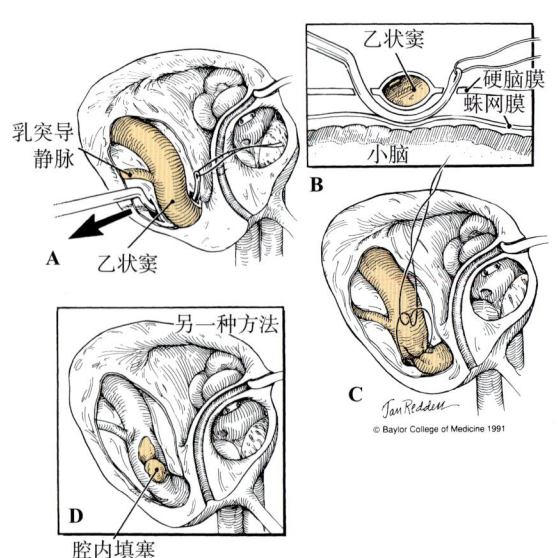

▲ 图 49-13 A 至 C. 在乳突导静脉下方结扎乙状窦；D. 乙状窦阻塞的替代方法，腔内可吸收材料填塞

第49章 颞骨肿瘤与侧颅底手术

④肿瘤切除：在完成颈内动脉的暴露和远端控制后，可以小心地切除肿瘤[101, 102]。先结扎颈静脉，以防止肿瘤和空气栓塞。通过游离颈内动脉并向后分离肿瘤开始解剖（图 49-15C）。乙状窦的外侧壁与腔内肿瘤一起被切除（图 49-15D）。内侧壁形成阻隔脑脊液的屏障。提起肿瘤下缘，切除颅外肿瘤（图 49-15D）。如果肿瘤向颅内扩展，此时应将其锐性切断。岩下窦进入颈静脉球入口处可能会出现大量出血。可以通过填塞控制出血。

止血成功后，打开颅后窝硬脑膜，当颅内肿瘤 < 2cm 时，以相同方式切除肿瘤颅内部分（图 49-16）。较大的肿瘤可以在以后进行分期切除[103, 104]。期间注意保护脑干的血液供应。

⑤闭合伤口：硬脑膜通常留有较大的缺损，无法直接缝合。尽管冻干硬脑膜可用于封闭缺损，但阔筋膜是最佳的重建材料。腹部脂肪用于消除颞骨的死腔，颞肌向下旋转以加固伤口（图 49-17）。皮肤常规缝合，并且应用加压包扎至少 5d，以防止脑脊液漏出。

B 型径路：B 型入路与 A 型入路的不同之处在于面神经通常不需要移位。移位前的步骤与 A 型入路相同。颞肌仍然附着于冠突和颧骨上，可以使用牵开器暴露颞下窝上部（图 49-18A 至 C）。下颌骨移位过程中，面神经肌电活动的监测有助于防止牵拉损伤。B 型入路的手术边界为由颅中窝底、下颌髁突和颞肌附着处组成（图 49-18D）。

去除颅中窝硬膜下的骨质，使之变薄可改善术区暴露。脑膜中动脉和三叉神经的下颌分支分别需要双极电凝和横断，从而暴露颞下窝上

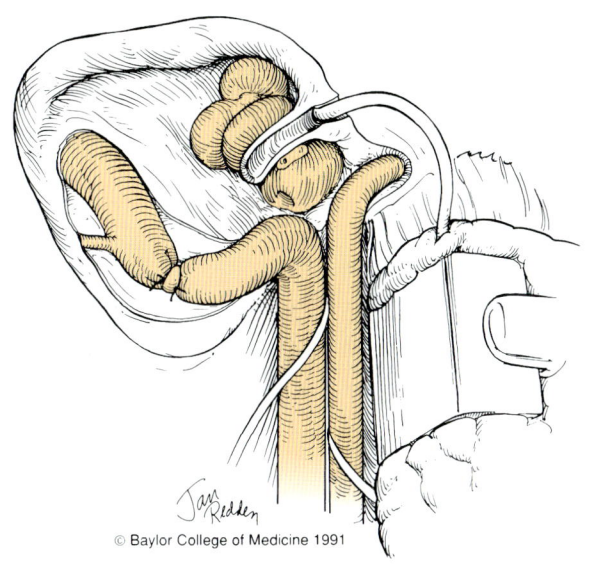

▲ 图 49-14 通过去除颈动脉和颈静脉球上方骨质，实现 Fisch A 型颞下窝暴露和血管控制

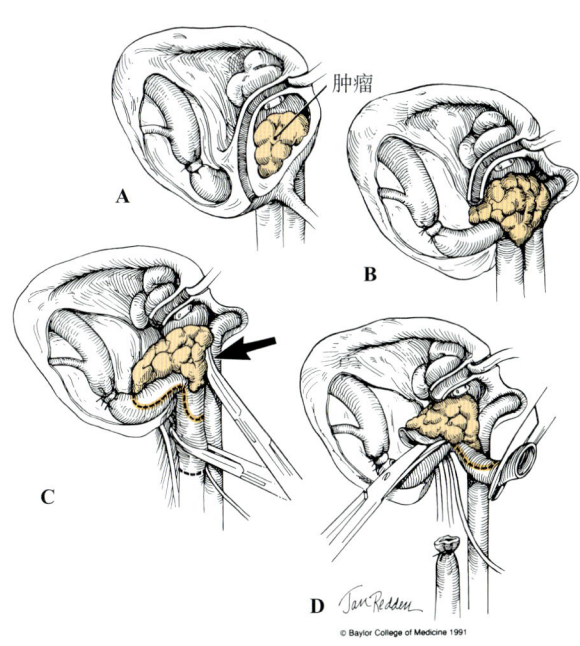

▲ 图 49-15 采用 Fisch A 型颞下窝径路切除颈静脉球副神经节瘤

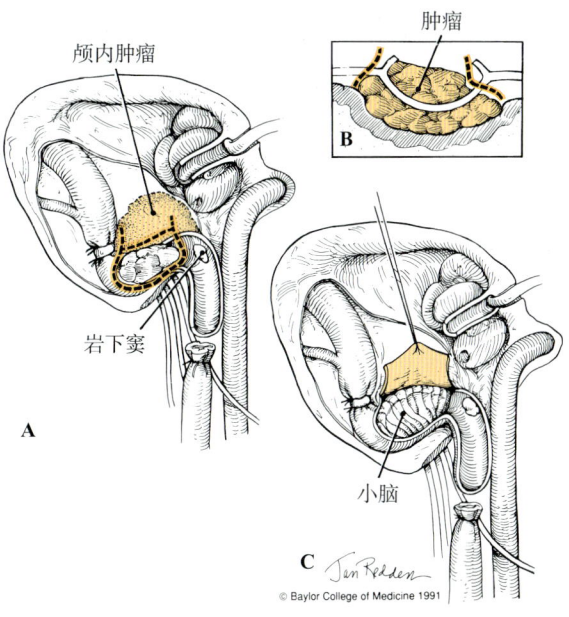

▲ 图 49-16 A 和 B. 颅内副神经节瘤延伸到颅后窝；C. 颅内副神经节瘤被切除

第九篇 颅底

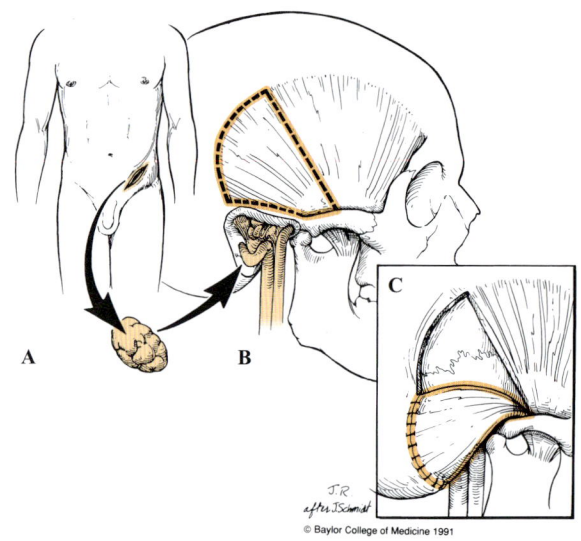

▲ 图 49-17 使用腹部脂肪和旋翻颞肌修复伤口缺损

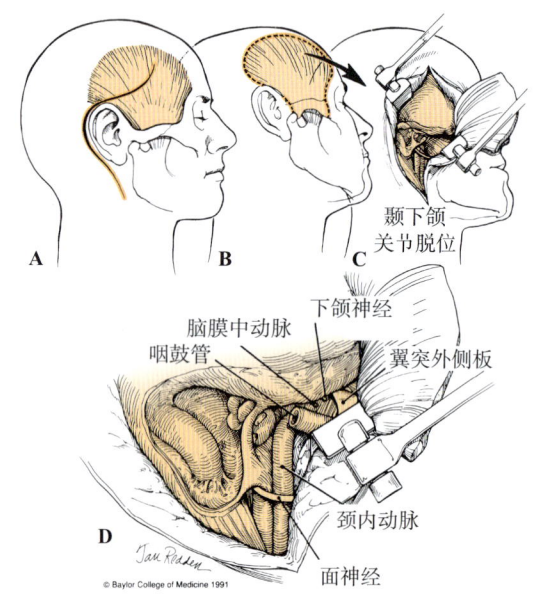

▲ 图 49-18 Fisch B 型或 C 型入路，结合 A 型入路的步骤，如图 49-9 至图 49-12，A 所示（但请注意，颞骨内面神经未被骨骼化）。A 至 C. 解剖还包括颧骨横断、颅底的颞肌和骨膜抬高，以及下颌骨下的自固定牵开器脱位；D. 磨除骨以识别脑膜中动脉和下颌神经（在此处横切）

此时可通过小心向前外侧牵拉颈内动脉切除。可以将动脉从破裂孔提拉到颈动脉管上，以允许暂时移位血管（图 49-20B）。这种操作可能很容易导致出血，应该小心进行。涉及岩尖和迷路周围区域的广泛良性病变，可能需要结合面神经后移位的方法，这可通过切除岩浅大神经并游离内听

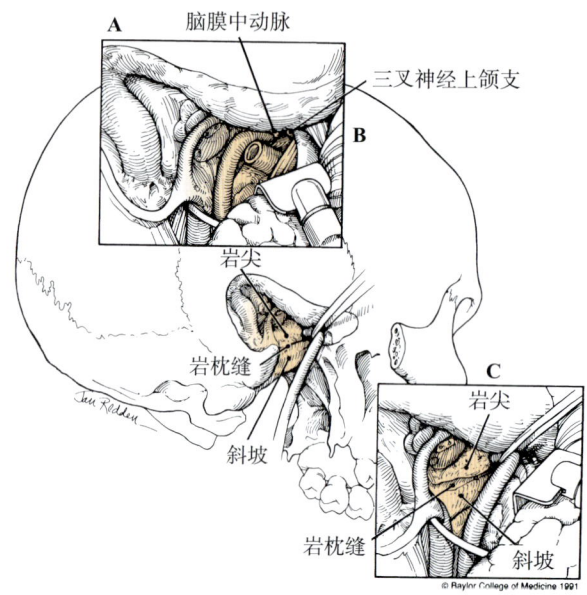

▲ 图 49-19 A. 咽鼓管的去除允许接近颈内动脉直至破裂孔；B 和 C. 颈动脉的移位提供了其他进入岩尖和斜坡的方法

部 4cm。在与咽鼓管周围的软组织分离后，颈动脉显露可以从垂直段直至其在破裂孔的前界（图 49-19A）。如果不能正确识别，面神经的膝状神经节和耳蜗可能易于损伤。

岩尖病变，如胆脂瘤或低度恶性软骨肉瘤，

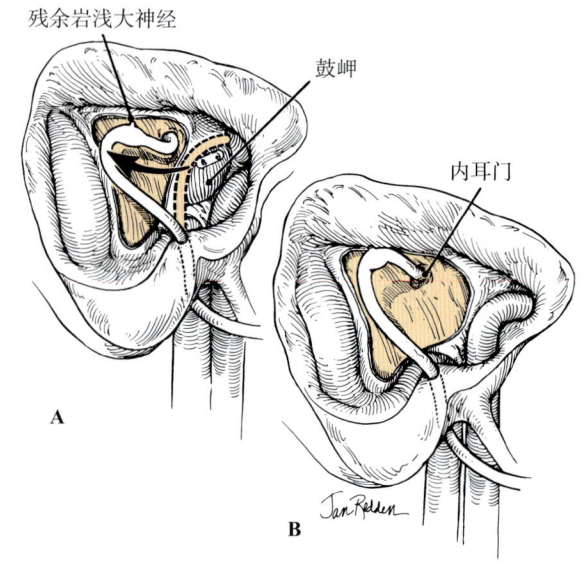

▲ 图 49-20 经颅入路到岩尖
A. 面神经后移位；B. 包含耳囊切除的全岩骨切除术

第 49 章 颞骨肿瘤与侧颅底手术

道至茎乳孔的面神经来实现（图 49-20）[105, 106]。此外，颅中窝可以通过颞骨开颅术轻松进入（见第 47 章），可以通过锐性切开岩枕裂的纤维附着暴露斜坡，可以通过 B 型入路去除斜坡的肿瘤，如侵犯鞍旁区域的脊索瘤（图 49-19B 和 C）。去除下颌髁突可以更好地暴露斜坡下方和颈椎上方。随着肿瘤向下延伸，术中面神经可以像 A 型入路中一样进行移位。位于 ICA 水平上方或内侧的肿瘤可能需要进一步移位颈动脉的颈段和岩内垂直段或联合颅中窝开颅术。在这些扩展的手术中可能需要切除岩上窦和岩下窦。

C 型入路：C 型入路是对 B 型入路的向前拓展。C 型颞下窝入路提供从后外侧方向以进入腹侧斜坡、海绵窦、蝶窦、眶周间隙、翼腭窝、鼻咽，以及 B 型入路暴露的区域。实质上，C 型颞下窝入路向上可及破裂孔，向前至上颌窦和鼻咽的后部。

去除翼突的基部，以接近蝶窦和海绵窦（图 49-21）。去除翼突基底可以暴露圆孔和眶下裂的上颌神经支。去除翼突基底骨，可以更好地观察蝶窦；随着蝶窦暴露，可以看到蝶鞍底部。通过把上颌神经支残端前面的颅中窝底骨磨薄来暴露海绵窦。可以向上牵拉颅中窝硬脑膜，以观察海绵窦的下外侧。

为了进入外侧鼻咽腔，需去除翼突内、外侧板，切开颊咽筋膜和鼻咽黏膜。在需要进行肿瘤摘除时，将翼状肌与下颌骨分离以允许完整切除鼻咽外侧壁、眶周间隙和颞下窝上方内容物（图 49-22）。

累及翼腭窝的肿瘤需要切除翼突和部分蝶骨大翼，同时牺牲三叉神经的上颌支。可以去除上颌后壁的一部分以进一步深入。

2. 耳前颞下入路

颅底的耳前入路由 Sen 和 Sekhar 及其团队等进行了研究[92-94, 107]，这一入路可以暴露上颈段（不需要面神经移位）及岩骨段颈内动脉。单纯从颞骨侧向暴露看，其颞下解剖暴露部位实际上与 Fisch B 入路和 C 入路相同。耳前入路可暴露岩尖、斜坡和颞下窝上部，并可扩展至包括鼻咽、鞍旁区、翼腭窝和颞下窝前方。颞骨前部切除可以用于治疗脑膨出[108]。因此，咽鼓管封堵虽然保留了中耳功能，但造成了永久性分泌性中耳炎发病的环境。虽然经耳前入路切除了下颌骨髁突有助于外耳道的暴露，但经耳后入路通常不需要切除该结构，因为经耳后入路进入不需要经过下颌骨髁突。

耳前切口可以延伸到额顶和上颈部区域，以扩大暴露颞下窝前方（图 49-23A）。辨认颈部血

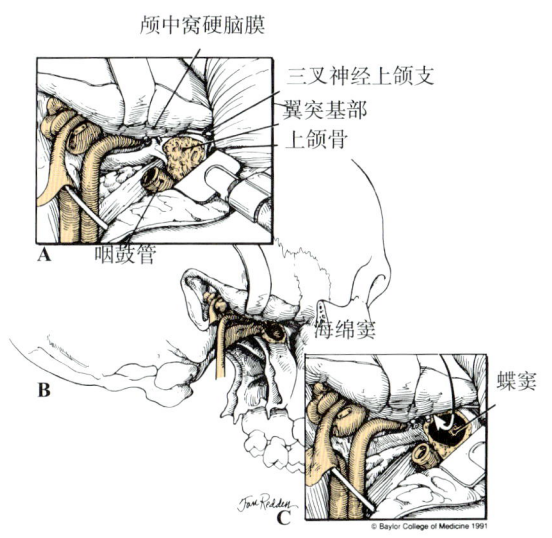

▲ 图 49-21 Fisch C 型入路
A. 切除翼状突基底暴露上颌神经支。B 和 C. 进入蝶窦

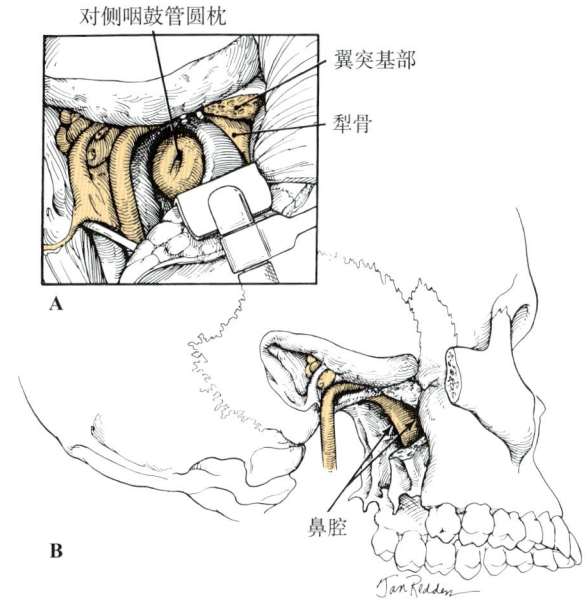

▲ 图 49-22 Fisch C 入路暴露鼻咽部
A 和 B. 切除蝶突和经鼻咽部外侧壁暴露咽鼓管圆枕背面

第九篇 颅 底

管等结构与经耳后入路方法一致。上颈部的解剖受面神经经由茎乳孔进入腮腺的限制。切除下颌骨前下方暴露上颈段颈内动脉（图49-23B）。术中面神经监测很大程度降低了面神经受损的风险。如前所述的 Fisch B 入路和 C 入路暴露颞肌和颧骨可较好地解剖颞下窝前方（图 49-23C）。

Fisch 入路的缺点是岩骨切除后术腔封闭延长了手术时间。尽管 Fisch A 入路在术中移位面神经时可以较好地暴露颈内动脉的颅底段和颈段，但术后不可避免的会发生传导性听力下降。耳前入路的主要缺点是手术区域无法延伸到颞骨或颅后窝。

四、特殊的问题

（一）横纹肌肉瘤

横纹肌肉瘤是儿童最常见的中耳乳突恶性肿瘤。最近，该病经联合治疗，患者 5 年生存率有了较大的提高，包括更准确的疾病分期、调整化疗药物和剂量方案，以及放疗技术的进步[101, 109, 110]。虽然肿瘤的完全切除是手术目标，但手术减瘤也是该疾病的一个重要理念。在保留硬脑膜、听囊、神经和血管结构的情况下，进行肿瘤切除，术后辅助化疗和放疗。

（二）外耳道癌和颞骨肿瘤

外耳道和颞骨的良、恶性肿瘤临床并不常见。鳞状细胞癌是迄今为止最常见的外耳道恶性肿瘤，其次是基底细胞癌和腺样囊性癌[35, 111-126]。外耳道肿瘤好发年龄为 40—60 岁。据报道，一些来源于耵聍腺的肿瘤发生年龄较早。

1. 相关解剖学

外耳道软骨部的外 1/3 分布有耵聍腺、汗腺和皮脂腺。外耳道前段软骨部成 J 形，后段无软骨。软骨部前方有一小裂缝，被称为外耳道软骨切迹。软骨部和骨部的连接处可使肿瘤成放射状扩散[127]，故此外耳道软骨部肿瘤会发生放射状侵犯。外耳道骨部或内 2/3 大部分无腺体分布。表皮下无皮下组织，其紧贴于骨膜。因为骨质的存在，阻止了肿瘤向周围侵犯，所以造成了肿瘤发病早期横向沿骨膜扩散。肿瘤可通过 Huschke 孔扩散，或由于骨质缺损向前侵犯颞下颌关节和腮腺。鼓膜被认为可以阻碍肿瘤的横向扩散，尽管 McCabe[128] 发现，当鼓膜内陷或不完整时，也可在鼓环周围发生微小侵袭进中鼓室。肿瘤进入中耳后，会沿着阻力最小的路途扩展，包括乳突气房和咽鼓管等[129]。

2. 症状和体征

外耳道癌和颞骨肿瘤症状与慢性外耳炎或慢性中耳炎相似。在临床诊疗中，这些主诉一般有平均 6 个月的误诊史。系统治疗后的持续性外耳炎应高度考虑肿瘤或炎症感染存在等潜在的病因，必要时可进行活检。持续性异常疼痛或患耳在慢性疼痛病程中有变化者，应行进一步检查。一些腺样囊性癌可先于耳痛数月在没有临床表现前得到诊断，因此系统性体格检查非常重要。

在外耳道病变中，鳞状细胞癌可表现为肉芽或息肉样变。腺样囊性癌通常是上皮覆盖的肿物，主诉为异常疼痛，可能伴有小丘疹。基底细胞癌由于薄的黏附边缘上皮的特点，可能表现为

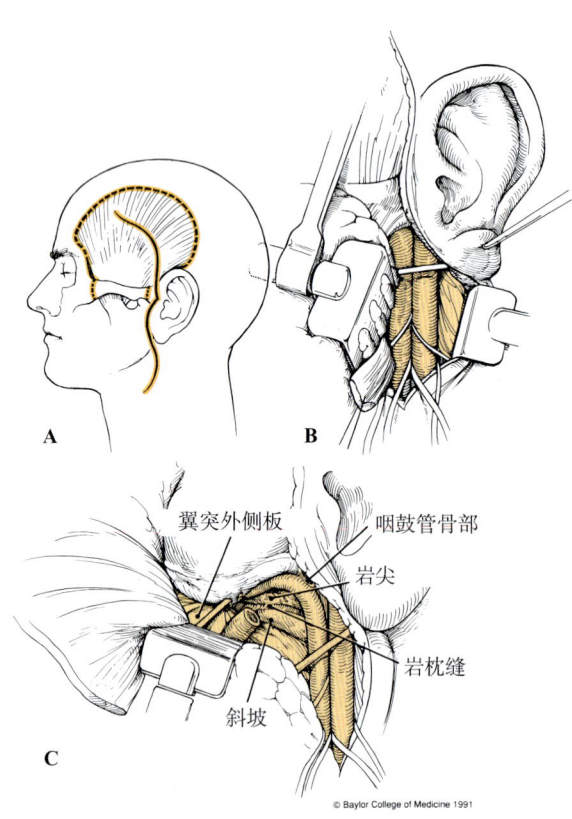

▲ 图 49-23 经耳前侧颅底入路
A. 经颞下窝入路切口；B. 暴露颅底主要血管；C. 暴露颞下窝

非典型的珍珠状边界的潜行性溃疡。术后由于外耳道封闭，通常会导致传导性听力下降。神经性听力下降和眩晕表示疾病进一步恶化，内耳受到影响等。腮腺肿块、脑神经麻痹和颈淋巴结肿大也是晚期征兆，提示预后差。鼻咽部检查也很重要，要排除肿瘤是否为鼻咽部来源。外耳道肿瘤也可能来源于腮腺，故要对腮腺行系统仔细检查。

3. 分期

诊疗计划主要取决于术前评估。软组织和骨窗的薄层颞骨 CT 和静脉相可详细的显示病灶内部、骨质侵蚀程度和局部软组织情况（图 49-24）[130]。对于广范的病变 CT 可显示骨质侵袭或软组织扩张累及情况，但 MRI 钆造影增强，可更好地显示软组织，包括颞骨、腮腺、上颈部等外耳道周围软组织和颅内。如果做广泛切除，需要行颈动脉造影和功能性 CBF 评估。转移性疾病也应行相关适当检查。

匹兹堡大学的研究人员提出了系统的外耳道癌分期。Arriaga 和 Janecka[127] 根据临床检查、术前影像学检查和术中所见，制定了原发性肿瘤 - 区域性淋巴结 - 远处转移（TNM）分期。这种分期后来修改为将伴有面瘫的肿瘤分期为 T_4（框 49-2）[131]。348 例患者的一项 Meta 分析证实面瘫是预后不良的相关因素[132]。要注意的是，影像学显示的软组织受累程度远不如术中所见。这一分期在临床的实用性得到其他学者认可[133]。

4. 治疗

在治疗外耳道癌时，临床医生一定要谨记 Jesse 团队的忠告[134]："耳痛是单一明显表现时，患者的第一次治疗是唯一的治愈机会。后续的治疗只能是简单的对症治疗。"Anderson 医学临床肿瘤中心总结："耳外科手术在包括外耳道、颞骨或侧颅底的肿瘤诊治中起着重要的作用"[135]。因此，首选的任何治疗方案都应该是尽可能的切除肿瘤。如果选择手术，应该寻找有经验的耳外科医生。由于外耳道癌和颞骨肿瘤的发病率低，目前在相关文献中缺少该类疾病的治疗共识。大多数疾例队列每年只有 1～2 例，一般时间跨度为 20 年或更久。一些病例数较多的系列研究，反映了疾病的演变过程，但又使客观分析疾病变得更困难。作者经常把外耳道癌和耳周皮肤癌混合在一起，而没有考虑到疾病累及中耳或疾病进展的其他征象。晚期耳周皮肤恶性肿瘤累及颞骨，可以按原发性颞骨肿瘤的分期，并进行治疗[136]。

几乎所有的研究者都认为，外耳道恶性肿瘤

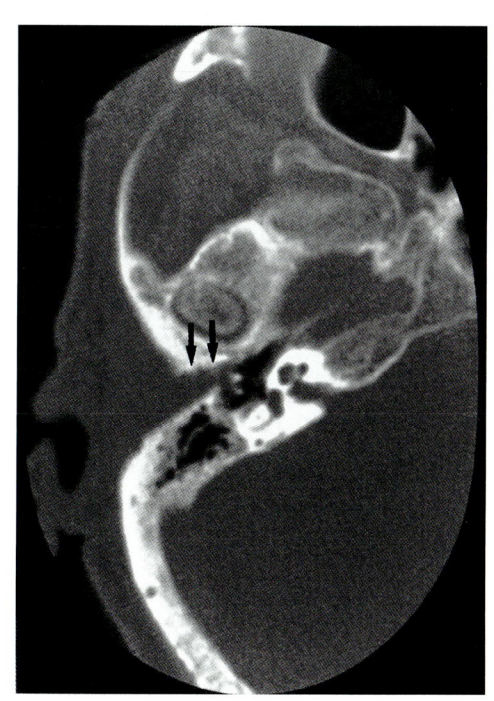

▲ 图 49-24　73 岁女性，右侧外耳道鳞状细胞癌：CT 轴位骨窗成像
只有 CT 的骨窗可以显示细小骨质被侵袭（箭）的情况和肿瘤

框 49-2　改良的匹兹堡大学外耳道肿瘤 TNM 分期
原发肿瘤（T）
T_1：肿瘤局限于外耳道，无骨质破坏或侵袭软组织
T_2：肿瘤局限于外耳道，伴骨质破坏（非全层），或放射学显示软组织受累局限于＜0.5cm
T_3：肿瘤破坏外耳道骨质（全层），伴软组织局限受累＜0.5cm，或肿瘤累及中耳或乳突
T_4：肿瘤侵蚀耳蜗、岩尖、中耳内侧壁、颈动脉管、颈静脉孔或硬脑膜，或软组织广泛受累（＞0.5cm）或发生面瘫
淋巴结转移（N）
淋巴结受累提示预后不良，并且疾病划为晚期 [如：Ⅲ期（T_1，N_1）或Ⅳ期（T_2，T_3）和（T_4，N_1）]
远处转移（M）
远处转移提示预后不良，且患者为Ⅳ期

第九篇 颅 底

全切是所有肿瘤分期的主要治疗方法，放疗作为辅助治疗。对于所有分期为 T_2 期或更高的癌，应考虑肿瘤全切后的辅助放疗。大多数复发是局部。切缘阳性的患者，尽管术后给予放射治疗，预后仍然不佳[137]。通常不建议施行腮腺切除、改良颈淋巴结清扫等辅助性手术，除非临床或者影像有腮腺或者颈部受累的证据。累及中耳及其内侧结构，或者广泛硬脑膜、软组织受累等晚期病变，可根据临床情况采用综合治疗或者姑息性治疗。有学者推荐，对所有的外耳道癌进行同步放化疗而不是整块切除[138]，但目前这仅仅是少数人的意见。

图 49-25 所示为治疗外耳道和颞骨高分级恶性肿瘤的流程。

肿瘤的"局部"切除仅适用极少的情况。通常来说，这种方法是不推荐的。有一种发生率较低的情况，局限于外耳道软骨部的 T_1 期肿瘤可以行外耳道袖状切除，切除癌旁组织取样冰冻病理检查。对于肿瘤位于外耳道骨部（T_1 和 T_2 期肿瘤）或靠近软骨部者，外耳道和鼓膜全切（颞骨外侧切除）是最小的手术。Moore 团队[139]认为，合并外耳道前壁切除的乳突切除术（非整块切除）与整块切除的颞骨外侧切除术的疗效相同。Spector[140]建议所有患者在肿瘤全切后接受术后放疗。其他人则认为，术后不应使用放射治疗，除非临床或病理表明为侵袭性肿瘤，如病理结果提示软组织受累、淋巴结转移或侵犯骨或软骨。与图 49-25 所示一致，Lassig 团队[141]最近主张对于所有 T_2 或更高分期的肿瘤，颞骨切除后应辅助放疗。如果术后辅助放疗，术中应封闭乳突腔以防止发生放射性骨坏死[75]。

手术会切除较复杂的手术标本，这就需要外科医生联合病理科专家来确定骨或软组织侵犯情况，使患者最大获益。目前已经在实验室研究的颞骨技术[142]，并不能及时提供临床相关信息。

T_3~T_4 期肿瘤，累及中鼓室，还有几种其他治疗方法，从联合放、化疗到颞骨切除或辅助放疗等。在一项小型实验研究中，联合 70Gy 和 TPF（多西紫杉醇、顺铂、氟尿嘧啶）放化疗治疗所有颞骨肿瘤，其中 T_4 期肿瘤 9 例，有 6 例观

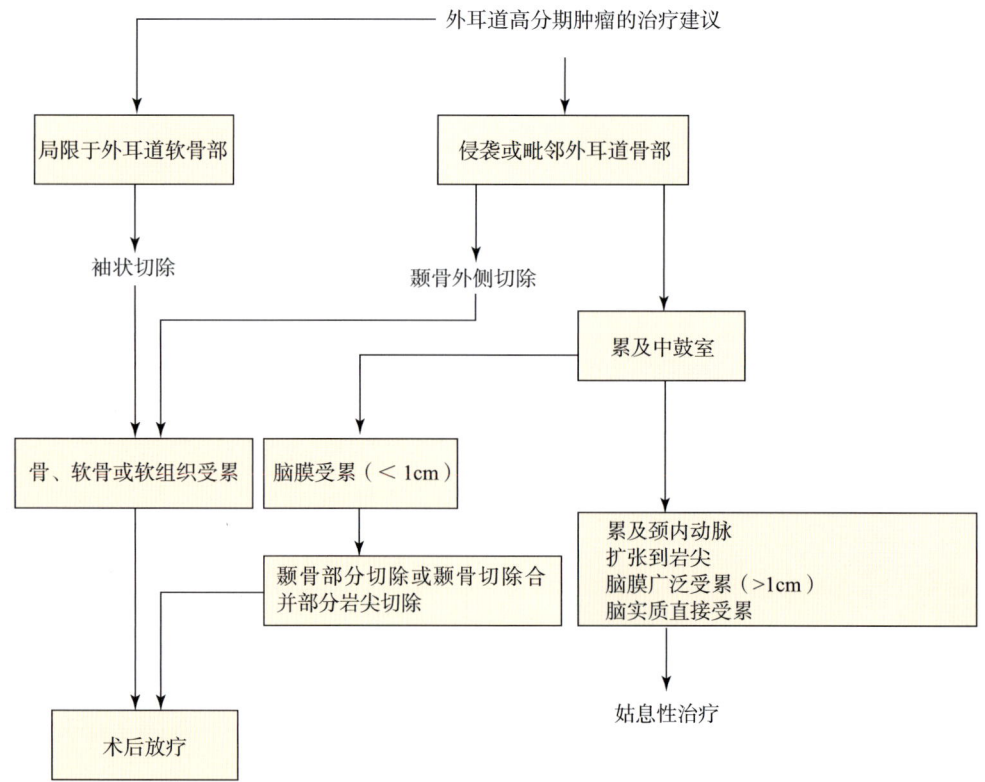

▲ 图 49-25 治疗外耳道和颞骨高分期恶性肿瘤的流程

察 5 年特定疾病生存率[138]。在作者看来，T4 期肿瘤，大部分手术切术无效时，应考虑联合放、化疗治疗。外耳道肿瘤 T4 期的治疗也不尽相同，其中面神经局部受累和非大面积软组织受累可通过手术联合辅助放疗治疗。在作者的经验中，颞骨肿瘤初期放疗，经常会导致慢性耳漏和骨炎。然而，对于特定的 T4 肿瘤，应考虑联合放、化疗。颞骨全切可接受的替代手术是颞骨切除+岩骨次全切术[98]或颞骨切除+岩骨次全切辅助其他外科手术治疗，如腮腺切除术、下颌髁突切除术、下颌骨颈段切除术，联合术后放疗。对于选定的 T3～T4 患者，没有明确的证据表明颞骨次全切除术优于颞骨切除术+岩骨次全切术或岩骨全切术，尽管一些学者认为颞骨次全切除术更优，但其他一些研究不支持该理论[86, 87, 143]。颞骨次全切除术围术期死亡率为 5%，与脑卒中、脑膜炎和听神经面神经受累有关。颞骨次全切或颞骨切除术合并岩骨切除的 T3～T4 期肿瘤，尽管不确定术后放疗是否有其他益处[86, 87, 141]，但我们仍建议术后放疗。通常来说，已有转移的 T4 期肿瘤是无法手术治疗的。然而，Moffat 团队[144]已成功治疗中度分化的有局部颞叶受累的 T4 期肿瘤。Ducic 团队[145]的一项研究，获得了国际头面部外科研究协会[146]的支持，涉及颅前窝高分期肿瘤和硬脑膜和实质内受累的问题。如果硬脑膜局部受累（≤1cm），术中无明显脑实质受累，与对照组在硬脑膜受累方面无统计学差异，但生存率的明显下降与脑实质受累相关。术中并未发现如术前 MRI 显示的硬脑膜或脑实质异常，这可能是水肿或炎症导致。但是，如果冰冻切片明显显示脑实质受累，上述程序可以忽略，因为如 Ganly 团队发现"当涉及骨或硬脑膜时，仍然可以在癌旁正常组织切除，但涉及脑实质时，可能性较小[146]。" 颞骨全切除术（TTB）可能会影响第 IX、X 和 XI 对脑神经的功能。TTB 切除术即为扩大切除岩尖和整个乳突气房的颞骨全切除术。高分期恶性颞骨肿瘤常向外侵袭岩骨或岩尖，累及脑膜、脑实质、半月神经节或沿着颅底侵袭，预后不佳。但累及岩尖的肿瘤无颈内动脉受累的可以通过 TTB 切除术获得较好的治疗[147]。应谨慎评估患者是否能从中获益。TTB 切除术适用于低分期至中分期恶性肿瘤、广泛的良性肿瘤、T3 或 T4 期肿瘤[148]。

（三）颈上部和颈内动脉岩骨段动脉瘤

颈内动脉的颈上部和岩骨段的原发性病变非常罕见。包括先天性畸形[149, 150]、自发性和创伤性的动脉瘤。动脉瘤分为假性动脉瘤（创伤性动脉瘤）、先天性动脉瘤、传染性（真菌性）动脉瘤、动脉粥样硬化和梅毒性动脉瘤，以及肌纤维发育不良。虽然，颈上动脉瘤与缺血性发作和中风的高发病率相关，但关于破裂的报道并不常见[151-156]。颈内动脉岩骨段动脉瘤是脑神经功能障碍和听觉皮质出血的高危因素[157]。大多数患者中，除非有其他更紧急疾病要处理，颈内动脉瘤患者不建议观察。颈动脉闭塞是脑血管并发症的高风险因素。

球囊闭塞试验有助于确定治疗决策（图 49-1）[158]。对于可以行外科手术者，脑血流量高于 30ml/(100g·min) 可以降低闭塞前的风险。外科手术或暂时性的球囊栓塞，包括近端颈部血管结扎或栓塞，并且闭塞颈上部的近端颈内动脉至眼动脉有助于避免血栓性并发症。如果颈内动脉需要闭塞，而球囊闭塞试验有神经功能改变或者脑血流量 < 30ml/(100g·min) 则必须行某种形式的血运重建；颈动脉球囊颈内动脉栓塞的使用已经优先于颅内外动脉搭桥术[29, 159]。

应保持颈内动脉通畅。对颈内动脉岩骨段颈动脉瘤进行了血管内支架置入，以保持血管通畅；并用可拆卸的弹簧圈阻塞假性动脉瘤[160]，以及颅外动脉瘤和动脉夹层[161, 162]。手术干预是可行或必要时，优先采用直接吻合或大隐静脉移植，进行颈内动脉重建。虽然，一些学者认为经耳前入路[91, 152, 153, 155, 163]可以暴露颈上部颈动脉瘤，但这一入路受面神经、下颌骨、茎突和鼓骨的影响。侧方下颌骨切开可能导致上颈椎损伤[164]。对于延伸到颅底或者颈内动脉岩骨垂直段的动脉瘤，可以采用耳后入路（Fisch A 入路或 B 入路），这一入路可以最大限度暴露并处理血管（图 49-26 和图 49-27）[103, 165]。或者通过耳后从颈动脉将大隐静脉移植到颈外动脉岩骨水平段[163]。涉及水平段

第九篇 颅 底

岩骨的动脉瘤可以采用 Sekhar 团队研究的 Fisch B 型或经耳前入路[93]。暴露不充分或需处理岩骨水平段远端可能会导致动脉瘤难以控制。对于病变不易接近的患者，应考虑采用结合颅内外旁路的某种方式治疗。

（四）颈静脉孔区肿瘤

颈静脉孔区肿瘤主要包括颈静脉球体瘤（副神经节瘤）和脑神经Ⅸ、Ⅹ和Ⅺ神经鞘瘤。面神经移位的 Fisch A 型入路和部分移位面神经垂直段的 Farrior 入路[166]都可以充分暴露颈静脉球。Donald 和 Chole[78]提倡采用经颈部-乳突入路可以在不移位面神经的同时暴露颈静脉窝。这一手术方式在技术上可行，在最小暴露范围的同时血管操作最少，且有无面神经并发症的优点。当存在广泛的面后气房时，使用这种技术更加理想。

（五）颈静脉孔区神经鞘瘤

源自脑神经Ⅸ、Ⅹ和Ⅺ的神经鞘瘤在世界文献报道中比较罕见，总数少于 100 例[167]。这些肿瘤可能侵犯颅内、椎间孔、颈椎，或同时存在[168]。对于颅内肿瘤手术，枕下入路是最直接有效的方法。通过 Fisch 描述的颞下窝入路可以最安全的方法切除颈静脉孔区的肿瘤。这些肿瘤在解剖学上起源于颈静脉球的神经节，且位于颈静脉球和颈内静脉的前内侧、颈上部动脉和颈内动脉岩骨段的后方。如 Fisch A 入路[156]，面神经前移位有助于这些血管结构和肿瘤的暴露（图 49-28）。Farrior 的较局限的入路[170]也可能在小肿瘤中发挥作用。Fisch A 入路并切除迷路，以到达小脑脑桥角暴露较大肿瘤，Pellet[171]提出扩大经耳蜗入路的方法。Oghalai 团队[172]研究"经颈静脉孔开颅术"，在面隐窝入路和乙状窦前入路中，保留骨桥但不移位面神经。现已有人使用这一方法切除颈静脉球瘤。

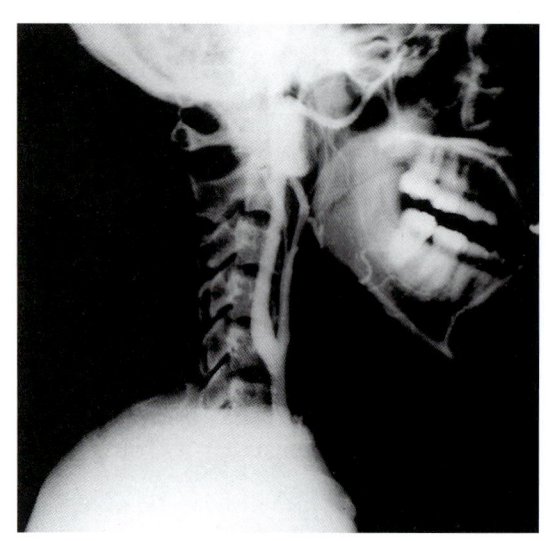

▲ 图 49-26　颅底颈部颈动脉瘤术前血管造影

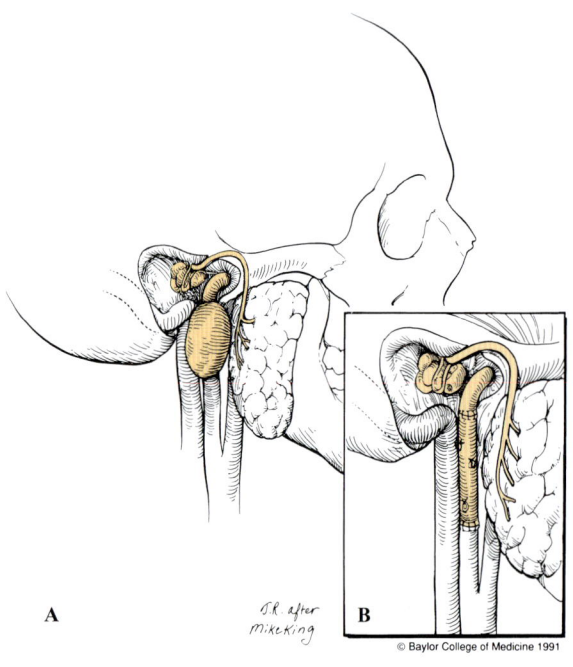

▲ 图 49-27　如图 49-26 所示，采用 Fisch A 型颞下窝入路，进行动脉瘤的大隐静脉重建

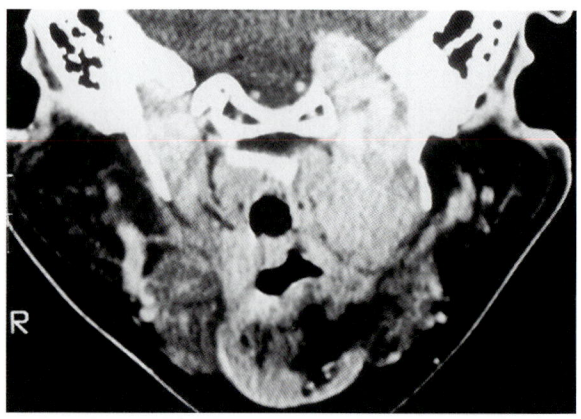

▲ 图 49-28　冠状位 CT 示，颈静脉孔区神经鞘瘤采用 Fisch A 颞下窝入路切除小范围颅内肿瘤

第49章 颞骨肿瘤与侧颅底手术

（六）颞骨副神经节瘤

颞骨的副神经节瘤是除听神经瘤外最常见的肿瘤。副神经节瘤根据其起源部位，可分为两大类，即鼓室球瘤和颈静脉球瘤。几种分类系统描述了颞骨的副神经节瘤[63, 99, 173, 174]。这一分类较相似，方便临床医生进行交流，并有其他发现。

1. 症状

Alford 和 Guilford[173] 详细描述了颞骨副神经节瘤的症状、体征和分类。鼓室球瘤最常见的表现是隐匿性搏动性耳鸣和传导性听力损失，一般为常规体检偶然发现[175, 176]。颈静脉球瘤起源于颈静脉球顶部，经过一段时期生长和骨质破坏，症状通常出现在晚期。它可以通过颈静脉孔（第Ⅸ～Ⅺ对脑神经）导致脑神经功能障碍，肿瘤扩展到乳突会导致面瘫或肿瘤破坏迷路骨质而导致感音神经性听力损失。有时，无论鼓室球瘤还是颈静脉球瘤均有可能侵袭鼓膜，导致外耳道大量流血。

2. 诊断评估

准确诊断和评估颞骨副神经节瘤的程度需要进行适当的体检和放射学评估[177]。两种副神经节瘤通过体检很难区分，一般鼓室球瘤透过鼓膜可以看到肿瘤的全部边界；如果鼓膜后肿瘤边界不可见，则可能是较大的鼓室球瘤或者是由颈静脉球延伸到下鼓室的颈静脉球瘤。如果脑神经异常与病变相关，则颈静脉球瘤的可能性更大。

虽然体检有助于推断副神经节瘤的范围，但需要行影像检查精确评估病变。CT 和 MRI 较常使用（图 49-29 和图 49-2）。由于前述原因，颈静脉球瘤需要行血管造影。副神经节瘤属于血管瘤。因此，如果病变要行术前栓塞，则需要动脉

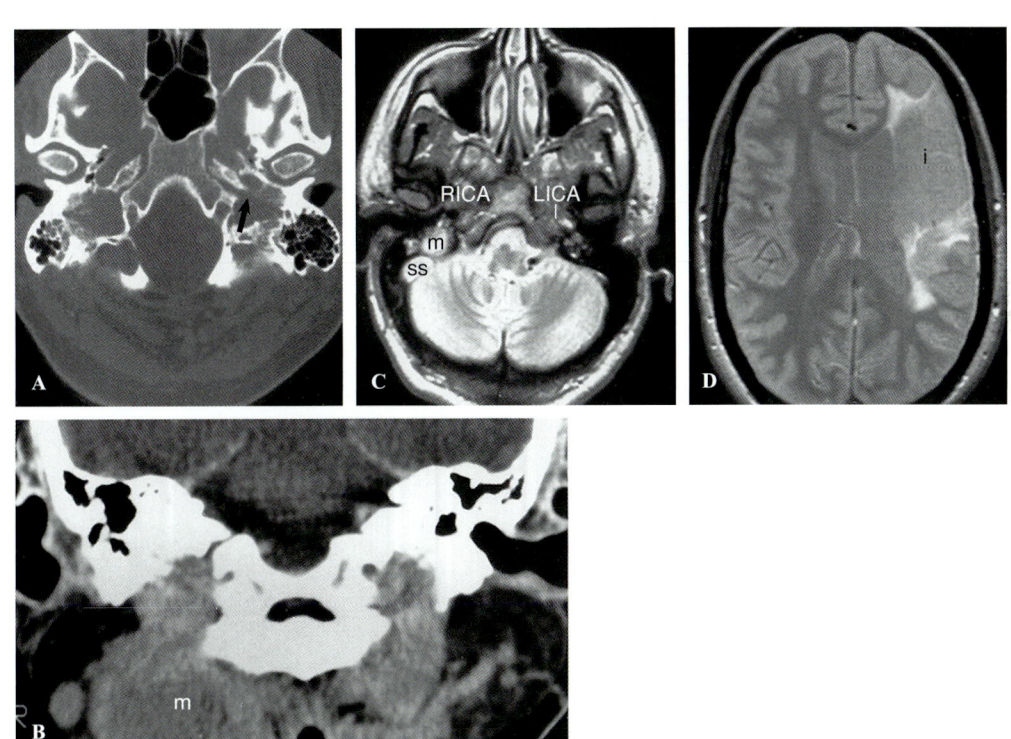

▲ 图 49-29 53 岁女性，家族性副神经节瘤

肿瘤包括双侧颈静脉孔区副神经节瘤、右侧迷走神经节副神经节瘤和双侧颈动脉体副神经节瘤。A. 轴位 CT，骨窗，该 CT 使用小视野和骨算法进行，以增加骨边缘的分辨率。双侧副神经节瘤破坏血管周围的骨质。左侧，病变破坏颈内动脉和颈内静脉之间的分隔，常见于颈静脉球副神经节瘤（箭）。B. CT 静脉造影冠状位，双侧颈静脉球副神经节瘤延伸到颈部。但右侧可见另一大肿块，迷走神经节副神经节瘤（m）。C. MRI T$_2$WI 轴位示高信号的病变，颈静脉球副神经节瘤（m）阻塞了乙状窦，表现高信号（ss）。左侧颈内动脉（LICA）显示病理性高信号。该血管已被颈部大的副神经节瘤闭塞（未显示）。比较该血管的信号强度与右侧颈内动脉血流的正常深黑色外观（RICA）。尽管 MRI 显示骨质较 CT 差（B），但它可显示更多血管相关的信息。D. 左侧颈内动脉闭塞导致大脑中动脉分布区梗死（i）

第九篇 颅 底

造影。这种栓塞通过特定动脉内导管进行,使肿块内分布的血管明显减少,减少术中出血,降低与出血相关的并发症。颈静脉球瘤,是最常见的副神经节瘤,可一定程度上选择性侵袭颈静脉孔区的血管部分,它还经常会破坏颈内动、静脉之间的骨隔,这层骨隔是一层较易识别的特异结构。要与第Ⅸ、Ⅹ或Ⅺ对脑神经的神经鞘瘤相鉴别,因为这些病变也会破坏颈静脉孔(图 49-30)。然而,这些病变通常会破坏更多血管部结构,如果肿瘤来源于第Ⅸ对脑神经,则破坏神经节。

有时,副神经节瘤只有在变大并且几乎侵袭整个颈静脉孔后才会有表现。在这种情况下,通过骨质的局部侵袭情况很难进行简单的鉴别。MRI 可以用于判断病变,但应对结果进行仔细分析。因为血流的复杂特点,导致颈静脉中存在许多伪影。尽管经验丰富的专家熟知这些伪影,但仍有可能会误诊。需要仔细分析 MRI 增强前后对比,或需要 fMRI 排除血流信号,不受血管病变的影响。这些肿瘤的 1%~3% 会产生血管活性肽,因此患者需定量检测香草基杏仁酸(VMA)和吲哚乙酸。

3. 手术路径

只有透过鼓膜可以清晰看见肿瘤边缘的小鼓室球瘤可以经外耳道切除。透过鼓膜边界不能清晰分辨的肿瘤,需通过面隐窝入路切除[176]。如果面隐窝较狭窄,则需要磨除部分或全部外耳道后壁。

颈静脉球瘤最佳手术入路是 Fisch A 型。或者,Oghalai 团队[172]提倡的"经颈静脉孔开颅术",不需要面神经移位,且其伴随的并发症发生率较低。对于广泛颅内侵犯的大肿瘤,分期手术是必要的(图 49-31)。术中出血仍然是颈静脉球瘤手术的主要问题。术前栓塞对减少术中失血的效果存在争议[99]。一些研究表明栓塞后术中失血量和手术时间明显减少[52, 69, 178, 179]。在栓塞前,术中结扎供血血管,如咽升动脉、茎乳动脉、颈鼓动脉、上颌动脉和鼓室上动脉,可能会减少出血,但来

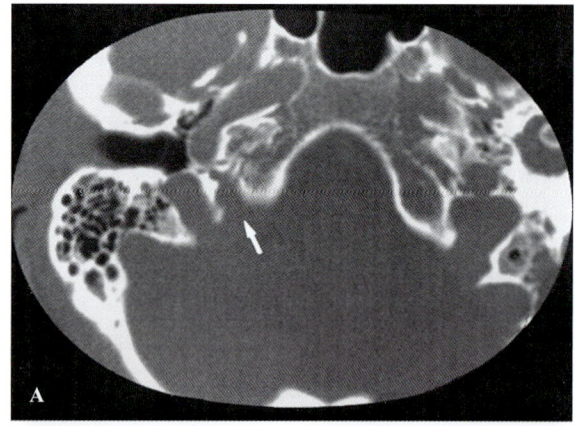

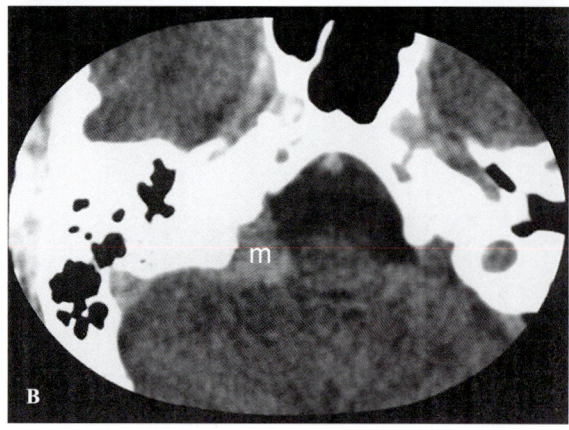

▲ 图 49-30 50 岁女性,右侧舌咽神经神经鞘瘤
A. 轴位 CT 骨窗。肿瘤扩张侵袭颈静脉孔区神经部分(箭),这是此类神经鞘瘤中比较有意义的发现。B. 轴位 CT 脑成像。此患者肿瘤较大并且侵袭耳蜗导水管至内听道。如果只观察该层面,肿块(m)类似前庭神经鞘瘤

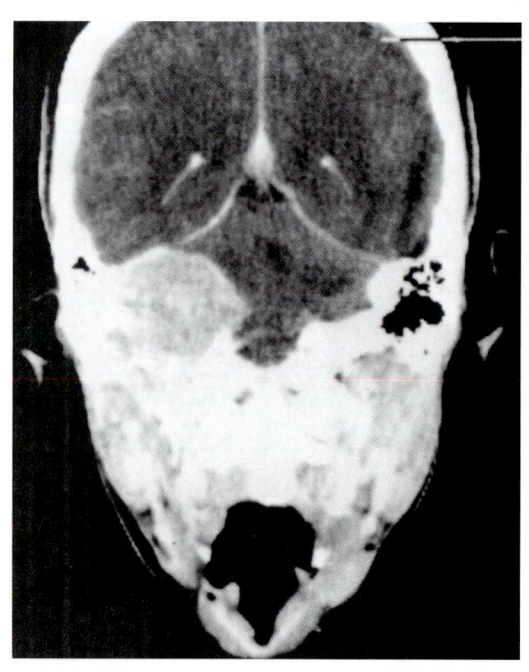

▲ 图 49-31 颈静脉孔区副神经节瘤伴颅内侵犯
经 Fisch A 颞下窝入路肿瘤切除术

自其他血管的小血管分支可能会对结果有一定影响[52]。如像听神经瘤那样，分块切除肿瘤，对于这些血管肿瘤的处理较麻烦，术中出血会遮盖重要的解剖标志。

术中保持神经解剖结钩完整性不是脑神经功能不发生障碍的可靠指标[180]。第Ⅶ、Ⅸ～Ⅻ对脑神经可能与颅底有关。在神经受累较表浅时，部分去除神经外膜可以清除肿瘤。神经被肿瘤侵袭需要切除受累神经节段。副神经节瘤常侵袭颈动脉骨膜，但是很少破坏动脉外膜[62]。良好的术前血管造影评估是有必要的。术中找到骨膜下解剖平面。如果累及外膜，手术操作可能导致颈动脉破裂。术前颈动脉永久性球囊栓塞颈内动脉，应考虑到仍有岩骨水平段部分的动脉滋养肿瘤，这些血管延伸到颅内并有丰富的血供，如图 49-1 所示。如果术前无法确定颈内动脉的状态，可有几种选择方案。直接缝合裂口，合并或不合并分流术均可行大隐静脉移植[50]。根据病情紧急情况，术中可行颈内动脉血管球囊导管栓塞[62,63,179]。

4. 放射治疗

虽然放疗不是治疗颞骨副神经节瘤的首选，但据文献记录，放疗后肿瘤会相应地缩小[181-183]。副神经节瘤整体会有不同程度的改变，但通过放疗消除肿瘤非常罕见。放疗可用于肿瘤复发或不可完全手术切除的病变。

（七）面神经神经鞘瘤

神经鞘瘤可能发生在面神经颅内段、颞骨内段或颞骨外段。Altmann[184]首次对面神经神经鞘瘤进行了系统的描述，并认为如果其临床表现足够典型，可以诊断该病。这些已报道的病例通常确诊较晚，患者多因长期面瘫并伴外耳道肿物而就诊。最近，随着临床对疾病认识的提高和神经病学诊断的进步，使该疾病早期诊断成为可能。

1. 诊断评估

面部无力是许多患者的常见症状[185,186]。面瘫的典型表现是数月至数年的缓慢进程，虽然面瘫突发，波动性麻痹或面部抽搐突然发生，但并不是数天至数周内就发生[187]。听力下降是第二常见的症状[188]。当肿瘤生长引起中耳受累，肿瘤扩张压迫或破坏听骨链时，会出现传导性听力损失。这时，透过鼓膜可以看到鼓室内灰白色息肉样肿块。肿瘤侵袭迷路或者压迫听神经会出现感音神经性听力损失。

通常，颞骨内面神经神经鞘瘤沿面神经生长，实际比临床或影像学所预期的更大。中耳可见的神经鞘瘤会延伸到颅内，进入内听道和小脑脑桥角或者生长到颞骨外进入腮腺。术前影像学检查可显示肿瘤的生长范围，但手术医生应做好评估，肿瘤实际比临床或影像学检查显示有更广泛的神经受累。评估面神经功能的检查包括：泪液实验、镫骨肌反射、味觉实验、唾液分泌实验，但这些检查并不能精准确定面神经受累范围。结合颞骨 CT 的轴位和冠状位可以明确面神经骨管的走行，从而可以确定追踪面神经的整个骨管。在正常结构中，面神经走行变化较少。因此，通过左右对比很容易发现异常。面神经神经鞘瘤患者最常见的异常为软组织肿块导致面神经管扩张。病变常沿着面神经的走行生长。与面神经神经鞘瘤高度相似的是面神经血管瘤，是一种来源于膝状神经节周围动静脉丛，内听道或鼓索神经附近面神经垂直段的少见病变[189]。对比神经鞘瘤，血管瘤 CT 多表现出钙化。对于沿面神经的软组织显影 MRI 优于 CT，尤其是使用 MRI 造影剂后。沿面神经管的动、静脉丛对造影剂较敏感且可视。神经丛可以局部增强，即使医生经验欠缺，也可以较容易辨别这种异常。此外，面神经炎性病变也会导致对比增强。据此，面神经 MRI 增强不能诊断为面神经肿瘤，除非有明确的软组织团块存在。诊断面神经肿瘤时，临床表现、CT 或 MRI 表现应相互关联。如果表现不一致，则在后期的随访中，要着重评估影像学的改变。

但是，一些面瘫患者缺少肿瘤的影像学证据，应对长期进行性面瘫或经 6～12 个月治疗后无明显好转者，进行手术探查，可能会发现面神经神经鞘瘤。

2. 治疗和手术入路

手术的时机需要与患者进行仔细地讨论，尤其是当面神经功能完好未受侵犯时。McMonagle 团队[190]建议通过连续影像检查观察病变，直到面神经功能恶化到 HB Ⅳ 级。面神经瘤手术治疗目标是完整切除肿瘤，并保留听力，重建面神经功能[191, 192]。通常，经乳突径路和颅中窝入路是暴露面神经迷路段的最佳方式。患者无残余听力，也可考虑经迷路入路。大多数患者，首选方法是行手术切除 + 冰冻组织切片检查 + 移植面神经。神经移植通常在面神经管内，并且需在末端固定。将移植物接到内听道内面神经残端较困难。当累及的神经较局限，< 1cm 时，可以进行面神经移位和对位吻合。如果原位吻合或移植物移植失败时，则需要行舌下神经 – 面神经吻合（见第44、第45章）。

（八）岩尖病变

岩尖的原发性肿瘤，无论是良性还是低分期恶性肿瘤，如胆脂瘤、神经鞘瘤、软骨瘤、脑膜瘤、脊索瘤和低级别肉瘤，最佳的处理办法为完整切除肿瘤，以防肿瘤复发[193-195]。颞下窝入路至岩尖切除（即 Fisch B 入路或 A 入路）可以较好地暴露内听道并进行手术操作，并且必要时可联合颅中窝入路、乙状窦后入路，经耳蜗入路或迷路入路（图 49-32）。患者有实用听力时，可以通过岩尖颈内动脉移位，来获得到达岩尖的路径，但出血风险较高。联合经耳蜗径路或者经迷路入路使面神经向后移位，是进入岩尖的最佳方式

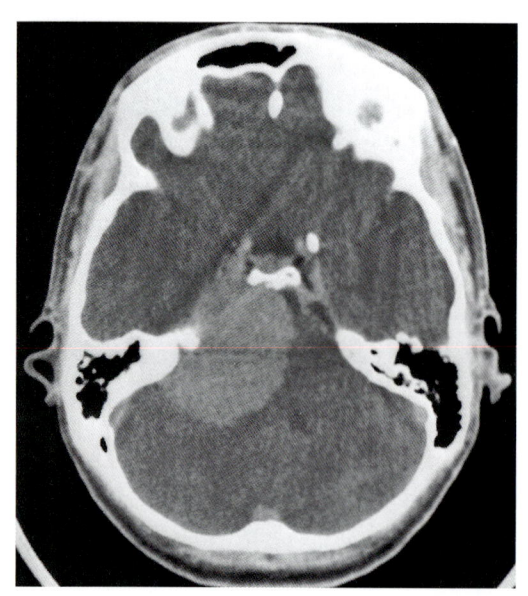

▲ 图 49-32　CT 示巨大颅后窝脑膜瘤伴岩尖受累
肿瘤通过乙状窦后入路开颅，联合岩尖切除加面神经后移位术切除

（图 49-20 和图 49-32）。颞骨全切也可以切除低级别恶性肿瘤。

良性囊性病变，如胆固醇肉芽肿或脑膨出通常不需要完整切除。如果病变靠近蝶窦，可以使用内镜成像引导技术，胆固醇肉芽肿可以经迷路入路[196]［见第五分册（上）第 13 章、第 14 章]或经蝶窦入路切除[97, 197-199]。有症状的岩尖脑膨出可以经颅后窝入路在颅内修补，或者经颅中窝入路封闭[200]。

（九）先天性胆脂瘤

先天性胆脂瘤按解剖部位可分为四类：①中耳；②膝状神经节区；③岩尖；④小脑脑桥角。这些胆脂瘤起源于残留上皮，应区别于后天性胆脂瘤和与外耳道先天性闭锁相关的先天性外耳道胆脂瘤。

1. 诊断评估

先天性胆脂瘤的临床表现取决于它的位置。先天性中耳胆脂瘤最初由 House 报道[201]，由 House、Sheehy[61]、Curtis 系统分析了其临床表现[202]。中耳先天性胆脂瘤常表现为传导性听力损失和完整鼓膜后可见膨隆呈灰白色的团块[203]。一半的患者因反复发作中耳炎而就诊，病变可能会导致鼓膜穿孔。儿童一般在偶然的鼓膜切开或常规体检时意外发现病变。膝状神经节部位胆脂瘤及岩尖胆脂瘤通常伴有明显而进展较快的面瘫[204, 205]。病变累及迷路或内听道一般引起感音神经性听力损失，胆脂瘤阻塞咽鼓管会导致传导性听力损失。先天性胆脂瘤合并面神经瘤可能引起面部抽搐。同时存在前庭功能障碍时表现为复杂的综合征。有时，胆脂瘤在出现明显临床表现前，可能已经累及颅中窝或颅后窝。据相关文献报道，尽管迷路大范围破坏，仍有可能保存听力[45, 76]。

先天性胆脂瘤病情的评估依赖影像学检查（图 49-33）。只有大范围的病变才会在 X 线片上表现出来。颞骨高分辨率 CT 最佳，因为颞骨结构任何改变均可显示。有时，双侧气房不对称、炎症、继发性渗出，以及岩尖骨髓沉积可能导致诊断困难。诊断困难时结合临床实际解决。如果 CT 诊断不明确，可进一步行 MRI 检查，先天性

第49章 颞骨肿瘤与侧颅底手术

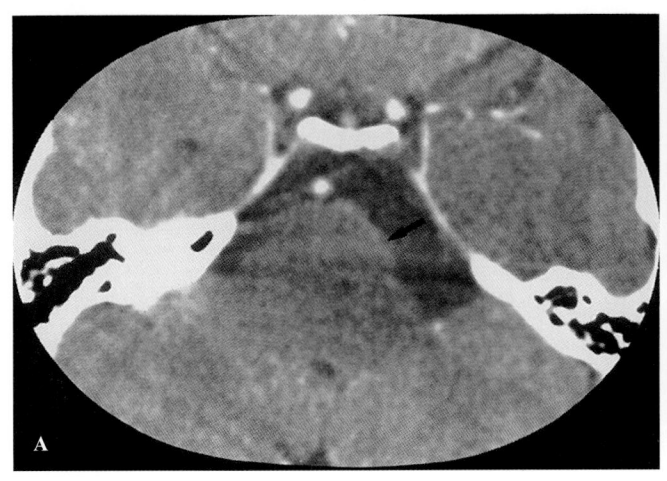 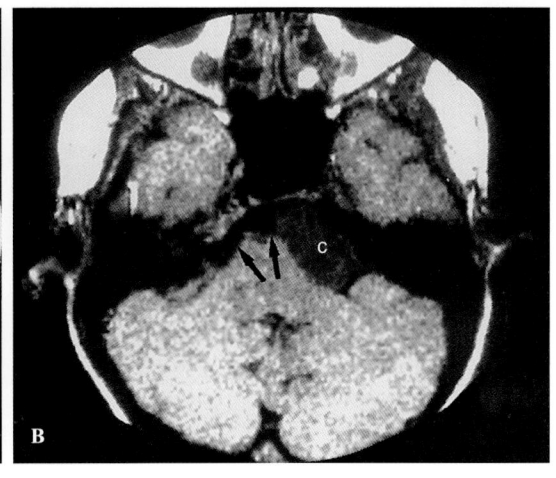

▲ 图 49-33　36 岁男性，左侧小脑脑桥角池先天性表皮样囊肿

A. 轴位 CT，显示右侧脑桥（箭）低密度占位是由脑脊液衰减所致，因此可能是蛛网膜囊肿。B. MRI T_1 加权像轴位。可以清楚地看到囊性病变（c）比右侧小脑脑桥角池中的脑脊液（箭）信号高。T_1 加权像上略高的信号强度可以辨别蛛网膜囊肿和表皮样囊肿。这种相对高信号是由脂质引起的，主要是胆固醇。脂质在 CT 上为低衰减不可见，其中混有较高衰减的角蛋白和胆固醇。这两个部分的总和平衡了脑脊液衰减

胆脂瘤 T_1 加权像表现为较脊髓稍高信号，T_2 加权像高信号。而骨髓脂肪 T_1 加权像表现高信号，而 T_2 加权像信号衰减明显。典型的渗出 T_1 加权像表现低信号，T_2 加权像表现高信号。影像学上，巨大的胆固醇肉芽肿往往显示囊性强化，但巨大胆固醇肉芽肿与岩尖先天性胆脂瘤依旧不易鉴别（图 49-34）。

2. 手术方法

先天性胆脂瘤的手术需要完全切除胆脂瘤基质或永久开放术腔。孤立的先天性中耳胆脂瘤可以经鼓室入路清除。手术过程中，要充分完全暴露中耳腔内的胆脂瘤，尤其是鼓膜内侧部分。如果听骨链或鼓膜受累被破坏，一般需要常规听力重建。膝状神经节区或岩尖的先天性胆脂瘤可通过颅中窝入路[206]、经蝶窦入路[207]或联合入路清除[96]。胆脂瘤常累及面神经，或偶有胆固醇性胆脂瘤累及迷路段神经。这时，需要切除岩浅大神经，并在膝状神经节后移位面神经。胆脂瘤也可以在硬脑膜和颅中窝底部之间存在，并可在该平面延续生长。岩尖胆脂瘤也可以类似方式生长，并可以侵蚀骨迷路或者内听道。手术时只有通过仔细解剖才能防止对正常结构造成损伤。岩尖胆脂瘤可以向外生长于乳突腔或蝶窦内，需要经常清理胆脂瘤腔内碎屑，以防止累积继发感染[208]。

（十）脑膨出和脑脊液漏

术后或感染后经鼓室盖或乳突盖脑膨出是耳科学中公认的并发症[209-211]。颞骨脑膨出是乳突腔失去骨质和硬脑膜支撑的结果。接着应该处理脑脊液漏出、脑膨出疝入乳突腔，以及中耳、乳突上皮和胆脂瘤基质。较少见的是自发性先天脑膨出合并脑脊液耳漏或鼻漏[212-217]。

1. 诊断评估

术后脑膨出可发生在术后早期或晚期。早期发生通常与暴露的大脑组织脱垂和脑脊液漏出有关。晚期发生与大脑组织进行性脱垂到乳突腔有关。自发性先天性脑膨出，脑脊液通过穿孔的鼓膜或咽鼓管漏出，可表现为分泌性中耳炎、脑脊液耳漏或鼻漏。偶尔，脑组织会脱垂在鼓膜的内侧。因为可能存在许多小而多的骨缺口，因此需要仔细观察轴位和冠状位 CT。必要时，可以在蛛网膜下腔注射造影剂，并且可以观察到造影剂随着脑脊液通过缺口的实际流动。偶尔，术中会意外发现脑膨出的存在。

2. 手术方法

颞骨脑膨出和脑脊液漏出可经硬脑膜外的乳突入路或经颅中窝入路方法手术修补。尽管经乳突入路修复缺口一般较成功，但是经颅中窝入路

第九篇 颅 底

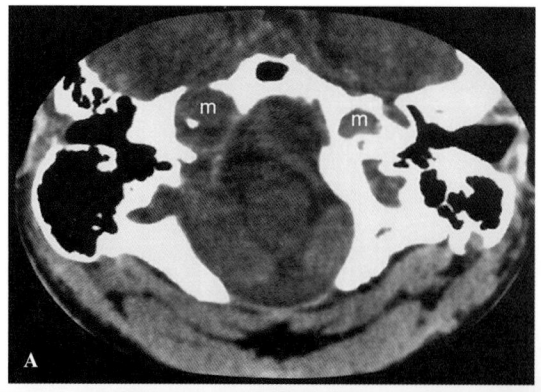
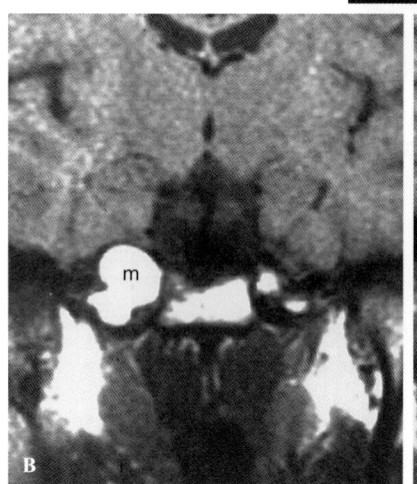
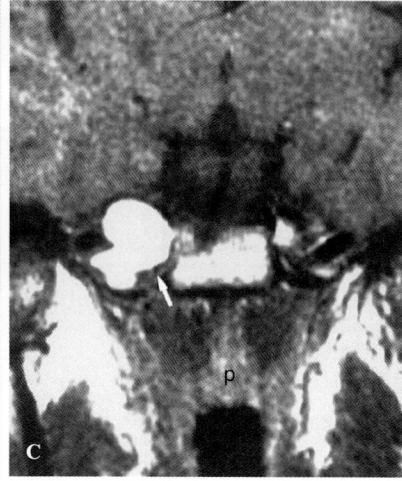
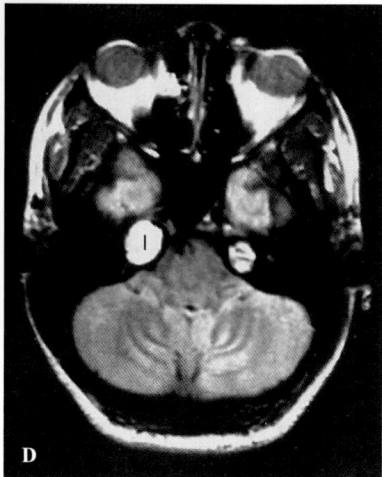

▲ 图 49-34 21 岁女性，胆固醇囊肿

A. 轴位 CT 和静脉造影。在双侧岩尖都可见膨胀、略微低信号的肿块。B. MRI T$_1$ 加权像，冠状位。在双侧岩尖高信号，但右侧肿块（m）较大、信号更高。C. 钆造影 MRI T$_1$ 加权像。病变边缘强化（箭）。较高信号强度部分无强化。注意咽部黏膜信号强度的增加（p），这是应用钆造影后的正常表现。D. 轴位 MRI T$_2$ 加权像，右侧病变（l）显示极高信号。左侧病变相似，但强度增加不太明显。较小的低信号反映了微不均匀性。结合 CT 表现，与 T$_1$ 和 T$_2$ 加权像上极高信号，是胆固醇肉芽肿的特异性表现。由于骨质的存在、钙化、出血灶及年龄差异，可致病变轻微不均匀

修复视野暴露更佳。经乳突入路修复包括从乳突放置颅内重建材料（即筋膜、软骨或假体），然后用带蒂或游离组织封闭乳突腔[210, 214, 215, 217, 218]。我们中的 MM 已经成功使用一种筋膜 - 骨 - 筋膜材料修复（A banked fascia-bone-fascia），该技术结合改良根治术，联合神经外科会诊，术后辅以腰椎穿刺。无论硬膜外还是硬膜内，修复颅中窝入路的手术视野暴露更佳[219, 220]。可以使用多种修复材料，包括人工硬脑膜修复，使用筋膜 - 骨 - 筋膜（fascia-bone-fascia）、骨、软骨或合成材料支撑。自发性脑膨出的骨缺损和硬脑膜缺损通常较小且多发[221]。脑膨出通常见于上鼓室前隐窝，该处手术时视野暴露不完全，不伴听骨受累时经乳突径路手术比较困难。尽管已明确经乳突入路可以达到修复的目的，但是经颅中窝入路修复更好。骨缺损很小时不需要修复，可以用颞肌筋膜、骨、软骨覆盖颅中窝脑膜缺损。

（十一）斜坡的手术入路

斜坡肿瘤的手术，无论是术中还是术前计划，可能都是难度最高的颅底手术。术中，脑干周围的神经血管结构和双侧内听道均有可能累及。据报道 House 和 Hitselberger[106] 使用经耳蜗入路到达岩尖和斜坡中部，但无法保留同侧耳蜗和前庭功能。对于非斜坡内（原发性）肿瘤，此入路较适用，例如胆脂瘤和脑膜瘤，因为它们仅仅暴露了背侧中间区域。Fisch B 入路适用于由斜坡中部

第49章 颞骨肿瘤与侧颅底手术

延伸到岩尖的肿瘤[63]。肿瘤由中上延伸到岩尖部内听道，需要暂时移位水平段动脉。联合颅中窝硬膜下切除可以避开此问题。

联合经耳蜗入路及 Fisch B 入路可以更好地暴露斜坡。此手术入路无法暴露后蝶鞍，但硬膜内颅中窝入路是可行的[222]。

这一手术方法的局限性，同前述耳前入路[94, 108]，但是经耳蜗入路联合耳前入路的方法依旧无法暴露更大视野。前述已讨论过斜坡的相关手术入路（见第46、第47章）[127, 223-227]。与侧颅底或面神经前移术相比，经鼻内镜辅助入路可以较方便地完成手术切除（见第47、第48章）[228]。Hanna 团队[229]已经开始探索前颅底和中央颅底的机器人内镜手术。

（十二）海绵窦病变

海绵窦是在蝶鞍两侧硬脑膜包围的小静脉丛[230]。颈内动脉，交感神经，第Ⅲ、Ⅳ、Ⅵ对脑神经，三叉神经眼支（V_1）经过海绵窦，有时三叉神经上颌支（V_2）也在此经过。原发性海绵窦肿瘤通常包括脑膜瘤或神经鞘瘤[91]，但这些区域一般较易受侵袭。海绵窦相关手术可能的并发症包括出血、脑神经受损和损伤颈动脉。此部位病变的患者，一般选择放射治疗或伽马刀姑息治疗。

（十三）脊索瘤

颅脑脊索瘤起源于斜坡并进行性破坏颅底[212, 214, 216]（图49-35和图49-36）。它们可能向前方扩张至鼻咽部、鼻腔或鼻窦，并造成阻塞。累及外展神经、三叉神经、面神经、听神经常引起头痛、视力下降等脑神经功能缺损。由于肿瘤部位较深，手术暴露和肿瘤切除会很困难。过去，肿瘤切除术后给予高剂量放疗，比姑息治疗效果较好。然而近来，颅底外科医生采取更积极的治疗方法，针对不同患者个性化治疗采用不同的手术方法，以确保完全切除肿瘤。由于暴露困难，脊索瘤的手术难度较高，并且需要医生根据经验选择合适的入路（见第47、第48章）。经鼻内镜辅助入路手术优于经侧颅底入路，并将引领这类肿瘤的手术方向（见第48章）[97, 220,]。

（十四）咽旁间隙肿瘤

颞下窝肿瘤或者在颅底咽旁间隙肿瘤侵犯到了颞骨或颅中窝则需要侧颅底手术。对于局限于咽旁间隙的肿瘤，可以经颈部入路完成切除。恶性肿瘤全切一般需要切除下颌骨升支和髁突[231, 232]。唇内下颌骨切开术[233, 234]或口外下颌骨切开术可

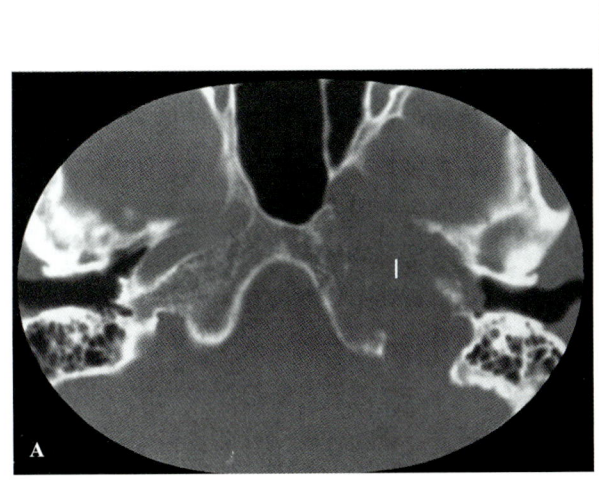
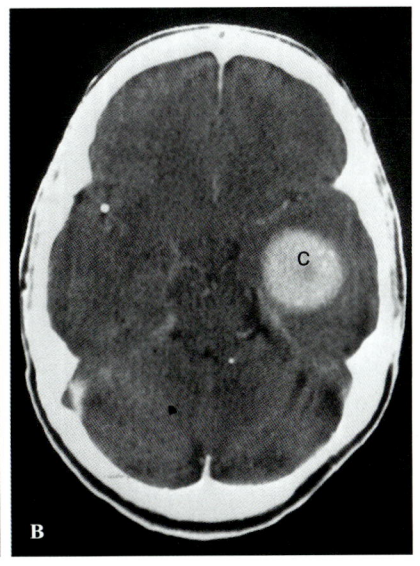

▲ 图 49-35　57岁男性，左侧巨大岩尖脊索瘤
A. 轴位 CT 骨窗。偏离中线的破坏性变化是该病变的特征（I）。虽然大多数脊索瘤位于中线，但有些可以偏离较远。B. 轴位脑 CT 和静脉造影。脊索瘤（c）很大，以至于一直侵犯到左颞叶

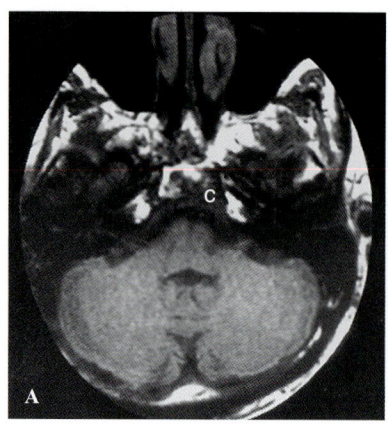
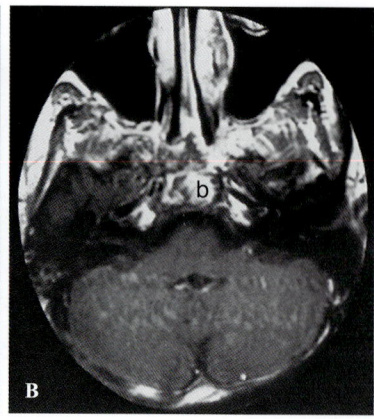
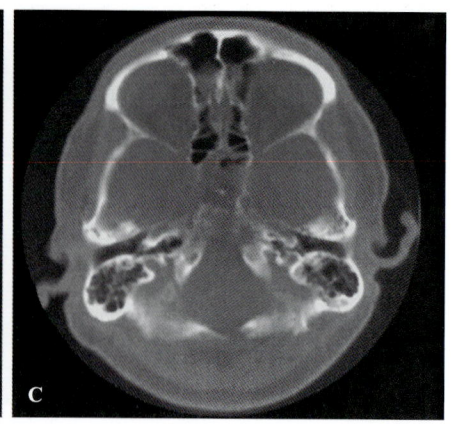

▲ 图 49-36 59 岁男性，斜坡脊索瘤

A. 轴位 MRI T_1 加权像，可见细微的浸润性改变延伸到斜坡骨髓中。脊索瘤（c）是较暗的区域（较低信号），其侵入正常骨髓脂肪的较亮区域（高信号）。B. 轴位钆造影 MRI T_1 加权像，示低信号区域可见信号显著增强（b）。但用 MRI 评估骨质破坏程较困难。C. CT 骨窗。即使在这种非聚焦 CT 扫描中，这种斜坡脊索瘤相关的严重破坏性变化也是可见的。MRI 在显示骨质破坏方面不如 CT 敏感

以改良颞下窝中部和上部的手术。暴露上部颞下窝并下颌骨髁切除也可更好地暴露。经颅中窝入路可以更好地暴露上部（图 49-37）。

（十五）鼻咽部的手术方法

患有广泛良性鼻咽肿瘤的患者（如青少年纤维血管瘤），可以采用外侧入路。根据需要，这些方法可以与任何一种前向入路联合。Fisch C 型入路（图 49-22）和 Sekhar 外侧入路均可以暴露鼻咽部，都可扩展至蝶窦或者海绵窦区，以清除肿瘤。内镜下经上颌窦入路也可以充分暴露视野，以降低手术并发症发生率（见第 48 章）[97]。

鼻咽部恶性肿瘤的手术切除存在较多争议。Wang[235] 研究，如果切除病变，可以提高 $T_1 \sim T_3$ 期鼻咽部鳞状细胞癌患者的生存率。Fisch C 入路和 Sekhar 入路可以全切鼻咽外侧壁的翼状肌，避免了放疗后肿瘤复发。

五、并发症

（一）术中并发症

术中并发症主要是术中失血或凝血功能障碍。手术中适当的近端及远端血管控制，可以避免颈内动脉损伤引起的意外失血。出血时，暴露不充分则可能需要紧急术中球囊栓塞或结扎血管。海绵窦出血量非常大，尽管可以使用止血材料止血，但仍可能形成空气栓塞。发生颈动脉痉挛则需要暂时终止手术[99]。

大量的输入红细胞会产生柠檬酸引发的低血钙症、凝血级联蛋白的消耗、低体温症、血小板减少症、DIC 或溶血等，造成凝血功能障碍。当需要大量输血时，每 10 单位的红细胞应加 2 单位的新鲜冷冻血浆和血小板[236]。血管活性血管球瘤

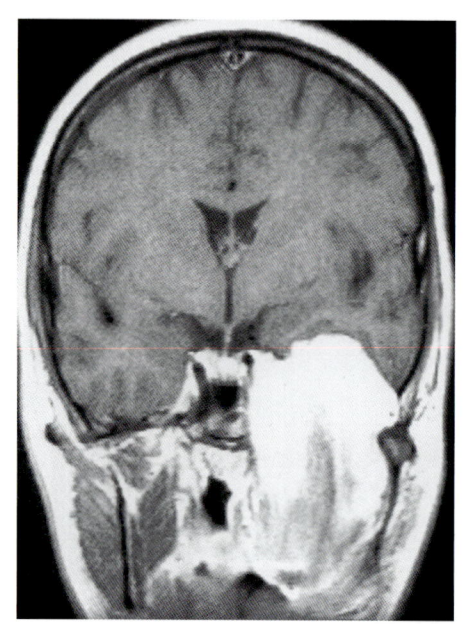

▲ 图 49-37 颅内 - 颅外三叉神经鞘瘤冠状位 MRI
通过耳前入路切除下颌骨和颞骨开颅术切除

或者合并嗜铬细胞瘤可能导致术中血压升高。为此，血管球瘤患者应该做术前筛查，检测尿香草基杏仁酸（VMA）和吲哚乙酸以排除具有血管活性的血管球瘤。

(二) 术后并发症

手术需进入硬脑膜下腔时，脑脊液漏是颞下窝手术较常见的术后并发症之一。脑脊液漏发生率越高，患脑膜炎的风险越高，住院时间也会变长。术后后组脑神经受损导致误吸和呛咳使脑脊液压力增高，也不利于颅内压平衡。皮瓣下的脑脊液漏出可以通过敷料加压，抬高头部和反复抽吸来处理。外伤或持续性的脑脊液耳鼻漏可以行腰椎引流。

肿瘤较大且向颅内侵犯时，应进入蛛网膜下腔暴露并切除肿瘤。Jackson 及其团队[99]用自体筋膜固定在现有骨或脑膜边缘，封堵小到中等大小的脑膜缺损，而不使用脂肪填塞术腔。对于更大的缺损，Gulya 及其团队[237]使用脑脊液转流术，从术区到颈静脉到右心房，以便持续引流。腰椎穿刺引流结合敷料加压，足以控制较大的硬脑膜缺损的渗漏。

1. 脑神经缺陷

血管球瘤，特别是那些侵犯颅后窝的肿瘤，导致术后神经瘫痪的可能性很大。除术中电生理监测外[82]，在颅后窝及颅底辨别舌咽神经、迷走神经、副神经和舌下神经对保护神经有一定作用[104]。但这些脑神经常被肿瘤包绕，且肿瘤经硬膜延伸到颅后窝的神经根入口处，导致保持神经的完整性极度困难。

如受累神经是肿瘤侵袭而非压迫，则大多数术前脑神经障碍会一直持续到术后。肿瘤的全切会导致新的颅神经功能缺损，康复期较长且术后生活质量大幅度降低。应仔细考虑患者年龄、心肺功能与肿瘤的病理，疾病程度和自然病程的关系。在行广泛的颅底手术前，应考虑是否可采用其他治疗方法，例如放疗或化疗。一般来说，年轻健康的患者比老年患者更能耐受新的颅神经功能损伤。临界心输出量的患者在长时间手术和康复过程中，心肌梗死或充血性心力衰竭的风险较高。肺功能受损的患者对后组脑神经功能障碍耐受性较差。

海绵窦和眶尖手术可能会累及动眼神经。神经失用或轴突损伤需要 2～8 个月才能恢复良好。有相关报道显示，横断再吻合可以恢复神经功能[238]，滑车神经损伤可引起最小限度的功能不全，及再吻合术可使功能恢复良好[185]。外展神经颅内走行最长且最容易受累及，特别是在斜坡、岩尖或海绵窦肿瘤的手术中。此神经为单纯运动神经，故单纯拉伸损伤的情况下，其功能恢复应该很好[238]。

如前述预防面瘫。需要牺牲面神经时，且该部位可选时，最好切断神经的三级分支，以防止联带运动。重建面神经包括：直接吻合，间位移植和舌下神经-面神经吻合术。在面神经已经受损时，尤其是损伤了三叉神经颧支，为预防暴露性角膜炎，术后眼部护理特别重要。对三叉神经和面神经功能障碍，横向睑裂缝合术可以很好的保护眼睛。

Fisch 经颞下窝入路一般可以保留耳蜗前庭功能。然而，意外的镫骨半脱位或肿瘤侵袭耳蜗可能导致感音神经性听力损失。暴露上颈部颈内动脉通常可导致舌咽神经受损，单纯累及舌咽神经的并发症并不常见，但当合并了其他后组脑神经，合并迷走神经和舌下神经受损则较常见。术中即使发现迷走神经中断，也不需要做迷走神经再吻合。迷走神经受损严重则康复期较长。吞咽神经丛受损不仅影响发音和保护性括约肌的功能，也会影响吞咽功能；但舌咽神经和舌下神经受损同时存在时，其影响可能减弱。持续性误吸可引起肺炎，如果这几种神经麻痹同时存在，则需行气管切开术。内镜下使用 Teflon 或者外科手术使用凝胶来注射声带，都被认为可以保护气道。当存在误吸时，改良钡餐造影有助于决定是否需要做临时胃造口。

因为 C_2 和 C_3 背侧神经根发出运动神经支配斜方肌，所以副神经一般可以较好的耐受颅底手术的创伤，肩胛上肌可以稳定肩部运动。尽管如此，如果条件许可还是要行再吻合术或神经移植。物理治疗和康复运动通常有助于预防持续性肩部

第九篇 颅 底

功能障碍。

舌下神经通常与斜坡或颈静脉孔区肿瘤有关。由于舌下神经对于面神经损伤后功能恢复较重要，因此术中要注意保护舌下神经。除非舌咽神经和迷走神经麻痹同时存在，一般单侧舌下神经受损可以较好的代偿，通常具有良好的耐受性。舌下神经横断后进行重建，一般功能恢复良好[238]。

2. 脑血管并发症

累及颈内动脉较大范围的病变处理，一般需行侧颅底手术，有发生卒中的可能。术前必须行血管造影和侧支循环评估。诸如术前使血压增高、血容量增多、血管舒张药物、钙通道阻滞药、血液稀释、高渗透压和抗凝血（当颈动脉闭塞时）等麻醉技术，理论上可以降低风险[239]。

脑水肿或静脉卒中较重要，特别是合并存在窦汇缺失或者回流静脉被结扎时[7, 8]。乙状窦结扎可能比颅外颈静脉结扎更危险，因为缺少了岩上窦和岩下窦的侧支引流。据推测，椎静脉系统补偿了颅后窝引流，静脉结扎引起的脑水肿并不常见。目前，尚缺乏良好的术前检查可以评估这种风险，因此不应无差别的放弃吻合静脉，如岩上窦、岩下窦和乳突导静脉。

推荐阅读

Anand V: *Practical endoscopic skull base surgery,* Hong Kong, 2007, Plural Publishing.

Arriaga M, Curtin HD, Takahashi H, et al: The role of preoperative CT scans in staging external auditory meatus carcinoma: radiologicpathologic correlation study. *Otolaryngol Head Neck Surg* 105: 6 – 11, 1991.

Brackmann DE, Teufert KB: Chondrosarcoma of the skull base: longterm follow-up. *Otol Neurotol* 27: 981 – 991, 2006.

Brackmann DE, Toh EH: Surgical management of petrous apex cholesterol granulomas. *Otol Neurotol* 23: 529 – 533, 2002.

Coker NJ, Jenkins HA, Fisch U: Obliteration of the middle ear and mastoid cleft in subtotal petrosectomy: indications, technique, and results. *Ann Otol Rhinol Laryngol* 95 (1 Pt 1): 5 – 11, 1986.

DiNardo LJ, Pippin GW, Sismanis A: Image-guided endoscopic transsphenoidal drainage of select petrous apex cholesterol granulomas. *Otol Neurotol* 24: 939 – 941, 2003.

Field M, Jungreis CA, Chengelis N, et al: Symptomatic cavernous sinus aneurysms: management and outcome after carotid occlusion and selective cerebral revascularization. *AJNR Am J Neuroradiol* 24: 1200 – 1207, 2003.

Fisch U, Mattox D: *Microsurgery of the skull base,* New York, 1988, Thieme Medical Publishers.

Guthikonda M, Guyot LL, Diaz FG: Future of extracranial-intracranial bypass. *Neurol Res* 24 (Suppl 1): S80 – S83, 2002.

Hanna EY, Holsinger C, DeMonte F, et al: Robotic endoscopic surgery of the skull base: a novel surgical approach. *Arch Otolaryngol Head Neck Surg* 133: 1209 – 1214, 2007.

Hoeffner EG, Case I, Jain R, et al: Cerebral perfusion CT: technique and clinical applications. *Radiology* 231: 632 – 644, 2004.

House WF, De la Cruz A, Hitselberger WE: Surgery of the skull base: transcochlear approach to the petrous apex and clivus. *Otolaryngology* 86: ORL-770 – ORL-779, 1978.

Isaacson B, Kutz JW, Roland PS: Lesions of the petrous apex: diagnosis and management. *Otolaryngol Clin North Am* 40 (viii): 479 – 519, 2007.

Jenkins HA, Canalis RF: Transpalatal approach to the skull base. In McCabe BF, Kirchner JA, Sasaki CT, et al, editor: *Surgery of the skull base,* Philadelphia, 1984, Lippincott, p 254.

Jenkins HA, Fisch U: Glomus tumors of the temporal region. Technique of surgical resection. *Arch Otolaryngol* 107: 209 – 214, 1981.

Jenkins HA, Franklin DJ: Infratemporal approaches to the skull base. In Jackson CG, editor: *Surgery of skull base tumors,* New York, 1991, Churchill Livingstone, p 291.

Leonetti JP, Anderson DE, Marzo SJ, et al: The preauricular subtemporal approach for transcranial petrous apex tumors. *Otol Neurotol* 29: 380 – 383, 2008.

Leonetti JP, Smith PG, Kletzker GR, et al: Invasion patterns of advanced temporal bone malignancies. *Am J Otol* 17: 438 – 442, 1996.

Moore MG, Deschler DG, McKenna MJ, et al: Management outcomes following lateral temporal bone resection for ear and temporal bone malignancies. *Otolaryngol Head Neck Surg* 137: 893 – 898, 2007.

Mura J, Rojas-Zalazar D, de Oliveira E: Revascularization for complex skull base tumors. *Skull Base* 15: 63 – 70, 2005.

Nadol JB, Jr, Schuknecht HF: Obliteration of the mastoid in the treatment of tumors of the temporal bone. *Ann Otol Rhinol Laryngol* 93 (1 Pt 1): 6 – 12, 1984.

Neely JG, Forrester M: Anatomic considerations of the medial cuts in the subtotal temporal bone resection. *Otolaryngol Head Neck Surg* 90: 641 – 645, 1982.

Oghalai JS, Leung MK, Jackler RK, et al: Transjugular craniotomy for the management of jugular foramen tumors with intracranial extension. *Otol Neurotol* 25: 570 – 579, 2004.

Sekhar L: The exposure, preservation, and reconstruction of cerebral arteries and veins during the resection of cranial base tumors. In Sekhar L, Schramm VL, editors: *Tumors of the cranial base,* Mount Kisco, NY, 1987, Futura Publishing.

Sekhar LN, Schramm VL, Jr, Jones NF: Subtemporal-preauricular infratemporal fossa approach to large lateral and posterior cranial base neoplasms. *J Neurosurg* 67: 488 – 499, 1987.

颅后窝肿瘤
Neoplasms of the Posterior Fossa

Moisés A. Arriaga Derald E. Brackmann 著

韩月臣 译

第 50 章

要点

1. 颅后窝轴外肿瘤具有鲜明的影像学特征。
2. 前庭神经鞘瘤和脑膜瘤是最常见的病变。尽管两种肿瘤在 T_1 加权磁共振成像（MRI）上钆增强均可强化，但脑膜瘤往往偏离于内听道口，而且有明显增强的脑膜"尾征"，并经常在 CT 上表现出相邻的骨质增生或病灶内钙化。
3. 在 MRI 的 T_1 加权相中，表皮样囊肿和蛛网膜囊肿都是非增强性病灶，与脑组织相比，T_1 加权呈低信号，在 T_2 加权呈高信号，在中间自旋序列和弥散加权成像（DWI）序列上可以对它们进行区分；蛛网膜囊肿表现出脑脊液特征，并且弥散受限，表现出（亮度）受限。
4. 包括传统血管造影、磁共振血管成像、磁共振静脉成像和 CT 血管成像在内的血管成像，可用于显示这些病变与重要血管结构的关系。
5. 考虑到肿瘤大小和肿瘤类型，对轴突外肿瘤的治疗是个体化的。治疗目标是患者安全和脑神经的功能保存。
6. 治疗策略包括连续影像随访观察、立体定向放射外科手术或放射治疗，以及手术切除。手术彻底切除这些病灶通常是治愈性的。当前一个重要的趋势是更多地使用连续成像随访观察和立体定向放疗。
7. 耳神经外科手术入路方法众多，需要团队合作，包括迷路入路手术、乙状窦后入路、颅中窝入路、扩大的颅中窝入路，以及一系列岩尖引流入路方法。治疗策略的选择必须根据肿瘤大小和部位，患者症状和总体健康情况，以及短期和长期预后综合考虑。

随着先进的听觉前庭测试、敏感成像技术和现代颅底手术团队的发展，颅后窝肿瘤的诊断和治疗已成为耳鼻喉科日常工作中的常规内容。本章回顾了诊断问题和手术治疗。

一、颅后窝肿瘤诊断探讨

小脑脑桥角（CPA）肿瘤是影响颅后窝的主要颅底病变。虽然听神经瘤（前庭神经鞘瘤）在这一原发肿瘤中占大多数，但鉴别诊断中还应考虑其他病变。

诊断评估从全面的神经病史和体格检查开始。任何可疑的神经学发现都应该进行彻底评估，因为这些病变早期只会引起轻度的症状和体征，直到症状严重。如上所述，听神经瘤是最常见的颅后窝颅底肿瘤，是应用现代听力学和成像方法可以准确诊断的较少见的病变，并且可以通过系统方法评估其不同特征。如今诊断能力的提高有助于常规检测出更小的肿瘤。

第九篇 颅 底

颅后窝颅底肿瘤可分为常见的 CPA 病变，包括内听道病变、岩尖病变，以及罕见的 CPA 病变和轴内病变。接下来将介绍特定类别肿瘤的症状、体征和诊断步骤（框 50-1）。

二、常见小脑脑桥角肿瘤

在已发表的一系列 CPA 肿瘤文献中，听神经瘤是最常见的肿瘤，占 90% 以上。其余的原发肿瘤包括脑膜瘤（3%）、原发性胆脂瘤（2.5%）、面神经神经鞘瘤（1%），这些肿瘤构成较少见[1]。当考虑继发性肿瘤时，副神经节瘤占 CPA 肿瘤的 10%[2]。

（一）听神经瘤

听神经瘤是指第Ⅷ对脑神经的良性神经鞘瘤。这些病变相对常见，占所有颅内肿瘤的 8%～10%。听神经瘤主要来源于前庭神经。前庭上神经和下神经结构同样受到影响，但手术中很难确定起源的神经。1992 年，美国国立卫生研究院共识会议，将前庭神经鞘瘤作为这些病变的正式术语。听神经瘤是生长缓慢的肿瘤，起源于神经鞘并且由胶原基质中的神经鞘瘤细胞组成。它们通常有局限性，通常压迫推移神经结构，而不是直接侵犯。病理变化的一致性不尽相同，范围可以从质硬实质性到质软囊性。

过去曾有人提出，听神经瘤通常发生在靠近内听道口的髓鞘 - 神经胶质交界处，但没有公开的组织病理学研究证实这一点观点。这些病变通常发生在内听道内，但偶尔也会发生在内听道内侧的 CPA 部位。由于听神经瘤通过对周围神经血管结构施加压力而产生症状，因此，与 CPA 肿瘤相比，内听道内肿瘤的听觉和前庭症状出现得更早。

在美国每年诊断的 2000～3000 例听神经瘤中，95% 以上为非遗传性，单侧发病。其余的听神经瘤是神经纤维瘤病的表现，还包括至少两种不同的基因异常。

1 型神经纤维瘤病（NF1）或 vonRecklinghausen 病大多是一种相对较常见的常染色体显性遗传疾病，具有可变外显率，发生率为 1/4000。NF1 基因已经定位在第 17 号染色体上。NF1 神经瘤可发生在全身，可起源于颅内外的任何神经的施万细胞；然而，仅不到 5% 的患者中会出现听神经瘤，双侧听神经瘤不是该综合征的一部分。

2 型神经纤维瘤病（NF2）中双侧听神经瘤患者多达 96%。其他脑神经鞘瘤、脑膜瘤和室管膜瘤在 NF2 患者中也较常见[3]。NF2 的准确发病率未知，但其发病率远低于 NF1。导致该病的基因编码膜蛋白（merlin 蛋白或神经鞘蛋白）位于第 22 号染色体上。NF2 中的听神经瘤的特征是在生命早期（通常在 21 岁之前）发病，不是单侧病变，大多数在 40—60 岁被诊断。因此，30 岁以前出现的听神经瘤，需要特别仔细评估对侧耳。尽管 NF1 和 NF2 中的听神经瘤类似于非遗传性听神经瘤中的病变，但由于粘连较多，切除它们在技术上更具有挑战性。听神经瘤在神经纤维瘤病中的

框 50-1 累及颅后窝的颅底肿瘤

常见的小脑脑桥角病变
- 听神经瘤
- 脑膜瘤
- 表皮样囊肿
- 非听神经瘤
- 副神经节瘤
- 蛛网膜囊肿
- 血管瘤

岩尖病变
- 胆固醇肉芽肿
- 表皮样囊肿
- 不对称的气化
- 保留黏液或黏液囊肿
- 岩颈动脉瘤

罕见的小脑脑桥角病变
- 转移性肿瘤
- 脂肪瘤
- 皮样
- 畸胎瘤
- 脊索瘤
- 软骨肉瘤
- 巨细胞瘤

轴内肿瘤
- 血管母细胞瘤
- 髓母细胞瘤
- 星形细胞瘤
- 胶质瘤
- 第四脑室肿瘤

临床表现与单侧听神经瘤相同。

恶性神经鞘瘤很少发生。它们常与神经纤维瘤有关，但也可能与孤立性神经鞘瘤有关。另一种非常罕见的变异是色素性神经鞘瘤[4]。

1. 自然历史

听神经瘤的生长速度变化很大。该类肿瘤通常生长缓慢，每年报道的增长率约为 0.2cm，但是有的肿瘤每年的增长速度超过 2cm。未经治疗的听神经瘤有潜在致命性。逐渐增大可导致脑干压迫，颅内压升高，甚至 5~15 年内发生死亡[5]。

听神经瘤的生长通常分三个阶段，①内听道；②脑池；③脑干（图 50-1 至图 50-3）。在内听道内的生长导致听神经和面神经的压迫和功能减退。第Ⅶ对脑神经，听神经（第Ⅷ对脑神经）和小脑前下动脉的受压移位恰好发生在内听道口（脑池部）的内侧。肿瘤生长通过脑干表面的桥接血管实现肿瘤的血液供应。当 CPA 处的肿瘤达到 2~3cm 时，第四脑室常常发生移位，脑室梗阻伴脑积水发生引起肿瘤生长。三叉神经压迫出现在约 3cm 直径肿瘤的阶段，肿瘤的上部靠近第Ⅴ对脑神经。较大肿瘤可能会发生脑积水、脑干压迫和小脑扁桃体疝，因此耳鼻喉科医师应该对提示耳蜗后病变的症状和体征保持警惕。

2. 症状和体征

按降序排列，感觉神经性听力损失（SNHL）、耳鸣、平衡失调和面部感觉减退是听神经瘤最常见的症状。虽然进行性单侧 SNHL 是最常见的症状，但言语识别能力的下降是蜗后病变的特征，可能由于肿瘤对耳蜗神经的压迫。症状通常进展缓慢，中位时间为 2 年[6, 7]。但是，多达 20% 的受累患者出现突发性 SNHL，虽然有听力完全恢复的报道[8]。总之，只有 1% 的突发性 SNHL 患者有听神经瘤，而高达 5% 的听神经瘤患者可表现为突发性听力损失[9]。因此，任何患有不对称或突然的听力丧失（甚至在完全康复后）的患者，都应该考虑进一步排除耳蜗后病变的可能。

与听神经瘤相关的平衡失调，通常表现为轻微的平衡障碍，这种失调很轻微以至于患者会忽视，只有将它作为症状仔细询问才知道。旋转性眩晕并不常见。

中型和大型肿瘤可能会压迫第Ⅴ对脑神经，导致面部感觉或角膜反射降低。大型听神经瘤压迫第四脑室和脑干时，会产生长束征、共济失调和颅内压增高的表现（如头痛、恶心）。

3. 诊断研究

听神经瘤的诊断有听觉前庭检查和影像学检查两大类。听觉和前庭检查评估听觉和前庭系统功能完整性，而影像学则用于明确解剖学位置。

测听：常规的气骨导听力和言语识别率的测试可能提示听神经瘤。不对称性 SNHL 或言语识别障碍与纯音损失不成比例，需要特定的检查明确耳蜗后病变。过去，广泛的听力检查对于及时诊断肿瘤是必要的[6, 10]。在磁共振成像（MRI）时代，专业听力测试相对不够敏感或不足以发现小型听神经瘤[11]。

听觉脑干反应测试：直到最近，听觉脑干诱发电位（ABR）测试被认为是最敏感的检测方式，即使小肿瘤，检出率也高达 95%~100%[12]。在对侧耳被 78dB 白噪音掩蔽时，记录到脑干对 83dB 宽频音的反应[13]。比较两耳的Ⅴ波潜伏期，两耳间Ⅴ波潜伏期差值 > 0.2ms，被认为是异常的。对于没有 CPA 肿瘤的 SNHL 患者，据报道有约 10% 的假阳性率。自从钆增强 MRI 出现以来，ABR 对内听道内肿瘤假阴性率（漏诊）已达 18%~30%[14]。内听道内听神经瘤的假阴性结果降低了 ABR 测试在常规筛查中的作用[15]。堆叠

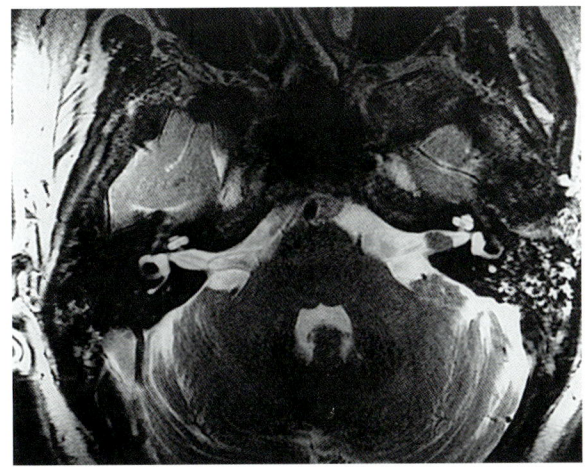

▲ 图 50-1 在 T_2 加权快速自旋回波磁共振成像中，该轴向重建显示 5mm 的内听道内肿瘤（左侧）

第九篇 颅 底

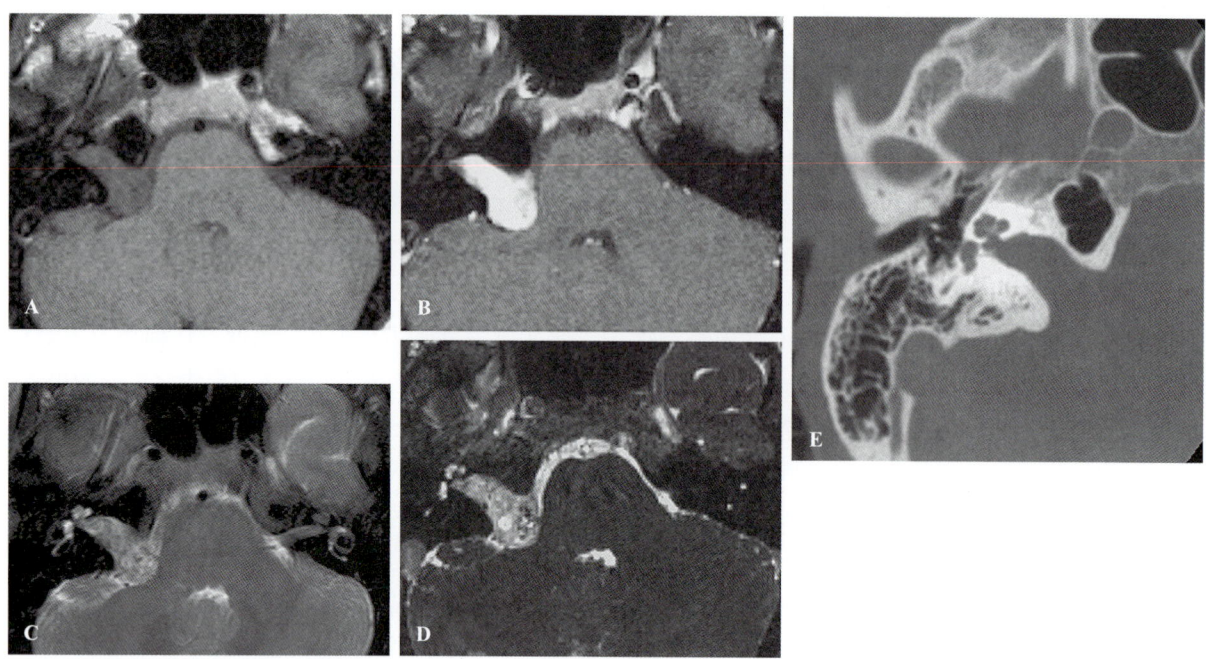

▲ 图 50-2 通过磁共振成像（A 至 D）和计算机断层扫描（CT）(E) 显示一个中等大小前庭神经鞘瘤

A 和 B. 静脉注射钆造影剂前后 T_1 加权像。右内听道（IAC）内的肿瘤向小脑脑桥角生长，与小脑呈等信号或轻度低信号，对比增强明显。C 和 D. 稳态（CISS）图像中的 T_2 加权和结构干涉。T_2 加权像中肿瘤呈中度高信号。CISS 图像精确地显示了肿瘤和周围血管结构、耳蜗和钙化成分。E. CT 骨窗。请注意 IAC 的扩大（改编自 Maya MM, Lo WWM, Kovanlikaya I: Temporal bone tumors and cerebellopontine angle lesions. In Som PM, Curtin HD, editors: Head and neck imaging, ed 4, Philadelphia, 2003, Mosby, p 245）

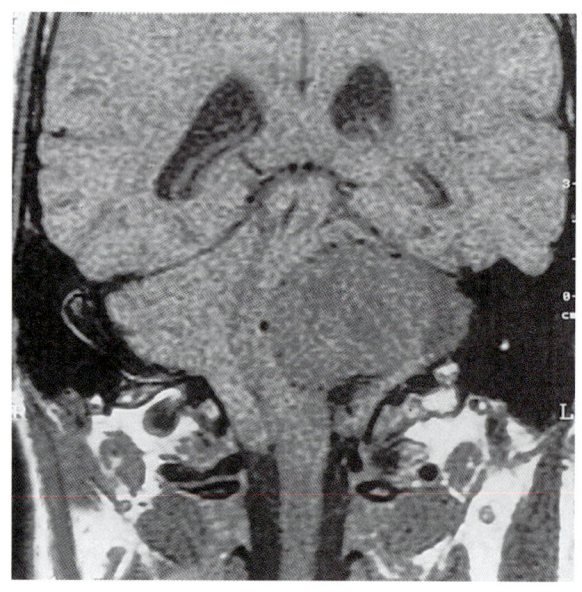

▲ 图 50-3 大型听神经瘤伴脑积水、脑干移位和小脑扁桃体疝的非增强冠状 T_1 磁共振图像

式 ABR 测试是一种改进的 ABR 技术，可提高内听道内听神经瘤检测的灵敏度。它包括以特定频率的方式测试听力频谱，然后对结果进行时间校准；与常规 ABR 相比，由此检测到的波幅变化对诊断小型听神经肿瘤更为敏感[16, 17]。尽管如此，该技术还没有在广泛的临床实践中得到验证。不具备影像学检查或临床排除了较大肿瘤，ABR 仍然是有用的筛查工具。

前庭测试：前庭测试不是合适的听神经瘤筛查方法。眼震电图和红外视频冷热水试验有助于确定肿瘤是来自上或下前庭神经[18]。在考虑听神经瘤的听力保护手术时，这些信息是有价值的，因为理论上可以通过切除前庭上神经来源肿瘤获得更好的结果。然而，前庭测试可用于处理与肿瘤相关的前庭功能缺陷和预测治疗后的前庭问题。

影像：计算机断层扫描（CT）和 MRI 联合静脉造影剂钆强化（钆 DTPA）是 CPA 病变的主要成像方式。Lo[19] 提出了 CT 或 MRI 根据解剖位置确诊 CPA 病变（轴外、硬膜外或轴内）和发病率的鉴别要点（罕见或常见疾病，表 50-1）。在成人和青少年中，听神经瘤、脑膜瘤和表皮样囊肿是三种最常见的病变。听神经瘤在儿童中非常

第 50 章 颅后窝肿瘤

罕见。相反，可以扩大内听道的脑干胶质瘤是低龄儿童中最常见的 CPA 病变[20]。区分三种最常见的 CPA 病变是基于 CT 和 MRI 上的特定成像特征（表 50-2）。

尽管 CT 彻底改变了 CPA 肿瘤的诊断，但钆造影 MRI 对于听神经瘤的检测更为敏感和特异，并且是用于评估听神经瘤和其他 CPA 病变的诊断成像技术（图 50-2）[21, 22]。MRI 上的听神经瘤相对脑组织在 T_1 加权像上呈等信号或轻度低信号，在 T_2 加权像上呈轻度高信号[19]。用于研究潜在听神经瘤的 MRI 应该用静脉强化来对比。钆增加了 MRI 对 T_1 加权像的诊断敏感性，并且已经报道可检测小至 3mm 的病变[21]。除了提高诊断听神经瘤的敏感性之外，MRI 是无创性的，患者不

表 50-1 小脑脑桥病变根据不同影像学部位*及发病率的鉴别诊断

部 位	发生率	类 型
轴外	最常见	听神经瘤
	常见	脑膜瘤
	常见	表皮样瘤（和其他囊肿：蛛网膜、囊性、皮样）
	罕见	非听神经瘤（脑神经Ⅴ、Ⅶ、Ⅸ、Ⅹ、Ⅺ、Ⅻ）
	罕见	血管病变（循环、动脉瘤、畸形）
硬膜外	常见	副神经节瘤（颈静脉球、迷走血管球）
	罕见	骨病变（良性或恶性，原发性或转移性）
轴内	罕见	星形细胞瘤、室管膜瘤、乳头状瘤、血管母细胞瘤、转移癌

*. 计算机断层扫描或磁共振成像
改编自 Lo WM: Tumors of the temporal bone and cerebellopontine angle. In Som PM, Bergeron RT, editors: Head and neck imaging, St Louis, 1991, Mosby, p 420–445.

表 50-2 三种最常见的小脑脑桥角病变的影像特征

特 征	听神经瘤	脑膜瘤	表皮样囊肿
位置	以内听道为中心	偏心于内听道	前外侧或后外侧脑干
骨骼改变	大多扩大内听道	偶有骨质增生	偶尔侵蚀
形状	球形或卵圆形，骨质边缘锐利	半球形，很少有斑点状；可能通过小脑幕突出；骨质边缘圆钝	易变；倾向哑铃进入颅中窝或对侧小脑脑桥角
CT 密度	主要是等密度的	略低密度；有些钙化	绝大多数是低密度的；偶尔外周钙化
CT 增强	中度明显；通常是不均匀的	显著均匀	非增强
T_1 加权 MRI	等信号或低强度	等强度或低强度	低信号
钆增强	显著	中等	非增强
T_2 加权 MRI	等强度或低强度	多变的	高信号

CT. 计算机断层扫描；MRI. 磁共振成像
改编自 Lo WM: Tumors of the temporal bone and cerebellopontine angle. In Som PM, Bergeron RT, editors: Head and neck imaging, St Louis, 1991, Mosby, p 420–445.

会受到辐射。

在 MRI 之前，CT 是 CPA 病变的主要检查方法。现在，CT 的作用是提供围绕 CPA 病变骨性结构的辅助信息。对于因医疗原因（如心脏起搏器或人工耳蜗植入）或无法控制的恐惧反应不能进行 MRI 的患者 CT 是主要的检查方法。CT 通过适度增强发现听神经瘤的特征是以内听道为中心的卵圆形病变。肿瘤通常不是均质的，并且显示有所减弱和增强的区域。大约 85% 的听神经瘤在骨和肿瘤界面处显示锐角，与脑膜瘤相反，有 75% 的脑膜瘤界面为钝角[19]。

强化 CT 无法检测到最大尺寸 < 1.5cm 的听神经瘤。虽然氧脑池造影技术已被用于诊断小型病变，主要为内听道内病变，但这种有创技术已被 MRI 取代用于检测内听道内病变[23]。MRI 性能的改进导致了基于 MRI 的内听道肿瘤筛查方案的发展，该方案与基于 ABR 的内听道肿瘤筛查方案的费用具有可比性[11]。特殊的 T_2 加权快速自旋回波序列也可以达到 T_1 加权序列钆增强扫描的精确度，而不需要对比剂（图 50-1）[24]。虽然这些特殊序列的软件不被普遍提供，但这项技术的发现还是非常令人鼓舞的。

（二）脑膜瘤

脑膜瘤占所有颅内肿瘤的 18%，约占 CPA 肿瘤的 3%[25]。蛛网膜绒毛细胞是起源细胞。这些细胞分布在整个颅内空间，与静脉和静脉窦相关。脑膜瘤是良性的，但局部侵袭性肿瘤在不同的部位发生率不同，依次为矢状旁区、大脑镰、凸嗅沟、鞍结节、蝶骨嵴、岩面（CPA）、小脑幕、侧脑室、斜坡等[26]。

典型的外观表现是坚固贴附于硬脑膜的球状肿物，其特征性的斑点散布在整个肿瘤中，对应于微观可见的沙粒体。肿瘤推移但不侵入邻近的神经组织，并有薄包膜。脑膜瘤可以沿着 haversian 管生长而不是破坏 haversian 管。在 25% 的病例中，邻近的骨骼会出现骨质增生[26]。

目前已有许多组织病理学分类，世界卫生组织（WHO）分类是应用最广泛的，并且包含许多之前提及的具有预后价值的内容。

- Ⅰ级（良性，90%）：脑膜上皮型、纤维型、移行性砂粒样瘤和血管增生型。
- Ⅱ级（非典型，7%）：脉络膜、透明细胞、非典型伴脑浸润。
- Ⅲ级（间变性/恶性，2%）：乳头型、横纹肌样型、间变型。

尽管Ⅰ级病灶的无复发生存依赖于彻底切除[12]，但Ⅱ级和Ⅲ级病变分别与近 1 年、2 年、3 年无复发生存有相关性[27]。特定的组织病理学亚型和生长特性在其他章节进行了综述[28]。在颅后窝中，脑膜瘤通常出现在岩骨的后表面，远离或位于内听道边缘或沿着乙状窦。因为它们通常出现在内听道外，所以在它们产生第Ⅷ对脑神经压迫症状、体征之前，这些肿瘤可能已经变大。大多数脑膜瘤最终累及第Ⅷ对脑神经。

1. 症状和体征

听觉前庭症状通常是颅后窝脑膜瘤的首发症状。在接受神经外科医生治疗的患者中，大部分首发症状可归因于三叉神经受压[29]。脑膜瘤的症状和体征与听神经瘤类似，小肿瘤会致听力损失、耳鸣和平衡障碍。较大的肿瘤也会产生其他脑神经和脑积水的症状和体征。

2. 诊断研究

听觉前庭检查：仅凭听觉前庭检查，不能区分听神经瘤和脑膜瘤。因为脑膜瘤导致第Ⅷ对脑神经压迫，与听神经瘤一样，引起听觉前庭检查结果异常。由于脑膜瘤通常不在内听道内发生，因此脑膜瘤的听力和前庭检查的敏感性低于听神经瘤。如只有 75% 的脑膜瘤患者表现出 ABR 异常。

影像：表 50-2 总结了区分听神经瘤和脑膜瘤的影像特征。与听神经瘤不同，脑膜瘤通常是不以内听道为中心。听神经瘤很少突入颅中窝，而约 60% 的脑膜瘤可延伸至颅中窝[19]。脑膜瘤通常是半球形的，因为它们广泛附着岩后壁，这导致 75% 的脑膜瘤的骨肿瘤角度为钝角。与听神经瘤的起源部位不同，颅后窝脑膜瘤的起源部位多变（图 50-4 和图 50-5）。

在 CT 上，大约 2/3 的脑膜瘤相对脑组织是高密度的。不同于听神经瘤，脑膜瘤质地均匀且有时会钙化。他们表现出均匀强化,这通常用于与听神经瘤鉴别。邻近骨的骨质增生很少见,但若出现则是脑膜瘤的特征表现。

在 MRI 上,脑膜瘤在 T_2 加权像上强度变化极大,在 T_1 加权像上相对脑组织呈等信号或稍低信号。脑膜瘤中不同的信号强度对应于不同的组织病理亚型[27]。MRI 上的表面流动空隙对应于边缘软膜血管,树枝状流动空隙表示为肿瘤有活跃血供。钙化和囊性病灶导致脑膜瘤 MRI 表现的异质性。

(三) 原发性胆脂瘤

原发性胆脂瘤(表皮样囊肿)由一层鳞状上皮细胞组成,该细胞围绕脱落角蛋白(desquamated keratin),该疾病起源于颞骨或 CPA 内的上皮。病变通常生长缓慢,症状常在10—40岁后才会变得明显。随着病变扩大,周围结构的压迫和刺激产生相应的症状和体征。

原发性胆脂瘤出现在脑干附近。由于它们易于扩展到阻力最小的区域,原发性胆脂瘤具有不规则形状。它们可能会钻入大脑表面的缝隙中,或者可能会以哑铃状延伸到颅中窝内。

1. 症状和体征

虽然原发性胆脂瘤继续生长可对第Ⅶ和Ⅷ对脑神经产生压迫,但也有些范围较大而不产生任何症状。面部抽动是原发性胆脂瘤的显著临床表现。与神经鞘瘤相比,胆脂瘤进行性面瘫则更常见。

2. 诊断研究

听觉检查:听觉测试没有显示任何的显著特征。如同其他耳蜗后病变一样,言语辨别力比纯音损失程度更差。ABR 在原发胆脂瘤中也经常发现异常[30]。

影像:CT 和 MRI 有助于鉴别原发性胆脂瘤与其他病变。起源于 CPA 的表皮样囊肿应该与蛛网膜囊肿相鉴别,岩尖的表皮样囊肿应与更常见的胆固醇肉芽肿相鉴别。原发性胆脂瘤需要手术切除,而胆固醇肉芽肿和蛛网膜囊肿需充分引流就可以。

在 CT 上,原发性胆脂瘤密度低于脑密度,与脑脊液的密度接近,并且在静脉强化时没有增强。这些病变具有不规则的边缘和不以内听道口为中心。增强则提示了相关的恶性肿瘤[31]。在

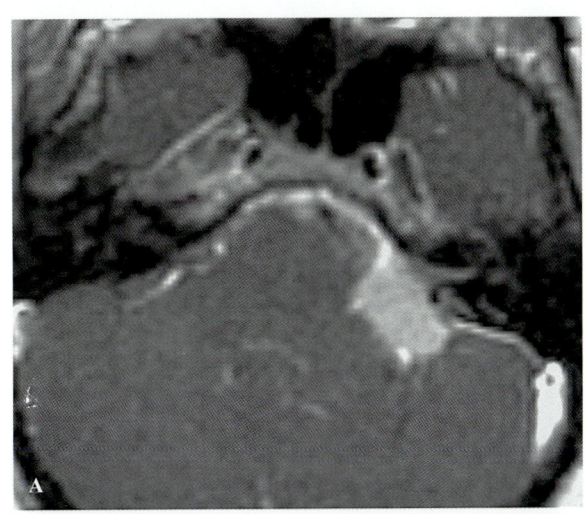
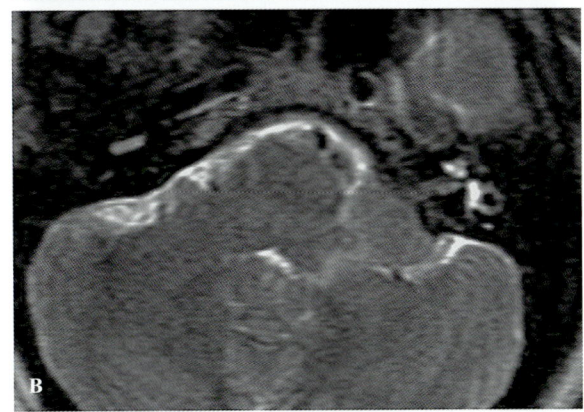
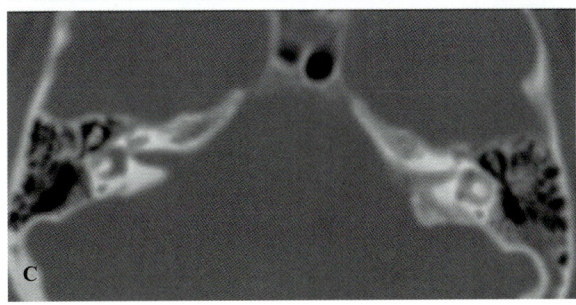

▲ 图 50-4 小脑脑桥角脑膜瘤的磁共振成像(MRI)和计算机断层扫描(CT)的典型特征

A. 钆造影后 T_1 加权 MRI:肿瘤对内听道(IAC)偏心,以及在肿瘤界面以钝角为基础的广泛硬脑膜强化。该半球状肿瘤显示均匀增强。请注意缺乏 IAC 侵犯。B. T_2 加权 MRI。肿瘤与灰质均匀等信号。C. CT 骨窗。肿瘤在硬膜基底下显示广泛的骨质增生(引自 Maya MM, Lo WWM, Kovanlikaya I: Temporal bone tumors and cerebellopontine angle lesions. In Som PM, Curtin HD, editors: Head and neck imaging, ed 4, Philadelphia, 2003, Mosby, p 245-250.)

第九篇 颅 底

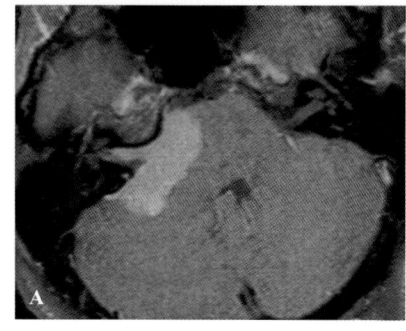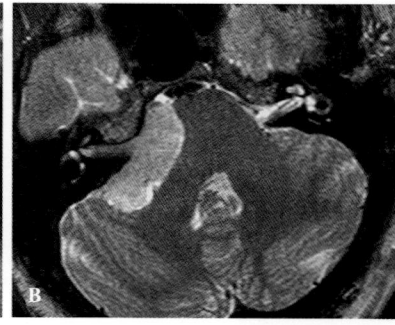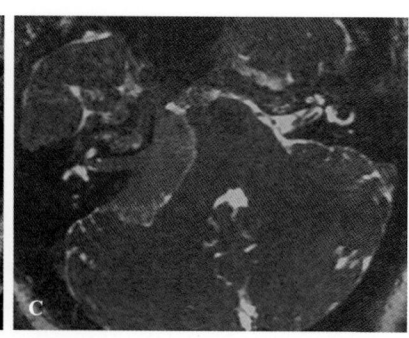

▲ 图 50-5　磁共振成像显示小脑脑桥角脑膜瘤伴管内扩张
A. 钆增强 T_1 加权像。典型的半球状肿瘤伴有内听道侵犯。在钆增强图像上可以看到肿瘤向后扩张的硬脑膜尾征。B. T_2 加权像显示围绕肿瘤的脑脊液空间和裂隙。C. 稳态（CISS）图像中的结构性改变。在 CISS 图像上比在 T_2 加权像上更好地显示了内听道扩张和肿瘤边缘（引自 Maya MM, Lo WWM, Kovanlikaya I: Temporal bone tumors and cerebellopontine angle lesions. In Som PM, Curtin HD, editors: Head and neck imaging, ed 4, Philadelphia, 2003, Mosby, p 245-250.）

MRI 检查中，T_1 加权像上的原发性胆脂瘤与脑组织相比，呈不均匀和低信号，在 T_2 加权像上它们与脑部呈均匀等信号或高信号（图 50-6）。神经鞘瘤、脑膜瘤和软骨瘤信号强度与原发性胆脂瘤类似，但表皮样囊肿有区别，因为它们不强化。

CPA 的蛛网膜囊肿在 CT 和 MRI 上很难与表皮样囊肿鉴别。两种病灶均表现为脑脊液密度且无增强，然而与原发性胆脂瘤相比，蛛网膜囊肿表面更光滑，特殊的 MRI 序列如弥散加权像可区分蛛网膜囊肿表皮信号和 CSF 信号（图 50-7）。

（四）面神经瘤

面神经瘤（神经鞘瘤）是罕见的施万细胞良性肿瘤，可能发生在面神经的任何部位。

1. 症状和体征

与这些肿瘤相关的症状取决于受肿瘤影响的神经部位。外周受累可表现为腮腺肿块，中耳受累可产生传导性听力损失，内听道或 CPA 受累可导致 SNHL。与面神经血管瘤不同，神经鞘瘤不会产生面肌无力，直到它们变得非常大。有时面部肌肉抽动很明显，这有助于鉴别面神经瘤和听神经瘤，但原发性胆脂瘤引起的面瘫不会发生面肌抽动。值得注意的是，颞骨内病变可伴面神经损伤，比 CPA 病变更容易导致面瘫[32]。

2. 诊断研究

听觉检查：本章前面已经介绍了传导性听力损失和 SNHL 的发生机制。在内听道内发生的面神经肿瘤，ABR 测试显示出与听神经瘤类似的改变[13]。

神经电图：神经电图（ENoG），用来测量靠近茎突孔面神经给予最大双极电刺激时的肌肉反应。即使在没有面肌无力或抽动表现时，面神经瘤的 ENoG 电位也可能会降低，而听神经瘤的面神经电图仍然正常，直到肿瘤变得非常大。有报道表明，听神经瘤患者术前 ENoG 的价值在于排除面神经瘤[33, 34]。

影像：颞骨内面神经病变可能会导致骨质破坏。因为面神经瘤的临床表现和听力学检查结果缺乏特异性，CT 和 MRI 构成诊断的主要依据。

由于面神经神经瘤在组织学上与听神经瘤相同，它们具有相同的增强特征。通过 CT 来区分这些病变通常是不可能的。目前，肿瘤对内听道和迷路段面神经骨管的破坏可能是唯一的诊断线索[19]。更远端的肿瘤会使膝状神经节和神经骨管扩大。

与 CT 一样，面神经瘤的 MRI 成像与听神经瘤有相同的特征（图 50-8）。颅内面神经瘤术前诊断相对困难。早期出现面神经症状是一种明显的提示，CPA 区域肿瘤可能很少是面神经瘤。诊断为 CPA 神经鞘瘤的患者，应该在术前注意排除 1% 的面神经瘤风险。如果术前 ENoG 发现异常，面神经瘤可能性增加。在一些患者病变可能从 CPA 通过破坏颞骨，扩展至腮腺外神经节段。

第50章 颅后窝肿瘤

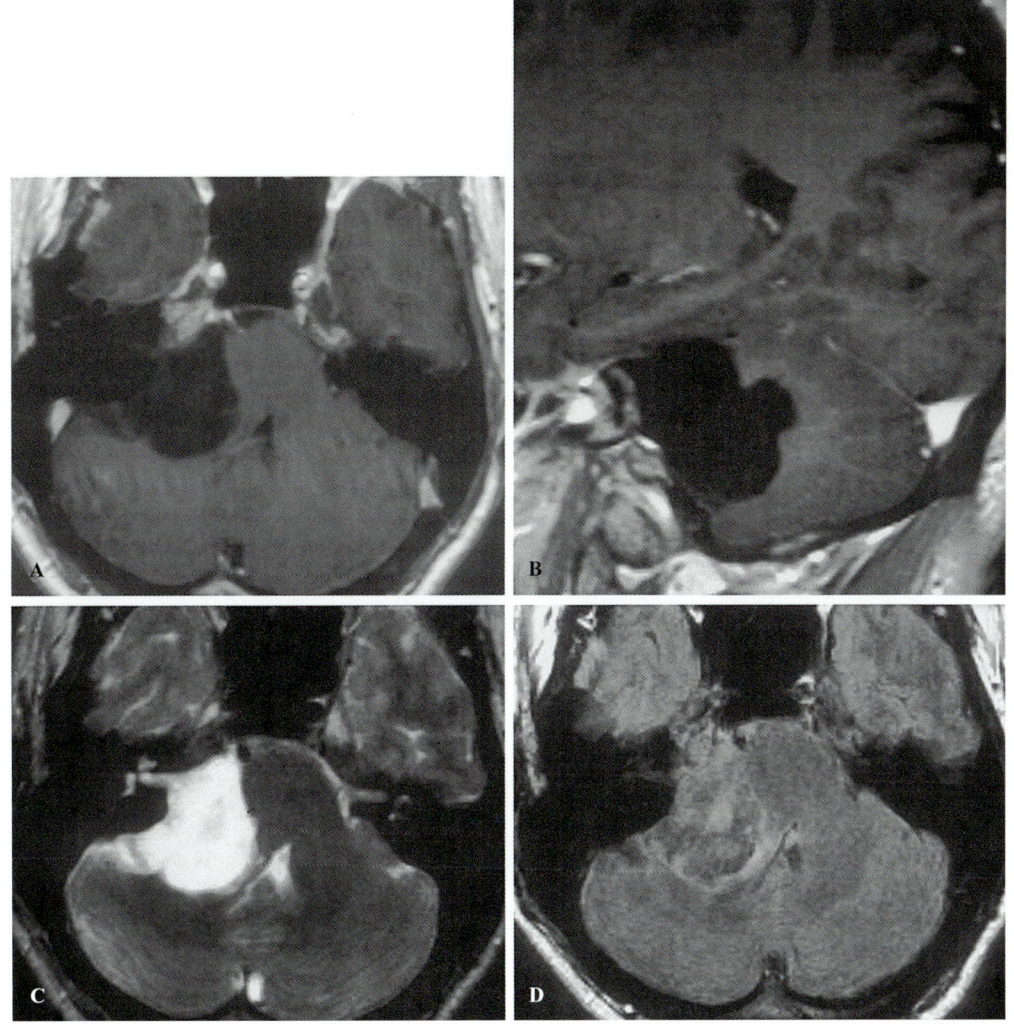

▲ 图 50-6 小脑脑桥角（CPA）表皮样囊肿，通过磁共振成像证实

A 和 B. 注射钆后的 T_1 加权轴位和矢状位图像。延伸至前脑池的 CPA 肿块与脑脊液（CSF）呈等信号，并未显示出增强作用。C. T_2 加权像。肿瘤边缘呈菜花样与 CSF 等信号，如在 T_1 加权像中；它压迫第四脑室，但内听道正常。D. 在这种液体抑制反转恢复序列图像中，表皮样囊肿表现为不均匀的高信号灶，这使表皮样囊肿能够与蛛网膜囊肿相鉴别（引自 Maya MM, Lo WWM, Kovanlikaya I: Temporal bone tumors and cerebellopontine angle lesions. In Som PM, Curtin HD, editors: Head and neck imaging, ed 4, Philadelphia, 2003, Mosby, p 245-250.）

（五）其他脑神经神经瘤

神经瘤可能发生在颅后窝的任何其他脑神经。影像学上，非听神经瘤具有与听神经瘤相同的特征，除了它们的位置不同。总体而言，听神经瘤占颅内神经鞘瘤的 95%，其次是三叉神经瘤；然而，也有第Ⅸ、Ⅹ、Ⅺ和Ⅻ对脑神经。据报道这些病变因位置和起源不同，而神经功能障碍的症状亦不同。

三叉神经瘤从 CPA 和 Meckel 腔的神经根硬膜内起源，硬脑膜外神经瘤大多从颅中窝的三叉神经半月节出现[35]。通常，这些病变扩大了 Meckel 腔，并造成面部感觉异常（图 50-9）。

第Ⅸ、Ⅹ和Ⅺ对脑神经的神经瘤会引起颈静脉孔的平滑扩大，且引起典型的软腭、声带和肩部的运动障碍（图 50-10）。如果肿瘤侵犯颅后窝，这些肿瘤生长到较大才会产生听觉或小脑的压迫体征。术前准确鉴别这些肿瘤与听神经瘤是重要的，因为后组脑神经瘤术后更容易保留残余听力。

915

第九篇 颅 底

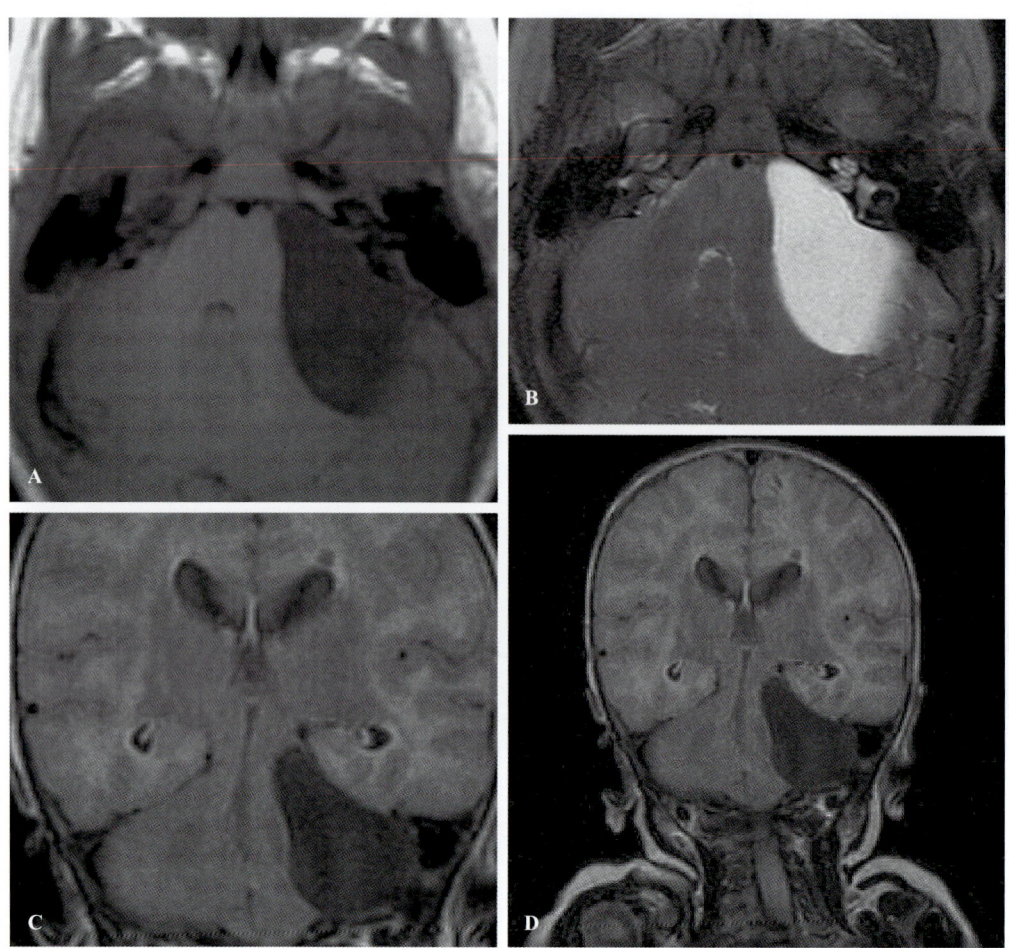

▲ 图 50-7 磁共振成像显示小脑脑桥角蛛网膜囊肿
A. T_1 加权像。B. T_2 加权像。C 和 D. 分别为 T_1 加权冠状和轴位图像。囊肿在所有序列上均与脑脊液等信号。它是均匀的，表面光滑，可以有助于区分其和表皮样囊肿（引自 Maya MM, Lo WWM, Kovanlikaya I: Temporal bone tumors and cerebellopontine angle lesions. In Som PM, Curtin HD, editors: Head and neck imaging, ed 4, Philadelphia, 2003, Mosby, p 245-250.）

舌下神经瘤的通常表现为舌肌萎缩和舌下神经管扩大。

（六）血管球瘤

血管球瘤（副神经节瘤）在第 49 章中详细讨论。因为颈静脉球瘤和迷走神经血管球瘤可能会侵犯到颅后窝，它们在颅底肿瘤鉴别诊断中有重要意义。

血管球瘤第一个症状常常是搏动性耳鸣，此后会出现传导性听力损失。走行于颈静脉孔的神经和舌下神经参与引起与这些神经有关的神经功能缺陷。

血管球瘤与颈静脉孔区神经鞘瘤相比，CT 骨窗特征表现为颈静脉孔的不规则破坏（图 50-11）。血管造影术后副神经节瘤的血管表现是特征性的（图 50-12）[36]。在计划手术切除时，诊断性血管造影应与术前栓塞同时进行。

磁共振成像产生独特"胡椒盐"征与 T_1 和 T_2 加权像有关。树枝状流空效应显示该病变的肿瘤内血管。Lo[19] 描述了 MRI 在评估副神经节瘤的两个局限性：①骨质变化和肿瘤与骨性标志之间的关系不明显；②区分肿瘤和骨髓很困难，特别是在钆增强 T_1 加权像上。因此，MRI 可提供关于迷路和颅内肿瘤侵犯的补充信息，但骨窗 CT 是副神经节瘤成像评估的基础。

CT、MRI 和血管造影的结合可以提供关于颈内动脉受累的广泛信息。磁共振血管造影是动脉内插管血管造影的辅助手段（图 50-12）。血

第 50 章 颅后窝肿瘤

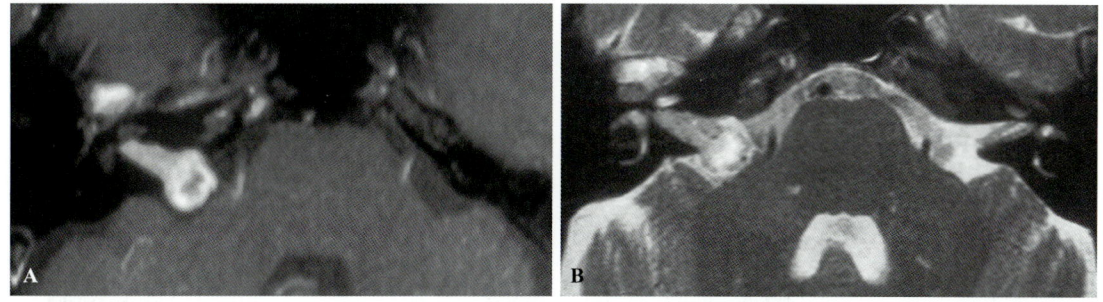

▲ 图 50-8 磁共振成像证实内听道的面神经鞘瘤
钆增强后 T_1 和 T_2 加权像。患者表现为进行性感音神经性听力损失，随后发展为面瘫。增强的囊性肿瘤与听神经鞘瘤难以区分。还要注意肿瘤向膝状神经节的扩张（引自 Maya MM, Lo WWM, Kovanlikaya I: Temporal bone tumors and cerebellopontine angle lesions. In Som PM, Curtin HD, editors: Head and neck imaging, ed 4, Philadelphia, 2003, Mosby, p 245-250.）

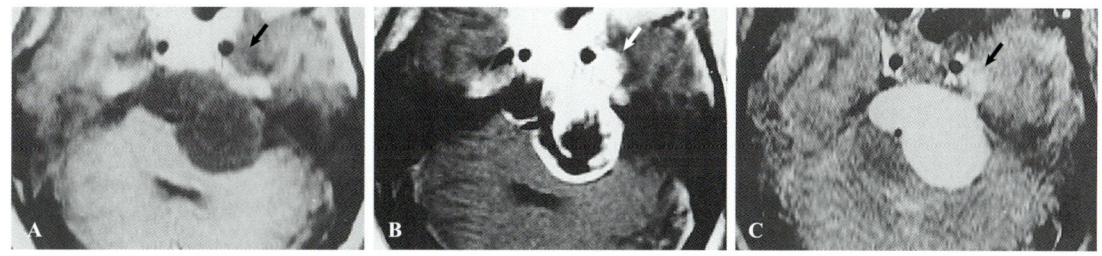

▲ 图 50-9 通过磁共振成像显示囊性三叉神经鞘瘤
A. T_1 加权像。B. 钆增强 T_1 加权图像。C. T_2 加权像。大部分肿瘤位于颅后窝，颅中窝有一小部分扩大了左侧 Meckel 腔（箭）。注意非增强图像（A 和 C）上的肿瘤与蛛网膜囊肿的相似性（图 50-7）。由于肿瘤内囊性成分的优势，肿瘤几乎接近脑脊液信号（引自 Jackler RK, Brackmann DE, editors: Neurotology, St Louis, 1994, Mosby.）

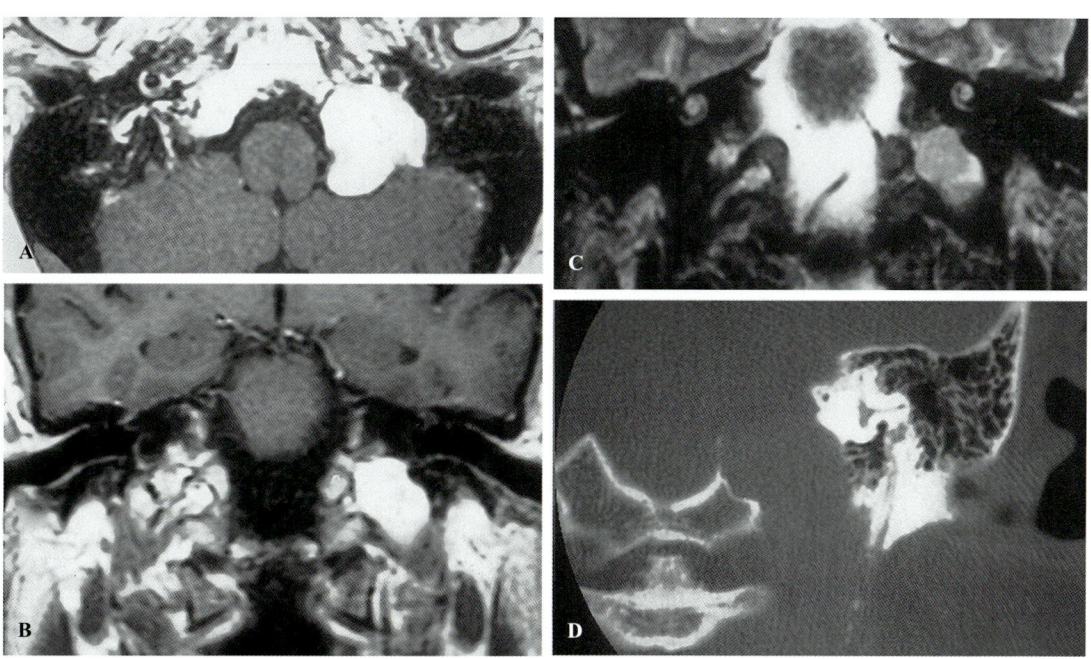

▲ 图 50-10 通过磁共振成像（MRI）和计算机断层扫描（CT）鉴别颈静脉孔区神经鞘瘤
A 和 B. 轴位和冠状位 T_1 加权钆增强图像。左侧颈静脉窝中的大肿瘤向下扩张并显示明显增强。C. 冠状位 T_2 加权像显示肿瘤的颅外部分，相对灰质呈高信号。D. CT 骨窗，冠状位显示颈静脉孔的扩张是对称的，边缘清晰（引自 Maya MM, Lo WWM, Kovanlikaya I: Temporal bone tumors and cerebellopontine angle lesions. In Som PM, Curtin HD, editors: Head and neck imaging, ed 4, Philadelphia, 2003, Mosby, p 245-250.）

第九篇 颅 底

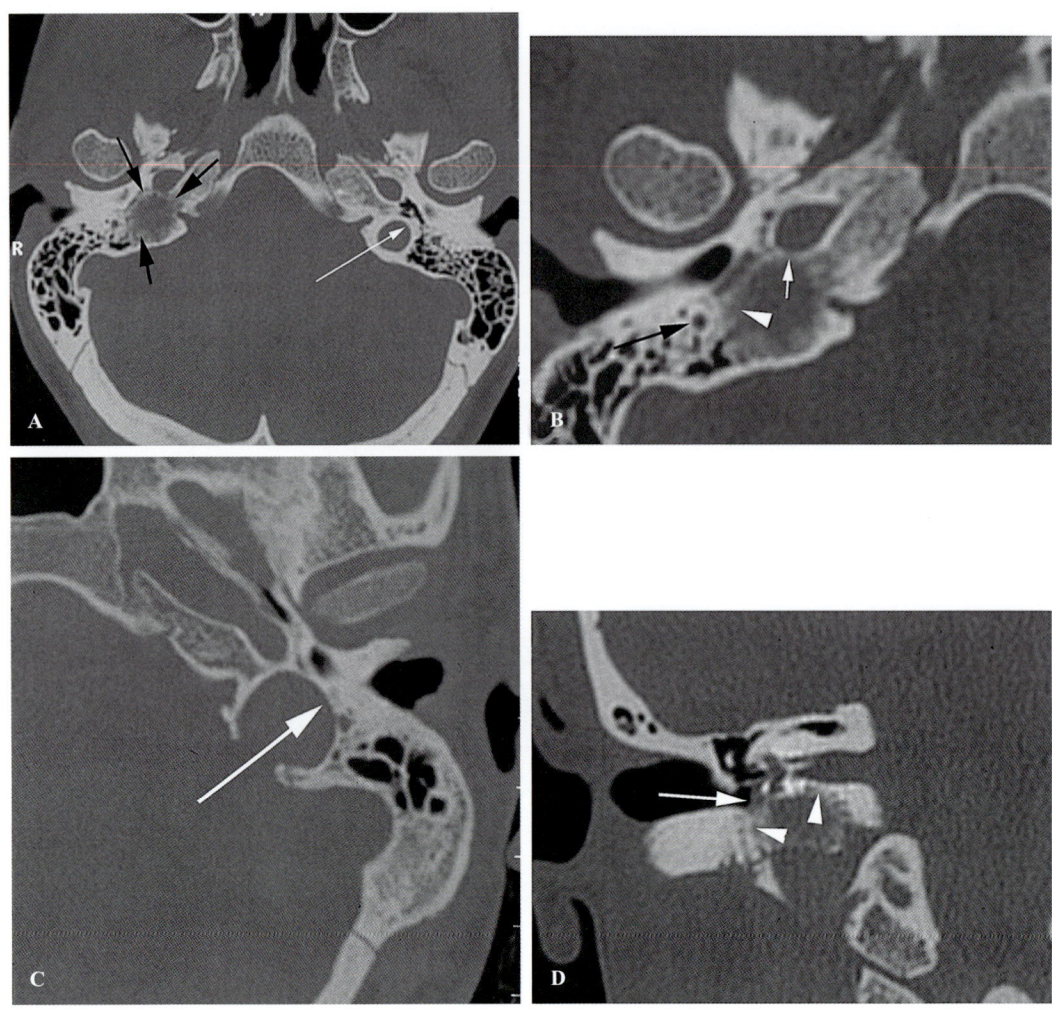

▲ 图 50-11 计算机断层扫描显示颈静脉球瘤

A. 轴位图显示，右侧颈静脉孔的骨边缘脱钙（黑箭）。通常沿着颈静脉孔血管部分的外侧表现出轻微骨质皮的脱钙表现。与完整的对侧骨皮质板比较（白箭）。注意将颈动脉管与颈静脉孔分开的骨壁也脱钙。B. 放大的轴向图像显示了外侧皮质板（箭头）的脱钙和颈动脉管与颈静脉孔之间的骨板的轻微脱钙（白箭）。注意脱钙骨与面神经管垂直部分的接近程度（黑箭）。C. 通过正常侧放大的轴位图像沿着颈静脉孔的外侧显示完整的白色骨皮质线（箭）。这条线的完整性基本可排除颈静脉鼓室血管球瘤。D. 冠状图像显示骨边缘（箭头）的脱钙以及肿瘤鼓室内部分的组织脱钙（箭）（引自 Maya MM, Lo WWM, Kovanlikaya I: Temporal bone tumors and cerebellopontine angle lesions. In Som PM, Curtin HD, editors: Head and neck imaging, ed 4, Philadelphia, 2003, Mosby.）

管造影术是术前栓塞血管球瘤的必要步骤，但磁共振血管造影不能代替血管内造影的作用。如果手术切除颅底肿瘤需要处理颈内动脉，术前通过 Willis 环来评估侧支循环是必要的。放射性同位素显像或氙增强 CT 相结合的颈动脉临时球囊闭塞试验，能准确地量化侧支循环血流。尽管如此，没有血运重建的颈动脉切除总是会导致脑卒中的风险[37]。

（七）蛛网膜囊肿

蛛网膜囊肿是包裹 CSF 的薄壁囊肿。目前的理论是这些病变代表先天发育异常[38]。症状是由囊肿对周围结构的占位效应引起，可能与听神经瘤的症状类似。这些患者可能会出现轻度至极重度的耳蜗后听力损失[39]。

蛛网膜囊肿具有类似于表皮样囊肿的 CT 和 MRI 特征改变。内听道扩大经常被发现，但不是该病变的特征表现。典型表现为表面光滑的病变，其在 CT 值上接近 CSF，不增强，并且在 MRI 的 T_1 加权像上表现为相对脑组织的等或低信号，并且在 T_2 加权像上表现为相对脑组织的高信号（图

第 50 章 颅后窝肿瘤

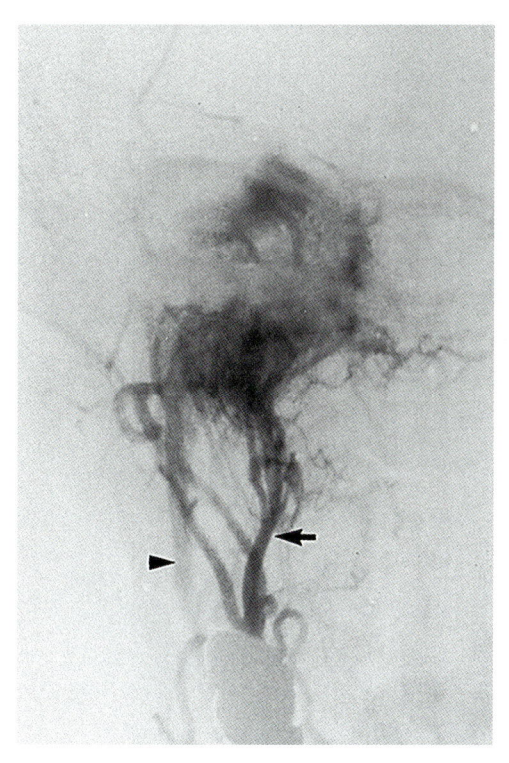

▲ 图 50-12 颈静脉球瘤

如在这种选择性颈外动脉造影图上看到的，特征性的富血管性肿瘤由扩张的上行咽升动脉供血（箭）。请注意在动脉期发现的早期引流静脉（箭头）。鉴别诊断包括其他富血供肿瘤，如转移性高分化肿瘤，转移性嗜铬细胞瘤和骨髓瘤（引自 Maya MM, Lo WWM, Kovanlikaya I: Temporal bone tumors and cerebellopontine angle lesions. In Som PM, Curtin HD, editors: Head and neck imaging, ed 4, Philadelphia, 2003, Mosby.）

50-7）。在大多数患者中，不需要处理。当需要控制症状时，这些病变并不需要完全切除。相反，进行手术引流是通常推荐的治疗方法。利尿药治疗仅能缓解极少数患者的症状。

（八）血管瘤

血管瘤是起源于血管的良性病变，但它们可压迫相邻结构而产生症状。血管瘤可能是毛细血管瘤或海绵状血管瘤。毛细血管瘤通常出现在膝状神经节区域，与膝状神经节周围毛细血管丛相关[40]。尽管比面神经瘤小得多，但该病变的特征是较早出现进行性面肌无力。随着病变不断扩大，会出现搏动性耳鸣，可能会破坏耳蜗顶转。CT 显示膝状神经节平滑扩大和软组织占位，面神经迷路段扩张。虽然毛细血管瘤在早期阶段即可产生面肌无力，但 CT 上改变并不明显，迷路段的非

常小的增强病变可能是唯一的发现。其他 CT 表现还包括蜂窝状骨、不规则和不明显的骨边缘和瘤内骨针（图 50-13）。与面神经鞘瘤相比，这些骨性改变更明显、骨骼边缘锐利。内听道内发生的海绵状血管瘤，会产生典型的听神经瘤症状。虽然它们倾向于比听神经瘤更早地产生症状，但这两种肿瘤在 CT 表现上是相同的。但在 MRI 上，海绵状血管瘤比典型的听神经瘤信号略高。

三、岩尖病变

岩尖病变是颅底肿瘤的一个重要类别，可能涉及颅后窝。一些特定的病变在"常见小脑脑桥角肿瘤"一章中有所描述。岩尖病变鉴别的关键在于胆固醇肉芽肿和恶性肿瘤。

（一）胆固醇肉芽肿

胆固醇肉芽肿可能是由于通气系统的阻塞而在颞骨的气房中产生出血，并导致异物反应和形成肉芽肿，表现为颞骨的膨胀性病变向 CPA 扩张并导致脑神经Ⅷ功能障碍的表现。最近的研究表明，暴露的骨髓可能会出血并进入岩尖气房，从而产生异物反应和形成肉芽肿[41]。这个新概念更充分地解释了为何胆固醇肉芽肿好发于颞骨。

这种病变的特征性 CT 和 MRI 表现能够与岩尖其他常见病变相鉴别（表 50-3）。在 CT 上，病变表现为岩尖的等密度肿块；增强扫描时边缘强化。在 MRI 上，T_1 和 T_2 加权像相对于脑组织为高信号（图 50-14）。原发性胆脂瘤是需要与胆固醇肉芽肿鉴别的主要病变。胆固醇肉芽肿更为常见，发病率是表皮样囊肿的 20 倍。影像检查可区别岩尖胆固醇肉芽肿和岩尖表皮样囊肿。在 CT 上，表皮样囊肿增强也表现为边缘增强。通过 MRI，胆固醇肉芽肿在 T_1 加权像和 T_2 加权像上呈高信号，而表皮样囊肿仅在 T_2 加权像上为高信号。

通常不必要彻底切除胆固醇肉芽肿。可以通过耳蜗下方进行引流，并不影响听觉功能。该手术是首选，因为它提供了可靠的引流，必要时还可以同时行鼓膜切，以更充分引流[42]。在不适合

第九篇 颅 底

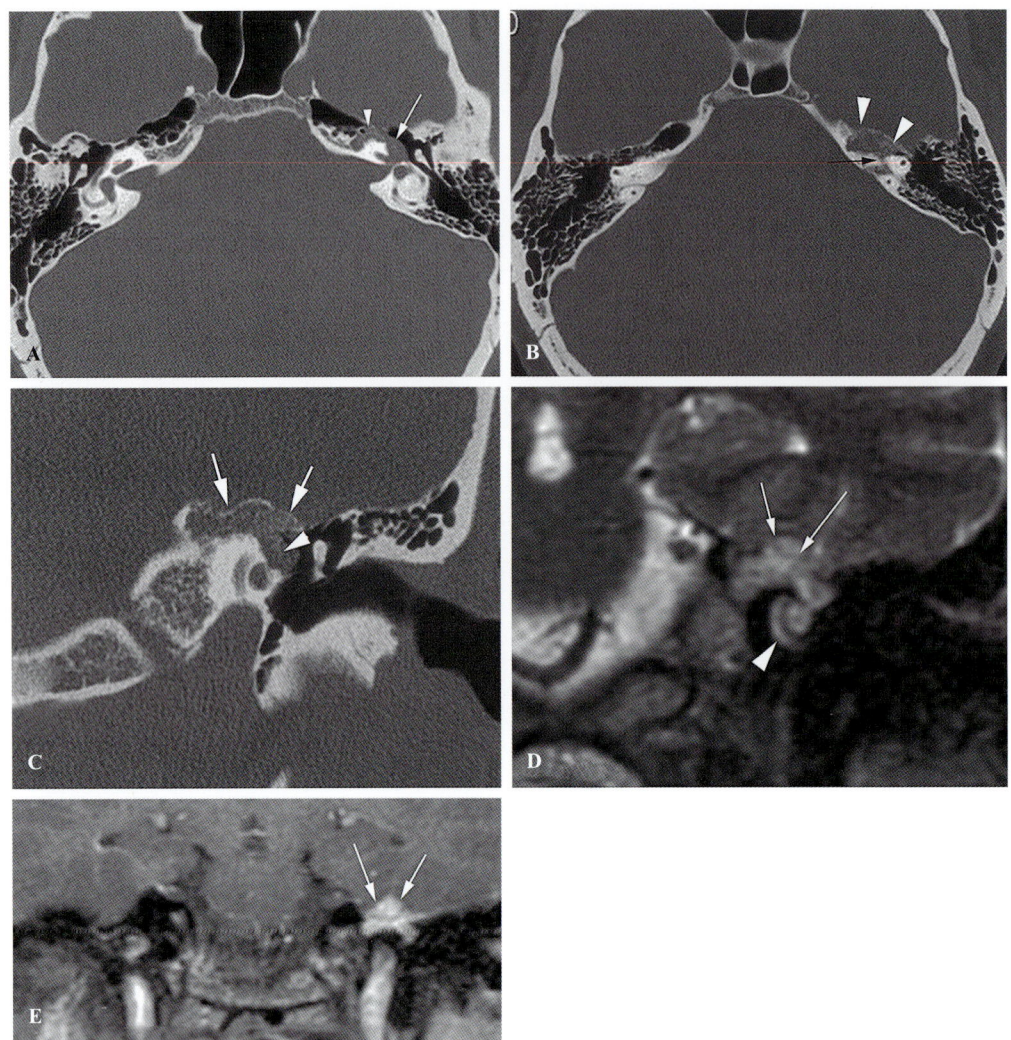

▲ 图 50-13 计算机断层扫描（CT）和磁共振成像（MRI）显示膝状神经节区血管肿瘤

A. 膝状神经节区域的 CT 图像显示面神经骨管扩张（箭）。可见不规则骨质破坏延伸向岩尖（箭头）。B. 在 CT 图像中，略高于 A 图的水平处，在迷路段（黑箭）显示脱钙。请注意，病变（箭头）包含钙化。C. 冠状 CT 图像显示溶骨改变（箭）。该异常向下延伸至扩大的面神经骨管（箭头）并累及面神经。D. 冠状位 T_2 加权 MRI 显示相对血管病变更高的病变信号（箭）。注意耳蜗结构（箭头）以便比较和定位。E. 增强 T_1 加权 MRI 显示病变强化明显（箭）（引自 Maya MM, Lo WWM, Kovanlikaya I: Temporal bone tumors and cerebellopontine angle lesions. In Som PM, Curtin HD, editors: Head and neck imaging, ed 4, Philadelphia, 2003, Mosby.）

耳蜗下和迷路下引流的情况时，可以考虑经颅中窝引流[43]。

（二）非对称岩尖气化

虽然岩尖不对称气化并不是真正的病变，但这种情况可能与真性肿瘤混淆。非气化岩尖的骨髓脂肪含量可以在 T_1 加权 MRI 上表现为高信号（图 50-15）。在 CT 上，无骨质破坏或扩张，增强扫描不强化，在 T_2 加权像上呈低信号，有别于肿瘤。

（三）黏液囊肿、黏液潴留囊肿和岩尖积液

岩尖气房可能会阻塞，并可能导致岩尖分泌物储留囊肿（图 50-16）或膨胀性黏液囊肿（图 50-17）。CT 显示局限于岩尖气房的非增强病灶。MRI 表现与黏液囊肿相一致（T_1 加权低信号，T_2 加权像高信号）。症状性黏液囊肿表现为慢性乳突炎及压迫症状，需要手术引流。偶尔，岩尖积液也可以引起症状。对于积液的手术引流的治疗，通常是有效的[43]。

第50章 颅后窝肿瘤

表 50-3 岩尖囊肿病变的影像学表现

特 征	胆固醇肉芽肿	表皮样囊肿	黏液囊肿
计算机断层扫描密度	等密度	低密度	低密度
T_1 加权 MRI 外观	高信号	低信号	低信号
钆对比 MRI 外观	非增强	非增强	边缘增强，中间不增强
T_2 加权 MRI 外观	高信号	高信号	高信号
病变的边界	光滑	扇形	光滑
弥散加权成像	没有弥散受限（低信号）	弥散受限（高信号）	没有弥散受限（低信号）

MRI. 磁共振成像

改编自 Lo WM: Tumors of the temporal bone and cerebellopontine angle. In Som PM, Bergeron RT, editors: Head and neck imaging, St Louis, 1991, Mosby, p 420–445.

（四）颈动脉瘤

虽然水平段颈动脉瘤很少见，但它们可能表现为膨大、边界明确的肿块（图 50-18）。术前鉴别诊断很关键，因为颈动脉瘤与软骨肉瘤从影像表现上看易混淆。

（五）巨细胞瘤

巨细胞瘤是颞骨非常罕见的原发性肿瘤。它们起源于支撑结缔组织的未分化细胞，并且由纺锤状基质细胞背景中的多核巨细胞组成。该疾病患者 CT 通常显示挤压内听道结构的颞骨弥漫性病变。

四、小脑脑桥角病变

（一）转移性肿瘤

肿瘤可能从包括肺癌、乳腺癌、前列腺癌、口咽癌和皮肤癌（即皮肤黑素瘤）在内的其他部位转移至 CPA[44]。来自这些部位的肿瘤病情进展较快，除了听力损失和头晕外，还伴有其他相关神经损伤表现。岩尖的溶骨性病变构成了另一个鉴别转移性肿瘤的特征。听力快速下降、其他脑神经病变和脑干功能障碍，提示颅后窝恶性肿瘤，特别是有其他恶性肿瘤病史的患者。

（二）脊索瘤

脊索瘤是在胚胎脊索的残余中产生的发育不全的肿瘤。尽管这些肿瘤中有 50% 以上发生于骶尾部，但超过 1/3 发生在斜坡区域或不太常见的上颈部颅底区域[45]。其突出的临床特征是广泛骨质破坏和进行性脑神经麻痹。斜坡脊索瘤扩展到岩尖、蝶骨或 CPA，并不罕见。虽然眶周头痛和视力异常（如视野受限、复视、视力下降）较为常见，但偶尔早期症状可表现为 CPA 的受压表现。在 CT 上，病变骨质破坏很明显，肿块均匀，中等强化，密度比骨质密度大（图 50-19）。MRI 显示 T_1 加权像上等信号，T_2 加权像上高信号（图 50-20）。

（三）软骨肉瘤

颅底软骨肉瘤也可能发生在 CPA 区域。它们在临床上与脊索瘤没有区别，只是位置更倾向居中。CT 显示特征性的骨破坏和侵袭性。MRI 显示该病变良好，在颅底骨质破坏区域的 T_2 加权像呈高信号（图 50-21 和图 50-22）。

（四）脂肪瘤

脂肪瘤是薄包膜和轮廓不明显的错构瘤。它们表现为典型的柔软、多分叶的肿块。内听道脂肪瘤可以引起典型的听神经瘤症状。虽然在 CT 上这些病变比神经瘤密度低，但 MRI 具有重要的诊断价值。T_1 加权像表现为高信号，钆不增强，T_2 加权像低信号（图 50-23）。脂肪抑制技术在

第九篇 颅 底

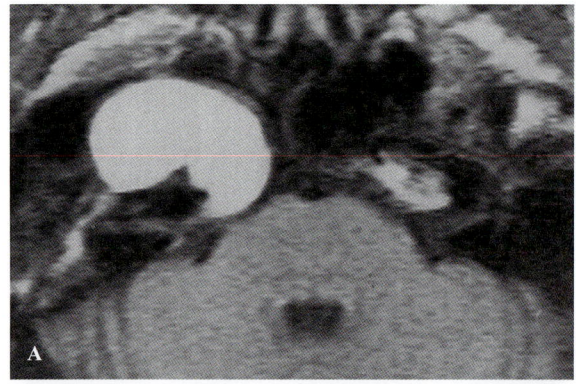

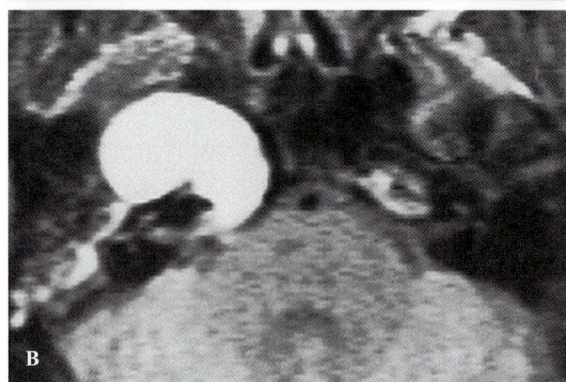

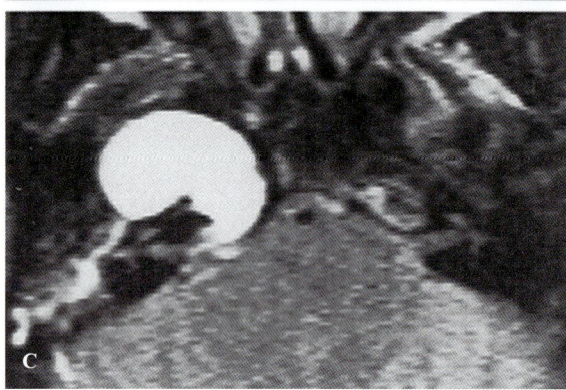

▲ 图 50-14 磁共振成像显示岩尖胆固醇肉芽肿
T_1 加权、质子密度和 T_2 加权像。三张图的病变都是高信号。注意在 B 和 C 处强调病灶内侧低信号边缘，可归因于含铁血黄素沉积物或化学位移伪像（引自 Maya MM, Lo WWM, Kovanlikaya I: Temporal bone tumors and cerebellopontine angle lesions. In Som PM, Curtin HD, editors: Head and neck imaging, ed 4, Philadelphia, 2003, Mosby.）

T_1 加权像是确定的，因为先前识别病变在非增强 T_1 加权像上呈低信号，在脂肪抑制时呈高信号（图 50-24）。

（五）皮样瘤

皮样瘤是皮下的囊性肿物，包含真皮和附件结构。囊肿内壁是分化成熟的、复层的鳞状上皮。

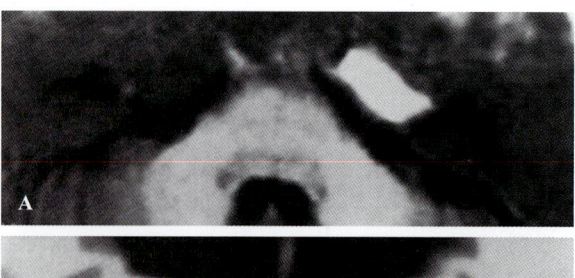

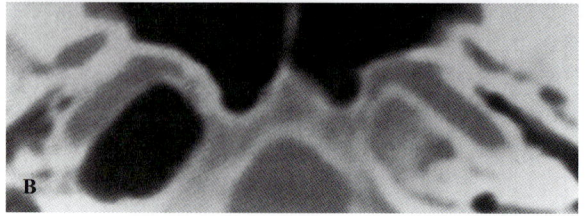

▲ 图 50-15 在轴位 T_1 加权像（A）和轴位计算机断层扫描（B）上显示岩尖非对称气化
请注意，T_1 加权像上的高信号区域可能与肿瘤混淆。计算机断层扫描显示了对侧的大量气化和磁共振成像上高信号侧的有限气化

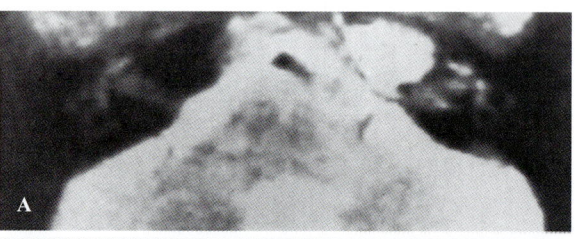

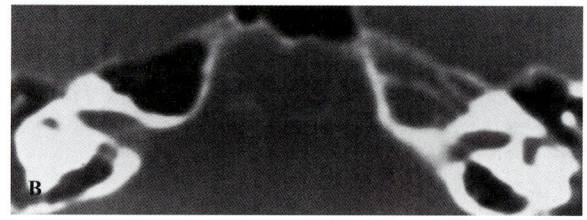

▲ 图 50-16 在轴位 T_2 加权磁共振图像（A）和轴位计算机断层扫描（CT）扫描（B）上显示岩尖气房储留的黏液
请注意，T_2 加权像上的黏液呈高信号，CT 扫描可识别岩尖气房内的液体密度

皮样瘤是一种缓慢扩张的病变，其症状与原发性胆脂瘤相似。它可能需要在 CT 上与包含钙的非均质囊性肿块相鉴别，但该肿瘤的密度比脑组织低。

（六）畸胎瘤

畸胎瘤来自可以分化为各种组织和不止一个胚层的多潜能细胞。它们包含外胚层、中胚层和内胚层组织。10%～35% 的畸胎瘤会发生癌变或

第 50 章 颅后窝肿瘤

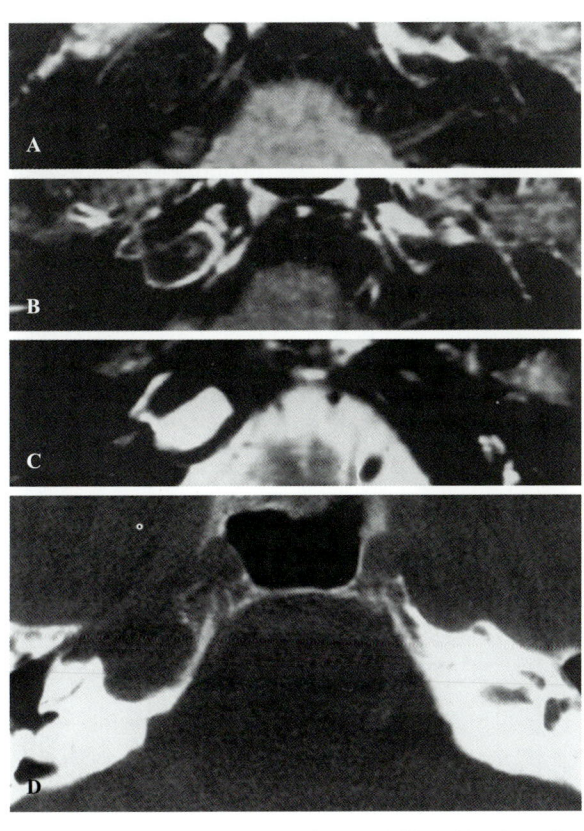

▲ 图 50-17 A 至 C. 岩尖黏液囊肿的轴位磁共振图像：T_1 加权无钆增强（A），T_1 加权钆增强（B）和 T_2 加权（C）。T_1 加权像上病灶呈低信号，仅有钆增加。注意 T_2 加权像上黏液囊肿的高信号。D. 同一病灶的轴位计算机断层扫描。请注意，扩张性病变破坏了岩尖

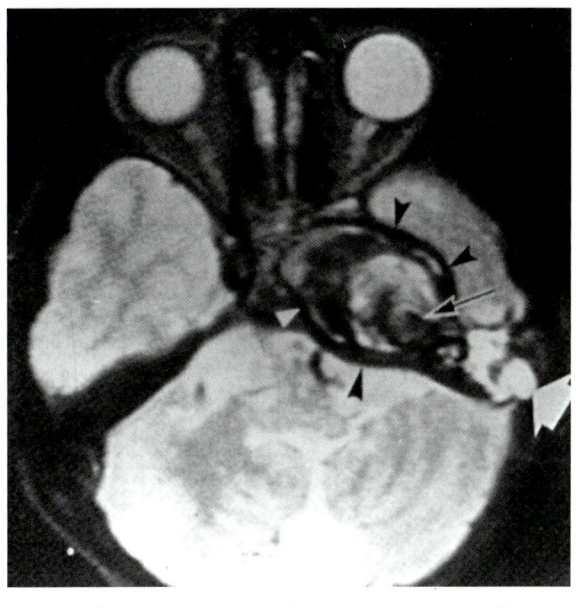

▲ 图 50-18 动脉瘤的轴位 T_2 加权磁共振图像

病灶不均匀，血栓内信号强度降低。低信号强度区域（黑箭头）可能代表含铁血黄素。由于动脉造影（未显示）上记录的缓慢流动，瘤腔（黑箭）呈中间信号强度，并且难以与血栓区分。高信号强度的液体可见于多个乳突气房（白箭头）（引自 Tsuruda JS, Halbach VV, Higashida RT, et al: MRI evaluation of large intracranial aneurysms using cine low flip angle gradient-refocused imaging. Am J Neuroradiol 1988;9:418.）

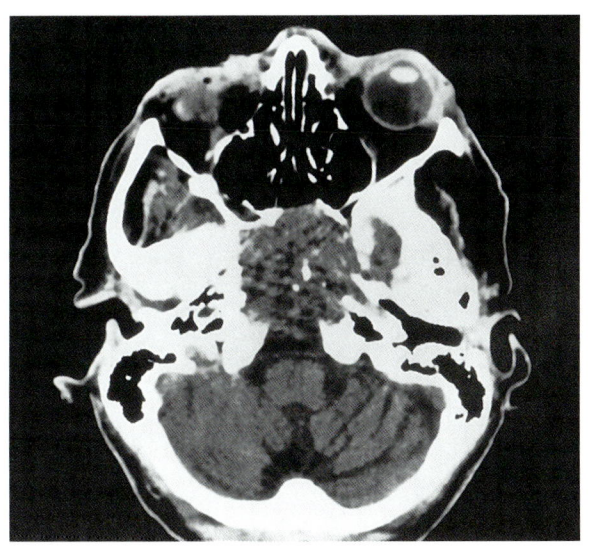

▲ 图 50-19 轴位计算机断层扫描显示一个大的中线脊索瘤，累及双侧岩尖

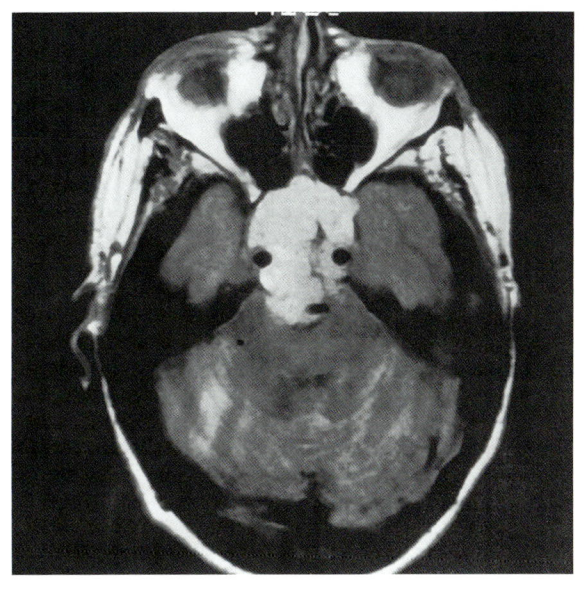

▲ 图 50-20 与图 50-19 相同的脊索瘤非增强 T_1 加权轴位磁共振图像

第九篇 颅 底

肉瘤变。当发生恶变时，症状进展迅速；但症状进展缓慢者也很常见，这使其与其他小脑脑桥角部位的良性肿瘤不易区分。CT 显示为密度比脑组织低的不强化的非均质病灶。

五、轴突内肿瘤

轴突内肿瘤（Intraaxial tumors）有时会与小脑脑桥角肿瘤混淆。轴内肿瘤可能起源于脑干（胶质瘤）、小脑（源自蚓部的髓母细胞瘤或起源于镫骨的星形细胞瘤）或第四脑室（脉络丛乳头状瘤和室管膜瘤）。虽然这种病变非常罕见，但不可忽略。轴突内肿瘤通常是 T_1 加权 MRI 等信号，T_2 加权像高信号[20, 21]。

（一）血管母细胞瘤

血管母细胞瘤是血管起源的肿瘤，其主要发生在小脑中。它们也可能发生在大脑半球并与类似的视网膜肿瘤有关系，并且可能是多发的。虽然组织学为良性，血管母细胞瘤可能通过压迫脑干造成严重的神经功能障碍。有时听觉和平衡功能可能保持正常，但影像发现小脑源性的肿瘤可能侵犯到小脑脑桥角。

（二）髓母细胞瘤

髓母细胞瘤来自小脑外颗粒层的细胞。它们可能表现为外生性小脑上的包块，并延伸到小脑脑桥角。其症状是由于小脑组织的破坏和肿瘤在小脑脑桥角的邻近结构上的占位效应引起。髓母细胞瘤的特点是症状进展迅速。除了听力下降和头晕外，相关的神经损伤表现包括面部无力、言语和手势的不对称、倒错性眼震，CT 和 MRI 可显示小脑有实质性病变。

（三）脑干胶质瘤

外生神经胶质瘤可能出现在脑桥表面，并侵犯小脑脑桥角。脑胶质瘤也可能起源于脑干。外生性神经胶质瘤可能会产生类似于听神经瘤的症状和体征。

外生性胶质瘤，可能会在术前误诊为听神经瘤。影像上发现脑干变形，结合长束征，使部分病变的患者能够进行术前诊断。

（四）第四脑室肿瘤

恶性脉络丛乳头状瘤和室管膜瘤

脉络丛乳头状瘤和室管膜瘤从第四脑室产生，

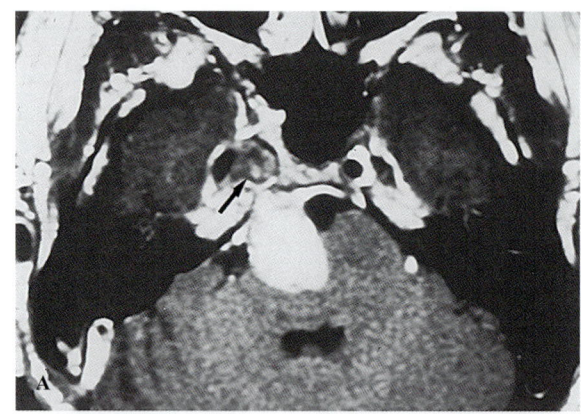
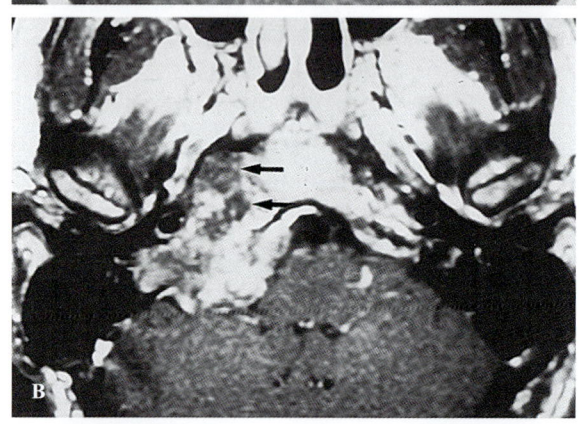
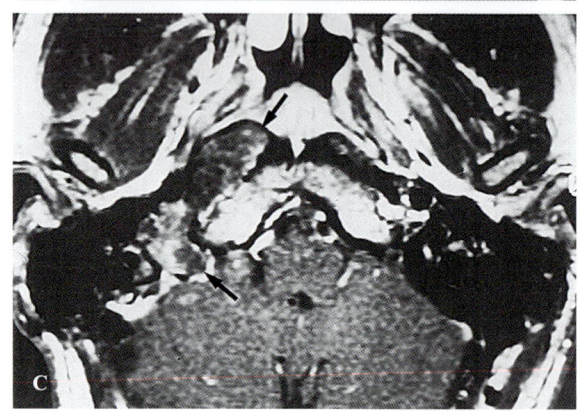

▲ 图 50-21 右侧岩尖端软骨肉瘤

在钆 T_1 加权磁共振成像中，肿块明显但不均匀增强，并且成分中含有 Meckel 腔（A，箭）和岩尖（B，箭）中的小，增强不良或非增强病灶，以及长的 colli 肌肉和颈静脉窦的受累（C，箭）。注意在颅后窝中显著增强的传导成分和在 A、B 中的硬脑膜"尾部"（引自 Maya MM, Lo WWM, Kovanlikaya I: Temporal bone tumors and cerebellopontine angle lesions. In Som PM, Curtin HD, editors: Head and neck imaging, ed 4, Philadelphia, 2003, Mosby.）

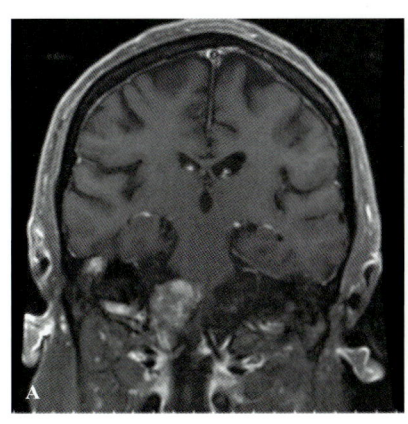 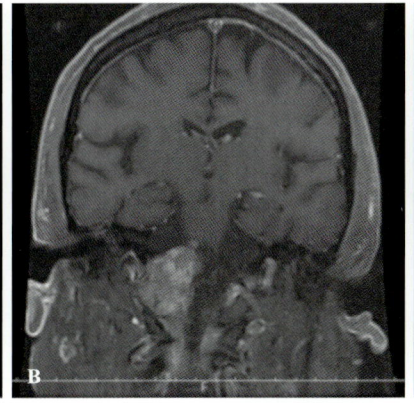 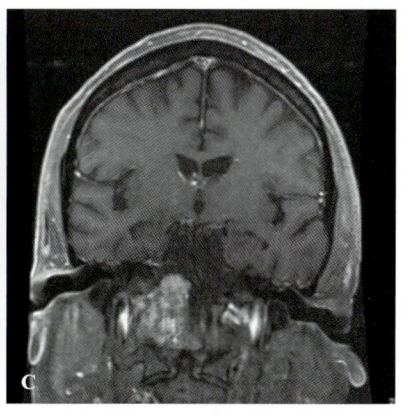

▲ 图 50-22 类似软骨肉瘤的颅底脊索瘤

T_1 钆增强后图像显示病变偏离中线，并且通过扩张的舌下神经孔延伸至上颈部和颈静脉孔，引起舌下神经和迷走神经麻痹。A. 是最前面的图像，C. 是最后面的图像

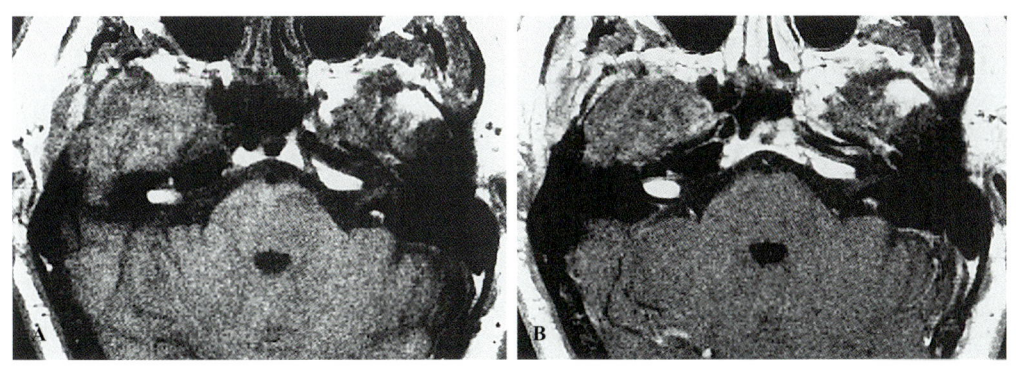

▲ 图 50-23 通过磁共振成像证实的右内听道胆脂瘤

A. 没有钆增强的 T_1 加权像。B. 钆增强后 T_1 加权像。胆脂瘤表现为长信号，加入造影剂后无强化（引自 Maya MM, Lo WWM, Kovanlikaya I: Temporal bone tumors and cerebellopontine angle lesions. In Som PM, Curtin HD, editors: Head and neck imaging, ed 4, Philadelphia, 2003, Mosby.）

并通过在第四脑室 Luschka 孔生长而引起小脑脑桥角压迫症状，早期引起第Ⅷ对脑神经功能障碍表现。在恶性脉络丛乳头状瘤中，CT 表现为具有神经鞘瘤强化特征的肿块（图 50-25）。这些肿瘤通常不侵犯内听道，可与听神经瘤区别开来。室管膜瘤可有钙化。在 MRI 检查中，两种病变在 T_1 加权像上均与脑部等信号，而在 T_2 加权像上则表现为脑组织略高信号（图 50-26）。恶性室管膜瘤需要综合治疗，尽可能手术完全切除，随后进行放疗和化疗。

六、颅后窝手术

本节讨论颅后窝和内听道病变的外科治疗。充分暴露侵犯颅后窝的颅底肿瘤需要对颞骨进行精确操作。现代化颅底手术开始于 1961 年，当时 William House[46] 引入了手术显微镜和多学科团队，用于手术切除听神经瘤。听神经瘤经迷路入路手术极大地降低了手术的死亡率并提高了面神经保存率。House 建立了迷路入路，用于小脑脑桥角手术。随后，先后出现了多种进入小脑脑桥角的手术入路，每个都有自己的优势和适应证。

因此，现代颅底手术团队应具备各种入路切除颅后窝肿瘤的能力。手术入路应根据每个患者的病理和生理状态进行选择。对于手术入路和可能的脑神经后遗症等风险，应给予患者充分告知。需要 MDT 团队的合作与共同参与，这是获得成功结果的必要条件。

本部分详细介绍了经迷路、乙状窦后、枕下、

第九篇 颅 底

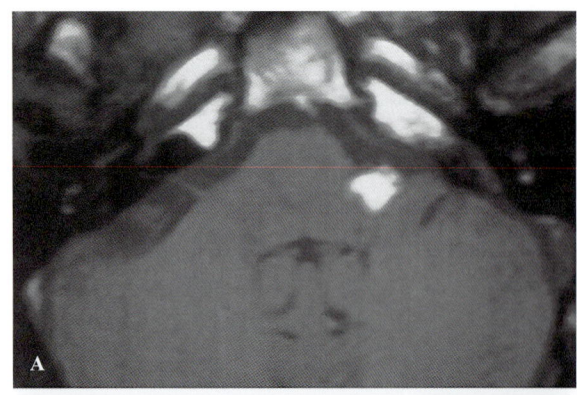

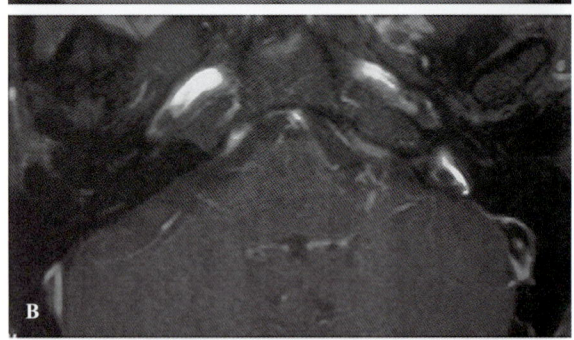

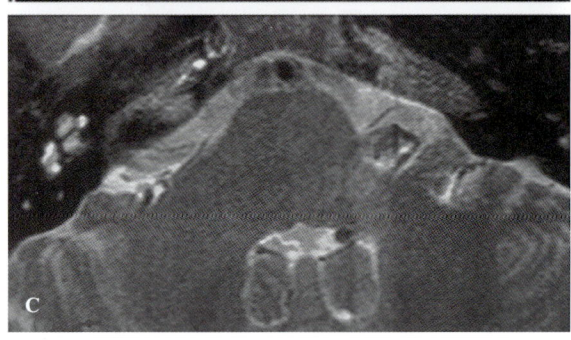

▲ 图 50-24 磁共振显示小脑脑桥角胆脂瘤

A 和 B. 钆 T_1 加权和脂肪饱和图像。肿瘤信号强度与骨髓信号强度相似。注意肿瘤和脂肪骨髓在脂肪饱和图像上的信号丢失。没有看到病变增强。C. T_2 加权成像。胆脂瘤通常是中度低信号,可见周围流空血管信号(引自 Maya MM, Lo WWM, Kovanlikaya I: Temporal bone tumors and cerebellopontine angle lesions. In Som PM, Curtin HD, editors: Head and neck imaging, ed 4, Philadelphia, 2003, Mosby.)

迷路后、耳蜗、耳囊、颅中窝、扩大的颅中窝和颞骨岩部入路方法,涉及颅后窝颅底肿瘤的基本方法、具体适应证、技术和特点。表 50-4 总结了切除这些肿瘤各种方法的适应证和优缺点。

此外,还对通过引流治疗颅底病变的手术方法进行了综述。并介绍了一种适合听力保存的听神经瘤手术方法,还概述了颅后窝肿瘤手术患者手术并发症处理的一般原则。

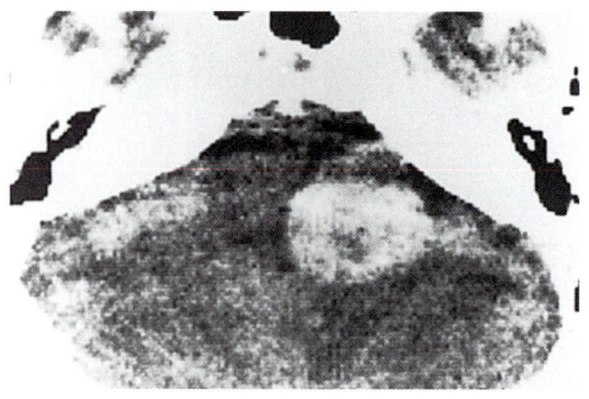

▲ 图 50-25 通过对比计算机断层扫描显示小脑脑桥角脉络丛乳头状瘤

肿瘤位于第四脑室外侧孔并且比室管膜瘤边界清楚。像巨大的动脉瘤一样,它与颞骨岩部分离,与神经鞘瘤和脑膜瘤不同(引自 Maya MM Lo ww. Kovanlikaya I: Temporal bone tumors and cerebellopontihe angle lesions. Som PM, Curtin HD. editors: Head and neck imaging, ed 4, Philadelphia, 2003.Mosby.)

(一)经迷路入路

1. 基本方法

经乳突切除迷路、乙状窦和颅后窝硬脑膜骨骼,可以暴露内听道和小脑脑桥角,并易于识别面神经(图 50-27)。

2. 适应证

经迷路入路是适用于小脑脑桥角和内听道所有病变的主要神经耳科学入路。这种技术对于切除中型和大型听神经瘤是理想的,因为在 > 2cm 的肿瘤中听力保存几乎是不可能的,且这方法具有最高的面神经功能保存率。无实用听力的小型听神经瘤患者也通过迷路入路切除。

该方法适用于切除小脑脑桥角区域的任何肿瘤,包括脑膜瘤、非听神经瘤、神经胶质瘤、脊索瘤和颅底软骨肉瘤等。另外,如果不存在实用听力,则经迷路入路对于面神经全程减压和前庭神经切除术都是合适的入路。

3. 技术

以下详述了经迷路入路患者的体位、准备、神经监测和肿瘤切除技术。

患者仰卧,头部转向对侧。不使用头部固定架。用于术中面神经监测的记录电极被插入到口轮匝肌和眼轮匝肌中。术前给予静脉注射抗生素。冲洗液中也使用抗生素。过度通气通常足以降低

第50章 颅后窝肿瘤

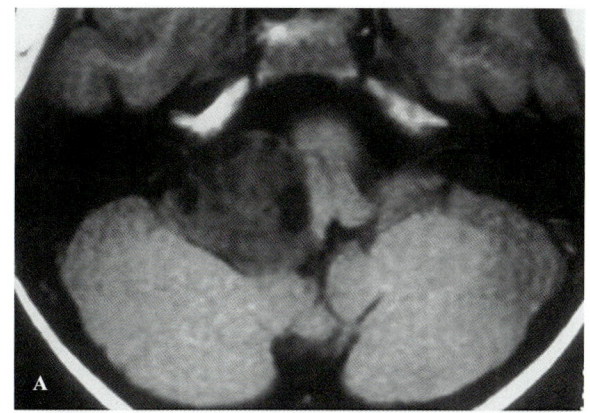
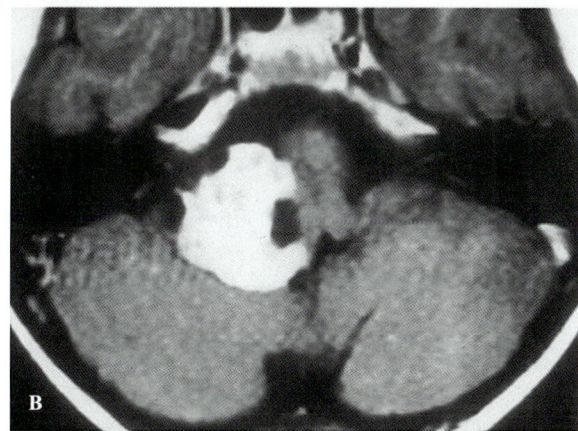
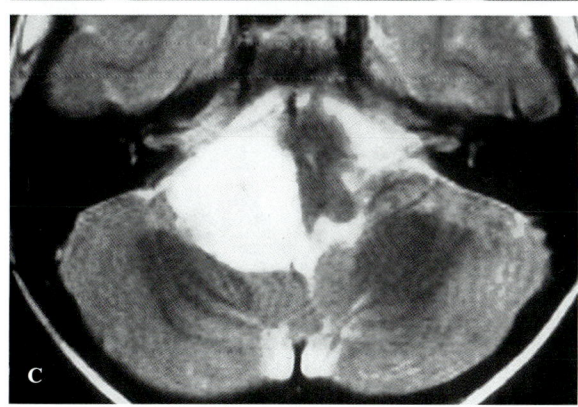

▲ 图 50-26 小脑脑桥角室管膜瘤磁共振成像
A 和 B. 钆造影前和钆造影后图像，肿块从第四脑室外侧孔突入右侧小脑脑桥角，显示明显的分界和强化增强。C. T$_2$ 加权像，肿瘤高信号并且不延伸入内听道（引自 Maya MM, Lo WWM, KovanlikayaI: Temporal bone tumors and cerebellopontineangle lesionss. Som PM, Curtin HD, editors :Head and neck imaging, ed 4, Philadelphia,2003，Mosby, p 240-250.）

颅内压。

C 型耳后切口在耳后沟后 3cm 处进行。软组织和骨膜从乳突和邻近枕骨分离，插入自动牵开器。

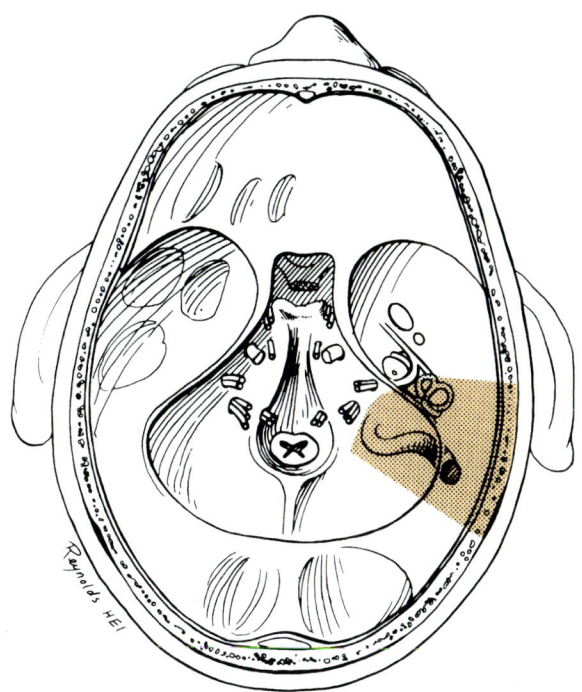

▲ 图 50-27 经迷路方式手术暴露小脑脑桥角
这种方法可以直接进入小脑脑桥角而不必缩回小脑

骨切除分四个阶段完成，并使用手术显微镜、高速钻和连续吸引冲洗[5]。大部分的磨骨都是用切割钻头进行的，然而，当在硬脑膜或静脉窦上磨骨时使用金钻石钻头。第一阶段是完壁式乳突切除术。随后，轮廓化乙状窦。乙状窦后面的去骨范围和颅后窝的减压程度取决于肿瘤的大小。较大的乙状窦后方骨质切除提供了更大的小脑脑桥角暴露。向上，颅中窝板被识别和磨薄。向前，识别面部神经垂直段，但保留骨管以防止被钻头意外损伤。

第二阶段是完整的迷路切除术。系统地磨除水平、上和后半规管。由于面神经接近后半规管的切除部位，因此需要特别注意沿水平半规管的下边界操作，因为该末端位于面神经的内侧。

第三阶段的骨切除包括颅中窝和颅后窝硬脑膜的暴露，以及去除内听道周围的骨质。除了乙状窦上方的骨岛外（Bill island），用切割和金刚石钻头去除位于颅后窝的骨质。应切断乳突导静脉，以回缩乙状窦和颅后窝硬脑膜。因此，使用结扎、电凝或骨蜡来控制出血。骨岩嵴，即颅中窝硬脑膜和颅后窝硬脑膜之间的交界处，也应该

第九篇 颅 底

表 50-4 颅后窝颅底肿瘤切除入路手术的适应证和优、缺点

入 路	适应证	优 点	缺 点
迷路	位于小脑脑桥角的大、中、小肿瘤	广泛暴露，不受肿瘤大小所限制；小脑脑桥角和内听道底部易于确认面神经；可以及时修复面神经、硬膜外磨骨、小脑受压较轻	完全听力丧失；乳突气化的程度可能影响术野暴露
乙状窦后（枕下）	无广泛内听道侵犯的小脑脑桥角肿瘤	听力可能保留，广泛暴露，被大多数神经外科医生都熟悉	肿瘤侵犯内听道底难以保留听力，小脑压迫可能造成脑积水，硬膜内磨骨可能引起术后严重头痛
迷路后	没有侵犯内听道的选择性小脑脑桥角病变，小脑脑桥角肿瘤活检	听力可能保留，硬膜外磨骨，无小脑压迫	术野暴露有限
耳蜗	岩尖和斜坡较大病变	可以广泛暴露颅底，包括斜坡、脊椎、基底动脉，并可完全暴露颈动脉岩骨段	术后发生短暂的面神经麻痹或听力可能完全受损
耳囊	同经耳蜗相同，一些医师用在颈静脉球高位的听神经瘤	同经耳蜗入路，无面神经移位	内听道段和乳突段的面神经限制了术区暴露，可能会发生完全听力损失
颅中窝	小脑脑桥角受累程度最低的内听道内肿瘤，且听力良好	听力可能保留	仅小肿瘤，需要颞叶压迫
扩大的颅中窝	听力较好的累及颅中窝、颅后窝的岩斜区病变	听力可能保留	颞叶广泛压迫
颞骨岩部	残存听力较好，大的岩斜区病变	最广泛的颅后窝和颅中窝暴露	小脑和颞叶压迫

切除。位于骨岩嵴下方的岩上窦有时会附着在骨头上。岩上窦出血可通过双极烧灼或硬膜外填充氧化纤维素来控制。然后暴露整个与乳突相邻的颅中窝硬脑膜和颅后窝硬脑膜。

骨切除的第四阶段，包括内听道轮廓化。这内听道的方向大致平行于外耳道。因此，它的底部正好在迷路切除术后暴露的前庭底部内侧。相比之下，暴露听神经需更多的骨质去除，因为内听道是由外向内解剖的。暴露内听道的基本原则是所有的骨切除应在硬脑膜开放之前完成，并且需要在内听道显露超过 270°，以避免骨缘影响术野。确保在打开硬脑膜之前完成骨切除，意外损伤内听道内神经的风险被降到最低。内听道的下边界首先进行轮廓化，通过在前庭下缘和颈静脉球之间逐渐扩大磨除骨质来确定内听道的这个边缘。耳蜗导水管位于解剖进行部位的前内侧。该结构是解剖的下界，从而保护下方的脑神经免受伤害。在确定了内听道的下界之后，将覆盖在听神经上的骨质用切割和金刚钻磨除。最后确定内听道的上缘，因为面神经在该区域更容易受伤。使用适合颅中窝硬脑膜和内听道上缘之间空间大小的钻头来暴露上边界。沿着内听道底部上方，可以正确识别面神经进入内听道的部位，以及垂直嵴，或"Bill bar"。此时，骨质切除已经完成，并且可以开始肿瘤切除（图 50-28）。一些外科医生包括通过暴露的膝状节神经节减压迷路段面神经，以减轻对面神经牵拉、水肿和可能延迟的面瘫，这种额外的操作效果尚不明确。

4. 肿瘤切除术

对于小的病变，打开内听道硬脑膜即可暴露肿瘤。在内听道的底部，并且在垂直嵴（Bill bar）外侧使用显微钩，分离并切断前庭上神经。这样

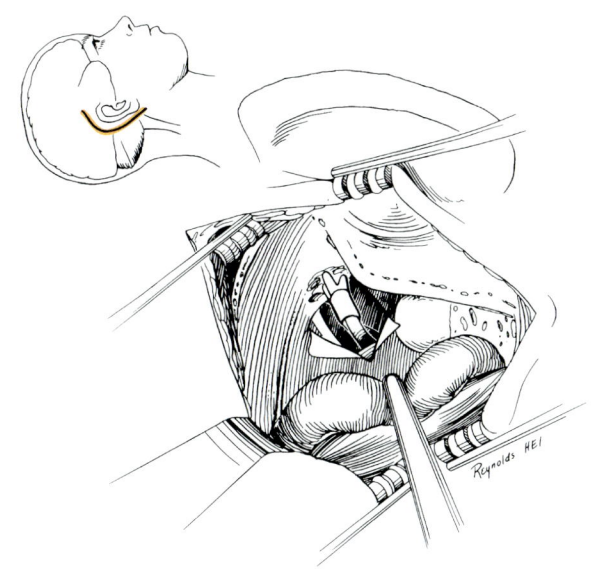

▲ 图 50-28 经迷路方法外科手术暴露小脑脑桥角

这种方法可以有效鉴别内听道底部和骨管中的面神经，插图显示小脑脑桥角有关的皮肤切口

可以很好地保护面神经，并识别面神经和肿瘤之间的界面。用剪刀和角钩锐性和钝性解剖，可以从外侧到内侧进行分离，但不碰到面神经。有一些小肿瘤，可以被整个地切除，不需要做囊内切除。

对于大肿瘤，充分暴露小脑脑桥角是必要的。在肿瘤被从面神经上直接切除前，先完成囊内肿瘤切除。实质上，就是把大肿瘤变成小肿瘤。硬脑膜切开应避免损伤下面的岩静脉，甚至可以到达硬脑膜的小脑前下动脉分支。切口位于乙状窦和内听道之间。打开内听道与乙状窦后入路相比，这种方法的独特之处在于，通常可以通过硬膜切口释放脑脊液而不用担心小脑疝。

应该首先完成减瘤以方便对肿瘤外侧的面神经进行识别并完成从脑干切除肿瘤。实际上没有进入肿瘤的血管都可以进行分离，从肿瘤的后部切开。内减瘤可以用小的解剖钳、剪刀或旋转解剖器（如 House-Urban 解剖器）或内镜鼻窦手术中使用的吸切器来完成。一些外科医生倾向于使用激光或超声刀来减瘤。这种囊内切除使得肿瘤在其从面神经解剖的过程中更容易分离。将肿瘤与神经粘连在一起的蛛网膜鞘需要用小钩子游离。

在肿瘤分离中，避免将肿瘤推向小脑脑桥角是很重要的，因为这种操作会过度拉伸神经。通过将它们与面神经完全分离来去除肿瘤和包膜。一旦肿瘤减瘤完成，并且面神经被识别，要特别注意内听道的底部。最后的肿瘤处理就像一个小肿瘤一样进行。以这种方式，当大部分肿瘤已被切除时，而面神经则被保护在内听道的硬脑膜中。

切除肿瘤后，去除砧骨，封闭咽鼓管，横断鼓膜张肌腱，并交替用氧化纤维素和颞肌填充咽鼓管。通过部分打开面隐窝，外科医生可以充分暴露咽鼓管并完成封闭。如果可能，硬脑膜的边缘可用缝线缝合，乳突缺损用腹部脂肪条填充。脂肪条的末端穿过硬膜缺损以塞住硬膜切开处。使用羟基磷灰石水泥或钛网进行颅骨成形术是减少术后脑脊液瘘的发生，并改善长期伤口愈合和美容效果的有效方法[47, 48]。伤口分层缝合，并敷料加压包扎。

5. 特点

经迷路入路可以广泛和直接的处理小脑脑桥角肿瘤，并对小脑压迫最小。这种方法同样适用于大型和小型肿瘤，因此是切除听神经瘤最常用的方法。

经迷路入路手术的基本优势，特别是在中型和大型肿瘤中，在于它允许在脑干侧和内听道底处识别面神经；因此肿瘤可以从任何一个方向进行分离，并能最佳的处理面神经。在一个大型外科手术病例系列中，759 例听神经瘤中有超过 98.5% 的肿瘤做到了全切，这种神经的内侧和外侧识别使得面神经解剖保留成为可能[49]。此外，如果面神经被切断，并且发生在小脑脑桥角面神经肿瘤中，那么神经的乳突部分可进行改道和重新吻合或神经移植。

适当地进行颅中窝和颅后窝硬脑膜大面积暴露，经迷路入路手术提供的小脑脑桥角暴露与任何其他神经外科手术一样好，而且这种小脑脑桥角暴露的直接入路不需要压迫小脑造成小脑回缩。

这种手术方法的缺点是听力无法保留。在钆增强 MRI 出现之前诊断的 300 例听神经瘤病例中，只有 5% 的患者被认为是听力保留手术的候选者[50]。钆增强 MRI 的出现使得在听力受到影响之前，就诊的那些受检者中检出听神经瘤的百分比较前增加。因此，听力保护正成为一个更频繁的考虑因素。

（二）乙状窦后（枕骨下）入路

1. 基本方法

经乙状窦后入路开颅手术可以在不影响迷路的情况下切除小脑脑桥角肿瘤。硬脑膜内去除内听道后壁可以显露内听道内侧 2/3，同时保留内耳结构（图 50-29）。

2. 适应证

因为这种方法的主要优点是保留听力，所以该技术对于具有可用听力的患者，切除小脑脑桥角的听神经瘤是很好的。不累及内听道的小脑脑桥角的非听神经肿瘤，例如脑膜瘤，可以通过这种手术方式完成并有机会保留听力。

3. 技术

耳部的软组织被向前牵拉，肌肉从乳突后区域广泛分离。在乙状窦不容易定位的病例中，乳突切除术可以帮助识别乙状窦，并且获得最大限度地暴露。在这种情况下，进行完壁式的乳突切除术，并对乙状窦进行轮廓化。后半规管也是轮廓化的，并且暴露颅后窝硬脑膜一直到后半规管。如果在手术后期需要去除内听道的后唇，则需要暴露硬脑膜区域识别后半规管的位置。用耳科钻取下乙状窦后面的骨瓣，在手术结束时进行骨瓣复位。

将硬脑膜在乙状窦后面切开，并注意避免对硬脑膜下的血管造成损伤。充分释放脑脊液，以尽量减少对小脑组织的压迫。硬脑膜切开和脑脊液引流十分重要，因为直到小脑脑桥角池中释放出足够的脊髓液，否则小脑有疝出的倾向，这会导致小脑坏死和出血。一旦释放出足够的脑脊液，暴露小脑并用牵开器牵开，以显露小脑脑桥角中的肿瘤。无论选择何种方法，脑干附近肿瘤切除的手术技术都是相同的。如果肿瘤太大而不能从中枢端识别面神经，则进行肿瘤减瘤。一旦完成减瘤，就可以从内听道口识别面神经，切除肿瘤（图 50-30）。

如果肿瘤侵犯到内听道中，则用金刚石钻头磨除内听道的后唇。首先在内听道外侧做硬膜瓣磨除内听道的后唇，直到肿瘤充分显露。这种保留听力手术中内听道暴露的解剖前界是后半规管。注意先前暴露在后半规管后面的硬脑膜区域，将在去除内听道的后唇时帮助外科医生识别后半规管的精确位置。一旦确定了肿瘤的外侧界限，就

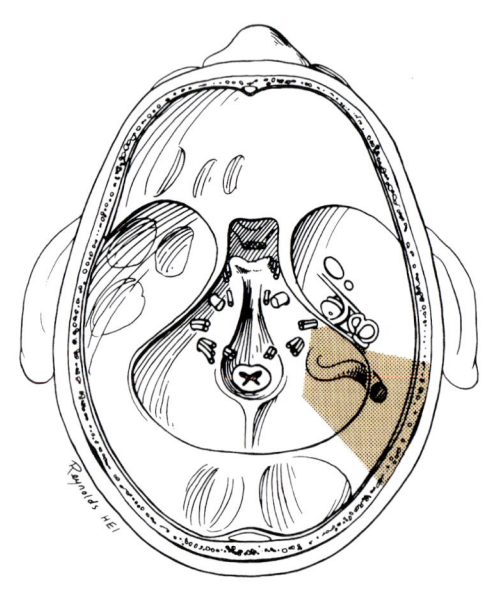

▲ 图 50-29 乙状窦后入路手术暴露小脑脑桥角
这种方法允许充分暴露小脑脑桥角；然而，小脑影响小脑脑桥角显露，需要压迫小脑（收缩），以实现小脑脑桥角的完全可视化

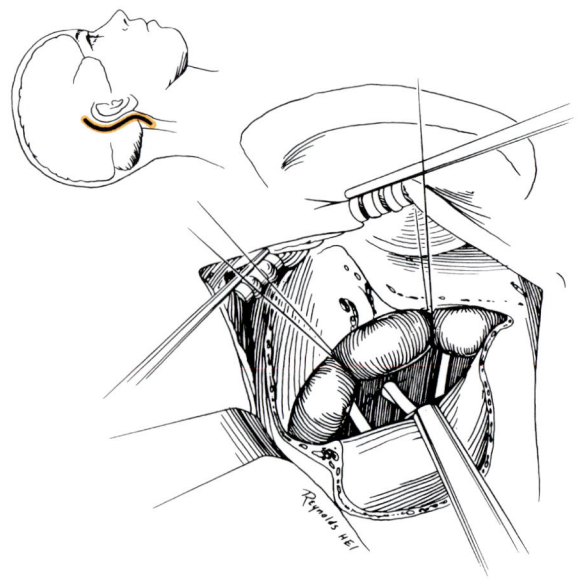

▲ 图 50-30 小脑脑桥角的乙状窦后入路手术暴露
乳突切除术与乙状窦后暴露相结合，可以使乙状窦向前回缩，从而改善前方暴露。乳突切除术还可以识别后半规管，这有利于准确磨除内听道的后唇。插图显示小脑脑桥角手术的皮肤切口

以与经迷路入路手术方法相同的方式完成内听道内的肿瘤切除。

不同于经迷路入路手术方式，Bill bar 可以帮助识别内听道底的面神经，在乙状窦后入路中，外科医生主要依靠面神经监测仪来识别内听道侧面的神经。一旦在内侧和外侧确定了神经的位置，通常可以在保留面神经的情况下切除肿瘤。通过手术尝试听力保留，必须完整保留耳蜗神经。特别注意还要保护内听道的血液供应，因为保留听力还取决于完整的内耳血液供应。

切除肿瘤后，硬脑膜的边缘进行复位缝合，乳突和内听道用腹部脂肪封闭。复位骨瓣，分层缝合伤口。敷料加压包扎。

4. 特点

在某些情况下，乙状窦后入路可提供保留听力的机会，成功率在 30%～65%，具体取决于听力保存手术的选择标准[51-53]。这种方法特别适用于听力良好且内听道受累有限的患者，且其肿瘤直径 < 2cm 的小脑脑桥角肿瘤。这种方法的主要局限性是内听道底不能充分暴露。随着小脑脑桥角的小肿瘤因为增强 MRI 和轻微的听觉症状而被早期诊断，这种方法的应用也越来越广泛。

肿瘤侵犯到内听道底，是使用乙状窦后入路保留听力的相对禁忌证。使用乙状窦后入路，内听道底肿瘤切除是通过钩子的"感觉"或用镜子和内镜的间接可视化操作来完成的。这种方法有可能使肿瘤残留。

在乙状窦后入路中，内听道底部的 Bill bar 不能帮助识别面神经。因此，面神经识别在乙状窦后入路中更加困难，并且更依赖于神经监测仪。尽管面神经保留率在经迷路和乙状窦后入路方式相当。但是根据我们的经验，经迷路入路方法，面神经保留率更好，因为它可以在脑干端和内听道底两个方向上识别面神经[52, 54, 55]。

据报道该方法有 10% 的严重术后头痛发生率[56]。这可能与骨粉的硬脑膜内播散有关，这是磨除内听道后唇时产生的。与经迷路入路方法不同，在乙状窦后入路中磨骨是在硬脑膜内完成的。用合成材料或颅骨成形术修复乙状窦后骨瓣，减少了乙状窦后手术术后头痛的发生率，这表明瘢痕和肌肉与硬脑膜粘连也是引起头痛的一个重要因素。

这种入路的另一个不利因素是需要压迫小脑使之回缩。轮廓化乙状窦并向前牵拉可以最大限度地减少小脑回缩。然而，中等和大的病变需要比经迷路入路更多的小脑回缩。尽管如此，经乙状窦后入路仍然提供了颅后窝更充分的暴露。

（三）颅中窝入路

1. 基本方法

颅中窝入路可以在识别前半规管和膝状神经节后暴露内听道（图 50-31）。

2. 适应证

颅中窝入路非常适合切除内听道内听神经瘤。它也可以为局限侵犯小脑脑桥角的病变手术提供有限的暴露，小脑脑桥角受侵超过 1cm 是这种方法的相对禁忌证。听力正常的患者也可以选择听神经瘤内听道减压术[57]。

3. 技术

基本的手术暴露如图 50-32A 和 B 所示。除了术中过度通气以外，还使用甘露醇和呋塞米来降低颅压。可以在手术开始时放置腰椎引流管，以便脑膜切开之前引流出脑脊液，降低颅内压。耳前切口沿颞区向上延伸，颞肌可以向下翻转，或者可以分开以暴露颞骨的鳞部，做一个 5cm² 颅骨开窗在颧骨根的上方。

通过从后向前分离和掀起硬脑膜来暴露颅中窝底部，这样可以避免对膝状神经节的损伤，因为在多达 15% 的患者存在骨质缺失。定位的主要标志是岩浅大神经和弓状隆起，尽管这些结构可能并不十分精确。用面神经刺激仪对岩浅大神经进行逆向刺激可有助于面神经定位[58]。此外，术前冠状位 CT 可以显示内听道和迷路的气化程度。

外科医生应该熟悉识别颅中窝入路定位内听道的所有技术，但大多数人更喜欢在内听道口附近内侧开始磨骨。以这种方式，直到确认出内听道，再逐渐接近耳蜗和前半规管。内听道的广泛轮廓化可以在内侧进行。然而，由于耳蜗和前半规管的限制，仅允许内听道底轴向打开。

硬脑膜沿着内听道的后部切开。面神经从肿

第九篇 颅 底

瘤分离出来，并且分离从内侧到外侧方向进行。用腹部脂肪或颞肌密封内听道，复位骨瓣。

4. 特点

对于适合尝试保留听力的情况下，使用颅中窝入路方法切除肿瘤，特别是内听道底部的肿瘤。由于这种入路仅适用于小的听神经瘤，在出血时，对颅后窝暴露比较局限，不容易控制出血，但临床并不常见。

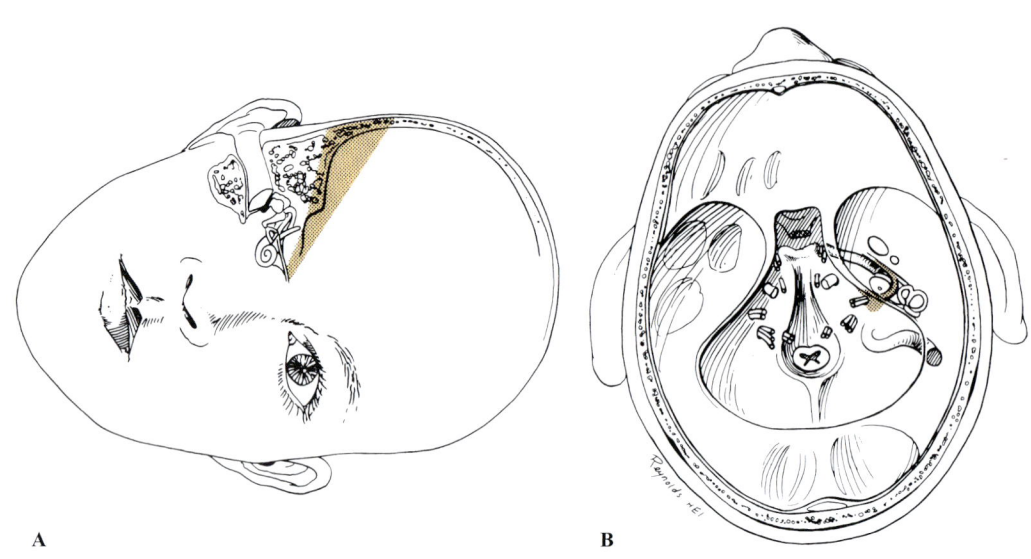

▲ 图 50-31 A. 冠状位，颅中窝手术暴露小脑脑桥角（CPA）。A. 颞骨开窗压迫抬举大脑颞叶，以进入颅中窝的底部和内听道（IAC）。B. 轴位，颅中窝手术暴露小脑脑桥角。阴影区域表示颅中窝底部骨磨除区域

请注意，虽然可以在内听道开口处进行更广泛的磨骨，但随着接近 IAC 的底部，在耳蜗和前半规管之间的操作空间则比较狭窄

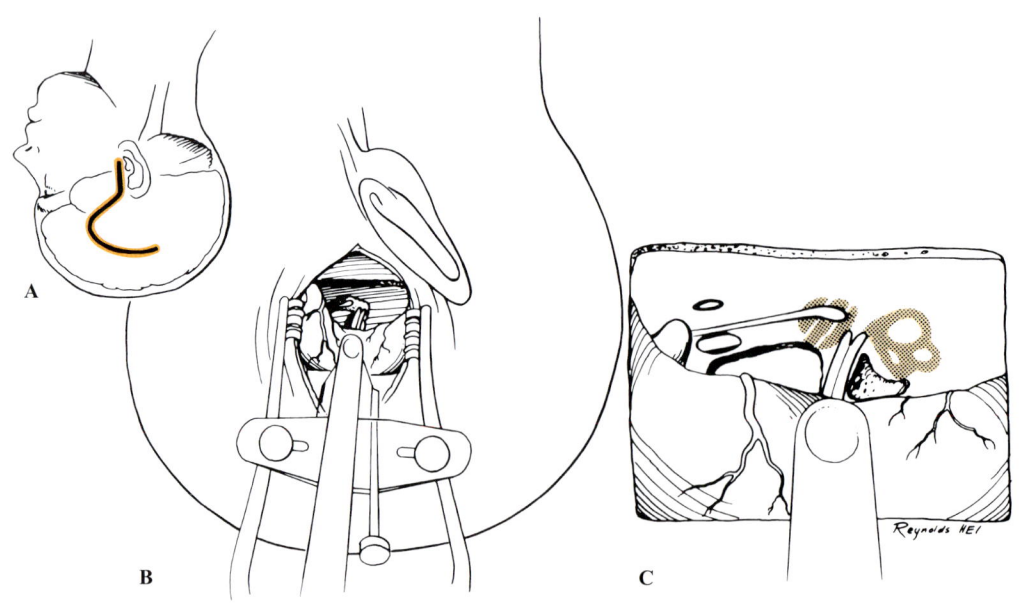

▲ 图 50-32 A. 颅中窝入路的皮肤切口。虽然传统的垂直切口常用于颅中窝面神经减压术，较大的皮瓣更有助于暴露颞骨鳞部和肿瘤切除。B. 通过颅中窝入路观察内听道（IAC）。请注意，颞叶牵开器放在适当的位置。IAC 底的耳蜗、迷路和面神经的迷路段非常接近，这就要求准确识别该部位的解剖标志。C. 扩大颅中窝入路的视野。在扩大颅中窝入路骨切除的前界是颈动脉，后界是迷路。在图中，脑膜中动脉处于中颅底水平，并且确定颈动脉水平段平行于岩浅大神经，位于卵圆孔内侧。继续解剖前内侧可以进入海绵窦

据报道，适应证明确的患者听力保存率超过70%，术中需要很好地保护耳蜗血液供应[59]。正如在乙状窦后入路听力保留病例类似，耳蜗神经保存率明显高于实际听力保存率。65岁以上的患者通常不推荐这种入路，因为在这个年龄组中，硬脑膜更易粘连和脆弱。

（四）经迷路后入路

1. 基本方法

完成广泛的乳突切除术与后半规管的轮廓化，打开颅后窝脑膜就可以进入小脑脑桥角，并保留第Ⅶ对和第Ⅷ对脑神经的结构和功能（图50-33）。

2. 适应证

迷路后入路的主要指征是治疗顽固性眩晕的前庭神经切断术[60]。对于颅后窝肿瘤，迷路后入路方法可在特定的蛛网膜囊肿、脑膜瘤和小脑脑桥角的转移性肿瘤中提供充分的手术暴露和听力保护。在需要进行组织活检病理诊断的情况下，迷路后入路可以用于探查小脑脑桥角病变。

3. 技术

对于迷路后入路的切口和软组织暴露与经迷路入路方法相同。甘露醇和呋塞米用于降低颅内压，首先行完壁式的乳突切除术，确定砧骨窝和水平、后半规管，面神经轮廓化，但仍保留骨管完整。

因为用这种入路暴露取决于乙状窦向后回缩的程度，所以骨质应充分从乙状窦和窦后磨除。为充分暴露术区，需要大范围暴露乙状窦后方的硬脑膜。为了增加暴露，颅中窝底骨质和岩骨嵴也应被去除。

切开硬脑膜，开始于乙状窦内侧并保留内淋巴囊。用缝合线将硬脑膜瓣固定在前面，然后可以在颅后窝进行肿瘤切除术（图50-34）。一旦进入小脑脑桥角并且脑脊液被释放，就不再需要压迫小脑。因此，小脑牵开器不是这个入路暴露小脑脑桥角所必需的。

当肿瘤切除完成后，用缝合线缝合硬脑膜。用腹部脂肪填充缺损，也可选择使用羟磷灰石或钛网修复。分层进行缝合，并敷料加压包扎。

4. 特点

迷路后入路手术的适应证比较局限。可用于小脑脑桥角的小肿瘤且不需要暴露内听道者，但该方法可以保留听力并避免严重的小脑压迫。

（五）经耳蜗入路

1. 基本方法

作为经迷路入路手术的一种扩展，耳蜗入路手术提供了额外的颅底暴露。这是通过后移位面神经和切除耳蜗，以获得手术进入岩尖和斜坡的更大的空间（图50-35）。

2. 适应证

岩斜区脑膜瘤和岩尖的表皮样囊肿是应用经耳蜗入路手术的主要适应证[61]。然而，这种入路已扩展用于球体瘤、颞骨肿瘤和CPA大型的听神经瘤。

3. 技术

手术切口、软组织暴露、乳突切除、迷路切除，颅后窝和颅中窝硬脑膜减压，以及内听道轮廓化都会涉及，操作类似于经迷路入路手术。

面神经减压从茎乳孔到膝状神经节，经面隐窝入路切断鼓索神经，并切断岩浅大神经后，面

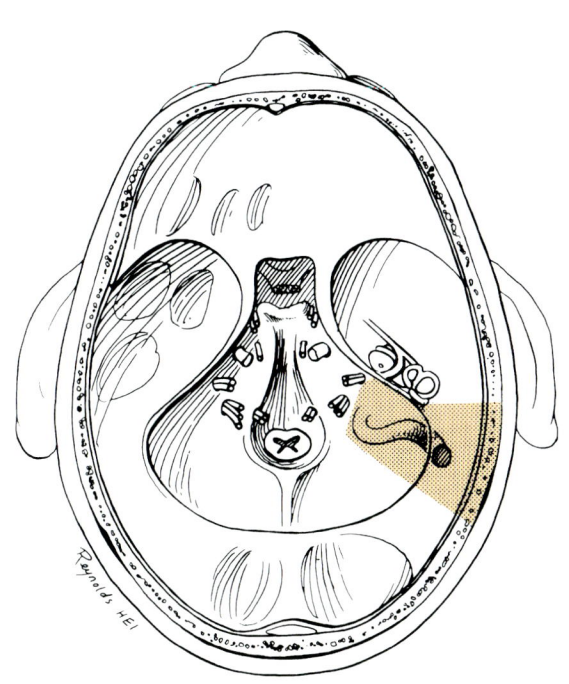

▲ 图50-33 小脑脑桥角的迷路后入路手术

尽管前面的暴露是有限的，但是去除乙状窦后面的骨，可允许广泛进入小脑脑桥角

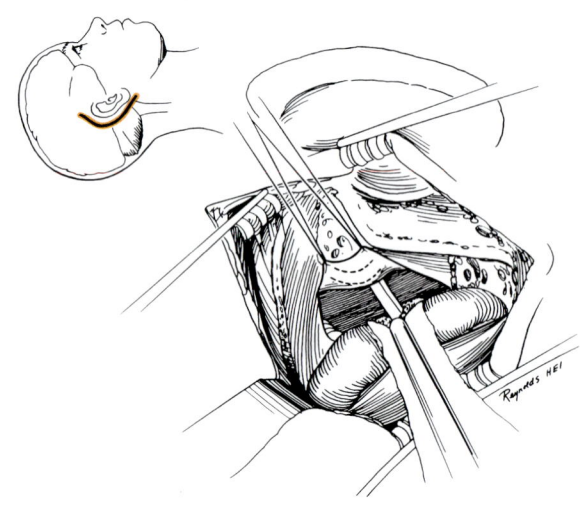

▲ 图 50-34 迷路后入路手术对小脑脑桥角的观察
硬脑膜沿内淋巴囊周围切开并向前翻转。可仅使用吸引器管来维持暴露，大部分情况下乙状窦后骨质去除允许在不使用脑牵开器的情况下暴露小脑脑桥角。插图显示小脑脑桥角入路的皮肤切口

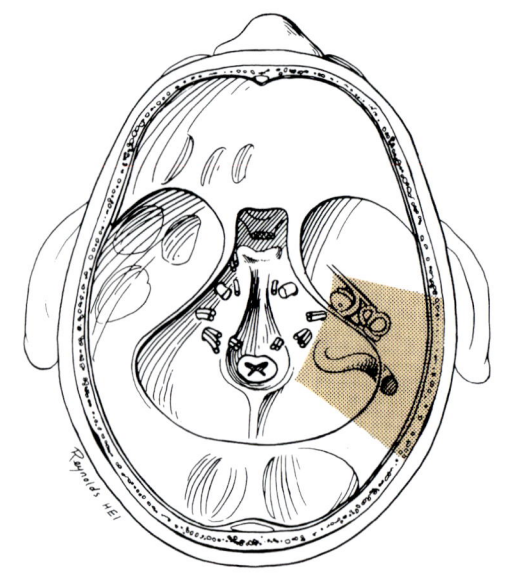

▲ 图 50-35 经耳蜗入路暴露小脑脑桥角、岩尖和斜坡
磨除耳蜗和岩骨的前部，可以广泛地观察斜坡和颅底

神经可以向后移位。面神经后移位去除了向前扩大显露术区的限制。经耳蜗入路方法包括外耳道横断和外耳道双层封闭。这种改进允许去除外耳道的后壁，从而可以在颈静脉球和颈内动脉区域中更广泛的显露病变。接下来，去除砧骨和镫骨。切除耳蜗，从而暴露颈动脉、颈静脉球和岩下窦下部及岩上窦。磨除骨质，充分显露硬脑膜，从岩上窦延伸到岩下窦，并在内侧到达斜坡（图50-36）。

肿瘤切除要点与其他进入 CPA 入路方式一样。然而，由于面神经相对于肿瘤的位置变化和临近基底动脉，使得应用经耳蜗入路方法去切除肿瘤在某些方面与进入 CPA 的其他方法有所区别。与听神经瘤不同，岩尖和斜坡的肿瘤通常在其后表面临近面神经，因此，面神经应该首先被分离并保护。应考虑椎基底动脉系统的位置。肿瘤切除在内侧进行，基底动脉一般位于肿瘤前上方，椎动脉位于后下方。通过从肿瘤包膜向后分离推移血管，切除中线区域的大部分肿瘤。要特别注意保护供应脑干的小型供血血管，因为它们的损伤可能是致命的。手术缺损处一般用腹部脂肪填塞，通常可选择羟磷灰石和（或）钛网修复颅骨缺损。伤口分层缝合，并敷料加压包扎。

4. 特点

经耳蜗入路提供了直接暴露岩尖和岩斜区连接处的肿瘤切除路径。这种方法需要面神经的后移位，这会引起暂时的面瘫。这种面瘫最可能是由于切断岩浅大神经及其伴随血管损伤后导致的膝状神经节血供中断所致。因为面部神经功能的部分恢复是非常常见的（HB 的 Ⅲ/Ⅵ级，或 Ⅳ/Ⅵ级），除了用于切除恶性肿瘤或椎基底动脉瘤等危及生命的侧颅底病变外，该方法的应用是受限的。

（六）经耳囊入路

1. 基本方法

经耳囊入路手术类似于改良的经耳蜗入路，需要做外耳道封闭，且外耳道的后壁也需要被去除。两者的区别在于，经耳囊入路方法，面神经被轮廓化，但是仍留在手术区域的面神经骨管中。

2. 适应证

经耳囊入路方法用于切除 CPA 的病变，其向下延伸到颈静脉孔区或向前延伸到斜坡。这种方法的一些支持者认为在中、小型听神经瘤手术中可以向前更充分地暴露，可用于颈静脉球高位或乙状窦前置[62]。对于乙状窦和颅后窝进行广泛暴露的经迷路入路手术，可以充分暴露内听道

第50章 颅后窝肿瘤

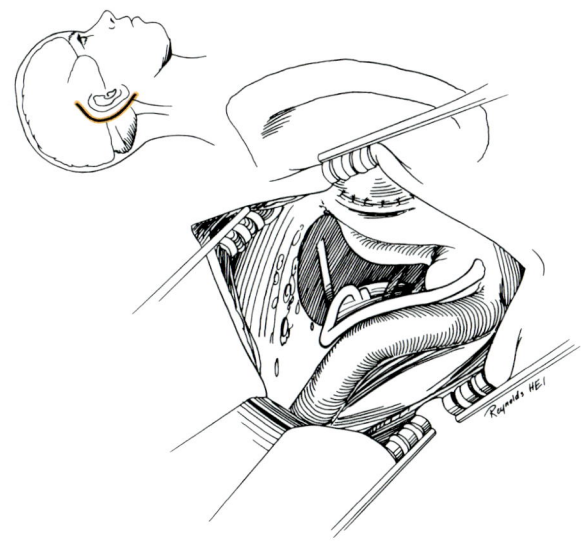

▲ 图 50-36 耳囊入路暴露颅底的手术者视角

横断外耳道并封闭。面神经的后向移位可充分暴露上方的岩上窦、下方的岩下窦及前方的颈内动脉和内侧的斜坡。插图显示了皮肤切口与小脑脑桥角的关系

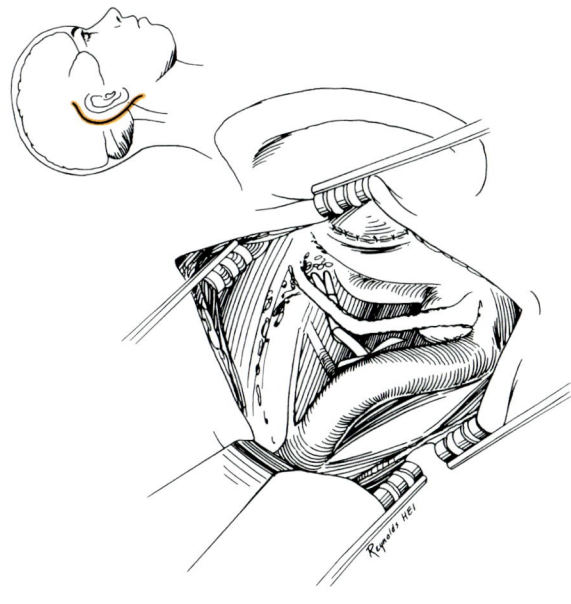

▲ 图 50-37 耳囊入路颅底暴露的术者视角

注意，该方法与经耳蜗方法相同，只是面神经没有移位。相反，神经保留在其骨管内，该骨管悬浮穿过手术区域。原位保留面神经限制其内听道和乳突段的暴露（与图 50-36 比较）。插图显示了皮肤切口与小脑脑桥角的关系

和 CPA，即使是有颈静脉球异常高位的大型听神经瘤。

3. 技术

通过耳后切口，耳廓前翻，横断外耳道并分两层封闭外耳道。基本上与经耳蜗入路方法所描述的程序相同，除了面神经没有完全从面神经管中释放出来，而神经被轮廓化并留在其骨管中。在暴露结束时，面神经及其骨管悬浮于手术区域。通过切除鼓环结构暴露颈静脉球、颈静脉孔和颈动脉管。围绕面神经，外科医生可以处理内听道、CPA、斜坡和颈静脉孔的病变（图 50-37）。通过填塞腹部脂肪来消除术腔，并在可选的位置放置羟基磷灰石或钛网。

4. 特点

经耳囊入路手术结合了通过去除鼓环和进入面神经的内侧来提供额外暴露，以及不需要移位面神经，更为安全。在不考虑保留听力 CPA 肿瘤切除的案例中，该方法还提供了用于处理乙状窦前置或高位颈静脉球的替代手术入路。将面神经留在原位是避免过度操作损伤面神经的有利手段，然而，在没有神经移位的情况下，需要外科医生提高警惕，因为解剖需要在面神经的内侧进行。此外，脑干的暴露也会受到限制。

（七）扩大颅中窝入路

1. 基本方法

对于扩大颅中窝入路，需要通过颞部开颅小心切除围绕耳囊的颅底骨质。这种方法暴露范围从颅后窝到小脑幕和切迹，向前上延伸直到破裂孔和海绵窦后外侧（图 50-38）。

2. 适应证

扩大颅中窝入路适用于广泛的岩嵴和岩斜病变，但有可用听力者。通过小脑幕延伸到颅中窝的岩嵴病变，尤其适用于这种方法。

3. 技术

患者仰卧位，头部转向一侧。甘露醇、呋塞米和过度通气用于降低颅内压。在进行广泛的颞骨开颅术后，颞叶逐渐缩回，以便能够在前面识别脑膜中动脉，向后识别岩嵴，并在内侧识别岩斜区。使用前面描述过的标准颅中窝技术打开内听道。通过切除岩骨嵴和迷路上方的颞骨后部骨质完成暴露。向前直到破裂孔和颈内动脉（图 50-32C）。明确识别出 Meckel 腔，并且可以显露海绵窦的后外侧部分。

4. 特点

扩大颅中窝入路允许安全地切除未直接累及耳囊或内听道的颅中窝、颅后窝广泛病变，尤其是脑膜瘤。尽管损伤范围广泛，使用这种技术仍可能保留听力和面神经。

（八）颞骨岩部入路的联合技术

1. 基本技术

可以联合应用前文描述的用于进入颅后窝病变的技术，以提供上部和后部暴露。

2. 适应证

累及颅后窝和颅中窝或斜坡的广泛病变，可以使用联合方法去除，特别是患者倾向于保留可用听力情况下。

3. 技术

颞骨岩部入路手术常规结合了扩大颅中窝入路与完全的乙状窦后入路和迷路后入路（图50-39）[63]。颅中窝、内听道、颅后窝和斜坡区域都可暴露，并保留了耳囊。经迷路入路或经耳蜗入路也可与扩大颅中窝入路相结合，以提供最广泛的暴露。

4. 特点

颞骨岩部入路提供了从枕骨大孔到海绵窦的颅底广泛暴露。同时它有可保留听力的优点。大量的骨切除使手术暴露最大化，并最大限度地减少了脑回缩。如果不能保留听力，切除耳囊可以提供更广泛的手术暴露。

（九）实验性手术入路

有报道称，使用部分或完全迷路切除术进行听力保留的尝试。MeBlveen[64] 和 Molony 及其同事[65] 报道在迷路切除期间系统地密封前庭，并在经迷路切除肿瘤后成功保留了听力。为了通过乙状窦后入路暴露内听道外侧，Arriaea 和 Gorum[66] 报道了三个扩大的乙状窦后入路手术，其中两个在切除后半规管后成功保留了听力并完全切除了肿瘤。在广泛的颅底病变中，迷路手术可以转换为部分迷路切除手术，同时有机会保留听力[67]。

尽管这些发现是有希望的，但是这些技术目前是实验性的，需要在临床实践中进一步验证，以便常规地使用这些方法。

（十）引流颅底病变的手术入路

如本章前面所述，胆固醇肉芽肿是非肿瘤性病变，可累及岩尖，并产生与颅后窝神经相关的症状。类似地，岩尖的黏液囊肿可能通过扩张产生症状。两种病变均通过手术引流得到充分的控制。

1. 经迷路入路手术

如果没有听觉和前庭功能，则迷路入路提供了从乳突到岩尖的最直接路径[68]。然而，通常这种入路是不适用的，因为尽管胆固醇肉芽肿病变

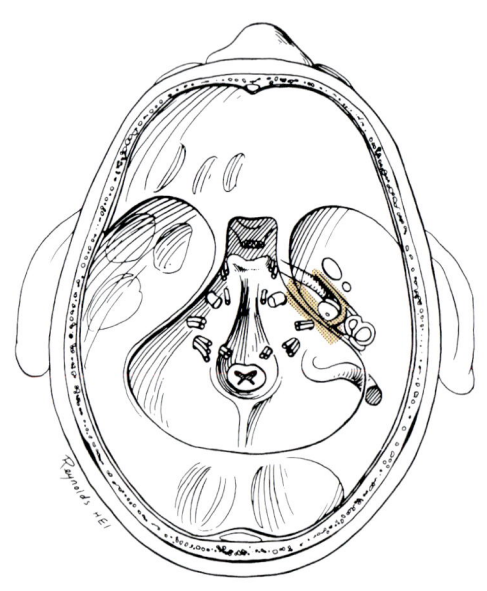

▲ 图 50-38　扩大颅中窝入路至颅底示意图（轴向）
通过去除迷路的后部和内侧骨质和颈动脉内侧骨质，颅中窝入路的暴露扩张到可处理累及小脑幕上，甚至海绵窦小脑脑桥角的病变。图 50-32C 中详细展示了硬脑膜抬高和骨切除

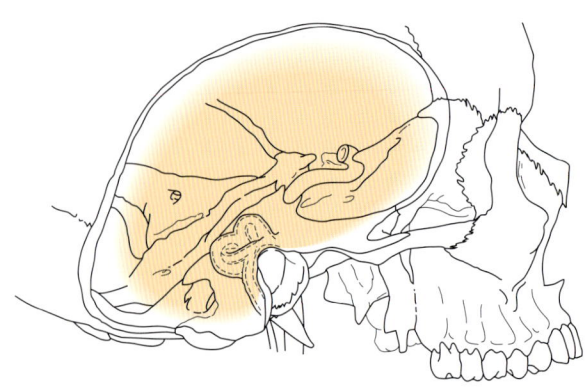

▲ 图 50-39　结合扩大的颅中窝入路、迷路后入路和乙状窦后入路的颞骨岩部入路，同时保留了迷路

较大，患者往往仍有良好的听力。

2. 颅中窝入路手术

颅中窝入路允许保留听力，但需要压迫颞叶回缩，以进行暴露。将导管从乳突放置到岩尖以利于引流，尽管其路径相对较长，但仍然是可行的，影像学随访可确认通气引流情况。

3. 迷路下入路手术

完成乳突切除术后，将乙状窦减压，确定后半规管和颈静脉球，并将迷路下气房打通到岩尖。打开囊腔引流，并保持乳突开放（图 50-40）[68]。对于颈静脉球高位的患者，这种方法不适用。此外，尽管在引流通道闭塞后可以进行再次手术，但是修正手术需要对乳突进行重新探查。

4. 经外耳道、耳蜗下入路手术

外耳道被横断，并做蒂在上方的耳道鼓膜瓣。扩大骨性外耳道，从颈静脉球和颈动脉之间的气房进入岩尖（图 50-41）。这种方法可以使岩尖病变引流进入中耳（图 50-14）。如果引流管受阻，可以通过鼓膜切开术进行补救。主要缺点是外耳道所需的愈合时间较长，以及需要直接暴露岩骨段颈内动脉[42]。

七、手术入路的选择

为听神经瘤选择手术入路的基本原理与其他颅后窝肿瘤相似。主要目标是切除肿瘤，尽可能减少术后并发症。因此，手术入路应根据患者的肿瘤特点和功能状态进行调整。单一入路用于颅后窝所有病变的观点是不正确的，并使患者承担不必要的并发症风险。对于没有实用听力的患者，经迷路入路手术可以直接地进入 CPA，并且面神经的安全性最高、小脑受压回缩率最小和术后严重头痛发生率低。

对于肿瘤小、听力好的患者，有 3 种手术切除方法：①经迷路入路手术，会损害听力；②经颅中窝入路用于年轻患者的早期、主要位于内听道的肿瘤；③乙状窦后入路，用于未累及内听道底的小肿瘤。总而言之，最佳的听力和功能保留取决于患者的肿瘤生长特征[69]。

在听力保护方面，实事求是的患者沟通是必要的。Gardner 和 Robertson[51] 严格评估了关于听

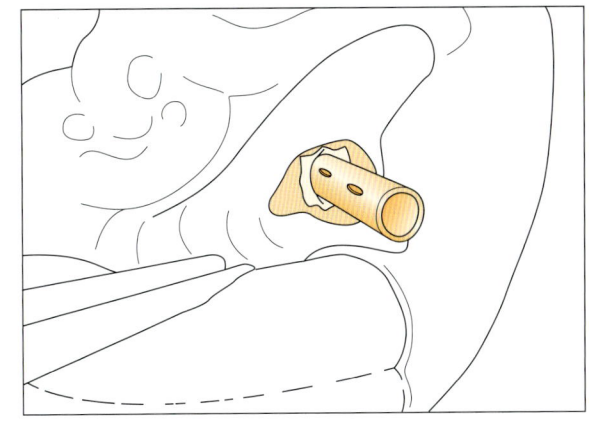

▲ 图 50-40 胆固醇肉芽肿经乳突迷路下引流手术示意图
解剖是在面神经的内侧进行，并且低于迷路水平，引流管保证了胆固醇肉芽肿的通气

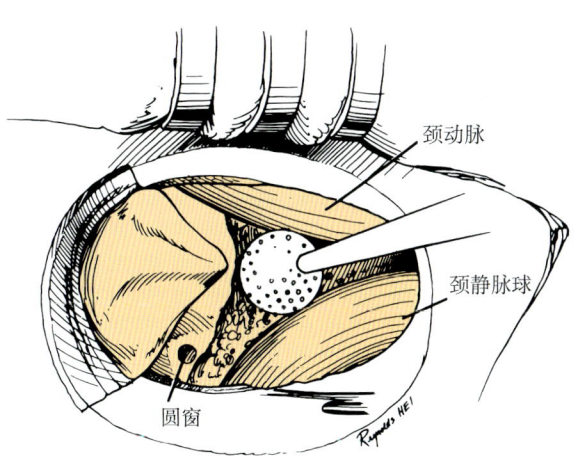

▲ 图 50-41 外科医生采用外耳道耳蜗下入路至岩尖的示意图
在横断耳道后，做蒂在上方的鼓膜耳道皮瓣。金刚石钻头用于广泛暴露下鼓室、颈静脉球和颈动脉。在颈动脉和颈静脉球之间暴露了耳蜗下气房（引自 Giddings NA, Brackmann DE, Kwartler JA: Transcanal infracochlear approach to the pepeous apex. Otolaryngol Head Neck Surg 1991；104：29.）

神经瘤手术听力保存的文献。在报道的 621 例尝试听力保护案例中，成功率为 33%。报道的成功保留听力率通常仅指可测量的听力。如果考虑实用听力 [言语接受阈（SRT）< 30dB 和言语识别阈（SDT）> 70%] 或可用听力（SRT < 50dB 且 SDT > 50%），则比率要低得多。此外，长期随访研究显示，56% 的患者随着时间的推移会逐渐发生明显的听力丧失[59]。

在讨论了各种手术方法的风险和益处之后，许多潜在的听力保护候选人选择了迷路入路手术，因为其面神经保留率略高，而不是选择听力保护手术。

对于脑膜瘤和局限于内听道且听力没有受损的肿瘤，如果需要进行颅后窝和颅中窝暴露，则使用扩大颅中窝入路。迷路后入路方法仅用于去除 CPA 的局限病变，而乙状窦后入路方法适用于切除更广泛的颅后窝病变，斜坡病变需要广泛的前内侧暴露。通常在治疗这种病变时听力是不可能保留的，可以使用经耳蜗或经耳囊入路。

八、患者管理和手术并发症

对颅后窝颅底肿瘤患者进行全面管理需要经验丰富的专家团队。除了神经内科医生和神经内外科医生，相关的内科医生、麻醉医生、放射科医生、眼科医生[70]和专业护理人员都是团队的重要成员，可以为这些有特殊需求的患者提供最佳治疗。

（一）术前处理

即使在未合并感染的情况下，术前也应常规使用抗生素。渗透性脱水药和利尿药通常不用于经迷路入路，然而，在迷路后入路、乙状窦后入路，颅中窝入路和扩大颅中窝入路，需要用药来减少对脑组织的压迫。

（二）术中监测

在所有颅后窝肿瘤手术中，常规使用面神经监测。使用肌电图和听觉监测设备进行连续监测，具有即时视觉和扬声器输出。需要听力学家协助解释听觉监测信号，并在需要时刺激面神经以在术中帮助识别神经。

尽管 ABR 监测通常用于尝试听力保护的病例，但这种方式提供的听力反馈是有延迟的，对术中操作的指导价值不大。直到第Ⅷ对脑神经记录系统和改良的耳蜗电图的出现可以使手术者在听力保存病例中可以获得有价值的实时反馈信息，并且一些作者报道了更好的听力保存率[71]。

（三）术后护理

如果不使用羟基磷灰石或钛网修复骨质缺损，则加压乳突敷料保留到术后第 4 天的早晨。患者在神经重症监护室观察 1 天，然后转到普通病房。在术后第 1 天早晨开始做少量的活动，并初步指导前庭康复练习。通常在术后第 2 天恢复活动。术后第 3 天或第 4 天出院。

（四）并发症

1. 小脑前下动脉

脑干肿瘤操作可能影响生命体征。这种变化与脑干缺血有关，缺血通常发生在小脑前下动脉供血区中。在生命体征变化得到解决之前，暂时停止手术操作。无法解决或随着任何肿瘤操作而反复的生命体征改变需终止手术。完全中断该血管可能导致 Atkinson 综合征、外侧被盖脑桥梗死，这通常是致命的[72]。如果横断小脑前下动脉的分支，这种并发症可能以非致命的形式发生。

2. 脑脊液漏

在迷路入路手术中，通过严密缝合切口，脑脊液漏出罕见。脑脊液鼻漏的发生率＜5%，并且通常更换加压敷料有效。常规闭塞咽鼓管几乎可完全解决了这个问题。在罕见持续性渗漏的病例中，一般在腰椎脑脊液引流 3 天后可预期自发闭合。虽然，直接闭塞咽鼓管并封闭耳道是迅速有效的，羟基磷灰石和钛网颅骨成形技术在降低渗漏率方面非常有效。

在乙状窦后入路中，乳突区缺损也使用脂肪填塞。在一些医院中，乳突不是常规开放的，但脑脊液可以通过开放的气房和咽鼓管漏出。为了避免脑脊液漏，开放的气房必须用骨蜡封闭，在持续性渗漏的情况下，脂肪填塞乳突加上气房的骨蜡封闭通常是有效的。

3. 脑膜炎

任何暴露蛛网膜下腔的手术都可能并发术后脑膜炎。对于伤口不洁的患者，以及出现颈部僵硬、近期头痛和发热，均应怀疑脑膜炎。腰穿脑脊液检查可以确诊。听神经瘤患者发生脑膜炎的平均时间是术后 8 天。这种并发症经过积极治疗可以避免脑膜炎引起的任何严重并发症，除了延迟出院[73]。

4. 面神经损伤

理想情况下，面神经横断可通过神经吻合或间位移植来处理[74]。在经迷路入路中，乳突段面神经可提供更长的远端以确保无张力吻合[75]。当无法直接修复神经或重建的神经在1年内无法恢复功能时，面神经舌下神经吻合术可提供可靠的面部恢复[76]。颞肌悬吊术也是一种治疗面瘫的可选择技术，并可立即生效。

5. 眼科注意事项

面瘫和角膜不敏感使角膜易于发生严重损伤，这可能发生在大肿瘤术后。预计患有长期面瘫（超过6个月）的患者，可通过上睑放置眼睑弹簧或黄金重物来解决闭眼不全问题。在面部局部无力或预期短期面瘫的情况下，也应采取积极的医疗管理，包括人工泪液或眼膏的使用，隐形眼镜的使用，湿气室保护和患侧眼睛用夜间贴带等[26]。在一些医院，上睑金片植入是治疗角膜暴露的首选技术。

九、肿瘤治疗策略的选择

在过去几年中，治疗策略已经有了很大的发展。在20世纪80—90年代，推荐是早期和完全切除颅后窝和小脑脑桥角的肿瘤，但最近人们越来越认识到，许多这样的病变，尤其是在老年患者中，可以通过连续影像监测进行安全地随访观察，因为肿瘤增长缓慢或没有增长[77]。同样，人们普遍认为立体定向放射治疗在CPA肿瘤的治疗中也具有重要作用，无论是作为肿瘤治疗的主要措施还是补救方式。本章的重点是诊断和手术治疗，因为立体定向放射治疗的细节在另外章节已详细阐述。然而，当用放射治疗颅后窝肿瘤时，通常选择立体定向放射外科（一次性治疗期）抑或分次治疗。肿瘤控制、听力保存和脑神经功能障碍发病率等仍然是热烈讨论的主题[78]。尽管手术技术已经发展得很好，但不必过于追求完全肿瘤切除，特别是大肿瘤。相反，脑神经功能保护越来越受到重视，人们认识到肿瘤全切与脑神经保存相矛盾，因此，已经提出了近全部切除和分期手术的观点，然后进行影像学随访。也可以通过立体定向放射或再次手术来控制脑神经或脑干上残存的肿瘤[79]。颅后窝肿瘤的治疗需要多学科合作，为每位患者制定个性化治疗方案，许多因素需要具体考虑，包括年龄、健康、生活方式、患者偏好、肿瘤特征和生长模式等。

推荐阅读

Arriaga MA: Petrous apex effusion: a clinical disoder. *Laryngoscope* 116: 1349, 2007.

Arriaga MA, Chen DA: Hydroxyapatite cement cranioplasty in translabyrinthine acoustic neuroma surgery. *Otolaryngol Head Neck Surg* 126: 512, 2002.

Arriaga MA, Luxford WM, Atkins JS, Jr, et al: Predicting long-term facial nerve outcome following acoustic neuroma surgery. *Otolaryngol Head Neck Surg* 108: 220, 1993.

Atkinson WJ: The anterior inferior cerebellar artery: its variations, pontine distribution and significance in the surgery of cerebellopontine angle tumors. *J Neurol Neurosurg Psychiatry* 12: 137, 1949.

Brackmann DE, Anderson RG: Cholesteatomas of the cerebellopontine angle. In Silverstein H, Norrell H, editors: *Neurological surgery of the ear,* Birmingham, AL, 1979, Aesculapius Publishing, pp 54 – 63.

Brackmann DE, Bartels LJ: Rare tumors of the cerebellopontine angle. *Otolaryngol Head Neck Surg* 88: 555, 1980.

Brackmann DE, Hitselberger WE: Retrolabyrinthine approach: technique and newer indications. *Laryngoscope* 88: 286, 1978.

Brackmann DE, Kwartler JA: A review of acoustic tumors: 1983-1988. *Am J Otol* 11: 216, 1990.

Carrier D, Arriaga MA: Cost-effective evaluation of asymmetric sensorineural hearing loss with focused magnetic resonance imaging. *Otolaryngol Head Neck Surg* 116: 567, 1997.

Cueva R: Preoperative, intraoperative, and postoperative auditory evaluation of patients with acoustic neuroma. *Otolaryngol Clin North Am* 45（2）: 285 – 290, 2012.

Daspit P, Spetzler R: The petrosal approach in otologic surgery. In Brackmann DE, Shelton C, Arriaga MA, editors: *Otologic surgery,* Philadelphia, 1994, WB Saunders, pp 677 – 690.

Don M, Masuda A, Nelson R, et al: Successful detection of small acoustic tumors using the stacked derived-band auditory brainstem response amplitude. *Am J Otol* 18: 608, 1997.

Gardner G, Robertson JH: Hearing preservation in unilateral acoustic neuroma surgery. *Ann Otol Rhinol Laryngol* 97: 55, 1988.

Giddings NA, Brackmann DE, Kwartler JA: Transcanal infracochlear approach to the petrous apex. *Otolaryngol Head Neck Surg* 104: 29, 1991.

Glasscock ME, Steenerson RL: A history of acoustic tumor surgery 1961-present. In House WF, Leutje CM, editors: *Acoustic tumors,* Baltimore, 1979, University Park Press, pp 33 – 44.

Gurgel RK, Theodosopoulos PV, Jackler RK: Subtotal/near-total treatment of vestibular schwannomas. *Curr Opin Otolaryngol*

第九篇 颅 底

Head Neck Surg 20 (5): 380 – 384, 2012.

House WF: Translabyrinthine approach. In House WF, Leutje CM, editors: *Acoustic tumors,* Baltimore, 1979, University Park Press, pp 43 – 88.

Jackler RK, Cho M: A new theory to explain the genesis of petrous apex cholesterol granuloma. *Otol Neurotol* 24: 94, 2003.

Janecka IP, Sekhar LN, Horton JA, et al: General blood flow evaluation. In Cummings CW, Frederickson JM, Harker JM, et al, editors: *Otolaryngology—head and neck surgery,* Update II, St Louis, 1990, Mosby, pp 54 – 63.

Kevanishvili Z: The detection of small acoustic tumors: the stacked derived-band ABR procedure. [Comment on *Am J Otol* 1997;18:608.] *Am J Otol* 21: 148, 2000.

Lo WM: Tumors of the temporal bone and cerebellopontine angle. In Som PM, Bergeron RT, editors: *Head and neck imaging,* St Louis, 1991, Mosby, pp 420 – 445.

Samii M, Matthies C: Management of 1000 vestibular schwannomas (acoustic neuromas): surgical management and results with an emphasis on complications and how to avoid them. *Neurosurgery* 40 (1): 11 – 21 ; discussion 21–23, 1997.

Selters WA, Brackmann DE: Acoustic tumor detection with brainstem electric response audiometry. *Arch Otolaryngol Head Neck Surg* 103: 181, 1977.

Shelton C, Hitselberger WE, House WF, et al: Hearing preservation after acoustic tumor removal: long-term results. *Laryngoscope* 100: 115, 1990.

Stangerup SE, Caye-Thomasen P: Epidemiology and natural history of vestibular schwannomas. *Otolaryngol Clin North Am* 45 (2): 257 – 268, 2012.

Thomsen J, Tos M, Harmsen A: Acoustic neuroma surgery: results of translabyrinthine removal in 300 patients. Discussion of choice of approach in relation to overall results and possibility of hearing preservation. *Br J Neurosurg* 3: 349, 1989.

神经外科手术中脑神经的术中监测

Intraoperative Monitoring of Cranial Nerves in Neurotologic Surgery

第 51 章

Yasmine A. Ashram　　Charles D. Yingling　著

毛彦妍　译

要点

1. 指导神经外科医生手术的可靠神经电生理学监测，需要操作人员了解基本的刺激和记录技术知识。
2. 监测电诱发的面神经肌电活动，特别是在前庭神经鞘瘤手术期间，可以定位和识别神经，并反映其功能完整性；机械诱发电位活动为面神经附近的操作提供了警告。
3. 了解肌电图的缺陷和局限性对于防止误判和提供可靠的监测至关重要。
4. 经颅刺激运动诱发电位用于连续面神经监测，正在成为传统监测技术的重要辅助手段。
5. 面神经监测技术也适用于其他类型的手术，包括切除副神经节瘤、微血管减压术、腮腺切除术和中耳乳突手术。
6. 其他运动性脑神经（第Ⅲ和第Ⅳ、第Ⅴ和第Ⅵ、第Ⅹ、第Ⅺ和第Ⅻ对脑神经的运动纤维部分）也可以通过类似的技术，将电极放置在适当的靶肌肉中来监测。
7. 耳蜗神经可以通过使用听觉脑干反应或直接神经动作电位来监测。
8. 未来更广泛地使用经颅运动诱发电位持续监测面神经，有望进一步增强监测技术的效果。

神经外科手术中的术中神经电生理监测，在过去 20 年中得到了广泛应用，并且在听神经瘤手术中显著改善了术后面神经功能[1]。

由于这种肿瘤与耳蜗前庭神经之间关系更加密切，因此保留听力更难以实现，但现在可以在第Ⅷ对脑神经监测下完成，特别是较小的肿瘤中。此外，为面神经监测开发的技术，现在也可以用于监测其他运动性脑神经[2]。

本章的重点是介绍仪器、电极放置、使用的不同神经生理学技术、伪影识别、遇到的反应类型，以及术中记录和临床结果之间的关系。体感诱发电位（SEP）记录[3]未在此详细讲述，尽管 SEP 监测可用于具有明显脑干压迫的颅后窝大肿瘤手术，关于 SEP 监测的讨论可以在 Nuwer[4]、Simon[5] 和 Møller 的教科书中找到[6]。本章还描述了目前可用于脑神经监测的方法，该方法强调面神经和耳蜗神经在听神经瘤手术期间进行监测，也包括将这些技术推广到在各种颅底手术中涉及的其他神经。

一、手术室的神经电生理学

（一）人员

成功的术中监测不仅仅需要将一件设备带入手术室。与典型的临床神经生理学实验室不同，手术室呈现出操作时间紧张压力大和电磁环境恶劣的特点。尽管需要额外的费用，但在手术室中提供满足需求的神经监测需要具有专业技能和经验的人员。在没有这些人员的情况下，监测可能失败，甚至更糟糕的是，监测不准确，甚至误导外科医生。

外科神经生理学家的专业认证，现在由美国的两个国家级组织提供。在技术专家层面，美国电诊断技术注册委员会提供神经生理学术中监测认证。美国神经生理学监测委员会为持有高级学位的监测专业人员提供委员会认证。由于对监测服务的需求正在快速增长，因此越来越需要制订培训计划，以确保合格人员的充足供应。

（二）技术因素

1. 仪器设备

脑神经肌电图（EMG）监测的基本仪器要求是一个可以精确控制在低水平的独立的电刺激器，几种低噪声 EMG 放大器，多通道显示，还有一个带有静噪电路的音频监视器，用于在电凝止血期间静音输出。建议选择多通道的系统，以允许独立地同时监测面神经的多个分支，以及其他脑神经。对于需要多个运动性脑神经和听觉脑干反应（ABR）监测的复杂外科病例，需要有额外的 EMG 监测通道（可提供 16～32 通道的系统）和 ABR 叠加能力的系统。目前可用的系统允许多个独立的时间基点和监测功能同时运行，如一些通道可能用于自由肌电监测，而另一些通道可用于诱发肌电监测，还有一些通道可用于监测 ABR。还优选考虑包括用于激发经颅电刺激诱发电位的高压刺激器（tcMEP），用于监测面神经和其他运动性脑神经。

2. 记录电极：类型和位置

传统用于脑电图的皮下状电极和钩丝电极是目前使用的两种主要类型的肌内电极。皮下电极具有大的非绝缘表面，因此更易检测在所监测的肌肉中任何地方出现的活动。如果电极间距离保持较窄可以避免拾取伪影，它们会给出清晰的记录[7]。电极很容易放置，阻抗相对较低，非常适合面部肌肉等浅表肌肉。

肌内钩丝电极更适合于更深的肌肉[8]。它们通过皮下注射针头插入适当的肌肉，然后撤回针头以使电极牢固地保持在适当的位置。这些电极更精细并且具有更高的阻抗，因此首选更简单的皮下针状电极，除了在电极不容易用胶带固定的情况下，如涉及舌头等部位，或者当需要使用绝缘电极避免来自上覆肌肉的干扰。后一种情况的例子，如从眼外肌记录，其中电极必须穿过眼轮匝肌，因此也会对面神经活动有反应。

为了监测面神经，常用的电极设置使用两个不同的通道，一个连接到眼轮匝肌，另一个连接到口轮匝肌。然而，最好将电极放置在至少三块肌肉中，每块肌肉由不同的神经分支提供。从不同通道记录电诱发反应，需要注意的是，神经监测显在相同手术操作的反应具有相当大的变异性，一些操作仅在一个通道中产生明显的 EMG 活动（图 51-1）。如果增加通道数，则更有可能检测到此类事件。使用三个或更多监测通道，可提高检测的灵敏度，从而改善术后结果[9]。

为在听力保护过程中记录 ABR，将一个电极放在同侧耳道中，另一个放置在前额或顶点上。后一个电极的放置并不重要，只要它靠近中线即可。耳道最佳电极选择是 Nicolet Tiptrode，它是一个覆盖着金箔的可压缩泡沫插入物。声信号通过泡沫中心的管道传递，该管子提供声学密闭，箔片提供用于记录的电接触，其与耳蜗神经中的 I 波发生部位相对接近。

图 51-2 显示了经颅中窝或乙状窦后入路听神经瘤切除手术的记录电极放置的位置，其目的是保留听力。对于经迷路入路的手术，除了用于 ABR 记录的耳机和电极之外，其他使用相同的配置，因为这种方法不能实现保留听力。两个通道

第51章 神经外科手术中脑神经的术中监测

专用于面神经，成对的电极放置在眼轮匝肌和口轮匝肌中。眼轮匝肌电极对中的一个放置在外侧眼角处，它还将记录外直肌（来自第Ⅵ对脑神经）的神经传导活动。一个通道使用钩线电极而不是皮下针状电极在咬肌或颞肌（V_{3m}）进行记录，以减少串扰；第四通道的电极连接到同侧斜方肌（第Ⅺ对脑神经）。后两个通道有两个功能：第一，较大的肿瘤可能累及这些神经，因此监测有助于对它们的识别和保护；第二，即使肿瘤较小，额外的通道也可作为控制非手术原因导致的肌电图活动增加标志，特别是麻醉深度不足的情况。

3. 刺激电极

单极和双极刺激电极都已用于术中电刺激。理论上讲，双极电极可以提供更精确的定位，并且从电极扩散到相邻结构的电流更小。

然而，在实践中，双极刺激的阈值严重依赖于两个接触点相对于神经轴的方向[10]。在颅后窝的狭窄范围内难以维持特定的双极定向。此外，如果刺激强度接近阈值水平，即使使用单极刺激也容易获得＜1mm的空间分辨率。因此单极电极更常用，然而，Sche-kutiev和Schmid[11]，以及Dankle和Wiegand[12]已经证明同轴双极电极可以很好地解决定向问题。

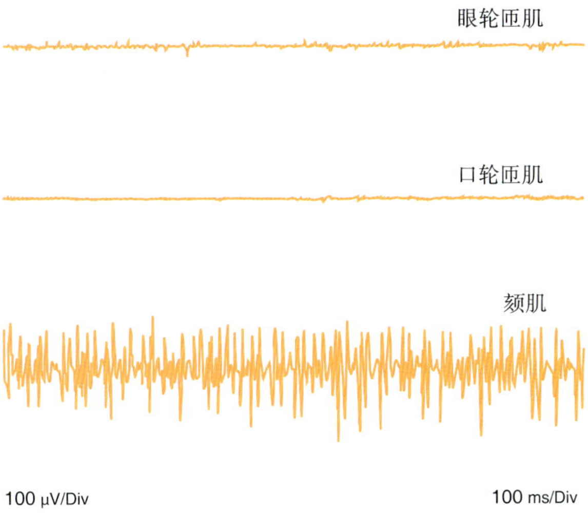

单极电极应连接到刺激器的阴极，阳极回路通常是将针插入伤口周边，最好插入切口的后缘处，以使刺激伪影最小化。这对于从眼外肌进行的记录尤为重要，眼外肌会产生幅度小且短潜伏期的反应，这些反应很容易被电子伪影淹没。有几种类型的单极电极可供选择。Prass和Lüders[13]开发出一种可延展的电极，绝缘层延伸到一个可以弯曲的齐平尖端，这样只有尖端的中心部分接触所需组织。他们表明，这种设计可最大限度地减少电流扩散到相邻结构。Yingling和Gardi[14]开发了一种带有柔性铂铱尖端的探头，除了最

▲ 图51-1 在切除3cm听神经瘤期间，多通道面神经监测重要性示例
在眼轮匝肌、口轮匝肌和颏肌的三通道记录剪辑中，仅在颏肌（底部迹线）中记录到神经放电，而在肿瘤解切除时，如果仅使用双通道记录眼轮匝肌和口轮匝肌的记录电极，则会错过这个电活动

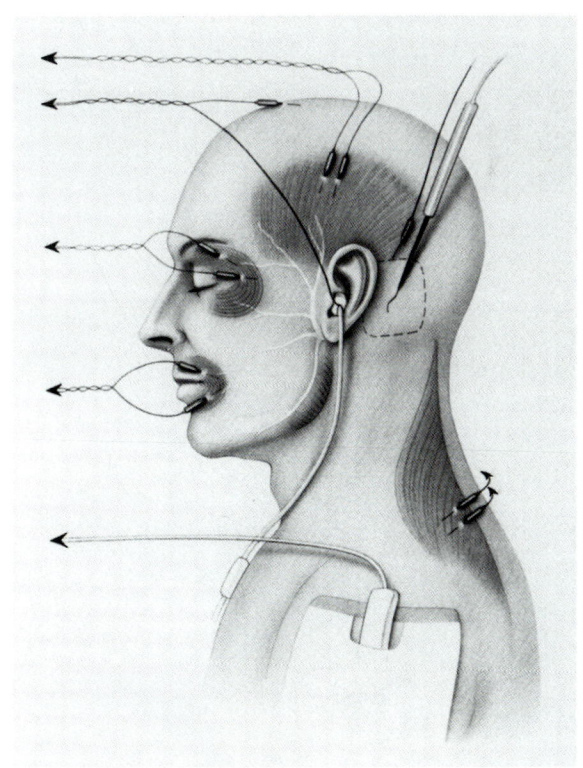

▲ 图51-2 监测听神经瘤手术中听觉保护的电极放置图解
成对的针状电极放置在以下肌肉中：颞肌（由V_{3m}支配），眼轮匝肌和口轮匝肌（由第Ⅶ对脑神经支配）和斜方肌（由第Ⅺ脑神经支配）。注意导线绞合在一起可减少60Hz的噪声。胸部的一个小传感器上的宽频click刺激通过一个塑料管供给，这个塑料管通过箔覆盖的海绵插入同侧耳朵，该插入物也用作记录电极，刺激电极是指前额或顶骨表面的电极，并且接地电极放置在手臂或肩部上。具有柔性尖端的探针用于刺激脑神经，并且针尖电极被放置在术腔边缘，用作接地刺激器（引自 Yingling CD: Intraoperative monitoring of cranial nerves in skull base surgery. In Jackler RK, Brackmann DE, editors: Neurotology, St Louis, 1994, Mosby, p 967.）

后一个 0.5mm 的球外，其余都是绝缘的。从外科医生的角度来看，这种电极可以用于刺激解剖平面内，甚至刺激肿瘤后面，而不用担心无意中破坏看不见的神经或血管结构（图 51-3）。通过这种探头，面神经常可以在看到之前被电定位，然后解剖可以以最有利的方式进行，以避免损伤神经。Kartush 及其同事[10]开发了一套 Rhoton 型解剖器械，除了在切割器械表面外，其余均是绝缘的，可以在持续刺激同时进行解剖。这些"刺激解剖器"对于去除与神经紧密黏附的肿瘤包膜特别有用。最近，已经开发出一种结合面神经刺激的电钻，并且现在可以从市场上买到（Stim Bur Guard；Medtronic，Minneapolis，MN）。当钻头刺激到神经时，可提醒外科医生钻头已接近面部神经，有助于降低钻孔时损伤神经的风险。

4. 刺激标准

关于脑神经监测的最佳刺激参数，目前几乎还没有统一意见，这些参数在中心之间变化很大。我们倾向于使用单极恒定电压刺激器，其以每秒 5~10 次的速率输送 0.2ms 的脉冲。根据我们的经验，这是一种有效且可靠的选择，通常会引起正常神经的反应，阈值范围在 0.05~0.2V，平均值约为 0.1V。

虽然关于使用恒流刺激器还是恒压刺激器这一问题一直有争议，但是并没有哪一种方法具有明显优势。然而，在许多情况下，有效设备的特征将限制刺激的类型。对于使用恒定电流还是恒定电压，更重要的问题是什么样的实际刺激水平是最合适的。通过改变不同手术环境中的刺激强度，例如定位与肿瘤相关的神经或测试已经识别神经的反应性，可以获得更有用的信息，而不是坚持简单的"设置、遗忘"。

（三）麻醉

幸运的是，用于脑神经监测的 ABR 和 EMG 反应基本上不受任何常用麻醉药的影响。麻醉药物选择的主要考虑因素是使用肌肉松弛药的禁忌证，因为阻断神经肌肉接头会干扰 EMG 活动的监测。一些报道表明[15-17]，部分阻断可用于预防患者肌肉运动，而不会阻碍用面神经刺激仪引发 EMG 反应。然而，根据我们的经验，虽然电诱发的 EMG 可以保留，但这些药物往往会抑制自发和机械引发的 EMG 活动。因此，除了用于促进插管的短效药物之外，在使用脑神经监测的手术期间不应使用肌肉松弛药。由于 ABR 和 EMG 不受常用麻醉药常规浓度的显著影响，因此通常不需要麻醉技术的其他限制。另外，皮质诱发电位对许多麻醉药非常敏感，因此在使用 SEP 或 tcMEP 时需要仔细调整麻醉水平。当使用 tcMEP 进行脑神经监测时，麻醉方案最好由异丙酚和麻醉药输注组成，并且不用氧化亚氮和吸入剂[18]。

最后，如果在切口部位使用局部麻醉药，必须注意避免在颈乳孔附近注射，以避免麻醉面神经。或者，可使用不含任何局部麻醉药的肾上腺素（1:100 000）用于辅助止血[19]。

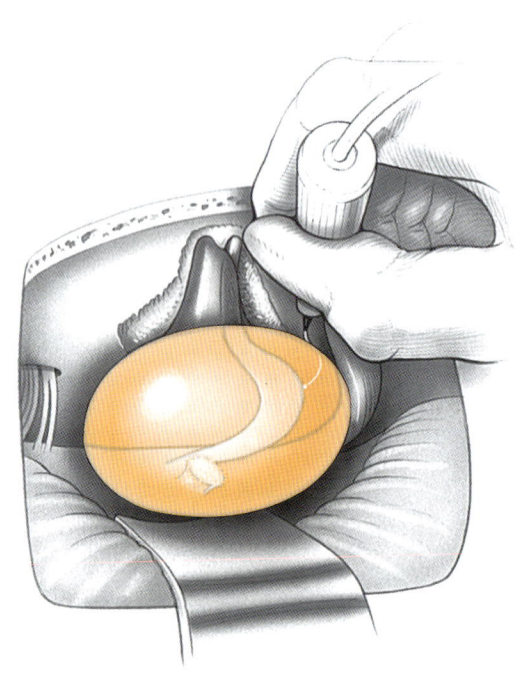

▲ 图 51-3　大听神经瘤（乙状窦后入路）的手术图显示使用柔性尖端探针来定位肿瘤内表面上的面神经

早期识别肿瘤腹侧面上"拐角处"的面神经，有助于加速切除剩余肿瘤包囊。图中肿瘤被绘制成透明状，以显示隐藏在背面的解剖结构细节（改编自 Yingling CD, Gardi JG: Intraoperative monitoring of facial and cochlear nerves during acoustic neuroma surgery. Otolaryngol Clin North Am 1992；25:413.）

二、面神经（第Ⅶ对脑神经）监测

（一）听神经瘤和其他小脑脑桥角肿瘤

面神经（第Ⅶ对脑神经）监测通常用于切除听神经瘤和其他小脑脑桥角（CPA）肿瘤的手术中。已经开发了几种用于面神经监测的技术，其中包括使用安装在面部上的敏感检测器来检测面神经活动，术中 EMG [20-23]，记录来自面神经的复合神经动作电位（CNAP）[24-26]，术中记录面肌 F 波 [27,28] 和视频分析，以检测面部运动 [29,30]。

（二）肌电图

由于肌电图有更高的灵敏度 [8, 10, 14, 20, 31-38] 和易于应用，迄今为止 EMG 已经取代了上述其他方法，成为面神经监测最常用的方法。EMG 以两种不同的方式监测运动性脑神经。首先，颅内电刺激使用诱发的 EMG 活动反应神经电传导过程，确定神经功能的完整性。其次，持续监测自发性 EMG 活动，通过术中操作（如分离、牵拉、肿瘤切除、使用电凝或激光或超声波吸引术）检测神经受到的机械、热或电刺激有关的变化 [38-41]。

1. 电刺激诱发的活动

利用刺激识别与肿瘤有关的神经：电刺激主要以两种方式使用：使用超阈值刺激水平（即阈上 1V）排除待解剖区域中是否有神经的存在，使用等于或略高于阈值的刺激水平（即阈下 0.05～0.3V）识别脑神经的精确位置，并确定其功能完整性。

在电刺激开始之前，必须尽快确认刺激和记录系统是否能正常使用，以避免出现潜在的灾难性假阴性结果。刺激伪影并不是一个明确的测试结果，因为只要一根导线连接刺激器的阳极回路或阴极，就有可能产生刺激伪影。但是，通常没有任何伪影提示系统中某处存在开路。为避免任何误判，最好在肿瘤切除之前确认整个系统的运转操作正常。在乙状窦后入路时，一旦开放硬脑膜并且小脑回缩，通常可以刺激第Ⅺ对脑神经，并且在斜方肌中的肌电图响应证实系统运行正常。除了非常大的听神经瘤手术之外，在肿瘤切除开始之前通常可以进行这种验证性操作。如果第Ⅺ对脑神经在开始时并未看见，刺激电极可以直接放置在肌肉上，并且可以获得直接的肌肉反应，尽管肌肉的刺激强度比神经的有效刺激强度更高。经迷路入路中，在迷路解剖过程中（肿瘤暴露前）可以在乳突骨质上刺激面神经进行验证，尽管阈值会更高，通常为 0.6～1.0V，尽管可能需要高达 2V（取决于上覆骨质的厚度）。

一旦证实了系统功能正常，就可以尝试进行定位和识别面神经。在较小的肿瘤（侵犯 CPA 部分直径≤ 1cm）中，神经通常位于其脑干入口处，并且可以在解剖开始之前确认电反应。一旦找到阈值，将电压增加至阈值的至少 3 倍，并且刺激器扫过肿瘤的暴露表面，以确认在开始解剖之前无面神经纤维走行。对于较大的肿瘤，面神经的位置可能不会立即被识别。在这种情况下，我们从 0.3V 开始并试探可检测的区域，如果没有得到响应，我们在 0.5V 和 1.0V 处重复搜索。如果在 1.0V 时没有获得响应，则可以安全地假设面神经不在暴露的肿瘤表面，可以进行肿瘤切除。

在肿瘤切除时，使用上述的超阈值刺激强度，重复用刺激器扫描手术视野中是否有面神经存在。一旦检测区域有反应，刺激强度降低至 0.1～0.2V，并且反应区域会变窄。当神经在视野中时，将电极直接放置在神经上，并通过从零开始缓慢增加刺激强度，直到获得反应来获得阈值。用于识别神经位置的进一步刺激在该阈值 3～5 倍处进行，当切除肿瘤时应该反复检测。

由单极刺激的强度确定电反应绘图的空间分辨率。为了最准确的定位，刺激强度应保持在低水平。在超阈值水平，空间分辨率＜ 1mm，这使面神经可以比较容易地与相邻的前庭耳蜗复合体区分开。相反，为了确认神经不在即将操作的区域，使用更高强度的刺激（≤ 1.0V）来降低假阴性结果的可能性。随着越来越多的肿瘤组织被切除，面神经从脑干到内听道的行程可以被识别出来。尽管神经的末端所在区域可能是相对圆柱形的，但它经常被 CPA 中的肿瘤压迫，并且在肿瘤表面形成宽阔、平坦的纤维区域。通常，识别神经并将其与蛛网膜组织区分开来的唯一方法是使用电刺激，因为神经可能在显微镜下看不到，但是其电传导是可见的。

肿瘤切除后神经功能状态的评估：术中刺激的主要用途是定位和识别与 CPA 肿瘤相关的脑神经走行。此外，电刺激还用于确定这些神经功能状态的变化，并且可有效预测术后神经功能。一般来说，阈值显著升高或无法在刺激高达 1V 的情况下引起反应，很可能会在术后出现面部功能障碍，特别是在短期内出现[42]。相反，在肿瘤完全切除后由第Ⅶ对脑神经的低阈值刺激引起的面部肌电图反应为良好，也可能出现短暂或迟发性面瘫，所以这种方法预测术后面神经功能并不可靠[43-46]。这类报道中低阈值的定义从 0.05～2.1mA 不等。近年来，已经生产出具有高精度刺激的面部神经监测系统，其以 0.01mA 的增量提供低至 0.01mA 的最小刺激强度。这些系统可以更准确地确定阈值，并可识别响应阈值低于 0.05mA（0.01～0.04mA）的患者，从而更好地预测术后面神经功能[47, 48]。

用于测量肿瘤切除后复合肌肉动作电位（CMAP）幅度的方法，也被用于量化第Ⅶ对脑神经的功能状态[33, 42]。然而，绝对振幅在不同患者中变化较大，并且可以在一定程度上由非特异性因素来决定，如精确电极放置、皮下脂肪量[31]、面神经长度和肌肉质量[49]。这些变化导致一些研究者使用比率，而不是绝对值来评估术后面神经功能。Taha 及其同事[50]测量了肿瘤切除后 CMAP 振幅与脑干近端和内听道刺激的比值，发现近端与远端振幅比＞2 : 3 时预后良好。同样，Isaacson 及其同事[51]分析了近端与远端振幅比，并指出较高的比率反映了术后即刻面神经功能良好。Lin 及其同事[49]计算肿瘤切除后的近端振幅值与经皮面神经刺激响应的超大振幅测量值之间的比率，并且发现当在 0.3mA 测量时，CMAP 比率＞最大值的 50% 时具有 93% 的阳性预测值。

预测长期而不是短期的面部神经功能，是外科医生的主要关注点，因为这样可以更好地为患者提供咨询和规划康复治疗[52]。有人提出肿瘤切除术后脑干记录低阈值是面神经长期功能保留良好的预测指标[43, 53-55]；然而，一些人质疑阈值不能准确预测长期面神经功能[56, 57]。Neff 及其同事[58]评估了阈值和振幅的组合，发现 0.05mA 的最小阈值和 CMAP 振幅超过 240μV 可预示患者术后 1 年的良好预后。Fenton 及其同事[59]得出结论，术后早期面神经功能的临床分级是长期面神经功能的更可靠预测因素。他们还证明，所有患者在肿瘤切除后对近端刺激有可记录的 EMG 反应，无论阈值或幅度如何，都恢复到随访 HB Ⅲ级或更好的面神经功能分级。虽然之前曾报道过这种相关性[42, 46, 55, 60, 61]，但其重要性却未被注意到。因此，现在可以接受的是，无论何时对任何幅度或阈值的电刺激可记录到反应，则面部神经极有可能随着随访时间增加显示出改善的迹象，因此不建议在术后第 1 年内进行干预[59]。另一方面，在手术结束时对刺激没有反应并不预示着不良预后。如果神经连续性得以保留，即使术后立即出现面瘫，当功能性神经纤维再生时，仍有很大可能恢复功能。先前已有报道手术后无电反应患者的面神经功能部分恢复[62, 63]。恢复开始越早，其功能恢复越好，但如果在 12 个月时缺乏恢复的证据，则不太可能发生神经恢复[64]。

2. 自发和机械诱发的电活动

EMG 对颅内刺激的反应是脑神经定位和功能状态的最具体指标。然而，与术中操作相关的自发 EMG 活动和机械诱导的 EMG 反应对于保持神经功能也是有用的。在术中监测期间最常见的 EMG 活动是神经性放电[31]，这是一种运动单位的特征性放电，多为持续数毫秒的短暂爆发或持续长达 1min[31]。它们多在轴突膜去极化的情况下出现，这是由于神经的机械或代谢刺激引起的。这通常发生在肿瘤切除、收缩、冲洗或其他手术操作过程中。与特定手术操作相关的 EMG 活动的增加，通常是面神经定位的最早指标。当引发这种活动时，应该使用刺激器探查问题区域，以便在可能的情况下识别神经。通常，手术操作可引起 EMG 活动，这是由于肿瘤牵拉或者压迫传递到神经而不是在紧邻区域中有神经。在这种情况下，对电刺激若无反应则切除肿瘤可进行。在其他情况下，机械刺激引发神经电活动从而识别神经，然后可以如前进行精确定位。

虽然神经性放电可以帮助医生进行面神经的

第51章 神经外科手术中脑神经的术中监测

定位，但他们不能准确地预测术后面神经功能。它们的发生并不总是意味着即将发生神经损伤，但它却表明面神经接近手术操作区域，因此应该认为这是一个安全的提示，表示面神经完整且反应敏锐[65]。另外，神经性放电并不能始终保证面部神经是完整的，因为急性横断可以在没有警告的情况下发生[31]。此外，当监测面神经严重受压的患者时，神经轴突会变得伸展，部分受损，反应性低于正常，因此，尽管进行了大量的手术操作，肌电图仍然很少见到其产生的[66, 67]。因此，在大肿瘤中以自发性肌电图中的电反应作为面神经手术操作的提示，可能并不可靠。在这种情况下，反复使用电刺激并通过测量其偏离基线的阈值变化来评估神经状况是重要的。另外，一些作者报道了基于波形振幅特征的神经性放电，与术后神经损伤程度之间的联系[68, 69, 70]。Romstock及其同事[70]描述了以高频均匀信号的正弦对称序列为特征的"A列"的发生，并将其与术后面神经功能不良相关联。最近，同一组研究者[71]使用离线自动化系统对A列进行定量分析，并证明A列出现时间与不良术后结果相关。尽管监测自发性EMG活动在手术期间提供持续反馈，但是信号的定量分析是离线执行的，并且需要特定系统，这在技术上有困难，而且不能向外科医生提供即时反馈。最后，自发性EMG活动通常是麻醉深度的间接指标，当不能使用肌肉松弛药时，这点尤其重要。局部解剖不可能同时增加所有通道的自发性EMG活性。当发生这种全身性电反应阈值增加时，应立即通知麻醉师，因为患者明显的运动常会在几秒内发生。

图51-4显示了在前庭神经鞘瘤切除时，经常遇到的不同类型EMG活动的示例。

肌电图监测的缺陷和局限性：成功使用术中面神经监测需要丰富的神经电生理学知识，以避免误判EMG反应[72]。在通过电刺激评估面神经的完整性，并在神经损伤后获得反应，这可能会发生潜在的误导性。这种错误可能有两个来源是：第一，刺激损伤部位的远端面神经，远端轴突仍将对电刺激产生反应，因为轴突损伤后，发生Wallerian变性的时间约为损伤后的第3天[73]，而

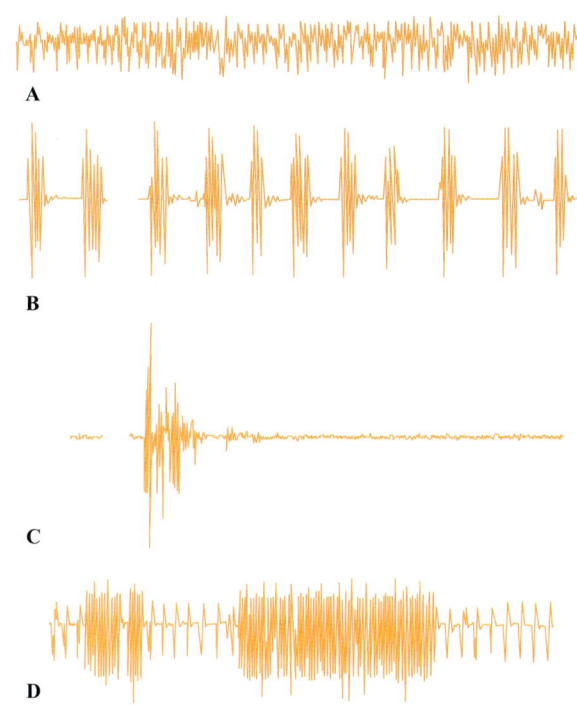

▲ 图51-4 前庭神经鞘瘤手术中常见的三种肌电活动的说明性示例

A. 密集的强直（持续）活动，通常与神经拉伸相关并表现出正弦模式。B. 较低频率的强直活动，即所谓的爆米花活动。C. 阶段的（瞬态）爆发活动通常与直接接触神经有关。D. 突发活动叠加在正在进行的小振幅序列上。重要的是，不要忽视这些叠加背景活动的事件，因为尽管它们具有重要意义，可能会被忽视（引自 Yingling CD, Ashram YA: Intraoperative monitoring of cranial nerves in skull base surgery. In Jackler R, Brackmann DE, editors: Neurotology, ed 2, Philadelphia, 2005, Elsevier, p 958.）

非是在手术中。因此，评估潜在损伤后面神经完整性时，必须确认刺激器位于损伤部位的近端[74]。第二，如果损伤部位位于神经与脑干连接的位置，即使是电极放置在近端，也可以产生反应。这可以通过同时使用tcMEP来检测，tcMEP可以评估面部神经的全段。

当面神经的主干没有受到刺激而是刺激了中间神经时，可能会出现另一种复杂的情况，这可能被误认为是CPA中变细的面神经。在CPA手术期间，对中间神经的电刺仅在口轮匝肌通道中记录到，其包括长潜伏期、低振幅和高于面神经反应的阈值（图51-5）[75]。在刺激时，中间神经和面神经之间的并不容易分辨能的，因为对外科医生来讲，在肿瘤前面时面神经不能充分显露，因为最常见的外科手术入路是从后方入路。此外，

第九篇 颅 底

肿瘤生长导致面神经被拉伸和扩张，因此它通常不能认为是孤立的神经干，而被看作是宽的带状物[75, 76]。外科医生必须认识到刺激中间神经可以（至少是口轮匝肌）鉴别肌电活动，但面神经的主干可能位于 CPA 完全不同的位置（图 51-6）。为了保护面神经，外科医生必须通过反复刺激来定位面神经。

关于 EMG 局限性的认识，对于正确解释电反应至关重要。EMG 监测的一个主要局限是其特异性相对较低。肌电图监测容易产生伪像，并且它们与真正的肌电活动之间的辨别有时可能很困难。如由于不同金属制成的手术器械之间的接触，可能出现由双金属电位产生的伪影，因为这些可能与术中操作相关，都可产生类似于产生真正的 EMG 反应，所以它们很难识别。一些有用的鉴别标准，人为诱发的伪影刺激的频率通常高于 EMG 活动，因此它们听起来比真正的 EMG 活动更"容易有杂音"，后者具有更多的"爆裂"声音。此外，人为刺激趋向于同时出现在几个通道上，这对 EMG 活动来说不太可能（图 51-7）。因此应由经验丰富的监测人员而不是专注于手术领域的外科医生来进行判断。肌电图监测的另一个局限是，当面部神经可能处于高风险时，它在电

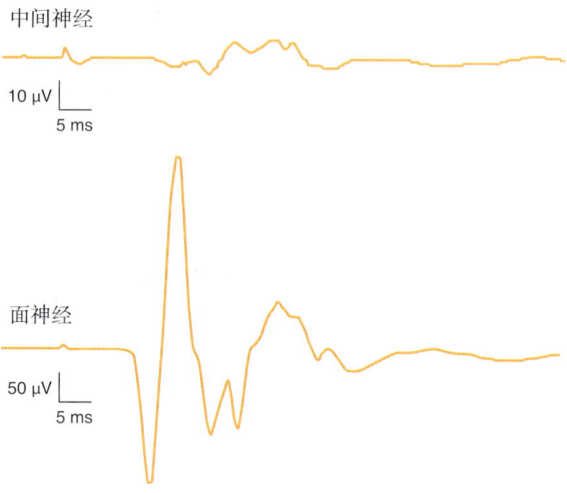

▲ 图 51-5 口轮匝肌对中间神经（上）和面神经（下）刺激的反应

注意中间神经反应的程度较小，波形小，潜伏期较长，仅见于下部面神经通道（引自 Ashram YA, Jackler RK, Pitts LH, Yingling CD: Intraoperative electrophysiological identification of the nervus intermedius. Otol Neurotol 2005;26:274.）

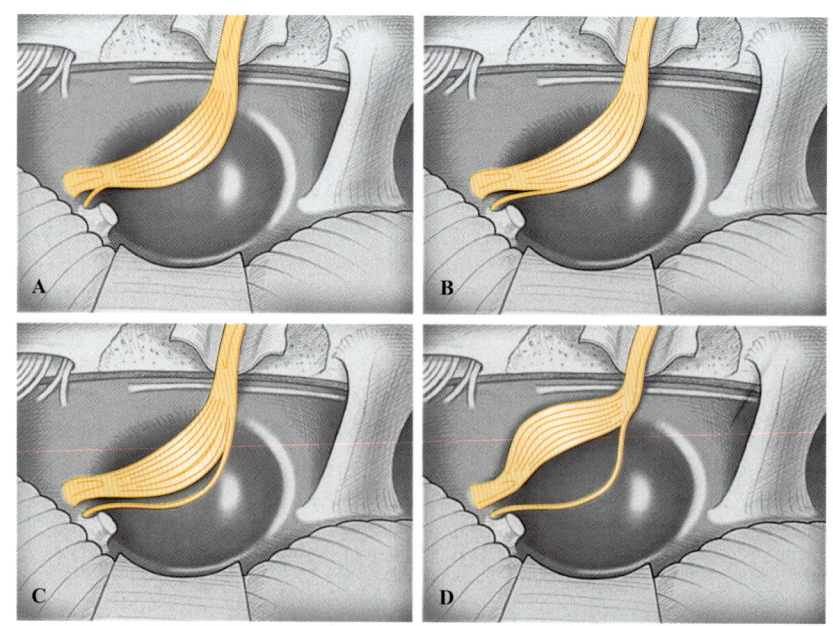

▲ 图 51-6 中间神经与面神经和前庭神经关系的解剖变异

A. 中间神经连接脑干根部神经传入区域附近的第Ⅶ～Ⅷ对脑神经复合体；B. 中间神经在小脑脑桥角（CPA）中连接第Ⅶ～Ⅷ对脑神经；C. 中间神经在内听道附近连接第Ⅶ～Ⅷ对脑神经；D. 中间神经在 CPA 中具有独立的径路，除非其特征性的反应被识别，否则它可被误认为是面神经（引自 Ashram YA, Jackler RK, Pitts LH, Yingling CD: Intraoperative electrophysiological identifi cation of the nervus intermedius. Otol Neurotol 2005;26:274.）

第51章 神经外科手术中脑神经的术中监测

凝期间几乎无用。尝试减少双极烧灼的伪影已取得一定的成功，因为这种装置产生难以滤除的高振幅宽带噪声。基于运动检测的技术（如视频监控，不受电子干扰）可以提供 EMG 监测的重要辅助，尽管它们的灵敏度相对较低。根据我们的经验，处理这个问题的实际方法是在双极电凝术之前使用电刺激来确认要烧灼的区域没有面神经纤维。在即将被烧灼的区域中，没有对更高水平的电刺激（≤1V）的响应表明电凝术可以安全地进行。

EMG 监测的另一个问题是，除非在手术区域中可以接近面神经，否则刺激的电反应不能用于评估面神经完整性。然而，对于大肿瘤，面神经在外科医生明显看到之前有受到损伤的风险，并且可能对机械操作没有响应。在这种情况下，可以通过使用尖端灵活的探针在解剖平面内，或在肿瘤后面刺激，在外科医生看来，不用担心破坏看不见的血管或神经结构。近年来，使用面神经的 tcMEP，即使在看到并识别神经之前也可进行连续的面神经监测，它是听神经瘤手术的重大突破。这对于大肿瘤的患者尤其重要，其中面神经可能在手术后期难以识别，使颅内刺激的价值有限。

（三）经颅脑电运动诱发电位监测

TcMEP 监测通常用于评估脊柱手术期间皮质脊髓束的功能。该技术最近已被适用于监测皮质骨髓束以评估面部[18,77,78]和其他运动性脑神经[79,80]的功能，并克服术中肌电图的缺点。它可对于颅运动神经支配的从皮质到肌肉的神经通路进行连续监测，因此可应用于外科手术中可能有损伤风险的上运动神经元（皮质神经节束）或下运动神经元（脑神经运动神经核和脑神经运动纤维）。用于面部神经监测的 tcMEP 具有即使在神经暴露于外科手术区域之前，也进行连续神经功能完整性监测的优点。通过在面部运动区域上方的头皮上放置一对刺激（螺旋形或针形）电极来进行，阳极放置在手术对侧的区域[81]。使用 C3 或 C4 阳极，阴极置于 CZ[82]。这些电极通过提供多脉冲恒定电压刺激皮质延髓通路。需要多个

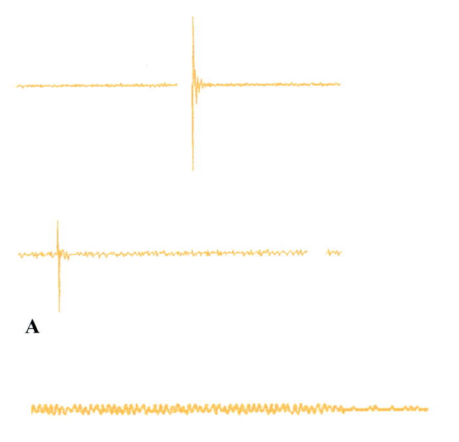

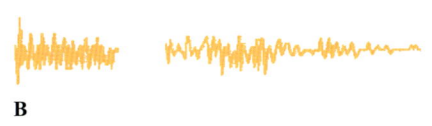

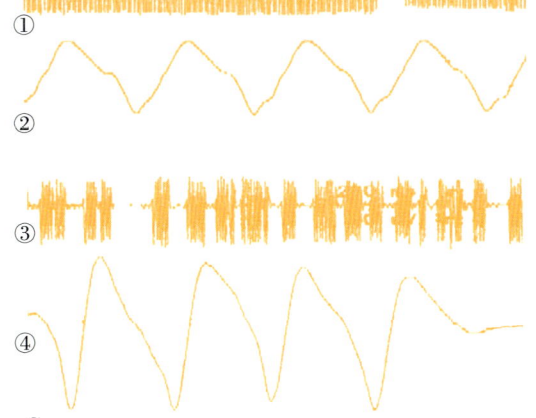

▲ 图 51-7 肌电图（EMG）活动与伪影

A. 上图：外科领域不同金属器械接触产生的伪影干扰。注意波形上具有指数衰减的尖锐边缘（可能与尖峰活动混淆）。下图：具有低振幅 EMG 背景且无指数衰减的单个 EMG 尖峰。B. 上图：在内听道（IAC）打孔期间产生的规则正弦曲线伪影。下图：在钻探 IAC 时不规则的 EMG 活动。C. 上部两条线图：具有两个时标的常规伪影，200ms/cm 和 5ms/cm。下部两条线图：EMG 活动在相同的两个时间尺度上。在 200ms/cm 时，可能难以区分真实的 EMG 和伪影。然而，对于更快的 5ms/cm 时基，线②显示伪影波形是规则和同步的，而线④揭示了表征真实 EMG 活动的不规则性（引自 Yingling CD, Ashram YA: Intraoperative monitoring of cranial nerves in skull base surgery. In Jackler R, Brackmann DE, editors: Neurotology, ed 2, Philadelphia, 2005, Elsevier, p 958.）

第九篇 颅 底

脉冲来克服麻醉诱导的上、下运动神经元之间突触连接的抑制。刺激通常包括 3～5 个脉冲，范围从 100～500V，刺激间隔（ISI）为 1～2ms。将记录电极置于恰当的面部肌肉中，以记录 EMG 对经颅刺激的反应。还将针电极插入对侧外展肌拇短肌中作为对照。面部 MEP 反应通常具有多相性，与标准面部 CMAP 相比具有较长的持续时间[18]。

执行 tcMEP 在技术上比执行 EMG 更具挑战性。在尝试使用 tcMEP 之前，意识到可能存在的陷阱并获得足够的故障排除技巧至关重要。用于面部神经监测的 tcMEP 问题之一是可能出现的大刺激伪影，甚至可以覆盖面部 MEP 响应相对短的潜伏期，其原因是刺激和记录部位之间的距离短，这可以通过使用脉冲序列的短 ISI 来限制刺激伪影的持续时间，并通过应用合适的滤波器设置来减少伪影。其他值得关注的是 tcMEP 对麻醉的显著敏感性，以及患者移动的可能性，在某些情况下，经颅刺激对显微镜视野的干扰，使其可能不适合精细的颅内手术。在这种情况下，应在进行刺激之前通知外科医生。外周面神经兴奋电流扩散到颅外的可能性是 tcMEP 的另一个关键问题。通过在操作开始时，用单个脉冲用与监测的相同电刺激强度进行检查。与多脉冲响应相比，面部肌肉对单脉冲刺激没有反应表明记录反应在源头的中心位置（图 51-8）。

最近，tcMEP 已经可以预测术后面神经功能。一些研究表明，基线与最终振幅比超过 50% 的记录反应，是术后即刻面神经功能良好的预测因子[18, 77, 83]。其对于长期预后的预测价值仍不太明显。图 51-9 表明听神经瘤手术期间，在牵拉面神经后口轮匝肌的 MEP 反应丧失。同时，引导 0.15mA 的电流刺激近端面神经刺激记录 CMAP。术后即刻面神经功能为 HB Ⅵ级，与 MEP 的丧失相关。然而，面神经功能在 9 个月内逐渐改善至Ⅲ级，这与 EMG 反应相关。

最后，tcMEP 提供有关整个手术过程中面神经完整性的连续信息。EMG 对于神经定位、描绘和在处理神经时的预警，对外科医生非常重要。TcMEP 不是 EMG 的替代品，这两种技术彼此相

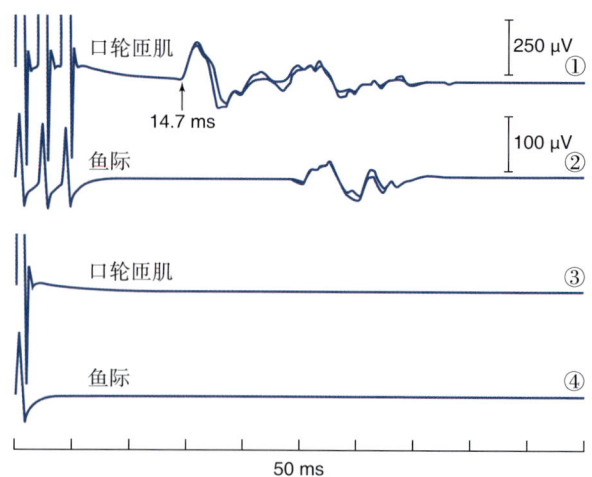

▲ 图 51-8　术中记录经颅运动诱发电位（MEP）
从左口轮匝肌（O. oris）肌肉记录的面部 MEP 示例。面部 MEP 响应（①线）的振幅为 300mV，通过三个脉冲的经颅电刺激，2ms 刺激间隔和 150V 电压。在刺激期间，阳极处于 M4 且阴极处于 Mz。还显示了同时的鱼际肌肉反应（②线）。注意缺乏相同强度的单脉冲响应（③和④线）和面部 MEP 起始潜伏期为 14.7ms，表示其为起源的中心。面部 MEP 相对于标准面部复合肌肉动作电位（CMAP）明显分散的预期持续时间反映了术前面神经损伤或面部运动神经元去极化与脉冲序列的正常时间分散，如果没有可比较的规范数据，则无法清楚地确定（引自 Dong CCJ, Macdonald DB, Akagami R, et al: Intraoperative facial motor evoked potential monitoring with transcranial electrical stimulation during skull base surgery. Clin Neurophysiol 2005;116:588.）

加而不会相互干扰。结合 tcMEP 和 EMG 可改善神经旋转手术中面神经监测的质量。在未来使用这种技术将加强其在预测方面的重要性，并因此预防面神经损伤。

（四）微血管减压术

用于治疗三叉神经痛和面肌痉挛的微血管减压手术涉及对颅后窝脑神经的潜在损伤。因此，EMG 和 ABR 监测经常与这些手术一起使用[84]，并采用本章其他部分描述的相同技术。然而，在面肌痉挛的微血管减压术的具体病例中，Møller 和 Jannetta[34] 描述了一种不同的技术。该方法基于在面肌痉挛患者中发现异常的肌肉反应，其中由面神经一个分支所支配的肌肉在刺激另一个分支时响应。这种反应是由于受影响一侧的面神经分支到另一个分支的活动异常导致。因为它不受麻醉抑制，只要患者没有瘫痪，就可以在术中被

第51章 神经外科手术中脑神经的术中监测

记录下来。

对于典型的手术，记录电极被插入到第Ⅶ对脑神经的下颌缘支所支配的颏肌和颧支所支配的眼轮匝肌。皮下针电极也插入第Ⅶ对脑神经的下颌缘和颧支附近进行刺激。值得注意的是，所需的刺激电压将比颅内神经的直接刺激更高（4～20V）。如前文所述，颅内刺激也能够用于治疗面肌痉挛的面神经减压手术中确保面神经的完整性。图51-10显示了这个过程的典型结果。

如果在开始时没有看到异常响应，则通常可以通过高频（50Hz）的短暂刺激来触发。异常反应的振幅通常低于正常反应的振幅，并且在硬脑膜打开后可能进一步下降，这可能是因为血管与神经的关系发生了变化。然而，通常在神经减压前都可以看到在某个振幅下的异常反应。Møller 和 Jannetta[34] 建议进行减压，直到刺激不能引起异常反应。他们指出在侵犯的血管从神经中移除后，异常反应会立即消失，Halnes 和 Torres 也报道了这一发现[31]，尽管根据我们的经验，异常反应可能需要几分钟才能完全消失。关于异常肌肉反应的持续或消失与最终临床结果之间的关联，争论仍在继续。Kong 和 Associate[85] 发现，减压后异常反应完全消失的患者，长期预后明显好于异常反应持续出现的患者；然而，其他研究者未能证明这种关联[86]。仍需要更多的工作，来阐明异常肌肉反应的预后意义。

（五）腮腺手术

腮腺切除术中的面神经监测是有益的，特别是在腮腺恶性肿瘤患者和二次手术中。该技术类

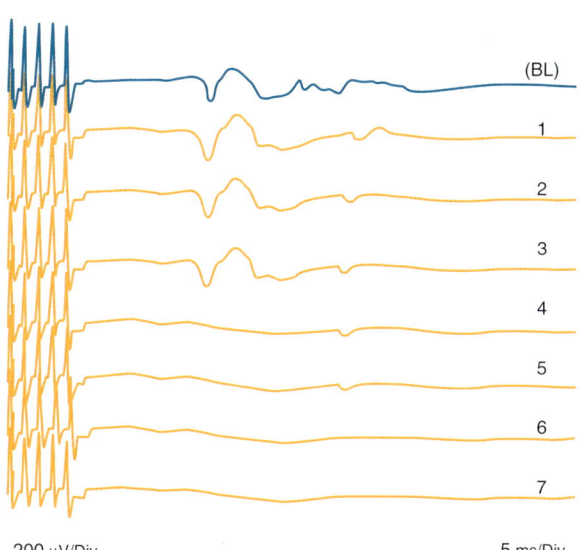

▲ 图 51-9 在移除左侧 4cm 听神经瘤期间，面神经经颅运动诱发电位（MEP）的代表性变化
在对侧面部运动区域的多脉冲皮质刺激之后从口轮匝肌记录电反应，其中阳极在 C4 处，阴极在 Cz 处。BL 线是在打开硬脑膜后立即以 200V 记录的口轮匝肌 MEP 基线（BL）。线 1～7 是在移除肿瘤期间记录的连续轨迹。线 1～3 显示稳定的 MEP；在记录线 3 之后，发生了神经牵拉引起的神经性放电发作。2 分钟后记录的线 4 显示 MEP 的急剧丧失，其在线 5～7（间隔 2min）中未恢复。另一方面，直接近端面神经电刺激在 0.15mA 阈值下给出肌电图响应。患者术后立即有Ⅵ级面神经功能

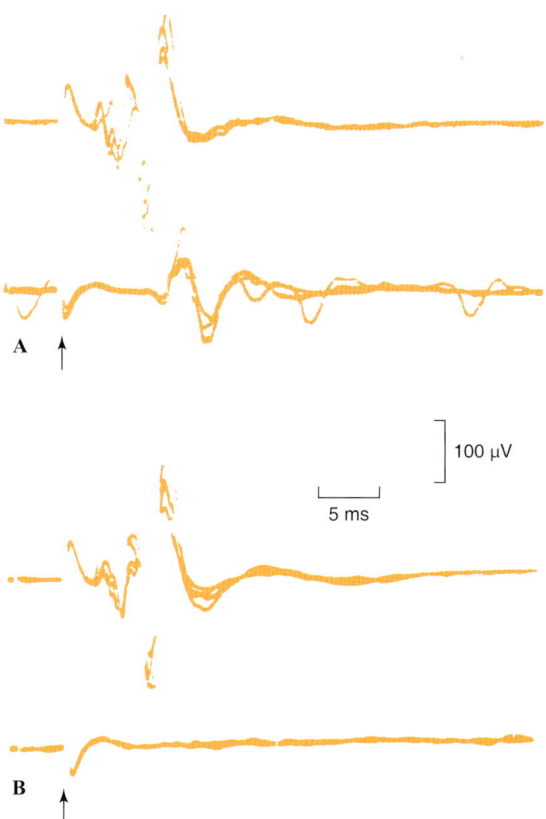

▲ 图 51-10 术中监测微血管减压术导致面肌痉挛的反应
刺激电极位于面神经颧支，并且记录位于眼轮匝肌（顶部）和颏肌（底部）的通道。A. 减压前：在上图线可以看到眼轮匝肌对刺激颧支的正常反应。下图线显示在刺激颏肌时潜伏期延长的异常反应（箭指示时间）。B. 减压后：不再看到颏肌的异常反应；眼轮匝肌的正常反应不变（引自 Yingling CD: Intraoperative monitoring of cranial nerves in skull base surgery. In Jackler RK, Brackmann DE, editors: Neurotology, St Louis, 1994, Mosby, p 967.）

似于 CPA 手术中的面神经监测，在腮腺手术中通常第Ⅶ对脑神经是唯一有损伤风险的神经。因此，与其使用多个 EMG 通道来监测多个神经，还不如使用所有可用通道来监测面神经分布在腮腺内的不同分支。典型的 4 个通道包括在额肌（第Ⅶ对脑神经的颞支），下口轮匝肌（颧支），上口轮匝肌（颊支）和颏肌（下颌缘支）的密集双极电极对。通过电刺激获得的电反应波形可用于确定哪个分支被刺激。单个通道中的 EMG 活动表明激活腮腺内面神经丛远端神经的单个分支，两个或三个通道中的活动通常表示面神经丛内的位置，所有通道上的响应表明在面神经和茎乳孔之间神经主干的激活。对于机械引发的电活动和对电刺激的电反应都是如此。记录机械引发活动和对电刺激反应的方法类似于颅内使用的方法，因为面神经的颅内部分缺乏在神经远端发现厚的神经外膜，直接刺激腮腺内神经的阈值通常会略高于颅后窝中的阈值。先前复发感染和（或）手术干预导致的面神经周围瘢痕形成，是进一步增加阈值的因素之一[87]。

（六）其他耳科手术

面神经监测也可用于许多耳科手术。例如，先天性耳廓闭锁可能与面神经的异常走行有关，或者可能需要重新移位神经，以暴露卵圆窗。慢性中耳炎和胆脂瘤的手术，也可能得益于面神经监测，特别是当术前发现包括之前就存在的面部功能障碍，或计算机断层扫描证据表明半规管破坏时。鼓室乳突二次手术具有较高的面神经损伤风险，因为解剖标志可能被瘢痕组织遮挡。但不一定每个常规病例都监测，也没有简单的规则来确定何时应进行监测；必须考虑许多因素，包括先前存在的缺陷、病变的大小和位置、既往手术，以及外科医生的经验。除了指导训练、解剖和验证神经完整性之外，面神经监测还可用于检测面神经裂[88, 89]。Noss 和同事[88]提示面神经的电刺激阈值比单独进行手术观察更可靠，识别继发于面神经裂管的损伤风险。这些作者发现，< 1V 的面神经刺激阈值，可通过电生理学识别出开裂的神经，因此应考虑受伤风险的增加。

三、其他运动神经监测

（一）第Ⅲ、第Ⅳ和第Ⅵ对脑神经监测：眼外肌

监测动眼神经（第Ⅲ对脑神经）、滑车神经（第Ⅳ对脑神经）和外展神经（第Ⅵ对脑神经），其支配各种眼外肌，在手术中通常对前颅底病变进行监测有更多需要。可包括如海绵窦肿瘤、脑桥前肿瘤和具有明显向前或内侧延伸的岩尖病变。虽然基本原理与面神经监测相同，但目标肌肉相对难以接近，会造成特殊困难。

配对的钩线电极优选用于监测眼外肌，因为它们是柔韧的，因此不太可能使眼睛受到创伤。钩丝电极通过眼睑插入目标肌肉的肌腱附近，它们从肌肉中获取体积传导的电活动（图 51-11）。

为了监测动眼神经（第Ⅲ对脑神经），将电极放置在眶下边缘，大约距内眼角 1/3 处，将诱导下斜肌或下直肌的活动，这两种肌都受到第Ⅲ对脑神经支配（图 51-11）。同样地，由外展神经（第Ⅵ对脑神经）支配的外直肌活动可以通过从外眦插入的电极来检测。滑车神经（第Ⅳ对脑神经）是最难监测的，因为上斜肌不能与其他眼外肌相同的方式直接连接到眼球。眼外肌对第Ⅲ、第Ⅳ或第Ⅵ对脑神经刺激的反应潜伏期通常为 2～3ms，远短于对第Ⅶ对脑神经刺激的反应。这种短暂的延迟有助于防止真正的第Ⅲ、第Ⅳ或第Ⅵ对脑神经反应与第Ⅶ对脑神经活动的混淆，第Ⅶ对脑神经活动是这些肌肉记录的常见干扰项（图 51-12）。

幸运的是，眼外肌监测带来的并发症（除了短暂的挫伤）是罕见的。然而，应该记住的是，在眼球附近放置电极并非没有风险。在我们的一位患者中，在上斜肌附近放置电极导致出血和眼压升高，并且由于肿瘤压迫眼眶后部而导致静脉回流受阻。幸运的是，在异常信号覆盖前检测到了这一点，手术中止，并进行侧向睑内翻，以减轻过度的眼内压。几天后取出肿瘤，没有进一步尝试监测第Ⅳ对脑神经功能。此外，诊断性眼肌电图与罕见的结膜瘀斑、包膜下出血和暴露性角膜炎有关，所有这些都没有明显后遗症。更令人担忧的是眼球无意中穿孔，更有可能出现在未检

测到的青光眼患者中。

（二）三叉神经运动支的监测

术中监测第 V 对脑神经的大部分尝试都集中在运动支部分（V_{3m}），这是该神经的第三分支。监测 V_{3m} 的原则与第 VII 对脑神经监测相同。然而，在实践中，通道之间的串扰使情况复杂化。V_{3m} 的刺激可产生大幅度 CMAP 响应，其将由咬肌或颞肌中的电极记录并传递至面部肌肉。同样地，可以在咬肌或颞肌通道中看到面部肌肉中的活动，这产生了两个方向上串扰的可能性。这种重叠可能在解释 EMG 活动的起源方面存在问题。为了最大限度地减少串扰，V_{3m} 记录电极应该是位于他们受面部肌肉活动影响最小的位置。我们目前使用放置在颧弓下方颞肌中的钩线电极，除非由于手术入路（即颞下或颅中窝）而无法做到这一点；在这种情况下，电极必须放在咬肌中。

串扰在使用电刺激时较少出现，因为可以通过响应的潜伏期来区分 V_{3m} 和第 VII 对脑神经。刺激第 VII 对脑神经产生 CMAP，起始潜伏期通常在 6～8ms 之间，具体取决于刺激的确切部位，尽管在远侧内听道刺激可能短至 5ms 或延迟，如果神经受到肿瘤的严重损害，则为 20ms。另一方面，V_{3m} 的刺激产生明显更短的潜伏期响应，其范围为 3.5～5ms（总之，这些发现提示一个有用的助记符："第 V 对脑神经 < 5，第 VII 对脑神经大约为 7"）。在典型的听神经瘤病例中看到的不同反应模式显示在图 51-12 中。

（三）后组脑神经的监测：第 IX、第 X、第 XIII 和第 XII 对脑神经

具有明显较差延伸的较大听神经瘤可能牵涉到后组脑神经，并且术中监测这些神经将是有益

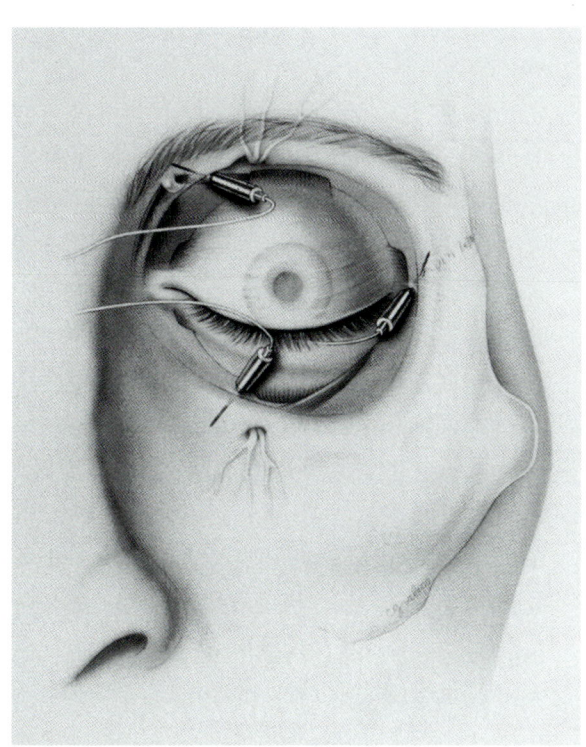

▲ 图 51-11 在眼外肌中放置电极，监测脑神经 III、IV 和 VI

通过闭合的眼睑（以透明的方式绘制）插入电极，抵靠骨性眼眶的内表面，以记录下直肌 / 下斜肌（第 III 对脑神经），上斜肌（第 IV 对脑神经）和外直肌（第 VI 对脑神经）。该图显示了单极针电极；现在优选柔韧的双极钩线电极用于记录眼外肌活动（引自 Yingling CD: Intraoperative monitoring of cranial nerves in skull base surgery. In Jackler RK, Brackmann DE, editors: Neurotology, St Louis, 1994, Mosby, p 967.）

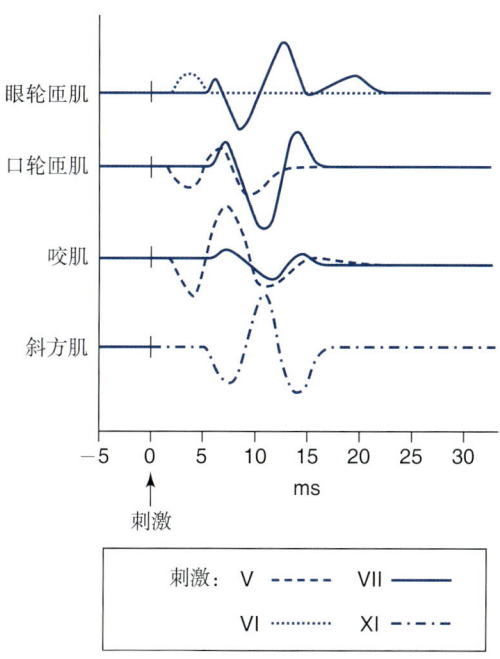

▲ 图 51-12 在四声道（图 51-2）通过颅内刺激不同的运动神经获得反应的示意图

尽管在第 V 和第 VII 对脑神经通道中存在串扰，但是通过对第 V 对脑神经刺激响应的较短潜伏期可以清楚地区分这些神经。由于从外直肌到外眦电极的体积传导，第 VI 对脑神经的刺激产生了局限于眼轮匝肌通道的短潜伏期反应；刺激第 XI 对脑神经产生的反应仅限于斜方肌（引自 Jackler RK, Pitts LH: Acoustic neuroma. Neurosurg Clin North Am 1990; 1: 199.）

的。更常见的是，脑神经Ⅸ和Ⅻ累及后外侧颅底的肿瘤，如第Ⅸ、第Ⅹ或第Ⅺ对脑神经的血管球瘤、脑膜瘤或神经鞘瘤。与该区域肿瘤切除相关的风险主要是神经损伤，这可能导致声音恶化、吞咽困难或肩部无力和疼痛。这些神经可以用类似之前描述过的 EMG 技术进行监测，并适当放置记录电极[90-93]。

舌咽神经（第Ⅸ对脑神经）主要介导上咽的感觉和舌后 1/3 的味觉。受这种神经支配的唯一肌肉是茎突咽肌，它不易于插入 EMG 记录电极。然而，在肿瘤同侧软腭后部的电极将从缝咽中获取体积传导活动（图 51-13）。插管后将电极插入口内并最好缝合到位，以防止意外移位。

与其他后组脑神经相比，在解剖期间对第Ⅸ脑神经的机械刺激，通常产生很少的 EMG 活动，因此它是最常丧失功能的神经。幸运的是，孤立的第Ⅸ对脑神经损伤产生的功能缺陷相对较小。对这种神经的电刺激产生 EMG 响应，其潜伏期约为 5～7ms，通常是低振幅的，因为记录电极不是直接放置在茎突咽肌中。通过刺激第Ⅹ对脑神经可以看到类似的反应；然而，通过多通道记录很容易区分第Ⅸ和第Ⅹ对脑神经，因为刺激第Ⅹ对脑神经而不是第Ⅸ对脑神经也会在声带肌中产生反应。

迷走神经（第Ⅹ对脑神经）是混合纤维，具有影响心脏、呼吸和胃肠系统等的多种功能。然而，它是支配喉部肌肉和声带运动纤维的组成部分，可以使用 EMG 进行监测。常用的非侵入性技术是气管导管，其具有抵抗声带（Medtronic-Xomed, Jacksonville, FL）的一整套 EMG 电极，使得可以从左右声带肌肉获得双极记录，而无需额外的电极。

在使用标准气管导管插管后，喉部表面电极（RLN Systems, Jefferson City, MO）也被用于插入口内喉部后面。它们具有平坦的接触表面，其记录来自后环杓肌。与其他方法相比，大的接触面可以提供更稳定的记录和更高的可靠性[94]。另一个喉面电极是双极电极，其缠绕并黏附到标准的气管内导管，并且在插入管时位于声带之间（Neurovision Medical, Ventura, CA）。其他技术包括通过直接喉镜检查和在环甲肌中经皮放置双极钩线电极将针电极插入声带中。然而，应该记住的是，将针插入声带并非没有风险，可能出现声带出血或水肿。

EMG 对第Ⅹ对脑神经电刺激反应的潜伏期随刺激部位而变化。颅后窝或颈静脉孔的颅内刺激产生的反应潜伏期为 4～6ms。在甲状腺手术期间刺激颈部复发性喉神经会产生更快的反应（2～3ms 潜伏期）。刺激迷走神经的另一个重要考虑因素是心脏效应，记录显示的心动过缓，甚至心搏停止由颅后窝和颈静脉孔区域操作牵涉第Ⅹ对脑神经造成。（然而，在这种情况下，由于麻醉师的心率增加了，患者的总心率通常保持不变！）幸运的是，这种效应通常不会出现超出阈值电刺激，然而，在该区域的手术期间，麻醉师应准备好在必要时在短时间内给予抗胆碱能药物。

用电极插入斜方肌监测第Ⅺ对脑神经（图 51-13）早已被简单地考虑过，因为这种肌肉的活动是最容易观察到标志物，用于在去除大的听神经瘤或其他 CPA 肿瘤时识别颈静脉孔的神经。在监测

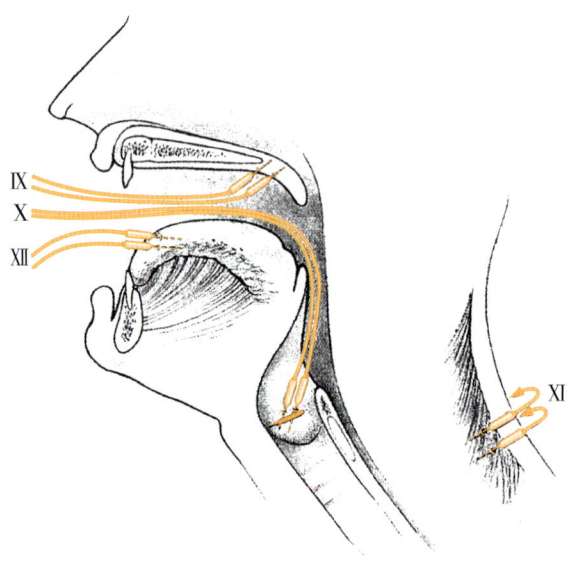

▲ 图 51-13 将针电极放置在用于后组脑神经监测的肌肉中示意图

针电极对放置在软腭（第Ⅸ脑神经），假声带（第Ⅹ脑神经），斜方肌（第Ⅺ脑神经）和舌（第Ⅻ脑神经）中 [引自 Lanser M, Jackler R, Yingling C: Regional monitoring of the lower (ninth through twelfth) cranial nerves. In Kartush J, Bouchard K, editors: Neuromonitoring in otology and head and neck surgery , New York, 1992, Raven Press.]

颈静脉孔区域的肿瘤期间，如果有额外的通道，将电极放置在胸锁乳突肌中也可能是有用的，特别是术前发现包括之前存在的第XI对脑神经缺损和斜方肌的废用。因为在手术期间来自斜方肌激活的过度运动可能是危险的，所以应该尽可能低的强度下进行第XI对脑神经的刺激。

第XII对脑神经为舌肌提供运动神经支配。众所周知，由于颏舌肌在完好的一侧占优势，因此对该神经损伤产生了在舌尖向同侧偏离的现象；然而，孤立来看，它通常不会产生主要的功能性问题，尽管对这种神经的损害会导致咀嚼和吞咽的问题，特别是与涉及第XI和第X对脑神经的缺陷相结合。当后组脑神经缺损的患者正在考虑使用第XII至第VII对脑神经吻合术进行面部肌肉恢复时，应考虑到这一点。通过将电极插入同侧舌头前1/3侧面，可以更容易地监测第XII对脑神经，将电极缝合到位，以防止意外移位（图51-13）。最后，采用tcMEP进行面神经监测，以监测其他运动性脑神经[79,80]。使用的技术与面神经监测所描述的技术相同，即刺激电极应用于对侧运动皮层，并提供3~5个刺激短序列，刺激间隔约为2ms，强度高达400V。记录电极插入咬肌，用于监测三叉神经，环甲肌用于监测迷走神经，斜方肌用于监测副神经，舌的外侧用于监测舌下神经。图51-14显示了迷走神经、副神经和舌下神经的多脉冲皮质刺激后MEP记录的案例。

四、耳蜗（第VIII对脑神经）监测

耳蜗神经是最脆弱的脑神经之一，并且通常与听神经瘤密切相关，而非面神经。因此，与保持面部神经功能相比，通常保持听力更加困难，也不太可能实现。然而，手术和监测技术的最新进展在去除许多较小的听神经瘤中，已经使听力保持成为可实现的目标。此外，耳蜗神经在许多其他颅后窝手术中也有危险，包括切除脑膜瘤、其他非听神经瘤、前庭神经损伤、以及第V或第VII对脑神经的微血管减压。传统的ABR是最常用的耳蜗神经监测方法[2,14,95-110]。对侧耳的ABR监测可能适用于大肿瘤脑干受压的病例，即使手术侧没有听力也是如此[111]。已使用的其他方法用于监测耳蜗神经包括直接监测第VIII对脑神经动作电位[14,38,67,112-114]、耳蜗电图[14,38,113,115-117]和记录来自耳蜗核表面的信号[118]。诱发耳声发射的使用，也有被提议作为监测潜在耳蜗神经功能的方法[119,120]。

五、手术室中听觉脑干反应记录

自ABR于1971年首次被描述以来[121]，ABR检测已成为最常见的神经生理学诊断方式之一，因为其易于给药、成本相对较低，以及能够定位外周听觉通路中病变[122]。手术室中使用的方法与临床上使用的方法类似，略有修改。

1. 刺激和记录参数、电极和放置

在术中设置中，引发ABR的刺激通常以每秒11~20的速率递送。刺激强度保持在高水平，通常为90~100dB的点击声刺激，以获得最佳的信噪比。

为了最大限度地减少刺激伪影，使用塑料管将声音从几英寸外的传感器传入耳朵。管子用泡沫塞塞住，泡沫塞可以用导电金箔覆盖，也可以用作记录电极之一。除了提供声学隔离之外，

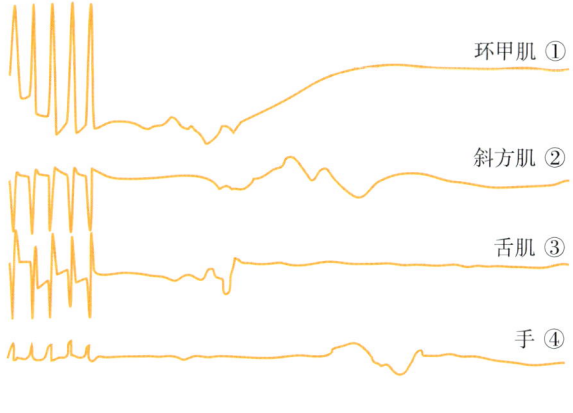

▲ 图51-14 术中记录经颅运动诱发电位（MEP），用于监测左侧血管球瘤切除术中的迷走神经、副神经和舌下神经

来自环甲肌MEP记录，有12.2ms的潜伏期和110μV的振幅（①线）；斜方肌MEP的潜伏期为14.6ms，振幅为151μV（②线）；舌肌MEP（③线）的潜伏期为14.9ms，振幅为144μV。④线是从手上进行的对照MEP记录。刺激由一系列的5个脉冲组成，刺激间隔为2，强度为200V。在刺激期间，阳极处于C4，阴极处于Cz

第九篇 颅 底

该电极提供了改进的波 I 限定，其可以通过放置电极于耳垂或乳突获得，因为其更接近第Ⅷ对脑神经远端，是波 I 的发生器。另一个电极在顶点处（Cz）或中前额（Fpz）和顶点之间矢状平面中间的任何点。

由于 ABR 中的大部分频率集中在 400Hz 和 1400Hz 之间[123]，通常相对较窄的滤波器设置（即 300～1500Hz）产生的波形比临床使用的较宽设置（10～3000Hz）的波形更稳定，从而有助于快速收集数据。还需要从对侧耳收集对照 ABR，与手术耳收集的 ABR 同时进行。这可以通过交替地向每只耳朵传递刺激，并分别计算左耳和右耳的平均阈值来完成。立即将来自手术侧的 ABR 与从对侧耳朵获得的 ABR 进行比较，为检测麻醉或温度变化等非特异性因素产生的效应提供了有用的对照。值得注意的是，两只耳朵不能同时受到刺激，因为对侧耳朵的反应可以掩盖手术侧反应的丧失。

2. 解读外科背景下的电反应

如果维持正常的大脑温度，ABR 相对不受麻醉水平或所用麻醉药类型的影响。高于 32℃时，ABR 绝对值和峰间距潜伏期随着温度的降低而增加，速率为 0.17～0.2ms/℃ [124, 125]。即使核心温度保持在接近正常值，脑干温度仍可能降低，特别是在与暴露的 CPA 邻近组织中，特别是如果用比体温更低的盐水灌洗术腔。如果不能维持核心温度，记录对侧耳朵的 ABR 可以帮助确定变化是全身性还是局部性的。

在大多数听神经瘤手术中，来自手术侧的 ABR 记录在手术过程中逐渐恶化。小脑回缩、解剖创伤、听力损伤、局部温度降低和耳蜗灌注中断都可能影响 ABRI 波、Ⅲ 和 Ⅴ 振幅峰值和潜伏期值[95]。小脑回缩，特别是在内侧到外侧方向[126]，被认为是导致严重 ABR 恶化的主要手法之一[95, 96]。应尽一切努力通过调整小脑牵开器、暂时停止解剖或通过尝试从不同角度或方向解剖来逆转这种影响[127]。偶尔，波 I 振幅将急剧增强，可能是由于与前庭神经伴行的听觉传出（抑制）纤维的机械创伤。这种增强通常伴随着振幅的快速下降，这表明对耳蜗的血液供应产生破坏。

图 51-15 显示了 3 名接受听神经瘤手术切除患者的典型 ABR 结果。

术中听觉脑干反应与术后听觉功能的相关性：如果在肿瘤完全切除后 ABR 波 Ⅴ 保持完整，通常可以保留有用的听力[128]。然而，即使有这样有利的术中发现，听力仍可能丢失。有时听力波形在

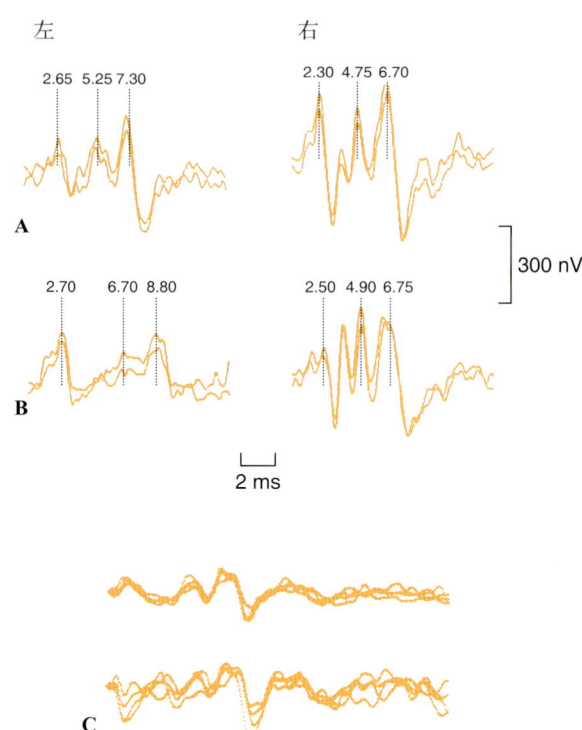

▲ 图 51-15 3 名接受手术切除听神经瘤患者术中听觉脑干反应（ABR）记录的代表性案例

A. 38 岁女性，左侧 0.8cm 肿瘤，左耳轻度高频听力损失和语言辨别评分为 92%，右耳为 100%。切开前基准线显示两侧明显的 ABR 波形。注意左耳和右耳之间的峰间延迟的差异。B. 52 岁女性，1.8cm 肿瘤，中度至重度倾斜性听力损失，左耳语言辨别评分为 56%，右耳为 90%。注意，Ⅴ 波是不同步的，并且幅度减小，左侧不存在波 Ⅲ。刺激为交替极性 100ms 点击声，比正常听力水平（nHL）高出 80dB、33.3/s 和 0.9ms 声学延迟；记录同侧听道到头顶平均响应（$N = 4000$）。覆盖重复的平均值。C. 1 名听力接近正常 48 岁女性的角膜内右侧肿瘤，通过颅中窝入路进行手术。上图线是预切割基线；下图线显示在完全切除肿瘤后保留 ABR，尽管可以看到波 Ⅲ 和 Ⅴ 的潜伏期略微增加。交替极性 100ms 点击高于 nHL 80dB，21/s；0.9ms 声学延迟；从同侧听道到中间前额记录的平均响应（$N = 1024$）。连续四个平均值被覆盖（A 和 B 引自 Yingling CD, Gardi JG: Intraoperative monitoring of facial and cochlear nerves during acoustic neuroma surgery . Otolaryngol Clin North Am 1992;25:413; C 引自 Yingling CD: Intraoperative monitoring of cranial nerves in skull base surgery. In Jackler RK, Brackmann DE, editors: Neurotology , St. Louis, 1994, Mosby, p 967.）

术后即刻出现，但在 2 或 3 天内消失。这种丧失延迟的机制尚不清楚，但可能与耳蜗动脉血管痉挛有关[129]。如果只有 ABR 的波 I 是完整的，保留有用听力的可能性要小得多。在一些情况下，我们在横断耳蜗神经后记录了一个完整的波 I 超过 1h，一个不太可能与听力保留相容的事件。此外，即使在整个手术过程中响应恢复，波 I 和耳蜗微音电位的瞬态变化，可能反映了神经的致病性改变，且长期预后不良[113]。

大多数术中 ABR 记录的研究都认为，如果保留波 I 和波 V，听力保留的机会极好[130, 131]，尽管有例外[95, 109]。相反，如果波 I 和波 V 丢失，则几乎没有听力保留的机会[36, 128, 131]，尽管已经报道罕见的例外情况[97, 132]。因此，为了手术切除肿瘤的方便，是否需要横切耳蜗神经，做这个决定不应仅仅基于 ABR 的发现。Matthies 和 Samii[133] 报道，波 V 的损失虽然是术后听力损失最明确迹象，但对听力保护的帮助最小，因为其发生是听力受损的晚期迹象。依靠早期的警告标准似乎更实际，例如波 V 潜伏期增加 0.5ms[134] 和观察波 III 的变化。波 III 是耳蜗神经受损最早、最敏感的标志；波 III 的变化或损失是一个早期的迹象，通常随后才是波 V 损失。因此，波 III 变化需要特别注意，以便及时向外科医生发出警告。

直接的第Ⅷ对脑神经运动电位

1. 放置电极

为了提供关于耳蜗神经功能状态的更快速反馈，通过记录近场听觉 CNAP，将电极直接放置在脑干根部入口附近的耳蜗神经上，可以极大地加快数据采集速率[14, 38, 112, 135, 136]。使用这种配置，与记录可重现相当于通常 ABR 所需的 1000 个或更多试验的记录值，可以通过 64～128 次试验获得清晰的平均值。平均时间从近 1min 减少到大约 5s，这样可以实现对外科医生的虚拟在线反馈，前提是计算机可以编程为自动收集连续平均值并显示结果，以便可以轻松识别变化。我们在别处详细描述了这种技术[2]。

2. 刺激和录音参数

用于引出 ABR 的相同刺激（固定或交替极性的短暂点击）也适用于 CNAP 记录。因为来自神经的直接信号其振幅＞ABR 振幅，所以放大器增益应比 ABR 记录低 5～10 倍，过滤器设置可以保持不变。通常平均每 64～128 次试验将产生足够的波形，因此，在每秒 20 次的刺激率下，可以在大约 5s 内获得新的平均值。在此背景下，用于收集连续平均值的自动协议变得很重要，以减少在前一个完成后开始计算新平均值的时间。

3. 变化的检测和解析

在进行可能影响耳蜗神经的手术操作之前，确定 CNAP 的固有振幅和潜伏期变异很重要，因为这种变化的波形将成为所需评估有意义的变化背景信号。通过将记录电极准确且稳定地放置在神经上，这种响应从一个平均值到另一个平均值之间重复。然而，如果电极位置稍微改变，则方差可能显著增加。不幸的是，一些可能危及耳蜗神经的操作（如牵开器的移动）也是最可能移动电极的操作之一。图 51-16 显示了 CNAP 振幅的典型可逆变化实例。

六、结论

很明显，面神经监测对听神经瘤手术的功能保护具有显著影响。尽管其他运动性脑神经的公布数据较为有限，但其优点可能相似，因为原则相同。迄今为止，监测对听力保护的影响有改善且有希望，但还尚不明确。

同样明显的是，其有很大的改进空间。希望未来的研究能够在各个领域提供改进的技术，包括更好地自动识别和拒绝人为误差的方法、正在进行的 EMG 活动的量化，以及开发更敏感的非基于 EMG 的方法。近年来最重要的发展是适应经颅运动诱发电位（tcMEP）技术进行面神经监测。TcMEP 不是 EMG 的替代品，因为每种技术都可以在监测中实现不同的目标。神经的走行和定位是术中肌电图的重要任务，但只能间歇性地进行，并且神经需经过手术暴露。另一方面，TcMEP 允许在没有直接电刺激的情况下，连续评估面部神经完整性，这对于较大的肿瘤尤其重要，其中在进行广泛的解剖之前神经可能无法进行刺激。结合 EMG 和 tcMEP 可以增加监测优点和可靠性。

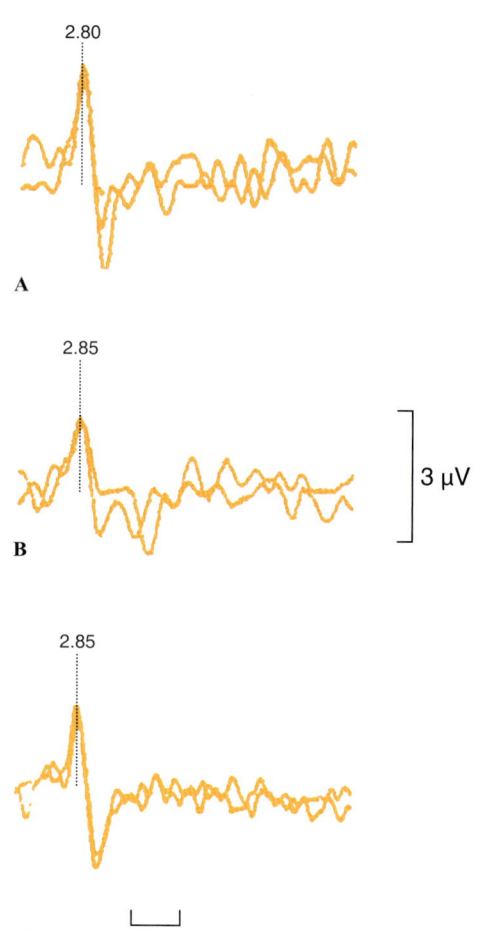

▲ 图 51-16　在移除 0.6cm 颅内听神经瘤期间，耳蜗神经复合动作电位的典型变化

A. 就在耳蜗神经附着组织之前。B. 肿瘤的转移导致复合神经动作电位振幅急剧减少（＜ 50%）。C. 神经牵引松开后部分反应恢复。如图 51-15 所示的刺激；100 次试验 / 平均值，重复平均值重叠（引自 Yingling CD, Gardi JG: Intraoperative monitoring of facial and cochlear nerves during acoustic neuroma surgery. Otolaryngol Clin North Am 1992;25:413.）

未来应用 tcMEP 进行下脑神经监测可能会增加传统监测技术，并有助于建立更敏感的预测术后结果的标准。

最后，关于术中记录与长期临床结果之间的关系，仍待了解。需要通过仔细分类患者群体获得更多对照研究、标准化监测技术，以及量化响应参数来解决之前讨论的许多问题。此外，基于 tcMEP 的预后标准建立及其与肌电图的关系，仍需要未来进一步研究。唯一可以肯定的是，监测技术的改进和外科团队中常规配备专业监测人员，加上早期诊断和显微外科技术的进步，将继续改善颅底手术患者保留脑神经功能的预后。

推荐阅读

Ashram Y, Yingling C: Intraoperative facial nerve monitoring. In Nuwer M, editor: *Intraoperative monitoring of neural function*, vol 8, St Louis, 2008, Elsevier, pp 371–383.

Bernat I, Grayeli AB, Esquia G, et al: Intraoperative electromyography and surgical observations as predictive factors of facial nerve outcome in vestibular schwannoma surgery. *Otol Neurotol* 31 (2): 306–312, 2010.

Carlson ML, Van Abel KM, Schmitt WR, et al: The anatomically intact but electrically unresponsive facial nerve in vestibular schwannoma surgery. *Neurosurgery* 71 (6): 1125–1130, 2012.

Deletis V, Fernández-Conejero I, Ulkatan S, et al: Methodology for intra-operative recording of the corticobulbar motor evoked potentials from cricothyroid muscles. *Clin Neurophysiol* 122 (9): 1883–1889, 2011.

Dong CC, Macdonald DB, Akagami R, et al: Intraoperative facial motor evoked potential monitoring with transcranial electrical stimulation during skull base surgery. *Clin Neurophysiol* 116: 588, 2005.

Fenton JE, Chin RY, Fagan PA, et al: Predictive factors of long-term facial nerve function after vestibular schwannoma surgery. *Otol Neurol* 23: 388, 2002.

Fukuda M, Oishi M, Hiraishi T, et al: Intraoperative facial nerve motor evoked potential monitoring during skull base surgery predicts longterm facial nerve function outcomes. *Neurol Res* 33 (6): 578–582, 2011.

Harner SG, Daube JR, Beatty CW, et al: Intraoperative monitoring of the facial nerve. *Laryngoscope* 98: 209, 1988.

Kircher ML, Kartush JM: Pitfalls in intraoperative nerve monitoring during vestibular schwannoma surgery. *Neurosurg Focus* 33 (3): E5, 2012.

Marin P, Pouliot D, Fradet G: Facial nerve outcome with a peroperative stimulation threshold under 0.05 mA. *Laryngoscope* 121 (11): 2295–2298, 2011.

Matthies C, Samii M: Management of vestibular schwannomas (acoustic neuromas): the value of neurophysiology for intraoperative monitoring of auditory function in 200 cases. *Neurosurgery* 40: 459, 1997.

Møller AR: *Intraoperative neurophysiological monitoring,* Clifton, NJ, 2006, Humana Press.

Møller AR, Jannetta PJ: Monitoring auditory nerve potentials during operations in the cerebellopontine angle. *Otolaryngol Head Neck Surg* 92: 434, 1984.

Møller A, Jannetta PJ: Monitoring facial EMG during microvascular decompression operations for hemifacial spasm. *J Neurosurg* 66: 681, 1987.

Nakao Y, Piccirillo E, Falcioni M, et al: Prediction of facial nerve outcome using electromyographic responses in acoustic neuroma surgery. *Otol Neurotol* 23: 93, 2002.

Neu M, Strauss C, Romstöck J, et al: The prognostic value of intraoperative BAEP patterns in acoustic neurinoma surgery. *Clin Neurophysiol* 110: 1935, 1999.

Prass RL, Lüders H: Acoustic (loudspeaker) facial electromyographic monitoring: Part 1. Evoked electromyographic activity during acoustic neuroma resection. *Neurosurgery* 19: 392, 1986.

Prell J, Rampp S, Romstöck J, et al: Train time as a quantitative electromyographic parameter for facial nerve function in patients undergoing surgery for vestibular schwannoma. *J Neurosurg* 106 (5): 826 – 832, 2007.

Romstock J, Strauss C, Fahlbusch R: Continuous electromyography monitoring of motor cranial nerves during cerebellopontine angle surgery. *J Neurosurg* 93: 586, 2000.

Schmitt WR, Daube JR, Carlson ML, et al: Use of supramaximal stimulation to predict facial nerve outcomes following vestibular schwannoma microsurgery: results from a decade of experience. *J Neurosurg* 118 (1): 206 – 212, 2013.

Sloan TB: Muscle relaxant use during intraoperative neurophysiologic monitoring. *J Clin Monit Comput* 27 (1): 35 – 46, 2013.

Sughrue ME, Kaur R, Kane AJ, et al: The value of intraoperative facial nerve electromyography in predicting facial nerve function after vestibular schwannoma surgery. *J Clin Neurosci* 17 (7): 849 – 852, 2010.

Watanabe E, Schramm J, Strauss C, et al: Neurophysiologic monitoring in posterior fossa surgery. II. BAEP-waves I and V and preservation of hearing. *Acta Neurochir (Wien)* 98: 118, 1989.

Yingling CD, Ashram YA: Intraoperative monitoring of cranial nerves in skull base surgery. In Jackler R, Brackmann DE, editors: *Neurotology*, ed 2, Philadelphia, 2005, Elsevier.

Yingling CD, Gardi JG: Intraoperative monitoring of facial and cochlear nerves during acoustic neuroma surgery. *Neurosurg Clin North Am* 19: 289, 2008.

第52章 立体定向放射治疗颅底良性肿瘤

Stereotactic Radiation Treatment of Benign Tumors of the Cranial Base

D. Bradley Welling　Samuel A. Spear　Mark D. Packer　著
毛彦妍　译

> **要点**
> 1. 立体定向放射治疗短期内对许多良性颅底肿瘤控制良好。
> 2. 与传统手术治疗相比，立体定向放射治疗有利于提高短期生活质量。
> 3. 随着较低剂量的辐射投入使用，辐射诱发的脑神经损伤已经减少。
> 4. 长期抑瘤和辐射诱发恶性肿瘤的风险逐渐变得明确。

立体定向放射治疗是治疗大多数颅底良性肿瘤的一种选择，包括前庭神经鞘瘤（VS）。然而，迄今为止的文献，包括回顾性研究存在固有的偏见。替代治疗也是如此，包括手术和观察方案。长期前瞻性研究结果和独立观察的盲法研究，可作为临床治疗强有力的补充，为临床治疗奠定基础。

自20世纪90年代后期以来，立体定向放射治疗已逐渐成为治疗颅底良性肿瘤（包括VS）公认的治疗方法。1967年，由Lars Leksell引入临床应用之后[1]，因为早期存在多种并发症，包括脑干辐射损伤、脑积水和颅内神经病变，使其最初接受度并不高。然而，由于随着立体定向引导的改进，使射线传送变得更加精确，提高了脑神经对辐射的耐受水平，目前该技术已经普及，除外科手术或观察之外，为许多颅底肿瘤提供了另一种替代方法。另外，为减少肿瘤对邻近脑神经的危害而计划实施不完全切除手术的肿瘤，可以考虑联合使用放射治疗和手术治疗。应用立体定向放射治疗治疗良性肿瘤的目标，通常认为是使肿瘤生长停滞。

本章总结了与此技术相关的主要优、缺点，以及需要进一步研究的领域。在可能的情况下，指定了控瘤和听力保留的标准化界定，但这不适用于所有的回顾性研究。

一、立体定向放射治疗原则

通常，立体定向放射疗法代表在精确的治疗机制中，将任何种类的电离辐射应用于靶组织，同时限制辐射暴露量和对相邻周围组织的损伤。目前已经开发了几种用于立体定向照射的射线传送技术。

伽马刀放射治疗技术，201个 ^{60}Co 源的良好准直的辐射束被引导通过半球形头盔中的端口，使光束会聚并向靶组织传递相对周围结构更高的剂量。通过直接将头架固定到颅骨上，可以增加

第52章 立体定向放射治疗颅底良性肿瘤

光束的输送精确度（图52-1）。虽然该手术通常被称为立体定向放射外科手术，但这是用词不当，因为治疗是通过在没有手术切口的情况下传送外部射线来实现的。然而，立体定向放射外科（SRS）的术语仍然很常见。在放射治疗文献中，可能指的是包括Leksell伽马刀、CyberKnife、Novalis Tx放射外科手术平台和True Beam直线加速器的技术[2]。

目前，大多数团队由神经外科医生或耳神经外科医生、放射肿瘤学家和放射生物学家组成。伽马刀技术的优点是通过对多个肿瘤靶标的定位来高度控制辐射传递的能力。此外，较新的装置可进行更全面的自动坐标调整，以实现更快速的放射治疗。缺点是位于远低于颅底水平的肿瘤，不易通过伽马刀进行立体定向辐射递送。将颅骨用钢钉固定到锁定在辐射室的金属框架上，可以进行精确的亚毫米级立体辐射传递，但伽马刀不适用于多次分次治疗[3]。

直线加速器（LINAC）的开发应用使其成为伽马刀的替代品。LINAC使用可变数量的旋转弧来旋转靶单元周围的治疗束，而不是针对指定目标的中心设置多个放射源[4]。虽然肿瘤边缘的放射剂量与伽马刀相似，但LINAC放射线的递送通常使用较少的等中心，并且对肿瘤使用的放射线的剂量可以不用特别精确。热塑性模压面罩系统用于限制辐射传送中的位置变化，允许可能的分次治疗，不需要将铆钉放置到头骨中，不像钢钉固定那样限制目标的移动。

分次立体定向放射治疗方案在过去5年中变得越来越普遍，在治疗数天或数周内，逐渐减少后期的放射剂量的同时维持控瘤效果[3]。新的低分次放射治疗方案也更常见，并且在过去几年内已有报道，包括低分次的Cyber Knife放射治疗[5]、低分次LINAC基础放射治疗[6,7]和低分次质子束放射治疗[8]。还报道了容积调整放射治疗，这是一种新的方案，可以进行5min快速治疗[9]。

放射生物学

电离X射线和γ射线的治疗作用在于它们有能力改变和损害靶细胞的DNA和其他重要生物分子。具体来说，电离辐射激发电子，然后电子对相关的细胞结构造成自由基损伤。DNA损伤可防止细胞进入细胞周期，并导致程序性细胞死亡（细胞凋亡），细胞膜磷脂的辐射损伤也可能导致细胞死亡。电离辐射有两种类型：即由光子或能量包组成的电磁辐射和粒子辐射。X射线和γ射线是电磁辐射的两种形式，当光子间接地将其能量转移到目标组织时产生。在X射线中，发生电子与靶组织之间的碰撞，而当原子核的内容物从激发水平返回其初始能量状态时产生γ射线，该过程称为γ衰变。当电磁波穿过组织时，它们被吸收，当它们失去强度时会产生电子反冲和组织损伤。

质子是重带电粒子，可造成直接损害。它们带正电荷，质量远高于电子。当质子束撞击其目标时，它在其输送范围内提供几乎所有能量，这导致能量水平快速下降，从而限制正常组织损伤超过靶组织。利用该特征可将高剂量的辐射直接递送至靶组织，同时保留递送区域的深部组织。当目标区域小于辐射传递场而不能完美匹配时，用立体定向辐射治疗，其剂量不均匀性可能增加大靶区产生并发症的风险。标准化多中心伽马刀治疗方案的并发症少于精心设计的双等中心LINAC立体定向放射方案，这些方案有较高的并发症风险，高剂量辐射重叠区域可能延伸到正常组织[10]。更新、更精确的递送系统不会将目标区域以外的组织暴露于高剂量的辐射下。

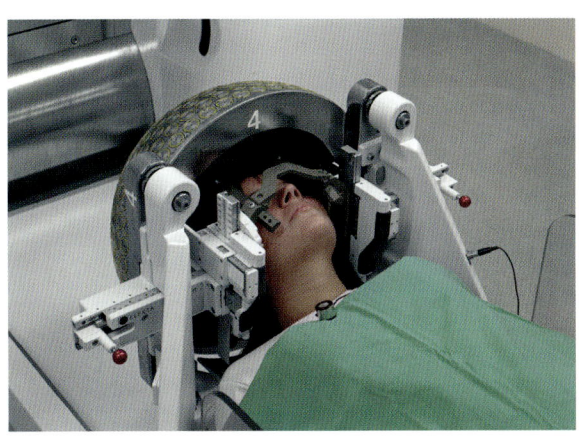

▲ 图52-1 伽马刀头盔
（由Elekta提供）

二、成像

通常，通过磁共振成像（MRI）诊断并确认病变。在计划放射治疗的当天，进行第二次 MRI 成像，并在患者的头部固定在头部框架中之后精确地设计射线递送。在 6 个月后进行放射后 MRI 扫描，然后每年 1 次，以观察立体定向放疗的效果。由于肿瘤长期延迟生长的潜力和恶变的可能性，目前我们建议每年进行 1 次 MRI 扫描随访。

三、剂量选择

随着经验的增加，立体定向放射治疗中的剂量选择在过去十年中不断发展。Linskey 及其同事[11]的早期动物研究表明，在 20Gy 组中，2 周和 1 个月的立体定向放射后，无胸腺小鼠肾囊中的前庭神经鞘瘤移植瘤 VSs 体积明显减少。在 3 个月的随访评估中，20Gy 和 40Gy 组中肿瘤血管分布均降低，但在 10Gy 不降低。然而，目前于人类，为了减少面神经神经病变，通常将剂量减至 14Gy 或更低剂量，递送至 50% 的等剂量线（图 52-2）。此外，第Ⅷ对脑神经的听觉部分似乎对于约 11Gy 具有耐受性，听力保留率为 50%[12]。简单地说，虽然剂量越低并发症发生率越低，但最近的长期随访评估（>8~10 年）显示，剂量为 13~14Gy 的肿瘤持续控制率为 89%~97%，可见剂量越低其肿瘤控制的可能性更低[13-15]。

四、颅底良性肿瘤的治疗：前庭神经鞘瘤

越来越多的 VSs 开始使用立体定向放射治疗。一些中心支持这种疗法优于传统的外科技术或观察。在伽马刀、LINAC 和分次立体定向放射的报道研究中，肿瘤控制被定义为两种方式：一些将其定义为无生长，另一些则是根据肿瘤的生长速度不需要进一步治疗[3]。后一种定义可能高估了真正的控制率，因为有些肿瘤可能已经在生长但不需要手术干预，被视为成功控瘤。目前可以从文献中收集的最有用信息是报道结果汇编，并且已经注意到有些研究缺乏良好的对照。然而，随访时间越长，研究越有价值。表 52-1 至表 52-3

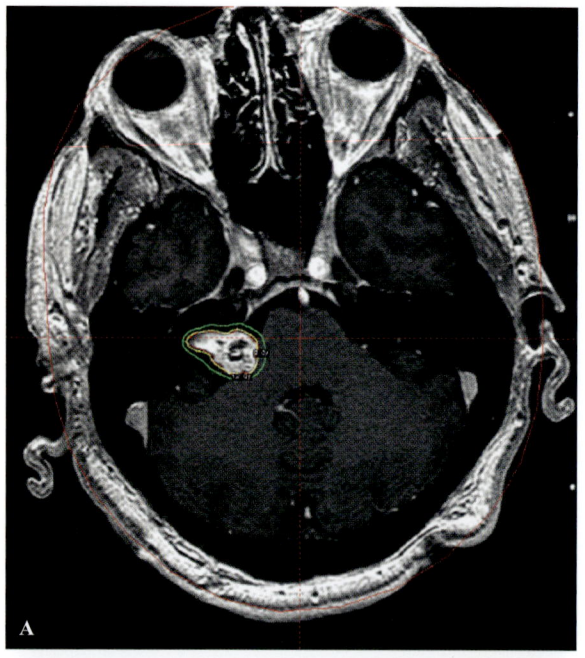

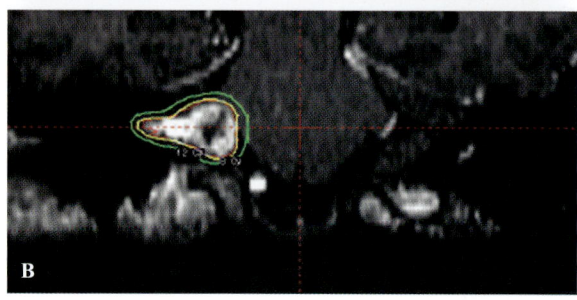

▲ 图 52-2 轴向（A）和冠状（B）图像显示前庭神经鞘瘤的放射剂量方案
可以在肿瘤内以各种辐射剂量安排多个射野，以均匀地辐射于肿瘤，同时避免对相邻结构造成不必要的高剂量辐射

总结了从最近文献中提取的数据总结，其包括关于肿瘤控制、面神经功能、听力保护和三叉神经痛的报道。

（一）分次与非分次治疗

在 VS 治疗中，分次立体定向辐射是否比单次立体定向辐射更有利于保留脑神经功能，争论相当大。尽管分次辐射对周围脑神经造成直接损伤较小，但对缓慢生长的神经鞘瘤细胞的损害也小，从而增加肿瘤生长的可能性。最近，基于 LINAC 的放射外科手术（SRS）和分次立体定向放射治疗（FSRT）的比较研究中，两组对肿瘤的局部控制没有统计学差异：在 Combs 及其同事的 246 名 VS 患者的评价中[16]，与 Kopp 及其同事

第52章 立体定向放射治疗颅底良性肿瘤

表 52-1 基于伽马刀的放射方案和结果

研 究	患者数量	随访（个月）	肿瘤大小（cm³）	边缘剂量（Gy）	等剂量线（平均值）	照射后 肿瘤控制	照射后 听力保留	面神经功能减弱 瞬态	三叉神经毒性	其 他
Regis 等（2012）[47]	2336	36+	2.63	无数据	没有	97.5%	3年：78%	0.5% 瞬态	0.5%	前瞻性研究，没有突发性听力损失病史患者听力保留率95%
Sun 和 Liu（2012）[15]	200	109	3.6	13	45%	90%	75%	1.1%	2.6%	前瞻性研究，94%患者5年内不需要进一步治疗
Varughese 等（2012）[48]	45	50	1.05	12	37%	71%	79%	2%	0%	长期观察性研究
Wowra 等（2012）[49]	386	3—14年	仅限于＜15	无数据	没有	93%	75%	0.3%	2.1%	随后出现听力的AHDR
Yomo 等（2012）[50]	154	60	0.73	12.1	51%	94.8%	58%	0.6%	1.3%	前瞻性收集VS大的患者的数据
Milligan 等（2012）[51]	22	66	9.4	12	没有	82%	5年：28%	14%	4.5%	前瞻性研究
Timmer 等（2011）[52]	100	38	2.83	11	没有	79%	41%	1%	1%	在5年时VS平均体积减少量为31%
Nakaya 等（2010）[53]	202	65	3.9	13	50%	95%	72%	3.5%	5.4%	
Nagano 等（2010）[39]	87	7.5年	2.5	12	52%	89.7%	无数据	0%	11%	
Gerosa 等（2010）[54]	74	50	无数据	12.4	52%	96%	72%	0%	0%	只包括有听力的患者
Chung 等（2010）[55]	21	66	17.3	11.9	57%	90.5%	无数据	0%	0%	仅12～25cm³肿瘤，14例（66%）曾接受显微外科手术
Tamura 等（2009）[56]	74	56	1.35	12	没有	93%	78%	1%	9.5%	仅限有可用听力的患者
Fukuoka 等（2009）[57]	152	＞60	2	12	没有	8年精算数据为92.4%	71%	0%	3.6%	
Lobato-Polo 等（2009）[58]	55	5.3年	1.7mm³	13	没有	91%	93%	1.8%	3.6%	患者均＜40岁，平均35岁
Iwai 等（2008）[59]	25	89	0.27	12	50%	10年精算数据为96%	64%	0%	0%	

(续表)

研究	患者数量	随访（个月）	肿瘤大小（cm³）	边缘剂量（Gy）	等剂量线（平均值）	照射后 肿瘤控制	照射后 听力保留	面神经功能减弱	三叉神经毒性	其他
Yang 等（2008）[60]	61	53.7	3.7	12.5（9～14）	50%	8年精算数据为93.5%	60%	0%	0%	100%切除术后病例
Kim 等（2007）[61]	59	6年	3.41	12	50%	97%	33%	1.7%	0%	
Chopra 等（2007）[62]	216	5.7年	1.3	13	50%	10年为98.3%	44%	0%	5.1%	
Mathieu 等（2007）[63]*	62个NF2（74个肿瘤）	53	5.7	14	50%	5年为85% 10年为81% 15年为81%	1年：73% 2年：59% 5年：48%	8%	4%	体积/剂量相关†
Hempel 等（2006年）[64]*	123	8.2年	1	13	40%～85%（55%）	97%	47% 18%下降 73%听力数据	0%	5.8%	耳鸣：4% 眩晕：13% 脑积水：2.4%
Wowra 等（2005）[65]*	111 10个NF2	7年	1.6	13	45%～85%	6年精算数据为95%	平均损失10dB（范围+20～-75）	0%	12%	肿瘤扩张§
Hasegawa 等（2005）[26]	317	7.8年 77>10年	5.6	13.2	40%～80%（51%）	5年精算为93% 10年精算数据为92%	68%听力数据/远程	1%	2%	恶性肿瘤：7%HC‡
Lunsford 等（2005）[27]*	829 62个NF2	252>10年	2.5	13 10～20	0.5%	97%	5年精算数据为70%	<1%	<3%	
Inoue 等（2005）[66]	13	>6年	15.2	10～12		100%	4/5电话	0%	0%	
总计	5808	平均69	平均4.17	10～14	37%～85%	71%～100%	33%～93%	0%～14%	0%～12%	

*. 一些研究使用相同的受试者群体：Mathieu 等系列与 Lunsford 等系列中的 NF2 亚群相同；Hempel 等和 Wowra 等也研究了相同的患者

†. 剂量和体积可预测听力缺损

‡. 48个月发生一次恶变。导致死亡。肿瘤体积大于 15cm³ 对于治疗失败是显著的

§. 39%显示短暂的肿瘤扩张。听力丧失与年龄增长和肿瘤扩大有关

AHDR. 年度听力下降率；NF2. 2型神经纤维瘤病；VS. 前庭神经鞘瘤

第52章 立体定向放射治疗颅底良性肿瘤

表 52-2 基于 LINAC 的立体定向辐照方案和结果

研 究	患者数量	随访（个月）	肿瘤大小（cm³）	边缘剂量（Gy）	等剂量线（平均值）	照射后肿瘤控制	听力保留	面神经功能减弱	三叉神经毒性	其 他
Roos 等（2012）[14]	51	>10年	21	12	无数据	97.7%	29%	2%	11%	前4名患者接受14 Gy治疗
Roos 等（2011）[67]	84	65	22	12~14	无数据	97%	38%	6%瞬态	10%瞬态	仅适用于有听力患者
Sakanaka 等（2011）[7]	13 12	59*	1.7 5.2	30~39 20~24	无数据	100% 92%	0% 80%	0% 0%	0% 0%	基于LINAC的大分割立体定向放射治疗
Hsu 等（2010）[68]	29	98	1.5	14	80%	100%	89.7%	6.9%	0%	仅限没有实用听力的患者
Kalogeridi 等（2009）[69]	20	55	5.95	11~12	54%	100%	—	0%	0%	肿瘤体积/剂量相关
Rutten 等（2007）[70]	26	49	无数据	10~14	80%	5年为95%	96%	0%	8%	肿瘤扩大为17%[†] 脑积水为1.8%
Roos 等（2006）[36]	65 4个NF2	48	22	12	85% 70%~90%	95%	47%	6.1%	10.8%	
Combs 等（2006）[71]	26 2个NF2	110	15	13	80%	5年精算数据为96% 10年精算数据为91%	9年：55%	5.2%	8%	
Friedman 等（2006）[72]	390	40 63 >5年	2.2	12.5	70%~80%	2年精算数据为98% 5年精算数据为90%	无数据	4.4%	3.6%	前瞻性研究
总计	722	平均72	1.7~5.95	10~14	54%~90%	90%~100%	29%~96%	0%~6.9%	3.6%~11%	

*. 预处理语音接收阈值为20dB；治疗后语音接收阈值增加38%，达到59%
[†] 17%在第一年内平均增加4mm
LINAC. 直线加速器；NF2. 2型神经纤维瘤病

表 52-3 分次照射方案和结果

研究[*]	患者数量	随访（个月）	肿瘤大小（cm³）	总剂量（Gy）	分割/等剂量线	照射后 肿瘤控制	照射后 听力保留	照射后 面神经功能减弱	照射后 三叉神经毒性	其他
Liter 等（2012）[73]	158	60	2.45	50.4	1.8/fx	99.3%，97.5%，95.2%（3、5、>7年）	54%（71% > 7 等级 1）	2.5%	3.2%	前瞻性研究
Kapoor 等（2011）[74]	385	56	2.67	25～30	5 或 10/fx 80%	97%	无数据	1.6%	3%	70% 没有肿瘤进展，97% 未经进一步处理
Powell 等（2011）[75]	72	49	无数据	45 或 50	25～30/fx 100%	5 年为 95%	无数据	无数据	无数据	11% 患有脑积水
Hansasuta 等（2011）[76]	383	43	1.1	18	3 段	5 年为 96%	76%	0%	2%	多段立体定向放射外科
Thomas 等（2007）[77]	34	37	1.1	45	25 90%	2 年平均为 100% 4 年平均为 96%	2 年：63%	6%	0%	前瞻性研究，耳蜗剂量[†]
Maire 等（2006）[78]	45	80	31mm	51	28	5 年平均为 86%	77.8%	0%	0%	MPNST[‡]
Combs 等（2005）[79]	106 14 个 NF2	49	3.9	57.6	32 90%	3 年平均为 94% 5 年平均为 93%	5 年：94%	2.3%	3.4%	前瞻性研究，29/65 audio[§]
Chang 等（2005）[80]	61	48	18.5mm	18～21	无数据	98%	74%	3.3%	无数据	CyberKnife
总计	1258	平均 53	1.1～2.67	18～57.6	25～32 >80%	86%～100%	54%～94%	0%～6%	0%～3.4%	

[*]. 如果已知，则说明辐射源
[†]. 耳蜗剂量预测听力损失
[‡]. 分次放疗后 18 年发生一次恶变，导致死亡
[§]. 65 名患者中有 29 名接受了听力检查
Audio. 听力测量数据；fx. 分次；MPNST. 恶性周围神经鞘瘤；NF2. 2 型神经纤维瘤病

第52章 立体定向放射治疗颅底良性肿瘤

对 115 例 VS 患者的回顾中，表明这一比例均＞90%[17]。两种方法维持治疗前听力水平的概率也相似，特别是当 SRS 剂量为 13Gy 或更低时[18]。

（二）患者选择

在我们自己的实践中，立体定向辐射已被用于治疗选定的 VS 患者。已证实生长的中、小型肿瘤或不适合手术切除的老年患者，已经建议接受立体定向放射治疗。Chen[19]，报道了 1990—2005 年 3 个 5 年的数据，他指出，统计学上显示更高年龄、更小尺寸和更大比例的 65 岁以上 VS 患者被诊断出来。在这些时期，观察作为 VS 治疗策略之一，其比率从 12% 上升到 37%，59% 的患者进行了显微外科手术，立体定向放射治疗的比率上升到 4%。然而，在 2004—2007 年期间，在美国 VS 治疗最新进展综述中，Lau 及同事[20]发现，观察的患者占比为 19.9%，微创手术率为 55%，当肿瘤＜2cm 时，放射治疗占所有病例的 25%，在肿瘤病例中的占比高达 32%。在整个研究期间，发现治疗方式与患者年龄和肿瘤大小之间存在显著相关性，最大的肿瘤和最年轻的患者接受手术频率更高，老年患者和肿瘤最小的患者更有可能选择观察。

随着预期寿命的增加，正如 Charabi 及其同事所证明的那样，预期管理下的 VS 似乎更有可能在长时间观察期内发现肿瘤增长[21]。在对没有干预的患者进行的回顾性 Meta 分析中，Smouha 及同事[22]证明，1244 例 VS 中有 43% 的人在 3.2 年的平均随访期内表现出生长。347 名患者中有 51% 发生听力丧失。来自 15 项研究的 1001 名患者中，只有 20% 最终未能通过观察，肿瘤明显生长需积极手术治疗。Smouha 的数据类似于我们自己的前瞻性研究结果，这表明在平均随访 3.8 年后，66% 的肿瘤在体积测量时增长超过 15%[23]。Regis 等[24]比较了 47 名使用"观察"策略的患者和在一项前瞻性研究中观察了 34 例接受伽马刀放疗的患者，发现平均随访 44 个月后，74% 的观察组患者出现治疗失败（肿瘤生长至需要治疗的程度），放疗组中只有一个治疗失败（3%）。在 5 年时，观察组的实用听力保留率为 41%，放射治疗组为 64%。

（三）结果评估

在没有记录肿瘤初期生长的情况时，使用立体定向照射作为 VS 主要治疗的倡导者必须牢记：在短期内，许多肿瘤不显示生长。这令人怀疑是否应该考虑将照射后肿瘤不生长并维持稳定作为治疗成功的标志。公平地说，许多因手术切除肿瘤的患者，在治疗前也未被确定为生长。然而，不同治疗方式的结果评估之间仍然存在根本差异。手术以后的关键解剖学指标，即肿瘤缺失或原始肿瘤的一小部分残留，通常不同于立体定向照射后肿瘤的持续性生长。

关于立体定向放射治疗的意义和预后的数据正在补充。此外，尽管关于 VS 的最佳治疗仍在继续争论，但越来越多的共识是，以单次或分次照射的局灶放射治疗方案在颅底肿瘤的治疗方案选择中具有重要作用。

由于 VS 的立体定向放射治疗仍在不断发展，因此基于不同研究的结果不易比较，也不容易将其分组通过 Meta 分析的方法增加证据。最近 Maniakas 和 Saliba[25]进行的一项 Meta 分析发现，放射治疗提供了比观察更好的肿瘤控制率，但由于缺乏证据，他们无法回答放射治疗与观察对于长期的实用听力保留率的问题。随着时间的推移，放射剂量参数发生了变化，研究中的患者、医生和医疗机构也有所不同[26, 27, 28]。Bassim 和 colleagues[29]注意到肿瘤控制、面部功能和听力保留缺乏统一的报道标准，且在随访期间存在持续的变化，这使放射治疗 VS 的研究难以相互比较。尽管如此，Conley 及其同事[30]系统评价发表了针对 VS 伽马刀放疗的结果，Pannullo 及其同事[31]进行的 Meta 分析回顾了神经系统疾病的放射治疗，在接受放射治疗的 3677 名 VS 患者中，共汇总出 37 项研究数据。

回顾性研究中的这种可变性是有问题的，它使最佳放射剂量参数难以辨别。通过选择合适的射野方向和保护策略，以保护神经结构，放射治疗计划的水平得到了提高。辐射传送系统的自动化和对辐射生物学效应的更深入了解也应该可以改善预后[26, 28]。

由于立体定向放射的目标不同于显微外科和观察，因此难以比较结果。在大多数情况下，显微外科手术可以完全切除肿瘤，成像评估可以立即产生可量化的结果。立体定向放射结果的成像评估受多种因素的影响，如肿瘤对治疗反应的固有变异性、成像的质量和分辨率、检查者的判断、成像后处理软件的准确性，以及不同观察者在不同时间点比较。治疗成功的界定目前尚未标准化，但似乎正朝着无进展生存的标准发展。因为立体定向放射的目标是肿瘤控制而不是根除疾病，所以应该客观地将成功标准与这些生长缓慢的肿瘤的自然进展进行比较。

尽管将立体定向放射治疗的结果与显微外科手术或观察结果进行比较存在困难，但最近的 4 项研究将放射治疗与显微外科治疗结果进行了比较。在一项 28 名接受枕骨下显微手术患者和 60 名伽马刀患者的 2 年前瞻性研究中，Myrseth 及其同事[32]检测了听力和生活质量（QOL）结果，发现伽马刀患者面神经功能显著改善（54% vs. 99%）和具有较高的听力保留率（68% vs. 0%）。Coelho 及其同事[33]还研究了接受显微手术或放疗的 VS 患者，以及那些在没有可实用听力的情况下患有小肿瘤的患者。研究发现两组患者的肿瘤控制、面神经功能、耳鸣和三叉神经功能的比率相当，但与显微外科患者相比，放射治疗患者的长期失衡更严重。

Banerjee 及其同事[34]比较了 VS 手术和放疗的费用，发现由于住院费用，显微外科手术的初始总费用更高，但放射外科的后续费用普遍更高。在一篇文献综述中，Pollock[35]发现，具有最佳证据质量的研究显示，与手术切除的患者相比，患有 SRS 的 VS 患者的脑神经预后、成本效益、听力保留和 QOL 测量结果更好。这种治疗方法给予 B 级推荐。

在放射后，肿瘤在最初的 6～12 个月内通过消除中央强化而显示出治疗效果的迹象[36, 37]。通常，大约 1/4（23%）在治疗后 6～24 个月，提示肿瘤扩张，或暂时肿瘤肿胀，平均为 2～4mm，多者可达 10mm，但治疗 5 年后也可见肿胀。这种暂时性扩张可能需要 6 个月到 5 年才能解决[3]。这些肿瘤中，有 50% 会出现中心造影增强的消除，这可能与组织病理学上的肿瘤坏死相关[38]。最终，残留的肿瘤显示出增强，并可能进一步缩小。很少有肿瘤周围水肿。

最近的研究注意到这些辐射效应的表象，并且持续观察通常可最终确定其稳定或消退[3]。这一认识本身就阻止了早期研究中被认为是肿瘤进展而进行的手术，并且在新的数据中表现为肿瘤控制率的提高。在 Nagano 等的综述中[39]，104 名 VS 患者接受了伽马刀放射治疗，8.6 个月时肿瘤体积扩张最大，平均体积增加 58%。5 年时，他们发现 91% 的肿瘤体积减小，平均减小 31%。在 2008 年，Nagano[40]指出，大多数肿瘤在 12 个月内缩小至其初始大小，但其他人指出，这可能需要更长时间，而不应被视为治疗失败，直到 2 年或 3 年之后[41, 42]。这种暂时性肿胀已被证明会增加脑积水、听力丧失、面神经和三叉神经功能退化的风险，尽管除了听力外，大多数症状在肿瘤缩小后消退[43]。

放射治疗后切除的肿瘤显示出放射诱导血管变化的组织病理学证据，包括内膜增厚、血管周围炎症和局灶性出血[38]，也可见大量间质纤维蛋白沉积物，可能被错误地认为是放射后的肿瘤进展。立体定向放射失败后手术切除神经鞘瘤，也显示出典型可见的神经鞘瘤内血管增多，其他病灶表现出辐射后延迟的变化，如核仁和细胞质增大、内皮细胞增殖和坏死[44-46]。

在过去 10 年中，多篇综述查阅了当前的文献并总结了立体定向照射数据，其中包括直到 2012 年分次立体定向辐射方案的预后。表 52-2 和表 52-3 显示目前来自这些综述的结果数据，以及最新立体定向照射研究的结果数据[7, 14, 15, 47-85]。除了新的前瞻性研究[47, 52]或超过 300 名患者的研究外，自我报道结果研究[13, 16]中不到 10 名患者，或不到 48 个月的随访[5, 6, 24, 38, 82-107]被排除在外[49, 76]。

（四）肿瘤控制

目前的数据显示，照射后，1%～2% 的 VS 完全消退；然而，在不同的随访期内，肿瘤控制率达到 74%～100%。但"肿瘤控制"的定义并不一致。一些系列中的肿瘤控制被认为是放射成像在某设定参数上（如肿瘤直径为 2mm 或肿瘤体积变化为 10%）未见增大。而另一些人认为控瘤失败需要显微手术切除。一些中心认为重复立体定向照射或通过脑室 - 腹腔分流术缓解放射性脑积水或肿瘤相关脑积水不代表治疗失败，而另一些中心则认为是。早期患者可能在识别出短暂肿瘤扩张现象之前被认为失败，从而在这些研究中错误地显示了低水平的控制率。报道肿瘤控制的最新趋势是提供精算数据。只有少数研究报道的数据超过了 48 个月的中位随访期。为了弥补这个缺陷，可以从每个研究中的少数主要患者中生成可能的数据，以提供 Kaplan-Meier 生存曲线和预测无进展统计的置信区间。考虑到上述事项，对于所查阅的研究，单次立体定向放射治疗 5 年无进展肿瘤控制的加权总结为 95%，对分次治疗为 94%。

在过去的 5 年中，一些新的研究汇总了大量患者队列（> 2000）和大神经鞘瘤的治疗（> 3cm），研究患者放疗后的肿瘤控制与长期预后（> 10 年），这些数据增加了我们对 VS 的放射治疗结果的理解。

最近的长期随访病例综述同样显示放疗后肿瘤控制良好。Vernimmen 及其同事[8] 对 51 例患者进行了 3 次大分割 SRS 治疗，平均随访时间为72 个月，5 年时肿瘤控制率为 98%，听力保留率为 42%，面神经保留率为 90.5%，三叉神经保留率为 93%。在另一项长期评估中，Roos 及其同事[14] 报道了 44 例接受 SRS 治疗的 VS 患者，随访时间超过 10 年，肿瘤控制率为 97.7%。

在大量研究和患者随访中，Regis 及其同事[47] 报道了 97.5% 的长期肿瘤控制率，2991 例接受放射治疗或放射外科手术的 VS 患者，仅有 0.5% 的面神经和三叉神经麻痹率。一项 Meta 分析回顾了 37 项研究，共有 3677 名 VS 患者，其疾病稳定率为 91.1%，其他长期评估报道的疾病稳定率为 31%[108, 109]。

（五）大前庭神经鞘瘤的治疗

虽然显微手术通常被认为是较大 VS 的标准治疗，且目前仍然是这些病例最常见的治疗方法，特别是在脑干受压的患者中。一些新的研究显示，> 3cm 的 VS 病例放疗后，患者在 2～5 年后肿瘤控制率在 82%～89%[90, 110]，其中包括22 例患者的前瞻性研究[51]。在随访超过 5 年的研究中，Wang 及其同事[111] 报道用 SRS 治疗大 VS（3～10cm），平均随访 86 个月，其肿瘤控制率为 94%。Pollock 等[112] 回顾了 293 名接受 SRS 治疗的大 VS 患者，7 年时肿瘤控制率为 94%。据报道，这些病例的面神经保留为 80%～85%[51, 110]，长期有效听力保留率为 28%～30%[51, 110, 111]，而 Yang 及其同事[90] 报道，2 年时听力保留率为82%。

对于引起脑干压迫症状的大 VS 和脑膜瘤的伽马刀放射治疗效果也进行了评估。超过 17 年，246 名脑干受压患者接受伽马刀治疗，肿瘤控制率高（97%），并且通过这种治疗获得了令人满意的脑神经保留率和症状控制[53]。

一些研究对于大型 VS 的综合治疗进行了汇总。在 VS 患者接受囊内减压（部分切除）后接受伽马刀治疗（N=18）与接受囊外（近全部）切除术后接受伽马刀治疗（N=17）的结果进行比较研究。Pan 及其同事[113] 发现，囊内减压（部分切除）组（89%）与近显微外科手术切除组（35%）和听力保留率相比，面神经保留率有所提高，分别为 100% 和 0%。他们还注意到囊内减压（部分切除）组，与接受近全部囊外切除术后再接受伽马刀治疗的患者相比，使用伽马刀治疗可缩短肿瘤体积、缩短恢复工作时间、改善生活质量[113]。

其他研究已经回顾了准备次全切除前的伽马刀治疗[114]，以及显微手术和伽马刀联合治疗[115]，报道肿瘤控制率在 34 个月时为 92%[114]，面神经保留率为 87.5%～94%[114, 115]。

五、立体定向放射治疗的听力结果

（一）听力结果

自 20 世纪 80 年代初以来，由于边缘剂量减少、适形性提高重要结构隐蔽性改善、更好的患者选择，或这些因素的综合作用，使听力结果稳步提高。耳蜗、耳蜗神经和耳蜗核的剂量耐受性表明，控制 13Gy 或更低的边缘剂量 [3, 16, 65, 98, 116, 117] 和将耳蜗放射剂量限制为 < 4Gy[56, 93, 118-121]，与更好的听力保留率显著相关；对伽马刀放射治疗的系统评价证实，剂量低于 13Gy 可改善预后 [30]。Timmer 及其同事 [120] 的一项前瞻性研究发现，最大耳蜗剂量与伽马刀治疗前后纯音听阈平均值之间存在显著相关性。在对 2053 名平均随访 48 个月患者进行的综述中，Tamura 及其同事 [56] 也得出结论，听力保留与耳蜗的最大辐射剂量相关。

在一项针对 34 名患者的前瞻性随访研究中，Thomas 及其同事 [77] 发现耳蜗剂量是唯一可以统计预测听力保留的变量。这些研究表明，如果暴露于总治疗剂量 90% 耳蜗体积的百分比 < 73.3%，则中位听力损失为 10dB，而暴露于 73.3% 以上的耳蜗则为 25dB。Paek 及其同事 [98] 发现，精选 25 名 Gardner-Robertson 分级 I 级或 II 级听力的伽马刀治疗研究，耳蜗核治疗剂量低于 10Gy 的是唯一具有统计学意义的听力保留预测指标。Chopra 及其同事 [122] 发现，当肿瘤的边缘剂量降至 13Gy 或更低时，听力效果会改善。年龄增加、肿瘤膨胀性生长、耳蜗神经暴露于辐射的长度越长，以及耳蜗核的剂量增加也与较差的听力结果相关。Gjuric 及其同事 [123] 和 Massager 及其同事 [124] 分析了伽马刀立体定向放射期间传递给耳蜗的辐射剂量，并认为在治疗后听力恶化的患者中，耳蜗接受了明显的更高辐射剂量。

Gephart 及同事 [118] 进行的一项回顾性剂量学研究也发现，较高的辐射剂量和较大的耳蜗辐射体积与较高的听力损失风险显著相关，并且每增加 1mm³ 的耳蜗接受 10～16Gy 的辐射剂量，听力损失的风险明显增加约 5%。Wackym 及其同事 [121] 提出这可能是由于血管纹断流导致，因此放射到耳蜗的剂量限制不超过 4Gy 可能会减少对血管纹的损伤并改善听力结果。

其他可能预测 SRS 或 SRT 治疗 VS 后长期听力保持能力的变量，包括术前听力水平 [93, 94, 125-127]。Han 及其同事 [126] 基于放疗前纯音听阈平均值和听力脑干反应的波间潜伏期（IL）I～V 分类系统，这对于预测每个人的听力保留率可能是有用和特异的。Regis 及其同事 [47] 也发现，在没有突发性听力损失病史的患者中，3 年的听力保留率显著提高了 95%。

在一些研究中，较小的肿瘤和较小的年龄已被发现是改善听力保留率的预测因素 [47, 93, 116]，但没有在其他研究中证实 [117]。

当将基于 LINAC 的立体定向伽马刀"放射外科手术"（SRS）与基于 LINAC 的立体定向分割放射治疗（SRT）进行比较时，Fong 及其同事 [128] 发现，在肿瘤较小的患者中听力保留率相似，但在 LINAC 基础上发现听力保留率明显提高。在包括较大肿瘤（≥ 3.0cm³）的 629 名患者中，SRT 的平均听力保留率为 75.3%。在 400 名基于 LINAC 的 SRS 患者中，平均听力保留率为 66.3%[128]。Collen 及其同事 [129] 表示，4 年有效听力保留率，SRT 为 82%，而 SRS 为 59%（$P = 0.089$）。

听力状态和听力结果没有得到普遍评估，如果评估包括在内，也没有以标准化的方式进行检查，这导致数据比较起来相对困难 [28, 105]。某些队列中，正常听力的患者比听力损失的患者数量少，故此这些研究报道的听力结果可靠性相对差。听力检查随访的时间并不总是很明确，并不一定与肿瘤控制监测的持续时间相匹配。很少有研究提供他们收集听力检查的连续数据。Thomas 及其同事 [77] 报道了所遇到的唯一一组预期结果。并非所有研究都依赖于客观的听力测量数据进行报道，有些还包括使用电话或调查问卷来收集听力结果。当使用听力测定数据时，可用听力水平的界定方法很多，使用听力水平测定或者言语识别率或两者的组合。Gardner-Robertson 听力分类是目前最常用的衡量有用听力量表（表 52-4）。对于大多数研究而言，I 级或 II 级听力或语音接收阈值优于 50dB 且语音识别优于 50%，被认为是可用听力（表 52-4）。这就是说，当对侧听力受损时，保留任何声音感知对于唇读和语音调制都是非常重要和有用的，如 2 型神经纤维瘤病（NF2）。

立体定向放射后，在随后的 6～24 个月内听力损失变得明显。治疗后平均听力水平下降 15～20dB，随着随访时间的延长，听力继续下

第 52 章 立体定向放射治疗颅底良性肿瘤

表 52-4 Gardner-Robertson 量表*

听力等级	纯音平均听力（dB）	言语辨别力（%）
等级Ⅰ：从好到优秀	0～30	70～100
等级Ⅱ：可用	31～50	50～71
等级Ⅲ：不可修复	51～90	5～49
等级Ⅳ：很少	≥91	1～4

*.如果纯音平均听力和语音不相关，则分配较低的等级

降[3, 64]。进行性听力损失的情况类似于肿瘤观察数据得出的自然趋势，大概与辐射效应有关。肿瘤大小可能会阻碍听力保护的尝试。Prasad 和 Steiner[130] 表明 75% 肿瘤 < 1cm³ 的患者保留了有用听力，而肿瘤 > 1cm³ 的患者中有 57% 证实了 Gardner-Robertson Ⅰ级或Ⅱ级的听力水平。

Hmpel 和同事[64] 报道了治疗后听力平均下降 18dB。这些工作人员报道了 123 名患者的标准化随访数据，平均随访时间为 8.2 年，平均边缘剂量为 13Gy，立体定向伽马刀照射后中位数 1.6cm³ VS。63 名患者可以进行治疗前和治疗后的听力测定数据分析。分析治疗后 1～24 个月的听力图，46 名（73%）患者直到治疗后 5 个月以上才进行听力测试。听力平均下降了 18dB，这使该组在治疗前从 42% 的轻度到中度的平均听力损失，到治疗后 60% 的中度至重度听力损失。63 例患者中有 17 例（29%）未发生听力损失，53 例（47.3%）主诉听力未随治疗而改变。

降低总辐射剂量和耳蜗暴露量可能使放疗或伽马刀治疗后 VS 患者头 5 年内听力保留率提高，报道结果从 51% 升到 78%[14, 56, 67, 116, 117, 127]。在 Kondziolka 及其同事[131] 的文献综述中，提出了早期放射治疗干预措施，而不是观察或"等待和扫描"方法，这通常导致听力逐渐下降，并且经常导致 5 年内逐渐失去可用听力。他们的结论是，早期放疗，而非不能手术切除时选择观察，可以更好地控制长期肿瘤，提高听力保留率。然而，Maniakas 和 Saliba[25] 完成了对 VS 患者的 Meta 分析，这些患者接受了观察与放疗或伽马刀疗法 5 年以上的随访，并且认为没有足够的证据可以得

出结论，尽管他们注意到放疗和伽马刀治疗肿瘤的控制率比观察更好。

使用分次立体定向放射治疗，Thomas 及同事[77] 对 34 名患有小肿瘤和良好听力的患者进行了前瞻性随访研究，并报道了标准化听力结果，随访中位数为 36.5 个月。患者在 90% 等剂量线内接受 25 个分次剂量为 50Gy 的照射，治疗中位肿瘤体积为 1.06cm³。根据 Gardner-Robertson 分级量表评估（表 52-4），28 例患者在治疗前有Ⅰ级听力水平，5 例有Ⅱ级听力，1 例有Ⅲ级听力，该例患者被纳入这一选择组是因为他主观感觉上有可用听力。言语频率表阈值在治疗前平均为 20dB，治疗后平均为 40dB。20 名患者（59%）保留了可用的听力，12 名（35%）保留了他们在照射前所具有的 Gardner-Robertson 等级。精算 2 年、3 年和 5 年的听力保留率分别为 63%、63% 和 56%。

尽管放疗后前 5 年内听力保留率有所提高，但新的长期研究发现，10 年后听力继续稳定下降。大多数研究报道称，不到 25% 的患者在低剂量 SRS 或 SRT 治疗 VS 后 10 年有持续听力保留[14, 47, 67, 125]，在前瞻性研究中，分次放疗后进行了远期听力研究，发现 10 年后没有患者保留可用的听力[86]。由于缺乏证据，Maniakas 和 Saliba[25] 的 Meta 分析无法对放疗后长期可用的听力保护结果给出结论。

总体而言，使用伽马刀照射报道的听力保持率为 33%～100%，使用基于 LINAC 的照射为 47%～96%，使用分次方案为 46%～100%。超过 36 个月随访 100 名患者合并的伽马刀数据的加权平均值显示听力保留率为 68%。基于单剂量 LINAC 方案的研究很少，有 100 多名患者报道听力结果[67]；然而，分次方案显示加权听力保留率为 69%。

（二）面神经的转归

立体定向照射继续在面神经功能方面提供优异的结果。通过将边缘肿瘤剂量减少到 16Gy 以下，使面神经病变发生率降低至 15%，实现了改善预后。在 13Gy 或更低剂量时，实现了持续改

善的面神经结果。如今，面神经损伤很少见，通常是短暂的。通过治疗计划的高度适形性和保证肿瘤得到充分治疗下限制治疗野内的最小神经长度，进一步提高了疗效。肿瘤体积作为脑神经病变的预测因素值得商榷[105,132]。低剂量治疗时（12～14Gy）面神经损伤的报道率如下：伽马刀照射后，0%～10.3%，有5.2%的患者可致永久性损伤；基于LINAC的放疗后，0%～11.8%，永久性损伤高达8%；分次方案后，0%～6%，最多有6%的永久性损伤。面部联动和痉挛有时分开讨论，根据现有证据，它们的发生率相似。

（三）三叉神经的转归

在通过立体定向照射治疗的少数患者中，观察到三叉神经损伤。报道的症状严重程度从三叉神经痛到轻度感觉过敏。伽马刀照射后的发生率为0%～12%，单次LINAC方案产生0%～11%的损伤，分次方案显示三叉神经损伤在0%～3.4%之间（表52-1至表52-3）。

六、前庭神经鞘瘤与2型神经纤维瘤病有关

在患有多发颅内和脊柱肿瘤的患者中，一种比手术切除创伤小的有效治疗方法将具有重要价值。然而，在年轻患者中，由于2型神经纤维瘤病（NF2）肿瘤抑制基因的丢失而产生了肿瘤形成的遗传倾向，对良性肿瘤的过度照射引起了关注。在Vachhani和Friedman[133]对14例NF2相关神经鞘瘤的立体定向放射治疗的回顾性研究中，平均随访时间为38个月，92%的放射治疗肿瘤患者在2年时和5年时，肿瘤均未发生生长。在未治疗的肿瘤中，78%在2年时没有生长，21%在5年时没有生长。Mathieu及其同事[63]报道了University of Pittsburgh的经验，其中包括对62例NF2患者的74例神经鞘瘤进行立体定向放射治疗。这些研究人员发现肿瘤体积是局部控制的重要预测因子。精算5年、10年和15年的控制率分别为85%、81%和81%。35%有效听力患者的可用听力保留率在伽马刀放射治疗后精算1年时为73%，2年时为59%，5年后为48%。

新系列的NF2相关神经鞘瘤已经报道了良好的肿瘤控制率。在基于LINAC的放疗或伽马刀治疗NF2相关神经鞘瘤后进行长期随访的系列研究中，20例患者随访超过5年，100%的局部控制率和40%的听力保留率[134]。用伽马刀治疗NF2相关神经鞘瘤后，Phi及其同事[135]报道了5年肿瘤控制率为66%，听力保留率为33%；Sharma及其同事[136]报道，24例NF2患者的肿瘤控制率为87.5%，听力保留率为66%，平均随访26个月。

七、囊性神经鞘瘤

关于使用立体定向放射治疗控制囊性VS肿瘤有效性的争论正在进行中。Pendl及其同事[137]最初建议对囊性VS患者谨慎推荐立体定向照射。这些建议是基于一系列治疗失败的基础上提出，肿瘤边缘平均剂量为13.8Gy，治疗后表现为进行性神经系统症状，6名患者中有5名需要手术干预。Shirato及其同事[138]也认为患有囊性VS的患者在分次剂量立体定向照射后出现囊肿亚急性扩张的风险很大，且报道称，45%的患者在3年精算随访期内出现了肿瘤增长。

为了明确肿瘤生长的特征，Hasegawa及其同事[37]报道，在1991—1998年，用高剂量照射治疗的254例VS中，42例肿瘤（17%）继续生长。在42个生长的肿瘤中，14个以中央坏死为特征，16个为实体瘤，12个为囊性形成或扩张。在肿瘤显示中心坏死的14名患者中，3名需要进一步的抢救治疗。在16名实体瘤患者中，7名需要额外治疗（包括一种肿瘤恶性转化的治疗）。囊肿发展或扩大的12名患者最终都需要开颅手术。研究人员得出结论，患有囊肿扩大，照射后神经功能恶化或新囊肿形成的患者需要手术治疗。

Delsanti和Régis[139]报道这些肿瘤的立体定向照射仅显示6.4%的治疗失败率。这些差异可能是由于囊性VS的比例较低或者回顾性分析中固有的选择偏差所致。真正的囊性神经鞘瘤可能不像固体VS那样对立体定向照射治疗产生反应。在确定建议之前，有必要对这种VS的进行深入的前瞻性研究。

当遇到囊性VS时必须小心，因为它已被证

明对伽马刀放疗的反应性低于实体神经鞘瘤。在放射治疗和伽马刀治疗后，不可预测的肿瘤扩大是一种风险[140]，并且鉴于两种类型肿瘤的血管性质，也存在出血风险[141]。然而，在初始显微外科手术后囊性大神经鞘瘤的残余部分治疗已显示出有希望的结果。Yang及同事[60]对61例大面积，部分囊性VS患者进行显微手术后，残留肿瘤使用伽马刀的治疗方法，进行了回顾分析；平均随访时间为54个月，精算8年控制率为93.5%。他们得出结论："由于具有相对丰富的肿瘤血管分布，囊性VS的残余固体部分导致伽马刀放疗后的有效收缩。因此，伽马刀放射被用来治疗囊性VS的残留固体部分，是一种有益的治疗方法[60]。"

八、并发症和失败

（一）脑积水

在立体定向照射后，患者脑积水的发生率较低。从理论上讲，这个问题可能是由于放射性肿瘤或组织肿胀，新的囊肿形成伴随阻塞性脑积水，放射性纤维化或出血导致脑脊液吸收不良和交通性脑积水。放射治疗后暂时性肿胀引起的脑积水[142]可导致脑萎缩[147]。长期随访时发生率为3.4%～5.6%[143, 144]。危险因素包括肿瘤较大的患者，在治疗前第四脑室部分消失[75]。脑室-腹膜分流治疗在大多数情况下解决了这个问题，但有时需要用于肿瘤控制失败或消除新囊肿形成的挽救性显微外科手术。一些人主张显微手术切除应该是VS的首选治疗方案，因为罕见的、危及生命的肿瘤进展和恶性脑水肿，会导致显著的脑干压迫症状[145]，尽管一般情况下，可以通过放置分流器来治疗脑水肿或进行第三脑室造口术[146]。使用伽马刀治疗的患者0.8%～8%发生脑积水，LINAC单次方案为0%～7.5%，分次方案为0%～12%，尽管0%～4%更常见（表52-1至表52-3）。

已经报道的与放射治疗和伽马刀治疗相关的其他不良反应或并发症，包括由于放射外科手术引起的面神经非运动成分的各种紊乱高达22%，如神经中枢功能障碍[147]、过度通气诱导性眼震[148]、瘤内和肿瘤内蛛网膜囊肿[149]、海绵状血管瘤[150]、动脉瘤形成和出血[141, 151-153]和SRT后的脑放射性坏死[154]。对973例进行了放射外科手术的患者进行综述，其他并发症包括晕厥发作、急性冠状动脉综合征、迟发性严重面部疼痛或头痛，以及新的运动缺陷[155]。

（二）立体定向放射治疗失败

幸运的是，在通过立体定向照射VS治疗的大多数患者中，实现了肿瘤控制并且通过仔细观察进行随访构成了充分的管理。监测方案各不相同，但后续影像学随访应无限期进行，直到有足够数量的以当前剂量水平治疗的患者进行长期随访研究数据表明这是不必要的。立体定向照射失败定义为治疗后肿瘤体积或直径超过预期程度的扩张，由于活跃生长导致的进行性神经系统症状或受到脑干压迫威胁。虽然大多数失败在治疗3年内出现，但也有超过5年的报道[26, 78, 103, 12]。

肿瘤体积已被证明是治疗失败的预测因子。Hasegawa及其同事[26]显示，对于>15cm^{3}的肿瘤，精算10年无进展控制率为57%，对于<15cm^{3}的肿瘤则为95%。这些工作人员还报道在立体定向照射后超过5年发生失败的2个病例。一例涉及新的囊肿形成，可能是69个月后继发瘤内出血，另一例涉及51个月VS的恶性转化。Chan及同事[105]在肿瘤无进展生存方面看到了类似的统计学差异。对于肿瘤体积<8cm^{3}的患者，任何神经外科干预的5年精算率为97%，肿瘤体积≥8cm^{3}的患者为47%。

显微手术治疗放射治疗失败病例的结果尚不清楚。接受放射治疗VS的患者应该意识到潜在的并发症和失败风险，因为放疗后VS的手术切除通常更加困难[156-158]。研究表明，VS放疗失败后，面部神经功能和听力保留率相对较差；这一情况下，面神经结局的恶化可能是因为面神经损伤后再生和恢复的可能性降低[159]。这导致一些人的建议更加保守。在这些患者中进行部分或次全切除的方法，这可以导致更好的面神经结果和更低的发病率或死亡率[160, 161]。

Friedman及同事[45]对放射外科治疗失败后行手术切除的38个肿瘤的数据与首次治疗为手术切

除的 38 个病例的数据进行了比较。平均随访期为 3.3 年。这些研究人员指出，辐射失败导致 89% 的中度至重度面神经粘连，而初次切除其发生率为 63%。在受照射病例中 37% 的面神经功能 HB Ⅰ级或Ⅱ级，而初级治疗病例为 70%。与匹配对照相比，Limb 及同事[162]发现与对照相比，放射外科失败后切除同样困难。他们还描述了增加的手术时间和完全切除肿瘤的不确定性。Shuto 及其同事[163]报道了 12 名立体定向照射失败后手术患者的数据，其中 4 名患者之前还进行了显微外科手术。这些研究人员描述了面神经难以识别和解剖，并采取次全切除术以保持其完整性。他们还发现由于粘连而难以从脑干中解剖肿瘤。在所有情况下，都以听力作为牺牲。可能由于照射而出血很少。Shuto 小组建议在挽救手术中进行次全切除，并发现很少见残留肿瘤的生长。

放射治疗失败后的另一种选择是在初始放射治疗失败后重复 SRS。关于该主题的最新研究表明，具有良好的肿瘤控制效果，且并发症或毒性的风险非常低[164-168]。Yomo 及其同事[168]报道了 15 例在初始治疗失败后重复接受伽马刀放射治疗患者的结果，随访时间为 64 个月。没有报道进一步的失败病例，并且 6 名患者在最后一次随访中显示肿瘤体积减少。

立体定向照射的最终失败将是良性疾病转变为恶性疾病。据报道，非 NF2 相关 VS 的风险为 0.01%～0.3%[103, 169]，尽管最近的风险估计为每 1000 人有 1 人（0.001%）[170]。至少有 26 例记录在案的病例显示 VS 后立体定向放射治疗后出现恶性脑肿瘤，其中 50% 涉及 NF2 患者[171]。文献报道的立体定向放射治疗后恶性转化包括伽马刀放射外科治疗后出现的恶性前庭神经肿瘤，放射治疗后[170, 172]的恶性周围神经鞘瘤，伽马刀手术（SRS）后[173-175]高度恶性的多形性肉瘤[176]，和分次放疗（SRT）后 19 年残余 VS 恶性转化的病例[177]。

据报道，放射治疗后长达 18 年的神经鞘瘤发生恶变。仅在少数患者中实现了如此广泛的随访[72, 178]。恶性转化通常是一种致命事件，可能需要 30 多年才能发展，正如其他良性疾病治疗的过程和辐射源职业暴露的数据所示。在低剂量辐射暴露后大约 15 年发生峰值，但相对风险在 40 年后仍然保持高水平。

目前没有足够数量的文献来预测长期风险，有些人仍然认为放射治疗引起的肿瘤发生的风险没有用单次放射外科技术明确[179]。精算数据，尽管经常引用，但对预测恶性变化毫无价值。Evans 及其同事[180]和 Ron 及其同事[181]指出，对于治疗头癣、腺样体炎和毛细血管瘤，2.5Gy 的放射剂量后，神经鞘瘤诱导的相对风险增加 18.8 倍，相对脑膜瘤诱导率增加 9.5 倍。放射生物学效应与剂量有关，类似于第二次世界大战后，日本观察到的组织效应和肿瘤生长反应[182]。Preston 及同事[182]表明，VS 是最常见的颅内肿瘤，辐射损伤使得施万细胞具有高度的突变倾向。总体而言，30 年后辐射诱发肿瘤的风险约为 0.1%～3%[169, 180]。鉴于一般人群中恶性肿瘤的终生风险为 33%～40%，Evans 及其同事认为单一剂量 VS 的放射治疗对于有肿瘤生长且拒绝手术和老年人或体弱的患者是有益的。NF2 患者是辐射诱导恶性肿瘤不成比例的接受者。在 829 名 VS 患者中，62 名（7%）患有 NF2；但在对由立体定向照射 VS 引起的恶性病例的回顾中，50% 发生在 NF2 患者中。Evans 及其同事[180]强烈警告不要在儿童期和肿瘤易发的病症（如神经纤维瘤病）中使用放射治疗良性肿瘤，我们同意这个观点。

（三）生活质量

在过去的几年中，人们对生活质量（QOL）结果进行了广泛的研究。在观察放射治疗（SRT）和伽马刀手术（SRS）后的生活质量时，一些研究发现患者自我报道的 QOL 结果良好[13]，SRS 后总体生活质量没有显著下降[183]，或 SRS 后对 VS 患者的一般生活质量影响不大[184]。Wackym 及其同事[185]指出，SRS 后 QOL 平衡功能受影响，治疗后前 6 个月出现最大的前庭功能改变。

两项研究比较了微创手术和观察患者进行 SRT 或 SRS 后的 QOL。使用多变量统计技术，Brooker 及其同事[186]审查了 180 名接受显微外科手术、放射治疗或观察的患者，发现治疗组的 QOL 结果差异很小。一项针对 205 名患者的前瞻性研究，比较了三种治疗方案之间的 QOL 差异，并且发现 VS 患者在接受观察、放射治疗或手术后的整个随访期间 QOL 相似[187]。

Myrseth 及其同事[188] 回顾性地观察了 168 名使用 SF-36 问卷和 Glasgow welfare rolls（GBI）作为主观 QOL 测量值的患者。显微外科治疗组（乙状窦后 38%，经迷路入路 62%）患者明显更年轻（平均年龄 48.2 vs. 53.9）。立体定向治疗组与显微手术组相比死亡更多，并失访的人数更多（死亡 16 vs. 8）。在 1 年的随访期间，83.3% 的患者通过受试者反应获得数据。研究人员得出结论，SF-36 没有显示两个队列和 GBI 之间的差异，这表明在 1 年时，显微手术组中"一般"类别的得分显著较低，尽管这两个队列在"身体"和"社交"尺度上没有显著差异。

Sandooram 及同事[189] 也使用 GBI 作为 QOL 测量。这项回顾性研究共纳入 165 名受试者，80% 得到数据，其中 102 名患者接受了微创手术治疗，10 名接受了立体定向照射治疗。选择显微外科手术（49% 乙状窦后，51% 经迷路）或立体定向照射的患者之间未发现明显的年龄或肿瘤大小差异。显微外科组患者的中位随访时间为 4.8 年，而立体定向照射组患者的中位随访时间为 1.8 年。尽管立体定向照射组的减少没有达到显著性，但两组患者的 GBI 评分均下降。QOL 研究应寻求至少 3 年的随访期[27]。由于以下临床原因，建议进行更长时间的随访：① VS 的自然进展显示非线性增长；② 在我们的观察患者序列中，VS 生长的进展在随访 3.8 年时为 66%；③ 立体定向放射治疗的长期失败率尚不清楚。这些因素考虑了随访方案和定义措施标准化的必要性，以便将来的建议能够可以实际证据为基础。

两篇文献综述也对该主题进行了深入的研究。在对 113 篇比较 3 种治疗方案的文章的回顾分析中发现，在 5 年时，接受放射外科治疗的患者总体上比接受显微外科治疗的患者或接受序列成像研究进行观察的患者有更好的生活质量。作者发现，与等待观察和显微外科治疗策略相关的并发症相对放射外科治疗的并发症，更大地影响了患者的生活[190]。然而，对 47 项独特研究的系统评价结果表明显微外科治疗方案和 SRS/SRT 在影响生活质量方面具有同等效力；但是，这些试验是异质的，并且存在各种方法学上的缺陷。鉴于这种异质性，不能进行 Meta 分析[191]。

尽管在比较报道中存在这些困难，立体定向照射治疗 VS 的短期疗效令人印象深刻。立体定向照射是治疗老年患者散发性 VS 的有效选择。当用作大体积肿瘤次全切除术的辅助手段时，它可能有助于降低单独使用显微外科手术的复发率。考虑到其应用于无进展生长的肿瘤和年轻或易患肿瘤的患者，仍然需要谨慎。

九、颈静脉孔区神经鞘瘤

Martin 及同事[192] 报道了在 1990—2005 年接受伽马刀治疗的 34 例颈静脉孔神经鞘瘤患者的立体定向照射结果。22 例患者接受了既往手术切除，13 例患者依据影像学检查，接受了初次立体定向照射。在所有 34 名患者中，在立体定向放射治疗之前存在一个或多个脑神经功能受。边缘剂量范围为 12～18Gy，最大剂量范围为 21～36Gy。随访期为 1.5～14 年，平均或中位数为 7 年。这些研究人员报道说，35 个病灶中有 33 个体积缩小或在 5 年时稳定。当运动性后组脑神经（舌咽神经、迷走神经、副神经和舌下神经）被认为是一组时，在立体定向照射时共 105 个影响了单侧神经；35 例完好无损，无相关症状。22 例（20%）发现受影响的脑神经改善，而 81 例（77%）保持稳定，仅 2 例恶化。所有 35 个未受影响的脑神经仍然未受影响。

十、副神经节瘤

文献中的副神经节瘤治疗报道数量少，随访时间短于 VS，但报道的控制率同样令人鼓舞（表 52-5）[193-197]。总结了近期文献中的 5 项代表性研究。在 Pollock 的一份报道中[196]，42 名患者接受了伽马刀手术作为主要治疗（19 名患者初次）或复发性血管球瘤（23 名患者）。复发性肿瘤患者的面部无力和耳聋比进行初次伽马刀立体定向放射治疗的患者更常见（48% vs. 11%）。平均肿瘤体积为 13.2cm^3；平均肿瘤边缘剂量为 14.9Gy。

可以评估的 39 名患者的平均随访期为 44 个月（范围，6～149 个月）。伽马刀治疗后，12 个肿瘤（31%）体积减小，26 个（67%）未改变，1 个（2%）生长。肿瘤生长的患者接受了另一个立体定向照射疗程。伽马刀手术后的无进展生存率在 3 年和 7 年时为 100%，在 10 年时为 75%。6 名患者（15%）出现新的功能损伤（3 名患者单侧听力损失，1 名患者出现面部麻木和听力损失，1 名患者出现声带麻痹和听力损失，1 名患者出现暂时性失衡或眩晕）。在立体定向放射治疗前可进行听力测试的 26 例患者中，治疗后 1 年和 4 年听力保留分别达到 86% 和 81%。在一次立体定向放疗后，没有患者出现新的后组脑神经功能损伤。Lee 及同事最近进行的一项回顾性研究显示，在治疗 14 个血管球瘤后，中位随访时间为 40 个月，肿瘤控制率为 100%。脑神经功能的保留率为 93%（13/14），未报道后组脑神经并发症。

表 52-5 总结评估了类似于 Lee 和 Pollock 的立体定向照射副神经节瘤的其他研究。如果长期结果与报道的短期结果一样好，并且脑神经保留率与这些照射方案一致，那么立体定向放射治疗可以成为强有力的替代方案，避免手术治疗时保护后组脑神经的困难，且挽救率优于手术。

十一、结论

立体定向放射治疗是治疗良性颅底肿瘤的另一种有用方法。大部分回顾性研究显示，其短期和中期结果良好，而且长期结果的新数据表明具有恢复时间短的优点。迄今为止，尽管开始出现一些新的 Meta 分析和系统评价的前瞻性研究，但有关这些病变的外科治疗和放射治疗的文献是回顾性研究，存在这种研究设计的固有偏差，所提供的证据最好的是 4 级，不足以作为关键临床决策意见的基础。因此，在彻底讨论了所有治疗方案可能的优缺点后，患者的个人偏好通常是决定性因素。为了获得高质量的数据来推进这一领域的临床治疗，长期前瞻性的独立观察结果研究仍然是必要的。

表 52-5 立体定向放射治疗颈静脉球瘤的疗效观察

研究与辐射源	患者数量	局部控制率	听力保留	脑神经病变 面神经	脑神经病变 第Ⅸ、Ⅹ、Ⅺ、脑神经	剂量（Gy）*
Lee 等（2011）[198] 伽马刀	11 颈静脉球，3 鼓膜 12 原发，2 术前	100%，40 个月	NA	7%	0	21.6～26.3
Sharma 等（2008）[197] 伽马刀	15 原发，9 继发；10 名随访患者	100%，10 名患者 24 个月	NR	NR	15/24（62%）	16.4
Lim 等（2004）[194] 射波刀 + LINAC	16	100%，41 个月	1 瞬态损失	NR	1/16（6%）	14～27
Eustacchio 等（1999）[193] 伽马刀	10 原发，9 复发	95%，46 个月	NA	NA	NA	13.5，91 岁患者 9 个月后死亡
Liscak 等（1999）[195] 伽马刀	30 原发，24 复发	100%，24 个月	NA	NA	5%	16.5
Pollock（2004）[196] 伽马刀	19 原发，23 复发	98%，44 个月	81%，4 yr	11% 43%	3%	14.9

*. 平均边缘剂量 16.4 Gy.
LINAC. 直线加速器（立体定向照射）；NA. 无有效数据；NR. 未报道；yr. 肿瘤控制无进展年数

推荐阅读

Arthurs BJ, Fairbanks RK, Demakas JJ, et al: A review of treatment modalities for vestibular schwannoma. *Neurosurg Rev* 34: 265–277; discussion 277–279, 2011.

Backous DD, Pham HT: Guiding patients through the choices for treating vestibular schwannomas: balancing options and ensuring informed consent. *Otolaryngol Clin North Am* 40: 521–540, 2007.

Bassim MK, Berliner KI, Fisher LM, et al: Radiation therapy for the treatment of vestibular schwannoma: a critical evaluation of the state of the literature. *Otol Neurotol* 31: 567–573, 2010.

Chen DA: Acoustic neuroma in a private neurotology practice: trends in demographics and practice patterns. *Laryngoscope* 117: 2003–2012, 2007.

Chopra R, Kondziolka D, Niranjan A, et al: Long-term follow-up of acoustic schwannoma radiosurgery with marginal tumor doses of 12 to 13 Gy. *Int J Radiat Oncol Biol Phys* 68: 845–851, 2007.

Friedman RA, Berliner KI, Bassim M, et al: A paradigm shift in salvage surgery for radiated vestibular schwannoma. *Otol Neurotol* 32: 1322–1328, 2011.

Kondziolka D, Mousavi SH, Kano H, et al: The newly diagnosed vestibular schwannoma: radiosurgery, resection, or observation? *Neurosurg Focus* 33: E8, 2012.

Lau T, Olivera R, Miller TJ, et al: Paradoxical trends in the management of vestibular schwannoma in the United States. *J Neurosurg* 117: 514–519, 2012.

Link MJ, Driscoll CL, Foote RL, et al: Radiation therapy and radiosurgery for vestibular schwannomas: indications, techniques, and results. *Otolaryngol Clin North Am* 45: 353–366, viii–ix, 2012.

Maniakas A, Saliba I: Conservative management versus stereotactic radiation for vestibular schwannomas: a meta-analysis of patients with more than 5 years' follow-up. *Otol Neurotol* 33: 230–238, 2012.

Massager N, Nissim O, Delbrouck C, et al: Irradiation of cochlear structures during vestibular schwannoma radiosurgery and associated hearing outcome. *J Neurosurg* 107: 733–739, 2007.

Mathieu D, Kondziolka D, Flickinger JC, et al: Stereotactic radiosurgery for vestibular schwannomas in patients with neurofibromatosis type 2: an analysis of tumor control, complications, and hearing preservation rates. *Neurosurgery* 60: 460–468, 2007.

Morrison D: Management of patients with acoustic neuromas: a Markov decision analysis. *Laryngoscope* 120: 783–790, 2010.

Mulder JJ, Kaanders JH, van Overbeeke JJ, et al: Radiation therapy for vestibular schwannomas. *Curr Opin Otolaryngol Head Neck Surg* 20: 367–371, 2012.

Murphy ES, Suh JH: Radiotherapy for vestibular schwannomas: a critical review. *Int J Radiat Oncol Biol Phys* 79: 985–997, 2011.

Quesnel AM, McKenna MJ: Current strategies in management of intracanalicular vestibular schwannoma. *Curr Opin Otolaryngol Head Neck Surg* 19: 335–340, 2011.

Roos DE, Potter AE, Brophy BP: Stereotactic radiosurgery for acoustic neuromas: what happens long term? *Int J Radiat Oncol Biol Phys* 82: 1352–1355, 2012.

Sheth SA, Kwon CS, Barker FG: The art of management decision making: from intuition to evidence-based medicine. *Otolaryngol Clin North Am* 45: 333–351, viii, 2012.

Slattery WH: Microsurgery after radiosurgery or radiotherapy for vestibular schwannomas. *Otolaryngol Clin North Am* 42: 707–715, 2009.

Stangerup SE, Caye-Thomasen P: Epidemiology and natural history of vestibular schwannomas. *Otolaryngol Clin North Am* 45: 257–268, vii, 2012.

Thomas C, Di Maio S, Ma R, et al: Hearing preservation following fractionated stereotactic radiotherapy for vestibular schwannomas: prognostic implications of cochlear dose. *J Neurosurg* 107: 917–926, 2007.

Yang I, Aranda D, Han SJ, et al: Hearing preservation after stereotactic radiosurgery for vestibular schwannoma: a systematic review. *J Clin Neurosci* 16: 742–747, 2009.

Yang I, Sughrue ME, Han SJ, et al: A comprehensive analysis of hearing preservation after radiosurgery for vestibular schwannoma. *J Neurosurg* 112: 851–859, 2010.

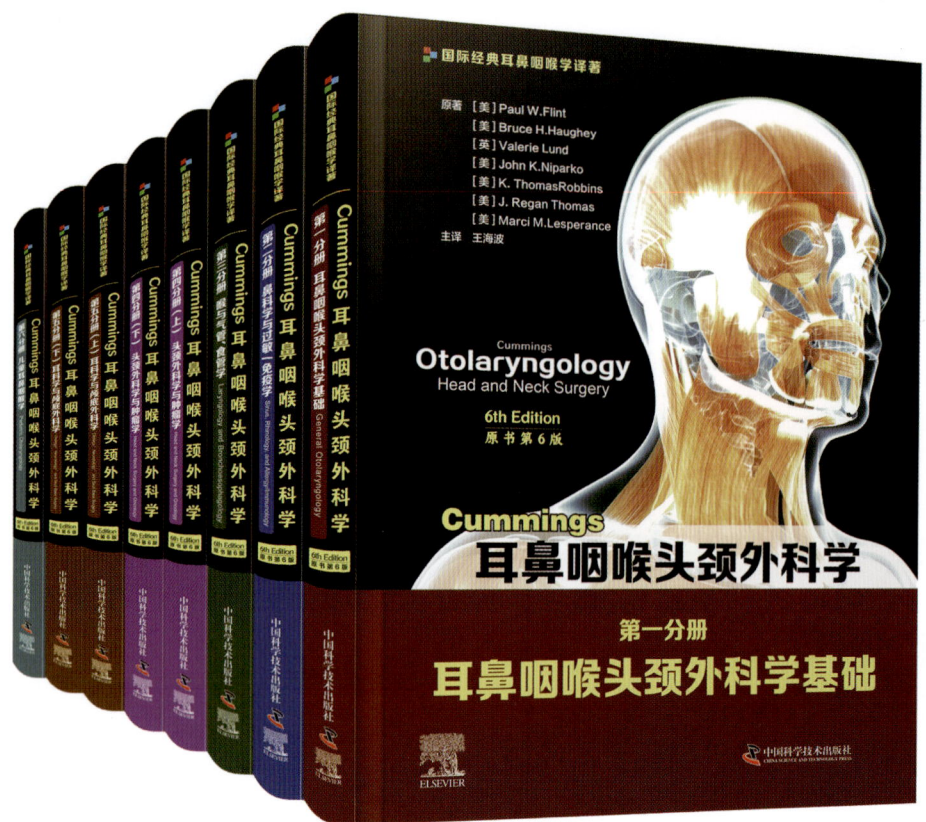

主译 王海波

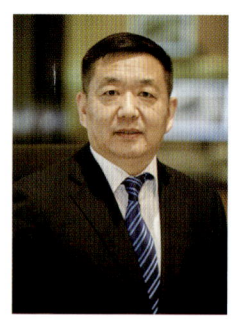

教授，主任医师，博士研究生导师，山东省泰山学者，山东省首批医学领军人才，山东省首批科技领军人才，国内知名耳鼻咽喉学专家。山东省耳鼻喉医院、山东省立医院西院党委书记。中华医学会耳鼻咽喉科分会副主委，中国医师协会耳鼻咽喉科医师分会副会长，国家卫生健康委员会全国防聋治聋技术指导组副组长。国内知名耳鼻咽喉学专家。曾获评为山东省科技卫生创新人才，美国SACLER中国年度医师奖、2010年度中国耳鼻喉医师名医奖、第二届国之名医卓越建树奖等。承担国家重点基础研究发展计划（973计划）项目、国家科技攻关计划子课题、国家自然基金项目等国家级科研项目10余项，发表SCI论文60余篇。

- *Cummings Otolaryngology: Head Neck Surgery*，出版至今，载誉无数。曾荣膺英国医师协会医学图书奖（2015年）等奖项，在国际上拥有强大的专业影响力。此次为国内首次引进翻译出版，必将成为国内耳鼻咽喉头颈外科经典学术出版领域的先行者。

- 《Cummings耳鼻咽喉头颈外科学（原书第6版）》，目前仍是国际上最为详细、可靠的教材指南，涉及耳鼻咽喉头颈外科的所有手术领域，涵盖最新的微创手术技术、临床影像学图片，让读者了解当前最新的发现、操作和技术，从而提高患者的疗效。

- 本书主创团队阵容强大，由100余位该领域最杰出的医学专家共同撰写。全书包含3200余张彩色图片，涵盖耳鼻咽喉部和头颈部所有手术方面的精华，可为各年资、各阶段的耳鼻咽喉头颈外科医师提供最全面和最专业的临床指导。

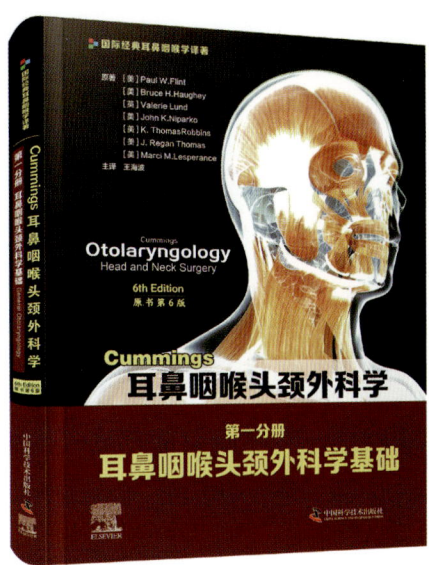

书　名　第一分册　耳鼻咽喉头颈外科学基础
主　译　王海波
开　本　大 16 开（精装）
定　价　196.00 元

本书引进自世界知名的 Elsevier 出版集团，是 Cummings Otolaryngology-Head and Neck Surgery, 6e 中文翻译版系列分册之一。本书特别就耳鼻咽喉头颈外科学临床研究的基础内容进行了阐述，包括研究方法、研究过程中存在的偏倚等问题，以及疗效的评价等，用于指导开展相关规范性临床研究。此外，还对免疫功能异常及系统性疾病在耳、鼻、咽喉、头颈和口腔的表现进行了重点介绍，同时提示专科医生应具有整体观，将患者视为一个整体，不可只关注局部，以免引起误诊、漏诊。书中还专门针对临床难以处理的困难气道问题做了说明，介绍了疼痛管理和睡眠障碍等近年来的研究热点。

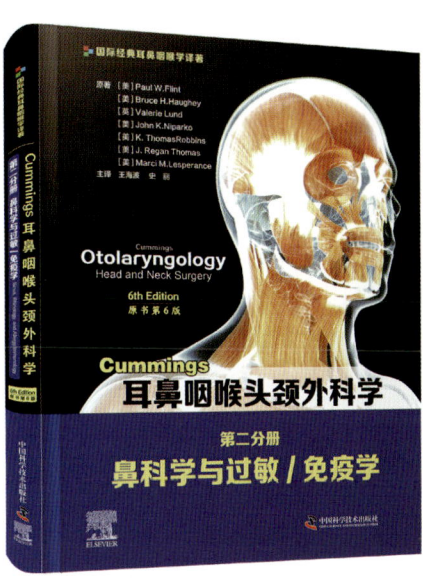

书　名　第二分册　鼻科学与过敏/免疫学
主　译　王海波　史　丽
开　本　大 16 开（精装）
定　价　186.00 元

本书引进自世界知名的 Elsevier 出版集团，是 Cummings Otolaryngology- Head and Neck Surgery, 6e 中文翻译版系列分册之一。本书集中反映了当今鼻腔、鼻窦和鼻部过敏科学及其相关领域中最主要的成就与进展。在病因、临床表现、治疗等方面进行了详细阐述，并提供了大量文献支持。书中不仅包括上气道过敏和免疫学、嗅觉的病理生理研究，鼻腔 – 鼻窦炎性疾病特征及相关肿瘤的处理，还涵盖了鼻 – 眼和鼻 – 颅底相关疾病的治疗等内容。

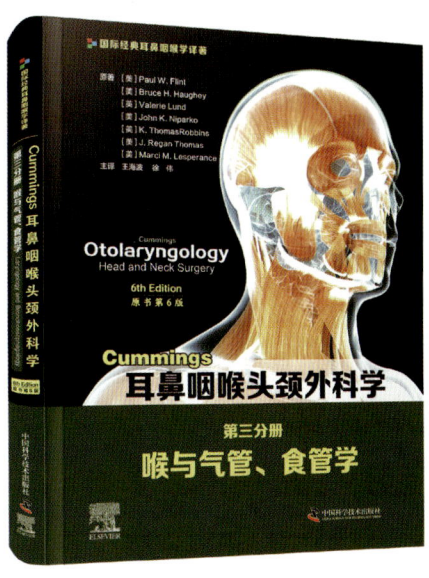

书　名　第三分册　喉与气管、食管学
主　译　王海波　徐　伟
开　本　大 16 开（精装）
定　价　166.00 元

本书引进自世界知名的 Elsevier 出版集团，是 Cummings Otolaryngology- Head and Neck Surgery, 6e 中文翻译版系列分册之一。本书详细介绍了纤维喉镜、动态喉镜及喉高速摄影、喉肌电图、嗓音分析软件和评估问卷量表等技术在喉功能评估方法、嗓音障碍的诊断中的应用价值，涵盖了嗓音疾病外科各种最新的手术技术，包括喉显微外科、喉激光和喉框架手术，同时还介绍了喉神经移植手术，对咽喉部功能障碍导致的慢性误吸诊治进行了详细归纳，对气管狭窄的诊断及手术要点进行了重点介绍。此外，还对咽喉食管反流疾病的发病机制、诊断方法及最新进展进行了深入阐述。

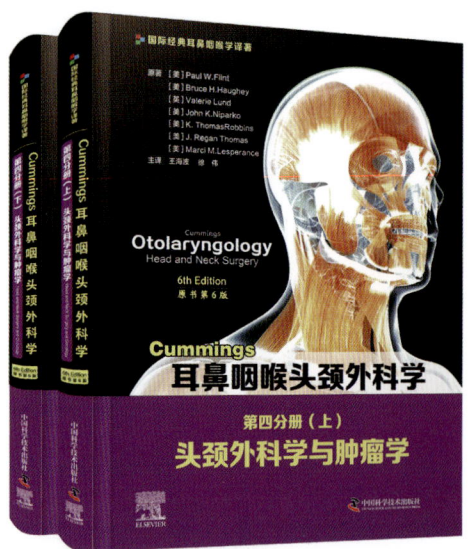

书　名　第四分册　头颈外科学与肿瘤学
主　译　王海波　徐　伟
开　本　大16开（精装）
定　价　598.00元（全两册）

本书引进自世界知名的Elsevier出版集团，是 Cummings Otolaryngology-Head and Neck Surgery, 6e 中文翻译版系列分册之一。本书共53章，涉及总论、唾液腺、口腔、咽与食管、喉、颈部及甲状腺疾病等七篇，涵盖头颈科学的全部方向。书中内容既有涉及头颈部疾病的生理病理、流行病学、影像学特征及诊疗原则的经典内容，也有在近十年中基于诸多分子生物学、免疫学的研究突破及临床多中心临床试验的最新成果介绍。书中对涉及的重点手术方法均以高清图片及实例展示，重点突出、表述精练、条理清晰。各章均以本章提炼要点开篇，便于读者对核心内容的掌握。书中涉及的数据及结论，均在文后附有相关文献支持，便于读者进一步深入学习。

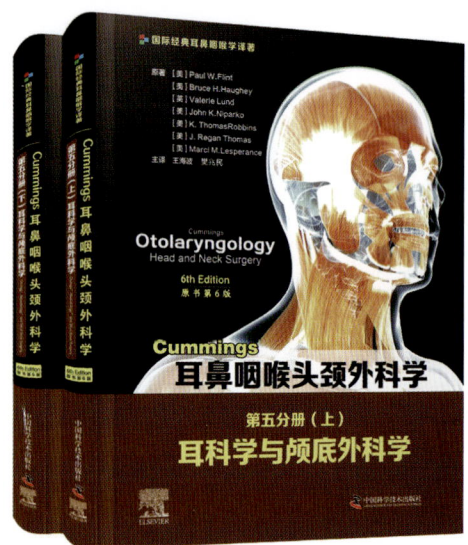

书　名　第五分册　耳科学与颅底外科学
主　译　王海波　樊兆民
开　本　大16开（精装）
定　价　548.00元（全两册）

本书引进自世界知名的Elsevier出版集团，是 Cummings Otolaryngology-Head and Neck Surgery, 6e 中文翻译版系列分册之一。本书详尽介绍了耳部的应用解剖学、系统解剖学及相关疾病的生理病理学，并从分子机制、遗传学等方面对外耳、中耳、内耳及前庭平衡器官等方面做了全面讲解。同时，对耳显微科学、耳神经-侧颅底外科学、内耳疾病、听力修复及康复、听觉植入学、前庭疾病、面神经疾病等方面，就疾病的病因学、听力学及影像学评估、临床表现、诊断及治疗等方面进行了具体、深入的介绍和阐述。

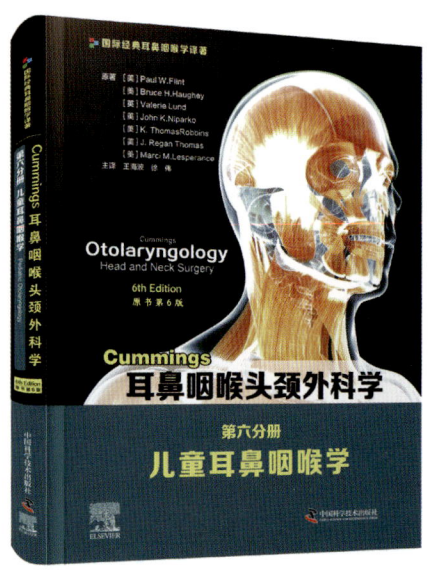

书　名　第六分册　儿童耳鼻咽喉科学
主　译　王海波　徐　伟
开　本　大16开（精装）
定　价　286.00元

本书引进自世界知名的Elsevier出版集团，是 Cummings Otolaryngology-Head and Neck Surgery, 6e 中文翻译版系列分册之一。本书针对儿童耳鼻咽喉科患者，在充分采集临床证据，吸收临床研究最新成果的基础上，汇聚国际最新研究进展，编写而成。本书先概述了小儿耳鼻咽喉的解剖特点及一般问题，并在麻醉、睡眠呼吸暂停、睡眠疾病等方面做出阐释，然后根据临床实用的原则，分颅面、耳聋、感染炎症和喉、气管、食管等多个方面进行了具体介绍，从临床角度对发生于耳鼻咽喉的儿童疾病进行了深入剖析和规范解释，均采用相关专业共识或指南推荐的治疗手段。